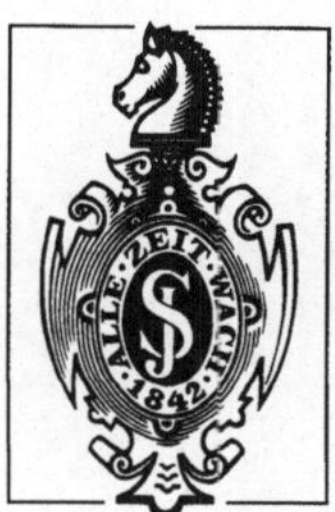

W. Remmele J. Peiffer J. M. Schröder (Hrsg.)

Pathologie

6 Neuropathologie Muskulatur Sinnesorgane

Zweite, völlig neu bearbeitete Auflage

Mit Beiträgen von

J. W. Boellaard N. Breitbach J. Gärtner K. Harzer A. Hori
A. Koch M. Oehmichen W. Paulus J. Peiffer W. Roggendorf
W. Schätzle J. M. Schröder H. Wiethölter H. Wolburg

Mit 206 Abbildungen in 686 Einzeldarstellungen
und 59 Tabellen

Springer

Prof. Dr. med. Wolfgang Remmele
Kliniken der Landeshauptstadt
Institut für Pathologie
Ludwig-Erhard-Straße 100
65199 Wiesbaden

Prof. Dr. med. Jürgen Peiffer
Institut für Hirnforschung der Universität Tübingen
Calwerstraße 3, 72076 Tübingen

Prof. Dr. med. J. Michael Schröder
Institut für Neuropathologie
der Medizinischen Fakultät der RWTH Aachen
Pauwelsstraße 30, 52057 Aachen

ISBN-13:978-3-642-85180-3

Die Deutsche Bibliothek – CIP-Einheitsaufnahme
Pathologie / W. Remmele ... (Hrsg.). –
Berlin; Heidelberg; New York: Springer.
  NE: Remmele, Wolfgang [Hrsg.]
Bd. 6. Neuropathologie, Muskulatur, Sinnesorgane /
mit Beitr. von J. W. Boellaard ... 2., völlig neu bearb. Aufl. – 1995
  ISBN-13:978-3-642-85180-3   e-ISBN-13:978-3-642-85179-7
  DOI: 10.1007/978-3-642-85179-7
  NE: Boellaard, Jan Willem

Einbandgestaltung: E. Kirchner, Heidelberg
Herstellung: PRO EDIT GmbH, Heidelberg
Satz: Firmengruppe APPL, Wemding

SPIN: 10081642   25/3130-5 4 3 2 1 0 – Gedruckt auf säurefreiem Papier

Vorwort zur zweiten Auflage

Das Gesamtwerk *Pathologie* wird gegenüber der ersten Auflage zwei Bände mehr umfassen, also in 6 Bänden erscheinen. Der hier vorliegende Band 6, der weitgehend dem Band 4 der ersten Auflage entspricht, enthält die Pathologie des zentralen und peripheren Nervensystems, der Muskulatur und der Sinnesorgane. Herr Professor Peiffer (Tübingen), der in der ersten Auflage das umfangreiche Kapitel „Pathologie des Zentralnervensystems" noch allein bearbeitet hatte, entschloß sich, die Bearbeitung dieses Themas in der 2. Auflage auf zahlreiche, seiner Schule entstammende Autoren aufzuteilen, um so der Fülle neuer Daten gerecht werden zu können. Dieses Vorgehen wird sich auch in weiteren Bänden der 2. Auflage wiederfinden. Die Pathologie des peripheren Nervensystems wurde wesentlich erweitert. Der Autor, Herr Professor Schröder (Aachen) ist Mitherausgeber der Neuauflage. Die Kapitel „Pathologie der Skelettmuskulatur", „Auge" und „Ohr" wurden ebenfalls auf den neuesten Stand gebracht. Dies gilt auch für den neuropathologischen Teil des Kapitels „Angeborene Stoffwechselkrankheiten"; dagegen wurde auf die Neubearbeitung des allgemeinpathologischen Abschnittes (Autor in der Erstauflage H. E. Schaefer/Freiburg i. Br.) verzichtet, da sonst die Thematik und der Rahmen des Bandes gesprengt worden wären. Der dennoch größere Umfang dieses Bandes zeigt, wie sehr sich unser Wissen auf dem Gebiet der Neuropathologie erweitert hat.

Gegenüber der Erstauflage gibt es noch eine weitere Neuerung. Der vorliegende Band 6 des Gesamtwerkes *Pathologie* erscheint zusätzlich als Einzelband unter dem Titel „Neuropathologie". Er soll damit einem speziellen Leserkreis zugänglich gemacht werden, für den allein die Neuropathologie von besonderem Interesse ist (Neuropathologen, verwandte klinische Fächer einschließlich Augen- und HNO-Heilkunde).

Als Herausgeber des Gesamtwerkes *Pathologie* bin ich zunächst den beiden Herausgebern des vorliegenden Bandes zu großem Dank dafür verpflichtet, daß sie ihn von Anfang an betreut und seiner Aufnahme in das Gesamtwerk zugestimmt haben. Mein Dank gilt weiterhin allen Autoren für ihre wertvolle Mitarbeit. Herrn Dr. Thiekötter, Frau Montenbruck und Herrn Schwind vom Springer-Verlag danke ich dafür, daß sie die Planung und Gestaltung des Bandes in jeder Phase mit Tatkraft und Sachverstand begleitet haben. Der Neuauflage der „Neuropathologie" wünsche ich, daß sie unter der ärztlichen Leserschaft – sei es als Band 6 des Gesamtwerkes, sei es als eigenständiger Einzelband – den gleichen Anklang finden wird, wie die Erstauflage vor 11 Jahren.

Wiesbaden, im Februar 1995   *Wolfgang Remmele*

Vorwort zur ersten Auflage

Der abschließende Band 4 der „Pathologie" hat seinen Schwerpunkt in der Neuropathologie, also in der Pathologie des zentralen und peripheren Nervensystems. Die engen Beziehungen dieses Themas zur Pathologie der Sinnesorgane Auge und Ohr liegen auf der Hand; die gemeinsame Abhandlung aller drei Kapitel in einem Band entspricht dem üblichen Vorgehen.

Da zahlreiche Muskelerkrankungen in das Grenzgebiet zur Neuropathologie fallen, erschien es sinnvoll, die Muskelpathologie nicht gemeinsam mit den übrigen Erkrankungen des Stütz- und Bewegungsapparates in Band 3, sondern vielmehr im gleichen Band wie die Neuropathologie darzustellen.

Das Kapitel „angeborene Stoffwechselkrankheiten" knüpft in seinem ersten Teil unmittelbar an das Neuropathologie-Kapitel an, während der zweite Teil weitere Stoffwechselkrankheiten enthält, die ihren Schwerpunkt in anderen Organen und Organsystemen als dem Nervensystem besitzen. Dieses Kapitel faßt die zahlreichen Einzelbefunde bei angeborenen Stoffwechselkrankheiten zusammen, die in anderen Lehrbüchern der Pathologie gewöhnlich auf die einzelnen Organkapitel verstreut sind. Die Autorenkonferenz im Oktober 1979 beschloß einmütig, diesen Krankheiten wegen ihrer praktischen Bedeutung und angesichts der beträchtlichen Fortschritte, die sich bei der Aufklärung ihrer biochemischen Grundlagen ergeben haben, ein besonderes Kapitel zu widmen. Daß sich dieser Abschnitt vor allem in seinem allgemein-pathologischen Teil auf eine Auswahl besonders wichtiger und interessanter Krankheiten beschränkt, hat rein räumliche Gründe.

Herr Professor Dr. D. Götze und die mit der Herstellung des Gesamtwerkes betrauten Mitarbeiter des Springer-Verlages, an erster Stelle die Herren Matthies und Sydor, haben auch die Arbeiten an diesem Band zu jedem Zeitpunkt tatkräftig und mit wertvollen Ratschlägen unterstützt. Namens aller Autoren möchte ich ihnen dafür unseren aufrichtigen Dank sagen.

Wiesbaden, im Juli 1984 *Wolfgang Remmele*

Inhaltsübersicht der Bände 1–5

Inhaltsverzeichnis

Autorenverzeichnis

Priv.-Doz. Dr. J. W. Boellaard
Institut für Hirnforschung
der Universität Tübingen
Calwerstraße 3
72076 Tübingen

Dr. N. Breitbach
Abteilung für Neuropädiatrie der
Universitäts-Kinderklinik Heidelberg
Im Neuenheimer Feld
69120 Heidelberg

Professor Dr. J. Gärtner
ehem. Universitäts-Augenklinik
Netzhautabteilung
Langenbeckstraße 1
55131 Mainz

Professor Dr. K. Harzer
Institut für Hirnforschung
der Universität Tübingen
Calwerstraße 3
72076 Tübingen

Professor Dr. A. Hori
Institut der Medizinischen
Hochschule Hannover
Konstanty-Gutschow-Straße 8
30625 Hannover

Priv.-Doz. Dr. A. Koch
Plastische Operationen,
Stimm- und Sprachstörungen
58, avenue de la Liberté
L-1930 Luxembourg

Professor Dr. M. Oehmichen
Institut für Rechtsmedizin
der Medizinischen Universität Lübeck
Kahlhorststraße 31–35
23562 Lübeck

Dr. W. Paulus
Pathologisches Institut
der Universität Würzburg
Joseph-Schneider-Straße 2
97080 Würzburg

Professor Dr. J. Peiffer
Institut für Hirnforschung
der Universität Tübingen
Calwerstraße 3
72076 Tübingen

Professor Dr. W. Roggendorf
Pathologisches Institut
der Universität Würzburg
Joseph-Schneider-Straße 2
97080 Würzburg

Professor Dr. W. Schätzle
Universitätsklinik und Poliklinik
für Hals-, Nasen- und Ohrenheilkunde
66424 Homburg/Saar

Professor Dr. J. M. Schröder
Institut für Neuropathologie
Klinikum der Rheinisch-Westfälischen
Technischen Hochschule Aachen
Pauwelsstraße 30
52074 Aachen

Professor Dr. H. Wiethölter
Neurologische Klinik
Bürgerspital Stuttgart
Tunzhoferstraße 14–16
70191 Stuttgart

Professor Dr. H. Wolburg
Pathologisches Institut
der Universität Tübingen
Liebermeisterstraße 8
72076 Tübingen

Pathologie des Zentralnervensystems

J. Peiffer

Inhaltsverzeichnis

Die Zellen des Nervensystems und ihre Verknüpfungen

H. Wolburg

Weiterführende Literatur

1. Peters A, Palay SL, Webster HF (1991) The fine structure of the nervous system. Neurons and their supporting cells. Oxford Univ Press, New York Oxford

Morphologische und funktionelle Grundprinzipien des Nervensystems

Nerven- und Kreislaufsystem sind die Träger der Signale, die die Funktionen der verschiedenen Organe aufeinander abstimmen und den Organismus befähigen, auf innere und äußere Reize adäquat zu antworten. Dabei sind diese Signalübermittlungen von ganz unterschiedlicher Qualität und dienen ganz verschiedenen Zwecken.

> Das Nervensystem bedient sich schneller Leitungsbahnen, in denen chemische und elektrische Signale wechselseitig ineinander überführt werden: Eine Depolarisierung der Nervenzellmembran führt an der Synapse zur Ausschüttung von Neurotransmittern, die in Abhängigkeit von ihrer chemischen Natur in der nachgeschalteten Zelle über die Bindung an Rezeptoren eine erregende oder hemmende Antwort auslösen. Durch diesen Typ von Informationsübertragung kann sich der Organismus sehr kurzfristig auf neue Situationen einstellen. Das Kreislaufsystem arbeitet wesentlich langsamer und bedient sich humoraler Stoffe, die per Diffusion an die Zielzellen gelangen.

Beide Systeme, das Kreislauf- und das Nervensystem, sind zwar in weiten Teilen des Gehirns durch die *Blut-Hirn-Schranke* strikt voneinander getrennt, berühren sich aber in wichtigen Teilen: In den *zirkumventrikulären Organen* wie in dem Subfornikalorgan, dem Subkommissuralorgan, der Area postrema, der Eminentia mediana des Hypophysenstiels, dem Pinealorgan, dem Organum vasculosum lamina terminalis u. a. (▷ S. 14) ist die Blut-Hirn-Schranke undicht, was einerseits den dort angesiedelten *neurosekretorischen Zellen* die Abgabe ihrer Hormone in die Blutbahn erlaubt, andererseits im Blut befindlichen Botenstoffen freien Zutritt zu neuralen Strukturen verschafft. Dies erst ist die Grundlage komplexer humoraler Rückkoppelungsschleifen zwischen Peripherie und Zentralorgan.

Ein anderer Ort der Wechselwirkung zwischen Blut- und Nervensystem ist der *Plexus chorioideus*. Die dieses Epithel versorgenden Blutgefäße sind ebenfalls undicht. Dadurch bedingt können die Plexuszellen aus dem sie umgebenden Blutplasma den *Liquor cerebrospinalis* abscheiden, der wiederum über das Ependym freien Zutritt zum neuralen Parenchym hat.

Die in neuerer Zeit zunehmend Beachtung findenden *Gliazellen* sind ein weiterer Faktor im Zusammenspiel der unterschiedlichen zellulären Komponenten im Gehirn. Sie spielen bei der Morphogenese von Hirnstrukturen eine ebenso führende Rolle wie im Transmitter- und Energiestoffwechsel, bei der ionalen Homöostase wie bei der Induktion und Aufrechterhaltung der Blut-Hirn-Schranke. Sie sind die myelinbildenden Zellen, können Moleküle des *„major histocompatibility complex"* (MHC) exprimieren und damit Antigen präsentieren und spielen bei der Reaktion auf Hirnverletzungen und bei der Entstehung von Hirntumoren eine zentrale Rolle. Das Wechselspiel von Nervenzellen, Gliazellen und Gefäßwandzellen ist von nicht zu überschätzender Bedeutung für das Funktionieren des Gehirns als informationsverarbeitendem Organ. Störungen dieses Wechselspiels führen zu Auswirkungen am Nervengewebe, die zu untersuchen Aufgabe der Neuropathologie ist.

Nervenzellen

> Die Zahl der Nervenzellen beim ausgereiften menschlichen Gehirn wird auf etwa 10^{12} geschätzt. Die Ausreifung ist um das 16. Lebensjahr abgeschlossen. Etwa ab dem 20. Lebensjahr gehen täglich mindestens 1000 Nervenzellen zugrunde. Das Volumen der Nervenzellen und ihrer Fortsätze beträgt im Zentralnervensystem etwa 60 %.

Jede Nervenzelle erhält Informationen durch unmittelbaren synaptischen Kontakt mit tausenden anderer Nervenzellen und gibt ihrerseits Informationen an zahlreiche andere Nervenzellen weiter. Die Zahl der *Synapsen* übersteigt die der Neurone etwa um den Faktor 10 000.

Größe, Gestalt und Funktion der Nervenzellen zeigen eine große Variabilität; man denke nur an die Betz-Pyramidenzellen der motorischen Rinde, die motorischen Vorderhornzellen des Rückenmarks, die Spinalganglienzellen oder die Purkinje-Zellen des Zerebellums als Vertreter besonders großer und fortsatzreicher Neurontypen und vergleiche sie mit Interneuronen etwa des Typs der zerebellären Körnerzellen, der retinalen interplexiformen Zellen oder der spinalen Renshaw-Zellen, um zu erkennen, welches Spektrum an Nervenzellformen im Nervensystem verwirklicht ist. Und dennoch gibt es bei aller Variabilität strukturelle und funktionelle Eigenschaften, die neuronale von nichtneuronalen Zellen abgrenzen.

Neurone haben im allgemeinen ausschließlich mit anderen Nervenzellen oder *Gliazellen* Kontakt; direkte Nachbarschaft mit mesenchymalen Räumen oder Grenzflächen wird weitgehend, wenn auch nicht immer ganz strikt, vermieden.

Auch die feinstrukturelle Organisation aller Nervenzellformen[1] unterliegt allgemeinen Prinzipien. Im Zellkörper oder *Soma* liegt der Kern mit dem meist großen Nukleolus; er ist häufig rund und von feinverteiltem hellem Euchromatin erfüllt. Im *Perikaryon* (Abb. 1.1) liegen reichlich *Ergastoplasma* [Zisternen des rauhen endoplasmatischen Retikulums (ER)] und freie *Ribosomen*rosetten (entsprechen zusammen den lichtmikroskopisch mit basischen Anilinfarbstoffen anfärbbaren Nissl-Schollen), *Glykogengranula, Mitochondrien,* mehrere *Golgiapparate* und *Lysosomen.* Das Ergastoplasma kann bei Schädigung des Neurons aufbrechen und die Ribosomen freigeben. Dieser Vorgang geht mit Schwellung des Somas und *Chromatolyse* einher und kann den Zelltod zur Folge haben. Die Lysosomen sind bei solchen pathologischen, aber auch bei normalen Prozessen der Metabolisierung zelleigenen Materials *(Autophagie),* die wichtigsten Organellen, die zur Ablagerung von *Lipofuszingranula* führen. Das Lipofuszin ist charakteristisch für bestimmte Zelltypen und region- und altersspezifisch ausgeprägt[4, 35].

Auffällig und ein konsistenter Bestandteil des neuronalen Perikaryons sind die *„subsurface cisternes"*, die mit dem glatten ER in Beziehung stehen und möglicherweise in den Kalziumstoffwechsel eingeschaltet sind. Zytoskeletale Elemente sind im Zellkörper nicht so dominierend wie in den neuronalen Fortsätzen. Mehrere *Dendriten* gehen vom Perikaryon ab, verzweigen sich stark und dienen der Rezeption der Reize; das einzige *Axon* oder der *Neurit* (welcher in der Regel mit Begleitzellen – mit Oligodendrozyten im ZNS und Schwann-Zellen im PNS – assoziiert ist und sich im Terminalgebiet stark aufzweigen kann) leitet diese zu anderen Zielzellen weiter.

In der Regel unterscheiden sich Dendrit und Neurit strukturell dadurch, daß der Dendrit das ganze Organelleninventar des Perikaryons besitzt, aber mit zunehmender Entfernung vom Perikaryon mit abnehmender Dichte. Der *Axonursprungskegel* ebenso wie das Axon sind frei von Ribosomen (Abb. 1.2). Auch enthält das Axon keinen Golgiapparat. Dagegen sind Mitochondrien, glattes endoplasmatisches Retikulum und besonders Elemente des *Zytoskeletts* (früher: Neurofibrillen) reichlich vorhanden (Abb. 1.2).

Mikrotubuli [oder hier: Neurotubuli aus Tubulinen und Mikrotubuli-assoziierten Proteinen (MAPs); 25 nm Durchmesser], *Neurofilamente* (ein Mitglied der Familie der Intermediärfilamente mit einem Durchmesser von 10 nm und aus einem Triplett von 3 Proteinen bestehend) und *Mikrofilamente* (Aktinfilamente mit einem Durchmesser von 6 nm) dienen dem *axonalen Transport* vom Perikaryon zur *Synapse* (anterograder Transport) und zurück (retrograder Transport).

Es gibt eine ausgedehnte Literatur (z. B.[38, 44]) zum Mechanismus dieses Transportes, der deswegen so wichtig ist, weil das Axon das eigene Soma um ein Vielfaches, manchmal ein Vielhundertfaches an Volumen übertrifft und ständig substantiell erneuert werden muß. Alle Baustoffe des Axons – ausgenommen die Mitochondrien, die auch im Axon einen eigenen Protein- und RNA-Synthesemechanismus haben – müssen im Perikaryon produziert und ins Axon transportiert werden. Es gibt verschiedene Geschwindigkeiten des axonalen Transportes, die von 0,2–400 mm/Tag reichen. Der Mechanismus ist an Neurotubuli, mit diesen assoziiertem Dynein und Kinesin sowie an aktinhaltige Mikrofilamente gebunden. Da der Transport enorm energieaufwendig ist, führt ein Mangel an energiereichen Substraten schnell zu einem teilweise irreversiblen Erliegen des Transportes, das seinerseits zum retrograden Absterben des ganzen Neurons beitragen kann. Auch in den Dendriten findet ein Stofftransport statt, über den allerdings wegen der Kürze und Verzweigtheit der Fortsätze weniger Daten vorliegen; man sollte allerdings anfügen, daß z. B. die sensiblen Fortsätze der Spinalganglienzellen funktionell Dendriten sind, strukturell – den Transportmechanismus und die Umscheidung mit Schwann-Zellen betreffend – jedoch Axone.

Synapsen

Die eigentlichen Funktionen des Nervensystems sind der Empfang, die Weiterleitung und die Verarbeitung von Informationen. Der Empfang von Reizen geschieht in den Sinneszellen, ihre Weiterleitung aber in den Kontaktstellen zwischen den Neuronen. Diese Kontaktstellen postulierte Sherrington aufgrund neurophysiologischer Untersuchungen und nannte sie Synapsen[12]. Heute verbindet man mit dem Begriff Synapse überwiegend eine morphologische Struktur[1] (Abb. 1.3).

Man unterscheidet elektrotonische und chemische Synapsen. *Elektrotonische Synapsen* sind morphologisch identisch mit den *„gap junctions"* anderer Organe[30]. Sie stellen morphologisch und biochemisch Cluster interzellulärer Kanäle *(Konnexone)* dar

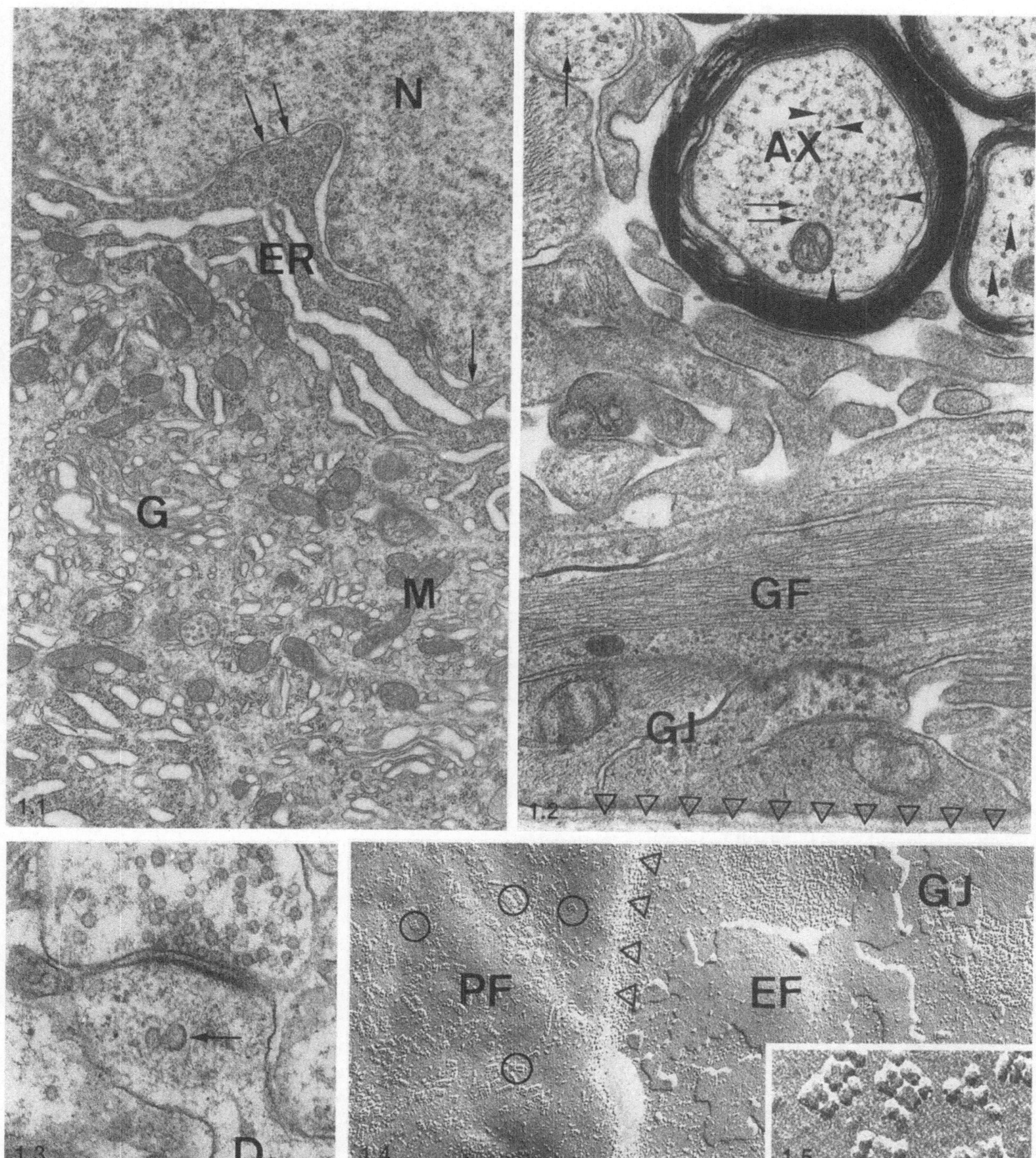

Abb. 1.1. Perikaryon einer Purkinje-Zelle des Kleinhirns der Maus. *N* Kern, *ER* rauhes endoplasmatisches Retikulum, *G* Golgi-Apparat, *M* Mitochondrien; *Pfeile* markieren Kernporen, 16 000:1

Abb. 1.2. Zentrale Kaninchenretina. *Offene Pfeilköpfe* markieren die Membrana limitans interna. Astrozyten mit Gliafilamenten *(GF)* grenzen das Neuropil *(oberer Teil des Bildes)* gegen den Glaskörper *(unten)* ab. *AX* myelinisiertes Axon einer Retinaganglienzelle, *Pfeile* markieren Neurofilamente, *geschlossene Pfeilköpfe* Neurotubuli, *GJ* „gap junctions" zwischen Astrozyten, 39 000:1

Abb. 1.3. Asymmetrische Spinesynapse aus dem Kortex der Ratte. *Pfeil markiert Spineapparat, D* Dendrit, *oben* präsynaptische Endigung mit synaptischen Vesikeln, 51 000:1

Abb. 1.4, 1.5. Gefrierbruchreplikas von Astrozytenendfüßen aus dem Sehnerven der Ratte. *PF* protoplasmatische Membranfläche, *EF* extrazelluläre Membranfläche, *GJ* gap junction; *offene Pfeilköpfe* markieren die Kante zwischen der Membran mit Basallaminakontakt *(links)* und einer interzellulären Kontaktzone *(rechts), Kreise* markieren einige orthogonale Partikelkomplexe. **Abb. 1.4,** 39 000:1; **Abb. 1.5,** orthogonale Partikelkomplexe, 300 000:1

(Abb. 1.4): In einer Membran sind hexamere Konnexine („Halbkanäle") inseriert, die bei der Bildung eines ganzen Kanals mit dem entsprechenden Halbkanal der Partnerzelle in Kontakt treten und so Doppelhexamere bilden. Physiologisch zeichnen sie sich durch verminderten elektrischen Widerstand sowie symmetrischen Informationsaustausch aus. Während sie im Nervensystem niederer Wirbeltiere relativ weit verbreitet sind, finden sie sich in dem der Säuger vergleichsweise selten: im Nucleus vestibularis lateralis, in der unteren Olive, in der Molekularschicht des Zerebellums, im somatosensorischen und auditiven Kortex und im Hippokampus. In der Retina sind sie zwischen verschiedenen Neuronen, besonders aber zwischen den Horizontalzellen, beschrieben[20] und auch physiologisch untersucht worden[22].

Quantitativ und funktionell wesentlich bedeutsamer als die elektrotonischen sind die *chemischen Synapsen.* Man teilt sie physiologisch in Abhängigkeit vom Überträgerstoff *(Neurotransmitter)* in hemmende und erregende, morphologisch in axosomatische, axodendritische und axoaxonale Synapsen ein[1]. Daneben gibt es auch Synapsen zwischen Neuronen und nichtneuronalen Zielzellen, die entsprechend als neuroglanduläre, neuromuskuläre Synapsen usw. bezeichnet werden.

Typischerweise ist die postsynaptische Membran mit einer *postsynaptischen Verdichtung* unterlegt (Abb. 1.3), deren Funktion noch nicht endgültig geklärt ist[1, 39]. In den postsynaptischen Dornfortsätzen (Abb. 1.3) kortikaler Dendriten finden sich spezielle Spineapparate sowie Aktinfilamente, denen besondere Aufgaben im Rahmen synaptischer Plastizität, z. B. bei Lernvorgängen, zugesprochen werden.

Axosomatische Synapsen im Kortex sind stets symmetrisch, Spinesynapsen stets asymmetrisch (Abb. 1.3). Die genannte Typisierung ist im strengen Sinne auf den Kortex beschränkt und repräsentiert nach Colonnier[6] nur die Extreme eines kontinuierlichen Spektrums verschiedenster Synapsentypen.

Gliazellen

Gliazellen sind nervensystemspezifische Nichtnervenzellen. Analog zum *Neuron*begriff, der die Kriterien der unterschiedlichsten Nervenzelltypen definiert, haben Roitbak[34] und Reichenbach[32] den *Glion*begriff vorgeschlagen, unter dem die Gliazellen des ZNS (mit Ausnahme der Mikroglia; siehe unten) aufgrund ihrer Fortsätze definiert werden: Fortsatz I erstreckt sich zum Ventrikel (Ependymzellen, Tanyzyten, Radialgliazellen, retinale Müller-Zellen und Pigmentepithelzellen), Fortsatz II hat über eine Basallamina Kontakt zu mesenchymalen Räumen (Abb. 1.2; Radialgliazellen, Astrozyten, retinale Müller-Zellen und Pigmentepithelzellen, Bergmann-Glia des Kleinhirns, Tanyzyten, Pituizyten), Fortsatz III hat Kontakte zu verschiedenen Kompartimenten des Neuropils (Abb. 1.2) wie Axonen, Synapsen, neuronalen Perikarya und Ranvier-Knoten (Oligodendrozyten, Astrozyten, retinale Müller-Zellen).

Astrozyten

Morphologisch zeichnen sich die Astrozyten durch einen großen hellen Kern und zahlreiche Fortsätze aus, die der Zelle den Namen gaben und lichtmikrospkopisch z. B. durch die Cajal-Goldsublimatfärbung dargestellt werden können. Sie sind durch zahlreiche *„gap junctions"* miteinander verbunden (Abb. 1.2 und 1.4) und zeigen in der Gefrierbruchreplika, besonders an den mit einer Basallamina überzogenen Membranabschnitten, die charakteristischen *orthogonalen Partikelkomplexe*[21] (Abb. 1.5). Das am besten bekannte Merkmal der Astrozyten ist das saure Gliafilamentprotein

(*„glial fibrillary acidic protein"*, *GFAP*), ein Subtyp der Intermediärfilamente[9]. Frühstadien der Gliadifferenzierung, z.B. auch Radialgliazellen, exprimieren vorwiegend das Intermediärfilamentprotein *Vimentin*, bevor allmählich auf die GFAP-Expression umgeschaltet wird[31]. Astrozyten, der weißen Substanz sind in der Regel filamentreicher (*„fibrilläre Astrozyten"*) als die der grauen Substanz (*„protoplasmatische Astrozyten"*). Nach *In-vitro*-Untersuchungen an Astrozyten des Sehnerven der Ratte unterscheidet man A1- und A2-Astrozyten. Die A1-Astrozyten haben eine eigene Vorläuferzelle, während die A2-Astrozyten zusammen mit den Oligodendrozyten einen gemeinsamen Vorläufer, die O2A-Zelle, haben[25]. Beide Typen sind GFAP-positiv, die A2-Zellen zusätzlich A2B5-positiv (A2 B5 ist ein Oberflächen-Gangliosid, dessen Expression nicht auf Gliazellen beschränkt ist). Vielfach werden die A1-Zellen mit den fibrillären, die A2-Zellen mit den protoplasmatischen Astrozyten homologisiert; andererseits ist die Übertragung der Erkenntnisse an kultivierten Sehnerven-Astrozyten der Ratte auf alle Astrozyten des Gehirns *in situ* umstritten[40].

> Eine der bedeutendsten *Funktionen der Astroglia* besteht in der Konstanthaltung des ionalen Milieus[2], besonders der Kaliumionen-Konzentration, im Extrazellularraum:

Dort, wo erhöhte neuronale Aktivität herrscht und die K^+-Konzentration extrazellulär ansteigt, strömt K^+ in die Zelle ein (Depolarisierung der Membran) und dort wieder aus, wo die extrazelluläre K^+-Konzentration nicht erhöht und die Kaliumleitfähigkeit der Membran am höchsten ist (*räumliche Pufferung des extrazellulären Raumes*)[29]. Dies ist dort der Fall, wo Astrozyten an Basallaminae grenzen. Die Umverteilung von K^+ wird entscheidend durch die *„gap junctions"* gefördert, über die die Astrozyten ein *funktionales Synzytium* bilden (Abb. 1.2 und 1.4).

Neben der K^+-Homöostase haben Gliazellen auch eine wichtige Funktion bei der *pH-Regulation*[36]. Mittels dieser können Gliazellen die Erregungsfähigkeit der Neurone beeinflussen. Weiterhin ist in neuerer Zeit eine Fülle von Rezeptoren für Neurotransmitter und andere Effektoren auf Astrozyten bekannt geworden, von denen nur der $GABA_A$-Rezeptor, der Glutamatrezeptor vom non-NMDA-Typ, Adrenozeptoren, muskarinische Azetylcholinrezeptoren sowie Rezeptoren für Histamin, Adenosin, Dopamin und Peptide wie VIP, ACTH, MSH und Somatostatin genannt seien[1, 26]. Besonders wichtig ist die Stoffwechselregulation von Glutamat und GABA durch Astrozyten[2, 17], in denen aus Ketoglutarat durch die Glutamatdehydrogenase oder aus GABA durch die GABA-Transaminase Glutamat und aus Glutamat durch die Glutaminsynthetase Glutamin entsteht. Bei Leberschäden fällt Ammoniak in toxischer Konzentration an und gelangt durch die Blut-Hirn-Schranke zu den Astrozyten, die

NH_4^+ nur dadurch abpuffern können, daß Ketoglutarat übermäßig dem Zitratzyklus entzogen wird; diese energetische Insuffizienz führt zur Schwellung der Astrozyten (Alzheimer-II-Zellen) mit Schädigung des Neuropils (*hepatische Enzephalopathie*)[27].

Weitere Funktionen der Astroglia sind in neuerer Zeit bekannt geworden, die die Organisation des Nervengewebes während der Entwicklung und nach Trauma (*reaktive Astroglia*), die Induktion der Blut-Hirn-Schranke sowie ihre Rolle bei Autoimmunprozessen betreffen. Die Vielfalt der Erkennungsmechanismen zwischen Nerven- und Gliazellen, die unter dem Begriff der *neuroglialen Interaktion* zusammengefaßt werden[43] und die von der Migration der Neurone entlang der Radialgliafortsätze[16] bis zur posttraumatischen Reaktion der Astrozyten[23], besonders auch im Rahmen regenerativer Prozesse, reichen, kann hier nur angedeutet werden. Interessante Perspektiven ergeben sich auch auf dem Gebiet der Blut-Hirn-Schranken-Forschung, die gezeigt hat, daß die Blut-Hirn-Schranken-Eigenschaften des Hirnkapillarendothels (*„tight junctions"*, Expression des Glukosetransporters u.a.) nicht *a priori* existieren, sondern als Ergebnis von Wechselwirkungen innerhalb des neuralen Milieus verstanden werden müssen[10, 33].

Einen eigenen Forschungszweig bildet inzwischen auch die *Neuroimmunologie,* die zeigen konnte, daß Astrozyten Antigen, z.B. basisches Myelinprotein, mit Hilfe des „major histocompatibility complex" (MHC) Klasse II präsentieren können und, wenn sie mit aktivierten T-Lymphozyten aus der Blutbahn in Kontakt kommen, über komplizierte zytokinvermittelte Reaktionen die Zerstörung des körpereigenen Myelins initiieren können (*multiple Sklerose als Autoimmunprozeß*)[7].

Oligodendroglia

> Auch diese, morphologisch durch kleinere, sehr chromatinreiche runde Kerne und kurze Fortsätze charakterisierte Zelle kommt in 2 Gestalten vor: als *perineuronale Satellitenzelle* innerhalb der Rinde und als *markscheidenbildendes Element* (Abb. 1.2). Im Gegensatz zur *Schwann-Zelle* des peripheren Nervensystems werden innerhalb der weißen Substanz mehrere Axone von einer einzelnen Oligodendrogliazelle myelinisiert[5].

Die Myelinisierung beginnt beim Menschen in verschiedenen Hirnbereichen heterochron, in manchen schon zwischen dem 6. und 8. Fetalmonat, in der Pyramidenbahn erst kurz vor der Geburt; intrakortikale Assoziationsfasern und das Corpus callosum werden erst mehrere Monate nach der Geburt allmählich bemarkt[45].

Das Karyoplasma der Oligodendrozyten ist wesentlich elektronendichter als das der Astrozyten. Im Zytoplasma finden sich Mikrotubuli, jedoch keine Intermediärfilamente; das Inventar an Mitochondrien, ER und Golgi-Apparaten entspricht dem anderer Zellen.

Immunologische bzw. enzymatische Marker für Oligodendrozyten, die aber z. T. nicht spezifisch sind und auch für Schwann-Zellen gelten, sind u. a. Galaktozerebrosid (GC), das O4-Antigen (sulfatiertes Galaktozerebrosid, das bei der metachromatischen Leukodystrophie aufgrund einer lysosomalen Störung gespeichert wird), das basische Myelinprotein (MBP), das Proteolipidprotein (PLP), das myelinassoziierte Glykoprotein (MAG), die zyklische Nukleotidphosphohydrolase (CNPase) und die Carboanhydrase (CA)[18].

Auf dem Gebiet der Regenerationsforschung im ZNS haben in jüngster Zeit die Oligodendrozyten beträchtliches Interesse erregt, weil sie die Syntheseorte zweier membranständiger Wachstumsinhibitoren (NI-35 und NI-250; benannt nach ihrem Molekulargewicht in Tausend) sind[37]. Die Inhibition neuritischen Wachstums ist streng kontaktvermittelt und an die Expression der Inhibitoren geknüpft (bei regenerationsfähigen niederen Wirbeltieren kommen sie nicht vor); sie kann außerdem durch Applikation von Antikörpern gegen die Inhibitoren neutralisiert werden. Zweifel an der Ausschließlichkeit dieses Mechanismus ergeben sich aus der Unfähigkeit optischer Axone einer oligodendroglia- und myelindefizienten Rattenmutante zur Regeneration nach Quetschung des Sehnerven[24].

Mikroglia

Kein anderer Zelltyp des Nervensystems hat im Laufe seiner Untersuchungsgeschichte so viele Benennungen erfahren wie die Mikroglia. Im 19. Jahrhundert wurde sie vielfach als Körnchenzelle beschrieben, Robertson nannte sie 1899 Mesoglia, Nissl im selben Jahr Stäbchenzelle und 1903 Gitterzelle, Del Rio-Hortega definierte 1919 das „Dritte Element" Cajals als Oligodendroglia (neuroektodermal) und Mikroglia (mesodermal). Spatz nannte 1924 die Mikrogliazellen Hortega-Zellen. Hortegas Ansicht über ihre Herkunft hat sich heute zunehmend bestätigt.

Mikroglia wird nicht nur durch Axotomie (z. B. des N. facialis) in einer retrograden Reaktion aktiviert, um axosomatische Synapsen im Nucleus facialis zu verdrängen[3], sondern entfernt auch durch Phagozytose die Reste von Neuronen, die dem physiologischen Zelltod während der Entwicklung anheimfallen *(Neuronophagie)*[42].

Morphologisch sind die Zellen durch einen kleinen runden Kern meist dichten Chromatins und einen schmalen Zytoplasmasaum gekennzeichnet; sie bilden weder zwischen sich noch mit anderen Zellen Zellkontakte aus. Häufig liegen sie gefäßbezogen und haben als perivaskuläre Mikrogliazellen Kontakt mit der subendothelialen Basallamina, sind aber nie, wie die perivaskulären Zellen oder die Perizyten, vollständig von einer Basallamina umgeben. Marker sind die Thiaminpyrophosphatase und die Nukleosiddiphosphatase sowie das Lektin von *Griffonia simplicifolia,* das spezifisch Mikrogliazelloberflächen markiert[41]. Makrophagenmarker sind z. T. auch auf Mikrogliazellen exprimiert. Die Mikrogliazellen sind, zusammen mit den Astrozyten, als Träger der MHC-Klasse-II-Antigene beschrieben worden (Übersicht z. B. bei[13]). In Zukunft sind rasche Fortschritte im Verständnis immunvermittelter Reaktionen des ZNS zu erwarten, besonders im Zusammenhang mit Autoimmunkrankheiten wie der Multiplen Sklerose, für die Astrozyten und, wahrscheinlich in noch höherem Maße, Mikrogliazellen verantwortlich sind.

Periphere Glia

Der Begriff „Glia" oder „Neuroglia" wurde früher weitgehend auf das ZNS beschränkt angewandt und umfaßte die Astroglia, die Oligodendroglia und – nur bedingt und je nach Standpunkt des jeweiligen Autors – die Mikroglia. Im neueren Schrifttum hat es sich eingebürgert, auch die nichtneuronalen Zellen des peripheren Nervensystems als Glia zu bezeichnen. Sie stammen überwiegend von der Neuralleiste ab und wandern während der Embryogenese zusammen mit den aussprossenden Nervenfasern in die Peripherie.

Die *olfaktorischen Gliazellen,* die von Vorläuferzellen aus dem Riechepithel abstammen, umgreifen Gruppen markloser Axone. Während die Schwann-Zellen rundum von Bindegewebe und einer Basallamine umgeben sind, trifft dies bei den anderen peripheren Gliazellen nur partiell zu; große Teile der Zelloberfläche grenzen an andere Zellen gleichen Typs oder neuronale Elemente. Damit, aber auch in anderer Hinsicht, hat periphere Glia vom Nicht-Schwann-Zelltyp bemerkenswerte Ähnlichkeit mit Astrozyten: Sie zeigen orthogonale Partikelkomplexe in ihrer Membran, sind GFAP-positiv und Galaktozerebrosid-(GC-)negativ. Die olfaktorische Glia ist ein Gliatyp, der verschiedene Merkmale von Schwann-Zellen und Astrozyten in sich vereinigt[11]. Innerhalb der Schwann-Zellpopulation wiederum exprimieren die nichtmyelinbildenden Zellen GFAP, aber auch GC wie die myelinbildenden Zellen. Das periphere Myelin unterscheidet sich biochemisch vom zentralen durch das Vorhandensein des Myelinproteins P_o[18]. Die Determination von Schwann-Zellen zu myelin- bzw. nichtmyelinbildenden Zellen ist noch nicht vollständig geklärt. Der Eintritt in die Myelinisierungsphase scheint jedoch vom Austritt aus der Proliferationsphase abzuhängen und axonal vermittelt zu werden; Wachstumsinhibitoren oder der Entzug von Wachstumsfaktoren bzw. die Herunterregulierung von deren Rezeptoren wird ebenfalls als entscheidend für den Start der Myelinisierung angesehen[19].

Obwohl die Funktionen peripherer Glia ungenügend bekannt sind, deuten sich schon jetzt ähnliche Aufgaben an, wie sie von der zentralen Glia bekannt sind: Kompartimentierung, elektrische Isolierung von Axonen, ionale Homöostase, Regulation von neuritischem Wachstum, Kooperation mit Neuronen in Bereichen des Energiestoffwechsels und der Expression von Ionenkanälen und Adhäsionsmolekülen.

Literatur

1. Weiterführende Literatur ($\triangleright$ S. 5)
2. Barres BA (1991) New roles for glia. J Neurosci 11: 3685–3694
3. Blinzinger K, Kreutzberg G (1968) Displacement of synaptic terminals from regenerating motoneurons by microglial cells. Z Zellforsch 85: 145–157
4. Braak H (1979) The pigment architecture of the human frontal lobe. Anat Embryol (Berl) 157: 35–68
5. Bunge RP (1968) Glial cells and the central myelin sheath. Physiol Rev 48: 197–251
6. Colonnier M (1968) Synaptic patterns on different cell types in the different laminae of the cat visual cortex. An electron microscope study. Brain Res 9: 268–287
7. Compston A, Scolding N, Wren D, Noble M (1991) The pathogenesis of demyelinating disease: insights from cell biology. TINS 14: 175–182
8. Cragg B (1979) Overcoming the failure of elektronmicroscopy to preserve the brain's extracellular space. TINS 2: 159–161
9. Dahl D, Bignami A (1973) Immunchemical and immunofluorescence studies of the glial fibrillary acidic protein in vertebrates. Brain Res 61: 279–293
10. Dermietzel R, Krause D (1991) Molecular anatomy of the blood-brain barrier as defined by immunocytochemistry. Int Rev Cytol 127: 57–109
11. Doucette R (1990) Glial influences on axonal growth in the primary olfactory system. Glia 3: 433–449
12. Eccles JC (1990) Developing concepts of the synapses. J Neurosci 10: 3769–3781
13. Graeber MB, Streit WJ (1990) Microglia: Immune networks in the CNS. Brain Pathol 1: 2–5
14. Gray EG (1959) Axo-somatic and axodendritic synapses of the cerebral cortex: an electron microscope study. J Anat 93: 420–433
15. Harreveld A van (1966) Brain tissue electrolytes. Butterworth, London
16. Hatten ME (1990) Riding the glial monorail: a common mechanism for glial-guided neuronal migration in different regions of the developing mammalian brain. TINS 13: 179–184
17. Hertz L (1979) Functional interactions between neurons and astrocytes. I. Turnover and metabolism of putative amino acid transmitters. Progr Neurobiol 13: 277–323
18. Hudson LD (1990) Molecular biology of myelin proteins in the central and peripheral nervous systems. Semin Neurosci 2: 483–496
19. Jessen KR, Mirsky R (1991) Schwann cell precursors and their development. Glia 4: 185–194
20. Kurz-Isler G, Wolburg H (1988) Light-dependent dynamics of gap junctions between horizontal cells in the retina of the crucian carp. Cell Tissue Res 251: 641–649
21. Landis DMD, Reese TS (1981) Membrane structure in mammalian astrocytes: A review of freeze-fracture studies on adult, developing, reactive and cultured astrocytes. J Exp Biol 95: 35–48
22. Lasater EM (1987) Retinal horizontal cell gap junctional conductance is modulated by dopamine through a cyclic AMP-dependent protein kinase. Proc Natl Acad Sci USA 84: 7319–7223
23. Lindsay RM (1986) Reactive gliosis. In Fedoroff S, Vernadakis A (eds) Astrocytes. Cell biology and pathology of astrocytes, vol. 3. Academic Press, London New York, pp 231–262
24. Marciano FF, Gocht A, Dentinger MP, Hof L, Csiza CK, Barron KD (1990) Axonal regrowth in the amyelinated optic nerve of the myelin-deficient rat: ultrastructural observations and effects of ganglioside administration. J Comp Neurol 295: 219–234
25. Miller RH, ffrench-Constant C, Raff MC (1989) The macroglial cells of the rat optic nerve. Ann Rev Neurosci 12: 517–534
26. Murphy S, Pearce B (1987) Functional receptors for neurotransmitters on astroglial cells. Neuroscience 22: 381–394
27. Norenberg MD (1986) Hepatic encephalopathy: A disorder of astrocytes. In: Fedoroff S, Vernadakis A (eds) Astrocytes. Cell biology and pathology of astrocytes, vol. 3. Academic Press, London New York, pp 425–460
28. Oehmichen M (1978) Mononuclear phagocytes in the central nervous system. Springer, Berlin Heidelberg New York
29. Odette LL, Newman EA (1988) Model of potassium dynamics in the central nervous system. Glia 1: 198–210
30. Pitts JD, Finbow ME (1986) The gap junction. J Cell Sci [Suppl] 4: 239–266
31. Pixley SKR, Vellis Jde (1984) Transition between immature radial glia and mature astrocytes studied with a monoclonal antibody to vimentin. Dev Brain Res 15: 201–209
32. Reichenbach A (1989) Attempt to classify glial cells by means of their process specialization using the rabbit retinal Müller cell as an example of cytotopographic specialization of glial cells. Glia 2: 250–259
33. Risau W, Wolburg H (1990) Development of the blood-brain barrier. TINS 13: 174–178
34. Roitbak AJ (1983) Neuroglia. Eigenschaften, Funktionen, Bedeutung. Fischer, Jena
35. Schlote W, Boellaard JW (1983) Role of lipopigment during aging of nerve and glial cells in the human central nervous system. In: Cervos-Navarro J, Sarkander H-I (eds) Brain aging: Neuropathology and neuropharmacology, Aging, vol. 21. Raven Press, New York, pp 27–74
36. Schlue W-R, Deitmer JW (1988) Ionic mechanisms of intracellular pH regulation in the nervous system. Ciba Foundation Symposium, vol. 139. Wiley, Chichester, pp 47–69
37. Schwab ME (1990) Myelin-associated inhibitors of neurite growth and regeneration in the CNS. TINS 13: 452–456
38. Sheetz MP, Steuer ER, Schroer TA (1989) The mechanism and regulation of fast axonal transport. TINS 12: 474–478
39. Siekevitz P (1985) The postsynaptic density: a possible role in the long-lasting effects in the central nervous system. Proc Natl Acad Sci USA 82: 3494–3498
40. Skoff RP (1990) Gliogenesis in rat optic nerve: astrocytes are generated in a single wave before oligodendrocytes. Dev Biol 139: 149–168
41. Streit WJ, Kreutzberg G (1987) Lectin binding by resting and reactive microglia. J Neurocytol 16: 249–260
42. Thanos S (1991) The relationship of microglial cells to dying neurons during natural neuronal cell death and axotomy-induced degeneration of the rat retina. Eur J Neurosci 3: 1189–1207
43. Vernadakis A (1988) Neuron-glia interrelations. Int Rev Neurobiol 30: 149–223
44. Weiss DG (ed) (1982) Axoplasmic transport. Springer, Berlin Heidelberg New York
45. Yakovlev PI, Lecours AR (1967) The myelogenetic cycles of regional maturation of the brain. In: Minikowski A (ed) Regional development of the brain in early life. Blackwell, Oxford Edinburg, pp 3–70

Normale und pathologische Entwicklung des Nervensystems

A. Hori, J. Peiffer

Weiterführende Literatur

1. Friede RL (1989) Developmental neuropathology, 2nd ed. Springer, Berlin Heidelberg New York Tokyo
2. Lemire RJ, Loeser JD, Leech RW, Alvord EC Jr (1975) Normal and abnormal development of the human nervous system. Harper & Row, Hagerstown Maryland New York Evanston San Francisco London
3. Chuong C-M (1990) Adhesion molecules (N-CAM and tenascin) in embryonic development and tissue regeneration. J Craniofac Genet 10: 147–161
4. Clarke PGH (1990) Developmental cell death: morphological diversity and multiple mechanism. Anat Embryol (Berl) 181: 195–213
5. Ferrer I, Soriano E, Del Rio JA, Alcantara S, Auladell C (1992) Cell death and removal in the cerebral cortex during development. Progr Neurobiol 39: 1–43
6. Reichardt LF, Tomaselli KJ (1991) Regulation of neural development by the extracellular Matrix. In: McDonald JA, Mecham RP (eds) Receptors for extracellular matrix. Acad Press, London New York, pp 157–193

Normale Entwicklung des Nervensystems

Entwicklungsstadien

Das Zentralnervensystem ist das am frühesten angelegte Organ des Organismus. Seine Entwicklung beginnt mit der Bildung der Neuralplatte. Die vor diesem Zeitpunkt während der Gameto- bzw. Blastogenese erfolgenden Entwicklungsstörungen sind in der Regel mit dem weiteren Überleben nicht vereinbar.

> Die Entwicklung des ZNS läßt sich gliedern in
> - die *Bildung der Neuralplatte* (17.–21. Tag; 1–1,5 mm Scheitel-Steiß-Länge)
> - die *Bildung der Neuralrinne* (etwa 21. Tag; 1,5–2 mm Länge)
> - die *Bildung des Neuralrohres* (19.–26. Tag; 2–3,5 mm Länge) mit Entstehung der sogenannten Somiten, der segmentalen Gliederung des Neuralrohres
> - den *kranialen Schluß des Neuralrohres* im Stadium von 13–20 Somiten um den 25. Tag sowie
> - den *kaudalen Schluß des Neuralrohres* um den 28. Tag (2,5 mm Länge)

Die Phase der Neuralrohrformation wird *Neurulation* genannt. Sie endet am 28. Gestationstag (berechnet bis zum Schluß des Neuroporus posterior). An die Neurulation schließt sich die *Kanalisationsphase* an mit der Bildung der kaudalen Rückenmarksendigung bis zum 43./45. Gestationstag. Es folgt die Entwicklung des Mittel-, Klein- und Endhirns mit der Bildung der die beiden späteren Hemisphären miteinander verbindenden Kommisurenbahnen aus der Lamina reuniens (60. Gestationstag; 30 mm Länge). Um den 100. Tag (Länge 130 mm) ist die Entwicklung des Balkens abgeschlossen[2].

Während der Organo- und Histogenese kommt es an der Innenwand des Neuralrohres zu einer erheblichen Zellvermehrung durch reichlich Mitosen. Dabei kann man eine sog. *„elevator“*-(Fahrstuhl)-Bewegung des Zelleibs beobachten; ein Ausläufer einer Zelle erreicht die Innenfläche des Neuralrohres und ein anderer die Oberfläche. Dabei kommt es zur Mitose immer dann, wenn sich der Zelleib an der Innenfläche des Neuralrohres befindet, während die DNS-Synthese stattfindet, wenn der Zelleib der Oberfläche nahe gekommen ist. Eine Überproduktion von Zellen am Rande der Neuralrinne könnte eine der Ursachen der gestörten Neuralrohrformation sein[75].

Bei einer Scheitel-Steiß-Länge von 7–9 mm beginnt der entwicklungsgeschichtlich wesentliche *Übergang aus dem Dreibläschen- in das Fünfbläschenstadium*, also die Trennung des Vorderhirns *(Prosenzephalon)* in die beiden telenzephalen Bläschen und das Zwischenhirn *(Dienzephalon)* sowie die des Rautenhirns in das kaudal an das Mesenzephalon anschließende Hinterhirn *(Metenzephalon)* und das Nachhirn[71]. Die Teilung des *Telenzephalons* erfolgt bei einer Scheitel-Steiß-Länge von 13–17 mm.

Massenentwicklung des Gehirns

Sie ist während der Fetalperiode bemerkenswert groß, variiert dabei aber zwischen verschiedenen Regionen: Zwischen dem 2. und 3. Fetalmonat beträgt die Volumenzunahme 416 %, im letzten Gestationsmonat dagegen nur noch 42 %. Im Vergleich mit anderen Körperorganen entspricht das Hirngewicht im 6. Fetalmonat 21 % des Körpergewichtes, bei der Geburt 15 %, beim Erwachsenen dagegen nur noch 3 %. Das *Kleinhirn* nimmt an dem Wachstum vom 2. bis 5. Monat deutlich weniger teil, wächst dagegen stark ab dem 6. Fetalmonat bis zum 6. postnatalen Monat[1] (▷ S.16).

Peripheres und autonomes Nervensystem

Für die Entwicklung des peripheren und des autonomen Nervensystems sind die verschiedenen Schritte der Neurulation ähnlich bedeutungsvoll wie für das ZNS; Die mit Bildung der *Neuralplatte* beginnende Neurulation führt beim $2^1/_2$ Wochen alten menschlichen Embryo an den lateralen Rändern der Neuralplatte zu jeweils einer kammartigen Verdickung, die die Neuralgrube und das spätere Neuralrohr seitlich begleitet. Um die 3,5.–4. Woche spezialisiert sich gemeinsam mit der Bildung des von rostral nach kaudal fortschreitenden Schlusses der Neuralrinne zum Neuralrohr diese laterale Neuralleiste, um in den folgenden Wochen die paravertebralen und viszeralen autonomen Ganglien, das chromaffine System sowie die Schwann-Zellen der peripheren Nerven, die Leptomeningen und die Hautmelanoblasten zu bilden.

Matrixzellen

Die Wand des Neuralrohres ist der Ursprungsort der noch undifferenzierten Nerven- und Gliazellen, die später während der Gehirnentwicklung von der subependymal in der Wand der späteren Ventrikel gelegenen Matrixzellzone aus in Richtung Rinde und Basalganglien wandern.

Neuere immunzytochemische Untersuchungen haben bewiesen, daß diese Matrixzellen sich sehr früh in *neuronale und gliöse Zellinien* differenzieren. Die gliösen Zellen lassen sich durch ihren Gehalt an gliofibrillärem saurem Protein („glial fibrillary acidic protein = GFAP) bestimmen. *Radiale Gliazellen* überbrücken zunächst die Distanz zwischen der Ependymschicht und der pialen Oberfläche des ZNS. Diese radialen Gliazellen dienen als Leitschiene für die aus der Matrixzellschicht auswandernden, noch nicht voll ausdifferenzierten Nerven- und Gliazellen. Wahrscheinlich können auch die radialen Gliazellen sich später zu Astrozyten ausdifferenzieren. Die Geschwindigkeit, mit der die wandernden Neurone sich entlang den radialen Gliafasern bewegen, wird auf 2–5 µm/h geschätzt[79].

Bei Neugeborenen sind residuale periventrikuläre Matrixzellen im Bereich der Striae terminales noch deutlich nachzuweisen, bevorzugt perivaskulär.

Zellmigration, Zelltod, Apoptose

Die Emigration der Glio- und Neuroblasten aus der Matrixzone zur Bildung der Großhirnrinde beginnt um die 7. Embryonalwoche. Im Bereich des Kortexbandes wandern die neu ankommen Neuroblasten in die obersten Schichten („Inside-out"-Gesetz). Im Kortex differenzieren sich zunächst die Neurone der inneren, dann die der äußeren Pyramidalzellschicht; so wird eine Schichtenstruktur des Kortex aufgebaut. Bei einem Embryo von etwa 80 mm Länge zeigt die kortikale Struktur eine Differenzierungstendenz, bei 90 mm Länge ist eine 3 schichtige Struktur erkennbar.

Um den 6. Fetalmonat bildet sich hieraus die endgültige 4.–6. Rindenschicht.

Neben der Zellmigration von der Matrixzone aus beteiligt sich an der Rindenbildung eine *subpiale Matrixzellschicht*. Diese superfiziellen Matrixzellen finden sich im Großhirn ähnlich wie im Kleinhirn als eine oberflächliche, *akzessorische Zellschicht*, die der Membrana limitans gliae superficialis unterlagert ist (Abb. 1.6a). Sie erscheint um die 12. bis 13. Gestationswoche in den basalen Rindenzonen des *Allokortex* (Allo- = anders aufgebaute Rinde im Gegensatz zum Isokortex mit der typischen 6-Schichtung). Im *Isokortex* bildet sich die superfizielle Matrixzellschicht um die 13.–14. Woche, um während der 16.–18. Woche die gesamte Konvexität zu bedecken. Die Rückbildung dieser Schicht durch Abwanderung der Zellen in den Kortex beginnt in der Inselregion um die 27. Woche und wird abgeschlossen in Stirn- und Okzipitalrinde um die 39. Woche. Matrixzellreste sind dann nur noch im Windungstal der frontotemporalen Grenze in der Nähe vom Hippokampus vorhanden.

Bedeutungsvoll für die Interpretation möglicher perinataler Schädigungen im *Ammonshornbereich* ($\triangleright$ S. 109) ist die Kenntnis, daß das Ammonshornzellband auch zu unterschiedlichen Zeitpunkten ausreift: Der sog. resistente Bandteil und das Endblatt (CA 2,3 und 4) sind früher reif als der Sommer-Sektor (CA 1). Dieser kann daher schmale, kleine Neuroblasten zu einem Zeitpunkt enthalten, zu dem die übrigen Nervenzellen des Ammonshornbandes bereits ausgereift sind. *Diese Befunde dürfen nicht mit ischämischen Nervenzellschädigungen verwechselt werden*[1].

Im *Kleinhirn* entsteht eine superfizielle Matrixzellschicht, in der 8,5. Fetalwoche; bis zur 14. Woche verbreitet sie sich über die gesamte Kleinhirnoberfläche, erreicht ihre maximale Dicke in der 24. Woche und persistiert bis zum Ende des 2. Lebensjahres. Die Matrixzellen migrieren in den Kleinhirnkortex hinein und differenzieren sich zu den inneren Körnerzellen, aber auch zu Gliazellen.

> An der *Zielfindung der auswandernden Neurone*, später auch ihrer Fortsätze, an der Kontaktaufnahme mit funktionell gekoppelten anderen Neuronen und mit Gliazellen sowie am *physiologischen, programmiertem Zelltod*, dem bis zu 25 % der unreifen Neurone während der Entwicklungsperiode des Gehirns verfallen, ist ein höchst differenzierter Komplex von chemotropen und trophischen Faktoren wie verschiedenster Zelladhäsionsmoleküle (CAM) der neuronalen und glialen Elemente sowie der extrazellulären Matrix (ECM) beteiligt[6].

So ist nachgewiesen, daß für die Wanderung der Körnerzellen des Kleinhirns von der embryonalen äußeren Körnerschicht durch die Molekularschicht in ihre endgültige Position eine Reihe von Glykoproteinen der ECM wie Tenascin und Thrombospondin, ferner Zelladhäsionsmoleküle (CAMs) erforderlich sind, von denen jedem eine spezifische Funktion zukommt. Tenascin ist z. B. mit der Oberfläche der Bergmann-Glia innerhalb der Molekularschicht verbunden, an deren Ausläufern entlang sich die unreifen Körnerzellen bewegen, während Thrombospondin an den Rändern der wandernden Körnerzellen konzentriert ist, wahrscheinlich mit der Aufgabe der Proteasenaktivierung. Auch an der späteren Synapsenbildung beteiligt sich das ECM. Laminin und Fibronectin haben darüber hinaus eine wesentliche Bedeutung für die Differenzierung und das Überleben der Neurone. Die Kapazität an „nerve growth factor" ist aber begrenzt und genügt nicht, alle angelegten unreifen Nervenzellen an einen Zielort und in Kontakt mit Afferenzen zu bringen. So stirbt ein beträchtlicher Teil solcher Nervenzellen ab.

> Der frühe postnatale Zelltod wird im Unterschied zur Nekrose als *Apoptose* bezeichnet (abgeleitet vom Fallen der Blätter). Apoptose wird nicht von entzündlichen Reaktionen begleitet.

Bei Katzen beträgt z. B. diese Art des physiologischen Zelltodes zwischen dem 15. und 25. postnatalen Tag in den Sulci 5–10 : 1000, an den Kuppen der Windungen 2–4 : 1000 Neurone. Die *Furchung* ist allerdings von der Apoptose unabhängig und beginnt, bevor die ersten Zellen absterben. Der Zelltod moduliert aber die Schichtdicke und Nervenzelldichte. Er läuft in den verschiedenen Regionen ziemlich synchron, jedoch im Ausmaß unterschiedlich ab und steht unter dem Einfluß von Afferenzen insbesondere des Thalamus. Eine Reduktion von Afferenzen kurz vor und während der kritischen Phase des Zelltodes verstärkt die Zahl absterbender Neurone. In den medialen Rindenabschnitten sind gewöhnlich mehr Zellen betroffen als lateral[5].

Morphologisch unterscheidet man folgende Formen[4]:

1) Apoptose im engeren Sinne: DNA-Fragmentation, Kondensation und Fragmentation von Kern und Zytoplasma, meist unter Heterophagozytose und ohne Mitwirkung der zelleigenen Lysosomen. Die Apoptose betrifft vor allem einzeln liegende, verstreute Zellen.

2) Autophagische Degeneration unter Mitwirkung der zelleigenen Lysosomen, seltener und vor allem bestimmte homogene Zellgruppen betreffend.

3) Nichtlysosomale Degeneration, unterteilbar

a) in eine Desintegration mit Aufbrechen der Zellmembran, Dilatation der Organellen und Vakuolisierung des Kerns sowie

b) in einen zytoplasmatischen Typ mit Abrundung der Zelle, Dilatation von ER, Golgi-Apparat, Kernmembran und Mitochondrien sowie späterer Chromatingranulierung.

Nicht nur Neurone, sondern auch Gliazellen nehmen am Zelltod teil. Das am längsten bekannte Beispiel für den Zelltod bilden die *Cajal-Retzius-Zellen* der Molekularschicht.

Die *neuralen Zelladhäsionsmoleküle* (N-CAM) sind in die früheste Zellmigration der Neuralrinne eingeschaltet[3]. Die Zusammensetzung der embryonalen N-CAM unterscheidet sich von den späteren durch einen 3fach höheren Gehalt an Polysialinsäure, ähnlich wie das bei *Regeneration* exprimierte N-CAM. Nach der Myelinisierung werden N-CAM, Ng-CAM und Tenascin herabreguliert. Sie werden bei Regenerationsvorgängen aber wieder aktiviert.

Den „programmierten" Zelltod findet man nicht nur in der Rinde, sondern auch in bestimmten Kerngebieten, wodurch z. B. die Geschlechtsdifferenzierung eines Kerngebietes entsteht. Dieser Sexualdimorphismus wird bei Tieren in verschiedenen Gehirn- und Rückenmarksarealen festgestellt. Bei Menschen ist ein *Sexualdimorphismus* in den Hypothalamuskernen bekannt.

Myelinisation

Während die Entwicklung der Großhirnrinde gegen Ende des 2. Lebensjahres abgeschlossen ist, zieht sich die *Myelinisation* bis nach dem Ende der 1. Lebensdekade hin. Die Markscheidenbildung erfolgt innerhalb des Rückenmarkes in kaudokranialer Richtung an den Vorder- und Hintersträngen, den spinozerebellären Bahnen sowie an den meisten Hirnnerven um die 14. Fetalwoche. Zwischen 22. und 24. Woche werden der Goll-Strang sowie einige Oliven- und Kleinhirnverbindungen, ferner die Ansa lenticularis myelinisiert. Kurz vor der Geburt schließt sich die Markscheidenentwicklung an den kortiko- und rubrospinalen Bahnen, den Fibrae arcuatae externae, den Brückenfasern, den kortikozerebellären Fasern, der vorderen Kommissur und dem N. opticus an. Der Markscheidenbildung geht eine starke Verdichtung des Gliazellbestandes voraus (sog. Myelinisationsgliose)[1].

Rudimentäre Organe des ZNS

Außer dem programmierten Zelltod während der Ontogenese gibt es in der Phylogenese des ZNS auch Rückbildungen von Organteilen, die beim Menschen nur noch rudimentär nachweisbar sind. Hierzu gehören die *zirkumventrikulären Organe* (CVO).

Bei den CVO handelt es sich um
- das *subfornikale Organ,* das in den dorso-rostralen Anteilen des 3. Ventrikels zwischen den Foramina Monroi liegt,
- das *Organum vasculosum* der Lamina terminalis zwischen vorderer Kommissur und Chiasma opticum,
- die *Eminentia mediana* am Boden des 3. Ventrikels am Recessus infundibularis,
- das *subkommissurale Organ* am Eingang vom 3. Ventrikel in den Aquädukt an der vorderen Unterfläche der hinteren Kommissur nahe der Glandula pinealis und

• die *Area postrema* an der Dorsalseite des Übergangs des 4. Ventrikels in den Zentralkanal.

Gemeinsam sind den CVO *fenestrierte Endothelien* und damit engere Beziehungen zwischen dem Blut und den Parenchymzellen, spezielle Oberflächengestaltungen der ventrikelwärtigen Zellen, eine sehr starke Durchblutung bei starker Vaskularisation, z. T. mit Gefäßschlingenbildungen und ein portales System (Eminentia mediana[81]).

Das *subfornikale Organ* ist ein Rezeptor für Angiotensin II, Endothelin und verschiedene, ebenfalls mit der Flüssigkeitsregulation und der Durstempfindung zusammenhängende Peptide[25, 59]. Wie bei den anderen CVO besteht unmittelbarer Kontakt zum Liquor. Das Organ enthält verschiedene Neuronentypen und epiependymal gelegene Axone, die synaptische Kontakte mit Ependymzellen aufweisen. Es finden sich vorwiegend cholinerge, aber auch peptiderge und katecholaminhaltige Fasern[25]. Die Ependymzellen enthalten ausgeprägte Mikrovilli. Tanyzyten zeigen perivaskuläre Endfüße. Bei Menschen jedoch fehlt eine endotheliale Fenestration; statt dessen sind ependymale Kanäle nachweisbar[59].

Das *Organum vasculosum* empfängt neurosekretorische Axone, die luteinisierendes Hormon-Releasing-Hormon oder Somatostatin enthalten. Vasopressin- und oxytozinproduzierende Neurone liegen in unmittelbarer Nachbarschaft. Offenbar werden im Organum vasculosum hypothalamische Peptidhormone in das Blutgefäßsystem abgegeben.

Ähnliche enge Beziehungen zu neurosekretorischen Neuronen bestehen auch in der *Eminentia mediana* im Recessus infundibularis. Das Organ enthält kurze und lange kapilläre Schleifen, die zum Plexus des hypothalamo-hypophysären Systems gehören[81]. Es bestehen enge Beziehungen zwischen den Gefäßen und den Ependymzellen. Deren Lage zwischen Liquor und portalen Kapillaren spricht im Zusammenhang mit einem hohen Gehalt an Filamenten, Tubuli, vesikulären Formationen, Mikrovilli und einigen Zilien für Transportfunktionen zwischen Liquor und Blut. Es besteht eine Durchgängigkeit für Peroxidase vom Liquor her[81]. Die Eminentia mediana ist eingeschaltet in das Hormon-releasing- bzw. -inhibiting-System.

Das *subkommissurale Organ* enthält sekretorisch modifizierte Ependymzellen, die ein tröpfchenförmiges Sekret in die Ventrikelflüssigkeit abgeben. Diese Sekrete ordnen sich strangförmig an und durchziehen kaudalwärts – allerdings nur bei niedrigen Tieren – das Ventrikellumen, als *Reissner-Faden* nachweisbar. Die speziell differenzierten Ependymzellen sind auffallend lang, mit einem Kern, der an der der Ventrikeloberfläche abgewandten Basis liegt. Auch hier finden sich elektronenmikroskopisch die Zeichen sekretorischer Tätigkeit einschließlich pinozytotischer Vesikel. Die Zellen des subkommissuralen Organs zeigen während der Fetalzeit Zeichen einer hohen Stoffwechselaktivität mit Austausch von Neurohormonen in das Blut

sowie absorptiver und sekretorischer Funktionen zwischen Liquor und den Epithelzellen. Die Zellen enthalten große Mengen von Glykoproteinen und Glykogen, außerdem Zystin, Tyrosin, Tryptophan, Arginin. Die alkalische Phosphatase ist an den Rändern der Organe sehr aktiv[64]. Enge Beziehungen bestehen lokalisatorisch, wahrscheinlich aber auch funktionell mit der Glandula pinealis[65].

Beim Erwachsenen reduzieren sich diese CVO weitgehend auf stark gefältete Ependymregionen am Ort der frühen CVO. Manchmal finden sich noch kleinere Inseln höherer Ependymzellen als Überbleibsel der früheren spezifizierten Epithelien. Sie sind sehr chromatinreich. Inwieweit hier noch regulatorische Restfunktionen erhalten sind und warum die CVO sich ab dem 9. Fetalmonat innerhalb weniger Monate zurückbilden, ist unbekannt. Bedeutungsvoll ist lediglich, daß ihr ursprünglicher Sitz sich noch durch das Fehlen der Bluthirnschranke abzeichnet.

Hinweise auf einfache Bestimmungsmöglichkeiten des fetalen Entwicklungszustandes des ZNS

Mit einfacher Methodik lassen sich rasch Aufschlüsse auf den ungefähren Entwicklungszustand gewinnen.
Der Kopfumfang und die Scheitel-Steiß-Länge bei Feten sind fast gleich.
Damit kann man bei der äußeren Inspektion eines Feten bereits Mikrozephalie, Makrozephalie, eventuell auch Hydrozephalie beurteilen.
Eine Schätzung des Entwicklungsalters des fetalen Gehirns ist durch Zählung der Furchenzahl an der Konvexität möglich.

Abb. 1.6 zeigt Beispiele einer einfachen Schätzung des Fetalalters des Gehirns. Man legt einen Faden an der Konvexität in frontookzipitaler Richtung parallel zur Fissura longitudinalis cerebri auf, zählt die Zahl der Kreuzungen des Fadens mit den Furchen und addiert 21 zu dem Ergebnis. Dieser Wert entspricht dem Entwicklungsalter des Gehirns in Fetalwochen, wobei man mit einem Normabweichungsbereich von +/– 1/Woche gerechnet werden muß. Allerdings gilt diese Methode nur zwischen der 20. und 36. Fetalwoche.

Die Fissura Sylvii wird bereits in der 14./15. Gestationswoche erkennbar. Etwa in der 16. Woche erscheint der Sulcus parietooccipitalis. Um diese Zeit – in der fast gleichen Woche – entsteht auch der Sulcus cinguli auf der Medialseite des Telenzephalons.

Die an der Konvexität senkrecht zur sagittalen Neuraxis ausgerichteten *Primärfurchen* wie Sulcus centralis sind ab der 20./21. Fetalwoche erkennbar, die eher parallel zur Neuraxis ausgerichteten *Sekundärfurchen* wie Sulcus frontalis superior bzw. Sulcus temporalis superior ab der 24. Woche. Danach werden die *Tertiärfur-*

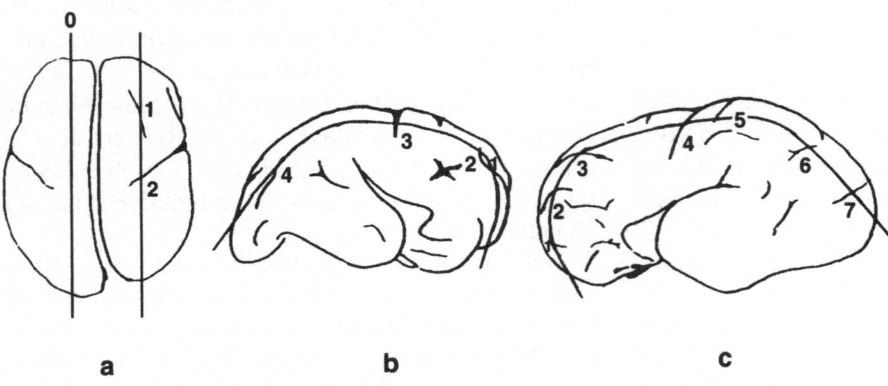

Abb. 1.6. Beurteilung des Entwicklungsalters der Fetalgehirne nach einfacher Schätzungsmethode. *Links:* 21./22, *Mitte:* 24./26. und *rechts:* 27./28. Fetalwoche. ▷ Text. (Der Unterschied der gezeichneten Gehirngröße entspricht nicht der tatsächlichen)

chen gebildet, die die Primär- und Sekundärfurchen verbinden. Im 3. Trimester erfolgt die *Operkularisation,* wodurch die Inselrinde von der Lateralseite ab der 35. Woche *in situ* nicht mehr zu sehen ist. Jedoch ist die Inselrinde am aus der Schädelhöhle entnommenen Gehirn bis zur 40. Woche noch sichtbar. Diese Diskrepanz (artifiziell bedingt) muß bei der Bestimmung des Entwicklungsalters des Gehirns berücksichtigt werden.

> Der Gewichtsanteil der infratentoriellen Strukturen beträgt etwa 5–7 % des Gesamtgehirngewichtes bei Feten (von der 20. bis zur 40. Gestationswoche zunehmend).

Das Gewichtsverhältnis der infratentoriellen Strukturen zum Gesamtgehirngewicht ist bei der Bestimmung der Entwicklung des Gehirns ebenfalls von Bedeutung. Es nimmt postnatal sehr rasch zu – bis zum 4. Monat > 9 % – und erreicht bereits am Ende des 1. Lebensjahres Werte wie beim Erwachsenen (12,5 %). Die postnatale Entwicklung des Kleinhirns verläuft parallel zur Myelinisierung der motorischen Bahnen sowie des Kleinhirns und damit auch zur Entwicklung der Motorik.

Miß- und Fehlbildungen

Definitionen

Büchner[16] unterscheidet

> - Mißbildungen („Veränderungen im Aufbau und im Stoffwechsel des ganzen Organismus oder einzelner Organe, welche irreversibel in der Bildungsepoche des Organismus, also während der Entwicklungsperiode entstehen") von
> - Fehlbildungen, die nach der Entwicklung auftreten und als Reifungshemmungen und -störungen von den Mißbildungen abzugrenzen seien.

Im gleichen Sinne sprechen wir von Mißbildungen bei embryonal entstandenen Störungen der Organanlage und -entwicklung, von Fehlbildungen bei fetal entstandenen Reifungshemmungen und Differenzierungsstörungen[78]. Diese Unterscheidung ist für das ZNS im Vergleich zu den übrigen Körperorganen deswegen bedeutungsvoll, weil die zentralnervöse Differenzierung mit Abschluß der Fetalperiode noch nicht zu einem Ende gekommen ist, sich vielmehr z.B. bei der Myelinisation bis in die Postnatalphase erstreckt und auch dann noch störbar ist.

Die Kenntnis der normalen Entwicklung erlaubt es, aus dem morphologischen Bild, das der Neuropathologe an einem pränatal verstorbenen Embryo oder Fetus bzw. postnatal vorfindet, auf den ungefähren Zeitpunkt rückzuschließen, zu dem das ZNS durch eine Schädigung getroffen wurde (Tabelle 1.1).

> Die *Determinationsperiode* (Synonym: teratogenetische Terminationsperiode) bestimmt den Zeitraum in der Entwicklung, in dem eine teratogene Noxe eine spezifische Mißbildung erzeugen kann. Unter dem *Determinationspunkt* (Synonym: teratogenetische Terminationspunkt) ist der Zeitpunkt zu verstehen, nach dessen Ablauf eine bestimmte Mißbildung durch eine teratogene Noxe nicht mehr erzeugt werden kann.

Die Feststellung einer Determinationsperiode hat beim ZNS insofern einen besonderen Aspekt, als unterschiedliche Regionen des gleichen ZNS ganz verschiedene Entwicklungsstadien erreicht haben können. Die gleiche Noxe kann so zum gleichen Zeitpunkt in einem bereits weitgehend entwickelten Gebiet – z.B. des Paläokortex – zu Differenzierungsstörungen oder auch zur Schädigung bereits voll ausdifferenzierten Gewebes mit dem Ergebnis einer Narbe führen, in der Nachbarschaft aber in einem noch in der Entwicklungsphase befindlichen Gebiet zu einer Mißbildung. Daher trifft man am gleichen Gehirn z.B. Mikrogyrien und Ulegyrien (▷ Abschn. „Perinatalschädigung", S. 46). Entwicklungsstörungen, die bereits auf einer Anomalie der Gameten beruhen, bezeichnet man als *Ga-*

Tabelle 1.1. Schematische Darstellung der Determinationsperiode häufiger Mißbildungen im Vergleich zu normalen Entwicklungstufen (in Anlehnung an Angaben von Lemire et al., Hamilton et Mossmann, O'Rahilly et Müller, Müller et O'Rahilly, Zamorano et Chuaqui sowie Duckett)

Normale Entwicklung	Zeitraum in Tagen bzw. Monaten	Mißbildungen
Primitive Neuralgrube	13–15	
Notochordalprozessus	16–17	
Neuralplatte	17–21	Araphie, Amyelie
Adenohypophyse (Primordium)	22–23	
Neuralrohr		
(Beginn im Rhombenzephalon)	22–26	Akranie, Anenzephalie
Schluß des Neuralporus ant.	26	Enzephalozelen, Kranio-
Schluß des Neuralporus post.	27–28	schisis, Myelozelen, Rachischisis
Beginn der 5-Bläschenbildung	31–32	Holoprosenzephalie
Prosenzephalische Flexion		
Hirnnerven III–XII vorhanden	33	Agenesie der Hirnnerven
Kleinhirn erscheint	37	Kleinhirnhypo- bzw. aplasie
Kleinhirnentwicklung	–5 Mo	Kleinhirndysplasien (Wurm 43 Tg–3 Mo)
Beginn der Rindenbildung	35–36	
Innenohr erscheint	40	
Zerebrale Kommissuren erscheinen	47	Balkenmangel (Ende 3–5 Mo)
Vorwölbung von Basalganglien	45	
Beginn der 3-Schichtenbildung der Großhirnrinde	47	Agyrie, Pachygyrie, laminäre Heterotopien
1. Migrationswelle	43–	
	–Ende 3 Mo	Noduläre Heterotopien
2. Migrationswelle	–Ende 4 Mo	
		Mikropolygyrie (auch noch später)
Akzessorische Körnerzellschicht der	–Ende 3 Mo	
Großhirnrinde	–Ende 8 Mo	
Abschluß der Kommissurenbildung	6 Mo	
6-Schichtenrinde	Ende 7 Mo	Rindendifferenzierungsstörungen

metopathien. Störungen, die während der intrauterinen Fruchtentwicklung einsetzen, werden als *Kyematopathien* bezeichnet. Sie werden gegliedert in

- Störungen der Organanlage (*Blastogenese:* 1.–18. Gestationstag)
- Störungen der *Embryo- oder Organogenese* (Morphogenese; Formbildung des Organs bis 12. Woche)
- Störungen der *Feto- oder Histogenese* (Morphokinese, bis über die Geburt hinausreichend)[49]

Die Abgrenzung zwischen Embryonal- und Fetalperiode ist nicht scharf. So werden auch die Grenzen der Embryonalperiode unterschiedlich angegeben (Beginn: 2. bzw. 3. Woche; Ende 8. bzw. 10. Woche[38, 67]). Die Embryonalperiode wurde in 23 Stufen bzw. – bewußt unschärfer – in „*Entwicklungshorizonte*" für die verschiedenen Schritte der Organentwicklungen" aufgeteilt[2].

Definitorisch zu unterscheiden sind ferner:

- *Agenesie:* Ausbleiben einer Organanlage
- *Dysgenesie:* Fehlerhafte Anlage eines Organs. Im klinischen Sprachgebrauch wird allerdings oft – nicht korrekt – von dysgenetischen Störungen auch dann gesprochen, wenn nicht Anlage-, sondern

Entwicklungsstörungen (Dysplasien) nachweisbar sind.

- *Aplasie:* Ausbleiben der normalen Weiterentwicklung eines angelegten Organs
- *Hypoplasie:* Unterentwicklung, Entwicklungshemmung
- *Heterotopie* („am anderen Ort"): Sammelbegriff für die Verlagerung bzw. Versprengung eines Gewebsteils oder eines Organs an eine anatomisch nicht regelrechte Stelle. Willis[97] erörterte 3 Möglichkeiten der Entstehung: 1) durch pathologische Persistenz mit Entwicklung rudimentärer Strukturen, 2) durch Dislokation eines definitiven rudimentären Organs bei der Mobilisierung anderer sich entwickelnder Gewebe und 3) durch Heteroplasien, also eine abnorme Differenzierung von Gewebe in einer Fehlbildung. Spricht man von Heterotopie, wird damit normalerweise eine neuronale Struktur gemeint, doch kann eine Heterotopie auch gliales und anderes Gewebe enthalten, weswegen bei der Beschreibung genaue Angaben über die Art des heterotopen Gewebes erforderlich sind.
- *Ektopie:* Vorwiegend im neurochirurgischen Sprachgebrauch verwendeter, unter die Heterotopie einzuordnender Begriff für die Verlagerung von Gewebe inkl. Tumoren, bevorzugt angewandt bei Verlagerung von Gewebe aus dem ZNS in dessen Hüllen

– *Migrationsstörung* (Migrationshemmung): Eher die formale Genese einer Heterotopie bzw. Dysplasie bezeichnender Begriff für an atypischer Stelle auftretende Zellen, sofern es sich dabei um Folgen einer Unterbrechung physiologischer Wanderungsbewegungen noch unausgereifter Nerven- und Gliazellen zum Zielort handelt. In den Begriff „Migrationsstörung" eingeschlossen sind auch kortikale Dysgenesien (z. B. Pachygyrie, pachygyre Mikropolygyrie)

– *Atresie:* Fehlen einer physiologischerweise vorhandenen Lichtung

– *Dysraphie:* Mißbildung, die auf einer Hemmung bzw. Störung physiologischer Schließungsmechanismen (Fusionsstörung) des Neuralrohrs beruht

Epidemiologie der Mißbildungen

Mißbildungen des ZNS umfassen etwa $^{1}/_{3}$ aller kurz nach der Geburt erkennbaren gröberen Mißbildungen, also ohne Berücksichtigung der meist nur mikroskopisch erkennbaren Fehlbildungen[56].
Mißbildungen und Fehlbildungen des ZNS sind häufig (schwankende Angaben zwischen 25 und 89 %[67]) kombiniert mit *Mißbildungen anderer Körperorgane.*

Bei einem Vergleich zwischen verschiedenen Ländern ergab sich die höchste Mißbildungsquote in Irland, Schottland und Kanada, die niedrigste in Frankreich, Mexiko und Japan. Bezogen auf 100000 lebende Landesbewohner wurden in Irland 6,8, in Schottland 5,8 Todesfälle beobachtet, deren Ursache kongenitale Mißbildungen der ZNS waren[56]. Bei einer auf Nordirland, England und Wales bezogenen Untersuchung trafen auf 1000 lebend und tot Geborene 3,1 mit Anenzephalus, 3,3 mit Spina bifida und 2,1 mit Hydrozephalus[33]. Unter 14000 Autopsien von Kindern mit angeborenen oder frühzeitig erworbenen Zerebralschäden waren 27,1 % Mißbildungen des ZNS. Unter diesen war die tuberöse Sklerose mit 9 % die häufigste Mißbildung[39]. Eine WHO-Statistik nennt die prozentuale Häufigkeit der ZNS-Mißbildungen unter 416695 Einzelgeburten mit 2,6 ‰[89], eine Statistik aus New York mit 2,85 ‰ unter 2004744 Neugeborenen (vgl. Tabelle 1.2).

Ätiologie

Die Übersicht über die verschiedenen Formen von Miß- und Fehlbildungen des ZNS zeigt die wesentliche Bedeutung des Zeitpunktes, an dem eine Noxe das sich in Entwicklung befindliche Organ trifft.

Tabelle 1.2. Häufigkeitsrate einiger angeborener Mißbildungen und zerebrale Defekte bezogen auf je 10000 Geburten (gestützt auf ein Perinatalprojekt von 54454 Geburten). (Nach Myrianthopoulus 1977)

Mißbildung	Anzahl/10000 Geburten
Anenzephalus	6,43
Mikrozephalie-Syndrom	15,98
Hydranenzephalie	0,55
Hydrozephalus internus	14,51
Makrozephalie-Syndrom	8,45
Porenzephalie	1,10
Kraniosynostose	5,14
Cranium bifidum	0,18
Schädeldefekt	0,18
Enzephalozele	2,02
Balkenmangel	0,18
Olfaktoriusdefekt	0,37
Arhinenzephalie	0,18
Rachischisis	0,18
Meningozele, Meningomyelozele	7,35
Down-Syndrom	10,65

Wesentlicher als die Art der Noxe ist die Determinationsperiode, denn sie unterscheidet bei adäquatem Schädigungsgrad über das morphologische Mißbildungsmuster.

Selbstverständlich wird man bemüht sein, nach Analyse des wahrscheinlichen Schädigungstermins die in Frage kommende Noxe zu bestimmen. Vor voreiligen Schlüssen ist allerdings insofern zu warnen, als in vergleichbaren Fällen eine scheinbar gleiche Konstellation der Schädigung vorhanden ist, trotzdem aber nur eine beschränkte Zahl der Exponierten eine Mißbildung erleidet und selbst die Unterscheidung zwischen genetischen und exogenen Faktoren keineswegs leicht ist. Selbst bei autosomal-dominant vererbten Krankheiten wie der Aniridie erkrankten 10 % der Genträger nicht.

Zur Manifestation der Mißbildung bedarf es außer der *genetischen Schädigung* offensichtlich mehr oder weniger starker exogener Reize. In der Mehrzahl der Fälle wird mit einer *multifaktoriellen Verursachung* zu rechnen sein, was die Bedeutung der Spezifität einer bestimmten Noxe verringert.
Die Verteilung der wesentlichen ätiologischen Faktoren auf *25 % Genmutationen und Chromosomenanomalien, 5–10 % exogene* Schädigungen, 65–70 % ungeklärte Fälle[98] zeigt einerseits die Großzahl ätiologisch ungeklärter Mißbildungen, andererseits aber auch die Fragwürdigkeit der Trennung exogener Noxen von Genmutationen und Chromosomenanomalien, treten letztere doch z. B. auch nach Virusinfektionen oder Strahleneinwirkungen auf.

Teratogene Noxen

Sichere teratogene Noxen – wenn auch mit unterschiedlicher Penetranz – sind

* *physikalische Noxen:* Röntgenstrahlen ($\triangleright$ „Mikrozephalien", S. 36); Hyperthermie der Mütter;
* *metabolische Störungen:* Mütterlicher Diabetes mellitus als Ursache einer Holoprosenzephalie[10] oder einer kaudalen Anlagen- oder Entwicklungsstörung[74]; Hypothyreose[11]; Mangelernährung[30].
* Infektionen: Rubeolen, Zytomegalie, Toxoplasmose;
* chemische Noxen: Methylquecksilber[21], Diphenylhydantoin, Zytostatika, Alkohol ($\triangleright$ „fetales Alkoholsyndrom", S. 36, 282), Thalidomid.

Zytostatika, die auf der Basis des Folsäureantagonismus wirken, schädigen möglicherweise gleich wie Diphenylhydantoin, das ebenfalls zum Absinken des Folsäurespiegels führt[27]. Gerade das Beispiel dieses Antikonvulsivums zeigt die Schwierigkeit, exogene und endogene Faktoren zu trennen, besteht doch auch bei nicht antikonvulsiv behandelten epileptischen Müttern ein gegenüber der Norm erhöhtes Mißbildungsrisiko.

Chromosomenanomalien

Charakteristisch für Gehirnmißbildungen bei Chromosomenanomalien ist, daß die Determinationsperiode nicht bestimmt werden kann, da die Anomalien durch fehlerhafte Genprogrammierung heterochron entstehen ($\triangleright$ unter „Spezielle Syndrome", S. 34).

Dysgenesien

Akranie

Als *Akranie* wird das *Fehlen des bindegewebig vorgebildeten Schädelknochens bei Erhaltung, wenn auch anormaler Bildung des Gesichtsschädels* bezeichnet. Das ZNS ist beschränkt auf Ansammlungen ungeordneter, von Bindegewebe und Gefäßen durchzogener Nervenzellhaufen, die nur selten topographische Rückschlüsse auf bestimmte Kerngebiete erlauben.

Aprosenzephalie und Atelenzephalie (Atelenzephalische Mikrozephalie)

Während die Kalotte ausgebildet ist, zeigt das hochgradig mikrenzephale Gehirn anstelle der Großhirnhemisphären eine solide, lobulierte Masse gliomesenchymalen Gewebes mit gelegentlicher Verkalkung. Vom Mittelhirn ab kaudalwärts, einschließlich des Kleinhirns, sind die zentralnervösen Strukturen normal, abgesehen vom Fehlen der Pyramidenbahn. Falls nicht nur das Telenzephalon, sondern auch das Dien-

zephalon mißgebildet ist, wird dies als Aprosenzephalie bezeichnet. Eine Aprosenzephalie mit kraniofazialer Anomalie wie bei Holoprosenzephalie ($\triangleright$ „Holoprosenzephalie", S. 29) wird als XK-Aprosenzephalie bezeichnet[57]. Die Kinder mit dieser Fehlbildung können etwa ein Jahr überleben. Vereinzelt wurde eine Chromosomenanomalie (13q) beschrieben[93].

Agenesie der Hirnnervenkerne

Agenesie bzw. fokale Destruktion der Hirnnervenkerne äußert sich klinisch als *Möbius-Syndrom,* einem kongenitalen Ausfall der Hirnnervenfunktionen; dieser kann unilateral sein. In dem betroffenen Kerngebiet ist die Anzahl der Nervenzellen reduziert. Gelegentlich finden sich nur noch Verkalkungen.

Dysplasien

Dysraphische Störungen des Gehirns (Schließungsstörungen des Neuralrohrs)

Die eingangs geschilderte normale Entwicklung des ZNS über Neurulation, Kanalisation, Bläschenbildung und Wanderung der Matrixzellen zur endgültigen Bildung von Rinde, zentralen Kerngebieten und markhaltigen Bahnen ist in jeder Phase durch mannigfaltige Noxen störbar.

> Die daraus resultierenden Miß- und Fehlbildungen sind gliederbar in
> – dysraphische (Schließungs-) Störungen,
> – Störungen der zerebralen Seitendifferenzierung und der Kommissuren,
> – Migrationsstörungen.

Die Grenzen zwischen diesen Kategorien sind nicht immer scharf, ebensowenig wie zwischen Dysgenesie und Dysplasie, bei der Behandlung von Akranie und Anenzephalie oder Exenzephalie. Unter diesem Vorbehalt erfolgt die anschließende Darstellung der Malformationen.

Von Recklinghausen[80] postulierte, daß die dysraphischen Störungen durch fehlende Fusion des Neuralrohres, d. h. durch eine mangelhafte Neuralrohrformation entstehen. Der Zeitpunkt der insuffizienten Schließung bestimmt die Höhe der Dysraphie. Zahlreiche Tierexperimente konnten allerdings eine sekundäre Öffnung des bereits regelrecht gebildeten Neuralrohres als Ursache der Dysraphien nachweisen. Ob jedoch diese Tiermodelle ein Äquivalent der menschlichen dysraphischen Krankheiten darstellen, ist nicht unumstritten[18].

Das Spektrum der durch Störungen des Neuralrohrschlusses hervorgerufenen Mißbildungen – der Kerngruppe zentralnervöser Mißbildungen – ist sehr weit

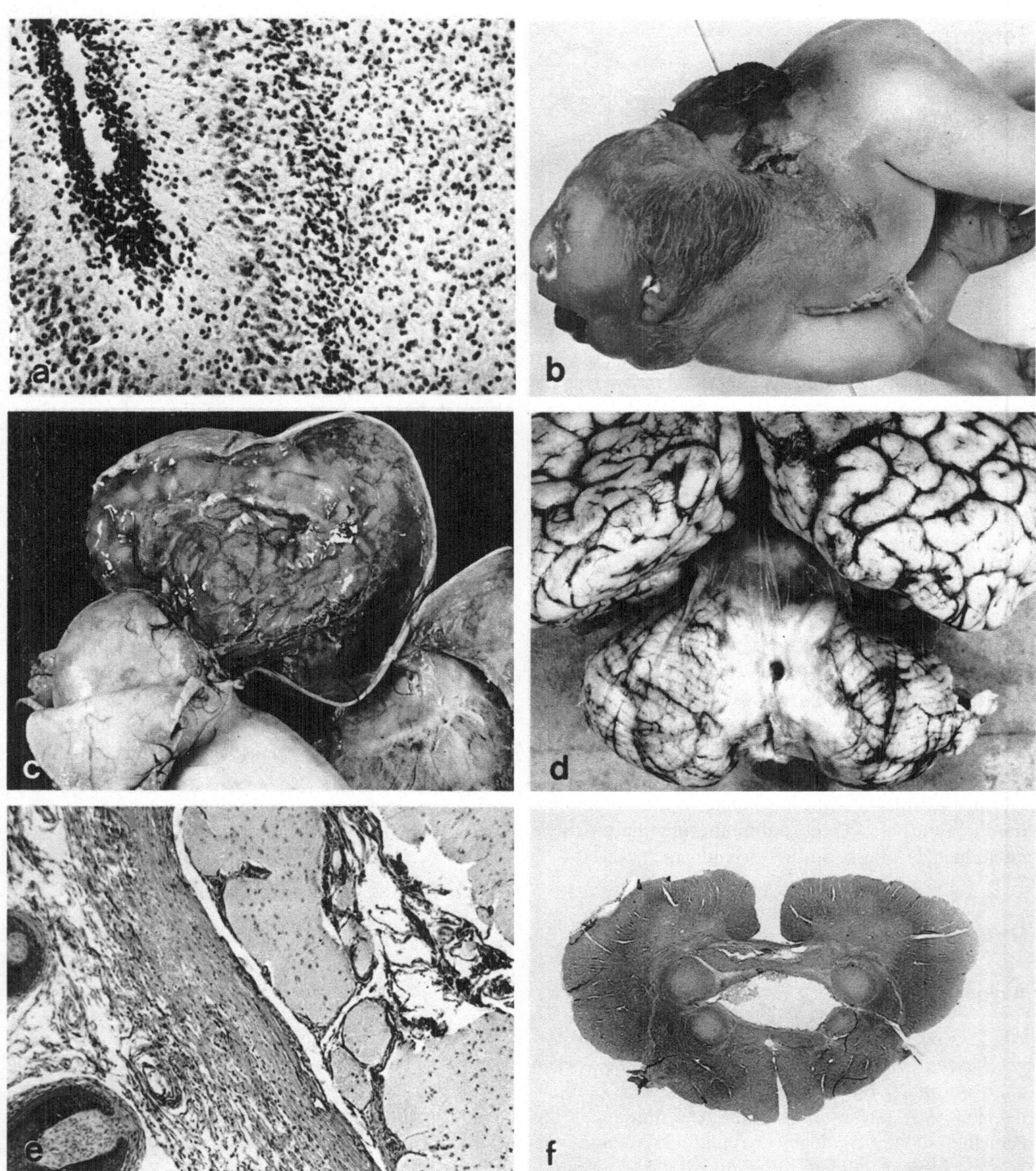

Abb. 1.7a. Subpiale Matrixzellschicht der Großhirnrinde und unausgereifte Rindenstruktur im Fetus der 27. Fetalwoche. **b** Inienzephalie mit dorsaler Zelenbildung. **c** Ausgeprägte okzipitale Enzephalozele. **d** Dandy-Walker-Syndrom mit Kleinhirnwurmaplasie und Arachnoidalzyste anstelle des Wurms mit Einblick in den Boden des 4. Ventrikels. **e** Meningomyelozele mit Verlagerung zentralnervösen Gewebes in den Zelensack dicht unterhalb der Epidermis mit ihren Hautanhangsgebilden. **f** Syringomyelie mit Stiftgliosen beidseits der spinalen Höhlenbildung

und reicht von den nur röntgenologisch nachweisbaren Anomalien des Wirbelbogenschlusses und der Spina bifida occulta über die Enzephalozelen bis zum Anenzephalus und der Akranie, dem Fehlen der Schädel- und Hirnentwicklung.

Epidemiologie

Die *Häufigkeit* der schweren, schon nach der Geburt makroskopisch erkennbaren Dysraphien (Synonym: *„Neural tube defects“* = Neuralrohrdefekte) beträgt in Irland und Wales 7–8, in den USA 1–2 auf 1000 Geburten. Das *Wiederholungsrisiko* in der gleichen Geschwisterreihe liegt in Irland bei 5 %, in den USA zwischen

1,7 und 4,6 %[23]. Auf dem europäischen Kontinent sind diese Anomalien seltener[29]. In Deutschland treten sie insgesamt bei 1,0–1,5 ‰ Neugeborene auf[55], werden jedoch bei 10,2 ‰ der Spontanaborte festgestellt[17]. Insgesamt werden Neuralrohrdefekte seit dem 2. Weltkrieg in allen Regionen der Welt immer seltener beobachtet[100]. Neuralrohrdefekte sind bei Mädchen häufiger. Die kaudale Spina bifida ist aber häufiger bei Jungen[86]. Bei Geschwistern von Kindern mit anderen Mißbildungen kommen öfter Neuralrohrdefekte vor[36]. Eine Zusammenstellung verschiedener Erhebungen ergab eine Wiederholungsrate von 3 % bei Anenzephalus- und Spina-bifida-Kranken in einer Geschwisterreihe. In 12,2 % dieser Wiederholungsfälle wich das Erscheinungsbild von dem beim vorangegangenen kranken Kind ab[23].

Ätiologisch ist bei den Dysraphien in vielen Fällen ein multifaktorielles Geschehen wahrscheinlich, wie z.B. genetische Prädisposition, mütterliche Krankheit und/oder fetale medikamentöse Exposition[18].

Experimentell kann Vitamin A eine Reihe von Dysraphien, insbesondere von Chiari-Anomalien, erzeugen[58]. Beim Menschen weist Vitamin A bis 6000 IE jedoch keinen teratogenen Effekt auf[31].

Therapeutisch wird eine präventive Wirkung der Folsäure diskutiert und den Risiko-Müttern empfohlen, schon vor der Schwangerschaft die Ernährung mit Folsäure zu ergänzen, um ein Wiederholungsrisiko zu vermeiden.

Pränatale Diagnostik

Die schweren dysraphischen Störungen sind ultrasonographisch vielfach bereits *pränatal* zu diagnostizieren. Anhaltspunkte für ihr Vorliegen geben auch Untersuchungen der *Amnionflüssigkeit* und der in ihr schwimmenden Zellen. Erhöhungen des Spiegels des α-*Fetoproteins* sind ein empfindlicher Indikator für das Vorliegen dieser Dysraphien. Auch die Erhöhung des *Azetylcholinesterasespiegels* in der Amnionflüssigkeit gibt Hinweis auf Störungen der Entwicklung des Neuralrohres[87].

Phänomenologie

Anenzephalie; Exenzephalie. Die Anenzephalie ist pathogenetisch als Neuralrohrdefekt aufzufassen, dem eine Schließungsstörung im Bereich des Kraniums zugrunde liegt. In extremen Fällen sieht man eine komplette Kraniorachischisis (Abb. 1.8 a, b).

Bei der *Kranioschisis* kann bei jüngeren Feten (bis etwa 19. Fetalwoche) eine Exenzephalie beobachtet werden, die von manchen Morphologen als Vorstadium einer Anenzephalie angesehen wird[73]. Bei der *Exenzephalie* liegt das von Leptomeningen überdeckte Großhirn frei (Abb. 1.8 a) und weist histologisch unterschiedliche Dysgenesien auf. Die Area cerebrovasculosa als vaskuläre Mißbildungskomponente entspricht dem embryonalen menigealen Plexus sinusoidaler Kapillaren. Das exenzephale Gewebe kann sekundäre Reaktionen aufweisen, verursacht z.B. durch intrauterine Traumatisierung[1].

Bei der *Anenzephalie* bzw. – falls größere Teile des ZNS noch erhalten sind – *Merozephalie* fällt der Schädel von den Stirnwülsten meist relativ flach zum Foramen magnum hin ab. Hier findet sich *anstelle des Scheitels* die erwähnte *sehr gefäßreiche, weiche, vielhöckerige Membran*. Die Augenbildung ist in der Regel erfolgt. Ist die Augenentwicklung ebenfalls gestört, so muß der Determinationspunkt auf den 18. Tag festgelegt werden[1]. Das Kleinhirn ist nicht entwickelt, dagegen sind die Brücke, die Medulla oblongata und der Hypophysenvorderlappen erhalten, nicht aber Zwischen- und Hinterlappen[67]. Infolge entsprechender hormoneller Störungen sind die Nebennieren und Gonaden hypoplastisch.

Hinsichtlich der formalen Genese wird diskutiert, daß ursprünglich die Neurulation zu einem Schluß des kraniellen Endes des Neuralrohres geführt hatte, dann aber Störungen in der Weiterentwicklung im Sinne einer Neuroschisis einsetzten[2].

Die Rate an Fehl- und Frühgeburten bei den Müttern der Anenzephalien ist deutlich erhöht. Frühe Erstgeburten und Schwangerschaften in hohem mütterlichen Alter gelten als gefährdend.

Ätiologie, Pathogenese. Als pathogenetisch wirksamer Faktor wurde bei 59 % der Mütter anenzephaler Kinder ein Folatmangel festgestellt gegenüber 15 % bei einer Kontrollgruppe[42].

Morphologie. Makroskopisch ist die aus Knochendefekt, fehlgebildetem Nervengewebe und Hautdefekt zusammengesetzte Störung unverkennbar. Das sehr gefäßreiche und entsprechend dunkelrot verfärbte schwammige Gewebe setzt sich vielfach aus mehreren Knollen zusammen, die es in der Regel aber nicht erlauben, diese miteinander zusammenhängen Blasen mit der normalen Bildung der Hirnblasen in Verbindung zu bringen. Die dysraphische Störung kann sich auch in Richtung Rückenmark kaudalwärts fortsetzen, so daß kombinierte Formen einer *Kraniorachischisis* entstehen (Abb. 1.8).

Mikroskopisch stellt sich eine Area cerebrovasculosa dar, die aus einem Gemisch atypischer, angiomähnlich gestalteter Blutgefäße und irregulärer Streifen zentralnervösen Gewebes zusammengesetzt ist, das im wesentlichen aus Gliazellen mit uncharakteristisch verteilten, gewöhnlich nicht voll ausdifferenzierten Nervenzellen besteht. Es finden sich weite Bluträume, verlagerte Epidermisschläuche, Ependymzellnester und ependymausgekleidete tubuläre Strukturen. Nur selten sieht man Ansätze zu einer Rindenbildung.

Geht das Bild über in eine Kraniorachischisis, so sind Brücke und Medulla oblongata ebenfalls nicht entwickelt.

Inienzephalus. Als Inienzephalus (Inium, der Hinterhauptspol) wird eine Sonderform bezeichnet, bei der eine starke Retroflexion des Kopfes bei gegenüber dem Anenzephalus besserer Erhaltung des Schädelda-

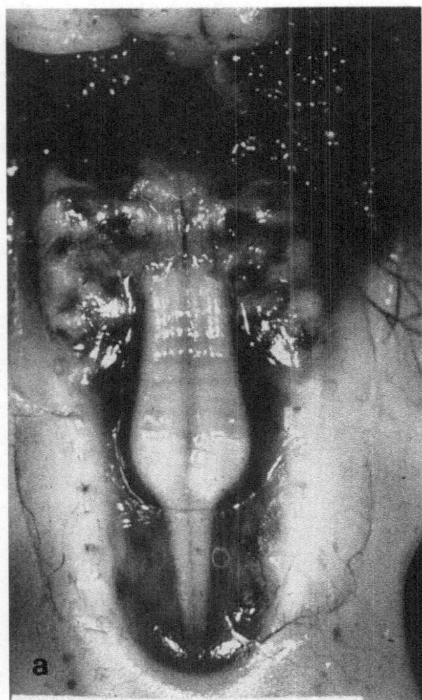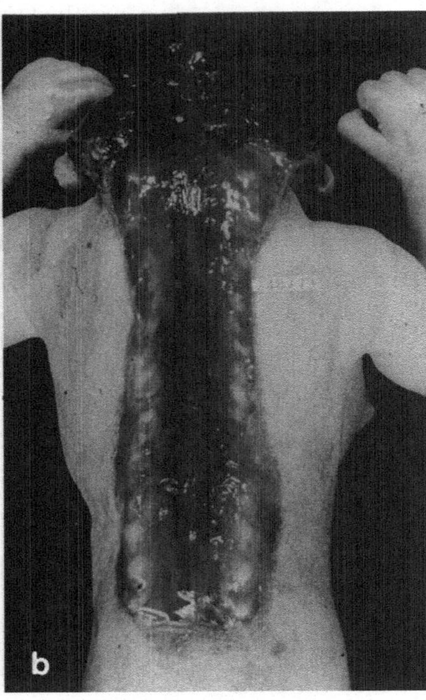

Abb. 1.8 a, b. Kraniorachischisis. **a** Exenzephalie und Myelozele bei einem Fetus der 18. Fetalwoche. Das Rückenmark zeigt außer seinem Kaudalende eine Neuralplattenstruktur. **b** Anenzephalie und Myelozele bei einem Fetus der 32. Fetalwoche. (Aufnahme: A. Hori)

ches vorliegt (Abb. 1.7 b). Bei direktem Kontakt der Hinterhauptsknochen und der oberen thorakalen Wirbelsäule zeigt die Wirbelsäule auf der Höhe C7 eine dorsale Knickung von etwa 90°. Die hiermit verbundene Schädigung der Hinterhauptknochen ist gewöhnlich von einer zervikalen Rachischisis und einer zervikothorakalen Myelomeningozele begleitet. Das Foramen magnum sowie die obersten Halswirbel sind mißgebildet. Die Determinationsperiode des Inienzephalus occlusus liegt einige Tage nach derjenigen des Anenzephalus.

Fließende Übergänge bestehen zwischen dem Inienzephalus apertus, der Exenzephalie und den okzipitalen Enzephalozelen. Kinder mit dieser Mißbildung sind meist totgeboren oder sterben peri- oder neonatal. Nur wenige Fälle überlebten mehrere Jahre.

Morphologie. Obwohl mehr als 200 Fälle in der Literatur bekannt sind, wurden neuropathologische Befunde erst spät ausführlich beschrieben[7]: Mikrenzephalie, Mikropolygyrie, heterotopes gliales Gewebe in den Leptomeningen, Atresie des Ventrikelsystems (Seiten- und 3. Ventrikel), Agenesie des Kleinhirnwurms, große zerebelläre Zyste sowie Menigomyelozele im Thorakalbereich. Die zerebellären Anomalien stehen in einem bestimmten Zusammenhang mit der tektozerebellären Dysraphie, somit mit dem Dandy-Walker-Syndrom und den Chiari-Anomalien Typ II und III. Zum anderen gibt es möglicherweise Übergänge zum Klippel-Feil-Syndrom.

Enzephalozelen. Die *Enzephalozelen* liegen zu 70% in der gespaltenen Squama occipitalis (Cranium bifidum) bei erhaltener hinterer Schädelgrube oder weiter kaudalwärts in Höhe von Foramen magnum und Atlas

(Abb. 1.7 c). Selten sind demgegenüber frontale Enzephalozelen (20% nasofrontal, 10% intranasal)[66]. Entsprechend dem dysraphischen Charakter ist die *Mittellinie bevorzugt.* Frontal kann es zu einer pilzförmigen Verlagerung zentralnervösen Gewebes in Richtung Orbita, Siebbein bzw. Nase kommen (sog. *nasales Gliom*). Gewöhnlich sind mit den Enzephalozelen Fehlbildungen auch der übrigen Schädelknochen einschließlich des Gesichtsschädels verbunden. Selten sind die *parietalen (hochsagittalen) Zelen,* die sich äußerlich vielfach nur als eine pflaumengroße, pralle Vorwölbung der Haut äußern, gelegentlich aber auch gestielt als Enzephalozystozelen vorkommen[66]. Im intrakraniellen Anteil des Gehirns sind bei solchen Fällen gelegentlich auffallend tiefe Sulci zwischen dem Scheitellappen und dem Okzipitallappen sichtbar[66]. Falx und Tentorium können hypoplastisch sein oder fehlen[1].

Bei diesen *Schizokranien* bestehen starke Variationen zwischen einem breiten Übergang des Zelengewebes zum intrakraniellen Hirngewebe bis zu einem pilzförmigen Wachstum nach außen, das nur einen schmalen gliosen Stiel zum intrakraniellen Gewebe hin aufweist. Innerhalb der Zele liegt leptomeningeales Gewebe, vielfach eng verzahnt mit Epidermis und Fettgewebe. Das zentralwärts anschließende, aber wiederum durch zahlreiche schmale Gewebszungen mit dem bindegewebigen Mantel verzahnte zentralnervöse Gewebe kann ependymausgekleidete Ventrikelausziehungen umgeben, wozu auch verlagertes Plexus-chorioideus-Gewebe gehören kann. Das Gewebe ist meist stark vaskularisiert.

Joubert-Syndrom. *Klinische Aspekte.* Dieses Krankheitsbild kommt familiär[52] oder sporadisch vor. Jungen sind doppelt so häufig betroffen. Die Kinder fallen klinisch durch eine episodische Hyperpnoe und Apnoe, abnorme Augenbewegungen, Ataxie sowie eine psychomotorische Retardierung auf. Zusätzlich können hemifaziale Spasmen beobachtet werden. 50% der Fälle haben eine posteriore Meningozele oder Enzephalozele. Als Komplikationen können Syndaktylie, Kampylodaktylie, Dysplasie der Retina (Kolobom, Lebers Amaurose) und Nierenzysten auftreten.

Morphologie. Es finden sich außer den Zelen eine fast komplette Agenesie des Kleinhirnwurms, eine Kommunikation des 4. Ventrikels mit der Zisterna magna, Dysplasien der Kleinhirnkerne verschiedener Intensität einschließlich Heterotopien der dysplastischen Rinde sowie der Kleinhirnkerne. Zusätzlich finden sich strukturelle Anomalien des Olivenkerns (nicht gefaltete, wurmartige Struktur) und Verlaufsanomalien der Pyramidenbahn sowie der Trigeminusbahn.

Dandy-Walker-Syndrom

> Das Syndrom besteht aus einem Hydrozephalus internus, einer Hypoplasie oder Aplasie des Kleinhirnwurms und einer mit dem 4. Ventrikel korrespondierenden umfangreichen Zyste zwischen den beiden teilweise rudimentären Kleinhirnhemisphären bis zum First des Tentoriumdaches (Abb. 1.7 d). Der Schädel ist nicht selten vergrößert; auffallend ist das Vorspringen des Okziput.

Klinische Aspekte. Die genaue Häufigkeit ist nicht bekannt. Die betroffenen Patienten zeigen charakteristischerweise eine retardierte motorische Entwicklung, Reizbarkeit, Erbrechen und Kopfschmerzen[43]. In 80% der Fälle findet sich eine progrediente Hydrozephalie, die sich meist zwischen dem 3. Monat und dem 2. Lebensjahr manifestiert, seltener erst im Kindes- oder sogar erst im Erwachsenenalter. Gelegentlich sind Makrokranie, Hypotonie und Augenbulbusdisposition nach unten zu beobachten. Seltener kommt ein faziales Angiom vor. Insgesamt wird dieses Krankheitsbild etwas häufiger bei Mädchen als bei Jungen beobachtet, wenn auch die Geschlechtsunterschiede statistisch nicht signifikant sind. Prognostisch ist dieses Syndrom nach adäquater Behandlung (Shuntoperation zur Behebung der Hydrozephalie) relativ günstig; so wird über einen Intelligenzquotienten von 80 bei mehr als 60% der Patienten berichtet[43].

Morphologie. Makroskopisch zeigt sich nach Entnahme des Gehirns, bei der meist die dorsal des 4. Ventrikels gelegene Zystenwand einreißt, ein breit lateralwärts ausgewalzter Boden des 4. Ventrikels, der seitwärts in die Zystenwand übergeht, die zunächst noch mit einer dünnen Kleinhirnrindenschicht bedeckt zu sein pflegt (Abb. 1.7 d).

Auch diese Mißbildung ist vielfach kombiniert mit Balkenmangel, Lipomen und Aquäduktstenose[1]. Die

jeweilige Kombination der Mißbildungen bestimmt das klinische Bild, das sich hierbei später manifestiert als bei der *(Cleland)-Arnold-Chiari-Anomalie.* Während die letztgenannte eher mit einer Hypoplasie der hinteren Schädelgrube einhergeht, ist diese beim Dandy-Walker-Syndrom in Verbindung mit dem vorspringenden Okziput eher erweitert.

Mikroskopisch zeigen Frontalschnitte durch das verbliebene Kleinhirn die einigermaßen normale Rindenbildung in den restlichen Hemisphärenanteilen, aber auch den Übergang in die dorsale Zyste an Stelle des Wurms.

Tektozerebelläre Dysraphie mit okzipitaler Enzephalozele.

Klinische Aspekte. Bisher wurden nur 6 Fälle in der Literatur beschrieben, wobei kein Häufigkeitsunterschied zwischen beiden Geschlechtern zu sehen ist. Bei der Mehrzahl der Patienten handelt es sich um das erste Kind der Familie; die Geschwister können gesund, aber auch dysraphisch gestört sein. Soweit ein neurochirurgischer Eingriff (Meningozelenoperation, Dauerentlastung des Hirndrucks) frühzeitig und komplikationslos durchgeführt werden kann, ist eine günstige psychomotorische Entwicklung zu erwarten.

Morphologie. Dieser Anomaliekomplex nimmt eine Mittelstellung zwischen Dandy-Walker- und (Cleland)-Arnold-Chiari-Anomalie ein. Man findet einen kongenitalen Hydrozephalus (es gibt einen Ausnahmefall) mit Enzephalozele im Hinterkopfbereich. Die wesentlichen Mißbildungen finden sich im infratentoriellen Bereich: Agenesie des Kleinhirnwurms, gelegentlich eine Arachnoidalzyste im Kleinhirnbasisbereich (wie bei *Dandy-Walker-Syndrom*), dreieckige Deformierung der horizontalen Ebene des Mittelhirns, dorsale Deformation der Medulla oblongata [wie bei *(Cleland)-Arnold-Chiari-Anomalie*]. Selten wird eine Dysgenesie der Großhirnrinde mit periventrikulären (nodulären) Heterotopien beobachtet. Häufiger findet man im Rückenmark eine Hyperplasie der grauen Substanz mit einer Deviation des Verlaufes der Hinterstränge.

Arnold-Chiari- (Cleland-Arnold-Chiari-)Anomalie
(*Synonym:* Chiari-Typ-II-Anomalie)

Die Bezeichnung „Arnold-Chiari"-Anomalie stammt von den Schülern von Arnold, die fälschlicherweise annahmen, daß die Hirnstammanomalien dieses Mißbildungskomplexes von Chiari beschrieben worden war und die Kleinhirnanomalie von Arnold. Der Anomaliekomplex wurde aber zum ersten Mal von Cleland (1883) beschrieben und von Chiari[20] zitiert. Dieser unterschied drei verschiedene Kleinhirnherniationsmuster (Tabelle 1.3), von denen der Typ II dem hier behandelten Anomaliekomplex entspricht. Statt des in der Literatur fixierten inadäquaten Ausdrucks „Arnold-Chiari-Anomalie" wurde durch Friede[1] die Bezeichnung „Cleland-Chiari-Anomalie" vorgeschlagen.

Tabelle 1.3. Drei Typen von Chiari-Anomalien

Typ I	Kleine hintere Schädelgrube; chronische Herniation der Kleinhirntonsillen; öfter Syringomyelie im Halsmarkbereich
Typ II	Herniation des Kleinhirnwurms und Hirnstammanomalien (weiteres ▷ Text)
Typ III	Spina bifida im Halswirbelbereich, in die die Kleinhirnherniation stattfindet

Klinische Aspekte. Die klinische Symptomatik ist unspezifisch und teilweise auf einen Begleithydrozephalus zurückzuführen. Röntgenologisch läßt sich in 43 % ein Lückenschädel *(Craniolacunia)* erkennen[1]. Mit den kaudalen Wurmanteilen sind gewöhnlich auch ausgezogene Teile des 4. Ventrikels mit Plexus chorioideus in den rostralen Bereich des Spinalkanals verlagert. Die hintere Schädelgrube ist immer hypoplastisch. Nach eigener Statistik ist die (Cleland)-Arnold-Chiari-Anomalie in 61,5 % der Fälle (7/13) von einer lumbalen Spina bifida begleitet [die Spina bifida bei Feten ist in etwa 57,1 % der Fälle (12/21) mit einer (Cleland)-Arnold-Chiari-Anomalie kombiniert[13]]. Aufgrund dieser Komplikation finden sich nicht selten Unterschenkelanomalien, insbesondere Fußdeformationen sowie Miktionsstörungen.

Morphologie. Die (Cleland)-Arnold-Chiari-Anomalie besteht aus einer Herniation des ventralen Kleinhirnwurms in das vergrößerte Foramen magnum, einer kaudalen Dislokation des 4. Ventrikels, einer dorsalwärts geknickten Medulla oblongata sowie einer kaudalen Verlagerung des Zervikalmarks mit aufsteigend verlaufenden Zervikalnervenwurzeln.

Bei der *Rhombenzephalozele* (Synonym: 4. Ventrikulozele) ist ein okzipitale subtorkuläre Enzephalozele verbunden mit Mißbildungen des Rautenhirns. Zum Zeleninhalt können Teile des Kleinhirns und/oder des verformten Hirnstammes gehören. Am entnommenen Gehirn zeigt sich das Kleinhirn entweder hypo- oder aplastisch. Typischerweise ist der Hirnstamm in ventrodorsaler Richtung mehrfach verformt. Bei der Betrachtung von basal erscheint er von den beiden Okzipitallappen nahezu überdeckt. Dies ist bedingt durch die ventrodorsale Verformung und Herniation des Hirnstammes in den Zelensack[19].

Die *Chiari-Typ-III-Anomalie* besteht aus einer zervikalen oder zervikookzipitalen Schisis mit zerebellärer Enzephalozele. Diese extrem seltene Anomalie wurde nach Chiari[20] nur bei einigen wenigen Fällen beobachtet[76].

Meckel-Gruber-Syndrom. Ein von Meckel[60] beschriebenes, autosomal rezessiv vererbtes Syndrom wurde von Gruber[40] *Dysencephalia splanchnocystica* genannt. Typische Anomalien hierbei sind eine okzipitale Enzephalozele, Mikrozephalie, Palatoschisis, polyzystische Nieren und Polydaktylie. Weiterhin können Mikrophthalmie, kardiale und urogenitale Anomalien

vorkommen. Abweichend von der Palatoschisis können eine andere faziale Schisis oder ein hoher harter Gaumen beobachtet werden. Im ZNS werden Mikrenzephalie, Holoprosenzephalie unterschiedlichen Grades, Balkenmangel, zerebelläre Anomalien und retinale Dysplasie beobachtet; seltene Komplikation ist eine Mikropolygyrie.

Das autosomal rezessive *Smith-Lemli-Opitz-Syndrom,*[88] bestehend morphologisch aus multiplen Anomalien wie fazialen Dysmorphien, Mikrozephalie, urogenitalen Anomalien, rudimentärer Polydaktylie, kutaner Syndaktylie, u.a. Hautanomalien, kann von verschiedenen Dysaraphien begleitet werden.

Platybasie; basiläre Impression. Fehlbildungen im kraniospinalen Übergangsbereich betreffen auch die röntgenologisch nachweisbare *Platybasie* und die *basiläre Impression,* die gelegentlich mit einer okzipitoatlantischen Fusion verbunden ist. Primäre zentralnervöse Störungen sind hiermit nicht verknüpft, doch kann es zu druckbedingten Sekundärschäden kommen.

Klippel-Feil-Syndrom. Hierbei besteht ein ausgeprägter Kurzhals, der mit Entwicklungsstörungen der Schädelknochen, der Wirbelsäule und mit zentralnervösen dysraphischen Störungen verbunden sein kann.

Aquäduktstenosen

Ätiologie, Pathogenese. Stenosen können auftreten, wenn der Aquädukt durch *Druck von außen bei Tumoren oder Massenverschiebungen anderer Genese* eingeengt wird, wenn es z.B. nach Entzündungen zu Proliferation der Ependymzellen und der subependymalen Glia gekommen ist oder wenn eine *dysraphische Störung* zu Verschlüssen oder Fehlbildungen der Aquädukte geführt hat. Sieht man im Rahmen dieses Mißbildungskapitels von den Aquäduktstenosen durch Tumoren und Massenverschiebungen ab, so zeigt sich dennoch, daß die Abgrenzung zwischen entzündlich bedingten und angeborenen, auf Mißbildungen beruhenden Stenosen keineswegs so einfach ist.

Experimentelle Untersuchungen mit Mumpsvirusinfektionen haben ein breites Spektrum morphologischer Folgen ergeben, das von *entzündlichen Infiltraten* und dem Bild einer *Ependymitis granularis* bis zu *Aquäduktverschlüssen ohne Zeichen florider oder vorangegangener Entzündung* führt, von *Aufspaltungen* und *gabelförmigen, z.T. blind endenden Aquäduktverzweigungen* bis zu *gliotischen Vernarbungen*[51].

Gerade diese zarten häutigen Verschlüsse – bevorzugt nahe dem Übergang zum 4. Ventrikel –, das Vorkommen mehrerer ependymzellausgekleideter Schläuche nebeneinander und die Verbindung mit Gliafaserverdichtungen waren aber die Kriterien für die Annahme einer dysraphischen Genese[22].

Ein die Aquäduktstenose begleitender *Hydrocephalus internus* wird gewöhnlich als Folge der Stenose (Hydrocephalus occlusus) aufgefaßt. Die Erfahrung, daß mit dysraphischen Störungen ein Hydrozephalus häufig auch dann verbunden ist, wenn eine Aquäduktstenose nicht nachweisbar ist, hat zu der Hypothese geführt, daß das gemeinsame Vorkommen von Hydrozephalus und Aquäduktstenose eher in einem umgekehrten Kausalzusammenhang gesehen werden könnte, wonach der Hydrozephalus sekundär zu einer druckbedingten Einengung des Aquäduktes führen würde[61]. Die Diskussion über den Realitätsgehalt dieser Hypothese ist noch nicht abgeschlossen. Für die Mehrzahl der Fälle halten wir die klassische, auf Dandy zurückgehende Erklärung für plausibler.

Starke *Variationen* in der Ausbildung des Aquäduktes hinsichtlich seiner Lumenweite und des Vorkommens von blind endenden oder wieder in das Hauptlumen zurückführenden Nebenschläuchen sind auch ohne Entstehung eines Hydrocephalus internus häufig. Ähnlich variabel sind die Bildungen des spinalen Zentralkanals einschließlich seiner kaudalen Ausläufer im Filum terminale, wo sich in 25% Gabelbildungen und Duplikatoren finden.

Differentialdiagnose: dysgenetische/entzündliche Aquäduktstenose. Die Abgrenzung dysgenetischer von entzündlich verursachten Aquäduktstenosen kann jedenfalls sehr schwierig sein. Die Häufigkeit der Kombination derartiger Gliosen und aberrierender Ependymschläuche mit anderen dysraphischen Störungen spricht zugunsten der Dysgenesie. Ausgeprägte subependymale Wucherungen unter dem Bild einer Ependymitis granularis lassen andererseits eher eine entzündliche Genese vermuten. Pränatal erfolgende Infektionen wie z.B. Rubeolen der Mutter sind im übrigen eine mögliche exogene Ursache derartiger Dysgenesien.

Cavum septi pellucidi

Pathogenetisch ähnliche Verhältnisse bieten sich bei den kommunizierenden *Cava septi pellucidi,* für die zwar in der Mehrzahl der Fälle eine *dysontogenetische Störung* zu unterstellen ist (Abb.1.9a), andererseits eine *traumatische Genese* für einige Fälle als gesichert angenommen werden kann. So fanden sich bei *Boxern* häufig erweiterte und kommunizierende Cava septi pellucidi, wobei der pathogenetische Mechanismus noch nicht hinreichend geklärt ist.

Die Festlegung der Grenze, von welcher Größe ab ein Cavum septi pellucidi als pathologisch und dysontogenetisch aufzufassen ist, ist strittig. Bei *Neugeborenen* ist ein Cavum septi pellucidi ein normaler Befund. Es handelt sich um einen Spaltraum, der zwischen den Septumblättern liegt und sich zwischen den absteigenden Schenkel der Fornices kaudalwärts erstreckt.

Cavum Vergae

Hierunter wird ein Spaltraum verstanden, der im kaudalen Abschnitt des Septum pellucidum zwischen Psalterium und Splenium erscheint. Beide Cava können miteinander in Verbindung stehen. Beide kommen als abgeschlossene Räume oder kommunizierend mit dem Ventrikelsystem vor.

Die Cava werden zwischen der 12. und 22. Schwangerschaftswoche durch Nekrobiose gebildet. Das Cavum Vergae beginnt sich etwa in der 26. Woche zu schließen. Bis zum 6. Lebensmonat ist das Cavum septi pellucidi in etwa 85% der Fälle geschlossen. Das Vorkommen eines Cavum septi pellucidi oder eines Cavum Vergae kann per se *nicht* als Zeichen einer Dysplasie gedeutet werden. Andererseits kann eine deutliche Verbreitung des Cavums als Hinweis auf Anomalien in der Ausbildung der hippocampalen Kommissuren (Psalterium) oder des Balkens verstanden werden. Bei solchen verbreiterten Cava besteht ein häufigeres Vorkommen von *Epilepsien*[34]. Die röntgenologisch nachweisbaren Normgrenzwerte der Cavumdicke wurden mit 2 mm angegeben[85].

Duplizitas und Duplikation des Nervensystems

Für die Klassifikation der Doppelmißbildungen gilt das alte Klassifikationssystem von Bold[9].

In einem Körper sind bei Dicephalus dibrachius 2 voll- oder unvollständige ZNS vorhanden; eines oder beide können verschiedene Mißbildungen aufweisen. Beim Zephalopagus sind 2 Gehirne zum Teil „verschmolzen" (oder unvollständig getrennt). Das ebenfalls verdoppelte Rückenmark beim Dicephalus dibrachius zeigt eine symmetrische mediale Hemihypoplasie.

Auch ohne Doppelbildung des Körpers ist eine Verdopplung von Teilen des ZNS unterschiedlicher Ausprägung möglich, insbesondere beim *„median cleft face syndrom"*: Hypothalamo-hypophysäre, hypophysäre, hypophysär-spinale sowie Kleinhirn-Rückenmark-Verdopplung (▷ auch Abschn. „Diastematomyelie und Diplomyelie", S.23).

Dysraphische Störungen im Bereich des Rückenmarkes

Sie entstehen durch Störungen des Schlusses des unteren Poles des Neuralrohres während der Neurulation und der anschließenden Kanalisation. Sie äußern sich am häufigsten als *Spina bifida.*

Unter einer *Rachischisis* wird ein offener Rückenmarkskanal bei fehlendem Verschluß des Medullarrohres verstanden, wobei die weichen Häute lateral als Zona epithelioserosa in die Epidermis übergehen. Bei den Meningomyelozelen (Abb.1.8a–b) ist das *Neuralrohr zwar geschlossen, aber in atypischer Weise,* so daß sich ein Bruchsack in die oft buckelförmig vorgewölbte Haut erstreckt.

> Enthält der Celensack nur Leptomeningen, so wird von einer
> - *Meningozele* gesprochen. Ist ein liquorgefüllter Hohlraum damit verbunden, so liegt eine
> - *Meningozystozele* vor. Ist außer den Leptomeningen auch Rückenmark in die Zele verlagert, so bezeichnet man dies als
> - *Meningomyelozele.* Enhält diese einen liquorgefüllten, erweiterten Zentralkanal, so besteht eine
> - *Meningomyelozystozele.*

Unter 100 Meningomyelozelen fand sich in 29 % eine Hydromyelie (▷ S.26), *in 14 % eine Syringomyelie* (▷ S.26), in 36 % im Bereich der Zele eine vollständige oder partiale Spaltung des Rückenmarkes (*Diastematomyelie;* ▷ S.25) und in 35 % eine offene Neuralplatte. Verdoppelte oder mehrfache Zentralkanäle lagen in 42 % vor[34].

Spina bifida cystica

Die Spina bifida cystica schließt Meningozele und Meningomyelozele ein und betrifft in etwa 80–90 % der Fälle den lumbosakralen Bereich in der Mittellinie. Sie kann von Haut bedeckt sein und wird in diesem Fall als Kanalisationsstörung interpretiert. Sie kann andererseits von einer bindegewebigen Membran bedeckt sein und wird dann als Neurulationsstörung aufgefaßt.

Epidemiologie. Die Häufigkeit der Spina bifida wird sehr verschieden angegeben, was mit den unterschiedlichen Kriterien der Definition zusammenhängt. *Routineröntgenuntersuchungen* bei 1172 fortlaufenden Autopsien ergaben 5 % mit Spina bifida occulta[47]. Es bestand insofern eine *Altersabhängigkeit,* als in der Gruppe der 7- und 8jährigen eine Spina bifida occulta des ersten Sakralwirbels in 41,6 %, bei den Erwachsenen aber nur in 26,4 % vorlag. Die Spina bifida cystica wurde in einer durchschnittlichen Häufigkeit von 1–2,5 auf 1000 Lebendgeburten festgestellt, wobei ethnische und geographische Variationen insofern bestehen, als *Weiße* $2^1/_2$ mal häufiger erkranken und die Schädigung in England mit 4,0 auf 1000 Geburten wesentlich häufiger ist als in Japan (0,2) (▷ Übersicht[1]). *Frauen* sind etwas häufiger betroffen.

Klinische Aspekte. Das klinische Bild ist abhängig von dem Ausmaß der dysraphischen Störung. *Atypische Behaarungen* über dem bevorzugten Sitz lumbosakral und *Fußdeformationen* sind häufig mit einer Spina bifida gekoppelt. Je nach der Beteiligung des Rückenmarkes und der Nervenwurzeln finden sich auch *schlaffe Lähmungen* und *Sensibilitätsstörungen.* Typische *Spaltbildungen in den Wirbelbögen* oder das *Fehlen von Wirbelbögen* charakterisieren den röntgenologischen Befund. *Fibrolipomatöses Gewebe* ist mit diesen Mißbildungen häufig verbunden.

Morphologie. Die Abgrenzung ist anhand des *Operationsmaterials* bei den jetzt üblichen sehr frühen Operationen sehr schwierig, nicht zuletzt auch methodisch bedingt. Vielfach zeigen erst *Stufenschnitte* durch das entnommene Gewebe, daß doch zentralnervöses Gewebe in Form kleiner Inseln vorhanden ist. Die aus didaktischen Gründen üblicherweise gegebene schematische Darstellung mit der Unterscheidung der Meningo- und Meningomyelozystozelen wird den tatsächlichen Verhältnissen nur sehr selten gerecht, liegt doch nur selten eine anatomisch klar in ihre verschiedenen Bestandteile und Hüllen analysierbare Zyste vor.

Makroskopisch sieht man weit häufiger unter der ebenfalls vielfach fehlgebildeten Epidermis ein *fettgewebsarmes, wenig Hautanhangsgebilde enthaltendes fibröses Gewebe, in das Zungen zentralnervösen Gewebes verlagert sind.* Diese Zungen enthalten Astrozyten, seltener Oligodendrogliazellen und ebenfalls nur selten ausdifferenzierte Nervenzellen. Gelegentlich sieht man Ependymzellnester, selten Ependymschläuche. Bei der van Gieson-Färbung ist das zentralnervöse Gewebe vielfach durch seine homogen gelbliche Farbe erkennbar (Abb.1.7 e).

Am *Autopsiematerial* ist es eher möglich, auch die Beziehungen zum Rückenmark und seinen Hüllen darzustellen. In den schwer mißgebildeten Fällen findet sich nur eine *Area medullovasculosa.* Hierbei handelt es sich in der Regel um offene Dysraphien *(Rachischisis).*

Spina bifida occulta; Dermalsinus; Dermoidzyste

Die Spina bifida occulta zeigt von außen keine Vorwölbung und ist von Haut bedeckt, die gelegentlich eine Hypertrichose, Hyper- oder Hypopigmentierung, einen Naevus vasculosus oder ein Lipom aufweist. Klinisch kann sie stumm bleiben. Radiologisch ist eine offene dorsale Wirbelsäule festzustellen. Es kann eine weitere Kombination mit „tethered cord" (▷ S.26) oder *Diastematomyelie* vorliegen.

Die Minimalausprägung einer Dysraphie ist der *Dermalsinus.* Hierunter werden feine Fisteln verstanden, die von der Haut der Sakralregion und von der Tiefe der Glutäalfalte aus – öfter mit einer Hypertrichosis oder einem Naevus vasculosus, Hyper- oder Depigmentierungen verbunden – in die Tiefe ziehen. Meist bleiben sie mit ihrem Ende extraspinal, doch gibt es auch Verbindungen mit dem intraspinalen Liquorraum, wodurch meningitische Komplikationen auftreten können. Der Dermalsinus ist häufig gekoppelt mit *Dermoidzysten* und *Lipomen* (▷ Abschn. „Tumoren" S.244, 250, 251), die subkutan oder intraspinal liegen. Die Richtung der Hautfisteln ist – analog zu den Kaudafasern und Nervenwurzeln – kranialwärts gerichtet über einen Verlauf von 1–3 Segmenten[44]. Das den Kanal auskleidende Epithel gehört zum verhornenden Plattenepithel.

Diastematomyelie und Diplomyelie

Die Definition der Diastematomyelie und der Diplomyelie ist umstritten. Diastematomyelie (wörtlich „Rückenmark mit Zwischenraum") ist eine laterale Bifurkation meist des lumbosakralen Rückenmarkes. Eine Teilbifurkation kann im zervikothorakalen Bereich vorkommen. Die aufgezweigten Teile können sowohl eine vollständige Rückenmarksstruktur aufweisen als auch eine Hemimyelie sowie verschiedene Übergangsformen. Wir schlugen vor, die Diastematomyelie als laterale Aufzweigung und die Diplomyelie als ventrodorsale Teilverdoppelung des Rückenmarkes (bzw. ein zusätzliches kleines Rückenmarksgewebe) zu definieren ohne Berücksichtigung der histologischen Struktur der einzelnen Anteile[45]. Das zusätzliche Gewebe steht in kontinuierlicher Verbindung mit dem Rückenmark und zeigt histologisch meist dysplastische Strukturen. Während die Diplomyelie nur selten beobachtet wird, kommt die Diastematomyelie in Kombination mit den verschiedenen Spina-bifida-Formen nicht so selten vor. In der Regel findet sich im Bereich der Aufzweigungsstelle der Diastematomyelie ein *Knochensporn* oder derbes Bindegewebe. Manchmal findet sich zusätzlich noch eine *enterogene Zyste*.

„Tethered Cord"

Der Filum terminale wird in der Kanalisationsphase angelegt und entwickelt sich anschließend in der retrogressiven Differenzierungsphase weiter. „Tethered cord (tight filum terminale)" ist ein bindegewebig verdicktes und verkürztes Filum terminale, durch das der Conus in abnorm tief kaudaler Position fixiert und angespannt wird. Dadurch können verschiedene klinische Symptome hervorgerufen werden.

Ventrale Dysraphien

Die zu 85 % bei weiblichen Patienten vorkommende seltene *anteriore sakrale Meningozele* wird größtenteils erst im frühen Erwachsenenalter klinisch manifest, meist mit einer Meningitis. Sie wird häufig von urogenitalen Fehlbildungen begleitet und kommt in vereinzelten Fällen in Kombination mit einem Lipom, einem Teratom oder einer Dermoidzyste vor. Im Zelensack finden sich Leptomeningen, Dura und periphere Nerven.

Neurenterische Zyste

Die Pathogenese der *neurenterischen* oder *enterogenen Zysten* oder auch die Persistenz des frühembryonal vorübergehend vorhandenen *Canalis neurentericus* ist bis heute umstritten. Sicher ist, daß eine notochordale Spaltung in der frühen Embryonalzeit eine entscheidende Rolle spielt („notochordal split syndrome"); die Determinationsperiode liegt zwischen dem Zeitpunkt der notochordalen Entstehung und der Neurulation (16.–28. Tag). Die Wand der Kanalreste bzw. der Zysten wird durch Schleimhautepithel des Magen-Darm-Traktes gebildet, selten auch durch Epithel der Bronchialschleimhaut. Die Zysten enthalten eine klare oder milchige, visköse Flüssigkeit (▷ auch Abschn. „Hirntumoren", S. 250).

Syringomyelie und Hydromyelie

> Die *Syringomyelie* ist eine Höhlenbildung (Syrinx = Flöte) im Rückenmark, die sich in kraniokaudaler Richtung ausdehnt. Sie unterscheidet sich von der Hydromyelie dadurch, daß sie unabhängig vom Zentralkanal entsteht, mit diesem jedoch kommunizieren kann.
> Die *Hydromyelie* ist dagegen eine durch verschiedene Ursachen induzierte Erweiterung des Zentralkanals, die zur Kompressionsnekrose des umgebenden Gewebes und dadurch zu einer ähnlichen Symptomatik wie Syringomyelie führen kann.

Syrinxbildungen können auch in der Medulla oblongata, im Pons, im Mittelhirn und sogar in den Basalganglien[72] beobachtet werden, haben jedoch häufig Anschluß an die Syringomyelie. Je nach Lokalisation werden sie als Syringobulbie bzw. Syringomesenzephalie bezeichnet.

Epidemiologie. Es handelt sich um ein klinisches und morphologisches Syndrom, dem wahrscheinlich keine einheitliche Pathogenese zugrunde liegt. Die Häufigkeit wird unter 100 000 Einwohnern mit 8,4 angegeben, in großen neurologischen Untersuchungsreihen zwischen 0,39 und 1,6 % (Übersichten[54, 83]). Es gibt regionale Häufigkeitsunterschiede, so z. B. in Deutschland ein gehäuftes Auftreten entlang des Maintals in Unterfranken, aber auch im Rhein- und im Maintal gegenüber einem seltenen Auftreten in Südwürttemberg-Hohenzollern[41]. Betroffen waren in den Regionen mit erhöhter Frequenz vor allem körperlich schwer arbeitende Menschen[41].

Klinische Aspekte. Die Krankheit manifestiert sich in 60 bis 67 % vor dem 40. Lebensjahr[41, 83], doch kommen sowohl Erkrankungen im Kleinkindesalter wie in hohem Lebensalter vor. Es lassen sich 3 Verlaufstypen erkennen:

- In 65 % schreiten die Symptome nur *sehr langsam* fort, gelegentlich über Jahre stationär bleibend;
- in 29 % liegt ein *schubartiger* Krankheitsverlauf mit z. T. jahrelangem Stillstand vor;
- in 6 % verläuft die Krankheit *relativ rasch* über wenige Monate und Jahre[41].

Symptomatologisch stehen *dissoziierte Sensibilitätsstörungen* im Vordergrund, die nach längerem Krankheitsverlauf bei 63,8 % der Kranken erkennbar sind[41]. Das Spektrum der Sensibilitätsstörungen reicht im übrigen von leichten Hyp- und Parästhesien bis zu globalen Sensibilitätsstörungen für alle Qualitäten.

Schmerzen und *vegetative sowie trophische Störungen* einschließlich *neurogener Arthropathien* gehören weiterhin zum typischen Syndrom. Kyphoskoliosen sind nicht selten und können den klinischen Symptomen Jahre vorausgehen. Die Krankheit tritt gewöhnlich sporadisch auf, doch sind seltene familiäre Formen beschrieben[54].

Pathogenese. Die Möglichkeit, intravital die Ausdehnung der Höhlen computertomographisch zu verfolgen, hat neue Erkenntnisse auch für die Pathogenese erbracht. Es ergaben sich hieraus Argumente, eine *kommunizierende* von einer *nichtkommunizierenden* Form der Syringomyelie zu unterscheiden. In Zusammenhang mit dieser Unterscheidung steht die pathogenetische Gliederung in

- *Mißbildungen vom Typ der Dysraphie* und in
- *sekundär entstandene Höhlenbildung nach Traumata,*

in Verbindung mit *Tumoren* oder anderen Prozessen, die zu einem *Hydrocephalus internus* führen. Die Vorstellungen gehen dahin, daß es bei Traumen zu intramedullären Schranken- und Kreislaufstörungen, selten auch zu Blutungen kommt, in deren Verlauf sich eine progrediente zystische Myelopathie mit Konfluieren des kleinzystisch umgewandelten Gewebes zu größeren intramedullären Zysten einstellen kann.

Die Mehrzahl der Autoren bringt die Entstehung mit *Störungen der Liquordynamik* in Verbindung: Bei Verschlüssen der Foramina Magendi und Luschkae komme es zu einem pathologischen Liquorabfluß aus dem 4. Ventrikel in den Zentralkanal oder auch rostral unter den Boden des 4. Ventrikels als Hydrobulbie[32]. Arachnitische Verklebungen, Tumoren und andere die normalen Abflußverhältnisse des Liquors in der hinteren Schädelgrube und im Spinalkanal beeinflussenden Krankheiten begünstigen das Eindringen von Liquor nicht nur in den Zentralkanal, sondern auch extrakanalikulär in das intramedulläre Gewebe. Die Bezeichnung „kommunizierend" bezieht sich auf den Zusammenhang der intramedullären Höhlen mit dem 4. Ventrikel.

Fehlbildungen der basalen Schädelknochen vor allem in der Atlanto-Okzipital-Region, Tumoren und verschiedene Ursachen eines Hydrocephalus internus legen es aber nahe, für einen großen Teil der Syringomyelien letztlich doch einen *Mißbildungskomplex im Sinne eines Dysraphiesyndroms* anzunehmen, wobei die Störungen der Liquordynamik ein pathogenetisch wesentliches Moment darstellt, das auch erklärt, warum die Krankheit sich erst um das 3. oder 4. Lebensjahrzehnt klinisch zu manifestieren pflegt. Besonders die kommunizierenden Syringomyelien sind eher durch eine dysraphische Ätiologie erklärbar, wobei plötzliche Druckerhöhungen im Spinalraum durch Husten, Niesen oder schwere körperliche Arbeit im Sinne eines Ventilmechanismus Liquor in den dysraphischen Bereich zu pressen in der Lage sind[32, 83, 94].

Bei *Chiari-Typ I-Anomalie* (▷ S. 22) ist die Syringomyelie häufig im Bereich des Halsmarkes anzutreffen. Ob es sich dabei um eine primäre Anomalie handelt oder um ein Sekundärphänomen aufgrund der chronischen Kleinhirntonsillenherniation und kompressionsbedingter Durchblutungsstörung des Halsmarkes, ist noch nicht geklärt.

Bei Tumoren, die in der Nähe des Aquäduktes wachsen, kann es sekundär ebenfalls zur Entwicklung einer kommunizierenden Syringomyelie kommen[96]. Bei *Traumen* und *Arachnitiden* ist dagegen eher mit einer fehlenden Kommunikation mit dem 4. Ventrikel zu rechnen. Hierbei spielen auch dysraphische Schädigungen wahrscheinlich keine Rolle.

Morphologie. *Makroskopisch* sind bei Betrachtung des Rückenmarkes und der Medulla oblongata vielfach lokale Auftreibungen, selten auch arachnitische Verklebungen erkennbar mit einem Schwerpunkt in der zervikalen Übergangsregion.

Auf Querschnitten sieht man – rostral in der Medulla oblongata als Syringobulbie beginnend – Höhlenbildungen, die mit oder ohne Zusammenhang mit dem Zentralkanal neben diesem liegen (Abb. 1.7f). Der Zentralkanal selbst ist vielfach stark erweitert (*Hydromyelie*). In unmittelbarem Übergang zu der gliotischen Wand der Höhlen, aber auch ohne lokale Beziehungen zu den Höhlen, kommen stiftförmige Gewebsverhärtungen vor (*Stiftgliose*).

Mikroskopisch bedarf es zur Klärung der topographischen Verhältnisse zahlreicher, möglichst in regelmäßigen Stufen ausgeführter Schnitte durch das Rückenmark, um die Beziehungen zwischen den verschiedenen Herden beurteilen zu können.

Der Zentralkanal ist auch bei starker Erweiterung durch seine topographische Lage und seine Auskleidung durch Ependymzellen definierbar. Bei einer starken Hydromyelie kann die Ependymauskleidung allerdings Lücken aufweisen. Andererseits finden sich in den abseits des Zentralkanals liegenden intramedullären Höhlen, denen diese Krankheit ihren Namen verdankt (Syrinx), vielfach ebenfalls Ependymzellauskleidungen. Häufiger allerdings fehlen Ependymzellen, und man sieht lediglich eine glatte, durch Gliazellen gebildete Wand. Die Wandschichten sind sehr faserreich, wobei auch *Rosenthal-Fasern* vorkommen. Dies gilt vor allem für diejenigen Fälle, bei denen sich innerhalb dieser gliotischen Wand Hämosiderinablagerungen finden.

Es gibt fließende Übergänge zu den allerdings nicht regelmäßig mit der Höhlenbildung verbundenen *Stiftgliosen*. Diese tumorähnlich sich häufig über mehrere Segmente des Rückenmarkes erstreckenden Gliaverdichtungen sind faserreich und gewöhnlich zellarm. Immerhin kann es in Einzelfällen zu *Schwierigkeiten in der Abgrenzung gegenüber piloiden Astrozytomen und anderen Gliomen* kommen. Die Bevorzugung der mittelliniennahen Regionen durch die Höhlenbildung und die Stiftgliosen erklärt das klinische Bild mit der dissoziierten Empfindungsstörung und den vegetativen Symptomen.

Störungen der enzephalen Seitendifferenzierung und der Kommissuren

Im Gegensatz zu den im Grundsatz auf Störungen des Schlusses des Neuralrohres zurückzuführenden dysraphischen Störungen beruhen die im folgenden zu behandelnden Mißbildungen auf Störungen in der Entwicklung der rostralen Endhirnentwicklung, vor allem im Übergang vom 3- zum 5-Bläschenstadium, und in der Entwicklung der Kommissurensysteme mit Fehlen der präfrontalen granulären kortikalen Areale[99].

Diesen Störungen liegt also eine „*Fusion*" (bzw. eine Störung der Trennung) der Gehirnstrukturen im Bereich der Mittellinie zugrunde. Auch hier sind die schwersten Mißbildungen nicht auf das ZNS beschränkt, sondern beziehen den Gesichtsschädel, insbesondere die Augen- und Nasenregion, ein. Das Spektrum reicht von diesen schweren Formen nach Art einer Zyklopie bis zum isolierten Fehlen der Bulbi und Tracti olfactorii oder partiellen Balkendefekten.

Holoprosenzephalien

(Synonyma: Holotelenzephalie; sog. Arhinenzephalie)

> Die Holoprosenzephalie ist durch mangelhafte oder unvollständige Hemisphärenformation des Telenzephalons und gestörte Ausbildung der Kommissuren gekennzeichnet.

Die Mißbildungskomplexe dieser Gruppe zeigen ein breites Spektrum und sind von verschiedenen äußeren und inneren Mißbildungen begleitet. Die betroffenen Kinder weisen in 93 % eine kraniofaziale Dysmorphie auf[50]. Eine *Cheilopalatognathoschisis* kann unterschiedlich häufig als Begleitanomalie beobachtet werden. Unter 28 Fällen fanden sich 11 mal Mißbildungen im Gastrointestinaltrakt, 10 mal in der Anlage der Skelettmuskulatur und des Knochensystems, 9 mal im Urogenitaltrakt und 8 mal kardiovaskulär[50].

Der Begriff *Arhinenzephalie* in seiner eigentlichen Bedeutung besagt, daß das Rhinenzephalonsystem nicht gebildet wird. Dieser Ausdruck wurde früher auch als Synonym für Holoprosenzephalie benutzt. Bei der Holoprosenzephalie kann das Rhinenzephalon aber zum Teil gebildet sein.

Epidemiologie. Bei Trisomie 13 ist ein Auftreten dieser Anomalie typisch. Im übrigen treten Holoprosenzephalien meist sporadisch auf, jedoch besteht ein familiäres Wiederholungsrisiko, wobei eine autosomal-rezessive sowie eine dominante Übertragung diskutiert werden[14, 81]. Es besteht keine Geschlechtspräferenz. Angaben über die Häufigkeit entspringen unterschiedlichen Bezugsgrößen: Auf 13 000 Geburten wurde 1 Holoprosenzephalie beobachtet. Andere Berechnungen nennen 0,04–0,07 % unter allen Geburten, andererseits 4–10 % unter den Fällen mit kongenitalem Hydrozephalus. Unter einer großen Serie zerebraler Mißbildungen repräsentierten die Holoprosenzephalien einschließlich des Balkenmangels 27 %[50]. Saunders et al.[82] geben an, daß die Häufigkeit der Holoprosenzephalie ohne Chromosomenanomalie in einem bestimmten Bezirk in 3 Jahren 1:5200 Geburten war, in den vorangegangenen Jahren jedoch 1:14520 Geburten. Klinisch wird die Holoprosenzephalie häufig nicht als solche erkannt (in einer eigenen Serie lautete die präautoptische Ultraschalldiagnose in etwa 50 % der Fälle Hydrozephalie).

Klinische Aspekte. Das klinische Symptombild schwankt je nach Ausprägung der Zerebralschädigung zwischen schwer Idiotie, Blindheit, Anosmie und geringgradigen Verhaltensstörungen mit Riechstörungen.

Ätiologie, Pathogenese. Ätiologisch findet sich häufig eine Kombination mit Chromosomenanomalie D (13–15) oder einem Ringchromosom der Gruppe D, mit einem kurzen Arm des Chromosoms 18 oder mit chromosomalem Mosaizismus[1].

Morphologie. *Makroskopisch* weist die „klassische" Form der Holoprosenzephalie ein *Fehlen des Interhemisphärenspaltes* bei einem extrem verkürzten und sehr breiten Gehirn mit scheinbar verschmolzenen Stirnlappen und einem Fehlen der Bulbi und Tracti olfactorii auf (Abb. 1.9b). Das Gehirn enthält nur *eine gemeinsame Ventrikelhöhle (Univentrikulie)*. Okzipitalwärts weichen die hier nicht verschmolzenen Hemisphären flügelartig lateralwärts ab. Kaudalwärts findet sich ein U-förmiger Hemisphärenabschluß (Abb. 1.9c), an dessen Randwulst eine zarte Deckschicht nach Art der Zisternenwände angeheftet ist, die als ursprüngliche Bedeckung des 3. Ventrikels kaudalwärts zum Tentorium bzw. Kleinhirn zieht, die gewöhnlich hypoplastisch sind. Das am Boden des abnormen einzigen Ventrikels liegende Dienzephalon wölbt sich gegen den Ventrikelraum vor und ist makroskopisch meist einigermaßen regelhaft angelegt. In den rostralen Polbereich verlaufen grobe Windungen quer von der einen zur anderen Seite. Die *Arteria cerebri anterior* ist *nur einfach angelegt*. Manchmal besteht eine atypische Lagerung der Hippokampusformation, die sich – lateral der Ventrikelwand folgend – nach rostrodorsal zieht. Je nach Grad der Hemisphärenausbildung unterscheidet man eine lobäre, semilobäre und alobäre Holoprosenzephalie. Die Gyrierung des Großhirns ist stark gestört. Aplasie der Falx, Hypo- oder Aplasie des Tentoriums, kurzer Längsdurchmesser der vorderen Schädelgrube, Fehlen der Perforation

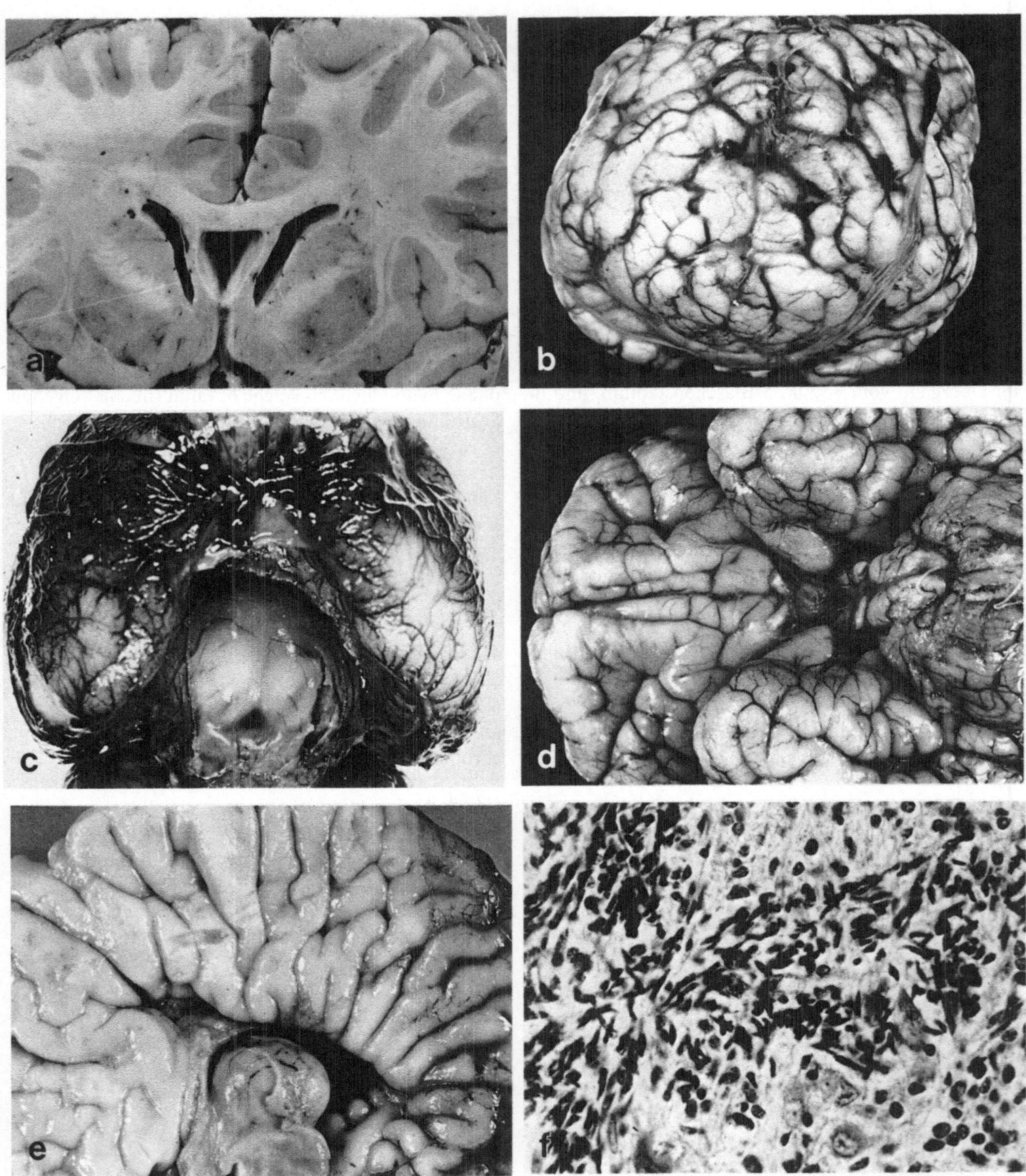

Abb. 1.9 a. Megalenzephalie (1910 g schweres Gehirn eines 3 jährigen Kindes) mit Cavum septi pellucidi. Familiäre mentale Retardierung mit Krampfanfällen. **b** Holoprosenzephalie mit univentrikulärem Gehirn und Verschmelzung der beiden Frontallappen. **c** Univentrikuläres Gehirn mit Einblick in den Übergang vom 4. Ventrikel in den gemeinsamen Ventrikelraum. **d** Agenesie der Bulbi und Tracti olfactorii. **e** Medialer Aspekt eines Frühgeborenengehirns mit Balkenmangel und radiär gestellten Windungsendungen, begleitet von Agenesie des Olfactorius. **f** Matrixzellheterotopie im Nucleus dentatus bei einer Zwillingsfrühgeburt in der 27. Fetalwoche

des Siebbeins sind fast regelmäßig anzutreffen. Im Kleinhirn und Hirnstamm findet man vor allem eine zerebelläre Hypoplasie, daneben Heterotopien, dentato-oliväre Dysplasien sowie eine Anomalie der langen Faserbündel (z. B. Fehlen der Pyramidenbahn)[53].

Bei den schwersten Fällen der Holoprosenzephalie kommt es zu einer Fusion der beiden Augäpfel unterschiedlichen Ausmaßes bis zur *Zyklopenbildung.* Dadurch wird der Deszensus der Nasenanlage gestört, so daß beim Zyklop die Nase fehlt; statt dessen findet man eine rüsselartige Struktur *(Proboszis)* im Stirnbereich in der Mittellinie. Wird die Nase angelegt, kommt es eventuell zur Ausbildung nur einer Nasenöffnung.

Zyklopie, Fusion beider Bulbi, Mikrophthalmie oder sonstige Augenanomalien sind häufig mit *Kolobom* und/oder retinalen Dysgenesie (desorganisierte Retinoblastenansammlungen, oft mit Rosettenbildung) vergesellschaftet.

Die Aplasie der Olfaktorii steht an dem der Schwere nach anderen Pol der Holoprosenzephalie (Abb. 1.9 d). Der Befund kann nicht selten zufällig bei der Autopsie beobachtet werden, ohne daß klinisch irgendwelche Verdachtsmomente für das Vorliegen einer zentralnervösen Krankheit bestanden hatten. Es handelt sich bei diesen Aplasien um die *Arhinenzephalie im engeren Sinne,* die aber immerhin auch in 61 % mit kraniofazialen Dysplasien geringen Grades verbunden ist[50].

Mikroskopisch erweist sich die Großhirnrinde in den rostralen Gebieten als vorwiegend *allokortikal* aufgebaut mit einer Architektur, die der Area entorhinalis und parapyriformis ähnelt[1, 99].

Balkenmangel

Bei dieser Form einer Mißbildung des Kommissurensystems kann es sich um eine totale Agenesie des Balkens oder um partielle Defekte handeln. Nicht zu dieser Gruppe zu zählen sind Balkendefekte, die im Zusammenhang mit enzephaloklastischen Porenzephalien auftreten und nicht als dysgenetisch zu verstehen sind.

Formale Genese. Balken, Septum, vordere Kommissuren und Commissura hippocampalis entstehen aus einer gemeinsamen Anlage, der Kommissurenplatte. Sie entwickeln sich innerhalb der ersten 14 Embryonaltage. Während die hintere Kommissur in der 5. Woche, die vordere und hippocampale Kommissur in der 7. Woche erscheinen, wird der Balken erst um die 11.–12. Woche gebildet und hat nicht vor der 20. Fetalwoche die volle Dichte der – allerdings noch nicht myelinisierten – Axone gewonnen. Der Balken entwickelt sich zunächst dorsal, dann rostral und zuletzt in seinem kaudalen Ende mit dem Splenium.

Epidemiologie. Die Häufigkeit des Balkenmangels wurde in Pneumoenzephalographie-Serien mit 0,7 % angegeben[50].

Klinische Aspekte. Klinisch kann der Balkenmangel symptomlos sein. Immerhin finden sich aber bei etwa 80 % der betroffenen Kinder Entwicklungsstörungen. In 70 % besteht ein *Hypertelorismus* mit verbreitetem Augenabstand und abgeflachter Stirn. *Krampfanfälle* sind nicht selten. Hierbei ist aber zu berücksichtigen, daß der Balkenmangel häufig mit anderen zentralnervösen Mißbildungen gekoppelt ist[50], insbesondere mit dem *Aicardi-Syndrom* (mit okulären Anomalien und infantilen Spasmen), aber auch mit Stoffwechseldefekten wie der Hyperglyzinämie[28]. Ein X-chromosomales Pachygyrie-Balkenmangel-Syndrom [14a] ist kürzlich bekannt geworden.

Morphologie. *Vollständiger Balkenmangel:* Er ist die häufigste Form, bei der nur die vordere Kommissur erhalten geblieben ist. Sonst sind die Hemisphären mit Ausnahme der Lamina terminalis getrennt. Bei der makroskopischen Betrachtung sieht man anstelle des Balkens an der Medianseite radiär gestellt vielfach etwas plumpe Windungen ohne die Abgrenzung eines Gyrus cinguli (Abb. 1.9 e). Auf den Frontalschnitten ist darüber hinaus ein *Balkenlängsbündel (Probst-Bündel)* zu erkennen, das in rostrokaudaler Richtung am Dach der Seitenventrikel verläuft, die meist etwas nach laterodorsal ausgezipfelt sind.

In Kombination mit dem Balkenmangel finden sich Aquäduktstenosen, zystische Verbreiterungen des Septum pellucidum, Kleinhirnwurmagenesien, Mikropolygyrien, aber auch Aneurysmen der Arteria cerebri anterior, arteriovenöse Mißbildungen, Meningeome und – anstelle des Balkens – *Lipome.* Der 3. Ventrikel ist höher als normal. Sein Dach wird durch eine bindegewebige Membran gebildet, die rostralwärts mit den Fornices in Verbindung steht. Die Commissura hippocampalis (Psalterium) kann fehlen.

Partialer Balkenmangel (Balkendefekte): Hierbei ist ein Balkenlängsbündel nicht immer erkennbar. Sowohl das Splenium als auch das Rostrum kann von Partialdefekten betroffen sein.

Agenesie des Septum pellucidum: Diese Störung ist mit einem häufigeren Vorkommen von Epilepsie gekoppelt[94]. Sie ist eine sichere Mißbildung, die mit Optikusmißbildungen verbunden sein kann *(DeMorsier-Syndrom)*[26].

„*Verschmelzung" der Thalami:* Solche Verschmelzungen mit vollständigen oder weitgehenden Atresien des 3. Ventrikels sind Fehlbildungen, die ebenfalls über die Variationsbreiten in der Größe der Massa intermedia hinausgehen. Mikroskopisch sind anatomisch nicht zuzuordnende Neuronengruppen in der Mittellinie nachweisbar. Sie kommen außer bei Holoprosenzephalie z. B. bei alkoholbedingten Fetopathien vor[77].

Rhombenzephalosynapsis: Dieses Krankheitsbild ist durch eine Fusion der Kleinhirnhemisphären mit Agenesie des Kleinhirnwurms sowie der Fusion der Colliculi inferiores gekennzeichnet. Die Kleinhirnkerne zeigen folgende Besonderheiten: Man erkennt nur einen Nucleus dentatus, der die Mittellinie überbrückend vorhanden ist. Seine gefaltete Struktur und sein histologischer Aufbau sind regelrecht. Weitere Kleinhirnkerne sind anatomisch nicht identifizierbar, statt dessen finden sich mehrere, meist kugelige heterotope Nervenzellgruppen im Mark.

Mit Schädelanomalie verbundene ZNS-Mißbildungen

Selten sind die schweren Mißbildungsformen der thanatophoren Dysplasie und der *Trigonozephalie*. Bei der letzteren sind die beiden Stirnbeine spitzwinklig zueinander gestellt. Falx und Sella turcica fehlen gewöhnlich[1,2].

Die thanatophore Dysplasie kann von einem *Kleeblattschädel* begleitet sein. Die Form des Gehirns wird durch die primäre Dysplasie bedingt und ist nicht etwa eine sekundäre Deformierung durch die Schädelanomalie. Die Windungen des Temporallappens sind grob und werden durch abnorm tiefe Furchen geteilt, in denen auch Divertikel des Seitenventrikels beobachtet werden können. Periventrikulär sind Heterotopien verschiedener Häufigkeit und Ausdehnung zu beobachten. Die Hippokampusformation ist hochgradig dysplastisch. Die infratentoriellen Strukturen sind in der Regel makroskopisch und mikroskopisch regelrecht strukturiert.

Störung der Nervenzellmigration und Gyrierung

Neben den dysraphischen Mißbildungen und Störungen der telenzephalen Hirnbläschenbildung einschließlich der Mißbildungen der Kommissurensysteme stellen die *Fehlbildungen der Rinde von Groß- und Kleinhirn* als Differenzierungsstörungen die dritte große Gruppe der ZNS-Malformationen dar. Am Großhirn gehören hierzu die Agyrien (Synonym: Lissenzephalien) und Pachygyrien, ferner die Mikropolygyrien und Heterotopien, am Kleinhirn ebenfalls Heterotopien.

Formale Genese, Morphologie. Die glatte, ungyrierte Oberfläche des Gehirns, die bis zur 14. Fetalwoche, dem 1. Beginn der Furchenbildung in der Fossa Sylvii, die Regel ist, wird normalerweise in den darauffolgenden Fetalwochen durch die Bildung der Gyri ersetzt. Die Windungsbildung ist um die 32. Fetalwoche abgeschlossen.

> Wird dieser Prozeß durch entsprechende Noxen gestört, so bleibt die *Hirnoberfläche* makroskopisch entweder *weitgehend glatt (Agyrie = Lissenzephalie),* oder es bilden sich *abnorm breite Windungen (Pachygyrie)* aus. Hierbei kommen Übergänge vor.

> Zytoarchitektonisch entsprechen diesen Fehlbildungen Abweichungen von der normalen Rindenentwicklung.

Agyrie und Pachygyrie

Klinische Aspekte. Mädchen und Jungen sind gleichmäßig betroffen. Die Patienten sind mikrozephal und motorisch sowie geistig schwer retardiert, dazu kommen Muskelschwäche und Krampfanfälle.

Morphologie. Bei der Pachygyrie liegt eine unternormale Auffaltung des Großhirnkortex vor mit reduzierter Anzahl von Sulci und Gyri (Abb. 1.10a). In ihrer schwersten Ausprägung fehlen die Windungen vollständig (Agyrie), so daß die Großhirnoberfläche glatt aussieht *(Lissenzephalie)*. Bei der Agyrie sind das Kortexband verdickt und das Marklager verschmälert. Der Kortex zeigt histologisch eine 4schichtige Struktur: 1. marginale (Molekular-)Schicht, 2. oberflächliche neuronale Zellschicht, 3. zellarme Schicht mit tangential verlaufenden myelinisierten Fasern und 4. tiefere neuronale Zellschicht. Im Grenzbereich der Pachygyrie zum normalen Kortex zeigt die oberflächliche neurale Schicht einen Übergang zum regelrecht aufgebauten Kortex, während die tiefere neuronale Schicht keine Kontinuität aufweist. Dieser Befund unterscheidet die 4schichtige Rindenstruktur der Pachygyrie von der der *Mikropolygyrie*. Das Claustrum fehlt.

Die Determinationsperiode für die Agyrie liegt um die 11. Fetalwoche, diejenige für die Pachygyrien zwischen der 11. und 13. Fetalwoche. Dementsprechend ist bei den Pachygyrien die Untergliederung der Rinde weiter fortgeschritten in Richtung der oben erwähnten 6-Schichtung. Die Pachygyrie zeigt jedoch eine ähnliche Histologie wie die Agyrie. Ätiopathogenetisch wird nicht nur eine Migrationshemmung, sondern auch eine Schädigung der bereits migrierten Nervenzellen diskutiert.

Bei den genannten Determinationsperioden wirken sich Schädigungen auch in anderen Regionen des ZNS aus, so im Kleinhirn-Medulla-Bereich, wo es zu Olivenkernheterotopien und zu Migrationshemmungen bei der Bildung der Kleinhirnrinde kommen kann[48].

Mikropolygyrie (Synonym: Polymikrogyrien)

Im Gegensatz zur Pachygyrie oder Agyrie sind hier die Windungen angelegt, aber häufig atypisch untergliedert (Abb. 1.10c) und auch zytoarchitektonisch nicht normal 6schichtig aufgebaut.

Die Mikropolygyrie kann diffus oder fokal beobachtet werden. Häufig kommt sie in der Umgebung enzephaloklastischer Läsionen (Porenzephalie) vor. Außerdem ist eine regionäre Mikropolygyrie in bestimmten arteriellen Versorgungsgebieten (bevorzugt im Bereich der Arteria cerebri media) bekannt.

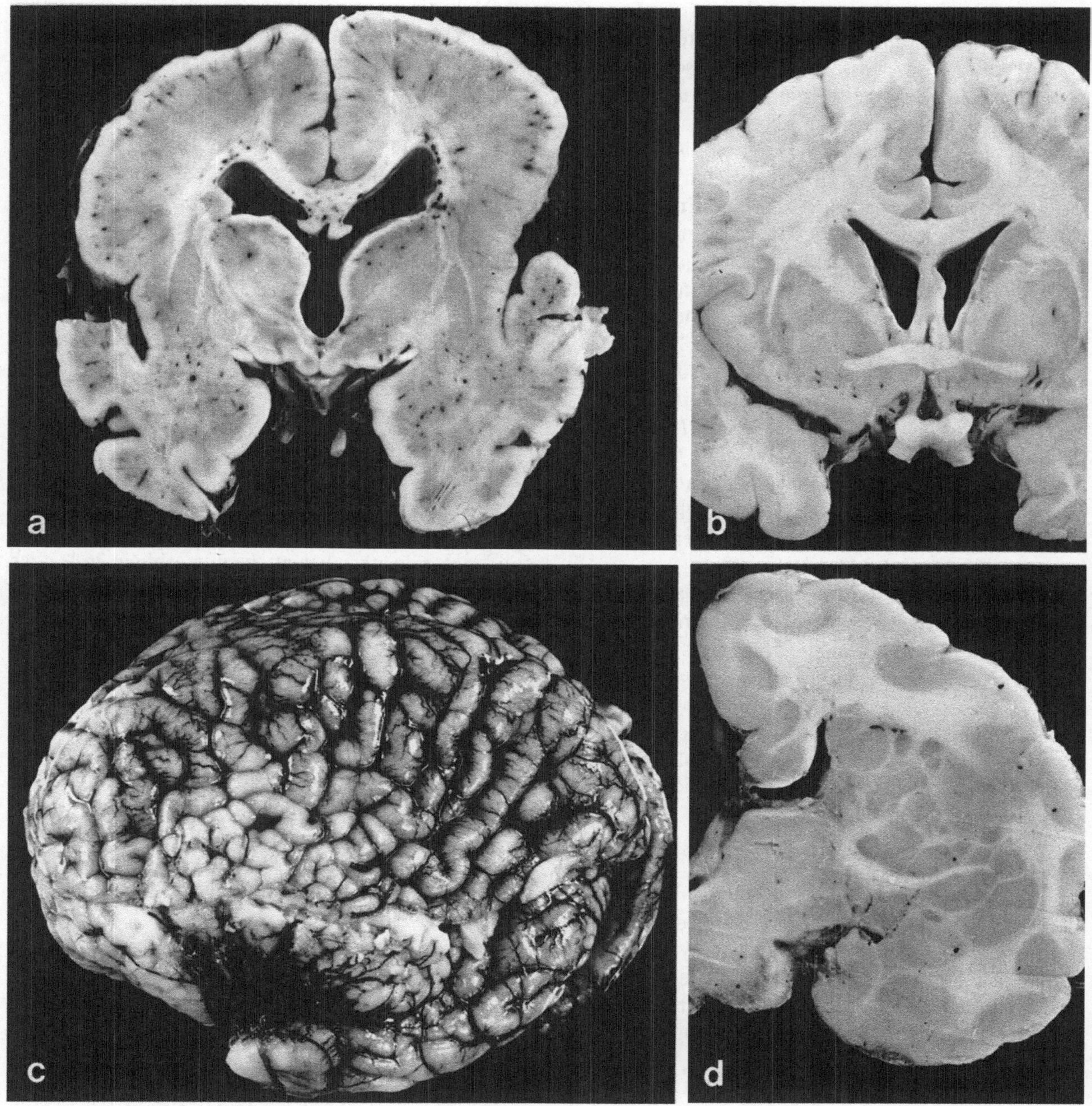

Abb. 1.10 a. Pachygyrie. **b** Laminäre Heterotopien grauer Substanz im distalen Marklager (sog. 2. Rinde). **c** Mikropolygyrien. **d** Noduläre Heterotopien grauer Substanz im Marklager

Ätiologisch ist die exogene Entstehung der Mikropolygyrien besonders eindrücklich erkennbar bei den fetalen Schädigungen durch Zytomegalie-, Toxoplasmose- oder Rubeoleninfektionen.

Die *Determinationsperiode* liegt frühestens in der 20./21. Gestationswoche, da die regulären Windungen bereits richtig gebildet sind. Immerhin zeigt die *Kombination mit Pachygyrien,* daß die Determinationsperiode ziemlich breit ist. Ein weiteres Argument hierfür ist, daß der Grad der noch im Marklager anzutreffenden, migrierenden Nervenzellen variiert. Bei einer sich spät manifestierenden Schädigung sind Nervenzellen in Marklager und Markzungen nur noch vereinzelt erkennbar.

Mikroskopisch zeigt die typische Mikropolygyrie eine 4 schichtige Rindenstruktur: 1. Molekularschicht, 2. obere Nervenzellschicht, 3. Nervenfaserschicht und 4. innere Nervenzellschicht. Die 3. Schicht ist offenbar durch Zellnekrose und spätere Myelinisierung entstanden; in den beiden Nervenzellschichten sind gelegentlich noch sowohl Körner- als auch Pyramidenzellen als Reste der „normalen" 6-Schichtenstruktur des Kortex erkennbar. Eine normal ausgebildete 2. Schicht spricht für eine abgeschlossene Nervenzellmigration. („Inside-out"-Gesetz; ▷ S. 13)

Differentialdiagnose gegenüber Ulegyrien. So wie zytoarchitektonisch die Grenze zwischen pachygyren und mikrogyren Bezirken und deren Determinationsperiode unscharf ist, besteht auch keine scharfe Trennungsmöglichkeit zwischen Mikrogyrien und Ulegyrien (= enzephaloklastische Mikrogyrien; sklerotische Mikrogyrien). Während die Ulegyrien als Narbenzustand nach Rindennekrosen zu verstehen sind, waren die Mikrogyrien ursprünglich als reine Entwicklungsstörungen aufgefaßt worden. Die wachsende Erkenntnis, daß auch diese Entwicklungsstörungen meist die Folge exogener Schädigungen sind und am Beginn ihrer formalen Genese Zellnekrosen stehen, gibt der Unterscheidung die genannte Unschärfe. Nichtsdestoweniger befürworten wir nach wie vor diese Unterscheidung, zumal der *Narbencharakter mit der dichten Fasergliose, die der Ulegyrie eigen ist, den Lissenzephalien und der Mikropolygyrie gewöhnlich fehlt.* In den mikropolygyrierten Bereichen findet sich vielmehr eine abnorme Verdichtung markscheidenhaltiger, tangential verlaufender Fasern in den oberflächlichen, subpialen Bezirken der Molekularschicht.

Die *pachygyre Mikropolygyrie* gehört weder zur Agyrie/Pachygyrie noch zur oben beschriebenen Mikropolygyrie. Diese Anomalie kommt als Teilerscheinung der „*zerebrookulären Dysplasiemuskeldystrophie*" („*brain-eye-muscle-disease*"-Gruppe) vor und ist dann typischerweise mit einer Dysplasie der Kleinhirnrinde (blumenkohlartige Rindendysplasie, oft ungeeignet als „zerebelläre Mikropolygyrie" beschrieben) kombiniert.

Zerebrale Heterotopien

Zerebrale Heterotopien entstehen durch eine Migrationsstörung der Neuroblasten auf dem Wege von der periventrikulären Matrixzone zur Rinde, wobei die Neuroblasten an heterotoper Stelle weiter differenzieren. Zwei Formen werden voneinander unterschieden: laminäre und noduläre Heterotopien.

Die laminäre Form (Abb. 1.10 b) findet sich vorwiegend in Verbindung mit Pachygyrien, aber auch bei einer makroskopisch scheinbar normalen Rindenstruktur. Man hat auf den Frontalschnitten den Eindruck einer zweiten, sich subkortikal im Marklager bogenförmig um die Ventrikel lagernden *Rindenschicht.* In der Tat weisen diese laminären Heterotopien auch mikroskopisch einen *rindenähnlichen Aufbau* auf, wobei breite Übergänge zwischen atypisch ungeordnet durcheinanderliegenden Zellen verschiedener Typen einerseits, einer ausgebildeten 6-Schichtung andererseits erkennbar sind.

Die *nodulären Heterotopien* sind dagegen meist kleiner und finden sich periventrikulär. Sie können solitär und multipel vorhanden sein. Diese Form der Heterotopie ist eher mit einer Mikropolygyrie assoziiert, kommt jedoch immer wieder auch bei den anderen Mißbildungen vor. Nach eigener Beobachtung ist eine solitäre, kleine (unter etwa 8 mm Durchmesser) Heterotopie im Großhirnmark als einzige Entwicklungsanomalie bei 0,6–0,7 % der Routineautopsien zu finden; bei einer retrospektiven Untersuchung hatten die Patienten weder eine Epilepsie noch eine geistige Retardierung.

Einzelne, locker verstreute Nervenzellen im Marklager und in Markzungen von Kleinkindern sind ein sehr häufiger Befund. Nur eine längere Persistenz über das 1. Lebensjahr hinaus und eine Verdichtung im tiefen Marklager muß als pathologische Zellheterotopie bzw. Migrationshemmung aufgefaßt werden.

Ähnlich altersabhängig sind die *Cajal-Retzius-Horizontalzellen,* die sich in der Molekularschicht parallel zur Pia finden mit bipolarer Orientierung zweier axonaler Fortsätze. Sie können bei kindlichen Epilepsien gelegentlich noch im Schulalter beobachtet werden.

Hirnwarze

Mit diesem Namen werden bei sonst normal entwickelter Hirnoberfläche erkennbare kleine, breitbasig und abgeplattet den Gyruskuppen aufgelagerte *Rindenprominenzen* belegt, die immerhin in 26 % aller Fälle einer laufenden Obduktionsserie beobachtet werden konnten[84]. Die *Zahl der Warzen pro Gehirn* schwankt zwischen 1 und 30, wobei bevorzugt der Gyrus frontalis inferior (31 %), der Gyrus frontalis medius (25 %) und die übrigen Frontal- und Orbitawindungen beteiligt sind.

In dem Bereich der Hirnwarze ist die *Architektur der Rindenschichtung verändert.* Es findet sich vor allem eine verbreitete Molekularschicht mit atypisch gelagerten und atypisch großen Nervenzellen. Kleinere Ektopien kortikalen Gewebes können sich auch innerhalb der Leptomeningen, der Dura, sogar intraossär finden.

Heterotopien im Kleinhirn

Die *Heterotopien* (früher als *Heterotaxie* bezeichnet) des Kleinhirns bestehen aus Matrix- bzw. Körnerzellen sowie Purkinje-Zellen, die keine regelrechte zerebellokortikale Struktur bilden *(scrambled cortical heterotopia of the cerebellum).* Sie finden sich meist im Stiel (Mark) des Flocculus und im ventralen Nodulusbereich (Archizerebellum). Sie werden nahezu konstant bei Trisomie 21, aber auch bei Trisomien 13 und 18 beobachtet.

> Zerebelläre Heterotopien sind häufig und als isolierter Befund ohne klinische Bedeutung.

Heterotope Nervenzellinseln im Kleinhirnmark, die von Kleinhirnkernen abstammen sollen, werden nach eigener Untersuchung bei Feten in einer Häufigkeit von 27,7 %, bei Kindern bis zum 1. Lebensjahr zu 20,0 % und bei Erwachsenen zu 13,3 % ohne sonstige Anomalien beobachtet.

Heterotope Purkinjezellen: Die Purkinje-Zellen wandern in die Richtung ihrer endgültigen Plazierung in der Zeit zwischen der 6. und 13. Fetalwoche mit Höhepunkt in der 9. und 10. Woche, ausgehend von einer Matrixzone am Dach des 4. Ventrikels. Man findet größere Inseln dichtliegender Purkinjezellen gelegentlich in den Markzungen der Kleinhirnläppchen.

Die *Matrixzellheterotopie,* früher als *Spindelzell- und Körnerzellheterotopie* bezeichnet, kann als einzige Anomalie bei Feten und Neugeborenen beobachtet werden, wobei die genaue Häufigkeit dieses Typs nicht bekannt ist. Gleichartige Matrixzellheterotopien können ebenfalls, wenn auch seltener, in der Molekularschicht beobachtet werden; einige Autoren diskutieren sie als möglichen Ursprung der *Medulloblastome.* Bei Erwachsenen können Heterotopien beobachtet werden, die ausschließlich aus ausgereiften Körnerzellen bestehen.

> Relativ häufig ist eine Matrixzellheterotopie innerhalb des *Nucleus dentatus.* Diese Zellen sind vielfach perivaskulär gelagert und *dürfen nicht mit entzündlichen Infiltraten verwechselt werden* (Abb. 1.9 f).

Die Matrixzellansammlungen im Zahnkern bilden sich gegen Ende der Fetalzeit zurück. Bei Frühgeborenen finden sich noch in 72 % der Fälle, um bis zum 4. Postnatalmonat immer seltener zu werden. Ihre Persistenz und ungewöhnliche postnatale Dichte ist ebenso als Dysgenesie zu deuten wie eine pachygyre oder mikrogyre Formung des Zahnkern- und Olivenbandes. Ihr gemeinsames Vorkommen spricht für gestörte Koordinationen zwischen der Entwicklung der beiden Zellareale. Dysgenesien zerebellarer Matrixzellen finden sich in 61 % in Verbindung mit anderen Mißbildungen vor allem bei Trisomien.

Zu den Migrationsstörungen nervösen Gewebes in weiterer Sinn können auch gezählt werden der das autonome Nervensystem betreffende *M. Hirschsprung (A- und Hypoganglionose) und die Hyperganglionose (neuronale intestinale Dysplasie)*

Ein *M. Hirschsprung* tritt bei ca. 1:5000–8000 Geburten auf; 80 % der Patienten sind männlich[15]. Dieses Krankheitsbild ist genetisch heterogen, jedoch bei 4 % ist ein familiäres Auftreten bekannt; es wird über einen Ein-Gendefekt diskutiert[8a]. Gehäuftes Auftreten bei M. Down ist bekannt. *Pathogenetisch* wurde eine Migrationsstörung der Neuralleistenzellen angenommen; heute wird auch eine fokale neuronale Zellnekrose diskutiert.

Neuropathologisches Kriterium ist eine *A- oder Hypoganglionose der Plexus submucosus und myentericus.* Bei Aganglionose ist in der Übergangszone zum gesunden Gewebe immer eine Hypoganglionose vorhanden. Der histochemisch entscheidende und somit diagnostisch aussagekräftige Befund ist ein Nachweis von azetylcholinesterasepositiven parasympathischen Nervenfasern in der Lamina propria mucosae (Abb. 1.11 a). Ein negativer Befund in der Lamina pro-

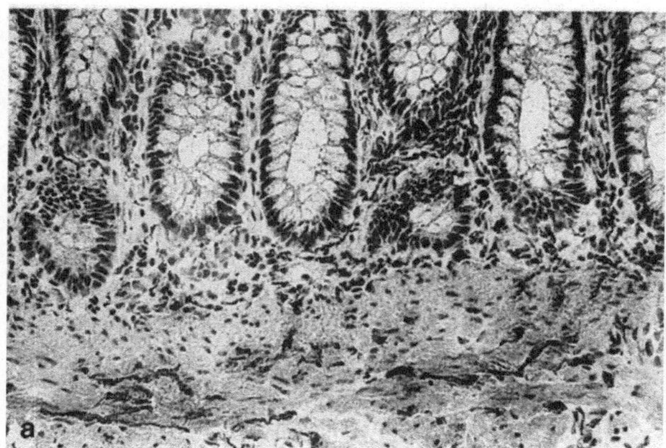

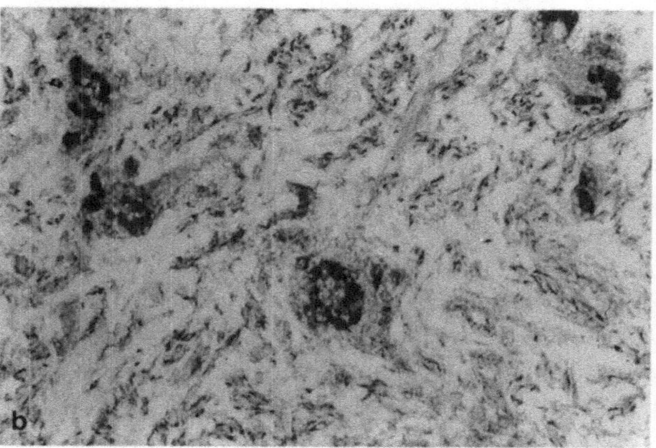

Abb. 1.11. *Oben:* Erhöhte Aktivität der Azetylcholinesterase in vermehrten parasympathischen Nervenfasern in der Mucosa propria im Rektum bei Morbus Hirschsprung. *Unten:* Riesenganglien mit Azetylcholinesterase-Positivität bei Hyperganglionose. (Freundliche Überlassung der Fälle durch Prof. Walter, Hannover)

pria schließt innerhalb der ersten 8 Lebenswochen einen M. Hirschsprung nicht aus[70]. Die Länge des hypo- bzw. aganglionischen Segmentes ist unterschiedlich. Bei 70–80 % der Patienten ist das betroffene Segment auf den rektalen und rektosigmalen Bereich beschränkt. Es gibt aber auch eine langsegmentale und ultrakurzsegmentale (1–4 cm; im supraanalen Bereich) Ausprägung. Bei der letzteren (zonale Aganglionose) sind eine einfache und eine doppelzonale Aganglionose als Untergruppen beschrieben; bei der doppelzonalen Aganglionose ist eine intakt innervierte Zone innerhalb des aganglionotischen Segmentes vorhanden.

Bei der *Hyperganglionose (neuronale intestinale Dysplasie* = NID) manifestiert sich eine ähnliche Symptomatik wie bei M. Hirschsprung, morphologisch jedoch zeigen die intramuskulären und submukosalen Ganglien eine Hyperplasie und eine Hypertrophie[8] (Abb. 1.11 b).

Meier-Ruge[62] unterscheidet Typ A (Hyperganglionose des Plexus myentericus) und Typ B (Hyperganglionose des Plexus submucosus). Bei *Typ A* ist jedoch eine *A- bzw. Hypoplasie des Sympathikus* wesentlich; die Azetylcholinesterasereaktion zeigt nur eine mäßige Aktivitätserhöhung in den Nervenfasern der Ringmuskulatur bei vorhandenen Ganglienzellen des Plexus submucosus und myentericus, zumal bei dem letzteren mit einer Hyperplasie. Klinisch manifestieren sich blutige Stühle mit Spastizität des Kolons sowie explosionsartige Durchfallattacken[62].

Bei *Typ B* besteht im Plexus submucosa eine starke Hyperplasie *(Riesenganglien)*. Die Azetylcholinesteraseaktivität ist dabei zwar in den Nervenfasern der Ring- und Längsmuskulatur sowie in der Lamina propria mucosae erhöht, jedoch weniger auffällig als beim Typ A. Die klinische Symptomatik bei Typ B ist kaum abgrenzbar vom M. Hirschsprung.

Megalenzephalien und Makrozephalien

Bei der Megalenzephalie ist das Gehirn überdurchschnittlich groß und schwer (ungefähr 1600 g oder mehr), wobei die Grenze zwischen normalem und pathologischem Gehirngewicht nicht eindeutig definiert ist. Schwere Gehirne können sowohl bei talentierten als auch bei geistig retardierten Menschen beobachtet werden. Die Megalenzephalie ist immer mit einer Makrozephalie – Vergrößerung des Schädels – vergesellschaftet.

Im weiteren Sinne wird der Ausdruck „Megalenzephalie" auch beschreibend bei anderweitigen Erkrankungen gebraucht, so *bei der Gangliosidose, Alexander-Krankheit, Gliomatosis cerebri oder bei der tuberösen Sklerose.* Im engen Sinne sollte er jedoch nur bei einer primären Hyperplasie des Gehirns angewendet werden. In diesen Fällen sind alle Areale des Gehirns gleichmäßig hyperplastisch. Das Kortexband ist breit und das Volumen des Großhirnmarks vermehrt, während das Ventrikelsystem normalgroß ist. Es können Mikroanomalien wie z. B. neuronale Heterotopien vorkommen.

Dagegen sind Gehirnmißbildungen bei den *Hemimegalenzephalien* die Regel. Es finden sich neuronale Heterotopien, Pachygyrie, Mikropolygyrie und histologisch Nervenzellhyperplasien.

Mikrenzephalie und Mikrozephalie

Unter *Mikrozephalie* versteht man einen abnorm kleinen Kopf, dessen Ursache vielfältig sein kann: Miß- oder Fehlbildungen, enzephaloklastische Prozesse (Hydranenzephalie/Porenzephalie, multizystische Enzephalopathie, ▷ S. 48, 50) oder angeborene Stoffwechselerkrankungen. Sie kann bereits pränatal entstehen (Ultraschalluntersuchungen!) oder sich erst postnatal als Folge zerebraler Schäden entwickeln. Bei der *Mikrenzephalie* handelt es sich um eine primäre Hypoplasie des Gehirns mit entsprechenden Fehlbildungen; vorwiegend im Telenzephalon; eine Mikrozephalie ist dabei obligat.

In diese Gruppe gehört die *Micrencephalia vera,* die sporadisch oder autosomal rezessiv auftritt. Die Patienten zeigen einen auffällig kleinen Kopf mit einer gehirnwindungsartig geformten Kopfschwarte *(Cutis verticis gyrata).* Die Patienten sind meist schwer bis mittelgradig psychomotorisch retardiert.

Das Großhirn ist klein und die Anzahl der Windungen reduziert, das Windungsrelief einfach strukturiert. Die Basalganglien sind meist von normaler Größe. Der Kortex zeigt eine kolumnale Zellanordnung; gelegentlich sind noduläre Heterotopien zu finden. Die infratentoriellen Strukturen sind meist normal ausgebildet, so daß das Kleinhirn bei der makroskopischen Betrachtung auffällig groß wirkt und sein Gewichtsanteil entsprechend hoch ist.

Als Ursache der *Micrencephalia vera* ist eine autosomal-rezessive Übertragung bekannt. Röntgenstrahlen können auch bis zum 5. Gestationsmonat eine Mikrenzephalie verursachen. Mütter, die die Atombombenexplosion in Japan überlebt haben, zeigten eine erhöhte Geburtsrate mikrenzephaler Babies. Im Experiment führten auch zahlreiche andere teratogene Faktoren zur Mikrenzephalie.

Seckel-Syndrom

Das Seckel-Syndrom tritt sporadisch auf und ist gekennzeichnet durch Mikrozephalie, charakteristische kraniofaziale Anomalien (fliehende Stirn mit Übergang zur Nasenwurzel ohne frontonasalen Winkel, Exophthalmus, Anti-Down-Augenschlitze, Mikrognathie, tiefsitzende dysplastische Ohrmuscheln), intrauterine Entwicklungsretardierung (Hypotrophie/Hyposomie), postnatale mentale Entwicklungsretardierung, eventuell Skelettanomalien sowie unterschiedliche hormonale Störungen.

Ursache ist eine reduzierte Neuroblastenproduktion im Telenzephalon und eine primäre Differenzierungsretardierung hormonproduzierender Adenohypophysenzellen[46].

Ätiologisch bestimmte spezielle Syndrome

Fetales Alkoholsyndrom

Klinische Aspekte. Durch schweren Alkoholabusus der Mutter im ersten Trimester der Schwangerschaft kommt es zu einer Schädigung des Feten. Die betroffenen Kinder zeigen eine Hyposomie, die bereits in utero erkannt werden kann, eine Mikrozephalie und leichte, jedoch typische kraniofaziale Dysmorphien: kurze Augenspalte, breite Nasenwurzel, flaches und langes Philtrum und dünne Oberlippe, gelegentlich auch Blepharophimose mit nach außen schräg abfallenden Lidachsen. Nach einer Follow-up-Studie[90] bilden sich diese kraniofazialen Dysmorphien bis zum Adoleszenzalter teilweise zurück. Die Körpergröße kann sich in dieser

Zeit dem Durchschnittswert nähern, während der IQ durchschnittlich deutlich erniedrigt bleibt (die Variation ist hierbei sehr groß; die Kinder können bei rechtzeitiger Diagnose und geeigneten Erziehungsmaßnahmen ihre Lernfähigkeit steigern).

Morphologie. Im Gegensatz zu relativ einheitlichen klinischen Merkmalen zeigen die neuropathologischen Befunde ein breites Spektrum von Hydrozephalie, Heterotopien im Parenchym und in den Leptomeningen, Dandy-Walker-Syndrom, Agenesie des Balkens, Dysraphien und bis zur Porenzephalie[77], je nach dem Einwirkungszeitpunkt von Äthanol bzw. seinem Metaboliten Azetaldehyd (▷ S. 282).

Chromosomenanomalien

Trisomie 21 (Down-Syndrom)

Klinische Aspekte. Die Häufigkeit dieses Syndroms wird mit 1,4/1000 Geburten angegeben und zeigt eine abnehmende Tendenz[98]. Die Makroglossie, die bei diesen Kindern zu den angeborenen Anomalien zählte, wird heute als ein Teilaspekt einer generalisierten Muskeltonusschwäche angesehen. Sie kann durch eine frühzeitige adäquate Therapie prophylaktisch behandelt werden. Bekannt ist ferner beim Down-Syndrom eine frühzeitige degenerative Veränderung des Gehirns im Sinne eines *Morbus Alzheimer* (▷ Abschn. „M. Alzheimer", S. 59). Weiterhin finden sich gehäuft Herzfehler, Leukämien, *M. Hirschsprung* sowie möglicherweise *Moyamoya-Krankheit*[37].

Morphologie. Bei Trisomie 21 fehlen spezifische und charakteristische Gehirnbefunde. In seltenen Fällen sind unspezifische Veränderungen wie Verminderung des Gehirngewichtes, verkürzte Hirnlänge (kugelige Form des Gehirns), dorsobasal ausgerichteter Gyrus temporalis superior erkennbar. Im relativ kleinen Kleinhirn können histologisch häufig dysgenetische Kleinhirnrindenstrukturen im Nodulus und Flocculus nachgewiesen werden (▷ Abschn. „zerebelläre Heterotopien", S. 34). Vielfach sind in den Basalganglien und gelegentlich auch im Großhirnmark Mineralisationen zu beobachten. Mit der Golgi-Methode ließ sich eine frühzeitige Atrophie der Dendriten sowie Verminderung der Zahl der Spines entlang der apikalen sowie basalen Dendriten nachweisen[12, 91]. Elektronenmikroskopisch fand sich allerdings keine signifikante Reduktion der synaptischen Population im Neokortex[24].

Trisomie D: 13–15 (Pätau-Syndrom)

Klinische Aspekte. Diese Chromosomenanomalie ist bei etwa 1:4600 Geburten zu sehen und bei Mädchen häufiger als bei Jungen. Sie ist gekennzeichnet durch Gehirnmißbildungen des Holoprosenzephaliespektrums (▷ Abschn. „Holoprosenzephalie", S. 29). Zu-

sätzlich zur kraniofazialen Anomalie können Mißbildungen vorwiegend an den Akren beobachtet werden. Oft sind gleichzeitig schwere innere Mißbildungen vorhanden, insbesondere an den Augen, am Herzen und an den omphalointestinalen sowie urogenitalen Organen. Das vor der Zeit der Chromosomenanalyse bekannte *Ulrich-Feichtiger-Syndrom* (Dyscraniopygophalangie) ist sowohl klinisch als auch morphologisch dem Trisomie-D-Syndrom sehr ähnlich und höchstwahrscheinlich mit ihm identisch.

Morphologie. Im Vordergrund steht die Holoprosenzephalie. Daneben finden sich im hypoplastischen Kleinhirn Heterotopien in verschiedenen Kombinationen und in schwerster Ausprägung[69, 92].

Trisomie E: 17–18 (Edwards-Syndrom)

Klinische Aspekte. Die Häufigkeit wird mit 1:3500–7000 Geburten angegeben. Wie die Trisomie 21 wird das Syndrom bei Kindern älterer Mütter häufiger beobachtet. Die Kinder mit dieser Anomalie haben meist schwere innere Mißbildungen, werden tot geboren oder sterben frühkindlich.

Morphologie. Auch diese Anomalie ist mit telenzephalen Entwicklungsstörungen verbunden, die aber nicht den Schweregrad der Holoprosenzephalie erreichen. Man sieht eher als Mikrodysgenesien anzusprechende Anomalien in der Entwicklung der Hippokampusregion, des Corpus geniculatum laterale, des Gyrus cuneus und der unteren Olive[63].

Alle Chromosomenanomalien weisen in einem hohen Prozentsatz Matrixzellheterotopien im Zahnkern des Kleinhirns auch noch nach dem 4. Lebensmonat auf (S. 34).

Weitere Chromosomenanomalien

Auch andere Chromosomenanomalien gehen mit ZNS-Anomalien einher. Im folgenden seien nur einige Beispiele genannt:
- *Trisomie 9* (Mikrenzephalie-kraniofaziale Anomalien; Dandy-Walker-Anomalie),
- *13 q-Syndrom* (Atelenzephalie)[93];
- *Ringchromosom 17* (Miller-Dieker-Syndrom)[27a];
- *Sex-Chromosomenanomalie (Adams-Wicker-Syndrom, Fragile-X-Syndrom).*

Literatur

1.–6. Weiterführende Literatur (▷ S. 12)
7. Aleksic S, Budzilovich G, Greco MA, Feigin I, Epstein F, Pearson J (1983) Iniencephaly: a neuropathologic study. Clin Neuropathol 2: 55–61
8. Athow AC, Filipe MI, Drake DP (1991) Hyperganglionosis mimicking Hirschsprung's disease. Arch Dis Child 66: 1300–1303
8a. Badner JA, Sieber WK, Garver KL, Chakravarti A (1990) A genetic study of Hirschsprung disease. Am J Hum Genet 46: 568–580

9. Baljet B, Heyke GCM (1992) Zur Geschichte der Klassifikationssysteme der Doppelmißbildungen unter besonderer Berücksichtigung des Klassifikationssystems von Louis Bolk (1866–1930). Ann Anat 174: 361–368

10. Barr M Jr, Hanson JW, Currey K, Sharp S, Toriello H, Schmickel RD, Wilson GN (1983) Holoprosencephaly in infants of diabetic mothers. J Pediatr 102: 565–568

11. Bass NH, Young E (1973) Effects of hypothyroidism on the differentiation of neurons and glia in developing rat cerebrum. J Neurol Sci 18: 155–173

12. Becker LE, Armstrong DL, Chan F (1986) Dendritic atrophy in children with Down's syndrome. Ann Neurol 20: 520–526

13. Bell JE, Gordon A, Maloney AFJ (1980) The association of hydrocephalus and Arnold-Chiari malformation with spina bifida in the fetus. Neuropathol Appl Neurobiol 6: 29–39

14. Benke PJ, Cohen MM Jr (1983) Recurrence of holoprosencephaly in families with a positive history. Clin Genet 24: 324–328

14a. Berry-Kravis E, Israel J (1994) X-linked pachygyria and agenesis of the corpus callosum: Evidence for an X chromosome lissencephaly locus. Ann Neurol 36: 229–233

15. Blisard KS, Kleinman R (1986) Hirschsprung's disease: a clinical and pathologic overview. Hum Pathol 17: 1189–1191

16. Büchner F (1966) Die allgemeine Pathologie der Entwicklung. Mißbildungen und Mißbildungskrankheiten. In: Büchner F (Hrsg) Allgemeine Pathologie, 5. Aufl. Urban & Schwarzenberg, München Berlin Wien, p 365

17. Byrne J, Warburton D (1986) Neural tube defects in spontaneous abortions. Am J Med Genet 25: 327–333

18. Campbell LR, Dayton DH, Sohal GS (1986) Neural tube defects: a review of human and animal studies on the etiology of neural tube defects. Teratology 34: 171–187

19. Chapman PH, Swearingen B, Caviness VS (1989) Subtorcular occipital encephalocele. Anatomical considerations relevant to operative management. J Neurosurg 71: 375–381

20. Chiari H (1891) Über Veränderungen des Kleinhirns infolge von Hydrocephalie des Großhirns. Dtsch Med Wochenschr 17: 1172–1175

21. Choi BH, Lapham LW, Amin-Zaki L, Saleem T (1978) Abnormal neuronal migration, deranged cerebral cortical organization, and diffuse white matter astrocytosis of human fetal brain: a major effect of methylmercury poisoning in utero. J Neuropathol Exp Neurol 37: 719–733

22. Colmant HJ (1955) Der Aquäduktverschluß. Dysgenetische Gliosen und verwandte Prozesse. Arch Psychiat Z Neurol 194: 17–35

23. Cowchock S, Ainbender E, Prescott G, Candall B, Lau L, Heller R, Muir WA, Kloza E, Feigelson M, Mennuti M, Cederquist L (1980) The recurrence risk for neural tube defects in the United States: a collaborative study. Am J Med Genet 5: 309–314

24. Cragg BG (1975) The density of synapses and neurons in normal, mentally defective and ageing human brains. Brain 98: 81–90

25. Dellmann HD (1985) Fine structural organization of the subfonical organ. A concise review. Brain Res Bull 15: 71–78

26. DeMorsier G (1956) Etudes sur les dysraphiques crânio-encéphaliques. Agénésie du septum lucidum avec malformation de tractus optique. La dyslasie septo-optique. Schweiz Arch Neurol Psychiatr 77: 267–292

27. DeVore GR, Woodbury DM (1977) Phenytoin: an evaluation of several potential teratogenic mechanisms. Epilepsia 18: 387–396

27a. Dieker H, Edwards RH, ZuRhein G, Chou SM, Hartman HA, Opitz JM (1969) The lissencephaly syndrome. Birth Defects 5: 53–64

28. Dobyns WB (1989) Agenesis of the corpus callosum and gyral malformations are frequent manifestations of nonketotic hyperglycinemia. Neurology 39: 817–820

29. Dolk H, Dewals P, Gillerot Y, Lechat MF, Ayme S, Cornel M, Cuschieri A, Garne E, Goujard J, Laurence KM, Lillis D, Lys F, Nevin N, Owens J, Radic A, Stoll C, Stone D, Tenkate L (1991) Heterogeneity of neural tube defects in Europe. The significance of site of defect and presence of other major anomalies in relation to geographic differences in prevalence. Teratology 44: 547–559

30. Ducket S, Winick M (1981) Malnutrition and brain dysfunction. In: Black I (ed) Brain dysfunction in children. Etiology, diagnosis and management. Raven Press, New York pp 109–130

31. Dudas I, Czeizel AE (1992) Use of 6,000 IU vitamin A during early pregnancy without teratogenic effect. Teratology 45: 335–336

32. Eggers C, Hamer J (1979) Hydrosyringomyelia in childhood: clinical aspects, pathogenesis and therapy. Neuropädiatrie 10: 87–90

33. Elwood JH (1976) Major central nervous system malformations notified in Northern Irland, 1969 to 1973. Dev Med Child Neurol 18: 512–520

34. Emery JL, Lendon RG (1973) The local cord lesion in neurospinal dysraphism (meningomyelocele). J Pathol 110: 83–96

35. Finke J, Koch G (1968) Das Cavum septi pellucidi: Vorkommen und Aussagewert. Bericht über 128 Fälle. Dtsch Z Nervenheilk 193: 154–157

36. Fraser FC, Czeizel A, Hanson C (1982) Increased frequency of neural tube defects in sibs of children with other malformations. Lancet 2: 144–145

37. Fukuyama Y, Osawa M, Kanai N (1992) Moyamoya disease (syndrome) and the Down syndrome. Brain Dev 14: 254–256

38. Goerttler K (1964) Kyematopathien (Embryo- und Fetopathien) In: Becker PE (Hrsg) Humangenetik, Bd II. Thieme, Stuttgart, pp 1–54

39. Gross H, Jellinger K, Kaltenbäck E, Pfolz H (1978) Die Phakomatosen: Übersicht über klinische und neuropathologische Befunde bei eigenen Fällen. Zentralbl Pathol 122: 577

40. Gruber GB (1934) Beiträge zur Frage „gekoppelter" Mißbildungen (Akrocephalo-Syndaktylie und Dysencephalia splanchnocystica). Beitr Pathol Anat 93: 459–476

41. Hertel G, Kramer S, Placzek E (1973) Die Syringomyelie. Nervenarzt 44: 1–13

42. Hibbard ED, Smithells RW (1965) Folic acid metabolism and human embryology. Lancet 1: 1254

43. Hirsch JF, Pierre-Kahn A, Renier D, Sainte-Rose C, Hoppe-Hirsch E (1984) The Dandy-Walker malformation. A review of 40 cases. J Neurosurg 61: 515–522

44. Hirt HR, Zdrojewski B, Weber G (1982) The manifestations and complications of intraspinal congenital dermal sinuses and dermoid cysts. Neuropädiatrie 3: 231–247

45. Hori A, Fischer G, Dietrich-Schott B, Ikeda K (1982) Dimyelia, diplomyelia, and diastematomyelia. Clin Neuropathol 1: 23–30

46. Hori A, Tamagawa K, Eber SW, Westmeiner M, Hansmann I (1987) Neuropathology of Seckel syndrome in fetal stage with evidence of intrauterine developmental retardation. Acta Neuropathol 74: 397–401

47. James CCH, Lassmann LP (1972) Spinal dysraphism: spina bifida occulta. Butterworth, London

48. Jellinger K, Rett A (1976) Agyria-pachygyria (lissencephaly syndrome). Neuropädiatrie 7: 66–91

49. Jellinger K (1976) Spezielle Pathologie des zentralen und peripheren Nervensystems sowie der neuromuskulären Peripherie. In: Holzner JH (ed) Spezielle Pathologie 3. Urban & Schwarzenberg, München Berlin Wien, p 141

50. Jellinger K, Gross H, Kaltenbäck E, Grisold W (1981) Holoprosencephaly and agenesis of the corpus callosum: frequency of associated malformations. Acta Neuropathol 55: 1–10

51. Johnson RT, Johnson KP (1968) Hydrocephalus following viral infection: the pathology of aqueductal stenosis developing after experimental mumps virus infection. J Neuropathol Exp Neurol 27: 591–606

52. Joubert M, Eisenring JJ, Robb JP, Anderman F (1969) Familial agenesis of the cerebellar vermis. A syndrome of episodic hyperpnea, abnormal eye movements, ataxia, and retardation. Neurology 19: 813–825

53. Kobori JA, Herrick MK, Urich H (1987) Arhinencephaly. The spectrum of associated malformations. Brain 110: 237–260

54. Koch G (1966) Syringomyelie. In: Becker PE (Hrsg) Humangenetik Band V/1. Thieme, Stuttgart, pp 112–129

55. Koch M, Fuhrmann W (1984) Epidemiology of neural tube defects in Germany. Hum Genet 68: 97–103

56. Kurtzke JF, Goldberg ID, Kurland LT (1973) The distribution of deaths from congenital malformations of the nervous system. Neurology 23: 483–496

57. Lurie IW, Nedzved MK, Lazjuk GI, Kirillova IA, Cherstvoy ED, Ostrovskaja TI, Shved IA (1980) The XK-aprosencephaly syndrome. Am J Med Genet 7: 231–234

58. Marin-Padilla M, Marin-Padilla TM (1981) Morphogenesis of experimentally induced Arnold-Chiari malformation. J Neurol Sci 50: 29–55

59. Mark MH, Farmer PM (1984) The human subfornical organ: an anatomic and ultrastructural study. Ann Clin Lab Sci 14: 427–442

60. Meckel JF (1822) Beschreibung zweier, durch sehr ähnliche Bildungsabweichungen entstellter Geschwister. Dtsch Arch Physiol 7: 99–172

61. McMillan JJ, Williams B (1977) Aqueduct stenosis – case review and discussion. J Neurol Neurosurg Psychiatry 40: 521–532

62. Meier-Ruge W (1990) Das morphologische Erscheinungsbild der neuronalen Dysplasie des Plexus submucosus. Kinderarzt 21: 837–844

63. Michaelson PS, Gilles FH (1972) Central nervous system abnormalities in trisomy E (17–18) syndrome. J Neurol Sci 15: 193–208

64. Mollgard K (1972) Histochemical investigation on the human foetal subcommissural organ. I. Carbohydrates and mucosubstances, proteins and nucleoproteins, esterase, acid and alkaline phosphatase. Histochemie 32: 31–48

65. Mollgard K, Moller M, Kimble J (1973) Histochemical investigations on the human fetal subcommissural organ. II. The „large granules". Histochemie 37: 61–74

66. Müller K, Unger RR, Eckert H, Dietze R (1969) Über parietale Encephalocelen. Z Kinderheilk 105: 187–209

67. Myrianthopoulos NC (1977) Concepts, definitions and classifications of congenital and developmental malformations of the central nervous system and related structures. In: Vinken PJ, Bruyn GW (eds) Handbook of Clinical Neurology, vol 30, part I. North-Holland Pub, Amsterdam, pp 1–13

68. Nakano KK (1973) Anencephaly: a review. Dev Med Child Neurol 15: 383–400

69. Norman RM (1966) Neuropathological findings in trisomy 13–15 and 17–18 with special reference to the cerebellum. Dev Med Child Neurol 8: 170–177

70. Novak N, Peiffer J (1989) Acetylcholinesterase-Negativität der Lamina propria spricht in den ersten acht Lebenswochen nicht gegen Morbus Hirschsprung. Z Kinderchirurg 44: 33–36

71. Okada S, Nakagawa Y, Hirakawa K (1989) Syringomyelia extending to the basal ganglia. Case report. J Neurosurg 71: 616–617

72. Ostertag B (1956) Die systematische Einordnung der Verbildungen des ZNS und ihre Bedeutung für die Konstitutionsforschung. In: Verh Dtsch Ges Pathol, 39. Tagung, Zürich, 1.–4. Juni 1955. Fischer, Stuttgart, pp 280–289

73. Padmanabhan R (1991) Is exencephaly the forerunner of anencephaly? An experimental study on the effect of prolonged gestation on the exencephaly induced after neural tube closure in the rat. Acta Anat 141: 182–192

74. Passarge E, Lenz W (1966) Syndrome of caudal regression in infants of diabetic mothers: observations of further cases. Pediatrics 37: 672–675

75. Patton BM (1953) Embryological stages in the establishing of myeloschisis with spina bifida. Am J Anat 93: 365–395

76. Peach B (1965) Arnold-Chiari malformation. Morphogenesis. Arch Neurol 12: 527–535

77. Peiffer J, Majewski F, Fischbach H, Bierich JR, Volk B (1979) Alcohol embryo- and fetopathy. Neuropathology of 3 children and 3 fetuses. J Neurol Sci 41: 125–137

78. Peiffer J (1980) Fehlbildungen (Mißbildungen) und Entwicklungsstörungen. In: Rotter W (Hrsg) Lehrbuch der Pathologie, Bd. IV. Schattauer, Stuttgart, p 4

79. Rakic P (1981) Neuronal-glial interaction during brain development. TINS 4: 184–187

80. Recklinghausen F von (1886) Untersuchungen über die Spina bifida. Virchows Arch 105: 243–330

81. Rodriguez EM (1971) Comparative and functional morphology of the median eminence. In: Brain-endocrine interaction. Median eminence: Structure and function. Int Symp, München 1971. Karger, Basel, pp 319–334

82. Saunders ES, Shortland D, Dunn PM (1984) What ist the incidence of holoprosencephaly? J Med Genet 21: 21–26

83. Schließ G (1979) Probleme der Syringomyelie. Fortschr Neurol Psychiat 47: 557–608

84. Schulze KD, Braak H (1978) Hirnwarzen. Z Mikrosk Anat Forsch 92: 609–623

85. Schunk H (1963) Congenital dilatation of the septum pellucidum. Radiology 81: 610–618

86. Seller MJ (1986) Neural tube defects and sex ratios. (Letter) Lancet 2: 227

87. Smith AD, Wald NJ, Cuckle HS, Stirrat GM, Bobrow M, Lagercrantz H (1979) Amniotic fluid acetylcholinesterase as a possible diagnostic test for neural tube defects in early pregnancy. Lancet 1: 685–688

88. Smith DM, Lemli L, Opitz JM (1964) A newly recognized syndrome of multiple congenital anomalies. J Pediatr 64: 210–217

89. Stevenson AC, Johnston HA, Stewart MIP, Golding DR (1966) Congenital malformations. A report of a study of series of consecutive births in 24 centres. Bull WHO 34 [Suppl]: 1–127

90. Streissguth AD, Aase JM, Clarren SK, Randels SP, Ladue RA, Smith DF (1991) Fetal alcohol syndrome in adolescents and adults. J Am Med Assoc 265: 1961–1967

91. Suetsugu M, Mehraein P (1980) Spine distribution along the apical dendrites of the pyramidal neurons in Down's syndrome. Acta Neuropathol 50: 207–210

92. Terplan KL, Sandberg AA, Aceto T Jr (1966) Structural anomalies in the cerebellum in association with trisomy. J Am Med Assoc 197: 557–568

93. Towfighi J, Ladda RL, Sharkey FE (1987) Purkinje cell inclusions and „atelencephaly" in 13 q-chromosomal syndrome. Arch Pathol Lab Med 111: 146–150

94. Voigt K (1969) Kongenitale Agenesie des Septum pellucidum. Arch Psychiat Nervenkr 212: 446–456

95. Williams B (1970) The distending force in the production of communicating syringomyelia. Lancet 2: 41

96. Williams B, Timpley WR (1977) Three cases of communicating syringomyelia secondary to midbrain gliomas. J Neurol Neurosurg Psychiatry 40: 80–88

97. Willis RA (1968) Some unusual developmental heterotopias. Br Med J 3: 267–272

98. Wilson JG (1973) Teratologic causation in man and its evalution in non-human primates. In: Motulsky AG, Lenz W (eds) Birth defects proceedings of the 4th international conference, Vienna 1973. Experta Medica, Amsterdam, pp 191–203

99. Yakovlev PI (1959) Pathoarchitectonic studies of cerebral malformations. III. Arrhinencephalies (holoteleneephalies). J Neuropathol Exp Neurol 18: 22–55

100. Yen IH, Khoury MJ, Erickson JD, James LM, Waters GD, Berry RJ (1992) The changing epidemiology of neural tube defects – United States, 1968–1989. Am J Dis Child 146: 857–861

101. Zwetsloot CP, Brouwer OF, Maaswinkel-Mooy PD (1989) Holoprosencephaly: variation of expression in face and brain in three sibs. J Med Genet 26: 274–276

Störungen der Liquorzirkulation, Hydrozephalien

J. Peiffer

Weiterführende Literatur

1 Shulman K, Graziani LJ (1977) Hydrocephalus. In: Goldensohn ES, Appel SG (eds) Scientific approaches to clinical neurology. Lea & Febiger, Philadelphia, pp 637–651

Definition

> Eine Erweiterung der inneren (Ventrikel) und/oder äußeren (Subarachnoidalraum, Zisternen) Liquorräume, die durch Störungen der Liquorzirkulation bzw. -absorption verursacht wurde, wird als Hydrozephalus bezeichnet.

Abzugrenzen hiervon sind Erweiterungen der Liquorräume, deren Ursache eine krankhafte Schrumpfung des Hirngewebes (sog. Hydrocephalus ex vacuo) oder eine von Störungen der Liquorzirkulation unabhängige Mißbildung des Ventrikelsystems (Ventrikulomegalie) ist.

Liquor cerebrospinalis

Vorbemerkungen zu Anatomie und Physiologie

Liquor

Das ZNS ist von einem Liquormantel umgeben, der für das Gehirn einen gewissen Schutz gegenüber plötzlichen traumatischen Druckeinflüssen bietet. Der Liquor erfüllt aber auch eine *metabolische Funktion.* Da die kinozilienreichen Ependymozyten seitlich nur durch offene Röhrchensysteme, die „gap junctions", miteinander verbunden sind, hat der Liquor auch interzellulären Durchtritt, ebenso wie an der Hirnoberfläche zum Subarachnoidalraum hin. Demgegenüber bilden „tight junctions" der Endothelzellen die *Blut-Hirn-Schranke.* Sie ist nur im Bereich der zirkumventrikulären Organe aufgehoben, allerdings nur bis zu den Ependymzellen, die hier kinozilienarm sind und enge „tight junctions", also dichte Seitenwandkontakte besitzen, die wiederum eine Schranke zum Ventrikel bilden[7].

Der Gesamtliquorraum wird auf 90–150 ml geschätzt. Bei täglich 4- bis 5facher Erneuerung beträgt die tägliche Liquorproduktion um 500 ml. Hauptpro-

duzent sind die Epithelzellen der Plexus chorioidei, in geringem Umfang auch die Arachnoidalzellen. Bewegungen des Liquors von den Plexus zu den Hauptresorptionsstellen erfolgen durch Blutpulsfortleitung und durch die Kinozilien der Ependymozyten bei ständigem Nachschub aus den Produktionstellen. *Absorbiert* wird der Liquor vor allem in den *Pacchioni-Granulationen,* Einstülpungen blutgefäßreicher Bindegewebsfaserzüge in die Sinus durae matris und auch in Diploevenen. Am Rückenmark erfolgen Übertritte in Venen der Zwischenwirbellöcher und entlang der Nervenwurzeln, wobei in den Perineuralscheiden auch *Verbindungen zum Lymphsystem* bestehen[4, 7]. Ein begrenzter Liquorabfluß zu den tiefen zervikalen Lymphdrüsen wird diskutiert. Die von den Leptomeningen in die Hirnrinde einstrahlenden Gefäße führen Liquor innerhalb der Pialtrichter bis zum Zusammenschluß der vaskulären und pialen Basalmembranen *(Virchow-Robin-Raum).*

Plexus chorioideus

Die bindegewebigen Zotten der Plexus enthalten Gefäße mit fenestriertem Endothel, so daß hier die *Blut-Hirn-Schranke aufgehoben* ist. Die Zotten sind von einem einschichtigen, kubischen Epithel bedeckt. Am Übergang zum Hinter- und Unterhorn, dem Trigonum, findet sich als Plexusverdickung der *Glomus,* mit zunehmendem Alter häufig mit Xanthomen und/oder Cholesteringranulomen vergesellschaftet, dies aber unabhängig von einer Atherosklerose anderer Gefäßabschnitte.

Die *Plexusepithelzellen* weisen eine *hohe Aktivität verschiedener Enzyme* (z.B. saure Phosphatase, Arylsulfatase) auf, vergleichbar den Tubulusepithelien der Niere, weswegen hier bei metabolischen Krankheiten mit Enzymdefekten *bevorzugt Speicherstoffe abgelagert* werden. Der Sauerstoffverbrauch der Plexusepithelien ist doppelt so groß wie der des Hirnparenchyms. Die *Plexus sind nervös gesteuert.* Ungeklärt ist die Funktion der den Plexusepithelien aufgelagerten sog. Kolmer-Zellen.

Der Plexus als Hauptort der Liquorproduktion kann selbst pathologisch-anatomische Veränderungen aufweisen (zu blastomatösen Veränderungen ▷ Abschn. „Hirntumoren", S.235). Klinisch bedeutungslos sind die im Glomus, einer Plexusverdickung am Übergang von Hinter- zu Unterhorn, dem Trigonum, in höherem Alter vorkommenden erwähnten, oben Xanthome und Cholesteringranulome sowie die seltenen knöchernen Metaplasien. Sie gehören zum Mono-zyten-Histiozyten-System. In höherem Alter können feinfibrilläre Amyloidablagerungen *(Biondi-Ringe)* im Zytoplasma der Epithelien auftreten. Die Epithelzellen besitzen Rezeptoren für Komplement und Immunglobuline. Sie sind bevorzugter Sitz bei mit *Immunkomplexablagerungen* verbundenen Erkrankungen und reagieren stark mit bei einigen entzündlichen Erkrankungen wie der Meningokokkenmeningitis, der Chorionmeningitis oder bei Trypanosomiasis. Bei *Schocksyndromen* finden sich an den Plexusgefäßen häufig *intravasale Koagulationen.* Die hohe Stoffwechselaktivität ist wahrscheinlich Ursache der *Anfälligkeit gegenüber Intoxikationen* (z.B. Quecksilberchlorid, Kaliumchromat, Uranylnitrat, chronischer Manganvergiftung mit Speicherung von Mangansalzen).

Formveränderungen des Ventrikelsystems, Hydrozephalien

Systematik und Pathophysiologie

Der sich durch die Einfaltung der Neuralrinne ausbildende Hohlraum, aus dem sich die beiden Seitenventrikel und die unpaaren 3. und 4. Ventrikel bilden, ist über die Apertura mediana (Foramen Magendii) sowie die an den Recessi laterales des 4. Ventrikels liegenden Aperturae laterales (Foramina Luschkae) mit den äußeren Liquorräumen verbunden.

Formveränderungen der Liquorräume können durch lokale Druckwirkungen (z.B. Tumoren, Massenblutungen, Abszesse) entstehen, die den Subarachnoidalraum einengen oder das Ventrikelsystem verschieben. *Atrophisierende Vorgänge* des zentralnervösen Parenchyms führen zu entsprechenden lokalen oder allgemeinen Ausweitungen der Liquorräume (sog. – passiver – *Hydrocephalus ex vacuo*), dies aber bei normalen Liquordruckverhältnissen (nicht zu verwechseln mit dem sog. Normaldruck-Hydrozephalus).

Zur Diagnose eines – aktiven – *Hydrozephalus gehört zumindest intermittierend ein erhöhter Liquordruck.* Diese Drucksteigerung kann – jedoch selten – durch eine erhöhte Liquorproduktion verursacht sein, in erster Linie bei einem Plexuspapillom. Die weitaus *häufigere Ursache eines Mißverhältnisses zwischen Liquorproduktion und -absorption ist dagegen eine Abflußbehinderung.*

Der obstruktive Hydrozephalus ist – je nach Sitz der Behinderung – einzuteilen in einen
– *intraventrikulären* und einen
– *extraventrikulären,*
der letztere bedingt durch Verlegung des Liquorabflusses aus den äußeren Liquorräumen.
Als seltenere Variante gilt die *intraparenchymatöse,*

interzelluläre Zirkulationsbehinderung des Liquors z.B. als Folge multipler Mikroinfarkte in Marklager und Stammganglien nach Art der Binswanger-Krankheit[3,8] (▷ dort S.88).

Beim *intraventrikulären* – auch als *nicht-kommunizierend* bezeichneten – *Hydrozephalus* kommen ursächlich in Frage ein Verschluß eines (oder beider) Foramen interventriculare Monroi (meist durch Kolloidzysten, Gliome, Kraneopharyngeome, Hypophysentumoren), des Aquäduktes (Entzündungsfolgen mit Ependymitis granularis – Gliapilzchen am Ort zerstörter Ependymteile – Verdrängung durch Tumoren, Mißbildungen) oder der Aperturen des 4. Ventrikels (Entzündungsfolgen, Tumorzellaussaat).

Beim *extraventrikulären Hydrozephalus* liegt die Abflußbehinderung im Subarachnoidalraum selbst oder in den Pacchioni-Granulationen, in etwa der Hälfte der Fälle Folge von Subarachnoidalblutungen oder Meningitiden[2]. Wegen des erhaltenen Flusses zwischen inneren und äußeren Liquorräumen wird diese Form auch als *kommunizierend* bezeichnet. Da sich hier normale Liquordrucke bei nur gelegentlichen Druckspitzen finden, wird auch vom *Normaldruck-Hydrozephalus* gesprochen (Synonyma: Hydrocephalus aresorptivus, Hydrocephalus malresorptivus, intermittierend normotensiver Hydrozephalus).

Bei den obstruktiven Hydrozephalusformen ist zu beachten, daß die *schädigende Wirkung* auf das Hirngewebe nicht nur vom absoluten Liquordruck abhängig ist, *sondern auch von der Oberfläche, auf die der Druck sich auswirkt.* Hohe Drucke bei schmalen Ventrikeln sind daher klinisch weniger bedeutungsvoll als nur leicht erhöhte Drucke bei stark erweiterten Ventrikeln[2]. Mit zunehmendem Hydrozephalus werden die Auswirkungen immer deletärer.

Rechtzeitige Diagnostik, vor allem bei Kindern, ist daher notwendig, zumal inzwischen gute operative Möglichkeiten zur Therapie gerade des frühkindlich auftretenden Hydrozephalus vorliegen.

Klinik

Die klinischen Symptome sind vom Erkrankungsalter und der Progredienz des ursächlich verantwortlichen Prozesses abhängig.

Beim kongenitalen und frühkindlichen Hydrozephalus bieten Schädelnahtdehiszenzen, Schädelform und Augenstellungsanomalien („Wasserkopf", „Sonnenuntergangsphänomen") in Verbindung mit Entwicklungsretardierungen meist schnellere Diagnosemöglichkeiten als beim Erwachsenen.

Auf 1000 Geburten wird mit 0,5–2,5 Fällen eines kongenitalen Hydrozephalus gerechnet, in der Geschwisterreihe mit einem Wiederholungsrisiko von 4%[9].

> *Für den älteren Menschen* ist charakteristisch die *klinische Trias:*
> – dementielle Entwicklung, Mutismus, Torpor,
> – Gangunsicherheit,
> – *Harninkontinenz.*

Bildgebende Verfahren zeigen, wie beim differentialdiagnostisch wichtigen M. Alzheimer, eine *Reduktion der Hirndurchblutung,* die aber beim Normaldruckhydrocephalus *frontal,* beim M. Alzheimer eher temporookzipital akzentuiert ist. Tracermethoden beweisen beim Normaldruck-Hydrozephalus einen gehemmten oder *fehlenden Liquorabfluß zu den parasagittalen Pacchioni-Granulationen,* statt dessen eine Anreicherung des Kontrastmittels in den basalen Subarachnoidalräumen, oder sogar einen Rückstau in Richtung 4. und 3. Ventrikel.

Ätiologie des obstruktiven Hydrozephalus

Bei den Hydrozephali des frühen Kindesalters ist die Ursache häufig multifaktoriell; außerdem unterscheiden sich die Schädigungszeiträume bei Frühgeburten (Ursache in 40% pränatal, in 60% perinatal, in weniger als 1% postnatal) und termingerecht Geborenen (pränatal 70%, perinatal 25%, postnatal 5%)[6].

Als *Ursachen intraventrikulärer Hydrozephali* kommen in Frage
– *Tumoren* und andere raumfordernde Prozesse, wobei wegen ihres Ventilmechanismus mit plötzlichen heftigen Kopfschmerzattacken die Kolloid-(Paraphysen-)Zyste des Foramen Monroi ein klinisch besonders typisches Beispiel darstellt.
– *Entzündliche Veränderungen,* die im Rahmen der späteren Vernarbungsvorgänge zu fibrotischen Verschlüssen der Foramina oder des Aquäduktes führen können. Die früher häufiger als Mißbildung angesehenen *Aquäduktstenosen* mit unterschiedlichen Verzweigungen sehr schmaler, ependymausgekleideter und manchmal stumpf endender Aquäduktaberrationen sollten ebenfalls – wie tierexperimentelle Versuche mit Mumpsinfektionen gezeigt haben – die Folge von Entzündungen sein können. Ependymzellgruppen, manchmal in Rosettenform oder als kurze Schlauchansätze inmitten fasergliotischer Bezirke, sind sowohl als Folge frühinfantiler Entzündungen als auch bei Mißbildungen zu beobachten, wobei ihr isoliertes Vorkommen im Aquäduktbereich in Verbindung mit Ependymgranulationen im Ventrikelsystem eher für eine entzündliche, die Kombination mit anderen Mißbildungen für eine malformatorische Genese spricht.

– *Mißbildungen:* Die Tatsache, daß bei 60% der Kinder mit Myelomeningozelen auch mit Aquäduktstenosen zu rechnen ist, sowie die deutliche Bevorzugung des männlichen Geschlechtes bei Hydrozephaluskindern (66%) sprechen andererseits dafür, daß doch kongenitale Fehlbildungen vor allem im Aquäduktbereich eine erhebliche Rolle spielen. Die Zysten der hinteren Schädelgrube einschließlich des Dandy-Walker-Syndroms sind eine zweite Ursache des Hydrozephalus im Kindesalter. Familiäres Auftreten ist an das X-Gen gekoppelt[9].
– *Intrazerebrale Blutungen* können auf dem Wege über Ependymschädigungen bzw. gliotische und bindegewebige Vernarbungen die Ursache von Verschlüssen der Abflüsse aus den inneren Hirnkammern sein.

Beim *extraventrikulären Hydrozephalus (Normaldruck-Hydrozephalus)* sind die häufigsten Ursachen:
– Subarachnoidalblutungen (in 15% von der Entwicklung eines Normaldruck-Hydrozephalus gefolgt[5]) und
– Meningitiden.

Beim *intraparenchymatös bedingten Hydrozephalus* sind hypertensiv und/oder arteriosklerotisch bedingte Mikroinfarkte des Marklagers und der Stammganglien die Ursache[3, 8].

Ohne klinische Bedeutung ist die gelegentlich zu beobachtende Teilverschmelzung benachbarter Wandanteile an den Ventrikelwinkeln *(Koarktation),* ebenso die den Hinterhornpolen okzipitalwärts folgende Ependymzellreihe („Kielstreifen"), die sich zu einem akzessorischen Miniventrikel aufspalten kann.

Therapie

Die Anlage eines druckregulierten Shuntsystems zur Ableitung des unter Druck stehenden Liquors in Richtung Peritoneum oder Herz ist die Methode der Wahl, soweit nicht die Ursache des Hydrozephalus selbst erfolgversprechend angegangen werden kann. Vor allem bei Kindern und Heranwachsenden sind regelmäßige Kontrollen der Durchgängigkeit des Shuntsystems angezeigt, da sich am distalen Schlauchende fibrotischnarbige Verschlüsse ausbilden können. Hirndruckkrisen erfordern sofortige operative Revision des Shuntsystems.

Literatur

1. Weiterführende Literatur (▷ S. 40)
2. Adams RD (1975) Recent observations on normal pressure hydrocephalus. Schweiz Arch Neurol Psychiatr 116: 7–15
3. Akai K, Uchigasaki S, Tanaka U, Komatsu A (1987) Normal pressure hydrocephalus. Neuropathological study. Acta Pathol Jpn 37: 97–110
4. Bradbury M (1981) Lymphatics and the central nervous system. TINS 4: 100–101

5. Graff-Radford NR, Torner J, Adams HP, Kassell NF (1989) Factors associated with hydrocephalus after subarachnoid hemorrhage. Arch Neurol 46: 744–752
6. Hagberg G, Fernell E, von Wendt L (1988) Epidemiology of infantile hydrocephalus in Sweden. Reduced optimality in prepartum, partum and postpartum conditions. A case-control study. Neuropediat 19: 16–23
7. Leonhardt H, Krisch B (1987) Anatomie des Liquorsystems. In: Schmidt RM (Hrsg) Der Liquor cerebrospinalis. Untersuchungsmethoden und Diagnostik. Fischer, Stuttgart, S 4–28
8. Mori K (1990) Hydrocephalus – revision of its definition and classification with special reference to „intractable infantile hydrocephalus". Childs Nerv Syst 6: 198–204
9. Váradi V, Tóth Z, Török O, Papp Z (1988) Heterogeneity and recurrence risk for congenital hydrocephalus (Ventriculomegaly): A prospective study. Am J Med Genet 29: 305–310

Prä- und Perinatalschäden einschließlich Kernikterus

J. Peiffer

Weiterführende Literatur

1. Friede RL (1989) Developmental neuropathology. 2nd ed. Springer, Berlin Heidelberg New York Paris Tokyo
2. Towbin A (1981) Neuropathological aspects: II. Perinatal brain damage and its sequeles. In: Black P (ed) Brain dysfunction in children: Etiology, diagnosis and management. Raven, New York, pp 47–77

Definitionen

Der Begriff „Perinatalschaden" wird vielfach voreilig und vereinfachend, außerdem definitorisch unterschiedlich verwendet.

> Unterschieden werden sollten folgende Zeiträume einer wahrscheinlich bestimmenden Noxe:
> a) *präkonzeptionell* (z. B. chromosomal-genetisch),
> b) *pränatal*
>   – embryonal (56 Tage nach der letzten Menstruation)
>   – ab 9. Schwangerschaftswoche (57. Tag p. m.)
> c) *intrapartal* (zwischen Beginn der Eröffnungswehen und Abnabelung)
> d) *neonatal* (▷ WHO-Definition)
> e) *postnatal* (ab 5. Lebenswoche).
>
> Diese Gliederung ist genauer als die von der WHO vorgeschlagene Definition der Perinatalzeit (ab 28. Schwangerschaftswoche bis 7. Lebenstag). Die Neonatalzeit endet mit dem 28. Lebenstag.

Asphyxie bezeichnet eine Sauerstoffuntersättigung des Blutes (Hypoxämie) oder des Gewebes (Hypoxie) in Verbindung mit einer Übersäuerung (Azidose) durch Laktat- und CO_2-Anstieg, beim Neugeborenen zweckmäßigerweise gemessen am Nabelschnurarterienblut innerhalb der ersten postnatalen Lebensstunde. Klinische Marker sind fetale Herzfrequenzanomalien wie späte Dezelerationen, mekoniumhaltiges Fruchtwasser, ein pH-Wert des Nabelschnurarterienblutes unter 7,0 bzw. eine Basenpufferkapazität unter 34 mmol/l, ein 5-min-Apgar-Wert unter 6 für eine mäßiggradige, unter 3 für eine schwere Asphyxie.

Unter *Ischämie* ist eine lokale oder generelle Blutmangelversorgung des Gewebes durch Absinken der Hirndurchblutung unter den Schwellenwert, der für die Aufrechterhaltung der normalen Hirnfunktion notwendig ist, zu verstehen.

Eine *Hypoxie,* also ein verminderter Sauerstoffpartialdruck im Hirngewebe, führt in der Perinatalperiode bei gleichzeitiger Ischämie zu einer Untersättigung des Zytochromsystems der Mitochondrien mit Akkumulation von NADH und FADH. Die ATP-Produktion durch oxidative Phosphorylierung wird teilweise durch ADP- und AMP-Anstieg ersetzt, was zu verstärkter, aber den Energiebedarf unzureichend deckender Glykolyse führt. Mangelndes ATP läßt intrazelluläres Na^+, Cl^- und H_2O ansteigen mit der Gefahr des zytotoxischen Ödems. Die Bildung freier O_2-Radikale mit Peroxydation freier Fettsäuren in den Zellmembranen, die Anreicherung zytotoxischer exzitatorischer Aminosäuren und die Azidose fördern den Zelltod[25].

Bei der Bezeichnung „*Geburtstrauma*" ist zu unterscheiden zwischen einem Trauma im engeren Sinn durch mechanische Einwirkung und den Folgeerscheinungen pathologischer perinataler Einflüsse im weiteren Sinne.

Morphologische Muster in Abhängigkeit vom Zeitraum der Schädigung und vom Reifegrad

Klinik

In Abhängigkeit vom Grad und der lokalen Ausdehnung der ZNS-Schädigung reicht das Spektrum von leichten Entwicklungs- und Verhaltens- oder Teilleistungsstörungen bis zu schweren Defektsyndromen mit Demenz, Lähmungen, Hyperkinesen und unterschiedlichen Anfallsformen. Bei Stammganglienschädigungen wie dem Status marmoratus (s. unten) können choreoathetotische Symptome das Bild bestimmen.

> Unter den Begriff der *zerebralen Kinderlähmung* („cerebral palsy") sollten nur diejenigen klinischen Bilder gefaßt werden, die vorwiegend durch eine spastische Di- oder Tetraplegie gekennzeichnet sind. Bei Kindern mit sehr niedrigem Geburtsgewicht ist die Gefahr einer zerebralen Lähmung deutlich erhöht.

Eine umfangreiche Studie in den USA[15] zeigte, daß die Bedeutung der Perinatalschädigung als Ursache von Kinderlähmungen lange Zeit unter Vernachlässigung

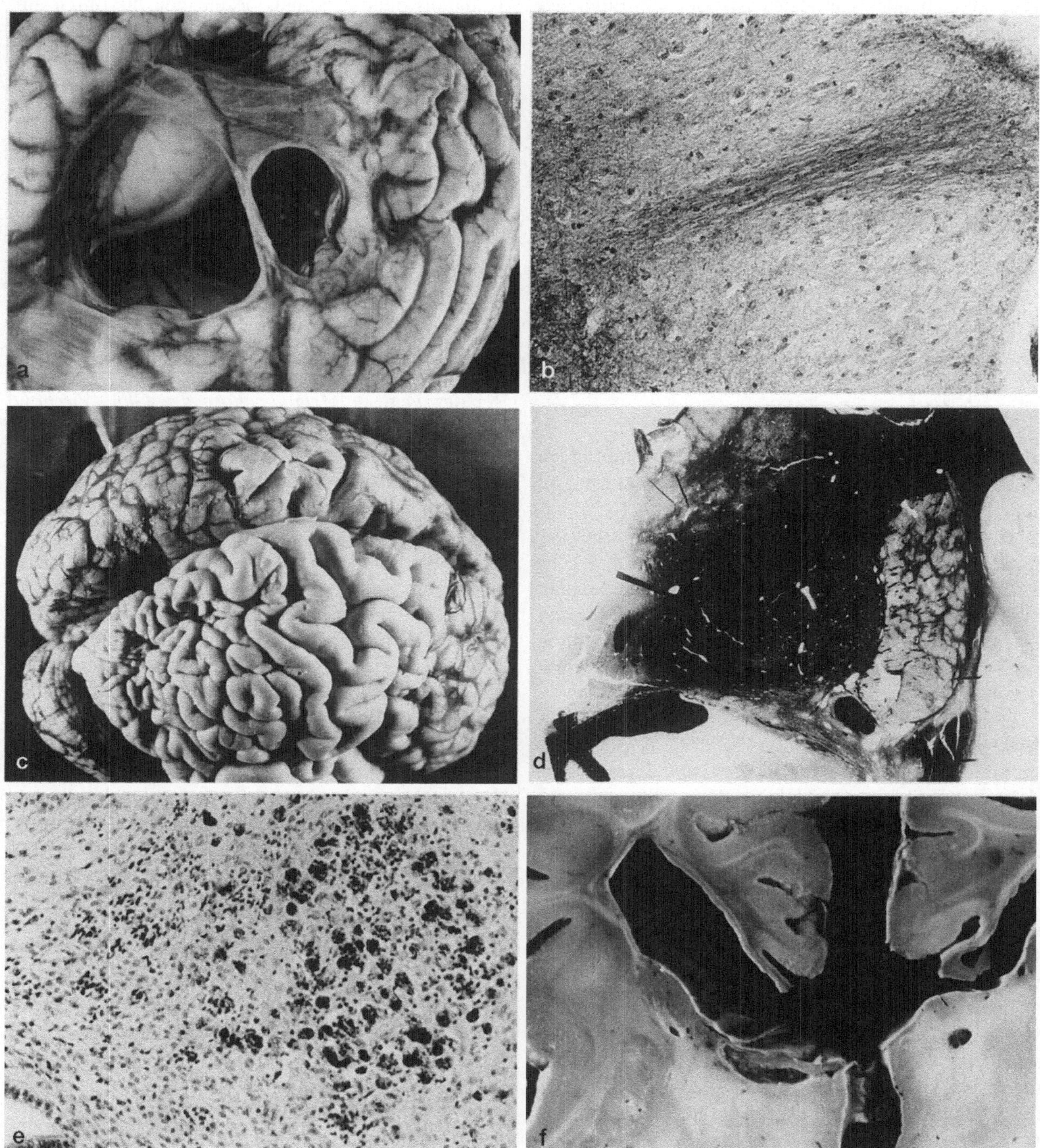

Abb. 1.12. a Porenzephalie mit offener Verbindung zwischen Seitenventrikel und Subarachnoidalraum im Versorgungsgebiet der A. cerebelli media. **b** Abnormer Gliafaserstreifen am Ort einer elektiven Parenchymnekrose bei Perinatalschädigung mit disseminierten Ulegyrien (Holzer-Gliafaserfärbung). **c** Narbenwindungen mit benachbarten Mikrogyrien bei pränataler lokaler Kreislaufstörung. **d** Status marmoratus im Striatum (Markscheidenfärbung). **e** Siderophagenansammlungen als Residuum subependymaler Blutungen. **f** Zum Teil zystisch umgewandelte Nekrosenarben nach periventrikulären Infarkten und subependymalen Blutungen bei Geburtsasphyxie eines Frühgeborenen

von Schäden in der Pränatalperiode überschätzt wurde. Nur 14% der Tetraparesen bei Kindern waren demnach durch Geburtsasphyxien verursacht. Außer den Geburtsasphyxien[9, 10] gehören zu den wesentlichen pathogenen Faktoren Gefäßverschlüsse, mechanische Verletzungen, Infektionen sowie angeborene Stoffwechselkrankheiten.

Neuropathologie

Die Morphologie kann gewisse Hinweise auf pathogenetische Schädigungsfaktoren bieten, ist aber in ihren Aussagemöglichkeiten stark beschränkt, da das morphologische Muster, das die Antwort auf unterschiedliche pathogenetische Mechanismen darstellt, vielfach sehr ähnlich oder gar gleich ist. Der Zeitraum der Schädigung (prä-, peri- oder neonatal) beeinflußt das morphologische Muster:

> Generell sind
> – *bei unreif Geborenen* periventrikuläre Nekrosen, Blutungen und Ödemschäden,
> – *bei reif Geborenen* eher kortikale Schädigungen, Falx- und Tentoriumrisse mit entsprechenden subduralen Blutungen zu erwarten[2].

Typisch für die Prä- und Perinatalzeit sind folgende Schädigungsmuster:

Ulegyrie/Mikrogyrie

Als *Ulegyrien* werden lokale Rindenschrumpfungen (Abb. 1.12 c) mit Schwerpunkt in den Windungstälern und in den arteriellen Grenzgebieten (Abb. 1.15 c) bezeichnet, bei denen der Nervenzellbestand deutlich gelichtet und eine sehr dichte *Fasergliose* (Abb. 1.12 b) nachweisbar ist. Häufig finden sie sich multilokulär, wobei es Übergänge bis zum Grad lobärer Sklerosen (s. unten) gibt. Es handelt sich um Narbenzustände nach prä- oder perinatal erfolgten Rindenschädigungen, häufiger bei Reifgeborenen.

Den Ulegyrien liegen *ischämische Veränderungen* bzw. ein Abfall des Blutdruckes nach Hypoxie zugrunde, die im Frühstadium das Bild einer ausgedehnten *Erbleichung* (elektive Parenchymnekrose) oder *Erweichung* (Kolliquationsnekrose) bieten. *„Mumifizierte"* oder *„inkrustierte" Nervenzellen* bzw. Zellteile geben Kalk- und oft positive Eisenreaktionen (Abb. 1.15 d). Tritt die Noxe bereits pränatal ein, so können an ausdifferenzierten Rindenregionen Ulegyrien auftreten, gleichzeitig in den noch nicht voll ausdifferenzierten Regionen *Mikrogyrien* (Abb. 1.12 c). Mikrogyrien sind Fehlbildungen, die von den Ulegyrien als Narbenzuständen zu unterscheiden sind (▷ Abschn. „Mißbildungen", S. 16). Bei mehrzeitig erfolgenden Schäden wie Embolien können Ulegyrien neben frischeren Infarkten beobachtet werden (Abb. 1.13 d).

Status dysmyelinisatus

Pathologische Verdichtungen von Markscheiden innerhalb der Rinde – öfter am Rande der Ulegyrien – oder in den Stammganglien werden als Status dysmyelinisatus („plaques fibromyeliniques") bezeichnet. Tritt dieses Phänomen in den Stammganglien auf, so spricht dies für das Residuum eines Kernikterus (s. unten).

Status marmoratus

Als Status marmoratus werden morphologisch eigenartig marmoriert wirkende Narbenbildungen vor allem des Putamens, geringer auch des Caudatums, des Thalamus oder Pallidums bezeichnet, die durch eine intensive Fasergliose und vor allem durch eine Hypermyelinisierung bedingt sind (Abb. 1.12 d).

Morphologisch ist es in den geschädigten Bereichen zu einer erheblichen *Lichtung des Nervenzellbestandes* gekommen. Nicht selten finden sich *kalkinkrustierte Nervenzell-„Leichen"* oder frei im Gewebe liegende oder auch an den Gefäßwänden lokalisierte *Kalkkonkremente* (ähnlich Abb. 1.15 d). Da die normale Myelinisierung im Striatum zwischen dem 6. und 9. Lebensmonat erfolgt, spricht der Nachweis eines Status marmoratus hier für eine keinesfalls spätere Schädigung.

Markveränderungen

Bei der *Fettigen Metamorphose der Glia (Virchow)* handelt es sich wahrscheinlich um eine *geringgradige Schädigung aus unterschiedlicher Ätiologie an metabolisch besonders aktiven, noch unreifen Gliazellen* während der für die Myelinisationsglia besonders vulnerablen Wachstumsphase des telenzephalen Markes. Der Befund ist häufig bei unreif Geborenen, die innerhalb der ersten Lebenstage sterben. Elektronenmikroskopisch konnte nachgewiesen werden, daß die feintropfige Fetteinlagerung in die Gliazellen auch *in Astrozyten* erfolgt, jedenfalls keineswegs ausschließlich in den markbildenden Oligodendrogliazellen[19].

Als *physiologisch* sind dagegen *Lipideinlagerungen in Peri- und Endothelzellen der Markvenen* anzusehen, beginnend um die 4. postnatale Woche mit einem Höhepunkt um den 3. und 6. postnatalen Monat und einem langsamen Verschwinden um das 3. Lebensjahr. Es handelt sich hierbei offenbar um Lipide, die zur Markscheidenbildung im Überschuß gebildet worden waren und die mit dem Abschluß der Myelinisierung wieder in das Blut abgegeben werden[14].

Als *telenzephale Leukoenzephalopathie* bezeichnet man eine diffuse, nicht auf die Umgebung der Ventrikelwände beschränkte, allerdings das Frontalmark bevorzugende Astrogliose, die mit einer Markhypoplasie verbunden sein kann[19], bedingt wahrscheinlich durch eine Unterdrückung der oligodendrozytären Zellinie während der Markentwicklung.

Ein anderes Residuum der das Centrum semiovale treffenden Schädigungen ist die von Foix u. Marie[8] beschriebene *Schrumpfung des Marklagers* und des Balkens in Verbindung mit einer intensiven Fasergliose und einer Entmarkung, die in Form eines schmalen Streifens vom Ventrikelwinkel bis in die Markzungen verläuft, ohne aber die Fibrae arcuatae einzubeziehen[8]. Als Ursache wurden perinatal auftretende Ödeme verantwortlich gemacht[7].

Periventrikuläre Infarkte (periventrikuläre *Leukomalazien*), zu unterscheiden von den vorgenannten Markanomalien, treten vorwiegend bei Frühgeborenen auf (s. unten). Zwischen den genannten Markschädigungen gibt es graduelle Übergänge von einer Häufung faserbildender Astrozyten bis zur multizystischen Enzephalopathie (s. unten).

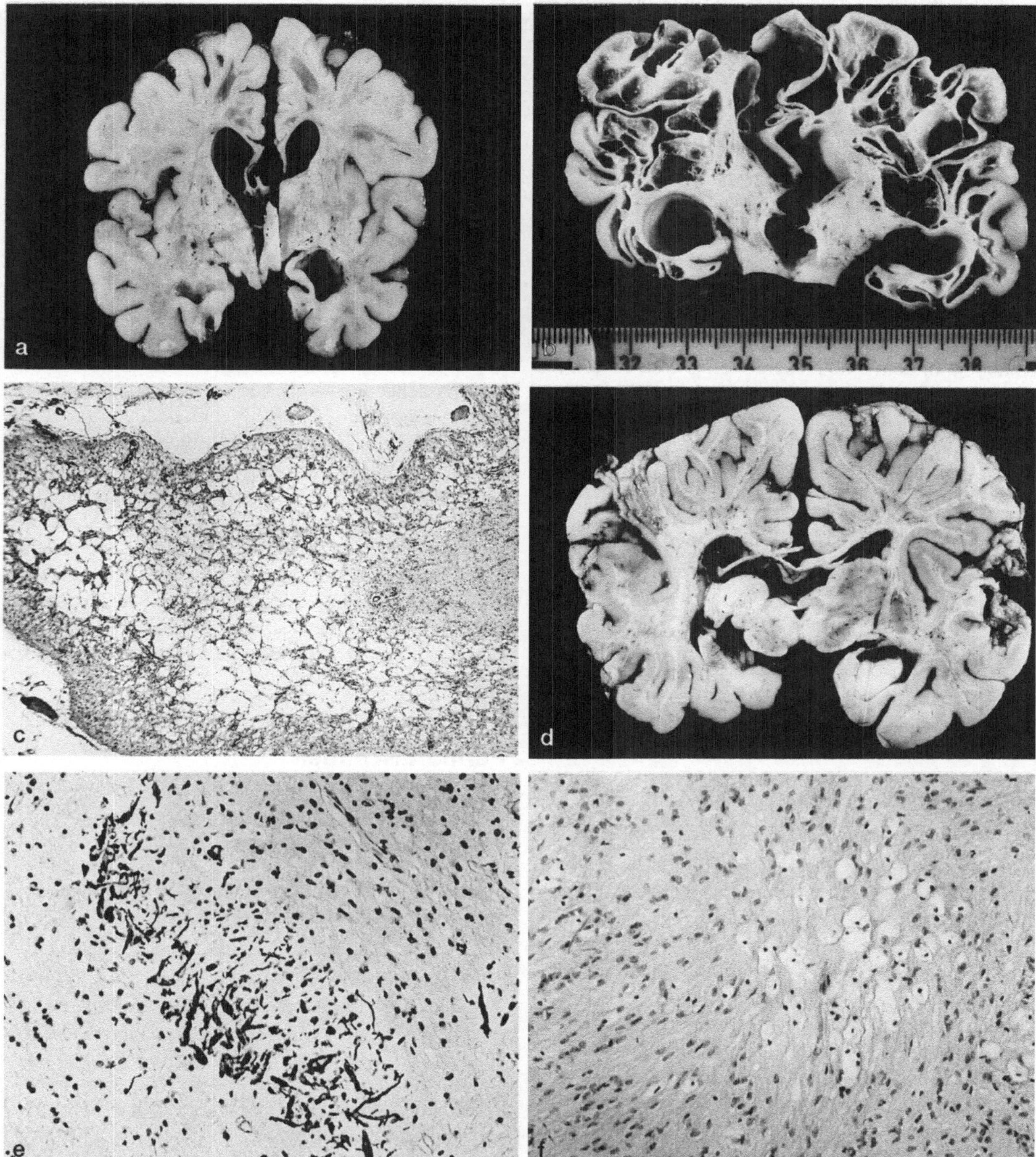

Abb. 1.13. a Disseminierte Marknekrosen bei 5 Wochen altem Neugeborenen (Plazentainfarkte, peri- und postnatale Asphyxie, Vakuumextraktion, Neugeborenenkrämpfe, Ateminsuffizienz). **b** Multizystische Enzephalopathie bei 6 Wochen altem Kind, das nach normaler Geburt am 3. Lebenstag mit Atemstillstand aufgefunden worden war. Nach Reanimation Krampfserien. **c** Grobspongiöse bis kleinzystische Rindenveränderung bei ausgedehnten elektiven Parenchymnekrosen. **d** Nebeneinander von Ulegyrien und postnatalen Infarkten bei 11 Monate altem Kind mit kompletter D-Transposition der großen Gefäße. Operation 2 Tage vor dem Tode. **e** Kalkinkrustierte Zellfortsätze bei periventrikulären Infarkten. **f** Entmarkungsherd mit Gliaschwund und Auftreten von Lipophagen bei periventrikulärer Leukomalazie

Durch arterielle Verschlüsse verursachte Infarkte neigen in diesem frühen Alter generell zur raschen Bildung von Zysten[22].

Bevorzugte Schädigungsmuster bestimmter Alterstufen

Pränatalschäden

Steht der Neuropathologe vor der Frage, aus dem morphologischen Befund auf den Zeitraum rückzuschließen, in dem eine Noxe das ZNS traf, so können Antworten nur mit unterschiedlichen Wahrscheinlichkeitsgraden gegeben werden, ausgenommen bei Mißbildungen mit bekannter Determinationsperiode, meist um das 2. und 3. Trimenon. Wir unterscheiden hier zwischen Mustern, die mit hoher Wahrscheinlichkeit pränatal entstanden (z.B. Hydranenzephalie) oder nur mit Wahrscheinlichkeit (z.B. Ulegyrien).

Porenzephalopathien

Als Porenzephalien werden solche, durch lokale Kreislaufstörungen verursachte zystische Rindenmarkdefekte bezeichnet, bei denen eine Verbindung zwischen Seitenventrikel und Subarachnoidalraum besteht (Abb. 1.12a).

Sie bevorzugen die Zentralregion bzw. das Mediaversorgungsgebiet. Wie bei der Hydranenzephalie ist der *Schädigungszeitraum das Fetalleben bis zum Abschluß der Rindendifferenzierung.* Es finden sich Kombinationen mit Mikrogyrien (Typ 1) oder einer zum Defekt zu radiäre Ausrichtung der benachbarten Windungen (Typ 2). Porenzephalien tendieren zu symmetrischer Ausbildung, wobei die Porusbildung sich auf eine Seite beschränken kann, während die Gegenseite nur Windungsanomalien zeigt. Es kann auch ein Übergreifen der inneren glioependymalen Auskleidung der Porenzephalie auf die Außenseite der Rinde vorkommen, so daß hier zuckergußähnliche Randsäume zu beobachten sind.

Von der eigentlichen Porenzephalie (auch als Schizenzephalie bezeichnet[26, 27]) abzugrenzen sind die peri- und postnatal entstandenen zystischen Nekrosen ohne Kommunikation zwischen innerem und äußerem Liquorraum.

Hydranenzephalie

Die *Hydranenzephalie* (Blasenhirn) ist die *extremste Form einer fetal entstandenen Zirkulationsstörung mit Nekrose beider Großhirnhemisphären,* die lediglich Teile der Stammganglien auszusparen pflegt. Nur unter Wasser lassen sich meist die dünnen meningokortikalen Membranen entfalten. Wegen der Störung der Kortex-Thalamus-Verbindungen sind die Thalami an Nervenzellen verarmt. Das Neostriatum kann einbezogen sein. Innerhalb der restlichen Rinde, in der die Nervenzellen weitgehend zugrunde gegangen sind, sind *vermehrte Astrozyten,* meist aber keine ausgeprägten Fasergliosen vorhanden. Manchmal sind *Mikropolygyrien* in den erhaltenen Rindenresten nachweisbar. Die Ätiologie der Hydranenzephalie ist im Grunde nicht ganz geklärt. In Einzelfällen konnte ein doppelseitiger Karotisverschluß bei erhaltener Basilarisversorgung festgestellt werden.

Infektionen

Als Ursache von Totgeburten und Spontanaborten spielen *Chorioamnionitiden* eine bedeutende Rolle. Im 2. Trimenon sind sie in 45,5 % die Ursache des fetalen Todes, während infektiös bedingten perinatalen Todesfällen eher eine Sepsis zugrunde liegt. Bei purulenter Amnionflüssigkeit ist das Risiko von Markschäden deutlich erhöht. Häufig fehlen klinische Zeichen einer mütterlichen Infektion. Eine positive Korrelation besteht allerdings zwischen dieser und Vaginalblutungen während der Schwangerschaft. Als Erreger sind bevorzugt B-Streptokokken, Listerien und Mykoplasmen verantwortlich[17].

Perinatalschäden

Überwiegend bei Frühgeborenen vorkommende Hirnschäden

Subependymale und intraventrikuläre Blutungen: Epidemiologie, Lokalisation, Pathogenese

Vor allem *unreife und frühgeborene Kinder* mit Asphyxie (46 % der Kinder mit Geburtsgewicht unter 1500 g) *sind gefährdet durch subependymale Blutungen in die während der 13.–35. Woche besonders stark kapillarisierten und einen geringen Gewebswiderstand bietenden Keimlager,* z.T. mit Einbruch in das Ventrikelsystem.

Derartige intraventrikuläre Blutungen treten in einer Häufigkeit von 1,1 : 1000 Lebendgeburten auf[6]. Ein größerer Teil hiervon zeigt das Syndrom der hyalinen Membranen in der Lunge[23], ohne daß aber klare Parallelen zwischen beiden Krankheitszeichen nachweisbar wären. Vitamin-K-Mangel u.ä. Ursachen erhöhter Blutungsbereitschaft sind weitere mögliche pathogene Faktoren.

Der *häufigste Sitz* der subependymalen Blutungen ist oberhalb des Foramen Monroe, wo die Venae terminales eine Biegung abwärts in Richtung des Foramen machen[1]. In dieser Region treffen die Venen des Septum pellucidum und des Plexus chorioidalis zusammen, um mit den Terminalvenen in die Venae internae überzugehen.

Thrombosen der subependymalen Venen im Blutungsbereich sind vermutlich Sekundärerscheinungen. Die Blutungen sind aber in etwa $^1/_3$ bis $^1/_4$ der Fälle kombiniert mit periventrikulären Infarkten. Mittels Ultraschall lassen sich Hyperdensitäten, die für Blutungen sprechen, frühzeitig nachweisen.

Morphologie. Die besondere Bedeutung der Blutungen liegt darin, daß durch sie die *Matrixzellen zerstört* werden. Bereits in den ersten Lebenstagen lassen sich *Reaktionen der Astrozyten* auf die Erythrodiapedesen nachweisen, ebenso die Bildung von Makrophagen. Die unreifen Astrozyten besitzen auffallend chromatinarme, blasse, große Kerne, bilden dagegen nur ganz kurze oder nicht erkennbare Fortsätze. Die *Phagozyten* entstammen wahrscheinlich den Endothelzellen oder Perizyten der Kapillaren des betroffenen Gebietes[20].

Kleinere Blutungen oder Erythrodiapedesebezirke finden sich bei anoxischen Frühgeborenen nicht selten auch im Stroma des *Plexus chorioideus* (zu unterscheiden von Blutauflagerungen auf diesen bei Ventrikelblutungen), ferner unter der Pia sowie innerhalb der Kleinhirnrinde. Gegen eine mechanische Verursachung dieser Blutungen spricht ihr Nachweis bereits bei abortierten Feten oder bei durch Kaiserschnitt entbundenen Kindern[31].

Als *Spätfolgen* trifft man auf lokale Narbenbildungen, manchmal mit Übergang auf die periventrikulären Markanteile (Abb. 1.12 f), da die Keimlagerblutungen häufig mit periventrikulären Infarkten verbunden sind (Abb. 1.14 a). Als Blutungsresiduen finden sich bei Todesfällen in den ersten Lebensjahren Siderophagen (Abb. 1.12 e) und eine hin und wieder bereits makroskopisch nachweisbare rostbraune Verfärbung des Gewebes.

Periventrikuläre Infarkte (Leukomalazien)

> Periventrikuläre Infarkte treffen vorwiegend Unreifgeborene. Sie sind durch Unterbrechung der langen Bahnen häufig Ursache der zerebralen Kinderlähmung (spastische Para- oder Tetraparesen).

In größeren Autopsieserien von Kindern entfallen auf sie 18 %, darunter 64 % Frühgeborene[4]. Bei allen Fällen war eine starke Hypoxie vorhanden, die durch Reanimationsmaßnahmen behandelt wurde. Ätiologisch spielen auch Hypotension und Infektionen eine erhebliche Rolle. Zur Erklärung der Lokalisation dieser periventrikulären Infarkte wurden auch Durchblutungsstörungen in Grenzgebieten von Arterien postuliert, die von der Oberfläche aus mit ihren langen Endästen bis in das tiefe Marklager reichen[7].

Makroskopisch sieht man auf den Frontalschnitten bereits im ventrikelnahen Marklager um die Ventrikelwinkel weißlich-blasse oder gelbliche, manchmal recht

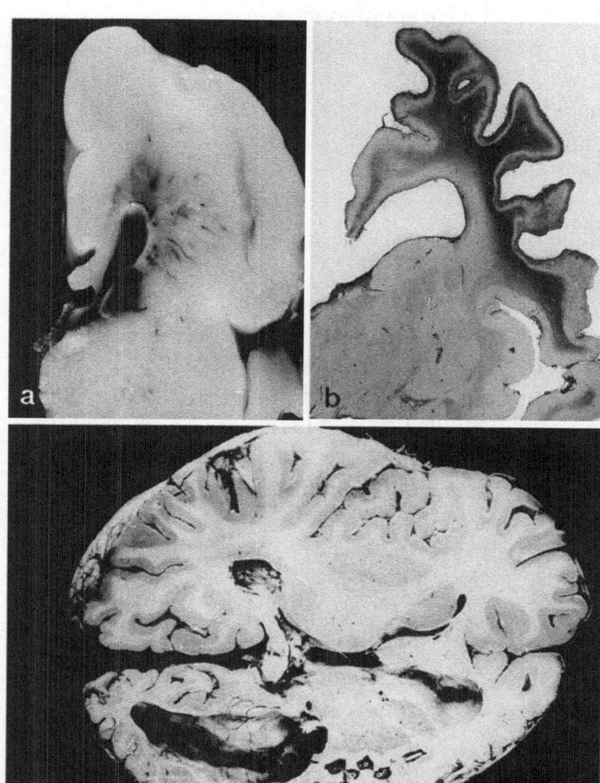

Abb. 1.14.a Kombinaton periventrikulärer Infarkte und subependymaler Blutungen bei 3 Wochen alt gewordenem Frühgeborenem der 26./27. Schwangerschaftswoche mit Geburtsasphyxie und Hyaline-Membranen-Syndrom. **b** Zustand nach Thrombose des dorsalen Längssinus mit typischer Verschonung des G. cinguli (Holzer-Gliafaserfärbung). **c** Hemiatrophie

scharf umschriebene Herde, die sehr stark erweicht, manchmal aber auch – bei den gelben Herden – in ihrer Konsistenz erhöht sind.

Mikroskopisch ist das Bild der periventrikulären Infarkte je nach der Zeitdauer, die ein Kind diese Schädigung überstehen konnte, verschieden:

– An den *frischen Herden* sieht man vielfach bereits im HE-Bild, deutlicher bei PAS-Reaktion, eine Mantelzone des Infarktes, die kräftiger gefärbt ist, während im Zentrum eine Gewebsdestruktion mit oder ohne spongiöse Auflockerung vorhanden ist. In diesen zentralen Arealen finden sich vielfach noch frische Erythrodiapedesen.

– Bei etwas *älteren Herden* sind deutliche Astrozytenvermehrungen sichtbar, außerdem erscheinen bereits Lipophagen (Abb. 1.13 f), die bei Schädigungen, die 2–3 Wochen überdauern, zahlreicher werden. Verkalkungen und durch Eisenfärbung deutlich zu machende Mineralisationen von Axonbruchstücken werden in diesen Infarkten nicht selten beobachtet (Abb. 1.13 e).

– Als *Spätfolgen* finden sich um die Ventrikelwinkel kleine Zysten mit fasergliotischer Umgebung (Abb. 1.12 f).

Multizystische Enzephalopathie

Synonyma: „infantile encephalomalacia with multiple cavity formation"; „cystencephaly"; „encephaloclastic polioencephaly"; „multilocular cystic encephalopathy of infants"; „multicystic leucoencephalopathy".

Ätiologie, Pathogenese. Eine *bevorzugt Unreifgeborene treffende schwere Hypoxie und/oder zentralnervöse Infektion kurz vor der Geburt oder während der Perinatalzeit bzw. früh neonatal in Kombination mit Krampfstaten* wird als wesentliche Ursache angesehen[3]. Vorübergehende Abklemmung beider Karotiden oder Abflußstörungen in der Vena Galeni wurden ebenfalls angeschuldigt, ferner Thrombosen der Brückenvenen. Bei Hyperammoniämien wurden ähnliche Bilder beschrieben. Auch pränatale Hypoxien können aber zu diesem Schädigungsbild führen, so z. B. bei dem *Transfusionssyndrom von Zwillingen.*

Morphologie. *Makroskopisch* erscheint das Gehirn vielfach auffallend weich. Computertomographisch sind die *zahlreichen, meist frontozentralen und temporalen intrazerebralen Zysten* leicht feststellbar. Im Frühstadium können disseminierte grau-rosa gefärbte Markherde vorliegen (Abb. 1.13 a). Später finden sich auf Frontalschnitten zahllose, meist nur durch schmale Gewebsbrücken voneinander getrennte, unterschiedlich große Zysten in Rinde und subkortikalen Markanteilen (Abb. 1.13 b). Zystische Nekrosen in Putamen und Pallidum sind mit den Rindenmarkschäden gelegentlich verbunden.

Mikroskopisch bestehen neben den zystischen Rindennekrosen ausgedehnte Nervenzellichtungen, wobei die *Molekularschicht gewöhnlich erhalten* bleibt. Der Parenchymdefekt ist durch eine *intensive Fasergliose* gedeckt, die sich um die Zysten verstärkt. Markscheiden sind vielfach nur noch im Bereich der inneren Kapsel und in den tiefen Markregionen sowie im Hirnstamm nachweisbar. Am Rande der Zysten liegen sudanophile *Lipophagen,* vorwiegend bei den Fällen mit kürzerer Überlebenszeit.

Die *Trabekel,* die die verschiedenen Zysten voneinander abgrenzen oder diese durchziehen, bestehen *aus gliafaserreichem Gewebe,* in das hin und wieder *Siderophagen eingelagert* sind. Es kann auch neben dieser gliotischen Septenbildung zu bindegewebigen Vernarbungen kommen. Das gilt vor allem für Fälle mit Residuen früherer Massenblutungen. Diese *Blutungen* müssen nicht als verantwortlich für die Entstehung der zystischen Enzephalopathie angesehen werden, sondern können auch *sekundär durch Traumatisierung* des bereits zystisch vorgeschädigten Gehirns auftreten.

Überwiegend bei Reifgeborenen vorkommende Hirnschäden

Das Gehirn kann bei Reifgeborenen und übertragenen Säuglingen während des Durchtrittes durch den Geburtskanal vor allem *bei atypischen Kindslagen* erheblichen mechanischen Belastungen ausgesetzt sein. Dies gilt vor allem für die *seitliche Kompression* des noch sehr weichen Schädels. Sie kann zu einer Steilstellung des Tentoriums und zu Zerrungen innerhalb des Tentoriums, der Falx und der dorsal in Richtung des Sinus longitudinalis superior verlaufenden Venen führen.

Falx- und Tentoriumrisse und -blutungen

Pathogenese, Morphologie. Tentoriumrisse – bevorzugt am freien Rand – sowie Tentoriumblutungen können Folgen derartiger mechanischer Belastungen sein. Auch *Massenverschiebungen* mit Zerrungen des Tentoriums und des Venensystems werden für *Abflußstörungen in Richtung Vena Galeni* mit entsprechenden Thrombosierungen und Infarzierungen verantwortlich gemacht.

Durahämatome

Epidemiologie

Während die *feinen intraduralen Blutungen vorwiegend unreif Geborene* betreffen, sind die ausgeprägten Subduralhämatome ähnlich wie auch die *Tentoriumrisse eher bei schwergewichtigen Reifgeborenen* oder im Anschluß an früh postnatal erfolgende Traumata zu beobachten. In etwa 80 % der Fälle treten sie *doppelseitig* auf[12].

Pathogenese. Es gibt alle Übergänge von feinen, eher asphyktisch bedingten intraduralen Mikrohämorrhagien, die nicht zur Hämatomentwicklung führen und die vielfach multipel auftreten, bis zum ausgeprägten, eher traumatisch bedingten, raumverdrängenden Hämatom.

Morphologie. Diese als subdural bezeichneten Hämatome der Perinatalzeit liegen nach unserer Auffassung primär *intradural,* d. h. innerhalb der inneren Duralamelle. Es kann aber außerordentlich schwierig sein, die hirnwärtige Hämatomwand genau mikroskopisch zu bestimmen, zumal bei den chronifizierten subduralen Hämatomen vielfach *neben Spaltbildungen* der ursprünglichen inneren Duralamelle ein weitläufiges Maschenwerk von *Neomembranen* vorhanden ist und man auch innerhalb der dadurch gebildeten Hohlräume Arachnoidalzellnester und sekundäre Auskleidungen der Hohlräume mit den dann meist abgeflachten Arachnothelien beobachten kann.

Sehr häufig finden sich *Blutungen ganz unterschiedlichen Alters* innerhalb der Duramembranen. Dies spricht dafür, daß nicht nur ein einmaliges mechanisches Ereignis Ursache dieser Hämatome ist, vielmehr zusätzliche Faktoren, die die Blutgerinnung beeinflussen, auch für spätere Nachblutungen bedeutungsvoll sind. Das Auftreten von *Siderophagen*, die mehr oder weniger ausgeprägte *Sprossung von Kapillaren*, die *Bildung sinusoidaler Gefäßräume* sowie die *Bindegewebsproliferation* und eventuelle *entzündliche Begleitreaktionen* sind Kriterien, nach denen das Alter der Hämatome annähernd festgelegt werden kann.

Ein *Übergang in subdurale Hygrome* (Synonym: Hydrome) ist nach Resorption des Hämatomblutes bei Kleinkindern häufig. Auffallend ist aber, daß man auch bei sehr jungen Säuglingen bereits Hygrome nachweisen kann, ohne daß es mikroskopisch gelingt, Zeichen einer vorangegangenen Blutung in Form von Siderophagen nachzuweisen.

Verlauf, Folgen. Subduralhämatome und Einblutungen in die Liquorräume können Ursache von Liquorabflußstörungen und insofern *Ursache eines Hydrozephalus* sein (▷ S. 41). Auf der anderen Seite kann ein Subduralhämatom nach einer Druckentlastung durch Shuntoperation als gefürchtete Komplikation auftreten.

Spinale Hämatome

Im Spinalkanal kann es zu entsprechenden Blutungen kommen. Gefährdet sind hier vor allem *Zangengeburten*[2]. Bei diesen ausgeprägt mechanischen Schädigungen durch Zugkräfte, starke Beugung oder Verdrehung der Vertebralachse kommen – selten – auch *Frakturen von Wirbelkörpern* vor. Sehr viel häufiger sind außer den genannten Durablutungen *Blutungen in die Arachnoidea, Risse in den Nervenwurzeln oder auch intraspinale Blutungen*. Die *Häufigkeit* der Todesfälle im Säuglingsalter, die auf derartige spinale Traumen zurückgeführt wird, wird mit etwa 10 % angenommen[13].

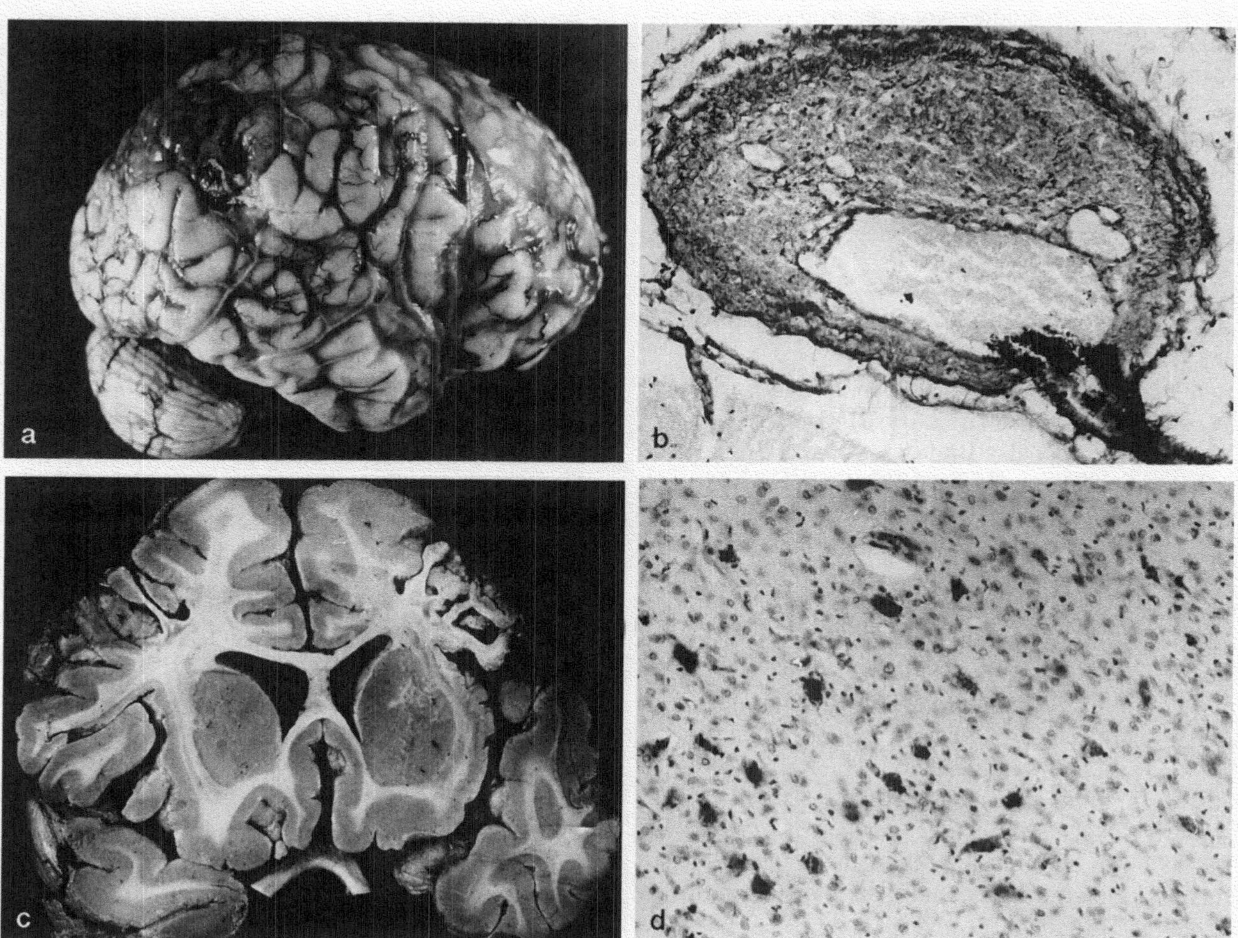

Abb. 1.15. a Ältere, organisierte Thrombosierungen zahlreicher leptomeningealer Gefäße (weißliche Stränge) und frische hämorrhagische Infarzierungen parietal bei 2 Jahre altem Kind (ätiologisch ungeklärte Geschwistererkrankung), beginnend im 7. Lebensmonat mit BNS-Krämpfen. **b** Rekanalisierte Thrombosen. **c** Ulegyr umgewandelte Rindennekrosen im Grenzgebiet zwischen Aa. cerebelli anterior und media. **d** Kalkinkrustierte Nervenzellen in Glianarbe des Thalamus bei Zustand nach Kernikterus

Lokale Infarkte und Infarzierungen durch Gefäßverschlüsse

Arterienverschlüsse kommen in der Perinatalperiode *embolisch* bedingt vor, wobei die Quellen des Embolus der Ductus arteriosus oder die Umbilikalgefäße sein können. Gefährdet sind für paradoxe Embolien Kinder mit angeborenen Herzfehlern und weit offenem Foramen ovale[1].

Ferner können Kreislaufstörungen verursacht sein durch *Störungen der Blutgerinnung* z.B. bei pulmonalen Prozessen, insbesondere beim Syndrom der hyalinen Membranen, schließlich auch durch *allgemeine Blutdrucksenkung*. Als Ursache von Infarkten kommen neben Verschlüssen großer Arterien auch *Infektionen in Verbindung mit Krampfstaten* in Frage. Diese ausgedehnten Narbenbildungen gehen aber weit über das Muster reiner Krampfschädigungen hinaus (▷ Abschn. „Epilepsie", S.109).

Morphologie. Je nach dem Überwiegen einzelner pathogenetischer Faktoren liegen entweder *isolierte anämische Infarkte* – besonders häufig im Versorgungsgebiet der A. cerebri media – vor *oder großräumige, häufig symmetrisch auftretende Schädigungen*, unter denen auch in charakteristischer Weise die *Grenzgebiete* zwischen den Territorien der 3 großen Arterien bevorzugt sein können (analog zu Abb.1.15c). Bei diesem Verteilungstyp sichelförmig der Mantelkante parallel folgender Nekrosen bzw. Narben ist ein Absinken des Systemblutdruckes als wesentlicher pathogenetischer Faktor anzunehmen.

Die *Folge* des Verschlusses großer Hirnarterien oder auch kleinerer Arterienäste ist im Säuglingsalter meist eine *ausgedehnte Zyste*.

Die Nekrosen können ganze Lappen *(lobäre Sklerosen)* oder eine Hemisphäre (Abb.1.14c) umfassen. Im Extremfall besteht das Bild der *globalen Hemisphärennekrose,* bei der im Unterschied zur Hydranenzephalopathie die ursprünglichen Windungsverläufe noch erkennbar sind und die Stammganglien manchmal nur mikroskopisch nachweisbare Veränderungen aufweisen.

Das *Kleinhirn* weist ebenfalls öfters ausgedehntere Narbenbildungen in der Rinde auf. Auch hier kommen Grenzgebietsschäden vor, so zwischen den Versorgungsgebieten der Aa. cerebelli inferior und superior. Ist eine ganze Kleinhirnhemisphäre atrophisch, so müssen unmittelbar vaskulär bedingte Narben von sekundären Degenerationen unterschieden werden, wie sie nach ausgedehnten Kreislaufschädigungen vor allem im Kindesalter in der kontralateralen Großhirnhemisphäre vorkommen.

Venöse bzw. Sinusthrombosen

Unter den perinatalen Zirkulationsstörungen sind venöse Thrombosen wahrscheinlich bedeutungsvoller und häufiger als die arteriellen Schädigungen. Die *pathogenetischen Faktoren* (z.B. Dehydratation[22], Hypernatriämie, angeborene Herzfehler, Thrombophlebitiden, Infektionen) sind allerdings noch vielfältiger und schwieriger zu analysieren als bei den arteriellen Infarkten. Venenthrombosen können bereits gegen Ende der Schwangerschaft beim Feten vorkommen und hier bei Sinusthrombosen zu tief in das Marklager reichenden Schädigungen führen. Hierbei können sich ähnlich wie bei den Arterien *Grenzgebiete* zwischen den äußeren und inneren Hirnvenen abzeichnen.

Bei frühkindlichen Meningitiden kommen vor allem dann schwere zerebrale Kreislaufstörungen vor, wenn die Meningitis mit ihrer lokalen Thrombosierungsneigung kompliziert wird durch Krampfstaten[23].

Verschlüsse des Sinus longitudinalis superior

Je nach ihrem primären Sitz haben Sinusthrombosen unterschiedliche Konsequenzen: Im frontalen Drittel können sie ohne schwerwiegende Folgen ablaufen, weil noch ausreichende Abflußmöglichkeiten anderer Art vorhanden sind. Dagegen sind Thrombosierungen im mittleren Drittel von schwerwiegenden Infarzierungen begleitet.

Der Grund liegt darin, daß hier die Venen von der Hirnoberfläche her nicht in einem rechten, sondern in einem spitzen Winkel entgegen der Sinusblutrichtung einstrahlen[1]. Kongenitale Herzfehler begünstigen die Thromboseneigung.

Spätfolgen von Längssinusthrombosen lassen sich an dem charakteristischen Verteilungstyp der Narben entlang der Mantelkante und bei weitgehender Verschonung des Gyrus cinguli erkennen (Abb.1.14b). Meist ist außer den Markzungen der mantelkantennahen Windungen auch das Centrum semiovale schwer geschädigt und der Balken erheblich verschmälert.

Topographisch bilden die *tiefen Thrombosen* mit hämorrhagischer Infarzierung der G. cinguli oder der Stammganglien *ein völlig anderes Muster* als die Thrombosen der Sinus und der äußeren Hirnvenen.

Der Nachweis vorangegangener Thrombosen kann deshalb schwierig sein, weil innerhalb weniger Wochen eine *Rekanalisierung* einsetzt (Abb.1.15b).

Infektionen

Besonders gefürchtet sind die *B-Streptokokkensepsis,* ferner die *eitrigen Meningitiden* mit ihren sekundären, thrombosebedingten Kreislaufschäden und den Folgen der enzephalitischen Begleitreaktion. Hinsichtlich der Prä- oder Perinatalschäden, die durch entzündliche Erkrankungen entstehen (Toxoplasmose, Zytomegalie u. ä.) wird im übrigen auf den Abschn. „Entzündungen" verwiesen (S.133) hinsichtlich der Embolien auf den Abschn. „Kreislauf" (S.79, 85). Bei Verdacht auf Amnionitis sollte eine pathologisch-anatomische Untersuchung der Plazenta selbstverständlich sein.

Pontosubikuläre Nervenzellnekrose

Eine pathogenetisch unzureichend geklärte, möglicherweise auf Hyperoxydation zurückzuführende Schädigung vor Ende des 2. Lebensmonats führt zum Ausfall zahlreicher Nervenzellen der ventralen Ponskerne und des Subiculums. Die verbliebenen Perikarya sind hier geschrumpft oder durch Kalksalze imprägniert. Knaben sind 3mal häufiger betroffen. Eigenartig ist die Aussparung der als sauerstoffmangelempfindlich bekannten Areale wie der CA 1-Region des Ammonshorns[1].

Neonatal erfolgende Hirnschädigungen

Eine genaue Abgrenzung von den durch Perinatalschäden entstehenden Schädigungsmustern ist neuropathologisch meist schwierig, sofern die Anamnese nicht entsprechende Hinweise erlaubt. Dies zeigte sich bereits bei der Behandlung der multizystischen Enzephalopathie (s.o.), doch können sich differentialdiagnostische Probleme auch bei dem Alpers-Syndrom (▷ Abschn. „Spongiöse Syndrome", S. 296) ergeben. Das typischste Beispiel einer neonatalen Hirnschädigung bietet der Kernikterus.

Kernikterus

Klinik. Bei Serumbilirubinspiegeln Neugeborener über 30 mg%, selten auch schon bei Spiegeln um 20 mg%, kann es zu dem Bild des Kernikterus kommen, das gewöhnlich zwischen dem 2. und 5. Lebenstag mit zunehmender *Apathie, Muskelhypotonie,* aber auch mit *Opisthotonus* und schließlich *Koma* einhergehen kann.

Pathogenese

> Ursache des Kernikterus ist in 80% eine *Rh-Unverträglichkeit* und in 20% eine *Unverträglichkeitsreaktion des ABO-Systems*[1]. Ehen, in denen die Mutter Rh-negativ, der Vater Rh-positiv ist, führen in 5% zum Bild der fetalen Erythroblastose der Kinder. Der entscheidende Defekt bei der neonatalen Hyperbilirubinämie ist dabei die *unzureichende Bindung des Bilirubins an Glukuronsäure* mit entsprechend unzureichender Bilirubinaufnahme in der Leber.

Dieser Mechanismus tritt nicht nur bei der Rh- und ABO-Unverträglichkeit auf. Vielmehr kann es zu einer infantilen Hyperbilirubinämie auch bei anders begründeten Schädigungen des Leberparenchyms, so bei Enzymdefekten der Glukose-6-Phosphat-Dehydrogenase oder der hepatischen Glukuronyltransferase *(Crigler-Najjar-Syndrom)* kommen[1]. Bei der noch unausgereiften Blut-Hirn-Schranke tritt das lipidlösliche unkonjugierte Bilirubin vor allem bei Albuminmangel in das zentralnervöse Gewebe ein. pH-Erniedrigungen und Störungen des Albumin-Bilirubin-Gleichgewichtes, ferner Pharmaka wie Salizylate und Sulfonamide vermögen die Proteinbindung des Bilirubins zu stören und damit den Kernikterus zu fördern.

Ein hoher Prozentsatz (84%) der Kernikterusfälle zeigte *Aspirationen von Amnionflüssigkeit* in die Lungen, was dafür spricht, daß auch eine *Hypoxie wahrscheinlich ein wesentlicher pathogenetischer Faktor* ist, der auch die Ortswahl des Kernikterus bestimmt. Möglicherweise spielt die Hypoxie auch eine Rolle bei der Entstehung der *Schrankenstörung,* die es überhaupt erst erlaubt, daß albumingebundenes Bilirubin in das Hirngewebe übertritt. Inwieweit erhöhte Bilirubinwerte ihrerseits in der Lage sind, eine Schrankenstörung auf zytotoxischem Wege herbeizuführen, ist umstritten.

Morphologie. *Bereits makroskopisch* ist der Kernikterus manchmal durch eine deutlich gelblich-grüne Verfärbung des inneren Pallidumgliedes und des Nucleus subthalamicus (Corpus Luysi) erkennbar. In selteneren Fällen besteht eine diffuse gelblich-grüne Verfärbung des Marklagers. Dies gilt vor allem für Fälle, bei denen ein stärkeres Hirnödem vorliegt.

Die *mikroskopische* Untersuchung zeigt *im akuten Stadium* das Vorliegen frischer Nervenzellnekrosen mit Bevorzugung von Nucleus subthalamicus und innerem Pallidumglied, jedoch in geringerem Maße auch übergreifend auf das Ammonshorn, die Okulomotorius-, Vestibularis- und Hypoglossuskerne, untere Olive, Zahnkerne und Flokkulus. *In späteren Stadien* besteht in den durch elektive Parenchymnekrosen geschädigten grauen Zonen eine erhebliche Fasergliose, die mit einer gelegentlich überschießenden Myelinisierung auch das Bild des *Status dysmyelinisatus* hervorrufen kann.

Zerebralschäden bei angeborenen Herzfehlern

Eine besondere Reaktionsform des Säuglingsgehirns bei angeborenen Herzfehlern, aber auch bei bronchopulmonaler Dysplasie, ist die *ausgeprägte Füllung und Hyperplasie der leptomeningealen und weitgehend auch der intrazerebralen Gefäße.* Die leptomeningealen Venen sind vor allem über der Fossa Sylvii vielfach varikös erweitert und angiomähnlich verdichtet. In Verbindung mit der *erhöhten Embolisierungstendenz* kommen *Hirnabszesse* vor.

Literatur

1. u. 2. Weiterführende Literatur (▷ S. 44)
3. Aicardi J, Goutières F, Hodebourg De Verbois A (1972) Multicystic encephalomalacia of infants and its relation to abnormal gestation and hydranencephaly. J Neurol Sci 15: 357–373
4. Banker BQ, Larroche J (1962) Periventricular leukomalacia in infancy. Arch Neurol 7: 386–410

5. Chattha AS, Richardson EP (1977) Cerebral white-matter hypoplasia. Arch Neurol 34: 137–141

6. Fedrick J, Butler NR (1970) Certain causes of neonatal death. II. Intraventricular hemorrhage. Biol Neonat 15: 257–290

7. Feigin I, Budzilovich GN (1978) Laminar scars in cerebral white matter: A perinatal injury due to edema. J Neuropath Exp Neurol 38: 314–325

8. Foix C, Marie J (1972) La sclérose cérébrale centro-lobaire. A tendance symétrique. Ses rapports avec l'encephalite periaxiale diffuse. Encephale 22: 81–126

9. Gröntoft O (1953) Intracerebral and meningeal haemorrhages in perinatally decreased infants. I. Intracerebral haemorrhages. A pathologico-anatomical obstetric study. Acta Obstet Gynec Scand 32: 308–333

10. Gröntoft O (1953) Intracerebral and meningeal haemorrhages in perinatally decreased infants. II. Meningeal haemorrhages. A pathologico-anatomical and obstetric study. Acta Obstet Gynec Scand 32: 458–498

11. Hawgood S, Spoug J, Yu VYH (1984) Intraventricular hemorrhage. Am J Dis Child 138: 136–139

12. Ingraham FD, Matson DD (1944) Subdural hematoma in infancy. J Pediat 24: 1–37

13. Jellinger K, Schwingshackl A (1973) Birth injury of the spinal cord. Neuropädiatrie 4: 111–123

14. Jellinger K, Seitelberger F, Kozik M (1971) Perivascular accumulation of lipids in the infantile human brain. Acta Neuropathol 19: 331–342

15. Naeye RL, Peters EC, Bartholomew M, Landis R (1989) Origins of cerebral palsy. Am J Dis Child 143: 1154–1161

16. Prich MJJ, Gabreels FJM, Renier WO (1982) Progressive infantile poliodystrophy (Alpers' disease) with a defect in citric acid cycle activity in liver and fibroblasts. Neuropediatrics 13: 108–111

17. Roge RH, Henriques U (1992) Fetal and perinatal infections. Pathol Res Pract 188: 135–140

18. Sandbank U, Lerman P (1992) Progressive cerebral poliodystrophy – Alpers' disease. J Neurol Neurosurg Psychiat 35: 749–755

19. Schneider H, Sperner J, Dröszus JU, Schachinger H (1976) Ultrastructure of the neuroglial fatty metamorphosis (Virchow) in the perinatal period. Virchows Arch [A] 372: 183–194

20. Sherwood A, Hopp A, Smith JF (1978) Cellular reactions to subependymal plate haemorrhage in the human neonate. Neuropathol Appl Neurobiol 4: 245–261

21. Solcher H (1968) Zur Neuroanatomie und Neuropathologie der Frühfetalzeit. Monogr Psychiat 127: 1–78

22. Spatz H (1921) Über die Vorgänge nach experimenteller Rückenmarksdurchtrennung mit besonderer Berücksichtigung der Unterschiede der Reaktionsweise des reifen und des unreifen Gewebes nebst Beziehungen zur menschlichen Pathologie. (Porencephalie und Syringomyelie). Nissl-Alzheimer Histolog Histopath Arb EB: 49–367

23. Spears RL, Hodgman JE, Cleland RD, Tatter D, Hanes B (1969) Relationship between hyaline membrane disease and intraventricular hemorrhage as cause of death in low birthweight infants. Am J Obstet Gynec 105: 1028–1031

24. Takashima S, Mito T, Becker E (1989) Dendritic development of motor neurons in the cervical anterior horn and hypoglossal nucleus of normal infants and victims of sudden infant death syndrome. Neuropediatrics 21: 24–26

25. Vannucci RC (1992) Cerebral carbohydrate and energy metabolism in perinatal hypoxic-ischemic brain damage. Brain Pathology 2: 229–234

26. Yakovlev PI, Wadsworth RD (1946) Schizencephalies. A study of the congenital clefts in the cerebral mantle. II. Clefts with hydrocephalus and lips separated. J Neuropath Exp Neurol 5: 169–206

27. Yakovlev PI, Wadsworth RD (1946) Schizencephalies. A study of the congenital clefts in the cerebral mantle. II. Clefts with hydrocephalus and lips separated. J Neuropath Exp Neurol 5: 169–206

Physiologische Hirnalterung und Altersdemenzen

J. W. Boellaard

Weiterführende Literatur

1. Peiffer J (1981) Hirnalterung. Schicksal und Krankheit des Menschen. Huber, Bern Stuttgart Wien
2. Jellinger K (1989) Morphologie des alternden Gehirns und der (prä)senilen Demenz. In: Platt D, Oesterreich K (Hrsg) Handbuch der Gerontologie, Bd 5 Neurologie, Psychiatrie. Fischer, Stuttgart, S 3–56
3. Nagatsu T, Hayaishi O (eds) (1990) Aging of the brain. Cellular and molecular aspects of brain aging and Alzheimer's disease. Karger, Basel, 331 pp

Physiologisches Altern

Die Beurteilung physiologischer Hirngewebsveränderungen beim Altern sind einer großen subjektiven und objektiven Variabilität unterworfen, und selbst die als typisch geltenden extrazellulären Amyloidablagerungen und neuronalen Veränderungen können nur bedingt als altersspezifisch angesehen werden. Die lange als sicher geltende Minderung des Hirngewichtes im Alter wurde relativiert zugunsten einer fehlenden[42] oder nur geringen Gewichtsreduktion jenseits etwa des 60. Lebensjahres[21]. Dabei sollen verschiedene Hirnteile unterschiedlich schrumpfen. Ebenso wie diese Gewichtsreduktion ist auch ein allgemeiner Nervenzellverlust der Großhirnrinde im Alter zumindest als eher gering anzusehen. Neuere stereologische Untersuchungen zeigen differente Ausfälle und besonders Größenabnahmen von Neuronen in unterschiedlichen Hirnregionen[13, 40].

> Das Gehirn altert nicht als Ganzes einheitlich, sondern einzelne Regionen und Kerngebiete weisen eigene Alternsgänge auf. Die morphologische Grundlage für die funktionellen Einbußen im Alter ist wahrscheinlich weniger in einem Nervenzelluntergang in der Großhirnrinde zu suchen als in einem dort stattfindenden Umbau des Dendritensystems und der synaptischen Kontakte.

Auch hier sollen regionale Unterschiede ausgeprägt sein[9]. Im ganzen scheint es sich weniger um einen Abbau zu handeln als um ein bedarfsorientiertes Rearrangement. Die Aktivität von Neurotransmittern soll im Neokortex beim physiologischen Altern nicht abnehmen.

Morphologische Elemente der Hirnalterung

Die Grenze zwischen physiologischem Altern und Altersdemenz verwischt sich im höheren Lebensalter[32]. Qualitativ können sich alle Elemente, die das morphologische Substrat der senilen Demenz von Alzheimertyp bestimmen, auch bei gesunden Greisen finden[1]. Bestimmend sind Quantität und Lokalisation, in der die Elemente vorkommen.

> Als Regel kann gelten, daß im physiologischen Altern eine frontalbetonte Volumensverminderung eintritt, während bei der senilen Demenz eine temporoparietale Prädilektion vorherrscht.

Da exakte Grenzwertbestimmungen fehlen und auch auf methodische Schwierigkeiten stoßen, bestimmt die auf Erfahrung beruhende Schätzung wesentlich die Bewertung.

- *Nervenzellveränderungen.* Ausgeprägt ist im Senium eine lokal unterschiedliche Atrophie von Nervenzellen. Sie zeigt sich entweder als „einfache Atrophie" mit Schrumpfung von Kern und Zytoplasma oder als Größenreduktion, die z. B. zum scheinbaren Verschwinden von Pyramidenzellen in die Kategorie der kleinen Nervenzellen führen kann[40]. Daneben kommt es zu einer Reduktion des RNS-Gehaltes und damit zu einer Änderung im färberischen Verhalten des Zytoplasmas.
- *Fibrosen der Leptomeningen* sowie subpiale und subependymale *Fasergliosen* sind häufige Folgen atrophisierender Vorgänge.
- *Lipofuszingehalt* (Lf) der Nervenzellen im ZNS nimmt mit dem Alter zu, ist allerdings auch schon bei Säuglingen nachzuweisen[35]. Die altersbedingte Zunahme erfolgt in den unterschiedlichen Regionen und Kerngebieten in sehr unterschiedlicher Weise. Innerhalb der Großhirnrinde gibt es charakteristische Unterschiede im Lf-Gehalt, so daß von einer Pigmentarchitektonik gesprochen werden kann[9]. Ultrastrukturell ist der Pigmentanteil des neuronalen und astrozytären Lf linear strukturiert[8]. Das Pigment der Oligodendroglia weist kristalline Spalten auf (Abb. 1.16). Diese Strukturen sind von den Einlagerungen der neuronalen Zeroidlipofuszinosen zu unterscheiden (▷ S. 340).

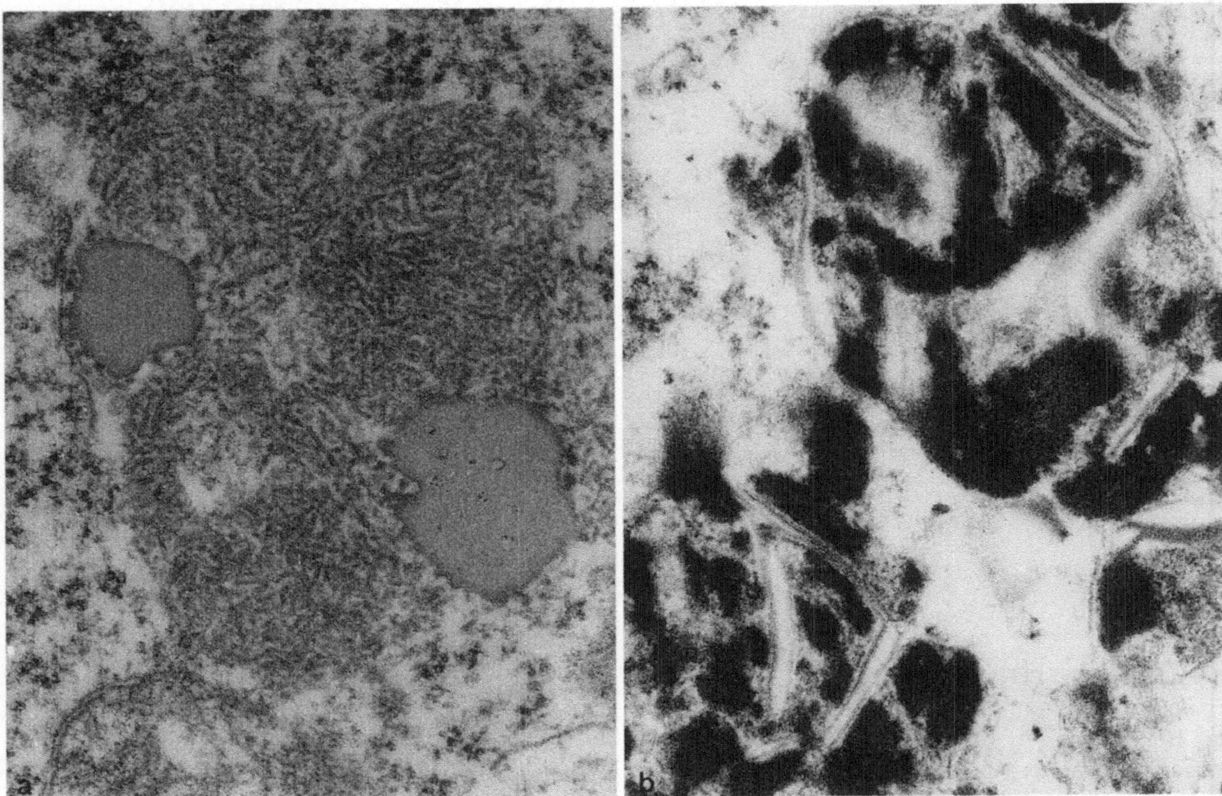

Abb. 1.16. a Neuronales Lipofuszin. Humaner Kortex, kleine Pyramidenzelle, 61 000 : 1 **b** Oligodendrogliäres Lipofuszin mit membranbegrenzten Einschlüssen. Humaner Kortex, 67 000 : 1. (Aufnahmen: J. W. Boellaard)

- *Intraneuronale Einlagerungen* sind auch die *Hiranokörper,* stäbchenförmige, lichtmikroskopisch teils homogen, teils feinfädig erscheinende intrazytoplasmatische Einlagerungen, die ultrastrukturell aus dicht gepackten 6–10 nm Filamenten bestehen. Sie sind bevorzugt im Sommer-Sektor des Ammonshornes beim physiologischen, gesteigert beim pathologischen Altern anzutreffen.
- Als *Lewy-Körper* bezeichnet man intrazytoplasmatische Nervenzelleinschlüsse, die beim *M. Parkinson* (▷ S. 187) bevorzugt in der Substantia nigra, dem Locus coeruleus, dem dorsalen Vaguskern u. a. pigmentierten Neuronen vorkommen, aber auch *im höheren Lebensalter unabhängig vom Parkinsonismus.* Sie sind rundlich, bestehen vorwiegend aus Protein mit verschiedenen Neurofilamentepitopen und zeichnen sich durch reichlichen Ubiquitingehalt aus. Ultrastrukturell erweisen sie sich als Zelleinschlüsse mit dichter filamentärer und teilweise auch granulärer Struktur ohne Membranbildung.
- *Marinesco-Körper* liegen als eosinophile Körnchen intranukleär. Ultrastrukturell sind sie filamentär gebaut mit einer gitterförmigen Struktur. Man findet sie, manchmal in Gruppen, in Neuronen der Substantia nigra und des Locus coeruleus. Im Gegensatz zu den Lewy-Körpern sind sie stärker mit dem zunehmenden Alter korreliert.

- *Axonauftreibungen* finden sich als große, mit HE und vG darstellbare Kugeln, vorwiegend in den Hintersträngen des Rautenhirnes (Goll, Burdach). Ultrastrukturell finden sich hier multilamelläre und multivesikuläre Strukturen sowie Mitochondrien. Sie gehören zum physiologischen Altern, wenn keine exzessiven Grade erreicht werden.
- *Granulovakuoläre Degeneration.* Kleine intrazytoplasmatische Vakuolen, in den großen Neuronen des Hippokampus gelegen. Sie haben vielfach einen zentralen homogenen Kern und sind mit HE oder Silberimprägnationen gut darstellbar (Abb. 1.17 e). Es handelt sich um membrangebundene Zytoplasmaeinschlüsse, die beim physiologischen Altern, vermehrt bei der Altersdemenz auftreten.
- Extrazelluläre Amyloidablagerungen in Form von *senilen Plaques* (SP) sind eines der beiden wichtigsten Merkmale des alternden Gehirnes. Sie werden von den drei Komponenten Amyloid, degenerierenden neuronalen Fortsätzen und Mikrogliazellen gebildet. Je nach ihrer Beteiligung und Anordnung werden *4 Formen der SP* unterschieden:
- 1. Der *Kernplaque* als typische Form des SP („neuritischer Plaque") besteht aus einem Amyloidkern, umgeben von geschwollenen Neuriten und Mikrogliazellen (Abb. 1.17 d). Der Kern ist oft schon bei HE oder vG sichtbar, gut nach PAS-Färbung. Ultrastrukturell haben die extrazellulär gelegenen

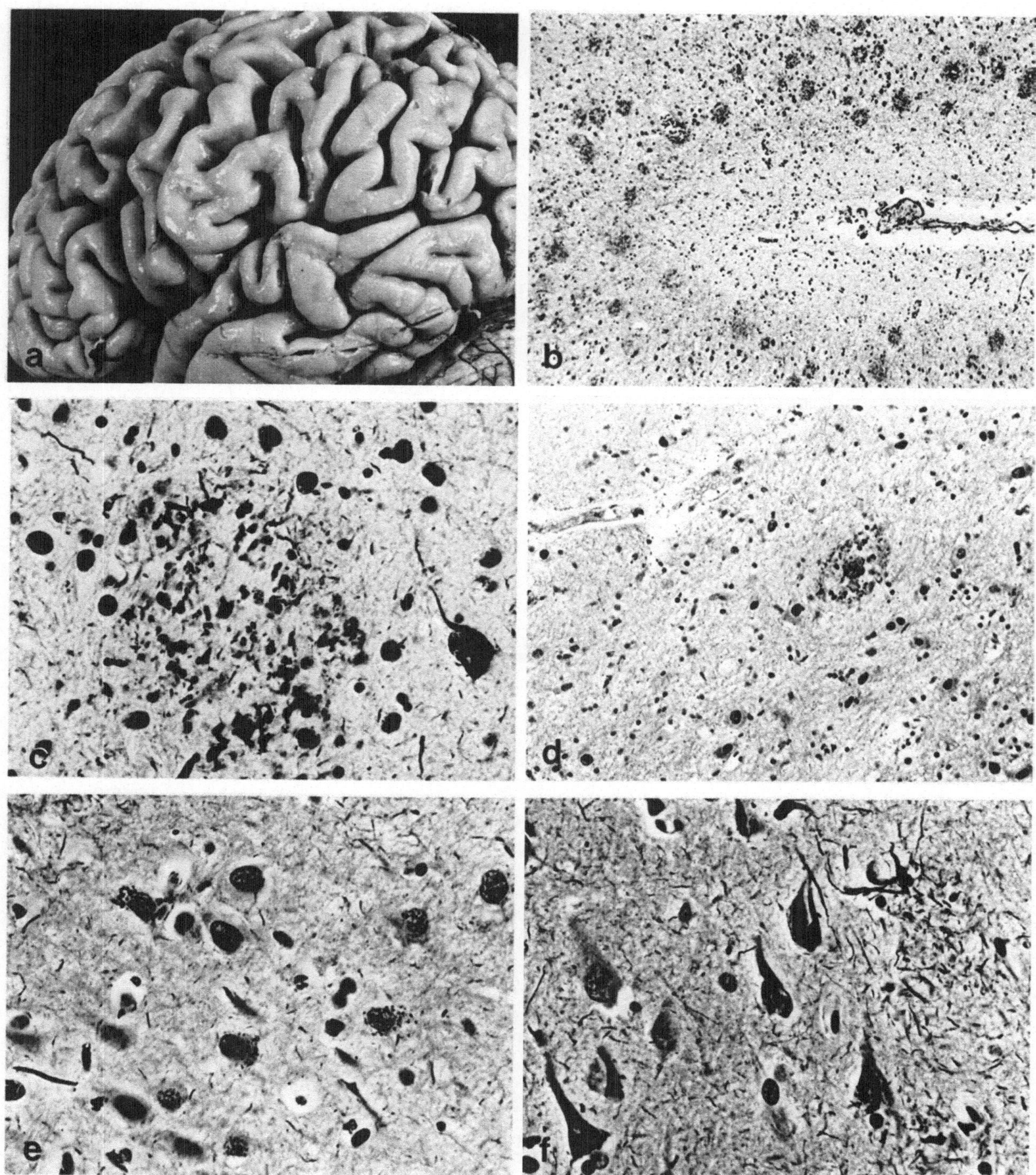

Abb. 1.17. a Diffuse Atrophie der Großhirnrinde bei Alzheimer-Krankheit.   **b** Alzheimer-Krankheit mit Durchsetzung der Großhirnrinde mit zahllosen Fädchenplaques.   **c** Alzheimer-Krankheit mit Fädchenplaques und Alzheimer-Fibrillenveränderungen *(rechts).* **d** Alzheimer-Krankheit mit Kernplaque. **e** Alzheimer-Krankheit mit granulovakuolärer Degeneration des Nervenzellzytoplasmas und Alzheimer-Fibrillenveränderungen in der Hippokampusformation. **f** Alzheimer-Fibrillenveränderungen und Fädchenplaques bei Alzheimer-Krankheit

Bündel regellos angeordneter Amyloidfilamente enge Kontakte zu umgebenden Mikrogliazellen, die von manchen Autoren als Bildungsort des Amyoids angesehen werden[43]. Andere sehen die abnormen Nervenzellfortsätze als Nidus der Amyloidablagerung an[14]. (Über das Amyloid ($\triangleright$ S. 90, 345.) Die umgebenden erweiterten Neuriten sind mit Mitochondrien, lysosomalen dichten Körperchen und oft auch mit Alzheimer-Fibrillen ($\triangleright$ dort) angefüllt. Unterschiedliche neurotransmitterspezifische Fasern sind beteiligt. Neben diesen Kernplaques gibt es

- 2. *Primitivplaques* („Fädchenplaques"), die im wesentlichen aus degenierenden geschwollenen Neuriten bestehen. Sie sind mittels Silberimprägnation sichtbar zu machen. Ein Amyloidkern ist hier *lichtmikroskopisch* nicht vorhanden (Abb. 1.17c). Zu den klassischen Plaqueformen gehört ferner
- 3. der *Amyloidplaque* („ausgebrannter Plaque"), der nur aus einem Amyloidkern besteht. Schließlich ist als
- 4. Form der *diffuse Plaque* zu nennen, der stark vermehrt beim M. Alzheimer vorkommt, aber auch beim normalen Altern zu finden ist. Er ist nur immunhistochemisch oder ultrastrukturell erkennbar und besteht aus feinen Bündeln von Amyloidfilamenten in einer reaktionslosen Umgebung[44].

SP kommen beim physiologischen Altern vor, vorzugsweise im limbischen System, aber auch über den ganzen Neokortex verstreut. Diagnostische Schlüsse im Hinblick auf ein pathologisches Altern lassen sich daher aus dem Studium einzelner Regionen nicht ziehen[42].

Die Zahl der SP nimmt mit dem Alter zu, kann aber auch beim 100jährigen fehlen[19]. Zwischen ihrer Zahl und der intellektuellen Leistungsfähigkeit besteht keine sichere Korrelation. Das erschwert die morphologische Unterscheidung von physiologischem Altern und altersbedingter Demenz. Die SP sind von den plaqueförmigen Amyloidablagerungen bei den übertragbaren spongiformen Enzephalopathien („Kuruplaques" ▷ S. 165) morphologisch und immunologisch zu unterscheiden.

- Die *Alzheimer-Fibrillenveränderungen* (AF) sind, zusammen mit den SP, die wesentlichen Merkmale sowohl des physiologischen als auch des pathologischen Alterns, allerdings mit meist deutlichen Unterschieden in bezug auf Quantität und Lokalisation. Es handelt sich um intrazelluläre zopfartige Filamentbildungen im Zytoplasma von Pyramidenzellen. Sie sind polarisationsoptisch bei HE und Kresyl, elektiv bei Silberimprägnation oder fluoreszenzmikroskopisch nach Thioflavin-S-Färbung erkennbar (Abb. 1.17f). Ultrastrukturell bestehen sie aus paarigen, doppelhelixartig gewundenen Filamenten („paired helical filaments", PHF), die zusammen einen Durchmesser von ca. 22 nm haben und periodische Verknüpfungspunkte von 80 nm Abstand aufweisen. Die AF enthalten verschiedene abnorm phosphorylierte Zytoskelettbestandteile, wobei mikrotubuliassoziierte τ-Proteine die Hauptrolle spielen, neben Epitopen von Neurotubuli und Neurofilamenten[36] und β-Amyloid[6]. Vorzugssitz der AF ist die Hippokampusregion und der anteromediale Teil der Schläfenlappenrinde. Sie können hier auch bei Gesunden im mittleren und höheren Lebensalter in rund 50% der Fälle in geringerer Zahl vorkommen[42]. Bei der Alzheimer-Krankheit treten sie meist in signifikanter Weise vermehrt auf. Sie finden sich außerdem beim M. Down und bei Boxern nach zahlreichen k. o.-

Schlägen („dementia pugulistica"). Selten sieht man sie auch nach Enzephalitiden oder bei Leukodystrophien in Hirnnervenkerngebieten. In feiner Form sind AF als „Neuropilfäden" in neuronalen Zellfortsätzen der Großhirnrinde beschrieben[10]. Sie sind mittels Silberimprägnation und immunhistochemisch mit Anti-τ-Antikörper darstellbar. Experimentell lassen sich AF-ähnliche Fibrillenveränderungen unter Einwirkung von Aluminiumsalzen erzeugen. Es handelt sich hierbei um gerade Tubuli, wie sie auch bei alten Tieren gelegentlich beschrieben wurden.

- *Biondi-Ringe*, AF-ähnliche intrazytoplasmatische Fibrillen, sind im Ventrikelependym älterer Individuen bei Silberimprägnation oder fluoreszensoptisch nach Thioflavin-S-Färbung in der Regel erkennbar.
- *Kongophile Angiopathie* (Scholz 1938). Amyloid in der Wand von kleineren und mittleren Meningealgefäßen ist in höherem Lebensalter ein fast regelmäßiger Befund. Nachweisbar ist es fluoreszenzoptisch nach Färbung mit Thioflavin-S oder polarisationsoptisch nach Kongorotfärbung. Über die Häufigkeit des Vorkommens in den oberen Schichten der Großhirnrinde gehen die Angaben sehr auseinander. Bei über 100jährigen soll Gefäßamyloid in 75% der Fälle zu finden sein[22]. Es besteht keine Korrelation zur Demenz, wohl aber werden dabei häufig SP gefunden. Bei der Alzheimer-Krankheit sieht man elektronenmikroskopisch gelegentlich den Übertritt von Amyloidfilamenten in das umliegende Hirngewebe i. S. der drusigen Gefäßwandentartung. Trotz mancher Überschneidungen ist die kongophile Angiopathie vom M. Alzheimer abzugrenzen. Sie ist ferner zu unterscheiden von der hereditären Amyloidangiopathie („Dutch type"), die, im Gegensatz zur hier besprochenen senilen Gefäßwandamyloidose, mit Blutungen einhergeht (▷ S. 90).
- *Atherosklerose* ist im Altersgehirn häufig, aber nicht obligat, bei über 75jährigen in 75%[21]. Betroffen sind vorwiegend die großen Hirnbasisgefäße und ihre Äste. Eine funktionelle Beeinträchtigung ist dabei meist nicht erkennbar. Atherosklerotische Veränderungen der intrazerebralen Gefäße sind seltener und meist auf den Stammganglienbereich beschränkt. Es besteht kein Zusammenhang mit dem M. Alzheimer.
- *Kapillaren und Glia* bilden in der Blut-Hirn-Schranke eine funktionelle Einheit (▷ S. 98). Eine perivaskulär betonte Fasergliose kann im Alter in allen Rindenschichten vorhanden und wohl als Reaktion auf eine Schrumpfung von Neuronen und Verminderung der Nervenzellfortsätze zu deuten sein. Zusammen mit Wandveränderungen der kleinen Hirngefäße in Form von Verdickungen der Basalmembran sowie Fibrose und Hyalinose, vorwiegend in den Stammganglien, führen sie zu Störungen in der Funktion der Blut-Hirn-Schranke und zu erweiter-

ten perivaskulären Räumen (Status cribrosus). Außerdem finden sich gelegentlich Knäuelbildungen der Kapillaren, die zu Mikrozirkulationsstörungen führen können.

Pathologisches Altern

Alzheimersche Krankheit

Synonyme: Alzheimer-Demenz; senile Demenz vom Alzheimer-Typ (SDAT); präsenile und senile Demenz

Das höhere Lebensalter ist gekennzeichnet durch eine Polypathie, die das Gehirn primär oder infolge Schädigungen anderer Organe auch sekundär mitbetreffen kann. Die Annahme, daß die zerebrale Atherosklerose die häufigste Ursache zerebraler Schädigungen im höheren Lebensalter darstellt, ist inzwischen zugunsten der Alzheimer-Demenz revidiert worden.

> Die Gruppe der Demenzen vom Alzheimer-Typ stellt in großen Autopsieserien mit 50–70% den weitaus größeren Anteil gegenüber 10–20% vaskulärer Hirnschäden[25].

Hierbei muß betont werden, daß die Alzheimer-Krankheit keine verfrühte oder verstärkte Hirnalterung darstellt. Die quantitativen Veränderungen des physiologischen Alterns finden sich beim M. Alzheimer nicht etwa nur verstärkt, sondern vor allem ausgedehnt auf Bereiche, die vom normalen Altern nicht oder wenig betroffen werden. Die Alzheimer-Demenz grenzt sich somit als pathologisches Geschehen vom physiologischen Altern ab.

Definition

Während ursprünglich präsenile (Alzheimer) und senile Demenz getrennt waren, sind sie erst spät als senile Demenz vom Alzheimer-Typ (SDAT) zusammengeführt worden[27]. Diese unitarische Auffassung wird nicht ganz allgemein geteilt[25]. Bei den präsenilen Fällen ist der Grad der Hirnatrophie meist schwerer, und nach eigener Erfahrung ist hier eine allgemeine Kachexie deutlicher ausgeprägt. Bei den senilen Formen kann die Abgrenzung vom physiologischen Altern schwierig sein. Zahl und Ausbreitung von SP und AF sind wichtige Kriterien. Alte normale und demente Individuen über 75 Jahre können allerdings gleiche Zahlen von SP und AF aufweisen[28]. Erfahrung und angewendete histologische und immunologische Methoden sind ausschlaggebend. Die Abgrenzung der SDAT vom normalen Altern ist derzeit ein Anliegen mehrerer Arbeitsgruppen[16, 26, 32]. Die diagnostischen Richtlinien der CERAD[32] haben sich dabei als international anerkannt herauskristallisiert.

Klinik und Epidemiologie

> Die mit Merkfähigkeitsstörungen und Desorientiertheit beginnenden und bis zur tiefen Demenz mit Sprachverlust fortschreitenden Krankheitsverläufe dauern durchschnittlich 7 Jahre, bei der senilen Form (ab 65) bei langsamerer Progredienz auch länger. Das Verhältnis Frauen zu Männer beträgt 1,5 : 1. Das Morbiditätsrisiko steigt mit zunehmendem Alter von 5–6% bei unter 65 jährigen bis zu 20% bei 80 jährigen. Jenseits des 90. Lebensjahres nimmt es wieder ab.

In den USA gilt die SDAT als die 4.- bis 5.-häufigste Todesursache und wurde bereits 1976 als „major killer disease"[27] bezeichnet. Sie kann sporadisch oder familiär (FAD) auftreten; die letztere ist selten[39].

Ätiologie

Die Ursache ist unbekannt, Übertragungsversuche an Tieren blieben erfolglos. Markenzeichen der SDAT sind extrazelluläre Amyloiddeposite (SP, Gefäßwände) und intraneuronale AF, die von manchen Autoren als intrazelluläres Amyloid aufgefaßt werden[6]. SDAT wird daher vielfach zu den zerebralen Amyloidosen gerechnet[18, 34]. Das Amyloid hat eine β-Faltblattstruktur (β-Amyloid[17]), wird von anderen Autoren A 4-Amyloid genannt[31] und allgemein als β-A 4-Amyloid bezeichnet. Es entsteht durch Polymerisation eines Polypeptids von 43–44 Aminosäuren, welches das Produkt einer Abspaltung aus verschiedenen Glykoproteiden von 695, 714, 751 bzw. 770 Aminosäuren, dem Pre-A 4, ist[5]. Das Pre-A 4 ist ein phylogenetisch altes Membranprotein mit unbekannter Funktion, das u.a. in Neuronen[6] sowie in Mikroglia und Endothelzellen[38] exprimiert wird. Es wird codiert von einem Gen auf dem langen Arm von Chromosom 21[19]. Präsenile SDAT bei M. Down (Trisomie, ▷ S. 37) wird daher als Überexpression von Pre-A 4 aufgefaßt. Dies trifft aber nicht zu bei der sporadischen SDAT. Bei FAD sind Punktmutationen auf Chromosom 21 an einem dem Pre-A 4-Gen benachbarter Stelle gefunden worden[39]. Auch über Mutationen auf Chromosom 19 sowie Insertionen bei FAD-Sippen wurde berichtet, so daß es sich hierbei um eine heterogene Gruppe handelt. Transgene Mäuse mit einer Überproduktion eines Fragments von Pre-A 4 entwickeln Amyloidplaques und AF[29]. Der wegen des Zusammenhanges von Aluminium mit SP und AF (▷ S. 58) geäußerte Verdacht eines Zusammenhanges von SDAT mit der Aufnahme von Aluminiumsalzen hat sich nicht bestätigt[23].

Morphologie

Makroskopisch besteht eine Hirnatrophie mit Verminderung des Hirngewichtes. Sie ist bei der

SDAT temporoparietal betont, im Gegensatz zur frontal betonten Atrophie beim physiologischen Altern.

> Mikroskopisch sind AF und SP zahlreich vorhanden, auch an Stellen, an denen sie beim physiologischen Altern spärlich oder nicht gefunden werden. Im limbischen System ist neben dem Subiculum der Mandelkern besonders betroffen. Frei im Gewebe liegende AF („Geisterfibrillen") zeigen das Ausmaß der untergegangenen Neurone an. Im Neokortex sind die parietalen Assoziationszentren besonders betroffen, ferner Gyrus cinguli, Frontallappen und Inselrinde. Aber auch tiefe Gebiete sind betroffen, besonders der Nucleus basalis Meynert, Nucleus dorsalis raphe und Locus coeruleus.

Immunhistochemisch sind SP im Kleinhirn (hier meist als diffuse Plaques[44]) sowie in einer großen Prozentzahl der Fälle im Rückenmark nachweisbar[34]. *Die Zahl der Plaques in den kortikalen und subkortikalen Gebieten korreliert nicht mit dem Grad der Demenz, wohl aber die Zahl der AF*[4]. Das Ausmaß des Nervenzellunterganges wird unterschiedlich beurteilt, allgemein aber bestätigt[13, 41]. Ein frühzeitiger Neuronenverlust in der entorhinalen Rinde könnte durch Abkoppeln des Hippokampus zur ausgeprägten Demenz bei allgemein nur verhältnismäßig geringem Nervenzelluntergang führen[28]. Außerdem liegen im Kortex vermehrt Neuropilfäden (▷ S.58). Die Beteiligung des cholinergen Transmittersystems kommt in einer deutlich herabgesetzten Aktivität an Cholinazetyltransferase in der Großhirnrinde und im Hippokampus zum Ausdruck. Die granulovakuoläre Degeneration der Neurone im Ammonshorn ist gegenüber dem physiologischen Altern meist deutlich vermehrt. Eine kongophile Angiopathie ist häufig vorhanden. Eine Astrozytenreaktion ist sowohl diffus als auch verstärkt in der Umgebung der SP nachweisbar. Klinische und morphologische Zeichen von SDAT können vergesellschaftet sein mit diffusem Vorkommen von Lewy-Körpern[20].

Morphologische Differentialdiagnose

Normales Altern: Anzahl von AF und SP im Kortex über 75 Jahre sehr variabel. Bei SDAT immunhistochemischer Nachweis von SP im Hirnstamm und Kleinhirn. AF im Nucleus basalis Meynert.
Creutzfeldt-Jakob (▷ S.165): Makroskopisch geringere Atrophie. Immunologischer Nachweis von P und spongiöse Veränderungen. Eine Koexistenz von AD und CJD ist gelegentlich beschrieben [11a].
GSS (▷ S.166): Multizentrische Plaques morphologisch und immunologisch von SP zu unterscheiden. Letztere bei bejahrten Patienten in geringer Anzahl möglich.
MID (▷ S.189): Zahlreiche kleine und größere Infarkte im Kortex.
M.Pick (▷ S.192): Makroskopisch frontotemporal betonte Atrophie. Mikroskopisch stärkerer Neuronenverlust und stärkerer Status spongiosus als bei SDAT. Pick-Zellen.
Bei SDAT (falls vorhanden) Status spongiosus und spongiöse Veränderungen. Eine Koexistenz von AD und CJD ist gelegentlich beschrieben[11a].

Nicht-Alzheimer Demenz
(Synonyme: Frontotemporal dementia, frontal lobe dementia, non-Alzheimer's dementia)

Eine heterogene Gruppe von (prä)senilen Demenzen, denen das Fehlen von Characteristica der Alzheimer-Krankheit gemeinsam ist. Hierzu zählt eine übermäßige Einlagerung von Lewy-Körper (Einschlußkörpertyp) bzw. von AF in Hirnstamm, Hippokampus und Neokortex (tau-Typ)[7], ohne vermehrt Plaques. Hinzu kommt ferner ein Lappentyp mit fronto-temporaler Atrophie, Neuronenverlust, spongiösen Veränderungen (▷ S.185) und mäßiger Astrozytose in den Schichten I–III des basofrontalen Neokortex ohne typischen Pick-Befund[33]. Sie ist selten kombiniert mit einer Degeneration der spinalen Motoneurone[12, 30]. Eine Gliose im Bereich der U-Fasern korrespondiert mit dem Neuronenuntergang. Auch andere Formen, wie z.B. M. Huntington (▷ S.186) und M. Pick (▷ S.193) werden manchmal hierzu gezählt[11].

Morphologische Differentialdiagnose

Bei dieser heterogenen Gruppe kann das Fehlen ausreichender Mengen von SP als Merkmal angesehen werden. Bei der fronto-temporalen Form ist das Fehlen von Pick-Zeichen characteristisch.

Literatur

1.–3. Weiterführende Literatur (▷ S.55)
4. Arriagada PV, Growdon JH, Hedley-Whyte ET, Hyman BT (1992) Neurofibrillary tangles but not senile plaques parallel duration and severity of Alzheimer's disease. Neurology 42: 631–639
5. Beyreuther K (1991) Molecular genetics of degenerative disorders of the CNS: Role of amyloid precursor proteins. Clin Neuropathol 10: 256
6. Beyreuther K, Beer J, Hilbich C, et al. (1988) Molecular pathology of amyloid deposition in Alzheimer's disease. In: Henderson AS, Henderson JH (eds) Etiology of dementia of Alzheimer's type. John Wiley & Sons, Chichester New York Brisbane Toronto Singapore, pp 125–134
7. Boellaard JW (1984) Ein Fall von sog. heterogener Systemdegeneration mit Großhirnbeteiligung Zbl allg Pathol Anat 129, 263
8. Boellaard JW, Schlote W (1986) Ultrastructural heterogeneity of neuronal lipofuscin in the normal human cerebral cortex. Acta Neuropathol (Berl) 71: 285–294
9. Braak H (1980) Architectonics of the human telencephalic cortex. Springer, Berlin Heidelberg New York, pp 18–23
10. Braak H, Braak E, Grundke-Iqbal I, Iqbal K (1986) Occurence of neurophil threads in the senile human brain and in Alzheimer's disease: A third location of paired helical filaments outside of neurofibrillary tangles and neuritic plaques. Neurosci Lett 65: 351–355
11. Braak H, Jellinger KA (1994) Workshop 13: Non-Alzheimer's dementia. Brain Pathol 4, 343–345
11a. Brown P, Janotta F, Gibbs CJ Jr et al. (1990) Coexistence of Creutzfeldt-Jakob disease and Alzheimer's disease in the same patient. Neurology 40, 226–228
12. Brun A, Englung B, Gustafson L et al. (1994) Clinical and neuropathological criteria for frontotemporal dementia. The Lund and Manchester groups. J Neurol, Neurosurg, Psychiat 57, 416–418
13. Coleman PD, Flood DG (1987) Neuron numbers and dendritic extend in normal aging and Alzheimer's disease. Neurobiol Aging 8: 521–545

14. Cork LC, Masters C, Beyreuther K, Price DL (1990) Development of senile plaques. Relationship of neuronal abnormalities and amyloid deposits. Am J Pathol 137: 1383–1392

15. Dickson DW, Ruan D, Crystal H et al. (1991) Hippocampal degeneration differentiates diffuse Lewy body disease (DLBD) from Alzheimer's disease. Neurology 41: 1402–1409

16. Duyckaerts C, Delaère P, Hauw JJ et al. (1990) Rating of the lesions in senile dementia of the Alzheimer type: concordance between laboratories. J Neurol Sci 97: 295–323

17. Glenner GG (1980) Amyloid deposits and amyloidosis. The β-Fibrilloses. New Engl J Med 302: 1283–1292

18. Glenner GG, Murphy MA (1989) Amyloidosis of the nervous system. J Neurol Sci 94: 1–28

19. Goldgaber D, Lerman MI, McBride WO, Saffiotti U, Gajdusek DC (1987) Characterization and chromosomal localisation of a cDNA encoding brain amyloid in Alzheimer's disease. Science 235: 877–880

20. Hansen L, Salmon D, Galasko D et al. (1990) The Lewy body variant of Alzheimer's disease: A clinical and pathologic entity. Neurology 40: 1–8

21. Haug H (1984) Der Einfluß der säkularen Acceleration auf das Hirngewicht des Menschen und dessen Änderung während der Alterung. Gegenbaurs Morphol Jahrb 130: 481–500

22. Hauw JJ, Vignolo P, Duyckaerts C et al. (1986) Étude neuropathologique de 12 centenaires. Rev Neurol (Paris) 142: 107–115

23. Jacobs RW, Duong T, Jones RE, Trapp GA, Scheibel AB (1989) A reexamination of aluminum in Alzheimer's disease: Analysis by energy dispersive X-ray microprobe and flameless atomic absorption spectrophotometry. Can J Neurol Sci 16: 498–503

24. Jellinger K (1989) Morphologie des alternden Gehirns und der (prä)senilen Demenz. In: Platt D, Oesterreich K (Hrsg) Handbuch der Gerontologie, Bd 5 Neurologie, Psychiatrie. Fischer, Stuttgart, S 31–37

25. Jellinger K (1989) Die Alzheimer-Krankheit. In: Fischer PA (Hrsg) Verh Dtsch Ges Neurol 5: 39–51. Springer, Berlin-Heidelberg

26. Khachaturian ZV (1985) Diagnosis of Alzheimer's disease. Arch Neurol 42: 1097–1105

27. Katzman R (1976) The prevalence and malignancy of Alzheimer disease. Arch Neurol 33: 217–218

28. Katzman R (1986) Alzheimer's disease. New Engl J Med 314: 964–973

29. Kawabata S, Higgins GA, Gordon JW (1991) Amyloid plaques, neurofibrillary tangles and neuronal loss in brains of transgenic mice overexpressing a C-terminal fragment of human amyloid precursor protein. Nature 354: 476–478

30. Mann DMA, South PW (1993) The topographic distribution of brain atrophy in frontal lobe dementia. Acta Neuropathol 85, 334–340

31. Masters CL, Multhaup G, Simms G (1985) Neuronal origin of a cerebral amyloid: Neurofibrillary tangles of Alzheimer's disease contain the same protein as the amyloid of plaque cores and blood vessels. EMBO J 4: 2757–2763

32. Mirra SS, Heyman A, McKeel D (1991) The Consortium to establish a registry for Alzheimer's disease (CERAD). Part II. Standardization of the neuropathologic assessment of Alzheimer's disease. Neurology 41: 479–486

33. Neary D (1990) Non Alzheimer's disease forms of atrophy. J Neurol Neurosurg Psychiatry 53: 929–931

34. Ogomori K, Kitamoto T, Tateishi J et al. (1989) β-Protein amyloid is widely distributed in the central nervous system of patients with Alzheimer's disease. Am J Pathol 134: 243–251

35. Schlote W, Boellaard JW (1983) Role of lipopigment during aging of nerve and glial cells in the human central nervous system. In: Cérvos-Navarro J, Sarkander H-I (eds) Brain aging: Neuropathology and neuropharmacology (Aging vol 21) Raven, New York, pp 27–74

36. Schmidt ML, Lee VM, Trojanowski JQ (1990) Relative abundance of tau and neurofilament epitopes in hippocampal neurofibrillary tangles. Am J Pathol 136: 1069–1075

37. Scholz W (1938) Studien zur Pathologie der Hirngefäße II. Die drusige Entartung der Hirnarterien und -capillaren. Z Neurol Psychiatr 162: 694–715

38. Selkoe DJ (1991) The molecular pathology of Alzheimer's disease. Neuron 6: 487–498

39. St George-Hyslop PH, Myers RH, Haines JL et al. (1989) Familial Alzheimer's disease: Progress and Problems. Neurobiol Aging 10: 417–425

40. Terry RD, DeTeresa R, Hansen LA (1987) Neocortical cell counts in normal human adult aging. Ann Neurol 21: 530–539

41. Terry RD, Peck A, DeTeresa R, Schechter R, Horoupian DS (1981) Some morphometric aspects of the brain in senile dementia of the Alzheimer type. Ann Neurol 10: 184–192

42. Tomlinson BE, Blessed G, Roth M (1968) Observations on the brains of non-demented old people. J Neurol Sci 7: 331–356

43. Wisniewski HM, Vorbrodt AW, Wegiel J, Morys J, Lossinski AS (1990) Ultrastructure of the cells forming amyloid fibers in Alzheimer's disease and scrapie. Am J Med Genet Suppl 7: 287–297

44. Yamaguchi H, Hirai S, Morimatsu M, Shoji M, Harigaya Y (1988) Diffuse type of senile plaques in the brains of Alzheimer-type dementia. Acta Neuropathol 77: 113–119

Kreislaufstörungen des zentralen Nervensystems

W. Roggendorf

Weiterführende Literatur

1. Cervós-Navarro J (1980) Gefäßerkrankungen und Durchblutungsstörungen des Gehirns. In: Cervós-Navarro J, Schneider H (Hrsg) Pathologie des Nervensystems I. Springer, Berlin Heidelberg New York (Spezielle pathologische Anatomie, Bd 13/1, S 1–412)
2. Cervós-Navarro J, Ferszt R (1980) Brain edema, pathology, diagnosis and therapy. Advances in Neurology, vol 28. Raven, New York
3. Duvernoy HM, Delon S, Vannson JL (1981) Cortical blood vessels of the human brain. Brain Res Bull 7: 519–579
4. Garcia JH (1992) The evolution of brain infarcts. A review. J Neuropathol Exp Neurol 51: 387–393
5. Lang J (1979) Gehirn- und Augenschädel. In: Lang J, Wachsmuth W (Hrsg) Praktische Anatomie, Bd 1/b. Springer, Berlin Heidelberg New York
6. Lübbers DW (1972) Physiologie der Gehirndurchblutung. In: Gänshirt H (Hrsg) Der Hirnkreislauf. Thieme, Stuttgart, S 214–250
7. Schneider H (1980) Kreislaufstörungen und Gefäßprozesse des Rückenmarks. In: Cervós-Navarro J, Schneider H (Hrsg) Pathologie des Nervensystems I. Springer, Berlin Heidelberg New York (Spezielle pathologische Anatomie, Bd 13/1, S 511–650)
8. Stehbens WE (1975) Cerebral atherosclerosis. Arch Pathol 99: 582–591
9. Toole JF (1990) Cerebrovascular disorders. Raven, New York, pp 1–553

Die Gefäße des ZNS und ihre Versorgungs- und Drainagebereiche

Arterielle Versorgung

Normale Anatomie

Die Darstellung der normalen Anatomie der zentralnervösen Gefäße und ihrer Versorgung kann nicht Aufgabe dieses Kapitels sein. Ihre Kenntnis ist allerdings die Voraussetzung für die Deutung eines Nekrose- oder Blutungsbezirks. Bestimmte topographische Verteilungen erlauben vielfach auf den ersten Blick eine Aussage darüber, ob eine venöse Abflußstörung oder der Verschluß eines bestimmten Arterienastes vorlag, ob das Grenzgebiet von Arterien betroffen ist oder ob angesichts einer unsystematischen Verteilung eher an embolische Vorgänge zu denken ist. Beispiel für charakteristische Verteilungsmuster werden auf den anschließenden Schemata und Abbildungen geboten.

Anastomosen, Kollateralen und Endarterien

Die Frage, ob eine arterielle Stenose oder eine venöse Abflußbehinderung zu anämischen Infarkten oder hämorrhagischen Infarzierungen führt, kann nicht beantwortet werden ohne Kenntnis der Ausgleichsmechanismen, also eventueller Anastomosen oder Kollateralen.

Von Anastomosen ist zu sprechen, wenn 2 Versorgungssysteme durch ein Netzwerk miteinander verbunden sind, in dem weder die Strömungsrichtung noch das Kaliber eindeutig festgelegt sind. Kollateralen sind demgegenüber parallelisierte Ausweichwege („Einbahnstraßen"), die die Versorgung eines Areals auch dann sichern, wenn einer der zuführenden Arterien einen Verschluß erfährt.

Ein Beispiel für solche *Kollateralwege* sind die beiden Vertebralarterien. Wird durch starke Kopfdrehungen oder -neigungen eine der beiden Arterien mechanisch eingeengt, so ist die Versorgung durch die andere gewöhnlich sichergestellt – vorausgesetzt, daß diese Parallelarterie ausreichend weit ist. Analoges gilt für die beiden Karotiden. Beispiele für *Anastomosen* finden sich vor allem im Bereich der Hirnstammgefäße. Hier gibt es beispielsweise bei einem Verschluß der A. basilaris Umgehungskreisläufe von allerdings begrenzter Kompensationsfähigkeit mit Strömungsumkehr von der A. cerebri posterior über die A. cerebelli superior zur A. cerebelli inferior und zum Vertebralsystem.

Das Problem der *Endarterien* ist gekoppelt mit der Frage der Anastomosen. Es bestehen zwar im Bereich der Rindenarteriolen Anastomosen, doch reichen diese bei einer allgemeinen Kreislaufinsuffizienz nicht aus, um die Versorgung in den Grenzgebieten zwischen den 3 Arterien zu sichern.

Eine genaue Übersicht zur Versorgung des Kortex und seiner Anastomosen gibt Duvernoy[3].

Varianten

So eindeutig festgelegt die Grenzen der 3 großen Hirnarterien sind (Abb. 1.18), so variabel sind die Äste z. B. innerhalb der A. cerebri posterior, vor allem aber die Gestalt des Circulus Willisi, der in 25 % bis 79 % nicht „lehrbuchmäßig" angelegt ist und in 3–4 % überhaupt keinen Ring mehr darstellt.

Vor allem die Aa. communicantes posteriores weisen starke Variationen und auch sehr unterschiedliche

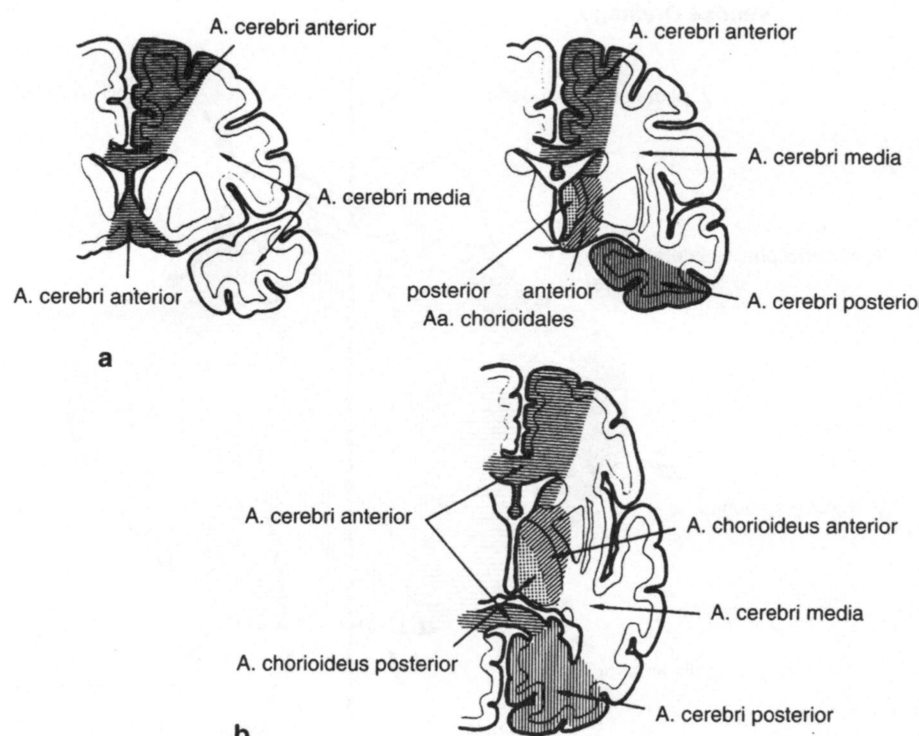

Abb. 1.18 a, b. Arterielle Versorgungsgebiete. **a** Frontalschnitte. **b** Horizontalschnitt. (In Anlehnung an G. Lazorthes)

Dicken auf (25 % hypoplastisch)[5]. Die A. communicans anterior ist ebenfalls häufig atypisch angelegt, darunter in 32 % der Erwachsenen verdoppelt oder zumindest in einem kurzen Abschnitt ihres Verlaufes aufgespalten[1].

Persistenz embryonaler Gefäße

Solche Anomalien können auch mit einer Persistenz embryonaler Gefäße verbunden sein, die eine Verbindung zwischen den Karotiden und dem Basilariszufluß schaffen. Derartige karotiko-basilären Anastomosen sind regelmäßig im frühen Embryonalstadium etwa zwischen 5- und 15-mm-Längenstadium vorhanden. Sie werden bezeichnet nach den Hirnnerven, denen sie folgen, als A. trigemina primitiva, A. otica primitiva und A. hypoglossica primitiva. Die Häufigkeitsangaben über das postnatale Vorkommen der A. trigemina primitiva schwanken zwischen 0,1 und 5 %[112].

Die Korrelation zu Aneurysmen im Basilarisgebiet ist hoch, ebenso wie diese persistierenden Arterien vielfach mit anderen Anomalien der Basisarterien gekoppelt sind[112].

Vertebralis-Basilaris-System

Wegen der Versorgung der vitalen tegmentalen Zentren ist dieser hintere arterielle Versorgungsbereich von besonderer Bedeutung. Die Neigung der Vertebralarterien zu sehr unterschiedlicher Ausbildung der beiden parallellaufenden Arterien und die Neigung der A. basilaris zu atherosklerotischen Wandveränderungen verleiht diesem arteriellen Zuflußbereich ein besonderes klinisches Gewicht. Die Vertebralarterien selbst erkranken erst später.

Die arteriellen Versorgungsgebiete von Medulla oblongata, Brücke und Zwischenhirn gehen aus den Abb. 1.19 und 1.20, die Infarktbereiche bei arteriellem Verschluß aus der Tabelle 1.4 hervor.

Klinisch sind von besonderer Bedeutung die durch das *dorso-laterale (Wallenberg-)Syndrom* (Abb. 1.39 c, S. 89) hervorgerufenen Ausfallerscheinungen, bedingt durch Verschlüsse von Ästen der A. cerebelli inferior posterior. Häufiger als das Wallenberg-Syndrom sind Infarkte am Brückenfuß, die je nach Verteilung unterteilt werden in
- paramediane Infarkte (durch A. pontis paramediales bei Verschluß der A. basilaris, selten der A. cerebellaris superior)
- laterobasale (durch Verschluß der kurzen Zirkumferenzäste aus der A. basilaris oder der A. cerebelli inferior anterior); hierbei werden, je nachdem, eher die Pyramidenbahnen oder – beim laterodorsalen Infarkt – die tegmentalen Areale mit dem Pedunculus cerebellaris media geschädigt. Kleinere mesenzephale Äste der rostralen Basilarisabschnitte führen zum
- mesenzephalen Infarkt, der die Pedunculi bis an die Substantia nigra heran zerstört. Selten ist die Substantia nigra miteinbezogen. Am Übergang von der A. basilaris zur A. communicans posterior bzw. zur cerebri posterior führen Verschlüsse auch durch Einbeziehung der A. thalamoperforata oder der A. thalamogeniculata einschließlich der A. chorioidea posterior zu

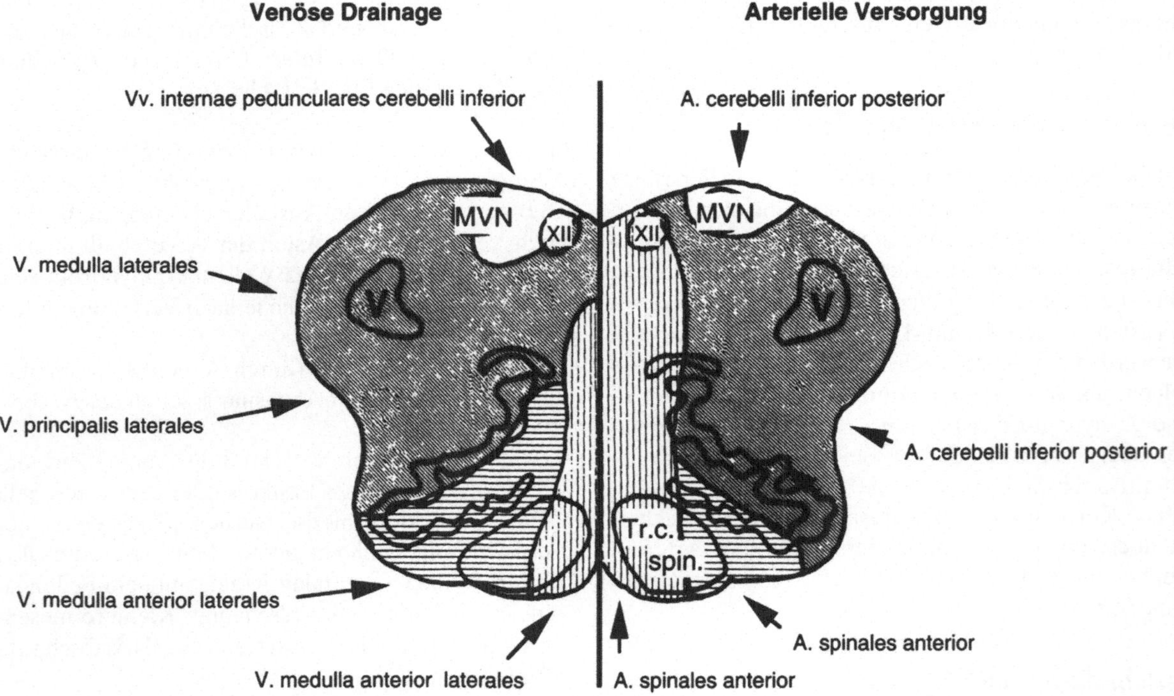

Abb. 1.19. Arterielle Versorgungs- *(rechts)* und venöse Drainagegebiete *(links)* in der Brücke

Abb. 1.20. Arterielle Versorgungs- *(rechts)* und venöse Drainagegebiete *(links)* in Höhe der Medulla oblongata. Keine Identität in den Raphe-Kerngebieten

Tabelle 1.4. Typische Infarktbereiche bei Verschlußkrankheiten im Vertebralis-Basilaris-Bereich

Lokalisation	Infarktzone	Ursprungsarterie	Verantwortlicher Ast
Medulla oblongata	Dorsolateraler Bezirk (Wallenberg-Syndrom)	A. vertebralis	A. cerebelli inferior posterior
Brücke	Paramedianer Bezirk (anteromedial)	A. basilaris	A. pontis paramediana
	Laterobasaler Bezirk (anterolateral)	A. basilaris	A. circumflexa brevis
	Laterodorsaler Bezirk (lateral)	A. cerebelli interior anterior	A. circumflexa longa R. lateralis
		A. basilaris	A. cerebelli superior
Mesenzephalon	Pedunculi cerebri	A. basilaris	R. paramedianus
	Basales Mesencephalon	A. cerebri posterior	R. perforatus
		A. cerbelli superior	
Kleinhirndorsum	Lobulus quadrangularis	A. basilaris	A. cerebelli superior
Kleinhirnventralfläche	Lobulus semilunaris	A. basilaris	A. cerebelli inferior posterior
Thalamus	Oroventrale und mediobasale Anteile	A. cerebri posterior	A. thalamogeniculata
		A. communicans posterior	A. thalamoperforata
		A. basilaris	

– Thalamusnekrosen.
– Das Kleinhirn weist an seiner Dorsalfläche meist kleinere Infarkte bei Stenosen der A. cerebell. sup. auf, während Unterflächen der Kleinhirnhemisphären durch Verschlüsse der A. cerebelli inferior posterior betroffen werden.

Venöse Drainage

Mantelvenen

> Das venöse Drainagesystem des Gehirns ist variabler als das arterielle Zuflußsystem, doch sind auch hier die Grenzen der Drainagebereiche vor allem im Bereich des Hirnmantels ziemlich eindeutig festlegbar (Abb. 1.21). Von diagnostischem Interesse ist vor allem das Areal des Gyrus cin-

> guli: Bei Thrombosen des Sinus sagittalis superior bleibt es ausgespart, während es beim Verschluß der A. cerebri anterior in die Nekrose einbezogen ist. Bei isoliertem Zingulumbefall stellt sich die Frage der Thrombose des Sinus sagittalis inferior bzw. einer Herpes-simplex-Virus-Enzephalitis.

Tiefe Venen

Die Bedeutung der tiefen Hirnvenen erweist sich bei Perinatalschäden (▷ 52), aber auch bei Thrombosierungen der inneren Hirnvenen oder der V. magna Galeni[185]. Zur Vena magna Galeni bzw. zu deren Übergang in den Sinus rectus zieht auch die große V. basilaris (Rosenthal). Ihre Äste haben Verbindungen in Richtung Sinus petrosus, Sinus cavernosus und Sinus sphenoparietalis (Abb. 1.21).

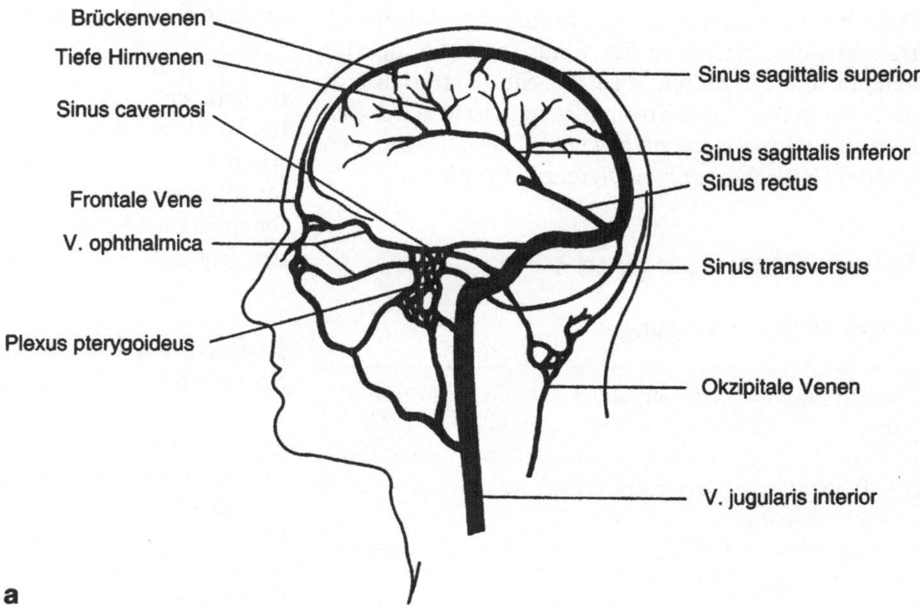

Abb. 1.21 a, b. Schema der venösen Abflüsse aus dem Gehirn zu den verschiedenen Sinus sowie entsprechende Anastomosen. **b** ▷ Seite 66

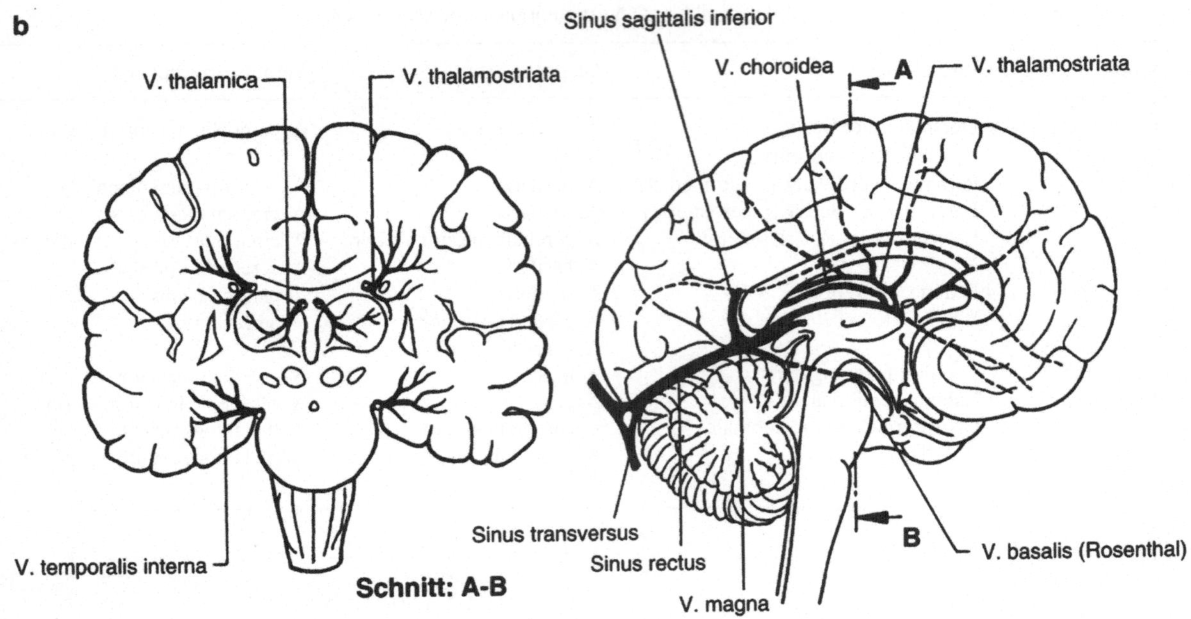

Venöse Drainage des Hirnstamms

Auch sie erfolgt im wesentlichen zur Vena basilaris und zum Sinus rectus hin, also zur mittleren Schädelgrube, was von Bedeutung ist bei einer starken supratenroriellen Hirndrucksteigerung, bei der der venöse Abfluß bei noch erhaltenem arteriellem Zufluß über das Vertebralissystem behindert sein kann, ferner bei entsprechenden Durchblutungsstörungen in Brücke und Medulla oblongata. Arterieller und venöser Bereich decken sich auf den Schnitten durch Brücke und Medulla oblongata in den lateralen Arealen einigermaßen, median und paramedian dagegen nicht voll, vor allem im Hinblick auf die Umgebung des Aquäduktes (Abb. 1.19, 1.20).

Arteriovenöse Fisteln

Als seltene Fehlbildung ist ein arterieller Zufluß aus extrakranialen Arterien in den Sinus sagittalis superior aufzufassen. Hierdurch wird der Sinus arterialisiert, und es kommt zu einer Strömungsumkehr in den dorsalen Brückenvenen, die zu schweren Kreislaufstörungen und der Entwicklung einer Demenz führen kann[49,67,194].

Spinale Blutversorgung

Arterielle Blutversorgung

Am Rückenmark erfolgt die arterielle Zufuhr aus 2 unterschiedlichen Ursprüngen, nämlich
- kranialwärts aus der A. subclavia über Äste des Truncus costocervicalis, gering aus den Aa. vertebrales, und
- kaudalwärts von der Aorta durch die A. radicularis magna Adamkiewicz.

Diese Hauptzuflußarterie tritt in 75 % thorakal, in 25 % lumbal, in 10 % kaudal von L1 in den Spinalkanal ein[95]. Kommt es z. B. durch starke Stenosen oder Verschlüsse der Bauchaorta zu Stenosen auch der A. radicularis magna, so sind ischämische Läsionen bevorzugt im unteren Thorakalbereich die Folge.

Innerhalb des Rückenmarks bestehen Längsanastomosen über die A. spinalis anterior und die Aa. spinales posteriores, wobei die beiden großen Gefäßterritorien miteinander verbunden sind. Im jeweiligen Segment übernehmen die A. spinalis anterior und die Aa. spinales posteriores, die durch Rami laterales miteinander verbunden sind, die segmentale Versorgung. Trotz dieser ausgeprägten Anastomosenbildung stellen zumindest die Binnengefäße funktionelle Endarterien dar[95] (Übersicht bei[192]).

Venöse Drainage im Spinalbereich

Die venösen Anastomosen sind wesentlich ausgeprägter und auch funktionell wirksamer. Die inneren venösen Abflüsse des Rückenmarks sind radial symmetrisch angeordnet, meist horizontal, und münden in longitudinale Anastomosen. Die vorderen und hinteren medianen Venen sind am konstantesten und haben den größten Durchmesser[192].

Aufbau und Unterscheidungskriterien der Gefäße des ZNS

Zum Verständnis der Zirkulationsstörungen des ZNS sind nicht nur Kenntnisse der Versorgungssysteme und Drainagen notwendig, sondern auch die wesentlichen Merkmale der Arteriolen, Venolen und Kapillaren und ihre Abgrenzung von den großen Gefäßen. Da es lichtmikroskopisch nicht immer einfach ist, kleine in-

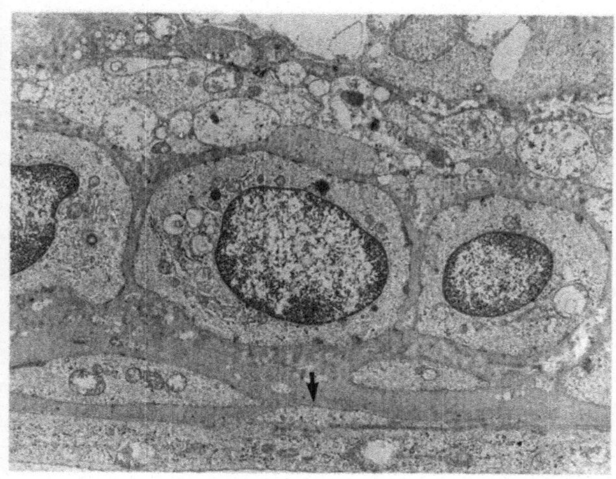

Abb. 1.22. Kortikale Arteriole mit geschlossenem, porenfreiem Endothel *(unten),* einer einreihigen glatten Muskelzellage und vereinzelten intimalen, glatten Muskelzellfortsätzen (→). Die im Querschnitt kubischen glatten Muskelzellen zeigen dem Kern kappenförmig aufsitzende Organellen, ein dichtes Filamentgerüst im Zytoplasma und eine geringe Pinozytose. Zum Teil artifizielle Vakuolisierung der perivaskulären Zellen (postmortales Intervall des autoptisch gewonnenen Materials, 4 h), 6000 : 1

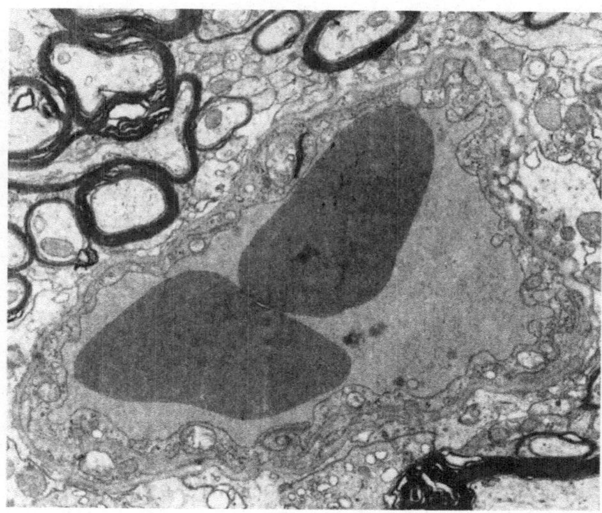

Abb. 1.23. Venole des subkortikalen Marklagers mit porenfreiem Endothel, subendothelialer Basalmembran und angrenzendem Hirnparenchym, das eine geringe Schwellung der Astrozytenfortsätze aufweist. Nur vereinzelt sind periendotheliale Zellfortsätze im basalen Bildteil angeschnitten, 10 500 : 1

trazerebrale Arterien von Arteriolen und Venolen abzugrenzen, werden die wesentlichen Unterscheidungsmerkmale kurz zusammengefaßt:

> *Arterien* sind charakterisiert durch eine durchgehende Lamina elastica interna, eine mehrlagige Muskelzellschicht (Media) und Kollagen in der Adventitia.
> Im Kortex sind praktisch keine Arterien nachweisbar.
>
> *Arteriolen* weisen ca. 1–3 glatte Muskelzellagen in der Media auf und nur spärlich Kollagenfasern in der Adventitia (Abb. 1.22). Bei Menschen sind vereinzelt intimanahe Muskelzellen nachweisbar.
>
> *Kapillaren* fehlt die Muskelzellage, sie weisen unter pathologischen Bedingungen gelegentlich segmental Kollagen in der Adventitia auf (Abb. 1.24)
>
> *Venolen* sind lichtoptisch von den Kapillaren nicht durch den Wandaufbau, sondern durch die Größe abgrenzbar (Abb. 1.23).
>
> *Venen* weisen eine sehr schmale Media und meist nur eine Lage glatter Muskelzellen auf. Eine Lamina elastica interna fehlt. Im Kortex sind Venen praktisch nicht nachweisbar.

Zur Unterscheidung kommt der Darstellung der Media und der Lamina elastica eine wesentliche Bedeutung zu, die durch eine Elastica-van-Gieson-Färbung und immunhistologische Reaktionen mit Antikörpern gegen glatte Muskelzellen (Desmin und α-Aktin) unterstützt wird. Zur feineren Untergliederung der Mi-

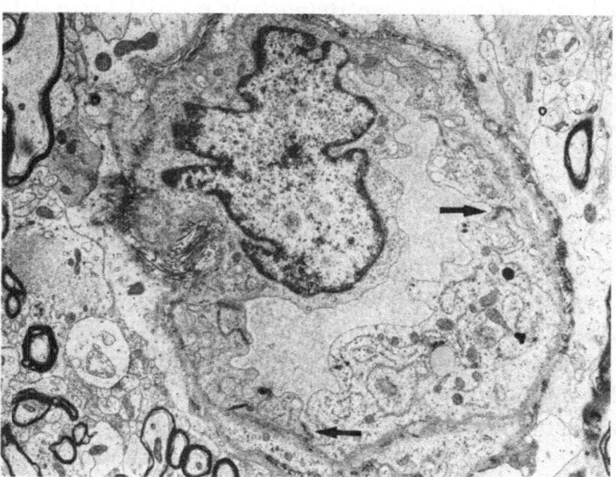

Abb. 1.24. Kapillare aus dem subkortikalen Marklager eines 23 jährigen Mannes mit geringer, segmental betonter Fibrose, intakten „tight junctions" (→). Geschlossenes, porenfreies Endothel. Basal eine periendotheliale Zelle, die durch eine Basalmembran vom Endothel und von der umgebenden Glia abgegrenzt wird. Glatte Muskelzellen werden vermißt, 15 500 : 1

krozirkulationsgefäße unter Einschluß der Metarteriolen und Sammelvenolen ist eine ultrastrukturelle Untersuchung oder eine Darstellung der extrazellulären Matrix (Kollagentypen) notwendig[160, 161, 165, 167] (Tabelle 1.5)

Innervation

Eine *Innervation* der Hirngefäße ist für Arterien, Arteriolen und Venen intrazerebral und meningeal durch

Tabelle 1.5. Unterscheidungskriterien für die Hirngefäße

	Endothel Basalmembran	Lamina elastica	Muskel-zellen[a]	Kollagen der Adventita[b]	Gefäßdurch-messer in μ
Arterie	+	+	+	+	> 45
Arteriole	+	–	+	±	10–45
Kapillare	+	–	–	–	7–10
Venole	+	–	–	±	10–50
Vene	+	–	±	+	> 50

[a] Immunhistologischer Nachweis von α-Aktin und/oder Desmin.
[b] Immunhistologischer Nachweis von Kollagen III und VI.

ultrastrukturelle und fluoreszenzmikroskopische Untersuchungen nachgewiesen, sie wird dagegen bei Kapillaren und Venolen in der Regel vermißt [1, 160, 165].

Physiologie und Pathophysiologie der Hirndurchblutung und des Hirnstoffwechsels

Durchblutung: 100 g Hirngewebe werden im Durchschnitt unter normalen Bedingungen pro Minute von 50 bis 55 ml Blut durchströmt. Bei einem mittleren Hirngewicht von 1400 bis 1500 g ergibt dies eine Durchblutung des ganzen Gehirns von etwa 750 ml/min. Dies entspricht etwa 15 % des Herzminutenvolumens für ein Organ, das 1 bis 2 % des Körpergewichtes ausmacht. Innerhalb der grauen Substanz ist hierbei von einem Mittelwert von 86,6 ± 17,1 ml/100 g/min der Durchblutung auszugehen, für die weiße Substanz von einem Mittelwert von 21,7 ± 3,7 ml/100 g/min[6]. Das Blutvolumen des Gehirns beträgt etwa 130 ml, die mittlere Kreislaufzeit 8,0 sec. Bei normaler Durchblutung wird das Blut im Gehirn also 8 mal/min ausgetauscht. Der O_2-Verbrauch von 100 g Hirngewicht beträgt 3,7 ml/min, der Glukoseverbrauch 5,5 mg. Pro Minute verbraucht das Gehirn also gut 50 ml Sauerstoff und 80 mg Glukose. Der Glukosebedarf des Gehirns liegt pro Tag zwischen 100 und 150 g[6]. Der Energiebedarf des Gehirns wird mit etwa 17 cal/100 g/min berechnet. *Das Gehirn benötigt damit etwa 20 % des Ruheenergiebedarfs des Gesamtorganismus.* Dieser wird normalerweise durch den aeroben Abbau der Glukose gedeckt (92 % des Glukoseabbaus aerob, 8 % anaerob). Bei Hypoglykämie (Absinken des Blutzuckers unter 50 mg%) nimmt der Sauerstoffverbrauch nicht in gleichem Maße wie der Glukoseverbrauch ab. Es werden daher andere Substrate hilfsweise für den Energieumsatz eingesetzt, so z. B. verstärkt Plasmaaminosäuren. Der Sauerstoff wird in den Mitochondrien umgesetzt, die mit einer entsprechenden hohen Aktivität oxidativer Enzyme versehen sind. Schätzungen für die menschliche Hirnrinde nennen bei einem Verhältnis von Neuronen zu Gliazellen von 1:1 77 % der Sauerstoffaufnahme der Hirnrinde durch die Neurone.

Angesichts der im Verhältnis zum übrigen Organismus hohen Werte des Sauerstoff- und Glukosebedarfs ist die für den Austausch dieser Stoffe zur Verfügung stehende relative Kapillarstrecke bemerkenswert knapp. Auf 1 mm^3 Rindengrau wird sie mit 1200–1400 mm, auf die weiße Substanz mit 300–400 mm berechnet, während für den quergestreiften Muskel 6000–8000 mm, für den Herzmuskel 11 000 mm berechnet wurden[6].

Autoregulation

Pathologische Einflüsse auf die Hirndurchblutung können innerhalb bestimmter Grenzen durch die Autoregulation ausgeglichen werden. Man versteht darunter die Fähigkeit, oberhalb und unterhalb eines Grenzwertes des mittleren arteriellen Blutdrucks die Hirndurchblutung unabhängig von Schwankungen des Blut- und Perfusionsdrucks konstant zu halten. Bei Hypertonikern tritt charakteristischerweise eine Rechtsverschiebung auf.

Gehirndurchblutung und Gewebe-pH

Die Autoregulation reagiert besonders empfindlich gegenüber Normabweichungen des Gewebe-pH. Innerhalb der regulatorischen Bereiche erfolgt auf steigenden pCO_2- bzw. sinkenden extrazellulären Gewebe-pH eine Vasodilatation mit Erniedrigung des Gefäßwiderstandes. Pulmonale Insuffizienzen mit erhöhtem pCO_2 führen dementsprechend zu einer Beschleunigung der zerebralen Zirkulationszeit.

Unter pathologischer Gewebsazidose geht die Vasodilatation in eine Vasoparalyse über. *In frischen Ischämiezonen* kommt es daher *initial* zu einer Hyperämie mit lokal beschleunigter Durchströmung *(Luxusperfusion) bei gleichzeitig herabgesetzter Sauerstoffausschöpfung.*

Das ebenfalls ungünstig wirkende Gegenstück hierzu ist eine Vasokonstriktion im nicht geschädigten Hirngewebe, die unter bestimmten Bedingungen zu extremer Konstriktion, dem Vasospasmus, führen kann.

Beziehungen zwischen Hirndurchblutung und Hirndruck

Zwischen Hirndruck und Hirndurchblutung bestehen ebenfalls regulatorische Beziehungen:

Bei akuter Hirndrucksteigerung sinken zunächst der arterielle Blutdruck und die Pulsfrequenz sowie der supratentorielle Perfusionsdruck. Bei sehr starken Drucksteigerungen mit Steigerung des intrazerebralen Gefäßwiderstandes setzt dann allerdings der „Cushing-Reflex" mit Blutdrucksteigerung und Herzfrequenzerhöhung ein. Dabei handelt es sich meist um terminale Zustände[62]. Dem Cushing-Reflex gehen klinisch als Zeichen einer pathologischen Hirndrucksteigerung eine Arrhythmie, eine Bradykardie sowie eine Pupillenerweiterung voraus[62].

Tabelle 1.6. *Ischämieformen und neuropathologischer Befund.* (Nach Garcia 1991)

Ischämieformen	Neuropathologischer Befund
A. Komplette irreversible Ischämien	1. Eintritt des Todes: Ischämische Zellveränderungen eilen denen der Autolyse um einige Stunden voraus
B. Globale Ischämie mit unterschiedlich ausgeprägter Reperfusion oder inkompletter Ischämie	2. Elektive Parenchymnekrose. Hypoxische Hirnschäden
C. Regionale intraarterielle Ischämien: thrombotisch oder embolisch	3. Anämischer oder hämorrhagischer Hirninfarkt
D. Regionale (venöse) Ischämie	4. Hämorrhagischer Hirninfarkt
E. Regionale (arterioläre) Ischämie	5. Lakunärer Hirninfarkt oder andere Mikroinfarkte

Ischämie, Hypoxie, Hirninfarkt

Wesentliche Zirkulationsstörungen des Gehirns werden verursacht

1. durch Unterbrechungen der gleichmäßigen Durchblutung des Gehirns entweder durch systemische Faktoren wie beispielsweise kardial bedingte Kreislaufstillstände oder lokale Faktoren, z.B. Thrombose;
2. durch intrakranielle Blutungen ($\triangleright$ S. 79) und
3. durch eine Steigerung des intrakraniellen Drucks.

Diesen relativ uniformen Störungsmustern können unterschiedliche Krankheiten zugrunde liegen, wie z.B. eine Angiopathie, also Veränderungen am Gefäßapparat selbst, oder Koagulopathien oder andere.

Definition: Unter Ischämie versteht man eine befristete oder andauernde Reduktion der zerebralen Durchblutung, die zum Funktionsausfall des Gehirns führt. Neben dieser allgemeinen Definition der Ischämie werden im einzelnen komplette irreversible Ischämien, globale und regionale Ischämien (Hirninfarkte) unterschieden (vgl. Tabelle 1.6).

Ischämieformen und neuropathologischer Befund

Zellveränderungen bei der kompletten irreversiblen Ischämie werden in ihrer Beurteilung erschwert durch agonale und postmortale Veränderungen sowie Autolyse. Diese Artefakte werden wesentlich beeinflußt durch die äußeren Umstände beim Eintritt des Todes, da gewöhnlich Gehirne von Patienten zur Untersuchung kommen, die im Krankenhaus verstorben sind und bei denen die zerebrale Zirkulation eine erhebli-che Fluktuation aufweist. Für postmortale Veränderungen sind der Zeitraum zwischen Tod und Fixation (postmortales Intervall) des Gehirns sowie Temperaturschwankungen wesentlich. Bis zu 2 h nach dem Tod sind bei Raumtemperatur keine wesentlichen strukturellen und biochemischen Störungen zu erwarten.

Unter *Hypoxie* bzw. Anoxie des Gewebes wird ein Mangel an verfügbarem Sauerstoff in der Zelle verstanden, der als hypoxämisch bezeichnet wird, wenn der Sauerstoffgehalt des Blutes herabgesetzt ist.

Von einer *Asphyxie* wird gesprochen, wenn durch Atembehinderung oder metabolische Störungen innerhalb des Organismus ein herabgesetzter Sauerstoffgehalt des Blutes mit erhöhten CO_2-Werten und Laktat (Azidose) gekoppelt ist.

Gewebsazidosen wirken über eine Vasodilatation auf die Hirndurchblutung ein. Auf welchem Weg die Änderungen des arteriellen CO_2 die Gefäßwandmuskelzellen beeinflussen, ist im einzelnen noch nicht geklärt. Eindeutig sind aber die morphologischen Veränderungen, die sich der Azidose anschließen. Hier kommt es ultrastrukturell nachweisbar zu Dendritenschwellungen, Anreicherung von Glykogengranula in Astrozytenfortsätzen sowie Veränderungen an den synaptischen Vesikeln. Unter *Oligämie* versteht man eine verringerte Blutzufuhr z.B. bei herabgesetzter Herzleistung.

Ätiologie/Pathogenese

Wesentliche Störungen bei Hypoxie, Ischämie und Hirninfarkt sind definitionsgemäß die Reduktion des Blutflusses und damit eine Mangelversorgung mit Sauerstoff und Stoffwechselprodukten sowie Kalzium, Kalium, Proteinen und anderen. So sind zwar die Ursachen vielfältig, aber die morphologische Manifestation ist in der Regel relativ uniform. Da nun darüber hinaus globale oder regionale, reversible oder irrever-

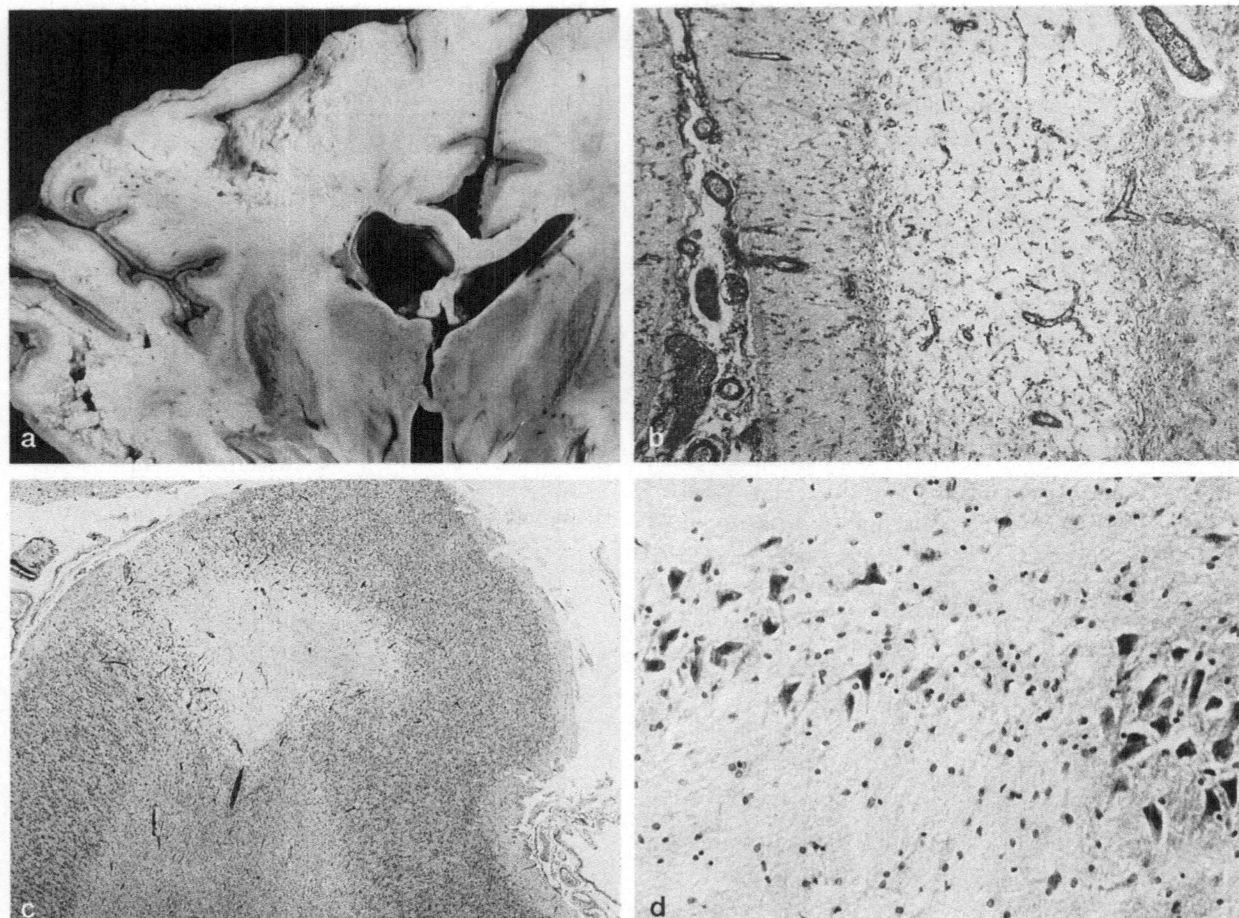

Abb. 1.25. a Schwere hypoxische Schädigung der Hirnrinde mit laminärer Nekrose sowie Marklagernekrose (Unfallschock 8 Wochen vor dem Tode). **b** Laminäre Nekrose der Hirnrinde mit Gliareaktion in der Randzone. Zugrundegegangene 3. bis 5. Nervenzellschicht der Rinde. **c** Gefäßabhängige lokale Erbleichung der Hirnrinde aufgrund der fehlenden Färbbarkeit der zugrundegegangenen Nerven- und Gliazellen. **d** Elektive Parenchymnekrose im CA 1-Bereich des Ammonshorns mit reaktiver Gliose. Die Nervenzellen sind sektorförmig ausgefallen. Zustand nach frühkindlicher hypoxischer Schädigung

sible Störungen vorliegen können, ist die „Pathogenese oft unentwirrbar"[2]. Angelpunkt ist hierbei die selektive Vulnerabilität der neuroektodermalen Zellen.

Selektive Vulnerabilität, Apoptose und Pathoklise

Die Vulnerabilitätsstaffelung, die für bestimmte isolierte pathophysiologische Konstellationen bei verschiedenen Versuchstieren erarbeitet worden sind, sind nur unter den jeweiligen experimentellen Bedingungen bei einem bestimmten Versuchstier reproduzierbar. Sie erlauben daher keine kritiklose Generalisierung und Übertragung auf die Humanpathologie[45]. Bereits Scholz[175] hat bei seinem Versuch, besondere Empfindlichkeitsstufen gegenüber akuter und chronischer Hypoxie sowie der Ischämie zu unterscheiden, die Mitwirkung mindestens eines vasalen und eines ortseigenen Faktors berücksichtigt und auf die komplexe Situation hingewiesen. Die von ihm postulierte besondere Empfindlichkeit des Sommer-Sektors des Ammonshorns (Abb. 1.25 d), der Purkinjezellen, des Striatums und des Thalamus bei akuter zerebraler

Oligämie im Gegensatz zu einer besonderen Empfindlichkeit des Pallidums bei chronischer Hypoxämie findet zwar in exemplarischen Fällen eine Bestätigung, würde absolut gesetzt aber zu einer unzuverlässigen Vereinfachung des Zusammenspiels unterschiedlichster pathogenetischer Faktoren führen.

Der Begriff der *Pathoklise* (C. u. O. Vogt[198]) umfaßt die zelleigenen Stoffwechseleigenschaften, die eine gegenüber anderen Zellregionen unterschiedliche Reaktionsweise auf bestimmte Noxen begründen. In seiner Unbestimmtheit ist der Begriff wenig fruchtbar.

Auch muß der Begriff *Apoptose* von der selektiven Vulnerabilität abgegrenzt werden. Unter Apoptose versteht man einen programmierten Zelltod bzw. einen verzögerten Zelltod durch allmähliches Erlöschen der Zellfunktionen. Dieser Begriff ist grundsätzlich verschieden von der Nekrose durch Struktur, Mechanismen und Zeitablauf[14, 106].

Bei globalen Oligämien sind Akzentuierungen von Schädigungen zu unterscheiden: Gewebsschädigungen vor allem im Bereich der Grenzzonen der Versorgungsgebiete der großen Hirn- bzw. Kleinhirnarterien, geringer in Hippocampus und Stammganglien, treten bei plötzlich einsetzendem Blutdruckabfall und verminderter Herzvolumenleistung auf. Bei einer generalisierten ischämischen Schädigung in der Rinde einschließlich des Hippocampus und im Thalamus ist eher von einer starken initialen Vasodilatation – z. B. nach Hypotension unter Narkose nach Kammerflimmern – und von einem langsamen Abfall des Perfusionsdrucks bis zu einer kritischen Durchblutungsschwelle auszugehen. Generalisierte Rindenschädigungen, jedoch mit gewisser Betonung in den Grenzzonen, sind die Folge einer Kombination des plötzlichen Blutdruckabfalls mit einer sich länger hinziehenden Minderung der Hirndurchblutung.

Wesentliche Konzepte zum Verständnis der selektiven Vulnerabilität sind kalziumabhängige Mechanismen[182], eine Störung der Proteinsynthese[191] und Änderungen der hämodynamischen Situation[25]. Darüber hinaus sind auch unspezifische Proteine nachgewiesen worden, die das Konzept der selektiven Vulnerabilität unterstützen wie z. B. Hitzeschockproteine[42] (vgl. Abschn. „Epilepsie", S. 109). Ziel zahlreicher experimenteller Studien ist es, einerseits zum Verständnis der Pathogenese beizutragen, andererseits ein „therapeutisches Fenster" zu definieren, durch das aufgrund der besonderen Stoffwechsellage ein Eingreifen günstige Voraussetzungen vorfindet. Ansätze sind gezielte Temperaturerniedrigungen, die eine Infarktausbildung beeinflussen[74], sowie eine Beschreibung und Definition der „Penumbra", also der Randzone des Infarktes, die unter günstigen Voraussetzungen lediglich reversible Zellschäden erleidet[71]. Neue Techniken wie die Positronenemissions-tomographie leisten wesentliche Beiträge zum Verständnis der regionalen Verteilung der zerebralen Durchblutung, des regionalen Glukoseverbrauchs und der Veränderung unter pathologischen Bedingungen, auf die hier nicht näher eingegangen werden kann (Übersicht ▷ [156]). Darüber hinaus ermöglichen sie die Messungen der zerebralen Durchblutung am individuellen Patienten, wodurch die hämodynamische Signifikanz von Karotisstenosen als pathogenetischer Faktor beim anämischen Infarkt stark relativiert wird[156].

Globale Ischämien

Pathophysiologie

Vorübergehende Herz- oder Atemstillstände und schwere Schockzustände mit Absinken des arteriellen Druckes auf unter 70 mm Hg führen zu irreversiblen Hirnschädigungen, sofern die Wiederbelegungszeit überschritten ist. Der Zeitraum einer tolerablen Unterbrechung der Hirndurchblutung wird in der Regel mit 5 min angegeben. Bei guter Herzleistung und ausreichender Durchblutung im unmittelbaren Anschluß an das Ende der Ischämie können die Zeiten auf ca. 15 min verlängert sein, bevor schwere Schädigungen einsetzen[128]. Auch unterhalb dieser kritischen Grenze kann eine

Herabsetzung des Systemblutdrucks zu regionalen Ischämien führen, falls bereits lokale Vorschädigungen nachweisbar sind.

Globale Ischämien, die die Wiederbelebungszeit überschreiten, waren früher mit einem Überleben selten vereinbar. Durch moderne Methoden der Intensivbehandlung können Patienten solche Zustände länger überleben, wenn auch mit schweren Hirnschädigungen, die sich klinisch als sog. apallisches Syndrom äußern.

Morphologie

Nicht jede globale Ischämie führt zum intravitalen Hirntod. Die morphologischen Folgen am Hirngewebe können sich vielmehr auf ausgedehnte kortikale Nekrosen, auf symmetrische Nekrosen der Stammganglien oder des Mes- oder Metenzephalons beschränken. Der Ablauf der Nekrosen ist bei regionalen und globalen Ischämien ähnlich, entweder in Form der *elektiven Parenchymnekrose,* bei der die Schädigung sich auf Nervenzellen konzentriert, die übrigen Gewebselemente aber weitgehend verschont, oder in Form der mehr oder weniger vollständigen Gewebsnekrose, meist als *Kolliquationsnekrose.*

Makroskopisch finden sich bei dem schweren Zerebralschaden vielfach ausgedehnte Schrumpfungen und Erweichungen des Hirnmantels (Abb. 1.25 a), wobei auf den Frontalschnitten eine Lamellierung der verschmälerten Rinde erkennbar ist (lamelläre Nekrose). Gewöhnlich weisen auch die Stammganglien Nekrosen auf. Das Marklager kann sich bereits makroskopisch durch seinen prall-elastischen Gewebswiderstand als geschädigt erweisen. Nach Narkosezwischenfällen oder Barbituratvergiftungen können die makroskopisch wahrnehmbaren Schädigungen sich auf symmetrische Stammgangliennekrosen beschränken[152]. Darüber hinaus sind bei der noch nicht zum Hirntod führenden globalen Ischämie meist schwere Kolliquationsnekrosen vor allem in den Konvexitätsabschnitten vorhanden.

Mikroskopisch steht die *elektive Parenchymnekrose,* die isolierte Schädigung der Nervenzellen, im Vordergrund; sie tritt selten global in allen Hirnregionen gleichmäßig stark auf (Abb. 1.25 a). Hypoxämische Hypoxien sind eher ihre Ursache als lokale Gefäßverschlüsse. Die histologische Bezeichnung für die hierfür typische Schädigungsform ist die ischämische Nervenzellschädigung (Spielmeyer). Sie ist nur zum Teil zutreffend, verallgemeinert sie doch einen pathogenetischen Teilaspekt. Bei Hypoglykämien, toxischen Zuständen oder in der Umgebung von Kontusionsherden kann man sie in gleicher Weise antreffen wie bei Hypoxie.

Der vor allem an den großen motorischen Nervenzellen deutliche Komplex des endoplasmatischen Retikulums (lichtmikroskopisch Nissl-Schollen) lockert sich hierbei zunächst auf, nicht selten verbunden mit einer leichten Zellblähung. Derartige Veränderungen können bereits nach 20 min beginnen[45], gelten jedoch innerhalb eines Zeitraums von wenigen Stunden als reversibel. Das ultrastrukturelle Substrat dieser *Tigrolyse* ist eine Auflösung des rauhen Retikulums.

Dem Zerfall der Nissl-Schollen parallel geht eine Homogenisierung des Karyoplasmas mit noch deutlichem Nukleolus. Die frühesten Veränderungen, die ultrastrukturell bereits wenige Minuten nach kompletter Ischämie, nachweisbar sind, bestehen in verklumptem Nervenzellchromatin[98]. Im Rahmen dieser ischämischen Zellveränderung schließt sich eine Schrumpfung des Zytoplasmas und des Kerns an, die zu charakteristischen Dreiecksformen führt. In der HE-Färbung gewinnt das Zytoplasma eine rosa Tönung, bei der Klüver-Barrera-Färbung eine kräftige Türkisfärbung, während im Kreylviolettbild der Zelleib abblaßt. Diese eosinophilen Zytoplasmaveränderungen treten frühestens nach 7 h auf, gewöhnlich nach 12–18 h[78]. Sie werden als Koagulationsnekrose der einzelnen Nervenzelle gedeutet. Allerdings wird von den zahlreichen neueren experimentellen Untersuchungen zum zeitlichen Ablauf der Ischämie einzelner Zellen eine erhebliche Abhängigkeit von der lokalen Rezirkulation gezeigt. Es wird postuliert, daß der irreversible Zelluntergang in 2 Phasen abläuft:
1. Nekrose durch Ischämie selbst,
2. Nekrose durch die nachfolgende Rezirkulation[172].

Im fortgeschrittenen Stadium ist auch eine feinspongiöse Gewebsauflockerung innerhalb der Rinde erkennbar, die mit der Schwellung des Neuropils zusammenhängt[70].

> *Anmerkung zur Präparation:* Vor allem bei der Beurteilung geringgradiger Nervenzellschädigungen ist zu beachten, daß die Art der Gewebsentnahme und Fixierung nicht ohne Einfluß auf das histologische Bild ist. Bei Biopsiepräparaten aus dem Hirngewebe ist regelmäßig in den Randzonen mit starken Nervenzellschrumpfungen zu rechnen. Auch unter experimentellen Bedingungen mit Perfusionsfixierungen ist selbst bei geringem Druck des Gewebes im unfixierten Zustand mit sog. „dark neurons" zu rechnen.

Das umgebende Neuropil reagiert auf Nervenzelluntergänge mit einer Veränderung der Mikrogliazellen nach relativ kurzer Zeit (wenigen Stunden) und im längeren Zeitverlauf mit reaktiver Gliose, insbesondere der Astrozyten (▷ auch „gliale Reaktionen", S. 77).

Intravitaler Hirntod
(Synonym: dissoziierter Hirntod)

Pathogenese
Schwere globale Ischämien, bei denen die Überlebenszeit des Hirngewebes überschritten wurde, führen durch den Zusammenbruch der energieabhängigen Schrankenfunktionen und Membranstrukturen zu einem malignen Hirnödem. Hierbei kommt es zunächst zu Störungen des venösen Abflusses aus der Schädelkapsel, schließlich zur Unterbrechung der arteriellen Zufuhr, sobald der Hirndruck den arteriellen Druck überschreitet. Die Manifestationszeit, die zwischen dem Beginn der globalen Ischämie und dem Beginn der klinischen Zeichen des intravitalen Hirntodes liegt, beträgt durchschnittlich 24 h, allerdings bei einer Variationsbreite von 1–11 Tagen[179]. Die Unterbrechung der arteriellen Zuflüsse ist angiographisch oder Doppler-sonographisch nachweisbar und gehört neben dem Nullinien-EEG oder der Apnoe, der fehlenden Reaktion auf Schmerzreize, der fehlenden Lichtreaktion der weitgestellten Pupillen und dem Verlust anderer Hirnstammreflexe zu den klinischen Kriterien des Hirntodes[210].

Morphologie
Der Morphologe steht bei der Analyse eines Falles vielfach vor der Schwierigkeit, Schädigungen unterschiedlichen Alters vor sich zu haben. Dies gilt vor allem für posttraumatische Fälle intravitalen Hirntodes. Hier sind zu unterscheiden die Primärschäden, die während des Hirndruckanstiegs entstehenden traumatischen Sekundärschäden und die durch die komplette Ischämie bedingten Spätschäden. Bei Fällen mit länge-

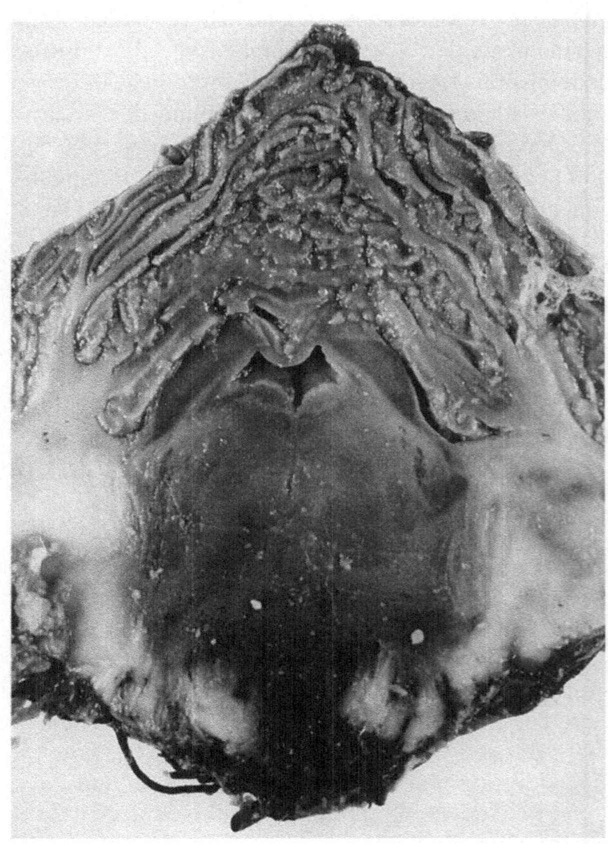

Abb. 1.26. Intravitaler Hirntod mit Totalnekrose von Kleinhirn und Brücke (Zustand nach Atemstillstand vor 3 Tagen)

rer Erhaltung des Lebens durch entsprechende Reanimationsmaßnahmen ist es gewöhnlich leicht möglich, diese Differenzierungen aufgrund der unterschiedlichen intravitalen Gewebsreaktionen oder der typischen morphologischen Muster vorzunehmen.

Makroskopisch imponiert bei intravitalem Hirntod meist eine dunkelrot-violette oder auch – in fixiertem Zustand – schmutzig-braune Farbe der Hirnoberfläche. Es bestehen mehr oder weniger stark ausgeprägte, fleckförmige Subarachnoidalblutungen. Sie scheiden vielfach die leptomeningealen Gefäße ein, die über den verstrichenen Sulci verlaufen. Die Tonsillendruckzeichen sind extrem ausgebildet. Meist ist es bereits zur Nekrose der Tonsillen, wenn nicht zu einer zerfließlichen Nekrose auch der Kleinhirnhemisphären gekommen (Abb. 1.26).

Freischwimmende Purkinjezellen und andere Fragmente des Kleinhirngewebes im Liquorzellsediment weisen bereits intravital auf derartige Nekrosen hin. Auf den Frontalschnitten ist das Großhirn gewöhnlich dunkel zyanotisch verfärbt und sehr brüchig. Einblutungen in die den Tentoriumzügeln benachbarten Rindenabschnitte des Gyrus hippocampus, in Hirnschenkel und Brücke sind häufig. Das Gewicht dieser Gehirne ist meist extrem hoch (1600–1800 g). Die leptomeningealen und inneren Venen sind gewöhnlich prall gefüllt und frisch thrombosiert.

Das *mikroskopische* Bild hängt nicht zuletzt mit der agonalen Situation zusammen, d. h. mit der Frage, ob es nach Einsetzen der totalen Ischämie noch einmal zu einer – wenn auch frustranen – Rezirkulation kam oder nicht. Hat eine solche Rezirkulation stattgefunden, so finden sich nicht nur prall gefüllte Gefäße, die zwischen den Blutzellaggregationen auch bereits Fibrinausfällungen aufweisen können, sondern Emigrationen von vorwiegend neutrophilen Granulozyten in das perivaskuläre Gewebe. Anzeichen einer intravitalen zelligen Reaktion, insbesondere einer Makrophagenbildung, gehören dagegen bei der reinen globalen Ischämie, der keine primäre, z. B. traumatisch bedingte, Hirnschädigung vorangegangen war, nicht zum typischen Bild. Man findet vielmehr eine weitgehende Unfärbbarkeit der Nerven- und Glia- sowie der Gefäßwandzellen. Die verbliebenen Kerne sind schmal und homogen. Am ehesten identifizierbar sind die Purkinje-Zellreste, während die Körnerzellkerne der Kleinhirnrinde geschwollen und chromatolytisch oder in zahlreiche Kerntrümmer zersprengt erscheinen.

Der Pathogenese des intravitalen Hirntodes entsprechend finden sich deutliche Demarkationszonen an den Grenzen des intrakraniellen Raumes: Am Canalis opticus im Verlauf des Tractus opticus und in Höhe des Segmentes C1–C3 des Rückenmarkes zeigt sich histologisch die Abgrenzung in Form einer ödematösen Gewebsauflockerung und einer randständigen Makrophagenbildung[178]. Gewöhnlich besteht auch eine Nekrose des Hypophysenvorderlappens. Die Bedeutung der Einkapselung des Gehirns bei steigendem

Hirndruck für die Entstehung des intravitalen Hirngewebstodes erweist sich im übrigen auch bei Trepanationsöffnungen. Das im Öffnungsbereich gelegene Hirngewebe kann hierbei von der Gewebsnekrose ausgenommen sein, weil es offenbar eine noch ausreichende Blutversorgung vom Narbenrand her erfährt. 36 % der Fälle des intravitalen Hirntodes zeigen sekundäre Brückenblutungen[179].

Regionale Ischämie: anämischer Hirninfarkt

Der überwiegende Teil anämischer Hirninfarkte ist verursacht durch Verschlüsse und Stenosen der Gefäße zuführender Arterien. Hierzu gehören die stenosierende Arteriosklerose, Thromben und Embolien sowie raumfordernde Prozesse (Tumoren), Hirndruck und Spasmen.

Klinischen und pathologisch-anatomischen Beschreibungen regionaler Durchblutungsstörungen sind verschiedene Begriffe zugeordnet: Einerseits spricht man lediglich von Infarktsyndromen, da die Lokalisation austauschbar ist, andererseits kennt der klinische Sprachgebrauch den Begriff Insult („stroke"), der sowohl Hirninfarkt als auch intrazerebrale Blutungen einschließt, aber auch reversible neurologische Defizite (transiente ischämische Attacken) und prolongierte, reversible neurologische Defizite. Unter anämischem *Hirninfarkt* (ischämische Enzephalomalazie) versteht man den Verschluß eines zuführenden arteriellen Gefäßes, dem eine Mangeldurchblutung des abhängigen Gefäßabschnittes folgt.

Der Begriff *Erweichung* wird gelegentlich synonym mit ischämischer Enzephalomalazie verwandt, sollte aber auf ein bestimmtes Stadium der Kolliquationsnekrose beschränkt werden.

Die häufigste Folge eines anämischen Hirninfarktes ist die Kolliquationsnekrose. Sonderformen wie Koagulationsnekrose, lakunärer Kleinstinfarkt und inkomplette Nekrosen sowie Erbleichung und hämorrhagischer Infarkt werden am Ende dieses Beitrages abgehandelt.

Kolliquationsnekrose

Kolliquationsnekrosen können im Umfang zwischen Lakunen, die die unmittelbare Umgebung einer Arteriole betreffen, und Nekrosen im Versorgungsbereich einer der großen Hirnarterien oder der Gesamtnekrose im Sinne des intravitalen Hirntodes schwanken. Kolliquationsnekrosen sind nicht nur Folge von Ischämien und Anoxie, sondern z. B. auch ein Begleitsymptom der nekrotisierenden Enzephalitis (▷ S. 146).

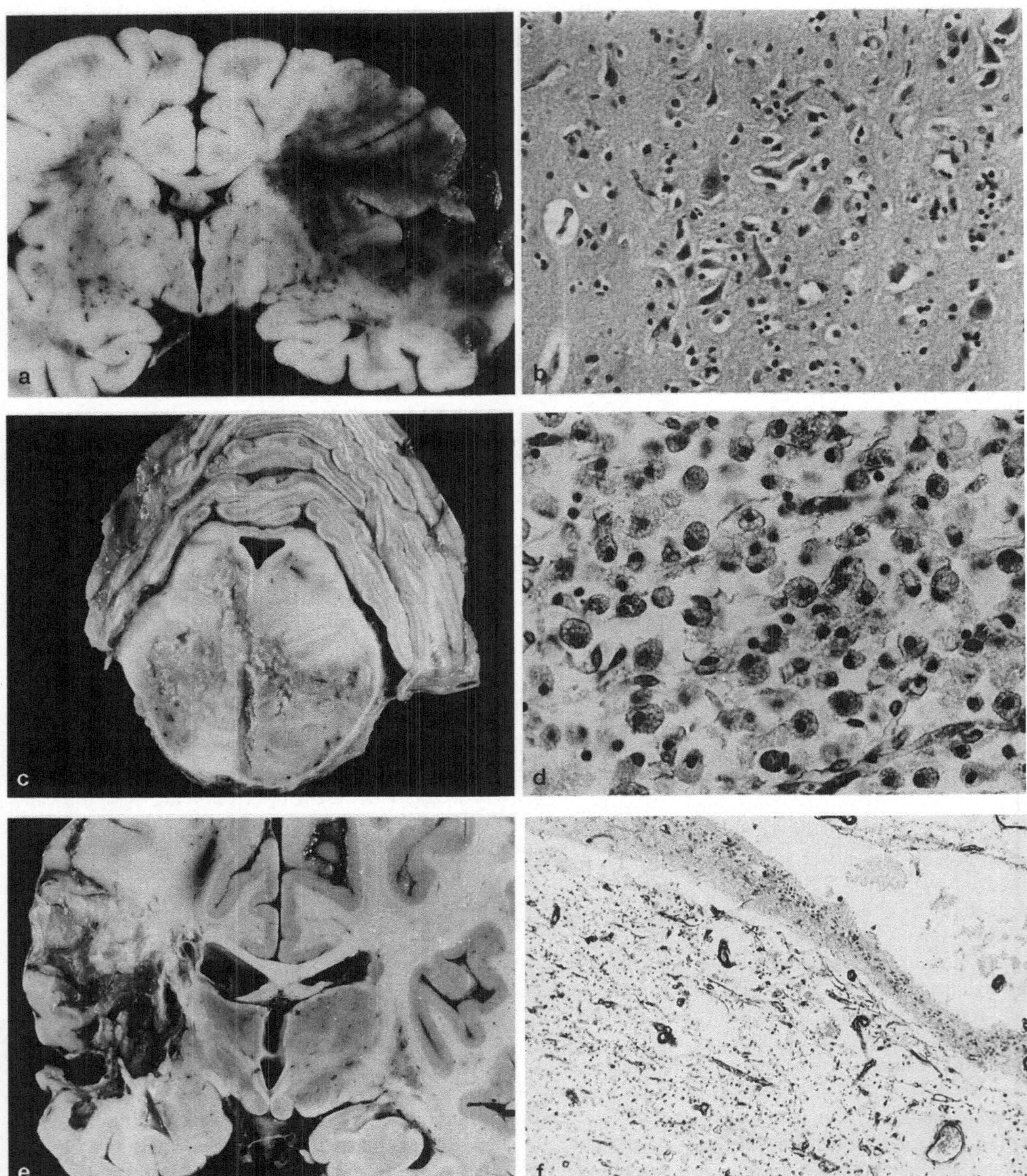

Abb. 1.27. a Frischer Infarkt im Versorgungsgebiet der A. cerebri media rechts mit geringer hämorrhagischer Komponente. **b** Frische ischämische Nervenzellveränderungen des Kortex mit Hyperchromasie des Zellkerns, Eosinophilie des Zytoplasmas und perizellulären Schrumpfräumen. Vereinzelte Neurone sind intakt, reaktive Zellvermehrung überwiegend der Mikroglia. **c** Erweichung in der Brücke nach Thrombose der A. basilaris vor 10 Tagen. **d** Zahlreiche Fettkörnchenzellen (Hirnmakrophagen, Gitterzellen, Lipophagen) aus einem Infarkt des Stadiums II. **e** Alte, weitgehend zystisch umgewandelte Nekrose im Versorgungsgebiet der A. cerebri media links (Infarkt im Stadium III). **f** Randzone eines weitgehend abgeräumten anämischen Infarktes mit persistierenden Fettkörnchenzellen und erhaltener Molekularschicht

Stadium I: Frische Nekrose

Makroskopisch ist die frische Läsion nach 12 h abgrenzbar mit fester, erhabener Schnittfläche (Abb. 1.27 a). *Histologisch* gleicht das Bild zunächst weitgehend dem der elektiven Parenchymnekrose (Abb. 1.27 b). Die Störung der Blut-Hirn-Schranke und die entsprechende Schwellungsreaktion der Endothelzellen, der Perizyten und der Astrozytenfortsätze ist allerdings ausgeprägter. Ab 30 h können die ersten Makrophagen an der Herdgrenze auftreten.

Immerhin ist während des Frühstadiums offenbar noch eine gewisse Reversibilität möglich, zumal die Schrankenstörung noch nicht vollständig ist. Selbst nach einstündiger vollständiger Ischämie bei erniedrigtem Systemblutdruck gelingt es experimentell bei postischämischer Rezirkulation, die zunächt einsetzende Schwellung mit erhöhtem Gewebswassergehalt und entsprechenden Elektrolytverschiebungen zur Rückbildung zu bringen und eine funktionelle Erholung zu erreichen[88]. Hierbei lag zwar eine ischämische Gewebsschädigung, aber noch keine Kolliquationsnekrose vor.

Stadium II: Erweichung

In diesem Stadium beginnt die Auflösung der Gewebsstruktur, die Kolliquation. *Makroskopisch* sind innerhalb der ersten 2–3 Tage die Infarktbereiche geschwollen, vielfach auf der frischen, unfixierten Schnittfläche stärker rosa-fleckig gezeichnet und weicher als das angrenzende Gewebe. Mit zunehmendem Alter wird das Gewebe noch weicher, geht in eine weiß-gelbliche Farbe über, um innerhalb einiger Wochen zerfließend zu zerfallen und sich kleinzystisch umzuwandeln (Abb. 1.27 c). Nur wenn ein anämischer Infarkt das Hirngewebe eines Kleinkindes trifft, kann es zu einer rascheren und auch weit ausgedehnteren zystischen Einschmelzung des Nekrosenbereiches kommen. Solche Einschmelzungen sahen wir bereits nach 3 Wochen. Eine Demarkation des Infarktbezirkes ist schon wenige Tage nach der Schädigung angedeutet.

Mikroskopisch sieht man nach 48 h eine bereits deutliche Vermehrung von Makrophagen (Abb. 1.27 d). Sie bilden sich aus Mikroglia, perivaskulären Zellen und hämatogenen Monozyten, die in den Infarktbereich einwandern und nach 3–4 Tagen wieder in Richtung der Venolen und Venen abzuwandern beginnen.

Soweit markhaltige Bereiche betroffen wurden, sind die Markscheiden zunächst abgeblaßt, um schließlich zu zerfallen und als Myelinbruchstücke in die mononukleären Makrophagen aufgenommen zu werden. Bei Sudanfettfärbungen sieht man entsprechende „Fettkörnchenzellen" (Abb. 1.27 d). Die Randzone eines anämischen Infarktes weist gewöhnlich einen deutlichen Ödemmantel mit grobspongiöser Gewebsauflockerung auf. Man sieht bereits gegen Ende des ersten Tages nach der Schädigung Axonschwellungen. Benachbart im scheinbar Gesunden liegende Nervenzellen können das Bild der ischämischen Nervenzellschädigung oder auch Bilder der primären Reizung aufweisen, durchqueren doch ihre Fortsätze vielfach den Nekrosebereich, wo sie ebenfalls durch Unterbrechung der regionalen Axonblutversorgung der Nekrose verfallen.

Stadium III: Resorption und Organisation

Dieses Stadium erreicht in der 2. und 3. Woche den Höhepunkt. Die Übergänge zum Stadium II sind fließend.

Während der Auflösung des Gewebes und seiner Resorption in unzähligen Phagozyten sprossen die Kapillaren vor allem von den Randzonen in den Nekrosebereich hinein. Die Kapillarsprossen sind in der Regel sehr zellreich. Selten können sie vielkernige riesenzellähnliche Sprossen bilden. Am Herdrand kann es zu Lymphozyteninfiltraten kommen. In der Wand neugebildeter Kapillaren, aber auch in erhaltenen Arteriolen und Venolen bilden sich Kollagenfasern.

Die in der Mantelzone des Infarktes in Verbindung mit dem Umgebungsödem proliferierenden zytoplasmareichen Astrozyten (Abb. 1.28 a) bilden Gliafasern. Diese erzeugen gemeinsam mit den Kollagenfasern, die von den Gefäßen oder auch – bei rindennahem Sitz des Infarktes – von den Meningen aus in das Narbengewebe vordringen, eine gemischt gliös-mesenchymale Narbe. Meistens wird der nekrotische Defekt aber nicht voll von diesen Glia- und Kollagenfasern gedeckt, vielmehr führt die Kolliquationsnekrose zum zystenähnlichen Defekt.

An den Rändern liegen vielfach noch Wochen nach dem Infarkt Makrophagen. Liegt die Erweichung oberflächennahe, so pflegt die Molekularschicht erhalten zu bleiben, weil ihre Gefäßversorgung offenbar von der Pia her noch ausreichend gesichert ist (Abb. 1.27 f). Immerhin sind diese schmalen Streifen der Molekularschicht meist von pathologischen Gliazellformen durchsetzt oder enthalten Lipo- – bzw. nach Blutungen – Siderophagen. Der erhaltene Streifen der Molekularschicht läßt es gewöhnlich zu, ischämisch bedingte Nekrosen von traumatisch bedingten zu unterscheiden, bei denen die Molekularschicht zerstört oder in die Narbe einbezogen ist.

Auch lokalisatorisch unterscheiden sich die ischämischen Infarkte innerhalb der Rinde von den traumatisch verursachten Narben dadurch, daß sie gewöhnlich nicht – wie die letzteren – auf der Windungskuppe angesiedelt sind, sondern in dem schlechter versorgten Windungstal.

Handelt es sich um zahlreiche Mikronekrosen mit Schwerpunkt in den Grenzzonen zwischen den 3 großen Hirnarterien, so wird auch von einer *Granularatrophie* gesprochen (▷ Abschn. „Sneddonsyndrom", S. 92).

An der Phagozytose nekrotischen Gewebes beteiligen sich zwar vorwiegend die mononukleären Makrophagen[146], doch nehmen die Astrozyten, in den Grenzzonen selten sogar Nervenzellen, an der Phagozytose teil. Vorwiegend in den Randgebieten trifft man auf

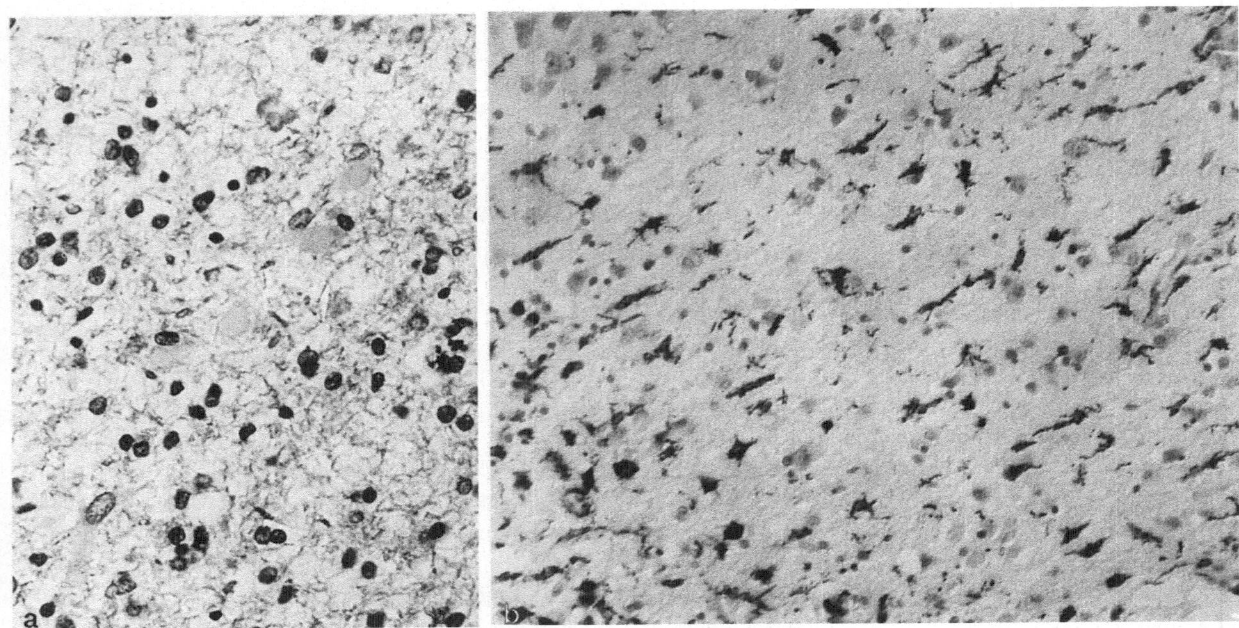

Abb. 1.28. a Reaktive Gliose im Randbereich eines Infarktes. **b** Reaktive Mikrogliaproliferation im Randbereich eines Infarktes. **a** HE-Färbung; **b** Mikrogliadarstellung mit KiM-1P

Nervenzellinkrustationen durch Eisen- und Kalksalze. Der Eisengehalt dieser nekrotischen Zellen ist unabhängig davon, ob ein anämischer oder ein hämorrhagischer Infarkt bestand. Frühestens treten sie 7–8 Tage nach dem Infarkt auf. Sie können über Jahrzehnte liegenbleiben.

Im Kleinkindesalter imprägnieren sich die irreversibel ischämisch geschädigten Nervenzellen besonders häufig mit Eisen- und Kalksalzen.

Koagulationsnekrose

Definition, Ätiologie, formale Genese

> Es handelt sich hierbei um eine besondere Form der regional begrenzten Gewebsnekrose, bei der der nekrotische Bereich nicht der langsamen Kolliquation verfällt, sondern weitgehend unabgebaut liegen bleibt.

Experimentell lassen sich derartige Nekrosen durch Hitze- und Strahleneinwirkung reproduzieren. In der Humanpathologie treten sie im Zusammenhang mit Vaskulopathien nur selten auf, wurden früher aber öfter im Rahmen von Strahlenspätschädigungen beobachtet. Sie kommen ferner in Verbindung mit Angiomen, insbesondere bei der angiodysgenetischen nekrotisierenden Myelopathie (Foix-Alajouanine), vor[215]. Die formale Genese der Koagulationsnekrose wurde in Verbindung mit einer plasmatischen Gewebsinfiltration gebracht[176].

Morphologie

Makroskopisch hebt sich die Koagulationsnekrose auf den Frontalabschnitten durch ihre scharfe Abgrenzung und ihre meist erhöhte Konsistenz vom übrigen Hirngewebe ab.

Mikroskopisch finden sich *in der Demarkierungszone* teils kleinzystische Gewebsauflockerungen, teils gemischt gliös-mesenchymale Narben, zwischen denen Lipo- und Siderophagen angetroffen werden können. Selten trifft man hier auf Fremdkörperriesenzellen, wird doch offenbar die Koagulationsnekrose als Fremdkörper behandelt, der auch zu Immunreaktionen mit Ansammlung von Lymphozyten und Plasmazellen führt. *Im Inneren der Koagulationsnekrose* sind die Gefäße manchmal noch deutlich erkennbar, wenn auch meist mit einer entweder fibrosierten oder fibrinoid-nekrotischen Wand. Von den Gefäßwänden können Kollagenfasern in den nekrotischen Bereich hineinsprossen. Lipophagen finden sich aber allenfalls in geringer Menge. Statt dessen kann der nekrotische Bereich von feinkörnigen Kalkkonkrementen übersät sein.

Kolloide Degeneration

Eine Sonderform der Koagulationsnekrose stellt die kolloide Degeneration dar, die ursprünglich im Rahmen der Lues cerebrospinalis und der progressiven Paralyse beschrieben worden ist[151], aber auch unabhängig davon – wenn auch sehr selten – vorkommen kann. Wie bei der Koagulationsnekrose liegt eine vollständige Gewebsnekrose vor. Der Begriff bezieht sich also nicht auf die auch als Koagulationsnekrose gewertete ischämische Nervenzellschädigung allein. Die kolloid-degenerativ veränderten Gewebspartien wirken speckig-homogen, sind aber in den Randpartien vielfach sekundär verkalkt oder weisen sogar eine knöcherne Metaplasie auf[151].

Gliale Reaktionen

Die gliale Reaktion verläuft in Abhängigkeit vom Nekrosetyp unterschiedlich und ist insbesondere bezüglich der Mikrogliapopulation noch nicht ausreichend untersucht. Bei kompletten Nekrosen wie dem ischämischen Infarkt gehen alle Gliapopulationen, Oligodendroglia, Astroglia und Mikroglia zugrunde. Im Vordergrund steht hier die Zellschwellung, gefolgt von Karyopyknosen und Karyolysen. Bei inkompletten wie der oben besprochenen elektiven Parenchymnekrose sind die glialen Zellen nur reversibel geschädigt.

Mikroglia

Die Population und der Begriff der Mikroglia sind inhomogen und unscharf: Einerseits werden ruhende Mikrogliazellen, die sich durch ihre feinen Verzweigungen der Fortsätze auszeichnen, von aktivierter Mikroglia unterschieden. Letztere weist z.B. eine starke Vermehrung von Enzymen und von Histokompatibilitätsantigenen (MHC II) auf[77]. Andererseits sind perivaskuläre Zellen nachweisbar, deren Stellung im Makrophagensystem nicht geklärt ist und die sich von Perizyten abgrenzen lassen. Hirnmakrophagen, wie sie im Stadium II und III der Kolliquationsnekrose auftreten, stammen im wesentlichen von den Monozyten des Blutes ab[146] (Abb. 1.29b). Bei der elektiven Parenchymnekrose sieht man schon nach 15 h postischämisch eine ausgeprägte Expression von MHC II und anderen Proteinen, die durch spezielle Marker (KiM1-P) erfaßt werden können (Abb. 1.28b)[149, 162]. Ein Teil dieser Mikroglia ist als Stäbchenglia mit bipolaren Zellfortsätzen nachweisbar. Bei hypoxischen Schädigungen und Blutungen kommt es allgemein zu einer Reizung der Mikroglia auch in Hirnregionen, die fern der Schädigung liegen. Diese Befunde zur frühen Mikrogliabeteiligung am humanen Material decken sich mit experimentellen Daten zur Ischämie und anderen Modellen zu isolierten Nervenzellschädigungen[73].

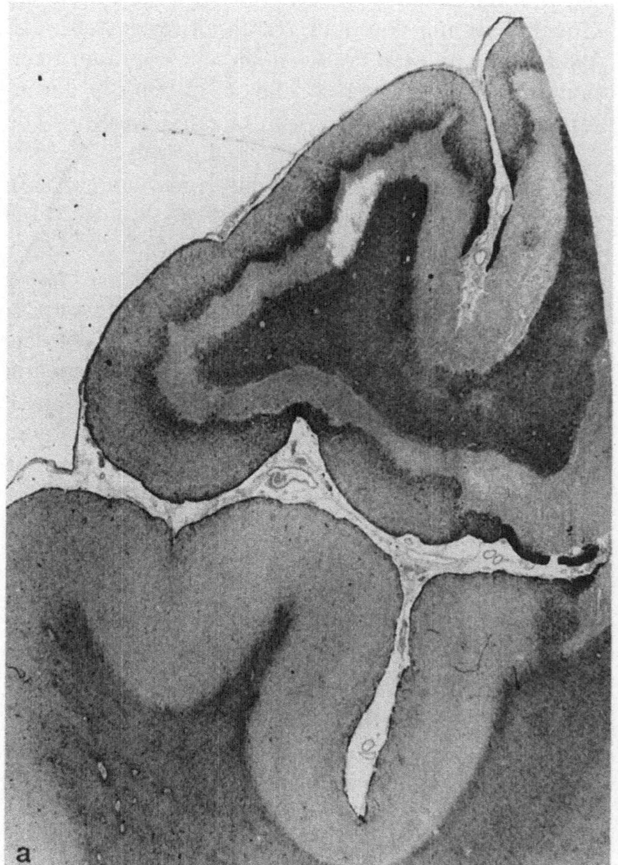
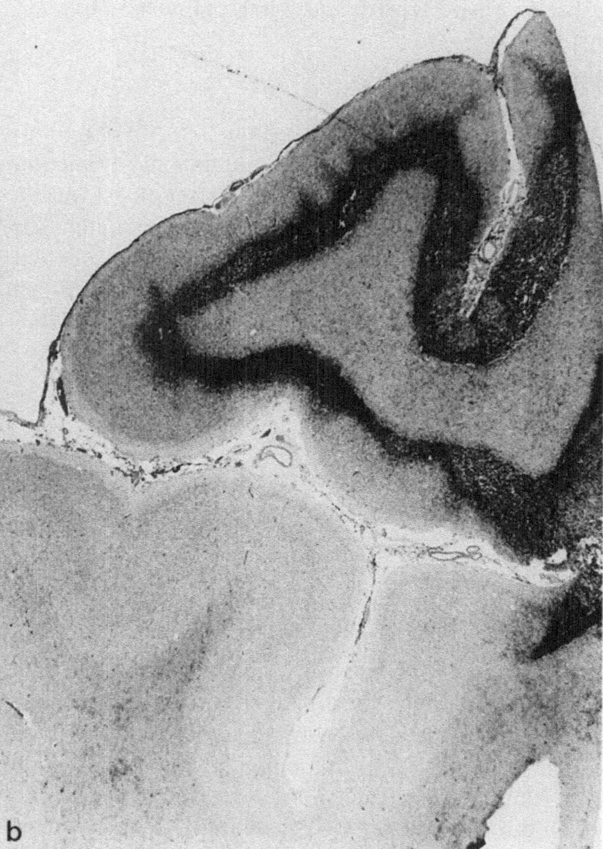

Abb. 1.29. a Gliale Reaktion im Bereich einer laminären Nekrose. Die astrozytäre Komponente ist stark proliferiert und mit einem Antikörper gegen GFAP (gliales saures Faserprotein) dargestellt. **b** Ein unmittelbar benachbarter Schnitt zur **Abb. 129a.** Die Fettkörnchenzellen (Makrophagen) und die reaktive Mikroglia sind dargestellt im Bereich der laminären Nekrose und des angrenzenden Gebietes mit einem Antikörper gegen Makrophagen (KiM-1P).

Makroglia

Bereits in den Frühstadien der Ischämie finden sich Astrozyten- und später auch Oligodendrogliazellschwellungen, jedoch keine Zelluntergänge. Die Schwellungen hängen zusammen mit der Schädigung der Nervenzellmembran mit Elektrolyt- und Flüssigkeitsverschiebungen. Hier zeigt sich, daß experimentell bereits nach 15 minütiger Ischämiedauer Astrozytenveränderungen nachweisbar sind. Demgegenüber reagieren die Oligodendroglia und die Kapillaren erst nach 60 min[69].

Die proliferierenden Astrozyten bilden filamentreiche Fasern, die in späteren Stadien zu einer gliösen Deckung der weitgehend von Nervenzellen entblößten „erbleichten" Areale führen oder im Randbereich einer Nekrose nachweisbar sind (Abb. 1.28 a, 1.29 a). Treten diese elektiven Parenchymnekrosen im frühen Kindesalter auf, so kann es zu gliotisch vernarbten Rindenpartien und zu einer Fehlmyelinisierung kommen (▷ Abschn. „Perinatalschäden", S. 46).

Lakunärer Infarkt

Er entsteht durch umschriebene kleine vollständige Nekrosen, denen die gleichen Gewebsveränderungen wie bei der Kolliquationsnekrose zugrunde liegen. Sie treten insbesondere bei Hypertonikern auf (▷ auch Abschn. „hypertensive Enzephalopathie", S. 80).

Inkomplette Nekrose

Wirkt sich eine regionale Ischämie in Form der elektiven Parenchymnekrose aus, so kann es zu Erbleichungen (Abb. 1.26 c) kommen. Dieser Begriff ist auf die mangelnde Färbbarkeit ischämisch geschädigter Nervenzellen zurückzuführen (▷ S. 71). Solche Erbleichungen können bestimmten Rindenschichten folgen (laminär) oder ohne Rücksicht auf zytoarchitektonische Grenzen auftreten (pseudolaminär). Die Makroglia kann dabei mit geschädigt sein.

Hämorrhagischer Infarkt
(Synonym: hämorrhagische Infarzierung)

Hämorrhagische Infarkte im arteriellen Versorgungsgebiet unterscheiden sich vom anämischen Infarkt durch zahlreiche konfluierende kleinere Blutungen, die meist auf die Rinde beschränkt sind (s. Abb. 1.39 d, S. 89). Erklärungen für die lokalisatorische Besonderheit gibt es nicht. Die Histologie entspricht der beim anämischen Hirninfarkt; lediglich die Komponente der Blutung verursacht eine ausgeprägte Pigmentierung der Phagozyten. Ursächlich werden einerseits eine Erhöhung des venösen Drucks (z.B. intrakranielle Drucksteigerung) genannt, der eine primär anämische Läsion rückwärts blutig imbibiert. Andererseits kann es bei einer Rezirkulation in teils nekrotisches Gewebe zu Blutaustritten durch defekte Gefäßwände kommen.

Hämorrhagische Infarkte durch Verschlüsse im venösen Drainagegebiet führen über eine Stauung zur Erythrodiapedese und zum Gewebsuntergang (▷ Abschn. „Sinusthrombose", S. 96).

Epidemiologie zirkulatorisch bedingter Hirnschäden

Da Hypoxieschäden, Infarkte und Massenblutungen in den epidemiologischen Daten nicht immer getrennt aufgeführt werden, sind sie auch an dieser Stelle zusammengefaßt dargestellt. Die hohe Bedeutung zerebralvaskulärer Schäden zeigen große Statistiken einzelner Länder oder Zusammenfassungen von Europa. Hieraus ergibt sich für Europa eine Mortalität an Hirndurchblutungsstörungen von 90–200 Fällen auf 100 000 Einwohner[123]. Eine größere Obduktionsstatistik aus Oslo nennt 32 % Todesfälle an ischämisch zerebrovaskulären Krankheiten. 10 % davon entfallen auf thrombembolische Verschlüsse mit und ohne Infarkt, 16 % auf Infarkte, 15 % auf lakunäre Infarkte, 7 % auf klinische Schlaganfallsyndrome ohne gesicherten Gefäßverschluß und ohne Infarkt, darüber hinaus etwa 7 % auf spontane Hirnblutungen[101]. Die Framingham-Studie hat an einer Gesamtpopulation von 184 Einwohnern in einem Zeitraum von über 26 Jahren festgestellt, daß 198 Männer und 196 Frauen in diesem Zeitraum an einem Insult erkrankt waren. Davon starben 223, darunter 84 mit einem 2. und 27 mit einem 3. Insult[171]. Die Mortalität nach Krankheitsgruppen ist wie folgt: 15 % bei Hirninfarkt (n = 22), 16 % bei Embolien (n = 63), 46 % bei Subarachnoidalblutungen (n = 39), 82 % bei spontanen intrazerebralen Hämatomen (n = 7).

Während aus den amerikanischen Daten eine – über längere Zeit gesehen – Abnahme der Insultinzidenz nachweisbar ist[31, 72], weisen dänische Daten darauf hin[100], daß die Insultinzidenz in dem Zeitraum von 1972–1990 angestiegen ist. Unter 927 Fällen von Insult verstarben in der untersuchten Zeitspanne von 1989–1990 18 % mehr Patienten als vergleichsweise 1972–1974. Ähnliche Daten wie die Framingham-Studie zeigt auch die Oxford-Studie[17].

Unter den *Risikofaktoren* ist nach übereinstimmender Meinung die Hypertonie von größtem Gewicht[122]. Unter atherosklerotisch bedingten thrombotischen Hirninfarkten fand sich eine Hypertonie in der Framingham-Studie 7 mal häufiger als bei normotensiven Patienten[102], wobei der systolische Blutdruck das entscheidende Kriterium war. Eine entsprechende finnische Vergleichsuntersuchung fand eine Hypertonie in der Vorgeschichte ischämischer zerebraler Infarkte bei Männern 2,5 mal, bei Frauen 1,5 mal häufiger als in der übrigen finnischen Bevölkerung. Zigarettenrauchen war in dieser Studie 1,5 mal häufiger bei Männern, 3 mal häufiger bei Frauen angegeben. Der Gebrauch oraler Kontrazeptiva zum Zeitpunkt des Insultes war

Tabelle 1.7. Herdverteilung bei 400 Infarkten

Lokalisation	nicht embolisch	embolisch	fraglich
Supratentoriell			
Kortex und Marklager	108	71	31
Grenzgebiet	23	8	6
Marklager allein	28	0	8
Stammganglien	50	16	5
Infratentoriell			
Kleinhirn	15	8	3
Hirnstamm	20	0	0

Tabelle 1.8. Verteilung der Infarkte auf die Gefäßterritorien

Lokalisation	nicht embolisch (n = 244)	embolisch (n = 103)
Karotis-Versorgungsgebiet		
Arteria chorioidalis anterior	8	0
A. cerebri anterior	23	2
A. cerebri media	99	64
Aa. cer. ant. und med.	12	10
Anterior + Media-Grenzgebiet	19	7
Vertebralis-Basilaris-Versorgungsgebiet		
Kleinhirn	10	5
Hirnstammäste	20	0
A. cerebri posterior	44	11
Übergreifende Infarkte	5	3
Grenzgebiet	4	1

2,5 mal häufiger als bei den übrigen Frauen im gebärfähigen Alter. Deutliches Übergewicht war 2 mal häufiger als Untergewicht. Die hohe Bedeutung der Hypertonie ist verständlicherweise besonders eindrucksvoll bei der Gruppe mit zerebralen Blutungen, liegt diesen doch außer Aneurysmen und Angiomen vorwiegend eine hypertensive Angiopathie zugrunde.

Thrombosen und Embolien stellen die Hauptursachen zerebraler Infarkte dar. Blutviskosität, Sauerstoffsättigung des Blutes und ähnliche systematische Faktoren beeinflussen selbstverständlich ebenfalls die Manifestation vor allem thrombotischer Vorgänge. Stark herabgesetzter Blutdruck kann der Auslöser für eine Mangelversorgung in den Grenzgebieten der großen Hirnarterien sein.

Herdverteilung

Unter 400 Infarkten mit einem Nekrosedurchmesser von mehr als 0,5 cm fand sich die in Tabelle 1.7 wiedergegebene Verteilung der Herde:

Die Tabelle [101] zeigt zunächst, daß in einem nicht unbeträchtlichen Teil die Entscheidung, ob der Infarkt auf eine Embolie oder auf eine Thrombose zurückzuführen ist, nicht sicher getroffen werden kann.

Es überwiegen im übrigen die sowohl Rinde als auch Mark betreffenden, vielfach multiplen Infarkte. Knapp 10 % entfallen auf Grenzgebietsschäden, was für die Bedeutung systematischer Kreislaufinsuffizienzen spricht.

Auf die einzelnen Gefäßterritorien verteilen sich die Infarkte laut Tabelle 1.8:

Die Tabelle 1.8 zeigt den Anteil sicher embolisch bedingter Infarkte mit etwa $^1/_3$. Anämische Infarkte machen insgesamt etwa 58 %, hämorrhagische Infarkte 42 % aus, wobei hämorrhagische Infarzierungen bei embolisch bedingten Infarkten besonders häufig sind. Grenzgebietsschäden entsprachen stets dem Bild des anämischen Infarktes.

Der Anteil der gesicherten Herzfehler lag in der Emboliegruppe bei 33,3 %, bei der Thrombosegruppe nur bei 13,5 %. Frische Myokardinfarkte bestanden im gesamten Kollektiv in 12,6 %.

Der relativ hohe Anteil von Infarkten im Bereich des Kleinhirns und des Hirnstammes weist, abgesehen von den hierfür verantwortlichen Embolien und lokalen Thromben, auch auf mechanische Wirkungen auf die zuführenden Arterien hin. Besonders gefährdet gegenüber Zerrungen und lokalen Wandschädigungen sind hierbei die Vertebralarterien während ihres Durchtritts in Höhe des atlantookzipitalen Übergangsbereiches. Ausgeprägte Rotationen und Extensionen können hier zu Schädigungen führen, die sich z. B. in medullären Infarkten durch Vertebralis-Basilaris-Thrombosen im Anschluß an chiropraktische Maßnahmen äußern können.

Spontane intrakranielle Blutungen

Blutungen in die Schädelhöhle haben äußere Ursachen wie Traumata oder geschehen aus inneren Ursachen, also spontan. Blutungen in die Dura, subdural und intrazerebral, die Folgen eines Traumas sind, werden an anderer Stelle besprochen. Spontane intrakranielle Blutungen können einerseits subarachnoidal auftreten, meistens als Folge eines sakkulären Aneurysmas, oder entsprechend einer *Massenblutung* (kompakte Blutung in die weiße Masse) sowohl supra- als auch infratentoriell.

Häufigkeit und Klinik

Häufigste Ursache einer intrazerebralen Massenblutung (ICB) sind der Hypertonus (58 %), sakkuläre Aneurysmen (20 %), Leukosen, andere Bluterkrankungen (7 %), Angiome (6 %), Tumoren (3 %). Andere Ursachen sind selten, unter 1 %. Hierzu gehören entzündliche Aneurysmen, exogene Noxen, Arteritiden, zerebrale Amyloidangiopathie, Eklampsie, Sepsis und Meningitis.

Die konsequente Anwendung der antihypertensiven Therapie hat zwar die Häufigkeit der intrazerebralen Massenblutung beim Hypertonus deutlich gesenkt[143], hat jedoch die Inzidenz der Aneurysmablutung nicht geändert. Die modernen bildgebenden Verfahren haben die klinische Abgrenzung einzelner Krankheitsbilder erleichtert, insbesondere die Unterscheidung zwischen ischämischem Hirninfarkt und ICB. Die *klinischen Symptome* sind durch die Lokalisation oder durch die Ausdehnung der Blutung bestimmt und setzen in der Regel schlagartig ein. Schwere ausgedehnte Blutungen gehen mit Hemiplegie, schwerer Bewußtseinsstörung und Blickabweichung einher. Weniger ausgedehnte Läsionen, z. B. im Putamen sind durch sensomotorische Hemiparesen, Gesichtsausfälle und neuropsychologische Störungen gekennzeichnet. Kleinere Blutungen können sog. lakunäre Syndrome verursachen und sind von umschriebenen ischämischen Insulten klinisch oft nicht zu differenzieren[23]. Für die Prognose ist bedeutungsvoll, ob ein Ventrikeleinbruch, meistens in die vorderen Seitenventrikel, und eine Tamponade des 4. Ventrikels erfolgt. Diese Komplikationen sind prognostisch ebenso ungünstig wie primäre Brückenblutungen.

Hypertensive Enzephalopathie
(Synonym: hypertensive Angiopathie)

> Unter der hypertonischen Enzephalopathie werden sowohl die der Hypertonie eigenen Hirngefäßveränderungen als auch ihre Folgen für das Hirngewebe zusammengefaßt. Trotz der vorhandenen Beziehung zur Arteriosklerose läßt sich die hypertensive Hirnerkrankung (HE) aus mehreren Gründen als eigenständiges Krankheitsbild abgrenzen[1].
> 1. Der Hochdruck ist der pathogenetische Hauptfaktor bei der HE, aber nur einer der Risikofaktoren bei der Arteriosklerose.
> 2. Die Gefäßveränderungen der HE sind morphologisch deutlich von der Arteriosklerose abzugrenzen und betreffen im übrigen überwiegend die Arteriolen.
> 3. Die Folgen der Läsion am Hirngewebe sind bei der Arteriosklerose und bei der HE unterschiedlich.

Ätiologie und Pathogenese
Die zahlreichen lichtoptischen und ultrastrukturellen sowie vereinzelten immunhistologischen Untersuchungen an humanem und tierexperimentellem Material ergeben kein klares Bild der vielschichtigen Veränderungen bei der hypertensiven Enzephalopathie und erhellen ebensowenig die Ursachen der katastrophalen Folge in Form einer Massenblutung. Es kommt zu komplexen Schädigungen zellulärer Elemente wie auch von Bestandteilen der extrazellulären Matrix. Hierbei kommt sowohl der Veränderung des Zytoskeletts in Endothel- und Muskelzellen besondere Be-

deutung zu[13, 166] als auch den Kollagentypen der extrazellulären Matrix. Diese Veränderungen der Gefäßwand zeigen starke Parallelen zu Altersveränderungen der Mikrozirkulation, so daß man von einer frühzeitigen Alterung der Hirngefäße beim Hypertonus sprechen kann. Warum es bestimmte Prädilektionsstellen für die Massenblutung gibt, ist weiterhin unklar. Untersuchungen ergeben ein unterschiedliches Intermediärfilamentmuster in den verschiedenen Hirngefäßarealen[161]. So ist offenbar Vimentin in den größeren Hirnstammarterien nur vermindert nachweisbar.

Die ausgedehnten tierexperimentellen Untersuchungen zeigen, daß zunächst wohl eine Schädigung der Endothelzelle auftritt. Durch Plasmainsudation in den subendothelialen Raum kommt es zur Einlagerung unterschiedlicher Substanzen zwischen Endothel und Media[208]. Bei Anhalten oder Fortschreiten dieses Prozesses wird die Gefäßwand weitgehend umgebaut im Sinne der lichtoptisch und elektronenmikroskopisch beschriebenen degenerativen Veränderungen[144, 207]. Entscheidend ist hierbei die Chronizität des Prozesses. Der Hochdruck schädigt das zentrale Nervensystem bei chronischem Bestehen durch die Entwicklung spezifisch hypertensiver Gefäßwandveränderungen einerseits und durch die Verstärkung anderer Arteriopathien wie der Arteriosklerose andererseits. Akute hypertensive Krisen führen darüber hinaus zur Dekompensation des vaskulären Systems.

Morphologie
Makroskopisch ist die *Massenblutung* (Abb. 1.30a) in das parietale Marklager, meist ausgehend von der A. lenticulostriata (die Arterie des Gehirnschlags bei den alten Anatomen), der eindruckvollste Befund; weitere Vorzugslokalisationen der Massenblutungen sind mit jeweils ca. 10 % das Marklager des Kleinhirns und die Brücke. In anderen Lokalisationen sind Massenblutungen als Folge des Hypertonus eher untypisch. Insbesondere okzipitale Blutungen müssen differentialdiagnostisch von der Amyloidangiopathie bei älteren Patienten abgegrenzt werden. Makroskopisch lassen sich frische und ältere Blutungen anhand der unterschiedlichen Pigmentierung unterscheiden. Frische Blutungen weisen überwiegend eine dunkle, fast schwärzliche Farbe auf und sind im fixierten Zustand fest. Ältere Blutungen, die sich bereits in Organisation befinden, weisen eine bräunlich-rote Färbung auf und sind in ihrer Konsistenz weicher (Abb. 1.30b). Weitere meist typische, aber nicht pathognomonische Kennzeichen für die Hirnbeteiligung bei der hypertonischen Hirngefäßerkrankung sind Lakunen (Abb. 1.30c), Kriblüren (Abb. 1.30d) und Kugelblutungen.

Lakunen sind umschriebene Gewebsnekrosen vor allem in den Stammganglien von 5 mm bis etwa 20 mm Durchmesser. In der Regel liegen diesen Kleinstinfarkten Verschlüsse in den zuführenden Arterien und Arteriolen zugrunde[23, 58, 60]. Bei gehäuftem Auftreten spricht man von „Status lacunaris".

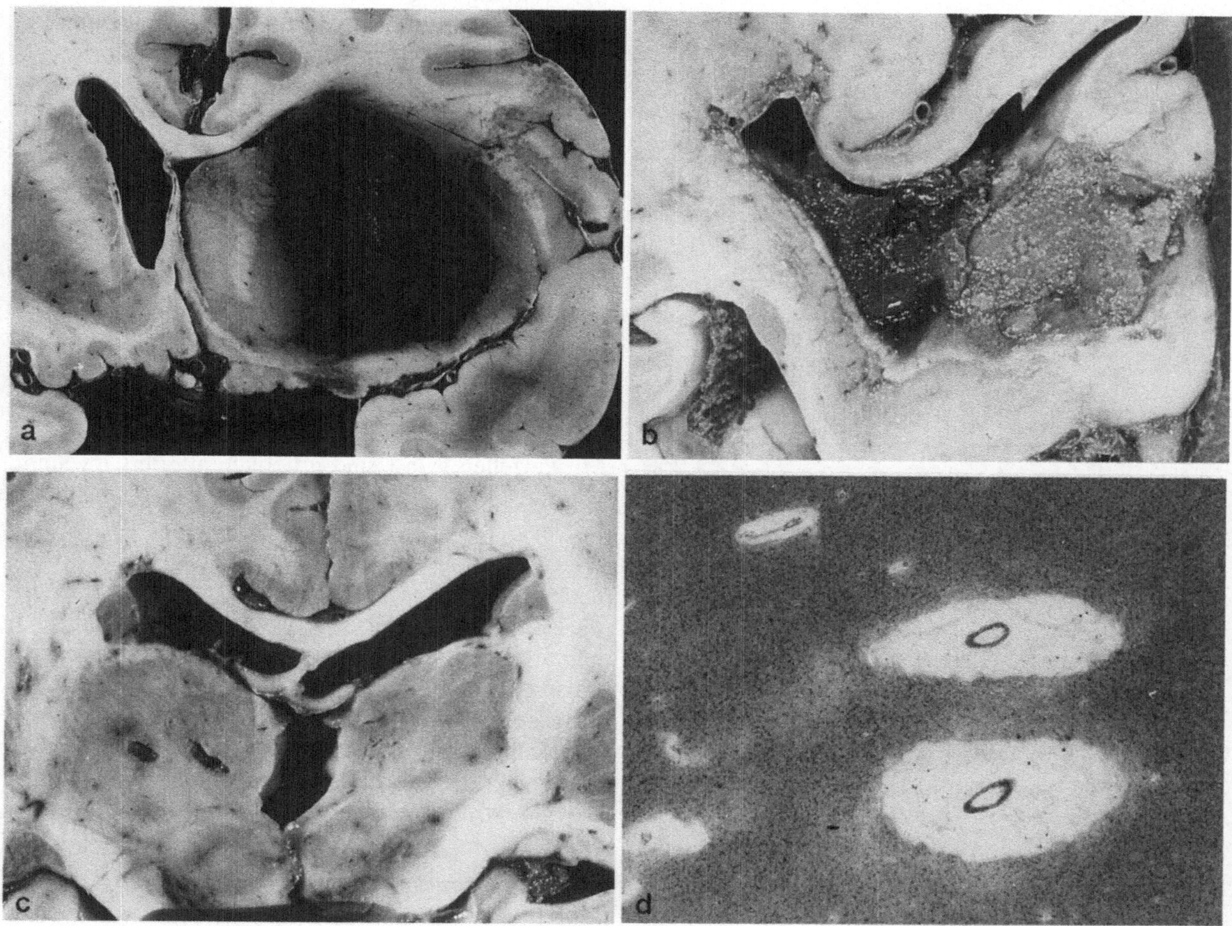

Abb. 1.30. a Hypertensive Massenblutung im Versorgungsgebiet der A. lenticulostriata. Raumforderungszeichen: Verschiebung des Gyrus cinguli und des rechten Seitenventrikels. **b** Alte, weitgehend abgeräumte Massenblutung im Versorgungsgebiet der A. cerebri media rechts. **c** Status lacunaris im Bereich des Thalamus links, entsprechend weitgehend abgeräumten Kleinstinfarkten im Endstromgebiet von Arteriolen. **d** Status cribrosus im Marklager mit weitgehend zellfreien perivaskulären Gewebsuntergängen mit zentraler Arteriole

Kriblüren sind perivaskuläre Gewebsuntergänge, die in der Regel ein zentrales Gefäß erkennen lassen. Der Tastbefund läßt sich mit einem Stoppelbart vergleichen. Hauptsächlich werden hierfür entweder der stark erhöhte Gefäßinnendruck (Zerhämmerungsdruck nach Zülch[217]) oder eine Mangelversorgung in der Gefäßumgebung, die sich auch enzymhistochemisch nachweisen läßt, verantwortlich gemacht[66].

Kugelblutungen sind kleine, bis 10 mm große Blutungen, meist an der Mark-Rinden-Grenze. Die größeren, basalen Gefäße weisen häufig eine ausgeprägte skalariforme Arteriosklerose auf (Cervós-Navarro). Nicht selten fehlen aber die makroskopisch beschriebenen Zeichen des Hypertonus, was darauf hinweist, daß die Mikrozirkulationsgefäße, also die Arteriolen, besonders geschädigt sind. Auf die Divergenz zwischen klinisch manifestem Hypertonus und fehlender Morphologie oder lediglich diskreten histologischen Anzeichen weisen Untersucher immer wieder hin[169].

Mikroskopie. Am konstantesten unter den lichtoptisch faßbaren morphologischen Veränderungen tritt die Hyalinose auf, die meist mit einer Verdickung der gesamten Gefäßwand einhergeht. Der Begriff *Hyalinose* beruht auf der Färbbarkeit und der lichtoptischen Erscheinung, wobei besonders in der Elastica-van-Gieson-Färbung die Wand homogen milchglasartig dargestellt wird. Auf Stufenschnitten zeigt sich, daß diese Veränderungen oft auf Gefäßsegmente beschränkt sind. Der gelegentlich synonym verwandte Begriff „fibrinoide Nekrose" entspricht einer Fibrindurchtränkung der Gefäßwand und tritt überwiegend nur bei der malignen Hypertonie auf[56, 208].

Die zweite für den Hypertonus wesentliche Veränderung ist die *Hyperplasie der Gefäßwand* (synonym: Mediahyperplasie, Arteriolosklerose). Sie entspricht Veränderungen etwa an der Niere und an anderen Organen und geht mit einer Verdickung der Gefäßwand unter Zunahme der glatten Muskelzellen in der Tunica media und auch im Bereich der Intima einher.

Die Häufigkeit von *Mikroaneurysmen* ist umstritten. Gelegentlich trifft man Wandaussackungen und verdünnte Gefäßwände im Schnittpräparat an (Abb. 1.31 a). Systematische Untersuchungen an Dick-

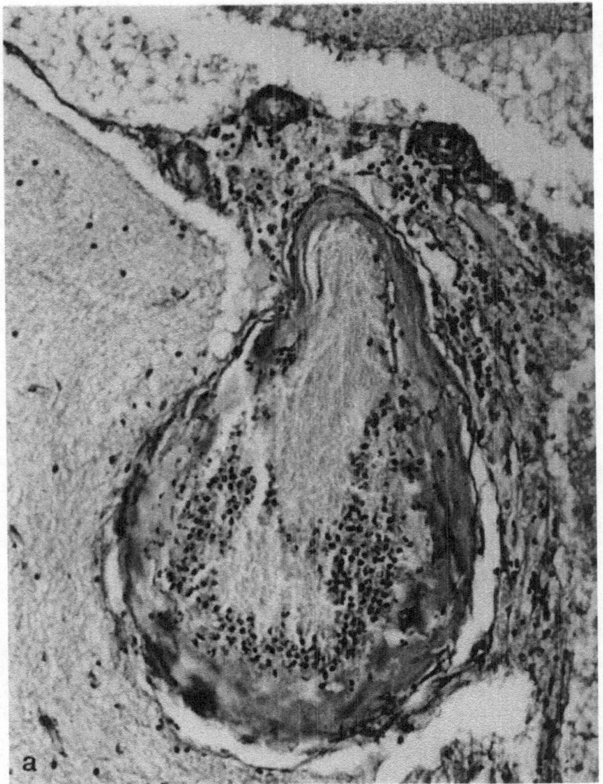

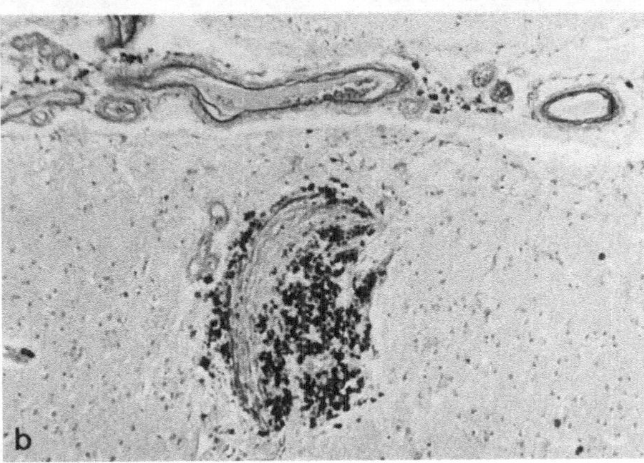

Abb. 1.31. a Mikroaneurysma bei hypertoner Enzephalopathie. **b** Blutungsresiduen einer kleinen Kugelblutung im Cortex beim chronischen Hypertonus. Die meningealen Gefäße sind intakt

schnitten[44] weisen sie besonders gehäuft an der Mark-Rinden-Grenze sowie in den Stammganglien nach. Neuere Untersuchungen mit anderen Techniken zeigen[37], daß es sich hierbei wohl um Torsionen, also Projektionen im angiographischen Bild handelt, während echte Mikroaneurysmen selten sind. Die histologische Untersuchung der Massenblutung sowie auch der *Kugelblutungen* weist ein feingewebliches Bild auf, das den allgemeinen pathohistologischen Beschreibungen der Blutungen und ihrer Organisation folgt. Nach 3–4 Tagen treten die ersten Siderophagen auf (Abb. 1.31 b). Nach etwa 11 Tagen kann Hämatoidin nachgewiesen werden. Darüber hinaus kommt es zu diesem Zeitpunkt zur Glia- und Kapillarreaktion in der Blutungsumgebung. Residuen alter Blutungen weisen eine stärkere Fasergliose in der Umgebung auf. Hier sind häufig Rosenthal-Fasern und Axonkugeln noch Monate nach der Läsion nachweisbar.

Elektronenmikroskopie

Ultrastrukturelle Untersuchungen der beim chronischen Hypertonus veränderten Hirngefäße zeigen hauptsächlich geschädigte Arteriolen, während Kapillaren und Venolen weniger betroffen sind. Der Hyalinose liegt meist eine ausgeprägte Vermehrung der extrazellulären Matrix (Basalmembrankollagen und andere Kollagentypen sowie Proteoglykane) zugrunde. Nur mehr wenige glatte Muskelzellen sind am Wandaufbau des Gefäßes beteiligt (Abb. 1.32). Auch die Muskelzellen selbst sind erheblich alteriert im Sinne von degenerativen Veränderungen wie Filamentverlust, zytoplasmatischer Auflockerung und nur noch rudimentär vorhandenen Zellverbindungen zu den benachbarten Muskelzellen einerseits und zu den Endothelzellen andererseits. Dieser Verlust der myomyalen und myoendothelialen Kontaktzonen führt möglicherweise zu einer geringeren Reagibilität der Gefäßwand, wobei unklar ist, ob hierbei die nervöse Regulation eine Rolle spielt. Insbesondere tierexperimentelle Studien zeigen, daß auch Plasmaausfällungen insbesondere von Fibrin regelmäßig nachweisbar sind[83, 167, 186].

Massenblutungen aus anderen Ursachen

Nicht selten führen Leukosen und andere Bluterkrankungen zu Massenblutungen, die neben einer großen frischen Blutung, die für das klinische Bild verantwortlich ist, kleinere multilokuläre, teils konfluierende Blutungen erkennen lassen[11]. Bei Tumoren des Gehirns können gelegentlich Massenblutungen unter dem klinischen Bild eines Schlaganfalls auftreten. Hier sind es vor allem Oligodendrogliome, Glioblastome und Mischgliome, bei denen Massenblutungen nachweisbar sind[109]. Von Metastasen im Gehirn bluten solche von malignen Melanomen, Chorionkarzinomen, Nierenkarzinomen und Lungenkarzinomen besonders häufig[120]. Selten sind Massenblutungen bei Sepsis; hier liegen überwiegend kleinere, z.T. konfluierende Blutungen vor, bei Aids[30] und bei markumarisierten Patienten[64, 209]. Bei atypischen Massenblutungen, die z.B. okzipital oder frontal lokalisiert sind, muß auch an die zerebrale Amyloidangiopathie gedacht werden[174].

Aneurysmen

Die Aneurysmen der großen Hirnarterien können nach morphologischen und ätiologischen Gesichtspunkten untergliedert werden in
1. sakkuläre Aneurysmen,
2. arteriosklerotische Aneurysmen,
3. entzündliche Aneurysmen,
4. dissezierende Aneurysmen.

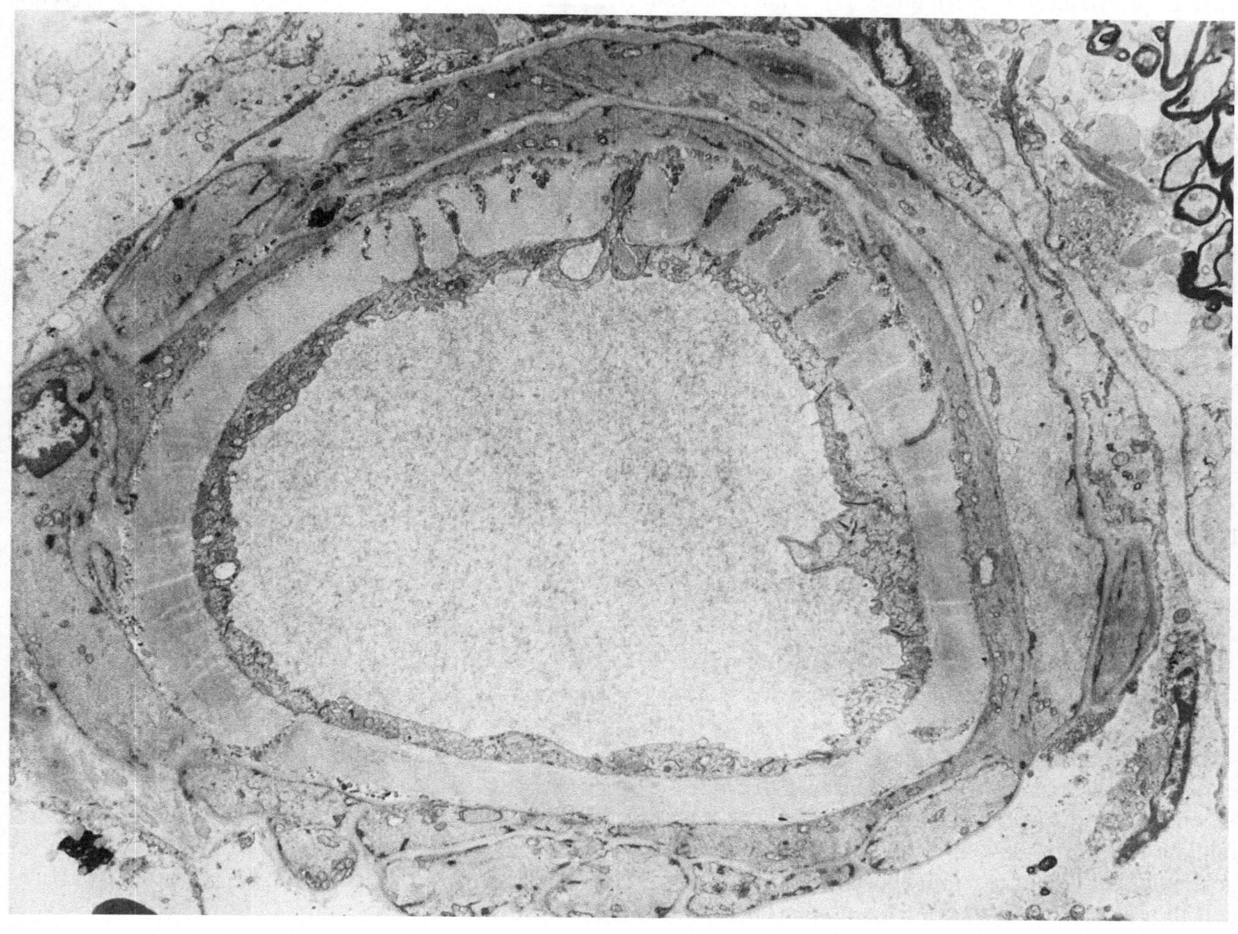

Abb. 1.32. Marklagerarteriole mit ausgeprägter Hyalinose. Verbreiterter subendothelialer Raum mit Basalmembranmaterial und Resten von Muskelendothelverbindungen. Schmale atrophische Muskelzellen an der luminalen Seite der Tunica media. Fibrose der Adventitia, 3400:1

Sakkuläre Aneurysmen
(Synonyme: beerenförmige Aneurysmen, kongenitale Aneurysmen)

Epidemiologie, Klinik

Angaben zur Häufigkeit der sakkulären Aneurysmen schwanken zwischen 1% und 9%, je nachdem, welche Kriterien bei der Untersuchung angewandt worden sind. Aufgrund größerer Untersuchungen ist von einer Häufigkeit von 1–2% auszugehen[127]. Dabei liegen ca. 95% im Bereich der A. cerebri anterior und der A. cerebri media, während 5% im posterioren Abschnitt (A. basilaris und A. cerebri posterior) nachweisbar sind. Es wird geschätzt, daß ca. 5% der Bevölkerung Aneurysmen von mehr als 3 mm Größe aufweisen. In dem Untersuchungsgut von McCormick und Nofzinger[127] lagen in ca. 16% der untersuchten Fälle rupturierte Aneurysmen vor. Untersuchungen von größeren Kollektiven mit rupturierten und unrupturierten Aneurysmen haben gezeigt, daß unrupturierte sakkuläre Aneurysmen mit einem Durchmesser von weniger als 10 mm eine geringe Wahrscheinlichkeit aufweisen zu rupturieren. Darüber hinaus konnte gezeigt werden, daß intrakranielle sak-

kuläre Aneurysmen mit zunehmendem Alter gleichfalls an Durchmesser zunehmen[206]. Nicht selten finden sich bei einem Patienten mehrere Aneurysmen, obwohl hierzu präzise Angaben fehlen. Insgesamt sind Frauen häufiger betroffen als Männer, wobei der Altersgipfel von rupturierten Aneurysmen in der 5. und 6. Lebensdekade liegt.

Bei den charakteristischen Symptomen eines Aneurysmas muß zwischen Symptomen bei rupturierten und nichtrupturierten Aneurysmen unterschieden werden. Letztere zeigen insbesondere im frontalen Bereich Gesichtsfeldeinengungen und gelegentlich Okulomotoriusparesen. Aneurysmen im Bereich der A. basilaris können gelegentlich klinische Bilder, wie sie auch bei Kleinhirntumoren beschrieben werden, zeigen. Hier sind Okulomotoriusparesen, Trigeminusneuralgien und Paraparesen beschrieben worden.

Wichtigstes Symptom der rupturierten Aneurysmen ist der aus voller Gesundheit heraus einschießende, vernichtende Kopfschmerz. Dazu treten Meningismus und je nach Schweregrad Somnolenz und neurologische Herdsymptome, bis hin zur Hemiparese. Hier sind eine kraniale Computertomographie bzw. Kernspintomographie und unter bestimmten Voraussetzungen eine Liquorpunktion unerläßlich. Die Patienten sind durch die Gefahr einer Nachblutung, Vasospasmen und Hirndruck vital bedroht. Charakteristisch sind gelegentlich auch auslösende Faktoren wie schwere körperliche Anstrengung. Allerdings treten Aneurysmablutungen auch in völliger Ruhe, z. B. während des Schlafs in den frühen Morgenstunden auf.

Pathogenese/Ätiologie

Hirnarterien und Hirngefäße weisen im Vergleich zu den Arterien in anderen Körperorganen Besonderheiten auf, wie beispielsweise eine fehlende Lamina elastica externa und eine geringer ausgeprägte Mediazelllage; somit liegt physiologischerweise eine „schwache" Gefäßwand vor. Diese Strukturbesonderheiten legten es nahe, zunächst Mediadefekte, wie sie bei Neugeborenen nachweisbar sind, für die Entstehung verantwortlich zu machen[63]. Diese Mediadefekttheorie oder Anlagestörung der Hirngefäße ist immer wieder in Zweifel gezogen worden. Der eigentliche zugrundeliegende Mechanismus der Aneurysmaentwicklung ist unklar. Am ehesten kommen degenerative Veränderungen in der Gefäßwand in Frage, und möglicherweise geht beides – degenerative Veränderung und angelegter Defekt – Hand in Hand. Untersuchungen[84] konnten zeigen, daß experimentell erzeugter Hochdruck an den basalen Gefäßen der Ratte zur Degeneration der Lamina elastica und der Muskelzellen der Media führt. Eine Übersicht geben Sekhar u. Heros[180]. Biochemische Untersuchungen, die eine Defizienz von Kollagentypen nachweisen, konnten mit immunhistologischen Methoden nicht bestätigt werden (Roggendorf, unveröffentlicht). Möglicherweise sind andere Komponenten der extrazellulären Matrix für die Degeneration verantwortlich wie beispielsweise fibrilläre Komponenten des Elastins[19].

Morphologie

Der Aneurysmasack sitzt dem Gefäß breitbasig oder gestielt auf.

> *Makroskopisch* sind rupturierte Aneurysmen insbesondere bei ausgedehnter subarachnoidaler Blutung nicht immer einfach nachzuweisen. Im fixierten Zustand wird sehr leicht die Aneurysmawand bei der Präparation zerstört, so daß es empfehlenswert ist, bei Verdacht auf aneurysmatische Blutung das Gehirn und die basalen Gefäße im unfixierten Zustand durch großzügiges Abschwemmen der Blutbestandteile darzustellen.

Nicht selten ist hierbei der Tastbefund entscheidend, da Aneurysmen oft fibrosiert oder thrombosiert sind (Abb. 1.33). Die Darstellung der eigentlichen Rupturstelle, meist im Fundus, ist mitunter schwierig, da sie meist dem Hirn zugewandt lokalisiert ist. Neben der Subarachnoidalblutung führt die Ruptur oft zu einer intrazerebralen Massenblutung, die Anschluß an das Ventrikelsystem gewinnt und dieses tamponiert.

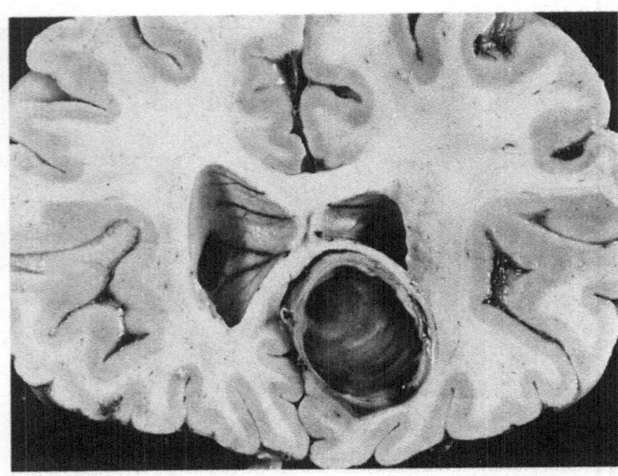

Abb. 1.33. Großes, achatförmig thrombosiertes Aneurysma der A. cerebri anterior

Neben der Blutung sind auch Komplikationen wie anämische Infarkte im Versorgungsgebiet der entsprechenden Arterien nachweisbar, für die eine spastische Konstriktion des Gefäßes als ursächlich angesehen wird (▷ Abschn. „Gefäßspasmus", S. 86). Weiterhin kommt es zu den allgemeinen Raumforderungszeichen durch die Blutung, wie zum Beispiel die Verschiebung der Mittellinie und Uncusherniation. Diese intrakranielle Druckerhöhung kann bis zum Bild des Hirntods führen.

Histologisch zeigt die Wand des Aneurysmas eine extreme Veränderung in Form nahezu vollständig fehlender Tunica media und fehlender Lamina elastica interna. Die Aneurysmawand ist nahezu komplett aus kollagenen Faserelementen aufgebaut, in die einzelne Muskelzellen und Fragmente elastischen Materials eingestreut sind (Abb. 1.34). In der Umgebung des Aneurysmas sind nicht selten arteriosklerotische Wandveränderungen nachweisbar, allerdings selten in unmittelbarem Bezug zur aneurysmatischen Aussackung. Das frisch rupturierte Aneurysma ist charakterisiert durch Blutauflagerungen und Fibrin in unmittelbarer Nachbarschaft zu der stark verdünnten Aneurysmawand. Siderophagen und Bindegewebsveränderungen sind wesentliche Indizes für die zeitliche Zuordnung einer älteren Ruptur.

Arteriosklerotische Aneurysmen
(Synonym: fusiforme Aneurysmen)

Bei den Spindelzelligen (fusiformen Aneurysmen) stehen arteriosklerotische Veränderungen im Vordergrund. Die Patienten sind in der Regel älter; allerdings kommen gelegentlich auch bei Kindern und Jugendlichen oder jungen Erwachsenen solche Aneurysmen vor, so daß Defekte der Tunica media möglicherweise eine besondere Rolle spielen. Klinisch können bei nicht rupturierten, basilären spindelzelligen Aneurysmen wegen der Nachbarschaft zum Kleinhirn Raum-

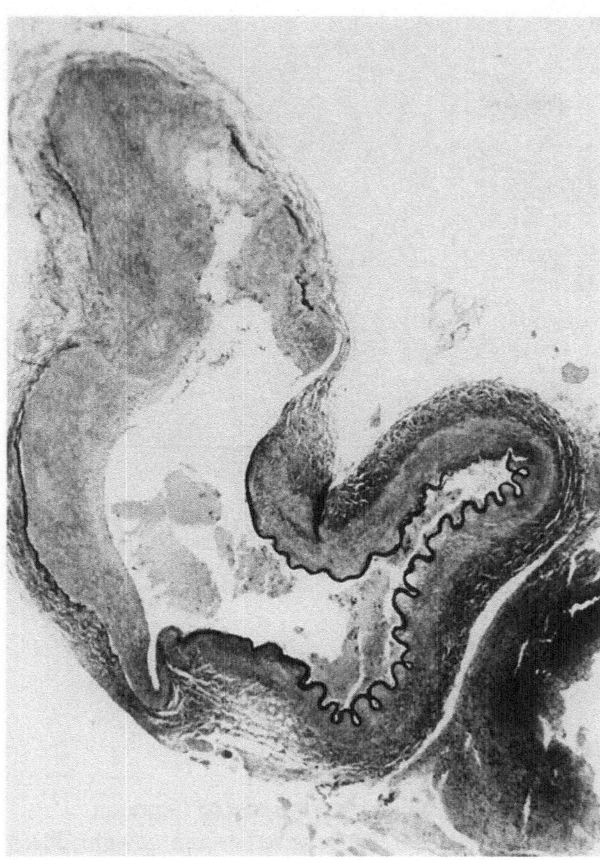

Abb. 1.34. Sackförmiges Aneurysma der A. cerebri anterior. *Unten* regelhafter Aufbau der Arterie mit Lamina elastica interna, Tunica media und Adventitia sowie angrenzendem Hirngewebe. Am Übergang vom Gefäß zum Aneurysma wird die Lamina elastica interna fragmentiert, an der Spitze des Aneurysma ist kein elastisches Material mehr nachweisbar. Stärkere Fibrose der Aneurysmawand

forderungszeichen, Störungen der Hirnnerven oder Zeichen einer Hinterstrangdegeneration auftreten. Spindelzellige Aneurysmen machen ca. 7% der Aneurysmen aus. *Makroskopisch* steht eine starke Erweiterung der Gefäße, besonders der A. basilaris, im Vordergrund. Gewöhnlich sind starke lumeneinengende Thrombosierungen nachweisbar. Rupturen sind selten. *Histologisch* werden degenerative Veränderungen der Gefäßwand und arteriosklerotische Veränderungen mit Fibrose, Atheromatose und Kalzinose nachgewiesen. Die Leptomeningen sind gleichfalls fibrosiert und weisen häufig Residuen von Mikroblutungen auf.

Entzündliche Aneurysmen
(Synonym: mykotische Aneurysmen)

Entzündliche Aneurysmen sind selten; verläßliche Angaben zur Häufigkeit fehlen deswegen. Klinisch stehen internistische Grunderkrankungen wie beispielsweise bakteriell infizierte Emboli oder lokale Infektionen im Vordergrund. Morphologisch liegen meist kleine Aussackungen vor, die breitbasig dem Gefäß aufsitzen.

Histologisch finden sich schwere entzündliche Veränderungen der Gefäßwand, wie sie vergleichbar bei anderen Arteritiden gesehen werden. Die Entzündung überwiegt in der Adventitia und in den Vasa vasorum und greift erst später auf die intimalen Schichten über. Man erkennt nekrotische glatte Muskelfasern, Makrophagen und rupturierte elastische Fasern, nicht selten spiralig aufgerollt[22].

Disseziierende Aneurysmen
(Synonyme: traumatische Aneurysmen, intramurale Hämatome)

Disseziierende Aneurysmen betreffen am häufigsten die A. vertebralis und die A. carotis interna bds. und kommen sowohl intrakraniell als auch extrakraniell vor. Auf Klinik und Pathologie gehen Caplan[34] und O'Conell et al.[145] ausführlich ein. Bei intrakraniellen Aneurysmen sind häufig jüngere Patienten betroffen mit einem durchschnittlichen Alter von 35 Jahren und ohne vaskuläre Grunderkrankungen. Bei älteren Patienten liegt die Dissektion häufiger extrakraniell. Hier werden degenerative Veränderungen als prädisponierend angesehen[27]. Klinisch sind extrakranielle Aneurysmen der Vertebralarterien gekennzeichnet durch meist okzipitale oder im Nacken gelegene Schmerzen. Neurologische Symptome der Medulla oder des Kleinhirns treten schleichend oder akut auf. Ursächlich werden chiropraktische Manipulationen und andere heftige Drehbewegungen des Kopfes z. B. beim Autofahren angesehen. Intrakranielle Dissektionen verursachen meistens ischämische Insulte, subarachnoidale Blutungen mit entsprechender Klinik und gehen mit einer hohen Morbidität und Mortalität einher. Sie können die Folge von stumpfen Halstraumen (z. B. Boxer), gedeckten Hirnverletzungen und Schädelbasisfrakturen sein.

Morphologisch liegen hier intimale Dissektionen oder Mediarisse vor, die zu ausgedehnten Blutungen in der Gefäßwand und in die Umgebung führen.

Nicht durch Trauma bedingte disseziierende Aneurysmen kommen im Zusammenhang mit der zerebralen Amyloidangiopathie ($\triangleright$ S. 90) vor.

Gefäßspasmen
(Synonym: zerebrale Vasospasmen)

Der zerebrale Gefäßspasmus ist in seiner Tragweite und Häufigkeit erst in den letzten Jahren durch verbesserte bildgebende Verfahren erkannt worden. Betroffen sind hauptsächlich Patienten mit Subarachnoidalblutungen, bei denen bei 30% mit einem Gefäßspasmus zu rechnen ist. Er tritt 3–4 Tage nach dem Blutungsereignis auf und erreicht ein Maximum nach 10 Tagen. In der Folge dieser Gefäßspasmen können umschriebene Hirninfarkte auftreten. Makroskopisch sind sichere Gefäßspasmen nur durch moderne angiographische Verfahren zu fassen. Histologische Untersuchungen zeigen, daß es zu einer stark gewellten Lamina elastica interna kommt, darüber hinaus sind Ne-

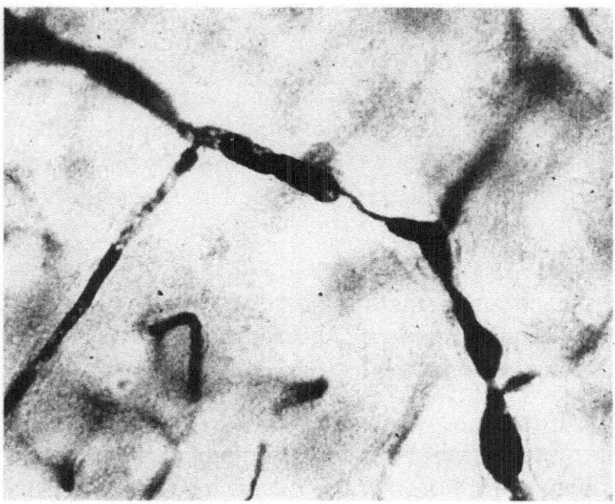

Abb. 1.35. Segmentaler Gefäßspasmus einer intrakortikalen Arteriole. Im weiteren Gefäßverlauf perlschnurartige Gefäßverengungen. Zustand nach respiratorischer Alkalose im Tierexperiment. Perfusionsfixation mit einem Tusche-Formalin-Gemisch

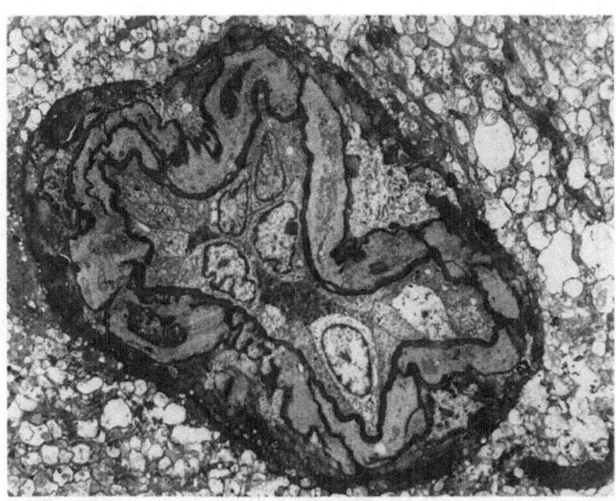

Abb. 1.36. Spastische Kontraktion einer Arteriole des Kortex. Extreme Faltung der Tunica media, Tuschepartikel im Restlumen des Gefäßes. Experimentelle Bedingungen wie in Abb. 1.35, 2640:1

krosen der Tunica media nachweisbar[150]. Im späteren Stadium kommt es zur Atrophie und Fibrose der Muskelzellschicht und zu entzündlichen Veränderungen in der Umgebung sowie in der Intima[90]. Ultrastrukturell konnte gezeigt werden, daß es akut zur ausgeprägten Protrusion der Endothelzellen kommt (Abb. 1.36), wobei das Lumen nahezu vollständig verschlossen wird und eine starke Verformung der Muskelzellen der Media nachweisbar ist[119, 163]. Nach längerer Dauer sind granuläre Körper in den Muskelzellen und extrazellulär nachweisbar[189].

Pathogenese

Einerseits werden vasoaktive Stoffwechselprodukte, wie z.B. Prostaglandine, Serotonin, die durch subarachnoidale Blutungen freigesetzt werden, für die extreme Gefäßkontraktion verantwortlich gemacht[41]. Andererseits sollen auch Peptide wie Endothelin eine Rolle spielen[129]. Auffällig ist nach experimentellen Untersuchungen, daß häufig segmentale Spasmen (Abb. 1.36) auftreten, die auch durch mechanische und elektrische Reize ausgelöst werden können und zu einer kompletten lokalen Zirkulationsstörung führen[126]. Letztendlich sind die genauen Ursachen und Mechanismen des Vasospasmus sowohl unter experimentellen Bedingungen als auch bei verschiedenen Grundkrankheiten (subarachnoidale Blutung, Schädeltraumen, maligne Hypertonie) ungeklärt.

Hirngefäßerkrankungen

Arteriosklerose

Epidemiologie, Vergleich mit anderen Organen

Schädigungen des Hirngewebes treten sowohl durch arteriosklerotische Veränderungen der extrazerebralen Basisgefäße und der intrazerebralen Gefäße als auch durch Veränderungen an großen zuführenden Arterien auf.

Zwischen dem Ausmaß und dem zeitlichen Einsetzen der Arteriosklerose an den großen Körperarterien und an den zerebralen Arterien bestehen keine sicheren Parallelen. Schwere atheromatöse Veränderungen der Basisarterien müssen wiederum nicht notwendigerweise mit intrazerebralen Nekrosen verbunden sein. Ebenso besteht keine Korrelation zwischen den atherosklerotischen Veränderungen an den Basisarterien und Veränderungen der kleinen Arterien der Konvexität. 21 % der Erwachsenen mit schwerer Arteriosklerose der Basisgefäße wiesen intakte intrazerebrale Arterien auf, während andererseits 55 % der Patienten mit ausgeprägten intrazerebralen Atherosklerosen nur geringfügige Veränderungen an den Basisarterien aufwiesen[16].

Zeitlich gestaffelt erkranken zuerst die Vertebralarterien, dann die Karotiden in ihrem intrakraniellen Anteil, dann die großen Basisarterien in der Reihenfolge A. basilaris, A. cerebri media, A. cerebri posterior und A. cerebri anterior. Es folgen die kleineren basalen Äste und die größeren basalen Zweige sowie schließlich Anteile der Konvexitätsarterien (Abb. 1.37b)[195]. In Japan ergab sich eine abweichende Vulnerabilität mit bevorzugter Schädigung der proximalen Anteile der A. cerebri posterior bei nur geringer Beteiligung der A. carotis[141]. Erste atheromatöse Wandveränderungen können auch bereits im Säug-

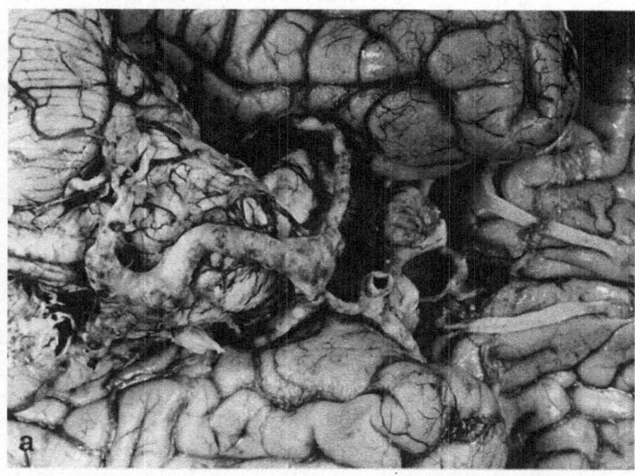

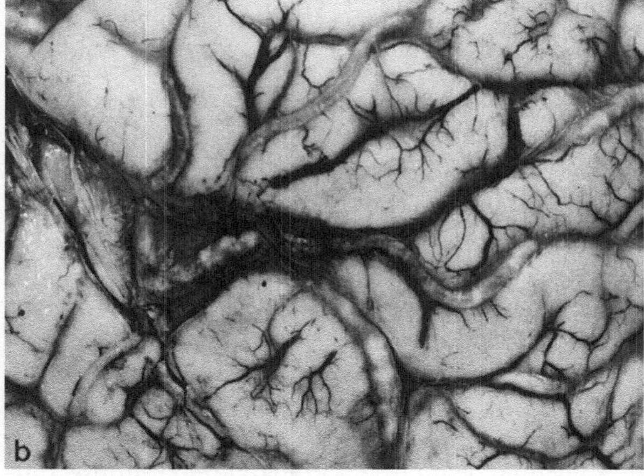

Abb. 1.37. a Massive Arteriosklerose der extrazerebralen Basisgefäße mit Schlängelung der ampullenartig erweiterten Arterien. **b** Ausgeprägte Arteriosklerose der pialen Arterien

lings- und Kindesalter beobachtet werden. Ab dem 40. Lebensjahr nimmt die Häufigkeit der Atherosklerose rasch zu und ist bei über 75 jährigen in 95 % der Fälle deutlich. Hinsichtlich des Geschlechtsverhältnisses sind zunächst die Männer bevorzugt betroffen, nach der Menopause die Frauen[197].

Pathogenese

Die intrakraniellen Arterien unterscheiden sich von den übrigen Körperarterien durch das Fehlen der Lamina elastica externa und durch eine schmale Tunica media. Dadurch ergibt sich eine besondere Ausgangssituation für arteriosklerotische Schädigungsprozesse am Gehirn. Grundsätzlich gelten aber die gleichen pathologischen und pathogenetischen Bedingungen wie bei den anderen Körperarterien[8, 138]. Das Wesentliche an der Genese der Arteriosklerose ist ihre multifaktorielle Natur. Einzelne Krankheiten sind selten direkt mit der Entstehung der Arteriosklerose in Verbindung zu bringen, weder im humanen System noch in tierexperimentellen Studien. Zu den wesentlichen Faktoren gehören:

1. *Die Gefäßarchitektur.* Diese ist nicht ohne Einfluß auf die Entwicklung der atheromatösen Verände-

rungen, sind doch bevorzugt an den Verzweigungsstellen oder an ausgeprägten Knickbildungen Läsionen anzutreffen.
2. *Metabolische Störungen.* Hierzu gehören u. a. der Diabetes mellitus, die Hyperlipidämien sowie
3. Schädigungen durch Zigarettenrauchen.

Über den Stellenwert der einzelnen Faktoren herrscht Unklarheit. Möglicherweise spielt auch die virale Genese wieder eine stärkere Rolle, da neuere Untersuchungen auf die Beteiligung der Herpesviren hinweisen (Übersicht bei Hajiar[79]).

Unbestritten von Bedeutung für die Morphologie ist die plasmatische Durchtränkung der Intima und die Aktivierung der glatten Muskelzellen der Media, die in die Intima einwachsen und eine Umwandlung von kontraktilen in metabolisch aktive Myozyten erfahren. Diesen primären Störungen folgen nekrobiotische Vorgänge, die schließlich zur Bildung von Cholesterinestern, Schaumzellen und Kalkablagerungen führen. Neben den Gewebsschädigungen, die durch arteriosklerotische Veränderungen der unmittelbaren Wandabschnitte verursacht sind, muß auch zur Erklärung der Gewebsnekrose im Gehirn embolisch verschlepptes Material herangezogen werden, das sich aus atheromatösen Beeten in großen proximalen Arterienabschnitten gelöst hat.

20–40 % der einseitigen extrakraniellen Karotisverschlüsse bleiben klinisch folgenlos, ebenso 75 % der einseitigen Vertebralisverschlüsse. Ursache ist hierfür möglicherweise die Fähigkeit zur Kollateralversorgung.

Darüber hinaus können arteriosklerotisch bedingte Stenosen oder gar Verschlüsse in proximalen Arterienabschnitten, insbesondere der A. carotis interna oder an der A. vertebralis, die Wirkung anderer Wandprozesse verschärfen, weil bei Blutdruckabfall oder Viskositätsänderungen dann die Versorgung des Gewebes nicht mehr gewährleistet ist.

Morphologie

Makroskopisch sind die atheromatösen Veränderungen besonders deutlich an den basalen Arterien erkennbar. Die Zerstörung der Lamina elastica interna und die Schädigung der Tunica media führen zu einer Ausdehnung und Verlängerung des arteriellen Gefäßschlauches sowie zu einem Elastizitätsverlust (Abb. 1.37), der sich besonders gut an der A. basilaris und den Vertebralarterien beobachten läßt. Die Einlagerung von atheromatösem Material und die lokale Wandsklerose führen zur Knickbildung und bogenförmigen Verdrehungen.

Mikroskopisch entsprechen die Veränderungen an den Hirnarterien durchaus denen an Gefäßen der anderen Körperorgane. Intimaödeme, besonders an den Verzweigungsstellen, weisen auf frische Initialstadien hin. Kommt es zu stärkeren Verquellungen der Intimaabschnitte, zu einer Aufsplitterung der Lamina elastica interna und einem Übergreifen auf die Media, so

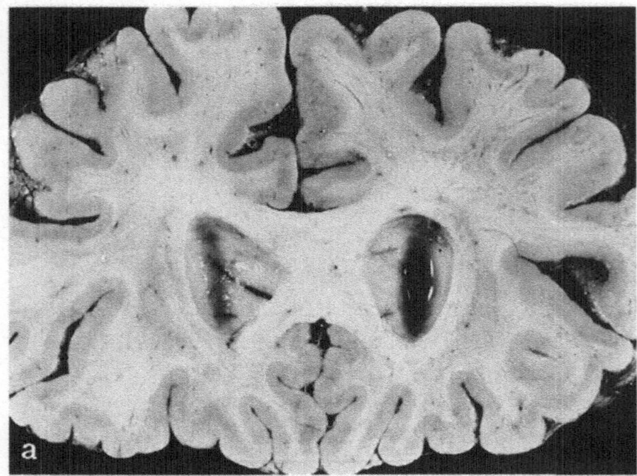

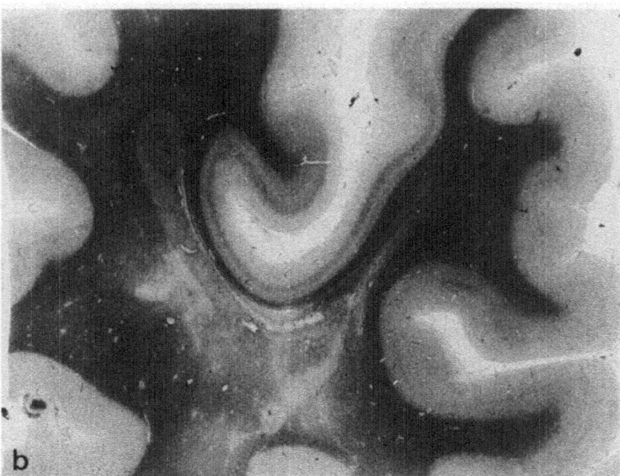

Abb. 1.38. **a** Encephalopathia subcorticalis chronica (Morbus Binswanger) mit diffusen kleinherdigen, zum Teil konfluierenden Nekrosen des subkortikalen frontalen Marklagers. **b** Markscheidenfärbung desselben Falles mit ausgeprägter subkortikaler Entmarkung bei Aussparung der U-Fasern im Bereich des okzipitalen Lappens

kann in diesem Stadium eine sehr intensive Proliferation glatter Muskelzellen mit Einwanderung in die Intima beobachtet werden. Hier kommt es besonders ausgeprägt an der Intima-Media-Grenze zur Verfettung der aktivierten Myozyten. Mit der Schaumzellbildung und der Ausfällung von Cholesterinkristallen geht in der Regel eine Stenosierung des Gefäßes einher. Hier kann es bei Endothelzerstörungen zu thrombotischen Auflagerungen kommen. Elektronenmikroskopisch sind diese Veränderungen ähnlich wie in anderen Körperarterien[86].

Altersveränderungen an Hirngefäßen
(Synonym: Seneszentenarteriosklerose)

Altersveränderungen der Gefäße sind nicht immer scharf von den arteriosklerotischen Veränderungen an sich abzugrenzen. Neben einer ausgeprägten Aufsplitterung der Lamina elastica interna kommt es zu stärkerer Fibrose der gesamten arteriellen Gefäßwand.

Darüber hinaus werden mit unterschiedlichen Techniken (Elektronenmikroskopie, Rasterelektronenmikroskopie, Mikroangiographie) neben Fibrosen der Kapillaren und Venen zahlreiche Knäuelbildungen der kleinen intrazerebralen Gefäße gesehen[81, 157] sowie Torsionen der Arteriolen beobachtet[10].

Binswanger-Krankheit
(Synonym: Encephalopathia chronica progressiva subcorticalis)

> *Definition:* Es handelt sich um eine besondere Schädigungsform des Gehirns in der Kombination von Atherosklerose und allerdings nicht obligater Hypertonie mit multiplen Mikronekrosen im Marklager unter weitgehender Verschonung der Rinde.

Makroskopisch sind Konfiguration und Hirngewicht normal, allerdings weisen die basalen Gefäße eine mäßige bis starke Arteriosklerose in 60% der Fälle auf. Seitenventrikel und auch der 3. Ventrikel sind mäßig bis stark erweitert; im Marklager findet sich manchmal eine graue Verfärbung bei erhöhter Festigkeit (Abb. 1.38a). In 87% der untersuchten Fälle sind Lakunen[61], insbesondere im periventrikulären Marklager und nekrotische Veränderungen nachweisbar. Histologisch zeigt sich auf Markscheidenschnitten, aber auch im Van-Gieson-Präparat, eine diffuse Entmarkung dieser Gebiete (Abb. 1.38b). Die mit Nekrosen verbundenen Gefäße weisen Hyalinosen und Wandfibrosierungen auf. Die Nekrosen können unterschiedlich alt sein und zeigen entsprechende Übergänge.

Charakteristischerweise werden die U-Fasern von der Entmarkung verschont. In fast allen Fällen läßt sich ein Status cribrosus nachweisen (Abb. 1.30d).

Pathogenese
Die Erklärungen von Binswanger und Alzheimer, daß arteriosklerotische Veränderungen in den langen penetrierenden Arteriolen des Marklagers wesentlich für die Entstehung der Marklagerschäden sind, findet vielfach Unterstützung[61, 97, 153]. Durch eine ausgeprägte Hyalinose der Arteriolenwand kommt es zur Mangelversorgung auch der unmittelbaren Gefäßumgebung. Möglicherweise liegt eine direkte Schädigung auch der abgehenden Kapillaren vor[91].

Zahlreiche CT- und kernspintomographische Untersuchungen zeigen eine enge Korrelation zu pathologisch-histologischen Befunden (Übersicht bei Fischer[61]). Alternative Konzepte rücken direkte ischämische Folgeerscheinungen, Ödemfolgen und Thromben sowie genetische Disposition in den Vordergrund[111, 118, 212]. Ob durch neuere Untersuchungsmethoden wie die Positronenemissionstomographie eine genaue Abgrenzung vaskulär bedingter Demenzen und periventrikulärer Leukenzephalopathien, wie

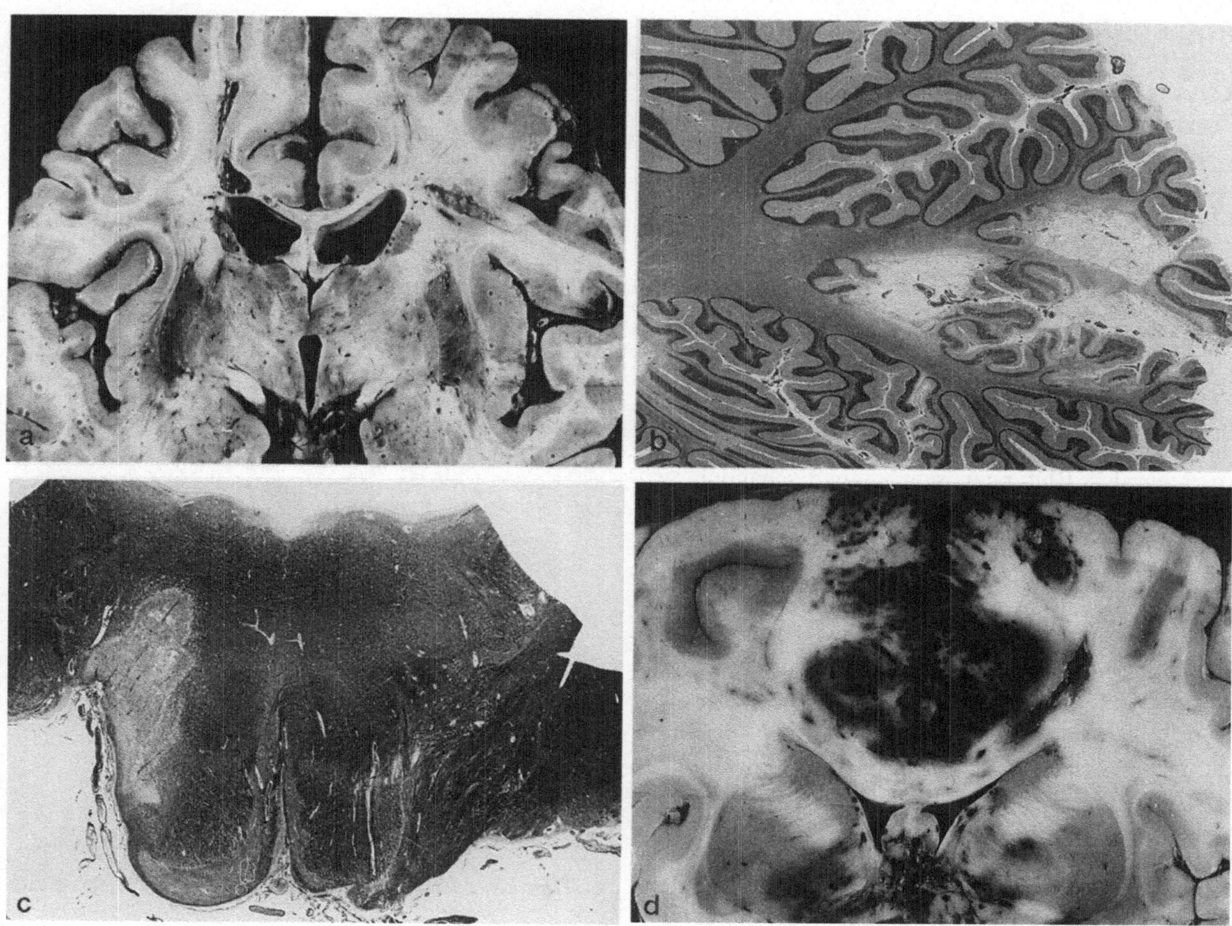

Abb. 1.39. a Multiinfarktenzephalopathie mit zahlreichen Nekrosen im Stadium III (Abräumung) in Marklager und Stammganglien. **b** Multiple umschriebene Kleinhirnrindennekrosen bei Multiinfarkt-Enzephalopathie. **c** Nekrose im dorsolateralen Bereich der Medulla oblongata bei Thrombose des Ramus circumflexus der A. basilaris. Klinisch: Wallenberg-Syndrom. **d** Hämorrhagischer Infarkt im Versorgungsgebiet der Aa. cerebrales anteriores. Auch die Umgebung der Seitenventrikel ist von der Nekrose betroffen

sie von den Neuroradiologen beschrieben werden, möglich sein wird und wie sie aufgrund morphometrischer Untersuchungen und Fallbeschreibungen[47, 147] vermutet werden, muß abgewartet werden.

Multiinfarktenzephalopathie

Die multiplen Nekrosen sind bei der Multiinfarktenzephalopathie nicht auf das Marklager beschränkt. Die Stammganglien sind ebenso wie die Rindenabschnitte gewöhnlich mitbetroffen, außerdem sind im Gegensatz zur Binswanger-Enzephalopathie die Nekrosen größer und die U-Fasern nicht ausgespart (Abb. 1.39 a + b).

Gegen eine Zusammenfassung der Binswanger-Krankheit und der Multiinfarktenzephalopathie sprechen folgende Argumente: Klinisch ist das Demenzbild zwar das gemeinsame Endstadium, doch sind bei der Binswanger-Krankheit über Jahre langsam fortschreitende Wesensveränderungen, Merkfähigkeitsstörungen, Desorientiertheit und Dysarthrien zu beob-

achten, während Paresen und ähnliche Herdausfälle fehlen oder nur gering ausgeprägt sind. Bei der Multiinfarktenzephalopathie enthält die Vorgeschichte häufiger Herzrhythmusstörungen, außerdem Zeichen wiederholter Schlaganfälle. Pathogenetisch ist bei der Multiinfarktenzephalopathie von embolischen Streuungen bei thrombotischen Gefäßwandaufbrüchen oder Herzklappenveränderungen auszugehen. Darüber hinaus sind auch Summationseffekte unterschiedlicher Gewebsschäden, darunter Blutungen bei der hypertensiven Angiopathie und unterschiedlich alte, verschieden große anämische Infarkte anzunehmen. Gelegentliche familiäre Beobachtungen sprechen für die Mitwirkung genetischer Faktoren[101, 183].

Schwierigkeiten der Abgrenzung ergeben sich bei der Multiinfarktenzephalopathie zur Alzheimer-Krankheit. In 25 % der Fälle, die klinisch als vaskulär bedingte Demenzen gedeutet worden waren, war pathologisch-anatomisch kein Infarkt, wohl aber eine Alzheimer-Krankheit nachgewiesen worden[196].

Amyloidangiopathie, Vaskulitiden u. a. Angiopathien

Zerebrale Amyloidangiopathie
(Synonyme: kongophile Angiopathie, drusige Gefäßwandentartung, dyshorische Angiopathie)

> Diese Gefäßwanderkrankung ist häufig mit dem Vorkommen seniler Plaques verbunden. Sie tritt in Assoziation mit dem M. Alzheimer auf[121] und wird häufig bei Hypertonikern gefunden. Gelegentlich wird auch über hereditäre Formen berichtet[168, 200].

Bei der zerebralen Amyloidangiopathie tritt eine vermehrte Gefäßwandfragilität auf, die Ursache von intrazerebralen Blutungen sein kann. Es handelt sich hierbei einerseits um kleine Kugelblutungen, andererseits um Massenblutungen in atypischer Lage, z.B. frontal und okzipital nachweisbar (Abb.1.40). Gelegentlich werden auch kleinere Blutungen durch das Computertomogramm und durch die Kernspintomographie nachgewiesen und sind Anlaß für eine neurochirurgische Intervention. Hierbei deckt die Kongorotfärbung in der Biopsie nicht selten eine zerebrale Amyloidangiopathie statt der erwarteten Gefäßmalformation auf. In den Wänden kleiner Gefäße, Arterien und Arteriolen, selten an den Venen, wird unter Bevorzugung der Media eine Amyloidablagerung nachgewiesen. Nachweisreaktionen sind neben der Kongorotreaktion mit deutlicher grüner Doppelbrechung (Abb.1.41), der Fluoreszenznachweis unter Anwendung von Thioflavin S[148] oder entsprechende Antikörper gegen Amyloid[115]. Bevorzugt betroffen sind die oberflächlichen Rindengefäße und die leptomeningealen Gefäße vor allem okzipital. Neben der Amyloidablagerung bilden befallene Gefäße intramurale Spaltbildungen, scheinbare Verdopplungen der Gefäßwand, miliare Aneurysmen, Gefäßknäuel und gelegentliche fibrinoide Nekrosen. Vielfach sieht man

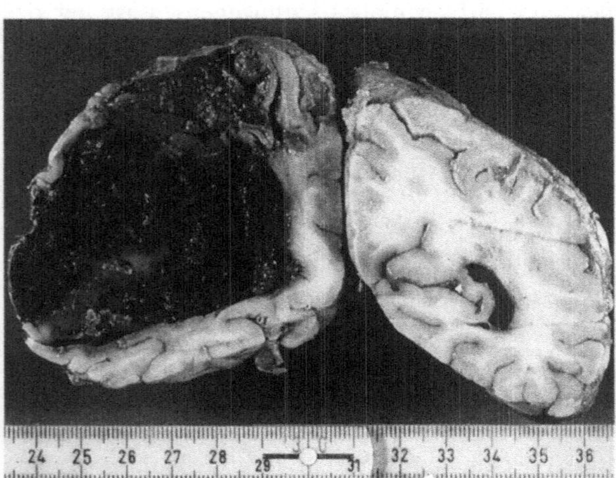

Abb.1.40. Spontane mehrzeitige atypische Massenblutung parieto-okzipital links bei einer 83jährigen Frau mit zerebraler Amyloidangiopathie

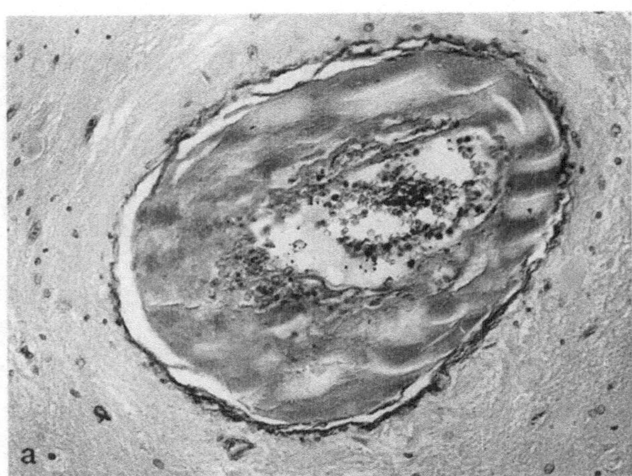

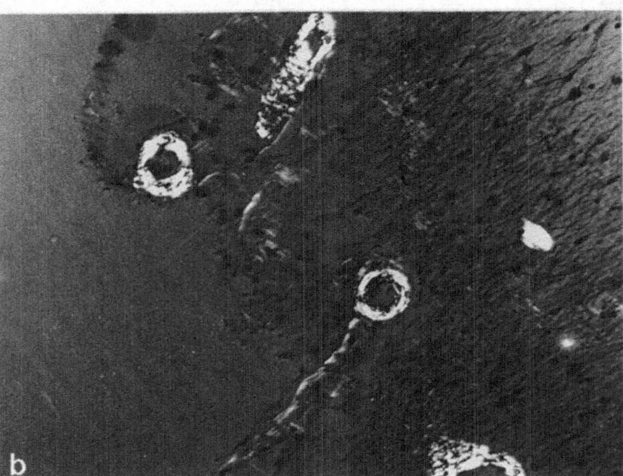

Abb.1.41. **a** Ausgeprägte Hyalinose der Arterienwand bei zerebraler Amyloidangiopathie. **b** Polarisationsoptisches Bild bei dem gleichen Fall wie **a**

Neuritenauftreibungen im Sinne einer Plaquebildung um kongophil veränderte Gefäße. Elektronenoptisch ließ sich die Einlagerung von Amyloidfilamenten und deren Übertritt in das angrenzende Gewebe beweisen. Die Bezeichnung „drusige Gefäßentartung" ist zutreffend für die Fälle, in denen ein Übergang des Amyloids in das angrenzende Gewebe erkennbar ist. Das ist nur bei $1/3$ der Fälle mit zerebraler Amyloidangiopathie nachweisbar.

Panarteriitis nodosa
(Synonym: Periarteriitis nodosa)

Epidemiologie
Das Zentralnervensystem ist bei dieser Krankheit relativ selten beteiligt, zumindest nicht in einem klinisch bedeutungsvollen Ausmaß. Angesichts von Literaturangaben über die Häufigkeit, die zwischen 8 und 80 % einer zerebralen Beteiligung schwanken[1], neigen wir jedenfalls der niedrigeren Zahl zu.

Morphologie
Vielfach beschränkt sich das Bild auf unspezifische entzündliche Infiltrate. Knötchenförmige Auftreibun-

gen („nodosa") sind ausgesprochen selten[201]. Es kann dann zu perlschnurartigen Auftreibungen und Verhärtungen der Gefäßwand kommen, die durch ihre helle Farbe zusätzlich auffallen. Liquorpleozytosen und Subarachnoidalblutungen kommen gelegentlich vor in Abhängigkeit von dem Sitz des Prozesses. Es sind dann die Arterienwände meist durchgehend durch alle Schichten entzündlich infiltriert, wobei lediglich die Media relativ geringer betroffen zu sein pflegt. Fibrinoide Nekrosen von Wandsegmenten sind ebenfalls eher selten. Sie finden sich vor allem bei den knotigen Formen. In der Adventitia kann es zu Granulombildungen mit Übergreifen auf das angrenzende Hirngewebe kommen. In der Intima herrschen Gewebsschwellung und lymphozytäre, in perakuten Fällen auch granulozytäre Infiltrate vor, während in der Adventitia eher lymphoplasmazelluläre Infiltrate angetroffen werden. Ist es nicht zur Gewebsnekrose gekommen, so sind doch vielfach perivaskuläre ödematöse Gewebsauflockerungen sichtbar[124]. Eosinophile Granulozyten können den Infiltraten beigemengt sein.

Lupus erythematodes (L. E.)

Epidemiologie, Pathogenese
Bei dieser ebenfalls disseminiert auftretenden Systemkrankheit sind Frauen im Verhältnis von 6:1 gegenüber Männern häufiger betroffen, wobei das 2. und 3. Lebensjahrzehnt einen Krankheitsgipfel darstellt[51]. Der zu den Autoimmunkrankheiten zu zählende L. E. betrifft das Zentralnervensystem in 20–25%, wobei wie bei der Panarteriitis nodosa die zufällige Verteilung der Gefäßwandentzündung die klinische Symptomatologie bestimmt.

Morphologie
Fibrinoide Gefäßveränderungen und L. E.-Körper finden sich seltener als in den übrigen Körperorganen. Die Gefäßveränderungen können aus unspezifischen Intima- und Adventitiainfiltraten bestehen, wobei die kleinen Arterien der Leptomeningen und der Hirnrinde bevorzugt befallen sind. In fortgeschrittenen Stadien kommen Intimaproliferate und Thrombenbildungen vor, wobei die Infiltrate auch auf die Venen übergreifen[154]. Erythrodiapedesen, Blutungen und Nekrosen von uncharakteristischem Verteilungstyp können die Folge der Gefäßveränderungen sein. Dabei kommen selten auch Koagulationsnekrosen oder das Bild der sogenannten kolloiden Degeneration vor.

Diagnostisch ist der Nachweis von L. E.-Zellen bedeutungsvoll. Es handelt sich hierbei um basophile, strukturlose Zytoplasmaeinschlüsse, die durch Antigen-Antikörper-Reaktionen mit entsprechender Kernschädigung entstehen, wobei die geschwollenen, homogenisierten Kerne ausgestoßen und in Makrophagen aufgenommen werden können.

Wegener-Granulomatose

In seltenen Fällen kann ebenfalls das Zentralnervensystem betroffen sein[1]. Eine spezielle nosologische Differenzierung gelingt dabei meist ebensowenig wie beim L. E. Das Bild ähnelt der Panarteriitis, doch sind perivasale gemischtzellige Granulome und Mikrogliabeteiligung deutlicher.

Riesenzellarteriitis
(Synonyme: Arteriitis temporalis; M. Horton)

Klinik
Die Krankheit ist durch die schmerzhafte Schwellung in der Umgebung der Arteria temporalis superficalis gekennzeichnet, die mit starken Kopfschmerzen und mit Sehstörungen gekoppelt sein kann. Vorwiegend ist das höhere Lebensalter betroffen, wobei regionale Unterschiede nachgewiesen wurden[65, 76]. Es besteht keine Bevorzugung eines Geschlechts. Die Diagnose ist leicht anhand von Biopsie der Temporalarterie zu stellen[55].

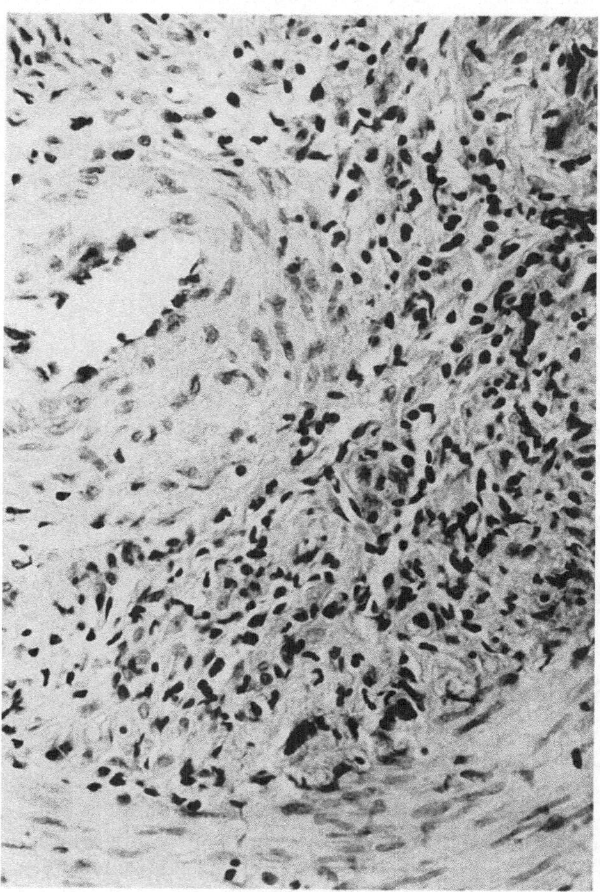

Abb. 1.42. Arteriitis temporalis mit dichter, entzündlicher Infiltration sowie mit mehrkernigen Riesenzellen in der Übergangszone zwischen Intima und Media. Die Lamina elastica interna ist weitgehend zerstört

Allerdings ist der Befall der Arterie oft segmental, so daß ein ausreichend großes Stück der Arterie in Stufenschnitten aufgearbeitet werden muß. Selbst dann sind falsch-negative Biopsiebefunde nicht ungewöhnlich und müssen bei entsprechender charakteristischer Klinik relativiert werden.

Die Pathogenese und die Beziehung zur Polymyalgia rheumatica sind ungeklärt.

Morphologie

Mikroskopisch zeigt sich eine Arteriitis mit lymphozytären und granulozytären Zellen unter Bevorzugung des subendothelialen Intimagewebes und der Adventitia. Gelegentlich können auch eosinophile Granulozyten beigefügt sein. Charakteristisch ist das Auftreten von mehrkernigen Zellen vom Typ der Fremdkörperriesenzellen, gewöhnlich um Elastikafragmente (Abb. 1.42). Die Muskelschicht ist gelegentlich fibrinoid degeneriert. Das morphologische Bild ist abhängig von der Krankheitsphase. Unterschieden werden eine exsudative Initialphase, eine produktive Hauptphase und eine regressive Endphase. Die Riesenzellarteriitis beschränkt sich keineswegs auf die Arteria temporalis superficialis, sondern kann auch auf intrazerebrale Gefäße übergreifen, gefährdet insbesondere die Arteria ophthalmica[199]. Der Feststellung einer Arteriitis temporalis müssen daher therapeutische Konsequenzen folgen.

Prognose

Sie ist bei Exzision der entzündlichen Gefäßabschnitte in der Temporalarterie und einer Dexamethason-Behandlung günstig[1].

Thrombendangitis obliterans
(Synonyme: Endangitis obliterans; v.-Winiwater-Bürger-Krankheit)

Diese arterielle Verschlußkrankheit befällt mit wenigen Ausnahmen Männer vorwiegend zwischen dem 30. und 40. Lebensjahr. Ein hoher Zigarettenverbrauch ist stark mit der Krankheit korreliert. Betroffen sind vorwiegend die kleinen und mittleren Extremitätenarterien. Eine zerebrale Beteiligung ist umstritten und muß von dem Antiphospholipidsyndrom (Sneddon-Syndrom) abgegrenzt werden.

Sneddon-Syndrom
(Synonyme: Antiphospholipidsyndrom; Livideo reticularis)

Das Sneddon-Syndrom ist eine ungewöhnliche Manifestation von zerebralen Läsionen in Verbindung mit Hautveränderungen (Livedo reticularis). Es wird vorwiegend bei jüngeren Frauen gefunden und geht mit tiefen Beinvenenthrombosen, Herz- und Nierenveränderungen, aber auch Veränderungen in anderen Organen einher. Die neurologische Symptomatik ist charakterisiert durch anämische Hirninfarkte, Anfälle

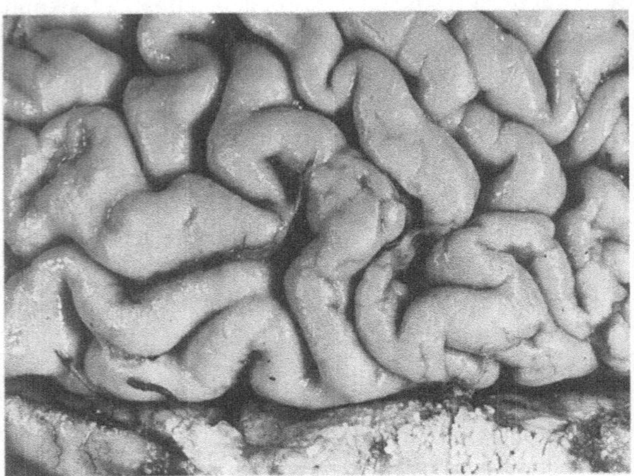

Abb. 1.43. Granularatrophie der Rinde mit kleinen, unterschiedlich alten Infarkten der Rinde. Multiinfarktenzephalopathie bei V. a. cerebrale Vasculitis

und eine progrediente Demenz. Wesentliche Bedeutung kommt der computertomographischen Untersuchung zu, die eine kortikale Atrophie und multiple hypodense Areale aufdeckt[125, 170]. Pathogenetisch wird eine reaktive endotheliale Hyperplasie der kleinen Gefäße angenommen, die mit Thromben vergesellschaftet ist, also eine nichtentzündliche, zerebrale Vaskulopathie. Serologisch findet sich ein hoher Antiphospholipid-Antikörpertiter[132, 204, 214]. Hinsichtlich der Abgrenzung zur Thrombangitis obliterans ergeben sich in der älteren Literatur Schwierigkeiten in Nomenklatur und Klassifikation.

Morphologie

Makroskopisch zeigt das Gehirn in ausgeprägten Fällen zahlreiche umschriebene, nicht mehr frische multilokuläre Infarkte (Abb. 1.43). Überwiegend sind die Rinde und das angrenzende Marklager betroffen; die größeren basalen und meningealen Gefäße zeigen makroskopisch wenig Veränderungen. Gering ausgeprägte Fälle zeigen nur vereinzelt kleinere zystische Läsionen. Histologisch sind überwiegend die kleinen Arterien und Arteriolen durch eine ausgeprägte Endothelhyperplasie charakterisiert. Hier kommt es zu zahlreichen, teilweise obturierenden Endothelpolstern (Abb. 1.44). Darüber hinaus sind rekanalisierte Gefäße und Gewandnekrosen nachweisbar. Die Infarkte weisen unterschiedliche Stadien von frisch bis alt auf, begleitet von einer ausgeprägten Gliose und Abräumreaktion (Abb. 1.44a). Auffällig ist eine massive Mikrogliaproliferation auch in nekrosefernen Arealen, die eine chronische Hypoxie vermuten lassen. In weniger ausgeprägten Fällen sind die Mikrogliareaktion, die elektive Parenchymnekrose und diskrete Gefäßwandveränderungen die einzigen Anhaltspunkte für eine zerebrale Beteiligung.

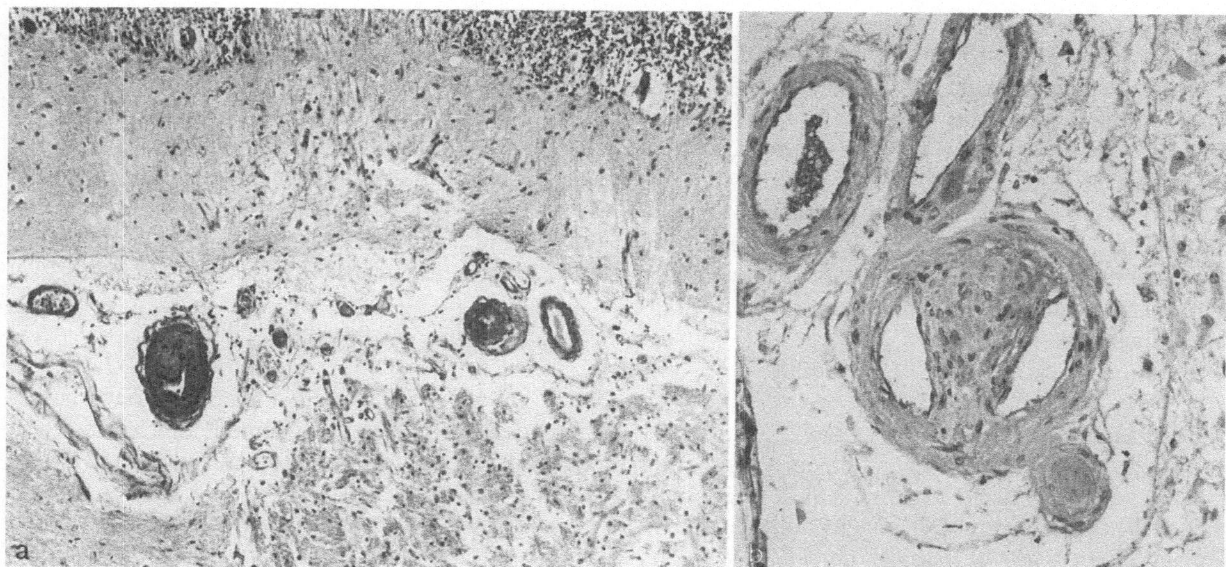

Abb. 1.44. a Sneddon-Syndrom (Antiphospholipidsyndrom). Intimahyperplasie der meningealen Arterien mit hochgradiger Lumeneinengung sowie nicht mehr frischer Hirninfarkt. **b** Intimapolster in stärkerer Vergrößerung sowie verschlossenes meningeales Gefäß *rechts unten* angrenzend, astrogliale Reaktion im Randgebiet des Infarktes

Takayasu-Krankheit
(Synonyme: „pulseless disease"; Aortenbogensyndrom;
umgekehrte Coarctatio aortae;
umgekehrtes Isthmusstenosesyndrom)

Epidemiologie
Die Häufigkeit wird in Japan mit 0,04 % der fortlaufenden Autopsien angegeben[145]. Das Verhältnis von Männern zu Frauen beträgt etwa 1:5. Betroffen sind vorwiegend junge Frauen[145].

Klinik

> Es handelt sich hierbei nicht im strengen Sinn um eine Gefäßkrankheit des Zentralnervensystems, sondern um eine Krankheit des Aortenbogens bzw. des Truncus brachiocephalicus mit A. carotis communis und A. subclavia, die sich vorwiegend am Zentralnervensystem auswirkt.

Klinisch charakteristisch ist das Vorkommen erniedrigter Blutdruckwerte an den oberen Extremitäten bis zum Schwinden der Arterienpulse an Kopf, Hals und Armen sowie Sehstörungen.

Ätiologie, Pathogenese
Ursache ist ein entzündlicher, stenosierender Prozeß an den oben erwähnten Stammarterien, der selten auf das periphere Gefäßsystem übergreift. Seine Entstehungsursachen sind ungeklärt.

Morphologie
Der stenosierende und obliterierende Gefäßprozeß im Truncus brachiocephalicus der A. carotis communis und der A. subclavia greift vielfach auch auf die mesenterialen Nierenarterien über, weswegen die Krankheit in 40 % auch mit einer Hypertonie verbunden ist. Die entzündlichen Veränderungen spielen sich vorwiegend in der Adventitia ab, die auch eine starke Verbreiterung erfährt. Es bestehen insofern gewisse Ähnlichkeiten mit der luetischen Mesaortitis. 28 % entfallen auf ein eher granulomatös entzündliches Muster, 14 % auf diffuse entzündliche Proliferate mit Lympho- und Plasmazellen und starker Fibroblastenwucherung, 58 % auf eine vorwiegend fibrotische Gefäßwandumbildung[142]. Riesenzellen sind innerhalb der entzündlichen Infiltrate vor allem beim granulomatösen Typ häufig. Der Prozeß kann an der Aorta zu disseziierenden Aneurysmen führen[114].

Die Veränderungen am Zentralnervensystem hängen wesentlich vom Ausmaß der Kollateralversorgung des Gehirns ab. Diese wird überwiegend durch die beiden Aa. vertebrales übernommen. Die Hirnarterien selbst sind nicht an der Arteriitis beteiligt, zeigen aber lokale Verschlüsse, die wahrscheinlich embolisch bedingt sind und zu entsprechenden Gewebsnekrosen führen. Insgesamt sind die zerebralen Schädigungen im Verhältnis zu den schweren Veränderungen an den proximalen Stammgefäßen aber bemerkenswert geringgradig.

Moya-Moya-Krankheit

Während das Zentralnervensystem bei der Takayasu-Krankheit im wesentlichen nur sekundär geschädigt ist, die Hauptveränderungen aber extrazerebral liegen, ist bei der ebenfalls vorwiegend in Japan vorkommenden Moya-Moya-Krankheit in erster Linie das zentralnervöse Gefäßnetz betroffen, während die Arterien der übrigen Organe, abgesehen von atherosklerotischen Veränderungen, frei sind[43]. Die Krankheit erhielt ihren Namen von der an Tabakrauchwolken erinnernden Gefäßzeichnung im Angiogramm.

Anstelle thrombotischer Gefäßabbrüche findet sich – besonders in den Stammganglien – ein ungewöhnlich stark ausgeprägtes Kollateralnetz feiner Gefäße, mitunter auch versorgt aus dem Versorgungsgebiet der A. carotis externa über transdurale Gefäße.

Epidemiologie

Betroffen sind sowohl Kinder mit einem Vorzugsalter von 4–6 Jahren als auch Erwachsene mit einem Gipfel im 4. Lebensjahrzehnt[43]. Die ungewöhnlich intensive Kollateralversorgung wurde mit dem Einsetzen der Krankheit im Kindesalter erklärt. Hier kann der Fortgang des Prozesses angiographisch auch besser verfolgt werden als bei Erwachsenen.

Die Krankheit, deren Ursache ungeklärt ist, ist auch in der weißen und schwarzen Bevölkerung inzwischen wiederholt beobachtet worden.

Klinik

Dem Schwerpunkt der Verschlußkrankheit an den intrakraniellen Abschnitten beider Karotiden, an den Aa. cerebri media und anterior, selten an der A. basilaris, entspricht das klinische Bild mit flüchtigen, zunächst transitorischen Ischämien, später mit Hemiparesen, aphasischen Störungen und den Zeichen subduraler Hämatome, die die Moya-Moya-Krankheit häufig begleiten. Sie sind wahrscheinlich Folge der extremen Kollateralisierung und der daraus resultierenden Veränderung der regionalen zerebralen Durchblutung[50].

Morphologie

Bereits makroskopisch findet sich eine abnorme Füllung der leptomeningealen Gefäße, vor allem im venösen und kapillären Bereich. Vielfach sind auch hierbei Rindennekrosen erkennbar.

Die vom Prozeß betroffenen Basisarterien erscheinen segmentweise geschrumpft und weißlich verfärbt. Atherome sind mit diesem Prozeß nicht gekoppelt. Diese verschlossenen Gefäße werden begleitet von varikös erweiterten Gefäßen, was besonders innerhalb der Leptomeningen gut zu beobachten ist.

Mikroskopisch fehlen alle Zeichen einer Atherosklerose und einer Arteriitis, sieht man von seltenen symptomatischen Formen ab. Das Gefäßlumen der betroffenen Arterien ist durch ein lockeres, zellarmes Bindegewebsmaschenwerk verschlossen. Auffällig ist die starke Verbreiterung der Lamina elastica interna, deren Dicke allerdings lokal sehr wechseln kann. Dies gilt auch besonders für die stark erweiterten Begleitgefäße, die eine auffallend dünne, muskelschwache Wand aufweisen mit breiten Lücken der Lamina elasti-

ca interna. Die leptomeningealen, prall gefüllten Venen zeigen häufig frische Thrombosierungen[92] und führen zu Blutungen[110].

Außerhalb der verschlossenen Arterienbereiche bestehen ausgeprägte Intimaverdickungen und -fibrosierungen sowie eine Aufsplitterung der Elastica – insoweit ähnlich der Arteriosklerose, jedoch ohne Atherombildung[43]. Die stark vermehrten Kollateralgefäße sind dagegen eher hypoplastisch.

Fibromuskuläre Dysplasie

Diese sich vorwiegend an den Nierenarterien manifestierende Krankheit kann ebenfalls die Hirnarterien betreffen und Ursache von Stenosierungen und Parenchymnekrosen sein[117].

Charakteristisch ist der neuroradiologische Befund mit perlkettenähnlichen lokalen Gefäßwandausweitungen und Stenosierungszonen, die über längere Abschnitte hintereinandergeschaltet sind.

Epidemiologie, Klinik

Betroffen sind vorwiegend Frauen im jüngeren und mittleren Lebensalter, doch ist auch bei Kindern mit dem klinischen Bild eines Schlaganfalls an die fibromuskuläre Dysplasie zu denken[181]. Sowohl transitorische ischämische Attacken als auch durch Gefäßverschlüsse mit anämischen Infarkten zu erklärende Schlaganfälle kommen vor, ferner Subarachnoidalblutungen durch Gefäßwandeinrisse. Diese nicht-arteriosklerotische Wanderkrankung ist mit den der extravasalen Blutung vorausgehenden intramuralen Blutungen einer der möglichen pathogenetischen Faktoren von Aneurysmen.

Lokalisation, Morphologie

Neben den mittleren Abschnitten der A. carotis interna sind Hauptstämme der intrazerebralen Arterien von den segmental auftretenden stenotischen Ausweitungen betroffen. Mikroskopisch fehlen entzündliche Veränderungen. Man trifft auf eine Mediahyperplasie, selten auch auf entsprechende Verbreiterungen und Fibrosierungen von Intima und Adventitia unter Frakturierung, Lückenbildung oder Verlust der elastischen Fasern. Vor allem die sich an der Karotis manifestierenden Stenosen sind einer operativen Behandlung zugänglich[184]. Die Ätiologie ist unbekannt.

Die Mediaverkalkungen des Pallidums und das Fahr-Syndrom

Verkalkungen der Pallidumgefäße

Die Arterien des Pallidums weisen bei älteren Menschen des öfteren Kalkeinlagerungen in die Media auf. Das Spektrum reicht vom feinsten, strukturlosen Körnchen an einzelnen Mediaabschnitten über die Einlagerung von Kalkspangen bis zu einer vollständigen Umwandlung der Media, die dann auch nicht selten von einer erheblichen Lumeneinengung durch eine

Verbreiterung der Intima begleitet ist. Die Intima bietet dann vielfach ein sehr lockeres kollagenfaseriges, zellarmes Maschenwerk, das in der Regel keine Makrophagen enthält. Trotz dieser erheblichen Lumeneinengung kann die Mediaverkalkung nicht zu den arteriellen Verschlußkrankheiten von klinischer Bedeutung gezählt werden.

Neben diesen Mediaverkalkungen kommen auch Verkalkungen von Arteriolen und Kapillaren vor, wobei man den Eindruck umfangreicher freier Kalkkonkremente gewinnen kann. Ähnliche Kalkablagerungen finden sich auch nicht selten innerhalb der Lamina circumvoluta medullaris des Ammonshorns. Diese Kalkablagerungen entstehen auf einer Matrix von Mukopolysacchariden bzw. Mukoprotein durch Einlagerung von Kalziumphosphat, aber auch Magnesium-, Mangan- und Eisensalzen. Kalzium-Eiweiß-Verbindungen werden als Pseudokalk bezeichnet.

Fahr-Syndrom
(Synonyme: Fahr-Krankheit; „cerebral calcinosis"; familiäre idiopathische zerebrale Verkalkung; striatodentale Kalzifikation)

> Dieses Syndrom unterscheidet sich hinsichtlich der formalen Pathogenese nicht von den Kalkeinlagerungen in den Pallidumarterien. Charakteristisch ist die symmetrische Ausprägung der Verkalkungen in beiden Pallida und in den Nuclei dentati (Abb. 1.45 a). In der Regel sind die Kapillaren und Arteriolen bevorzugt betroffen (Abb. 1.45 b).

Es kann zu ausgedehnten Kalkkonkrementen kommen, was die intravitale Diagnostik mit Hilfe der Computertomographie oder bereits der Schädelleeraufnahme erlaubt. Im Computertomogramm fanden sich derartige symmetrische Stammganglienverkalkungen unter 8000 Untersuchungen in 2 %[75]. Es handelt sich bei dem Fahr-Syndrom nicht um eine Krankheitseinheit. Neben klinisch symptomlos verlaufenden Fällen gibt es vor allem im mittleren und höheren Lebensalter Erkrankungsfälle, die mit Hyperkinesen, Parkinsonismus, zerebellär-ataktischen Störungen oder auch Demenzen einhergehen.

Als Ursache kommen in Frage ein Hypoparathyreoidismus, ein Pseudohypoparathyreoidismus, exogene Einflüsse durch Medikamente. Die Mehrzahl der Fälle tritt sporadisch auf, doch gibt es auch Beobachtungen familiären Auftretens mit starker Pentranz[24, 148].

Entsprechend den klinischen Ausfallserscheinungen sind beim Fahr-Syndrom auch die Gewebsschäden ausgeprägter. Die Kalkablagerungen können von lokalen Entmarkungen und Fasergliosen begleitet sein. Selten gibt es Kalkablagerungen innerhalb der Gefäßwand auch bereits bei Kleinkindern, ja bei Feten.

Elektronenmikroskopisch lassen sich die Mineralisationen in den Initialstadien zunächst innerhalb der Basalmembranen nachweisen[78].

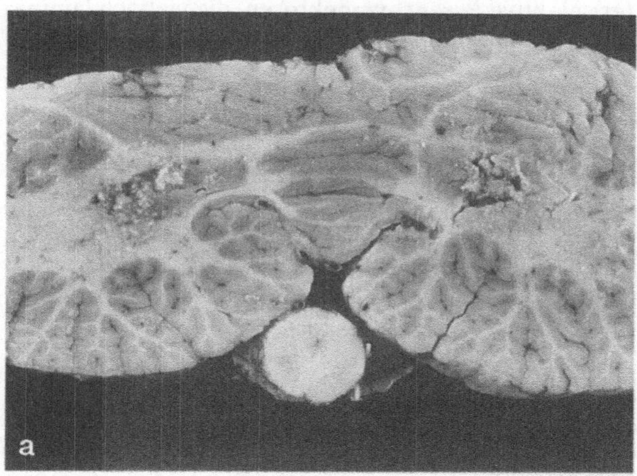

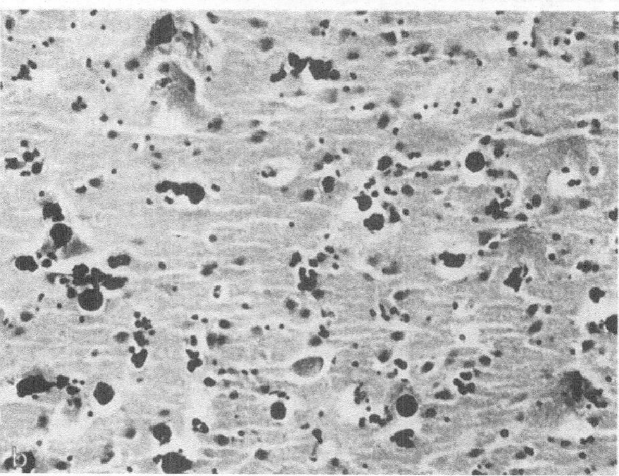

Abb. 1.45. a M. Fahr mit Kalkkonkrementablagerungen in den Zahnkernen der Kleinhirnhemisphären. **b** Ausgedehnte Kalkkonkremente in Neostriatum bei einem Patienten mit M. Down

Diabetes mellitus

Hypoglykämie

Sinkt der Blutzucker unter die physiologische Norm von etwa 50 mg%, so besteht eine Hypoglykämie, die in der Lage ist, das Zentralnervensystem zu schädigen. Übelkeit, Heißhunger, Schweißausbrüche oder Abgeschlagenheit sind klinische Prodrome der zentralnervösen Störungen mit Übergang zu Somnolenz bis zum tiefen Koma, oft verbunden mit motorischen Reizerscheinungen. Ursächlich kommen neben mangelnder Nahrungszufuhr, Stoffwechselstörungen wie Galaktosämie, Glykogenspeicherkrankheiten oder leuzininduzierten Hypoglykämien, schwere Leberinsuffizienzen, vor allem aber Überproduktion von Insulin bzw. iatrogen bedingte Überdosierungen in Frage.

Morphologie
Im Vordergrund stehen neben typischen ischämischen Nervenzellschädigungen Kernpyknosen der Nerven- und Gliazellen, darüber hinaus aber auch ausgedehn-

tere elektive Parenchymnekrosen, die vielfach laminär oder pseudolaminär den Windungstälern folgen. Körnerzellnekrosen sowie Homogenisierung der Purkinjezellen sind ebenfalls eine sehr häufige Folge, vor allem nach dem Umschlag eines diabetischen in ein hypoglykämisches Koma.

Bei frühgeborenen Säuglingen, bei denen mit einer Hypoglykämiehäufigkeit von 10 bzw. 15 % zu rechnen ist[40], kommt es hierunter auch zu Entwicklungsstörungen des Zentralnervensystems.

Coma diabeticum

Pathogenese

Beim diabetischen Koma besteht zwar eine Überschwemmung des Hirngewebes mit Glukose, gleichzeitig jedoch eine starke Zurückdrängung des zerebralen Sauerstoff- und des Glukoseverbrauchs, so daß paradoxerweise trotz der Überschwemmung der Gewebsflüssigkeit mit Glukose die zentralnervöse Glukoseaufnahme und -verbrennung reduziert sind. „Das Parenchym erstickt buchstäblich im Zuckerwasser und wird gleichzeitig ausgetrocknet"[21]. Pathogenetisch bedeutungsvoll sind weiterhin Kaliumverluste und eine Azidose, die zur Zuckerstoffwechselstörung und der histotoxischen Hypoxidose hinzutreten.

Morphologie

Die Folge ist eine Kombination der oben genannten Hirnschädigungen bei Hypoglykämie mit noch ausgeprägteren laminären Parenchym- und Körnerzellnekrosen der Kleinhirnrinde sowie Parenchymschädigungen disseminierter Art in Großhirnrinde, Striatum und Pallidum[21]. Im übrigen beherrschen meist die Folgen der mit dem Diabetes mellitus verbundenen Atherosklerosen das morphologische Bild.

Thrombotische Gefäßverschlüsse

Arterielle Thrombosen

Epidemiologie und Lokalisation

Unter 3600 Obduktionen von Erwachsenen fanden sich 2,5 % mit Thrombosen von Hirnarterien. Bevorzugt sind die großen Arterienstämme in der Reihenfolge A. cerebri media, A. basilaris, A. carotis interna, A. vertebralis[133].

Pathogenese

Ursächlich kommen vor allem arterielle Verschlußkrankheiten in Frage, soweit Veränderungen des Endothels und der übrigen Wandschichten die Hauptursache der Thrombenentstehung sind. Die Arteriosklerose spielt hierbei die bedeutendste Rolle. Darüber hinaus sind Wandverhältnisse sowie Störungen der

Gerinnungsmechanismen, die die Zirkulationsgeschwindigkeit und den regionalen zerebralen Blutfluß beeinflussen, wesentliche pathogenetische Faktoren.

Morphologie

Makroskopisch zeigen frisch thrombosierte Gefäße im unfixierten Zustand einen rotbraunen, im fixierten eher körnigen, dunkelroten Gefäßinhalt, der in Abhängigkeit vom Alter des Thrombus der Gefäßwand mehr oder weniger intensiv anhaftet. Bei älteren Thrombosen, bei denen bereits Organisationsvorgänge vorliegen, ist der Thrombus grau verfärbt. Bei frischen Thrombosen ist es makroskopisch kaum möglich, sie von terminalen oder von postmortalen Blutgerinnseln zu unterscheiden. *Mikroskopisch* ist eine solche Unterscheidung leichter, soweit Endothelzerstörungen und eine beginnende Organisation vorliegen. Bereits nach 2–3 Tagen beginnt die Einwanderung von Fibroblasten und nachfolgende Phagozytose. Ein unterschiedliches Netzwerk kollagener Fasern durchspinnt später das ursprüngliche Lumen, das rekanalisiert werden kann.

Thrombosen der Hirnvenen und Sinus

Der Blutgehalt in den intrakraniellen Sinus und venösen Gefäßen entspricht 70 % der gesamten intrakraniellen Blutmenge. Somit haben Abflußstörungen ebenso katastrophale Folgen für die zerebrale Durchblutung wie arterielle Versorgungsstörungen. Allerdings ist die Lokalisation der Störung wesentlich für den Grad der Schädigung des Gehirns, weil die komplexen venösen Drainagen (Abb. 1.21) unterschiedlich ausgebildete Anastomosen aufweisen. Während einige Abschnitte der Sinus ohne Folgen verschlossen sein können, sind Störungen im Bereich der Vena Galeni deletär. Auch werden graduelle Okklusionen der Sinus z. B. durch Tumoren besser toleriert als akute Verschlüsse durch Traumata oder chirurgische Intervention.

Klinik, Epidemiologie und Prognose

Die venösen Thrombosen unterscheiden sich hinsichtlich der Altersgipfel, der Geschlechtsverteilung und der Pathogenese deutlich von den arteriellen Thrombosen. Die Perinatalzeit bietet einen ersten Gipfel der Häufigkeit, ein zweiter Gipfel liegt im Erwachsenenalter. Der Häufigkeitsgipfel liegt in der 3. Dekade, wobei 60 % Frauen und 40 % Männer betroffen sind[54]. Wesentliche klinische Zeichen sind Kopfschmerzen, Vigilanzstörungen, Meningismus und Sehstörungen (Hirnödem). Sie sind unterschiedlich ausgeprägt, je nachdem, ob die Störung langsam, progredient oder plötzlich einsetzt. Wesentliche Bedeutung kommt in der Befunderhebung der neuroradiologischen Diagnostik zu[193]. Die Mortalitätsangaben zur Sinusthrombose schwanken je nach Studie sehr stark, ältere Untersuchungen geben bis 100 % an, nach neueren Untersuchungen liegt die Mortalität zwischen 5 und 27 %. Im

Abb. 1.46. **a** Hirn mit ausgedehnter Thrombosierung der Brückenvenen und angrenzendem hämorrhagischen Infarkt (Zustand nach Thrombose des Sinus sagittalis superior). **b** Beidseitige hämorrhagische Infarkte. Ausgeprägte Hirndruckzeichen mit Einengung des Ventrikelsystems und Abplattung der Windungen sowie weitgehender Verstreichung der Windungstäler. Schrumpfungsartefakte in Thalamus und Marklager

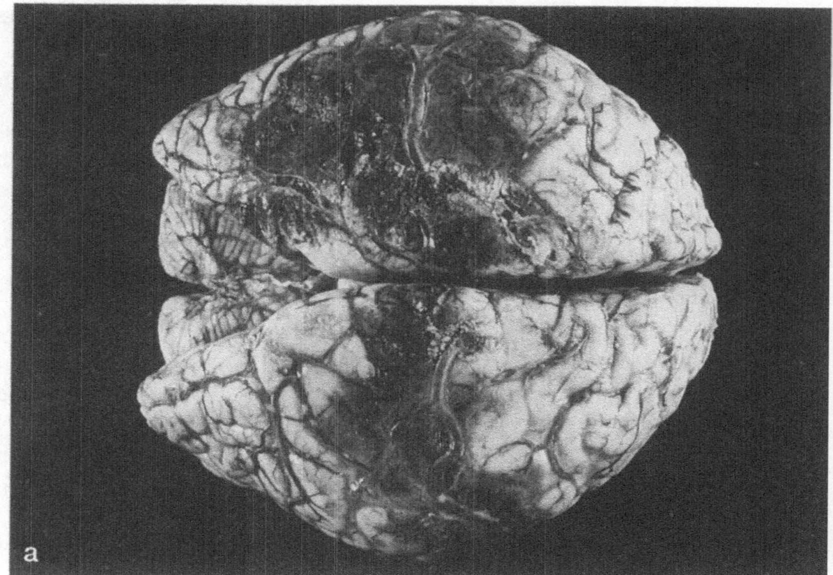

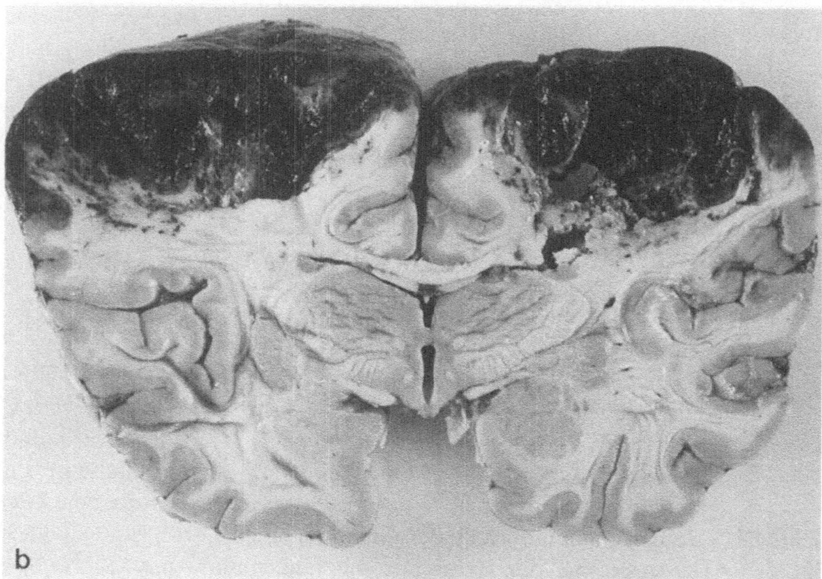

allgemeinen ist die Prognose günstig; 78 % der betroffenen Patienten haben keine oder nur geringe neurologische Defizite[54].

Pathogenese

Entzündliche Erkrankungen spielen eine wesentlich größere Rolle als bei arteriellen Thrombosen; besonders gefährdet sind Patienten mit eitrigen Meningitiden. In einem größeren Untersuchungsgut bildeten sich 21 % der Sinusthrombosen auf entzündlicher Grundlage, bei Frauen fanden sich zu 76 % hormonelle Einflüsse[54]. Orale Kontrazeptiva führen zur Veränderung im Gerinnungssystem[107]. Rauchen die betroffenen Frauen regelmäßig Zigaretten, so erhöht sich das Thromboserisiko um das 22 fache gegenüber Nichtraucherinnen, die keine Kontrazeptiva einnehmen.

Seltene Komplikationen sind venöse Thrombosen gegen Ende der Schwangerschaft und kurz nach der Geburt. Weitere Ursachen für Thrombosen sind Tumorinfiltrationen der Gefäß- und Sinuswände, Bluterkrankungen (Polyzytämie) und Fehlbildungen z. B. im Bereich der Vena Galeni. Auf den Zusammenhang zwischen Thrombosen und arteriovenösen Fisteln im Bereich der kraniellen Dura wird von verschiedenen Autoren hingewiesen[49, 193].

Morphologie

Bei Thrombosen der Brückenvenen, wie sie besonders über den zentroparietalen Abschnitten beobachtet werden können, sind die Brückenvenen prall gefüllt und häufig von einer unterschiedlich breiten Zone hämorrhagisch infarzierten Gewebes umgeben (Abb. 1.46). Auf den Frontalschnitten entscheidet die Lokalisation des hämorrhagischen Infarktes gewöhnlich auf den ersten Blick über venöse oder arterielle Störungen.

Mikroskopisch finden sich im Gefäß Bilder ähnlich denen bei arteriellen Thromben. Das Gewebe zeigt Sero- und Erythrodiapedesen perivenös. Im Versorgungsbereich der betroffenen Venen ist das Parenchym feinspongiös aufgelockert, es finden sich Übergänge von der elektiven Parenchymnekrose bis zur vollständigen Kolliquationsnekrose des Gewebes. Wird eine Venen- oder Sinusthrombose längere Zeit überlebt, finden sich kleinzystisch umgewandelte Mark-Rinden-Areale mit kräftiger Gliafaserproliferation und spärlichen Lipo- und Siderophagen.

Blut-Hirn-Schranke – Hirnödem
(Synonym: Hirnschwellung)

Der Stoffaustausch zwischen Blut und Gewebe ist im Bereich des ZNS mit Ausnahme weniger kleiner Areale durch die Blut-Hirn-Schranke (BHS) selektiv geregelt. Morphologisch kann man diese Restriktion aufgrund folgender elektronenmikroskopischer Befunde verstehen: Das Endothel der Mikrozirkulationsgefäße des ZNS weist

1. keine Poren auf, wie sie in den anderen Organen, z. B. in der Muskulatur, üblich sind;
2. besitzt nur wenig pinozytotische Aktivität;
3. zeigt sog. „tight junctions", also Strukturen, die Endothelfugen abdichten.

Darüber hinaus sind auch Basalmembran und Gliaendfüße an der abluminalen Seite des Endothels an der BHS beteiligt. Insbesondere die Glia ist für Induktion und Erhaltung dieser Barriere mitverantwortlich[29, 158, 233].

Eine BHS besteht nicht innerhalb der Glandula pinealis, der Area postrema, der Eminentia mediana und der übrigen zirkumventrikulären Organe mit Beziehungen zu neuroendokrinen Zellen. Sie fehlt ferner an den Gefäßen des Plexus choroideus. In den von der BHS-Funktion ausgenommenen Hirnarealen finden sich ähnlich wie in den übrigen Organen fenestrierte Endothelien. Es handelt sich um Regionen, in denen der humorale Austausch zwischen Hirngewebe und Blut sowie umgekehrt funktionell bedeutungsvoll ist.

Die wesentliche Funktion der BHS ist:
1. Schutz des ZNS vor den Blutbestandteilen,
2. selektiver Transport von Metaboliten in beiden Richtungen.

Pathogenetische Aspekte
(Ödemausbreitung, Ödemformen)

Der Erhalt der Schrankenfunktion ist eine aktive Stoffwechselleistung, Störungen der Blut-Hirn-Schranke sind daher eine Folge zahlreicher unterschiedlicher Grunderkrankungen wie Hirntumor, Intoxikation, Schädelhirntrauma, intrazerebrale Blutung und Hirninfarkt. Das Hirnödem weist ein hohes Maß regionaler Variabilität auf.

Man kann davon ausgehen, daß bei unterschiedlichen Ödemformen eine Rangfolge in der Ödemneigung der Hirnregionen vorliegt. Der normale Wassergehalt der Hirnrinde liegt bei 80 % (bei Neugeborenen etwa 90 %), der der weißen Substanz bei 68 %. Die ödematöse Rinde enthält 83 % Wasser, die ödematöse weiße Substanz aber 80 %. Das Ödem des Marklagers ist eher extrazellulär, das der Rinde eher intrazellulär, wobei die wassereinlagernden Zellen im wesentlichen Astrozyten sind[2]. Der kaudale Hirnstamm gilt dagegen als relativ ödemresistent. Andererseits lagern umschriebene Regionen des Hirnstammes, z. B. die Gegend des Locus coeruleus, rasch Wasser ein. Die regionale Variabilität des Ödems ist nicht nur von pathophysiologischem Interesse: Die Klinik wird vom Ausmaß des Ödems mitbestimmt, das einen pathologischen Prozeß begleitet.

Aufgrund zahlreicher, überwiegend experimenteller Untersuchungen, auf die hier nicht näher eingegangen werden kann[15, 33, 105, 205], lassen sich 2 wesentliche Formen des Ödems unterscheiden:

1) *ein zelluläres Ödem* vorwiegend des Astrozyten. Hierbei kommt es zu unspezifischer Elektrolytverschiebung und allgemeiner Stoffwechselstörung, wobei die Ursache, die der humanen Pathologie zugrunde liegt, sehr heterogen sein kann, wie z. B. Hypoxie, Hyperglykämie, Entzündungen und andere Erkrankungen.

2) *Das Ödem als Folge der Störung der Blut-Hirn-Schranke:* Hierbei wirken verschiedene Faktoren als Ödemmediatoren mit wie z. B. Neurotransmitter, freie Fettsäuren, biogene Amine (Noradrenalin, Histamin) und zahlreiche lysosomale Enzyme[38, 39]. Eiweißreiche Flüssigkeit durchdringt das Endothel mittels erhöhter pinozytotischer Aktivität oder durch Vakuolisierung des Endothelzytoplasmas. Hierbei sind die „tight junctions" meist nicht betroffen. Die Ödemflüssigkeit sammelt sich dann im subendothelialen Raum und in der umgebenden Glia (Abb. 1.48). Mit fortschreitendem Ödem wird der interzelluläre Raum des Marklagers durchflutet, wobei Axone im wesentlichen intakt bleiben.

Eine Sonderform des Ödems ist das *hyperosmolare* Ödem. Diese Form des Ödems spielt insbesondere beim Hirntrauma eine Rolle. Durch eine exzessive Flüssigkeitsgabe, die notwendig ist wegen des Blutverlustes, kommt es zu einer Reduzierung der Serumosmolarität, in deren Gefolge es zu einer vermehrten Flüssigkeitsansammlung außerhalb der Hirngefäße in der Hirnsubstanz selbst kommt, was, mit einem Anstieg des intrakraniellen Drucks verbunden, zu einer verminderten Durchblutung führt.

Das *hydrostatische Ödem:* Hierbei kommt es bei intakten Endothelien zu einem plötzlichen Anstieg des intravasalen oder des transmuralen Drucks, was zu einem Austritt von Flüssigkeit in den extrazellulären Raum des Gehirns führt. Ein besonders gravierendes Beispiel für diese Form des Ödems können Patienten bieten, bei denen wegen eines Tumors, der zu hohem intrakraniellem Druck geführt hat, eine neurochirurgische Entlastung und Entfernung von Teilen der knöchernen Kalotte durchgeführt wurde. Dabei kann es zu einer rapiden Herniation des Gehirns, einer gefürchteten Komplikation kommen.

Das *peritumorale Ödem* ist eine Inkonstante. So können z.B. in der Gruppe der Meningeome einmal ausgedehnte peritumorale Ödembezirke auftreten, das andere Mal nicht[26]. Hier wird eine Interaktion zwischen Tumorprodukten und umgebendem Gewebe oder eine unterschiedliche Kapillarstruktur diskutiert.

Ödem beim Hydrozephalus

Das hydrozephale Ödem ist durch einen erhöhten Wasser- und Natriumgehalt der periventrikulären und weißen Substanz gekennzeichnet, bedingt durch einen Einstrom von Liquor durch das Ependym in das Hirngewebe bei Liquorabflußstörungen. Bei derartigen, vorwiegend die weiße Substanz betreffenden Ödemzuständen kommen ebenfalls sowohl extra- wie intrazelluläre Ödemfolgen vor. Generell gilt das Mark als ödembereiter als die graue Substanz (▷ Abschn. „Hydrozephalus", S. 41).

Die allgemeine Morphologie intrakranieller Drucksteigerungen und ihre Folgen werden im Kapitel „Hirntumoren" (▷ S. 220) besprochen.

Morphologie

Makroskopisch zeigt sich das Hirnödem je nach Ausmaß der Drucksteigerung bereits von außen in einem Tonsillendruckkonus und in Uncusdruckfurchen. Auf dem frischen Schnitt wirken die Schnittflächen sehr flüssigkeitsreich, sind grau getönt, gelegentlich rötlich tingiert, letzteres durch mangelnde Fixierung. (Ödemreiche Gehirne stellen für das Fixans eine Diffusionsbarriere dar.) Neben flüssigkeitsreichen gibt es auch trocken-klebrige Schnittflächen, was ursprünglich zu der *Differenzierung zwischen Hirnödem und Hirnschwellung* geführt hat, Unterscheidungen, die *heute nicht mehr aufrechterhalten* werden. In seltenen Fällen kommt es zur Ödemnekrose. Die U-Fasern sind gegenüber den ödematösen Auftreibungen bemerkenswert resistent, was mit dem abweichenden Faserverlauf zusammenhängt.

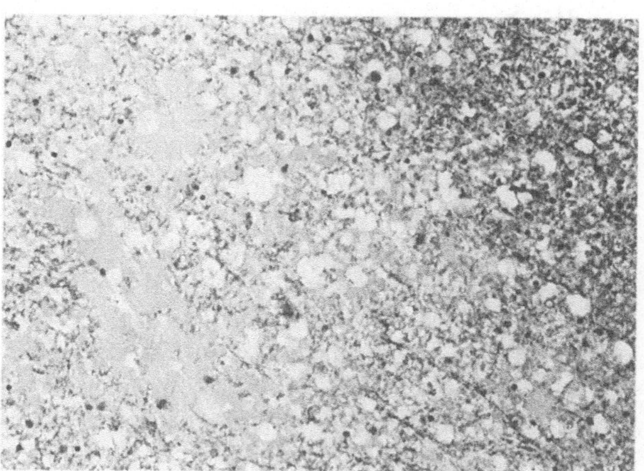

Abb. 1.47. Schwere, frische Störung der Blut-Hirn-Schranke mit Exsudataustritt im Marklager

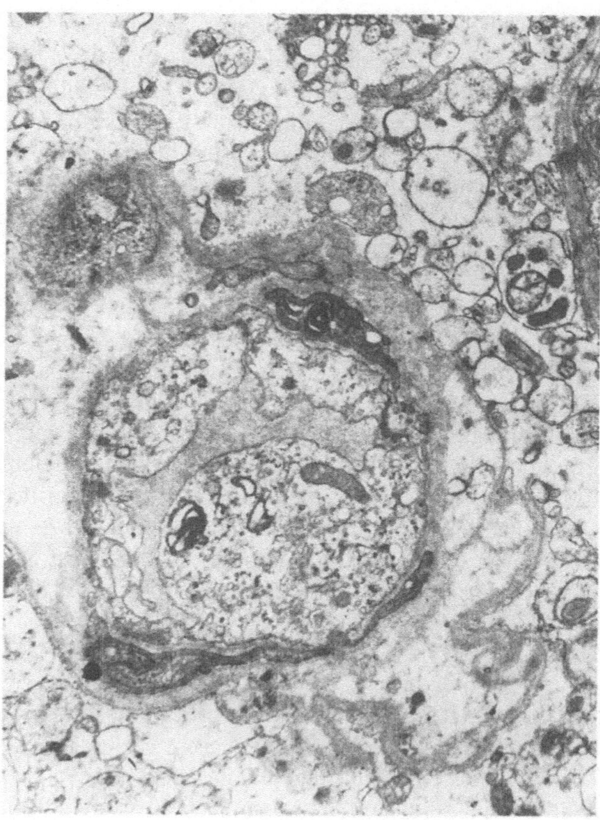

Abb. 1.48. Kapillare aus der peritumoralen Ödemzone mit kräftiger Vacuolisierung des Endothels. Nekrosen der periendothelialen Zellen und Flüssigkeitseinlagerung im perivasculären Raum sowie in der jenseits der Basalmembran gelegenen Astroglia. Die Endothelzellfugen („tight junctions") sind intakt, 8500:1

Mikroskopisch reicht das Spektrum von feinsten perikapillären Aufhellungsräumen über ausgeprägte Serodiapedesen zur Marknekrose mit Bildung von Makrophagen bei fortdauerndem Ödem (Abb. 1.47). Innerhalb der grauen Substanz ist das Ödem fein spongiös. Die Nervenzellen verlieren an Färbbarkeit entsprechend hypoxischen Veränderungen. Bei schweren Ödemen kann es zur Markdestruktion kommen, gleichfalls unter dem Bild hypoxisch-ischämischer Veränderungen der Oligodendroglia. Bei Astrozyten beginnt die Schädigung im Bereich der Fortsätze.

Bei Störungen der Blut-Hirn-Schranke sieht man *elektronenmikroskopisch* im Bereich der Gefäße eine starke Auflockerung des perivaskulären Raumes, eine gesteigerte pinozytotische Aktivität in den Endothelien, wobei die „tight junctions" intakt erscheinen (Abb. 1.48). In der Rinde ist eine Schwellung protoplasmatischer Astrozytenfortsätze nachzuweisen, im Marklager eine starke Erweiterung des extrazellulären Raumes der meist intakten Myelinlamellen erkennbar.

Ödemdrainage

Die Hauptabflußwege des Liquors gehen über die Pacchioni-Granulationen zu den Sinus und über die Hinterwurzeln in das Lymphsystem. Darüber hinaus bestehen aber noch Beziehungen zwischen Liquor und Lymphsystem über die kranialen Nerven, so die Lamina cribriformis und den Bulbus olfactorius, den Tractus opticus, den N. trigeminus und den N. acusticus; von dort über die lymphatischen Gefäße zu den entsprechenden Lymphknoten[46]. Durch entsprechende „tracer" ließen sich solche Abflüsse experimentell bei verschiedenen Tierspezies nachweisen[28]. Darüber hinaus ist eine Kompartimentierung des subarachnoidalen Raumes nachgewiesen worden, die eine direkte Liquordrainage außerhalb der Pacchioni-Granulationen ermöglicht[202]. Über die Liquordrainage hinaus spielen diese Wege eine Rolle für den Kontakt antigenen Materials aus dem ZNS mit dem Lymphsystem bei dem sonst durch die Blut-Hirn-Schranke und die Blut-Liquor-Schranke als immunologisch geschützt geltenden ZNS[46, 202].

Kreislaufstörungen des Rückenmarks

Pathologische Veränderungen am Rückenmark, die gefäßbedingt sind, stellen zwar nur einen kleinen Teil der großen Gruppe „Kreislaufstörungen" des ZNS dar, folgen aber eigenen, z. T. nicht geklärten Gesetzmäßigkeiten, so daß es notwendig ist, sie von Großhirnläsionen abzugrenzen. Die wichtigsten Erkrankungen sind ischämische Infarkte (Myelomalazie), hypoxische Störungen, Schädigungen durch vaskuläre Fehlbildungen einschließlich Blutungen (Hämatomyelie) und sog. vaskuläre Myelopathien. Aus der Gefäßversorgung (▷ oben S. 66) und der hier nicht näher ausgeführten Hämodynamik ergeben sich für das Verständnis vaskulärer Infarkte wichtige Schlußfolgerungen:

1. Der isolierte Gefäßverschluß spielt für die Entstehung der vaskulären Rückenmarksläsion eine eher untergeordnete Rolle. Vor allem die extramedullä-

re, arterielle Gefäßversorgung zeigt eine erstaunliche Plastizität. Die Toleranz des Rückenmarks bezüglich Funktion und Struktur gegenüber Anoxie und Ischämie ist relativ hoch.

2. Die Annahme unzureichend vaskularisierter und deshalb vulnerabler Grenzzonen im Bereich des Rückenmarks ist im wesentlichen nicht haltbar.

3. Entscheidend ist die Störanfälligkeit der terminalen Strombahn, vor allem der dicht kapillarisierten grauen Substanz des Rückenmarks. Einmal in Gang gekommene Perfusionsstörungen der terminalen Strombahn führen zur Nekrose vor allem zentral gelegener Strukturen der grauen Substanz. In der weißen Substanz spielen zusätzlich reaktive Durchblutungserhöhung und eine pathologische Permeabilität der Gefäße eine entscheidende Rolle[7].

Daraus ergibt sich ein besonderes Läsionsmuster bei hypoxischen und ischämischen Infarkten, wobei gerade nicht die Grenzzone, sondern zentrale Areale betroffen sind. Hier sind selten segmentale begrenzte Läsionen zu finden; meist dehnt sich der Prozeß spindel-

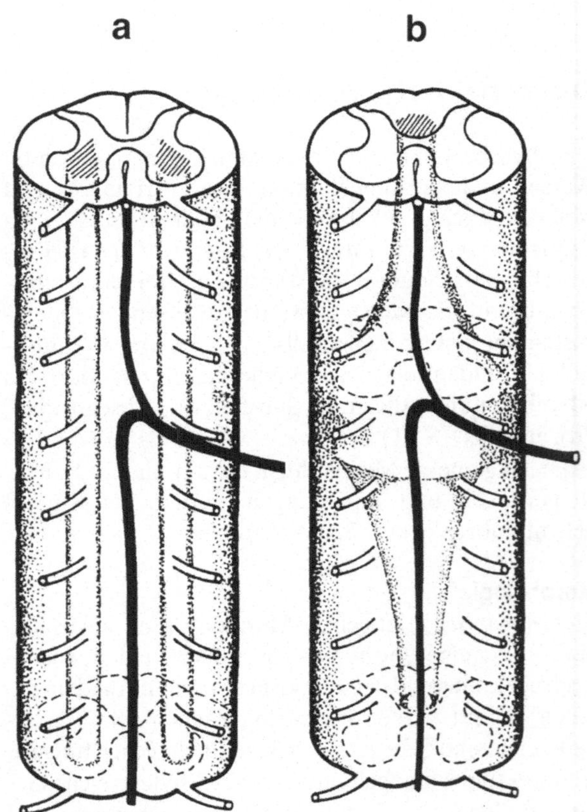

Abb. 1.49 a, b. Schematische Darstellungen der Kreislaufstörungen des Rückenmarks (nach Schneider 1980). **a** Bei global-ischämischen Schädigungen kommt es zur säulenförmigen Schädigung der grauen Substanz, insbesondere der Vorderhörner. **b** Regionale Raumforderungen des Rückenmarks z. B. durch Tumoren, Traumata oder regionale Ischämie führen zur schwerpunktmäßigen Schädigung eines oder mehrerer Segmente mit nachfolgender stiftförmiger Nekrose, insbesondere im ventralen Hinterstrang nach oben und unten (Myelomalazie)

förmig über mehrere Segmente aus. Man kann plurisegmentale Schäden der grauen Substanz finden:
1. bikonisch nach oben und unten ausgehend;
2. säulenartig im zentralen Vorderhorn.

Diese Form wird besonders bei hypoxischen Schädigungen nach Kreislaufstillstand gefunden (Abb. 1.49a). Betrifft die Nekrose den gesamten Querschnitt, so dehnen sie sich stiftförmig im ventralen Hinterstrangfeld über mehrere Segmente nach oben und unten aus (Abb. 1.49b). Auch Blutungen folgen diesem stiftförmigen Ausbreitungsmuster.

Ischämische Rückenmarksinfarkte

Myelomalazien sind selten und unabhängig von Hirninfarkten. Klinisch typisch ist eine akute Paraparese mit dissoziierten Empfindungsstörungen kaudal der Läsion.

Morphologie

Makroskopisch ist das Rückenmark in dem lädierten Abschnitt konsistenzvermindert, im frischen Zustand geschwollen. Auf dem Querschnitt ist eine verwaschene Schmetterlingsfigur erkennbar (Abb. 1.50a). Diskrete makroskopische Befunde müssen von artefiziellen Läsionen des Rückenmarks abgegrenzt werden. (Der häufigste Rückenmarksbefund ist das Artefakt.) Mikroskopisch zeigt sich die Nekrose – je nachdem, welches Stadium vorliegt – von ähnlicher histologischer Beschaffenheit, wie bei der Kolliquationsnekrose im Großhirn beschrieben (Abb. 1.50b).

Pathogenese

Selten sind thrombotische Störungen nachzuweisen. Meist liegt die Störung im Bereich der Aorta oder der schmalen zuführenden Arterien; z.B. kann ein disseziierendes Aneurysma zu Ausfällen im Rückenmark führen. Häufigste Ursache sind Traumen und andere Kompressionen wie beispielsweise Tumoren. Durch eine verstärkte Kompression kommt es zu Mikrozirkulationsstörungen, die zu den geschilderten Abläufen bis hin zur Nekrose führen.

Vaskuläre Fehlbildungen und Myelopathien

Vaskuläre Malformationen können einerseits durch Kompression intramedullär, intradural oder extradural zur Rückenmarkschädigung führen. Nicht selten sind es Blutungen aus solchen Malformationen, die dann klinisch zu einer akuten Parese führen. Das pathologisch-anatomische Bild entspricht dann der kompressionsbedingten Myelomalazie[95, 137]. Andererseits gibt es AV-Malformationen, die durch hämodynamische Faktoren zu einer Mikrozirkulationsstörung des Rückenmarks führen.

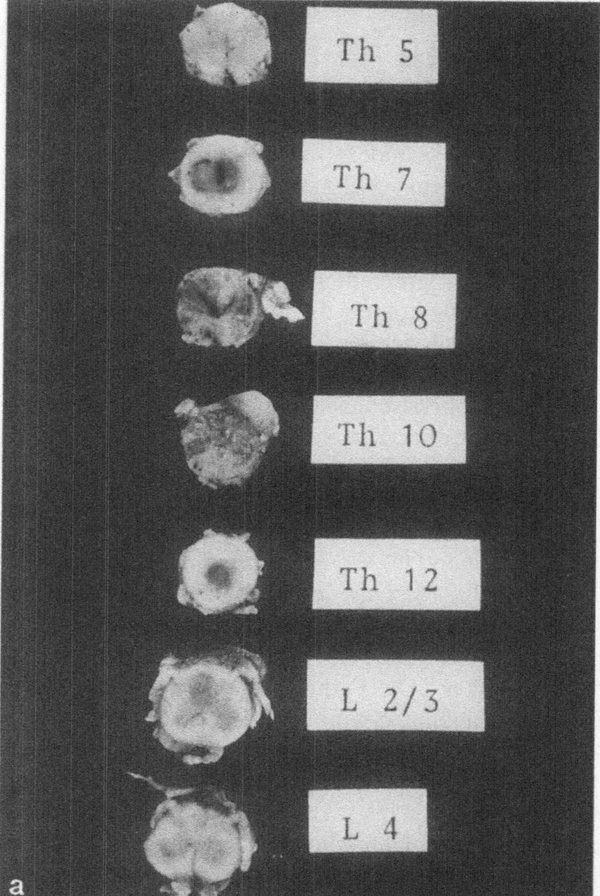

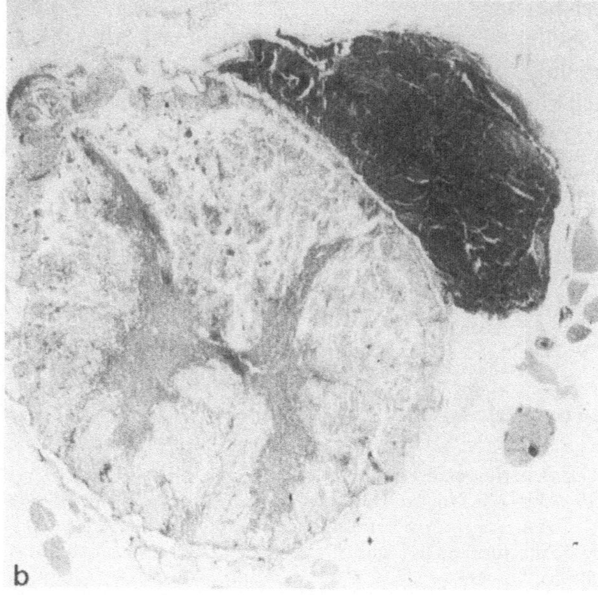

Abb. 1.50. a Komplette Myelomalazie durch raumfordernde Metastase eines Medulloblastoms intradural bei *Th 10.* Stiftförmige Ausbreitung der Nekrose bis *Th 7* nach rostral und bis *L 3* nach kaudal. **b** Die Metastase in den weichen Rückenmarkshäuten (vgl. *Th 10* bei **a)** führte zu der Erweichung des gesamten Rückenmarkquerschnitts, wobei die Schmetterlingsfigur noch schattenhaft angedeutet ist

Angiodysgenetische nekrotisierende Myelopathien (Foix-Alajouanine)

Arteriovenöse Fistel

Das Foix-Alajouanin-Syndrom ist kein eigenständiges Krankheitsbild, sondern wird als die Folge einer venösen Abflußstörung bei arteriovenösen Fisteln aufgefaßt[194]. Klinisch steht eine unspezifische thorakolumbale Querschnittsymptomatik, meist chronisch oder schubweise progredient, im Vordergrund[108]. Wesentliche Bedeutung kommt der Angiographie zu. Makroskopisch findet sich eine knotenförmige Auftreibung der Rückenmarkvenen mit ausgeprägter Schlängelung, nicht selten ist auch nur eine stark wandverdickte Vene nachweisbar. Histologisch zeigt das Rückenmark eine plasmatische Infiltration mit Nekrose und Persistenz der Ganglienzellen. Die gliale und die mesenchymale Reaktion sind gering.

Entscheidend für die Zuordnung der Läsion ist die *arteriovenöse Fistel,* die in der Rückenmarkdura lokalisiert ist. Sie besteht aus mehreren zuführenden Arterien und in der Regel einer stark umgebauten (arterialisierten) Vene. Die Pathogenese ist unklar. In erster Linie wird an eine erworbene Fehlbildung gedacht. Es sind fast ausschließlich Männer mittleren Alters betroffen bei einer Vorzugslokalisation vom unteren thorakalen Mark bis sakral, einer Region, die durch ihre besondere Hämodynamik vermehrt vulnerabel ist[82]. Experimentelle Untersuchungen unterstützen die Vorstellung von einer komplexen hämodynamischen Schädigung[20].

Seltene Erkrankungen des Rückenmarks sind intramedulläre Blutungen, vaskuläre Myelopathien und Schädigungen des Rückenmarks bei anderen Grunderkrankungen wie Strahlenmyelopathie, postmyelotischer Angiopathie und entzündlichen Erkrankungen spinaler Gefäße (Übersicht bei Schneider[7]).

Anmerkung. Die Aufnahmen der Abbildungen 1.21–1.24, 1.25b, 1.27a–c, 1.28b, 1.29, 1.30b–d, 1.31b, 1.32, 1.34, 1.35, 1.36, 1.38b, 1.40, 1.44, 1.48, 1.49, 1.50 sind vom Autor dieses Beitrags, die übrigen Aufnahmen sind von J. Peiffer.

Literatur

1.–9. Weiterführende Literatur (▷ S.62)

10. Akima M, Nonaka H, Kagesawa M, Tanaka K (1986) A Study on the microvasculature of the cerebral cortex. Fundamental architecture and its senile change in the frontal cortex. Lab Invest 55: 482–489
11. Almaani WS, Awidi A (1982) Spontaneous intracranial bleeding in hemorrhagic diathesis. Surg Neurol 17: 137–140
12. Alvarez H, Burrows P, Comoy J, De Victor D, Durand Ph et al. (1991) Contribution à l'étude et au traîtement des malformations artérioveineuses cérébrales de l'enfant. Riv Neurol 4: 399–492
13. Amano S (1977) Vascular changes in the brain of spontaneously hypertensive rats: Hyaline and fibrinoid degeneration. J Pathol 121: 119–128
14. Arends MJ, Wyllie AH (1991) Apoptosis: Mechanisms and roles in pathology. Int Rev Exp Pathol 32: 223–254
15. Ashwal S, Tomasi L, Schneider S, Perkin R, Thompson J (1992) Bacterial meningitis in children: Pathophysiology and treatment. Neurology 42: 739–748
16. Baker AB, Jannone A (1959) Cerebrovascular disease. Neurology 9: 312–332; 391–396; 441–446
17. Bamford J, Sandercock P, Dennis M, Burn J, Warlow C (1990) A prospective study of acute cerebrovascular disease in the community: the Oxfordshire Community Stroke Project 1981–86. J Neurol Neurosurg Psychiatry 53: 16–22
18. Barnett HJM (1980) Progress towards stroke prevention: Robert Wartenberg lecture. Neurology 30: 1212–1225
19. Baxter BT, McGee GS, Shively VP, Drummond IAS, Dixit SND et al. (1992) Elastin content, cross-links, and mRNA in normal and aneurysmal human aorta. J Vasc Surg 16: 192–200
20. Bederson JB, Wiestler OD, Brüstle O, Roth P, Frick R, Yasargil MG (1991) Intracranial venous hypertension and the effects of venous outflow obstruction in an rat model of arteriovenous fistula. Neurosurgery 29: 341–350
21. Bodechtel G, Erbslöh F (1958) Die Veränderungen des Zentralnervensystems beim Diabetes mellitus. In: Scholz W (Hrsg) Nervensystem. Springer, Berlin Göttingen Heidelberg (Handbuch der speziellen pathologischen Anatomie und Histologie, Bd XIII/2b, S 1717–1739)
22. Bohmfalk GL, Story JL, Wissinger JP, Brown WE (1978) Bacterial intracranial aneurysm. J Neurosurg 48: 369–382
23. Boiten J, Lodder J (1991) Lacunar infarcts: Pathogenesis and validity of the clinical syndromes. Stroke 22: 1374–1378
24. Boller F, Boller M, Gilbert J (1977) Familial idiopathic cerebral calcifications. J Neurol Neurosurg Psychiatry 40: 280–285
25. Bonnekoh P, Barbier A, Oschlies U, Hossmann KA (1990) Selective vulnerability in the gerbil hippocampus. Acta Neuropathol 80: 18–25
26. Bradac GB, Ferszt R, Schoerner S (1986) Brain edema around meningeomas; a morphological and NMR study. Neuroradiology 28: 304–311
27. Bradac GB, Kaernbach A, Bolk-Weischedel D, Finck GA (1981) Spontaneous dissecting aneurysm of cervical cerebral arteries. Neuroradiology 21: 149–154
28. Bradbury M (1981) Lymphatics and the central nervous system. TINS 4: 100–101
29. Brightman MW (1977) Morphology of blood-brain interfaces. Exp Eye Res 25: 1–25
30. Brightman MW (1989) The anatomic basis of the blood-brain barrier. In: Neuweit EA (ed) Implications of the blood-brain barrier and its manipulation, vol 1. Plenum Publ, New York, pp 53–83
31. Broderick JP, Phillips SJ, Whisnant JP, O'Fallon WM, Bergstralh EJ (1989) Incidence rates of stroke in the eighties. Stroke 20: 577–582
32. Brott T, Thalinger K, Hertzberg V (1986) Hypertension as a risk factor for spontaneous intracerebral hemorrhage. Stroke 17: 1078–1083
33. Bullock R, Maxwell WL, Graham DI, Teasdale GM, Adams JH (1991) Glial swelling following human cerebral contusion: an ultrastructural study. J Neurol Neurosurg Psychiatry 54: 427–434
34. Caplan LR (1986) Miscellaneous cerebrovascular conditions. Semin Neurol 6: 267–276
35. Cervós-Navarro J, Ferszt R (1989) Klinische Neuropathologie. Thieme, Stuttgart New York, S 1–570
36. Cervós-Navarro J, Matakas F, Roggendorf W, Christman U (1978) The morphology of spastic intracerebral arterioles. Neuropathol Appl Neurobiol 4: 369–379
37. Challa VR, Moody DM, Bell MA (1992) The charcot-bouchard aneurysm controversy. Impact of a new histologic technique. J Neuropathol Exp Neurol 51: 264–271
38. Chan PH, Fishman RA (1984) The role of arachidonic acid in vasogenic brain edema. Fed Proc 43: 210–213
39. Chan PH, Schmidley W, Fishman RA, Longar SM (1984) Brain injury, edema and vascular permeability changes induced by oxygen-derived free radicals. Neurology 34: 315–320
40. Chase HP, Marlow RA, Dabiere CS, Welch NN (1973) Hypoglycemia and brain development. Pediatrics 52: 513–520

41. Chehrazi BB, Giri S, Joy RM (1989) Prostaglandins and vasoactive amines in cerebral vasospasm after aneurysmal subarachnoid hemorhage. Stroke 20: 217–224

42. Chopp M, Li Y, Dereski MO, Levine SR, Yoshida A, Garcia J (1991) Neuronal injury and expression of 72-kDa heat-shock protein after forebrain ischemia in the rat. Acta Neuropathol 83: 66–71

43. Coakham HB, Duchen LW, Scaravilli F (1979) Moya-Moya disease clinical and pathological report of a case with associated myopathy. J Neurol Neurosurg Psychiatry 42: 289–297

44. Cole FM, Yates PO (1967) The occurrence and significance of intracerebral microaneurysms. J Pathol Bacteriol 93: 393–411

45. Colmant HJ (1965) Zerebrale Hypoxie. In: Bargmann W, Doerr W (Hrsg) Zwanglose Abhandlungen aus dem Gebiet der normalen und pathologischen Anatomie. Heft 16. Thieme, Stuttgart

46. Cserr HF, Harling-Berg CJ, Knopf PM (1992) Drainage of brain extracellular fluid into blood and deep cervical lymph and its immunological significance. Brain Pathol 2: 269–276

47. DeReuck J, Schaumburg HH (1972) Periventricular atherosclerotic leukoencephalopathy. Neurology 22: 1094–1097

48. DeReuck J, Vander Eecken HM (1978) Periventricular leukomalacia in adults. Arch Neurol 35: 517–521

49. Dichgans J, Gottschaldt M, Voigt K (1972) Arteriovenöse Dura-Angiome am Sinus transversus. Klinische Symptome, charakteristische arterielle Versorgung und häufige venöse Abflußstörungen. Zentralbl Neurochir 33: 1–18

50. Dietrichs E, Dahl A, Nyberg-Hansen R, Russel D, Rootwelt K et al. (1992) Cerebral blood flow findings in moyamoya disease in adults. Acta Neurol Scand 85: 318–322

51. Dubois EL (1976) The clinical picture of systemic lupus erythematosus. In: Dubois EL (ed) Lupus erythematosus, 2nd ed. Univ of South Calif Press, Los Angeles, pp 232–437

52. Duvernoy H, Delon S, Vannson JL (1983) The vascularization of the human cerebellar cortex. Brain Res Bull 11: 419–480

53. Duvernoy HM (1978) Human brainstem vessels. Springer, Berlin Heidelberg New York

54. Einhäupl KM, Villringer A, Haberl RL, Pfister W, Deckert M et al. (1990) Clinical spectrum of sinus venous thrombosis. In: Einhäupl KM et al. (eds) Cerebral sinus thromboses. Plenum Press, New York, p 149

55. Erbslöh F (1954) Nosologische und klinische Besonderheiten der sog. Arteriitis temporalis. Verh Dtsch Ges Inn Med 60: 702–706

56. Feigin I, Prose P (1959) Hypertensive fibrinoid arteritis of the brain and gross cerebral hemorrhage. A form of hyalinosis. Arch Neurol 1: 112–124

57. Finney HL, Roberts TS, Anderson RE (1976) Giant intracranial aneurysm associated with Marfan's syndrome. J Neurosurg 45: 342–347

58. Fisher CM (1969) The arterial lesion underlying lacunes. Acta Neuropathol (Berl) 12: 1–15

59. Fisher CM (1971) Cerebral miliary aneurysms in hypertension. Am J Pathol 66: 313–330

60. Fisher CM (1982) Lacunar strokes and infarcts. A review. Neurology 32: 871–876

61. Fisher CM (1989) Binswanger's encephalopathy. A review. J Neurol 236: 65–79

62. Fitch W, McDowall DG, Keaney NP, Pickerodt VWA (1977) Systemic vascular responses to increased intracranial pressure. J Neurol Neurosurg Psychiatry 40: 843–852

63. Forbus WD (1930) On the origin of miliary aneurysms of the superficial cerebral arteries. Bull Johns Hopk Hosp 47: 239–284

64. Forfar JC (1979) A 7-year analysis of hemorrhage in patients on long-term anticoagulant treatment. Br Heart J 42: 128–132

65. Franzén P, Sutinen S, Knorring J (1992) Giant cell arteritis and polymyalgia rheumatica in a region of Finland: An epidemiologic, clinical and pathologic study, 1984–1988. J Rheumatol 19: 273–280

66. Friede RL (1962) An enzyme histochemical study of cerebral arteriosclerosis. Acta Neuropathol 2: 58–72

67. Friede RL, Schubinger O (1981) Direct drainage of extracranial arteries into the sagittal sinus associated with dementia. J Neurol 225: 1–8

68. Ganter S, Northoff H, Männel D, Gebicke-Härter PJ (1992) Growth control of cultured microglia. J Neurosci 33: 218–230

69. Garcia JH, Kalimo H, Kamiyo Y, Trump BF (1977) Cellular events during partial cerebral ischemia. Virchows Arch [B] 25: 191–206

70. Garcia JH, Lossinsky AS, Kauffman FC, Conger KA (1978) Neuronal ischemic injury: Light microscopy, ultrastructure and biochemistry. Acta Neuropathol 43: 85–95

71. Garcia-Monaco R, Rodesch G, Terbrugge K, Burrows P, Lasjaunias P (1991) Multifocal dural arteriovenous shunts in children. Childs Nerv Syst 7: 425–431

72. Garraway WM, Whisnant JP, Drury I (1983) The continuing decline in the incidence of Stroke. Mayo Clin Proc 58: 520–523

73. Gehrmann J, Bonnekoh P, Miyazawa T, Hossmann KA, Kreutzberg GW (1992) Immunocytochemical study of an early microglial activation in ischemia. J Cereb Blood Flow Metab 12: 257–269

74. Ginsberg MD, Sternau LL, Globus MYT, Dietrich WD, Busto R (1992) Therapeutic modulation of brain temperature: Relevance to ischemic brain injury. Cerebrovasc Brain Metab Rev 4: 189–225

75. Goldschneider HG, Lischewski R, Claus D, Streibl W, Weiblinger G (1980) Klinische, endokrinologische und computertomographische Untersuchungen zur symmetrischen Stammganglienverkalkung (M. Fahr). Arch Psychiat Nervenkr 228: 53–65

76. González-Gay M, Alonso MD, Agüero JJ, Bal M, Fernandez-Camblor B et al. (1992) Temporal arteritis in an northwestern area of Spain: Study of 57 biopsy proven patients. J Rheumatol 19: 277–280

77. Graeber MB, Streit WJ (1990) Microglia: Immune network in the CNS. Brain Pathol 1: 2–5

78. Guseo A, Boldizsar F, Gellert M (1975) Elektronenoptische Untersuchungen bei „striato-dentaler Calcification" (Fahr). Acta Neuropathol 31: 305–313

79. Haijjar DP (1991) Viral Pathogenesis of atherosclerosis. Am J Pathol 139: 1195–1210

80. Hakim AM, Hogan MJ, Carpenter S (1992) Time course of cerebral blood flow and histological outcome after focal cerebral ischemia in rats. Stroke 23: 1138–1144

81. Hassler O (1965) Vascular changes in senile brains. A microangiographic study. Acta Neuropathol 5: 40–53

82. Hassler W, Thron A, Grote E (1989) Hemodynamics of spinal dural arteriovenous fistulas. An intraoperative study. J Neurosurg 70: 360–370

83. Hazama F, Amano S, Haebara H, Yamori Y, Okamoto K (1976) Pathology and pathogenesis of cerebrovascular lesions in SHR. In: Cervós-Navarro J et al. (eds) The cerebral vessel wall. Raven, New York, pp 245–252

84. Hazama F, Kataoka H, Yamada E, Kayembe K, Hashimoto N et al. (1986) Early changes of experimentally induced cerebral aneurysms in rats. Am J Pathol 124: 399–404

85. Heyman A (1973) Oral contraception increased risk of the cerebral ischemia or thrombosis. Collaborative group for the study of stroke in young women. N Engl J Med 288: 871–878

86. Hoff HF (1973) Human intracranial atherosclerosis. Virchows Arch [A] 361: 97–108

87. Horner FA, Meyers GJ, Stumpf DA, Oseroff BJ, Choi BH (1976) Malignant atrophic papulosis (Kohlmeier-Degos disease) in childhood. Neurology 26: 317–321

88. Hossmann KA, Kleihues P (1973) Reversibility of ischemic brain damage. Arch Neurol 29: 375–384

89. Houser OW, Cambell JK, Sundt TS (1979) Arteriovenous malformation affecting the transverse dural venous sinus – an acquired lesion. Mayo Clin Proc 54: 651–661

90. Hughes JT, Schianchi PM (1978) Cerebral artery spasm. J Neurosurg 48: 515–525

91. Iglesias-Rozas JR, Holdorff B, Steiner G (1974) Trastornos vasculares en la encefalopatia subcortical cronica progressiva de Binswanger. Patologia VII: 11–18

92. Ikeda E, Hosoda Y (1993) Distribution of thrombotic lesions in the cerebral arteries in spontaneous occlusion of the circle of Willis: cerebrovascular Moyamoya disease. Clin Neuropathol 12: 44–48

93. Jacobs L, Heffner RR, Newman RP (1985) Selective paralysis of downward gaze caused by bilateral lesions of the mesencephalic periaque-ductal gray matter. Neurology 35: 516–521

94. Jellinger K (1977) Pathology of intracerebral hemorrhage. Zentralbl Neurochir 38: 29–42

95. Jellinger K (1980) Morphologie und Pathogenese spinaler Durchblutungsstörungen. Nervenarzt 51: 65–77

96. Jellinger K, Minauf M, Garzly F, Neumayer E et al. (1968) Angiodysgenetische nekrotisierende Myelopathie. Arch Psychiat Nervenkr 211: 377–404

97. Jellinger K, Neumayer E (1964) Progressive subkortikale vaskuläre Enzephalopathie Binswanger. Eine klinisch-neuropathologische Studie. Arch Psychiat Nervenkr 205: 523–554

98. Jenkins LW, Povlishock JT, Becker DP, Miller DJ, Sullivan HG (1979) Complete cerebral ischemia. Acta Neuropathol 48: 113–125

99. Jones GT, Martin BJ, Stehbens WE (1992) Endothelium and elastic tears in the afferent arteries of experimental arteriovenous fistulae in rabbits. Int J Exp Pathol 73: 405–516

100. Jorgensen HS, Plesner AM, Hübbe P, Larsen K (1992) Marked increase of stroke incidence in men between 1972 and 1990 in Frederiksberg, Denmark Stroke 23: 1701–1704

101. Jörgensen L, Torvik A (1969) Ischaemic cerebrovascular diseases in an autopsy series, part 1 + 2. J Neurol Sci 3: 490–509, 9: 285–320

102. Kannel WB, Dawber TR, Sorlie P, Wolf PA (1976) Components of blood pressure and risk of atherothrombotic brain infarction: The Framingham study. Stroke 7: 327–331

103. Kawasaki H, Utsuyama M, Takahanshi H, Hayashi Y, Kurashima C et al. (1989) Establishment of a monoclonal antibody against senile plaques and its application for immunohistological and immunoelectron microscopical studies in the brain of the elderly. Acta Neuropathol 79: 44–47

104. Kim P, Sundt TM Jr, Vanhoutte PM (1989) Alterations of mechanical properties in canine basilar arteries after subarachnoid hemorrhage. J Neurosurg 71: 430–436

105. Kimelberg HK (1992) Astrocytic edema in CNS trauma. J Neurotrauma 9 [Suppl 1]: 71–81

106. Kirino T, Robinson HPC, Miwa A, Tamura A, Kawai N (1992) Disturbance of membrane function preceding ischemic delayed neuronal death in the gerbil hippocampus. J Cereb Blood Flow Metab 12: 408–417

107. Köhler GK, Krankenhagen B, Westphal K (1977) Hirninfarkte unter der Einnahme von Ovulationshemmern. Fortschr Neurol Psychiatr 45: 293–305

108. Koenig E, Thron A, Schrader V, Dichgans J (1989) Spinal arteriovenous malformations and fistulae: clinical, neuroradiological and neurophysiological findings. J Neurol 236: 260–266

109. Kondziolka D, Bernstein M, Resch L, Tator CH, Fleming JFR et al. (1987) Significance of hemorrhage into brain tumors: clinicopathological study. J Neurosurg 67: 852–857

110. Kono S, Oka K, Sueishi K (1990) Histopathologic and morphometric studies of leptomeningeal vessels in Moyamoya-Disease. Stroke 21: 1044–1050

111. Kuwabara Y, Ichiya Y, Otsuka M, Masuda K, Ichimiya A et al. (1992) Cerebrovascular responsiveness to hypercapnia in Alzheimer's dementia of the Binswanger type. Stroke 23: 594–598

112. Lahl R (1966) Carotido-basiläre Anastomose (A primitiva trigemina) in Kombination mit Anomalien des Circulus arteriosus cerebri. Psychiatr Neurol (Basel) 151: 351–365

114. Leu HJ (1976) Die unspezifische Aorto-Arteriitis (Takayasu-Erkrankung) Virchows Arch [A] 370: 239–250

115. Linke RP, Nathrath WBJ, Eulitz M (1986) Classification of amyloid syndromes from tissue sections using antibodies against various amyloid fibril proteins: report of 142 cases. In: Glenner GG (ed) Amyloidosis. Plenum Press, New York, pp 599–605

116. Liu J, Bishop SP, Overbeck HW (1988) Morphometric evidence for non-pressure-related arterial wall thickening in hypertension. Circ Res 62: 1001–1010

116. Lorenz R, Vogelsang HG (1972) Thrombose der Arteria basilaris nach chiropraktischen Manipulationen an der Halswirbelsäule. Dtsch Med Wochenschr 97: 36–43

117. Lüscher TF, Lie JT, Stanson AW et al. (1987) Arterial fibromuscular dysplasia. Subject review. Mayo Clin Proc 62: 931–952

118. Ma KC, Lundberg PO, Lilja A, Olsson Y (1992) Binswanger's disease in the absence of chronic arterial hypertension. Acta Neuropathol 83: 434–439

119. MacDonald RL, Weir BKA, Chen MH, Grace MGA (1991) Scanning electron microscopy of normal and vasospastic monkey cerebrovascular smooth muscle cells. Neurosurgery 4: 544–549

120. Mandybur TI (1977) Intracranial hemorrhage caused by metastatic tumors. Neurology 27: 650–655

121. Mandybur TI (1986) Cerebral amyloid angiopathy: The vascular pathology and complications. J Neuropathol Exp Neurol 45: 79–90

122. Marquardsen J (1978) The epidemiology of cerebrovascular disease. Acta Neurol Scand [Suppl 67]: 57–75

123. Marquardsen J (1986) Epidemiology of strokes in Europe. In: Barnett HJM, Stein BM, Mohr JP, Yatsu FM (eds) Stroke, pathophysiology, diagnosis and management. Churchill, Livingstone New York, pp 31–43

124. Martin H, Noetzel H (1959) Die Gehirnbeteiligung bei generalisierter Panarteriitis nodosa. Beitr Path Anat 121: 347–374

125. Martinelli A, Martinelli P, Ippoliti M, Guiliani S, Coccagna G (1991) Sneddon syndrome presenting with hemicranic attacks: a case report. Acta Neurol Scand 83: 201–203

126. Matakas F, Cervós-Navarro J, Roggendorf W, Christmann U, Sasaki S (1977) Spastic constriction of cerebral vessels after electric convulsive treatment. Arch Psychiatr Nervenkr 224: 1–9

127. McCormick WF, Nofzinger JD (1965) Saccular intracranial aneurysm. J Neurosurg 22: 155–159

128. Miller JR, Myers RE (1972) Neuropathology of systemic circulatory arrest in adult monkeys. Neurology 22: 888–904

129. Mima T, Yanagisawa M, Shigeno T, Saito A, Goto K et al. (1989) Endothelium acts in feline and canine cerebral arteries from the adventitial side. Stroke 20: 1553–1556

130. Mizusawa H, Hirano A, Llena JF, Shintaku M (1988) Cerebrovascular lesions in acquired immune deficiency syndrome (AIDS). Acta Neuropathol 76: 451–457

131. Mohr JP, Caplan LR, Melski JW, Goldstein RJ, Duncan GW et al. (1978) The Havard cooperative stroke registry. A prospective registry. Neurol 28: 754–762

132. Molaie M, Collins GH (1987) Systemic noninflammatory vasculopathy with prominent CNS involvement – A Case report. Angiology 38: 686–695

133. Moossy O (1959) Development of cerebral atherosclerosis in various age groups. Neurology 9: 569–574

134. Morawetz RB, Karp RB (1984) Evolution and resolution of intracranial bacterial (mycotic) aneurysms. Neurosurgery 15: 43–49

135. Morikawa E, Ginsberg MD, Dietrich WD, Duncan RC, Kraydieh S et al. (1992) The significance of brain temperature in focal cerebral ischemia: histopathological consequences of middle cerebral artery oculusion in the rat. J Cereb Blood Flow Metab 12: 380–389

136. Moyer DJ, Welsh FA, Zager EL (1992) Spontaneous cerebral hypothermia diminishes focal infarction in rat brain. Stroke 23: 1811–1816

137. Müller H, Schramm J, Roggendorf W, Brock M (1982) Vascular malformations as a cause of spontaneous spinal epidural haematoma. Acta Neurochir (Wien) 62: 297–305

138. Munro JM, Cotran RS (1988) Biology of disease. The pathogenesis of atherosclerosis. Lab Invest 58: 249–261

139. Nakagawa Y, Cervós-Navarro J, Artigas J (1985) Tracer study on a paracellular route in experimental hydrocephalus. Acta Neuropathol (Berl) 65: 247–254

140. Nakano I, Hirano A, Tomonaga M (1992) Electronmicroscopic observation of amyloid deposits in the vascular walls of the choroid plexus in systemic amyloidosis. J Neurol Sci 108: 48–54

141. Nakamura M, Yamamoto H, Kikuchi Y, Ishihara Y, Sata T (1971) Cerebral atherosclerosis in Japanese. I. Age related to atherosclerosis. Stroke 2: 400–408

142. Nasu T (1975) Takayasu's truncoarteritis in Japan. Pathol Microbiol 43: 140–146

143. Nicholls ES, Johansen HL (1983) Implications of changing trends in cerebrovascular and ischemic heart disease. Stroke 14: 153–156

144. Nyland H, Skre H (1977) Cerebral calcinosis with late onset encephalopathy unusual type of pseudo-pseudohypoparathyreoidsm. Acta Neurol Scand 56: 309–325

145. O'Connell BK, Towfighi J, Brennan RW, Tyler W, Mathews M et al. (1985) Dissecting aneurysms of head and neck. Neurology 35: 993–997

146. Oehmichen M (1978) Mononuclear phagocytes in the central nervous system. Springer, Berlin Heidelberg New York

147. Okeda R (1973) Morphometrische Vergleichsuntersuchungen an Hirnarterien bei Binswangerscher Encephalopathie und Hochdruckencephalopathie. Acta Neuropathol 26: 23–43

148. Pantelakis S (1954) Un type particulier d'angiopathie senilé du système nerveux central: L'angiopathie congophile. Monatsschr Psychiat Neurol 128: 219–256

149. Paulus W, Roggendorf W, Kirchner T (1992) Ki-M1P as a marker for microglia and brain macrophages in routinely processed human tissues. Acta Neuropathol (Berl) 84: 538–544

150. Peerless S, Kassell N, Komatsu K, Hunter I (1979) Cerebral vasospasm. Acute proliferative vasculopathy; II. Morphology. In: Willkins R (ed) Cerebral arterial spasm. Williams & Wilkins, Baltimore London, p 88

151. Peiffer J (1959) Zur kolloiden Degeneration der Hirnrinde bei progressiver Paralyse. Arch Psychiatr Z Neurol 198: 659–672

152. Peiffer J (1963) Symmetrische Pallidum- und Nigranekrosen nach unbemerkt gebliebenem Zwischenfall bei Barbituratnarkose. Dtsch Z Nervenheilk 184: 586–606

153. Peiffer J (1968) Durch Alterung der Hirngefäße bedingte Abbauprozesse. In: Verhandlungen der Deutschen Gesellschaft für Pathologie. Fischer, Stuttgart, S 155–164

154. Pilz P, Wallnöfer H, Klein J (1980) Thrombophlebitis der inneren Hirnvenen bei generalisiertem Lupus erythematodes. Arch Psychiatr Nervenkr 228: 31–42

155. Pluta R, Lossinsky AS, Mossakowski MJ, Faso L, Wisniewski HM (1991) Reassessment of a new model of complete cerebral ischemia. Acta Neuropathol 83: 1–11

156. Powers WJ (1991) Cerebral hemodynamics in ischemic cerebrovascular disease. Ann Neurol 29: 231–240

157. Ravens JR (1978) Vascular changes in the human senile brain. Adv Neurol 20: 487–501

158. Risau W, Wolburg H (1990) Development of the blood-brain barrier. TINS 13: 174–178

159. Roggendorf W (1990) Histomorphology and ultrastructure of the cerebrovenous system. In: Einhäupl K et al. (eds) Cerebral sinus thrombosis. Plenum Press, New York, pp 3–14

160. Roggendorf W, Cervós-Navarro J (1977) Ultrastructure of arterioles in the brain. Cell Tissue Res 178: 495–515

161. Roggendorf W, Künzig B (1992) Zur Verteilung der intermediären Filamente in intrakraniellen Gefäßen des Menschen. Acta Histochem [Suppl] (Jena) 17: 99–106

162. Roggendorf W, Paulus W (1992) Immunohistochemical study of microglial activation in human cerebrovascular disorders. Clin Neuropathol 11: 287

163. Roggendorf W, Cervós-Navarro J (1982) Ultrastructural characteristics of spasm in intracerebral arterioles. J Neurol Neurosurg Psychiatry 45: 120–125

164. Roggendorf W, Cervós-Navarro J (1984) Normal and pathologic ultrastructure of human cerebral venules. In: Kapp JP, Schmidck HH (eds) Cerebral venous system and its disorders. Grune & Stratton, Orlando (Fl), pp 37–60

165. Roggendorf W, Cervós-Navarro J, Lazarro-Lacalle MD (1978) Ultrastructure of venules in the cat brain. Cell Tissue Res 192: 461

166. Roggendorf W, Opitz H, Schuppan D (1988) Altered expression of collagen type VI in brain vessels of patients with chronic hypertension. Acta Neuropathol 77: 55–60

167. Roggendorf W, Schrempf R, Opitz H, Cervós-Navarro J (1987) Characterization of intimal smooth muscle cells in intracerebral arterioles and arteries. In: Cervós-Navarro J, Ferszt R (eds) Stroke and micro-circulation. Raven, New York, pp 123–128

168. Roos RAC, Haan J, Van Broeckhoven C (1991) Hereditary cerebral hemorrhage with amyloidosis – dutch type: A congophilic angiopathy. An overview. Ann NY Acad Sci 640: 155–160

169. Rothemund E, Frische M (1973) Klinisch-pathologische Studie zur Entstehung der intracerebralen Gefäßhyalinose bei Hypertonie. Arch Psychiatr Nervenkr 217: 195–206

170. Rumpl E, Rumpl H (1979) Recurrent transient global amnesia in an case with cerebrovascular lesions and livedo reticularis (Sneddon syndrome). J Neurol 221: 127–131

171. Sacco RL, Wolf BS, Kannel WB, McNamara PM (1982) Survival and recurrence following stroke. The framingham study. Stroke 13: 290–295

172. Sato M, Hashimoto H, Kosaka F (1990) Histological changes of neuronal damage in vegetative dogs induced by 18 minutes of complete global brain ischemia. Acta Neuropathol 80: 527–534

173. Saygi S, Bolay H, Tekkok IH, Cila A, Zileli T (1990) Fibromuscular dysplasia of the basilar artery. Angiology 41: 658–661

174. Schmitt H, Barz J (1978) Cerebral massive hemorrhage in congophilic angiopathy and its medicolegal significance. Forensic Sci Int 12: 187–201

175. Scholz W (1957) An nervöse Systeme gebundene (optische) Kreislaufschäden. In: Scholz W (Hrsg) Nervensystem. Springer, Berlin Göttingen Heidelberg (Handbuch der speziellen pathologischen Anatomie und Histologie, Bd 13/1b, S 1326)

176. Scholz W, Hsü YK (1938) Late damage from Roentgen irradiation of the human brain. Arch Neurol Psychiatry 40: 928

177. Scholz W, Nieto D (1938) Studien zur Pathologie der Hirngefäße I. Fibrose und Hyalinose. Z Ges Neurol Psychiatr 162: 675–693

178. Schröder R (1978) Chronomorphology of brain death. Adv Neurosurg 5: 346–348

179. Schröder R, Richard KE (1980) Time-interval between a brain lesion and the onset of brain death. A contribution to the inherent dynamics of malignant brain swelling. Neurosurgery 3: 183–188

180. Sekhar LN, Heros RC (1981) Origin, growth, and rupture of saccular aneurysms. A review. Neurosurgery 8: 248–260

181. Shields WD, Ziter FA, Osborn AG, Allen J (1977) Fibromuscular dysplasia as a cause of stroke in infancy and childhood. Pediatrics 59: 899–901

182. Siesjö BK (1988) Historical overview: calcium, ischemia, and death of brain cells. Ann NY Acad Sci 522: 638–661

183. Sourander P, Walinder J (1977) Hereditary multi-infarct dementia. Acta Neuropathol (Berl) 39: 247–254

184. Starr DS, Lawrie GM, Morris GC (1981) Fibromuscular disease of carotid arteries. Long term results of graduated internal dilatation. Stroke 12: 196–199

185. Stochdorph O (1966) Über Verteilungsmuster von venösen Kreislaufstörungen des Gehirns. Arch Psychiat Z Neurol 208: 285–298

186. Tagami M, Nara Y, Kubota A, Sunaga T, Maezawa H et al. (1987) Ultrastructural characteristics of occluded perforating arteries in stroke-prone spontaneously hypertensive rats. Stroke 18: 733–740

187. Takebayashi S, Kaneko M (1983) Electron microscopic studies of ruptured arteries in hypertensive intracerebral hemorrhage. Stroke 14: 28–36

188. Tanabe Y, Sakata K, Yamada H, Ito T, Takada M (1978) Cerebral vasospasm and ultrastructural changes in cerebral arterial wall. J Neurosurg 49: 229–238

189. Tani E, Yamagata S, Ito Y (1978) Intercellular granules and vesicles in prolonged cerebral vasospasm. J Neurosurg 48: 179–189

190. Täuber MG, Kennedy SL, Tureen JH, Lowenstein DH (1992) Experimental pneumococcal mengitis causes central nervous-system pathology without inducing the 72-kd heat shock protein. Am J Pathol 141: 53–60

191. Thilmann R, Xie Y, Kleihues P, Kiessling M (1986) Persistent inhibition of protein synthesis precedes delayed neuronal cell death in postischemic gerbil hipocampus. Acta Neuropathol 71: 88–93

192. Thron A (1988) Vascular anatomy of the spinal cord. Neuroradiological investigations and clinical syndromes. Springer, Wien New York
193. Thron A, Wessel K, Linden D, Schroth G, Dichgans J (1986) Superior sagittal sinus thrombosis: neuroradiological evaluation and clinical findings. J Neurol 233: 283–288
194. Thron A, Koenig E, Peiffer I, Rossberg C (1987) Dural vascular anomalies of the spine – an important cause of progressive radiculomyelopathy. In: Cervós-Navarro J, Ferzt R (eds) Stroke and Microcirculation, Raven Press, New York, pp 159–165
195. Toole JF, Yuson CP, Janeway R, Johnston F, Davis C et al. (1978) Transient ischemic attacks: A prospective study of 225 patients. Neurology 28: 746–753
196. Torack RM (1978) The pathologic physiology of dementia. Springer, Berlin Heidelberg New York
197. Ule G, Kolkmann FW (1972) Pathologische Anatomie. In: Gänsehirt H (Hrsg) Der Hirnkreislauf. Thieme, Stuttgart, S 47–160
198. Vogt C, Vogt O (1922) Erkrankungen der Großhirnrinde im Licht der Topistik, Pathoklise und Pathoarchitektonik. J Physiol Neurol (Lpz) 28: 1
199. Warzok R, Oppermann A, Coulon G, Bourrin JC (1984) Riesenzellangiitis des Gehirns. Zentralbl Allg Pathol 129: 251–258
200. Wattendorff AR, Bots GThAM, Went LN, Endtz LJ (1982) Familial cerebral amyloid angiopathy presenting as recurrent cerebral hemorrhage. J Neurol Sci 55: 121–135
201. Wechsler W (1959) Beitrag zur Pathogenese cerebraler und spinaler Gewebsschäden bei Panarteriitis nodosa. Arch Psychiatr Z Neurol 198: 331–364
202. Weller RO, Kida S, Zhang ET (1992) Pathways of fluid drainage from the brain-morphological aspects and immunological significance in rat and man. Brain Pathol 2: 277–284
203. Westergaard E, van Deurs B, Brondsted HE (1977) Increased vesicular transfer of horseradish peroxidase across cerebral endothelium, evoked by acute hypertension. Acta neuropathol 37: 141–152
204. Westermann EM, Miles JM, Backonja M, Sundstrom WR (1992) Neuropathologic findings in multi-infarct dementia associated with anticardiolipin antibody. Arthritis Rheum 35 (9): 1038–1041
205. Whittle IR, Piper IR, Miller JD (1991) The contribution of arachidonic acid to the aetiology and pathophysiology of focal brain edema; studies using an infusion edema model. Acta Neurochir 113: 57–68
206. Wiebers DO, Whisnant JP, Sundt TM, O'Fallon WM (1987) The significance of unruptured intracranial saccular aneurysm. J Neurosurg 66: 23–29
207. Wiener J, Giacomelli F (1973) The cellular pathology of experimental hypertension. VII. Structure and permeability of the mesenteric vasculature in angiotensin-included hypertension. Am J Pathol 72: 221–240
208. Wiener J, Spiro D, Lattes RG (1965) The cellular pathology of experimental hypertension. II. Arteriolar hyalinosis and fibrinoid change. Am J Pathol 47: 457–485
209. Wintzen AR, de Jonge H, Loelinger EA, Bots GTAM (1984) The risk of intracerebral hemorrhage during oral anticoagulant treatment: A population study. Ann Neurol 16: 553–558
210. Wissenschaftlicher Beirat der Bundesärztekammer (1991) Kriterien des Hirntodes. Dtsch Ärztebl 88: 4396–4407
211. Yamanouchi H, Sugiura S, Tomonaga M (1989) Decrease in nerve fibres in cerebral white matter in progressive subcortical vascular encephalopathy of Binswanger type. J Neurol 236: 382–387
212. Yao H, Sadoshima S, Kuwabara Y, Ichiya Y, Fujishima M (1990) Cerebral blood flow and oxygen metabolism in patients with vascular dementia of the Binswanger type. Stroke 21: 1694–1699
213. Yoshida S, Inoh S, Asano T et al. (1983) Brain free fatty acids, and mortality in gerbils subjected to transient bilateral ischemia and effect of barbiturate anesthesia. J Neurochem 40: 1278
214. Zelger B, Sepp N, Schmid KW, Hinter H, Klein G et al. (1992) Life history of cutaneous vascular lesions in Sneddon's syndrome. Hum Pathol 23: 668–675
215. Zeman W (1955) Veränderungen durch ionisierende Strahlen. In: Scholz W (Hrsg) Nervensystem. Springer, Berlin Göttingen Heidelberg (Handbuch der speziellen pathologischen Anatomie und Histologie, Bd 13/1b, S 340)
216. Zervas NT, Candia M, Candia G, Kido D, Pessin MS et al. (1979) Reduced incidence of cerebral ischemia following rupture of intracranial aneurysms. Surg Neurol 11: 339–344
217. Zülch KJ (1961) Die Pathogenese von Massenblutung und Erweichung unter besonderer Berücksichtigung klinischer Gesichtspunkte. Acta Neurochir (Wien) 7: 51–117

Pathologie der Epilepsien

J. Peiffer

Weiterführende Literatur

1. McNamara JO (1992) The neurobiological basis of epilepsy. TINS 15: 357–359
2. Peiffer J (1992) Zur Neuropathologie der Temporallappenepilepsien. In: Kohlmeyer K (ed) Der Temporallappen. Schnetztor, Konstanz, S 74–89
3. Peiffer J (1993) Neuronale Schäden durch Epilepsien. Klinisch-neuropathologische Korrelationsversuche zur Frage der Krampfschäden beim Menschen. Thieme, Stuttgart
4. Schmidt-Kastner R, Freund TF (1991) Selective vulnerability of the hippocampus in brain ischemia. Neuroscience 40: 599–636

Definitionen

> Epilepsie ist ein Oberbegriff für ätiologisch und phänomenologisch unterschiedliche Formen anfallsartig auftretender unwillkürlicher Bewegungsabläufe oder abnormer Sinnesempfindungen mit oder ohne Bewußtseinsstörung, denen eine plötzliche Depolarisation einer Gruppe von Nervenzellen und eine abnorme Synchronisation, Amplitudenverstärkung und Ausbreitung solcher Entladungen zugrunde liegt.

Klinik und Klassifikationen

Während im Erwachsenenalter die großen, tonisch-klonischen, generalisierten Krampfanfälle (auch als „gemeinsame Endstrecke" unterschiedlicher Anfallstypen) und die komplexen Partialanfälle (psychomotorische Anfälle) überwiegen, treten im Kindesalter auch sogenannte kleine Anfälle unterschiedlicher Phänomenologie auf. Das klinische Bild wird nicht zuletzt bestimmt durch Ursprungsort und Ausbreitungsmuster der pathologischen Entladungen. Klinisch werden die verschiedenen Epilepsieformen teils nach ätiologischen, teils nach phänomenologischen Kriterien aufgeteilt.

Es bestehen 2 *Klassifikationssysteme:* Die Internationale *Klassifikation der Anfälle (IKA)* gliedert diese in einfache und komplexe Anfälle, in partielle Anfälle mit Übergang in generalisierte, in (primär) generalisierte sowie in unklassifizierbare Anfälle. Die *Internationale Klassifikation der Epilepsien und epileptischen Syndrome (IKES)* gliedert in lokalisationsbezogene und generalisierte Epilepsien und Syndrome, jeweils unterteilt in idiopathische, symptomatische und kryptogene Formen, darüber hinaus in weder als fokal noch als generalisiert einzuordnende, ferner in spezielle Syndrome.

Als *symptomatisch* werden Epilepsien bezeichnet, bei denen eine Krankheit oder Schädigung des Gehirns nachgewiesen werden konnte, die mit Wahrscheinlichkeit als bestimmende Ursache des Anfallsleidens anzusehen ist. Eine Kombination von Kausalfaktoren (z.B. Mikrodysgenesie, hereditäre Belastung, Alkoholismus, Trauma) ist nicht selten. Für Entstehung und Phänomenologie einer symptomatischen Epilepsie ist der Sitz der Schädigung bedeutungsvoll. Läsionen im Schläfenlappen disponieren zu komplexen Partialanfällen, solche im Frontallappen zu einem Status epilepticus.

Als *idiopathisch* (nicht durch eine andere Krankheit bedingt oder veranlaßt) gelten Epilepsien mit altersgebundenem Beginn, klinischen und EEG-Besonderheiten des Anfallstyps und einer genetischen Abhängigkeit. So sind inzwischen gesichert chromosomale Anomalien bei benignen neonatalen Krämpfen (20q), juveniler myoklonischer Epilepsie (6p), progressiver myoklonischer Epilepsie (21q22.3) oder bei der mit Anfällen verbundenen tuberösen Sklerose (9q34 und 11q23). Von besonderem Interesse ist hierbei die Lokalisation eines den AMPA-Subtyp des Glutamatrezeptors codierenden Gens auf dem Chromosom 11q22–23[1]. Mit dem Nachweis derartiger, das Auftreten einer Epilepsie beeinflussender Gendefekte stellt sich allerdings die Frage nach der Berechtigung, diese Formen bei aller Anerkennung ihrer klinischen Besonderheiten prinzipiell von den symptomatischen Epilepsien abzugrenzen.

Als *kryptogen* werden diejenigen Epilepsien bezeichnet, bei denen mit den derzeit verfügbaren pathologisch-anatomischen Methoden Anhaltspunkte für eine die Epilepsie erklärende Grundkrankheit nicht gefunden werden konnten, bei denen aber eine – noch verborgene – symptomatische Genese zu vermuten ist. Der gelegentlich noch verwendete Begriff „genuine" Epilepsie umfaßt idiopathische und kryptogene Formen und sollte vermieden werden.

Über das *Verhältnis symptomatischer zu kryptogenen Epilepsien* bestehen unterschiedliche Angaben, je nach Ausgangskollektiv: Aus klinischer Sicht ist bei 60–70% der Patienten keine spezifische Ursache nachweisbar[8]. Aufgrund neuropathologischer Untersuchungen sind dagegen 85% als symptomatisch zu bezeichnen[3].

Epidemiologie

Im Laufe ihres Lebens haben 2–5 % der Bevölkerung einen epileptischen Anfall durchgemacht. An einer manifesten Epilepsie leiden 0,5–1 %. Die unterschiedlichen Angaben beruhen auf verschiedenen Zusammensetzungen der untersuchten Kollektive.

> Als Faustregel kann gelten, daß von 20 Menschen einer irgendwann einmal einen Anfall erlitten hat, einer von 200 wegen einer aktiven Epilepsie behandlungsbedürftig ist.

Die Inzidenzraten werden von 20–70/100 000/Jahr angegeben, wobei die Raten im Kindesalter am höchsten sind, im frühen Erwachsenenalter sinken, um im fortgeschrittenen Alter wieder anzusteigen. 40 % der Erwachsenenanfälle äußern sich in komplexen Partialanfällen, 60 % in deren Kombination mit sekundär generalisierten, großen Anfällen. Etwa 30 % betreffen primär generalisierte tonisch-klonische Anfälle, weniger als 5 % Absencen oder myoklonische Anfälle. In all diesen Zahlen sind Fieberkrämpfe nicht enthalten.

Etwa 1/3 der prävalenten Fälle hat weniger als einen Anfall pro Jahr, 1/3 1–12 Anfälle, 1/3 mehr als einen Anfall im Monat[32].

Ätiologie

Für die morphologische Diagnostik ist die Klärung von Art und Ort der verantwortlich zu machenden Grundkrankheit und der Nachweis eventueller Folgeerscheinungen der Epilepsie bedeutungsvoll. Für die Interpretation des neuropathologischen Befundes ist die Kenntnis folgender Faktoren wichtig:

- der Zeitraum des wahrscheinlichen Einsetzens der Grundkrankheit bzw. der Schädigung (z. B. Trauma),
- das Manifestationsalter der Epilepsie,
- die Anfallsform,
- die Anfallsfrequenz,
- die Krankheitsdauer,
- das Vorhandensein von extrazerebralen Begleitkrankheiten oder von Ereignissen wie Narkosezwischenfällen, die Auswirkungen auf das ZNS haben konnten,
- eine familiäre Belastung mit Anfallsleiden.

Die Neuropathologie der Epilepsien entspricht hinsichtlich der symptomatischen Epilepsien der Pathologie der Grundkrankheiten. Schon die Bezeichnung „kryptogen" bzw. „idiopathisch" deutet darauf hin, daß hier mit den bisher zur Verfügung stehenden Methoden eine klare Grundkrankheit nicht nachweis-

Tabelle 1.9. Prozentuale Verteilung im eigenen Untersuchungsgut (n = 174)[3]

Grundkrankheit	[%]	Kontrollen [%]
Kryptogen	14,4	0,0
Mißbildungen	14,9	2,7
Perinatalschädigungen	7,5	3,1
Traumata	11,5	15,8
Gefäß- und Kreislauferkrankungen	12,6	31,5
Entzündliche Krankheiten	9,2	11,7
Tumoren	18,4	25,7
Metabolische und degenerative	11,5	9,4

bar war, obwohl eine solche zumindest für die kryptogenen Epilepsien auch seitens der IKE vermutet wird.

Idiopathische Fälle wurden nicht eigens klassifiziert, was damit zusammenhängt, daß deren Kerngruppe, die Petit-mal-Epilepsien sowie die benignen Epilepsien des Kindes- und Jugendalters, in der Regel nicht zur Obduktion kommen. Diese Zahlen verschieben sich bei Kleinkindern und Kindern insofern, als die Anzahl der prä- und perinatal entstandenen Schäden einschließlich entsprechender Mißbildungen relativ viel größer, auch die Gruppe der Infektionen und der Ödemschäden umfangreicher ist, während im mittleren und höheren Lebensalter die Tumoren und die vaskulären Schäden stärker hervortreten.

Eine immer bedeutungsvollere Rolle spielen die Folgen der Schädel-Hirn-Traumata. Offene Hirnverletzungen neigen mit 40 % in einem weit höheren Prozentsatz als die gedeckten zur Entwicklung einer Epilepsie. Schwierig kann es bei Fehlen einer guten Anamnese sein zu entscheiden, ob nachweisbare Rindenprellungsherde Ursache einer Epilepsie waren oder Folge von Stürzen im Anfall, vor allem bei Alkoholikern.

Bei Hirntumoren beträgt die Häufigkeit symptomatischer Epilepsien unter den Oligodendrogliomen 71 %, den Astrozytomen 59 %, den Meningeomen 37 % und den Glioblastomen 29 %[16].

Wiederholt beobachteten wir Kombinationen verschiedener Noxen wie z. B. den Nachweis von Mikrodysgenesien und zusätzlichen späteren Gefäßkrankheiten, Traumata oder Tumoren[2,3]. Fälle mit Alkoholabusus wurden nicht eigens aufgeführt, waren aber bei immerhin 13,8 % zu sichern. In einer anfallsfreien Kontrollgruppe lag ein chronischer Alkoholismus in nur 8,7 % der Fälle vor.

Eine gewisse Grauzone liegt in der Abgrenzung anfallsrelevanter Mikrodysgenesien von wahrscheinlich irrelevanten Normvarianten. Die Tatsache, daß unter 108 Gehirnen nicht-epileptischer Patienten 28 (26 %)

sog. Hirnwarzen als fragliche Mikrodysgenesien gefunden werden konnten[30], spricht gegen deren Bedeutung für die Epilepsien.

Zur Pathogenese der Nervenzellschäden bei Epilepsien

(Literatur siehe [1,2,3,4].) Ein ausreichendes Sauerstoffangebot ist Voraussetzung für die normalen zellulären Funktionen und die Aufrechterhaltung der Membranstrukturen einschließlich der Funktion der Ionenkanäle, der Oberflächenrezeptoren oder der Proteinsynthesen[17]. Ein O_2-Mangel wurde daher als entscheidender Faktor bei der vermuteten Entstehung der Nervenzellschäden durch Krampfanfälle angesehen. Eine Wende in den pathogenetischen Vorstellungen brachten Ergebnisse, wonach auch bei normalen Werten für Sauerstoffpartialdruck, Blutzucker und Temperatur experimentell erzeugte Krampfanfälle zu Nervenzellschäden führen[38,5]. Ingvar et al.[15] sowie Evans et al.[11] konnten dabei deren Zeitabfolge beobachten: von zunächst noch reversiblen Zellschrumpfungen („dark neurons") über eosinophile, sog. ischämische Nervenzellveränderungen mit Mitochondrienschwellungen und -vakuolisierungen bis zum Zelltod.

Nicht alle betroffenen Nervenzellen sterben aber sofort ab: Im Hypoxie-Ischämie- wie im Status-epilepticus-Versuch kommt es nach einer der vorübergehenden Karotisabklemmung folgenden Reperfusion zu einem verzögerten Absterben der „dark neurons"[18] im Ammonshorn und Mandelkern unter dem Bild der *Apoptosis* (griechisch: Fallen der Blätter im Herbst). Diese ist wie der programmierte Zelltod durch intrazelluläre Proteinolyse, Chromatinkondensation, Zytoskelettveränderungen und einen im Elektrophorogramm leiterähnlich erscheinenden Zerfall der DNA gekennzeichnet[9,1]. Es kommt zunächst im Kern in Verbindung mit einem Anstieg der Expression des Onkogens c-fos zu einer Aktivitätssteigerung der β-Galaktosidase, die zwei Tage später nach dem Zusammenbruch der Kernmembran auch im Zytoplasma nachweisbar wird und das Absterben der Zelle ankündigt. Die c-fos-Expression ist abhängig von einer Aktivierung der Glutamatrezeptoren.

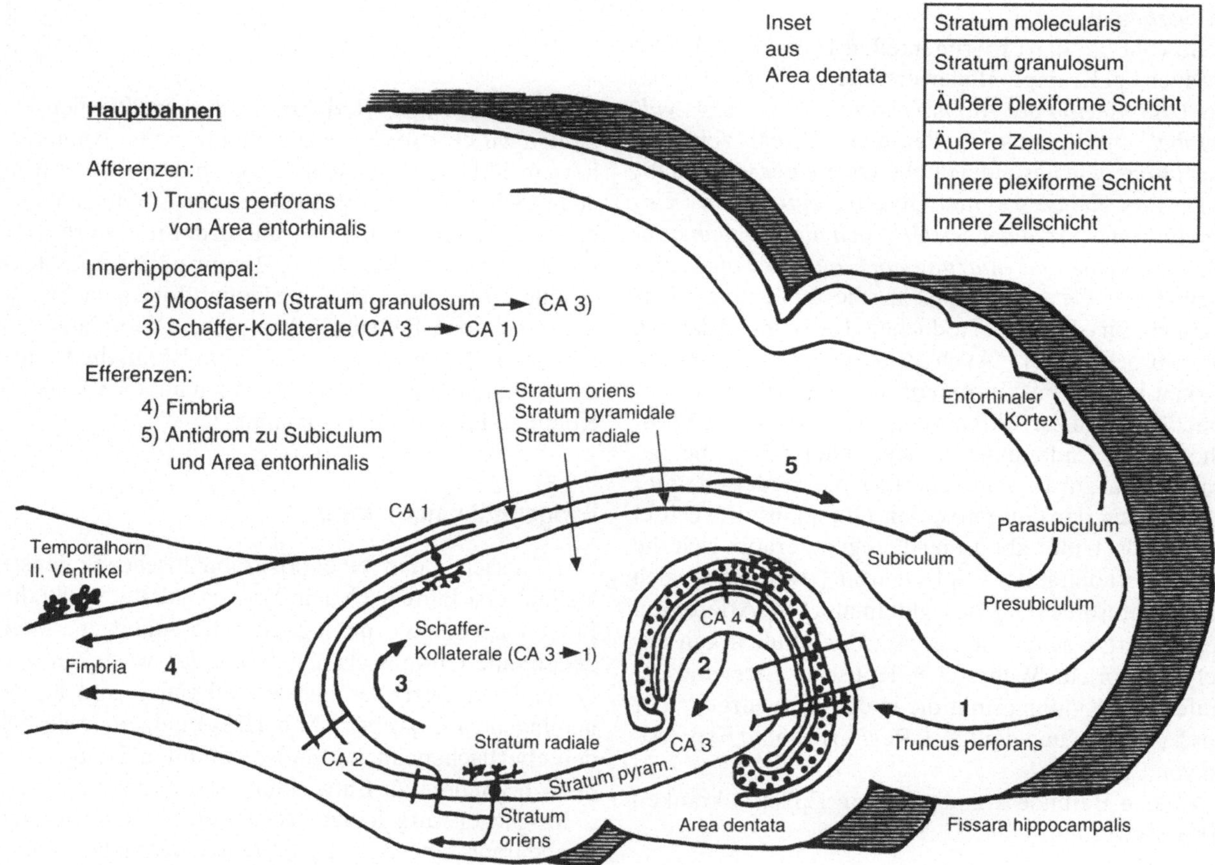

Abb. 1.51. Schema der wesentlichen Afferenzen, intrahippokampalen Umschaltungen und Efferenzen der Hippokampusformation. Der Übersichtlichkeit halber wurden in dem Schema die vom entorhinalen Kortex ohne Umschaltung in den Körnerzellen zu CA 3 verlaufenden Bahnen nicht berücksichtigt [vgl. hierzu Jones SG (1993) Entorhinal-hippocampal connections: a speculative view of their function. TINS 16: 58–64]

Glutamat und Aspartat stehen als *exzitatorisch wirksame Aminosäuren* im Mittelpunkt der *Hypothese von der exzitotoxischen Wirkung* pathologisch gesteigerter Zellentladungen, wie sie experimentell im Kindling-Modell gesichert wurde[21]. Den vom entorhinalen Kortex über den Tractus perforans die Körnerzellen der Fascia dentata erreichenden pathologischen Reizen (>Abb.1.51) folgen an den Nervenzellen des Dentatum-Hilus, der CA4- und CA3-Region Veränderungen bis zum Zelltod. Sie werden überwiegend über die Moosfasern, die Fortsätze der Körnerzellen, vermittelt. Dem Zelltod folgen Neusprossungen afferenter Moosfasern, die – aberrierend – abnorme synaptische Kontakte bilden, durch die die Krampfschwelle gesenkt wird. Nicht nur die Pyramidenzellen, sondern auch physiologischerweise inhibitorisch wirkende GABA-A-Interneurone und Körnerzellen können von den Schädigungen betroffen sein. Die Pyramidenzellen der CA1-Region (Sommer-Sektor) empfangen die pathologisch wirkenden Impulse über die Schaffer-Kollateralen (>Abb.1.51). Analoge Moosfasersprossungen konnten auch ohne vorausgehende Krampfanfälle im Ischämieexperiment mit Schädigung des Ammonshornzellbandes beobachtet werden. Die *entscheidenden Vorgänge* werden *über die exzessiven Aktivierungen der NMDA- und Nicht-NMDA-(AMPA-, Quisqualat-, Kainsäure- und metabotropen) Rezeptoren vermittelt.*

Sowohl bei der experimentellen Hypoxie-Ischämie als auch bei Krampfanfällen erwiesen sich die *Neurone der CA1-Region des Ammonshorns* als *besonders vulnerabel.* Die Pyramidenzellen dieses Areals zeichnen sich durch eine besonders hohe Dichte der Glutamat-, Aspartat-, Kainsäure- und Glyzinrezeptoren aus. *Unter abnormer Erregung verstärkt sich diese Glutamatrezeptorendichte und -nutzung noch mit der Folge eines vermehrten Ca^{++}-Einstroms in die Zelle und einer letztlich für die Zelle tödlichen Kalziumüberladung der Mitochondrien.* Auch Zinkionenverschiebungen wirken hierbei mit. Intraneuronal führt der Kalziumioneneinstrom zur Aktivierung von Proteinasen, Phospholipasen, Endonukleasen und anderer Enzyme, extraneuronal zur K^+-Anreicherung, die wiederum unter Mitwirkung der Gliazellen den Glutaminstoffwechsel beeinflußt. Unter abnormer Erregung erhöht sich die O_2-Vulnerabilität der CA1-Neurone, während sie sich nach Unterbrechung der glutamatergen Afferenzen vermindert, was für die nervöse Beeinflußbarkeit der Schäden spricht. Während epileptischer Erregungsabläufe beim Kindling sinkt die in den Nervenzellen der Fascia dentata und der CA1-Region erhöhte Expression von Calbindin.

Welche Befunde können nun an Epilepsiekranken erhoben werden?

Morphologie der Krampfkrankheit

Befunde an Autopsien

Der Nachweis morphologischer Anomalien insbesondere in der Ammonshornformation (Abb.1.52b) Anfallskranker wurde bereits 1825 von Bouchet und Cazauvielh[7] geführt. Über 150 Jahre dauerte die Kontroverse, ob es sich bei solchen Veränderungen um die Ursache der – dann als symptomatisch aufzufassenden – Epilepsie oder um Krampffolgen handele. Inzwischen kann als gesichert gelten, daß Krampfanfälle hoher Frequenz, insbesondere Status epileptici, aber auch komplexe Partialanfälle mit Schläfenlappenanfällen bei langer Krankheitsdauer zu lichtmikroskopisch nachweisbaren Gewebsschäden vor allem in der Ammonshornformation und in der Kleinhirnrinde führen können[3].

> Da im Ammonshorn die Nervenzellen auch gegenüber hypoxisch-ischämischen Situationen anderer Ursache empfindlich sind, können hier zu beobachtende Nervenzellausfälle und Gliosen nur dann dem Anfallsgeschehen zugeordnet werden, wenn eine andere Genese (z.B. Geburtsasphyxien, kardiopulmonale Leiden, vorübergehende Atemstillstände, kardiogene Synkopen o.ä.) ausgeschlossen werden konnten.

Bei einer derartigen Reduktion auf „reine" Epilepsien fanden wir elektive Parenchymnekrosen im Ammonshorn in 34,1 % (Kontrollen 8,2 %), in der Großhirnrinde in 18,9 % (Kontrollen 10 %), in den Stammganglien in 13,6 % (Kontrollen 7,2 %) und in der Kleinhirnrinde in 22,0 % (Kontrollen 4,1 %). In etwa 2/3 der Epilepsiefälle waren demnach keine Krampffolgen nachweisbar. Unter den Fällen mit komplexen Partialanfällen und über 10 Jahre dauernder Anfallskrankheit stieg der Anteil der Ammonshornschäden auf 64,3 %, beim Kombination mit Status sogar auf 75 %.

Iktogenität einer Narbe

Die Tatsache, daß eine posttraumatische Epilepsie vielfach erst Jahre nach dem Trauma auftritt, weckt die Frage nach den morphologischen Bedingungen, unter denen eine Gewebsschädigung iktogen wird. Narbige Durchflechtungen des gliösen, subpialen und leptomeningealen Gewebes (Abb.1.52a) neigen – wie bei den oberflächennahen Tumoren und den Traumaherden – besonders zur Entwicklung eines Krampfherdes.

Möglicherweise haben Regenerationsversuche am Narbenrand eine Bedeutung. Durch subpiale Injektion von FeCl-Lösungen experimentell erzeugte Krampfherde zeigen Verarmungen an Dendritenverflechtungen und an Spines[24].

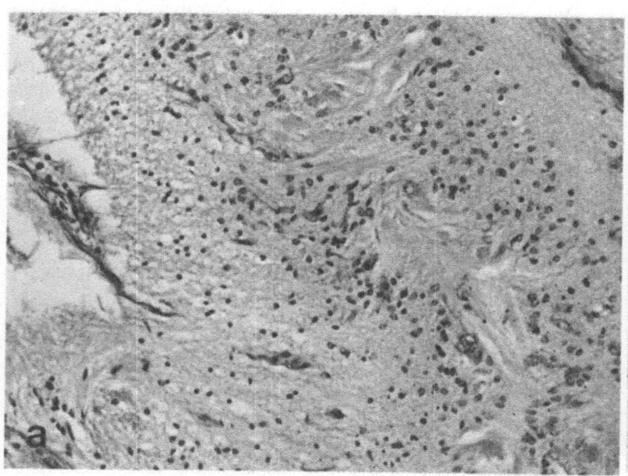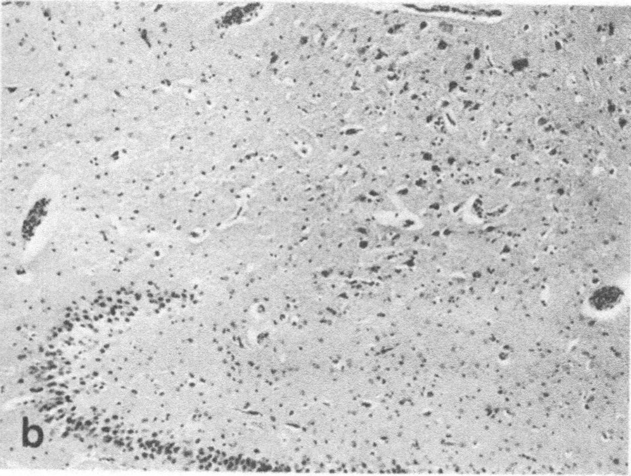

Abb.1.52. a Narbenwindung nach frühkindlichem Hirnschaden als Ursache einer symptomatischen Epilepsie. Nervenzellausfall und starke Astrozytenvermehrung mit büschelförmig verdichteten Gliafasern. **b** Nervenzellausfälle im Hilus des Endblattes bzw. der CA3- und CA4-Region des Ammonshorns bei Epilepsie mit zahlreichen Status epileptici

Befunde an Resektionspräparaten (operative Therapie)

Die zunehmende Bedeutung operativer Behandlung pharmakaresistenter Temporallappenepilepsien erlaubte eine methodisch vielfältige Untersuchung resezierten Gewebes. Hierbei ergaben sich bemerkenswerte Übereinstimmungen mit den zitierten, tierexperimentell gewonnenen Ergebnissen: Auch beim Menschen ließen sich abnorme Sprossungen von Moosfasern in den in der CA3- und -4-Region des Ammonshorns verlaufenden Fortsätzen der Körnerzellen der Fascia dentata nachweisen[35] bei Verlusten an somatostatinhaltigen Interneuronen im Dentatumhilus[33] sowie an NMDA-Kanal-assoziierten Phencyclidinrezeptoren, GABA-A- und Benzodiazepinrezeptoren[22]. Die Zahl der Calbindin- und parvalbuminnegativen Nervenzellen war vermindert[34].

In neurophysiologisch gesicherten *Krampfherden* bestand ein Verlust an inhibitorischen Terminals[25,26]. Diese Krampfherde weisen im anfallsfreien Intervall einen eher herabgesetzten, während des Anfalls einen gesteigerten Stoffwechsel auf[10,27,36].

Neurone der CA1-, CA3- und CA4-Region des Ammonshorns können also durch Krämpfe geschädigt werden. Durch solche Schäden können bestehende Epilepsien in ihrem Erscheinungsbild modifiziert werden (pathoplastische Wirkung der Krampfschäden). Andererseits können ätiologisch anders bedingte Neuronenschäden in dieser Region durch ähnliche Störungen der physiologischen Erregungs- und Hemmungsmechanismen ihrerseits zu Epilepsien führen. Die alte Kontroverse, ob die Ammonshornschäden Ursache oder Folge der Epilepsie sind, muß daher zugunsten eines „Sowohl-als-auch" beendet werden, wobei aber nach wie vor die möglichen Schäden insbesondere durch Status epileptici oder Schläfenlappenepilepsien mit unmittelbaren Beziehungen zur Hippokampusformation eine Indikation zu wirksamer Therapie darstellen. Experimentelle Untersuchungen lassen es im übrigen möglich erscheinen, daß nicht nur manifeste Krampfanfälle, sondern auch subklinisch bleibende pathologische Entladungen in der Lage sein können, Schäden hervorzurufen. Ein klinisches Beispiel könnte das *ESES-Syndrom* im Kindesalter sein („electrical status epilepticus during slow sleep"[23]).

Todesursachen

Die Todesursachenfeststellung bei Epilepsien ist insofern problematisch, als in der Mehrzahl der Fälle die Grundkrankheit die Lebensdauer bestimmt. Nach einer Statistik in den USA erfolgte der Tod in 20% im Status epilepticus, in 17% im Zusammenhang mit anfallsbedingten Verletzungen oder Erstickungen[31]. Ein wahrscheinlicher Zusammenhang zwischen Anfall und Tod wurde in 31% angenommen, einschließlich plötzlicher Herztodesfälle und Blutungen. Eine dänische Untersuchung fand eine im Vergleich mit der Durchschnittsbevölkerung 3fach erhöhte Mortalität[19]. Die erhöhte Sterblichkeit betraf vor allem die Altersgruppen von 10–29 und 30–49 Jahren.

Beunruhigend hoch ist der Anteil plötzlicher Todesfälle mit rund 13% in mehreren Serien[15,39,40]. Es lag nahe, an ischämische Herzattacken zu denken. Größere Kontrollserien zeigten aber, daß ischämische Herzschädigungen bei Epileptikern nicht gehäuft vorkommen. Die Erklärungsversuche für die mors subita weichen voneinander ab. Angeschuldigt werden Fettembolien[15], eine akute Hirndrucksteigerung, eine

_112_ Pathologie der Epilepsien

Nebenniereninsuffizienz[39], paroxysmale autonome Dysfunktionen[37] und fatal ausgehende Synkopen. Es spricht einiges dafür, daß die letztgenannte Ursache am ehesten anzuschuldigen ist. Eigenartig ist der häufige Eintritt des Todes in den Nachtstunden, offenbar im Schlaf. Im Schlaf-EEG lassen sich in der Tat vorübergehende Phasen erhöhter Krampfbereitschaft nachweisen[13].

Zur Frage der Therapieschäden

Klinische, durch radiologische Befunde gestützte Erfahrungen sowie experimentelle Untersuchungen zeigten, daß bei Antikonvulsivaüberdosierungen oder nach Suizidversuchen mit Antikonvulsiva Kleinhirnschädigungen vorkommen. _Diphenylhydantoinpräparate_ neigen besonders hierzu. Morphologisch lassen sich in solchen Fällen diffuse Purkinje-Zell-, seltener auch Körnerzelluntergänge nachweisen, elektronenmikroskopisch im Experiment auch durch atypische Dendritensprossungen belegbar.

Mit _Valproat_ behandelte Kleinkinder sind durch Leberfunktionsstörungen gefährdet (geringe therapeutische Breite bei hoher Wirksamkeit). Plötzliche Todesfälle wurden vor allem bei 3- bis 10jährigen beobachtet[12,29]. Bei Erwachsenen kann es zu reversiblen Hirnatrophien mit Demenzsymptomatik kommen.

Unter _Vigabatrin_behandlung wurden psychotische Episoden beschrieben[28].

Teratogene Wirkungen haben sowohl Hydantoinderivate (z. B. mit Fingerhypoplasien) als auch Valproat-Präparate (Gesichtsanomalien) und andere Antikonvulsiva. Eine größere italienische Studie fand Mißbildungen von Klinodaktylien und Hüftgelenksdysplasien über dysraphische Störungen bis zum Anenzephalus in 9,1 % der Neugeborenen (bei Kontrollen 2,2 %), geringgradige Normabweichungen in weiteren 13,3 %[6]. Bei behandlungsbedürftigen Schwangeren ist daher eine sorgfältige Spiegelüberwachung der Antikonvulsiva unverzichtbar.

Literatur

1.–4. Weiterführende Literatur (▷ S. 107)

5. Auer RN, Ingvar M, Nevander G et al. (1986) Early axonal lesion and preserved microvasculature in epilepsy-induced hypermetabolic necrosis of the substantia nigra. Acta Neuropathol 71: 207–215

6. Battino D, Binelli S, Caccamo ML et al. (1992) Malformations in offspring of 305 epileptic women: a prospective study. Acta Neurol Scand 85: 204–207

7. Bouchet, Cazauvielh (1825) De l'épilepsie considérée dans ses rapports avec l'aliénation mentale. Arch Gen Med 9: 510–542

8. Chadwick D (1990) Diagnosis of epilepsy. Lancet 336: 291–195

9. Cohen JJ, Duke RC, Fadok VA, Sellins S (1992) Apoptosis and programmed cell death in immunity. Ann Rev Immunol 10: 267–293

10. Dressler D, Voth E, Feldmann M et al. (1989) The development of an epileptogenic focus. J Neurol 236: 300–302

11. Evans M, Griffith T, Meldrum B (1983) Early changes in the rat hippocampus following seizures induced by bicculline or L-allylglycine: A light and electron microscope study. Neuropathol Appl Neurobiol 9: 39–52

12. Grosz-Selbeck G (1988) Valproat – ein risikoreiches Medikament? Epilepsie-Blätter 1: 7–13

13. Hirsch CS, Martin DL (1971) Unexpected death in young epileptics. Neurology 21: 682–690

14. Ingvar M, Morgan PF, Auer RN (1988) The nature and timing of excitotoxic neuronal necrosis in the cerebral cortex, hippocampus and thalamus due to flurothyl-induced status epilepticus. Acta Neuropathol 75: 362–369

15. Kaufmann HG, Finn R, Bourdillon RE (1966) Fat embolism following an epileptic seizure. Brit Med J 1: 1081

16. Ketz E (1974) Brain tumours and epilepsy. In: Vinken PJ, Bruyn GW (eds) Tumors of the brain and skull, part I. North Holland, Amsterdam (Handbook of Clinical Neurology, vol 16, pp 254–269)

17. Kiessling M, Kleihues P (1981) Regional protein synthesis in the rat brain during bicuccullin-induced epileptic seizures. Acta Neuropathol 55: 157–162

18. Kirino T (1982) Delayed neuronal death in the gerbil hippocampus following ischemia. Brain Res 239: 57–69

19. Lund M (1968) Die Mortalität von Epileptikern. Der Medizin Sachverständige 64: 77–97

20. McDonald JW, Garofalo EA, Hood T et al. (1991) Altered excitatory and inhibitory amino acid receptor binding in hippocampus of patients with temporal epilepsy. Ann Neurol 29: 529–541

21. Olney JW, De Gubareff T, Sloviter RS (1983) „Epileptic" brain damage in rats induced by sustained electrical stimulation of the perforant path. I. Ultrastructural analysis of acute hippocampal pathology. Brain Res Bull 10: 699–712

22. Olsen RW, Wamsley JK, McCabe RT et al. (1986) Midbrain GABA receptor deficit in genetic animal models of epilepsy. In: Nistico G, Morselli PI, Lloyd KG et al. (eds) Neurotransmitters, seizures, and epilepsy. III. Raven Press, New York, pp 279–291

23. Patry G, Lyagoubi S, Tassinari CA (1971) Subclinical electrical status epilepticus induced by sleep in children. A clinical and electroencephalographic study of six cases. Arch Neurol 24: 242–252

24. Reid SA, Sypert GW, Boggs WM, Willmore LJ (1979) Histopathology of the ferric-induced chronic epileptic focus in cat: A Golgy study. Exp Neurol 66: 205–219

25. Ribak CE, Harris AB, Vaughn JE, Roberts E (1979) Inhibitory, GABAergic nerve terminals decrease at sites of focal epilepsy. Science 205: 211–214

26. Ribak CE, Jourbran C, Kesslak JP, Bakay RAE (1989) A selective decrease in the number of GABAergic somata occurs in preseizing monkeys with alumina gel granuloma. Epilepsy Res 4: 126–138

27. Ryvlin P, Philippon B, Cinotti L et al. (1992) Functional neuroimaging strategy in temporal lobe epilepsy: A comparative study of ^{18}FDG-PET and ^{99m}Tc-HMPAO-Spect. Ann Neurol 31: 650–656

28. Sander JWAS, Hart YM, Trimble MR, Shorvon SD (1991) Vigabatrin and psychosis. J Neurol Neurosurg Psychiatry 54: 435–439

29. Scheffner D (1988) Valproat – ein risikoreiches Medikament? Epilepsie-Blätter 1: 14

30. Schulze KD, Braak H (1978) Hirnwarzen. Z Mikrosk Anat Forsch (Leipzig) 4: 609–623

31. Schwade ED, Otto O (1954) Mortality in epilepsy. JAMA 156: 1526

32. Shorvon SD (1991) Epidemiologie, Klassifikation, Spontanverlauf und Genetik der Epilepsien. In: Rabending G (ed) Epilepsie. Grundlagen und Perspektiven. Schwer, Stuttgart, S 3–5

33. Sloviter RS (1987) Decreased hippocampal inhibition and a selective loss of interneurons in experimental epilepsy. Science 235: 73–76

34. Sloviter RS, Sollas AL, Barbaro NM, Laxer KD (1991) Calciumbinding protein (calbindin-D28K) and parvalbumin immunohistochemistry in the normal and epileptic human hippocampus. J Comp Neurol 308: 381–396

35. Sutula T, Cascino G, Cavazos J, Parada I, Ramirez L (1989) Mossy fiber synaptic reorganization in the epileptic human temporal lobe. Ann Neurol 26: 321–330
36. Theodore WH, Katz D, Kufta C et al. (1990) Pathology of temporal lobe foci: Correlation with CT, MRI, and PET. Neurology 40: 797–803
37. Veith G (1979) Über die Krampfschädigung des Gehirns. Bethel Heft 20: 21–42
38. Wasterlain CG (1979) Does anoxemia play a role in the effects of neonatal seizures on brain growth? Eur Neurol 18: 222–229
39. Ziegler HK, Kamecke A (1967) Über den unerwarteten Tod von Epileptikern. Nervenarzt 38: 343–347
40. Zielinski JJ (1974) Epilepsy and mortality rate and cause of death. Epilepsia 15: 191–201

Zytologie des Liquor cerebrospinalis

H. Wiethölter

Weiterführende Literatur

1. Kölmel HW (1976) Atlas of cerebrospinal fluid cells. Springer, Berlin Heidelberg New York
2. Kölmel HW (Hrsg) (1986) Zytologie des Liquor cerebrospinalis. VCH, Weinheim
3. Oehmichen M (1976) Cerebrospinal fluid cytology. An introduction and atlas. Thieme, Stuttgart
4. Schmidt RM (Hrsg) Der Liquor cerebrospinalis. VEB Thieme, Leipzig

Die zytologische Untersuchung der Zellen im pathologisch veränderten Liquor cerebrospinalis ist essentieller Bestandteil einer jeden Liquoruntersuchung überhaupt. Durch die zunehmende Aussagekraft bildgebender Verfahren ist die Diagnostik primärer und sekundärer Hirntumoren auch ohne Zytologie zumeist ausreichend effizient.

> Für zytologische Untersuchungen bleiben jedoch Differenzierungen von entzündlichen Erkrankungen, die Bestimmung kleiner oder länger zurückliegender Blutungen, der Nachweis maligner Zellen von Karzinomen, bei Leukämien oder Lymphomen und deren Therapiekontrolle weiterhin Schwerpunkte.

Methoden der Anreicherung von Liquorzellen

Die zytologische Auswertung, wie sie für die „exfoliative Zytologie" gebräuchlich ist, d.h. Beurteilung möglichst vieler morphologisch optimal erhaltener Zellen, ist im Liquor wegen der insgesamt geringen Zellzahl und der bereits früh einsetzenden morphologischen Veränderungen der Zellen nur schwer möglich. Es stehen 3 *Anreicherungsmethoden*[15] zur Verfügung, die in angemessener Zeit Liquorzellen schonend zur Differenzierung anreichern können:

1. Filtermethode durch einen Zelluloseacetatfilter (Millipore) oder Polykarbonatfilter (Nucleopore). Der Liquor wird mit leichtem Unterdruck durch einen Filter mit definierter Porengröße gesogen bzw. mit leichtem Überdruck durch den Filter gepreßt, wobei sämtliche Zellen auf dem Filter liegenbleiben. Die Zellausbeute ist hoch (bis zu 90%). Der Liquor kann für weitere chemische Analysen eingesetzt werden. Die Zellen bleiben im Maschenwerk der Filter hängen, behal-

ten eine mehr korpuskuläre Gestalt, sind dicker und kleiner als nach Sedimentation und Zytozentrifugation. Die Beurteilung ist daher schwierig.

2. Zytozentrifugation. Mit der Zytozentrifuge lassen sich schnell und einfach Zellpräparate herstellen. Dabei werden Zellen durch Zentrifugalkräfte auf einen Objektträger gedrückt und der Liquor über Filterpapier abgesaugt. Der Liquor steht für weitere Untersuchungen nicht zur Verfügung. Die Zentrifugalkräfte schädigen jedoch vor allem die Morphologie von Granulozyten, aber auch von Lymphozyten und Monozyten.

3. Sedimentationsmethode nach Sayk. Der in den Zylinder eingefüllte Liquor (ca. 2 ml) fließt infolge des hydrostatischen Druckes und der Sogwirkung des Filterpapiers ab; die Abflußdauer wird mit Hilfe des Anpreßdruckes auf etwa $^1/_2$–1 h einreguliert. Die große Haftfähigkeit der Zellen begünstigt ihre Anreicherung auf dem Objektträger. Auf diese Weise gewonnene Präparate können mit der May-Grünwald-Giemsa-Färbung nach Pappenheim gefärbt werden und ergeben Blutausstrichen vergleichbare Bilder.

Wird der Objektträger vorher entsprechend präpariert, lassen sich problemlos *immun- und enzymzytochemische Färbungen* an Sedimentations- und Zytozentrifugenpräparaten durchführen.

Für Übersichtsfärbungen reichen in der Regel Pappenheim, Giemsa und Wright, um alle üblicherweise vorkommenden Zellen zu differenzieren. Zytochemische Spezialfärbungen zum Nachweis von Peroxidase, Esterase, saurer Phosphatase und PAS können[14] angewandt werden. Der Nachweis sichelförmiger, PAS-positiver Einschlüsse in Liquormakrophagen (Abb. 1.53b) erlaubt bei einem Teil der Patienten mit M. Whipple[13] die Diagnose des ZNS-Befalls. Insbesondere zum Nachweis bzw. zur Charakterisierung maligner Zellen im Liquor lassen sich immunzytologisch z.B. epitheliale Antigene, Zytokeratine oder karzinoembryonales Antigen bei meningealen Karzinosen (Tabelle 1.10) und leukozytäre Differenzierungsantigene[12] bei Leukämien und Lymphomen nachweisen.

Zelltypen im Liquor cerebrospinalis

Bei der Beurteilung von Liquorzellpräparaten ist mit einigen Ausnahmen die relative und absolute Zusammensetzung aus verschiedenen Zellen entscheidend. Im normalen Liquor finden sich 50–70% Lympho-

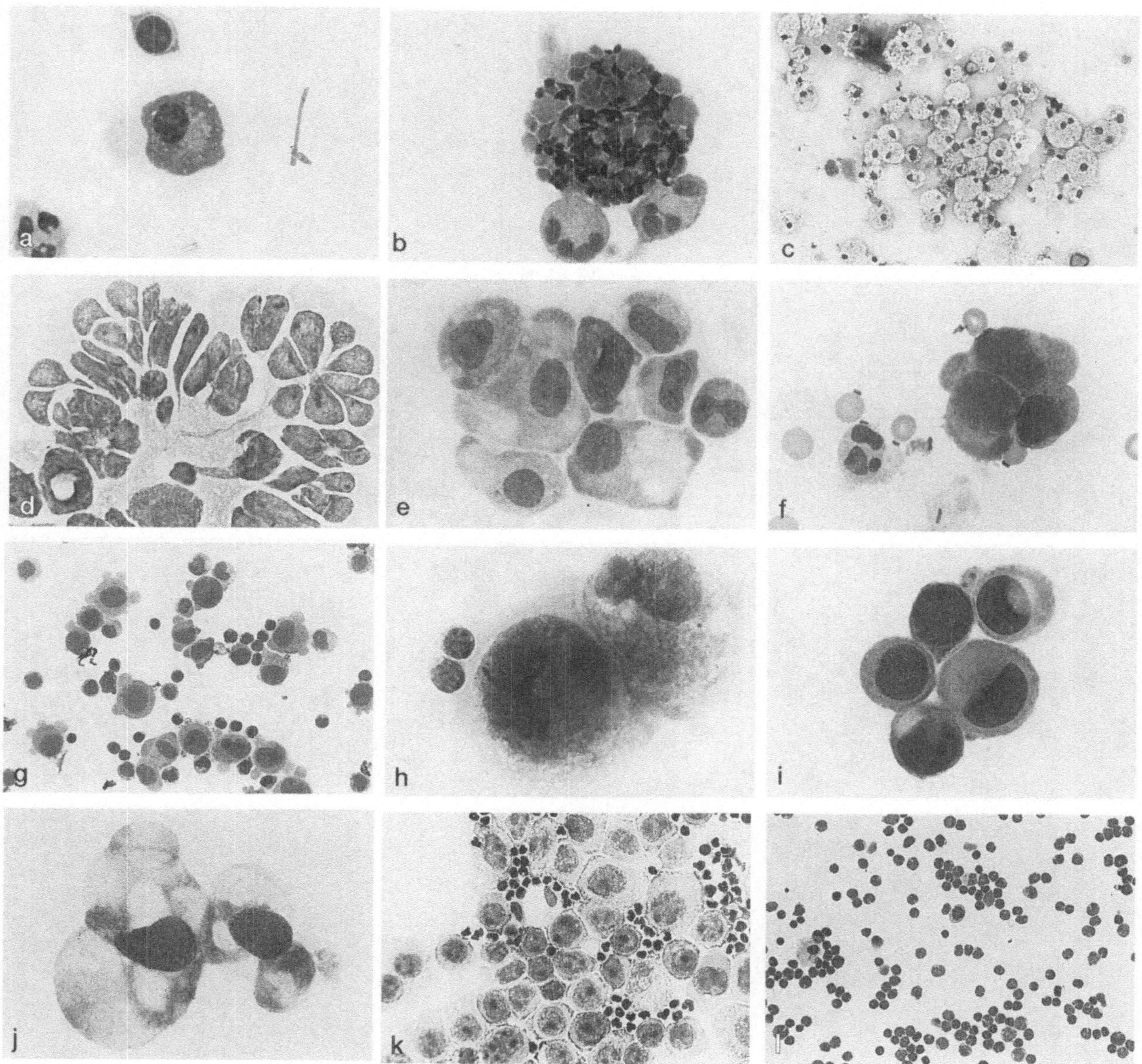

Abb. 1.53. a Meningitis mit Candida albicans (Pappenheim und Hyphe mit PAS gefärbt). **b** Sieracki-Zelle bei zerebralem M. Whipple mit PAS-positiven sichelförmigen Einschlüssen. **c** Lipophagen nach ausgedehntem ischämischem Insult. **d** Medullo-blastom mit spinaler Aussaat. **e** Astrozytom Grad III. **f** Ependymom. **g** Meningeosis melanoblastoma. **h** Kleinzelliges Bronchialkarzinom. **i** Mammakarzinom. **j** Adenokarzinom des Magens. **k** Schilddrüsenkarzinom. **l** Akute lymphatische Leukämie

zyten und 30–50% Monozyten/Makrophagen. Es wurde lange diskutiert, ob die Rundzellen tatsächlich als Lymphozyten zu interpretieren sind. Mit Hilfe von Oberflächenmarkierungen ist es inzwischen möglich, *B-Lymphozyten und verschiedene Subpopulationen von T-Lymphozyten* im normalen und pathologisch veränderten Liquor[7] zu unterscheiden. Drei Funktionsstadien dieser immunkompetenten Zellen können zytomorphologisch unterschieden werden: Neben den *kleinen Lymphozyten* gehören dazu *stimulierte Lymphozyten* und *Plasmazellen* (Abb. 1.54a), die bei *immunreaktiven Prozessen* auftreten und für diese pathognomonische Bedeutung besitzen.

Die *Monozyten/Makrophagen* konnten aufgrund ihrer Oberflächenreagibilität und ihrer Oberflächen-

antigene als Zellen des *„mononuclear phagocyte system"* erkannt werden. Den Begriff der mononukleären Phagozyten prägten Langevoort et al. (1970) als Oberbegriff für alle phagozytoseaktiven mononukleären Zellen, die von Blutmonozyten abstammen: Dies sind Makrophagen, Kupffer-Sternzellen, Histiozyten usw.[11]. Die Monozyten im Liquor zeigen ihre Phagozytoseaktivität in Form von 3 zytomorphologisch differenzierbaren Funktionsstadien: *Monozyten* (vergleichbar den Blutmonozyten), *aktivierte Monozyten* (Vakuolen und Zytoplasmaausstülpungen, aber ohne erkennbares phagozytiertes Material) und *Makrophagen* mit erkennbarem und identifizierbarem phagozytierten Material (Fett, Erythrozyten, Siderin etc.) (Abb. 1.54b, c, d). Der Begriff *„monozy-*

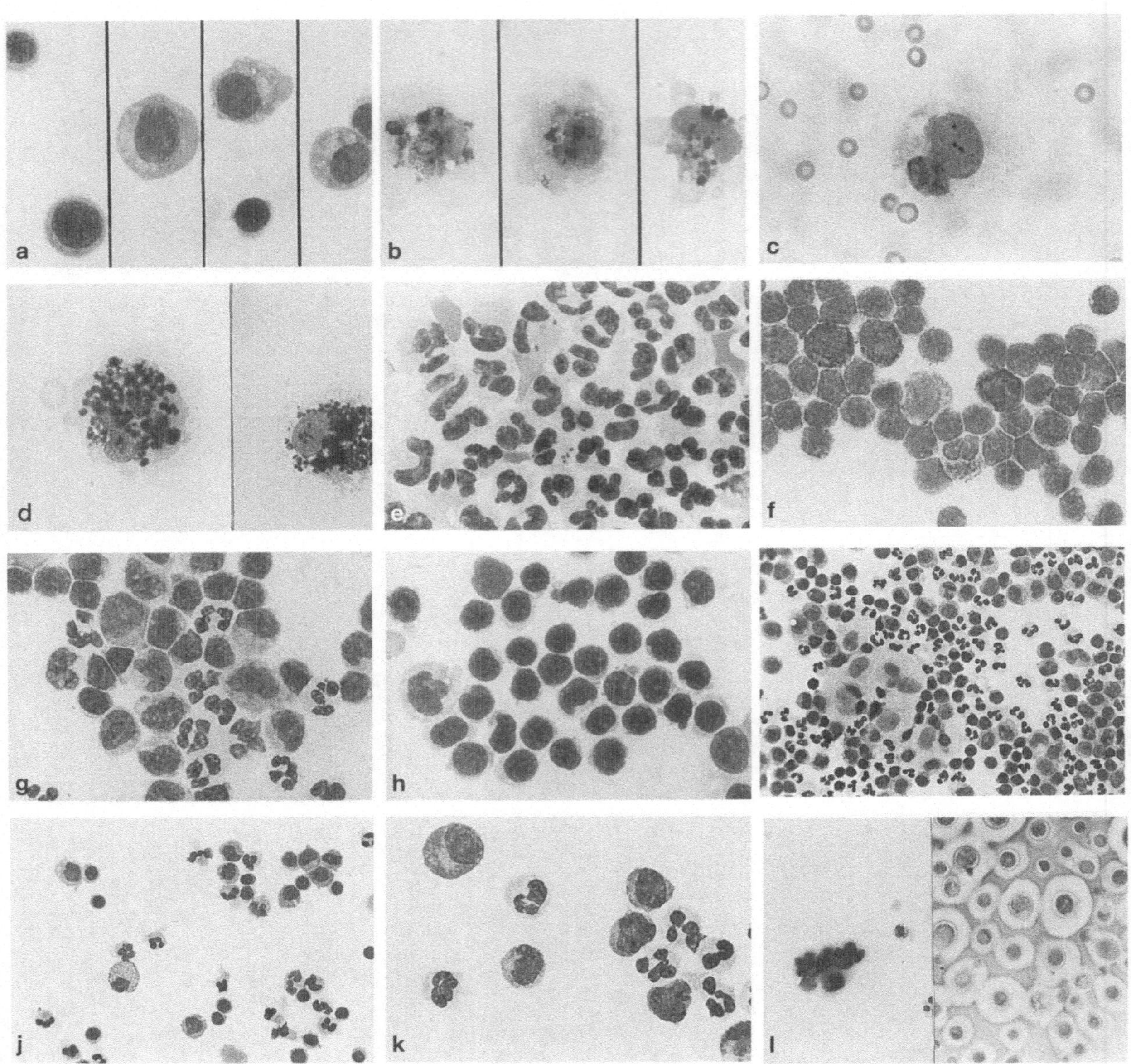

Abb. 1.54. a Verschiedene Stadien der Stimulation von Lymphozyten (kleiner, stimulierter Lymphozyt, Plasmazelle). **b** Makrophagen mit Hämatoidin und Hämosiderin (Siderophage). **c** Makrophage mit Lymphozyteneinschluß (Lymphophage). **d** Siderophagen mit Berliner-Blau-Reaktion (Eisen stellt sich blauschwarz dar). **e** Eitrige Meningokokkenmeningitis mit intrazellulär liegenden semmelförmigen Diplokokken. **f–h** Verschiedene Stadien der Virusmeningitis, beginnend mit monomorphem oder granulozytär untermischtem lymphozytärem Zellbild. **i** Tuberkulöse Meningitis mit gemischtem Zellbild und Epitheloidzellen. **j** Lues cerebrospinalis mit Russell-Körperchen. **k** Gemischtes Zellbild bei Lyme-Borreliose Stadium II (Meningoradikulitis). **l** Kryptokokken, gefärbt nach Pappenheim und PAS

toide Zellen", der in einem gemeinsamen Beschluß von den versammelten Liquorzytologen auf dem 6. Europäischen Kongreß für Zytologie Oktober 1976 in Weimar angenommen wurde, ist heute weitgehend durch den Begriff des Monozyten ersetzt.

Die *polymorphkernigen Granulozyten* treten ausschließlich unter krankhaften Bedingungen im Liquor auf und weisen immer auf eine Störung der Bluthirnschranke hin. *Erythrozyten* finden sich nahezu immer, in der Regel offensichtlich punktionsbedingt. Ihnen kommt erst im Zusammenhang mit Erythrophagen und Siderophagen eine sicher pathologische Bedeutung zu, als Hinweis auf eine Blutung in den Liquorraum. Daneben finden sich entsprechend der nachfolgenden Aufstellung noch weitere Zelltypen, z.B. des liquorraumbegrenzenden Gewebes, die jedoch ohne diagnostische Bedeutung sind. Die Tumorzellen schließlich, falls sie als solche sicher identifizierbar sind, müssen als wesentliches pathologisches Kriterium angenommen werden.

Zelluläre Elemente des Liquor cerebrospinalis

1. Immunkompetente Zellen
– kleine Lymphozyten (T-B-)
– große, aktivierte Lymphozyten (einschließlich immunglobulinhaltiger B-Lymphozyten)

- Plasmazellen
2. *Mononukleäre Phagozyten*
- Monozyten
- aktivierte Monozyten
- Makrophagen (Lipo-, Erythro-, Sidero-, Leuko-, Bakteriophagen)
- Riesenzellen (fusionierte Makrophagen)
3. *Polymorphkernige Granulozyten*
- neutrophile Granulozyten
- eosinophile Granulozyten
- basophile Granulozyten
4. *Erythrozyten*
5. *Zellen, die den Liquorraum auskleiden*
- Zellen des Plexus chorioideus
- Ependymzellen
- arachnoidale Deckzellen
6. *Zusätzlich anzutreffende Zellen*
- Knorpelzellen, Zellen des Knochenmarks
- Nerven- und Gliazellen
7. *Tumorzellen*

Pathologische Zytologie

Anhand der im Liquorzellpräparat zu beobachtenden Zellverteilung lassen sich bestimmte Liquorzellsyndrome beschreiben und entsprechenden pathologischen Prozessen zuordnen. Sie sind an den 3 grundlegenden, sich teilweise überschneidenden Reaktionen innerhalb des ZNS zu orientieren: neuroimmunologische entzündliche Vorgänge, unspezifische Reizprozesse und Veränderungen bei Hirntumoren.

Neuroimmunologische entzündliche Prozesse

Drei sich einander ablösende Phasen charakterisieren den Ablauf unterschiedlicher neuroimmunologischer Erkrankungen:
- akute entzündliche Phase mit granulozytärer Reaktion,
- subakute proliferative Phase mit lymphozytärer Reaktion,
- reparative Phase mit monozytärer Reaktion.

Die Zellzusammensetzung stellt ein Äquivalent der jeweiligen Phase einer Entzündung dar. Die akute Entzündungsphase ist durch das Vorherrschen von neutrophilen Granulozyten gekennzeichnet. Als Ausdruck der Schrankenstörung ist ihr Auftreten bei *bakteriellen eitrigen Meningitiden* am stärksten ausgeprägt und dauert am längsten. Bei der *Virusmeningitis* dagegen setzt die subakute Phase relativ früh ein und hält am längsten an. Dementsprechend ist die lymphozytäre Reaktion vorherrschend. Die subakute Phase geht langsam in die reparative Phase über, in der die Monozyten dominieren. Bei den *nichteitrigen bakteriellen*

Entzündungen, z.B. Tuberkulose oder Lues, sind die 3 Phasen über einen längeren Zeitraum nebeneinander nachweisbar.

> Die Phasenfolge selbst ist für alle Entzündungsformen relativ eintönig, die zeitlichen Verschiebungen jedoch können auf die Art des Erregers hinweisen, so daß nur aus der Synopse des klinischen Verlaufs mit dem zytologischen Befund, manchmal nur durch Verlaufskontrolle, eine eindeutige Zuordnung möglich ist (Abb. 1.55)[9].

Hinsichtlich der einzelnen Entzündungsformen gilt die bekannte Einteilung in:
- granulozytäre Entzündungen im Sinne eitriger bakterieller Meningitiden,
- gemischtzellige Entzündungen im Sinne nichteitriger bakterieller, mykotischer und parasitärer Entzündungen,
- lymphozytäre Entzündungen im Sinne von Virusmeningitiden bzw. -enzephalitiden.

Eitrige bakterielle Meningitiden werden in der Klinik häufig erst nach Vorbehandlung gesehen. Damit ist das charakteristische Bild der akuten granulozytären Phase meist nur noch im Übergang zur subakuten zu erfassen. Unbehandelt lassen sich neben den massiven neutrophilen Granulozyten mit auffallend degenerativ abgerundeten Kernen auch in 60–70 % der Präparationen intra- und extrazellulär gelegene Erreger nachweisen (Abb. 1.54e). Effizient behandelt geht die akute Phase nach 2–4 Tagen in die subakute Phase über. Bereits nach 48 h lassen sich grampositive Erreger nicht mehr nachweisen; gramnegative bleiben manchmal länger sichtbar.

Neben dieser klassischen Form gibt es die insbesondere bei Kindern auftretende *eitrige Meningitis mit monoblastischer Vorphase* sowie eine Form bei alten abwehrgeschwächten Patienten, die mit einer „*zytobakteriellen Dissoziation" beginnt; das bedeutet fehlende zelluläre Reaktion bei deutlichem Bakterienwachstum.*

Andere Meningitiden, z.B. durch Listerien, Gonokokken, verlaufen in der Regel weniger akut und mit geringer ausgeprägter Granulozyteninvasion. Raritäten stellen basophile oder eosinophile Meningitiden dar, die zwar eitrig, in der Regel jedoch nicht bakteriell bedingt sind.

Ein Mischbild ist für die nichteitrigen bakteriellen, mykotischen und parasitären Entzündungen charakteristisch. Kennzeichnend ist hier der primär subakute bis chronische Verlauf mit neutrophilen Granulozyten, Lymphozyten bzw. Plasmazellen und Monozyten bzw. Makrophagen. Wichtigste Vertreter sind:
- *Die tuberkulöse Meningitis.* Neben neutrophilen Granulozyten, mononukleären Phagozyten und Lymphozyten in vielfach stimulierter Form sind hier selten zu beobachtende *Epitheloidzellen* dargestellt (Abb. 1.54i). Dieses Zellbild bleibt auch bei spezifischer, korrekt durchgeführter Therapie über minde-

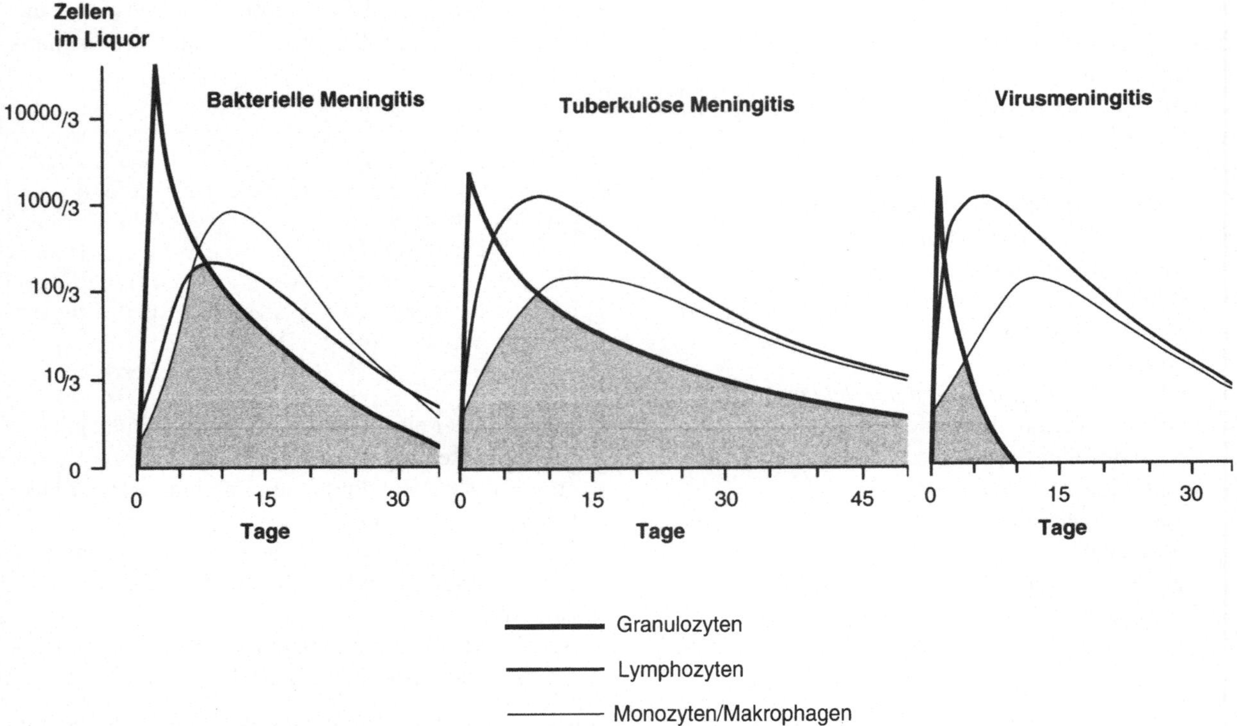

Abb. 1.55. Typische quantitative Zellverteilung im Verlauf von bakteriellen, tuberkulösen und viralen Meningitiden, dargestellt in idealisierter Form (nach Kölmel, 1979)

stens 4 Wochen konstant. Säurefeste Stäbchen sind nur selten nachweisbar.

– Bei der *Lues cerebrospinalis* ist der Nachweis vieler Plasmazellen und einzelner eosinophiler Granulozyten in dem gemischten Zellbild charakteristisch. Dabei bilden die Plasmazellen nicht selten *Russell-Körperchen* (Abb. 1.54 j).

– Zu den gemischtzelligen, nichteitrigen bakteriellen Entzündungen gehört auch die *Lyme-Borreliose,* die vor allem im Stadium II, der Meningoradikulitis, durch reichlich stimulierte Lymphozyten und Plasmazellen (Abb. 1.54 k) auffällt, die sich nur langsam, innerhalb von Wochen, normalisiert. Das Stadium III, die *chronische Lyme-Enzephalomyelitis,* ist liquorzytologisch von der multiplen Sklerose allenfalls durch die höhere Zellzahl und das höhere Eiweiß bei zumeist größerem Plasmazellanteil zu differenzieren.

Mit gemischtzelliger Reaktion und häufig erhöhter Anzahl *eosinophiler Granulozyten* gehen auch *mykotische und parasitäre* Entzündungen einher. Nicht selten gelingt insbesondere mit der PAS-Färbung der direkte Erregernachweis: z.B. bei Candida (Abb. 1.53 a) oder Kryptokokken (Abb. 1.54 l) und dem bakteriellen M. Whipple (Abb. 1.53 b).

Mit ähnlichen gemischtzelligen Bildern gehen häufig *Hirnabszesse* einher, wobei meist weniger Granulozyten zu finden sind, oftmals aber auffällig viele Plasmazellen.

Virusmeningitiden bzw. *-meningoenzephalitiden* sind zytologisch durch ihre kurze granulozytäre akute und relativ lange anhaltende subakute lymphozytäre Phase gekennzeichnet. Auch wenn der Virusnachweis meistens nicht gelingt, kann aufgrund des durch Lymphozyten beherrschten Zellbildes im Sinne einer „lymphozytären Meningitis" eine virale Genese angenommen werden. Aus der Zellzusammensetzung (Anteil eosinophiler Granulozyten, stimulierter Lymphozyten) läßt sich keine sichere Aussage über die Art des Virus machen. Die akute Phase mit einem Gemisch aus Granulozyten, kleinen und stimulierten Lymphozyten wird nach Stunden, allenfalls Tagen von der rein lymphozytären Population abgelöst (Abb. 1.54 h).

Enzephalitiden viralen Ursprungs oder Enzephalomyelitiden wie die *Encephalomyelitis disseminata (Multiple Sklerose)* gehen meist mit dem Zellbild einer subakuten bis chronisch-reparativen Phase einher. Eine leichte Pleozytose mit Lymphozyten bzw. stimulierten Lymphozyten und Plasmazellen ist typisch. Die akuten nekrotisierenden Enzephalitiden wie z.B. die *Herpesenzephalitis* kann auch mit einem gemischten Zellbild und hämorrhagischer Beimengung auftreten.

Unspezifische Reizprozesse der Leptomeningen

Unter den unspezifischen Reizprozessen sind alle nicht antigenbedingten Abräumvorgänge im Bereich der Leptomeningen zusammenzufassen, die durch mechanische und vaskuläre Alteration oder durch Instillation von Luft, Kontrastmitteln oder von Medikamenten in den Liquorraum ausgelöst werden. Wie bei den entzündlichen Prozessen wird der Reiz mit einer akuten granulozytären Reaktion beantwortet, die gelegentlich schon nach wenigen Minuten, sonst aber nach Stunden nachgewiesen werden kann. Ihr folgt nach etwa 24 h eine monozytäre Reaktion mit aktivierten Monozyten und Makrophagen. Diagnostisch besonders wichtig ist der Nachweis dieser Zellreaktion im Gefolge einer *Einblutung* (auch im Rahmen einer Vorpunktion) in den Liquorraum. Bereits nach wenigen Stunden treten Makrophagen auf, die Erythrozyten phagozytiert haben. Auch eine artefizielle Punktionsblutung kann während der Sedimentation zu Erythrophagen führen. Bei der *Erythrophagozytose* haften die Erythrozyten zunächst an der Oberfläche der Monozyten an und werden nach der Ingestion im Zytoplasma der Zellen nachweisbar.

Bei einer stattgehabten *Subarachnoidalblutung* mehrere Stunden vor der Punktion treten Erythrophagen mit massenhaft – mehr als 10 – phagozytierten Erythrozyten auf. Diese Erythrophagen, die bis zu 10 Tagen nach dem Blutungsereignis sichtbar sind, wandeln sich zu *Siderophagen* (Abb. 1.54 b, d), die mit der Berliner-Blau-Reaktion erstmals etwa 72 h nach dem Blutungsereignis nachgewiesen werden können.

Hämatoidin in Form von goldgelben kristallinen Bestandteilen tritt frühestens nach 11–12 Tagen intrazellulär auf. Im weiteren Verlauf kommt es zu einer Beruhigung der Reaktion bis zur vollständigen Normalisierung des Zellbildes; hierfür ist in der Regel ein Zeitraum von mehreren Wochen bis Monaten zu erwarten.

Bei einem *ischämischen Insult* ist die Anzahl der Granulozyten meist gering, während die Zahl der Monozyten, insbesondere der aktivierten Monozyten, manchmal ausgesprochen groß ist. Vorübergehend tritt dabei oftmals eine Phase auf, in der ausschließlich sog. Schaumzellen auftreten. In diesen Schaumzellen lassen sich Fettröpfchen nachweisen, so daß es sich hierbei offensichtlich um *Lipophagen* (Abb. 1.53 c) handelt, die meist nur kurzzeitig anwesend sind.

Veränderungen bei Hirntumoren

Der Nachweis von Tumorzellen im Liquor, zeitweise als Domäne auch der Liquorzytologie dargestellt, gelingt nur in einem geringen Prozentsatz. Bei hirneigenen Tumoren schwanken die Angaben zwischen 8 und 25 %.

Dabei handelt es sich vor allem um Tumoren, die durch ihre *Exfoliationsfreudigkeit* auffallen, wie Glioblastome, Medulloblastome, Ependymome und Oligodendrogliome. Häufiger als bei hirneigenen Tumoren gelingt der Nachweis von atypischen

Zellen bei einer zerebralen bzw. meningealen Metastasierung[8].

Die Frequenz sicherer Tumorzellnachweise bei fokaler Meningealaussaat liegt bei 20–40 %, bei diffusen meningealen Karzinosen und Blastomatosen zwischen 45 und 95 %. Bei Zweit- und Mehrfachpunktionen erhöht sich hier die Trefferquote von 45 auf 80 % bzw. von 54 auf über 91 %[6,8].

Gewisse diagnostische Hinweise gestatten die Unterscheidung in verschiedene Tumorliquortypen.

Typ I: Auftreten polymorpher, polychromer, atypischer Zellen mit Zunahme der Kernplasmarelation, erhöhter Mitoserate und atypischen Mitosen bei inkonstanter Erhöhung der Zellzahl. Dieses Syndrom wird vorwiegend bei Absiedelungen primärer Hirngeschwülste, Metastasen sowie meningealen Blastomatosen angetroffen.

Typ II: Einzelne oder in kleinen Gruppen exfoliierter Tumorzellen zeigen degenerative oder pyknotische Veränderungen, niedrige Kernplasmarelationen, geringe Polymorphie und Polychromasie, niedrige Mitoserate und selten atypische Mitosen. Diese Formen findet man eher bei Gliomen und Ependymomen, kaum bei Metastasen.

Typ III: Pleozytose ohne nachweisbare Tumor- oder liquorfremde Zellen, aber mit erheblicher Zellpolymorphie und Vorliegen von Mitosen als Hinweis auf eine symptomatische Reizpleozytose, wobei häufig von Tumorzellen schwierig abgrenzbare transformierte Monozyten, Makrophagen und Reizformen auftreten.

Sämtliche bekannten Malignitätskriterien wie gesteigerte Mitoserate, Kernpolymorphie, Mehrkernigkeit, Verschiebungen der Kernplasmarelation und dergleichen haben keine absolute Verbindlichkeit, da sie mitunter fehlen und andererseits aktivierte Monozyten und stimulierte Lymphozyten mit Mitosen gleichartige Veränderungen zeigen, so daß die Beurteilung zytologischer Malignitätskriterien aus Liquorzellen zurückhaltend erfolgen muß (Tabelle 1.10).

Hirneigene Tumoren

Medulloblastome: Medulloblastome infiltrieren häufig die Meningen und haben eine ausgesprochene Tendenz zur intrathekalen Aussaat mit Bildung spinaler und zerebraler Abtropfmetastasen. Es finden sich kleine, monomorphe, hyperchrome, rundliche oder ovale Zellen mit großem polymorphem Kern und grob strukturiertem Kernchromatin, häufiger Lappung und mehreren deutlichen hyperchromen Nukleolen. Die Zellen liegen häufig in Verbänden mit Rosettenbildung (Abb. 1.53 d).

Oligodendrogliome: Auftreten von lymphozytenähnlichen Zellen, die ausschließlich durch ihre Größe und Anzahl der Nukleoli sowie durch Basophilie auffallen.

Tabelle 1.10. Immunzytologische Differenzierung von ZNS-Metastasen und Meningeosen. (Nach Wick, 1992)

	CEA	EMA	Zytoker.	Vimentin	Desmin	GFAP	NF
Karzinome	+	+	+	–	–	–	–
neuroendokrine Tumoren	(+)	(+)	(+)	–	–	–	+
Mesotheliome	–	+	+	+	–	–	–
Schilddrüsenkarzinome[a]	(+)	(+)	+	+	–	–	–
Sarkome	–	–	–	+	–	–	–
Myosarkome	–	–	–	(+)	+	–	–
Melanome[a]	–	–	–	+	–	–	–

CEA karzinoembryonales Antigen, *EMA* epitheliales Membranantigen, *Zytoker.* Zytokeratin, *GFAP* glial fibrillary acidic protein, *NF* Neurofilament
[a] Spezifische Antigene verfügbar.

Glioblastoma multiforme: Kennzeichnend für diesen Tumor ist die ausgesprochene Variationsbreite der Zellmorphologie. Zumeist sind die Kerne relativ chromatinreich und das Zytoplasma relativ ausgedehnt. Die Zellen sind überwiegend groß im Vergleich zu den liquortypischen Zellen. Nur selten finden sich Mitosen. Zellgruppen und Zellverbände sind häufig (Astrozytom; Abb. 1.53 e).

Ependymome: Ependymome zeigen trotz geringer Proliferationsneigung wegen ihrer bevorzugten Lage an Ventrikeln oder Zisternen häufiger einen positiven Liquorzellbefund. Die zumeist in kleinen Gruppen oder auch einzeln auftretenden Zellen sind isomorph, relativ groß, rundlich oder oval mit rundem oder ovalem, zentral oder leicht exzentrisch gelegenem Kern mit relativ dichter Chromatinstruktur und spärlich-blaß basophilem Zytoplasma. Die Zellgrenzen sind oft unscharf (Abb. 1.53 f).

Germinome (anisomorphes Pinealom): Germinome zeigen wegen ihrer liquornahen Lokalisation häufig positive Tumorzellbefunde. Im histologischen Bild zeigen sie einen Aufbau aus 2 Zellpopulationen, großen hellen epithelialen Zellen mit chromatinarmen Kernen und kleinen T-Lymphozyten. Dementsprechend finden sich im Liquor neben kleinen zytoplasmaarmen Lymphozyten, die eine abakterielle Meningitis vortäuschen können, große, protoplasmareiche Zellen mit großem vesikulärem Kern und einem oder mehreren Nukleolen.

Metastatische Tumoren

Tumorzellen, die von Metastasen abgeschilfert werden, zeigen meist eine stärkere Polymorphie als primäre ZNS-Tumoren, und epitheliale Tumorzellen haben meist eine auffälligere Zytoplasmastruktur und stärkere Verschiebung der Kernplasmarelation als Zellen hirneigener Tumoren oder Leukosen. Das Zytoplasma färbt sich selten homogen und zeigt starke Variabilitäten hinsichtlich Struktur und Anfärbbarkeit. Der Differenzierungsgrad der Zellen gestattet Rückschlüsse auf den Reifungsgrad des entsprechenden Tumors. Exfoliationen von charakteristi-

schen Zellverbänden mit typischer architektonischer Struktur erlauben eine Abgrenzung zwischen epithelialen und mesenchymalen Formen sowie zwischen den Hauptgruppen der Karzinome, den Plattenepithelzell-, Adeno- und undifferenzierten Karzinomen. Spezifische Zelleistungen wie Sekretbildung, Verhornung oder epitheliale Verschleimung und histoarchitektonische Merkmale wie drüsenbildende, papilläre oder pseudoazinäre Strukturen weisen auf entsprechende Tumorgruppen hin[5].

Melanoblastome: Recht häufig führen Melanoblastome zu einer meningealen Ausbreitung. Die Tumorzellen im Subarachnoidalraum sind überwiegend *amelanotisch* (Abb. 1.53 g). Auffällig häufig finden sich Siderophagen, da maligne Melanome oft mit Begleitblutungen einhergehen. Die Tumorzellen fallen durch ihre erhebliche Größenvariation auf. Nur ein Teil der Zellen enthält das für die Artdiagnose wesentliche *Melanin* in Form feiner oder grobscholliger, dunkelbrauner oder schwarzer Granula im Zytoplasma. Melaninhaltige Zellen findet man oft erst nach einigem Suchen.

Bronchialkarzinome: Bronchialkarzinome zeigen eine zunehmende Absiedlungsfrequenz in das ZNS von 40 bis über 50 %. Dabei stehen kleinzellige Formen mit 50–70 % vor den Adenokarzinomen mit etwa 50 % und den im Liquor anzutreffenden Plattenepithelzellkarzinomen. Die kleinzelligen „Oat-cell"-Karzinome treten im Liquor als kleine, in lockeren Haufen und in Palisadenform gruppierte Zellkomplexe aus kleinen rübchenförmigen Zellen mit starker Verschiebung der Kernplasmarelation, großen hyperchromen und polymorphen Kernen mit kleinen Nukleolen auf (Abb. 1.53 h). Bei den Adenokarzinomen finden sich selten gut differenzierte Zellverbände, die durch ihre zirkuläre Anordnung an einen Drüsenaufbau erinnern. Das Zytoplasma in großen Zellen ist fein oder stark vakuolisiert mit zum Teil deutlicher Schleimbildung. Bei den polymorphen undifferenzierten Plattenepithelkarzinomen liegen in kleinen dichten Gruppen oder Haufen große Zellen mit unscharfen Grenzen, starker Verschiebung der Kernplasmarelation, großen unregelmäßigen Kernen mit klumpigem Chromatin und sichtbarer Kernmembran und kräftigen Nukleolen beieinander. Kernhyperchromasie und starke Zytoplasmabasophilie weisen auf den malignen Charakter der Zellen hin, ohne daß oft Rückschlüsse auf die Herkunft der Tumorzellen möglich sind.

Mammakarzinome: Bei den metastasierenden Mammakarzinomen findet sich häufig ein positiver Liquorzellbefund. Bei den duktalen Karzinomen lassen sich dichte polymorphe Zellverbände neben isolierten großen rundlichen Kernen mit zentral gelegenem Kern und deutlichen Nukleolen bei mäßig-reichem Zytoplasma mit deutlichen Zellgrenzen finden (Abb. 1.53 i). Gelegentlich treten typische, zu Drüsen angeordnete Zellverbände auf.

Die *lobulären Karzinome* liegen eher in lockeren Haufen kleiner Zellen mit hyperchromen Kernen, kleinen Nukleolen und spärlichem Zytoplasma. Die Kernplasmarelation ist auffälliger verschoben als bei den Zellen des duktalen Karzinoms.

Magenkarzinome: Bei den Karzinomen des Magen-Darm-Traktes überwiegen Metastasen von *Adenokarzinomen des Magens* oder der Gallenblase. Sie manifestieren sich als einzelne oder in Haufen gelegene kleine Zellen oder typische *Siegelringzellen* (Abb. 1.53 i) riesigen Ausmaßes mit starker Verschleimungstendenz.

Meningealleukosen und Meningeallymphomatosen

Im Gegensatz zur meningealen Aussaat solider Tumoren sind leukämische und lymphomatöse Infiltrate zumeist sehr zellreich. Sie bieten damit günstige Voraussetzungen für die zytologische Diagnostik[10]. Akute Leukämien und Lymphome hohen Malignitätsgrades zeichnen sich dabei durch *unreife Blastenproliferation* (Abb. 1.53 l) aus. Aufwendige immunzytologische Untersuchungen sind daher meist nicht erforderlich, insbesondere wenn die Grunderkrankung ausreichend diagnostiziert worden ist. Problematisch ist dagegen die Diagnose niedrig-maligner Lymphome in Abgrenzung von reaktiv-entzündlichen lymphozytären Pleozytosen. Hier hilft häufig nur der immunzytologische Nachweis einer monoklonalen Zellpopulation weiter (zur Differenzierung von entzündlichen Liquorzellsyndromen ▷ Tabelle 1.11). Die Zellstruktur der Tumorzellen im Liquor gibt gelegentlich bereits wichtige artdiagnostische Hinweise durch das Vorliegen großer transformierter Lymphozyten und Plasmazellen oder Plasmoblasten, polymorpher Immunoblasten oder gelappt-kerniger zentroblastischer Zellen. Primäre ZNS-Lymphome sind praktisch ausschließlich Non-Hodgkin-Lymphome und überwiegend B-Zell-Typen.

Tabelle 1.11. Immunzytologische Differenzierung von Lymphomen und entzündlichen Erkrankungen (nach Wick, 1992)

ZNS-Befall bei Lymphomen niedrigen Malignitätsgrades	Entzündliche ZNS-Erkrankungen mit lymphozytärer Pleozytose
T-Zell-Lymphome	
reife T-Zellen CD 4 *oder* CD 8	ca. 80–100 % reife T-Zellen möglich CD 4/CD 8 = 1,8–9,4
ca e: Maskierung durch entzündliche Reizpleozytose	*ca e:* HIV-Enzephalitis CD 4/CD 8 = < 1
B-Zell-Lymphome	
überwiegend monoklonale B-Zellen mit ϰ *oder* λ evtl. CD 5 pos.	ca. bis 20 % oligoklonale B-Zellen ϰ/λ = ca. 2
ca e: Maskierung durch entzündliche Reizpleozytose	

Literatur

1.–4. Weiterführende Literatur (▷ S. 114)

5. Boogerd W, Vroom THM, Van Heerde P et al. (1988) CSF cytology versus immunocytochemistry in meningeal carcinomatosis. J Neurol Neurosurg Psychiatry 51: 142–145

6. Grisold W, Weiss R, Jellinger K (1983) Klinik und zytologische Diagnostik der meningealen Neoplasien. In: von Heyden HW, Krauseneck P (Hrsg) Hirnmetastasen. Zuckschwerdt, München Bern Wien, S 49–79

7. Hohlfeld R, Schwendemann G, Schwarz A et al. (1986) Typisierung von Liquorzellen mit monoklonalen Antikörpern. In: Kölmel HW (Hrsg) Zytologie des Liquor cerebrospinalis. VCH, Weinheim, S 85–90

8. Jellinger K, Grisold W, Weiss R (1986) Zytologische Differenzierung von Malignomzellen des Liquor cerebrospinalis. In: Kölmel HW (Hrsg) Zytologie des Liquor cerebrospinalis. VCH, Weinheim, S 137–175

9. Kölmel HW (1979) Meningitis und Liquorzytologie. Nervenarzt 50: 5–9

10. Kranz BR, Thiel E, Thierfelder S (1986) ZNS-Befall bei lymphohämatopoetischen Neoplasien: Inzidenz und immunzytologischer Nachweis im Liquor. In: Kölmel HW (Hrsg) Zytologie des Liquor cerebrospinalis. VCH, Weinheim, S 101–128

11. Oehmichen M (1986) Liquormakrophagen und Blutmonozyten. In: Kölmel HW (Hrsg) Zytologie des Liquor cerebrospinalis. VCH, Weinheim, S 43–54

12. Wick M, Fateh-Moghadam A (1992) Liquordiagnostik. In: Pongratz DE (Hrsg) Klinische Neurologie. Urban & Schwarzenberg, München Wien Baltimore, S 136–156

13. Wiethölter H, Oehmichen M (1984) Liquorzytologie. In: Gänshirt H, Berlit P, Haack G (Hrsg) Akute entzündliche Erkrankungen des Zentralnervensystems und seiner Hüllen. Perimed, Erlangen, S 182–186

14. Wurster U (1986) Enzymzytochemische Identifizierung von Monozyten und T-Lymphozyten mit der alpha-Naphthylazetatesterase (ANAE) Färbung. In: Kölmel HW (Hrsg) Zytologie des Liquor cerebrospinalis. VCH, Weinheim, S 71–84

15. Wurster U, Stark E, Engelhardt P (1984) Liquorzytologie und kombinierte Zentrifugation und Zytozentrifugation im Vergleich zur Sedimentation und Membranfiltration. Ärztl Lab 30: 184–188

Entzündliche Erkrankungen

H. Wiethölter

Weiterführende Literatur

1. Adams JH, Duchen LW (eds) (1992) Greenfield's neuropathology. 5. ed Arnold, London Melbourne Auckland
2. Booss J, Esiri MM (1986) Viral encephalitis – Pathology, diagnosis and management. Blackwell, Oxford London Edinburgh
3. Brandt T, Dichgans J, Diener HC (Hrsg) (1993) Therapie und Verlauf neurologischer Erkrankungen. Kohlhammer, Stuttgart Berlin Köln
4. Harris AA (ed)(1988) Handbook of clinical neurology, vol 8 (52): Microbial disease. Elsevier, Amsterdam
5. Parsons M (1988) Tuberculous meningitis. A handbook for clinicians. Oxford Univ Press, New York
6. Scheld WM, Whitley RJ, Durack DT (eds)(1991) Infections of the central nervous system. Raven, New York
7. Schlossberg D (1990) Infections of the nervous system. Springer, Berlin Heidelberg New York Tokyo

Klassifikation

Entzündungen äußern sich am Zentralnervensystem in gleicher Weise wie an anderen Körperorganen durch Auftreten von Granulozyten und immunkompetenten Zellen, die sich auf einen chemotaktischen, physikalischen Reiz oder bei einer Komplementaktivierung als Reiz auf Erreger oder unbelebte Fremdstoffe im nervösen Gewebe, in der Regel perivaskulär, anreichern. Je nach Reiz und Immunitätslage wechselt das Gewebsmuster von der akuten Störung der Blut-Hirn-Schranke zu den unterschiedlichen Formen der Infiltratzellen von neutrophilen Granulozyten über lymphozytäre, lymphomonozytäre, lymphoplasmazelluläre Infiltrate bis zu den spezifischen Formen granulomatöser Entzündungen. Die naheliegende Gliederung nach der Ätiologie ist problematisch, da insbesondere im Bereich der viral bedingten Infektionen ein ätiologischer Nachweis nur selten gelingt. Außerdem sind pathogenetische Mechanismen nicht überall so gut geklärt, daß sie zur Grundlage einer Klassifikation gemacht werden könnten. Die üblichen und auch hier verwandten Klassifikationsversuche stellen daher einen Kompromiß aus verschiedenen Einteilungskriterien dar, bei dem das diagnostische Vorgehen des Morphologen die Leitlinie bildet:

- Meningitiden,
- spezifische und granulomatöse Meningoenzephalitiden,
- durch Viren, Immunreaktionen oder Erregertoxine bedingte Entzündungen vom disseminierten Verteilungstyp,
- lokal akzentuierte Enzephalomyelitiden,
- Polioenzephalomyelitiden,
- Leukoenzephalitiden,
- Panenzephalitiden.

Schwierigkeiten der Gliederung zeigen sich z.B. bei der Zuordnung der Neurolues, die unter den spezifischen Meningoenzephalitiden abgehandelt wird, obwohl z.B. die progressive Paralyse zur Gruppe der Polioenzephalitiden gehört. Die gemeinsame Ätiologie legt allerdings das hier gewählte Vorgehen nahe.

Innerhalb der topographisch bestimmten Grobgliederung erfolgt die Untergliederung teils nach ätiologischen Gesichtspunkten (Eitererreger, Viren), teils aufgrund bestimmter histologischer Charakteristika (z.B. perivenöse Enzephalitis oder nekrotisierende Enzephalitis). Vielfach kann der gleiche Erreger, je nach Reaktionslage des individuellen Organismus, zu unterschiedlichen Manifestationsformen führen.

Hinter der lokalisatorischen Unterscheidung von Polio- und Leukoenzephalitiden stand früher die Tendenz, die erstgenannte Enzephalitisform als viral bedingt aufzufassen, bei der Leukoenzephalitis aber – im Sinne einer para- bzw. postinfektiösen Enzephalitis – allergische Reaktionen zu unterstellen. Diese Unterteilung wie auch der Schluß aus dem Nachweis von Kerneinschlußkörperchen auf das Vorliegen einer Virusinfektion sind heute nicht mehr haltbar.

Entzündungen der Hüllen des ZNS (Meningitiden)

Eitrig-bakterielle Entzündungen

Anatomische Voraussetzungen, Pathogenese. Überwiegend erreichen bakterielle Infektionen das ZNS über seine Hüllen auf *hämatogenem Wege*, können aber auch von dem das Gehirn umgebenden Knochensystem (Osteomyelitis) mit seinen *Höhlen* (Sinusitis) auf die Dura und Leptomeninx übergreifen. Dies geschieht über kontinuierliche Gefäßverbindungen (z.B. Emissarien), feinste Diskontinuitäten basaler Dura- und Knochenlamellen (z.B. spontane Rhinoliquorrhoe) und entlang der Hirnnerven. Iatrogen entstandene Hirnverletzungen, insbesondere nach *Implantation von Kunststoffmaterialien* (Shunt) sind akut (Hospitalismuskeime) und auch lange Zeit nach der Operation infektionsgefährdet (Staphylococcus epidermidis).

Pachymeningitis purulenta

Die purulente Pachymeningitis stellt eine eitrige, hämorrhagische, fibrinöse Entzündung der Dura mater dar, die als P. externa epidural, P. interna subdural (z. B. subdurales Empyem[47] auch als Folge eines bakteriell infizierten subduralen Hämatoms) oder P. intralamellaris intradural liegen kann. In der Regel greifen lokale osteomyelitische Prozesse auf die Dura über und führen zu Thrombosen von Brückenvenen und Sinus. Wirbelsäulenosteomyelitiden (meistens Staphylococcus aureus oder Salmonella typhii, früher Tuberkulose) können als *spinaler epiduraler Abszeß*[30] absacken oder breiten sich subakut und chronisch über mehrere Segmente aus[54].

Morphologie. Morphologisch entwickelt sich, von frischen phlegmonösen Prozessen mit granulozytärer Infiltration abgesehen, ein granulomatöses Bild mit Fibroblastenwucherungen, Lymphozyten- und Plasmazellinfiltrationen. Die angrenzende Arachnoidea zeigt, soweit sie nicht infiltriert ist, *fibrotische Verklebungen* mit der Pia.

Pachymeningitis hypertrophicans cervicalis

Sie stellt die seltene Sonderform einer unspezifischen (vor allem Trauma) oder spezifischen (Syphilis, Tuberkulose) *chronisch-proliferativen Pachymeningitis* dar, die mit starker Verbreiterung der Dura und einer entsprechenden Einengung des zervikalen Spinalraums einhergeht.

Leptomeningitis purulenta

Definition. Die Leptomeningitis purulenta (eitrige Meningitis, bakterielle Meningitis) ist eine eitrige Entzündung der Hirnhäute mit Beteiligung des Liquor cerebrospinalis[53].

Epidemiologie. Die Inzidenz der akuten bakteriellen Meningitis wird auf 5–10 Fälle pro 100 000 Einwohner geschätzt. 80% etwa treten vor dem 10. Lebensjahr auf[28]. Die häufigsten Erreger sind *Haemophilus influenzae* (30–40%), Meningokokken (20–30%) und Pneumokokken (15–20%). Es folgen Meningitiden durch gramnegative Enterobakterien inkl. Pseudomonas aeruginosa (ca. 10%). Bei ca. 10–30% ist kein Erregernachweis möglich. Die Letalität beträgt für Pneumokokkenmeningitis 20–40%, Hämophilus-influenzae-Meningitis 5–15% und für die Meningokokkenmeningitis 5–30%[71].

Pathogenese. Der Liquorraum bietet günstige Wachstumsbedingungen für Eitererreger und begünstigt durch den Liquorfluß eine rasche Ausbreitung im gesamten äußeren und inneren Liquorraum. Der Verlauf kann perakut, akut, subakut, selten auch chronisch sein und ist durch die Art des Erregers und die Abwehrlage des Organismus bestimmt. Prädiktoren für einen ungünstigen Verlauf der Erkrankung sind Patientenalter, zurückliegende oder begleitende Krankheit, hohe Erregerdichte im Liquor zum Zeitpunkt der Diagnosestellung, Art des Erregers, lange Krankheitsdauer vor Therapiebeginn[15].

Abhängig von der Virulenz der Erreger (Kapselbildung, Oberflächenantigene) ist nach Liquorinvasion mit einer erheblichen *Störung der Blut-Hirn-Schranke* durch Separation der „tight junctions" in den Kapillaren zu rechnen, d. h. mit Eiweiß- und Immunglobulinerhöhung, *neutrophiler Pleozytose* (vermutlich über Komplementaktivierung durch Lipopolysaccharide der Bakterienwände, aber auch durch Interleukin 1 und Tumornekrosefaktor), Laktaterhöhung, Glukoseerniedrigung und einem zunehmenden Hirnödem[73].

Klinik. Kopfschmerzen, Meningismus (gering oder fehlend bei Kindern), Erbrechen, Lichtscheu, Fieber und Bewußtseinsstörungen, seltener Hirnnervensymptome, stehen im Vordergrund. Der Liquorbefund zeigt typischerweise eine Pleozytose über 3000/3 Zellen überwiegend neutrophiler Granulozyten. Bei suffizienter antibiotischer Therapie bilden sich klinische Symptome und Pleozytose innerhalb weniger Tage zurück. Der Anteil der Lymphozyten, später Monozyten, nimmt zu und bleibt bis zu Wochen bestimmend.

Morphologie. Bei den perakut zum Tode führenden Fällen läßt sich makroskopisch lediglich eine Rötung der Leptomeningen mit Gefäßinjektion und Hydrops der Liquorräume nachweisen. Kommt es im Rahmen einer Meningokokkenmeningitis zu einem *Waterhouse-Friderichsen-Syndrom*[10] mit Nebennierenblutungen oder generalisierter hämorrhagischer Diathese, kann innerhalb von Stunden nach Krankheitsbeginn der Tod eintreten. Selbst bei mikroskopischer Untersuchung sind vielfach nur beginnende Leukozyteneinwanderungen in die Gefäßwand und in die unmittelbare Nachbarschaft der Leptomeningealgefäße nachweisbar.

Üblicherweise sind bei akuten Meningitiden entweder Großhirnrinde *(Haubenmeningitis)* oder die basalen Häute bzw. Zisternenwände *(basale Meningitis)* von gelblich-weißem Eiter bedeckt (Abb. 1.56 b). Im Frühstadium vielfach nur entlang der großen Venen als gelbliche Einscheidungen, die teilweise lediglich Ausdruck von Fibrinausfällungen sein können.

> Vor allem Pneumokokken- und Meningokokkeninfektionen neigen zu fibrinösen Veränderungen. Pneumokokken und Haemophilus influenzae verursachen vornehmlich Haubenmeningitiden.

Mikroskopisch herrschen in den Frühstadien Granulozyten vor. Bakterien liegen intra- und extrazellulär. Im Gegensatz zu den aufliegenden entzündlichen Veränderungen ist der darunterliegende Kortex nur von wenigen Granulozyten infiltriert. Er ist aber spongiform ödematös aufgequollen.

Nach 2–3 Tagen verschwinden die neutrophilen Granulozyten sowie Lymphozyten und Plasmazellen treten auf, zusammen mit Fibrin und Makrophagen. Einige kleine Blutgefäße zeigen eine *fibrinoide Nekrose und Thrombose.* Folge der vaskulären Thrombose sind kleine kortikale Nekroseherde. *Vaskulitiden*[56] und fibrinöse sowie hyaline Thromben finden sich bevorzugt bei der Meningokokken- und Pneumokokkenmeningitis (Abb. 1.56 c). In Spätstadien können leichte subpiale Fasergliosen und fibrotische Verdickungen der Leptomeningen ebenso wie eine *Epen-*

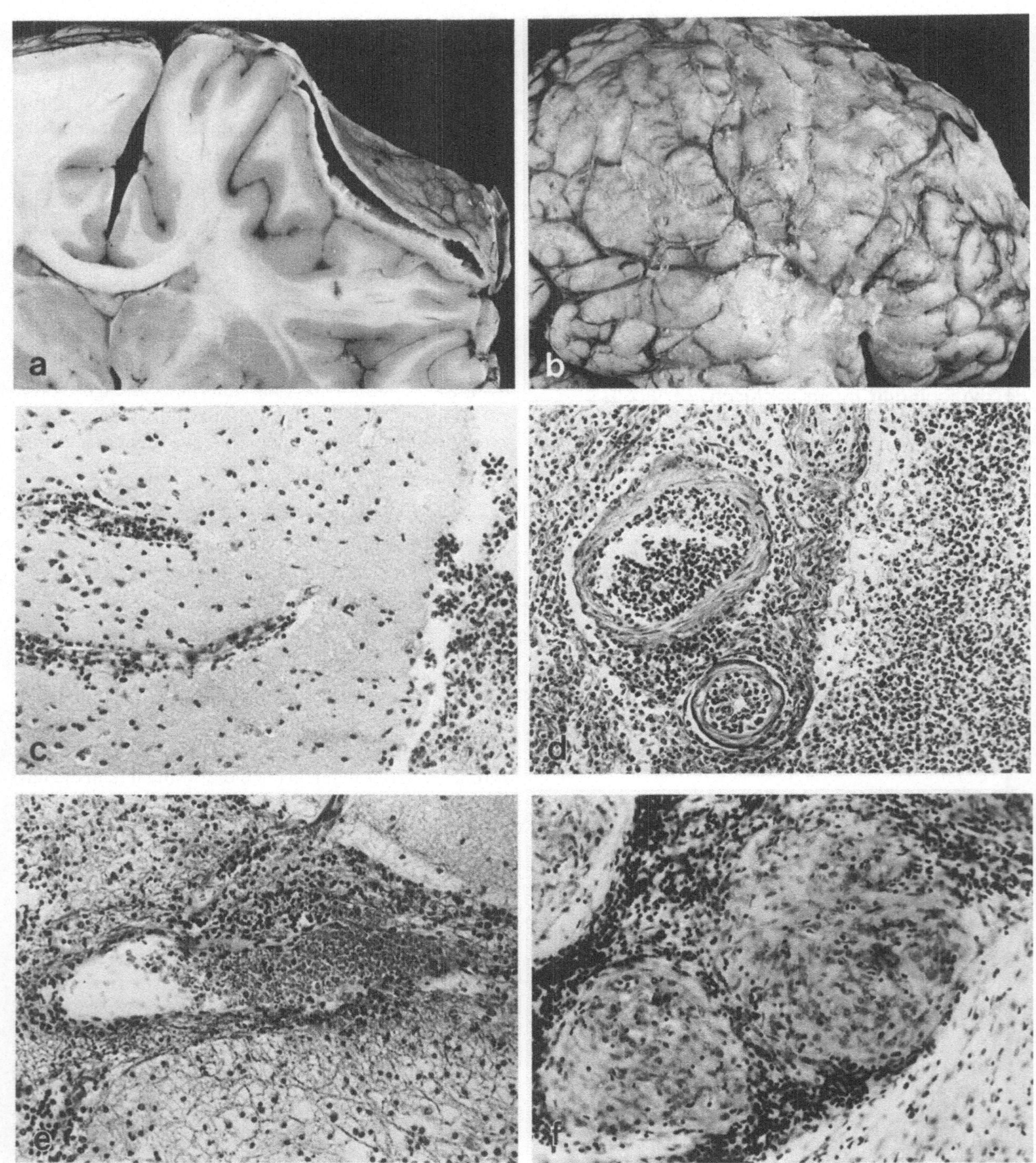

Abb. 1.56. a Subdurales Empyem mit Einbuchtung der Rindenoberfläche. **b** Eitrige Meningitis. **c** Eitrige Meningitis mit Übergreifen der neutrophilgranulozytären Infiltration auf die Piagefäße. **d** Eitrige Meningitis mit beginnender Thrombosierung leptomeningealer Gefäße. **e** Eitrige Meningitis mit dichter fibrinöser Gespinstbildung im Subarachnoidalraum. **f** Listeriosemeningoenzephalitis mit Granulomknötchen, die von Lymphozyteninfiltraten umgeben werden

dymitis granularis auf eine abgelaufene Meningitis schließen lassen. Je nach zeitlichem Abstand von den akuten Erscheinungen finden sich noch mononukleäre Phagozyten, einzelne Lymphozyten und Plasmazellen im Liquorraum. Die Beobachtung erheblicher Intimaverdickungen bei Kindern nach mehrtägigem Verlauf einer eitrigen Meningitis kann – neben anderen Kriterien – entsprechende Gefäßwandschäden bei jungen Erwachsenen als Residuum einer vorangegangenen Meningitis erklären.

Komplikationen. *Thrombophlebitis und Vaskulitis:* Durch ein Übergreifen der Entzündung auf die in den Leptomeningen verlaufenden Gefäße (Abb. 1.56 d) besteht die Gefahr einer Thrombophlebitis vor allem der großen dorsalen Brückenvenen bis hin zur *Sinusthrombose.* Eine zerebrale Arteritis (60 % der berichteten Fälle bei Haemophilus influenzae) kann zu fokalen Ischämien und Infarzierungen, bei Befall der Gefäße des basalen Gefäßkranzes zu großflächigen *Infarzierungen* führen[53].

Aquäduktverschlüsse, Hydrocephalus occlusus internus: Im Reparationsstadium können die physiologischen Durchtrittsstellen des Liquors aus dem Ventrikelsystem in die äußeren Liquorräume durch fibrinöse Verklebungen (Abb. 1.56 e) verschlossen werden oder – seltener – Aufbrüche der Ependymzellen mit Wucherungen der subependymalen Glia (Ependymitis granularis) den Aquädukt verschließen und durch Behinderung des Liquorabflusses einen *Hydrocephalus internus occlusus* (bei 20 % der Meningitiden der Neugeborenen) verursachen.

Sterile subdurale Effusionen entwickeln sich bei etwa 25 % kindlicher Meningitiden. Sie bilden sich komplikationslos zurück.

Granulomatöse Entzündungsreaktionen treten neben der basal akzentuierten Meningitis als Sonderform bei der seltenen Listerienmeningitis auf (Abb. 1.56 f).

Akute abakterielle Meningitiden

Synonyme: Lymphozytäre Meningitis (nicht immer zutreffend, da stadienabhängig andere Zellpopulationen vorherrschen können); aseptische Meningitis (schließt auch mechanische und chemisch verursachte Meningitis ein); seröse Meningitis (stadienabhängig, zum Teil auch als Ausdruck für eine lokale Begleitreaktion verwandt); sympathische Meningitis (Nachbarschaftsreaktion).

Ätiologie. Die Ursache ist in aller Regel eine Virusinfektion, auch wenn ein positiver Virusnachweis aus technisch-methodischen Gründen nur bei 20 % möglich ist[81]. Die häufigsten in Europa nachgewiesenen Erreger sind: *Coxsackie-, Echo- und Mumpsviren.*

Klinik. Das klinische Bild entspricht einer akuten fieberhaften Erkrankung mit Kopfschmerzen, Meningismus und häufig Erbrechen. Allgemeinsymptome wie Müdigkeit, Schläfrigkeit und Irritabilität treten auf. Neurologische Ausfälle sind selten und weisen auf eine enzephalitische Beteiligung hin.

Der typische Verlauf ist benigne und umfaßt 10–14 Tage (ca. 90 %), unabhängig von der Schwere der Erkrankung und den Erregern. Etwa 10 % verlaufen protrahiert, Residualsymptome (z. B. Hydrozephalus als Folge einer Ependymitis mit Verklebungen) sind selten und Todesfälle rar.

> Das Liquorzellbild wird von einer lymphozytären Pleozytose bestimmt, in den ganz akuten Phasen, untermischt mit neutrophilen Granulozyten, nach einigen Tagen aber begleitet von stimulierten Lymphozyten, Plasmazellen und Monozyten. Die Zellzahlen erreichen gewöhnlich nicht das Ausmaß der eitrigen Meningitiden, sondern bewegen sich zwischen einigen 100/3.

Als Mollaret-Meningitis wird eine rezidivierende lymphomonozytäre Meningitis bezeichnet, die abrupt einsetzt und nur wenige Tage dauert mit symptomfreien Intervallen. Die Ursache ist ungeklärt, obwohl Epstein-Barr- und Herpes-simplex-Viren[69] gelegentlich nachgewiesen wurden.

Pathologisch-anatomisch ist die abakterielle Meningitis in vielen Fällen von einer leichten enzephalitischen Reaktion begleitet, Parenchymschädigungen sind jedoch selten. Auch Gefäßthrombosen und Komplikationen wie bei den bakteriellen Meningitiden fehlen meist.

Chronische Arachnopathien

Als Folge bakterieller und abakterieller Meningitiden, aber auch nach Blutungen, operativen Eingriffen oder nach Ruptur von Epidermoidzysten kann es zu *fibrotischen Leptomeningealverdickungen* kommen, die diffus oder lokalisiert und dann vielfach zystisch auftreten. Zystische Arachnopathien können nach frühkindlichen Läsionen zu *Hirngewebsverdrängungen* führen (keine Nekrose oder Vernarbungszeichen in der Rinde!). Sie können auch die Nervi optici durch Druckwirkung der fibrotischen Nervenscheiden schädigen und zu Funktionsstörungen führen, die dann als *Arachnopathia opticochiasmatica* bezeichnet wird. Es handelt sich hierbei nicht um eine ätiologisch scharf umrissene Krankheitsentität. Ursache chronischer Arachnopathien können auch eine Lues cerebrospinalis oder eine Vaskulitis[46] im Rahmen einer Panarteriitis nodosa sein.

Spezifische und granulomatöse Meningoenzephalitiden

Tuberkulose

Tuberkulöse Meningoenzephalitis
Synonym: Meningitis tuberculosa

Epidemiologie. Die Morbidität der tuberkulösen Meningitis wird auf 2/100000 Einwohner/Jahr geschätzt. Bedingt durch eine geringe Durchseuchungsrate, seltenere BCG-Impfungen und die Zunahme von AIDS-Erkrankungen sind tuberkulöse Meningitiden wieder häufiger geworden, obwohl die Tuberkulose vielfach klinisch nicht diagnostiziert wird. Etwa 5–10% der AIDS-Erkrankten entwickeln eine aktive Tuberkulose, davon 4–19% mit zerebraler Beteiligung[83]. Zunehmend werden Erkrankungen auch durch *atypische Mykobakterien* verursacht. Unter den Obduktionen finden sich 3,7% Tuberkulosen[68], von denen mehr als 35% zuvor nicht diagnostiziert worden waren.

Ätiologie und Pathogenese. Die tuberkulöse Meningitis wird durch *Mycobacterium tuberculosis hominis* und zunehmend auch durch atypische Mykobakterien verursacht und ist auf eine Erregeraussaat in den Liquorraum zurückzuführen, ausgehend von kleinen, meningealen, an der Hirnoberfläche oder an Gefäßwänden und im Plexus chorioideus gelegenen, kleinen verkästen Granulomen (sog. *Rich-Fokus*), aus denen es später je nach Immunitätslage zum Einbruch in den Subarachnoidalraum und zur floriden tuberkulösen Meningitis kommt. Die Granulome entstehen durch *hämatogene Streuung* bei *Miliartuberkulose* (ca. 70% der tuberkulösen Meningitiden bei Kindern und ca. 50% bei Erwachsenen) oder chronischer Organtuberkulose. Sehr selten ist die Meningitis Folge einer direkten Ausbreitung von einer tuberkulösen Spondylitis oder Otitis.

Klinik, Verlauf. Im Verlauf der Erkrankungen lassen sich 3 klinische Stadien einer meist über Wochen bis Monate chronisch schleichend, selten akut innerhalb weniger Tage (bei Kindern bis 50%, bei Erwachsenen 50%) verlaufenden tuberkulösen Meningitis unterscheiden[83]:

Stadium 1: Prodromalstadium ohne neurologische Ausfälle mit allgemeiner Mattigkeit, erhöhter Reizbarkeit und Kopfschmerzen.
Stadium 2: Meningeale Zeichen, geringe Bewußtseinsstörung oder geringe neurologische Ausfälle vor allem von seiten der *basalen Hirnnerven* (Fazialisparesen, Sehstörungen).
Stadium 3: Schwere Bewußtseinsstörungen, epileptische Anfälle, deutliche herdneurologische Ausfälle (z. B. Hemiparese).

Der Liquor ist typischerweise mit gemischtzelliger Pleozytose bis zu einigen 100/3 Zellen mit Eiweißerhöhung und Zuckererniedrigung auf unter 40% des Blutzuckerwertes verändert.

Inzwischen stehen Verfahren zum „*Polymerase-chain-reaction*"*(PCR)-Nachweis* im Liquor zur Verfügung.

Unbehandelt führt die tuberkulöse Meningitis in der Regel innerhalb von 5–8 Wochen zum Tode. Unter tuberkulostatischer Therapie liegt die Letalität bei 15–40% (50–60% in der Altersgruppe über 50 Jahre)[55]. *Neurologische Residuen* wie Hydrozephalus, Hemiparesen, Hirnnervenausfälle und epileptische Anfälle verbleiben in 30–45%.

Morphologie

Die entzündlichen Veränderungen betreffen vorwiegend die basalen Zisternen (Abb. 1.57 a) unter Einschluß der Sehnerven, der Infundibularregion und der Hirnschenkel sowie der Brücke.

Es bilden sich grau-grünlich verfärbte sulzige *Schwarten* (Abb. 1.57 b), die sich in den Subarachnoidalräumen an der Medialseite der Temporallappen bis zur Insel ausbreiten können. Die Hirnkonvexität bleibt in der Regel frei.

Mikroskopisch finden sich Granulome mit *Verkäsungen*, die von dichtliegenden Epitheloidzellen umgeben werden, wobei sich *Langhans-Riesenzellen* gerade an den Nekroserändern häufen (Abb. 1.57 c). In den peripheren Infiltratregionen herrschen Lymphozyten, nicht selten aber auch in größerer Zahl neutrophile Granulozyten vor.

Von besonderer Bedeutung sind die ausgeprägten entzündlichen Veränderungen an den Gefäßen, die durch die basalen Zisternen ziehen (Abb. 1.57 d).

Die Arterien sind massiv entzündlich besonders in Adventitia und Intima infiltriert, nicht selten auch in Form einer *Panarteriitis* mit erheblichen proliferativen Intimaverdickungen und entsprechend starker Lumeneinengung[38]. Riesenzellen können auch innerhalb der Intimaproliferate beobachtet werden. Die *Venen sind in 30% thrombosiert.* Infiltrate greifen auch auf die Hirnnerven über.

Thrombophlebitiden und Arteriitiden ziehen erhebliche Kreislaufstörungen im Versorgungsgebiet der großen basalen Arterien nach sich (Abb. 1.57 e).

Im übrigen dehnen sich entzündliche Infiltrate auch von den Piagefäßen unmittelbar auf das Hirngewebe

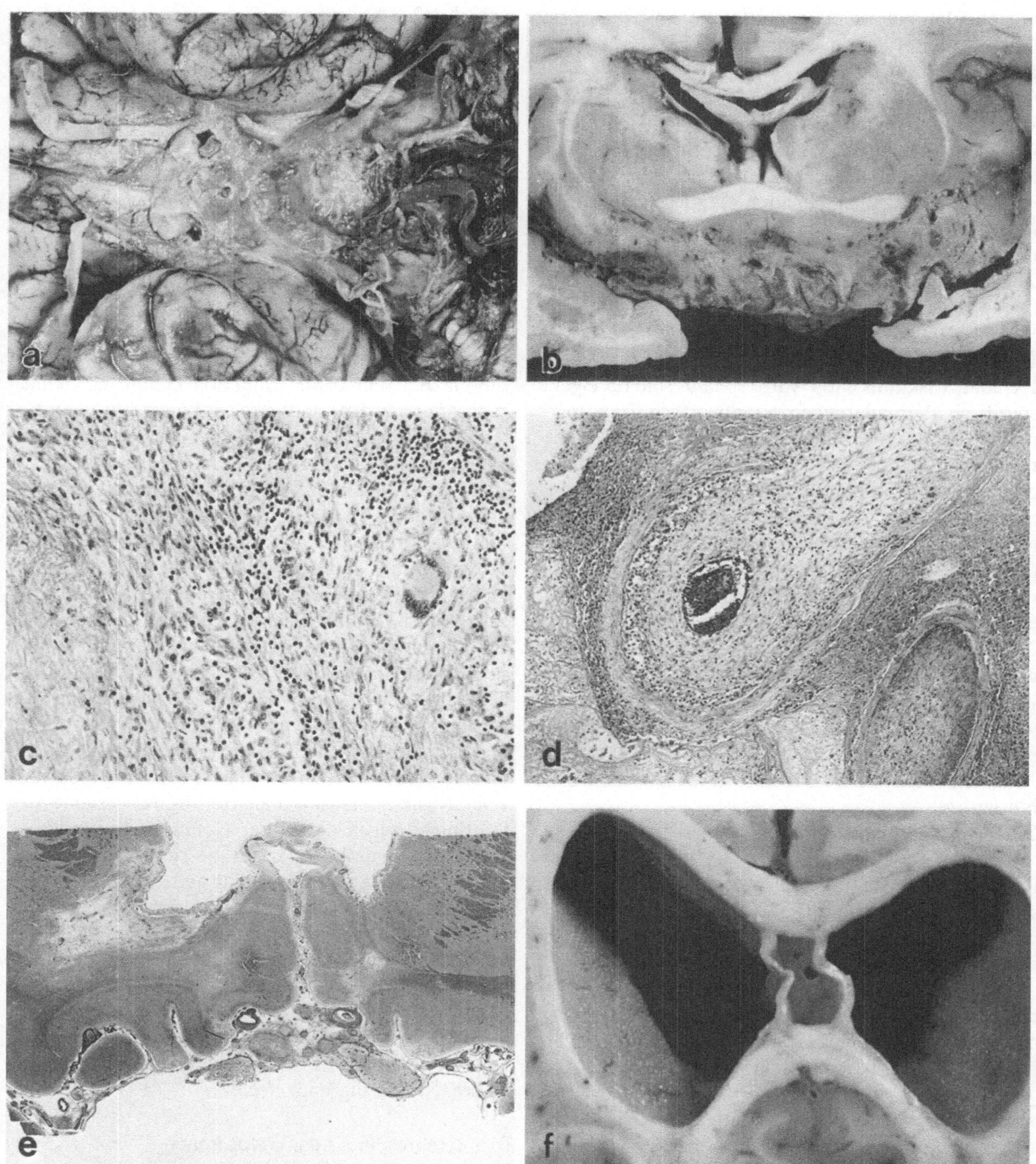

Abb. 1.57. a Tuberkulöse Meningoenzephalitis mit Schwartenbildung um die basalen Hirnnerven und die Sehnervenkreuzung. **b** Tuberkulöse Meningoenzephalitis mit Verschwartung der basalen Leptomeningen und Übergreifen des entzündlichen Prozesses auf die basalen Rindenregionen. **c** Verkäsungsrand bei tuberkulöser Meningoenzephalitis. *Links* Nekrose, *in der Mitte* Epitheloidzellinfiltration, *rechts* Langhans-Riesenzelle. **d** Panarteriitis innerhalb der tuberkulösen Leptomeningitis mit starker Lumeneinengung durch Intimaproliferate. **e** Tuberkulöse Meningoenzephalitis mit schweren basalen Arteriitiden und sekundären Kreislaufstörungen am Boden der Seitenventrikel. **f** Ependymitis granularis nach tuberkulöser Meningoenzephalitis

aus. In unbehandelten Fällen kann man mit der *Ziehl-Neelsen-Färbung* säurefeste Stäbchen nachweisen. Unter tuberkulostatischer Behandlung treten Lymphozyten und Plasmazellen zurück und machen zunehmend Makrophagen Platz. Während der Vernarbungsvorgänge kann es zur *Ependymitis granularis* und zu Aquäduktverschlüssen kommen mit der Folge eines *Hydrocephalus internus* (Abb. 1.57 f).

Tuberkulome

Tuberkulome bilden sich ebenfalls aus *Rich-Foci,* die bei entsprechender Immunitätslage nicht in den Subarachnoidalraum hinein rupturieren, sondern sich zu einer Raumforderung unterschiedlicher Größe und Lokalisation entwickeln.

Mikroskopisch ist eine *zentrale Verkäsung* umgeben von Epitheloidzellen und einem, im Vergleich zur tuberkulösen Meningitis wesentlich geringer ausgeprägten entzündlichen Infiltrat aus Lymphozyten und gelegentlich Plasmazellen; bei ausgeprägter *Bindegewebskapselbildung* in Verbindung mit starker Kapillarproliferation in der Kapselregion. Nur in 10 % lassen sich Zeichen einer abgelaufenen tuberkulösen Meningitis finden[41].

Tuberkulöse Enzephalopathie

Exsudat, Vaskulitis und Hydrozephalus sind für eigene spezifische Veränderungen verantwortlich. Eine sogenannte „Randzonenenzephalitis" beschreibt Gewebsreaktionen, die neben dicken adhärenten Exsudaten gesehen werden: Hirnerweichungsherde mit Astrozyten, Mikroglia und Entzündungsreaktionen, gelegentlich mit hämorrhagischer Infarzierung als Folge thrombosierter Gefäße innerhalb des Exsudates.

Als *tuberkulöse Enzephalopathie* bezeichnet man eine Entität mit zerebralem Ödem, *perivaskulärer Demyelinisierung* oder *hämorrhagischer Leukenzephalopathie,* die in der Tiefe des Markes weit entfernt von Vaskulitis oder Exsudaten gesehen werden. Vermutlich liegt diesem Krankheitsbild eine *parainfektiöse,* allergisch-hyperergische Enzephalitis[74] zugrunde.

Neurolues

Synonym: Neurosyphilis

Definition. Der Begriff Neurolues umfaßt alle klinischen und Laborbefunde infolge Ausbreitung des *Treponema pallidum* in Gehirn, Rückenmark, Nervenwurzeln und Meningen.

Epidemiologie. Die Prävalenzrate für die Neurolues beträgt 16,7/100 000 der Gesamtbevölkerung bei einer Inzidenzrate von 1/100 000/Jahr.

Ätiologie und Pathogenese. Zu unterscheiden sind die konnatalen und die während des Lebens erworbenen Infektionen. Beide können zu zentralnervösen Erkrankungsformen mit meningealer, vaskulärer oder parenchymatöser Manifestation führen.

Nach der *Primäraffektion* auf dem Lymphweg folgt der Übertritt der Treponemen in das Blut. Etwa 6–12 Wochen nach der Exposition kommt es zum *Sekundärstadium* der Lues als Ausdruck einer Generalisation. Von allen luisch infizierten, aber unbehandelten Kranken entwickeln 5–10 % eine Neurolues. 1–2 % machen im Sekundärstadium eine *akute frühluische Meningitis* oder Meningoenzephalitis mit entsprechenden entzündlichen Liquorbefunden bis zu 5 Jahren post infectionem durch[58].

Nach mehrjährigem symptomlosen oder zumindest -armen Intervall tritt als *Tertiärform* die *Lues cerebro-*

spinalis (2–3 %) mit spezifisch granulomatösen Entzündungen an den Leptomeningen und den Hirngefäßen, die primäre Polioenzephalitis als *progressive Paralyse* (2–5 %) und/oder die *Tabes dorsalis* (1–5 %) auf. Manifestationszeiten für die Lues cerebrospinalis sind das 5.–10. Jahr nach Infektion, für die progressive Paralyse ab 8.–15. Jahr und die Tabes dorsalis ab dem 10.–20. Jahr nach Infektion[31]. Sowohl progressive Paralyse als auch Tabes dorsalis sind inzwischen extrem selten geworden.

Konnatale Lues

Treponemen können erst in der Fetalzeit die Plazentaschranke überwinden und zu einer Infektion des Feten führen. Bei sehr früher Infektion kommt es vielfach zum *Abort.* In 8 % mütterlicher Luesinfektionen treten Zeichen einer Neurolues beim Neugeborenen auf, im Kleinkindesalter sind es bereits 16 %. Ein früher ZNS-Befall geht mit *Hemmungsmißbildungen* wie *Mikrogyrie* oder *Porenzephalie* einher. Später entwickelt sich eine chronische Lues cerebrospinalis mit Hirnnervensymptomen und Entwicklung eines Hydrocephalus internus als Folge der *basal akzentuierten Entzündung.* Entzündliche Veränderungen können schließlich auf Arterien und intrazerebrale Gefäße übergreifen. Man sieht *Mikrogummata* mit zentralen Nekrosen und einer großen Zahl *vielkerniger Riesenzellen* neben vorwiegend plasmazellulären Infiltraten (Abb. 1.58 a). Diese *gummösen Gefäßwandveränderungen können sich auf einen kleinen Sektor der Gefäßwand beschränken oder im Sinne einer* Panarteriitis das gesamte Gefäß durchdringen. Folge der Gefäßwandveränderungen sind anämische Infarkte, die sich klinisch durch Lähmungen oder Krampfanfälle äußern.

Die primär-luetische Enzephalitis in Form einer *juvenilen progressiven Paralyse* tritt vorwiegend zwischen dem 10. und 15. Lebensjahr auf. Im Vordergrund steht die progressive Demenz mit Optikusatrophien, lichtstarren Pupillen, Areflexie und Ataxie.

Der *Schwerhörigkeit* kann eine Neurolabyrinthitis, labyrintäre Arteriitis oder Polioenzephalitis mit nukleärer Läsion zugrunde liegen[32].

Lues cerebrospinalis der Erwachsenen (meningovaskuläre Lues)

> Bei der acquirierten Lues steht die meningovaskuläre Manifestationsform (Lues cerebrospinalis) ganz im Vordergrund.

Im Gegensatz zu der während des Generalisationsstadiums auftretenden frühluischen Meningitis, die auch unbehandelt nach wenigen Wochen abheilt, führt die Lues cerebrospinalis des Tertiärstadiums zu erheblichen Gefäßwandveränderungen. Der entzündliche Prozeß ist vor allem in den Gefäßprovinzen der A. cerebri media mit ihren lentikulären Endästen und der A. cerebri posterior im Sinne einer *Heubner-Endarte-*

riitis mit Intimaverbreiterung und -infiltraten sowie Adventiainfiltraten lokalisiert. Sie greift gern auch auf subpiale oberflächliche Rindenregionen über *(Typ Nissl-Alzheimer),* was zu Vernarbungen zwischen Pia mater und Membrana limitans führt. Manchmal finden sich auch eine Panarteriitis oder gummöse Wandschädigungen. Thrombosen und Lumenverschlüsse durch die Intimaproliferate mit nachfolgenden Zirkulationsstörungen prägen das klinische Bild. An den größeren Arterien können dadurch *fusiforme Aneurysmen* mit nachfolgend auftretenden Parenchymblutungen entstehen.

Progressive Paralyse

> Bei der progressiven Paralyse handelt es sich um eine primäre Enzephalitis mit Schwerpunkt in der Frontal- und Temporalregion sowie im Neostriatum.

Fortgeschrittene progressive Paralysen werden heute nicht mehr gesehen. Es findet sich eine vornehmlich *frontal betonte Rindenatrophie* unter einer dicken, trüben Arachnoidea. Mikroskopisch ist der Neuronenbestand deutlich gelichtet, die normale laminäre Schichtung der Rinde ist aufgehoben[49]. Es besteht eine lebhafte Wucherung von Mikroglia in Form sogenannter *Stäbchenzellen* (Abb. 1.58 b), eine intensive Astrozytenproliferation und eine allerdings nur spärliche plasmazelluläre Infiltration der Rindenkapillaren. Bei der Eisenreaktion finden sich reichlich eisenhaltige Pigmentablagerungen (sogenanntes *Paralyseeisen,* wichtig als Merkmal im MRI). Wird hauptsächlich eine Hemisphäre oder ein umschriebener Herd betroffen, spricht man von *Lissauer-Herdparalyse.*

Abgesehen von der serologischen Diagnostik beweist der Nachweis von Treponema pallidum im histologischen Schnitt die luetische Natur (Färbung nach Levaditi oder Jahnel).

Tabes dorsalis

Klinik. Die Tabes dorsalis ist die überwiegend spinale Manifestationsform der parenchymatösen Neurolues. Im Vordergrund stehen lanzinierende, in die Beine ausstrahlende Schmerzen, eine Gangataxie, Blasenstörung, Pupillenanomalien und Doppelbilder.

Morphologie. Die Leptomeningen sind vor allem an der Dorsalseite der kaudalen Markabschnitte ab Thorakalmark fibrotisch verdickt und fibroblastenreich. Entzündliche Infiltrate treten demgegenüber stark zurück oder können fehlen. Die Hinterwurzeln sind verschmälert, vielfach grau getönt. Die Markscheiden erweisen sich im Bereich der Hinterwurzeln und der Eintrittszone verschmälert, abgeblaßt oder fehlend (Abb. 1.58 c). Am deutlichsten ist die Markscheidendegeneration im Bereich der längeren Goll-Stränge. In

den entmarkten Regionen besteht eine reaktive Fasergliose. Spirochäten sind seltener nachweisbar als bei der progressiven Paralyse.

Lyme-Borreliose

Synonyme: Garin-Bujadoux-Bannwarth-Syndrom, Erythema-migrans-Borreliose, Lyme disease.

Definition

> Die Spirochäte *Borrelia burgdorferi* ist das ätiologische Agens der durch Zecken, wahrscheinlich auch durch andere Arthropoden übertragenen Lyme-Borreliose, einer Multisystemerkrankung, die sich in verschiedenen klinischen Stadien äußern kann.

Die Lyme-Borreliose ist eine häufige Erkrankung und sehr viel häufiger als die ebenfalls durch Zecken übertragene Frühsommermeningoenzephalitis. Die *Durchseuchung* (Nachweis erhöhter IgG-Antikörper gegen Borrelien) liegt bei 5–10%. Allenfalls 1/10 davon wird manifest krank.

Klinik. Die Lyme-Borreliose läßt sich in 3 Stadien einteilen[70]:
Stadium 1: Erythema migrans.
Stadium 2: Neurologische Manifestationen (Meningoradikulitis, Enzephalitis, selten Myelitis, zerebrale Arteriitis), kardiale Manifestationen, Lymphozytom, Arthralgien, selten Arthritis.
Stadium 3: Arthritis, Akrodermatitis chronica atrophicans, als neurologische Spätmanifestation Enzephalitis und Enzephalomyelitis, Polyneuritis.

Nicht alle Stadien müssen sich manifestieren, sie können sich auch überlappen.

Ätiologie und Pathogenese. Die Pathogenese einer Reihe klinischer Manifestationen der Lyme-Borreliose, insbesondere der Spätmanifestation, ist noch weitgehend unklar. Nach einem Zeckenbiß kann sich lokal ein *Erythema migrans* bilden, das als auf die Haut beschränkte Infektion angesehen werden kann. Im Stadium 2 erfolgt eine Aussaat der Erreger ins Blut mit der Folge unspezifischer Entzündungsreaktionen, vermutlich über Interleukin 1-Freisetzung mit Fieber, Abgeschlagenheit, Appetitlosigkeit, Leukozytose. Es folgt dann die definitive Organmanifestation wie *Karditis, Meningitis oder Enzephalitis.* Die *Meningoradikulitis* entsteht vermutlich durch Ausbreitung der Erreger über die Nerven. Die Borrelien wandern vom Stichort entlang den peripheren Nerven bis zum Liquorraum und führen dort zu einer lokalen Entzündung mit Vaskulitis. Alle Spätmanifestationen sind vermutlich weniger auf direkte Erregerinvasion als vielmehr durch deren immunogene Reaktion bedingt: die Vaskulitis möglicherweise durch eine *Immunkomplexvaskulitis,* die chronische Enzephalomyelitis möglicherweise durch spezifisch *sensibilisierte T-Lymphozyten*[39], die gegen basisches Myelinprotein, Galaktozerebrosid und Ganglioside sensibilisiert sind.

Die Prognose von Stadium-1- und -2-Manifestationen ist überwiegend gut, wenn man von den Herzrhythmusstörungen infolge einer Karditis absieht. Trotz suffizienter Antibiotikatherapie mit Cephalosporinen bleiben manchmal jahrelang Arthralgien, Abgeschlagenheit und Myalgien bestehen *(Post-Borreliose-Syndrom).*

Morphologie. Das histopathologische Bild der Lyme-Borreliose vor allem in ihren späten Stadien entspricht dem Bild einer immunologischen Reaktion auf persistierende Mikroorganismen[60]. Die Histologie zeigt perivaskuläre Infiltrationen von Lymphozyten und Plasmazellen neben einer Reihe von Makrophagen, dendritischen Zellen und Gewebsmastzellen. Selten findet sich eine Nekrose; Riesenzellen oder Granulome gehören nicht zum Bild. In späteren Stadien beherrschen Gefäßwandverbreiterungen, teilweise mit Verschluß, das Bild. In der Haut kommt es zusätzlich zu sklerodermie-ähnlichen Kollagenverbreiterungen.

Über zentral-nervöse Veränderungen ist bislang relativ wenig bekannt. Bei der Meningoradikulitis sind *axonale Degenerationen,* Verlust großer Markfasern, eine *epineurale Perivaskulitis* mit gelegentlicher Gefäßwandinfiltration und Thrombose sowie perikapilläre Plasmazellinfiltrate im Perineurium typische Befunde[76]. Die Meningen sind lymphoplasmazellulär infiltriert.

> Dementsprechend sind die Befunde im Liquor mit lymphomonozytärer Pleozytose von 100–500/3 Zellen, einer ausgeprägten Eiweißerhöhung, vor allem mit intrathekaler Immunglobulinproduktion, besonders IgM, diagnostisch wegweisend.

Einige wenige Fälle einer akuten Enzephalitis beschreiben neben der lymphoplasmazellulären Infiltration der Meningen milde spongiforme Veränderungen des Kortex, perivaskuläre Infiltrate und Mikrogliaknötchen. Die Spirochäten lassen sich mit *Versilberungstechnik* oder immunologisch nachweisen[23]. Histologische Beschreibungen der im Stadium 3 auftretenden chronischen Enzephalomyelitis mit vornehmlich *periventrikulärer Demyelinisierung* (MRI) liegen bislang nicht vor.

Morbus Whipple

Synonyme: Intestinale Lipodystrophie, lipophage Intestinalgranulomatose.

Epidemiologie, Klinik. Zunehmend werden Erkrankungen bekannt, die sich ausschließlich auf das Zentralnervensystem beschränken. Klinisch stehen *Hirnstammsymptome* im Vordergrund mit Sehstörungen, Dysarthrie, vorwiegend orofazialen Myoklonien, Konvergenznystagmus und anderen *Augenmotilitätsstörungen.* Terminal – manchmal einziges Symptom – ist die Entwicklung einer Demenz[20].

Ätiologie und Pathogenese. Die Whipple-Erkrankung ist eine systemische Erkrankung, assoziiert mit einem bislang nicht kultivierbaren Erreger. Neueste Untersuchungen mit Sequenzierungstechniken beschreiben eine grampositive *Aktinomyzete,* der man den Namen *Tropheryma whippelii gen. nov. sp. nov.*[62] gegeben hat. In verschiedenen Geweben sind sie für entzündliche Veränderungen verantwortlich, können von Makrophagen phagozytiert, aber nicht komplett abgebaut werden. In den Makrophagen bleiben PAS-positive, lysosomal gebundene, dicht gepackte Membranreste liegen.

Neuropathologie. Selten können bereits makroskopisch *granulom-ähnliche Knötchen* innerhalb der Rinde oder in der Hypothalamusregion[82] festgestellt werden.

> Mikroskopisch kennzeichnend sind grob-granuläre, sichel- und hakenförmige, stark PAS-positive Einlagerungen in das Zytoplasma von Makrophagen (Abb. 1.61 c) sowie von Zellen des Plexusepithels, des Ependyms (Abb. 1.61 d), der Perizyten, selten auch der Astrozyten als sogenannte *„sickle particle containing cells (SPC)"* oder nach dem alten Namen *Sieracki-Zellen.*

Bei deutlicher Bevorzugung der *ventrikelnahen Regionen,* speziell des 3. Ventrikels, finden sich Anreicherungen dieser Zellen, begleitet von einer entzündlichen Umgebungsreaktion. Die Sieracki-Zellen, liquorzytologisch nachgewiesen, beweisen einen zerebralen M. Whipple.

Elektronenmikroskopisch lassen sich neben den *lysosomalen Membranstrukturen* auch gut erhaltene Stäbchenbakterien beobachten. Offenbar als Ausdruck einer speziellen Immunsituation können auch *sarkoidähnliche Epitheloidzellgranulome* vorkommen, die keine Sieracki-Zellen enthalten.

Sarkoidose (M. Besnier-Boeck-Schaumann)

Die Sarkoidose ist eine *granulomatöse Multisystemerkrankung* ungeklärter Genese. Obwohl alle Organe betroffen sein können, ist die Lunge der Hauptmanifestationsort. Neben einer Beteiligung peripherer und Hirnnerven, insbesondere des N. facialis in seinem Verlauf durch die von der granulomatösen Entzündung betroffene Parotis, kommen auch zentralnervöse Manifestationen (5 %) vor. Betroffen sind vorwiegend die basalen Leptomeningen einschließlich der Infundibularregion und der N. optici, seltener das Gebiet des limbischen Systems.

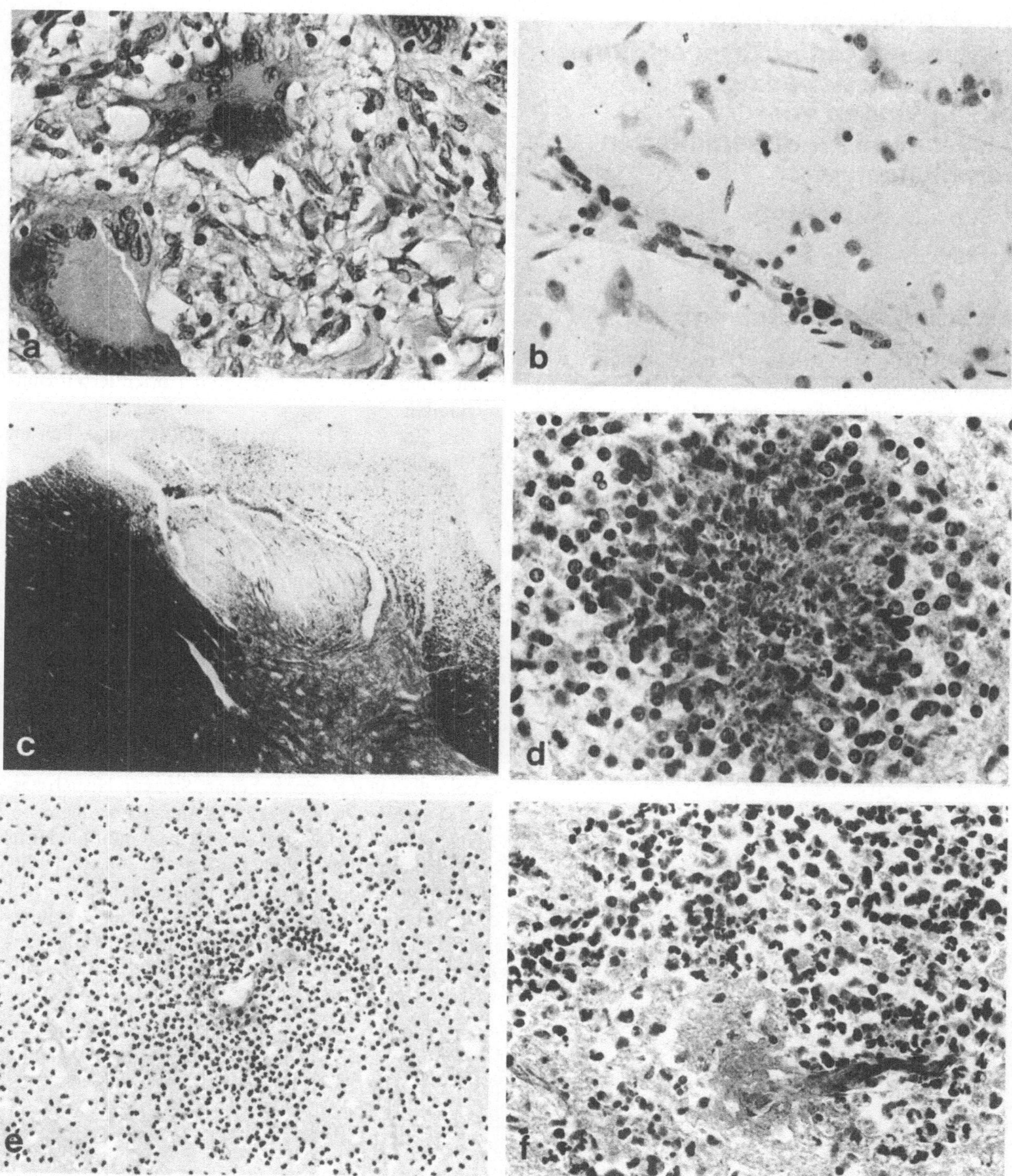

Abb. 1.58. a Mehrkernige Riesenzellen in einem Gumma. **b** Progressive Paralyse mit Nervenzelluntergängen in der Großhirnrinde, Proliferation von Mikrogliazellen und geringgradigen Lymphoplasmazellulären Gefäßwandinfiltraten. **c** Tabes dorsalis mit Entmarkung im Bereich der Hinterwurzeleintrittszonen und der Hinterstränge mit leichter Randentmarkung. **d** Metastatische Herdenzephalitis bei Pilzsepsis. **e** Phlegmonöse Durchsetzung des Marklagers durch neutrophile Granulozyten bei schwerer Schrankenstörung im Rahmen einer Sepsis. **f** Phlegmone in der Umgebung einer kleinen, frisch thrombosierten Vene

Mikroskopisch ist das Bild durch *epitheloidzellige Tuberkel ohne zentrale Verkäsung* geprägt mit lymphomonozytärer Infiltration (B- und T-Lymphozyten; in weniger aktiven Herden sind die T-Zellen seltener) mit Monozyten, Fibroblasten und gelegentlichen Plasmazellen. In den Epitheloidzellen kommen mitunter schwach-doppelbrechende, kristallähnliche Einschlüsse vor *(Schaumann-Körper)*. Auch hyaline, homogene, proteinhaltige Konkremente werden gelegentlich in den Granulomen beobachtet. Selten gewinnen diese tumorähnlichen Charakter. Gelegentlich trifft man auf eine nur geringgradige Beteiligung leptomeningealer Gefäße.

Durch Bakterien, Viren, Immunreaktionen, Erregertoxine oder chemisch bedingte Entzündungen vom unsystematisch-disseminierten Verteilungstyp

Bakteriell-eitrige Entzündungen

Metastatisch-septische Herdenzephalitis

Die metastatisch-septische Herdenzephalitis wird durch *septische Embolie* bei *Endokarditiden* oder anderen Streuherden verursacht. Makroskopisch beschränkt sich der Befund vielfach auf ein leichtes Hirnödem und eine lokale Hyperämie.

Mikroskopisch finden sich neben disseminierten, meist wenig stark ausgeprägten entzündlichen Gefäßwandinfiltraten kleinere Herdchen, die aus neutrophilen Granulozyten, Mikrogliazellen und, je nach Stadium, beigemengten Lymphozyten und reaktiven Astrozyten bestehen (Abb. 1.58 d). Man trifft fließende Übergänge zu *Mikroabszessen* mit zentraler Nekrose bei einem Mantel aus Entzündungszellen und proliferierenden Gliazellen. Die Entzündung ist stets gefäßgebunden. Manchmal sieht man auch an größeren extra- und intrazerebralen Arterien kleine Abszesse in Beziehung zu den Vasa vasorum. Hierdurch können *mykotische Aneurysmen* entstehen.

Phlegmone

Die Hirnphlegmone stellt eine diffuse Ausbreitung der Granulozyten im Hirngewebe, vorwiegend im Mark dar, die von einer schweren Schrankenstörung mit seröser Durchtränkung des Gewebes und Erythrodiapedesen begleitet ist. Wegen des rasch tödlichen Verlaufs kommt es gewöhnlich nicht mehr zu Gliazellreaktionen (Abb. 1.58 e, f).

Hirnabszeß

Pathogenese. Hirnabsesse sind Folge
- einer primären Infektion des Gehirns durch offene Schädelverletzungen oder Operationen (20–30%),
- sekundärer Infektionen des Gehirns durch hämatogen-metastatische Absiedelungen (10–20%),
- einer Fortleitung aus Entzündungen der Nachbarschaftsgewebe (30–60%) oder kryptogenetisch ohne nachweisbaren Fokus (10–20%).

Klinik. Das klinische Bild entspricht den Zeichen einer entzündlichen *Raumforderung* mit Hirndruckzeichen, (Kopfschmerzen, Übelkeit, Erbrechen und Stauungspapille) mit Meningismus, Herdsymptomen und Bewußtseinsstörungen. Seltener sind epileptische Anfälle. Entzündungszeichen im Blut wie Leukozytose und

Blutsenkungsgeschwindigkeitserhöhung weisen ebenso wie ein entzündlicher Liquor auf einen Hirnabszess hin.

Morphologie. Die *lokalen Gewebsnekrosen,* die in Verbindung mit der bakteriellen Infektion und der Granulozytenansammlung entstehen (Abb. 1.59 a), werden bereits nach wenigen Tagen durch eine Umgebungsreaktion abgegrenzt, die durch Kapillarproliferation, Fibroblastenwucherung und Astrozytenproliferation gebildet wird. Später bildet sich ein abgekapselter *Abszeß* mit einem charakteristischen fünf-schichtigen Aufbau[77]:
- ein nekrotisches Zentrum mit eingewanderten Makrophagen,
- Granulationsgewebe mit proliferierenden Fibroblasten und Kapillaren sowie radiär orientierten Blutgefäßen,
- eine Zone mit Lymphozyten und Plasmazellen im Granulationsgewebe,
- dichtes Bindegewebe mit reaktiven Astrozyten,
- ödematöses Gewebe mit reaktiver Gliose (Abb. 1.59 b).

In alten Abszessen kann es zu einer weitgehenden Eintrocknung des Eiters und zu einer *dichten bindegewebigen Kapsel* kommen (Abb. 1.59 c), in der sich mitunter auch *Kalkkonkremente* niederschlagen. Aufgrund experimenteller Untersuchungen[16] läßt sich die in Tabelle 1.12 abgedruckte Abszeßentwicklung zeitlich darstellen.

Lokalisation und Komplikationen. Sitz von Hirnabszessen ist bevorzugt die weiße Substanz. Vor allem bei Lungen- und Leberabszessen sind auch multiple Hirnabszesse möglich. Sie sind zu unterscheiden von mehrkammerigen Solitärabszessen. Die Letalität beträgt 5–20%, bei multiplen Hirnabszessen bis 80%. Häufigste Todesursache sind erhöhter Hirndruck mit Einklemmung und Durchbruch des Abszesses mit Entwicklung eines *Pyozephalus.*

> Häufigste Erreger sind mit 60–70% Streptokokken und 30–60% Bacteroides-Spezies, Enterobakterien sind zu 20–30% beteiligt.

Primär-eitrige, bakteriell bedingte Abszesse können sekundär durch *Pilze* besiedelt werden (Abb. 1.58 d).

Mit Endotoxinwirkung verbundene Infektionen

Diphtherie

Unabhängig von der Lokalisation der Diphtherie (Wund-, Haut- oder Rachendiphtherie) entwickelt sich 8–12 Wochen nach der Infektion als Folge einer *Proteinsynthesehemmung* (Hemmung der Bewegung der Ribosomen entlang der Messenger-RNA) eine vorwiegend *demyelinisierende Neuropathie.* Die Beteiligung der Nervenwurzeln zeigt sich an der *zytoalbu-minären Dissoziation* mit erhöhten Eiweißwerten bei normaler Zellzahl im Liquor.

Botulismus

Das unter anäroben Bedingungen auftretende *Exotoxin* von *Clostridium botulinum,* einem anäroben Sporenbildner, *hemmt die Freisetzung von Azetylcholin* an motorischen und autonomen Nervenendigungen und führt damit zu Paresen und autonomen Innervationsstörungen.

Tetanus
Synonym: Wundstarrkrampf

Klinik, Ätiologie, Pathogenese. Der Tetanus (Wundstarrkrampf) ist eine Intoxikation, hervorgerufen durch ein *Neurotoxin* von *Clostridium tetani,* einem anäroben, sporenbildenden Stäbchen in verunreinigten Wunden. Während der Inkubationszeit von 4 Tagen bis zu Wochen wird das Toxin (von den 2 gebildeten *Exotoxinen Tetanolysin* und *Tetanospasmin* ist nur letzteres in seiner Wirkung bekannt)[40] vor allem von den motorischen Endplatten der α-Motoneurone aufgenommen und über den retrograden axonalen Transport zum Zellkörper gebracht. Im Spinalkanal oder Hirnstamm kann das Toxin *transsynaptisch* in präsynaptisch inhibierende Zellen eindringen und sowohl die Glyzin- als auch die GABA-Freisetzung hemmen.

Morphologie. Die vom Toxin betroffenen Nervenzellen schwellen an und werden chromatolytisch. Sie können unter entsprechenden Gliazellreaktionen zugrunde gehen. Wahrscheinlich als Reaktion auf die Toxinwanderungen sind *Axonschwellungen* einschließlich präsynaptischer *Sphäroidbildungen* zu erklären. In seltenen Fällen kommt es zu disseminierten perivenösen Entmarkungsherden mit entsprechender Gliareaktion vom Typ der *parainfektiösen perivenösen Enzephalitis* (Abb. 1.59 d), möglicherweise aber auch als Reaktion auf eine zu spät erfolgte Immunisierung.

Proto- und metazoenbedingte Entzündungen

Toxoplasmose

Epidemiologie und Erscheinungsformen

> Die Durchseuchung der Bevölkerung in Deutschland mit *Toxoplasma gondii,* dem Erreger der weltweit verbreiteten Toxoplasmose, beträgt in der 4. Lebensdekade etwa 60–80 %. Toxoplasmen, vielfach durch Katzenkot übertragen, erreichen das ZNS hämatogen.

Die *Tachyzoiten* durchbrechen Zellwände und vermehren sich innerhalb der sich dadurch vergrößernden, lichtmikroskopisch grob-granulär erscheinenden Zellen (sog. *Pseudozysten* mit bis zu 14 000 kleinen Toxoplasmen). Die Infektion kann bereits *transplazentar* erfolgen, so daß *konnatale Infektionen* und Erkrankungen des Erwachsenen vorkommen.

Klinik. Die akute Toxoplasmainfektion verläuft bei Personen mit intaktem zellulärem Immunsystem in der Regel klinisch inapparent oder mit milden Symptomen wie Fieber, Lymphadenopathie und Splenomegalie, heilt innerhalb weniger Monate spontan aus und geht in ein chronisches Latenzstadium über.

Dagegen kann beim *abwehrgeschwächten* Patienten (Immunmangelkrankheiten wie z. B. AIDS, unter immunsuppressiver Therapie oder bei malignen Grundkrankheiten) eine reaktivierte latente (in seltenen Fällen neu erworbene Toxoplasmainfektion) zu einer fokalen (mögliche *Abszeßbildung*) oder *diffusen Meningoenzephalitis*, seltener zu einer Enzephalomyelitis führen. Die bunte neurologische Symptomatik in Form von Kopfschmerzen, herdneurologischen Symptomen, epileptischen Anfällen, Somnolenz bis Koma sowie Verwirrtheitszuständen entwickelt sich meist subakut innerhalb von Tagen bis 2 Wochen. Die Letalität liegt trotz adäquater Therapie bei etwa 70 %[44].

Die *konnatale Toxoplasmose* als Folge einer Erstinfektion der Mutter während der Schwangerschaft führt bei 40 % der Säuglinge und Kleinkinder zu Symptomen wie *Chorioretinitis* (70 %), *Mikrozephalie* (20 %), *disseminierten intrakraniellen Verkalkungen* (35 %), *Hydrocephalus occlusus* (20 %), *Epilepsie* (30–40 %) neben Anämie, Exanthem, Pneumonie und Hepatosplenomegalie. Die Letalität beträgt 10 %[26].

Morphologie. *Akute Infektionsphase:* In dieser Phase finden sich vielfach *Vaskulitiden* mit lokalen Entzündungen der Kapillarwände und einer begleitenden Gliaproliferation. In den *Gliaknötchen* können Toxoplasmen in großer Zahl nachgewiesen werden (Abb. 1.59 e).

Chronische Verlaufsformen: Hierbei findet sich ein Mischbild von Gewebsnekrosen und entzündlichen Veränderungen, wobei die durch Toxoplasmen ausgefüllten *Pseudozysten* (Abb. 1.59 f) bevorzugt an den Nekroserändern angetroffen werden. Die Infiltrate sind granulozytär-lymphoplasmazellulär gemischt mit ausgeprägter mikrogliöser und astrozytärer Gliaproliferation. Auch *mehrkernige Riesenzellen* kommen vor. Die entzündlichen Infiltrate finden sich vor allem dort, wo es zu einer Ruptur von Pseudozysten und zu einer frischen Ausstreuung von Toxoplasmen aus den Pseudozysten in das angrenzende Gewebe gekommen ist. An anderen Stellen liegen lediglich blande Nekrosen, deren Ränder vielfach durch Kalkkonkremente gekennzeichnet sind.

Verlaufsform bei immundefizienten Patienten[22]: Auch hier beherrschen Regionen mit *fokaler nekrotisie-*

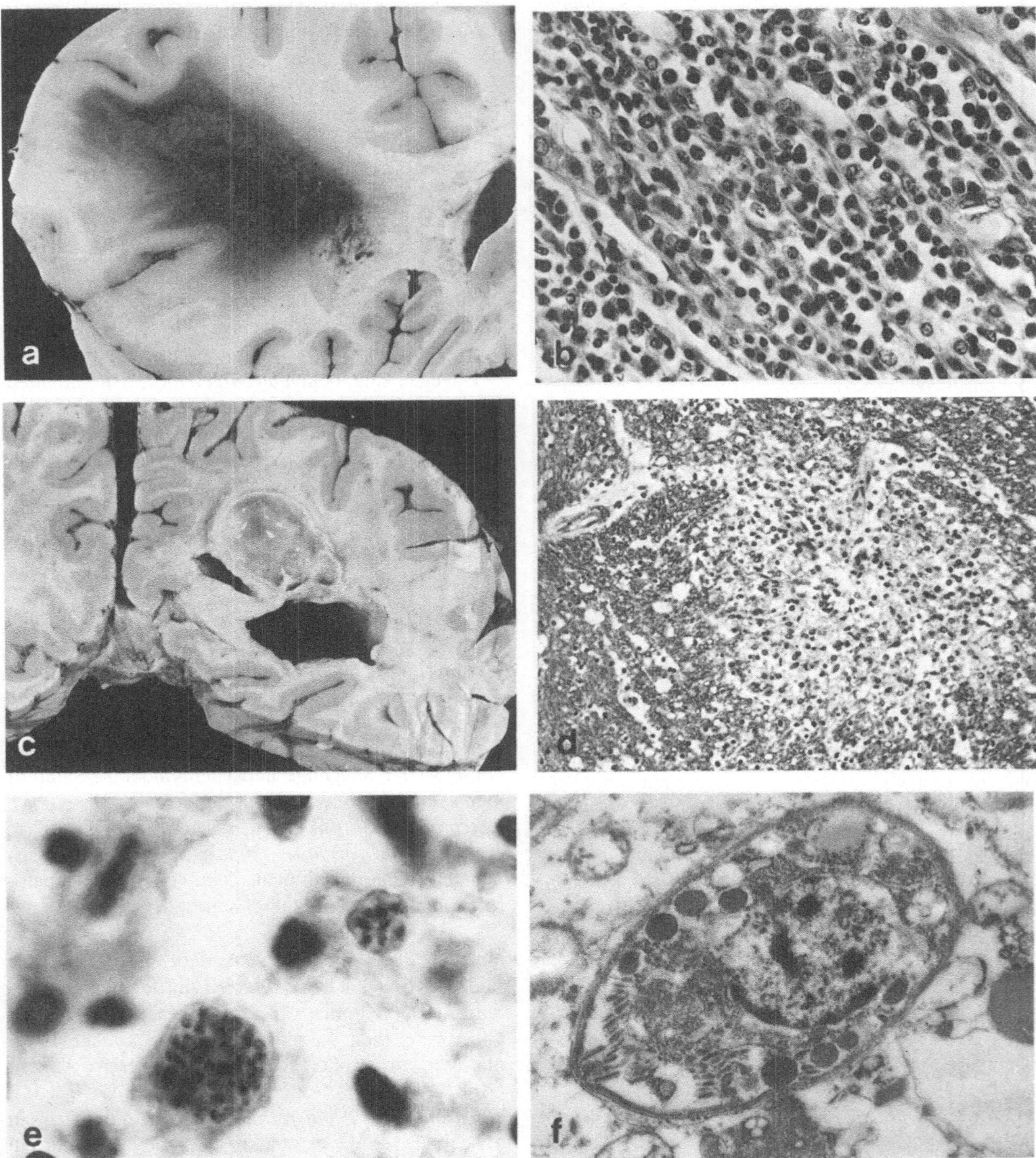

Abb. 1.59. a Hämorrhagisch-ödematös aufgelockerte Randzone eines in Entwicklung befindlichen Hirnabszesses. **b** Kapsel eines Hirnabszesses mit dichter Lagerung von Plasmazellen und Lymphozyten sowie eingestreuten neutrophilen Granulozyten. **c** Abgekapselter Hirnabszeß und frische eitrige Meningitis sowie Ependymitis bei Ventrikeleinbruch eines Hirnabszesses. **d** Perivenöse Enzephalitis mit lebhafter Mikrogliawucherung und perivenösem Entmarkungsherd bei Tetanuserkrankung mit Krampfanfällen und 2wöchiger Intensivtherapie. **e** Toxoplasmosepseudozyste mit intrazellulären Toxoplasmen. **f** Toxoplasma Gondii bei nosokomialer Infektion nach Knochenmarkstransplantation (8000:1). (Aufnahme: Prof. Schlote)

render Enzephalitis in der grauen Substanz das Bild. Drei Zonen lassen sich identifizieren: 1) Eine zentrale Zone mit amorphem vaskulären nekrotischen Material, das wenig Organismen enthält. In frühen Läsionen geht dem offensichtlich eine akute nekrotisierende Arteriitis voraus. 2) Eine Intermediärzone enthält fleckförmige Nekrosen sowie zahllose intrazelluläre und extrazelluläre Schizoiten, in den Gefäßen ausgeprägte Endothelschwellung und Proliferation, außerhalb Rundzellmanschetten. 3) In der äußeren Zone sieht man nur geringe vaskuläre Läsionen und wenig Nekrosen. In diesem Bereich finden sich wieder weniger Pseudozysten.

Konnatale Toxoplasmose: Bei dieser Form sind bevorzugt die um den 3. Ventrikel und die Unterhörner gelegenen Regionen von Infektionen und der sich anschließenden Nekrose betroffen. Zumindest zum Teil sind die häufig stark kalkinkrustierten Nekrosen als Folge von Gefäßverschlüssen im Rahmen der *Angiitis* zu erklären, doch gibt es offensichtlich auch unmittelbare toxische Wirkungen. Ventrikelerweiterungen sind bei der konnatalen Toxoplasmose sowohl Folge der zum Teil sehr *ausgedehnten Markdestruktionen* als auch Folge von Aquäduktverschlüssen durch eine Ependymitis granularis (Abb. 1.60 a).

Malariainfektionen

Epidemiologie, Klinik. Bei der *Malaria tropica* (Erreger: Plasmodium falciparum) kommt es in etwa 1–3 % der Fälle 1–2 Wochen nach klinischer Erstmanifestation der Erkrankung (paroxysmal hohes Fieber in 95 %, Schüttelfrost, heftige Kopfschmerzen in 35 %, Myalgien in 80 %) zu neurologischen Komplikationen in Form der zerebralen Malaria.

> Pathogenetisch bedeutsam ist wahrscheinlich eine Kapillarblockade mit parasitierten Erythrozyten und Freisetzung von kapillar-toxischen Substanzen (z. B. Tumornekrosefaktor α) mit nachfolgender Ödembildung und petechialen Blutungen[29].

Morphologie. Makroskopisch ist das Gehirn mit seinen Leptomeningen vielfach rauchgrau verfärbt. Mikroskopisch bestehen je nach Dauer des Krankheitsbildes unterschiedliche Veränderungen: Bei perakuten Verläufen ist lediglich eine Kapillarstase unter Bevorzugung der grauen Substanz erkennbar. Zwischen gesunden Erythrozyten finden sich parasitenhaltige, die durch einen rundlichen dunklen Punkt auffallen (Abb. 1.60 b). Entzündliche Veränderungen fehlen hierbei in der Regel.

Bei subakut bis chronisch-rezidivierend verlaufenden Fällen finden sich darüber hinaus lokale Granulombildungen mit Gliaknötchen *(Dürck-Granulome)*. Auch Ringblutungen und Mikronekrosen kommen als Folge von Mikrothrombosen vor.

Amöbeninfektionen

Epidemiologie und Klinik. Zu unterscheiden sind unter den vorwiegend ebenfalls durch Tourismus in unsere Region eingeschleppten Amöbenerkrankungen des Zentralnervensystems 3 Formen:

1) Die *primäre Amöbenmeningoenzephalitis* durch *Naegleria fowleri,* einer frei lebenden Wasseramöbe, die vorwiegend Kinder und junge Erwachsene nach katarrhalischem Vorstadium mit einer eitrigen, gelegentlich hämorrhagisch-nekrotisierenden Meningoenzephalitis befällt. Sie führt fast immer innerhalb weniger Tage zum Tode[14].

2) Die seltenere *granulomatöse Amöbenenzephalitis,* durch *Acanthamoeba* verursacht, ist ebenfalls in der Regel tödlich.

3) Durch *Endamoeba histolytica* verursachte Amöbenruhr kann mit extraintestinalen, Komplikationen einhergehen. Es sind dies Abszedierungen in der Leber (90 %), in der Lunge (10–20 %) und in 5–10 %, nach hämatogener Aussaat ins Gehirn, Entwicklung von meist multiplen, vorwiegend frontal und in den Stammganglien lokalisierten *Hirnabszessen,* die zu einer eitrigen Meningitis werden können. Die Letalität liegt unbehandelt bei über 90 %.

Morphologie. Der *Trophozoit* setzt sich vielfach in den Gefäßwänden fest und führt entweder zu einer akuten hämorrhagischen Meningoenzephalitis oder zu einer *granulomatösen Enzephalitis* mit Lymphozyten, Plasmazellen, Epitheloid- und Riesenzellen oder schließlich zu multiplen Abszessen.

Parasiten

Zystizerkose

Epidemiologie und Klinik. Die Zystizerkose ist die häufigste Wurmerkrankung des Zentralnervensystems. Sie kommt vor allem in Mittel- und Südamerika (Häufigkeit im Sektionsgut in Kolumbien und Mexiko 2–3 %), Afrika und Indien vor. Der Mensch wird dabei zum Träger der Larven *(Zystizerken* oder *Finnen)* des *Schweinebandwurms (Taenia solium)*. Je nach dem Verbreitungstyp der über die Darmwand in den Blutkreislauf gelangenden Larven (60–80 % werden ins Gehirn, 20–40 % in die Skelettmuskulatur verschleppt) lassen sich folgende Lokalisationsformen differenzieren[48]:
– kortikale Zystizerkose mit häufigen Herdanfällen,
– ventrikuläre Zystizerkose mit Hirndruckkrisen,
– basale Zystizerkose mit einem Verlauf ähnlich wie die tuberkulöse Meningitis und
– diffus generalisierte Zystizerkose in 50–60 % aller Fälle mit Hirnbefall.

Die Zystizerkose kann auftreten
– als aktive Form (ca. 80 %): Meningitis, Enzephalitis, solitäre oder multiple parenchymatöse Zysten, selten Vaskulitis, intraventrikuläre und spinale Zysten;
– als inaktive Form (ca. 60 %): parenchymatöse Verkalkungen, Granulome und Fibrosierungen.

Beide Formen kommen häufig (70 %) kombiniert vor.

Morphologie. Die *Zystizerkenblasen* setzen sich einzeln oder traubenförmig im Hirngewebe oder auch in den Liquorräumen fest, vielfach umgeben von einer Entzündungsreaktion mit Lymphozyten, Plasmazellen und eosinophilen Granulozyten (Abb. 1.60 c). Alle Zystenwände haben einen ähnlichen Strukturaufbau aus

3 Schichten: eine *äußere kutikuläre Schicht,* eine mittlere Zellschicht mit pseudoepithelialem Aussehen und eine innere retikuläre oder fibrilläre Schicht. In der voll entwickelten Zyste findet sich der *Scolex* mit charakteristischem *Hakenkranz (Rostellum).* Die *racemöse* Form ist eine „form fruste" mit multiplen bläschenartigen Ausstülpungen ohne Infektiosität. Gerade diese Blasen sind häufig in den Liquorräumen, bevorzugt im Bereich des 3. und 4. Ventrikels oder im Spinalkanal, anzutreffen.

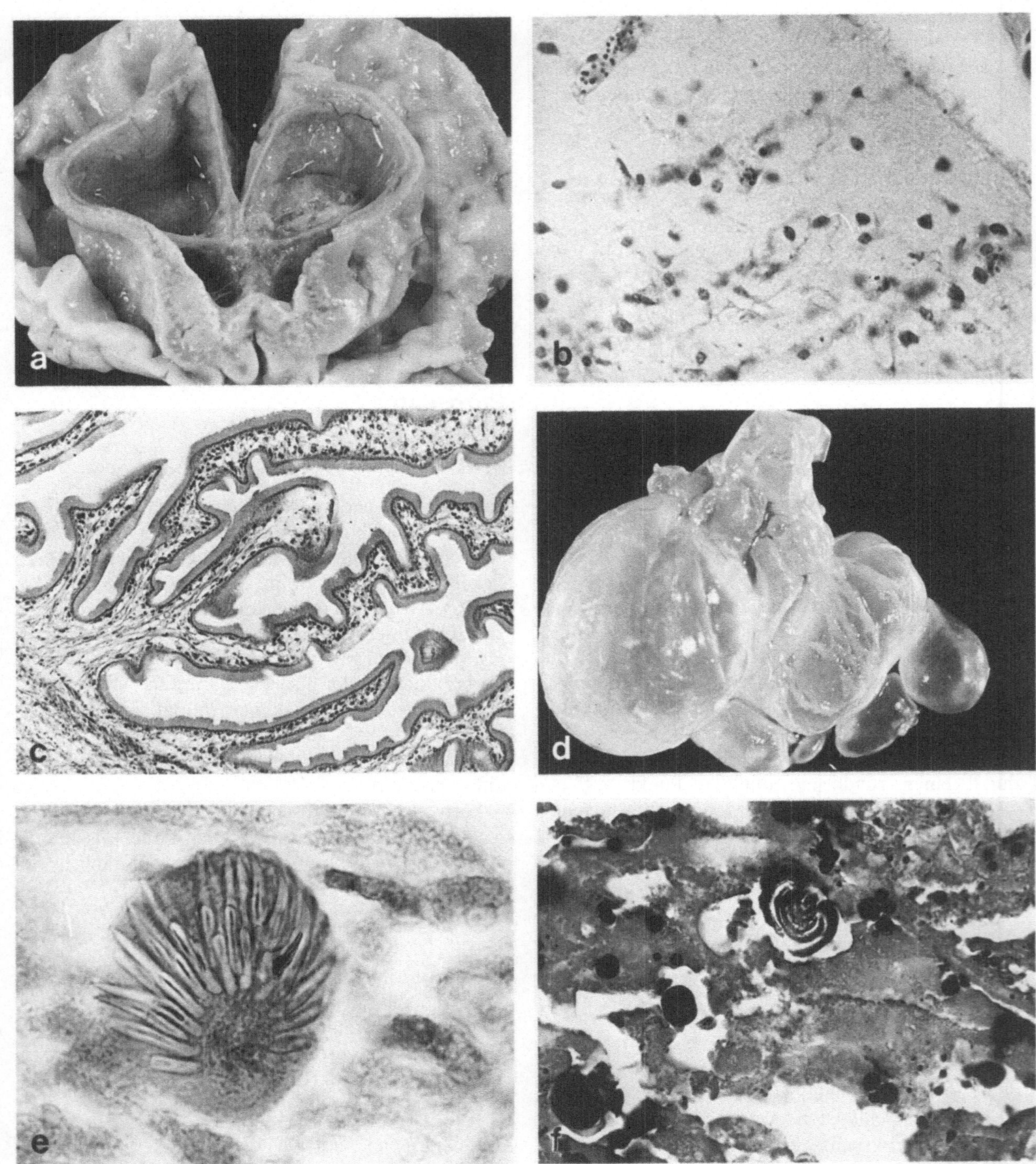

Abb. 1.60. a Schwere Mark- und Rindendestruktion bei angeborener Toxoplasmoseenzephalitis. Massiver *Hydrocephalus internus* mit schweren Ependymveränderungen. **b** Malariaenzephalitis mit intravasalen Erregeransammlungen (*schwarze Punkte* zeigen befallene Erythrozyten) und deutlicher Gliastrauchwerkbildung. **c** Wandabschnitt einer Zystizerkoseblase mit Einlagerung von Brutkapseln im Stroma. **d** Im Subarachnoidalraum befindliche Hydatidenblasen. **e** Hakenkranz in einer Echinococcus-cysticus-Tochterblase. **f** Verkalkter Echinococcus cysticus mit Tochterblasen und trichinoseähnlicher muschelförmiger Struktur

Tabelle 1.12. Entwicklungsstadien des Abszesses. (Nach experimentellen Untersuchungen von Britt et al., 1981)

	Frühe Zerebritis (Tag 1–3)	Späte Zerebritis (Tag 4–9)	Frühe Kapselbildung (Tag 10–13)	Späte Kapselbildung (Tag 14 und folgende)
Nekrotisches Zentrum	Granulozyten, Lymphozyten, Plasmazellen, Makrophagen, Bakterien	nekrotisches Zentrum vergrößert sich maximal	nekrotisches Zentrum wird kleiner	weitere Verkleinerung des nekrotischen Zentrums
Entzündliche Randzone (Granulationsgewebe)	Granulozyten, Lymphozyten, Plasmazellen, Makrophagen	Entzündungszellen, Fibroblasten, Vaskularisation	Zunahme von Makrophagen, Plasmazellen und Fibroblasten, Neovaskularisation	weitere Zunahme von Makrophagen, Fibroblasten, Neovaskularisation
Kollagenkapsel	Retikulinbildung ab Tag 3	Fibroblasten mit deutlicher Retikulinbildung	Bildung reifen Kollagens	Kapselbildung
Zerebritis und Neovaskularisation	perivaskulär Granulozyten, Plasmazellen, Makrophagen	maximal ausgeprägte Zerebritis, ausgeprägte Neovaskularisation	maximale Neovaskularisation	schmaler Zerebritissaum, geringe Neovaskularisation
Gliose und Ödem	ausgeprägtes Ödem	massives Ödem, beginnende reaktive Gliose	Ödemrückbildung, Zunahme der Gliose	Ödemrückbildung, ausgeprägte Gliose

Echinokokkose

Epidemiologie, Klinik. Der Mensch ist gelegentlich Zwischenwirt des vorwiegend durch Hunde und Wildkaninchen übertragenen *Echinococcus granulosus (Hundebandwurm)* (natürlicher Zwischenwirt: Schafe, Rinder, Schweine, Ziegen) oder des *Echinococcus multilocularis,* der vorwiegend den Fuchs *(Fuchsbandwurm)* befällt (natürlicher Zwischenwirt: Feldmäuse). Der erstgenannte Parasit führt zu langsamem, verdrängendem Wachstum durch meist *unilokuläre Zysten* (Abb. 1.60 d). Der Echinococcus multilocularis, der vor allem in Mitteleuropa (Schwäbische Alb, Österreich, Schweiz) vorkommt, zeichnet sich durch *multizystisch infiltrierendes Wachstum* aus.

Die am After austretenden Eier werden vornehmlich durch die Hundeschnauze auf den Menschen übertragen.

Die meisten Larven bleiben im Kapillarfilter der Leber hängen, in 2–4 % kommt es zu einer Zystenabsiedlung ins ZNS (intrazerebral, sehr selten intraventrikulär, intrakraniell subdural und extradural, auch intraspinal)[37].

Morphologie. Die Finnen *(Echinokokkusblasen)* bilden eine äußere, *chitinähnliche Cuticula* sowie eine innere Keimschicht, aus der sich Brutkapseln in das Zysteninnere vorwölben, die an ihrer Außenseite von einer Keimschicht bedeckt sind. Die Brutkapseln entwickeln *Scolices,* an denen selten Saugnäpfe, häufiger Hakenkränze (Abb. 1.60 e), vor allem bei stärkerer Abblendung oder Phasenkontrast, beobachtet werden können. Die Brutkapseln und Tochterzysten können absterben und verkalken, die ganzen Zysten fibrosieren und ebenfalls sekundär verkalken (Abb. 1.60 f). Werden die Zysten versehentlich eröffnet, besteht die Gefahr einer *anaphylaktischen Reaktion* und Zystenaussaat.

Pilzinfektionen

Epidemiologie

Pilzinfektionen des ZNS treten besonders unter resistenzschwächenden Bedingungen, d. h. bei schweren Grunderkrankungen (besonders auch bei AIDS), Langzeitbehandlung mit Antibiotika, Kortikosteroiden, Zytostatika, nach Immunsuppression oder bei Immundefekten auf. Es ist mit ständiger Zunahme der Inzidenz zu rechnen. Für Europa liegen genaue Zahlen nicht vor.

In der Reihenfolge der Häufigkeit treten bei uns Infektionen durch *Candida albicans, Cryptococcus neoformans, Aspergillus fumigatus* und seltener *Histoplasma capsulatum* auf. Ganz selten werden Phykomykosen oder nach Auslandsaufenthalten tropische Mykosen wie Blastomykose oder *Kokzidioidomykose* beobachtet. Die Infektion des ZNS erfolgt am häufigsten hämatogen bei ausgedehnter Dissemination oder seltener fortgeleitet aus der Nachbarschaft bei Sinusitis oder Otitis. Sie führt zu subakuten bis chronischen, manchmal akuten Meningoenzephalitiden, basalen Meningitiden oder kann bei Bildung von Granulomen, Abszessen oder Zysten unter dem Bild einer intrakraniellen Raumforderung verlaufen (Tabelle 1.13).

Der Erregernachweis gelingt vielfach am Liquorsediment nach *Tuschepräparation* oder durch PAS-Reaktion[80], die Kultur gelingt mit Ausnahme von Cryptococcus neoformans (75–80 %) selten. Für die wichtigsten Erreger stehen zuverlässige Antigennachweise zumeist als PCR zur Verfügung.

Morphologie. *Chronisch-granulomatöse Meningitiden* und *Abszesse* sind neben der mykotisch-metastatisch-septischen Herdenzephalitis die Manifestationsform der Pilzinfektion. Bei der Meningitis ist im Liquorsediment eine leichte bis mäßige gemischtzellige Pleozyto-

Tabelle 1.13. Pilzinfektionen

Spezies	Inzidenz	ZNS-Prädilektion	Meningitis	Granulom/Abszeß	Infarkt
Candida albicans	häufig	++	++	++	–
Cryptococcus neoformans	häufig	++++	++++	+	+
Aspergillus fumigatus	gelegentlich	++	+	+++	++++
Histoplasma capsulatum	gelegentlich	+	+	+	+
Außereuropäisch					
Coccidioides	häufig	+++	++++	+	+
Zygomycetes	gelegentlich	++	+	+++	++++
Blastomyces	gelegentlich	+	+	+	–
Sporotrix	gelegentlich	+	+	–	–
Paracoccidioides	selten	+/–	+/–	+/–	–

++++: sehr häufig +/–: sehr selten – nicht beobachtet

se, häufig mit *Eosinophilen,* Eiweißerhöhung und leicht erniedrigtem Zucker sowie gelegentlich pilzhaltigen Phagozyten nachweisbar. Histologisch finden sich darüber hinaus Fibrinausfällungen und lokale *Granulomknötchen,* die zentral mit Pilzen besiedelt sind. Nicht selten trifft man auf mehrkernige *Riesenzellen.*

Die *mykotischen Abszesse* (Abb. 1.61 a), die intrazerebral auftreten, weisen ähnlich wie die bakteriell bedingten Abszesse zentrale Nekrosen auf, an deren Rand aber bei entsprechenden Spezialfärbungen, vielfach aber auch bereits bei van-Gieson-Färbung oder im Phasenkontrast, der Pilznachweis gelingt (Abb. 1.61 b).

Candidiasis
Synonyme: Soor, Moniliasis

Eine zerebrale Candidose ist regelmäßig auf *hämatogene* (septische Aussaat einer nosokomialen Infektion anderer Organe, insbesondere des Gastrointestinaltraktes) zurückzuführen, nahezu ausnahmslos bei *prädisponierten* Personen.

> Sie verläuft als metastatisch-septische Soorenzephalitis mit multiplen kleinen (< 2 mm), subkortikal gelegenen Mikroabszessen und Granulomen[51].

Die Pilze durchbrechen die Gefäßwand mit ihren *Pseudohyphen,* zunächst in Form einzelner Sprossen, später nach Wandnekrose breit, verbunden mit einer *segmentalen Angiitis* und einer entsprechenden Gliareaktion. Der Pilz erscheint als Pseudohyphe mit astförmig hintereinandergeschalteten länglichen Einzelzellen, deren Spitzen aneinandergelagert sind, manchmal aber auch ypsilonförmige Aufzweigungen zeigen. Gelegentlich sieht man ovale Sporen, vor allem in den oberflächlichen Regionen der Herde. Eine meningeale Reizsymptomatik fehlt oft.

Kryptokokkose
Synonym: Torulose

> Die Kryptokokkose durch *Cryptococcus neoformans* ist die häufigste Mykose mit selektivem ZNS-Befall und die häufigste zerebrale Pilzerkrankung bei AIDS.

Der Erreger mit bevorzugtem Lebensraum in Fäkalien von Tauben und Stubenvögeln wird über die Lunge aufgenommen und gelangt hämatogen ins ZNS. Klinisch stehen *bitemporale Kopfschmerzen* (bis zu 100 % der ZNS-Kryptokokkosen) als Ausdruck einer Meningoenzephalitis mit kernspintomographisch nachweisbaren *Mikrogranulomen*[19] im Vordergrund. Raumfordernde Granulome sind selten. Der Pilz ist gekennzeichnet durch eine dicke *gelatinöse Kapsel,* die sich mit Tusche auch im Liquorsediment darstellen läßt. Der Erreger selbst bleibt dabei ungefärbt, ist seinerseits aber mit *Alzianblau, Muzikarmin* oder *PAS* gut darstellbar. Im Unterschied zu den Hyphen fehlen bei ihm die Verzweigungen: vielmehr liegen die umkapselten kugeligen Pilze dichtgepackt nebeneinander.

Die entzündliche Reaktion kann bei intrazerebraler Ausbreitung sehr gering sein. Typisch ist die Manifestation als chronische Meningitis mit verdickten, opak wirkenden Leptomeningen unter Bevorzugung der *Hirnbasis.*

Bei chronischen Infektionen kann sich ein Hydrocephalus aresorptivus entwickeln. Intrazerebral umscheiden die Pilze vielfach die Gefäße, sie sind von Makrophagen und Epitheloidzellen umgeben. Öfter trifft man auf mehrkernige Riesenzellen. In 4–8 % bilden sich umfangreiche, tumorähnliche Granulome *(Kryptokokkome),* die selbst in etwa 40 % ohne meningitische Begleitreaktion auftreten.

Nach dem Ausmaß der entzündlichen Reaktion und der Nekrosetendenz wird eine granulomatöse von einer reaktionsarmen gelatinösen Meningoenzephalitis unterschieden, letztere mit Bevorzugung der grauen Substanz und mit größerem Erregerreichtum.

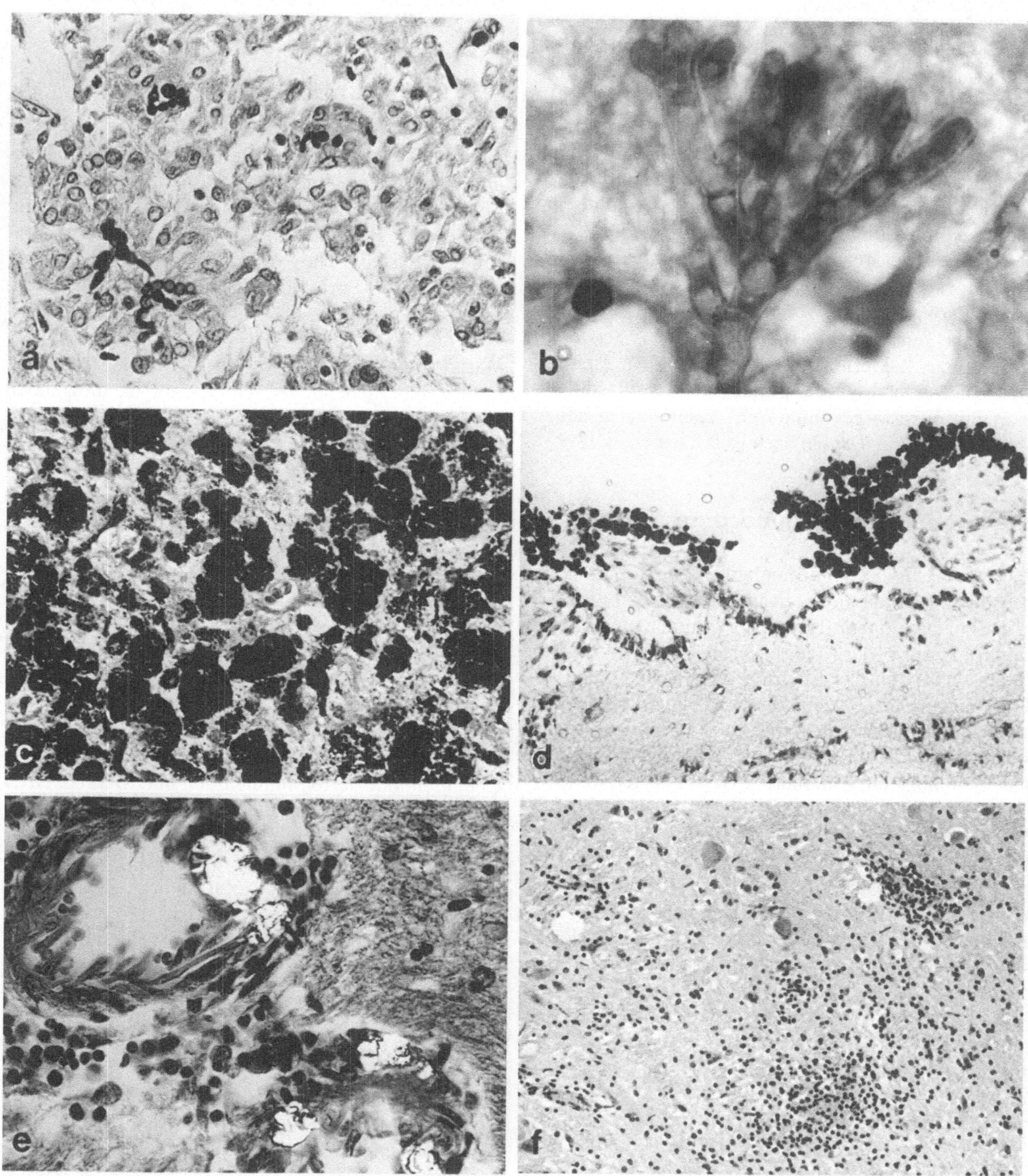

Abb. 1.61. a Soorsepsis mit metastatischer Herdenzephalitis. PAS-positive Pilzansammlungen innerhalb des Mikroabzesses. **b** Pilzhyphen bei mykotischer Komplikation einer akuten myeloischen Leukämie. **c** Whipple-Krankheit mit stark PAS-positiven intrazytoplasmatischen Granula. **d** Whipple-Krankheit mit Ependymitis granularis. (Präparat: Prof. Volk). **e** Kalziumoxalatkristalle in der Wand intrazerebraler Gefäße mit entzündlicher Begleitreaktion nach intensiven Polyolinfusionen während der Intensivtherapie. **f** Frische Meningoenzephalitis mit teils gefäßgebundenen, teils diffus sich im Hirngewebe ausbreitenden Lymphozyteninfiltraten (Zufallsbefund bei einem Elektrounfall einer Schizophrenen)

Aspergillose

Die Aspergillose, vornehmlich durch *Aspergillus fumigatus,* einem Pilz, der in sich verzweigenden Hyphen wächst, wobei diese 2- bis 3mal so lang und dick sind wie bei Candida albicans. Nach hämatogener Aussaat führen Infektionen vorwiegend zu *raumfordernden zerebralen Abszessen* und, die Gefäße infiltrierend, zu thrombotischen Verschlüssen mit *hämorrhagischer Infarzierung.* Eine meningeale Beteiligung ist selten.

Sonstige Pilzinfektionen

Die folgenden Pilzinfektionen kommen in Mitteleuropa als Ursache einer ZNS-Infektion selten in Frage, sind dagegen in Nord- und Südamerika häufig zu beobachten:

Histoplasmose: *Histoplasma capsulatum* befällt primär die Lunge und bei Generalisation in 10–20 % das ZNS im Sinne einer chronischen Meningoenzephalitis mit miliaren Granulomen oder Abszessen.

Andere Pilzformen sind tropische Mykosen wie Blastomykose oder Kokzidioidomykose.

Die Nokardiose *(Nocardia asteroides)* und Aktinomykose *(Actinomyces israelii)* ist eine *„Pseudomykose"*, eine bakterielle Infektion mit dem Erscheinungsbild einer Mykose, primär faziozervikal lokalisiert mit eitrigen gekammerten Abszessen, in denen sich *Actinomyces-Drusen* nachweisen lassen.

Paraneoplastische Syndrome

Paraneoplastische Syndrome sind klinisch-pathologische Symptomkomplexe, die überzufällig häufig in Assoziation mit einem Tumor vorkommen und weder durch Invasion oder Metastasierung des Tumors noch durch therapeutische Eingriffe oder nosokomiale Infektionen erklärt werden können ($\triangleright$ Tabelle 1.14).

Mit unterschiedlicher topischer Betonung finden sich Enzephalitiden, bei denen entzündliche Infiltrate aus Lymphozyten, stimulierten Lymphozyten und seltener Plasmazellen im Vordergrund stehen, die mit Verlust oder Degeneration von Neuronen einhergehen. Sie treten als subakut verlaufende limbische Enzephalitis, Hirnstammenzephalitis oder spinozerebelläre Degeneration auf, können sich auch auf das Rückenmark als subakute nekrotisierende Myelopathie beschränken. In bis zu 50 % lassen sich unterschiedliche Autoantikörper (Anti-Purkinje-Zell-Antikörper, Anti-Hu, Anti-Yo)[67] nachweisen.

Tabelle 1.14. Paraneoplastisch-entzündliche Erkrankungen des ZNS

Erkrankung	Vorkommen
Gehirn	
Enzephalomyelitis	
– limbische Enzephalitis	Bronchialkarzinom (80 %), kleinzellig;
– Hirnstammenzephalitis	selten: Mamma-, Ovarial-, Kolonkarzinom
– spinozerebelläre Degeneration Opsoklonus-Myoklonus-Syndrom	Kinder: Neuroblastome Erwachsene: Bronchial-, Mamma-, Uteruskarzinom
zerebrale Vaskulitis	M. Hodgkin
Rückenmark	
subakute nekrotisierende Myelopathie amyotrophische Lateralsklerose (ALS)	Bronchialkarzinom Lymphom

Ätiologisch unzureichend geklärte entzündliche Syndrome

Uveomeningoenzephalitis
Synonym: Vogt-Koyanagi-Harada-Syndrom

Klinik. Die Kombination einer Uveitis mit Hypakusis und Poliosis von Augenbrauen und Wimpern sowie Leukodermien mit flüchtigen, rezidivierenden meningealen oder akuten enzephalitischen Symptomen bestimmen das klinische Syndrom[45]. Es handelt sich vermutlich um eine Autoimmunreaktion gegen melaninhaltige Zellen.

Morphologie. Ausgeprägte, mit lymphozytären Infiltraten einhergehende Arachnitis mit nachfolgenden arachnitischen Verklebungen. Diese können hypothalamische Störungen und das Syndrom der Arachnitis optico-chiasmatis verursachen ($\triangleright$ S.507).

Cogan-Syndrom

Das Cogan-Syndrom wird als Autoimmunerkrankung betrachtet, das mit interstitieller Keratitis und audiovestibulären Symptomen (Hörstörungen) vor allem bei jungen Erwachsenen auftritt. Im Liquor finden sich leichte lymphozytäre Pleozytosen.

Chemisch induzierte Enzephalitis

Chemisch induzierte Meningitiden und Meningoenzephalitiden beruhen auf allergisch-hyperergischen Reaktionen oder auf Immunkomplexgefäßablagerungen.

Die arzneimittelinduzierte Meningitis bzw. Meningoenzephalitis verläuft als akute febrile Erkrankung, die kurz nach der Exposition auftritt, mit hohem Fieber, Kopfschmerzen, Übelkeit, Erbrechen, Nackensteifigkeit und Photophobie einhergeht. Enzephalitische Zeichen können hinzutreten bis hin zu Anfällen und Koma. Nach 3–4 Tagen bilden sich die Symptome zurück. Als Auslöser sind bekannt: *Ibuprofen, Naproxen, Solindac, Tolmetin, Sulfamethizol, Trimethoprim, Isoniazid, Phenazopyridin, Azathioprin*[61].

Im Liquor findet sich eine Pleozytose, vornehmlich Granulozyten, Eiweißerhöhung und gelegentlich Eosinophilie.

Kalziumoxalatinduzierte Enzephalitis

Pathogenese. Die Ablagerung von Kalziumoxalaten findet sich ausschließlich bei Intensivpatienten – abgesehen von der *primären Oxalose* und der *Äthylenglykolvergiftung* –, die hohe Mengen von *Glukoseersatzstoffen* (Xylitol, Sorbitol, Fruktose, Mannitol) erhalten hatten. Der genaue biochemische Pathomechanismus ist nicht geklärt[50].

Morphologie. Mit Schwerpunkt in den Stammganglien finden sich perivaskuläre Infiltratmäntel, die vorwie-

Tabelle 1.15. Virusbedingte, zentralnervöse Entzündungen im mitteleuropäischen Raum. (*M* Meningitis; *ME* Meningoenzephalitis; *E* Enzephalitis; *EMy* Enzephalomyelitis; *My* Myelitis; *PP* para-/postinfektiös; *R* Radikulitis; *PN* Polyneuritis)

Virusgruppe	Virustyp	Klinische Besonderheiten	Verlauf	Morphologische Besonderheiten
Adenoviren	Adenovirus	M, ME Pharyngitis, Konjunktivitis, Keratokonjunktivitis	bei Kleinkindern manchmal schwerer Verlauf	blande, lymphozytäre Begleitmeningitis
Arboviren	FSME-Virus (Frühsommer-Meningoenzephalitis (Synonym: CEE = „Central European Encephalitis")	M, ME nach Zeckenbiß, biphasischer Verlauf, initial Allgemeinsymptome	55 % M bis 14 Tage, 35 % ME bis 3 Wochen, 1–2 % letal, 10 % poliomyelitisch mit 20 % Letalität	lymphozytäre perivaskuläre und meningeale Infiltration, selten Erythrodiapedese
Arenaviren	LCM-Virus (lymphozytäre Choriomeningitis)	ME, M, EMy, übertragen durch Mäuse und Hamster	protrahiert Wochen bis Monate	Erythrodiapedesen, Hämorrhagien und Nekrosen
Herpesviren	HSV Typ 1 (Herpes-simplex-Virus)	Temporallappenenzephalitis nach Prodromalstadium, Wernicke-Aphasie, partiell komplexe Anfälle	unbehandelt 70 % letal	bevorzugt limbisches System, zu Nekrose neigend, Hämorrhagien, Einschlußkörper Cowdry A, Mikroverkalkungen
	HSV Typ 2	Kinder wie HSV 1, sonst rezidivierende Radikulitis	s. oben Radikulitis gutartig, rezidivierend	s. oben leichte meningeale Infiltration
	HSV Typ 6	nach Exanthema subitum chronicum unspezifische Allgemeinsymptome	chronisch, besonders bei Immunsuppression	?
	VZV (Varizella-Zoster-Virus)	Zerebelläre Ataxie (PP?) ME, M, My vesikuläres Exanthem	Zerebellitis ohne Defekt, ME 5 % letal (PP?), teilweise Reye-Syndrom	ME, monozytäre Infiltration und Demyelinisierung, massives Ödem (PP?)
		Zosterganglionitis, My, E bei Immunsuppression Gürtelrose (segmentale, gruppierte Eruptionen)	postherpetische Neuralgien bei 50 % der › 60jährigen, E mit bis 30 % Mortalität	Ganglionitis mit Begleit-M, E mit diffuser perivaskulärer Infiltration, teilweise granulomatöse Vaskulitis
	EBV (Epstein-Barr-Virus)	M, E (Hirnstamm-E), Zerebellitis, PN als Mononucleosis infectiosa (Pfeiffersches Drüsenfieber)	E mit 80–90 % Heilung ohne Defekt, 2–5 % letal	manchmal fokale E, DD zu HSV-E, sonst unspezifisch
	CMV (Zytomegalievirus)	M, ME (2/3 als Reaktivierung bei Immunsuppression), Lymphomonzytose Pränatale E	bei Immunsuppression chronisch, antivirale Erhaltungstherapie, 10 % manifeste Schäden	Polioenzephalitis mit Gliaknötchen Mikrozephalie, Rindenfehlbildungen, Verkalkungen
Myxoviren	Influenza-A- und -B-Virus	E, EMy (PP) Grippe, Atemwegsinfekte	benigne, selten schwer und progredient	E unspezifisch, EMy perivenöse Infiltrate und Demyelinisierung
	Mumpsvirus	M, ME (25 % vor Parotitis) in 50 % mit Parotitis, auch Orchitis, Pankreatitis	meist kurz benigne, 1 % letal	M unspezifisch, ME z. T. als perivenöse, demyelinisierende PP mit Neuronolyse

Tabelle 1.15. (Fortsetzung)

Virusgruppe	Virustyp	Klinische Besonderheiten	Verlauf	Morphologische Besonderheiten
	Masernvirus	E (fast ausschließlich PP), 2phasig, 1 Woche nach Exanthem, Sonderform: SSPE (subakut sklerosierende Panenzephalitis)	15% letal vor allem bei Koma oder Anfällen, 30–40% Defektheilung, in Stadien (intellektueller Abbau, extrapyramidal-motorisch, Dezerebration), letal	perivenöse Infiltrate und Demyelinisierungen, auch Einschlußkörper, Panenzephalitis lymphoplasmazellulärer, Gliaknötchen, Einschlußkörper, Demyelinisierung
	Parainfluenzavirus	M bei Atemwegserkrankungen	benigne	Meningitis
Picornaviren (Enteroviren)	Poliomyelitisvirus Typ 1–3	Poliomyelitis nach 2phasigem Verlauf, katarrhalische Vorstadium, paralytisch-My	Letalität ca. 10%, Restparesen 30%	Motoneurone im RM und in den Hirnnerven, Neuronolyse mit lymphozytärer Reaktion, eosinophile Einschlußkörper
	Coxsackievirus Typ A	M, selten E bei Herpangina, Sommergrippe	benigne M	Meningitis
	Typ B	M, selten E bei Pleurodynie	benigne M	Meningitis
	ECHO-Viren	M, selten MMy bei gastrointestinalen Störungen	benigne M	Meningitis
Pockenvirus	Pockenvirus	My	ausgerottet?	My und E
Rötelnvirus	Rötelnvirus	pränatal: E mit Rötelnembryopathie	Enzephalopathie, Katarakt, Anakusis	Mikrozephalie, Balkenmangel, Gliose
		selten E, Sonderform: PRP (progressive Röteln-Panenzephalitis)	20% letal, seltene chronische Enzephalitis	Neuronolyse, fibrinoide Nekrose, Vaskulitis
Rhabdoviren	Tollwutvirus	Lyssa-EMy, nach Prodromalstadium, Exzitationsstadium, paralytischem Stadium	letal	hirnstammbetonte Neuronophagien, Gliaknötchen, Negrikörper

gend aus neutrophilen Granulozyten und begleitenden Monozyten bestehen. Die Gefäßwände selbst enthalten intensiv *doppelbrechende Kristalle* (Abb. 1.61 e), die manchmal kranzförmig die ganze Gefäßwand umgeben.

Lokal akzentuierte Enzephalomyelitiden

Allgemeine Vorbemerkung. Die im Rahmen bakterieller, parasitärer oder mykotischer Infektionen auftretenden Enzephalitiden sind zumeist Begleitenzephalitiden einer Meningitis. In einer Übersicht sind die virusbedingten, zentralnervösen Entzündungen aufgeführt, mit denen im mitteleuropäischen Raum gerechnet werden muß (Tabelle 1.15).

Die weitere Einteilung orientiert sich an der Lokalisation, die für einige Entzündungen pathognomonisch sind.

Polioenzephalitiden

Polioenzephalitiden, d.h. die graue Substanz betreffende Enzephalitiden, sind ätiologisch vorwiegend durch Virusinfektionen bedingt.

Morphologie. Das morphologische Muster ist, abgesehen von gewissen lokalisatorischen Akzentuierungen, bei allen Enzephalitiden ähnlich, wenn auch abhängig von der Akuität der Infektion bzw. der Virulenz des Erregers und der unterschiedlichen Immunitätslage der Kranken.

Am Anfang stehen die Hyperämie und das Ödem, bedingt durch eine *Störung der Blut-Hirn-Schranke* (vasogen) oder durch *Schädigung der Zellmembran* (zytotoxisch). Das Stadium der Blut-Hirn-SchrankenStörung kann bis zu Erythrodiapedesen und einer *Purpura cerebri* führen.

Bei perakuten Infektionen erfolgt der Tod in diesem Stadium, bevor entzündliche Infiltrate auftreten können.

Häufiger aber sind die akut bis subakut verlaufenden Enzephalitiden, bei denen einer kurzen, granulozytär betonten Initialphase Lymphozyteninfiltrate folgen, in zunehmendem Maße als stimulierte Lymphozyten und Plasmazellen. Parallel hierzu reagiert die Mikroglia in Form von Stäbchenzellen oder mit Phagozytosevorgängen auf die Schrankenstörung und auf die beginnenden neuronalen Schädigungen bzw. den Markscheidenzerfall, der in der Regel perivaskulär betont ist.

Die Nervenzellen weisen Chromatolysen und Schwellungen ihres Zelleibes auf. *Zytoplasmavakuolisierungen* und Zellschrumpfungen sind unterschiedliche Ausdrucksformen der *Nekrobiose,* auf die Mikrogliazellen und Monozyten in Form von Neuronophagien reagieren. Intranukleäre Einschlußkörperchen vom *Typ Cowdry A* (bis nahezu die gesamte Kerngröße einnehmende homogene, eosinophile Einschlüsse mit schmalem gefärbtem Hof, selten mit fein-granulärer basophiler Strukturierung) sind für manche der gesicherten Viruskrankheiten typisch. Die Einschlußkörper selber sind nicht spezifisch.

Gliazellreaktionen finden sich als kleine *Gliasternchen,* vorwiegend aus Mikroglia zusammengesetzt, ferner als größere Gliaknötchen oder als umfangreiche Gliahaufen, gemischt aus Mikrogliazellen, Monozyten und Lymphozyten, je nach Dauer des Prozesses auch unter Einbeziehung von Astrozyten. Diese treten sonst nur in diffuser Form mit gemästetem Zytoplasmaleib und faserbildend auf, um ödematös aufgelockerte, der elektiven Parenchymnekrose oder der spongiösen Gewebsveränderungen unterworfene Partien narbig zu reparieren. Bei den nekrotisierenden Enzephalitiden (Herpes-simplex-Enzephalitis) finden sich Nekrosen von Kapillar- und Venenwänden mit fibrinösen und hyalinen Thromben, die zu entsprechenden anämischen und hämorrhagischen Infarzierungen beitragen.

Akute diffuse lymphozytäre Polioenzephalitiden

Frühsommer-Meningoenzephalitis
Synonyme: FSME, zentraleuropäische Enzephalitis,
russische Frühjahr-Sommer-Enzephalitis,
europäische Sommerenzephalitis, Zeckenenzephalitis)

Ätiologie, Epidemiologie

In bestimmten Endemiegebieten (ausschließlich südlich der Mainlinie, im oberen Rheintal und im unterfränkischen Raum entlang der Donauzuflüsse, kann beim Biß der Zecke Ixodes ricinus das FSME-Virus auf den Menschen übertragen werden.

Selbst in Endemiegebieten schätzt man, daß nur jede 100.–2000. Zecke Virusträger[33] ist, sich über Weide- und Wildtiere infiziert hat. In 60 % kommt es zur stillen Feiung (subklinischer Verlauf), in 20 % zu grippeähnlichen Allgemeinsymptomen und in 20 % zur manifesten Meningitis bzw. Meningoenzephalitis, selten zur Poliomyelitis.

Klinik, Prognose. Nach einem grippalen Vorstadium und einem etwa 4–6 Tage währenden freien Intervall kommt es beim 2. Fieberanstieg zu zentralnervösen Störungen. 55 % verlaufen als *meningitische Form* mit Kopfschmerzen, Meningismus und Lichtscheu, 35 % als *meningoenzephalitische Form* mit Bewußtseinsstörungen und Fokalsymptomen, die sich innerhalb von 3 Wochen zurückbilden (90–95 % komplette Remission, 3–10 % Restsymptome, 1–2 % verlaufen letal).

Bei der *poliomyelitischen Verlaufsform* (10 %) stehen schlaffe Lähmungen im Vordergrund, wobei Schultergürtel, proximale Armmuskulatur und Hirnnerven bevorzugt befallen sind. Die Prognose ist schlechter (20 % Letalität).

Die Diagnose wird durch serologischen Nachweis gesichert. Bei exponierten Personen kann aktiv immunisiert werden.

Morphologie. Lymphozytäre Gefäßwandinfiltrate in Rückenmark und Hirnstamm in Verbindung mit Ödemherden und leichten Erythrodiapedesen prägen das akute Stadium, das auch von einer diffusen lymphozytären Meningitis und geringen Lymphozyteninfiltraten im ganzen Zentralnervensystem begleitet ist (Abb. 1.61 f). Spätfolgen sind morphologisch fast nur bei der poliomyelitischen Form zu erwarten. Entsprechend neurophysiologischen Befunden können auch Wurzeln und peripherer Nerv beteiligt sein.

Hirnstammenzephalitiden

Encephalitis epidemica
Synonyme: Encephalitis lethargica,
Encephalitis Economo

Klinik. Die Virusätiologie dieser primär epidemisch in den frühen 20er Jahren aufgetretenen Enzephalitis ist nicht gesichert, aber wahrscheinlich. Epidemiologische Studien sprechen für eine Influenzainfektion[59]. Bei der letzten großen Epidemie in den 20er Jahren standen Bewußtseinstrübungen und Störungen des Schlaf-Wach-Rhythmus sowie Hirnnervensymptome und Hyperkinesen im Vordergrund. Die Letalität betrug bis zu 57 %.

Jahre später entwickelte sich bei einem Teil dieser Patienten ein *postenzephalitisches Parkinson-Syndrom* (▷ S. 192).

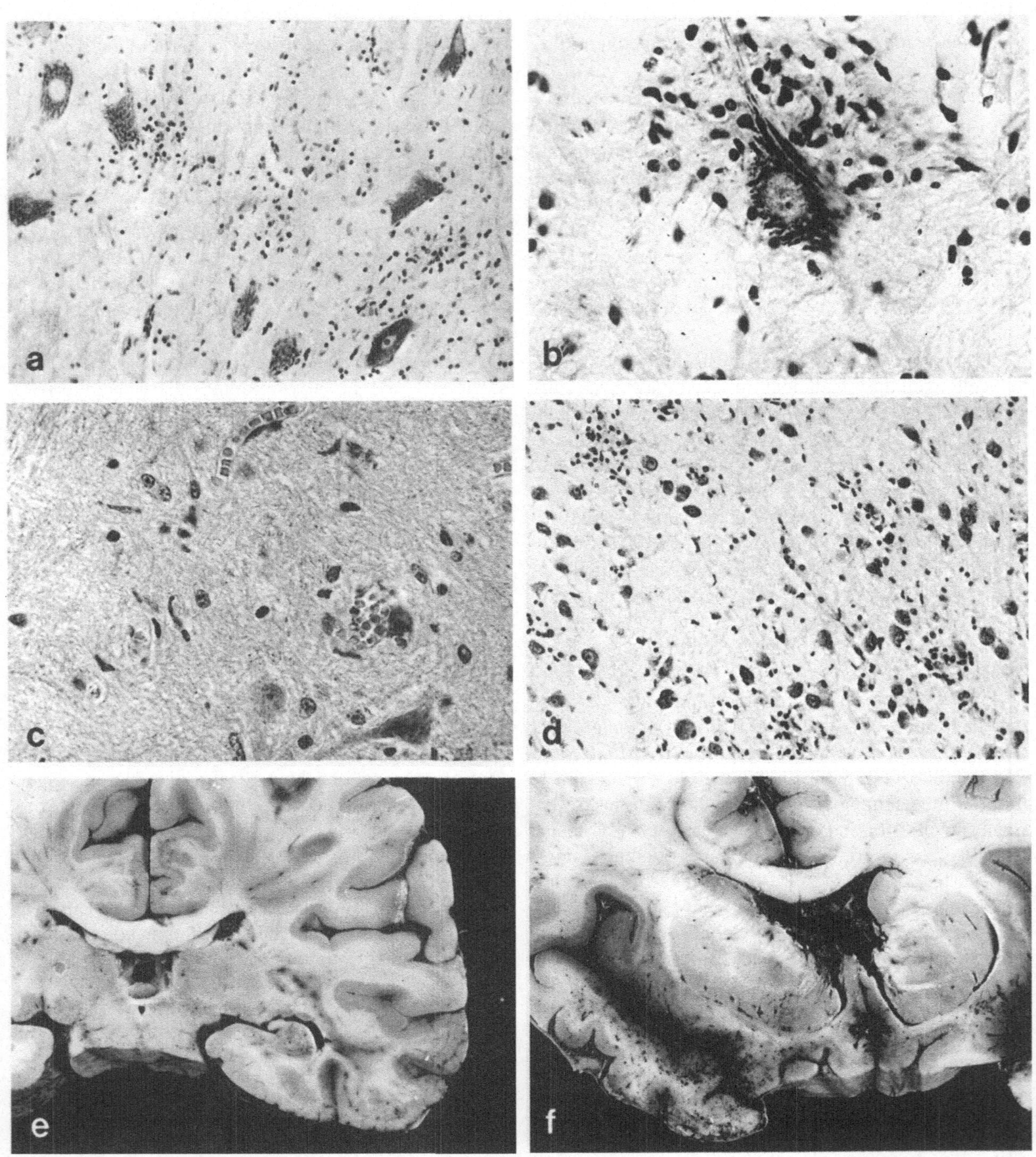

Abb. 1.62. a Poliomyelitis mit Gliazellhäufchen und degenerativen Kernveränderungen an den Nervenzellen. **b** Beginnende Neuronophagie mit perineuronaler Gliazellansammlung bei Poliomyelitis. **c** Spätstadium nach Poliomyelitis mit weitgehender Entblößung des Vorderhorns von Nervenzellen und Gliareaktion. **d** Polioenzephalitis vom Gliaknötchentyp. **e** Nekrotisierende Herpes-simplex-Enzephalitis mit Nekrosevorgängen im Ammonshorn und Schläfenlappen sowie im Cingulum. **f** Nekrotisierend-hämorrhagische Herpes-simplex-Enzephalitis mit Betonung im Schläfenlappen, in Inselrinde und Gyrus rectus

Morphologie. In der akuten Krankheitsphase findet sich eine intensive *Gliaknötchenenzephalitis* (Abb. 1.62 d) mit nekrotischer Komponente und dem Schwerpunkt im Mesenzephalon und Tegmentum unter bevorzugtem Befall der *Substantia nigra* und des *Locus coeruleus*. Diese Topik erklärt die Spätfolge, den postenzephalitischen Parkinsonismus. Makroskopisch ist manchmal bereits die Depigmentierung der Substantia nigra sichtbar.

Ihr entspricht bei mikroskopischer Untersuchung eine deutliche Lichtung des Nervenzellbestandes in der Pars compacta der Substantia nigra. Die dort liegenden Gliazellen haben das Melaninpigment aufgenommen. Verbliebene Nervenzellen zeigen im Gegen-

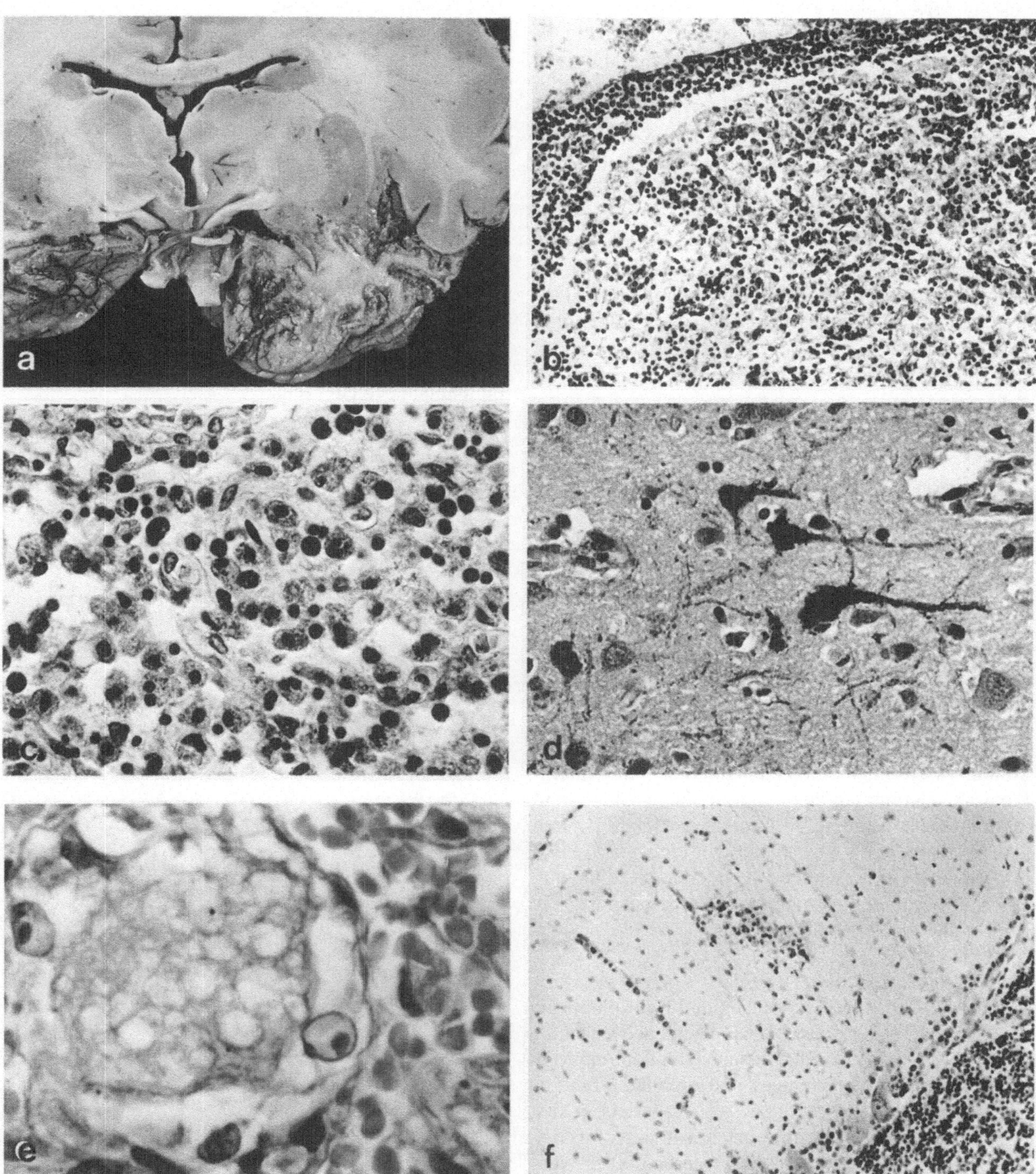

Abb. 1.63. a Nekrotisierende Herpes-simplex-Enzephalitis im fortgeschrittenen Stadium mit weitgehender Nekrose des Schläfenlappens und der Inselrinde. **b** Nekrotisierende Herpes-simplex-Enzephalitis mit frischer Rindennekrose und lebhafter entzündlicher Infiltration der angrenzenden Leptomeningen. **c** Herpes-simplex-Enzephalitis mit positiver Virusantigenreakti-on mit der PAP-Methode. **e** Zytomegalie-Ganglioradikulitis mit grobvakuoligem Untergang einer Spinalganglienzelle und typischen Eulenaugenzellen der betroffenen Satellitenzellen, die deutliche intranukleäre Einschlußkörper aufweisen. **f** Fleckfieberenzephalitis mit Gliaknötchen und Gliastrauchwerkbildung innerhalb der Molekularschicht der Kleinhirnrinde

satz zum idiopathischen M. Parkinson gewöhnlich *keine Lewy-Körper.* Ausgeprägte Gliafaserverdichtungen greifen von der Substantia nigra auch auf die Umgebung des Aquäduktes und das Zwischenhirn über und erleichtern differentialdiagnostisch die Diagnose der vorangegangenen Enzephalitis.

Fleckfieberenzephalitis

Vorwiegend durch Kleiderläuse wird unter schlechten hygienischen Bedingungen Rickettsia prowazeki übertragen und das Fleckfieber mit den namengebenden Hauterscheinungen ausgelöst.

Morphologie. In akuten Stadien herrschen Ödeme und petechiale Blutungen vor. Die subakuten Verläufe gehen mit einer ausgeprägten Gliaknötchenbildung mit perivaskulärer Akzentuierung und Bevorzugung der Groß- und Kleinhirnrinde einher. Die Gliaknötchen sind aus Mikrogliazellen und Monozyten zusammengesetzt, anfangs mit granulozytärer Beteiligung. Im Zentrum der Gliaknötchen sind die Kapillaren vielfach thrombotisch verschlossen.

Innerhalb der Rinde sind die 2.–5. Schicht bevorzugt betroffen. Der Prozeß führt in der Molekularschicht der Kleinhirnrinde zu den recht charakteristischen, wenn auch nicht spezifischen *Gliastrauchwerkbildungen* (Abb. 1.63 f).

Tollwut
Synonyme: Rabies, Lyssa

Epidemiologie. Trotz der Häufung der Infektion bei Tieren erkranken Menschen sehr selten. Von 1945–1985 erkrankten und verstarben in der Bundesrepublik Deutschland 42 Menschen an Tollwut[65].

Klinik, Ätiologie, Pathogenese. Das Tollwutvirus wird vorwiegend durch Speichel infizierter Wildtiere (Fuchs, Dachs, Marder) bzw. durch damit in Berührung gekommene Haustiere übertragen. Nach einer Inkubationszeit, abhängig von der Lokalisation der Bißwunde, von durchschnittlich 20–60 Tagen kommt es zu einem *Exzitationsstadium* mit tonisch-klonischen Krampfanfällen, zu tonischen Schlund- und Atemmuskulaturkrämpfen, provoziert durch Trinken (Hydrophobie). 3–4 Tage später tritt ein *paralytisches,* innerhalb weniger Tage tödlich endendes Stadium ein. Das Virus gelangt durch intraaxonalen Transport über die peripheren Nerven in das ZNS.

Morphologie. Mikroskopisch finden sich diffuse, perivaskuläre Infiltrate, Gliaknötchen und Neuronophagien, bevorzugt in der grauen Substanz mit Schwerpunkt im *Hirnstamm.* Die Infiltrate sind lymphomonozytär mit Plasmazellen und wenigen neutrophilen Granulozyten. Gliaknötchen befinden sich besonders in der Hippokampusformation, die auch bevorzugter Sitz der *Negrikörper* ist, eosinophiler zytoplasmatischer Nervenzelleinschlüsse unterschiedlicher Größe. Bei der HE-Färbung finden sich in der eosinophilen Matrix der Einschlußkörper feine basophile Binnenstrukturen.

Nach Impfungen mit der alten Hempt-Vakzine wurden mit einer Häufigkeit von 1–2 auf 10000 Geimpfte[27] schwere zerebrale Zwischenfälle unter dem Bild einer perivenösen Enzephalomyelitis beschrieben, die in 15–20 % tödlich endete (▷ Abschn. „Perivenöse Enzephalomyelitiden").

Bickerstaff-Enzephalitis

Eine bevorzugte Schädigung des Hirnstamms kommt auch bei einigen sporadisch auftretenden Enzephalitiden unklarer Ätiologie vor, die akut bis subakut oder chronisch verlaufen und bei denen Dysarthrien, Dysphagien und ataktische Gangstörungen im Vordergrund stehen. Störungen der Atemregulation können zum Tode führen[75].

Morphologisch stehen dichte, perivaskuläre Lymphozyteninfiltrate sowie Gliaknötchen im Tegmentum und den unteren Oliven im Vordergrund. Bei den chronischen Verläufen können diese Veränderungen von feinfleckigen, unscharf begrenzten Entmarkungsherden sowie von Strangdegenerationen der Pyramidenbahnen begleitet sein.

Temporallappenenzephalitiden

Herpes-simplex-Enzephalitis
Synonyme: Nekrotisierende Enzephalitis, Temporallappenenzephalitis

Epidemiologie, Klinik

> Die durch HSV Typ I (bei Kindern HSV Typ II) ausgelöste Herpesenzephalitis ist mit 0,2–0,4 Erkrankungen/100000 Einwohner/Jahr die derzeit häufigste unter den schweren Enzephalitiden[78].

Klassischerweise treten nach einem Prodromalstadium mit Fieber, Abgeschlagenheit, Übelkeit und Kopfschmerzen in einem Folgestadium psychotische Symptome auf mit Verwirrtheit, Verhaltensänderung, gefolgt von fokalen Herdsymptomen wie Wernicke-Aphasie und Anfällen, meist als partiell-komplexe Anfälle (konvulsives Stadium). Fieber und Meningismus fehlen meist.

Der Liquor kann fast normal sein (20/3 mononukleäre Zellen, 0,5 g/l Gesamteiweiß). 24 h nach Beginn der neurologischen Symptome lassen sich signalintense enzephalitische Herde im MRT[66] und nach 4 Tagen entsprechende Dichteminderungen als Ausdruck einer beginnenden Nekrose in den mediobasalen Schläfenlappenanteilen und in der Inselrinde computertomographisch nachweisen. Mit der „polymerase-chain-reaction" (PCR) und der In-situ-Hybridisierung im Liquor läßt sich der Virusnachweis bereits zu Beginn der Erkrankung führen[12]. Antikörper gegen HSV werden erst ab dem 7. Krankheitstag im Liquor nachweisbar. Eine diagnostische Hirnbiopsie wird nicht mehr als notwendig erachtet.

In der prävirustatischen Ära betrug die Mortalität 70 %. Nach Einführung der Aciclovir-Behandlung ließ sich die Mortalitätsrate bei frühzeitigem Behandlungsbeginn auf unter 10 % senken. Es können nach Absetzen der Therapie Rezidive auftreten, zum Teil mit Virusnachweis, zum Teil nach dem Muster einer postinfektiösen perivenösen Enzephalitis und als Ausdruck einer infektinduzierten Vaskulitis.

Morphologie

> Charakteristisch für die Herpesenzephalitis sind die Verteilung und die Nekrosetendenz. Die Veränderungen betreffen das limbische System (Schläfenlappen, Inselrinde, Gyrus cinguli, Gyrus rectus) (Abb. 1.43 e, f).

Als Erklärung hierfür wurde ein zentropetaler intraaxonaler Ausbreitungsweg des Virus von den Nasenschleimhäuten über den N. olfactorius zur Hirnbasis[34] in Einzelfällen gesichert. Häufiger scheint die Reaktivierung einer latenten Infektion des Ganglion Gasseri verantwortlich zu sein.

Mikroskopisch steht die Gewebsnekrose im Vordergrund. Vielfach ist der gesamte Schläfenlappen unter Bevorzugung der Rinde nekrotisch (Abb. 1.63 a, b, c). In Abhängigkeit vom Verlauf der Krankheit treten die zunächst deutlichen lymphozytären, zum Teil auch granulozytären Gefäßwandinfiltrate und Leptomeningealinfiltrate zurück. Statt dessen finden sich massenhaft Phagozyten in Form von Lipophagen oder in späteren Stadien auch von *Siderophagen,* zumal der nekrotisierende Prozeß nicht selten von Hämorrhagien begleitet ist. Die Nervenzellen und die Glia gehen zugrunde, sind aber häufig durch Kalksalzimprägnationen mumifiziert.

Bei längerem Überleben können Fremdkörperzellreaktionen um kalkinkrustierte Nervenzellperikarien und -fortsätze beobachtet werden. Keineswegs regelhaft finden sich lichtmikroskopisch intranukleäre Einschlußkörperchen vom *Typ Cowdry A:* Die Kerne der Nervenzellen bzw. Oligodendrogliazellen wirken gebläht mit Wandhyperchromatose, aber sehr blassem, strukturlosen Kerninneren, in dem sich ein Einschlußkörperchen von mehrfacher Nukleolengröße abzeichnet. Elektronenmikroskopisch sind innerhalb dieser betroffenen Zellkerne Viruskapside nachweisbar[24]. In Fällen, in denen die entzündliche Komponente sehr stark zurücktritt, können differentialdiagnostische Schwierigkeiten gegenüber primär vaskulär bedingten Nekrosen auftreten, zumal *hyaline und Fibrinthromben* bei der Herpesenzephalitis vorkommen können.

Die Nekrosen sind zumindest teilweise durch die Gefäßthrombosen erklärbar. Das Herpesvirus übt aber offensichtlich auch unabhängig von diesen Thrombosen eine toxisch-nekrotische Wirkung aus. Die Diagnosesicherung gelingt immunzytochemisch (Abb. 1.63 d).

Rasmussen-Enzephalitis

Bei der Rasmussen-Enzephalitis handelt es sich um eine 1978 erstmals beschriebene chronische Temporallappenenzephalitis, die mit therapieresistenter Epilepsie und Hemiparesen einhergeht.

Histologisch ließen sich im Gewebe, das aus epilepsietherapeutischen Gründen reseziert worden war, eine Enzephalitis mit *Mikrogliaknötchen* im Kortex, perivaskulärer lymphomonozytärer Infiltration und ein Verlust von Neuronen nachweisen. Ein eindeutiger Erregernachweis ließ sich bislang nicht führen[57].

Poliomyelitis

Poliomyelitis anterior acuta

Synonyme: Spinale Kinderlähmung, Heine-Medin-Krankheit

Epidemiologie. Der zu den *Enteroviren* gehörende Erreger mit 3 unterschiedlichen Subtypen wird durch Sprühinfektion von Mensch zu Mensch übertragen. In 1–2 % führt die Infektion zu der namengebenden *paralytischen Poliomyelitis,* die bis zur Mitte unseres Jahrhunderts jeweils in den Sommer- und Herbstmonaten zu großen Epidemien führte. Seit der konsequenten Anwendung der Schluckimpfung ist die Häufigkeit der Poliomyelitis stark zurückgegangen, bleibt aber angesichts des Reiseverkehrs eine ernst zu nehmende Erkrankung. Von 1971–1980 traten in der Bundesrepublik Deutschland 190 Poliomyelitiserkrankungen auf, von denen 67 % auf einreisende ausländische Arbeitnehmer oder Asylanten entfielen[65].

Ätiologie, Klinik. Nach der Infektion vermehrt sich das Virus in der Darmwand und führt zu einer Virämie. Nach der Inkubationszeit von 3–35 Tagen entwickelt sich eine katarrhalische Vorphase als Ausdruck der Virämie, die in 98 % folgenlos abklingt (abortive Form der Poliomyelitis). 1–2 % entwickeln im Anschluß daran eine aseptische Meningitis unter erneutem Temperaturanstieg *(zweifacher Temperaturgipfel).* In 30–70 % klingt diese Meningitis folgenlos ab. In 1–2 % kommt es zur paralytischen Manifestationsform mit schlaffen, *nukleären Paresen,* vor allem der proximalen Muskulatur, erklärbar durch den besonders starken Befall medialer Nervenzellgruppen im Bereich der Vorderhörner. Hohe Lähmungen können als bulbäre Poliomyelitis zu Atemlähmungen, zusätzlich auch zu vegetativen Funktionsstörungen führen, vor allem wenn die großzelligen Areale der Formatio reticularis mit den Regulationszentren für Blutdruck und Temperatur betroffen sind.

Sonderformen sind die chronische Poliomyelitis mit fortschreitenden Myatrophien und das *Postpoliosyndrom*[42] mit neu auftretenden und zunehmenden Paresen Jahre nach abgelaufener Poliomyelitis (Abb. 1.62 e). Die Genese ist unklar, eine persistierende Virusinfektion allerdings kann weitgehend ausgeschlossen werden.

Morphologie. *Motoneurone* der Vorderhörner bzw. der Hirnnervenkerngebiete, der hypothalamischen Zentren einschließlich Substantia nigra[25] oder die mitbetroffenen Zellen der Zentralrinde, aber auch der Kleinhirnrinde, weisen diffuse *Chromatolysen* auf. Es folgt bei fortgeschrittener Nekrobiose die Neuronolyse mit anschließender *Neuronophagie* durch aktivierte Mikrogliazellen und durch Makrophagen (Abb. 1.62 b) mit lebhafter Lymphozytenreaktion (Abb. 1.62 a) und Astrozytenproliferationen. Die entzündlichen Infiltrate sind in Form einer meist nur leichten lymphozytären Meningitis auch außerhalb der grauen Substanz nachweisbar. Sie greifen einschließlich der Gliareaktionen vielfach auch auf die Stranggebiete des Rückenmarks über, so daß keineswegs ausschließlich eine Poliomyelitis vorliegt. Gelegentlich sieht man *eosinophile Einschlußkörperchen* im Kern der betroffenen Nervenzellen.

Differentialdiagnostisch können auch Coxsackie-, ECHO- und andere Enteroviren das Bild einer Poliomyelitis imitieren.

Ganglionitis

Herpes zoster

Ätiologie und Pathogenese

> Die Herpes-zoster-Radikuloneuritis (Gürtelrose) wird durch eine Reaktivierung latenter Varicella-zoster-Viren in den Spinalganglien und den Ganglien der Hirnnerven hervorgerufen, wobei unterschiedliche exogene (UV-Licht, Röntgenstrahlen, Traumen) und endogene (Immunsuppression, Fieber, Malignom) Reize auslösend wirken können.

Klinik. Die aktivierten Varicella-zoster-Viren gelangen durch *axonalen Transport* in das Dermatom der zugehörigen Ganglienzellen und rufen dort herpetiform gruppierte Papeln hervor, die zu Bläschen, zunächst mit hellem, später mit eingetrübtem Inhalt werden, die schließlich verschorfen und teils hypo-, teils hyperpigmentierte Narben hinterlassen.

In 50 % sind die Dermatome Th 1–Th 12, insbesondere Th 5–Th 10 befallen. In 20 % findet sich ein kranialer Zoster.

Der Befall des 1. Trigeminusastes *(Zoster ophthalmicus)* geht in einem hohen Prozentsatz (25–70 %) mit einer Keratitis, Iritis oder Chorioiditis einher.

> Insbesondere Patienten über 60 Jahre entwickeln in mehr als 50 % der Fälle hartnäckige, Monate bis Jahre anhaltende, *postherpetische Neuralgien.*

Morphologie. Die betroffenen Ganglien zeigen intensive, anfangs granulozytäre, später gemischt-lymphozytär-monozytäre Infiltrate. Mitunter kommt es zu

Erythrodiapedesen und *lokalen Vaskulitiden.* Die Nervenzellen weisen Chromatolysen und Nekrosen auf. Gelegentlich sieht man intranukleäre Einschlußkörper. Über die Hinterwurzeln kann der entzündliche Prozeß auf das Rückenmark übergreifen und die Vorderhörner mit einbeziehen[79]. Eine leichte lymphozytäre Meningitis begleitet vielfach die Symptome.

Zytomegalie

Ätiologie, Pathogenese.

Ätiologie, Pathogenese. In latenter Form existiert das Zytomegalievirus bei einem großen Teil gesunder Erwachsener (etwa 50–60 % sind seropositiv). Bei immunkompetenten Patienten führt die Infektion nur zu milden, häufig subklinischen Infektionen mit Meningitis und Polyradikulitis.

> Bei immunsupprimierten oder AIDS-Patienten können schwere Infektionen mit zum Teil ausgeprägten Polyradikulitiden und Enzephalitiden auftreten, die chronisch progredient mit einer dementiellen Entwicklung, mit psychoorganischen Veränderungen (Verwirrtheit, mnestischen Störungen) und epileptischen Anfällen einhergehen.

Morphologie. Die Zytomegalievirusenzephalitis ist charakterisiert durch blande Entzündungsreaktion, vielfach *Mikrogliaknötchen,* vornehmlich in der grauen Substanz mit charakteristischen Viruseinschlüssen (dargestellt durch In-situ-Hybridisierung). Viruseinschlüsse fanden sich vor allem auch in den Kapillarendothelien, in Astrozyten und Neuronen. Häufig ist eine ausgeprägte Ependymitis, die zusammen mit der subpialen Virusausbreitung eine Infektion über den Liquor nahelegt[43].

Pränatale Zytomegalieinfektion

Werden gravide Mütter zytomegalieinfiziert, können die Feten eine schwere Enzephalitis entwickeln, die zu *Mikrozephalie, Rindenfehlbildungen und periventrikulären Verkalkungen* führt.

Morphologie. Im Vordergrund der Schäden durch pränatale ZNS-Schädigungen stehen ausgedehnte *Mikrogyrien* mit Bevorzugung des basalen Neokortex. *Periventrikuläre Nekrosen* enthalten reichlich kalkinkrustierte, nekrotische Zellen und größere *Pseudokalkkonkremente.*

Es besteht eine ausgeprägte *Ependymitis.* In den nekrotischen Bereichen finden sich innerhalb von Astrozyten, Matrixzellen und auch ausgereiften Nervenzellen intranukleäre *Einschlußkörperchen* mit dunklem Zentrum und schmalem, hellem Hof, manchmal multipel *(sog. Eulenaugenzellen)* (Abb. 1.63 e).

Leukoenzephalomyelitiden

Ätiologie und Pathogenese sind bei den die weiße Substanz bevorzugenden und unter dem Bild perivenöser entzündlicher Infiltrate und Entmarkungen einhergehenden Enzephalomyelitisformen vielfach nicht eindeutig geklärt. Sie sind Ausdruck einer *parainfektiösen* oder *postinfektiösen* und -vakzinalen Immunreaktion, bei der durch Impfung oder Infektion – meist durch Viren – sekundär eine Autoimmunreaktion in Gang gesetzt wird. Die morphologische Ähnlichkeit zur *experimentell-allergischen Enzephalomyelitis* (EAE)[36], die durch Immunisierung von Ratten und Meerschweinchen mit basischem Myelinprotein (MBP) im Sinne einer antikörperabhängigen T-Zell-Reaktion vom verzögerten Typ induziert werden kann, legt den immunpathogenetischen Pathomechanismus nahe. Der Nachweis der Rekrutierung MBP-reaktiver T-Lymphozyten ist allerdings bislang nur bei der postinfektiösen Masernenzephalomyelitis gelungen (identische Antigenepitope auf MBP und maserninfizierten Zellen). Aktivierte, autoreaktive T-Lymphozyten können aktiv durch die Endothelzellen der Hirngefäße penetrieren und damit die Blut-Hirn-Schranke durchdringen.

Virusinfektionen führen zur Freisetzung einer Reihe von Aktivierungsfaktoren, z. B. Interleukin 2 und Gammainterferon, das z. B. Astrozyten zur Expression von MHC-Klasse-II-Antigenen bringen kann. Zusammen mit einem Antigen wie dem basischen Myelinprotein können dann Astrozyten fakultativ zu antigenpräsentierenden Zellen werden und autoreaktiven T-Lymphozyten als Erkennung dienen. Sekundär werden Makrophagen, B-Zellen und weitere T-Helferzellen aktiviert, die direkt oder unter Freisetzung proinflammatorischer humoraler Mediatoren die Entmarkung in Gang setzen.

Postvakzinale Enzephalomyelitis bzw. Enzephalopathie

Postvakzinale Enzephalomyelitiden und Enzephalopathien, definitionsgemäß nur für zentralnervöse Schäden nach Pockenschutzimpfung definiert, finden sich gleichermaßen nach Tollwut-, Typhus-, Paratyphus-, Cholera- und Pertussisschutzimpfung (▷ Tabelle 1.16).

Am besten untersucht und bekannt sind Enzephalomyelitiden nach Pockenschutzimpfung, die sich entweder um den 8. Tag oder bei älteren Kindern um den 13.–18. Tag entwickeln[27]. Je nach Lokalisation der entzündlichen Veränderungen herrschen Paresen, Hirnnervenlähmungen, Hyperkinesen oder zerebelläre Störungen vor. Früh ist das Bewußtsein eingeschränkt. Die Prognose ist sehr ernst, die Mortalität liegt bei 10–50 %. 1,7 % entwickeln eine Epilepsie.

Morphologie. Histopathologisch lassen sich 2 Erscheinungsformen abgrenzen: Die *kongestiv-ödematöse En-*

Tabelle 1.16. Postvakzinale Enzephalomyelitis

Impfung gegen	Manifestation	Häufigkeit
Masern	Enzephalitis	2–4/1 Mio.
Polio	Enzephalomyelitis	1–2/1 Mio.
	Impfpoliomyelitis	1–2/1 Mio.
Mumps	Enzephalomyelitis	1–2/1 Mio.
	Typ-I-Diabetes	3–40/1 Mio.
Röteln[a]	Enzephalomyelitis	1–2/1 Mio.
	Rheumatoid	1/20(> 25 Lj.)
Pocken	Enzephalomyelitis	1/100 000
Tollwut (Hempt)	Enzephalomyelitis	1–2/10 000
(HDCS)	Polyradikulitis	1/< 260 000
Cholera	Enzephalomyelitis	1/1 Mio.?
Pertussis[a]	Enzephalomyelitis	1/1 Mio.?
Typhus	Enzephalomyelitis	1/1 Mio.?

[a] Mit neuen Impfstoffen nicht mehr beobachtet.

zephalopathie des Säuglings mit im Vordergrund stehendem Ödem ohne entzündliche Infiltrate (Abb. 1.64 a).

Die *postvakzinale Enzephalomyelitis* entspricht dem typischen Bild der perivenösen Enzephalomyelitis mit lymphozytären, später auch gemischt-lymphozytär-plasma-zellulären Infiltraten und *perivenösen Entmarkungsherden* (Abb. 1.64 b, c). In ihnen kann es zu starken Mikrogliaproliferationen, zu Makrophageninvasion und später im Vernarbungszustand zur Gliose kommen. Es besteht eine leichte lymphozytäre Meningitis. Zusätzlich können hypoxische oder ischämische Gewebsschädigungen in der grauen Substanz hinzutreten.

Die Verteilung entspricht der Dichte mittelgroßer Venen, die in der weißen Substanz häufiger sind als in der Rinde, im Thalamus oder im Neostriatum. Kleinhirnmark und auch Rückenmark sind dagegen selten betroffen.

Para- und postinfektiöse Enzephalomyelitiden

Eine Übersicht über die para- und postinfektiösen Enzephalomyelitiden[34] gibt Tabelle 1.17

> Bei Masern wird weltweit mit mehr als 100 000 para- bzw. postinfektiösen Enzephalitiden gerechnet. Bleibende Spätschäden sind in etwa 25 % zu erwarten.

Die absolute Zahl der Enzephalitiden nach Varizellen ist deshalb schwer abzuschätzen, weil sich unter dem enzephalitischen Bild auch das *Reye-Syndrom* verbergen kann, eine postinfektiös unter gleichzeitiger Einwirkung von Azetylsalizylsäure auftretende Enzephalopathie, verursacht durch ein zerebrales Ödem mit geringgradigen, unspezifischen Schädigungen der Nervenzellen und einer großtropfigen Verfettung der Leber und der Herzmuskulatur mit entsprechender Hepatopathie.

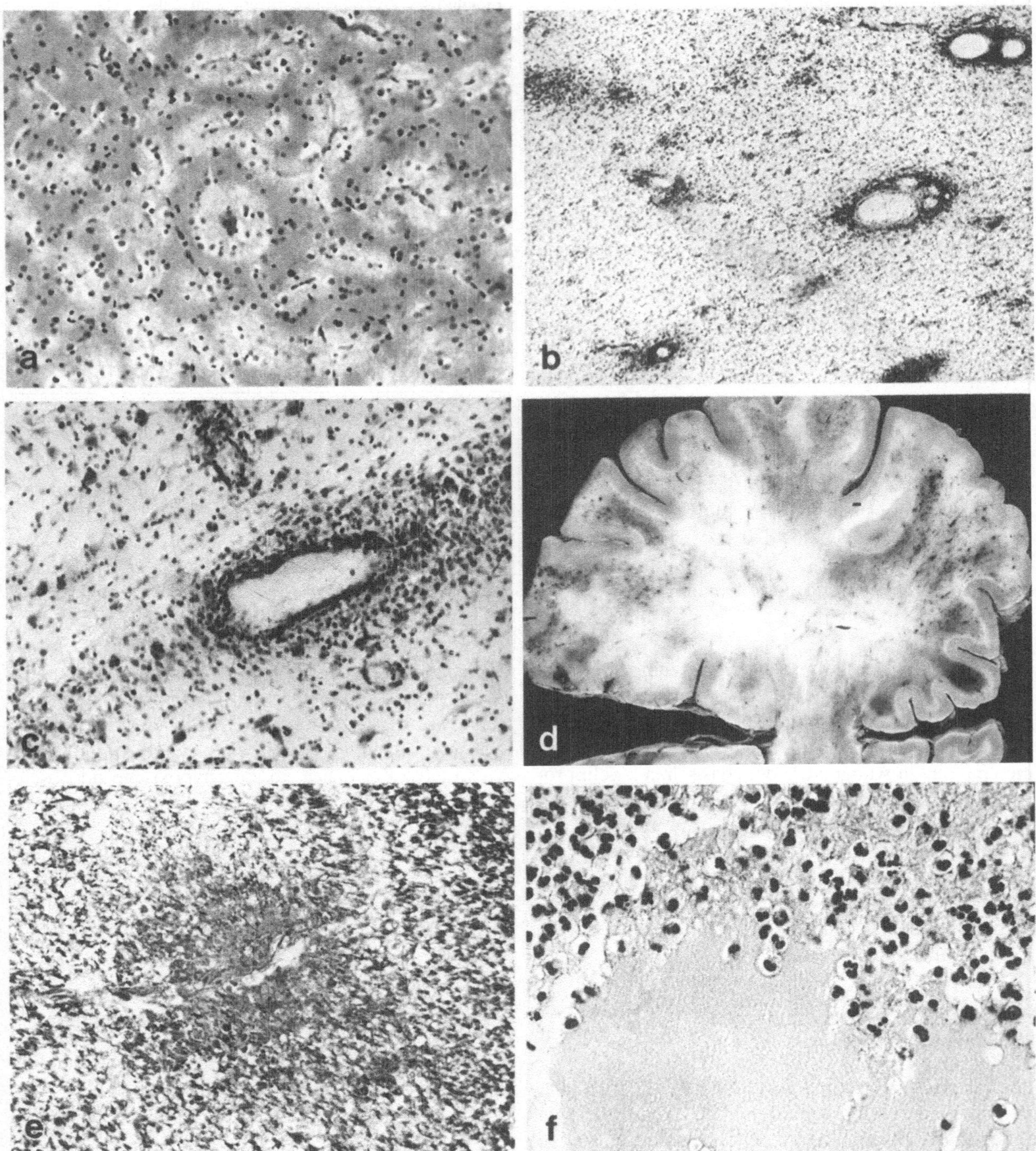

Abb. 1.64 a Ausgeprägtes perikapilläres Ödem im Frühstadium einer postvakzinalen Enzephalitis. **b** Perivenöse Gliazellvermehrung und Infiltratsäume bei postvakzinaler Enzephalitis. **c** Perivenöse Gliazellvermehrung und lockere Lymphozyteninfiltrate bei postvakzinaler Enzephalitis. **d** Purpura cerebri bei schwerer Schrankenstörung im Zusammenhang mit einer Grippevirusinfektion. **e** Mikrozirkulationsstörung mit perivenöser Serodiapedese und einer Mantelzone ödematös-spongiös aufgelockerter Marksubstanz. **f** Schwerste Schrankenstörungen mit Serodiapedesen und phlegmonöser Leukozytenemigration in das Hirngewebe

Als postinfektiöses Syndrom nach Herpes-simplex-Infektion wird das *Rett-Syndrom*[63] (▷ Abschn. „Stoffwechselkrankheiten", S. 343) diskutiert.

Pertussisenzephalopathie

Epidemiologie, Klinik. Bei der Pertussis kommt es in etwa 5 % zu neurologischen Komplikationen, die mit fokalen Ausfällen, Krampfanfällen und Koma einhergehen als Ausdruck einer am ehesten *hypoxisch-ischämischen Enzephalopathie,* nicht aber einer Enzephalitis[21].

Tabelle 1.17. Para- und postinfektiöse Enzephalomyelitis

Virus	Häufigkeit	Zeitpunkt des Auftretens	Letalität
Masern	1/400–3000	5.–10. Tag	10–15%
Varizellen[a]	1/1000–10000	4.–6. Tag	5–20%
Mumps	1/6000	etwa 7. Tag	
Pertussis[b]	1.7–7/100	etwa 7. Tag	
Influenza	selten	7.–14. Tag	
Parainfluenza	selten	7.–14. Tag	
Epstein-Barr	selten	7.–14. Tag	
Rubella	1/5000–24000	etwa 7. Tag	20%
Herpes simplex[c]	selten	10.–14. Tag	20%?

[a] Chronisch als Rett S. diskutiert; [b] DD zu Reye-Syndrom;
[c] als Enzephalopathie, nicht Enzephalitis.

Morphologie. Neben hypoxisch-ischämischen Schädigungen finden sich Schrankenstörungen mit Sero- und Erythrodiapedesen. Die Schrankenstörungen können bis zur *Purpura cerebri* des Marklagers, selten zum Bild perivenöser Entmarkungen führen, die hypoxischen Schädigungen zu erheblichen Parenchymschädigungen einschließlich schwerer elektiver Parenchymnekrosen im Ammonshorn.

Akute hämorrhagische Leukenzephalitis

Synonyme: Akute hämorrhagische nekrotisierende Enzephalopathie, hämorrhagische Leukenzephalitis Hurst, Grippeenzephalitis

Ätiologie, Pathogenese. Die akute hämorrhagische Leukenzephalitis tritt perakut bis akut meist nach einer Grippeviruserkrankung auf.

Morphologie. Im Vordergrund stehen hämorrhagisch-nekrotische Herde um Markkapillaren mit dem Bild einer *Purpura cerebri* (Abb. 1.64 d). Um extrem gestaute Kapillaren bilden sich konfluierende *Mikroblutungen.* Im Zentrum liegt meist eine Venole mit leukozytären und Fibrinthromben sowie Wandnekrosen mit Austritt von Fibrin in das perivenöse Gewebe (Abb. 1.64 e). Aus den der Venole zugehörigen randständigen Kapillaren kommt es vielfach zu Umblutungen dieser Nekrose im Sinne einer *Ringblutung.* Da im Mark, nicht wie in der Rinde, zahlreiche kapilläre Anastomosen vorhanden sind, stauen sich diese ringförmig angeordneten Kapillaren um die thrombotisch verschlossenen und nekrotischen Venen. Ursache der Venenwandnekrose ist wahrscheinlich ein dem *Arthusphänomen* vergleichbarer Mechanismus.

Daneben kommen perivenös angeordnete Mikrogliaherde vor, die ebenso wie die hämorrhagisch-nekrotischen Herde zu perivenösen Entmarkungen mit immunhistochemisch nachweisbaren Immunglobulin- und Komplementablagerungen führen können[18].

Schließlich finden sich vorwiegend granulozytäre Gefäßwandinfiltrate um die Markvenen mit Leukozytenauswanderung in das umgebende Gewebe.

Massenblutungen gehören nicht zum Bild der Hurst-Enzephalitis. Es kann aber zu ausgedehnten Serodiapedesen kommen (Abb. 1.64 f).

Chronische Enzephalitiden

Es gibt eine Reihe von Viren, die als unkonventionelle Viren zu den Slow-virus-Infektionen (▷ S. 164) führen und bekannte konventionelle Viren, die unter dem Bild einer Leukenzephalitis (*progressive multifokale Leukenzephalopathie* und *HIV-Enzephalopathie*) oder einer Panenzephalitis (*subakut sklerosierende Panenzephalitis* und *progressive Rötelnpanenzephalitis*) zu chronisch progredienten Enzephalitiden führen (▷ Tabelle 1.18).

Tabelle 1.18. Chronische Virusinfektionen (nicht kongenital) des zentralen Nervensystems

Erreger	Krankheitsbild	Klinische Besonderheiten
Masernvirus	SSPE (subakut sklerosierende Panenzephalitis)	Häufigkeit 1:1 Mio. nach Maserninfektion, Auftreten bei Kindern: 1. Stadium: Psychische Störungen 2. Stadium: Neurologische Herdsymptome, Myoklonien, Ataxie, Visusstörungen 3. Stadium: Bewußtseinsstörungen, Koma, Tod nach Monaten bis wenigen Jahren
Rötelnvirus	PRP (progressive Röteln-Panenzephalitis)	ähnlich SSPE
JC- oder SV 40-PML-Virus	PML (progressive multifokale Leukenzephalopathie)	Subakut demyelinisierende Erkrankung bei immunsupprimierten Patienten (Lymphome, Leukämien, Zytostatika, insbesondere in Kombination mit Bestrahlung)
HIV („human immunodeficiency virus")	AIDS („aquired immune deficiency syndrome")	Subakute, diffuse, noduläre, gliöse Enzephalopathie mit progressiver Demenz (Hirnatrophie) und vakuolär-degenerative Myelopathie. Opportunistische Infektionen (Toxoplasma, Zytomegalie, Kryptokokken, PML-Virus) und zerebrale Lymphome

Chronische Leukenzephalitis

HIV-Enzephalopathie

Synonyme: AIDS-Demenz-Komplex, chronische AIDS-Enzephalopathie, subakute HIV-Enzephalitis (zu den anderen neuropathologisch relevanten HIV-bedingten Erkrankungen).

Epidemiologie, Ätiologie, Pathogenese. Vermutlich erfolgt die HIV-Invasion in das ZNS durch extrazerebral infizierte Makrophagen und Monozyten, die den Erreger über die Blut-Hirn-Schranke transportieren. Eine davon ausgehende direkte Infektion von Neuronen oder Oligodendrozyten ist eher unwahrscheinlich. Die Infektion bleibt auf Makrophagen, *multinukleäre Riesenzellen* (Abb. 1.65 a, b) und Mikroglia beschränkt. Mögliche pathogenetische Mechanismen sind die Freisetzung von neurotoxischen Enzymen aus Makrophagen und Monozyten sowie eine kompetitive Hemmung des Neuropeptids *Neuroleukin* durch Virusproteine, wie z.B. Env, Rev oder Tat[64]. Möglicherweise spielen auch andere Zytokine wie *Tumornekrosefaktor α* oder *Interleukin 1* eine Rolle[13].

Klinik. Die HIV-Enzephalopathie ist die häufigste neurologische Manifestation der HIV-Infektion. Sie manifestiert sich überwiegend in fortgeschrittenen Krankheitsstadien und verläuft subakut bis chronisch mit zunächst gering- bis mäßiggradigen psychischen Störungen des Affektes und Antriebes, der mentalen und kognitiven Fähigkeit und der Psychomotorik bis hin zu schweren dementiellen Syndromen. Neurologisch finden sich zerebelläre und pontomesenzephale Störungen in Form einer Okulomotorikstörung oder Ataxie. Spinale Symptome wie Paraparese oder Blasenstörungen sind Ausdruck der vakuolären Myelopathie und treten bei etwa 10 % der AIDS-Patienten auf.

Morphologie. Makroskopisch findet sich in den meisten Fällen der HIV-Enzephalopathie lediglich eine *leichte diffuse zerebrale Atrophie*. Mikroskopisch zeigen sich vor allem im Mark der Hemisphären und des Kleinhirns diffuse Markaufhellungen sowie eine verstreute Makrophagen- und Mikrogliainfiltration mit reaktiver Astrozytose. Die fokale Mikrogliazellinfiltration erfolgt in Form von *Mikrogliaknötchen*. Die lymphozytäre Infiltration ist eher gering und orientiert sich um Blutgefäße. Das Mark ist vakuolär aufgelockert, die Axone sind degeneriert. Spezifische neuronale Veränderungen finden sich nicht.

Typisch ist das Auftreten von *multinukleären Riesenzellen* perivaskulär und im Parenchym mit Betonung des Markes in etwa 25–30 % von AIDS (Abb. 1.65 a, b).

Sie haben ein eosinophiles oder pigmentiertes Zytoplasma mit 2–10 oder mehr Kernen, die üblicherweise in der Peripherie der Zelle sitzen.

Progressive multifokale Leukenzephalopathie (PML)

Klinik, Pathogenese. In immunsupprimierten Patienten kann das *JC-Virus* aus der Gruppe der *Papova-Viren* zu einer spezifischen *Oligodendropathie* unter dem Bild einer progressiven multifokalen Leukenzephalopathie führen. Klinisch stehen Lähmungen gefolgt von kognitiven Störungen, Sehstörungen, Koordinations- und Sprachstörungen sowie Kopfschmerzen im Vordergrund.

Morphologie. Diffus und unsystematisch verteilte multiple Entmarkungsherde, die vielfach von einem Kranz kleiner, wenig scharf begrenzter Entmarkungsherdchen umgeben sind, prägen das lichtmikroskopische Bild (Abb. 1.65 c).

Die befallenen Oligodendrogliazellen sind blasig aufgetrieben mit Kernwandhyperchromatose und chromatinarmem Kernzentrum. Derartige Zellen sind selten auch in der Rinde nachweisbar. Entzündliche Infiltrate können fehlen. Am Rande der Entmarkung finden sich Phagozytosevorgänge. Die Astrozyten sind häufig stark hypertrophiert unter Bildung bizarrer, *tumorähnlicher Zellformen* (Abb. 1.65 f). Nicht nur das zentrale Marklager ist betroffen, sondern vielmehr auch die Brücke, die Medulla oblongata und das Rückenmark.

Elektronenmikroskopisch sieht man parakristallin angeordnet erscheinende Kolonien rundlicher, seltener plump-filamentärer *Virionen* in den Oligodendrogliazellkernen (Abb. 1.65 d). Mit der In-situ-Hybridisierung läßt sich der Nachweis des JC-Virus führen[8].

Panenzephalitiden

Subakute sklerosierende Panenzephalitis (SSPE)

Synonyme: sklerosierende Leukenzephalitis van Bogaert, Panenzephalitis Pette-Döring, Dawson-Einschlußkörperchenenzephalitis

Epidemiologie, Ätiologie und Pathogenese

Die subakut sklerosierende Panenzephalitis ist eine chronisch-progrediente, entzündliche Erkrankung des ZNS, die durch eine persistierende Masernvirusinfektion verursacht wird.

Sie tritt fast nur bei Kindern und Jugendlichen mit einer geschätzten Häufigkeit von 8,5 Erkrankungen/ 1 Mio. Masern infektionen[11] auf.

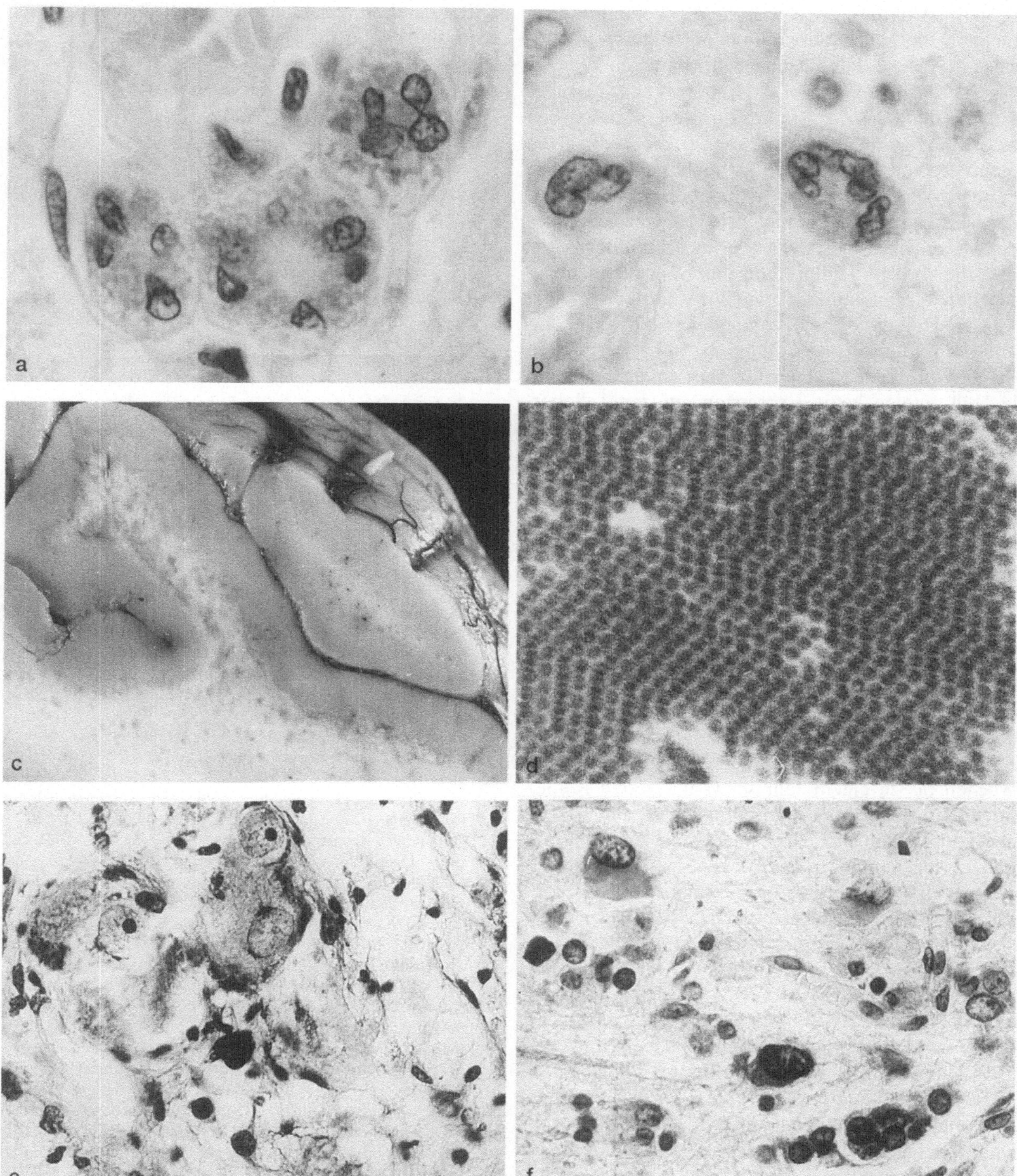

Abb. 1.65. a, b HIV-Enzephalopathie mit perivaskulären multinukleären Zellen (Präparat Prof. Kleihues, Zürich). **c** Multifokale Leukoenzephalopathie. **d** Polyoma-Viruskolonie in Oligodrogliazelle bei multifokaler Leukoenzephalopathie (80000). (Aufn. Prof. Schlote). **e** u. **f** Tumorartige Gliazelldedifferenzierungen bei multifokaler Leukoenzephalopathie

Im erkrankten Gehirn lassen sich histologisch Masernvirusstrukturen nachweisen. Es kommt jedoch nicht zur normalen Virusreifung mit Bildung von Viruspartikeln, so daß mit üblichen Methoden kein Virus aus dem Gehirn isoliert werden kann. Darüber hinaus fehlen die Zeichen des für Masern klassischen zytopathologischen Effektes, wie z.B. die Bildung von mehrkernigen Riesenzellen. Es zeigte sich, daß es sich bei dem Masernvirus um ein *mutiertes Virus* handelt, das sich klonal ausgebreitet hat. Die Genexpression des Masernvirus im ZNS ist restringiert mit der Folge, daß die viralen Hüllproteingene weitgehend abgeschaltet werden, so daß keine Viruspartikel gebildet werden können[17]. Trotz vorhandener *exzessiver humoraler Immunantwort* können die infizierten Zellen durch Antikörper nicht zerstört werden, da ohne virale Hüllproteine keine Expression auf der Zelloberfläche erfolgt.

Klinik. Der klinische Verlauf der SSPE weist in den meisten Fällen ein stereotypes Bild mit 3 Stadien auf. Nach einem uncharakteristischen Vorstadium mit Nachlassen der Schulleistungen und mit Verhaltensstörungen (bei 1/3) folgen Kombinationen psychointellektueller Störungen mit neurologischen Symptomen, wobei diese Initialstadien 2 1/2 Jahre lang dauern können. Krampfanfälle, Lähmungen, progrediente Demenz bestimmen mit Hyperkinesen, Myoklonien und Sehstörungen das eigentliche Krankheitsbild, das nach wiederum 1–2 Jahren in eine Dezerebrationsphase übergeht, deren Dauer zwischen Wochen bis zu einem Jahr schwankt. Kurze Remissionen während des Hauptkrankheitsstadiums können vorkommen. Im EEG findet man ein typisches Muster sogenannter *Radermecker-Komplexe*. Im Liquor ist eine ausgeprägte IgG-Vermehrung, insbesondere der masernvirusspezifischen *oligoklonalen Banden,* typisch. Die Erkrankung führt in aller Regel zum Tode.

Morphologie. In Rinde, Stammganglien und Brücke finden sich in der grauen Substanz intensive entzündliche lymphoplasmazelluläre Infiltrate mit lebhafter Mikroglia- und Astrozytenproliferation. Nicht selten trifft man auf Gliaknötchen. Die Nervenzellen enthalten gelegentlich *intranukleäre Einschlußkörperchen.* In der weißen Substanz finden sich eine diffuse Entmarkung und perivaskulär betonte Zellinfiltrate.

Sowohl immunhistochemisch als auch elektronenmikroskopisch lassen sich in den betroffenen Nervenzellen *Masernvirusnukleokapside*[25] nachweisen.

Progressive Rötelnpanenzephalitis (PRP)

Wie bei Maserninfektionen können sich auch nach Rötelnenzephalitiden chronische Entzündungen entwickeln, die nach klinischen, histopathologischen und eventuell auch pathogenetischen Kriterien mit der SSPE identisch verlaufen, offensichtlich aber noch seltener sind als die SSPE[72].

Literatur

1.–7. Weiterführende Literatur (▷ S.122)

8. Aksamit AJ, Gendelman HE, Orenstein JM, Pezeshkpour GH (1990) AIDS-associated progressive multifocal leucoencephalopathy (PML): comparison to non-AIDS PML with in situ hybridization and immunohistochemistry. Neurology 40: 1073–1078

9. Angstwurm H (1993) Neurolues. In: Brandt Th, Dichgans J, Diener HC (Hrsg) Therapie und Verlauf neurologischer Erkrankungen. Kohlhammer, Stuttgart Berlin Köln, S 498–504

10. Arndt R, Deicke E, Dittmer C et al. (1990) Empfehlungen zur Diagnostik und Therapie der Meningitis, des Waterhouse-Friderichsen-Syndroms und der Enzephalitis im Kindesalter. Kinderärztl Prax 58: 535–543

11. Asher DM (1991) Slow virus infections of the human nervous system. In: Scheld WM, Whitley RJ, Durack DT (eds) Infections of the central nervous system. Raven, New York, pp 145–166

12. Bamborschke S, Porr A, Huber M, Heiss WD (1990) Demonstration of herpes simplex virus DNA in CSF cells by in situ hybridization for early diagnosis of herpes encephalitis. J Neurol 237: 73–76

13. Bangham CRM (1993) Retrovirus infections of the nervous system. Curr Opinion Neurol Neurosurg 6: 176–181

14. Bia FJ, Barry M (1989) Brain abscess due to Entamoeba histolytica. In: Goldsmith R, Heyneman D (eds) Tropical medicine and parasitology. Appleton & Lange, Norwalk, pp 255–264

15. Bolan G, Barza M (1985) Acute bacterial meningitis in children and adults. Med Clin North Am 69: 231–241

16. Britt RH, Enzmann DR, Yeager AS (1981) Neuropathological and computerized tomographic findings in experimental brain abscess. J Neurosurg 55: 590–603

17. Cattaneo R, Rebmann G, Baczko K et al. (1987) Unbalanced levels of measles virus transcripts. Virology 160: 523–526

18. Chou SM (1982) Acute hemorrhagic leucoencephalitis as a disseminated vasculomyelinopathy: immunoperoxidase study. J Neuropathol Exp Neurol 41: 357

19. Cochius JI, Burns RJ, Willoughby JO (1989) CNS cryptococcosis: unusual aspects. Clin Exp Neurol 26: 183–191

20. Daiss W, Wiethölter H, Schumm F (1986) Cerebraler Morbus Whipple. Nervenarzt 57: 476–479

21. Davis LE, Burstyn DG, Manclark CR (1984) Pertussis encephalopathy with a normal brain biopsy and elevated lymphocytosis-promoting factor antibodies. Pediatr Infect Dis J 3: 448–451

22. Dukes CS, Luft BJ, Durack DT (1991) Toxoplasmosis of the central nervous system. In: Scheld WM, Whitley RJ, Durack DT (eds) Infections of the central nervous system. Raven, New York, pp 801–823

23. Duray PH, Steere AC (1988) Clinical pathologic correlations of Lyme disease by stage. Ann NY Acad Sci 539: 65–79

24. Esiri MM (1982) Herpes simplex encephalitis: an immunohistological study of distribution of viral antigen within the brain. J Neurol Sci 54: 209–226

25. Esiri MM, Kennedy PGE (1992) Virus diseases. In: Adams JH, Duchen LW (eds) Greenfield's neuropathology. 5.ed Arnold, London Melbourne Auckland, pp 335–399

26. Frenkel JK (1985) Toxoplasmosis. Pediatr Clin North Am 32: 917–932

27. Frick E (1989) Multiple Sklerose. Praktische Neurologie. VCH, Weinheim

28. Geiseler PJ, Nelson KE, Levin S et al. (1980) Community-acquired purulent meningitis: a review of 1316 cases during the antibiotic era 1954–1976. Rev Infect Dis 2: 725–745

29. Grau GE, Piquet PF, Vassalli P, Lambert PH (1989) Tumor-necrosis factor and other cytokines in cerebral malaria: experimental and clinical data. Immunol Rev 112: 49–70

30. Hlavin ML, Kaminski HJ, Ross JS, Ganz E (1990) Spinal epidural abscess: A ten-year perspective. Neurosurgery 27: 177–184

31. Hook EW (1991) Central nervous system syphilis. In: Scheld WM, Whitley RJ, Durack DT (eds) Infections of the central nervous system. Raven, New York, pp 639–656

32. Hungerbühler JP, Regli F (1978) Cochleovestibular involvement as the first sign of syphilis. J Neurol 219: 199–204

33. Jäger G, Roggendorf M (1991) Die Frühsommer-Meningo-Enzephalitis in Deutschland. Die gelben Hefte 31: 8–13

34. Johnson RT (1982) Viral infections in the nervous system. Raven, New York

35. Johnson RT, Griffin DE, Gendelman HE (1985) Postinfectious encephalomyelitis. Sem in Neurol 5: 180–190

36. Kálmán B, Lublin FD (1993) Immunopathogenic mechanisms in experimental allergic encephalomyelitis. Curr Opinion Neurol Neurosurg 6: 182–188

37. Kammerer WS (1988) Echinococcosis. In: Harris AA (ed) Handbook of clinical neurology, vol 8 (52): Microbial disease. Elsevier, Amsterdam, pp 523–527

38. Leiguarda R, Berthier M, Starkstein S et al. (1988) Ischemic infarction in 25 children with tuberculous meningitis. Stroke 19: 200–204

39. Martin R, Ortlauf J, Sticht-Groh V et al. (1988) Borrelia burgdorferi-specific and autoreactive T-cell lines from cerebrospinal fluid in Lyme radiculomyelitis. Ann Neurol 24: 509–516

40. Matsuda M (1989) The structure of tetanus toxin. In: Simpson LL (ed) Botulinum neurotoxin and tetanus toxin. Academic Press, London New York, pp 78–83

41. Mayers MM, Kaufman DM, Miller MH (1978) Recent cases of intracranial tuberculomas. Neurology 28: 256–260

42. Meineri P, Brignolio F, Chiro A et al. (1988) Post-poliomyelitic motor neuron disease. Clinical aspects and its relation to typical motor neuron disease. Eur Neurol 28: 177–180

43. Morgello S, Cho ES, Nielsen S et al. (1987) Cytomegalovirus encephalitis in patients with acquired immunodefiency syndrome. Hum Pathol 18: 289–297

44. Navia BA, Petito CK, Gold JWM et al. (1986) Cerebral toxoplasmosis complicating the acquired immune deficiency syndrome: clinical and neuropathological findings in 27 patients. Ann Neurol 19: 224–238

45. Ohno S, Char DH, Kimura SJ, O'Connor GR (1977) Vogt-Koyanagi-Harada syndrome. Am J Ophthalmol 83: 735–740

46. Oliver M, Beller AJ, Behar A (1968) Chiasmal arachnoiditis as a manifestation of generalizes arachnoiditis in systemic vascular disease. B J Ophthal 52: 277–235

47. Pathak A, Sharma BS, Mathuriya SN et al. (1990) Controversies in the management of subdural empyema. A study of 41 cases with review of literature. Acta Neurochir 102: 25–32

48. Patterson TF, Patterson JE, Barry M, Bia FJ (1990) Parasitic infections of the central nervous system. In: Schlossberg D (ed) Infections of the nervous system. Springer, Berlin Heidelberg New York, pp 234–261

49. Peiffer J (1959) Zur kolloidalen Degeneration der Hirnrinde bei progressiver Paralyse. Arch Psychiat Z Ges Neurol 198: 659–672

50. Peiffer J, Danner E, Schmidt PF (1984) Oxalate induced encephalitic reactions to polyol-containing infusions during intensive care. Clin Neuropathol 3: 76–87

51. Pendlebury WW, Perl DP, Munoz DG (1989) Multiple microabscesses in the central nervous system: a clinicopathologic study. J Neuropathol Exp Neurol 48: 290–300

52. Pfister HW (1989) Die komplizierte eitrige Meningitis des Erwachsenen: weiterhin hohe Letalität durch Vaskulitis und Hirndruck. Nervenarzt 60: 249–254

53. Pfister HW (1993) Bakterielle Infektionen. In: Brandt Th, Dichgans J, Diener HC (Hrsg) Therapie und Verlauf neurologischer Erkrankungen. Kohlhammer, Stuttgart Berlin Köln, S 463–479

54. Pfister HW (1993) Intrakranielle und spinale Abszesse. In: Brandt T, Dichgans J, Diener HC (Hrsg) Therapie und Verlauf neurologischer Erkrankungen. Kohlhammer, Stuttgart Berlin Köln, S 480–488

55. Pfister HW (1993) Tuberkulöse Meningitis. In: Brandt T, Dichgans J, Diener HC (Hrsg) Therapie und Verlauf neurologischer Erkrankungen. Kohlhammer, Stuttgart Berlin Köln, S 489–497

56. Pfister HW, Koedel U, Haberl R et al. (1990) Microvascular changes during the early phase of experimental pneumococcal meningitis. J Cereb Blood Flow Metab 10: 914–922

57. Picard FJ, Poland SD, Rice GPA (1993) New developments with herpesviruses and the nervous system. Curr Opinion Neurol Neurosurg 6: 169–175

58. Prange H (1987) Neurosyphilis. Praktische Neurologie, Bd 4. VCH, Weinheim

59. Ravenholt RT, Foege WH (1982) 1918 Influenza, encphalitis lethargica, parkinsonism. Lancet II: 860–864

60. Reik Jr L (1991) Lyme disease. In: Scheld WM, Whitley RJ, Durack DT (eds) Infections of the central nervous system. Raven, New York, pp 657–689

61. Reik Jr L, Barwick MC (1990) Noninfectious causes of acute CNS inflammation. In: Schlossberg D (ed) Infections of the nervous system. Springer, Berlin Heidelberg New York, pp 73–89

62. Relman DA, Schmidt TM, MacDermott RP, Falkow S (1992) Identification of the uncultured bacillus of Whipple's disease. N Engl J Med 327: 293–301

63. Riikonen R, Meurman O (1989) Long-term persistence of intrathecal viral antibody responses in postinfectious diseases of the central nervous system and in Rett syndrome. Neuropediatrics 20: 215–219

64. Sabatier JM, Vives E, Mabrouk K et al. (1991) Evidence for neurotoxic activity of tat from human immunodeficiency virus type 1. J Virol 65: 961–967

65. Schrader A, Stammler A, Stickl H (1988) Infektiös-entzündliche Erkrankungen des ZNS. Praktische Neurologie, Bd 6. VCH, Weinheim

66. Schroth G, Gawehn J, Thron A et al. (1987) Early diagnosis of herpes simplex encephalitis by MRI. Neurology 37: 179–183

67. Schwendemann G (1993) Paraneoplastische Syndrome. In: Brandt T, Dichgans J, Diener HC (Hrsg) Therapie und Verlauf neurologischer Erkrankungen. Kohlhammer, Stuttgart Berlin Köln, S 778–790

68. Seeliger H, Gebhard W (1978) Die Tuberkulose als Todesursache im klinischen Obduktionsgut. Med Welt 29: 384–391

69. Steel JG, Dix RD, Baringer JR (1982) Isolation of herpes simplex virus type 1 in recurrent (Mollaret) meningitis. Ann Neurol 11: 17–21

70. Steere AC (1989) Lyme disease. N Engl J Med 321: 586–596

71. Swartz MN (1984) Bacterial meningitis. More involved than just the meninges. N Engl J Med 311: 912–914

72. Townsend JJ, Stroop WG, Baringer JR et al. (1982) Neuropathology of progressive rubella panencephalitis after childhood rubella. Neurology 32: 185–190

73. Tunkel AR, Scheld WM (1991) Pathogenesis and pathophysiology of bacterial infections of the central nervous system. In: Scheld WM, Whitley RJ, Durack DT (eds) Infections of the central nervous system. Raven, New York, pp 297–312

74. Udani PM, Dastur DK (1970) Tuberculous encephalopathy with and without meningitis: clinical features and pathological correlations. J Neurol Sci 10: 541–561

75. Ueno T, Takahata N (1978) Chronic brainstem encephalitis with mental symptoms and ataxia. J Neurol Neurosurg Psychiat 41: 516–524

76. Vallat JM, Hugon M, Lubeau M et al. (1987) Tick-bite meningo-radiculoneuritis: clinical, electrophysiological, and histological findings in 10 cases. Neurology 37: 749–753

77. Weller RO, Steart P (1984) Cytology of cerebral abscesses. An immunocytochemical and ultrastructural study. Neuropath Appl Neurobiol 10: 305–306

78. Whitley RJ (1988) Herpes simplex infections of the central nervous system. A review. Am J Med 85 [Suppl 2A]: 61–67

79. Whitley RJ, Schlitt M (1991) Encephalitis caused by herpesviruses, including B virus. In: Scheld WM, Whitley RJ, Durack DT

(eds) Infections of the central nervous system. Raven, New York, pp 41–86

80. Wiethölter H (1993) Pilzerkrankungen. In: Brandt T, Dichgans J, Diener HC (Hrsg) Therapie und Verlauf neurologischer Erkrankungen. Kohlhammer, Stuttgart Berlin Köln, S 542–549

81. Wiethölter H (1993) Virale Entzündungen des zentralen Nervensystems. In: Brandt T, Dichgans J, Diener HC (Hrsg) Therapie und Verlauf neurologischer Erkrankungen. Kohlhammer, Stuttgart Berlin Köln, S 529–541

82. Wiethölter H, Dichgans J (1982) Diagnosis of cerebral Whipple's disease by cerebrospinal fluid cytology. Arch Psychiatr Nervenkr 231: 283–287

83. Zuger A, Lowy FD (1991) Tuberculosis of the central nervous system. In: Scheld WM, Whitley RJ, Durack DT (eds) Infections of the central nervous system. Raven, New York, pp 425–456

Multiple Sklerose und verwandte Syndrome

H. Wiethölter

Weiterführende Literatur

1. Matthews WB (ed) (1991) McAlpin's multiple sclerosis. Churchill Livingstone, London
2. Kesselring J (Hrsg) (1989) Multiple Sklerose. Kohlhammer, Stuttgart Berlin Köln

Multiple Sklerose

Synonyme: Encephalomyelitis disseminata; Charcot-Krankheit

Klinik

Die von Charcot 1868 beschriebene Kleinhirntrias von Nystagmus, skandierender Sprache und Tremor als Charakteristikum der Multiplen Sklerose (MS) ist keineswegs der Hauptbefund. Statistiken an einer großen Zahl von Patienten ergaben Pyramidenbahnläsionen bei mehr als 90%, Visus- und Augenmotilitätsstörungen in etwa 80%, Sensibilitätsstörungen in 83%, Hirnstamm- und Kleinhirnstörungen in 75%, Blasenstörungen in 57%, Gangataxien in ca. 50%, Dysarthrie in etwa 20%[14].

In Abhängigkeit von der Schwere und Vielfalt neu auftretender Symptome findet sich im Liquor eine *Pleozytose* mit Zellzahlen zwischen 20/3–80/3 bei einem vorwiegend lymphozytären Zellbild mit Auftreten von *stimulierten Lymphozyten* und vereinzelt Plasmazellen. Die Gesamteiweißwerte sind in Abhängigkeit von der Schrankenstörung leicht bis mäßig erhöht. Charakteristisch ist eine Gammaglobulinvermehrung, in mehr als 90% als *oligoklonale Banden* in der isoelektrischen Fokussierung darstellbar.

Verlauf, Prognose

Die Erkrankung beginnt im Mittel um das 30. Lebensjahr, bei Frauen etwas früher und 2mal häufiger als bei Männern.

Man unterscheidet:
- primär schubförmiger Verlauf (59%),
- remittierend-progredienter Verlauf (23%),
- chronisch-progredient (18%)[2].

Die *primär schubförmig* verlaufenden Formen haben eine mittlere Überlebenserwartung von 25–30 Jahren. 20 Jahre nach dem ersten Schub sind noch 30% der Patienten in ihrem Beruf tätig. Einen günstigen Verlauf kann man bei frühem Erkrankungsalter, Beginn mit Sensibilitätsstörungen und Hirnstammsymptomen, schubförmigem Verlauf, seltenen Schüben in den ersten Jahren nach Manifestation und fehlender oder nur leichter Behinderung nach einer Erkrankungsdauer von 5 Jahren erwarten. Die *chronisch-progredienten* Formen haben eine deutlich schlechtere Prognose (15 Jahre Überlebenszeit nach Krankheitsbeginn).

Ätiologie, Pathogenese

Die Ursachen der Multiplen Sklerose sind nicht bekannt. Viele detaillierte Einzelbeobachtungen sind zusammengetragen und der jeweiligen wissenschaftlichen Tendenz gemäß in Hypothesen mit vermuteter infektiöser, toxischer, degenerativer Genese oder Mitverursachung eingebracht worden. Derzeit werden 3 Faktoren als bedeutend diskutiert:
- Einflüsse von Faktoren aus der Umwelt,
- Einflüsse genetischer Determinanten,
- Bedeutung der autoimmunen Reaktion.

Faktoren aus der Umwelt. Selbst epidemiologisch beispielhafte Studien können nicht ohne Schwierigkeiten Umweltfaktoren von genetischen Dispositionen trennen. Die Untersuchungen zeigen ein Nord-Süd-Gefälle mit polwärts jeweils zunehmender Häufigkeit und nahezu fehlender Prävalenz in Äquatornähe. Für den interessierenden mitteleuropäischen Raum gilt die Prävalenzrate von *50–120 MS-Kranken/100 000 Einwohner*[15].

Migrationsstudien zeigen, daß eine Population ihr spezifisches Erkrankungsrisiko auch nach Umsiedlung in weit entfernte Gegenden mit anderer Erkrankungsrate mitnimmt. Diese Migrationskonstanz gilt aber nur für Erwachsene mit einem Alter von über 15 Jahren. Daraus wurde auf eine *Determinationsphase in der Kindheit* (vor dem 15. Lebensjahr) geschlossen[8].

Insbesondere die Studien zur Migration legten nahe, eine infektiöse Genese für die MS anzunehmen. Für verschiedene tierpathogene Viren sind Erkrankungen mit langer Latenz- und Persistenzperiode bekannt, mit nachfolgend langsam progredienter, chronischer Entwicklung. Beispiele hierfür sind das *Theiler-Virus* und das *Coronavirus*, die beide nach initialer Infektion der Oligodendrozyten in Abhängigkeit von den experimentellen Bedingungen zu chronisch-rezidivierenden Formen einer demyelinisierenden Enzephalomyelitis mit zellvermittelter Autoimmunreaktion[18] führen können. In jüngster Zeit sind Retroviren (z.B. HTLV I)[16] auch für den Menschen diskutiert worden. Alle Versuche, spezifische Viruspartikel oder Virusgenome (z.B. durch Hybridisierungstechniken) im Hirngewebe verstorbener MS-Patienten nachzuweisen, haben bislang nur unspezifische Befunde mit Material sehr verschiedener Viren hervorgebracht, und das in einem Ausmaß, wie es auch bei nicht an MS Erkrankten gefunden werden kann.

Der Nachweis einer *vermehrten Antikörperproduktion* (in 60% werden in Serum und Liquor erhöhte Masernantikörper gefunden) ist nicht signifikant, da auch gegen andere Viren wie Mumps, Influenza, Varicella zoster und Röteln erhöhte Titer als Ausdruck intrathekaler Produktion gefunden werden können. MS muß wohl als Ausdruck einer unspezifischen Aktivierung bei gestörter Immunregulation im ZNS gesehen werden.

Einfluß genetischer Determinanten. Die Wirksamkeit genetischer Faktoren in der Pathogenese der MS wird insbesondere durch Familien- und Zwillingsstudien belegt. Geschwister von MS-Patienten erkranken 20mal, Eltern und Kinder 12mal und weiter entfernte Verwandte 5mal häufiger als der vergleichbare Bevölkerungsdurchschnitt. Bei eineiigen Zwillingen ist die Erkrankungswahrscheinlichkeit mit 26% noch viel höher, während sie bei zweieiigen nur 2,3% beträgt[6].

Wesentlich für die genetische Disposition sind bestimmte HLA-Antigene, die bei der MS wie auch bei bekannten Autoimmunerkrankungen häufiger auftreten, da sie bei der Aufrechterhaltung der Selbsttoleranz eine entscheidende Rolle spielen. Assoziationen zwischen Erkrankungen und solchen Immunregulationsgenen (MHC auf Chromosom 6 und GM-Gruppen auf Chromosom 14) lassen Aussagen über ihren dispositionellen Charakter zu. Eine Assoziation mit HLA A 3 und B 7 (Klasse I der MHC-Genprodukte) und mit HLA DR 2, DQ w 1, DQ B 1 und DQ A 1 (Klasse II der MHC-Genprodukte)[5] ist zumindest in der nordeuropäischen Bevölkerung offensichtlich.

Autoimmunreaktion. Eine entscheidende Rolle bei der Pathogenese der MS spielt das Immunsystem. Eine Reihe von Argumenten dafür ist in Tabelle 1.19 zusammengefaßt.

Die früher postulierte These, das Gehirn sei immunologisch privilegiert, d. h. von normalen Immunreaktionen ausgenommen, wird durch die Fähigkeit stimulierter T-Lymphozyten eingeschränkt, die nach Adhäsion am Gefäßendothel durch Adhäsionsmoleküle eine auch intakte Blut-Hirn-Schranke überwinden können[12]. Zirkulierende Immunkomplexe und Komplementkomponenten können dies nur beschränkt. Probleme bestehen in der intrazerebralen zellulären Interaktion. Für T-Zell-vermittelte Immunreaktionen müssen antigen wirksame Substanzen von besonders ausgestatteten Zellen, den *antigenpräsentierenden Zellen*, dargeboten werden. Es konnte gezeigt werden, daß Endothelzellen und Astrozyten unter bestimmten Aktivierungsbedingungen [z.B. durch Gamma-Interferon (IFN-γ)] zur Ausbildung von MHC-Klasse-II-

Tabelle 1.19. Immunpathogenetisch wichtige Faktoren

- Morphologische Befunde in MS-Plaques
  - in frischen MS-Herden lassen sich perivenös T-Lymphozyten, Makrophagen und B-Lymphozyten/Plasmazellen nachweisen
- Entzündliche Reaktion im Liquor
  - Pleozytose mit stimulierten Lymphozyten
  - intrathekale Immunglobulinproduktion (IgG-Index)
  - oligoklonale Banden (isoelektrische Fokussierung)
  - verminderte Komplementkomponenten
- Fluktuation der T-Zell Population in Liquor und Serum
  - Anstieg des CD4/CD8 Quotienten
  - CD4 Zellen vermehrt aktiviert
  - selektiver Verlust von CD45 (Suppressor-/Induktor) Zellen
- Nachweis von MHC Klasse II Antigenen in MS-Herden
- Immunologische und immunpathologische Ähnlichkeiten zur EAE
- Akute Aktivierung der Erkrankung durch Gamma-Interferon

Antigenen und damit fakultativ zu präsentierenden Zellen umfunktioniert werden können[7]. Die Erkennung wird mit der Bildung des sog. *trimolekularen Komplexes* aus einem spezifischen T-Zell-Rezeptor und dem mit dem Antigenbruchstück beladenen HLA-DR-Molekül der MHC-Klasse-II-Antigene vollzogen. Die Aktivierung der T-Zellen zu Lymphoblasten führt zu erhöhter Zellteilung unter der Kontrolle des von T-Zellen selbst produzierten Interleukin (IL) 2.

Charakteristisch für die MS ist die Plaque mit entzündlicher Demyelinisierung in der weißen Substanz. Erste Veränderungen sind vermutlich durch einwandernde, aktivierte T-Lymphozyten aus der Blutbahn verursacht, die sich perivenös ansiedeln. Es folgt eine *initiale Entzündungsreaktion* mit fokaler Blut-Hirn-Schranken-Störung und mit Einstrom von Serumproteinen. Nach bisherigen Erkenntnissen ist das lokale Ödem für den grundsätzlich reversiblen partiellen Leitungsblock verantwortlich.

Den Hauptteil infiltrierender Zellen machen T-Lymphozyten und Makrophagen aus. In einigen Studien ließ sich eine gewisse Gesetzmäßigkeit im Aufbau frischer Plaques erkennen: Überwiegen der Helfer-/Induktorlymphozyten (CD 4) in der aktiven Entmarkungszone und im umgebenden Mark, wogegen perivaskulär bzw. im Zentrum des Herdes CD-8-positive Suppressor-/zytotoxische Zellen dominieren[19].

Die aktiven Herde sind durchsetzt von *Makrophagen mit ausgeprägter Expression von MHC-Klasse-II-Antigenen*. Darüber hinaus ließen sich als Marker für die Aktivitäten mit immunzytochemischen Methoden auf den Lymphozyten der IL-2-Rezeptor oder bereits gebundenes IL-2 mit Betonung im Plaquezentrum und IL-I vor allem in der aktiven Entmarkungszone nachweisen. Neben T-Lymphozyten und Makrophagen finden sich in aktiven Plaques auch B-Lymphozyten in ihrer stimulierten Form als *Plasmazellen*. Mit zunehmender Krankheitsdauer sind sie auch in normal erscheinendem Mark anzutreffen.

Immunhistochemisch läßt sich IFN-γ auf Astrozyten und IFN-α auf Makrophagen nachweisen. Verantwortlich für die Demyelinisierung sind möglicherweise die Zytokine TNF-α (Tumornekrosefaktor) und TNF-β (Lymphotoxin), das vornehmlich in Astrozyten zu finden ist. Die Demyelinisierung erfolgt offensichtlich in Anwesenheit von Komplement, das als C 9 und C 3 d in granulären Ablagerungen, gebunden an Endothelien, in Plaques auftritt. Die Rolle der vaskulären Endothelien spiegelt sich in der Expression vom *interzellulären Adhäsionsmolekül I* (ICAM-I) und dem Gegenstück auf Lymphozyten, dem *lymphozyten-funktionsassoziierten Molekül* (LFA) wider[4, 17].

Die Entmarkung erfolgt auf verschiedenen Wegen:
1. Nach Kontaktaufnahme von Makrophagen mit den Myelinscheiden werden zunächst *„coated pits"* ausgebildet, spezifische, für rezeptorvermittelte (z. B. Antikörper) Phagozytose typische Membranstrukturen, wie sie für die Endozytose von Cholesterol bekannt sind. Die Myelinscheiden werden, möglicherweise mit Antikörpern besetzt, in kleinen Fragmenten phagozytiert.
2. In Regionen mit deutlich ausgeprägter Entzündungsreaktion wandern Makrophagen unter die Markscheide und lösen sie von den Axonen ab, ein Vorgang der als *„myelin stripping"* bezeichnet wird.
3. Bei massiver Entzündung können Markscheiden in ihrer gesamten Dicke *primär vesikulär* ohne Anwesenheit von Makrophagen zerfallen, so daß auch ein rein humoraler Mechanismus postuliert werden kann. Sicher ausgeschlossen sind aber artefizielle Ursachen hierfür nicht.

Geht man von der Annahme aus, die MS sei Ausdruck einer T-Zell-vermittelten autoimmunen Reaktion, so bleibt unklar, gegen welches Antigen sich die Reaktion richtet. Immer wieder wurde *MBP („myelin basic protein")* diskutiert. Unabhängig von der pathogenetischen Signifikanz konnte auf Makrophagen MBP und *MAG („myelin associated glycoprotein")* als Zeichen einer Antigenpräsentation dargestellt werden. Vermutlich ist aber eine ganze Reihe von Myelinproteinen beteiligt[9].

Der Nachweis einer T-Zell-Stimulation ist unsicher. Selbst bei der *experimentell allergischen Enzephalomyelitis (EAE),* die durch initiale Immunisierung mit basischem Myelinprotein induziert werden kann, ist ein ausreichender *Stimulationsindex* gelegentlich nur schwierig zu erreichen. In größeren Studien läßt sich eine Sensibilisierung gegenüber basischem Myelinprotein in peripheren Lymphozyten von MS-Patienten nur in 15–20 % nachweisen. Mit ähnlicher, etwas geringerer Antwort reagieren Lymphozyten von Normalpersonen und Patienten mit anderen zerebralen Erkrankungen.

frühen Virusinfektion – und immunregulatorischer Mechanismen, die ihrerseits genetisch prädisponierend gesteuert sind, erklärt gegenwärtig am ehesten die Pathogenese der MS.

Morphologie

Makroskopie. Bei der Betrachtung des Zentralnervensystems von außen sind allenfalls an Brücke, verlängertem Mark und Rückenmark etwas dunklere Herde durch die Leptomeningen hindurch sichtbar.

Auf Frontalschnitten zeigen sich *Prädilektionen* der Entmarkungsherde um die Ventrikelwinkel im Bereich der Vorderhörner *(Steiner-Wetterwinkel)* und der Cella media sowie um die Hinterhörner (Abb. 1.66 a). Nicht selten sind auch die Gebiete um den Aquädukt und den Boden des 4. Ventrikels betroffen, seltener bandförmige Bereiche unter der Leptomeninx in Brücke und verlängertem Mark.

Aus kernspintomographischen Untersuchungen lassen sich die Prädilektionsorte zahlenmäßig belegen (▷ Tabelle 1.20)[13].

Die Farbe der Herde hängt vom Alter des Prozesses ab (eher rosa bei frischen, eher grau bei alten Herden), die Konsistenz ist weich bei frischen, zunehmend hart bei alten Herden durch Gliafaservermehrung.

Mikroskopie. *Frischer Herd:* Der frische Herd zeigt innerhalb der ersten Tage einer Manifestation eine *Oligodendrogliavermehrung,* die in der Regel aber nur selten zu beobachten ist. Ihr folgt mit beginnendem Markabbau eine *Mikrogliareaktion.* Markscheidenzerfallsprodukte werden in diese Mikrogliazellen, später auch in Monozyten und Makrophagen aufgenommen.

Primärer Angriffsort ist die Oligodendrogliazelle, die durch ihre Fortsätze die Axone innerhalb eines Internodiums versorgt.

Der frische Entmarkungsherd ist charakterisiert durch
– Myelindesintegration ohne Zelleinwanderung,
– erhöhte Zelldichte mit Mikrogliahyperplasie,
– perivaskuläre Lymphozytenmanschetten.

Später ist der Herd übersät von *sudanophilen Abräumzellen* (Abb. 1.66 d), in denen oft schon lichtmikroskopisch große Myelinbruchstücke sichtbar sind. *Infiltratzellen (Lymphozyten, stimulierte Lymphozyten und Plasmazellen)* sind vor allem perivenös an den Herdrändern lokalisiert (Abb. 1.66 e). Die Entmarkung in frischen Herden und Herdzungen verläuft ebenfalls vornehmlich perivenös. Die Ausprägung der entzündlichen Infiltrationen nimmt mit zunehmendem

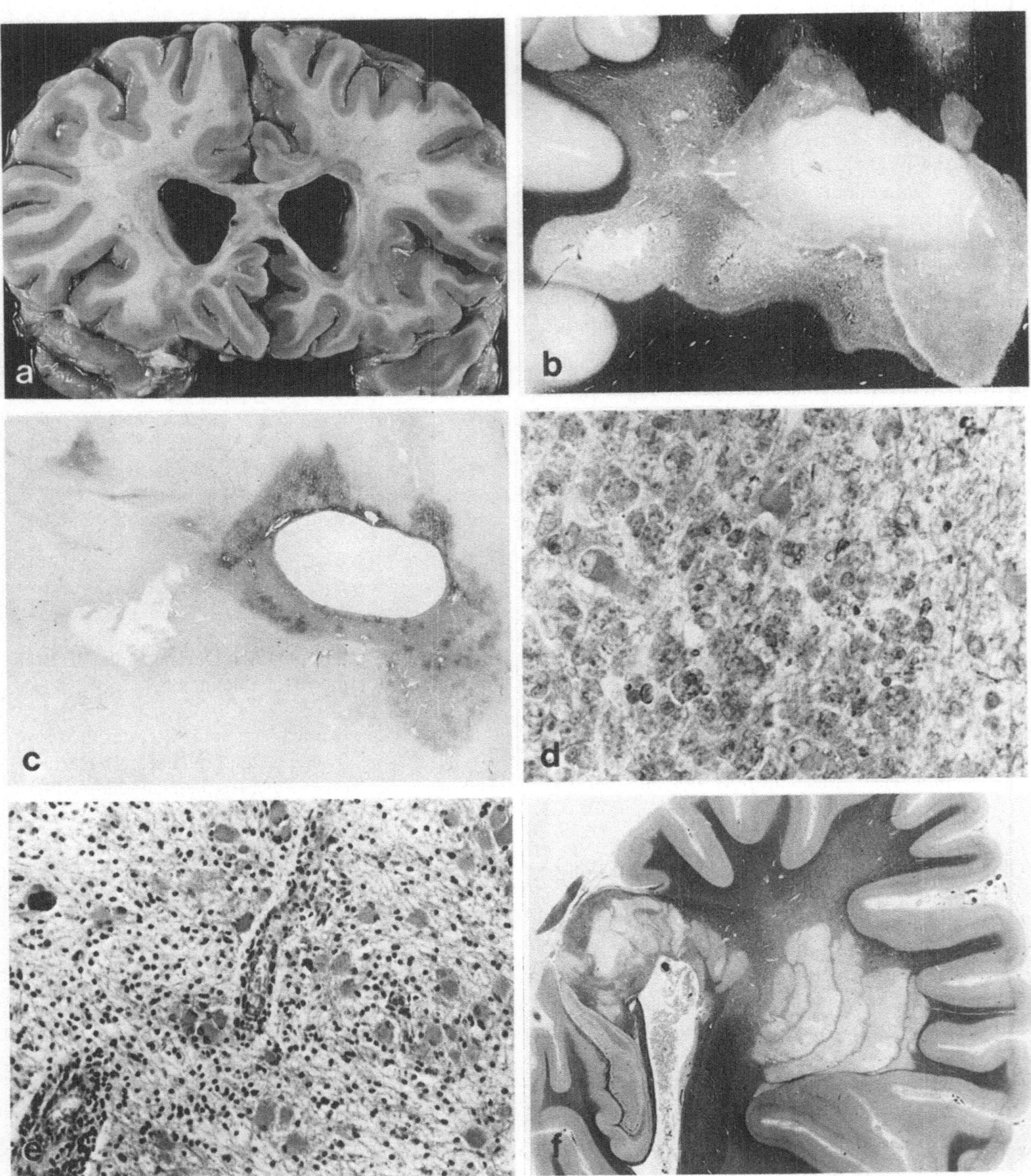

Abb. 1.66. a Multiple Sklerose mit periventrikulären Entmarkungsherden. **b** Multiple Sklerose mit mehreren Entmarkungsherden, darunter z. T. sogenannte Markschattenherde. **c** Gleiches Präparat wie **b** mit dichter Fasergliose (Holzer). **d** Dichte Ansammlungen von Lipophagen mit Myelinzerfallsprodukten neben gemästeten Astrozyten in einem Multiple-Sklerose-Herd (Klüver-Barrera). **e** Starke Proliferation gemästeter Astrozyten sowie lymphozytäre Gefäßwandinfiltration bei akuter Multipler Sklerose. **f** Zwiebelschalenförmig aufgebauter Entmarkungsherd bei Multipler Sklerose

Alter der Herde ab. Immunhistochemisch sind aber auch dann weiterhin Infiltrate nachweisbar.

Gemeinsam mit dem Markscheidenzerfall kommt es zu einer lebhaften *Proliferation faserbildender Astrozyten*, die in der akuten Phase vielfach doppelkernig sind. Die Blut-Hirn-Schranke ist in der Frühphase gestört.

Ältere Herde: Typisch für ältere MS-Herde ist bei scharfer Abgrenzung des Entmarkungsherdes der lichtmikroskopisch nahezu vollständige *Markscheidenverlust* (Abb. 1.66 b) bei *erhaltenen Axonen und Nervenzellen und einer dichten Fasergliose* (Holzer-Färbung, notfalls polarisationsoptische Betrachtung

Tabelle 1.20. Verteilung von ZNS-Läsionen (NMR-Nachweis)

Lokalisation	Patienten n (%)
Peri entrikulär (Seiten entrikel)	196 (98)
Cella media	194 (97)
Trigonum	171 (86)
Hinterhorn	149 (75)
Unterhorn	132 (66)
Vorderhorn	117 (59)
Vereinzelt im Mark	185 (93)
Mark-Rinden-Grenze	130 (65)
Capsula interna	83 (42)
Kortex	25 (13)
Basalganglien	15 (8)
Hirnstamm	132 (66)
Pons	103 (52)
Mittelhirn	72 (36)
Medulla oblongata	29 (15)
Peri entrikulär (4. Ventrikel)	106 (53)
Kleinhirn	113 (57)

des HE-Schnittes) (Abb. 1.66 c). Diese ausgebrannten MS-Herde überwiegen beim chronisch Erkrankten. Auch bei ihm kommen aber in der Regel noch frischere Stadien vor, wie sie bei akut verlaufenden MS-Fällen das Bild bestimmen.

Alte Herde: In den alten Herden sind die Oligodendrozyten deutlich reduziert. Bei Markscheidenfärbungen sieht man vielfach eine leichte rauchgraue Tönung der Entmarkungsherde (*„Markschattenherde"*) (Abb. 1.66 b). Elektronenmikroskopische Untersuchungen zeigen, daß diese rauchgraue Färbung Ausdruck einer – wenn auch letztlich frustranen – Remyelinisierung ist.

Kombinierte histologische, biochemische und histochemische Untersuchungen konnten zeigen, daß das Hirngewebe außerhalb der Entmarkungsherde abnorm verändert ist. Eine erhöhte *lysosomale Aktivität z. B. für Beta-Glukosaminidase* weist darauf hin, daß auch diese Bereiche grundsätzlich zur Entmarkung bereit sind[3].

Varianten der Multiplen Sklerose

Charakteristische Sonderformen der Multiplen Sklerose sind:
- die maligne monophasische Multiple Sklerose (Marburg-Krankheit),
- die konzentrische Sklerose (M. Balò),
- die diffus disseminierte Form (M. Schilder),
- die Neuromyelitis optica (M. Dévic).

Marburg-Krankheit

Synonym: Maligne monophasische Multiple Sklerose (Marburg-Krankheit)

Die Originalbeschreibung von Marburg weist auf eine fulminante monophasische Entmarkungserkrankung, die innerhalb weniger Wochen nach Ausbruch tödlich endet[10]. Mikroskopisch finden sich zahlreiche akute Demyelinisierungsherde mit Makrophagen, Myelinabbauprodukten und relativ gut erhaltenen Axonen ohne signifikante Gliose. Perivaskuläre Lymphozyten und Plasmazellen machen keinen Unterschied zu akuten Plaques einer schubförmig verlaufenden MS, es fehlen aber perivenöse Demyelinisierungsherde[11].

Konzentrische Sklerose (Balò-Krankheit)

Bei der *konzentrischen Sklerose (Balò-Krankheit)* treten die Entmarkungsherde in ausgeprägter *Zwiebelschalenformation* auf. Das Marklager kann hierbei weitgehend symmetrisch durch sehr umfangreiche Entmarkungsherde verändert sein, die entweder eine konzentrisch zwiebelschalenförmige Anordnung schmaler erhaltener Markzonen zwischen vollständig entmarkten Partien aufweisen oder jedenfalls eine annähernd parallele Anordnung derartig erhaltener Markstreifen. Diese sehr umfangreichen Herde sind selten, während Andeutungen einer Rhythmisierung mit schmalen erhaltenen Markstreifen hin und wieder auch bei der typischen Multiplen Sklerose beobachtet werden können (Abb. 1.66 f).

Diffus disseminierte Sklerose (Schilder-Krankheit)

Synonyme: Schilder-Krankheit: Encephalitis periaxialis diffusa; sklerosierende Entzündung des Hemisphärenmarkes Spielmeyer; „myelinoclastic type of diffuse sclerosis"

Die diffus disseminierte Sklerose geht mit umfangreichen Entmarkungsherden einher, die weite Teile des Marklagers einnehmen können (Abb. 1.67 a) mit manchmal nur einzelnen kleinen, typischen MS-Herden. Erhaltene Markstreifen oder -inseln fehlen im Gegensatz zur konzentrischen Sklerose. Die Fibrae arcuatae sind vielfach verschont, doch kann der Entmarkungsprozeß auch auf die Rinde übergreifen. Entzündliche Infiltrate können – je nach Stadium – sehr intensiv sein, ebenso die Ansammlung sudanophiler Lipophagen (Abb. 1.67 c). Über *grobspongiöse Gewebsauflockerungen* kommt es bis zur *Höhlenbildung* (*„cavitating sclerosis"*). Alte Herde sind dicht fasergliotisch vernarbt. In den frischen Herden finden sich zahlreiche gemästete Astrozyten, manchmal auch atypische Mitosestadien (*Creutzfeldt-Riesenzellen;* Abb. 1.67 b). Die Axone sind besser erhalten als die

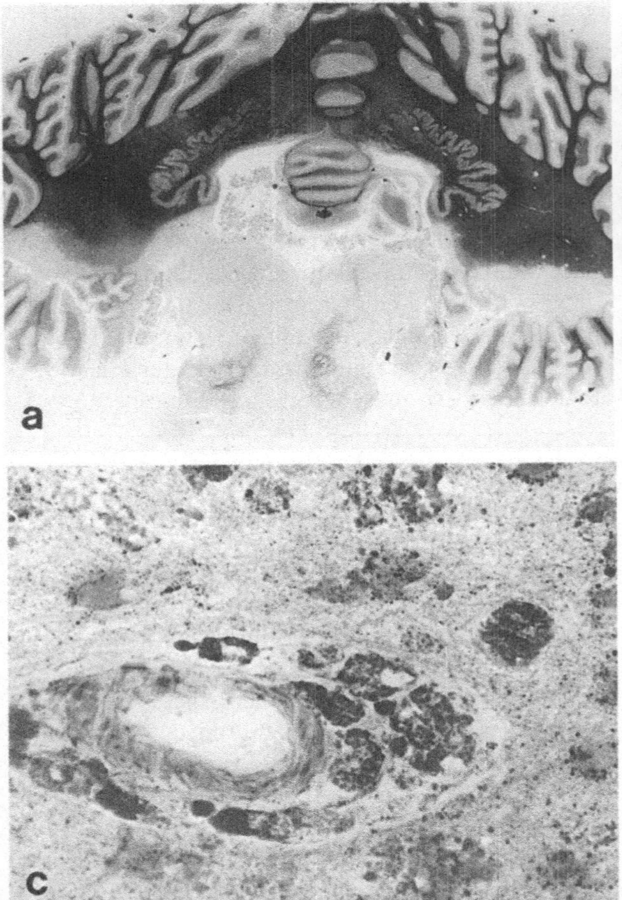

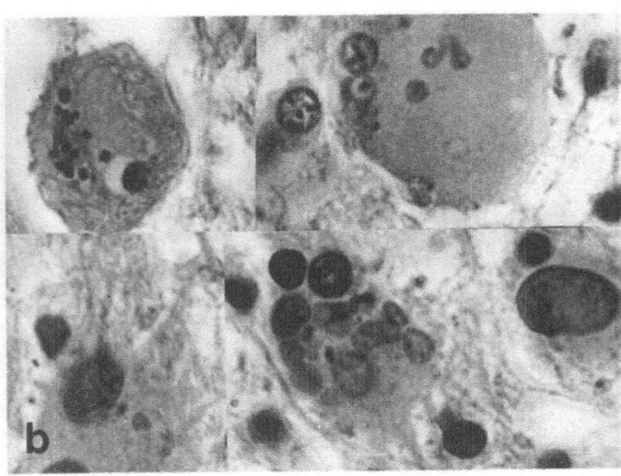

Abb. 1.67. a Diffus disseminierte Sklerose mit Entmarkung im Bereich der Medulla oblongata und der Medulla-Kleinhirn-Schenkel sowie Teilen des Kleinhirnmarklagers. **b** Creutzfeldt-Riesenzellen bei diffus disseminierter Sklerose. **c** Diffus disseminierte Sklerose mit Ansammlung sudanophiler Fettkörnchenzellen um Markvenen.

Markscheiden, können aber ebenfalls deutliche Lichtungen aufweisen. Die diffus disseminierte Sklerose bevorzugt das jüngere Lebensalter und verläuft oft rasch progredient.

Neuromyelitis optica
Synonyme: Neuritis optica; M. Dévic; Dévic-Syndrom

Klinik
Vielfach im Anschluß an einen grippalen Infekt setzt akut eine Sehschwäche (Verschleierung, manchmal auch zentrales Skotom) auf einem Auge bis zu doppelseitiger Erblindung ein. Gleichzeitig oder nach einigen Tagen folgen spinale Symptome, bevorzugt Lähmungen bis zur Paraplegie. Am Augenhintergrund finden sich Papillenödem oder Papillitis. Selten ist eine Ophthalmoplegie. Die Liquorpleozytose entspricht den akuten Verlaufsformen der MS. 20 % der Erkrankten sterben im akuten Schub, 30 % im Verlaufe von Monaten an den Komplikationen der Spinalbeteiligung, 50 % überleben mit unterschiedlich ausgeprägten Restsymptomen. Die Sehstörungen haben anscheinend eine bessere Prognose als die spinalen Symptome

Morphologie
Makroskopisch finden sich beim Sezieren des Rückenmarks bereits weiche, nekrotische Partien.

> Mikroskopisch geht dementsprechend die Gewebsdestruktion häufig weit über den bei der MS üblichen Entmarkungsprozeß hinaus bis zur kompletten Gewebsnekrose.

Differentialdiagnostisch können bei alleiniger Rückenmarksuntersuchung Schwierigkeiten gegenüber den verschiedenen Formen nekrotisierender Myelitiden oder Myelopathien toxischer oder zirkulatorischer Genese auftreten. Immerhin spielen entzündliche Infiltrate mit Lymphozyten, Lymphoidzellen, seltener als bei der MS auch Plasmazellen, eine stärkere Rolle. Die Herde sind vielfach disseminiert, doch kann auch eine weite Strecke des Rückenmarks kontinuierlich entmarkt sein.

Am N. opticus geht die Entmarkung bei Bevorzugung perivenöser Abschnitte bis zur feinzystischen Gewebsauflockerung. Nekrosen sind seltener als im Rückenmark. Lymphozyteninfiltrate sind zumindest in der Frühphase deutlich. Der Entmarkung folgt eine reaktive Gliose wie bei der MS. Sowohl die entzündlichen Infiltrate als auch die Gefäßbezogenheit der Entmarkungsherde können fehlen. Wo die Entmarkung in Nekrosen übergeht, sind die sich manchmal zystisch umwandelnden Nekrosebereiche mit dichtliegenden sudanophilen Lipophagen angefüllt.

Literatur

1.–2. Weiterführende Literatur (▷ S.157)
 3. Allen IV (1983) Hydrolytic enzymes in multiple sclerosis. In: Zimmerman HM (ed) Progress in neuropathology, vol.5. Raven, New York, pp 1–17
 4. Allen IV, Kirk J (1992) Demyelinating diseases. In: Adams JH, Duchen LW (eds) Greenfields neuropathology, 5.ed. Arnold, London Melbourne Auckland, pp 447–520
 5. Compston A, Sadovnick AD (1992) Epidemiology and genetics of multiple sclerosis. Curr Opinion Neurol Neurosurg 5: 175–181
 6. Ebers GC, Bulman DE, Sadovnik AD et al. (1986) A population-based study of multiple sclerosis in twins. N Engl J Med 315: 1638–1642
 7. Fierz W (1989) Genetik und Immunologie. In: Kesselring J (Hrsg) Multiple Sklerose. Kohlhammer, Stuttgart, pp 44–67
 8. Fishman HR (1982) Multiple sclerosis: a new perspective on epidemiologic patterns. Neurology 32: 864–870
 9. Hayes GM, Woodroofe MN, Cuzner ML (1987) Microglia are the major cell type expressing MHC class II in human white matter. J Neurol Sci 80: 25–37
10. Marburg O (1906) Die sogenannte „akute multiple Sklerose". Jhrb Psychiat Neurol 27: 211–312
11. Mendez MF, Pogacar S (1988) Malignant monophasic multiple sclerosis or „Marburg's disease". Neurology 38: 1153–1155
12. Meyermann RM, Lampert PW, Korr H, Wekerle H (1987) The blood brain barrier – the strict border to lymphoid cells. In: Cervos-Navarro J, Ferszt R (eds) Stroke and microcirculation. Raven, New York, pp 289–296
13. Miller D (1992) Wertigkeit der Kernspintomographie in der Diagnose der multiplen Sklerose. Therapiewoche 42: 15–21
14. Poser S (1986) Multiple Sklerose. Wiss Buchges, Darmstadt
15. Poser S, Kurtzke JF (1991) Epidemiology of MS (letter). Neurology 41: 157–158
16. Reddy EP, Sandberg-Wollheim M, Mettus RV et al. (1989) Amplification and molecular cloning of HTLV-1 sequences from DNA of multiple sclerosis patients. Science 243: 529–533
17. Sobel RA, Mitchell ME, Fondren G (1990) Intercellular adhesion molecule-1 (ICAM-1) in cellular immune reactions in the human central nervous system. Am J Pathol 136: 1309–1316
18. Ter Meulen V (1988) Autoimmune reactions against myelin basic protein induced by corona and measles viruses. Ann NY Acad Sci 540: 202–209
19. Traugott U (1992) Pathologie und Immunpathologie von Läsionen infolge Multipler Sklerose. In: Schmidt RM (Hrsg) Multiple Sklerose – Epidemiologie, Diagnostik und Therapie. Fischer, Jena Stuttgart, S 248–271
20. Weller M, Stevens A, Sommer N et al. (1991) Monitoring of disease activity in multiple sclerosis by cerebrospinal fluid interleukin determination. In: Wiethölter H, Dichgans J, Mertin J (eds) Current concepts in multiple sclerosis. Excerpta medica, Amsterdam New York Oxford, pp 117–122

Übertragbare spongiforme Enzephalopathien

J. W. Boellaard

Synonym: „transmissible spongiform encephalopathies" (TSE)

Weiterführende Literatur

1. Bastian FO (1991) Creutzfeldt-Jakob disease and other transmissible spongiform encephalopathies. Mosby Year Book, St. Louis, 256 pp
2. Gajdusek DC (1990) Subacute spongiform encephalopathies: Transmissible cerebral amyloidoses caused by unconventional viruses. In: Fields BN, Knipe DM et a. (eds) Virology, 2nd ed. Raven, New York, pp 2289–2324

Definition

Dieser Gruppe von Erkrankungen des ZNS, die bei Menschen und Haustieren vorkommen, ist eine ungewöhnlich lange Inkubationszeit und dann ein meist rascher tödlicher Verlauf gemeinsam. Die bekanntesten hierzu gehörigen Krankheiten, die im folgenden besprochen werden sollen, sind Kuru, die Jakob-Creutzfeldt-Erkrankung (CJD) und die Gerstmann-Sträussler-Scheinker-Krankheit (GSS) beim Menschen sowie Scrapie und die bovine spongiforme Enzephalopathie (BSE) bei Haustieren. BSE sowie weitere Formen dieser Krankheitsgruppe bei Tieren wie u.a. bei Nerzen (transmissible Mink Encephalopathy TME) u.a. werden auf Verfüttern von mit Scrapie infizierten Kadavern zurückgeführt. Sie sind unter den international üblichen Abkürzungen aufgeführt in

Mensch	Tier
Kuru	Scrapie
CJD	BSE
GSS	TME
FFI	u. a.

Das morphologische Substrat wird durch spongiöse Hirngewebsveränderungen, Gliaproliferation und Amyloidablagerungen gebildet.

Ätiologie

Das auslösende Agens ist unbekannt. Es zeichnet sich aus durch ungewöhnliche Eigenschaften:
- lange, beim Menschen jahrelange Inkubationszeit,
- keine Zeichen einer Immunreaktion,
- ungewöhnliche Resistenz gegen Dekontaminationsmaßnahmen.

Es ist durch Inokulation von infektiösem Gewebe übertragbar und befällt zunächst (symptomlos) das periphere lymphatische Gewebe (Milz!). Eine virämische Phase ist bekannt. Periphere Marker fehlen.

Genetik

Im erkrankten Gehirn ist ein Polypeptid nachweisbar mit einem Molekulargewicht von 27–30 kDa, das meist als Prion-Protein PrP^{sc} (= „scrapie") bezeichnet wird ($\triangleright$ u.). Es ist die Isoform des normal vorkommenden PrP^c (= „cellular"). Zum Unterschied von PrP^c ist PrP^{sc} nicht mit Proteasen spaltbar. Wie beim senilen Amyloid ist es das Spaltprodukt eines großen Membranproteins und polymerisiert ebenfalls zu großen Konglomeraten, den „scrapie-associated fibrils" (SAF), die Amyloideigenschaften aufweisen[18]. Sie können als plaqueförmige Deposite („Kuruplaques") auftreten. Das große Vorläuferprotein wird auf dem kurzen Arm von Chromosom 20 (PrP-Gen) codiert. Dieses PrP-Gen ist beim experimentellen Scrapie der Maus eng verbunden mit einem Gen Sinc, welches die Inkubationszeit beeinflußt.

Bei den seltenen familiären Formen von CJD, aber auch bei lokal gehäuft auftretenden sporadischen Fällen, u.a. in der Slowakei[14] und unter lybischen Juden, sind Punktmutationen und Insertionen im PrP-Gen gefunden worden. Das gleiche gilt für GSS ($\triangleright$ S. 166).

Die Mutationen beeinflussen Erscheinungsbild und Inkubationszeit der Erkrankung. Es sind somit übertragbare Erbkrankheiten. Das PrP^{sc} wird dabei vom Wirt codiert. Daraus ergeben sich *2 Hypothesen:*

1. Das Agens enthält eine (bislang unbekannte) Nukleinsäure und ist daher ein Virus/Virino im weitesten Sinne. Gestützt wird diese Hypothese durch das Vorkommen verschiedener Inkubationszeiten, die durch das PrP-Gen codiert werden. Das PrP (hier: *P*roteinase *r*esistant *p*rotein) ist danach ein Produkt der Infektion. Die TSE werden dementsprechend als virale Amyloidosen des ZNS aufgefaßt[11].

2. Das PrP^{sc} ist ein infektiöses Protein und ist als Agens anzusehen: Prion = *pro*teinaceous *in*fectious particle"[21]. Nach dieser Hypothese ist keine Nukleinsäure erforderlich. Trotz bestehender Bedenken gewinnt sie an Boden, zumal es gelang, bei transgenen Mäusen, die das PrP^{sc}-Gen besitzen, das Krankheitsbild auszulösen[15]. Mäuse ohne PrP-Gen dagegen erwiesen sich als resistent gegen Scrapie[10]. Die TSE werden demnach auch als Prion-Demenzen zusammengefaßt[8].

Vorsichtsmaßnahmen gegen Infektion

Bei der Obduktion Dementer mit Verdacht auf TSE sollten Vorsichtsmaßnahmen eingehalten werden, welche die ungewöhnliche Resistenz des erregenden Agens berücksichtigen. Die üblichen chemischen (Formalin, Alkohol, Phenol) sowie physikalischen (Hitze bis 100°C, UV-Licht) Dekontaminationsmaßnahmen sind unwirksam. Die hygienischen Kautelen der Obduktion sind einzuhalten (lange Ärmel!). Meißel und Schwingsäge müssen gemieden, Handschuhe, Schürzen u.a. vernichtet werden. Als Desinfektionsmittel empfiehlt sich 5%iges Natriumhypochlorit bei 2 h Einwirkung. Das anfallende Brauchwasser muß gesammelt und in derselben Lösung desinfiziert werden. Alternativ wird Dampfsterilisation bei 136°C/1 h empfohlen[3, 19]. Gewebefixierung kleiner Blöcke (Kantenlänge 5 mm) in Formalin 48 h, danach 100%ige Ameisensäure 1 h, nochmals Formalin 48 h[9, 26]. Nach dem derzeitigen Wissensstand besteht Infektionsgefahr nur bei Verletzung der Haut, daher sind zusätzliche Stoffhandschuhe bei der Sektion empfehlenswert. In Großbritannien sind Kettenhandschuhe obligatorisch[3]. Einzelfälle von CJD unter Pathologen und ihrem Hilfspersonal sind beschrieben[4, 25].

Kuru

Ursprünglich als heredodegenerative Erkrankung des ZNS bei einem Eingeborenenstamm (Fore) in Neu-Guinea beschriebenes Krankheitsbild, das der spastischen Form der CJD ähnelte, aber bei Kindern und jungen Frauen auftrat. Bei ihr gelang erstmals der Nachweis der Übertragbarkeit dieser ganzen Krankheitsgruppe. Die Übertragung erfolgte durch rituellen Verzehr der Gehirne Verstorbener. Dies wurde nach der Entdeckung der Krankheitsursache eingestellt, und die Krankheit erlosch[13]. Abgesehen von der typischen spongiformen Enzephalopathie sind *Kuruplaques* das Markenzeichen (Abb. 1.68 d).

Jakob-Creutzfeldt-Krankheit
Synonym: „Creutzfeldt-Jakob Disease" (CJD)

Epidemiologie
CJD kommt in der ganzen Welt vor mit einer Häufigkeit von ca. 1/1 000 000. Infolge der Verarbeitung von aus Leichenhypophysen gewonnenem Wachstumshormon bei Minderwuchs sind iatrogene Fälle von CJD bei Jugendlichen bekannt geworden[6]. Weitere iatrogene Fälle, u.a. nach Übertragung von Hornhaut oder Dura, sind beschrieben[23]. Der Mehrzahl dieser iatrogenen Fälle liegt eine genetische Prädisposition zugrunde[6a].

Klinik
Erkrankungsalter 20–80 Jahre, Krankheitsdauer meist 5–10 Monate; jahrelange Verläufe sind beschrieben.

Charakteristisch sind rasch progrediente Demenz, zerebellare Ataxie, Sehstörungen, Myoklonien und extrapyramidal-motorische Zeichen je nach Akzentuierung der morphologischen Veränderungen. Die okzipital betonte Form mit Erblindung wird als Heidenhain-Syndrom bezeichnet.

Im Vollstadium treten im EEG meist charakteristische, bilateral-synchrone, frontalbetonte, steile, 3–4 phasische 1/sec-Wellen auf.

Morphologie
Makroskopisch besteht eine mäßige innere und äußere Atrophie des Großhirns, bei der ataktisch betonten Form auch des Kleinhirns. Je nach Akzentuierung sowohl der kortikalen als auch der subkortikalen Bereiche werden verschiedene Typen unterschieden. Ein vorwiegend in Japan vorkommender panenzephaler Typ mit Beteiligung des Marklagers ist bei uns selten.

Mikroskopisch stehen *spongiöse Veränderungen* und eine massive *Gliaproliferation* im Vordergrund (Abb. 1.68 a).

Die spongiösen Veränderungen entstehen durch kleine, rundliche bis ovoide Vakuolen innerhalb des Neuropils, die nicht mit artifiziellen perivaskulären Schrumpfräumen verwechselt werden dürfen. Auch Vakuolen in neuronalen Perikarya sind manchmal erkennbar. Zu unterscheiden ist dieses Bild vom Status spongiosus, bei dem größere Hohlräume regellos in einem Gliafasernetz liegen und der meist als Residualzustand nach fortgeschrittenem Nervenzelluntergang auftritt (Abb. 1.68 c). Der Verlust an nervösem Parenchym in der Groß- und Kleinhirnrinde ist sehr variabel. In den letzten Jahren mehren sich Beobachtungen über das Vorkommen von *Kuruplaques,* namentlich in der Körnerschicht der Kleinhirnrinde. Bei bejahrten Patienten ist zusätzlich mit altersentsprechenden Veränderungen zu rechnen. *Ultrastrukturell* entsprechen den spongiösen Veränderungen im Tierexperiment intrazytoplasmatische, membranbegrenzte Vakuolen sowie Vakuolen in den Hauptlamellen der Markscheiden. Im Marktlager finden sich Zeichen der neuroaxonalen Dystrophie. Bei experimenteller CJD wurde neuronale Autophagie mit Riesenphagosomen gesehen[5]. Eine Kombination von CJD mit kongophiler Angiopathie (▷ S. 90) wurde gelegentlich beschrieben[16]. Im Gegensatz zum PrP der Plaques erwies sich das Gefäßamyloid als vom β/A 4-Typ[19].

Differentialdiagnose
M. Pick: Makroskopisch deutlich ausgeprägte Lappenatropie, mikroskopisch Pick-Zellen, Status spongiosus.

M. Alzheimer: Makroskopisch meist deutlicher ausgeprägte Atrophie, mikroskopisch Alzheimer-Fibril-

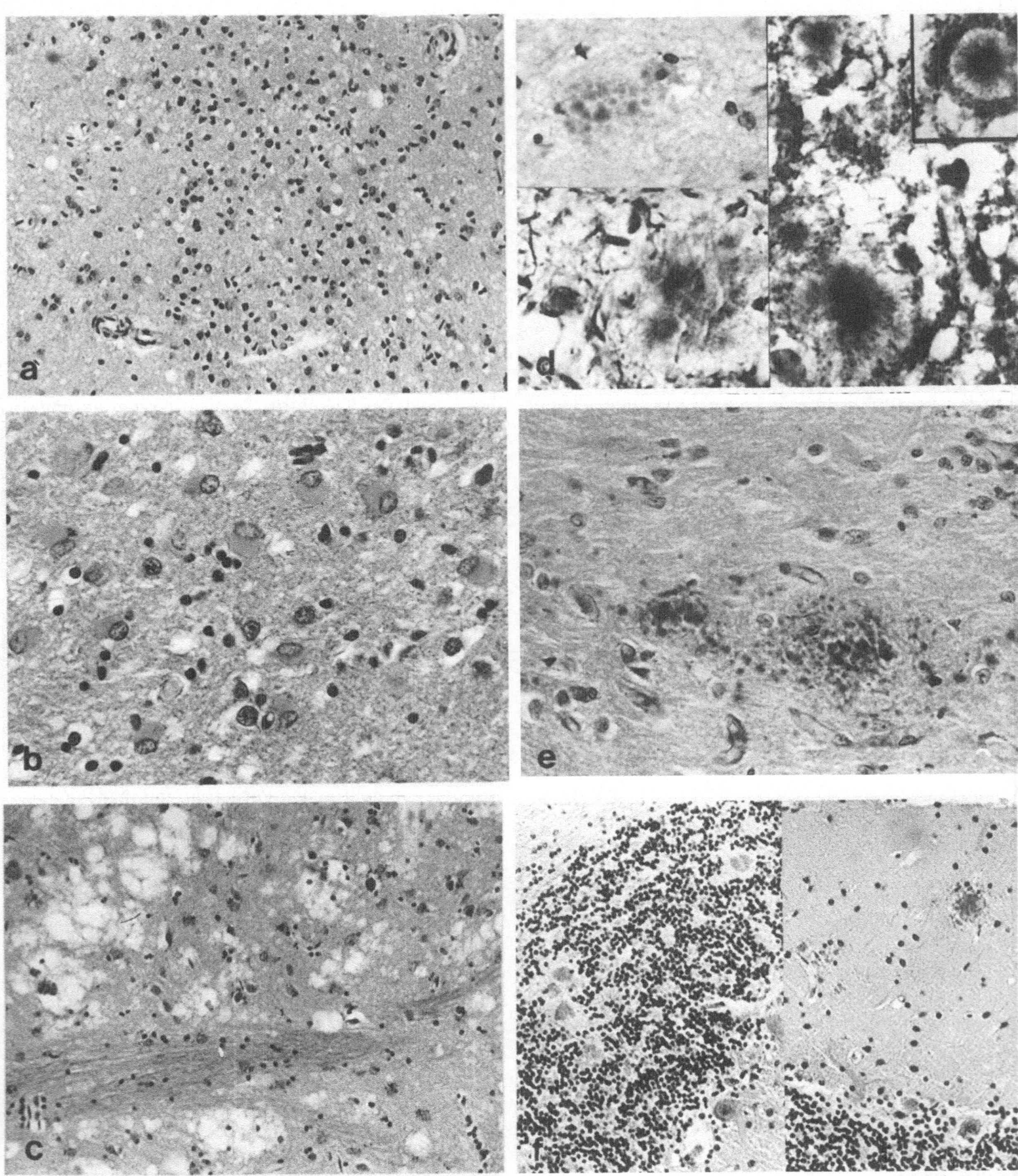

Abb. 1.68. **a** Spongiöse Veränderungen und Nervenzellausfälle sowie lebhafte Astrozytenproliferation im Neostriatum bei Jakob-Creutzfeldt-Krankheit. **b** Jakob-Creutzfeldt-Krankheit mit Proliferation gemästeter Astrozyten. **c** Status spongiosus im Bereich der Stammganglien bei Jakob-Creutzfeldt-Krankheit. **d** M. Sträussler mit multizentrischen Plaques *(links oben)* und sog. Kuruplaques *(rechts* und *unten).* **e** M. Sträussler mit multizentrischen Plaques in der Großhirnrinde. **f** M. Sträussler mit Plaques innerhalb der Molekularschicht und der Körnerzellschicht der Kleinhirnrinde

len, senile Plaques auch im Stammhirn. Seltener Status spongiosus. Entscheidend für CJD ist der immunhistochemische Nachweis von PrP oder mittels Immunoblotting, ferner durch Tierversuch.

Gerstmann-Sträussler-Scheinker-Krankheit

Synonym: Gerstmann-Sträussler-Syndrom (GSS)

Dies ist eine seltene hereditäre Erkrankung mit autosomal-dominantem Erbgang. Molekulargenetisch wurde in der Mehrzahl der bisher untersuchten Sippen eine Punktmutation im Codon 102 des PrP-Gens mit Austausch von Prolin gegen Leucin gefunden. Erkrankungsbeginn im 3.–5. Lebensjahrzehnt mit ausgesprochen schleichendem, jahrelangem Verlauf. Klinisch bestehen eine zerebelläre Ataxie und später einsetzende Demenz. Das EEG ist eher unchrakteristisch[7].

Morphologie

Makroskopisch ist das Gehirn meist unauffällig. Mikroskopisch sind im Gegegensatz zu CJD spongiöse Veränderungen seltener. Eine Gliaproliferation ist dagegen vorhanden. Der Neuronenverlust der Groß- und Kleinhirnrinde ist meist nicht sehr ausgeprägt.

> Markenzeichen sind zahlreiche *multizentrische Plaques* in der Groß- und Kleinhirnrinde sowie in den Stammganglien und *Kuruplaques* im Marklager sowie im Kleinhirn.

Bei den multizentrischen Plaques handelt es sich um eine Gruppe dichtliegender kleiner Deposite um ein größeres Zentrum (Abb. 1.68 e). Die Kuruplaques haben etwa die Größe eines Zellkernes, sind kreisrund und von einem Strahlenkranz umgeben (Abb. 1.68 d). Immunologisch besteht das Amyloid der Plaques aus PrP. Bei bejahrten Patienten werden daneben senile Plaques gefunden, aber keine Gefäßveränderungen. Ultrastrukturell sind die Plaques deutlicher sternförmig als die senilen Plaques, die Strahlen sind feiner, und es fehlt die räumliche Beziehung des Amyloids zu den Perikarya der umgebenden Mikroglia.

Differentialdiagnose

M. Alzheimer: Bei GSS keine oder nur wenige AF. In einigen wenigen Sippen wurden sie stark vermehrt gefunden[13a]. Hier fanden sich von der Regel abweichende Punktmutationen[15a]. SP mikroskopisch und histochemisch von multizentrischen Plaques zu unterscheiden. Letztere sind das typische Markenzeichen. PrP immunhistologisch und mit Immunoblotting nachweisbar und von β/A 4-Amyloid zu unterscheiden.

Fatale Familiäre Schlaflosigkeit

Synonyme: Fatal Familial Insomnia (FFI), Thalamic dementia

Seit 1986 beschriebene hereditäre Erkrankung bei wenigen italienischen Familien. Erkrankungsalter etwa 35–60 J. Klinische Markenzeichen sind unbeeinflußbare Schlaflosigkeit, vegetative Störungen wie Hyperhidrose, Hyperthermie und Hypertonie sowie motorische Störungen (Ataxie, Myoklonus, Pyramidenzeichen). Pathognomisch ist eine schwere Atrophie des Thalamus, besonders ders der vorderen und medialen Kerne, sowie der unteren Oliven. Groß- und Kleinhirnrin-

de sind gering betroffen. Hier findet sich eine Astrogliaproliferation, spongiöse Veränderungen sind hier selten[17]. Protease-resistentes PrP ist vorhanden. Molekulargenetisch ist eine Mutation in Codon 178 des PrP-Gens vorhanden mit Austausch von Asparagin für Asparaginsäure (178^{Asn} Mutation)[20].

Scrapie und BSE

Synonym: Traberkrankheit

Scrapie ist eine vorwiegend in englischen Schafherden vorkommende Krankheit, die sich in Ataxie und Juckreiz (Name!) äußert. Ein Übergreifen auf Rinder (BSE) seit 1985 wurde auf Verfüttern von tierischem Kraftfutter ohne genügende Dekontamination zurückgeführt. Die Inkubationszeit beträgt 2,5–8 Jahre[27].

Mikroskopisch sind die Läsionen bei BSE diskret und beschränken sich auf Gliaproliferation und intraneuronale Vakuolenbildung in einzelnen Kerngebieten des Stammhirns. Auf dem Kontinent sind bisher nur wenige Fälle von BSE bekannt geworden abgesehen von 100 Fällen in der Schweiz. Infolge der langen Inkubationszeiten ist über die mögliche Übertragung auf den Menschen in Form von CJD noch nichts Sicheres zu sagen[12]. Wegen der zur peroralen Übertragung notwendigen, sehr hohen Dosen an Infektionseinheiten (10^9 fach gegenüber der intrazerebralen Inokulation[22]), sowie der Überwindung der Speziesbarriere ergibt sich kein Anlaß zu übertriebenen Befürchtungen.

Literatur

1.–2. Weiterführende Literatur (▷ S. 162)
3. Bell JE, Ironside JW (1993) How to tackle a possible Creutzfeldt-Jakob disease necropsy. J Clin Pathol 46: 193–197
4. Berger JR, David NJ (1993) Creutzfeldt-Jakob disease in a physician: A review of the disorder in health care workers. Neurology 43, 205–206
5. Boellaard JW, Schlote W, Tateishi J (1989) Neuronal autophagy in experimental Creutzfeldt-Jakob disease. Acta Neuropathol 82: 410–418
6. Brown P (1988) Human growth hormone therapy and Creutzfeldt-Jakob disease: A drama in three acts. Pediatrics 81: 85–92
6a. Brown P, Cervenáková L, Goldfarb LG et al. (1994) Iatrogenic Creutzfeldt-Jakob disease: An example of the interplay between ancient genes and modern medicine. Neurology 44, 291–293
7. Brown P, Goldfarb LG, Brown WT et al. (1991) Clinical and molecular genetic study of a large German kindred with Gerstmann-Sträussler-Scheinker syndrome. Neurology 41: 375–379
8. Brown P, Kaur P, Sulima MP et al. (1993) Real and imagined clinicopathological limits of „prion dementia". Lancet 341: 127–129
9. Brown P, Wolff A, Gajdusek DC (1990) A simple and effective method for inactivating virus infectivity in formalin-fixed tissue samples from patients with Creutzfeldt-Jakob disease. Neurology 40: 887–890
10. Büeler H, Aguzzi A, Sailer A et al. (1993) Mice devoid of PrP are resistent to scrapie. Cell 73: 1339–1347
11. Diringer H (1990) Unkonventionelle Viruskrankheiten. Bundesgesundheitsblatt 33, 187–194
12. Diringer H (1990) Durchbrechen von Speziesbarrieren mit unkonventionellen Viren. Bundesgesundheitsblatt 33: 435–440

13. Gajdusek DC (1977) Unconventional viruses and the origin and disappearance of kuru. Science 197: 943–960

13a.Ghetti B, Tagliavini F, Masters CL et al. (1989) Gerstmann-Sträussler-Scheinker disease. II. Neurofibrillary tangles and plaques with PrP-amyloid coexist in an affected family. Neurology 39, 1453–1461

14. Goldfarb L, Mitrova E, Brown P, Toh BH, Gajdusek DC (1990) Mutation in codon 200 of the scrapie amyloid protein gene in two clusters of Creutzfeldt-Jakob disease in Slowakia. Lancet 336: 514–515

15. Hsiao K, Scott M, Foster D et al. (1990) Spontaneous neurodegeneration in transgenenic mice with mutant prion protein. Science 250: 1587–1590

15a.Hsiao K, Dlouhy SR, Farlow MR et al. (1992) Mutant prion proteins in Gerstmann-Sträussler-Scheinker disease with neurofibrillary tangles. Nature genetics 1, 68–71

16. Keohane C, Peatfield R, Duchen LW (1985) Subacute spongiform encephalopathy (Creutzfeldt-Jakob disease) with amyloid angiopathy. J Neurol Neurosurg Psychiatry 48: 1175–1178

17. Manetto V, Medori R, Cortelli P et al. (1992) Fatal familial insomania: Clinical and pathological study in five new cases. Neurology 42, 312–319

18. Merz PA, Somerville RA, Wisniewski HM (1983) Scrapie-associated fibrils in Creutzfeldt-Jakob disease. Nature 306: 474–476

19. Mitteilungen des Berufsverbandes Deutscher Pathologen (1993) Umgang mit Gewebe von Patienten mit Verdacht auf Creutzfeldt-Jakob'scher Krankheit (Stand 1.3. 1992) Der Pathologe 14, 355

20. Monari L, Chen SG, Brown P et al. (1994) Fatal familial insomnia and familial Creutzfeldt-Jakob disease: Different prion proteins determined by a DNA polymorphism. Proc natl Acad Sci USA 91, 2839–2842

21. Prusiner SB (1982) Novel proteinaceous infectious particles cause scrapie. Science 216: 136–144

22. Prusiner SB (1987) The biology of prion transmission and replication. VIII. Oral transmission. In: Prusiner SB, McKinley MP (eds) Prions. Novel infectious pathogens causing scrapie and Creutzfeldt-Jakob disease, Acad Press San Diego, New York, Berkeley, Boston, London, Sidney, Tokyo, Toronto, pp 93–97

23. Rappaport E (1987) Iatrogenic Creutzfeldt-Jakob disease. Neurology 37: 1520–1522

24. Tateishi J, Kitamoto T, Doh-ura K, Boellaard JW, Peiffer J (1992) Creutzfeldt-Jakob disease with amyloid angiopathy: Diagnosis by immunological analyses and transmission experiments. Acta Neuropathol 83: 559–563

25. Titford M, Bastian FO (1989) Handling Creutzfeldt-Jakob disease tissues in the histology laboratory. J Histotechn 12: 214–217

26. Uysal A, Kaaden O-R (1993) Zum Umgang mit unkonventionellen Erregern. Pathologe 14, 351–354

27. Wells GAH, Wilesmith JW, McGill IS (1991) Bovine spongiform encephalopathy: A neuropathological perspective. Brain Pathol 1: 69–78

Neuroaxonale Dystrophien

W. Paulus

Weiterführende Literatur

1. Seitelberger F (1986) Neuroaxonal dystrophy: its relation to aging and neurological diseases. In: Vinken PJ, Bruyn GW, Klawans HL (eds) Handbook of clinical neurology, vol 5. Elsevier, Amsterdam, pp 391–415

Definition, Klassifikation

Unter neuroaxonaler Dystrophie (NAD) versteht man lichtmikroskopisch erkennbare Auftreibungen der Axone. Da seltener auch Dendriten beteiligt sein können, ist die Bezeichnung „Sphäroid" (englisch: „spheroid") präziser als die Bezeichnungen „Axonkugel", „Axonschwellung" und „Axonscholle".

Zu unterscheiden sind:
- physiologische, altersabhängige Vorgänge mit bestimmter Ortsprävalenz,
- pathologische Veränderungen,
  - symptomatisch bzw. sekundär,
  - primär (NAD im engeren Sinne).

Allgemeine Morphologie der Sphäroide

Sphäroide sind gut abgrenzbare, runde oder ovale, leicht eosinophile, homogene oder auch zentral unterschiedlich grob granulierte Strukturen von 20–60 µm (10–120 µm) (Abb. 1.69 a–c). In den *Silberimprägnationen* nach Bodian oder Bielschowsky sind sie in der Regel argyrophil (Abb. 1.69 d), in der Berliner-Blau-Reaktion wegen ihres Eisengehaltes häufig positiv. *Immunhistologisch* enthalten sie Ubiquitin, phosphorylierte und nichtphosphorylierte Neurofilamente. *Degenerierte Sphäroide* können basophil, vakuolig aufgelockert, unregelmäßig geformt, fragmentiert oder verkalkt sein. Wenn sie sich auflösen oder phagozytiert werden, bleiben spongiöse Defekte zurück. In ausgeprägten Fällen kommt es zu einer umgebenden Gliose.

Ultrastrukturell sind Sphäroide von einer Einheitsmembran umgeben und dicht mit Organellen angefüllt. Ihr Gehalt an Neurofilamenten, multigranulären und multivesikulären Körpern, tubulären und zisternalen Profilen aus glattem endoplasmatischem Retikulum, teils atypisch geformten Mitochondrien, elektronendichten Körpern sowie kristalloiden Strukturen variiert im Verhältnis zueinander. Bei bemarkten Axonen ist die Myelinscheide zugrunde gegangen. Dystrophe Axone unterscheiden sich ultrastrukturell von reaktiven, regenerierenden und degenerierenden Axonen[12].

Sphäroide scheinen eine *produktive Antwort des Axons* auf spezifische exogene oder endogene Läsionen zu sein, wobei der Prozeß meist an terminalen Axonabschnitten beginnt und dann nach proximal fortschreitet. *Pathogenetisch* werden mehrere Mechanismen diskutiert, so eine Stase des anterograden axonalen Flusses, eine Störung des retrograden Transports, abnorme axonale oder synaptische Regeneration und metabolische Störungen.

Altersabhängige neuroaxonale Dystrophie

Ansammlungen von Sphäroiden findet man *mit zunehmendem Lebensalter physiologischerweise* im Nucleus gracilis, im Nucleus cuneatus, in der Zona reticulata der Substantia nigra und im basalen inneren Pallidum[9]. Vor dem 10. Lebensjahr sind sie selten, nach dem 70. Lebensjahr regelmäßig *(„senile NAD")* nachweisbar. In der Substantia nigra und im Pallidum sind die Sphäroide häufig mit extrazellulären Ablagerungen von Eisenpigment assoziiert. Sie sind bei Alkoholismus und Leberkrankheiten vermehrt. Sphäroide bei alten Menschen sind möglicherweise mit geringgradigen neurologischen Symptomen (Pallhypästhesie, senilem Parkinsonismus) korreliert[1]; in sympathischen Ganglien könnten sie die Ursache autonomer Dysfunktionen sein[18]. Die altersabhängige NAD ist von den (ebenfalls physiologischen) kleineren und neurofilamentreichen Axonschwellungen („globules") im Vorderhorn des Rückenmarkes zu unterscheiden[4].

Symptomatische bzw. sekundäre neuroaxonale Dystrophien

Eine vorzeitige NAD mit gleicher Verteilung wie die altersabhängige NAD kommt bei Kindern mit *Gallengangsatresie oder Mukoviszidose* vor[20], hier zum Teil auch kombiniert mit Hinterstrangdegeneration oder vermehrter eisenhaltiger Pigmentation des pallidonigralen Systems[25]. Ursächlich verantwortlich ist ein

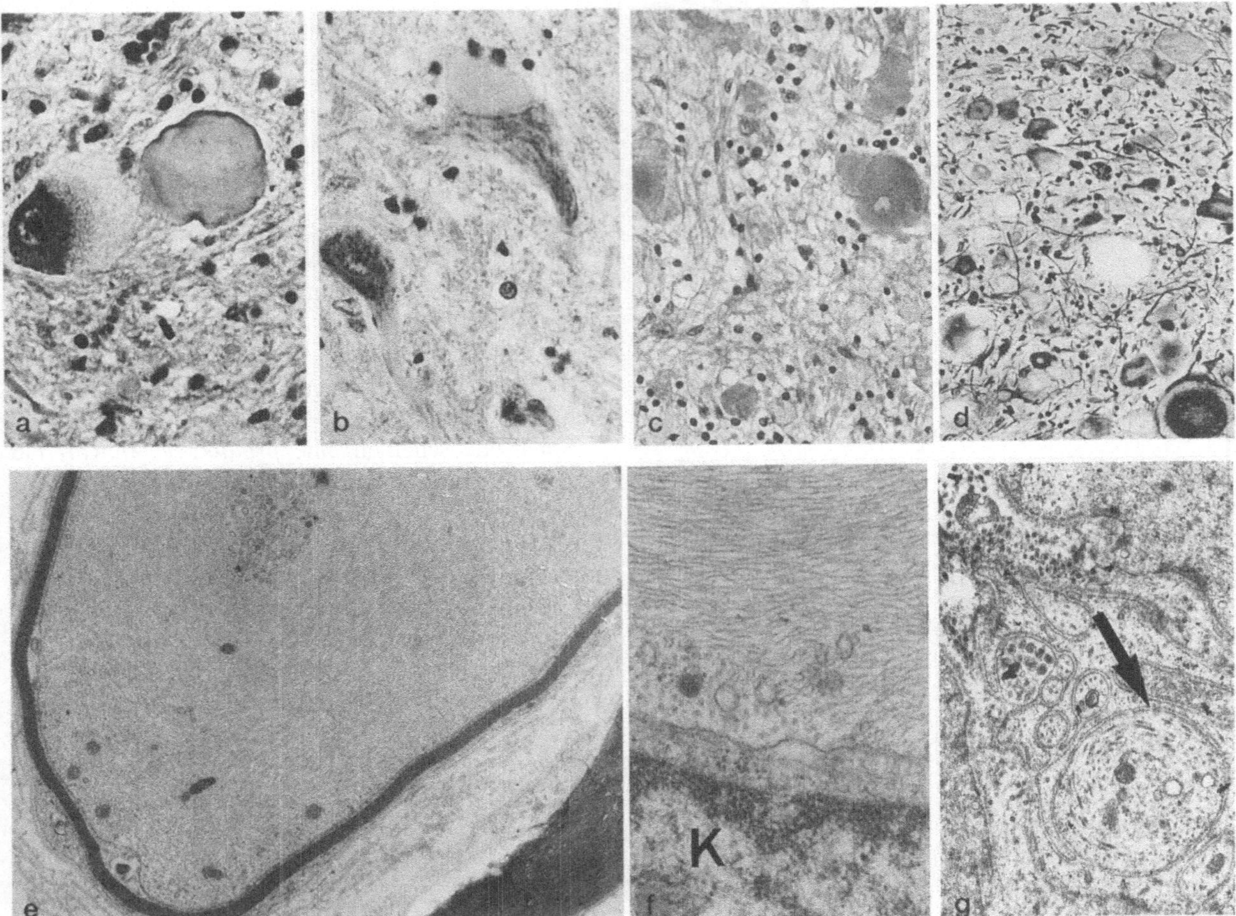

Abb. 1.69 a–g. Neuroaxonale Dystrophien. **a** Präsynaptischer Sphäroid mit Blähung des Perikaryons bei Niemann-Pick-Krankheit Typ C. **b** Präsynaptischer Sphäroid im Hirnnervenkerngebiet nach hypoglykämischem Schock. **c** Sphäroide im Nucleus cuneatus bei infantiler neuroaxonaler Dystrophie (HE). **d** Variable Anfärbung der Sphäroide in der Bodian-Versilberung (derselbe Fall wie in **c**). **e, f** Ultrastruktur von Sphäroiden bei riesenaxonaler Dystrophie mit vergrößertem, dicht mit Neurofilamenten angefülltem Axon. Die Markscheide ist im Verhältnis zum Axondurchmesser zu klein (**e**). *K* Kern der Schwann-Zelle. **g** Ultrastruktur eines Sphäroids *(Pfeil)* im Plexus submucosus einer Dickdarmbiopsie bei später auch autoptisch gesicherter, infantiler neuroaxonaler Dystrophie. (Aufnahme: Prof. Schlote)

Mangel an Vitamin E, der auch im Tierexperiment eine NAD induziert[19].

Einzelne Sphäroide treten bei zahlreichen, recht heterogenen *metabolischen, toxischen und entzündlichen Krankheiten* auf (Abb. 1.69 a, b), so bei einigen Lipidosen, M. Wilson, unter dem Einfluß jedes Mitosespindelhemmers, bei Jakob-Creutzfeldt-Krankheit, HIV-Leukoenzephalopathie und Multipler Sklerose. Außerdem sieht man bei den meisten *neurodegenerativen Erkrankungen* einzelne reaktive Sphäroide. Die relative Seltenheit der Sphäroide und deren topische Assoziation mit der Grunderkrankung erlauben hier eine Abgrenzung von der primären NAD.

Häufig findet man Sphäroide, wenn es zum *Austritt von Blut* in das Gewebe gekommen ist, hier vielfach mit piloiden Astrozyten und Rosenthal-Fasern kombiniert.

Schließlich treten Sphäroide (Retraktionskugeln) *traumatisch* als Folge gerissener Axone, insbesondere im Marklager, auf.

Primäre neuroaxonale Dystrophien
(Tabelle 1.21)

Infantile neuroaxonale Dystrophie
(Seitelberger-Krankheit)

Klinik, Prognose
Selten unmittelbar postnatal, häufiger im Lauf der ersten beiden Lebensjahre einsetzende psychomotorische Retardierung und Muskelhypotonie, die bald in Tetraspastik übergeht, der sich extrapyramidale und zerebelläre Symptome, Myoklonien oder Krampfanfälle hinzugesellen können. Es entwickeln sich Sehstörungen bis zur Erblindung durch Optikusatrophie, Hörstörungen und eine progressive Demenz. Der Tod erfolgt nach 3- bis 10 jährigem Krankheitsverlauf. Der Erbgang ist autosomal-rezessiv; Knaben sind häufiger betroffen.

Tabelle 1.21. Primäre neuroaxonale Dystrophien

Typ	Beginn (Jahre)	Dauer- (Jahre)	Klinische Hauptsymptome						Neuropathologische Hauptbefunde			
			Muskelschwäche/ Hypotonie	Pyramidenbahnzeichen	Zerebelläre Symptome	Extrapyramidal motorische Symptome	Demenz	Optikusatrophie	Eisenpigment in Stammganglien	Pallidumfett	Kleinhirnatrophie	Rosenthal-Fasern
Generalisierte Formen												
infantil	< 2	3–10	++	++	+	(+)	++	+	(+)	+	++	–
spätinfantil-juvenil	2–20	5–20	(+)	++	+	(+)	+	–	(+)	(+)	+	–
riesenaxonale Dystrophie	1–3(–6)	5–25	++	+	+	–	(+)	(+)	(+)	–	+	+
Lokalisierte Form												
Hallervorden-Spatz-Krankheit	7–12	8–18	(+)	+	(+)	++	+	(+)	++	(+)	(+)	–

Morphologie

Das Gehirn ist leicht atrophisch, das Pallidum blaß. Sphäroide und kleine wurmförmige Axonschwellungen finden sich generalisiert innerhalb der grauen Substanz (Abb. 1.690 c, d), seltener auch innerhalb des Marklagers. Hirnstamm, Hinterhörner des Rückenmarks, Kleinhirn, Substantia nigra, Linsenkern und Thalamus sind stärker betroffen als Nucleus ruber, Hypothalamus und Großhirnrinde. Im Pallidum besteht eine Makrophagenspeicherung von sudanophilem Fett („Lipophanerose") oder seltener gelb-bräunlichem PAS-positivem Pigment in Verbindung mit einer gestörten oder fehlenden Bemarkung (Status dysmyelinisatus). In stark betroffenen Regionen kann das Neuropil grobspongiös aufgelockert sein. Leichte spongiöse Veränderungen sind fakultativ auch in der 1.–3. Schicht der Großhirnrinde nachweisbar. Die Kleinhirnrindenatrophie ist oft schon früh im Krankheitsverlauf vorhanden[3] und makroskopisch deutlich erkennbar.

Gelegentlich tritt eine massive eisenhaltige Pigmentierung des Pallidums und der Zona reticulata der Substantia nigra hinzu. Diese intermediäre Form wurde von Gilman u. Barrett[7] als NAD Typ II bezeichnet; sie entspricht hinsichtlich der Pallidumpigmentation der Hallervorden-Spatz-Krankheit (Typ I), hinsichtlich der generalisierten Lokalisation der Sphäroide aber der infantilen NAD (Typ III) Klinisch gleicht der intermediäre Typ weitgehend der infantilen NAD, allerdings überwiegt das weibliche Geschlecht, und die Krankheitsdauer kann etwas länger sein[14].

Da entsprechende Veränderungen auch im peripheren und autonomen Nervensystem erfaßbar sind, besteht eine Chance der intravitalen Diagnostik in Biopsaten von peripherem Nerv, Muskel, Haut, Zahnpulpa, Bindehaut und Rektum (Abb. 1.70 g), wobei terminale Axone (z. B. um Hautdrüsen, motorische Endplatte) untersucht werden sollten[10].

Die Schwann-Zellen der peripheren Nerven können Anreicherungen membranotubulärer Profile und andere abnorme Organellen aufweisen[26]. Selten finden sich PAS-positive Lipideinlagerungen auch in den Kupffer-Sternzellen der Leber, in Milz, Lymphknoten, Knochenmark und Niere[1].

Ätiologie und Pathogenese

Sie sind unbekannt. Bei 2 Brüdern mit hirnbioptisch diagnostizierter infantiler NAD fand man eine verminderte Aktivität der lysosomalen α-N-Azetylgalaktosaminidase aufgrund einer Punktmutation[23]. Das Fehlen dieses Defektes bei 8 weiteren Patienten mit infantiler NAD kann auf einer genetischen Heterogenität der infantilen NAD oder auf einer Koinzidenz von infantiler NAD und lysosomaler Erkrankung beruhen.

Spätinfantile und juvenile neuroaxonale Dystrophie

Diese Formen sind sehr viel seltener und variieren im klinischen Bild stärker. Das morphologische Bild entspricht weitgehend dem der infantilen NAD mit fehlender oder nur geringer pallidonigraler Degeneration[1], doch wurden mehrfach Lewy-Körper in pigmentierten Hirnstammkernen und im Neokortex nachgewiesen[8].

Riesenaxonale Dystrophie

Klinik

Leitsymptome der autosomal-rezessiv vererbten Krankheit sind Muskelschwäche (100 %), Areflexie (95 %), Ataxie (85 %), Nystagmus, Dysarthrie, geistige Retardierung und selten Optikusatrophie. Die Kinder haben oft (85 %) hellblondes, gekräuseltes Haar[13].

Morphologie

> Die Sphäroide und die schmäleren, wurm- oder spindelförmigen Axonauftreibungen sind sehr zahlreich und erlauben die intravitale Diagnostik an Haut- und Nervenbiopsien.

Besonders intensiv betroffen sind die Hinterstränge und deren Kerngebiete sowie die kortikospinalen Bahnen, daneben die mittleren Kleinhirnschenkel, die Stammganglien, die tiefen Rindenschichten und das Marklager von Groß- und Kleinhirn. Das Marklager ist gliotisch. Subependymal, subpial und perivaskulär sind zahlreiche Rosenthal-Fasern nachweisbar[15]. Pseudotumoröse Proliferate von Astrozyten können das Lumen von Aquädukt und 4. Ventrikel verlegen[22]. Es besteht eine erhebliche Kleinhirnrindenatrophie der Purkinje-Zellen und Körnerzellen.

Ultrastrukturell bestehen die bis zu 50 μm (100 μm) großen Schwellungen, im Gegensatz zu den Sphäroiden der anderen primären NAD, aus (zu) dicht gepackten Neurofilamenten (Abb. 1.69 e, f), die einen gesteigerten Durchmesser und eine verminderte Zahl seitlicher Fortsätze aufweisen[5]. Zwischen den Neurofilamenten kann elektronendichtes granuläres Material eingelagert sein[5, 15]. *Pathologisch vermehrte Filamente* treten auch in Endothelzellen, Perizyten, Hautfibroblasten, Melanozyten, Langerhans-Zellen, Perineuralzellen und Schwannzellen auf[11, 15].

Immunhistologisch sind die Riesenaxone abnorm positiv für phosphorylierte Neurofilamente, im Vergleich mit den normalen Axonen aber nur schwach positiv für die 68-kD-, 160-kD- und 200-kD-Neurofilamentuntereinheiten.

Ätiologie und Pathogenese

Es handelt sich um eine Störung in der Organisation von *Intermediärfilamenten,* insbesondere der Quervernetzung von Neurofilamenten untereinander und mit Mikrotubuli[5]. Eine Abnormität des Thiolmetabolismus wird diskutiert[21]. Vergleichbare filamentreiche Sphäroide finden sich bei toxisch bedingten Akrylamid- und Hexakarbonneuropathien.

Hallervorden-Spatz-Krankheit

Klinik

Die autosomal-rezessiv vererbte Krankheit setzt gewöhnlich zwischen dem 7. und 12. Lebensjahr ein, doch sind auch seltene spätinfantile und adulte Verlaufsformen beschrieben[1]. Rigor, Bradykinese, dystone und choreoathetotische Hyperkinesen, Spastik, Gang- und Sprachstörungen und eine langsam zunehmende Demenz, gelegentlich Ataxie, Nystagmus, Sehstörungen, Optikusatrophie und Krampfanfälle charakterisieren das klinische Bild. Fakultativ sind Akan-

thozytose und eine tapetoretinale Degeneration der Netzhaut. Kernspintomographisch faßbare, vermehrte Eisenablagerungen in Pallidum und Substantia nigra können diagnostisch wegweisend sein[2]. Bemerkenswert ist im Zusammenhang mit der Pigmentanreicherung innerhalb von Pallidum und Substantia nigra die Tendenz zu einer Hyperpigmentation der Haut.

Morphologie

Die Läsionen finden sich ganz überwiegend *im Pallidum und in der Substantia nigra* unter Bevorzugung der Zona reticulata. Hier erkennt man schon makroskopisch eine rostbraune Verfärbung. Neben zahlreichen Sphäroiden sieht man massive granuläre, eisenhaltige oder diffuse bräunliche (neuromelaninartige) *Pigmentanreicherungen* in Astrozyten und frei im Neuropil. Neutralfett ist gelegentlich nachweisbar. Eine makroskopisch erkennbare Atrophie des Pallidums liegt in der Regel nicht vor; der Bestand an Nervenzellen ist aber erheblich reduziert. In den betroffenen Regionen besteht eine intensive Astrozytenproliferation und eine Verarmung an Markfasern. Während sich vereinzelte Sphäroide auch in den übrigen Basalganglien, in Hintersträngen, Hirnstammkernen, Großhirnrinde und Kleinhirn finden, gibt es Fälle mit einer Aussparung der Substantia nigra. Gelegentlich findet man Alzheimer-Fibrillenveränderungen (tangles), Hirano-Körper, Lewy-Körper oder eine granulovakuoläre Degeneration. Eine Beteiligung des peripheren Nervensystems ist sehr selten. Bräunliches feingranuläres Pigment wurde auch in Hepatozyten gefunden[24].

Ätiologie und Pathogenese

Sie sind noch *ungeklärt.* Anhand biochemischer Untersuchungen an 2 Fällen wurde spekuliert, daß aufgrund einer verminderten Aktivität der Zysteindioxygenase erhöhte Mengen von Zystin und Zystein einerseits Eisenablagerungen durch Chelatbildung, andererseits neuronale Degenerationen durch freie Radikale induzieren[16].

Weitere primäre neuroaxonale Dystrophien

Einige hereditäre Fälle von primärer NAD lassen sich nicht einer Kategorie von Tabelle 1.21 zuordnen, wie eine X-chromosomale, mit einem Dandy-Walker-Syndrom und Gesichtsabnormitäten assoziierte NAD[17]. Übergangsformen zwischen den einzelnen Kategorien von Tabelle 1.21 wurden beschrieben[1, 6]. Fälle mit einer ausgeprägten Entmarkung von Großhirn oder Kleinhirn wurden als neuroaxonale Leukodystrophien abgegrenzt[1].

Anmerkung: Die Aufnahmen 1.69 c, d sind vom Autor dieses Beitrages; 1.69 a, b von Prof. Peiffer; 1.69 e, f von Prof. Roggendorf und 1.69 g von Prof. Schlote.

Literatur

1. Weiterführende Literatur (▷ S.169)
2. Angelini L, Nardocci N, Rumi V et al. (1992) Hallervorden-Spatz disease: clinical and MRI study of 11 cases diagnosed in life. J Neurol 239: 417–425
3. Barlow JK, Sims KB, Kolodny EH (1989) Early cerebellar degeneration in twins with infantile neuroaxonal dystrophy. Ann Neurol 25: 413–415
4. Clark AW, Parhad IM, Griffin JW, Price DL (1984) Neurofilamentous axonal swellings as a normal finding in the spinal anterior horn of man and other primates. J Neuropathol Exp Neurol 43: 253–262
5. Donaghy M, King RHM, Thomas PK, Workman JM (1988) Abnormalities of the axonal cytoskeleton in giant axonal neuropathy. J Neurocytol 17: 197–208
6. Gaytan-Garcia S, Kaufmann JCE, Young GB (1990) Adult onset Hallervorden-Spatz syndrom or Seitelberger's disease with late onset: variants of the same entity? Clin Neuropathol 9: 136–142
7. Gilman S, Barrett RE (1973) Hallervorden-Spatz disease and infantile neuroaxonal dystrophy. Clinical characteristics and nosological considerations. J Neurol Sci 19: 189–205
8. Hayashi S, Akasaki Y, Morimura Y et al. (1992) An autopsy case of late infantile and juvenile neuroaxonal dystrophy with diffuse Lewy bodies and neurofibrillary tangles. Clin Neuropathol 11: 1–5
9. Jellinger K, Jirásek A (1971) Neuroaxonal dystrophy in man: character and natural history. Acta Neuropathol [Suppl V]: 3–16
10. Kimura S, Sasaki Y, Warlo I, Goebel HH (1987) Axonal pathology of the skin in infantile neuroaxonal dystrophy. Acta Neuropathol 75: 212–215
11. Kretzschmar HA, Berg BO, Davis RL (1987) Giant axonal neuropathy. A neuropathological study. Acta Neuropathol 73: 138–144
12. Lampert PW (1967) A comparative electron microscopic study of reactive, degenerating, regenerating, and dystrophic axons. J Neuropathol Exp Neurol 26: 345–368
13. Ouvrier RA (1989) Giant axonal neuropathy. A review. Brain Dev 11: 207–214
14. Peiffer J, Brunner N, Landolt RF, Müller G, Schlote W (1976) Generalisierte infantile neuroaxonale Dystrophie mit Pallidumpigmentation und -lipophanerose bei einem eineiigen Zwillingspaar. Neuropädiatrie 7: 327–350
15. Peiffer J, Schlote W, Bischoff A, Boltshauser E, Müller G (1977) Generalized giant axonal neuropathy. Acta Neuropathol 40: 213–218
16. Perry TL, Norman MG, Yong VW et al. (1985) Hallervorden-Spatz disease: cysteine accumulation and cysteine dioxygenase deficiency in the globus pallidus. Ann Neurol 18: 482–489
17. Pettigrew AL, Jackson LG, Ledbetter DH (1991) New X-linked mental retardation disorder with Dandy-Walker malformation, basal ganglia disease, and seizures. Am J Med Genet 38: 200–207
18. Schmidt RE, Chae HY, Parvin CA, Roth KA (1990) Neuroaxonal dystrophy in aging human sympathetic ganglia. Am J Pathol 136: 1327–1338
19. Southam E, Thomas PK, King RHM, Goss-Sampson MA, Muller DPR (1991) Experimental vitamin E deficiency in rats. Morphological and functional evidence of abnormal axonal transport secondary to free radical damage. Brain 114: 915–936
20. Sung JH, Park SH, Mastri AR, Warwick WJ (1980) Axonal dystrophy in the gracile nucleus in congenital biliary atresia and cystic fibrosis (mucoviscidosis): beneficial effect of vitamin E therapy. J Neuropathol Exp Neurol 39: 584–597
21. Tandan R, Bradley WG, Fillyaw MJ (1990) Giant axonal neuropathy: studies with sulfhydryl donor compounds. J Neurol Sci 95: 153–162
22. Thomas C, Love S, Powell HC, Schultz P, Lampert PW (1987) Giant axonal neuropathy: correlation of clinical findings with postmortem neuropathology. Ann Neurol 22: 79–84
23. Wang AM, Schindler D, Desnick RJ (1990) Schindler disease: the molecular lesion in the α-N-acetylgalactosaminidase gene that causes an infantile neuroaxonal dystrophy. J Clin Invest 86: 1752–1756
24. Williams DJ, Ironside JW (1989) Liver and pituitary abnormalities in Hallervorden-Spatz disease. J Neurol Neurosurg Psychiatry 52: 1410–1414
25. Wongmongkolrit T, Wyszynski R, Hershey CO, Varnes AW (1985) Evidence of subclinical extrapyramidal hemosiderosis in cystic fibrosis. Acta Neuropathol 65: 265–269
26. Yagishita S, Itho Y, Nakano T et al. (1978) Infantile neuroaxonal dystrophy. Acta Neuropathol 41: 257–259

Systematrophien

W. Paulus

Weiterführende Literatur

1. Calne DB (ed) (1993) Neurodegenerative diseases. Saunders, London
2. Cervós-Navarro J (1991) Degenerative Erkrankungen des Zentralen Nervensystems. In: Doerr W, Seifert G (Hrsg) Spezielle Pathologische Anatomie, Bd 13/V. Springer, Berlin Heidelberg New York Tokio, S 463–897
3. Harper PS (ed) (1991) Huntington's disease. Saunders, London
4. Litvan I, Agid Y (eds) (1992) Progressive supranuclear palsy. Clinical and research approaches. Oxford Univ Press, New York
5. Narabayashi H, Nagatsu T, Yanagisawa N, Mizuno Y (1993) Parkinson's disease. Advances in neurology, vol 60. Raven, New York
6. Vinken PJ, Bruyn GW, Klawans HL (eds) (1991) Handbook of clinical neurology, vol 60, revised series 16: Hereditary neuropathies and spinocerebellar atrophies. Elsevier, Amsterdam
7. Vinken PJ, Bruyn GW, Klawans HL, De Jong JMBV (eds) (1991) Handbook of clinical neurology, vol 59, revised series 15: Diseases of the motor system. Elsevier, Amsterdam

Allgemeines

Definition und Abgrenzung

Systematrophien sind progressive degenerative Prozesse, die schwerpunktmäßig ein neuronales System betreffen (wie z. B. bei der amyotrophen Lateralsklerose das 1. und 2. motorische Neuron, bei der Parkinson-Krankheit das nigrostriatale Neuron). Das retrograde oder anterograde (transneuronale) Übergreifen auf das funktionell gekoppelte folgende bzw. vorausgehende Neuron ist häufig, die Beteiligung weiterer neuronaler Systeme die Regel (Tabelle 1.22). Entmarkungsvorgänge sowie astrogliale und mikrogliale Veränderungen folgen reaktiv auf die Schädigung des Perikaryons, Axons oder Dendritennetzes. Ätiologie und Pathogenese sind weitgehend unbekannt. Nicht zu den Systematrophien gehören vaskulär, hypoxisch, entzündlich, toxisch oder neoplastisch verursachte Läsionen.

Die ätiologische Klärung einiger Krankheiten führte dazu, diese nicht mehr unter die Systematrophien, sondern unter andere Krankheitsgruppen zu subsumieren, so z. B. die Gerstmann-Sträussler-Krankheit unter die Prion-Enzephalopathien und die Refsum-Krankheit unter die Enzymdefekte des Phytanstoffwechsels.

Vielfältige *Kombinationen* und Übergangsformen verschiedener Systematrophien kommen nicht selten vor. Bei den unten besprochenen nosologischen Einheiten sind jeweils die idealtypischen Ausprägungen dargestellt, doch besteht eine hohe Variabilität im klinischen wie im morphologischen Bild. In Anbetracht der meist nachweisbaren Nebenlokalisationen, die über das hauptsächlich befallene neuronale System hinausgehen, kann man strenggenommen in den meisten Fällen eine *„Multisystematrophie"* diagnostizieren. Wir verzichten nach Möglichkeit aber auf diesen Begriff, da er in der Literatur uneinheitlich gebraucht wird: Teils versteht man darunter nur die Kombination olivopontozerebelläre Atrophie/striatonigrale Degeneration, teils einige Krankheiten mit in etwa gleich starker Degeneration verschiedener neuronaler Systeme (z. B. das Steele-Richardson-Olszewski-Syndrom), teils alle Systemdegenerationen.

Durch die rasanten Fortschritte der *Neurogenetik* in den letzten Jahren konnte das verantwortliche Gen bei mehreren heredodegenerativen Erkrankungen identifiziert werden, so bei der Huntington-Krankheit, spinozerebellären Degenerationen, spinalen Muskelatrophien, motorisch-sensorischen Neuropathien und bei der familiären Form der amyotrophen Lateralsklerose[97]. Es ist damit zu rechnen, daß in naher Zukunft die verantwortlichen Gene für weitere neurodegenerative Krankheiten kloniert und ihre Funktionen im normalen und pathologischen Zustand verstanden werden. Die Ergebnisse der Neurogenetik werden einen erheblichen Einfluß auf Diagnostik und Klassifikation der hereditären Systematrophien mit ihren häufig zahlreichen Unterformen haben.

Voraussetzung für molekulare Untersuchungen ist eine optimale autoptische Asservierung. Dabei sind einige Punkte zu beachten[48]:

- Kühlen der Leiche innerhalb von 3 h p. m. bei 4 °C.
- Entnahme von Gehirn, möglichst auch von Rückenmark, autonomen und Spinalganglien, peripheren Nerven und Muskeln innerhalb von 3–12 h p. m.
- Halbierung von Gehirn einschließlich Hirnstamm und Kleinhirn in der Sagittalebene. Eine Hemisphäre wird für die spätere neuropathologische Untersuchung in gepuffertem 10 %igem Formalin fixiert, die andere in toto oder in Frontalscheiben tiefgefroren.

Tabelle 1.22. Topographische Verteilung der Läsionen bei einigen Systematrophien

	Neo-kortex	Neo-striatum	Pallidum	Thalamus	N. subtha-lamicus	N. ruber	Substantia nigra	N. den-tatus	Untere Olive	Klein-hirn-rinde	Hinter-strang	Vorder-horn	Autono-mes NS
M. Pick	+	(+)	(+)	(+)	(+)	–	(+)	–	–	(+)	–	–	–
M. Huntington	(+)	+	+	(+)	(+)	(+)	(+)	(+)	(+)	(+)	–	–	–
M. Parkinson	(+)	(+)	(+)	–	(+)	(+)	+	–	–	–	–	–	(+)
PSP	(+)	(+)	+	(+)	+	+	+	+	(+)	–	(+)	(+)	–
Striatonigrale Degeneration	(+)	+	(+)	(+)	(+)	(+)	+	(+)	+[a]	+[a]	(+)	–	+[a]
OPCA	(+)	+[a]	(+)[a]	(+)	(+)[a]	(+)[a]	+[a]	(+)	+	+	(+)	(+)	+[a]
DRPLA	–	–	+	–	+	+	(+)	+	(+)	–	(+)	–	–
M. Friedreich	(+)	–	(+)	–	(+)	–	–	(+)	(+)	(+)	+	–	–
ALS	+[b]	(+)	–	(+)	(+)	–	(+)	–	–	–	(+)	+	–

+ Charakteristische, immer betroffene Lokalisation
(+) Gering oder nur in manchen Fällen betroffene Region
– Befall nicht bekannt
PSP „progressive supranuclear palsy"
(Steele-Richardson-Olszewski-Syndrom)

OPCA olivopontozerebelläre Atrophien
ALS amyotrophe Lateralsklerose
DRPLA Dentatum-ruber-pallidum-Luys-Atrophie
[a] Befall im Rahmen der „multiplen Systematrophie"
[b] Befall nur der Präzentralregion

Funktionelle Anatomie der Stammganglien

Die Stammganglien als motorische und kognitive Regelkreise sind eine Gruppe subkortikaler Kerne, die für die Bewegungsautomatik und unwillkürliche Bewegungen verantwortlich und komplex miteinander verschaltet sind. Dabei erhält das Striatum (Kaudatum und Putamen) als wichtigste afferente Struktur u. a. isokortikale, thalamische und nigrale Zuflüsse. Das mediale Pallidum und die Zona reticulata der Substantia nigra stellen die hauptsächlichen efferenten Schenkel über den ventrolateralen Thalamus zum Isokortex dar und werden vom Striatum – durch jeweils spezifische Neurotransmitter – einerseits direkt, andererseits indirekt über das laterale Pallidum und den Nucleus subthalamicus (Corpus Luysi) innerviert; Abb. 1.70 zeigt eine vereinfachte schematische Übersicht.

Anhand dieses Modells haben Albin, Young u. Penney[10] eine Hypothese zur Erklärung der Symptomatik von Stammganglienerkrankungen („movement disorders") aufgestellt. Danach beruhen hyperkinetische Störungen (Chorea, Athetose, Ballismus) auf einer reduzierten, hypokinetische Störungen (Parkinsonismus) dagegen auf einer gesteigerten Aktivität des Nucleus subthalamicus mit konsekutiver Disinhibition bzw. Inhibition thalamokortikaler Bahnen (Abb. 1.70). Die Pathophysiologie einiger anderer Stammganglienerkrankungen (Dystonie, Tic) ist dagegen völlig ungeklärt; reliable histologische Veränderungen sind dabei nicht nachweisbar.

Funktionelle Anatomie des Kleinhirns

Das Kleinhirn optimiert Bewegungen (rasche und glatte Ausführung, Zielgenauigkeit), indem es vor der endgültigen Ausführung einen Entwurf von der präfrontalen und prämotorischen Hirnrinde erhält, der entsprechend den Inhalten vestibulärer, optischer und propriozeptiver Afferenzen über dentatothalamokortikale Bahnen modifiziert wird. Anatomie, Verschaltung und Funktion des Kleinhirns sind komplex und durchaus noch nicht vollkommen verstanden[103]. Im folgenden wird die funktionelle Anatomie dargestellt, soweit sie zum Verständnis der wichtigsten zerebellären Systematrophien notwendig ist.

Entwicklungsgeschichtlich unterscheidet man:
- das *Archizerebellum* (Vestibulozerebellum, Ur-Kleinhirn) mit Flokkulus, Nodulus und Uvula, das afferent und efferent mit dem Gleichgewichtsorgan verschaltet ist. Läsionen führen zu Astasie, Abasie und Rumpfataxie;
- das *Paläozerebellum* (Spinozerebellum, Alt-Kleinhirn) mit Oberwurm und paramedianen Anteilen des Vorderlappens als Ziel spinozerebellärer Bahnen (Aufgabe: Tonusregulierung);
- das *Neozerebellum* (Pontozerebellum, Neu-Kleinhirn) mit Hemisphären, Tonsillen, Folium und Tuber, efferent mit N. ruber und Thalamus, afferent mit Brückenkernen und unteren Oliven verschaltet und für die Koordination der Willkürmotorik verantwortlich. Schädigungen äußern sich in Gliedmaßenataxie, Dysmetrie, Asynergie, Adiadochokinese, Intentionstremor oder muskulärer Hypotonie. Somatotopisch sind dabei die Beine mit dem Lobulus centralis, die Arme mit dem Culmen und der Kopf mit dem Lobulus simplex assoziiert.

Histologisch wird die Kleinhirnrinde von außen nach innen in die zellarme *Molekularschicht* mit Korbzellen, Sternzellen und überwiegend unbemarkten Axonen und Dendriten, die schmale *Purkinje-Zellschicht* mit der astrozytären Bergmann-Glia und die *Körnerzellschicht* gegliedert.

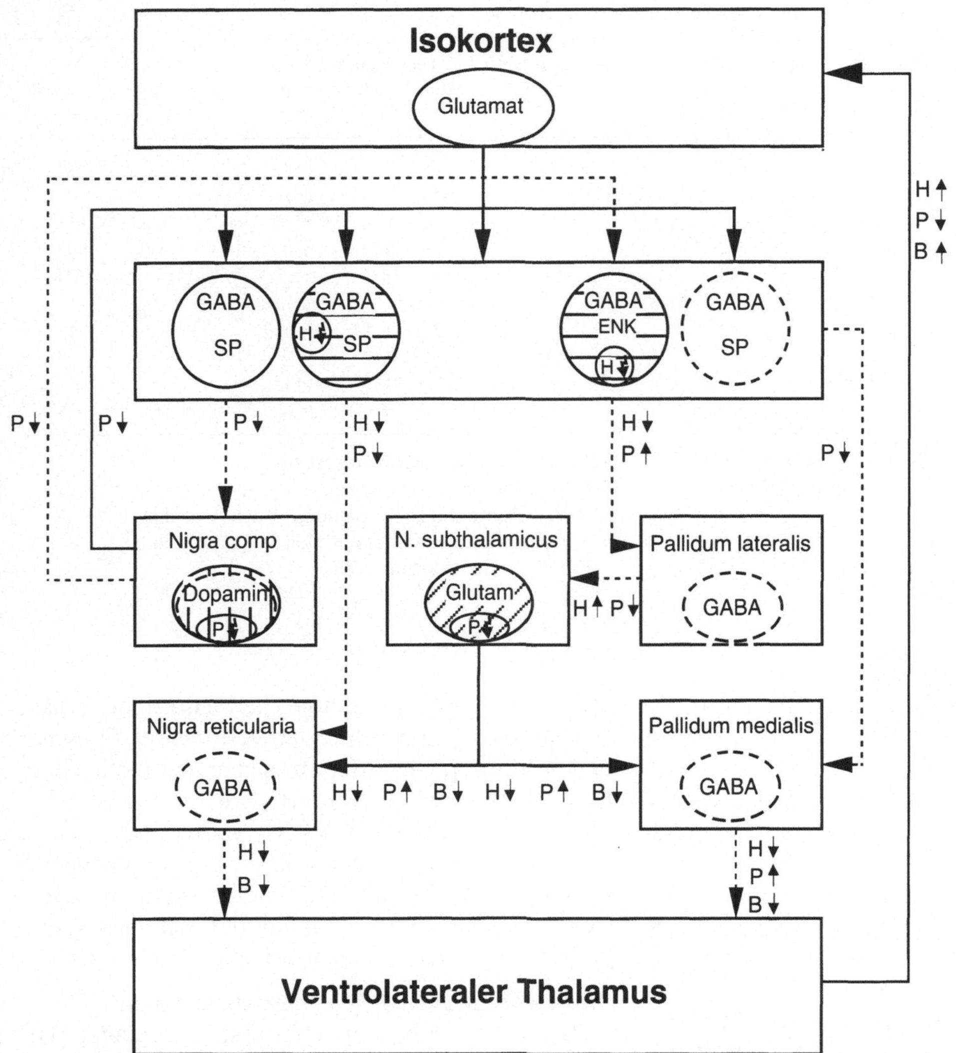

Abb. 1.70. Vereinfachtes Schema der funktionellen Anatomie und Pathologie der Stammganglien. Inhibitorische Bahnen und Neurotransmitter sind *gestrichelt,* exzitatorische mit *durchgehenden Linien* dargestellt. Die rechteckigen Strukturen kennzeichnen die Kerngebiete, die rundovalen Strukturen die Transmitter der entsprechenden Bahnen. Die primär betroffenen Regionen sind *waagerecht* (Huntington-Krankheit), *senkrecht* (Parkinson-Krankheit) und *quer* (Ballismus) *schraffiert* und mit einem *Blitzzeichen* versehen. Die *Pfeile* symbolisieren eine reduzierte *(Pfeil nach unten)* oder gesteigerte *(Pfeil nach oben)* Aktivität inhibitorischer oder exzitatorischer Bahnen bei Parkinson-Krankheit *(P),* Huntington-Krankheit *(H)* und Ballismus *(B).* Der *Ballismus* beruht auf einer Läsion des Nucleus subthalamicus mit konsekutiver Reduktion exzitatorischer Afferenzen zum medialen Pallidum und zur Substantia nigra reticulata sowie einer Disinhibition thalamokortikaler Projektionen. In frühen Stadien der *Huntington-Krankheit* sind Subpopulationen inhibierender striataler Neurone betroffen, die zum lateralen Pallidum und zur Substantia nigra reticulata projizieren; dies führt zu einer Disinhibition des lateralen Pallidums und schließlich ebenfalls über eine verminderte Aktivität des Nucleus subthalamicus zu einer Disinhibition thalamokortikaler Projektionen. Bei der *Parkinson-Krankheit* dagegen kommt es wegen des Ausfalls dopaminerger nigrostriataler Impulse zu einem Ungleichgewicht striataler Projektionsneurone mit vermehrter Aktivität inhibierender Projektionen zum lateralen Pallidum, einer Disinhibition subthalamischer Efferenzen und schließlich einer Inhibition thalamokortikaler Projektionen. *ENK* Enkephalin; *SP* Substanz P. (Modifiziert nach Albin, Young u. Penney[10])

In der Kleinhirnrinde trifft man auf die folgenden *Neuronentypen* (Abb. 1.71):

- *Purkinje-Zellen:* Die lipophoben, hypoxieempfindlichen Zellen sind bei den üblichen Färbungen nur mit ihrem Perikaryon und Kern darstellbar. Ist bereits bei HE- oder Nissl-Färbung das Dendritennetz in der Molekularschicht sichtbar, so ist dies meist Folge der Autolyse.
- *Körnerzellen:* Die dichtgepackten Zellen mit runden oder ovalen, 5–8 μm großen Kernen reagieren sowohl auf Hypoxie wie auf toxische und ödembedingte Schädigungen empfindlich. Eine generelle Aufblähung der Körnerzellen bei verringerter Färbbarkeit ist meist Folge agonaler oder postmortaler Veränderungen. Diese sog. akute Körnerzellnekrose ist sicher von degenerativen Veränderungen zu differenzieren, bei denen in der Regel auch die Purkinje-Zellen mehr oder weniger stark betroffen sind. Bei den kernarmen Bezirken innerhalb der Körnerzellschicht, den *Glomeruli cerebellosi,* handelt es sich

um komplexe synaptische Strukturen zwischen gebündelten Moosfaserendigungen („Moosfaserrosetten"), Körnerzelldendriten, Axonen und Dendriten der Golgizellen sowie Kletterfaserkollateralen. Bei akuten Kreislaufstörungen und Ödemzuständen können die Glomeruli vergrößert sein.

- *Korbzellen und Sternzellen* liegen in der Molekularschicht in der Nachbarschaft der Purkinje-Zellen und enden mit ihrem Axon an deren Dendriten bzw. Perikarya. Korb- und Sternzellen sind inhibitorische Interneurone, die Afferenzen von den gleichen Zelltypen, geringer von den Parallelfasern der Körnerzellen und von den Kletterfasern erhalten. Korb- und Sternzellen ähneln sich stark in der parasagittalen Anordnung der Dendritenbäume innerhalb eines schmalen Sektors quer zur Ausrichtung der Parallelfasern, doch ist bei den Korbzellen das Dendritennetz in der Molekularschicht verzweigter und das Axon länger.
- Die *Golgi-Zellen* liegen innerhalb der Körnerzellschicht und bilden Synapsen mit Moosfaserendigungen und Körnerzelldendriten.

Die *Kleinhirnafferenzen* laufen entweder vom Großhirn über Brückenkerne und Moosfasern zu den Körnerzellen, wo sie über deren Parallelfasern die Purkinje-Zelldendriten erreichen, oder sie werden über die Kletterfasern der unteren Olive zu den Purkinje-Zellen verschaltet (Abb. 1.71). Die *Oliven* erhalten Afferenzen u. a. vom N. ruber über die zentrale Haubenbahn, wobei es bei deren Läsion oder bei Läsionen (meist Infarkten) ihm Zahnkern in den ersten Monaten zu Olivenzellvakuolisierungen, Dendritenschwellungen und Astrogliose als Ausdruck einer transneuronalen Degeneration kommen kann (sog. Pseudohypertrophie). Die einzigen Kleinhirnefferenzen beginnen bei den Purkinje-Zellen, deren hemmende Impulse in den Kleinhirnkernen umgeschaltet werden, und zwar im N. fastigii (vom Archizerebellum zu den Nn. vestibulares), in den Nn. globosus et emboliformis, die zusammen den N. interpositus bilden (vom Paläozerebellum zu Formatio reticularis, N. ruber, Thalamus und Rückenmark) und im N. dentatus (vom Neozerebellum zu N. ruber und Thalamus). Weitgehend gleichartige Symptome können bei Schädigung sowohl des zerebellären Kortex als auch der Afferenzen und Efferenzen auftreten.

Das Kleinhirn wird mit dem übrigen Zentralnervensystem durch 3 *Schenkel* verbunden, die jeweils bestimmte Bahnen enthalten:

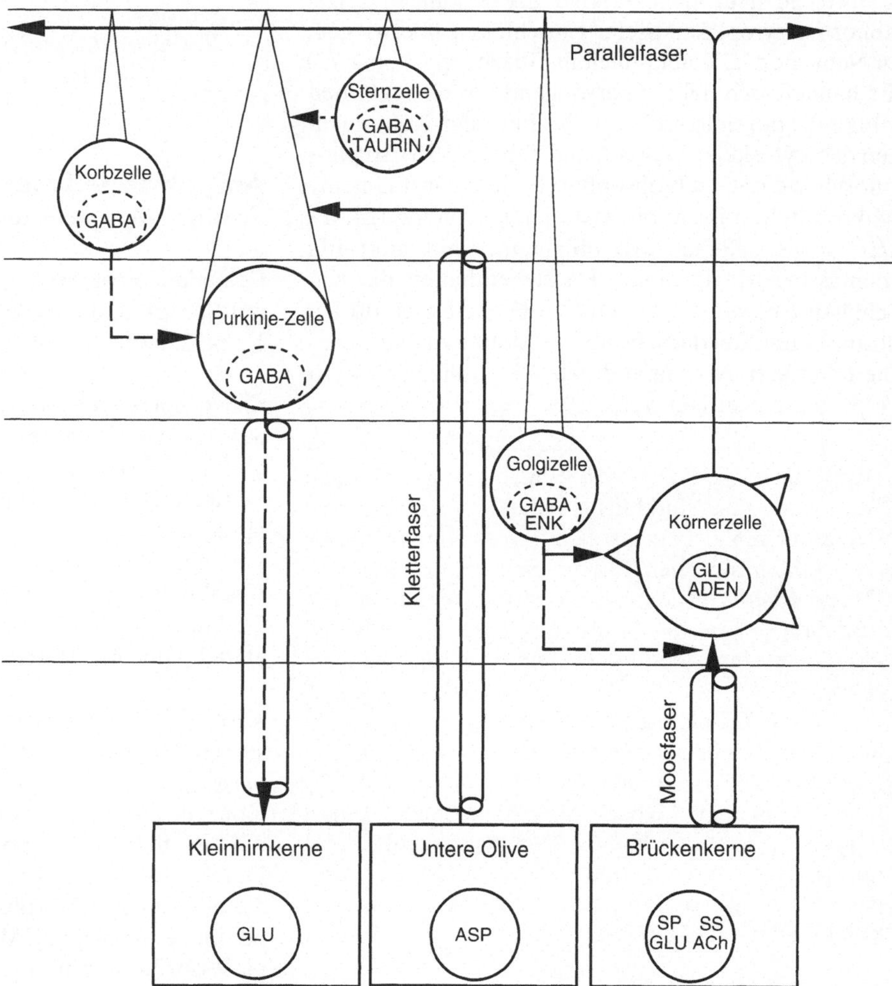

Abb. 1.71. Nervenzellen und ihre Verschaltung in der Kleinhirnrinde. Inhibitorische Bahnen und Neurotransmitter sind *gestrichelt*, exzitatorische mit *durchgehenden Linien* dargestellt. Die *dreieckförmigen Strukturen* repräsentieren die Dendriten, die *Pfeile* die Axone, die *Umhüllungen der Pfeile* die Markscheiden. Afferenzen laufen über Moos- und Kletterfasern zur Kleinhirnrinde, während die Efferenzen von den Purkinje-Zellen ausgehen. Die GABA-Rezeptoren bestehen aus Untereinheiten, deren Zusammensetzung für den jeweiligen Zelltyp charakteristisch ist[26]. *ACh* Azetylcholin; *ADEN* Adenosin; *ASP* Aspartat; *GLU* Glutamat; *SP* Substanz P; *SS* Somatostatin

- den Pedunculus cerebelli superior (Brachium conjunctivum, Bindearm) als Mittelhirnverbindung: spinale Afferenzen (Tractus spinocerebellaris anterior) zum Paläozerebellum; Efferenzen aus allen Kleinhirnkernen, vor allem zum kontralateralen N. ruber und zu kontralateralen verschiedenen Thalamuskernen, ferner zur Formatio reticularis, zu Augenmuskelkernen und zur unteren Olive. Gekreuzte Efferenzen zu den Nn. vestibulares laufen als Hakenbündel (Fasciculus uncinatus) oberhalb des Schenkels;
- den Pedunculus cerebelli medialis (Crus pontocerebellaris, Brachium pontis) als Brückenverbindung: Afferenzen aus den Brückenkernen von der kontralateralen Großhirnhemisphäre;
- den Pedunculus cerebelli inferior (Crus medullocerebellaris, Corpus restiforme) als Medulla-oblongata-Verbindung: Afferenzen aus dem Vestibularapparat, dem Rückenmark (Tractus spinocerebellaris posterior von der Stilling-Clarke-Säule und dem N. cuneatus accessorius zum Paläozerebellum) der Formatio reticularis und der kontralateralen unteren Olive; Efferenzen vom N. fastigii und direkt vom Kleinhirnkortex zu den Nn. vestibulares.

Pathologie des Zytoskeletts

Zahlreiche neurodegenerative Erkrankungen zeigen abnorme zytoplasmatische Einschlüsse, überwiegend in Neuronen, z. T. aber auch in Gliazellen (Abb. 1.72). Es handelt sich dabei überwiegend um eine Vermehrung teils physiologischer, teils abnormer Komponenten des Zytoskeletts (▷ S. 6 und Tabelle 1.23), so phosphorylierte und nichtphosphorylierte Neurofilamente, Mikrotubuli, mikrotubuliassoziierte Proteine (MAPs, tau) sowie seltener Mikrofilamente und mikrofilamentassoziierte Proteine. Häufig enthalten die Einschlüsse *Ubiquitin*[71], dessen (bei Einschlüssen oft frustrane) Funktion darin besteht, Proteine zu markieren, die dann extralysosomal durch ATP-abhängige Zytosolproteasen verdaut werden[51].

Wenn auch die ätiologische und pathogenetische Bedeutung der Einschlüsse unbekannt ist und es sich dabei möglicherweise um Epiphänomene handelt, bilden sie doch für die neuropathologische Differentialdiagnose nützliche Strukturen, da mehrere von ihnen für bestimmte Systematrophien zwar nicht ganz spezifisch, aber doch charakteristisch sind (Abb. 1.72). Die Literatur bezüglich ihrer immunhistologischen Charakterisierung ist komplex; zudem variieren die Ergebnisse je nach Methode und verwendetem Antikörper. Tabelle 1.23 gibt eine Übersicht. Da manche Einschlußkörper in den Routinefärbungen nicht oder nur schwer erkennbar sind, empfiehlt sich bei der pathologischen Abklärung neurodegenerativer Erkrankungen die Durchführung mindestens einer

Versilberung (Bielschowsky, Bodian, Marsland-Glees, Gallyas oder andere) und einer immunhistologischen Reaktion auf Ubiquitin[71] (neben HE-, Nissl- und Markscheidenfärbungen).

Zu berücksichtigen dabei ist, daß mit zunehmendem Lebensalter, aber zum Teil auch schon bei Kindern, physiologischerweise verschiedene ubiquitinpositive Einschlüsse im Gehirn nachweisbar sind, so vor allem dystrophe Neuriten in oberen Neokortexschichten und zahlreiche punktartige, kleine Strukturen in der weißen Substanz (Abb. 1.72 c), denen elektronenmikroskopisch dichtes Material in Gliazellen und Markscheiden entspricht[23].

Paresen bei Degeneration der Motoneurone[7]

Der Schwerpunkt der Erkrankung liegt bei dieser Gruppe der Systematrophien (engl. „motor neuron diseases") im ersten (kortikalen) und zweiten (spinalen) motorischen Neuron, jeweils Perikaryon und Axon betreffend. Je nach Beteiligung unterscheidet man
- die *amyotrophe Lateralsklerose* (1. und 2. Motoneuron),
- die *spastische Spinalparalyse* (1. Motoneuron) und
- die *spinale Muskelatrophie* (2. Motoneuron).

Amyotrophe Lateralsklerose (ALS)
Synonym: Myatrophe Lateralsklerose

Definition. Progressive, meist sporadische Krankheit mit Spastik und peripheren Paresen bei Atrophie des 1. und 2. motorischen Neurons.

Klinik, Epidemiologie. Klinisch besteht bei Erwachsenen (Mittel: 52 Jahre) eine *Kombination aus Spastik und peripheren Paresen,* wobei initial Hand- oder Fußmuskulatur, die zervikoskapulohumerale Muskulatur oder das bulbäre Gebiet bevorzugt befallen sein können. Die überwiegend (88–95 %) sporadische Krankheit verläuft progressiv über durchschnittlich 2,5 Jahre. Inzidenz und Prävalenz betragen weltweit etwa 1,8 und 4–7/100 000 Einwohner.

Ätiologie, Pathogenese. Bei der familiären Form bestehen *Mutationen im SOD1-Gen für die Cu/Zn-Superoxiddismutase*[22], ein Enzym zur Regulation der Konzentration freier Peroxidradikale.

Die Ätiologie der sporadischen Form ist unbekannt. Der Nachweis von Immunmediatoren und einzelnen T-Zellen in den betroffenen Regionen, Autoantikörper im Serum gegen GM 1 sowie die überzufällig häufige Assoziation mit B-Lymphomen weisen auf *immu-*

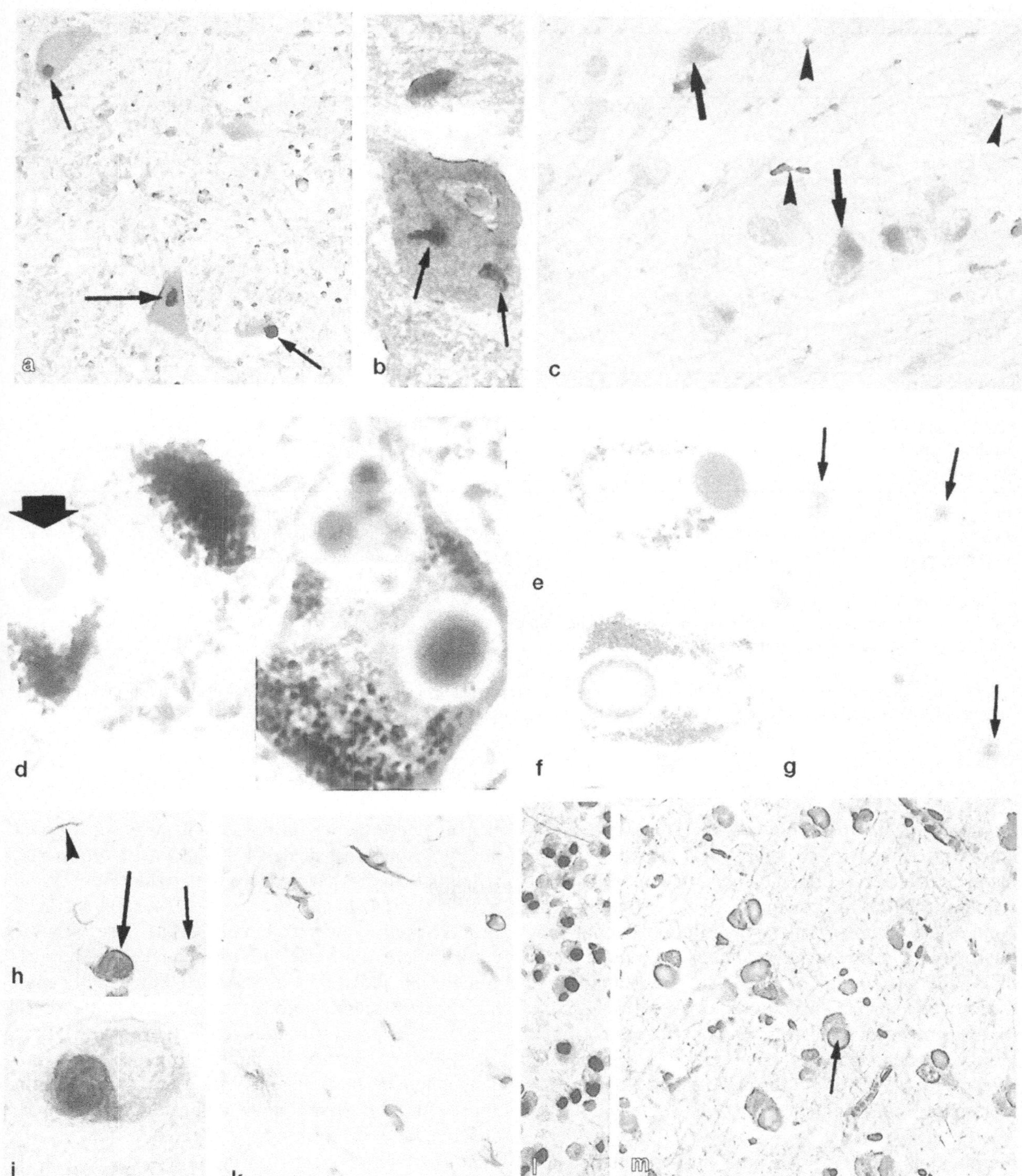

Abb. 1.72 a–m. Einschlüsse und Zytoskelettabnormitäten bei Systematrophien. **a,b** Amyotrophe Lateralsklerose mit „dense bodies" (**a**) und 2 „skein-like inclusions" (**b**) in Vorderhornneuronen. **c** Olivopontozerebelläre Atrophie mit dreieckförmigen perinukleären astrozytären Einschlüssen *(Pfeile)*. Daneben granuläre ubiquitinpositive Einschlüsse *(Pfeilspitzen)* in der weißen Substanz, die keine pathologische Bedeutung haben. **d** Lewy-Körper mit charakteristischem dichtem Zentrum *(links und rechts unten)* in pigmentierten Neuronen der Substantia nigra. *Rechts oben* ein zweiter Lewy-Körper im selben Neuron mit multiplen dichten Zentren (seltene Variante) *(links* HE, *rechts* Kresylviolett). **e,f** Lewy-Körper in pigmentierten Neuronen der Substantia nigra: homogene Positivität für Ubiquitin (**e**) und periphere, ringförmige Reaktion für phosphorylierte Neurofilamente (**f**). **g** Lewy-Körper im Neokortex mit Positivität für Ubiquitin. **h,i,k** Steele-Richardson-Olszewski-Syndrom (PSP) mit abnormen, tau-positiven Einschlüssen: globöse intraneuronale „tangles" (*großer Pfeil* in **h,i**), gliale „tangles" (*kleiner Pfeil* in **h,k**) und Neuropilfäden (*Pfeilspitze* in **h**). **l,m** Pick-Krankheit mit zahlreichen Pick-Kugeln in der Fascia dentata, mit 2 verschiedenen Versilberungstechniken dargestellt. (**a,b,c,e,g:** Immunhistologie auf Ubiquitin (Klon 3-39); **f:** Immunhistologie auf phosphorylierte Neurofilamente (Klon SMI-31); **h,i,k:** Immunhistologie auf tau (Klon tau-1); **l:** modifizierte Bielschowsky-Färbung; **m:** Bodian-Färbung). Die Präparate wurden von Herrn Dr. Bancher und Herrn Prof. Jellinger (Ludwig-Boltzmann-Institut für Klinische Neurobiologie, Wien) zur Verfügung gestellt)

Tabelle 1.23. Immunhistologie einiger abnormer Strukturen bei Systematrophien

	Argen-tophil	NF	pNF	Tubulin	MAP1	MAP2	tau	Ubi-quitin
Lewy-Körper bei M. Parkinson	–/+	+	–/+	–/+	–/+	–/+	–/+	+
Pick-Kugeln bei M. Pick	+	–/+	+	–/+	?	–/+	+	–/+
Tangles[a] bei M. Alzheimer	+	–	–/+	–	–/+	–/+	+	+
Tangles[a] bei PSP	+	–	–/+	–/+	–/+	–/+	+	–/+
Ballonierte Neurone	–/+	+	+	+	?	+	–/+	–/+
Neuronale Einschlüsse bei SND und OPCA	+	–	–/+	–	–	–	–/+	+
Oligodendrogliale Einschlüsse bei SND und OPCA	+	–	–	+	–	–	–/+	–/+
Hyaline Einschlüsse bei ALS	+	–/+	+	–/+	–	–	–	+

NF Neurofilament
pNF phosphoryliertes Neurofilament
MAP mikrotubuliassoziiertes Protein

PSP „progressive supranuclear palsy"
SND striatonigrale Degeneration
OPCA olivopontozerebelläre Atrophien

– alle oder nahezu alle Strukturen sind negativ
–/+ nur manche Strukturen sind positiv oder uneinheitliche Daten
+ alle oder nahezu alle Strukturen sind positiv

[a] Bei Fehlen eines griffigen deutschen Terminus bezeichnen wir die intraneuronalen zopfförmigen oder kugeligen Fibrillenveränderungen bei Alzheimer-Krankheit und PSP wie im Englischen als „tangles".

nologische Kofaktoren hin[56]. Über eine Beteiligung eines Retrovirus wird spekuliert[7]. Ein nachgewiesener Defekt des intrazerebralen *Glutamattransportes* soll zu erhöhten Konzentrationen dieser exzitatorischen Aminosäure im Extrazellularraum führen[98]; Glutamat oder andere exogene *„Exzitotoxine"* könnten dann über eine gesteigerte intrazelluläre Kalziumkonzentration den neuronalen Zelltod bewirken[11]. Transgene Mäuse mit ausgeschalteten Genen für neurotrophe Faktoren oder Überexpression von Neurofilamenten zeigen einen Phänotyp, der dem der humanen ALS mehr oder weniger ähnelt.

Morphologie. Betroffen sind die großen, seltener und später die mittelgroßen und kleinen Nervenzellen des spinalen Vorderhorns (zervikal und lumbal am besten erkennbar), die motorischen Hirnnervenkerne (besonders der Nucleus hypoglossus) und die Pyramidenzellen der Präzentralregion. Relativ, aber nicht ganz verschont bleiben die motorischen Augenmuskelkerne und die für Blasen- und Mastdarmregulation wichtige medialste Gruppe der sakralen ventrolateralen Vorderhornneurone, der Nucleus Onufrowicz (engl. „Onuf's nucleus").

Makroskopisch sind die Vorderwurzeln verschmächtigt, die Präzentralregion kann atrophisch sein. Zur Untersuchung der Zentralregion empfiehlt

sich eine besondere Sektionstechnik: Man sucht zuerst am Hemisphärenspalt den Lobulus paracentralis auf, schneidet an dessen vorderem und hinterem Rand frontal, so daß man eine etwa 2- bis 3mal so dicke Frontalscheibe gewinnt wie üblich. Aus dieser Scheibe wird ein bis in das Marklager reichender Block herausgeschnitten, indem mit dem Skalpell ein Schnitt genau quer zu den – schräg nach rostroventral verlaufenden – Prä- und Postzentralwindungen geführt wird. Durch einen kleinen Horizontalschnitt oberhalb der Stammganglienebene wird dieser Block zum Marklager hin abgetrennt. Aus ihm können Schnitte gewonnen werden, die die Zentralwindungen optimal treffen.

Mikroskopisch sieht man die unterschiedlich stark ausgeprägte *Degeneration der kortikospinalen Bahnen* mit Entmarkungen und Lipophagen in den Seiten- und Vordersträngen des Rückenmarks (Abb. 1.73) und im Brückenfuß besser als im Großhirnmarklager, innerer Kapsel und Hirnschenkel. In den betroffenen *motorischen Kerngebieten* bestehen Nervenzellverlust, Geisterneurone mit schattenhafter Darstellung eines geblähten argentophilen Zelleibes (z. T. schwer von hyalinen Einschlüssen zu unterscheiden), geschrumpfte und abnorm lipofuszinreiche Neurone, Tigrolysen und Neuronophagien (Abb. 1.73 b). Die Betz-Neurone sollen reduziert sein, doch fehlen morphometrische Daten. Die reaktive Astrogliose kann über die Schädi-

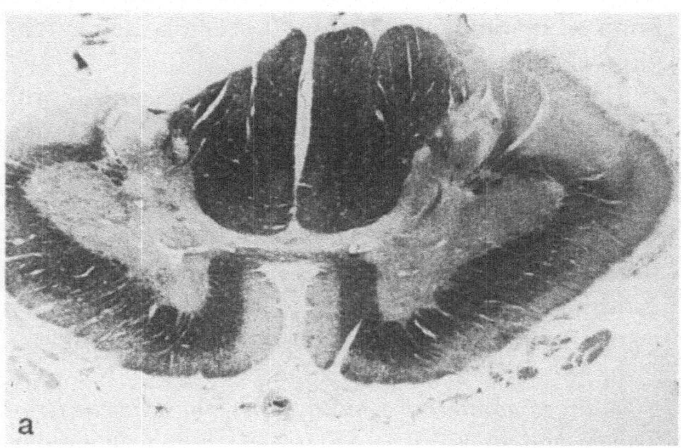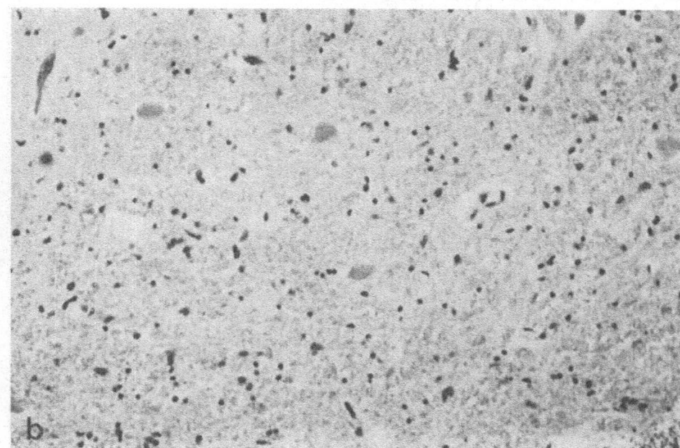

Abb. 1.73 a, b.   Amyotrophe Lateralsklerose. **a** Degeneration der Vorder- und Seitenstränge des Rückenmarks (Klüver-Barrera). **b** Lichtung des Nervenzellbestandes und Schrumpfung der erhaltenen Neurone in den Vorderhörnern

gungszentren hinausgreifen und generalisiert im subkortikalen Großhirnmarklager[68] oder fleckförmig in den oberen Rindenschichten[106] nachweisbar sein. Die dicken Vorderwurzelfasern sind demyelinisiert; die Skelettmuskulatur ist neurogen verändert ($\triangleright$ Kap. „Muskulatur", S. 458).

In den Vorderhornneuronen lassen sich mehrere *abnorme Einschlüsse* nachweisen[70]:

- Elektronenmikroskopisch findet man im Perikaryon *Ansammlungen von Neurofilamenten* (10 nm), die immunhistologisch phosphorylierte Epitope exprimieren. Das proximale Axon kann durch Neurofilamentbündel zu Sphäroiden (in 70 % der Fälle) oder kleineren „globules" (< 20 μm) aufgetrieben sein.
- *Hyaline Einschlüsse* („Lewy body-like inclusions") sind im HE-Schnitt als blasse, schwach eosinophile Strukturen von 7–25 μm, zum Teil mit einem hellen Hof, erkennbar. Sie sind ubiquitinpositiv, bestehen aus ungeordneten phosphorylierten Neurofilamenten und dickeren granulabesetzten Filamenten und sind bei der familiären Form häufiger als bei der sporadischen Form (hier in etwa 20 % der Fälle) anzutreffen[99].
- *„Strähnenartige" Einschlüsse* („skein-like inclusions", Abb. 1.72 b) sind fädige, manchmal röhrenförmige, eosinophile, ubiquitinpositive, aber neurofilamentnegative Strukturen, die konfluieren oder von einem hellen Hof umgeben sein können. Ultrastrukturell bestehen sie aus dicken (15 nm) Filamenten[76]. Ubiquitinimmunhistologisch wurden strähnenartige Einschlüsse oder kompakte, runde oder unregelmäßig geformte, im HE-Schnitt nicht erkennbare Einschlüsse von 5–25 μm („dense bodies", Abb. 1.72 a) in Vorderhornneuronen in allen 31 ALS-Fällen, aber nur in einer von 51 Kontrollen nachgewiesen[70].
- *Bunina-Körper* sind eosinophile, rundovale, überwiegend ubiquitinnegative Strukturen von 2–6 (1–10) μm, die bei Multiplizität gelegentlich ketten-

artig gelagert sind, ultrastrukturell aus elektronendichten Granula, Vesikeln, endoplasmatischem Retikulum und Lipofuszin bestehen, und in 50–95 % der ALS-Fälle nachweisbar sind. Zentrale Aussparungen enthalten ultrastrukturell meist Filamente. Licht- und elektronenmikroskopisch eindeutige Bunina-Körper wurden bisher nur bei der ALS beschrieben, hier gelegentlich aber auch in anderen Nervenzelltypen[83].

- *Basophile,* granulär ubiquitinpositive Einschlüsse von 3–4 μm sieht man bei der seltenen juvenilen Form[74].
- In den *kortikalen motorischen Neuronen* findet man nur sehr selten vergleichbare Veränderungen[80], vor allem phosphorylierte Neurofilamente in kleinen Pyramidenzellen des motorischen Kortex[106], wenn auch bei assoziierter Demenz – neben einer Spongiose der 2. und 3. neokortikalen Rindenschicht – ubiquitinpositive Einschlüsse in der Fascia dentata beschrieben wurden[110].

Während bei der ALS Thalamus, Striatum, Nucleus subthalamicus, Substantia nigra u. a. Regionen häufig geringfügig involviert sind (diskreter Nervenzellverlust, Gliose), gibt es seltene echte *Kombinationen mit anderen Systemerkrankungen* (Huntington-Krankheit, Pick-Krankheit, Pallidumdegenerationen u. a.). Bei iatrogen prolongiertem Verlauf *(maschinelle Beatmung)* können weitere Regionen degenerieren (Augenmuskelkerne, untere Oliven, Hinterstränge, spinozerebelläre Bahnen, Nucleus Onufrowicz)[77].

Die *hereditäre Form* macht 5–12 % der ALS-Fälle aus. Die Vererbung ist meist autosomal-dominant, der Krankheitsbeginn etwas früher (Mittel: 46 Jahre), der Verlauf etwas länger (1–25 Jahre), die Neuropathologie variabler als bei der sporadischen Form; häufig sind zusätzlich Hinterstränge und spinozerebelläre Bahnen, mitunter die Kleinhirnrinde degeneriert. Die *endemische Form* auf Guam ($\triangleright$ S. 193) zeigt „tangles" in Vorder- und Hinterhorn, Hirnrinde und Hirnstamm.

Spastische Spinalparalyse

Charakteristikum dieser sehr seltenen Krankheit ist eine im mittleren Erwachsenenalter (35–67 Jahre) beginnende, über 4–34 (Mittel: 15) Jahre verlaufende progrediente spinobulbäre Spastik. Klinisch, elektromyographisch und myelographisch fehlen Hinweise auf Demenz, periphere Paresen und zervikale Myelopathie. Morphologisch findet man neben der Pyramidenbahndegeneration im Gyrus praecentralis einen nahezu kompletten Verlust der Betz-Riesenzellen und einen Ausfall von Pyramidenzellen in der 3. und 5. Schicht mit assoziierter Gliose, während die Vorderhörner und motorischen Hirnnervenkerne intakt sind[94]. Im Gegensatz zu dieser *sporadischen* Form *(primäre Lateralsklerose)* zeigt die heterogene, autosomal-dominant oder autosomal-rezessiv vererbte *hereditäre* Form *(Strümpell-Krankheit,* familiäre spastische Paraplegie) eine beinbetonte Spastik bei häufig geringerer zusätzlicher Degeneration der Hinterstränge und gelegentlich assoziierte Symptome wie Makuladegeneration, Optikusatrophie, zerebelläre oder extrapyramidalmotorische Symptome, während eine bulbäre Beteiligung fehlt[59].

Spinale Muskelatrophien (SMA)

Definition. Gruppe klinisch und genetisch heterogener Krankheiten mit progressiven peripheren Paresen bei primärer Atrophie des 2. motorischen Neurons.

Klinik, Genetik. Es bestehen schlaffe Lähmungen, Muskelatrophien, Faszikulationen und Reflexabschwächungen ohne Beteiligung der Sensibilität. Die autosomal-rezessiv vererbte SMA mit proximalem Schwerpunkt bildet die mit Abstand größte Gruppe. Man unterscheidet folgende Formen:

- Die *infantile akute* Form (SMA 1, Werdnig-Hoffmann-Krankheit) beginnt schon intrauterin. 95 % der Kinder sterben vor dem 18. Lebensmonat an der Bulbärparalyse.
- Die *infantile intermediäre* Form (SMA 2, protrahierte Werdnig-Hoffmann-Krankheit) beginnt um den 6. Monat und verläuft über 4–8 Jahre.
- Bei der *juvenilen* Form (SMA 3, Kugelberg-Welander-Krankheit) ist zwar schon die frühe motorische Entwicklung verzögert, die Gehfähigkeit geht aber erst mit 15–20 Jahren verloren.

Diesen 3 Typen der SMA liegt ein gemeinsamer Gendefekt auf dem langen Arm des Chromosoms 5 (5 q 12–13.3, in der Nähe des Gens für das mikrotubuliassoziierte Protein 1 B) zugrunde, so daß es sich bei den 3 Formen möglicherweise um allele Mutationen handelt[75]; sie werden daher auch kurz als SMA 5 q bezeichnet. Innerhalb derselben Familie treten nicht selten verschiedene Formen auf. Die Prävalenz für die 3 Typen zusammen beträgt etwa 8/100 000.

Neben dieser Hauptgruppe gibt es zahlreiche seltenere Formen[112], von denen hier nur 3 exemplarisch aufgeführt werden:

- Eine *autosomal-dominant vererbte juvenile* Form mit Beginn um das 10. Lebensjahr, die klinisch der SMA 3 gleicht, wobei die Gehfähigkeit aber bis ins Greisenalter erhalten bleiben kann.
- Die *chronisch-progrediente sporadische adulte SMA* ist etwa 15 mal seltener als die amyotrophe Lateralsklerose, beginnt zwischen dem 20. und 60. Lebensjahr an Hand-, Schulter- oder Wadenmuskulatur und verläuft über 5–22 Jahre.
- Mehrere *adulte Formen mit unterschiedlichem Erbgang* und zum Teil assoziierter nichtneurologischer Symptomatik wurden beschrieben. Die Kennedy-Krankheit beispielsweise, eine X-chromosomal rezessive, bulbäre und spinale Form mit reduzierter Fertilität und Gynäkomastie beruht auf Mutationen im Gen des Androgenrezeptors[69]. Eine genauere Klassifikation der weiteren Formen wird nach ihrer molekulargenetischen Charakterisierung möglich sein.

Morphologie. Im Vorderhorn und in den motorischen Hirnnervenkernen besteht ein Nervenzellausfall mit Neuronophagien und relativ geringer Gliose, am ausgeprägtesten bei der SMA 1. Die Vorderwurzeln sind verschmälert und markarm, die erhaltenen Neurone oft geschrumpft. In den Vorderwurzeln können eosinophile, GFAP-positive, gebündelte, einige Millimeter lange Astrozytenfortsätze liegen. Bei der SMA 1 findet man achromatische geblähte („ballonierte") Neurone nicht nur in den motorischen Kernen, sondern auch in den Augenmuskelkernen, in der Stilling-Clarke-Säule und im Thalamus; immunhistologisch sind dabei phosphorylierte Neurofilamente oft ringförmig in der Perikaryonperipherie gelegen, während zentral eine granulär-vakuoläre Ubiquitinreaktivität angetroffen wird[52]. Mehrfach wurde über begleitende Degenerationen von Thalamus, Striatum, unterer Olive, Kleinhirn, Brücke oder Nervus opticus berichtet[100], doch fehlen größere Untersuchungen zu ihrer Häufigkeit. (Bezüglich Muskelpathologie ▷ Kap. „Muskulatur", S. 458 f.)

Ataxien bei Degeneration des spinozerebellären Systems [6]

Kombinationen und Übergänge zwischen diesen Formen auch innerhalb betroffener Mitglieder der gleichen Familie kommen vor. Die Klassifikation der spinozerebellären Ataxien ist uneinheitlich. Eine (geringere) Beteiligung anderer neuronaler Systeme ist die Regel, während Assoziationen mit weiteren Systematrophien (z. B. mit Pick-Krankheit[38] oder spinaler Muskelatrophie[18]) – mit Ausnahme der häufigen Kombination olivopontozerebelläre Atrophie (OPCA)/striatonigrale Degeneration – zwar selten, aber deutlich häufiger als bei einer zufälligen Koinzidenz sind. Die hereditären Formen der OPCA und der zerebellären Atrophie unterscheiden sich morphologisch nicht von den sporadischen Formen.

Friedreich-Krankheit

Synonyme: Morbus Friedreich; Friedreich-Ataxie

Definition. Autosomal-rezessiv vererbte (Genlokalisation 9q13-21), um das 10. Lebensjahr beginnende, chronisch-progressive Ataxie mit Degeneration von Hinterwurzeln und Hintersträngen.

Klinik. Die Krankheit beginnt vor dem 30. Lebensjahr (2–28, Mittel: 10 Jahre) und verläuft chronisch über 25–40 (5–50) Jahre. Im Durchschnitt sind die Patienten nach etwa 15 Jahren auf einen Rollstuhl angewiesen. *Sensible Ataxie* (100 %), Muskelschwäche (80 %), Atrophien, Areflexie (100 %), Pallhypästhesie (90 %) und Störungen der Tiefensensibilität vor allem an den Beinen gehen den zerebellären Symptomen und Pyramidenbahnzeichen (70–100 %) gewöhnlich voraus. In bis zu 100 % besteht eine *Kardiomyopathie*[25], die die häufigste Todesursache darstellt und zudem über Hypoxien oder Embolien zu einer zerebralen Symptomatik führen kann. Häufig sind Kyphoskoliose (95 %) und Spreizhohlfuß (der sogenannte Friedreichfuß, 90 %). Fakultative Symptome sind Optikusatrophie und Visusstörung (45 %), Schwerhörigkeit (25 %), Parästhesien (30 %), Spastik (15 %), Tremor (25 %) sowie Insulinresistenz, β-Zell-Defizienz und Typ-I-Diabetes in bis zu 50 %[29]. Eine Demenz kommt in fortgeschrittenen Stadien vor. Kernspintomographisch imponieren eine Atrophie der Medulla oblongata und des Zervikalmarkes sowie eine Erweiterung des 4. Ventrikels.

Genetik, Ätiologie, Epidemiologie. Bei autosomal-rezessiver Vererbung liegt das verantwortliche Gen auf dem Chromosom 9q13–21 und kodiert vermutlich für ein transmembranöses neuronales Protein[24]. Wenn auch reduzierte Aktivitäten mehrerer mitochondrialer Enzyme und eine verminderte DNA-Reparaturkapazität nach Bestrahlung beschrieben wurden, ist die Pathogenese noch unbekannt. Die Krankheit ist mit einer Prävalenz von 0,4 (Benghazi, Libyen) bis 4,7 (Kantabrien, Spanien) pro 100 000 Einwohner die häufigste hereditäre Ataxie (etwa 50 % der Fälle).

Morphologie. Die *Hinterstränge* (vor allem die Goll-Stränge), daneben die Stilling-Clarke-Säule und der Tractus spinocerebellaris (dorsal stärker als ventral) zeigen Entmarkung, Axonverlust und Gliose (Abb. 1.74d). Die *Hinterwurzeln* sind verschmächtigt, die Spinalgangliennervenzellen reduziert. Die kortikospinalen Bahnen zeigen eine Degeneration meist distal der Pyramiden, wobei im Zervikalmark die lateralen Anteile der Pyramidenbahnseitenstränge stärker als die medialen Anteile degeneriert sind[79]. Die Dendriten und später auch die Perikarya der Purkinje-Zellen sind unterschiedlich stark ausgefallen[63]. Bei genauer Untersuchung findet man nicht selten geringer ausgeprägte Degenerationen weiterer Regionen (Präzentralkortex, Nucleus dentatus, untere Olive, vestibuläre und auditorische Hirnstammkerne, Pallidum; Tabelle 1.22)[86]. Die sensiblen Nerven zeigen eine starke (95 %) Reduktion vor allem der dicken bemarkten Fasern, eine segmentale Entmarkung und eine Vermehrung des interstitiellen Bindegewebes, wobei es fließende Übergänge zu den hereditären motorischen und sensiblen Neuropathien (HMSN) mit Beteiligung der Hinterstränge und spinozerebellären Bahnen gibt („Roussy-Levy-Syndrom", „hereditäre myatrophische Ataxie")[109] (▷ Abschn. „Periphere Nerven", S. 383).

Differentialdiagnostisch von der Friedreich-Krankheit abzugrenzen sind klinisch ähnliche Krankheitsbilder bei bekanntem biochemischem Defekt, so MERRF, der Vitamin-E-Mangel, das Bassen-Kornzweig-Syndrom, das Refsum-Syndrom und Mukopolysaccharidosen.

Olivopontozerebelläre Atrophien (OPCA)

Definition. Gruppe teils sporadischer, teils hereditärer, uneinheitlich klassifizierter Krankheiten mit progressiver zerebellärer Symptomatik bei Degeneration von Brückenfuß, unterer Olive und Kleinhirnrinde.

Klassifikation, Genetik, Biochemie, Pathogenese. Nach der am häufigsten verwendeten *Klassifikation* von Konigsmark u. Weiner[64] unterscheidet man 6 Formen, wobei bis auf den Typ II (autosomal-rezessiv) und den sporadischen Typ VI (75 % der Fälle) alle Formen autosomal-dominant vererbt werden (siehe Tabelle 1.24). Daneben gibt es andere klinische Klassifikationssysteme[6,20]. Es besteht eine erhebliche Variabilität sowohl zwischen als auch innerhalb der betroffenen Familien. Einige, aber nicht alle dominant vererbten OPCA beruhen auf *Gendefekten auf den Chromosomen 6p (SCA 1-Lokus) oder 12q (SCA 2-Lokus)*.

Die Aktivität der *Glutamatdehydrogenase* in Leukozyten und Fibroblasten, nicht aber im Gehirn, kann reduziert sein[17]. Im zerebellären Kortex, geringer in anderen Hirnregionen, sind GABA, Aspartat und Glutamat reduziert, was nicht allein durch den Nervenzellausfall erklärbar ist[58]. Auch sind die entsprechenden Rezeptoren in der Molekular- und/oder der

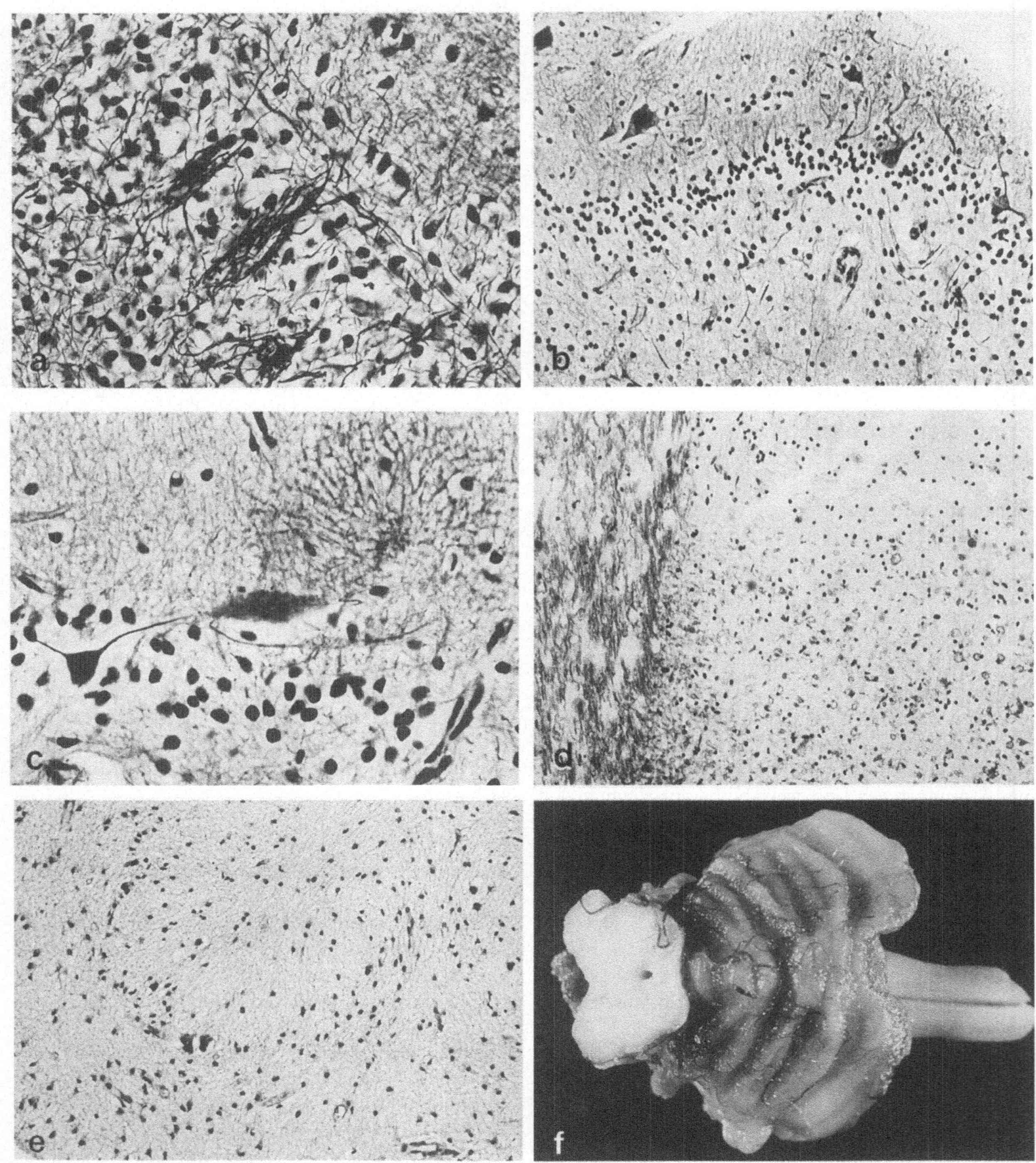

Abb. 1.74 a–f. Spinozerebelläre Ataxien. **a** Kleinhirnatrophie mit leeren Körben bei Purkinje- und Körnerzelluntergang. **b** Kleinhirnatrophie mit Morgenstern- und hirschgeweihförmigen Auftreibungen von Purkinje-Zelldendriten in der Molekularschicht. **c** Kleinhirnatrophie mit Auftreibung von Purkinje-Zelldendriten. **d** Hinterstrangdegeneration mit einzelnen geschwollenen Axonen (Späroiden) im Randgebiet (Klüver-Barrera). **e** Olivopontozerebelläre Atrophie mit weitgehendem Ausfall der Nervenzellen in den unteren Oliven und Astrogliose. **f** Frühkindliche olivopontozerebelläre Atrophie mit ausgeprägter Kleinhirnatrophie

Körnerzellschicht reduziert[9]. Die Pathogenese der OPCA ist aber unbekannt.

Klinik, Epidemiologie. Klinisch dominiert die *zerebelläre Symptomatik* (Ataxie, Dysarthrie, Störungen der Okulomotorik), der sich in variabler Ausprägung Hinterstrangsymptome (Typen I, IV), vegetative Symptome, Spastik und/oder Parkinsonismus (alle Typen) sowie Demenz (Typen I, V, VI) beigesellen können. Beim sporadischen Typ ist der Beginn meist später (um das 50. Lebensjahr) und der Verlauf kürzer (2–15, Mittel: 6 Jahre) als bei den hereditären Formen (Tabelle 1.24).

Tabelle 1.24. Klassifikation der olivopontozerebellären Atrophien (OPCA). (Nach Konigsmark u. Weiner[64])

Typ	Eigenname	Vererbung	Beginn (Jahre)	Weitere fakultative Lokalisationen
I.	Menzel	autosomal-dominant	14–58 meist > 30	Nigra, Rückenmark
II.	Fickler-Winkler	autosomal-rezessiv	7–80	Nigra
III.		autosomal-dominant	1–40	Nigra, Coeruleus, Optikusatrophie, Retinopathia pigmentosa
IV.	Schut	autosomal-dominant	17–35	Rückenmark, Kerne der IX.–XII. Hirnnerven
V.		autosomal-dominant	7–44	Stammganglien, Nigra, Augenmuskelkerne, Kleinhirnseitenstränge
VI.	Dejerine-Thomas	sporadisch	35–59	Nigra, Rückenmark, Striatum (Multisystematrophie im engeren Sinne)

Morphologie. *Makroskopisch* imponiert eine Verschmächtigung der Brücke, eine Abflachung der Olivenwülste der medulla oblongata und ein verkleinertes, teils fleckig verfärbtes und sklerosiertes Marklager („Tigerfellzeichnung") des atrophischen Kleinhirns (Abb. 1.74 f).

Histologisch sieht man starke Nervenzellausfälle in der unteren Olive (Abb. 1.74 e), der Nebenolive und den Brückenfußkernen mit dichter Fasergliose und Entmarkung der afferenten olivo- und pontozerebellären Bahnen. Das Kleinhirnmarklager ist disseminiert entmarkt, während das efferente Dentatumbindearmsystem kaum beteiligt ist. Die Purkinje-Zellen, geringer die Körnerzellen des Paläo- und Neozerebellums, sind bei transneuronaler Degeneration variabel reduziert[67].

In den erhaltenen Neuronen der Brückenkerne, der Nuclei reticulares pontis und der Nuclei arcuati pontis finden sich argyrophile (Bodian-, Bielschowsky- und Gallyas-Imprägnationen) *zytoplasmatische Einschlüsse*[55,62], die in der HE-Färbung blaß erscheinen und ultrastrukturell und immunhistologisch den neuronalen Einschlüssen bei der striatonigralen Degeneration entsprechen (▷ S.191 und Tabelle 1.23). Sehr ähnliche oligodendrogliale, seltener astrozytäre, argyrophile, häufig flammen- oder halbmondförmige Einschlüsse von 4–20 µm sind im Kleinhirnmarklager, im mittleren Kleinhirnschenkel, in den pontinen Querfasern und kortikospinalen Bahnen, disseminiert im Hirnstamm und seltener in anderen Regionen nachweisbar (Abb. 1.72 c); sie sollen aus abnormen Mikrotubuli aufgebaut sein (Tabelle 1.23). Einschlüsse finden sich vor allem, aber nicht ausschließlich, beim sporadischen Typ.

Neben der im Vordergrund stehenden *zerebellopetalen* Schädigung besteht praktisch immer eine *variable Degeneration weiterer Systeme* (Tabelle 1.22)[50]: So zeigen etwa 50–85 % (klinisch) bzw. 85–95 % (pathologisch) der OPCA-Fälle zusätzliche Charakteristika der striatonigralen Degeneration und/oder des Shy-Drager-Syndroms[15,27] (vor allem beim sporadischen Typ) mit entsprechend lokalisierten neuronalen und glialen zytoplasmatischen Einschlüssen; solche Fälle werden auch als multiple Systematrophie bezeichnet (▷ S.192). Daneben können Thalamus, Locus coeruleus, verschiedene Hirnnervenkerne und das Rückenmark (Hinterstränge, spinozerebelläre Bahnen, Pyramidenseitenstränge, Vorderhörner) degeneriert sein.

Kleinhirnatrophien

Definition. Gruppe teils sporadischer, teils hereditärer, uneinheitlich klassifizierter Ataxien mit weitgehend isolierter Degeneration der Kleinhirnrinde.

Genetik, Klassifikation, Klinik. Die meisten Fälle sind sporadisch, wobei man kongenitale Formen (Beginn im 1. Lebensjahr, nicht progressiv), Frühformen[60] (Beginn vor dem 25. Lebensjahr) und die häufigsten Spätformen (Marie-Foix-Alajouanine-Krankheit, Beginn nach dem 40. Lebensjahr, Verlauf bis zu 25 Jahren) unterscheidet. Hereditäre Kleinhirnatrophien sind sehr selten: Neben der autosomal-dominanten Form (Pierre-Marie-Krankheit, Beginn zwischen dem 20. und 40. Lebensjahr, in späteren Stadien häufig Demenz und Spastik) gibt es den autosomal-rezessiven Typ Holmes („zerebelloolivare Degeneration", Beginn nach dem 30. Lebensjahr, Verlauf über 5–35 Jahre). Die Klassifikation der zerebellären (Heredo)ataxien ist uneinheitlich. Die nosologische Stellung insbesondere der Frühform und ihre Beziehung zur Friedreich-Krankheit und zu den OPCA sind unklar[60].

Klinisch äußert sich die Ataxie initial in einer Gangunsicherheit, bei Mitbeteiligung der Hemisphären in einer Unsicherheit beim Greifen, bei Läsionen des Nucleus dentatus in einem Haltungstremor. Dazu gesellen sich weitere zerebelläre Symptome wie Dysarthrie und okulomotorische Störungen. Bei den früh einsetzenden Fällen imponiert oft eine psychomotorische Entwicklungsverzögerung. Neuroradiologisch ist eine Atrophie des Kleinhirns, nicht aber des Hirnstamms, faßbar[61].

Morphologie. *Mikroskopisch* sind in der Regel Purkinje- und Körner-Zellatrophien gleich stark ausgeprägt, doch kann auch ein Zelltyp bevorzugt betroffen sein. Bei den sporadischen und hereditären Spätformen liegt der Schwerpunkt bei den Purkinje-Zellen, im Oberwurm und im Vorderlappen, während man bei den Frühformen eher eine diffuse Atrophie der gesamten Kleinhirnrinde, vor allem der Körnerzellen und des Neozerebellums, findet. Bei *Purkinje-Zellschädigung* sieht man eine Hyperplasie der Bergmann-Glia, eine verschmälerte gliotische Molekularschicht mit Ansammlungen von Gliazellen entlang der Purkinje-Zelldendriten („Gliastrauchwerk") und in Silberimprägnationen (Bodian, Bielschowsky etc.) „leere Körbe" um ausgefallene Purkinje-Zellen (Abb. 1.74 a). Bei der *Körnerzellschädigung* imponieren eher Dendritenauftreibungen der Purkinje-Zellen, die mit phantasievollen Namen belegt wurden (Hirschgeweihe, Elchschaufeln, Morgensterne, Kakteen, Stachelkugeln; Abb. 1,74 b, c), während man die sog. torpedoförmigen Auftreibungen eher an den Axonen und Axonkollateralen innerhalb der Körnerzellschicht sieht.

Sekundäre Veränderungen kommen nach Purkinje-Zellausfall im Zahnkern und in anderen inneren Kleinhirnkernen, retrograd transsynaptisch auch in den unteren Oliven (vor allem dorsal) und den akzessorischen Oliven vor, während die Brückenkerne intakt sind. Dabei dienen Grad der Gliose und Vorhandensein von Entmarkungen zur Unterscheidung primärer und sekundärer Schädigung. Bei lokaler Kleinhirnrindenatrophie sind topisch zugeordnete Sektoren der unteren Olive entsprechend degeneriert.

Differentialdiagnose. Vor der Diagnose einer degenerativen Kleinhirnatrophie müssen symptomatische Kleinhirnrindenläsionen ausgeschlossen werden, und zwar metabolische Krankheiten (u. a. Sphingolipidosen, Zeroidlipofuszinose, Adrenoleukodystrophie, Hypothyreose, Hypo- und Hyperparathyreoidismus, Hypoglykämie, Hypoxie), toxische Schädigungen (Hydantoin, Alkohol), Paraneoplasien, Infektionen (Varizellen, Prion-Krankheiten), postinfektiöse und postvakzinale immunologische Prozesse, chronische Ischämie durch Arteriosklerose der Kleinhirnarterien sowie perinatale Hypoxie. Die OPCA können über mehrere Jahre zunächst unter dem Bild einer Kleinhirnatrophie verlaufen.

Weitere Formen spinozerebellärer Ataxien

- Das *Louis-Bar-Syndrom* (Ataxia telangiectasia) ist eine autosomal-rezessive Erbkrankheit (Geburtsinzidenz 1:300000, Chromosom 11 q 22–23) mit im Kindesalter beginnender progressiver Ataxie, okulomotorischer Dyspraxie, konjunktivalen und seltener meningozerebralen Teleangiektasien, zellulärer und humoraler Immundefizienz, gestörten DNA-Reparaturmechanismen sowie einer Neigung zu verlaufsbestimmenden malignen Lymphomen und respiratorischen Infektionen. Neuropathologische Befunde sind ein massiver und diffuser Ausfall der Purkinje-Zellen, geringer der Körnerzellen, Dege-

neration von Zahnkern, unterer Olive, Substantia nigra, Locus coeruleus, Hinterstrang und Vorderhorn mit Lewy-Körper-ähnlichen neuronalen Einschlüssen sowie polymorphe Satellitenzellenkerne in den Spinalganglien[78].

- Das *Marinesco-Sjögren-Syndrom* ist eine autosomal-rezessiv vererbte, in der Kindheit beginnende Ataxie mit jahrzehntelangem Verlauf, psychomotorischer Retardierung, Katarakt und Skelettdeformitäten. Neuropathologisch trifft man auf eine ausgeprägte Kleinhirnrindenatrophie, besonders der Körnerzellen, und nicht selten eine mitochondriale Myopathie.

- Die *Machado-Joseph-Krankheit* und die *Dentatum-Ruber-Pallidum-Luys-Degeneration,* zwei „Multisystemdegenerationen", die zum Teil den spinozerebellären Degenerationen zugeordnet werden, sind beim Parkinsonismus besprochen (▷ S. 188). Dem *Ramsay-Hunt-Syndrom* (dentatorubrale Degeneration) liegt wohl meist eine mitochondriale Enzephalopathie (MERRF) zugrunde (▷ Abschn. „Spongiöse Dystrophien", S. 294).

- *Differentialdiagnostisch* von den vorwiegend postnatal sich entwickelnden Degenerationen abzugrenzen sind zerebelläre und olivopontozerebelläre *Hypoplasien und Aplasien*[92]. Typischerweise fehlen dabei Gliosen und Einschlußkörper, obwohl die Abgrenzung von infantilen Degenerationen im Einzelfall schwierig sein kann.

Chorea bei Degeneration des Neostriatums

Huntington-Krankheit[3]
Synonyme: Chorea Huntington; erbliche Chorea; Chorea major; Veitstanz; M. Huntington; „Huntington's disease".

Definition. Autosomal-dominant vererbte Krankheit (Genlokalisation 4 p 16.3) mit choreatischen Hyperkinesen, zunehmender Demenz und hochgradiger Atrophie des Neostriatums.

Klinik, Epidemiologie, Vererbung. Die Krankheit beginnt zwischen dem 5. und 80. Lebensjahr, meist in der 4. oder 5. Dekade. Die Patienten versterben nach einer durchschnittlichen Erkrankungsdauer von 17 Jahren. *Leitsymptom* sind choreatische Hyperkinesen (unwillkürliche Zuckungen größerer Muskelgruppen); daneben bestehen eine früh und schleichend beginnende progressive Demenz, Depression, Anorexie und eine Vielzahl weiterer fakultativer Symptome wie Akinese, Rigor, Tremor, Athetose, Dystonie, Ataxie, Spastik, Dysarthrie oder Psychose. Die *juvenile Form* (bei Beginn jünger als 21 Jahre, 5% der Patienten) ist durch einen initial dominierenden akinetisch-rigiden Parkinsonismus, häufigere paternale Vererbung und einen besonders schweren Verlauf gekennzeichnet. Computertomographisch kann man die Kaudatumatrophie erkennen (Abflachung der Ventrikeltaille).

Die *Prävalenz* kranker Patienten beträgt 2–8, die der Genträger 5–25/100 000 Einwohner. Japaner und Finnen sind seltener betroffen. Eine Geschlechtsbevorzugung besteht nicht. Die Vererbung ist autosomal-dominant bei kompletter Penetranz; nur 0,04–0,1 % der Fälle sind Neumutationen.

Ätiologie, Pathogenese. Das *verantwortliche Gen* wurde schon 1983 auf dem Chromosom 4p lokalisiert, aber erst 1993 isoliert[104]. Im verantwortlichen Gen (IT 15) beträgt die Anzahl von Wiederholungen des Trinukleotides CAG in der normalen Bevölkerung 11 bis 32 (34), bei Huntington-Patienten dagegen 37 (40) bis über 100 („trinucleotide repeat expansion"). Die CAG-Kopienzahl ist bei der Meiose unstabil und kann insbesondere bei paternaler Vererbung stark zunehmen. Je höher die Kopienzahl, desto früher beginnt die Krankheit. Die Kopienzahl kann aus dem Blut mit Hilfe der Polymerasekettenreaktion bestimmt werden.

Veränderungen der Neurotransmitterkonzentrationen (Abb. 1.70) können pathogenetische Hypothesen untermauern, sind aber nicht Ursache der Erkrankung. Als Folge des Ausfalls kleiner Striatumneurone sind deren Enzyme und Neurotransmitter (GABA, met-Enkephalin, Substanz P) im Striatum stark reduziert im Vergleich zu denjenigen der großen Neurone (Somatostatin, Neuropeptid Y, NADPH-Diaphorase), deren Aktivität normal oder sogar gesteigert sein kann. Dabei soll der Verlust GABAerger inhibitorischer Neurone zum lateralen Pallidum eine vermehrte Inhibition des Nucleus subthalamicus und schließlich eine für die Symptomatik relevante Disinhibition thalamokortikaler Bahnen induzieren[10]. Glutamat (kortikostriatale Neurone) und die Enzyme des Azetylcholinstoffwechsels (striatale Interneurone) sind reduziert, während Dopamin (nigrostriatale Neurone) keine stärkeren Veränderungen zeigt.

Intrastriatale Injektionen des Glutamatanalogons Kainsäure sowie anderer „*Exzitotoxine*" wie Ibotensäure und besonders Quinolinsäure verursachten bei der Ratte und beim Affen der Huntington-Krankheit sehr ähnliche biochemische und morphologische Veränderungen[28]. Quinolinsäure ist ein natürlicher Metabolit des Tryptophanstoffwechsels und ein potenter Agonist der N-Methyl-D-Aspartat (NMDA)-Gruppe der Glutamatrezeptoren. Da zudem zwar nicht die Quinolinsäure, aber Vorstufen davon wie Hydroxykynurenin im Striatum von Chorea-Patienten vermehrt sind, könnten durch den NMDA-Rezeptor vermittelte endogene Exzitotoxine eine Rolle beim Untergang von Neuronen spielen.

Morphologie. *Makroskopisch* steht die Atrophie des Neostriatums mit einer Abflachung des Nucleus caudatus und einer entsprechenden Erweiterung der Vor-

derhörner der Seitenventrikel im Vordergrund (Abb. 1.75 a). Daneben können auch Pallidum, Amygdala, Thalamus und der Neokortex (vor allem frontal) atrophisch sein. Der Balken ist öfter verdünnt und die weiße stärker als die graue Substanz reduziert[72]. Das Hirngewicht beträgt meist weniger als 1100 g.

Mikroskopisch besteht im Neostriatum mit Schwerpunkt im ventralen und lateralen Nucleus caudatus eine starke, mitunter subtotale Reduktion der kleinen Neurone bei intensiver Astrogliose und relativem Verschontbleiben der mittelgroßen und großen Neurone (Abb. 1.75 b)[82]. Betroffen sind besonders diejenigen Neurone, die in Golgi-Imprägnationen zahlreiche Stacheln an den Dendriten zeigen („spiny neurons"). Lipofuszin und Hämosiderin sind vermehrt. Das pathologische Ausmaß der Striatumschädigung wird nach Vonsattel et al.[107] auf einer 5 stufigen klinikkorrelierten Skala gradiert (Tabelle 1.25). Im Krankheitsverlauf breiten sich die neostriatalen Läsionen in anteroposteriorer, lateromedialer und ventrodorsaler Richtung aus[107]. In unterschiedlichem, meist aber deutlich geringerem Ausmaß betroffen sind Pallidum (vor allem lateral), Nucleus subthalamicus, Nucleus accumbens, Nucleus ruber, Substantia nigra (etwa 40 % Neuronenverlust), ventrolateraler Thalamus, lateraler Hypothalamus, untere Oliven, Nucleus dentatus und Kleinhirnrinde (Reduktion der Purkinje-Zellen). Im Neokortex kann man eine Atrophie der 3., 5. und 6. Schicht[37] und ubiquitinpositive dystrophe Neuriten, im Allokortex (entorhinale Region und Subikulum) laminäre Nervenzellausfälle antreffen[16].

Elektronenmikroskopisch fand man eine Lipofuszinvermehrung in Glia- und Nervenzellen, mitochondriale Strukturabnormitäten, eine Vermehrung von Vesikeln und glattem endoplasmatischem Retikulum sowie degenerierte präsynaptische Endigungen.

Weitere Formen der Chorea

- Bei der *Choreoakanthozytose* (Neuroakanthozytose), einer progressiven Erkrankung mit bisher unklarer Genetik, besteht eine Atrophie des Neostriatums durch einen Ausfall kleiner und großer Neurone, eine chronische axonale Neuropathie mit ausgeprägter Regeneration und bevorzugtem Ausfall der dicken bemarkten Fasern, sowie eine Akanthozytose im peripheren Blutbild, die zum Teil nur rasterelektronenmikroskopisch diagnostiziert werden kann[35].

- Die *Chorea minor* (Chorea Sydenham) tritt in den ersten beiden Dekaden 1–6 Monate nach einem akuten β-hämolysierenden Streptokokkeninfekt auf. Es handelt sich nicht um eine Systemdegeneration, sondern um eine Immunreaktion. Pathologisch bestehen disseminierte perivaskuläre Lymphozyteninfiltrate und Gliaknötchen, seltener Arteriitiden oder Embolien. Die Prognose ist günstig, Rezidive kommen aber vor.

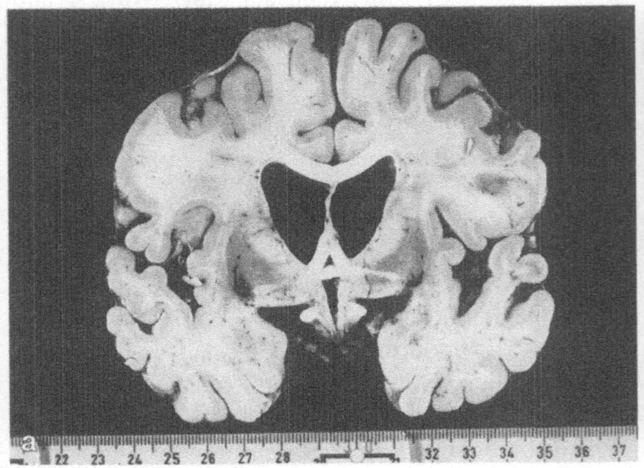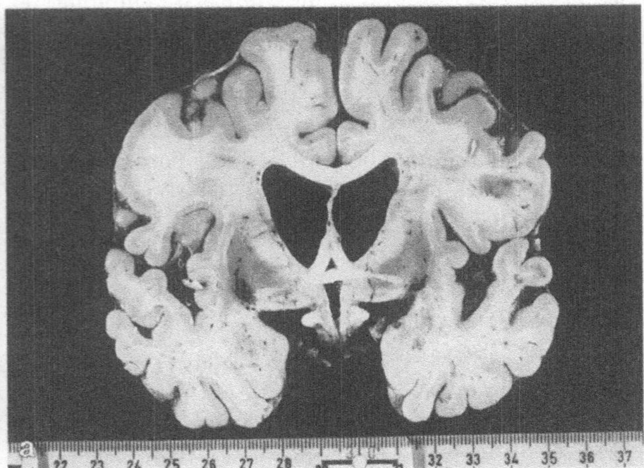

Abb. 1.75 a, b. Huntington-Krankheit (Chorea Huntington), Grad 3 nach Vonsattel et al. **a** Hochgradige Atrophie des Kaudatumkopfes sowie mäßige innere und äußere Hirnatrophie. **b** Starker Nervenzellausfall mit Gliose und geringer Spongiose im Kaudatumkopf

Tabelle 1.25. Neuropathologische Gradierung der Huntington-Krankheit. (Nach Vonsattel et al.[107])

| | Makroskopische Atrophie von | | | Mediale Oberläche des | Neuronverlust und Gliose in | | |
Grad	Kaudatum	Putamen	Pallidum	Kaudatum	Kaudatum	Putamen	Pallidum
0	–	–	–	konvex	–[a]	–	–
1	–	–	–	konvex	+	(+)	–
2	+	(+)	–	konvex	+	+	(+)
3	++	+	(+)	gerade	++	+	(+)
4	+++	++	+	konkav	+++	++	+

[a] Nur morphometrisch erkennbarer Neuronenverlust im medialen Kaudatum[82].

- Die *hereditäre Striatumdegeneration* (infantile bilaterale Striatumnekrose) ist eine sehr seltene, heterogene, meist autosomal-dominant vererbte und in der frühen Kindheit beginnende Krankheit mit Chorea und weiteren Bewegungsstörungen. Histologisch bestehen Nervenzellausfall, Gliose, Spongiose und Gefäßproliferate im Neostriatum mit unklarer Beziehung zum M. Leigh. Abzugrenzen sind striatale Läsionen vaskulärer, hypoxischer und toxischer Genese[42].

Parkinsonismus bei Degeneration der Substantia nigra[5]

> Die klinischen Symptome des Parkinsonismus sind Bradykinese/Akinese, Rigor und Ruhetremor. Neuropathologisch beruht der Parkinsonismus zu 60–90 % auf der Parkinson-Krankheit; seltenere Ursachen sind andere Systematrophien (bis zu 22 %), eine frühere Encephalitis lethargica (3 %), zerebrovaskuläre Erkrankungen (5–7 %), Alzheimer-Krankheit (6 %), Intoxikationen (1 %), Trauma (0,5 %) und symptomatische Formen (3 %) wie Tumoren[44].

Parkinson-Krankheit

Synonyme: Paralysis agitans; idiopathischer Parkinsonismus; „erbliche" Schüttellähmung; M. Parkinson; „Parkinson's disease"

Definition. Parkinsonismus mit Nervenzellverlust und Lewy-Körpern in pigmentierten Hirnstammkernen.

Klinik, Epidemiologie. Zu den Kardinalsymptomen des Parkinsonismus können Demenz (10–80 %, Mittel: 30 %), Depression (20 %) und vegetative Symptome treten. Häufig beginnt das Leiden unilateral. Prinzipiell kann jede Altersstufe betroffen sein; bevorzugt ist aber die 6. und 7. Dekade. Die Krankheitsdauer liegt im Mittel bei 10 Jahren. Männer erkranken früher, aber nicht häufiger.

Während die meisten Fälle sporadisch sind und nur 2–5 % der eineiigen Zwillinge betroffener Patienten ebenfalls die Krankheit entwickeln, wurde sehr selten über einen autosomal-dominanten Erbgang berichtet[33]. Die Prävalenz beträgt weltweit 1:300–2000; 1 % der über 65jährigen und 2 % der über 85jährigen sind betroffen. Schwarze erkranken 4–15 mal seltener.

Ätiologie und Pathogenese. Obwohl sie im wesentlichen unbekannt sind, gibt es doch einige Daten und Hypothesen:

- Die größte Rolle spielt der *Ausfall dopaminerger nigrostriataler Neurone* mit einer Reduktion von Dopamin besonders im Putamen. Daneben führen Schädigungen nichtdopaminerger Systeme zu multiplen Neuromediatorstörungen als Grundlage der individuellen klinischen Manifestationen[45]. Die präklinische Periode mit langsam zunehmendem Nervenzellverlust soll etwa 30 Jahre betragen[32], wobei Symptome erst dann auftreten, wenn 70–80 % der nigrostriatalen Neurone ausgefallen sind.
- Im Tierexperiment und bei Konsumenten von verunreinigtem Heroin verursacht *MPTP* (1-Methyl-4-phenyl-1,2,3,6-tetrahydropyridin) innerhalb weniger Tage einen der Parkinson-Krankheit klinisch und pathologisch sehr ähnlichen Parkinsonismus; dabei wird MPTP in Gliazellen zum neuronotoxischen MPP^+ transformiert, das wahrscheinlich die mitochondriale Atmungskette stört. Lewy-Körper-ähnliche Einschlüsse wurden in pigmentierten Nigraneuronen bei mit MPTP behandelten Primaten beobachtet[30]. Man vermutet deshalb, daß ein Umwelttoxin an der Pathogenese der Parkinson-Krankheit beteiligt sein könnte[102].
- Bei Parkinson-Patienten fand man eine reduzierte Aktivität *mitochondrialer* Atmungskettenkomplexe (besonders Komplex I) in Substantia nigra, Thrombozyten und Muskel sowie Deletionen mitochondrialer DNA im Hirngewebe. Diese Abnormitäten nehmen im Alter wahrscheinlich zu und können zu einer lokalen Insuffizienz der oxidativen Phosphorylierung[106], zu vermehrter Aktivierung von NMDA-Rezeptoren und zu erhöhter neuronaler Vulnerabilität gegenüber *exzitotoxischen* Aminosäuren (Glutamat u. a.) führen[14].
- Eine *Vermehrung freier Radikale* soll eine gesteigerte Peroxidation von Membranlipiden und schließlich den Untergang der Nervenzelle induzieren[85]. Diese Vermehrung kann auf biochemisch und histochemisch nachgewiesenen *Eisenabnormitäten* (Zunahme von Fe^{3+}, Zunahme der Relation $Fe^{3+}:Fe^{2+}$) in der Substantia nigra mit konsekutiven oxidativen Reaktionen[49] oder auf einer Verminderung von Detoxifikationssystemen, z. B. der Glutathionperoxidase, beruhen; dabei können mitochondriale Abnormitäten die Entstehung freier Radikale begünstigen wie auch – umgekehrt – letztere die mitochondriale DNA schädigen.
- Möglicherweise sind alle Komponenten an der Pathogenese beteiligt: So könnten im Alter zunehmende mitochondriale Mutationen mit konsekutiv beeinträchtigter oxidativer Phosphorylierung sowie andere genetische oder biochemische Abnormitäten eine gesteigerte Aktivität endogener Neurotoxine in Form freier Radikale oder Exzitotoxine produzieren und zudem eine besondere Vulnerabilität von Nigraneuronen für exogene Toxine induzieren.

Morphologie[44]. Bereits *makroskopisch* ist in vielen Fällen eine Abblassung der Substantia nigra (Abb. 1.76 a), manchmal auch des Locus coeruleus, bis hin zum Pigmentverlust sichtbar. Die Ursache besteht in einem *mikroskopisch* nachweisbaren *Untergang der melaninhaltigen und tyrosinhydroxylasepositiven Nervenzellen* vor allem in den zelldichtesten Arealen der Zona compacta der Substantia nigra (Area A 9), geringer in der Area retrorubralis (A 8) und im ventralen Tegmentum (VTA, A 10); das Melanin liegt frei im Neuropil („Pigmentinkontinenz"; Abb. 1.76 b) oder wird phagozytiert. Die erhaltenen Neuronen sind abnorm klein. Es besteht eine geringe Astroglia- und deutlichere Mikrogliareaktion. Lateral (66–85 %) sind mehr nigrale Neurone als medial (51–63 %) ausgefallen. Häufig bestehen reaktive Sphäroide in der Zona reticulata.

Charakteristisch sind *Lewy-Körper* (LK) in den Nigraneuronen (Abb. 1.72 d–f)[32,93]. Es handelt sich um rundliche, homogene, eosinophile intrazytoplasmatische Einschlüsse von 5–25 µm mit einem schmalen hellen Saum, der elektronenmikroskopisch aus radiär orientierten Neurofilamenten besteht, während die zentralen Anteile dichtgepackte Filamente, granuläres und vesikuläres Material aufweisen (Immunhistologie ▷ Tabelle 1.23)[13]. Eine Parkinson-Krankheit soll ausgeschlossen werden können, wenn man nach Untersuchung von 330 pigmentierten Nigraneuronen oder 150 pigmentierten Coeruleusneuronen keine LK gefunden hat[31]. LK bestehen in 5–20 % der Altershirne, möglicherweise als Ausdruck einer präsymptomatischen Parkinson-Krankheit[32], und in 40–66 % bei Alzheimer-Krankheit. Daneben können hyaline, granuläre, schwach eosinophile Einschlüsse von bis zu 30 µm auftreten („pale bodies", „colloid bodies"), die nur aus ungeordneten Neurofilamenten bestehen, als Vorstufen der LK aufgefaßt werden und dieselben immunhistologischen Charakteristika wie diese zeigen[21].

Nervenzellverlust und LK beschränken sich nicht auf Substantia nigra und Locus coeruleus; weitere, in geringerer Ausprägung betroffene Kerne sind dorsaler Vaguskern, dorsaler Raphekern, Nucleus basalis, pedunkulopontiner Kern, Westphal-Edinger-Kern, autonome Ganglien u. a.[45]. In nahezu allen Fällen lassen sich einige LK in der Großhirnrinde nachweisen, vor allem in den tiefen Schichten des vorderen Gyrus cinguli.

Die *tremordominante Verlaufsform* ist mit insgesamt geringeren Nigra- und Coeruleusläsionen, das Auftreten von *Depressionen* mit stärkeren Nervenzellausfällen in serotonergen dorsalen Raphekern korreliert. Eine *Demenz* kann mit zusätzlichen Alzheimer-Veränderungen in Neokortex, hippokampalen oder entorhinalen Regionen, mit einer stärkeren Beteiligung der medialen Substantia nigra (die über das Kaudatum zum frontalen Kortex projiziert), des Nucleus basalis oder des Locus coeruleus sowie mit kortikalen LK assoziiert sein[47,89].

Die Häufigkeit der *Alzheimer-Krankheit* ist deutlich gesteigert: Je nach verwendeten Kriterien haben

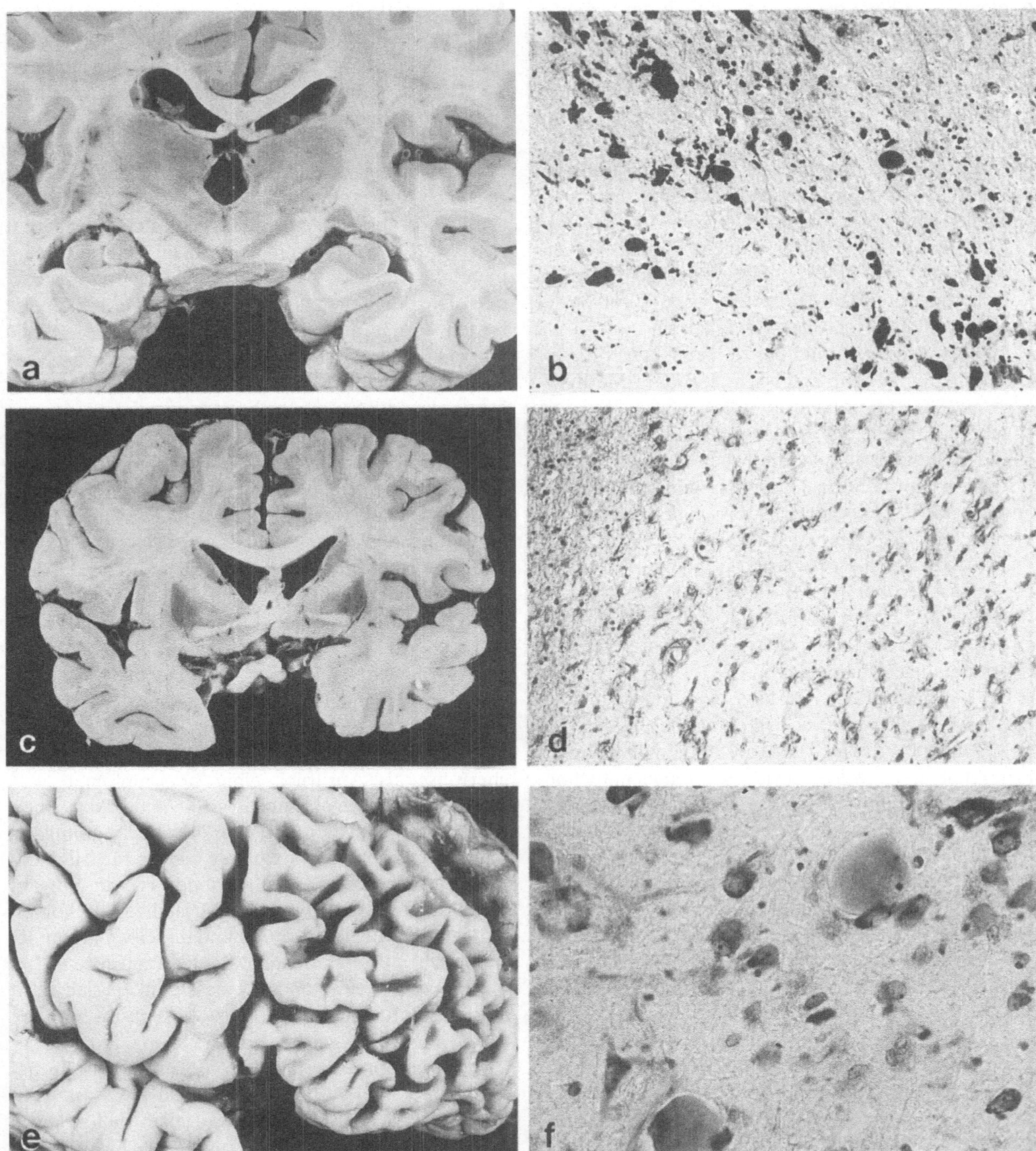

Abb. 1.76a–g. Parkinsonismus und Pick-Krankheit. **a** Depigmentierung der Substantia nigra bei Parkinson-Krankheit. **b** Parkinson-Krankheit mit Nervenzellausfall und starker Pigmentstreuung in der Substantia nigra. **c** Striatonigrale Degeneration mit Atrophie der dunkel getönten Putamina. **d** Striatonigrale Degeneration mit starkem Nervenzellverlust und spongiöser Auflockerung im Neostriatum. **e** Pick-Krankheit mit schwerer Atrophie des Frontallappens („walnut brain"). **f** Pick-Krankheit mit 2 ballonierten Neuronen (Pick-Zellen) in der Großhirnrinde

5–47% der Parkinson-Patienten eine Alzheimer-Krankheit. Die Gründe dafür sind unbekannt und haben zu zahlreichen Spekulationen über das Verhältnis der beiden Erkrankungen zueinander Anlaß gegeben. Wahrscheinlich wurden unter den Kombinationsformen auch Fälle mit senilen Plaques bei kortikaler Lewy-Körper-Demenz subsumiert.

Kortikale Lewy-Körper-Demenz

Definition. Demenz mit reichlich Lewy-Körpern in der Großhirnrinde.

Neben Lewy-Körpern (LK) im Hirnstamm findet man LK in bis zu 4% der Neuronen des limbischen

Systems und der Großhirnrinde, besonders in Hippokampus, Amygdala, Inselrinde, Gyrus cinguli und
Gyrus temporalis superior sowie in subkortikalen
Strukturen. Die *kortikalen LK* liegen in kleinen
(nichtpyramidalen) Neuronen der tiefen Rindenschichten und sind im Gegensatz zu denjenigen des
Hirnstamms nur schwach eosinophil ohne einen hellen Saum, aber stärker argyrophil und häufiger tau-
positiv. Neurofilamente werden in zentralen Arealen
kortikaler LK exprimiert, nicht ringförmig peripher
wie bei den Hirnstammformen (Abb. 1.72 f). Die kortikale Lewy-Körper-Demenz soll nach manchen Autoren bis zu 20 % der autoptisch untersuchten Demenzen ausmachen, wobei klinisch die Demenz dem
Parkinsonismus zumeist vorauseilt. Nach anderen
und eigenen Erfahrungen ist die Lewy-Körper-Demenz aber sehr selten.

Die Existenz einer Untergruppe mit allenfalls geringem Parkinsonismus und mäßigen Zellverlusten in
pigmentierten Hirnstammkernen, zahlreichen LK im
Hirnstamm, mäßiger LK-Dichte im limbischen Kortex, geringer LK-Dichte und zahlreichen senilen (diffusen) Plaques im Neokortex sowie fakultativer
Spongiose im Temporallappen weist auf *Übergänge
zur Alzheimer-Krankheit* hin („senile Demenz vom
Lewy-Körper-Typ"[41] bzw. „Lewy-Körper-Variante
der Alzheimer-Krankheit"[34]). Dagegen treten neuriti-
sche Plaques und „tangles" deutlich in den Hintergrund.

> Da kortikale LK in den Routinefärbungen leicht
> übersehen werden können, empfiehlt sich zur neu-
> ropathologischen Abklärung einer Demenz die Im-
> munhistologie auf Ubiquitin (Abb. 1.72 g) (**cave:**
> Verwechslung mit Corpora amylacea und kleinen
> „tangles", die beide ubiquitinpositiv sind!).

Lewy-Körper-Krankheit („diffuse Lewy-Körper-
Krankheit") ist ein Überbegriff für 3 Krankheiten mit
unterschiedlichem topischen Schwerpunkt von LK
und Läsionen[65]: die *Parkinson-Krankheit* (weitgehen-
de Beschränkung auf den Hirnstamm), die *kortikale
Lewy-Körper-Demenz* und die *Dysautonomie (Shy-
Drager-Syndrom,* bevorzugter Befall des autonomen
Systems). Das Shy-Drager-Syndrom (orthostatische
Hypotonie, Urininkontinenz, verminderte Schweißbildung, Stridor durch Paresen der Kehlkopfmuskulatur
u. a. vegetative Symptome) kann sowohl bei Lewy-
Körper-Krankheit als auch bei striatonigraler Degeneration und/oder OPCA („multiple Systematrophie",
▷ S. 183) mit jeweils ähnlicher Klinik, aber charakteristischer Pathologie auftreten; es beruht wahrscheinlich
auf einer Degeneration der zentralen (dorsaler Vaguskern, Nucleus intermediolateralis), weniger der peripheren vegetativen Zentren[87].

Steele-Richardson-Olszewski-Syndrom (PSP)[4]

Synonyme: progressive supranukleäre Lähmung;
„progressive supranuclear palsy" (PSP);
subkortikale argyrophile Dystrophie.

Definition. Progressive Bradykinese und vertikale
Blickparese mit Nervenzellausfall und „tangles" in
Hirnstammkernen.

Klinik. Charakteristika sind Beginn in der 5.–7. Dekade, Bradykinese, Rigidität besonders des Nackens,
vertikale Blickparese, Pseudobulbärparalyse, leichte
Demenz, progressiver Verlauf über 2–10 (–24) Jahre
und schlechtes Ansprechen auf L-Dopa. Die Prävalenz beträgt mindestens 1,4/100 000 Einwohner; bei
1–6 % der Patienten mit Parkinson-Syndrom liegt eine
PSP zugrunde. Die Ätiologie ist unbekannt. Klinisch
oder pathologisch atypische Fälle und Übergänge zu
anderen degenerativen Erkrankungen sind nicht selten.

Morphologie. Neuronenverluste, rundovale, oft auch
kommaförmige, argyrophile neurofibrilläre Einschlüsse („globose type tangles"; Abb. 1.72 h, i) und
Gliose zeigen Nucleus subthalamicus, Substantia nigra, Pallidum, Nucleus ruber, Locus coeruleus, Nucleus dentatus, Brückenfußkerne, obere Vierhügel und
andere Hirnstammkerne. Die „tangles" der PSP unterscheiden sich von denjenigen der Alzheimer-
Krankheit immunhistologisch[12] (Tabelle 1.23) und ultrastrukturell in ihrem Aufbau aus geraden Filamenten von 15 nm. Charakteristisch sind disseminierte
tau-positive Neuropilfäden („neuropil threads";
Abb. 1.72 h), tau-positive und argyrophile Astro-
zyteneinschlüsse aus 15-nm-Filamenten („glial
tangles"; Abb. 1.72 h, k)[84], eosinophile granuläre
Axonauftreibungen um Neurone des Zahnkerns
(„grumöse Degeneration") und granulovakuoläre
Degeneration vor allem im Nucleus ruber. Einzelne
„tangles" im frontalen und temporalen Neokortex
können vorkommen, vor allem in großen Pyramidenzellen, in kleinen Neuronen und im Gyrus praecentralis, aber kaum senile Plaques[36]. Einzelne ballonierte
Neurone treten im Tegmentum auf.

Striatonigrale Degeneration[27]

Definition. Atypischer Parkinsonismus mit Atrophie
und Pigmentation des Putamens, Nigradegeneration
sowie neuronalen und glialen Einschlußkörpern.

Klinisch besteht ein rigid-akinetischer Parkinsonismus, der häufig als Parkinson-Krankheit verkannt
wird, nicht selten aber mit zerebellärer Ataxie, orthostatischer Hypotonie und L-Dopa-Resistenz einhergeht („Parkinson-Plus"). Die 6. Dekade ist bevorzugt, der Verlauf beträgt 1–10 (Mittel: 4–7) Jahre. Ne-

ben den weitaus überwiegenden sporadischen Formen gibt es atypische, autosomal-dominant vererbte Fälle.

Makroskopisch findet sich eine *ausgeprägte Atrophie des Striatums,* besonders des braun-grün pigmentierten Putamens (Abb. 1.76c), und eine Abblassung der Substantia nigra. Dementsprechend trifft man *histologisch* in diesen Regionen auf Gliose und Untergänge von Neuronen aller Größen, gepaart mit feingranulärem Neuromelanin, saurem Hämatin und Lipofuszin in Astrozyten und Neuronen (Abb. 1.76d). Die Markscheiden im äußeren Pallidum, die vom Putamen dort hinziehen, sind dünn und abgeblaßt. Das innere Pallidum ist seltener beteiligt. Die Substantia nigra compacta zeigt fleckförmige, lateral betonte Neuronenausfälle; sie ist weniger stark als das Striatum und wahrscheinlich sekundär involviert.

Bei Silberimprägnation findet man argyrophile zytoplasmatische und seltener nukleäre *Einschlüsse in neuronalen Zelleibern, Axonen, Astrozyten und Oligodendrozyten* von Brücke, Tegmentum der Medulla oblongata, Nucleus subthalamicus, unterer Olive, Putamen und Marklager von Groß- und Kleinhirn, die denjenigen bei olivopontozerebellärer Atrophie gleichen (Abb. 1.72c). Ultrastrukturell bestehen sie aus ungeordneten tubulären oder filamentären Strukturen von 20–50 nm Durchmesser und elektronendichtem granulärem Material[8,88]. In der HE-Färbung erscheinen die Neurone blaß mit nach peripher verlagertem Kern. Lewy-Körper sind nicht vermehrt.

> Da die striatonigrale Degeneration häufig mit olivopontozerebellärer Atrophie (OPCA, 4–20% klinisch, 50–70% pathologisch, ▷ S. 183) der vegetativen Symptomen (Shy-Drager-Syndrom vom MSA-Typ, 40%) assoziiert ist[15,27], wobei man dann in den betroffenen Regionen (untere Olive, Nucleus intermediolateralis etc.) gleichartige neuronale und oligodendrogliale Einschlüsse finden kann, hat man diese 3 Krankheiten als *„multiple Systematrophie"* (engl. „multiple system atrophy") zusammengefaßt.

Wir vermeiden diesen Ausdruck nach Möglichkeit, da unter „Multisystematrophie" auch zahlreiche andere degenerative Krankheiten mit Befall mehrerer anatomischer Systeme subsumiert werden, so u.a. PSP, Parkinson- und Alzheimer-Krankheit und manche Pallidumdegenerationen, was zu terminologischer Verwirrung führen kann.

Pallidum-Degenerationen[43]

Es handelt sich um eine Gruppe sehr seltener, familiärer oder sporadischer, ätiologisch, pathogenetisch und nosologisch unklarer Degenerationen des Pallidums mit Variabilität von Klinik und Topik weiterer Schädigungen. Klinisch können rigid-akinetische, choreatische, athetotische oder andere hyperkinetische Syndrome vorliegen. Neben der „reinen" Pallidumatrophie (histologisch: massiver, symmetrisch bilateraler Nervenzellausfall, Marklichtung der Striae medullares und Gliose) können weitere Kerne degeneriert sein (Pallidum-Luys-Atrophie, Pallidum-Nigra-Atrophie, Pallidum-Luys-Nigra-Striatum-Atrophie) oder Kombinationen mit anderen Systematrophien (ALS, spinozerebelläre Degenerationen, Thalamusdegeneration) bestehen. Eine Untergruppe der Pallidumatrophie geht mit neuronalen Polyglukosankörpern („Bielschowsky-Körpern") einher. Eine weitere heterogene, meist autosomal-dominant vererbte Form zeigt Atrophie von lateralem Pallidum, Nucleus subthalamicus, Nucleus ruber, Nucleus dentatus, den assoziierten Fasersystemen und gelegentlich den Hintersträngen („Dentatum-Ruber-Pallidum-Luys-Degeneration"; Tabelle 1.22) bei variabler Klinik (Ataxie-Chorea-, Chorea-Demenz- oder Myoklonusepilepsietypen)[91].

Weitere Formen des Parkinsonismus

- In 5–7% wird der Parkinsonismus auf eine Multiinfarktenzephalopathie, eine Binswanger-Krankheit oder einen Status lacunaris der Stammganglien zurückgeführt *(arteriosklerotischer Parkinsonismus).*
- Der *senile Parkinsonismus*[44] äußert sich bei alten (um 80 Jahre) Alzheimer-Patienten in einem allenfalls mäßigen Parkinsonismus, Nervenzellausfällen mit „tangles" (in 60%) oder Lewy-Körpern (50%) in der Substantia nigra und striatalen Plaques.
- Sehr selten finden sich bei klinisch einer Parkinson-Krankheit entsprechenden Fällen in der Substantia nigra neben massiven Nervenzellausfällen *zahlreiche „tangles", aber keine Lewy-Körper,* keine Beteiligung von Neokortex und Hippokampus und keine Demenz[95].
- Beim *postenzephalitischen Parkinsonismus,* der gegen Mitte unseres Jahrhunderts nach einer Encephalitis lethargica (Economo) auftrat, heutzutage aber nur noch sehr selten beobachtet wird, bestehen subtotale (92–95%) Nervenzellausfälle und „tangles" vom Alzheimer-Typ in der Substantia nigra und in anderen Kernen des oberen Hirnstamms bei relativ gut erhaltenem Neokortex.
- Beim *toxisch* (Kohlenmonoxid, Mangan) induzierten oder *postanoxischen* Parkinsonismus findet man Nervenzellverluste und Gliose im Pallidum, geringer und inkonstant im Neostriatum und in der Substantia nigra. Beim Neuroleptika-induzierten Parkinsonismus bestehen keine sicheren morphologischen Veränderungen.
- Dem *symptomatischen* Parkinsonismus liegt eine Läsion der Substantia nigra oder nigraler Bahnen

inflammatorischer, neoplastischer oder traumatischer Genese zugrunde.

- Die *Dementia pugilistica,* eine bei 9–50 % der Boxveteranen auftretende, oft mit Parkinsonismus und Psychose verbundene, teils progressive Demenz ist charakterisiert durch eine Atrophie von Neokortex, Substantia nigra und Locus coeruleus mit zahlreichen „tangles" und Neuropilfäden, daneben auch Plaques, wie bei der Alzheimer-Krankheit[105].

- Die *Machado-Joseph-Krankheit* (Joseph-Krankheit) ist eine im Erwachsenenalter beginnende, autosomal-dominant vererbte Degeneration von Substantia nigra, Nucleus subthalamicus, Brückenkernen, Nucleus dentatus, Nuclei vestibulares, motorischen Hirnnervenkernen, Vorderhörnern, Fasciculus medialis longitudinalis, Kleinhirnschenkeln, Hintersträngen und spinozerebellären Bahnen, inkonstant auch von Pallidum, Nucleus ruber und Locus coeruleus. Klinisch bestehen Spastik, Rigor, Myokymien, Augenmuskelparesen und Ataxie[96].

- Eine Reihe weiterer, *sehr seltener, autosomal-dominant vererbter Krankheiten* geht mit Parkinsonismus und anderen extrapyramidalmotorischen Störungen einher. Pathologisch fehlen Lewy-Körper[111].

- Der *Parkinson-Demenzkomplex,* ein oft mit amyotropher Lateralsklerose assoziiertes, auf der Pazifikinsel Guam endemisch bei den Chamorro auftretendes Syndrom, zeigt histologisch eine diffuse kortikale Atrophie mit zahlreichen „tangles" und Hirano-Körpern bei Fehlen seniler Plaques sowie disseminierte Nervenzellausfälle und Gliose in Substantia nigra, Pallidum, Striatum und Hypothalamus[39]. Das Krankheitsbild wird mit dem pflanzlichen Neurotoxin Cycasin in Verbindung gebracht[57].

- Einige weitere Krankheiten können mit Parkinsonismus einhergehen, so die *kortikobasale Degeneration,* die *Wilson-Krankheit,* die *Hallervorden-Spatz-Krankheit* und die *Gerstmann-Sträussler-Krankheit.*

- Nicht selten sind *Kombinationsformen.* Dabei kann z. B. eine bisher subklinische Parkinson-Krankheit durch vaskuläre oder toxische Läsionen zur Manifestation gebracht werden.

Pick-Krankheit
Synonyme: Pick-Atrophie; M. Pick; „Pick's disease",
präsenile Systematrophie der Frontotemporalregion

Definition. Progressive Demenz mit frontaler und/oder temporaler Lobäratrophie, Pick-Kugeln und ballonierten Neuronen.

Klinik, Epidemiologie. Die progrediente Demenz beginnt meist in der 5.–6. Dekade (Mittel: 54 Jahre) mit Störungen im Sozialverhalten, mangelndem Taktgefühl und Enthemmung. Störungen von Mnestik, Sprache und Antrieb treten hinzu. Im CT und im PET bestehen frontotemporal Atrophie und Hypometabolis-

mus. Der durchschnittliche Verlauf beträgt 2–7 Jahre. Familiäre Fälle und Kombinationen mit Alzheimer-Krankheit, ALS und anderen degenerativen Erkrankungen wurden vereinzelt beschrieben. In Autopsieserien dementer Patienten beträgt der Anteil der Pick-Krankheit 1–5 %, abhängig von den histologischen Kriterien. Reliable geographische und geschlechtliche Unterschiede gibt es nicht. Ätiologie und Pathogenese sind unbekannt.

Morphologie. *Makroskopisch* besteht eine charakteristische, aber nicht pathognomonische, oft scharf demarkierte frontale und/oder temporale Hirnatrophie (Lobäratrophie; Abb. 1.76e). Dabei können das limbische System, temporopolare, frontoorbitale Regionen oder die frontale Konvexität bevorzugt befallen sein[19]. Die beiden hinteren Drittel des Gyrus temporalis superior sind ausgespart. Eine erhebliche Kaudatumatrophie ist nicht selten.

Histologisch sieht man in der atrophischen Rinde einen Nervenzellverlust vor allem der 2. und 3. Schicht, eine Spongiose (besonders der oberen Schichten und temporal-inferior), eine kortikale und vor allem eine subkortikale Astrogliose sowie eine massive Mikrogliavermehrung und Markscheidenabblassung im Marklager. Die histologischen Charakteristika der Pick-Krankheit sind Pick-Kugeln („Pick bodies") und ballonierte Neurone („ballooned neurons", Pick-Zellen) (Immunhistologie in Tabelle 1.23). *Pick-Kugeln* (Abb. 1.72 l, m) sind rundliche, homogene, leicht basophile, argentophile (Bodian, Bielschowsky etc.) neuronale Einschlüsse von 5–20 µm mit Schwerpunkt in den kleinen Neuronen der 2. Rindenschicht, im Mandelkern, in der Fascia dentata und im Sommer-Sektor des Ammonshorns sowie im Locus coeruleus. Elektronenmikroskopisch bestehen sie aus ungeordneten geraden Filamenten von 12–18 nm, verdrillten paarigen Fibrillen von 13–30 nm sowie vesikulären und granulären Profilen[54, 81]. *Ballonierte Neurone* (Abb. 1.76 f) zeigen ein geblähtes, fokal feinvakuoläres und vermehrt eosinophiles Zytoplasma ohne Nissl-Substanz; besonders stark involviert sind dabei die 3. und 5. Schicht der atrophischen Großhirnrinde. Ultrastrukturell zeigen sie spärliche Organellen und abnorme Filamente wie in den Pick-Kugeln[81]. Neuronenverluste und Gliose bestehen auch in Kaudatum, Putamen, Pallidum, Thalamus, Nucleus subthalamicus und Substantia nigra[66]. Häufig findet man granulovakuoläre Degeneration und Hirano-Körper; die Charakteristika der Alzheimer-Krankheit (Plaques, „tangles") fehlen dagegen oder treten ganz zurück.

Differentialdiagnose
- Unklar und uneinheitlich ist die Klassifikation *atypischer Fälle,* die klinisch und pathologisch (frontotemporale Lobäratrophie, Nervenzellverluste und subkortikale Gliose) der Pick-Krankheit gleichen, aber keine Pick-Kugeln und/oder ballonierten Neu-

ronen zeigen; sie wurden u.a. als Pick-Krankheit Typ II, progressive subkortikale Gliose, progressive Degeneration des Frontallappens und Demenz vom Frontallappentyp bezeichnet[40,73]. Eine histologisch ähnliche linksseitige Lobäratrophie kann mit einer progressiven Aphasie einhergehen[101].

- Bei der *kortikobasalen Degeneration* (kortikonigralen Degeneration mit neuronaler Achromasie) bestehen Nervenzellausfälle und ballonierte Neurone in Neokortex und Substantia nigra sowie eine Gliose im Großhirnmarklager; fakultativ sind Degeneration von Pallidum, Thalamus, Nucleus subthalamicus und Nucleus dentatus sowie „tangles" in Hirnstammkernen. In den oberen Rindenschichten finden sich kleine, tau-positive und ubiquitinnegative neuronale Einschlüsse[90].
- Einige *ballonierte Neurone* können bei mehreren Krankheiten auftreten, so u.a. bei Pellagra, Alzheimer-Krankheit, ALS und PSP. Im Gegensatz zur Pick-Krankheit und zur kortikobasalen Degeneration enthalten sie aber kein Ubiquitin und keine Streßproteine[53].

Anmerkung: Die Abbildungen 1.17, 1.71, 1.72 a, b, c, h, i, k, l, m stammen vom Autor dieses Beitrags; 1.73 a, b, 1.74 a–f, 1.75 a, b und 1.76 a–g von Prof. J. Peiffer; 1.72 d von Prof. K. Jellinger und 1.72 e, f, g von Dr. C. Bancher.

Literatur

1.–7. Weiterführende Literatur (▷ S. 174)

8. Abe H, Yagishita S, Amano N et al. (1992) Argyrophilic glial intracytoplasmic inclusions in multiple system atrophy: immunocytochemical and ultrastructural study. Acta Neuropathol 84: 273–277

9. Albin RL, Gilman S (1990) Autoradiographic localization of inhibitory and excitatory amino acid neurotransmitter receptors in human normal and olivopontocerebellar atrophy cerebellar cortex. Brain Res 522: 37–45

10. Albin RL, Young AB, Penney JB (1989) The functional anatomy of basal ganglia disorders. Trends Neurosci 12: 366–375

11. Appel SH (1993) Excitotoxic neuronal cell death in amyotrophic lateral sclerosis. Trends Neurosci 16: 3–5

12. Bancher C, Lassmann H, Budka H et al. (1987) Neurofibrillary tangles in Alzheimer's disease and progressive supranuclear palsy: antigenic similarities and differences. Acta Neuropathol 74: 39–46

13. Bancher C, Lassmann H, Budka H et al. (1989) An antigenic profile of Lewy bodies: immunocytochemical indication for protein phosphorylation and ubiquitination. J Neuropathol Exp Neurol 48: 81–93

14. Beal MF, Hyman BT, Koroshetz W (1993) Do defects in mitochondrial energy metabolism underlie the pathology of neurodegenerative diseases? Trends Neurosci 16: 125–131

15. Bergmann M, Schmidtke K, Danek A, Gullotta F, Mehraein P (1990) Striato-nigrale Degeneration (SND): eine Multisystematrophie? Schweiz Arch Neurol Psychiatr 141: 389–405

16. Braak H, Braak E (1992) Allocortical involvement in Huntington's disease. Neuropathol Appl Neurobiol 18: 539–547

17. Chokroverty S, Nicklas W, Miller DC et al. (1990) Multiple system degeneration with glutamate dehydrogenase deficiency: pathology and biochemistry. J Neurol Neurosurg Psychiatry 53: 1099–1101

18. Chou SM, Gilbert EF, Chun RWM et al. (1990) Infantile olivopontocerebellar atrophy with spinal muscular atrophy (infantile OPCA + SMA). Clin Neuropathol 9: 21–32

19. Constantinidis J, Richard J, Tissot R (1974) Pick's disease. Histological and clinical correlations. Eur Neurol 11: 08–217

20. Currier RD (1984) A classification for ataxia. In: Duvoisin RC, Plaitakis A (eds) The olivopontocerebellar atrophies. Raven, New York, pp 1–4

21. Dale GE, Probst A, Luthert P et al. (1992) Relationship between Lewy bodies and pale bodies in Parkinson's disease. Acta Neuropathol 83: 525–529

22. Deng HX, Hentati A, Trainer JA et al. (1993) Amyotrophic lateral sclerosis and structural defects in Cu,Zn superoxide dismutase. Nature 261: 1047–1051

23. Dickson DW, Wertkin A, Kress Y, Ksiezak-Reding H, Yen SH (1990) Ubiquitin immunoreactive structures in normal human brains. Distribution and developmental aspects. Lab Invest 63: 87–99

24. Duclos F, Boschert U, Sirugo G et al. (1993) Gene in the region of the Friedreich ataxia locus encodes a putative transmembrane protein expressed in the nervous system. Proc Natl Acad Sci USA 90: 109–113

25. Eiber J, Weber K, Schöls L (1992) Kardiomyopathie bei Friedreich-Ataxie. Dtsch Med Wschr 117: 432–436

26. Farrant M, Cull-Candy S (1993) GABA receptors, granule cells and genes. Nature 361: 302–303

27. Fearnley JM, Lees AJ (1990) Striatonigral degeneration. A clinicopathological study. Brain 113: 1823–1842

28. Ferrante RJ, Kowall NW, Cipolloni PB, Storey E, Beal MF (1993) Excitotoxin lesions in primates as a model for Huntington's disease: histopathologic and neurochemical characterization. Exp Neurol 119: 46–71

29. Finocchiaro G, Baio G, Micossi P, Pozza G, di Donato S (1988) Glucose metabolism alterations in Friedreich's ataxia. Neurology 38: 1292–1296

30. Forno LS, Langston JW, DeLanney LE, Irwin I (1988) An electron microscopic study of MPTP-induced inclusion bodies in an old monkey. Brain Res 448: 150–157

31. Gibb WRG (1989) Neuropathology in movement disorders. J Neurol Neurosurg Psychiatry [Suppl 54]: 55–67

32. Gibb WRG, Lees AJ (1988) The relevance of the Lewy body to the pathogenesis of idiopathic Parkinson's disease. J Neurol Neurosurg Psychiatry 51: 745–752

33. Golbe LI, Lazzarini AM, Schwarz KO et al. (1993) Autosomal dominant parkinsonism with benign course and typical Lewy-body pathology. Neurology 43: 2222–2227

34. Hansen LA, Masliah E, Galasko D, Terry RD (1993) Plaque-only Alzheimer disease is usually the Lewy body variant, and vice versa. J Neuropathol Exp Neurol 52: 648–654

35. Hardie RJ, Pullon HWH, Harding AE et al. (1991) Neuroacanthocytosis. A clinical, haematological and pathological study of 19 cases. Brain 114: 13–49

36. Hauw JJ, Verny M, Delaère P et al. (1990) Constant neurofibrillary changes in the neocortex in progressive supranuclear palsy. Basic differences with Alzheimer's disease and aging. Neurosci Lett 119: 182–186

37. Hedreen JC, Peyser CE, Folstein SE, Ross CA (1991) Neuronal loss in layers V and VI of cerebral cortex in Huntington's disease. Neurosci Lett 133: 257–261

38. Horoupian DS, Dickson DW (1991) Striatonigral degeneration, olivopontocerebellar atrophy and „atypical" Pick disease. Acta Neuropathol 81: 287–295

39. Hudson AJ (1991) Amyotrophic lateral sclerosis/parkinsonism/dementia: clinicopathological correlations relevant to Guamanian ALS/PD. Can J Neurol Sci 18: 387–389

40. Hulette CM, Crain BJ (1992) Lobar atrophy without Pick bodies. Clin Neuropathol 11: 151–156

41. Ince P, Irving D, MacArthur F, Perry RH (1991) Quantitative neuropathological study of Alzheimer-type pathology in the hippocampus: comparison of senile dementia of Alzheimer type, senile dementia of Lewy body type, Parkinson's disease and non-demented elderly controls. J Neurol Sci 106: 142–152

42. Jellinger K (1986) (Exogenous) striatal necrosis. In: Vinken PJ, Bruyn GW, Klawans HL (eds) Handbook of clinical neurology, vol 5. Elsevier, Amsterdam, pp 499–518

43. Jellinger K (1986) Pallidal, pallidonigral and pallidoluysionigral degenerations including association with thalamic and dentate degenerations. In: Vinken PJ, Bruyn GW, Klawans HL (eds) Handbook of clinical neurology, vol 5. Elsevier, Amsterdam, pp 445–463

44. Jellinger K (1989) Pathology of Parkinson's syndrome. In: Calne DB (ed) Handbook of experimental pharmacology, vol 88. Springer, Berlin Heidelberg New York Tokio, pp 47–112

45. Jellinger K (1991) Pathology of Parkinson's disease. Changes other than the nigrostriatal pathway. Mol Chem Neuropathol 14: 153–197

46. Jellinger K, Bancher C (1992) Neuropathology. In: Litvan I, Agid Y (eds) Progressive supranuclear palsy. Clinical and research approaches. Oxford Univ Press, New York, pp 44–88

47. Jellinger K, Braak H, Braak E, Fischer P (1991) Alzheimer lesions in the entorhinal region and isocortex in Parkinson's and Alzheimer's diseases. NY Acad Sci 640: 203–209

48. Jellinger KA, Lantos PL, Mehraein P (1993) Pathological assessment of movement disorders: requirements for documentation in brain banks. J Neural Transm [Suppl 39]: 173–184

49. Jellinger K, Paulus W, Grundke-Iqbal I, Riederer P, Youdim MBH (1990) Brain iron and ferritin in Parkinson's and Alzheimer's diseases. J Neural Transm (P-D Sect) 2: 327–340

50. Jellinger K, Tarnowska-Dziduszko E (1971) Die ZNS-Veränderungen bei den olivo-ponto-zerebellaren Atrophien. Z Neurol 199: 192–214

51 Jentsch S (1992) The ubiquitin-conjugation system. Ann Rev Genet 26: 179–207

52. Kato S, Hirano A (1990) Ubiquitin and phosphorylated neurofilament epitopes in ballooned neurons of the extraocular muscle nuclei in a case of Werdnig-Hoffmann disease. Acta Neuropathol 80: 334–337

53. Kato S, Hirano A, Umahara T et al. (1992) Comparative immunohistochemical study on the expression of αB crystallin, ubiquitin and stress-response protein 27 in ballooned neurons in various disorders. Neuropathol Appl Neurobiol 18: 335–340

54. Kato S, Nakamura H (1990) Presence of two different fibril subtypes in the Pick body: an immunoelectron microscopic study. Acta Neuropathol 81: 125–129

55. Kato S, Nakamura H, Hirano A et al. (1991) Argyrophilic ubiquitinated cytoplasmic inclusions of Leu-7-positive glial cells in olivopontocerebellar atrophy (multiple system atrophy). Acta Neuropathol 82: 488–493

56. Kawamata T, Akiyama H, Yamada T, McGeer PL (1992) Immunologic reactions in amyotrophic lateral sclerosis brain and spinal cord tissue. Am J Pathol 140: 691–707

57. Kisby GE, Ellison M, Spencer PS (1992) Content of the neurotoxins cycasin (methylazoxymethanol β-D-glucoside) and BMAA (β-N-methylamino-L-alanine) in cycad flour prepared by Guam Chamorros. Neurology 42: 1336–1340

58. Kish SJ, Robitaille Y, El-Awar M et al. (1991) Brain amino acid reductions in one family with chromosome 6p-linked dominantly inherited olivopontocerebellar atrophy. Ann Neurol 30: 780–784

59. Klemm E, Tackmann W (1991) Familiäre spastische Spinalparalyse. Klinisches Spektrum und differentialdiagnostische Erwägungen. Fortschr Neurol Psychiatr 59: 176–182

60. Klockgether T, Petersen D, Grodd W, Dichgans J (1991) Early onset cerebellar ataxia with retained tendon reflexes. Clinical, electrophysiological and MRI observations in comparison with Friedreich's ataxia. Brain 114: 1559–1573

61. Klockgether T, Schroth G, Diener HC, Dichgans J (1990) Idiopathic cerebellar ataxia of late onset: natural history and MRI morphology. J Neurol Neurosurg Psychiatry 53: 297–305

62. Kobayashi K, Miyazu K, Katsukawa K et al. (1992) Cytoskeletal protein abnormalities in patients with olivopontocerebellar atrophy. An immunocytochemical and Gallyas silver impregnation study. Neuropathol Appl Neurobiol 18: 237–249

63. Koeppen AH (1991) The Purkinje cell and its afferents in human hereditary ataxia. J Neuropathol Exp Neurol 50: 505–514

64. Konigsmark BW, Weiner LP (1970) The olivopontocerebellar atrophies: a review. Medicine 49: 227–241

65. Kosaka K (1990) Diffuse Lewy body disease in Japan. J Neurol 237: 197–204

66. Kosaka K, Ikeda K, Kobayashi K, Mehraein P (1991) Striatopallidonigral degeneration in Pick's disease: a clinicopathological study of 41 cases. J Neurol 238: 151–160

67. Kume A, Takahashi A, Hashizume Y, Asai J (1991) A histometrical and comparative study on Purkinje cell loss and olivary nucleus cell loss in multiple system atrophy. J Neurol Sci 101: 178–186

68. Kushner PD, Stephenson DT, Wright S (1991) Reactive astrogliosis is widespread in the subcortical white matter of amyotrophic lateral sclerosis brain. J Neuropathol Exp Neurol 50: 263–277

69. La Spada AR, Wilson EM, Lubahn DB, Harding AE, Fischbeck KH (1991) Androgen receptor gene mutations in X-linked spinal and bulbar muscular atrophy. Nature 352: 77–79

70. Leigh PN, Withwell H, Garofalo O et al. (1991) Ubiquitin-immunoreactive intraneuronal inclusions in amyotrophic lateral sclerosis. Morphology, distribution, and specificity. Brain 114: 775–788

71. Lowe J, Mayer RJ, Landon M (1993) Ubiquitin in neurodegenerative diseases. Brain Pathol 3: 55–65

72. Mann DMA, Oliver R, Snowden JS (1993) The topographic distribution of brain atrophy in Huntington's disease and progressive supranuclear palsy. Acta Neuropathol 85: 553–559

73. Mann DMA, South PW, Snowden JS, Neary D (1993) Dementia of frontal lobe type: neuropathology and immunohistochemistry. J Neurol Neurosurg Psychiatry 56: 605–614

74. Matsumoto S, Kusaka H, Murakami N et al. (1992) Basophilic inclusions in sporadic juvenile amyotrophic lateral sclerosis: an immunocytochemical and ultrastructural study. Acta Neuropathol 83: 579–583

75. Melki J, Sheth P, Abdelhak S et al. (1990) Mapping of acute (type I) spinal muscular atrophy to chromosome 5q12–q14. Lancet 336: 271–273

76. Mizusawa H, Nakamura H, Wakayama I, Yen SHC, Hirano A (1991) Skein-like inclusions in the anterior horn cells in motor neuron disease. J Neurol Sci 105: 14–21

77. Mizutani T, Aki M, Shiozawa R et al. (1990) Dvelopment of ophthalmoplegia in amyotrophic lateral sclerosis during longterm use of respirators. J Neurol Sci 99: 311–319

78. Monaco S, Nardelli E, Moretto G, Cavallaro T, Rizzuto N (1988) Cytoskeletal pathology in ataxia-telangiectasia. Clin Neuropathol 7: 44–46

79. Murayama S, Bouldin TW, Suzuki K (1992) Pathological study of corticospinal-tract degeneration in Friedreich's ataxia. Neuropathol Appl Neurobiol 18: 81–86

80. Murayama S, Bouldin TW, Suzuki K (1992) Immunocytochemical and ultrastructural studies of upper motor neurons in amyotrophic lateral sclerosis. Acta Neuropathol 83: 518–524

81. Murayama S, Mori H, Ihara Y, Tomonaga M (1990) Immunocytochemical and ultrastructural studies of Pick's disease. Ann Neurol 27: 394–405

82. Myers RH, Vonsattel JP, Paskevich PA et al. (1991) Decreased neuronal and increased oligodendroglial densities in Huntington's disease caudate nucleus. J Neuropathol Exp Neurol 50: 729–742

83. Nakano I, Iwatsubo T, Hashizume Y, Mizutani T (1993) Bunina bodies in neurons of the medullary reticular formation in amyotrophic lateral sclerosis. Acta Neuropathol 85: 471–474

84. Nishimura M, Namba Y, Ikeda K, Oda M (1992) Glial fibrillary tangles with straight tubules in the brains of patients with progressive supranuclear palsy. Neurosci Lett 143: 35–38

85. Olanow CW (1992) An introduction to the free radical hypothesis in Parkinson's disease. Ann Neurol 32: S 2–S 9

86. Oppenheimer DR (1979) Brain lesions in Friedreich's ataxia. Can J Neurol Sci 6: 173–176

87. Oppenheimer DR (1988) Neuropathology of autonomic failure. In: Bannister R (ed) Autonomic failure, 2nd ed. Oxford Univ Press, Oxford, pp 451–463

88. Papp MI, Lantos PL (1992) Accumulation of tubular structures in oligodendroglial and neuronal cells as the basic alteration in multiple system atrophy. J Neurol Sci 107: 172–182

89. Paulus W, Jellinger K (1991) The neuropathologic basis of different clinical subgroups of Parkinson's disease. J Neuropathol Exp Neurol 50: 743–755

90. Paulus W, Selim M (1990) Corticonigral degeneration with neuronal achromasia and basal neurofibrillary tangles. Acta Neuropathol 81: 89–94

91. Pfeiffer RF, McComb RD (1990) Dentatorubro-pallidoluysian atrophy of the myoclonus epilepsy type with posterior column degeneration. Movement Disord 5: 134–138

92. Pittella JEH, Nogueira AMMF (1990) Pontoneocerebellar hypoplasia: report of a case in a newborn and review of the literature. Clin Neuropathol 9: 33–38

93. Pollanen MS, Dickson DW, Bergeron C (1993) Pathology and biology of the Lewy body. J Neuropathol Exp Neurol 52: 183–191

94. Pringle CE, Hudson AJ, Munoz DG et al. (1992) Primary lateral sclerosis. Clinical features, neuropathology and diagnostic criteria. Brain 115: 495–520

95. Rajput AH, Uitti RJ, Sudhakar S, Rozdilsky B (1989) Parkinsonism and neurofibrillary tangle pathology in pigmented nuclei. Ann Neurol 25: 602–606

96. Rosenberg RN (1992) Machado-Joseph disease: an autosomal dominant motor system degeneration. Movement Disord 7: 193–203

97. Rosenberg RN (1993) An introduction to the molecular genetics of neurological disease. Arch Neurol 50: 1123–1128

98. Rothstein JD, Martin LJ, Kuncl RW (1992) Decreased glutamate transport by the brain and spinal cord in amyotrophic lateral sclerosis. N Engl J Med 326: 1464–1468

99. Sasaki S, Maruyama S (1991) Immunocytochemical and ultrastructural studies of hyaline inclusions in sporadic motor neuron disease. Acta Neuropathol 82: 295–301

100. Shishikura K, Hara M, Sasaki Y, Misugi K (1983) A neuropathologic study of Werdnig-Hoffmann disease with special reference to the thalamus and posterior roots. Acta Neuropathol 60: 99–106

101. Snowden JS, Neary D, Mann DMA, Goulding PJ, Testa HJ (1992) Progressive language disorder due to lobar atrophy. Ann Neurol 31: 174–183

102. Tanner CM, Langston JW (1990) Do environmental toxins cause Parkinson's disease? A critical review. Neurol 40 [Suppl 3]: 17–30

103. Thach WT, Goodkin HP, Keating JG (1992) The cerebellum and the adaptive coordination of movement. Ann Rev Neurosci 15: 403–442

104. The Huntington's Disease Collaborative Research Group (1993) A novel gene containing a trinucleotide repeat that is expanded and unstable on Huntington's disease chromosomes. Cell 72: 971–983

105. Tokuda T, Ikeda S, Yanagisawa N, Ihara Y, Glenner GG (1991) Re-examination of ex-boxers' brains using immunohistochemistry with antibodies to amyloid β-protein and τ-protein. Acta Neuropathol 82: 280–285

106. Troost D, Sillevis Smitt PAE, de Jong JMBV, Swaab DF (1992) Neurofilament and glial alterations in the cerebral cortex in amyotrophic lateral sclerosis. Acta Neuropathol 84: 664–673

107. Vonsattel JP, Myers RH, Stevens TJ et al. (1985) Neuropathological classification of Huntington's disease. J Neuropathol Exp Neurol 44: 559–577

108. Wallace DC (1992) Mitochondrial genetics: a paradigm for aging and degenerative diseases? Science 256: 628–632

109. Warzok R, Wattig B, Schwesinger G, Schneeweiss H, Heydenreich F (1990) Zur nosologischen Stellung der hereditären motorischen und sensiblen Neuropathien (HMSN, Charcot-Marie-Tooth-Krankheit, neurale Muskelatrophie). Zentralbl Allg Pathol 136: 549–562

110. Wightman G, Anderson VER, Martin J et al. (1992) Hippocampal and neocortical ubiquitin-immunoreactive inclusions in amyotrophic lateral sclerosis with dementia. Neurosci Lett 139: 269–274

111. Wszolek ZK, Pfeiffer RF, Bhatt MH et al. (1992) Rapidly progressive autosomal dominant Parkinsonism and dementia with pallido-ponto-nigral degeneration. Ann Neurol 32: 312–320

112. Zerres K (1989) Klassifikation und Genetik spinaler Muskelatrophien. Thieme, Stuttgart New York

Mechanische und andere physikalische Traumen des ZNS

M. Oehmichen

Weiterführende Literatur

1. Adams JH (1992) Head injury. In: Adams JH, Duchen LW (eds) Greenfields neuropathology. Arnold, London Melbourne Oakland, pp 106–152
2. Leestma JE (1988) Forensic neuropathology. Raven, New York, pp 184–299
3. Schmitt, HP (1983) Physikalische Schäden des ZNS und seiner Hüllen. In: Doerr W, Seifert G (Hrsg) Spezielle pathologische Anatomie, Bd 13/II. Springer, Berlin Heidelberg New York, S 734–858
4. Unterharnscheidt F (1992–1994) Pathologie des Nervensystems: Traumatologie von Hirn und Rückenmark; traumatische Schäden von Rückenmark und Wirbelsäule (Forensische Pathologie). In: Doerr W, Seifert G (Hrsg) Spezielle pathologische Anatomie, Bd 13/VIA–C, VII. Springer, Berlin Heidelberg New York Tokyo
5. Vinken PJ, Bryn GW, Klawan HL, Braakman R (eds) (1990) Head injury. Handbook of clinical neurology, vol 57. Elsevier, Amsterdam New York

Im vorliegenden Kapitel werden mechanisch bedingte Verletzungen von Gehirn und Rückenmark sowie Verletzungen durch andere physikalische Einwirkungen beschrieben. Perinatalschäden und mechanische Schäden des peripheren Nervensystems werden an anderer Stelle dargestellt (▷ S. 44, 358).

Mechanisches Trauma

Die Systematik der mechanischen Verletzung des zentralen Nervensystems unterscheidet das *offene* von dem *gedeckten Schädel-Hirn-Trauma*. Es werden ferner traumatische Veränderungen des Hüllsystems von den Verletzungen des Parenchyms unterschieden, ebenso wie primäre und sekundäre Veränderungen.

Die Fragen an den Neuropathologen zielen u. a. auf die *Rekonstruktion* eines Verletzungsablaufes, die die Kenntnis der Biomechanik von Verletzungen voraussetzt[15, 34, 94, 108, 109]. Dabei ist von Bedeutung, daß die Veränderungen, die zum Zeitpunkt des Todes zu beobachten sind, nur zum Teil als direkte Folgen der mechanischen Einwirkung auftreten. In Abhängigkeit von der Überlebenszeit entwickeln sich *Folgeveränderungen* (z. B. Ödem, Blutungen), die ihrerseits Veränderungen induzieren (Hypoxie, Azidose, Blutgerinnung, Embolie). Gleichzeitig kommt es zu funktionellen Ausfällen bzw. Veränderungen, ohne daß primäre Strukturveränderungen nachweisbar werden, wobei die geänderte Funktion ihrerseits Strukturveränderungen induzieren kann. Es treten *Gefäßspasmen* auf, die zu Durchblutungsstörungen führen können und die – als Spasmus –

postmortal nicht nachweisbar sind; es muß u. a. an die Möglichkeit eines *neuralen Schocks* – insbesondere eines spinalen Schocks – gedacht werden, der selbst als Todesursache zu diskutieren ist[115, 119], ohne daß ein morphologisches Äquivalent nachweisbar wird, das den Tod ausreichend erklären könnte.

Von gleicher Bedeutung ist die Frage nach der *Todesursache*. Das Ausmaß einer Schädigung – und damit ihre potentielle Todesursächlichkeit – ist nicht nur von der Mechanik der Einwirkung oder deren direkten Folgen abhängig, sondern auch vom Alter des Patienten[47], von chemischen Einflüssen, z. B. Alkohol[24], vom Ausmaß zusätzlicher Verletzungen, die möglicherweise eine Hypoxie, eine Embolie usw. verursachen, bzw. von der Schnelligkeit, mit der lebensrettende Maßnahmen am Verletzungsort stattgefunden haben. Ferner stellt sich – auch an den Morphologen – die Frage nach der *Prognose* sowohl bezüglich des Überlebens als auch bezüglich der zu erwartenden Ausfallerscheinungen, wie sie durch die Glasgow-Graduierung heute erfaßt werden können[19, 44].

Zur Diskussion steht schließlich die Frage nach den *Ausfallerscheinungen* im Falle eines Überlebens, wobei neben den Zeichen der *Demenz* oder eines *Anfallsleidens* vor allem *neurologische Funktionsstörungen* unterschiedlichen Ausmaßes – bis zum apallischen Syndrom und intravitalen Hirntod – eine Rolle spielen[83].

Das Hüllsystem

Das Hüllsystem von Gehirn und Rückenmark bezieht die umgebenden Weichteile mit ein. Hierzu gehört am Kopf die *Kopfschwarte*, die einerseits bereits einen Teil der *Energie* (mehr als 35 %) absorbiert[34], die andererseits dem Pathologen Informationen über den *Ort der Gewalteinwirkung* sowie – möglicherweise – über das einwirkende *Werkzeug* gibt. Pathologisch-anatomisch ist von Bedeutung, daß Verletzungen der Kopfschwarte Ausgangspunkt für Infektionen des Gehirns sein können, wo es zur Ausbildung einer *Meningitis* oder eines *Abszesses* kommen kann.

Der *knöcherne Schädel* zeigt in Abhängigkeit vom Alter eine unterschiedliche Morphologie und Biometrie. Der Schädel des erwachsenen 30–40 jährigen Menschen verträgt eine Zugspannung von etwa 10150 ψ und eine Druckspannung von 5 bis 31 000 ψ[34]. Treten Brüche auf, geben sie dem Pathologen Informationen über den Ort der maximalen Gewalteinwirkung ebenso wie über die Richtung und die Reihenfolge der Gewalteinwirkungen, das Werkzeug und die Überlebenszeit. Prinzipiell sind Berstungsbrüche (Sturz, Schlag) von Impressionsfrakturen (Hammerschlag) zu unterscheiden. Auch sogenannte „contrecoup"-Frakturen in der Orbita werden beschrieben[59]. Auf die detaillierte Biomechanik und hieraus folgende Rekonstruktion aufgrund von knöchernen Frakturen soll an dieser Stelle jedoch nicht im einzelnen eingegangen werden.

Eine Besonderheit des *Kleinkindesalters* – seltener bei offenen, häufiger bei gedeckten Hirnverletzungen – stellt die *wachsende Fraktur* der Schädelknochen dar (Abb. 1.78 f). Bei Frakturen der Schädelkonvexität mit Durariß kann es durch Abfließen von Liquor cerebrospinalis in die Galea zur *Kephalhydrozele* kommen. Durch das traumatisch bedingte Hirnödem werden zunächst die Bruchstücke des noch weichen Schädelknochens klaffend auseinandergehalten; die Dura retrahiert sich an den Verletzungsstellen von Knochen. Der Knochen ist nur durch die Faszie und Muskulatur, nicht jedoch von seiten der Dura vaskularisiert und bildet daher nur unzulänglich Osteoblasten[44]. Die Verformbarkeit des Schädels bei noch nicht abgeschlossener Ossifikation spielt hierfür eine maßgebende Rolle. 50 % der Fälle entstehen während des 1. Lebensjahres, 90 % vor dem Ende des 3. Lebensjahres[21, 58]. Die Entwicklung eines *Hydrocephalus aresorptivus* nach Subarachnoidalblutung begünstigt offenbar das Entstehen der wachsenden Fraktur durch Abfluß des gestauten Liquors über den Spalt und durch Einpressen des ohnehin ödematös aufgelockerten traumatisierten Gewebes in den Bruchspalt hinein.

Mikroskopisch findet sich in den Narbenabschnitten innerhalb der Galea und des Bruchspaltes typisches zentralnervöses, allerdings in der Regel gliotisch vernarbtes Gewebe in inniger Verbindung mit Bindegewebsfasern. Gelegentlich bestehen auch ependymausgekleidete Spalträume im Sinne einer traumatischen Porenzephalie.

Dura mater

Anatomie. Die harte Hirnhaut (Dura mater) setzt sich aus 2 Membranen zusammen: Die äußere Membran stellt zugleich das Periost des Schädelknochens dar, wobei sie aus einem dichten Kollagenfasernetzwerk besteht. Die innere Membran steht in Verbindung mit der Arachnoidea. Äußere und innere Membran stellen eine durchgehende *Auskleidung des intrakraniellen und intraspinalen Raumes* dar. In Form von *Falx cerebri* und des *Tentorium cerebelli* findet sich eine lokal begrenzte Duplikatur der Dura. Die Dura enthält ferner die großen *venösen Blutleiter,* vor allem den Sinus sagittalis superior sowie zahlreiche andere Blutleiter, vor allem an der Schädelbasis. *Brückenvenen* verbinden die äußere Membran der Dura mit der Innenseite

des Schädelknochens bzw., durch den Schädelknochen hindurch, mit der Kopfschwarte.

Der durch die Dura mater gebildete Innenraum des ZNS ist an den Nervenwurzeln sowie im Bereich der Villi arachnoidales (Pacchionische Granulationen) für Flüssigkeit und Proteine durchgängig. So erfolgt die Resorption und/oder der Abtransport von Liquor, Proteinen sowie auch korpuskulären und zellulären Bestandteilen über diesen Weg[74, 78, 79].

Trauma. Verletzungen der Dura mater im Sinne einer Kontinuitätsunterbrechung sind – entsprechend der Definition – im Sinne einer „offenen Hirnverletzung" zu verstehen und sollen gesondert angesprochen werden. Häufiger als Kontinuitätsunterbrechungen sind jedoch *Einblutungen,* extra- und intradural in den sich nur unter pathologischen Bedingungen bildenden Epidural- bzw. Subduralspalt, die sekundär zu einer *intrakraniellen Raumverdrängung* des Gehirns mit Hirnparenchymschäden führen, überwiegend in Form einer lateralen (vgl. Abb. 177, 178 a) bzw. kaudal gerichteten Massenverschiebung mit Brückenblutungen und/oder Einklemmung.

Da die Durablutungen als Folge stumpfer Gewalteinwirkung auf den Kopf auch ohne zusätzliche direkte Verletzung des Gehirns auftreten können, kann in unmittelbarem Anschluß an die Gewalteinwirkung eine *klinische Symptomatik* fehlen – auch die Zeichen eines Bewußtseinsverlustes. Besonders bei epiduralen Blutungen sind gleichzeitig auftretende Kontusionsherde eher selten. Die *klinische Symptomatik* tritt dann *mit Verzögerung* bzw. nach einem *symptomfreien Intervall* erst als Folge der Raumverdrängung durch die sukzessive Blutung auf, die unterschiedlich schnell eintritt. Auch am Gehirn selbst sind die morphologischen Veränderungen nahezu immer ausschließlich als Folge der Raumverdrängung zu interpretieren, wobei klinischerseits eine zunehmende Bewußtseinstrübung und Halbseitensymptomatik auftritt, morphologisch ein Ödem mit Zeichen der Seitenverschiebung und der Einklemmung.

Die *Morphologie* der Blutung ist abhängig von der Überlebenszeit: Es werden zunächst Zeichen der Gerinnung, dann Zeichen der Resorption und Reaktion bzw. Organisation erkennbar, die eine gewisse Zeitabhängigkeit aufweisen[2, 76].

Durahämatome

Epiduralhämatom

Epidurale Blutungen stellen in der Überzahl arterielle Blutungen dar (> 50 %), so daß – wenn nicht sofort nach traumatischer Einwirkung eine neurologische/zentralnervöse Symptomatik besteht, in der Regel das Intervall bis zum ersten Auftreten von Ausfallserscheinungen – im Vergleich mit dem Subduralhämatom – eher kurz ist. Die Mortalität demgegenüber ist –

wiederum im Vergleich zum subduralen Hämatom – deutlich größer, auch bei optimalen neurochirurgischen Interventionsmöglichkeiten.

Pathogenese

> Überwiegend als Folge eines traumatischen *Einrisses der Arteria meningea media* bzw. ihrer Äste oder (seltener) auch nach Einriß von venösen Sinus entwickelt sich eine Blutung zwischen der inneren Begrenzung des knöchernen Schädels und der Dura. In der Regel liegt eine *Schädeldachfraktur* vor, wodurch die Gefäße mitverletzt werden.

Manchmal – besonders bei Kindern – wird die Dura nur traumatisch von der Innenseite des Schädelknochens gelöst, wodurch es zum Gefäßeinriß kommen kann[25, 70]. Selten bildet sich ein Hämatom auch als Folge eines „contre-coup" aus[81].

Klinik. Je nach Ausmaß der gleichzeitigen traumatischen Parenchymschädigung des Gehirn, die oft jedoch gänzlich fehlt, entwickelt sich entweder sofort oder nach luzidem Intervall von Minuten bis Stunden eine zunehmende Bewußtseinstrübung mit Halbseitensymptomatik und herdseitiger Mydriasis. Da es sich überwiegend um eine arterielle Blutung handelt, tritt, im Gegensatz zur Subduralblutung, die Symptomatik eher schnell ein.

Morphologie

> Kennzeichen ist die Einblutung zwischen Schädel und Dura, wobei die Ausdehnung der Blutung spitzwinkelig und flach infolge der Innenverbindung von Schädel und Dura mater ist (Abb. 1.77).

Prognose. Ein epidurales Hämatom führt bei fortlaufender Blutung durch die intrakranielle Massenverschiebung unweigerlich über eine Einklemmung zum Tod. Unter diesen Umständen kann nur eine rechtzeitig erfolgende Entlastung durch eine Operation das Leben bewahren und zu einer restitutio ad integrum führen.

Subduralhämatom

Klinisch und morphologisch werden akute, subakute und chronische Verlaufsformen unterschieden, wobei als Sonderformen die Pachymeningosis haemorrhagica interna und das subdurale „Hygrom" beschrieben werden. Das Subduralhämatom tritt 3–5 mal häufiger als das Epiduralhämatom auf.

Pathogenese

> Das Subduralhämatom entsteht überwiegend traumatisch infolge einer venösen Blutung, selten auch spontan über eine arteriell bedingte Blutung[16, 55, 68]. Ursache der venösen Blutungen ist ein Abriß der Brückenvenen als Folge eines Rotations- bzw. Translationstraumas[31]. Durch unterschiedliche Trägheitsmomente von knöchernem Schädel und Gehirn entsteht – insbesondere bei äußerer Hirnatrophie – eine Zugspannung im Bereich der Brückenvenen, die schließlich zum Einriß/Durchriß und zur Einblutung führt[53].

Das Ausmaß der *Gewalteinwirkung* kann durchaus unterschiedlich sein: Es reicht ein Sturz oder Schlag gegen das Kinn. Es kann auch ein kaum registriertes *Bagatelltrauma* zur Ausbildung eines derartigen Hämatomes führen, insbesondere, wenn eine Hirnatrophie vorliegt wie bei Alkoholikern und alten Personen.

Im übrigen lassen sich unterschiedliche Formen und Ursachen beobachten, jeweils in Abhängigkeit vom *Lebensalter:*

- Während der *Perinatalperiode* tritt als Geburtstrauma vorwiegend bei Reifgeborenen ein subdurales Hämatom zusammen mit einem Tentoriumriß ein, wobei ein symptomfreies Intervall von 2–3 Tagen mit anschließend sich ausbildender Hirndrucksymptomatik zu beobachten ist.

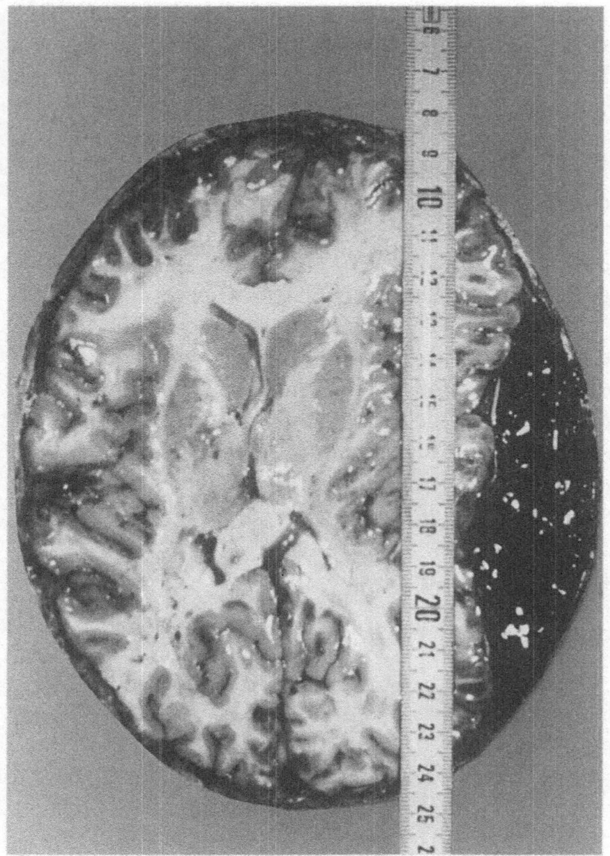

Abb. 1.77. Epidurales Hämatom links temporoparietal mit deutlicher Seitenverschiebung von links nach rechts (Aufnahme: M. Oehmichen)

- Bei *Kleinkindern* ist die Ursache einer subduralen Blutung in der Regel ein Sturz oder aber eine Kindesmißhandlung (Schütteltrauma), wobei neben der zerebalen Symptomatik auch ein Schock als Folge des Blutverlustes beschrieben wird[97].
- Bei *Erwachsenen* ist in der Regel der zeitliche Zusammenhang zwischen traumatischer Einwirkung und klinischer Symptomatik offensichtlich, so daß die richtige Diagnose unschwer gestellt werden kann.
- Im *höheren Lebensalter* dominiert klinisch oftmals nicht so sehr die Halbseitenlähmung und Bewußtseinsstörung, sondern ein organisches Psychosyndrom. Besonders wenn ein Bagatelltrauma ursächlich ist, kann eine schwerwiegende Fehldiagnose gestellt werden. Dies gilt insbesondere dann, wenn das Subduralhämatom nicht ein-, sondern doppelseitig ausgeprägt ist[42].

Diagnose. Die Diagnose wird überwiegend mit Hilfe der *Computertomographie* gestellt. Der Nachweis von *Siderophagen im Liquor cerebrospinalis* kann hilfreich sein, da oftmals gleichzeitig eine Subarachnoidalblutung vorliegt. Röntgenologisch läßt sich eine *Verschiebung des Pinealisschattens* als Hinweis auf eine Massenverschiebung beobachten. Differentialdiagnostisch wird man bei akut eintretender Halbseitenlähmung immer an ein Trauma denken müssen. Bei Auftreten eines *organischen Psychosyndroms* bei älteren Personen wird sich u.a. differentialdiagnostisch der Verdacht einer Demenz vom Alzheimer-Typ aufdrängen.

Akutes Subduralhämatom. *Klinik:* Da es sich überwiegend um eine venöse Blutung handelt, setzt die Symptomatik in der Regel langsamer und später ein als bei der Epiduralblutung.

Morphologie: Das akute subdurale Hämatom ist durch Bluteinlagerungen zwischen harter Hirnhaut und Arachnoidea gekennzeichnet. Das Blut ist bei der Obduktion in der Regel locker geronnen.

Subakutes Subduralhämatom. Von einem subakuten Subduralhämatom wird dann gesprochen, wenn die klinische Symptomatik 3 Tage oder später nach der traumatischen Einwirkung auftritt bzw. wenn eine Operation nach 3 Tagen stattfindet. Das Blut ist in der Regel geronnen, ohne daß sichere Zeichen der Reaktion nachweisbar sind.

Chronisches Subduralhämatom. Das chronische Subduralhämatom setzt eine Überlebenszeit von wenigstens 2 Wochen voraus. Es ist durch ein langsames Wachstum, evtl. über Wochen und Monate, gekennzeichnet, so daß sich klinische Symptome nur sehr verzögert entwickeln und das Erkennen eines Zusammenhanges mit einer lang zurückliegenden traumatischen Einwirkung – eventuell auch im Sinne eines Bagatelltraumas – schwerfällt. So wird ein Trauma nur in etwa 50 % der Fälle registriert.

Die unterschiedlich lange Überlebenszeit führt auch zu deutlich differenter *Morphologie,* die im wesentlichen durch Resorption und beginnende Organisation gekennzeichnet ist (Abb. 1.78 b–e). Bei subakut bis chronischem Subduralhämatom bildet sich auf der Innenseite eine Membran, wodurch ein Hohlraum entsteht, in den hinein es wiederholt bluten kann.

Pachymeningosis haemorrhagica interna. Auch die sog. „Pachymeningosis haemorrhagica interna" stellt zweifelsfrei ein chronisches Subduralhämatom dar, das im Alter beidseits, häufig als Folge eines Bagatelltraumas, zu beobachten ist. Hier dürfte vor allem eine Hirnatrophie von wesentlicher Bedeutung sein. Morphologisch findet sich ein bis zu mehreren Zentimetern dickes Hämatom, überwiegend rostbraun verfärbt, an der Durainnenseite mit Eindellung der Hirnoberfläche (Abb. 1.78 a). Auf den Schnitten durch die Hämatome sieht man deren spitzwinkeliges Auslaufen zur normalen Dura hin (Abb. 1.78 b, c). Der Inhalt ist im fixiertem Zustand bröckelig-schmierig und schokoladenartig. Selten findet sich eine Verflüssigung, die wie bei einem Hygrom – auch mit wasserhellem Inhalt – auftreten kann.

Hygrom. Das Hygrom stellt eine *flüssigkeitsgefüllte Exsudationszyste an der Durainnenseite* dar.

Posttraumatische subdurale Hygrome verhalten sich nach ihrer Altersverteilung und dem klinischen Bild weitgehend wie die Subduralhämatome. Sie können jedoch bereits 4 h nach einem Trauma beobachtet werden[80].

Pathogenese: Vor allem das frühe Auftreten läßt Zweifel an der Richtigkeit der Theorie unterschiedlicher osmotischer Gradienten aufkommen. Diese Theorie geht davon aus, daß eine langsame Auflösung des *Hämatoms durch Liquoreinfluß* stattfindet. Aufgrund neuerer Untersuchungen, wonach die Osmolarität zwischen Hämatomflüssigkeit, Venenblut und Liquor keine signigikanten Unterschiede aufweist[117], ist eher wahrscheinlich, daß zumindest ein größerer Teil der Hygrome nicht über ein Subduralhämatom entsteht, sondern durch *traumatischen Einriß der Arachnoidea unter ventilähnlichen Bedingungen* an der Rißstelle[80].

Subarachnoidalblutung

Pathogenese

Subarachnoidalblutungen als Folge einer stumpfen Gewalteinwirkung treten einerseits zusammen mit *Durablutungen* auf, andererseits zusammen mit *Kontusionsblutungen.* Sie können auch *isoliert* durch eine Zerreißung der Arachnoidea auftreten, und dadurch Ursache einer gleichzeitigen Subduralblutung sein. Daneben werden selten auch basale Subarachnoidalblutungen beobachtet, die dann

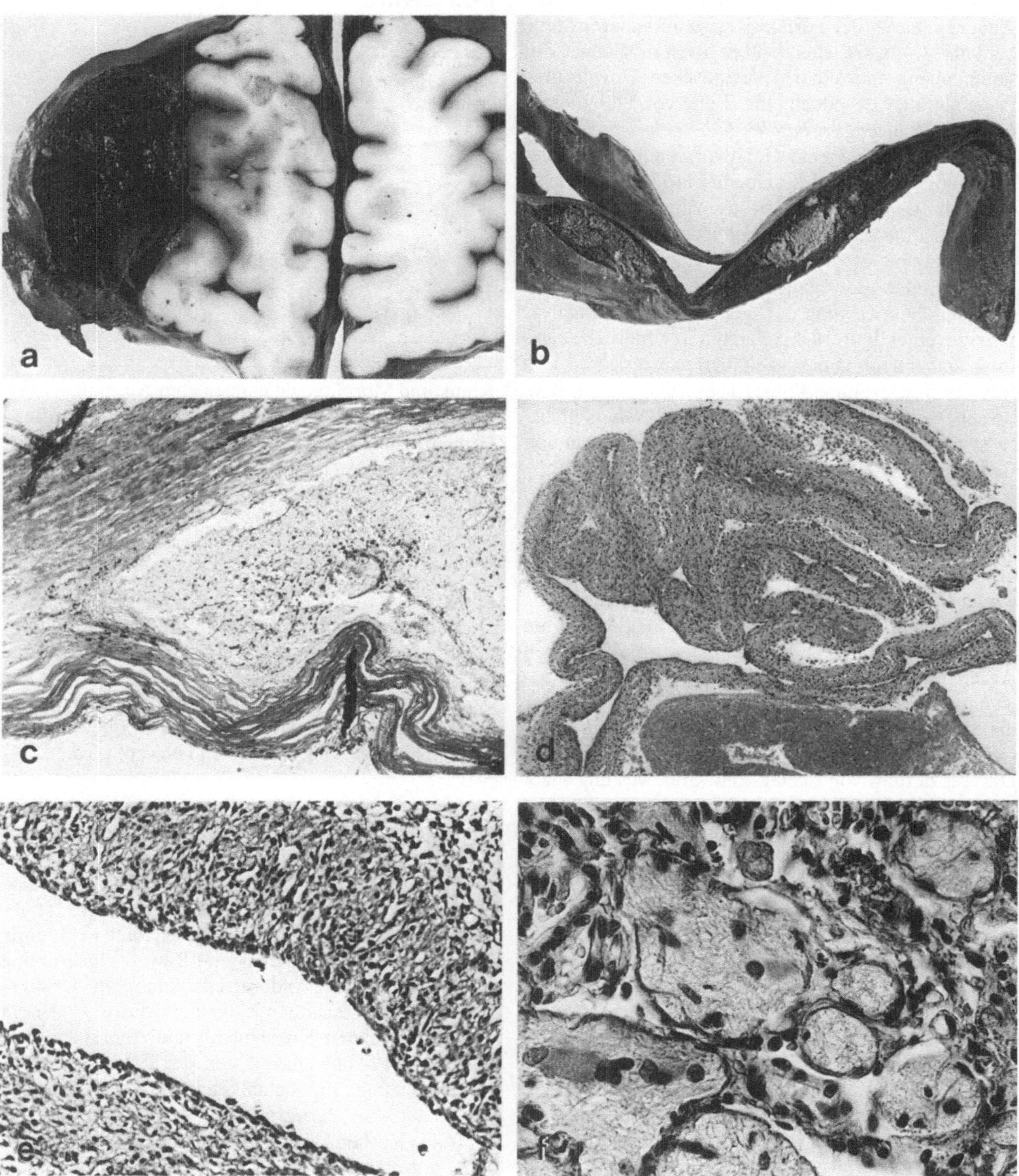

Abb. 1.78. a Subdurales Hämatom mit starker Verdrängung des rechten Stirnhirnlappen. **b** Chronisches subdurales Hämatom. Querschnitt durch die Duralamellen mit Darstellung der visceralen Membran der Blutung. **c** Aufsplitterung der inneren Duralamellen in der Randzone eines sog. subduralen Hämatoms. **d** Neomembranen bei organisiertem subduralem Hämatom.

b Membranen eines chronisch-subduralen Hämatoms mit Auskleidung der Spalträume durch Arachnothelien. Innerhalb der Membranen weite sinusoidale Bluträume. **f** Wachsende Fraktur mit Strängen zentralnervösen Gewebes zwischen bindegewebiger Vernarbung im Knochenspalt.

meist schlagartig todesursächlich sein können[55]. Nach Überlebenszeiten von 3 Tagen und mehr bilden sich *Siderophagen* aus[73], die zum Teil über die Pacchioni-Granulationen ausgeschwemmt werden und hier auch histologisch nachweisbar sind. Da

durch eine derartige Blutung eine *Blockierung des Liquorabflußsystems* über die Pacchioni-Granulationen eintritt, kann sich ein *Hydrocephalus aresorptivus* (Normaldruckhydrozephalus) entwickeln (▷ Abschn. „Hydrozephalus", S. 41).

Über spontane, basale Subarachnoidalblutungen aus Aneurysmen an der Hirnbasis wird an anderer Stelle berichtet (▷ S. 82), ebenso über ihren möglichen Zusammenhang mit einer traumatischen Einwirkung. Daneben aber ist jedoch eine Reihe von Fällen einer *traumatisch bedingten basalen Subarachnoidalblutung* bekannt, ohne daß eine Gefäßvorschädigung vorliegen muß[54]. Es kommt zu einem Einriß von intakten Gefässen des Circulus arteriosus Willisi, wobei vor allem eine *Rotationsbeschleunigung* ursächlich ist. Offenbar kommt es durch den traumatisch- und trägheitsbedingten Bewegungsablauf einerseits zu einer mechanischen Zerrung der Gefäßwand und andererseits zu einer blutdruckbedingten Innendrucksteigerung. Dabei kann es in Einzelfällen schwierig sein, den forensisch relevanten Kausalzusammenhang nachzuweisen, wobei vor allem der zeitliche Zusammenhang zwischen traumatischer Einwirkung und Blutung von Bedeutung ist.

Klinik. Während die Klinik der kombinierten Subarachnoidalblutungen durch die Klinik der Kontusionsblutungen oder des Subduralhämatoms bestimmt wird, ist die Klinik der basalen Subarachnoidalblutung ganz charakteristisch: In der Regel handelt es sich um *alkoholisierte Opfer,* die im Rahmen einer tätlichen Auseinandersetzung zu Boden gehen und *akut bewußtlos* am Boden liegen bleiben. Offenbar ist primär die Schlageinwirkung maßgebend für den Einriß des Gefäßes, wenn auch in der Praxis retrospektiv eine Differenzierung von Schlag- und Sturzwirkung nicht mehr möglich ist. In der Regel tritt auch trotz sofort einsetzender Reanimationsmaßnahmen der Tod ein.

Morphologie. Ausschließlich die Morphologie einer basal gelegenen Subarachnoidalblutung ist bei der Frage nach der Todesursache von wesentlicher Bedeutung: Die Blutmassen füllen die große basale Zisterne vollständig aus. Je nach Lokalisation des Gefäßeinrisses kann es auch zu einer Einblutung in das Hirngewebe selber kommen. Bei sorgfältiger Präparation des Gefäßringes fehlt ein Aneurysma, wenn auch die *aneurysmatische Subarachnoidalblutung* differentialdiagnostisch erwogen werden muß. Bei detaillierter Präparation unter der Lupe kann zumeist der Gefäßeinriß gesichert werden.

Aus *forensischer Sicht* kann sich die Frage nach einem Kausalzusammenhang zwischen traumatischer Gewalteinwirkung und Tod stellen. Aus der Vorgeschichte muß die zeitliche Koinzidenz zwischen Einwirkung und Symptomatik hervorgehen; aus der Morphologie muß der Nachweis erfolgen, daß keine Vorschädigung der Gefäße vorlag, weshalb u. a. der Ausschluß einer idiopathischen Medianekrose, Hyalinose oder Amyloidose vorgenommen werden muß.

Das Gehirn

Offene Hirnverletzungen

Definition

> Eine offene Hirnverletzung liegt jeweils nach *Eröffnung der harten Hirnhaut* vor. Dies kann bei Impressionsfrakturen ebenso möglich sein wie bei Frakturen mit Durchspießung der Dura mater, z. B. auf Höhe des Augendaches mit der Folge einer Liquorfistel oder – extrem – bei Eröffnung des Schädelinnenraumes durch Schuß oder Stich.

Klinik und Morphologie hängen vom Ausmaß der Gewalteinwirkung sowie ihrer Lokalisation ab. Offene Hirnverletzungen sind sowohl als Folge eines *Verkehrsunfallgeschehens* als auch von *Gewalttaten* mit unterschiedlichen Tatwerkzeugen, im Rahmen eines *Suizides* oder einer Tötung zu beobachten, wobei die *Schußwaffe* am häufigsten eine Rolle spielt.

Klinik

Die klinische Symptomatik bei offenem und gedecktem Schädelhirntrauma ist abhängig von dem Ausmaß der abgegebenen Energie (E_{ab}). Diese ist abhängig von der Masse (m) und der Geschwindigkeit (v), mit der ein Gegenstand (Werkzeug) gegen den Kopf bzw. mit der der Kopf gegen einen Gegenstand bewegt wird:

$$E_{ab} = m \times v^2.$$

Gleichzeitig besteht eine Abhängigkeit davon, wo und wie die Energie verbraucht wird: Durch einen Hammerschlag kann z. B. lokal begrenzt die aufgewendete Energie verbraucht werden, wodurch der Schädel imprimiert und das Gehirn lokal geschädigt wird, ohne daß die geringsten Zeichen einer Bewußtseinstrübung auftreten müssen. Andererseits kann ein Hochgeschwindigkeitsgeschoß mit kleiner Masse zu einem akut einsetzenden Kreislaufstillstand führen. Ferner besteht eine Abhängigkeit von der Lokalisation der Hirnverletzung: Ein Schußkanal durch das frontale Marklager ohne Berührung von Ventrikelsystem oder zentralen Kernen kann mit einer – mindestens kurzfristig – aufrecht erhaltenen Handlungsfähigkeit einhergehen, während eine Zertrümmerung des Stammhirns unmittelbar zu einem Atem- und Kreislaufstillstand führt.

Morphologie

Die Morphologie ist zunächst durch das Ausmaß der Eröffnung des Schädelinneren und das Ausmaß und die Art der *gleichzeitigen Hirnbeteiligung* bestimmt. Gemeinsamer Nenner ist eine kontinuierliche Kommunikation zwischen Hirn und Außenluft.

Stich- und Beilverletzung. Das Gehirn wird *scharfrandig und gradlinig ohne wesentlichen Nekrosesaum*

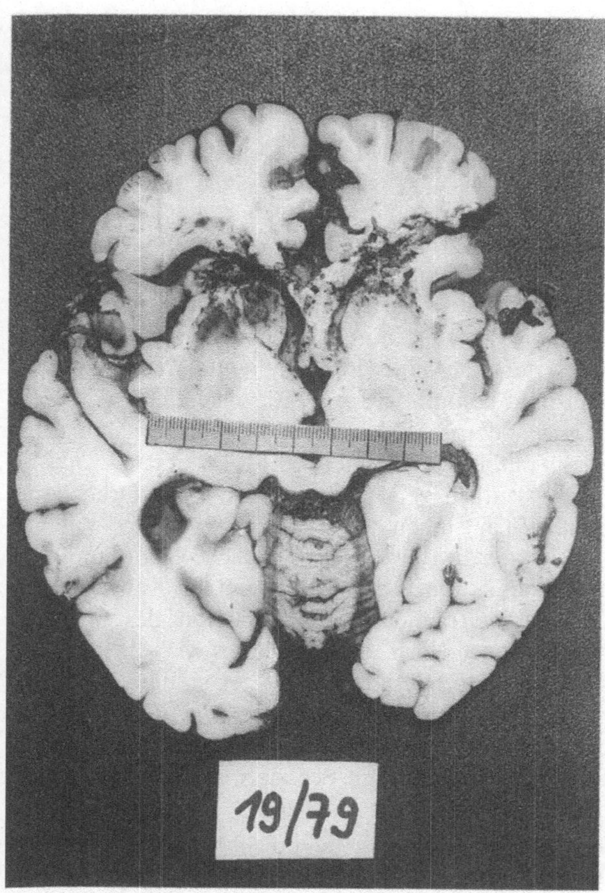

Abb. 1.79. Hirndurchschuß mit Schußkanal durch das frontale Marklager unter Einbeziehung der rostralen Anteile der zentralen Kerngebiete (Aufnahme: M. Oehmichen)

durchtrennt. In Abhängigkeit von der Lokalisation treten Blutungen unterschiedlichen Ausmaßes auf, die maßgebend für die klinische und morphologische Folgeschädigung sind. Unabhängig von der Blutung sind *klinisch herdförmige Ausfallserscheinungen* entsprechend der Topik zu erwarten.

Schußverletzung. Maßgebend ist die durch das Projektil abgegebene Energie[101]. Direkt durch das Projektil wird ein Schußkanal mit *Hirngewebszertrümmerung* erzeugt. Um die Trümmerzone herum bildet sich eine *Blutungszone,* die unregelmäßig entsprechend der unterschiedlichen Gefäßversorgung verläuft. Um die Blutungszone herum kommt es zur Ausbildung der Folgen einer *temporären Wundhöhle* mit Nekrose, vor allem der neuralen Elemente (Neurone und Axone)[75]. Der *Schußkanal* verläuft in der Regel gradlinig (Abb. 1.79) von der Einschußlücke zur Ausschußlücke bzw., bei Steckschuß, zum Projektil. Ein- und Ausschuß ist am isolierten Gehirn allenfalls aufgrund der Fremdkörper im Hirnparenchym in Form von Knochensplittern und Projektiltrümmer[99] röntgenologisch differenzierbar, da die *Fremdkörperdichte* im Einschußbereich größer als im Ausschußbereich ist. Am

Hirnschädel selbst läßt sich die Schußrichtung aufgrund der *trichterförmigen Knochenabsprengung* erkennen, die in Richtung der Projektilbewegung zeigt.

Neben direkten traumatischen Veränderungen werden auch *Kontusionsherde* beobachtet, die im Sinne von „Contre-coup"-Blutungen an der Hirnoberfläche in der Rinde der Windungskuppen auftreten[36].

Komplikationen

Häufigste Komplikation ist beim offenen wie beim gedeckten Schädel-Hirn-Trauma das *Hirnödem.* Bei Schußverletzungen kann es ferner über die temporäre Wundhöhle oder aber über das Ödem zur *intrazerebralen Raumforderung* kommen, wodurch sich sekundär eine *Brückenblutung* ausbilden kann.

Jede offene Schädel-Hirn-Verletzung geht ferner mit der Gefahr einer *bakteriellen Kontamination* einher: Über eine Wundinfektion kann es zur Ausbildung einer eitrigen *Meningitis,* einer *Hirnphlegmone* oder auch eines *Hirnabszesses* kommen. Alle genannten Formen der Entzündung sind prognostisch ungünstig, vor allem aber die Phlegmone. Selbst Jahre nach einer zwischenzeitlich vernarbten offenen Hirnverletzung kann es zum *Aufflammen* einer Entzündung im abgekapselten Herd kommen, zum sogenannten Spätabszeß[85].

Vernarbung

Es entwickelt sich eine enge Verflechtung von Kollagen und Gliafasern, die in einer Verlötung des vernarbten Hirngewebes mit dem Oberflächengewebe, u. a. Haut, führt. Fremdkörper können in dem Narbengewebe abgekapselt sein. Hier können sich auch nach Jahren kleine Koagulationsnekrosen sowie Makrophagen oder Lymphozytennester finden.

Gedeckte Hirnverletzung

Definition

Die gedeckte Hirnverletzung setzt eine intakte, in ihrer Kontinuität nicht unterbrochene Dura mater voraus.

Klassifikation

Um eine Aussage zu Verlauf und Prognose von Hirnverletzungen zu ermöglichen, erfolgt heute eine Klassifikation der Symptomatik entsprechend der Glasgow-Koma-Skala[27, 28, 44] bzw. dem Glasgow-Kontusions-Index[6]:

- *Klinisch* sind u. a. 4 Stadien zu unterscheiden, die von der vorübergehenden *Verwirrtheit* ausgehen, die ohne Bewußtseinsverlust oder Amnesie auftritt, bis hin zu dem andauernden *Bewußtseinsverlust,* der vollständigen Amnesie, den *Herdzeichen* und dem *Hirntod* – jeweils mit und ohne Schädelfrakturen.
- *Morphologisch* gilt der Kontusionsindex, der die *Tiefe einer kontusionellen Schädigung* (0: fehlen;

> 1: nicht die gesamte Kortexdicke durchsetzend;
> 2: die gesamte Kortexdicke durchsetzend; 3: sich
> auf die weiße Substanz ausdehnend) sowie die
> *Ausdehnung der Kontusionen* erfaßt (0: fehlen; 1:
> lokalisiert; 2: mäßig ausgeprägt; 3: stark ausge-
> prägt). Aus den beiden Indices wird durch Multi-
> plikation ein gemeinsamer *Kontusionsindex* ge-
> bildet, der zu den Hauptschädigungsorten in Be-
> ziehung gesetzt wird, nämlich Stirnhirn, Tempo-
> ral-, Okzipital- und Parietallappen sowie Rinde
> ober- und unterhalb der Fossa Sylvii und auf
> Höhe der Kleinhirnhemisphäre.

Die so ermöglichten Korrelationen geben u.a. Auskunft darüber, daß die ausgeprägtesten Kontusionen
bei Patienten mit Schädelfrakturen auftreten, geringere bei Patienten mit diffuser Schädigung der weißen
Substanz; daß die Rinde frontal und temporal am häufigsten und intensivsten geschädigt ist; daß das Ausmaß der Schädigung im „Contre-coup"-Herd nicht
schwerer ist als auf Höhe der Kontusionsstelle selbst[9];
daß sich als prognostisch aussagekräftig die Dauer der
posttraumatischen Amnesie erweist.

Zweifelsfrei wird die *Prognose* nicht nur durch die
direkte oder indirekte Schädigung des Gehirns bestimmt, sondern auch durch *gleichzeitige Verletzung
anderer Organe.* Vor allem eine Contusio cordis
oder eine durch Polytrauma bedingte Schocksituati-
on mit Störungen der Atmung und des Kreislaufes
sind von wesentlicher Bedeutung für die Beeinträchtigung durch eine zusätzlich schädigende Wirkung
einer Hypoxie, wodurch u.a. ein Hirnödem begünstigt wird. Bei kindlichen Traumata spielt die Ausbildung des Hirnödems eine ganz entscheidende
Rolle[9].

Pathogenese

In Abhängigkeit von der Stoßzeit können 2 Formen
morphologischer Veränderungen einer mechanischen
Einwirkung unterschieden werden, wobei jedoch
fließende Übergänge bestehen:

> 1. die *extrem kurze Stoßzeit*, z.B. *Sturz* bzw. *Fall*,
>   wobei der sich bewegende Kopf auf eine feststе-
>   hende Fläche trifft (Sturztraumatisierung);
> 2. die *deutlich längere Stoßzeit*, z.B. durch *Schlag*
>   bzw. durch Einwirkung eines bewegten Gegen-
>   standes gegen den nicht durch ein Widerlager
>   fixierten Kopf (Schlagtraumatisierung).

Da die morphologischen Folgeerscheinungen – insbesondere die Lokalisation der Rindenblutungsherde –
unterschiedlich sind, erlauben sie auch die forensisch
bedeutsame Differenzierung von Schädel-Hirn-Trau-
men als Folge eines (evtl. spontanen) Sturzes von Folgen eines Schlages durch dritte Hand. Dabei ist die Ursache jeweils identisch: Durch den Stoß kommt es zu

Druckveränderungen im Schädelinneren, die zur intravasalen Freisetzung von Gas im Sinne einer Implo-
sion führt.

Sturz. Für die pathogenetischen Überlegungen zu den
Folgeveränderungen eines Sturzes sind bis heute die
experimentellen Untersuchungen von Sellier u. Unterharnscheidt[101] von Bedeutung: Die Autoren gehen von
einem zweifachen *Kugelmodell* aus, wobei eine Kugel
sich innerhalb der Flüssigkeit der anderen Kugel bewegt wie das Gehirn in der Schädelkapsel. Wenn dieses System nach einer Beschleunigung schlagartig zum
Stillstand kommt, werden unterschiedliche *Trägheits-
momente* der aktiv bewegten, äußeren Kugel und der
passiv mitbewegten, inneren Kugel wirksam, wodurch
jeweils zeitlich versetzt unterschiedliche Druckkom-
ponenten entstehen.

Trifft der in Bewegung befindliche Kopf auf einen
Widerstand, wird der Kopf plötzlich abgebremst.
Durch die Trägheit des im Inneren des Schädels
befindliche Gehirn bewegt dieses sich in der ursprünglichen Richtung weiter gegen die Schädelin-
nenwand, wodurch sich auf der Gegenseite ein Unterdruck entwickelt. Durch das Abbremsen des in
Bewegung befindlichen Schädels entsteht eine negative Beschleunigung, die direkt proportional zum
Unterdruck im Gegenstoßbereich ist. Durch den *Unterdruck wird Gas,* das unter normalen Verhältnissen
gelöst ist, *frei;* die Gasblasen führen lokal zu einer
Gewebe- und Gefäßzerreißung. Das Gehirn schwingt
im weiteren Verlauf wieder *zurück,* so daß ein Unterdruck an der Stoßstelle entsteht, mit der Folge einer Gewebezerreißung geringeren Ausmaßes auch
an dieser Stelle.

Dieses Modell erklärt unschwer das Auftreten von
Blutungen an der Hirnoberfläche, die einerseits am
*Ort der maximalen Gewalteinwirkung (Stoßstelle =
„coup")* auftreten sowie an der *Gegenstoßstelle („contre-coup").* Die Gegenstoßstelle liegt diametral gegenüber der Stoßstelle.

> Prinzipiell ist davon auszugehen, daß das *Ausmaß
> der Blutungen an der Gegenstoßstelle größer als an
> der Stoßstelle* selbst ist. Die einzige Ausnahme sind
> *Gewalteinwirkungen von vorn*, die zu Rindenblu-
> tungsherden offensichtlich an der Stoßstelle selbst
> führen, während sie bei allen anderen Stoßrichtun-
> gen an der Gegenstoßstelle häufiger auftreten.

Peters[84] weist darauf hin, daß bei einer Gewalteinwirkung von vorn, die an der basalen Rinde angetroffenen Verletzungen zwar als Stoßherd bezeichnet werden; in der Mehrzahl der Fälle handelt es sich hierbei
jedoch um Gewalteinwirkungen *von vorn oben,* so daß
in Wirklichkeit von „Contre-coup"-Verletzungen auszugehen ist[102]. Als „*Contre-coup"*-Verletzungen sind
auch *knöcherne Verletzungen der Schädelbasis* in Höhe
der Orbitaldächer anzusehen (▷ oben).

Schlag. Beim Schlag entstehen die Verletzungen häufig am Ort der maximalen Gewalteinwirkung. Bei intaktem Schädel werden lokal möglicherweise Vibrationskräfte wirksam, möglicherweise auch Verformungsvorgänge des Schädeldaches. Bei stärkerer Einwirkung erfolgt der Energieabbau über eine relativ lange Wegstrecke durch die *Verformungs-* und – eventuell – *Brucharbeit.* Die Verzögerungswerte (Trägheit) werden niedriger und die – vor allem durch den Unterdruck entstehenden – Verletzungen an der stoßabgewandten Hirnoberfläche werden geringer. Bei starker Verformung oder Bruch des Schädeldaches wird das Volumen der Schädelhöhle kleiner und der Aufbau eines Unterdruckes an der stoßabgewandten Seite erschwert. Andererseits entwickeln sich unter diesen Bedingungen *ausgedehntere Rindenblutungsherde* im Bereich der Stoßstelle, die nicht nur auf die Windungskuppen beschränkt sind, sondern bis in die Tiefe des Marklagers reichen.

Ausnahmen

> Von diesen Prinzipien gibt es Ausnahmen: *Säuglinge* und *Kleinkinder* zeigen auffallend selten Verletzungen an der abgewandten Stoßseite, da ihr Schädeldach offenbar elastisch ist. Umgekehrt werden ausgedehnteste Verletzungen an der *stoßabgewandten Hirnoberfläche* bei sehr dickem, wenig elastischem und *bruchfreiem Schädeldach* angetroffen.

Zusammenfassend kann festgestellt werden, daß neben der *freiwerdenden Energie* vor allem der *Verformungswiderstand* und der Verformungsweg sowie die *Bewegungsenergie* des Kopfes Einfluß auf das Ausmaß der Verletzungen haben.

Gleichzeitig entstehen sowohl bei Akzelerationstraumen wie auch bei Rotationstraumen Scherkräfte, die zu *Einrissen der Axone und Markscheiden* führen, zum Teil zum Einriß auch von *Gefäßen* in der Tiefe des Marklagers, verbunden mit einer sofort einsetzenden Bewußtlosigkeit[117].

Folgeerscheinungen. Es konnte experimentell gezeigt werden, daß unmittelbar nach der Kontusion ein *Anstieg der Hirndurchblutung* folgt, der aber bereits nach wenigen Minuten auf ein Drittel der normalen Durchflußmenge absinkt, um erst nach 40 min wieder eine Normalisierungstendenz aufzuweisen[72]. Während der Zunahme der Hirndurchblutung ist zwar die Sauerstoffzufuhr gesteigert; das abschließende Absinken der Durchblutung kann jedoch nicht kompensiert werden.

Die *Ödembildung*[90] läßt sich klinisch durch das Computertomogramm bereits 20 min nach einer Kontusion deutlich erkennen[49]. In Abhängigkeit vom Ausmaß der Schrankenstörung und der Gewebszerstörung lassen sich im Liquor erhöhte *Enzymaktivitäten* nachweisen[62]. In Abhängigkeit von der Schwere der Schädigung finden sich erhöhte *Plasmakatecholaminspie-*

gel[71]. Sie werden ebenso wie die Hyperglykämie, die Glykosurie und die vermehrte *Aminosäureausscheidung* auf eine traumatische Schädigung der hypothalamischen Region und des Hirnstammes zurückgeführt.

Morphologie

In Abhängigkeit vom Ausmaß der Schädigung sind nicht nur die klinischen, sondern auch die morphologischen Veränderungen unterschiedlich ausgeprägt.

Commotio cerebri. Der geringste Grad einer Hirnschädigung stellt die Commotio cerebri dar, die mit einer kurzen, vorübergehenden Bewußtseinstrübung einhergeht. Morphologisch werden allenfalls Zeichen einer *leichten Hirndrucksteigerung* nachweisbar. Tierexperimentell konnte eine kurzfristig gestörte Schrankenfunktion ohne Nervenzelluntergang beobachtet werden[88]. Erfolgt eine stärkere oder wiederholte mechanische Schädigung des Gehirns, werden submikroskopisch *Mitochondrienschwellungen* in den Nervenzellen erkennbar, ebenso wie eine *Verstärkung der Schrankenstörung,* zum Teil im Sinne eines Summationseffektes bei wiederholten unterschwelligen Schädigungen[12, 62].

Contusio cerebri. Primäre Schädigungen treten in Form von *Blutungen* auf, die überwiegend im Bereich der *Windungskuppen in der Rinde* gelegen sind (Abb. 1.80 a), jedoch auch auf das Marklager übergehen können. Diese sind makroskopisch streifenförmig, zum Teil kugelförmig. *Mikroskopische Veränderungen* sind abhängig von der *Überlebenszeit* sowie zusätzlichen Einflüssen wie Azidose, Hypoxie, Hypotension, Elektrolytstoffwechsel usw. Die zeitabhängigen morphologischen Veränderungen erweisen sich als bedeutungsvoll für die Altersschätzung von Kontusionsherden, wie sie in der forensischen Pathologie erforderlich sein können[54, 76, 77]: Bereits innerhalb der ersten Stunden sind Granulozyten nachweisbar, innerhalb der ersten 2 Tage Makrophagen, ab 3. Tag Siderophagen, ab 11. Tag Hämatoidin. Eine Proliferation von Kapillaren und Astrozyten findet sich ab 2.–3. Tag.

Die molekularbiologische Ebene der Schädigungsfolgen ist bisher weitgehend unbekannt. Sharp et al.[103] konnten nachweisen, daß das *fos-Antigen* ebenso wie das *fos-abhängige Antigen* durch eine Hirnschädigung stimuliert wird. Diese Stimulation wird durch die NMDA-Rezeptoren vermittelt: Offenbar werden durch das Trauma exzitatorisch wirksame Aminosäuren freigesetzt, die an den NMDA-Rezeptoren depressorisch wirksam werden. Die hieraus resultierende Depolarisation stimuliert die Abgabe von *fos* in den Nervenzellen der Rinde, wodurch eine biochemische Adaptation der Neurone an das Trauma ermöglicht wird.

Spätfolgen der Kontusionsblutungen. Es erfolgt ein Abbau von Nekrose und extravasalem Blut, so daß ein zystisch umgewandelter Hohlraum im Sinne einer

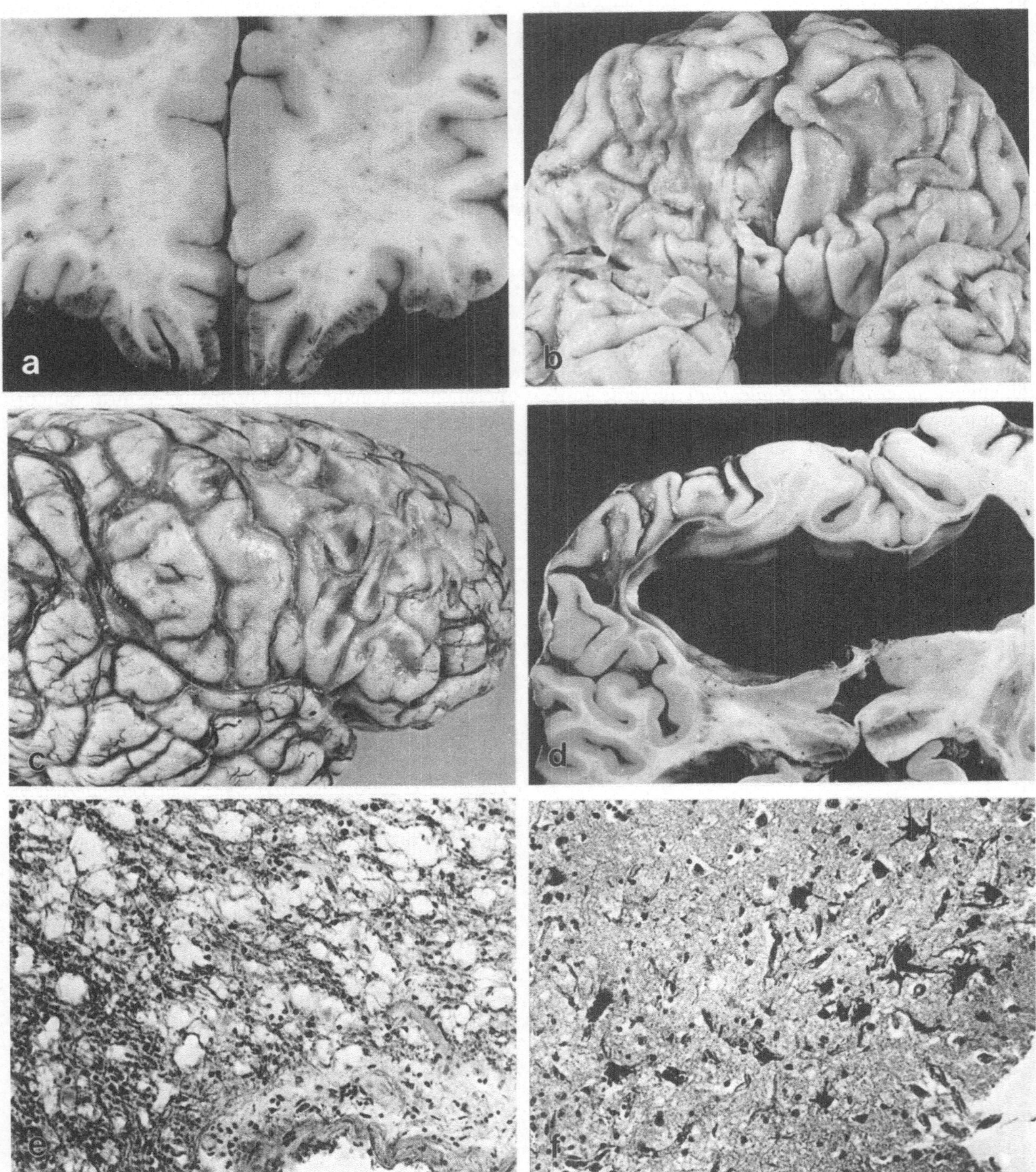

Abb. 1.80. a Intrakortikale Blutungen an der Orbitalfläche bei gedecktem Schädeltrauma. **b** Schwere, ältere Rindenzerstörungen mit Eröffnung des Marklagers, Schizogyrien und Verlust der Gyrierung an anderen Rindenbereichen nach gedecktem Schädelhirntrauma. **c** Alte Schizogyrien bei Jahre zurückliegendem gedecktem Schädelhirntrauma und Operation eines Subduralhämatoms. Normaldruckhydrozephalus. Symptomatische Epilepsie. Starke Ausziehung des Ventrikels zur Rinden-Marknarbe hin. **e** Spongiöse Markauflockerung nach 4 Wochen zurückliegender gedeckter Hirnverletzung. **f** Mit Kalksalzen imprägnierte, abgestorbene Nervenzellen am Rande einer traumatisch bedingten Rindennarbe

gliös-mesenchymalen Narbe entsteht (Abb. 1.80 b–d), verbunden mit einem breiten Mantel starker Markscheidenabblassung. An den Rändern greifen schmale Reste der Molekularschicht häufig über die stark geschrumpfte schizogyre Einsenkung (Abb. 1.80 c), wo-

bei an diesen kortikalen Grenzgebieten häufig verkalkte, mit Blutzerfallsprodukten imbibierte Nervenzellmumien und Astrozyten erkennbar werden (Abb. 1.80 f). Entsprechend neueren Untersuchungen[31] ist bei einem Teil der Fälle einer schwersten traumatischen Hirnschädigung ferner davon auszugehen, daß sich diffuse Amyloid-ß-Protein-positive Plaques entwickeln, die bereits bei Überlebenszeiten von nur 3 Tagen nachgewiesen worden sind.

Markschäden. Primäre traumatische Schädigungen im Marklager treten häufiger auf, als bisher vermutet. Einerseits handelt es sich um *Markblutungen,* die im Rahmen der „intrazerebralen Blutungen" beschrieben werden. Andererseits handelt es sich um eine *diffuse axonale Schädigung*[1, 8], die durch Unterbrechung der Kontinuität von Axonen entsteht. In der Umgebung von Parenchymeinrissen liegen dann Axonschwellungen im Sinne von Retraktionskugeln, die meist in Verbindung mit einer ödematösen Gewebeauflockerung und Lipophagen auftreten. Hier können auch Blutungen vorhanden sein, die ebenso resorbiert werden wie in der Rinde.

Derartige Markschäden können auch im Hirnstamm beobachtet werden. Besonders gefährdet sind *kleine Kinder* mit starker Verformbarkeit des Schädels[25, 61].

Sekundäre traumatische Veränderungen

Die sekundären Veränderungen sind zum Teil für die Psychopathologie des postkontusionellen Syndroms von wesentlicherer Bedeutung als die primäre Schädigung. Sie sind überwiegend Folge des *erhöhten Hirndruckes,* bedingt durch die vorübergehende Schrankenstörung. Es finden sich sekundäre Schäden in folgenden Hirnabschnitten:

* in den *medio-basalen Rindengebieten* der Schläfenlappen (Tentoriumzügel);
* in der gesamten *Hippokampusrinde* (Folge starker supratentorieller Volumenvermehrung);
* an der *Balkenoberseite* (einschneidende Falx);
* an den *Dorsalflächen der Kleinhirnhemisphären* (bedingt durch eine infratentorielle Drucksteigerung);
* im *Mittelhirn lokalisierte Blutung und Nekrose* infolge vorwiegend venöser Stauungen in den medialen Brückenabschnitten;
* an den *Kleinhirntonsillen* infolge supra- und infratentorieller Drucksteigerung mit Nekrosen; die Tonsillen können hämorrhagisch infarziert sein oder sich bei der Abklemmung im Foramen magnum nekrotisch verändern[96];
* an den *kontralateralen Hirnschenkelrändern* durch Druck gegen den Tentoriumzügel bei einseitiger Raumverdrängung; die *Herdlokalisation* kann aufgrund klinischer Zeichen dadurch erschwert werden, daß homolaterale Pyramidenzeichen auftreten (▷ S. 221).

Intrazerebrale Blutungen

Reine intrazerebrale Blutungen, die nicht auf die Rinde beschränkt sind bzw. von der Rinde ausgehen, finden sich in etwa 15 % aller Fälle einer mechanischen Hirnschädigung. Diese Blutungen stehen nicht in Kontakt mit der Hirnoberfläche, treten überwiegend in Mehrzahl auf und finden sich *in der Tiefe der Hemisphären*[45].

Die *Entstehungsweise* ist nicht eindeutig bekannt; es ist jedoch davon auszugehen, daß es zum Zeitpunkt der Gewalteinwirkung zu einer Ruptur der intraparenchymatösen Gefäße kommt, die verantwortlich für zahlreiche kleine Blutungen sind, die beobachtet werden, wenn der Patient kurzfristig nach der Gewalteinwirkung stirbt. Überlebt der Patient längere Zeit, *dehnen sich die Blutungen aus* und können schließlich auch verzögert todesursächlich werden[32, 106].

Ältere Autoren beschreiben die Markblutungen in Verlängerung der Schädelaufstoßstelle in Stoßrichtung und nennen diese Blutungen auch „*Stoßkanalblutungen*"[89].

Durch die CT-Untersuchungen konnten außerdem sog. *Basalganglienhämatome* beobachtet werden[64]. Wie Adams et al.[7] zeigen konnten, tritt dieser Typ eines Hämatomes bei Patienten auf, bei denen selten ein luzides Intervall und gehäuft *gleitende Kontusionsblutungen* sowie diffuse axonale Schädigungen auftreten. Diese Patienten haben eine diffuse Hirnschädigung erlitten.

Eine Sonderform der intrazerebralen Blutungen stellt der „*berstende Hirnlappen*" dar: Er ist gekennzeichnet durch die Koexistenz einer zerebralen Kontusionsblutung, Blut im Subduralraum, bedingt durch Blutung aus oberflächlichen Rindengefäßen und Blutung in der Tiefe des Marklagers unterhalb der Kontusionen.

Boxschäden
Synonyme: Dementia pugilistica;
„punch drunk syndrome"

Bei einer Reihe von progressiven degenerativen Erkrankungen wird ein Trauma als pathogenetischer Kofaktor erörtert[111]: Demenz vom *Alzheimer-Typ*[38], *Pick-Erkrankung*[69], *Parkinson-Krankheit*[33], *amyotrophische Lateralsklerose* und *Creutzfeldt-Jakob-Erkrankung*[13]. Unter anderem wurde die innere und äußere Atrophie als Folge einer einmaligen oder wiederholten subarachnoidalen Blutung angesehen.

Von besonderem Interesse mußte in dieser Hinsicht die Untersuchung der Gehirne von *Boxern* sein, die vereinzelt neurologische Symptome sowie eine *progressive Demenz* entwickelten[17]. Sie kann Jahre nach der letzten traumatischen Einwirkung sowohl bei Amateur- als auch bei Berufsboxern beobachtet werden, wenn diese eine lange Boxkarriere hinter sich haben, wobei sie *wiederholt ein „knock-out"* erlebt haben. Bei Analyse von 15 Boxergehirnen wurde festgestellt[18], daß auffällige Veränderungen des *Septum pellucidum* mit Vergrößerung des Cavum auftraten, und daß eine *Fensterung des interventrikulären Septums* vorliegt. In einzelnen Fällen waren die angrenzenden Fornices und das Corpus callosum verdünnt, es fand sich eine Vernarbung und ein *neuronaler Verlust im Kleinhirn*, eine *Degeneration der Substantia nigra* sowie die Anwesenheit zahlreicher *Neurofibrillen* in den Nervenzellen der Großhirnrinde und des Hirnstammes. Senile Plaques waren demgegenüber praktisch nicht zu sehen. Durch eine Nachuntersuchung der gleichen 15 Fälle konnte die Anwesenheit von *Amyloid-β-Protein* (β A 4-Amyloid) in Form von diffusen senilen Plaques in der Rinde nachgewiesen werden, so daß eine große Ähnlichkeit mit der Demenz vom Alzheimer-Typ existiert[31, 91, 113].

ZNS-Folgeschäden eines Traumas ohne primäre ZNS-Verletzung

Auch ohne primäre mechanische Einwirkung auf das ZNS kann das Gehirn im Rahmen eines Traumas mitbeteiligt sein. Überwiegend handelt es sich um Folgeveränderungen, die im Rahmen einer *Embolie* oder im Rahmen einer *Hypoxie auftreten können. Über die Folgen eines laufenden* Ödems bzw. eines hypoxämischen Schadens wird an anderer Stelle berichtet.

Fettembolie

Pathogenese

> Eine zerebrale Fettembolie setzt immer eine *Fettembolie der Lungen* voraus, wenn nicht ein offenes Foramen ovale vorhanden ist. Im kleinen Kreislauf kommt es infolge einer massiven Einschwemmung von Fettröpfchen zu einer Widerstandserhöhung und zu einem *konsekutiven Rechtsherzversagen.* Wird dieser Zustand überlebt, kann nach einem Intervall von 18 h bis 4 Tagen auch eine zerebrale Fettembolie eintreten, die letztlich zum Tode führen bzw. am tödlichen Geschehen beteiligt sein kann.

Klinik. Es treten *uncharakteristische Symptome* auf, die differentialdiagnostisch an ein *posttraumatisches Hirnödem* denken lassen müssen. Besteht eine initiale Bewußtlosigkeit, dann läßt sich ein Intervallsyndrom nicht mehr feststellen, so daß die zerebrale Fettembolie verdeckt wird. Im übrigen sind psychopathologisch die Zeichen eines akut eintretenden *Verwirrtheitzustandes,* einer *Eintrübung des Sensoriums* sowie das Auftreten *zerebraler Krämpfe* ebenso wie allgemeine Hinweise auf eine Fettembolie wie das Auftreten *petechialer Blutungen* der Haut am Stamm. Da die Mortalität sehr hoch ist, ist bei Auftreten entsprechender Symptome die Prognose ernst[36].

Morphologie. Makroskopisch lassen sich auf den Hirnflachschnitten zahlreiche *punktförmige Blutungen,* zum Teil im Sinne einer *Purpura cerebri,* überwiegend in der weißen Substanz des Großhirns, beobachten. Im Kleinhirn sind Rinde und Mark gleichermaßen betroffen. In der Regel sind Zeichen eines *Hirnödems* nachweisbar. Mikroskopisch werden *Ring- oder Kugelblutungen* erkennbar, wobei die im Zentrum gelegene Ge-

fäßlichtung durch Fettröpfchen verschlossen ist. Wird die Embolie längere Zeit überlebt, werden *fetthaltende Makrophagen* perivaskulär erkennbar ebenso wie *Siderophagen.* Nach Überlebenszeiten von Monaten sind *umschriebene perivaskuläre Gliosen* mit Markschwund sowie eine Ausweitung der inneren Liquorräume erkennbar, die als Folge einer ödembedingten Markschädigung interpretiert werden müssen. Da zeitweise unterschiedlich alte Veränderungen auftreten, ist von einem schubweisen Verlauf auszugehen[36].

Differentialdiagnose. Vereinzelt treten Fälle einer posttraumatischen *Hirnpurpura ohne Fettembolie* auf; hier ist entweder eine *Verbrauchskoagulopathie* mit Gefäßthrombose anzunehmen oder aber die Freisetzung von Gewebsthrombokinase aus verletzten Organen. Differentialdiagnostisch muß bei einer Purpura auch an eine *Quecksilbervergiftung* mit konsekutiver Endothelschädigung (Salvarsanbehandlung) gedacht werden.

Luftembolie

Sowohl bei Eröffnung großer Venen als auch bei rascher Erniedrigung des Atmosphärendruckes (Caissonkrankheit) gerät Gas in gasförmigem Zustand in das Kreislaufsystem. Bei venöser Luftembolie wird Gas zunächst in den Lungengefäßen nachweisbar, die jedoch zum Teil passiert werden können, um endlich auch in die Hirngefäße zu gelangen. Morphologisch lassen sich ein extrem ausgeprägtes Hirnödem und eine blasenförmige Aussparung in den Gefäßlichtungen nachweisen (▷ Abschn. „Andere physikalische Traumen", S. 211).

Traumatische Gefäßschäden

Erfolgt eine stumpfe Gewalteinwirkung auf die Arteria carotis (Abb. 1.81 c), z. B. bei tätlicher Auseinandersetzung oder Boxkämpfen bzw. HWS-Schleudertrauma (s. S. 210) kann eine Intimaschädigung mit konsekutiver Thrombose die Folge sein. Seltener wird eine intramurale Aneurysmabildung mit nachfolgender Thrombose beobachtet[84]. Traumatisch bedingt können auch Thrombosen der Arteria basilaris sein[56, 65]. Auf traumatisch bedingte Subarachnoidalblutungen wurde oben verwiesen (S. 200).

Der Hirnstamm

Sekundäre Hirnstammschädigung

Der Hirnstamm ist, wie oben bereits erwähnt, häufig Ort *sekundärer Schädigung* als Folge einer intrakraniellen Raumverdrängung. Es kommt durch venöse Stauung zu Einblutungen, die häufig keilförmig imponieren und bereits zwischen den kaudalen Nigraabschnitten basal des Aquäduktes sichtbar werden[67]. Die medianen Hirnstammblutungen treten auf, wenn bei noch erhal-

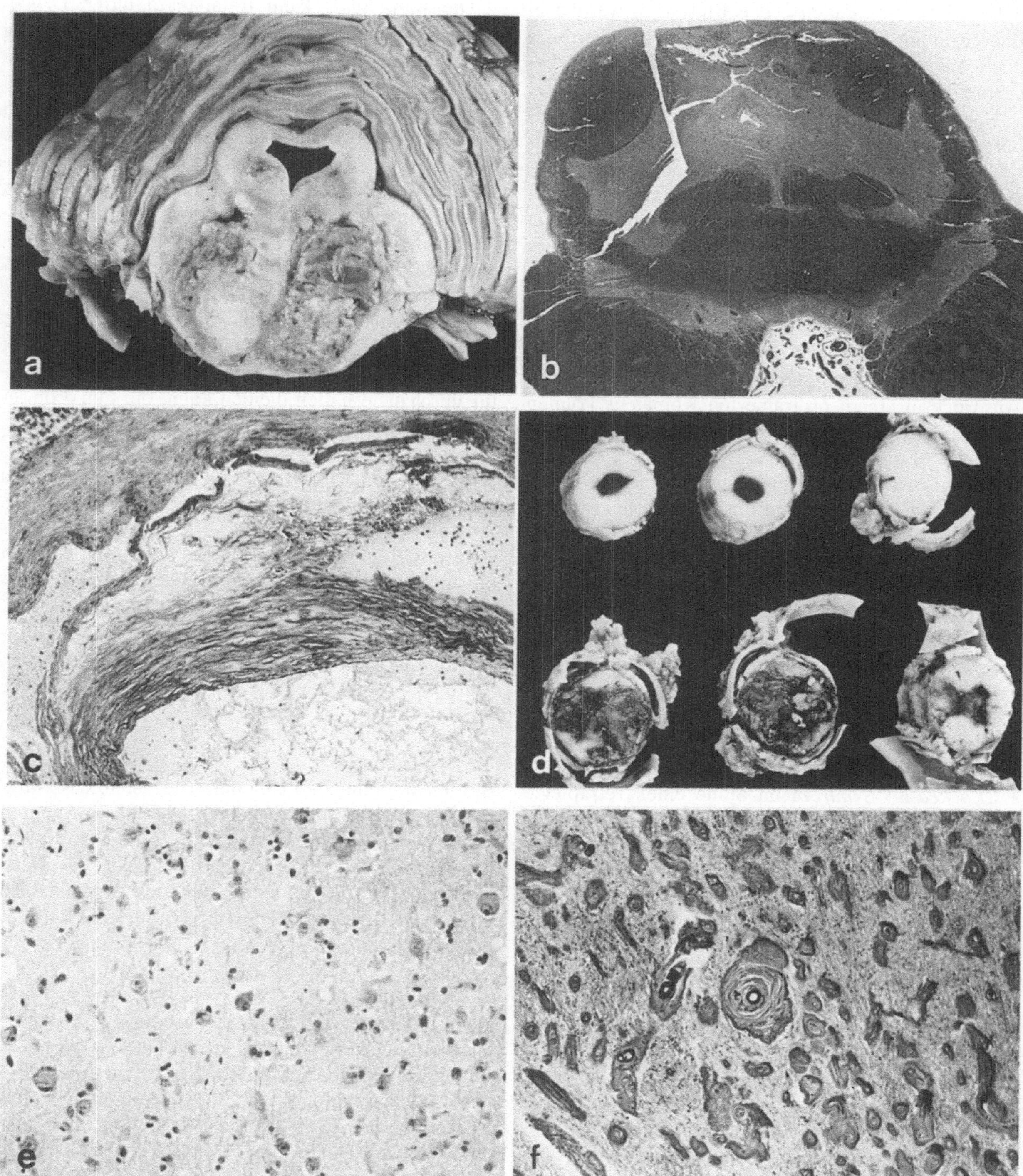

Abb. 1.81. a Zentrale Brückennekrose und Nekrose in der Rinde des rechten Lobulus quadrangularis im Übergang zum Wurm bei traumatisch bedingtem Herzstillstand mit anschließender Hirndrucksteigerung 4 Wochen vor dem Tode. **b** Sekundäre Nekrosen nach gedeckter Hirnverletzung und malignem Hirnödem in der Substantia nigra und um den Aquädukt. **c** Traumatisch bedingte intramurale Blutung in der A. Carotis interna. **d** Myelo-

malazie bei 4 Tage zurückliegender Luxationsfraktur des Halswirbelkörpers. **e** Zentrale Chromatolyse von Nervenzellen im Durchgangsbereich der Strahlen nach Bestrahlung eines leptomeningealen malignen Lymphoms. **f** Extreme fibrotische Verbreiterung von Gefäßwänden im Hypothalamus nach einer 28 Jahre zurückliegenden konventionellen Röntgenbestrahlung eines Hypophysenadenoms mit 190 Gy.

tener arterieller Zufuhr der venöse Abfluß durch den supratentoriellen Zirkulationsstop verhindert wird[66].

Die *Morphologie* ist durch Blutungen und/oder Nekrosen (Abb. 1.81 a, b) gekennzeichnet, die im Zentrum der Brücke liegen.

Primäre traumatische Hirnstammschädigung

Morphologie. Die primär entstehenden Blutungen liegen am Rande des Mittelhirnes[14]. Häufig sind mit primären Brückenblutungen Frakturen im Bereich der

Schädelbasis verbunden[20]. Die Blutungen werden in der Regel nur kurzfristig überlebt[55]; es sind allerdings auch Einzelfälle mit langen Überlebenszeiten beschrieben worden.

Neben den auch *makroskopisch* in der Regel erkennbaren Blutungen finden sich im Hirnstamm *Nekrosen* sowie *axonale Rupturen.* Der Hirnstamm ist bei Beschleunigungstraumen erheblichen Zerrungskräften ausgesetzt, die nicht nur – wie oben beschrieben – bei Rotation zu Einrissen im Bereich des Aufzweigungsmusters der großen Basalarterien und dadurch zu traumatisch bedingten Subarachnoidalblutungen führen können.

Klinik. Prognostisch sind derartige Hirnstammschädigungen als *ungünstig* anzusehen. Sie finden ihren Ausdruck in einem protrahierten Koma. Es können klinisch folgende Veränderungen im Vordergrund stehen:

- *Mittelhirnsyndrom,* klinisch gekennzeichnet durch Bewußtlosigkeit, gesteigerten Muskeltonus, Streckkrämpfe, Massenbewegungen, leichtere Störungen der Atem-, Herz- und Kreislauf- sowie Temperaturregulationen, verbunden mit Störungen der Augenmotorik und Pupillenreaktion.
- *Bulbärsyndrom* mit tiefem Koma, schlaffem Muskeltonus, Herz-Kreislauf- und Atem-Regulationsstörungen; Schlaf-Wach-Rhythmus erhalten, Haltungs- und Steuerungsreflexe auslösbar, ohne Reaktion auf Außenreiz bei geöffneten Augen.
- *Coma vigile* bzw. apallisches Syndrom.
- „*Locked-in*"-Syndrom im Sinne einer Tetraplegie einschließlich Hirnnervenlähmung sowie Verlust der Schlaf-Wach-Periodik bei erhaltener vertikaler Augenmotilität und Lidbewegungen sowie erhaltenem Bewußtsein.

Das Rückenmark

Wirbelsäulen- und Rückenmarkstraumen treten vor allem bei *Verkehrsunfällen, Stürzen, Schußverletzungen, Sportunfällen* und *Arbeitsunfällen* auf. Die Wirbelsäule einschließlich der den Spinalkanal auskleidenden Dura mater spinalis und den umgebenden – überwiegend muskulären – Weichteilen schützt das Rückenmark gegen stumpfe Gewalteinwirkung, wobei der segmentäre Aufbau der Wirbelsäule einerseits die *Beweglichkeit* ermöglicht, andererseits aber auch durch die Lücken für *perforierende Gewaltwirkung* durchgängig ist. Durch den Austritt der *Nervenfasern im Wurzelbereich* ergibt sich ein weiterer Locus minoris resistentiae, da auch die Nervenfasern selbst nur eine geringe Elastizität aufweisen.

Der *knöcherne Spinalkanal* ist relativ weit und extradural mit *Fettgewebe* und *Venenplexus* ausgekleidet. Das *Rückenmark* ist von *weicher Konsistenz* und wenig elastisch, so daß eine Änderung der Struktur des Spinalkanales auch zu einer Beteiligung des Rückenmarkes bzw. der Wurzeln führen muß.

Die *Wirbelsäule* kann traumatisch durch *Druck- oder Zugspannung* in sagittaler und lateraler Richtung sowie durch Rotation um die Längs- und Querachse aus ihrer Normallage verschoben werden. Besondere anatomische Strukturen liegen im *Verbindungsteil Hals-Kopf* vor, wo durch die hier verborgene *Medulla oblongata* mit den Zentren für Atem- und Kreislaufregulation bei Verletzung jeweils die Gefahr für einen akuten zentralen Tod gegeben sein kann. Die *Biomechanik* der Wirbelsäule und der Wirbelsäulenverletzung ist Grundlage verschiedener umfangreicher Monographien[4, 15, 94, 95, 114].

Prinzipiell kann das Rückenmark auf gleiche Weise verletzt werden wie das Gehirn. Das Rückenmark selbst reagiert relativ uniform, wobei die äußere Struktur durchaus erhalten bleiben kann, die Funktion jedoch vollständig unterbrochen ist.

Dura und Arachnoidea

Anatomisch und funktionell verhält sich das Hüllsystem des Rückenmarkes ebenso wie das Hüllsystem des Gehirns, nur wird die enge Beziehung zwischen beiden Duraschichten am Foramen magnum gelöst, wo sich innerhalb des Spinalkanals die innere Duraschicht zur Dura mater spinalis verselbständigt, während die äußere Schicht die alleinige Periostfunktion weiterführt.

Epiduralblutungen
Blutungen können entlang der Außenseite des Durasackes auftreten, führen jedoch allenfalls im oberen Halswirbelsäulenbereich zu einer wesentlichen Raumverdrängung, die zu einer Mitbeteiligung das Halsmark alterieren kann. Es handelt sich ausschließlich um venöse Blutungen, die sich überwiegend flächenhaft ausbreiten.

Subduralblutung
Auch Blutungen innerhalb des subduralen Spaltraumes sind bei Verletzungen der Wirbelsäule zu beobachten; zumeist jedoch führen sie nicht zu einer klinischen Symptomatik oder zu einer Beteiligung des Rückenmarkes, da die Blutung sich entlang dem Subduralspalt ausdehnen kann.

Subarachnoidalblutung
Entlang dem Rückenmark sind Aneurysmen der arteriellen Gefässe praktisch nicht bekannt. Subarachnoidalblutungen treten daher ausschließlich im Zusammenhang mit Kontusionen oder andersgearteten mechanischen Verletzungen auf.

Offenes Spinaltrauma

Die offene Rückenmarkverletzung ist durch Eröffnung der Dura mater spinalis gekennzeichnet, die durch eine Nadel z.B. bei Lumbalpunktion[19] oder durch Messerstich bzw. Schuß oder durch Aufreißen mittels Knochensplitter bei Wirbelkörperfrakturen eintreten kann. Stichverletzungen stellen eine häufige Todesursache im Rahmen eines Tötungsdeliktes dar, insbesondere wenn sie im Bereich der zerviko-kranialen Verbindung erfolgten. Wie bei offenen Hirnverletzungen ist generell die Gefahr einer Infektion auch bei offenen Rückenmarksverletzungen gegeben.

Gedecktes Spinaltrauma
Synonym: traumatische Myelopathie

Durch Kontusion oder Quetschung kommt es zur vorübergehenden oder andauernden *Minderdurchblutung* mit der Folge einer *Nekrose*. Gleichzeitig kann es durch mechanische und/oder hypoxische Einflüsse zum *Blutaustritt* kommen, so daß eine eingeblutete Nekrose entsteht.

Makroskopisch wird eine lokale, auf ein Segment unterschiedlichen Ausmaßes beschränkte *Erweichung* feststellbar, wobei die Kontinuität des Rückenmarkes sowie in der Regel auch die zugehörigen äußeren Hüllen erhalten bleiben (Abb. 1.81 d).

Mikroskopisch ist die Leptomeninx erhalten, ebenso wie in der Regel auch ein Saum des äußeren Neuropils, während die Nekrose im *Zentrum des Rückenmarkquerschnittes* gelegen ist. In Abhängigkeit von der Überlebenszeit kommt es hier zur *Verflüssigung* (Kolliquation) und zu Abräumvorgängen, so daß am Ende nur noch ein vom Neuropil *ummantelter Hohlraum* ähnlich einer Zyste im Sinne einer posttraumatischen Syringomyelie vorliegt[2].

Oberhalb und unterhalb finden sich in der Randregion der primären Verletzung *Axonschwellungen und Axonkugeln* wie auch Zeichen der *Waller- (= retrograde) und anterograden Degeneration*[39]. Das angrenzende Neuropil ist durch ausgeprägte spongiöse Auflockerung gekennzeichnet.

Schleudertrauma
Synonym: Whiplash-Trauma

Durch die vergleichsweise große Masse des Kopfes kann es bei *Beschleunigungstraumen* akut zu einer *Überbeugung/Überstreckung* am zervikokranialen Übergang kommen. Hierbei können Verletzungen entstehen, überwiegend als Folge einer *Retroflexion,* jedoch meist in Kombination mit *Rotations-, Stauchungs- oder Zerrungsbelastungen.* In Abhängigkeit von dem Ausmaß der Gewalteinwirkung sind alle Varianten der morphologischen und klinischen Folgeerscheinungen zu beobachten: Sie beginnen bei einer *Zerrung von Muskulatur und Sehnen* und verlaufen über eine *Luxation* bis hin zur *Fraktur.* Die Hauptbelastung liegt offenbar meist auf Höhe des *4. und 5. Halswirbelkörpers,* die auch am häufigsten luxieren und frakturieren.

Eher selten ist die *Fraktur* des *Dens axis,* d.h., der sog. *Genickbruch.* Dieser tritt überwiegend bei Überstreckung (Hyperextension) auf und durch Verlagerung von Bruchstücken des Dens in Richtung Medulla; es kann akut zum Eintritt des Todes kommen[4].

Andere physikalische Traumen

Elektrizität und Blitz

Pathogenese. Prinzipiell sind bei Strom- und Blitzeinwirkung thermische von elektrisch-funktionellen Schäden zu unterscheiden. *Thermische Schäden* können in Form von lokalen Nekrosen auftreten und sich bis zur vollständigen Verkohlung und Verbrennung entwickeln. Das Ausmaß der Folgen *funktioneller Schäden* basiert auf dem Ausmaß der Elektrolytverschiebung auf der molekularen Ebene und ist abhängig von der *Art des Stromes* (Gleichstrom, Wechselstrom, statisch-elektrische Felder), von der *Art der Einwirkung* (Stromfluß und Weg durch den Körper, Überschlag einer Hochspannung) sowie von anderen *quantitativen Faktoren* (Stromspannung = U, Stromstärke = I, Widerstand = Q, der Dauer des Stromflusses und der Frequenz bei Wechsel- und Drehstrom). Am Nervensystem kommt es durch Ionenverschiebung zu Störungen der *Reizleitung, Reizbildung und Reizweiterleitung* sowie an den Gefäßen zu *Permeabilitätsveränderungen* als Folge von Gefäßspasmen. Schließlich werden sekundäre, mechanische und toxische Schäden beobachtet, auf die hier im einzelnen nicht eingegangen werden soll.

Klinik. Bei akuter Einwirkung entwickeln sich *Parästhesien, Muskelschmerz, Muskelkrampf, Bewußtseinsverlust, Reflexverlust usw.*[87]. Als Spätfolgen werden *Spinalatrophien* sowie *spastische Spinalparalyse* und *hirnorganische Anfälle* beschrieben.

Morphologie. Eine *venöse Hyperämie* tritt zusammen mit unterschiedlich ausgeprägten *Diapedeseblutungen* vor allem in der Umgebung des III. Ventrikels sowie am Boden der Rautengrube und in der Großhirnrinde auf (Rindenmarkgrenze). Die Blutungen sind einerseits durch Gefäßspasmen, andererseits durch eine strombedingte Blutdrucksteigerung bedingt[50]. Das *Hirnödem* ist sowohl Folge einer elektrisch bedingten Schrankenstörung als auch der Blutdrucksteigerung.

Als *Späterkrankung* wird eine *elektrotraumatische Spinalatrophie*[82] beschrieben, die Wochen bis Monate später auftreten kann; ferner wird eine *spastische Spinalparalyse* mit Hinter- und Hinterseitenstrangatrophie beobachtet[51], jeweils mit Entmarkung im Hinter- und Hinterseitenstrang. Vereinzelt bildet sich ein Hydrocephalus internus aus[11].

Bei akuten Verbrennungen kann es extradural zur Blutansammlung *(Brandhämatom)* kommen[22]: Durch Dehydration entsteht einerseits ein klaffender Spaltraum, andererseits kommt es durch Ausschwitzung von Blut der Diploe- und Brückenvenen sowie durch Durazerreißung zur Ansammlung von Blut, das krümelig und mit geschmolzenem Gewebefett durchmischt als dunkle Masse (Pseudohämatom) imponiert.

Thermische Schäden

Verbrennung

Vorkommen. Verbrennungen des Kopfes und Gehirnschädels von *Grad I bis III* sind praktisch *ohne direkte Folgen;* allenfalls sekundäre klinische und morphologische Schäden sind zu erwarten. Bei Verbrennungen von *Grad IV* treten Veränderungen im Sinne einer Hitzekoagulation ein mit *Dehydration,* die zu einer Schrumpfung der Gehirnmasse führt – ein Vorgang, der allerdings praktisch ausschließlich postmortal eintritt.

Morphologie. Der *akut eintretende Tod* mit Verkohlung von Kopfschwarte und Schädeldach führt zu einer *Konsistenzveränderung* des Gehirns, das lehmartigen Charakter bekommt: Es ist wie verkocht. Das Gehirn ist insgesamt *verkleinert,* die Strukturen der grauen und weißen Substanz sind differenzierbar; das Gehirn ist praktisch vollständig von Wasser befreit[23, 48].

Der *Frühtod nach generalisierten Verbrennungen* entwickelt sich klinisch über eine Bewußtseinstrübung bis hin zum Koma. Morphologisch finden sich eine *Hyperämie* und ein *Ödem* als Folge der veränderten Hämodynamik und eines toxischen Gefäßschadens[35]. Durch gleichzeitig eintretende vermehrte Durchlässigkeit der Blut-Hirn-Schranke für Plasmaproteine entsteht das Bild einer *serösen Entzündung* mit *intravasalen Thromben* und zum Teil auch extravasalen *Fibrinkugeln* als Folge eines Schockgeschehens[35], *perivasale spongiöse Auflockerung, perivasale, lipidenthaltende Makrophagen, Hirnblutungen, perivaskuläre Siderophagen, Nervenzellschrumpfung, Abblassungen* sowie eine *Astrogliaproliferation*[41]. Bei *längerer Überlebenszeit* dominieren hypoxämische Schäden.

Der *Spättod nach Verbrennungen* ist vor allem durch *Infektionen von verbrannten Hautarealen* sowie auch der *Atemwege* bedingt. Es entwickelt sich eine vermehrte Wassereinlagerung, auch in das Gehirn, sowie ein hypoxämischer Hirnschaden. Ein Hydrocephalus internus wird ebenso beschrieben wie klinische Veränderungen im Sinne einer *Enzephalopathie,* die vor allem bei Kindern beobachtet wurde.

Die häufigste Komplikation des Gehirns ist eine entzündliche Beteiligung bei Sepsis im Sinne einer ZNS-Infektion (15 % der Fälle) bzw. im Sinne sekundärer Veränderungen (septischer arterieller Verschluß oder DIC) mit der Folge eines Infarktes (18 % der Fälle) bzw. einer intrazerebralen Blutung[120].

Überwärmung

Klinik. Die Überwärmung kann zu unterschiedlichen Veränderungen führen.

Der *Hitzekollaps* tritt bei hoher Außentemperatur und bei vermehrter endogener Wärmeneubildung, z. B. durch Arbeit, auf. Er ist durch Weitstellung der peripheren Gefässe und ein Versacken des Blutvolumens im Sinne einer Hypovolämie zu verstehen.

Der *Hirnschlag* stellt ein Versagen der dienzephalen Temperaturregulationszentren dar. Die Hitzeerschöpfung tritt durch Dehydration zusammen mit Salzmangel (z. B. in der Wüste) auf. Die Folgen sind vor allem Hitzekrämpfe der Muskulatur infolge des starken Salzverlustes.

Die *Insolation (Sonnenstich)* tritt bei langanhaltender Strahleneinwirkung auf den unbedeckten Kopf – offenbar infolge einer lokalen Erwärmung des Gehirns um 1,5–2,5 ° C – auf[52], und ist klinisch durch eine akut einsetzende Symptomatik – ohne Prodromi – mit Kopfschmerz, Sehstörung, Übelkeit, Delir, Verwirrtheit und Koma gekennzeichnet.

Morphologie. Die Morphologie folgt nahezu durchgehend hämodynamisch bedingten Schäden (Schock und Schrankenstörungen), wobei plasmatische und korpuskuläre Extravasation auftreten kann[41, 107]. Auffällig ist eine Bevorzugung von neuronalen Ausfallerscheinungen in der Kleinhirnrinde[105]. Die *Insolation* ist ebenso durch eine Seroplasma- und Zelldiapedese mit petechialen Blutungen[57], eventuell Purpura[100] – zum Teil im Sinne einer hämorrhagischen Enzephalitis[15a] – gekennzeichnet, wobei typischerweise Nervenzellschwellungen[100] auftreten sollen.

Kälteschäden

Klinik. Bei der allgemeinen Unterkühlung werden charakteristischerweise paradoxe Kältereaktionen (= Kälteblödsinn) beschrieben mit Verwirrtheitszustand und Tendenz zur Entkleidung.

Morphologie. Durch Reduktion des Hirnstoffwechsels infolge der Kälteeinwirkung besteht generell die Möglichkeit, trotz längeranhaltenden Kreislaufstillstandes erfolgreich zu reanimieren. Charakteristische morphologische Veränderungen des ZNS sind im *akuten Fall* nicht nachweisbar. Bei *protrahiertem Todeseintritt* finden sich eine massive Hyperämie, Ödem sowie Blutungen in der Umgebung des III. Ventrikels[41, 85].

Ionisierende Strahlen

Pathogenese

Ionisierende Strahlen bewirken[3]

* Störungen im Bereich der *Zellkernsubstanz* mit *Verlust der Replikationsfähigkeit der DNS* sowie

Störung der Chromosomen und Auslösung von Mutationen und abnormem Zellwachstum;

- *Inaktivierung von Enzymen,* Erzeugung freier Bindungsradikale oder -valenzen an Molekülen und Atomen und
- *Abtötung von Zellen* und Organismen durch Zerstörung des organischen Molekulargefüges.

Die strahlende Energie wirkt durch *Radiolyse des Wassers* innerhalb des Gewebes und löst die Freisetzung von *OH- und H-Radikalen* aus, u. a. durch Reaktion mit Aminosäuren sowie den SH-Gruppen an Zell- und Organellenmembranen. Im Bereich komplexerer Moleküle ändern Strahlen die Aktivität von Enzymen, wodurch eine Akkumulation von enzymabhängigen Substanzen entsteht. Der entscheidende pathogenetische Faktor ist die *Schädigung der Reproduktionskapazität der Zelle* mit der Folge von akuten Strahlennekrosen bis hin zur Mutation. Vulnerabel sind vor allem die teilungsfähigen Zellen innerhalb des ZNS, also vor allem die Endothel- und Muskelzellen der Gefäßwand und die Gliazellen[3, 40]. Die kombinierte Wirkung auf Gefäßwände und Parenchym verursacht in frühen Stadien eine Schädigung der Oligodendroglia und des übrigen Parenchyms, in Spätstadien Schädigungen der Gefäßwand.

Das *kindliche zentrale Nervensystem* weist eine deutlich *erhöhte Empfindlichkeit* auf[112], die, beginnend beim Fetalstadium, mit zunehmendem Alter geringer wird. Das noch in Entwicklung und Bemarkung befindliche Gehirn zeigt eine erhöhte Strahlensensibilität.

Akute Strahlenschäden

Akute Strahlennekrose

Bei einer Ganzkörperbestrahlung von mehr als 10 000 rad tritt der Tod innerhalb von Stunden ein, wobei ab 50 Gy die Schädigung des ZNS im Tierexperiment führend ist. Bei lokaler Bestrahlung mit Betatron sind oberhalb von 70 Gy graue und weiße Substanz gleichermaßen in Form einer akuten Strahlennekrose geschädigt; zwischen 50 und 70 Gy entwickelt sich eine Partialnekrose im Strahlenzentrum. Bei weiterer Reduzierung ergibt sich eine erhöhte Vulnerabilität der *Markscheiden* gegenüber der Nervenzellen. Die Nervenzellen zeigen Veränderungen im Sinne einer zentralen Chromatolyse (Abb. 1.81 e).

Durch Störung der Blut-Hirn-Schranke entwickelt sich ein *Hirnödem,* das maßgebend für die morphologischen Folgen ist. Die *Oligodendroglia* ist strahlensensibler als Astroglia, die ihrerseits strahlensensibler als die Nervenzellen ist.

Transitorische Strahlenmyelopathie

Das *Rückenmark* ist generell gegenüber ionisierenden Strahlen *empfindlicher* als das Großhirn[98], offenbar durch vergleichsweise geringere Knochenabsorption bedingt[26]. Besonders der Zervikalbereich wird bei Bestrahlung von Tumoren in Mundhöhlen-, Pharynx- und Larynxabschnitten betroffen. Die für die Bestrahlung in diesem Bereich angegebene Toleranzdosis schwankt zwischen 10 und 60 Gy[26]. Unter den heute üblichen therapeutischen Bedingungen (55–60 Gy, verteilt auf 5–6 Wochen) ist mit einer durchschnittlichen *Häufigkeit* der Strahlenmyelopathie von 1–5 % zu rechnen. Die besondere Vulnerabilität der Oligodendroglia führt bevorzugt zu Entmarkungen, die in den Hintersträngen auftreten und Ursache des *Lhermitte-Zeichens* sein können: unangenehme elektrisierende Parästhesien bei Kopfbeugung.

Chronische Strahlenschäden

Die Latenzzeit zwischen Bestrahlung und Beginn der klinischen Symptome liegt zwischen Monaten und 13 Jahren – im Mittel bei 16,4 Monaten[26]. Es wird eine akut entstehende von einer progredient-chronischen Form unterschieden.

Akut einsetzende Strahlenspätschädigung

Sowohl am Gehirn als auch – besonders – am Rückenmark können sich innerhalb kurzer Zeit Symptome einer Spätschädigung ausbilden. Innerhalb von Tagen können sich u. a. inkomplette oder komplette Querschnittssyndrome ebenso wie andere zentralnervöse Ausfallserscheinungen entwickeln, wobei morphologisch nicht die Gefäßveränderungen, sondern eine *Schädigung der Glia* mit *Entmarkung* bis zum Grade der *Marknekrose* im Vordergrund stehen. Die in ihrer Replikationsfähigkeit geschädigten Gliazellen entwickeln nach mehreren Mitosestadien während der Latenzzeit Funktionsstörungen, wie sie auch bei Endothelzellen beobachtet werden[40].

Chronische progrediente Strahlenspätschädigung

Klinisch stehen bei Rückenmarksschäden ausgeprägte *sensible Störungen* (54 %) im Vordergrund, während eine Kombination von motorischen und sensiblen Ausfällen (21 %) bzw. initiale Paresen (22 %) deutlich seltener zu beobachten sind[26]. Bei dieser prognostisch ungünstigen Form der Spätschädigung steht die vaskuläre Komponente im Vordergrund (Abb. 1.81 f). Gleichzeitig wird eine Abblassung der Markscheiden bis zur völligen Entmarkung sowie eine leichte spongiöse Auflockerung beobachtet.

Ultraschall

Mit Frequenzen bis zu 10 MHz wird heute Ultraschall im Rahmen der *diagnostischen Sonographie* angewandt. Mittels Ultraschall erfolgt ferner eine mechanische Einwirkung auf das Gewebe, deren Ausmaß von der Dosierung (Wellenlänge bzw. Frequenz, Intensität und Expositionszeit) abhängig ist. Ob gleichzeitig oder überhaupt thermische Einwirkungen eintreten, wird diskutiert.

Wird das ZNS mit *hochenergetischem fokussiertem Ultraschall* behandelt, entsteht eine lokale Koagulationsnekrose, deren Ausdehnung von der Dosierung abhängig ist[10, 37].

Änderung des Umgebungsdruckes

Dekompressionskrankheit
Synonym: Caissonkrankheit

Vorkommen. Die Caissonkrankheit tritt bei professionellen Tauchern (Brückenbau, Bau von Bohrinseln in der See) ebenso auf wie bei Sporttauchern; therapeutisch findet eine Ozon- und Überdruckbehandlung im Rahmen von Behandlungsmethoden der Alternativmedizin statt, bei der es zur Caissonkrankheit kommen kann.

Pathogenese. Krankheitsbilder entstehen bei Änderung des Atmosphärendruckes von übernormal auf normal. Beim Tauchen steigt der *hydrostatische Druck,* der auf dem menschlichen Körper lastet, proportional zur Wassertiefe an. Die Druckerhöhung bedingt eine proportional stärkere *Lösung der Atemgase,* insbesondere von Stickstoff, *im Blut und Gewebe,* so daß es zu einer Übersättigung kommt.

Ab etwa 100 m Tauchtiefe tritt der *Tiefenrausch* ein mit Euphorie, Denk- und Koordinationsstörungen[110]. Es entsteht zusätzlich die Gefahr einer *Sauerstoffvergiftung* (Oxydose) mit hirnorganischem Krampf- und Bewußtseinsverlust.

Wird zu schnell aufgetaucht, dann erfolgt die Dekompression zu schnell. Es treten die in Überschuß gelösten Gase in *gasförmigen Zustand* über, ohne daß ein Ausgleich über die Lunge erfolgen kann. Das Auftreten von Gas in gasförmigem, nicht gelöstem Zustand hängt von der Korrelation zwischen Auftauchtiefe und Auftauchzeit ab.

Morphologie. Die freiwerdenden Gase sind intra- sowie interzellulär und intravasal nachweisbar. Es kann eine Gasblasenembolie ebenso wie eine lokale Gasblasenentstehung beobachtet werden, zusammen mit einer Störung der Mikrozirkulation, einer disseminierten intravaskulären Gerinnung, Lipidembolie bzw. Fettembolie[83a]. Im Gehirn finden sich herdförmig spongiöse Auflockerungen sowie Zeichen einer Schrankenstörung.

Klinik. Von der Bradykardie bis zum Schock können alle Veränderungen nachweisbar sein[86].

Luftembolie

Eine Luftembolie *entsteht* bei operativen Eingriffen durch Eröffnung herznaher Venen oder nach Schädelbasisfrakturen mit Eröffnung der großen venösen Sinus. *Klinisch* treten akute Krämpfe, Sehstörungen sowie Paresen auf.

Morphologisch sind *ischämische Enzephalomalazien* sowie ischämische Ganglienzellveränderungen (Tigrolyse) ebenso zu beobachten wie luftbedingte Vakuolen in Gefäße und Kapillaren sowie *Mikrozirkulationsstörungen.* Immer wieder wurden in der Rinde, den Meningen sowie – seltener – im Mark lokalisierte kleinfleckige *Blutungen* beobachtet[43], die in topographischer Abhängigkeit von den durch Luftembolie verschlossenen Gefäßen stehen [93]. Perikapillär und periarteriolär kommt es zur Ansammlung von Luft-Plasma-Gemischen oder Luftblähung der kapillären Gliakammern und der Virchow-Robin-Räume *(Emphysem der Gefäßscheide* nach Rössle[92]).

Höhenkrankheit

Die Höhenkrankheit tritt etwa in 3500 m Höhe auf und ist durch einen Sauerstoffmangel im Sinne einer Hypoxidose gekennzeichnet, wodurch es zu einer Einschränkung der Zellfunktion kommt. *Klinisch* dominieren die Beschleunigung von Atem und Kreislauf sowie eine Erniedrigung der Körpertemperatur. Die *ZNS-Beteiligung* wird an Konzentrations- und Merkfähigkeitsstörungen, Störung der Sehfunktion, des Antriebes sowie des Sprechens erkennbar.

Morphologisch werden Zeichen der Hypoxie im Sinne einer elektiven Nekrose des nervösen Parenchyms erkennbar.

Literatur

1.–5. Weiterführende Literatur ($\triangleright$ S.197)

6. Adams JH, Doyle D, Graham DI, Lawrence AE, McLellan DR, Gennarelli TA, Pastuszko M, Sakamoto T (1985) The contusion index: a reappraisal in human and experimental nonmissile head injury. Neuropathol Appl Neurobiol 11: 299–308

7. Adams JH, Doyle D, Graham DI, Lawrence AE, McLellan DR (1986) Deep intracerebral (basal ganglia) haematomas in fatal nonmissile head injury in man. J Neurol Neurosurg Psychiatry 49: 1039–1043

8. Adams JH, Mitchell DE, Graham DI, Doyle D (1977) Diffuse brain damage of immediate impact type. Brain 100: 489–502

9. Adams JH, Scott G, Parker LS, Graham DI, Doyle D (1980) The contusion index: a quantitative approach to cerebral contusions in head injury. Neuropathol Appl Neurobiol 6: 319–324

10. Aström KE, Bell E, Ballantine HT Jr, Heidensleben E (1961) An experimental neuropathological study of the effects of high frequency focused ultrasound on the brain of the cat. J Neuropathol Exp Neurol 20: 484–520

11. Bach W (1950) Hirnorganische Dauerfolgen nach Verletzung durch Blitzschlag. Nervenarzt 21: 16–20

12. Bakay L, Lee JC, Lee GC, Peng JR (1977) Experimental cerebral contusion. J Neurosurg 47: 525–531

13. Behrmann S, Mandybur T, McMenemey WH (1962) Un cas de maladie Creutzfeld-Jakob à la suite d'un traumatisme cerebrale. Rev Neurol 107: 453–459

14. Bratzke H (1981) Zur Kenntnis der Hirnstammverletzungen aus forensischer Sicht. Habilitationsschrift, FU Berlin

15. Breig A (1978) Adverse mechanical tension in the central nervous system. Almquist & Wikselt, Stockholm; Wiley & Sons, New York London Sydney Toronto

15a.Büchner F (1962) Allgemeine Pathologie, 4. Aufl. Urban & Schwarzenberg, München

16. Cave WS (1983) Acute nontraumatic subdural hematoma of arterial origin. J Forensic Sci 28: 786–789

17. Corsellis JAN (1989) Boxing and the brain. Br Med J 298: 105–109

18. Corsellis JAN, Bruton CJ, Freeman-Browne D (1973) The aftermath of boxing. Psychol Med 3: 270–303

19. Dick JPR (1992) Hazards of lumbar puncture. In: Chritchley E, Eisen A (eds) Diseases of the spinal cord. Springer, Berlin Heidelberg New York Tokyo, pp 35–40

20. Dirnhofer R, Patschneider H (1977) Zur Entstehung von Hirnstammverletzungen. Z Rechtsmed 79: 25–45

21. Döpper T, Spaar FW, Orthner H (1972) Zur Neuropathologie des posttraumatischen Hirndrucks im Kindesalter. Z Neurol 202: 37–51

22. Dotzauer G (1974) Zum Problem des sogenannten Brandhämatoms. Z Rechtsmed 75: 21–24

23. Dotzauer G, Jacob H (1952) Über Hirnschäden unter akutem Verbrennungstod. Dtsch Z Gerichtl Med 41: 129–146

24. Flamm ES, Demopoulos HV, Seligman MI, Thomasula JJ, De Crescito V, Ransohoff J (1977) Ethanol potentiation of central nervous system trauma. J Neurosurg 46: 328–335

25. Freytag E (1963) Autopsy findings in head injuries from blunt forces. Statistical evaluation of 3367 cases. Arch Path 75: 402–413

26. Fröscher W (1976) Die Strahlenschädigung des Rückenmarks. Fortschr Neurol Psychiat 44: 94–135

27. Gennarelli TA (1983) Head injury in man and experimental animals-clinical aspects. Acta Neurochir [Suppl 32]: 1–13

28. Gennarelli TA, Spielman GM, Langfitt TW, Gildenberg PL, Harrington T, Jane JA et al. (1982) Influence of the type of intracranial lesion on outcome from severe head injury. J Neurosurg 56: 26–36

29. Gennarelli TA, Thibault LE (1982) Biomechanics of acute subdural hematoma. J Trauma 22: 680–686

30. Gennarelli TA, Thibault LE, Adams JH, Graham DI, Thompson CJ, Marcincin RP (1982) Diffuse axonal injury and traumatic coma in the primate. Ann Neurol 12: 564–574

31. Gentleman SM, Lynch A, Graham DI, Roberts GW (1992) Deposition of ßA4 amyloid protein in the brain following severe head trauma. Clin Neuropathol 11: 137–185.

32. Gentleman D, North F, Macpherson P (1989) Diagnosis and management of delayed traumatic haematomas. Brit J Neurosurg 3: 367–372.

33. Grimberg L (1934) Paralysis agitans and trauma. J Nerv Ment Dis 79: 14–42

34. Gurdjian ES (1975) Impact head injury. Thomas, Springfield/IL

35. Hagedorn M, Pfrime B, Mittermayer C, Sandritter W (1975) Intravitale und pathologisch-anatomische Beobachtungen beim Verbrennungsschock des Kaninchens. Beitr Pathol 155: 398–409

36. Henn R (1989) Schädeltrauma In: Cervos-Navarro J, Ferszt R (Hrsg) Klinische Neuropathologie. Thieme, Stuttgart New York, S. 299–319

37. Heyck H, Höpker W (1952) Hirnveränderungen bei der Ratte nach Ultraschall. Monatsschr Psychiat Neurol 123: 42–64

38. Hollander D, Strich SJ (1970) Atypical Alzheimer's disease with congophilic angiophathy presenting with dementia of acute onset. In: Wolstenholme GEW, O'Connor M (eds) Alzheimer's disease and related conditions. Churchill, London, pp 105–124

39. Hughes JT (1978) Pathology of the spinal cord. Lloyd-Luke, London

40. Hopewell JW (1979) Late radiation damage to the central nervous system: a radiobiological interpretation. Neuropathol Appl Neurobiol 5: 329–343

41. Jacob H (1955) Wärme- und Kälteschädigungen des Zentralnervensystem. In: Lubarsch O, Henke F, Rössle R (Hrsg) Handbuch der speziellen pathologischen Anatomie und Histologie, Bd XII/3. Springer, Berlin Göttingen Heidelberg, S 288–326

42. Jacobsen PL, Farmer TW (1979) The „hypernormal" CT scan in dementia: Bilateral isodense subdural hematoms. Neurology 29: 1522–1524

43. Janssen W (1967) Zur Pathogenese und forensischen Bewertung von Hirnblutungen nach cerebraler Luftembolie. Dtsch Z Gerichtl Med 61: 62–80

44. Jennett B, Snoek J, Bond MR, Brooks N (1981) Disability after severe head injury: oberservations on the use of the Glasgow outcome scale. J Neurol Neurosurg Psychiatry 44: 285–293

45. Jennett B, Teasdale G (1981) Management of head injuries. Davis, Philadelphia

46. Keener EB (1959) An experimental study of reactions of the dura mater to wounding and loss of substance. J Neurosurg 16: 424–447

47. Kirkpatrick JB, Pearson J (1978) Fatal cerebral injury in the elderly. J Am Geriatr Soc 26: 489–497

48. Klein H (1975) Körperschäden und Tod durch Hitze. In: Mueller B (Hrsg) Gerichtliche Medizin, 2. Aufl. Springer, Berlin Heidelberg New York, S 504–533

49. Kobrine AI, Timmins E, Rajjoub RK, Rizzoli HV, Davis DO (1977) Demonstration of massive traumatic brain swelling within 20 minutes after injury. J Neurosurg 46: 256–258

50. Koeppen S (1953) Erkrankungen der inneren Organe und des Nervensystems nach elektrischen Unfällen. Hefte zur Unfallheilkunde, Bd 34. Springer, Berlin Göttingen Heidelberg

51. Koeppen S, Pranse F (1955) Klinische Elektropathologie. Thieme, Stuttgart

52. Koslowski L, Krause F (1970) Kälte und Wärme. In: Siegenthaler W (Hrsg) Klinische Pathophysiologie. Thieme, Stuttgart, S. 970–982

53. Krauland W (1961) Über die Quellen des akuten und chronischen subduralen Hämatoms. Thieme, Stuttgart

54. Krauland W (1973) Über die Zeitbestimmung von Schädelhirnverletzungen. Beitr Gerichtl Med 30: 226–251

55. Krauland W (1982) Verletzungen der intrakraniellen Schlagadern. Springer Berlin Heidelberg New York

56. Krauland W, Stögbauer R (1961) Zur Kenntnis der Schlagaderverletzungen am Hirngrund bei gedeckten stumpfen Gewalteinwirkungen. Beitr Gerichtl Med 21: 171–180

57. Lahl R (1974) Hirngefäße und Insolation. In: Schulze HAF (Hrsg) Zerebrovaskuläre Insuffizienz. Sammlung zwangloser Anhandlungen aus dem Gebiet der Psychiatrie und Neurologie, H 45. Fischer, Jena

58. Lende RA, Erickson TC (1961) Growing skull fractures of childhood. J Neurosurg 18: 479–489

59. Lindenberg R (1973) Mechanical injuries of brain and meninges. In: Spitz WU, Fisher RS (eds) Medicolegal investigation of death, guidelines for the application of pathology to crime investigation. Thomas, Springfield/IL, pp 420–469

60. Lindenberg R, Freytag E (1957) Morphology of cortical contusions. Arch Pathol 63: 23–42

61. Lindenberg R, Freytag E (1969) Morphology of brain lesions from blunt trauma in early infancy. Arch Pathol 87: 298–305

62. Liu HC, Lee JC, Bakay L (1979) Experimental cerebral concussion. Acta Neurochir 47: 105–122

63. Maas AIR (1977) Cerebrospinal fluid enzymes in acute brain injury. J Neurol Neurosurg Psychiatry 40: 666–674

64. MacPherson P, Teasdale E, Dhaker S, Allerdyce G, Galbraith S (1986) The significance of traumatic haematoma in the region of the basal ganglia. J Neurol Neurosurg Psychiatry 49: 1039–1043

65. Mastaglia FL, Savas S, Kakulas BA (1969) Intracranial thrombosis of the internal carotid artery after closed head injury. J Neurol Neurosurg Psychiatry 32: 382–388

66. Matakas FL (1975) Zur Genese sekundärer Hirnstammblutungen. Zentralbl Allg Pathol 119: 223

67. Mayer ET (1967) Zentrale Hirnschäden nach Einwirkung stumpfer Gewalt auf den Schädel. Arch Psychiat Z Neurol 210: 238–262

68. McDermott M, Fleming JFR, Vanderlinden RG, Tucker WS (1984) Spontaneous arterial subdural hematoma. Neurosurgery 14: 13–18

69. McMenemey WH, Grant HC, Behrman S (1965) Two examples of „presenile dementia" (Pick's disease and Stern-Garcin syndrome) with a history of trauma. Arch Psychiatr Nervenkr 208: 162–176

70. Mealey J (1960) Acute extradural hematomas without demonstrable skull fractures. J Neurosurg 17: 27–34

71. Nayak AK, Mohanty S, Singh RKN, Chansouria JPN (1980) Plasma biogenic amines in head injury. J Neurol Sci 47: 211–219

72. Nilsson B, Nordström CH (1977) Experimental head injury in the rat. J Neurosurg 47: 262–273
73. Oehmichen M (1976) Cerebrospinal fluid cytology. Thieme, Stuttgart
74. Oehmichen M (1978) Mononuclear phagocytes in the central nervous system. Springer, Berlin Heidelberg New York
75. Oehmichen M (1992) Neuropathologie des Kopfschusses. In: Saternus KS (Hrsg) Kopfschuß-Spannungsfeld zwischen Medizin und Recht. Schmidt-Römhild, Lübeck, S 37–50
76. Oehmichen M, Eisenmenger W, Raff G (1981) Theoretisch-experimentelle und statistische Grundlagen zur zytomorphologischen Altersbestimmung traumatischer Rindenblutungen. Beitr Gerichtl Med 39: 57–72
77. Oehmichen M, Raff G (1980) Timing of cortical contusion. Z Rechtsmed 84: 79–94
78. Oehmichen M, Wiethölter H, Grüninger H, Gencic M (1983) Destruction of intracerebrally applied red blood cells in cervical lymph nodes. Experimental investigations. Forensic Sci Int 21: 43–57
79. Oehmichen M, Wiethölter H, Grüninger G, Wolburg W (1982) Time-dependency of the lymphatic efflux of intracerebrally applied corpuscular tracers. Light and electron microscopic investigations. Lymphology 15: 112–125
80. Oka H, Motomochi M, Suzuki Y, Ando K (1972) Subdural hygroma after head injury. Acta Neurochir 26: 265–273
81. Okamoto H, Harada K, Yoshimoto H, Uozumi T (1983) Acute subdural hematoma caused by contrecoup injury. Surg Neurol 20: 461–463
82. Panse F (1975) Electrical trauma. In: Braakman (ed) Handbook of clinical neurology, vol 23/1 North-Holland, Amsterdam, pp 683–729
83. Parker RS (1990) Traumatic brain injury and neuropsychological impairment. Springer, Berlin Heidelberg New York Tokyo
83 a. Pedal J (1994) Autopsie und Histologie nach Todesfällen beim Sporttauchen. In: Oehmichen M, van Laak U, Püschel K, Birkholz M (Hrsg) Der Tauchunfall. Schmidt-Römhild, Lübeck. S 129–140
84. Peiffer J (1977) Neuropathologische Grundlagen. In: Anders G, Felten R, Kirsch A (Hrsg) Boxen und Gesundheit. Deutscher Ärzte-Verlag, Köln S 173–180
85. Peters G (1970) Klinische Neuropathologie. Thieme, Stuttgart
86. Petropoulos EA, Timiras PS (1974) Biological effects of high altitude as related to increased solar radiation, temperature fluctuations and reduced partial pressure of oxygen. Prog Biometeorol 1: 295–311
87. Posner G (1973) Folgen elektrischer Unfälle. Med Ber Inst z Erforschung elektr Unfälle, Köln
88. Povlishock JT, Becker DP, Miller JD, Jenkins LW, Dietrich WD (1979) The morphopathologic substrates of concussion? Acta Neuropathol 47: 1–11
89. Prokop O, Göhler W (1976) Forensische Medizin. Fischer, Stuttgart New York
90. Richard KE (1991) Traumatic brain swelling and brain edema. In: Frowein RA (ed) Cerebral contusions, lacerations and hematomas. Springer, Wien New York, pp 101–139
91. Roberts GW, Allsop D, Bruton C (1990) The occult aftermath of boxing. J Neurol, Neurosurg Psychiatry 53: 373–378
92. Rössle R (1944) Über die Luftembolie der Capillaren des großen und kleinen Kreislaufs. Virchows Arch Pathol Anat 313: 1–27
93. Rössle R (1948) Über die ersten Veränderungen des menschlichen Gehirns nach arterieller Luftembolie. Virchows Arch Pathol Anat 315: 461–480
94. Sances A, Thomas DJ, Ewing CL, Larson SJ, Unterharnscheid F (eds) (1986) Mechanisms of head and spine trauma. Aloray Publ Goshen, New York
95. Saternus KS (1977) Die Verletzungen von Halswirbelsäule und von Halsweichteilen. Hippokrates, Stuttgart
96. Sayer H, Wiethölter H, Oehmichen M, Zentner J (1981) Diagnostic significance of nerve cells in human CSF with particular reference to CSF cytology in the brain death syndrome. J Neurol 225: 109–117
97. Schiefer W, Lewke M, Kazner E (1968) Der hämorrhagische Schock als Leitsymptom für die Erkennung posttraumatischer intrakranieller Hämatome bei Säuglingen und Kleinkindern. Zentralbl Neurochir 29: 131–138
98. Scholz W, Ducho EG, Breit A (1959) Experimentelle Röntgenschäden am Rückenmark des erwachsenen Kaninchens. Psychiatr Neurol Jap 61: 417–441
99. Schumacher M, Oehmichen M, König HG, Einighammer H, Bien S (1985) Computertomographische Untersuchungen zur Wundballistik kranialer Schußverletzungen. Beitr Gerichtl Med 43: 95–101
100. Schwab W (1925) Über Hirnveränderungen bei Sonnenstich. Schweiz Med Wochenschr 6: 33–38
101. Sellier K, Kneubuehl B (1992) Wundballistik und ihre ballistischen Grundlagen. Springer, Berlin Heidelberg New York Tokyo
102. Sellier K, Unterharnscheidt F (1963) Mechanik und Pathomorphologie der Hirnschäden nach stumpfer Gewalteinwirkung auf den Schädel. Hefte zur Unfallheilkunde, Heft 76. Springer, Berlin Göttingen Heidelberg
103. Sharp JW, Sagar SM, Hisanaga K, Jasper P, Sharp FR (1990) The NMDA receptor mediates cortical induction of fos and fos-related antigens following cortical injury. Exp Neurology 109: 323–332
104. Shaw CM, Alvord EC (1972) Injury of the basilar artery associated with closed head trauma. J Neurol Neurosurg Psychiatry 35: 247–257
105. Shibolet S, Coll R, Gilat T, Sohar E (1967) Heatstroke: Its clinical picture and mechanism in 36 cases. Q J Med 36: 525–548
106. Snoek J, Jennett B, Adams JH, Graham I, Doyle D (1979) Computerised tomography after recent severe head injury and patients without acute intracranial haematoma. J Neurol Neurosurg Psychiatry 42: 215–225
107. Sohal RS, Sun SC, Colcolough HL, Burch GE (1968) Heat stroke. An electron microscopic study of endothelial cell damage and disseminated vascular coagulation. Arch Intern Med 122: 43–47
108. Stalhammar DA (1990) Mechanism of brain injuries. In: Braakman R (ed) Handbook of clinical neurology, vol 13/57: Head injury. Elsevier, Amsterdam New York, pp 17–41
109. Stalhammar DA (1991) Biomechanics of brain injuries. In: Frowein RA (ed) Cerebral contusions, lacerations and hematomas. Springer, Wien New York, pp 1–23
110. Strauss RH, Prockop LD (1973) Decompression sickness among scuba divers. J Am Med Assoc 223: 637–640
111. Strich SJ (1976) Cerebral trauma. In: Blackword W, Corsellis JAN (eds) Greenfield's neuropathology, 3rd edn. Arnolds, London pp 327–360
112. Sundaresan N, Guiterrez FA, Larsen MB (1978) Radiation myelopathy in children. Ann Neurol 4: 47–50
113. Tokuda T, Ikeda S, Yanagisawa N, Ihara Y, Glenner GG (1991) Re-examination of ex-boxers' brains using immunohistochemistry with antibodies to amyloid ß-protein and tau protein. Acta Neuropathol 82: 280–285
114. Tucci KA, Landy HJ, Green BA, Eismont FJ (1992) Trauma and paraplegia. In: Chritchley E, Eisen A (eds) Diseases of the spinal cord. Springer, Berlin Heidelberg New York Tokyo, S 409–427
115. Unterharnscheid FJ (1971) Morphologische Befunde am ZNS bei Verbrennungen. 2. Tag d Vereinig Dtsch plast Chirurgen, Ludwigshafen 23.–25. Sept
116. Unterharnscheid F, Sellier K (1966) Mechanics and pathomorphology of closed brain injuries. In: Caveness WF, Walker AE (eds) Head injury (conference proceeding). Lippincott, Philadelphia, pp 231–341
117. Voigt GE, Löwenhielm CGP, Ljung CBA (1977) Rotational cerebral injuries near the superior margin of the brain. Acta Neuropathol 39: 201–209
118. Weir B (1971) The osmolality of subdural hematoma fluid. J Neurosurg 34: 528–533
119. White AH, Panjabi MM (1978) Clinical biomechanics of the spine. Lippincott, Philadelphia Toronto
120. Winkelman MD, Galloway PG (1992) Central nervous system complications of thermal burns: a postmortem study of 139 patients. Medicine (Baltimore) 71: 271–283

Tumoren des Nervensystems

W. Paulus

Weiterführende Literatur

1. Burger PC, Scheithauer BW (1994) Tumors of the central nervous system. Atlas of tumor pathology, vol.10. Armed Foces Institute of Pathology, Washington
2. Burger PC, Scheithauer BW, Vogel FS (1991) Surgical pathology of the nervous system and its coverings. 3rd edn. Churchill Livingstone, New York
3. Jänisch W, Schreiber D, Güthert H (1988) Neuropathologie – Tumoren des Nervensystems. Fischer, Stuttgart
4. Jellinger K (1987) Therapy of malignant brain tumors. Springer, Berlin Heidelberg New York Tokyo
5. Kepes JJ (1982) Meningiomas. Biology, pathology, and differential diagnosis. Masson, New York
6. Kleihues P, Burger PC, Scheithauer BW (1993) Histological typing of tumours of the central nervous system. Springer, Berlin Heidelberg New York Tokyo
7. Levine AJ, Schmidek HH (1993) Molecular genetics of nervous system tumors. Wiley, New York
8. Mennel HD (1988) Geschwülste des zentralen und peripheren Nervensystems. In: Doerr W, Seifert G (Hrsg) Spezielle pathologische Anatomie, Bd 13/III. Springer, Berlin Heidelberg New York Tokyo, S 215–542
9. Russell DS, Rubinstein LJ (1989) Pathology of tumours of the nervous system. 5th edn. Arnold, London
10. Schiffer D (1993) Brain Tumors. Pathology and its biological correlates. Springer, Berlin Heidelberg New York Tokyo
11. Schwechheimer K (1990) Spezielle Immunmorphologie neurogener Geschwülste. In: Doerr W, Seifert G (Hrsg) Spezielle pathologische Anatomie, Bd 13/IV. Springer, Berlin Heidelberg New York Tokyo

Allgemeine Neuroonkologie

Klinik

Das klinische Bild der Hirntumoren wird geprägt durch Hirndruckzeichen wie morgendliches Erbrechen, Kopfschmerzen, Visusstörung, Stauungspapille und psychoorganisches Syndrom. Dazu können je nach Lokalisation des Tumors neurologische Herdsymptome treten, z. B. Hemiparese, Aphasie, Ataxie oder hormonale Störungen. Intrakranielle Gliome und Meningeome gehen in 50–75 % mit herdbetonten oder generalisierten Krampfanfällen einher. Je maligner der Tumor, desto kürzer ist meist die Anamnese. 3–10 % der Hirntumoren sind symptomlos und werden autoptisch diagnostiziert.

Die modernen bildgebenden Verfahren – Computertomographie (CT), Kernspintomographie (NMR) – haben inzwischen ältere Techniken wie Angiographie, Szintigraphie, Pneumenzephalographie und Myelographie fast vollständig verdrängt. Im kranialen CT ist der Hirntumornachweis in 98 % sicher möglich. Das NMR erreicht oft eine bessere Beurteilung der Beziehung zu den Nachbarstrukturen und ist dem CT im zervikospinalen Übergangsbereich und intraspinal überlegen.

Bei den meisten Hirntumoren ist die Operation die Therapie der Wahl. Bestrahlung und Chemotherapie erfolgen vor allem bei den malignen Tumoren[4]. Die durchzuführende Therapie orientiert sich neben der histologischen Diagnose am klinischen Verlauf, an der Lokalisation des Tumors und am Alter des Patienten. Dabei stellt der Neuropathologe die Diagnose, aber grundsätzlich nicht die Indikation für bestimmte Therapieverfahren.

> Da Qualität und Validität der Diagnose direkt mit der Menge des untersuchten Tumorgewebes korrelieren, ist stets das gesamte und soviel Material wie möglich zur neuropathologischen Untersuchung einzusenden. Dringend zu warnen ist vor Versendung getrennten Materials an verschiedene Institutionen und vor einer Aufteilung des Gewebes im Operationssaal. Dagegen ist die Versendung an zentrale Referenzstellen bei problematischen Fällen und im Rahmen von Therapiestudien unverzichtbar; diese darf aber grundsätzlich nur von der lokalen (neuro)pathologischen Einrichtung ausgehen.

Epidemiologie

- Daten zur *Häufigkeit von Hirntumoren* schwanken selektionsbedingt erheblich. Bei 1,2–2,6 % der Autopsien trifft man auf einen Hirntumor. Die *Inzidenz* der Hirntumoren (Anzahl der Neuerkrankungen/100000 Einwohner und Jahr) betrug in der ehemaligen DDR, die über ein nationales Krebsregister verfügte, 6,7, in anderen Ländern zwischen 2,2 und 15,8[3, 90, 98]. Einige Hirntumoren haben in den letzten Jahren oder Jahrzehnten zugenommen, so zerebrale Lymphome immunsupprimierter und wahrscheinlich auch immunkompetenter Patienten sowie Plexuspapillome. In den USA und in Kanada wurde über eine starke Zunahme maligner Gliome bei älteren Patienten berichtet; es wird allerdings kontrovers diskutiert, in welchem Ausmaß Artefakte aufgrund besserer Diagnostik oder veränderter histologischer Kriterien dafür verantwortlich sind[54].
- Über die *relative Häufigkeit* der einzelnen Tumortypen orientiert Tabelle 1.26, zu der kritisch zu äußern ist, daß in den Serien uneinheitliche Terminologien und Klassifikationen angewandt wurden; beispiels-

weise wurden von manchen Autoren Lymphome den Sarkomen und Germinome den Pinealistumoren subsumiert[227].

- Es gibt deutliche Unterschiede zwischen *verschiedenen Altersgruppen* (Tabelle 1.26). Der Anteil der Hirntumoren an den malignen Tumoren beträgt bei Erwachsenen 1–4 %, bei Kindern 20–25 % und bildet hier die zweitgrößte Tumorgruppe; allerdings ist die altersspezifische Inzidenz bei Kindern (1–14 Jahre) etwa 5 mal niedriger als bei Erwachsenen (50–65 Jahre)[90]. Eines von 2500 Kindern vor Vollendung des 16. Lebensjahres ist betroffen; Todesursache bei 14 jährigen ist in bis zu 20 % ein Hirntumor. Arttypisch dominieren bei kongenitalen Tumoren (Krankheitsbeginn in der Perinatalperiode) Teratome (25–50 %), bei Säuglingen Astrozytome und Plexuspapillome und bei Kindern Astrozytome und Medulloblastome (Tabelle 1.26)[70]. Bei über 60 Jahre alten Patienten trifft man autoptisch vor allem auf Meningeome (35–40 %), Glioblastome (20–25 %) und Hypophysenadenome (10–20 %)[3].

Tabelle 1.26. Relative Häufigkeit der intrakraniellen Tumoren

Autor	1	2	3	4	5
Anzahl der Fälle	2768	9000	6126	810	722
Autopsie (A)/ Biopsie (B) A + B	A	A + B	B	A + B	
Altersgruppen	alle	alle	alle	0–16 J	0–1 J
Astrozytome	23,4	12,6	12,0	36,0	18,3
Glioblastome	24,6	12,2	14,5	3,1	4,2
Oligodendrogliome	2,6	9,6	5,0	2,8	1,7
Ependymome	3,0	4,3	1,8	10,1	6,5
Plexuspapillome	0,6	0,6	0,3	1,1	16,5
Neuronale Tumoren	0,2	0,4	0,5	0,4	2,9
Pineozytome/-blastome	0,4	*	0,3	0,4	0,6
Medulloblastome	3,4	4,2	1,1	21,0	0,6
Neurinome/ Neurofibrome	4,9	6,8	8,8	0,7	0,7
Meningeome	20,7	16,6	20,4	1,5	2,5
Lipome	0,4	*	*	0,6	2,6
Melanozytäre Tumoren	0,4	–	0,0	0,0	2,6
Hämangioperizytome	*	*	0,3	0,2	0,3
Hämangioblastome	1,2	1,3	1,1	1,1	0,7
Maligne Lymphome	*	*	2,0	0,7	0,3
Keimzelltumoren	0,5	*	0,6	1,7	11,1
Epidermoide/Dermoide	0,8	*	1,1	2,1	1,4
Hypophysenadenome	6,9	6,6	7,8	1,1	0,0
Kraniopharyngeome	1,3	2,1	1,1	6,2	2,1
Metastasen	–	7,1	11,4	1,1	–
Vaskuläre Hamartome	–	3,8	5,1	–	–
Unklassifizierte Tumoren	2,2	3,2	1,1	0,5	1,8

[1] Jänisch, Schreiber u. Güthert (1988)[3]
[2] Zülch (1986)[227]
[3] Sammlung Institut für Hirnforschung, Universität Tübingen
[4] Jellinger u. Machacek (1982)[106]
[5] Jänisch, Schreiber u. Gerlach (1980)[99]

* Tumoren sind im Kollektiv enthalten, wegen verwendeter Klassifikation aber nicht quantifizierbar

– Tumoren wurden in das Kollektiv nicht aufgenommen

- Die *Geschlechtsverteilung* weist ein deutliches Überwiegen des weiblichen Geschlechtes bei Meningeomen, Neurinomen und zum Teil bei pilozytischen Astrozytomen auf, während die meisten übrigen Tumoren unterschiedlich ausgeprägt beim männlichen Geschlecht häufiger sind (vor allem Medulloblastom, Hämangioblastom, Hämangioperizytom, Kraniopharyngeom, Epidermoid, Keimzelltumoren)[227].

- *Ethnische Besonderheiten* sind selten: so machen Keimzelltumoren in Japan und Taiwan bis zu 9,4 % der Hirntumoren aus. Im Simbabwe sind Meningeome häufiger als Gliome.

Ätiologie und Pathogenese

- Durch *chemische Karzinogene* wie Alkylnitrosoharnstoffe (ENU und MNU) können bei Ratten, Kaninchen und anderen Tieren meist nach einigen Monaten Gliome, seltener Gliosarkome und maligne periphere Nervenscheidentumoren induziert werden[3, 8]. Die Substanzen können oral, subkutan, intravenös oder transplazentar verabreicht werden. Es kommt dabei zu alkylierten DNA-Basen (bei MNU an der O^6-Position des Guanins), die wegen eines organspezifischen Mangels an reparierenden Enzymen im Gehirn länger als in anderen Organen persistieren und schließlich Basenfehlpaarungen, Punktmutationen und Onkogenaktivierungen verursachen. Die häufig multizentrischen Tumoren liegen bevorzugt periventrikulär, im Hippokampus oder im subkortikalen Großhirnmarklager. Histologisch und immunhistologisch ähneln sie humanen Hirntumoren; während die periventrikulären Frühstadien Oligodendrogliomen gleichen, sind die größeren Tumoren heterogener und können astrozytäre, ependymale und undifferenzierte Elemente enthalten[31]. Die Bedeutung dieser tierexperimentellen Studien für den Menschen ist unklar.

- Im Tierexperiment können mehrere *Viren* (u. a. ASV, Adenoviren, SV 40, JC, BK) nach zerebraler Inokulation Hirntumoren induzieren[9]. Bei humanen Hirntumoren ist eine alleinige virale Genese bisher nicht gesichert, doch gibt es mehrere Hinweise auf eine virale Beteiligung. Mit Hilfe der Polymerasekettenreaktion fand man DNA-Sequenzen von SV 40-Virus in Ependymomen (91 %) und Plexupapillomen (50 %)[29]; diese beiden Tumortypen sowie primitive neuroektodermale Tumoren entwickelten sich in für SV 40 transgenen Mäusen[166]. Das Genom des Epstein-Barr-Virus ist in 50–100 % der primär zerebralen Lymphome immundefizienter Patienten nachweisbar und ist wahrscheinlich an deren Pathogenese beteiligt[143, 155].

- Einige *hereditäre* Erkrankungen gehen mit einer gesteigerten Inzidenz von Hirntumoren einher: Neben den Phakomatosen ($\triangleright$ S. 250) sind dies Immundefizienzsyndrome (die zu primär zerebralen Lymphomen disponieren) wie das Wiskott-Aldrich-Syndrom sowie einige weitere seltene Syndrome[3]. Beim Li-Fraumeni-Syndrom, dem eine Mutation im p53-Gen zugrundeliegt, können auch Glioblastome auftreten. Die molekulare Basis der sehr seltenen familiären neuroektodermalen Tumoren ohne assoziierte Läsionen ist bisher unbekannt.

- Ein *Trauma* als Kofaktor in der Ursachenkette wird nicht zuletzt aus gutachterlichen Erfordernissen diskutiert. Bei kritischer Betrachtung der Literatur muß bei einigen Fällen ein kausaler Zusammenhang angenommen werden[145] (z. B. korrodierte Stopfnadel, Granatsplitter o. ä. im Tumor oder ein Fall mit Angiosarkom der spinalen Meningen nach Chordotomie[124]). Zülch[227] hat folgende Kriterien formuliert, bei denen ein ursächlicher Zusammenhang erwogen werden muß:
  1. guter Gesundheitszustand vor dem Trauma,
  2. angemessene Schwere des Traumas,
  3. gleiche Lokalisation von Trauma und Tumor,
  4. angemessenes zeitliches Intervall zwischen Trauma und Tumor (im allgemeinen Jahre),
  5. histologische Sicherung des Tumors,
  6. den versorgungsrechtlichen Definitionen des Unfalls entsprechender Mechanismus.

Bei den beschriebenen Tumoren handelte es sich überwiegend um Meningeome, Sarkome und Glioblastome. Die (zusätzlich zu fordernde) molekulare Basis könnten aktivierte Onkogene bilden, da für das Onkogen v-jun transgene Mäuse einige Monate nach oberflächlichem Trauma kutane Fibrosarkome entwickelten[199].

- Klare *Risikofaktoren* wie bei manchen Karzinomen kennt man bei Hirntumoren nicht, doch wurden zahlreiche Prädispositionen beschrieben, die mit einer (zum Teil statistisch nicht signifikanten) leicht gesteigerten Inzidenz einhergehen können. Dazu gehören bei kindlichen Hirntumoren Erstgeburtlichkeit, höheres Geburtsgewicht, Einnahme verschiedener Medikamente und Hormonstörungen während der Schwangerschaft, Haustiere und Tätigkeiten der Eltern, besonders des Vaters, in bestimmten Bereichen wie Landwirtschaft, Transport und medizinisches Labor[71, 224]. Bei erwachsenen Patienten fand man u. a. eine Häufung früherer Schädeltraumata, Meningitiden, dentaler Röntgenuntersuchungen sowie beruflicher Exposition mit elektromagnetischen Feldern, Formaldehyd, Metall oder Gummi, hier möglicherweise durch N-Nitrosoverbindungen verursacht[171]. Auch bei Pathologen fand man vermehrt Hirntumoren[86]. Diese epidemiologischen Studien sind jedoch häufig wissenschaftlich angreifbar und nicht frei von Artefakten. Bezüglich der therapieinduzierten Hirntumoren und Zweittumoren ▷ S. 257.
- Die *neuroimmunologischen* Wechselwirkungen zwischen Hirntumoren und Immunsystem sind vielfältig[52] und bisher ganz überwiegend für maligne Gliome untersucht worden. Glioblastome zeigen häufig entzündliche Infiltrate aus T-Zellen

(CD 8[+] > CD 4[+]) und Makrophagen[210], für die einerseits abnorme Tumorzellantigene, andererseits von den Tumorzellen gebildete Zytokine und chemotaktische Faktoren verantwortlich sind[66]. Da Meningeom- und Gliomzellen Histokompatibilitätsantigene exprimieren, können sie als antigenpräsentierende Zellen fungieren[25].

Allerdings besteht – zumindest bei Gliomen – keine sichere Korrelation zwischen der Infiltratdichte und der Prognose. Außerdem ist die Immunabwehr gegen Gliome schwach, wahrscheinlich wegen geringer Immunogenität und ausgeprägter antigenetischer Heterogenität der Tumorzellen sowie der Produktion einer die Lymphozyten inhibierenden perizellulären Extrazellulärmatrix. Weiterhin können Gliomzellen zirkulierende immunsuppressive Substanzen sezernieren (vor allem TGF-β) und somit eine Beeinträchtigung zellulärer Immunreaktionen induzieren[45]. Dennoch könnte die Entwicklung monoklonaler Antikörper gegen gliomassoziierte und gliomspezifische Antigene die Diagnostik (Immunzytochemie an Liquorzellsedimenten, Radioimmundiagnostik) und möglicherweise die Therapie von Gliomen (Radioimmuntherapie) begünstigen[209].

- Die *Extrazellulärmatrix* besteht im wesentlichen aus Kollagenen, nichtkollagenen Glykoproteinen wie Laminin und Fibronektin sowie aus Glykosaminoglykanen. Sie beeinflußt biologische Eigenschaften neuroepithelialer Tumorzellen wie Proliferation und Differenzierung[188]. Im Vergleich zum Normalhirn ist sie in Tumoren vermehrt, wobei einige Komponenten neoexprimiert werden (z. B. Tenaszin und Kollagen VIII[160]). Astrozytäre Tumorzellen können selten in vivo, häufig in vitro Basalmembran und eine fibröse („mesenchymale") Matrix produzieren[137]. Wachstumsfaktoren sind an Glykoproteine der Matrix gebunden. Für die seltene extrakranielle Metastasierung und das diffuse Infiltrationsmuster der Gliome ist die Wechselwirkung zwischen Tumorzelle und Matrix verantwortlich, so eine Produktion bestimmter matrixdegradierender Enzyme und eine Modulation der Matrixrezeptoren auf der Tumorzelloberfläche[163].
- Mehrere *Wachstumsfaktoren* (z. B. FGF, PDGF, EGF, TGF, IGF) sowie meist die dazugehörigen Rezeptoren wurden in zahlreichen Studien in einigen Hirntumoren, besonders in malignen Gliomen, nachgewiesen. Häufig induziert der jeweilige Wachstumsfaktor auch eine Proliferation von Gliomzellinien, so daß eine positive Rückkopplung im Sinne einer autokrinen Sekretion diskutiert wird. Dementsprechend kann die Transfektion maligner Gliomlinien mit wachstumsfaktorkomplementärer DNA zu einer Reduktion der Malignität führen[214]. Zudem wurden Angiogenese-Faktoren in Gliomzellen lokalisiert, die die massiven Gefäßproliferate erklären könnten[152, 168]. Weibliche Sexualhormone beeinflussen das Wachstum von Meningeomen in vivo und in vitro; außerdem exprimieren Menin-

geomzellen Progesteronrezeptoren. All diese Faktoren können bei der Tumorprogression mitwirken; es ist allerdings fraglich, ob sie ätiologisch bedeutsam sind.

Zytogenetik und Molekulargenetik

In den letzten Jahren wurden bedeutende Fortschritte in der genetischen Charakterisierung von Hirntumoren, besonders von Glioblastomen, Medulloblastomen und Meningeomen, erzielt[7]. Die Bedeutung für pathogenetische Hypothesen ist evident, wenn auch eine funktionelle Integration der zahlreichen, überwiegend deskriptiven Daten nicht möglich ist und ihre ätiologische Relevanz offenbleiben muß. Mögliche diagnostische und therapeutische Implikationen, die von einer molekulargenetischen Klassifikation der Hirntumoren bis hin zur Gentherapie reichen, werden zum Teil euphorisch diskutiert, doch bestehen gesicherte Anwendungen in der Praxis gegenwärtig nicht.

- *Glioblastome* zeigen zytogenetisch Trisomie 7 (50–80%), Monosomien oder Deletionen der Chromosomen 10 (60%), seltener (10–35%) der Chromosomen 9p, 13, 17p, 19q, 22q, X und Y sowie „double minutes" (30–50%).

> Wie bei mehreren extrazerebralen Tumoren könnten somit auch bei malignen Gliomen sowohl 1) inaktivierte Tumorsuppressorgene als auch 2) aktivierte Protoonkogene pathogenetisch bedeutsam sein.

1) Da Astrozytome (einschließlich der meisten anaplastischen Formen) die Monosomie 10 wesentlich seltener als Glioblastome zeigen, wurde der Verlust dieses Chromosoms mit einem hypothetischen Suppressorgen für die Pathogenese des Glioblastoms verantwortlich gemacht[167]. Punktmutationen des Suppressorgens p53 auf Chromosom 17p bestanden in 30–40% der Glioblastome, aber auch in Astrozytomen (30–40%) und Oligodendrogliomen (12%)[150]. Der Verlust einer Kopie von 17p mit einer p53-Punktmutation auf der anderen Kopie könnte eine wesentliche Rolle in der Tumorprogression spielen[220].

2) 30–40% der Glioblastome zeigen eine Genamplifikation für den Rezeptor des epidermalen Wachstumsfaktors (EGFR); pathologische oder klinische Unterschiede zwischen Glioblastomen ohne oder mit Amplifikation waren nicht nachweisbar. In etwa der Hälfte der Fälle mit Amplifikation fand man ein Rearrangement des EGFR-Gens und ein abnormes EGFR-Protein. In je 2–4% sind N-myc- und gli-Onkogene, selten auch c-myb amplifiziert[68]. Mit verschiedenen anderen Onkogenen (v-Ha-ras, v-myc, v-src) transfiziertes fetales ZNS-Gewebe führte nach Transplantation in adulte Rattengehirne nach einigen Monaten zur Bildung von Gliomen[223].

- In 30–50% der *Medulloblastome* trifft man auf ein Isochromosom 17q (verbunden mit dem Verlust einer Kopie von 17p), in 10–20% auf „double minutes", daneben auf Trisomie 1 und Deletionen von 6q, 11 und 16q. Bei den amplifizierten Genen handelt es sich meist um c-myc, seltener um N-myc und EGFR.

- In 50–72% der *Meningeome* liegt ein partieller oder kompletter Verlust eines Chromosoms 22 vor, weshalb ein Tumorsuppressorgen auf Chromosom 22p12.3 diskutiert wird, das sich aber wahrscheinlich vom ebenfalls auf dem Chromosom 22 lokalisierten Gen der Neurofibromatose Typ 2 unterscheidet. Der Genverlust kann mit einigen histologischen Malignitätskriterien korreliert sein[190].

Pathologie der intrakraniellen Raumforderung

Neben der lokalen Gewebsschädigung durch den Tumor ist die Raumforderung Hauptursache klinischer Funktionsstörungen. Die Besonderheiten der intrakraniellen Raumforderung erklären sich aus dem beschränkten Volumen des knöchernen Schädels, so daß eine Ausbreitung des Tumors nur auf Kosten des ortsständigen Gewebes, anfänglich der Liquorräume, später zumeist des Hirngewebes, möglich ist. Dabei entsprechen die Folgen von nichtneoplastischen Raumforderungen (z.B. intrakraniellen Hämatomen, Abszessen, Hirnödem) den Gegebenheiten bei Hirntumoren[142].

> Bei *supratentoriellen* Raumforderungen ist – vom möglichen Hirngewebsprolaps bei offenen Hirnverletzungen abgesehen – die einzige Ausweichmöglichkeit die durch Schädelbasis und Tentoriumschenkel gebildete Lücke in Richtung der hinteren Schädelgrube und weiter in Richtung Foramen magnum (Abb. 1.82). Raumfordernde Prozesse innerhalb der *hinteren Schädelgrube* führen sowohl zu Massenverschiebungen in Richtung Foramen magnum als auch in Richtung Tentoriumschlitz.

Folgende Befunde sind makroskopisch als Zeichen der Massenverschiebung zu erheben[142]:

- *Supratentorielle Drucksteigerung:* Die Gyri sind verbreitert und abgeplattet, die Sulci verschmälert (*1* in Abb. 1.82). Es finden sich Einengungen eines Seitenventrikels *(2)*, Verschiebungen der Stammganglien und des Septum pellucidum in Richtung Gegenseite *(3)* sowie Verschiebungen eines Gyrus cinguli unter dem Falxrand zur Gegenseite *(subfalxiale oder suprakallosale Herniation) (4).* Verschiebungen in axialer Richtung führen zu einem Anpressen medialer Strukturen des Schläfenlappens gegen den Tentoriumrand, zu uni- oder bilateralen Einkerbungen an der Oberfläche des Gyrus parahippocampalis (*„Unkusschnürfurche"),* zum Teil mit Einblutungen in die oberen Rindenschichten bis in die Ammonshornformation hinein, sowie schließlich zu einer Hernienbildung in Richtung hintere Schädelgrube (*„Hiatushernie", „Unkushernie",* Abb. 1.83a,b; *5* in Abb. 1.82). Wird im Zusam-

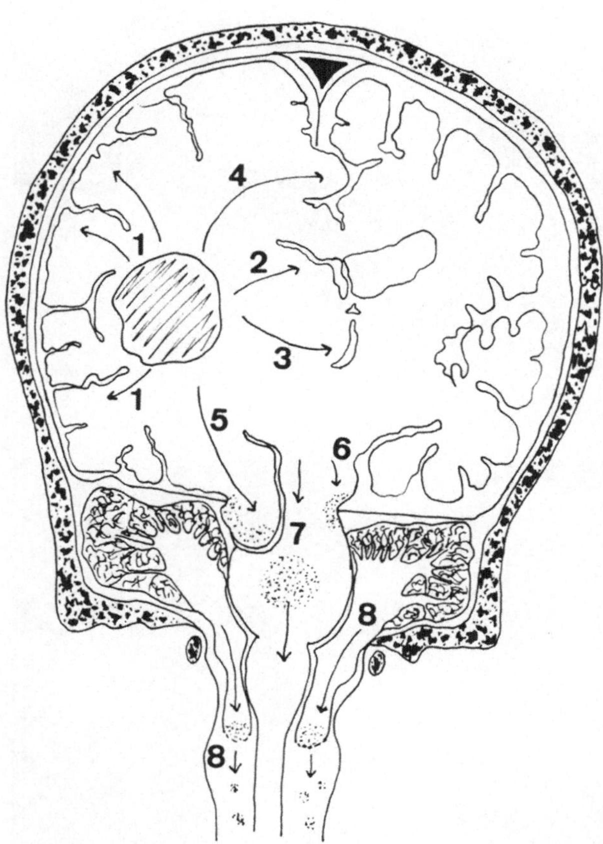

Abb.1.82. Intrakranielle Massenverschiebungen bei supratentorieller Raumforderung (Erklärung der Ziffern im Text)

menhang mit der Hernienbildung der gegenüberliegende Hirnschenkel gegen den ihm anliegenden Tentoriumzügel gepreßt, so kann es zu einer keilförmigen Nekrose des Hirnschenkels *(„Kernohan-Kerbe") (6)* und zu Pyramidenbahnzeichen auf der zum Tumor ipsilateralen Seite kommen. *Hämorrhagische Infarzierungen* treten auch im Bereich der *medialen Okzipitallappenrinde* (Abb.1.83e), besonders der Fissura calcarina auf, wahrscheinlich durch eine Abklemmung der A.cerebri posterior. Eine dorsale Verschiebung zur Falx kann in einer Schnürfurche in Balkenmitte resultieren. Selten sind Druckläsionen des 3. und 6. Hirnnervs oder des Hypophysenstiels. Terminal kommt es zu teils massiven *Blutungen in den zentralen Abschnitten von Mittelhirn und Brücke* (Abb.1.83f; *7* in Abb.1.82); pathogenetisch wurden hier venöse Stase, Überdehnung der Äste der A.basilaris, lokale Kompression und supratentorielle Dekompression diskutiert.

- *Infratentorielle Drucksteigerung:* Hierbei können sich an den Lobuli quadrangulares beidseits lateral der Wurmregion Einkerbungen der Kleinhirnoberfläche durch das Tentorium (zum Teil mit Kompression von Kleinhirnarterien) einstellen (Abb.1.83c), außerdem bei jeder intrakraniellen Raumforderung ein *Kleinhirntonsillendruckkonus*. Die in das Foramen magnum prolabierten Tonsillen kompri-

mieren die Medulla oblongata und können – je nach Akuität und Ausmaß des Hirndrucks – hämorrhagisch infarziert bzw. nekrotisch werden (Abb.1.83d). *Abtropfendes nekrotisches Kleinhirnrindengewebe* aus den Tonsillen (*8* in Abb.1.82) kann Anlaß dafür sein, daß im Liquorzellsediment Purkinje-Zellen und ähnliche Rindenelemente gefunden werden. Bei der Bewertung des Kleinhirntonsillenkonus ist eine gewisse Zurückhaltung geboten, wenn nicht auch anderweitige deutliche Zeichen einer Massenverschiebung bzw. Hirndrucksteigerung vorliegen; er ist von der Lagerung abhängig und bis zu einem gewissen Grad physiologisch.

Die Folgen einer Raumforderung hängen auch von verschiedenen anderen Faktoren ab wie dem Alter des Patienten (vergrößertes nichtzerebrales intrakranielles Volumen bei seniler Hirnatrophie, wachsende Fontanelle bei Kindern), dem arteriellen und venösen Blutvolumen, einem sich eventuell zusätzlich entwickelnden Hydrozephalus durch Verschluß der Liquorwege sowie den metabolischen und hämodynamischen Effekten des Hirnödems[142] (▷ Abschn. „Hirnödem", S.98). So kann es vor allem bei bereits vorbestehenden Gefäßerkrankungen zu juxtaneoplastischen Infarkten kommen. In Tumoren kann zudem die Entwicklung von Zysten und Blutungen raumfordernd wirken. Das Ausmaß der neurologischen und pathologischen Folgen einer Raumforderung ist eher mit ihrer Wachstumsgeschwindigkeit als mit ihrer Größe korreliert, da einerseits schnell wachsende Tumoren oft ein massives Hirnödem verursachen, andererseits bei langsamem Wachstum eine bessere funktionelle Adaptation des Hirngewebes möglich ist.

Stereotaktische Biopsie

Vor einer nichtoperativen Therapie (z.B. bei malignem Lymphom oder bei inoperablem Tumor) ist eine histologische Diagnose erforderlich, wobei das Gewebe durch eine stereotaktische Biopsie gewonnen wird. Auch bei optimalen Voraussetzungen (räumliche Nähe von Operationssaal und Neuropathologie, Schnellschnittuntersuchungen während der Biopsie, Diskussion zwischen dem Neurochirurgen und dem Neuropathologen vor und während der Biopsie) kann dabei eine korrekte Diagnose in höchstens 90 % der Fälle gestellt werden.

Stets ist zu berücksichtigen, daß die Qualität einer Diagnose von der Menge des untersuchten Materials abhängt. Problematisch in diesem Zusammenhang kann es sein, wenn nur die perifokale entzündliche oder gliotische Reaktion, Kernatypien in der perifokalen Gliose (besonders um maligne Lymphome oder um Demyelinisierungen) oder degenerierte, nekrotische oder fibrosierte Tumorareale vorliegen. Ein besonderes Problem verursacht die ausgeprägte intratumorale Heterogenität neuroepithelialer Tumoren bezüglich Differenzierung und Malignität (▷ S.231): Bei einer an einer beliebigen Stelle eines Glioms entnom-

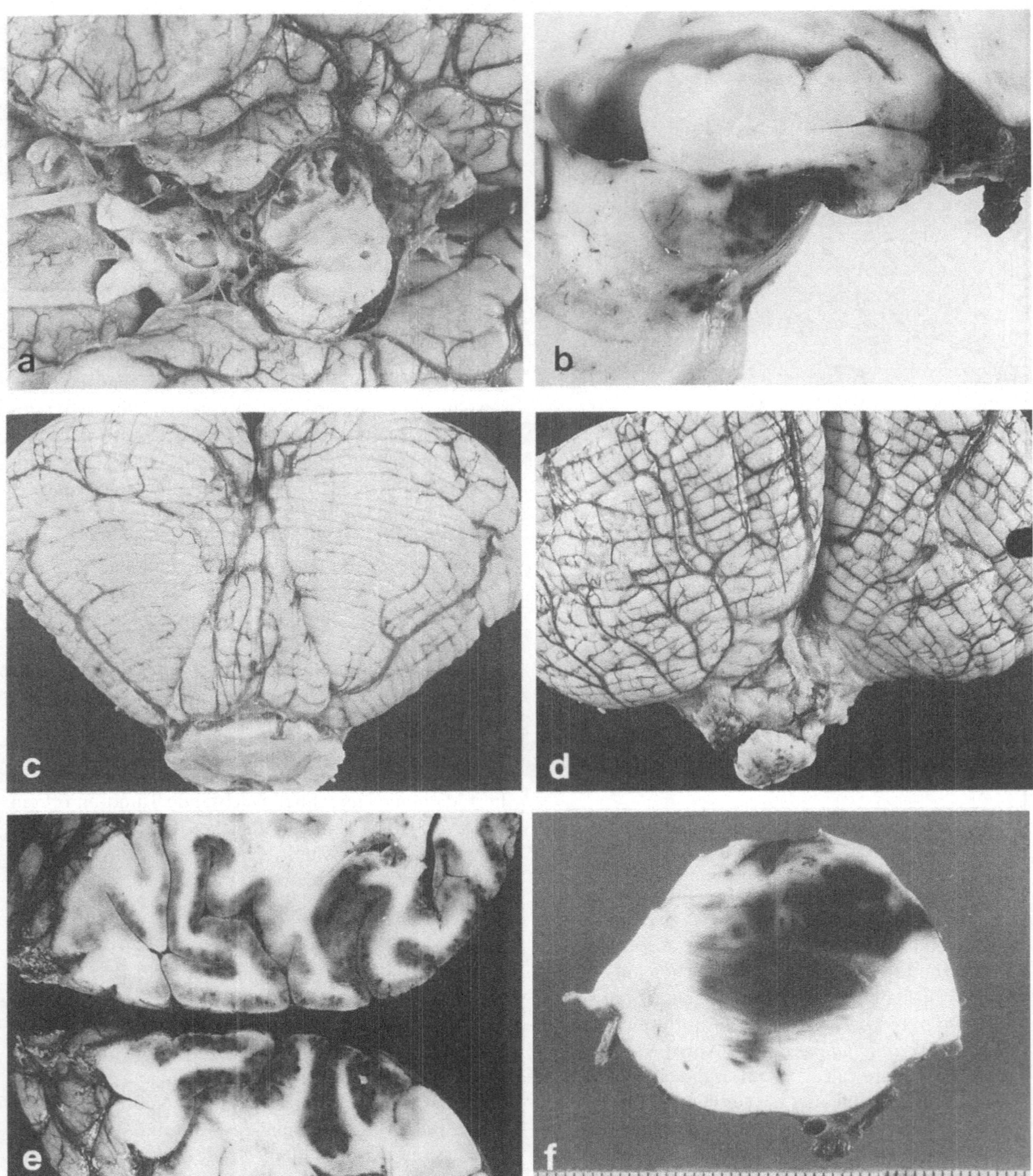

Abb. 1.83 a–f. Allgemeine Pathologie der intrakraniellen Raumforderung. **a** Ausgeprägte Hernienbildung des Gyrus parahippocampalis bei supratentorieller Drucksteigerung. Beginnende Blutungen und Nekrosen an den Druckstellen. **b** Druckblutungen im Hippokampus durch Einschneiden der Tentoriumkante. **c** Schnürfurchen des Tentoriums bei infratentorieller Drucksteigerung und Hernienbildung von Teilen des Wurms in Richtung mittlere Schädelgrube. **d** Kleinhirntonsillendruckkonus mit beginnender Nekrose der Tonsillenspitzen. **e** Hämorrhagische Infarzierungen im Versorgungsgebiet der Aa. cerebri posteriores bei malignem Hirnödem. **f** Blutung in der zentralen Brücke als terminales Ereignis

menen Biopsie von wenigen Millimetern Durchmesser, die dem Grad II entspricht, handelt es sich mit etwa 30 %iger Wahrscheinlichkeit um ein malignes Gliom mit hier nicht nachweisbarer Anaplasie[157]. Bei stereotaktisch entnommenen Proben läßt sich diese Unsicherheit durch Serienbiopsien und gezielte Entnahmen aus computertomograpisch verdächtigen Arealen reduzieren, nicht aber ausschließen: Stereotaktische Biopsate wurden (artifiziell) gutartiger gradiert als offene Resektate[74]. Die Validität der Diagnose eines stereotaktisch biopsierten, niedriggradigen Glioms ist daher zu relativieren.

Zusätzlich angefertigte Quetschpräparate (mit Methylenblau gefärbte, zwischen Objektträger und Deckglas komprimierte winzige Gewebsfragmente) können mitunter nützliche zytologische Details liefern. Eine Näherungsdiagnose (z.B. benignes vs. malignes Gliom) ist damit in bis zu 70 % der Fälle möglich[8]; es ist aber dringend davor zu warnen, die Diagnose nur anhand des Quetschpräparates zu stellen.

Liquorzytologie[30, 149]

Die qualitative Untersuchung des Liquorzellsediments kann Hinweise auf das Vorliegen oder die Art eines Tumors liefern (Abb. 1.99 b). Zytologische Malignitätskriterien sind

- Zellverbände,
- mehrkernige Zellen,
- große oder multiple Nukleolen,
- hohe Kern-Zytoplasma-Relation,
- Kernpolymorphie und
- Zytoplasmabasophilie.

Stets sind nichtneoplastische Zellen differentialdiagnostisch zu erwägen, z.B. Ependymzellverbände, Knorpelzellen oder stark aktivierte lymphozytäre oder monozytäre Elemente. Die Indikation zur Lumbalpunktion wird bei Hirntumorverdacht wegen der Gefahr der Einklemmung streng gestellt. Die größte Bedeutung kommt der Liquorzytologie in der Diagnostik einer tumorösen Meningeosis zu[105].

Immunhistologie

Die Immunhistologie ist in der Diagnostik von Hirntumoren zu einem Routineverfahren geworden[11, 81]. Wie der Tabelle 1.27 zu entnehmen ist, gibt es keine für bestimmte Hirntumoren spezifischen Antigene; der negative oder positive Ausfall einer Immunreaktion kann eine bestimmte Diagnose nur mehr oder weniger wahrscheinlich machen. Die Antikörper sind keine „Marker", sondern „Wegweiser"[185]; die Reaktion zeigt allenfalls eine Differenzierung (oft nicht einmal dies), nie aber die Histogenese des Tumors an[81]. Trotzdem gibt es einige nützliche Anwendungsmöglichkeiten:

- *GFAP* („glial fibrillary acidic protein", saures Gliafaserprotein) ist ein Hauptprotein glialer Intermediärfilamente. Man findet GFAP typischerweise in normalen, besonders aber in reaktiven und neoplastischen Astrozyten. Der Wert einer positiven GFAP-Reaktion liegt in der Unterstützung der Diagnose eines Glioms und in der Demaskierung der glialen Komponente bei gliös-mesenchymalen Mischgeweben (Abb. 1.85 f, 1.98 f). Erfreulich sind die relative Beständigkeit des Antigens gegenüber

Tabelle 1.27. Immunhistologie von Hirntumoren – Verteilung von in der neuroonkologischen Differentialdiagnostik häufig untersuchten Antigenen

	Vim	GFAP	Des	CK[a]	EMA[a]	Dpl	Leu 7	S 100	Sphy	NSE
Astrozytom	+++	+++	+	−/++	−/+++	−	++	+++	−	++
Glioblastom	+++	+++	+	−/++	−/+++	−	++	+++	−	+++
Oligodendrogliom	+	++	+	−/++	−	−	+++	+++	−	++
Ependymom	++	+++	−	+	++	(+)	++	+++	−	++
Plexuspapillom	++	++	−	+++	++	++	+	+++	−	++
Medulloblastom	++	++	+	−/+	−	(+)	++	+	+++	+++
Neurozytom	+	+	?	−	?	?	+++	++	+++	+++
Meningeom	+++	(+)	−	++	++	+++	(+)	++	−	+++
Hämangioperizytom	+++	−	(+)	−/++	(+)	−	++	+	−	++
Hämangioblastom[a]	+++	+	+	−/++	(+)	−	++	++	++	++
Neurinom	+++	++	(+)	+	++	−	++	+++	−	+
MPNST	+++	+	+	(+)	+	−	++	++	−	++
Karzinom-Metastase	++	(+)	(+)	+++	+++	+++	+	+	+	++

Vim Vimentin, *GFAP* „glial fibrillary acidic protein", *Des* Desmin, *CK* Zytokeratin, *EMA* epitheliales Membranantigen, *Dpl* Desmoplakin, *Leu 7* = Leu-7- bzw. HNK-1-Antigen, *S 100* S-100-Protein, *Sphy* Synaptophysin, *NSE* neuronspezifische Enolase, *MPNST* maligner peripherer Nervenscheidentumor
+++ > 80 % der Tumoren mit positiven Tumorzellen
++ > 20 % der Tumoren mit positiven Tumorzellen
+ > 50 % der Tumoren mit positiven Tumorzellen
(+) Positivität von Tumorzellen in Einzelfällen möglich
− (bisher) keine positiven Tumoren beschrieben
? keine Untersuchungen in der Literatur
[a] / unterschiedliche Ergebnisse mit verschiedenen Antikörpern
[b] Immunreaktion der Stromazellen

verschiedenen Fixierungs- und Einbettungstechniken und die meist ästhetisch ansprechenden Färbungen.

Die Liste nichtastrozytärer Zellen, die GFAP-positiv sein können, ist lang und beeinhaltet u. a. Schwann-Zellen um kleine, nichtmyelinisierte Axone, Kupffer-Sternzellen, Knorpelzellen, Tubulusepithelien der Niere, Epithelien der Linse und myoepitheliale Zellen in Mamma und Speicheldrüse. Mehrere Antikörper gegen GFAP reagieren kreuz mit anderen Intermediärfilamentproteinen wie Vimentin. Die Unterscheidung von reaktiven ortsständigen Astrozyten und GFAP-positiven Tumorzellen ist oft nicht sicher möglich, so in Medulloblastomen oder Hämangioblastomen.

- *Neuronale Antigene* sind in Neurozytomen, Medulloblastomen, Gangliogliomen etc. nachweisbar. Gut bewährt hat sich dabei ein monoklonaler Antikörper (Klon SY38) gegen *Synaptophysin,* ein Membranglykoprotein präsynaptischer Vesikel (Abb. 1.89a). Das Antigen zeigt eine hohe Spezifität für neuronale Zellen, ist allerdings wenig resistent. Nach Möglichkeit sollten zusätzliche neuronale Antigene untersucht werden wie Neurofilamente, Klasse-III-β-Tubulin und mikrotubuliassoziierte Proteine (MAPs). Im Gegensatz dazu ist die „neuronspezifische" Enolase (NSE) in beinahe jedem Hirntumor vorhanden (Tabelle 1.27); vor diagnostischen Schlußfolgerungen kann hier nur gewarnt werden.
- Das *Desmoplakin/Vimentin*-Zytoskelett ist charakteristisch für Meningeome (in 60–100% der Fälle) und in der Differentialdiagnose hilfreich[11]; allerdings sind zum Nachweis von Desmoplakin Gefrierschnitte erforderlich.
- Paraffingängige Antikörper gegen *Lymphozytenantigene* (z.B. gegen das gemeinsame Leukozytenantigen, L26 gegen B-Zellen, UCHL1 gegen T-Zellen) sind unverzichtbare Hilfsmittel zur Klassifizierung zerebraler Lymphome auch am Paraffinschnitt. Klinische Korrelate des Lymphomtyps sind jedoch bisher nicht bekannt.
- *Proliferationsmarker* wie Ki-67 besitzen den Vorteil, quantitative Daten zu liefern, was allerdings durch unterschiedliche Zählmethoden mit verschiedenen Resultaten relativiert wird. Ihre diagnostische Bedeutung steht in einem gewissen Kontrast zu den zahlreichen damit durchgeführten Studien. Reliable prognostische Informationen, die über die Auswertung der Histologie hinausgehen, sind – von einzelnen Ausnahmen abgesehen[100] – nicht nachgewiesen worden. Die Proliferationsindices korrelieren meist mit dem Malignitätsgrad, überlappen aber stark[172, 177]. Ein Grund mögen die kleinen untersuchten Gefrierschnitte angesichts der ausgeprägten intratumoralen Heterogenität sein[46]. Abhilfe können hier Antikörper gegen das Ki-67-Antigen schaffen, die nach Mikrowellenvorbehandlung am Paraffin-

schnitt arbeiten (Klone MIB-1 und Ki-S5)[116]. Ob paraffingängige Antikörper gegen PCNA („proliferating cell nuclear antigen", Klon PC10) von Nutzen sind, ist dagegen fraglich, da in einigen extrakraniellen Tumoren und auch in Meningeomen eine deregulierte (zu hohe) und nicht proliferationsassoziierte PCNA-Expression beschrieben wurde und die Anzahl positiver Kerne im wesentlichen von den Fixations- und Demaskierungsbedingungen bestimmt wird.

Bei Anwendung und Interpretation der Immunhistologie sind einige Punkte zu beachten:

- Mit unerwarteten, nicht ins Schema passenden Immunreaktionen ist zu rechnen[65]. Teils liegt eine aberrante Expression, teils eine Kreuzreaktion vor. Beispiele sind seltene GFAP-positive Karzinommetastasen (meist Nierenzellkarzinome) und zytokeratinpositive Medulloblastome. Auf der anderen Seite geht eine unerwartete Immunreaktion oft mit ungewöhnlicher histologischer Differenzierung einher: so sind sekretorische Anteile in Meningeomen und (sehr seltene) adenomatöse, plattenepitheliale oder epitheloide Differenzierungen astrozytärer Tumorzellen meist zytokeratinpositiv[180].
- Antigene, die man gemeinhin nicht erwartet, wurden auch entsprechend selten untersucht, so daß für seltene Expressionen keine sicheren Daten vorliegen. Als Faustregel mag gelten, daß es kein Antigen gibt, dessen Nachweis ein Gliom grundsätzlich ausschließt.
- Wenn ein Antikörper länger bekannt ist und häufiger eingesetzt wurde, stellt sich im allgemeinen heraus, daß seine Spezifität geringer als erwartet ist. Beispiele sind Antitrypsine und CD68, die früher als „Histiozytenmarker" angesprochen wurden, oder der „Melanommarker" HMB45; diese Antikörper sind aber nicht selten in Gliomen nachweisbar.
- Verschiedene Antikörper gegen dieselbe Antigenfamilie können unterschiedliche Reaktionen zeigen: Bis zu 63% der Astrozytome sind zytokeratinpositiv mit dem Antikörper AE1/AE3, einige auch mit KL1 und CK5, nicht aber mit Lu5, CAM5.2, K_{span}1–8, K8.60, K8.12, LP34, PKK-1 und PKK-2[65, 146].
- Die Möglichkeit der Phagozytose von extrazellulären Antigenen durch die Tumorzelle ist zu bedenken. Gerade reaktive und neoplastische Astrozyten sind dazu befähigt. Außerdem kann eine Phagozytose von GFAP durch Makrophagen (z.B. in Infarkten oder im Liquor) oder histiozytäre Tumorzellen eine gliale Differenzierung vortäuschen.
- Sowohl falsch-positive als auch falsch-negative Ergebnisse können durch die prä- und intraoperative Behandlung des Gewebes bedingt sein (Embolisation, Koagulation, Laser). Transport (Eintrocknen sehr kleiner Proben!), Fixierung und Temperatur der Paraffineinbettung sind wesentliche Variablen.

PCNA läßt sich nach mehr als 24stündiger Fixation nicht mehr zuverlässig nachweisen; bei Synaptophysin wird es schon nach 4 h kritisch. Da die Vitalität der Zellen im Liquor häufig reduziert ist, sind hier solche Probleme besonders ausgeprägt.

- Durch die immunhistologische Technik bedingte Artefakte sind häufiger als erwartet; das Mitführen von Negativ- und Positivkontrollen ist zwingend.

Zusammenfassend vermag die Immunhistologie bei bestimmten Fragestellungen wertvolle Hinweise zu geben, die diagnostischen Überlegungen in Bahnen zu lenken und die Diagnose zu unterstützen. Grundsätzlich sollte aber der konventionellen Histologie Vorrang eingeräumt werden; weder Diagnose noch Malignitätsgrad dürfen sich allein auf die Immunhistologie stützen. Das sorgfältige und aufgeschlossene Betrachten von technisch guten HE- und v.-Gieson-Färbungen ist für die Diagnosefindung wichtiger und im Zweifelsfalle entscheidender als eine breit angelegte Immunhistologie mit recht häufig nicht erklärbaren und unerwarteten Ergebnissen.

Spezielle Neuroonkologie

Die Gliederung der Tumoren stützt sich auf die revidierte WHO-Klassifikation[6] (▷ nachfolgende Aufstellung), die 1990 in Zürich von der WHO Working Group, einer Gruppe von 25 Neuropathologen, ganz überwiegend aus Europa und Nordamerika, ausgearbeitet wurde und die „alte" WHO-Klassifikation von 1979 abgelöst hat.

WHO-Klassifikation der Tumoren des Zentralnervensystems[6]

Tumoren des neuroepithelialen Gewebes
Astrozytäre Tumoren
  Astrozytom
    Varianten: fibrillär, protoplasmatisch, gemästetzellig
  Anaplastisches (malignes) Astrozytom
  Glioblastom
    Varianten: Riesenzellglioblastom, Gliosarkom
  Pilozytisches Astrozytom
  Pleomorphes Xanthoastrozytom
  Subependymales Riesenzellastrozytom
Oligodendrogliale Tumoren
  Oligodendrogliom
  Anaplastisches (malignes) Oligodendrogliom
Ependymale Tumoren
  Ependymom
    Varianten: zellulär, papillär, klarzellig
  Anaplastisches (malignes) Ependymom
  Myxopapilläres Ependymom
  Subependymom
Mischgliome
  Oligoastrozytom
  Anaplastisches (malignes) Oligoastrozytom
  Andere Mischgliome

Plexus-chorioideus-Tumoren
  Plexuspapillom
  Plexuskarzinom
Neuroepitheliale Tumoren ungeklärten Ursprungs
  Astroblastom
  Polares Spongioblastom
  Gliomatosis cerebri
Neuronale und gemischt neuronal-gliale Tumoren
  Gangliozytom
  Dysplastisches Gangliozytom des Kleinhirns (Lhermitte-Duclos)
  Desmoplastisches infantiles Gangliogliom
  Dysembryoplastischer neuroepithelialer Tumor
  Gangliogliom
  Anaplastisches (malignes) Gangliogliom
  Zentrales Neurozytom
  Paragangliom des Filum terminale
  Olfaktorisches Neuroblastom (Esthesioneuroblastom)
    Variante: Olfaktorisches Neuroepitheliom
Tumoren des Pinealisparenchyms
  Pineozytom
  Pineoblastom
  Gemischtes oder transitionales Pineozytom/Pineoblastom
Embryonale Tumoren
  Medulloepitheliom
  Neuroblastom
    Variante: Ganglioneuroblastom
  Ependymoblastom
  Primitive neuroektodermale Tumoren (PNET)
    Medulloblastom
      Varianten: Desmoplastisches Medulloblastom, Medullomyoblastom, melanotisches Medulloblastom

Tumoren der Hirn- und Rückenmarknerven

Schwannom (Neurilemmom, Neurinom)
  Varianten: zellulär, plexiform, melanotisch
Neurofibrom
  Varianten: umschrieben (solitär), plexiform
Maligner peripherer Nervenscheidentumor (MPNST, neurogenes Sarkom, anaplastisches Neurofibrom, „malignes Schwannom")
  Varianten: epitheloid, mit mesenchymaler und/oder epithelialer Differenzierung, melanotisch

Tumoren der Meningen

Tumoren der meningothelialen Zellen
  Meningeom
    Varianten: meningothelial, fibrös (fibroblastisch), transitional (gemischt), psammomatös, angiomatös, mikrozystisch, sekretorisch, klarzellig, chordoid, Lymphozyten/Palsmazellen-reich, metaplastisch
  Atypisches Meningeom
  Papilläres Meningeom
  Anaplastisches (malignes) Meningeom
Mesenchymale, nicht-meningotheliale Tumoren
  Benigne Tumoren
    Osteokartilaginäre Tumoren
    Lipom
    Fibröses Histiozytom
    Andere
  Maligne Tumoren
    Hämangioperizytom
    Chondrosarkom
      Variante: mesenchymales Chondrosarkom
    Malignes fibröses Histiozytom
    Rhabdomyosarkom
    Meningeale Sarkomatose
    Andere

Primär melanozytäre Läsionen
  Diffuse Melanose
  Melanozytom
  Malignes Melanom
    Variante: Meningeale Melanomatose
Tumoren ungeklärter Histogenese
  Hämangioblastom (kapilläres Hämangioblastom)

Lymphome und hämatopoetische Tumoren

Maligne Lymphome
Plasmozytom
Granulozytäres Sarkom
Andere

Keimzelltumoren

Germinom
Embryonales Karzinom
Dottersacktumor (Endodermalsinustumor)
Chorionkarzinom
Teratom (unreif, reif, mit maligner Transformation)
Gemischte Keimzelltumoren

Zysten und tumorähnliche Läsionen

Zyste der Rathkeschen Tasche
Epidermoidzyste
Dermoidzyste
Kolloidzyste des dritten Ventrikels
Enterogene Zyste
Neurogliale Zyste
Granularzelltumor (Choristom, Pituizytom)
Hypothalamisches neuronales Hamartom
Nasale gliale Heterotopie
Plasmazellgranulom

Tumoren der Sellaregion

Hypophysenadenom
Hypophysenkarzinom
Kraniopharyngeom
    Varianten: adamantinöser Typ, papillärer Typ

Lokale Ausbreitung regionaler Tumoren

Paragangliom (Chemodektom)
Chordom
Chondrom, Chondrosarkom
Karzinom

Metastatische Tumoren

Unklassifizierte Tumoren

In der WHO-Klassifikation wird den Tumoren zum Teil ein Malignitätsgrad auf einer 4stufigen Skala (I bis IV) zugeordnet. Meist ergibt sich dieser eindeutig aus der Diagnose und ist daher redundant: so entsprechen z. B. anaplastische Gliome immer dem Grad III. Der Malignitätsgrad ist kein notwendiger Bestandteil der Diagnose, kann aber zur Verdeutlichung dienen. Wenn von malignen oder höhergradigen Gliomen die Rede ist, meint man meist die anaplastischen Gliome (III) und die Glioblastome

(immer Grad IV) zusammen. Die Gliome der Grade I und II werden oft als benigne oder als niedriggradig bezeichnet; dies ist histologisch und für die pilozytischen Astrozytome (I) des Kleinhirns meist auch klinisch-biologisch zutreffend. Gliome vom Grad II können jedoch wegen ihrer diffusen Infiltration praktisch nie komplett reseziert werden und gehen meist in maligne Gliome über. Zu beachten ist, daß z. T. auch noch andere Gradierungssysteme für Gliome in Gebrauch sind, wie 3stufige Skalen oder die 4stufige Skala nach Kernohan, bei der beispielsweise das Glioblastom vom Grad III oder Grad IV sein kann; wir hängen daher dem Malignitätsgrad stets „WHO" an.

In der WHO-Klassifikation werden die Begriffe „maligne" und „anaplastisch" als Synonyma verwendet, obwohl Malignität klinische und biologische Besonderheiten impliziert und die Anaplasie im Sinne einer Dedifferenzierung nur einen Teil der Tumoren mit ungünstiger Prognose umfaßt.

Die biologische Wertigkeit von Hirntumoren wird nicht nur durch den histologischen Malignitätsgrad, sondern auch entscheidend von der Lokalisation und der Reaktionslage des Organismus bestimmt.

Das in der allgemeinen Tumorpathologie übliche Staging wird in der Neuroonkologie nicht angewendet, u. a. weil Lymphknoten- und Organmetastasen sehr selten sind.

Neuroepitheliale Tumoren

Astrozytäre Tumoren

• Das *fibrilläre Astrozytom* (II WHO) ist ein Großhirntumor des Erwachsenenalters (mittleres Manifestationsalter 39 Jahre; 5- und 15-Jahres-Überlebensraten etwa 45 % und 15 %). Makroskopisch ist das Gewebe diffus aufgetrieben (Abb. 1.84a) wobei am frischen Schnitt eine leichte Rosatönung, am fixierten Gewebe eine fahle Blässe vorherrscht. Die Tumoren sind zäh-elastisch, manchmal gummiähnlich und nicht selten zystisch.

Mikroskopisch überwiegen Zellen mit unregelmäßig oder parallel ausgerichteten Zytoplasmafortsätzen, zwischen denen sich spongiöse Hohlräume bilden (Abb. 1.84b). Im Gegensatz zum Oligodendrogliom mit seinen perinukleären Schrumpfräumen liegen die Kerne beim Astrozytom an den scheinbaren Überschneidungspunkten des Fasergitters. Wie bei den anderen Astrozytomen ist bei der breiten Infiltrationszone die Tumorgrenze kaum zu bestimmen. Mitunter finden sich Kalkkonkremente. Die Gliafibrillen (gliale Intermediärfilamentbündel) lassen sich mit konventionellen Spezialfärbungen wie der Phosphorwolframsäure-Hämatoxylin-Technik oder immunhistologisch mit Antikörpern gegen GFAP nachweisen.

- Das *protoplasmatische Astrozytom* (II WHO) erscheint makroskopisch weicher und regelmäßiger von kleinen Zysten durchsetzt. Mikroskopisch ist die grobspongiöse bis kleinzystische Gewebsumwandlung deutlicher als beim fibrillären Astrozytom (Abb. 1.84 c). Dementsprechend treten die Faserstrukturen zurück, und die Perikarya sind breiter, wenn auch nicht so ausgeprägt wie bei den gemästetzelligen Astrozyten. Die Zellfortsätze sind nur auf kurze Strecken verfolgbar, GFAP ist oft nur schwach positiv.
- Das *gemästetzellige Astrozytom* (II WHO) ist ein supratentorieller Tumor des Erwachsenenalters (Mittel: 49 Jahre) und besteht überwiegend aus dichtgelagerten, pflasterförmigen Astrozyten mit weit ausgedehntem (15–40 μm), homogen-eosinophilem Zytoplasma (Abb. 1.84 d). Elektronenmikroskopisch ist das Zytoplasmazentrum dicht mit nichtfilamentären Organellen angefüllt und daher, im Gegensatz zur Peripherie, immunhistologisch häufig negativ oder nur schwach positiv für GFAP. Die Kerne sind meist exzentrisch gelegen und gelegentlich multipel, die Zellfortsätze sind kurz und plump. Lymphozytäre Infiltrate sind oft deutlich. Häufiger als bei den beiden ersterwähnten Astrozytomformen findet man Zeichen einer beginnenden Anaplasie. Dementsprechend ist die Prognose auch der histologisch noch nicht malignen Tumoren ungünstiger (5-Jahres-Überlebensrate etwa 20 %) als die der anderen Grad-II-Astrozytome[126].
- Das *pilozytische* (Synonym: piloide) *Astrozytom* (I WHO) tritt überwiegend bei jungen Patienten (Mittel: 20 Jahre) in Kleinhirn und Mittellinie (Hypothalamus, Thalamus, Chiasma opticum, Brücke), seltener in den Großhirnlappen auf. Die 5- bzw. 20-Jahres-Überlebensraten liegen bei 85 % und 79 %; bei kompletter Entfernung sind Dauerheilungen möglich. Prognostisch sind Hirnstammtumoren deutlich schlechter (5-Jahres-Überlebensrate 5–50 %, günstiger bei Neurofibromatose), Kleinhirntumoren besser (85–94 %).

Makroskopisch ist bei den Mittellinientumoren vielfach nur eine diffuse Auftreibung der betroffenen Regionen sichtbar, wobei die ursprünglichen architektonischen Merkmale verwischen. Der Tumor ist meist blaßgelb und kann derb, schwammig-weich oder von umfangreichen Zysten durchsetzt sein (Abb. 1.85 e).

Mikroskopisch bestehen die isomorphen Tumorzellen aus länglichen Kernen und bipolarem Zytoplasma, das zu langen Fortsätzen ausgezogen ist. Züge parallel verlaufender Zellen sind charakteristisch, die oft mosaikartig mit mikrozystischen Arealen verschachtelt sind (biphasisches Muster); letztere zeigen nicht selten eine Beteiligung auch sternförmiger Astrozyten sowie häufig eine stärkere Kernpolymorphie (Abb. 1.84 f).

Die *Rosenthal-Fasern*, gewissermaßen die Visitenkarte des pilozytischen Astrozytoms, erscheinen als wurmförmige, seltener unregelmäßig abgerundete eosinophile Gebilde (Abb. 1.84 f) und sind besonders subpial, perivaskulär und im bipolaren Faserverlauf anzutreffen. Es handelt sich dabei um Gliafibrillen mit angelagertem elektronendichtem Material. Immunhistologisch sind Rosenthal-Fasern positiv für αB-Crystallin, Ubiquitin und in unterschiedlichem Ausmaß für GFAP[213]. Weiterhin trifft man häufig auf zytoplasmatische granuläre Einschlüsse, größere rundliche granuläre Körper, Verkalkungen, Gefäßfibrosierungen, angiomatoid assoziierte Gefäße ohne stärkere endotheliale Proliferate sowie Areale mit perinukleär optisch leeren Höfen wie beim Oligodendrogliom. Nicht selten wächst der Tumor in die Leptomeningen ein, wobei innige Verflechtungen mit kollagenen Fasern auftreten; das Durchbrechen der Glia limitans externa ist bei diesem Tumor kein Malignitätskriterium.

Eine maligne Entartung pilozytischer Astrozytome ist ein sehr seltenes Ereignis, kann aber auch noch nach Jahrzehnten auftreten[200]; solche Tumoren zeigen dann meist die Kriterien des Glioblastoms. Allerdings ist zu berücksichtigen, daß einerseits ansonsten typische Grad-I-Tumoren selten auch ausgedehnte flächenhafte Nekrosen und zum Teil Gefäßproliferate aufweisen können, ohne daß sie klinisch bösartig verlaufen, und andererseits primär im Kleinhirn Grad-II- bis Grad-IV-Gliome mit malignerem Verlauf vorkommen.

Differentialdiagnostisch sind pilozytische Gliosen abzugrenzen, die reichlich Rosenthal-Fasern enthalten können und besonders um Hämangioblastome und infiltrierende Zellzapfen des Kraniopharyngeoms auftreten (Abb. 1.96 d), also in Regionen, die auch das pilozytische Astrozytom bevorzugt. Dabei ist das gesamte Operationsmaterial sorgfältig aufzuarbeiten, um Fehldiagnosen zu vermeiden.

Bei den Kleinhirnastrozytomen ist vom pilozytischen (juvenilen) Typ der seltenere (15 %) diffuse (adulte) Typ abzugrenzen, der dem fibrillären Astrozytom des Großhirns entspricht, eine diffuse Infiltration zeigt, seltener zystisch ist, eher bei älteren Patienten (Mittel: 50 Jahre) auftritt und eine schlechtere Prognose hat (5-Jahres-Überlebensrate 7 %)[9, 89]. Dabei sollen sich Tumoren mit pilozytischer Pathologie, aber diffuser Infiltration („diffuse pilozytische Astrozytome") wie klassische pilozytische Astrozytome verhalten[89]. Das seltene pilozytische Astrozytom des Großhirns besitzt eine deutlich bessere Prognose (20-Jahres-Überlebensrate 82 %) als das fibrilläre Astrozytom und sollte nicht mit diesem verwechselt werden[63].

- Das *Astroblastom* ist durch perivaskuläre Pseudorosetten zytoplasmareicher Gliazellen charakterisiert. Es unterscheidet sich vom Ependymom durch breitere Anheftungsstellen an den Gefäßen, das Auftreten pseudopapillärer Strukturen durch Degeneration gefäßferner Areale, das irreguläre verklumpte

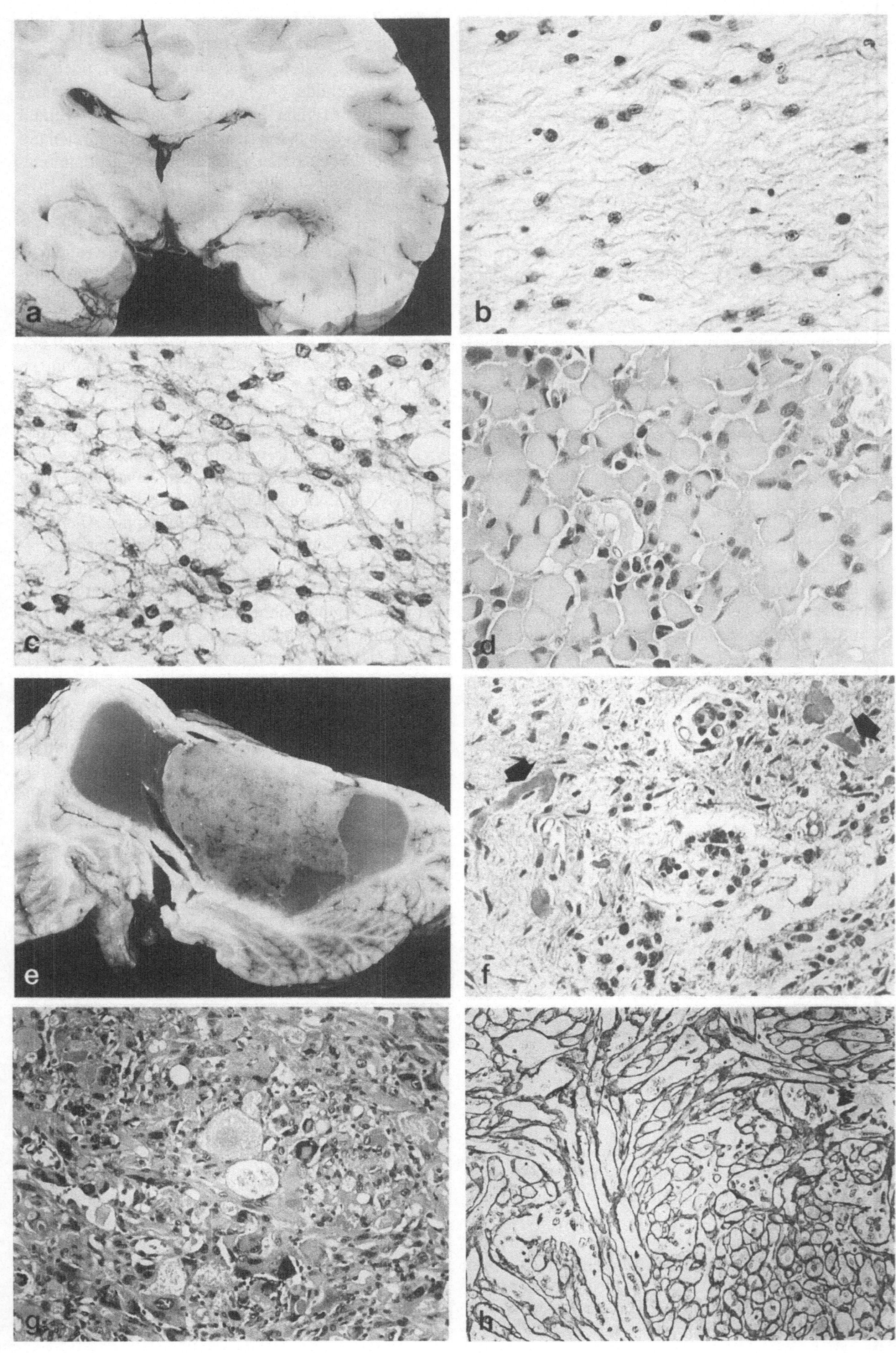

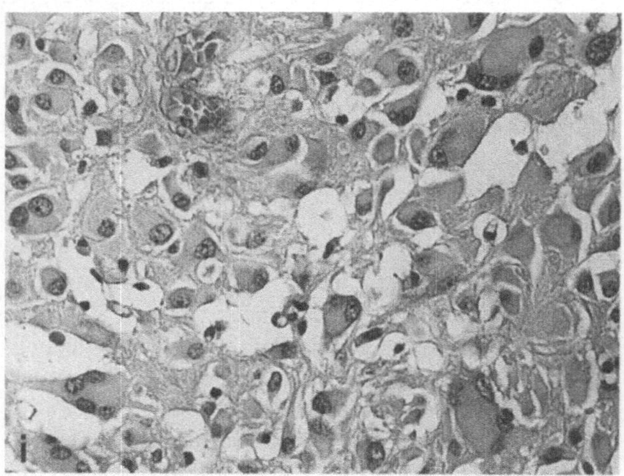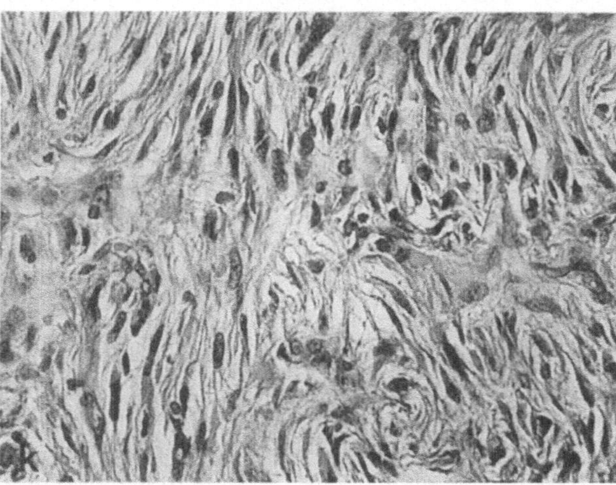

Abb. 1.84a–k. Astrozytäre Tumoren. **a** Diffus wachsendes fibrilläres Astrozytom. **b** Fibrilläres Astrozytom. **c** Protoplasmatisches Astrozytom. **d** Gemästetzelliges Astrozytom. **e** Pilozytisches Astrozytom des Kleinhirns mit Gallertzyste. **f** Juveniler Typ des pilozytischen Astrozytoms mit bipolaren und sternförmigen Zellen, Rosenthal-Fasern *(Pfeile)* und mikrozystischer Auflockerung. **g** Pleomorphes Xanthoastrozytom mit mehrkernigen polymorphen Riesenzellen und Schaumzellen. **h** Pleomorphes Xanthoastrozytom mit feinverzweigtem Retikulinnetzwerk. **i** Subependymales Riesenzellastrozytom. **k** Duraadhärentes zerebrales Astrozytom (desmoplastischer supratentorieller neuroepithelialer kindlicher Tumor)

Chromatin der Tumorzellkerne und die Lokalisation außerhalb des Ventrikels[9]. Benigne und maligne Varianten kommen neben asymptomatischen, zufällig bei der Autopsie entdeckten Tumoren vor[33]. Der Tumor ist sehr selten und seine Eigenständigkeit nicht unumstritten. Histogenetisch wurde er (wie auch mitunter Subependymome, manche Ependymome und pilozytische Astrozytome) von Tanyzyten abgeleitet[186].

> Übergänge zwischen den meisten der oben besprochenen Astrozytomtypen sowie verschiedene Differenzierungen innerhalb desselben Tumors sind nicht selten. „Reinrassige" Formen sieht man am ehesten beim fibrillären und gemästetzelligen Astrozytom.

- Das *subependymale Riesenzellastrozytom* (I WHO) tritt überwiegend bei Kindern auf (Mittel: 13 Jahre; 15-Jahres-Überlebensrate etwa 80%) und ist in bis zu 100%[203] mit tuberöser Sklerose assoziiert. Symptome entstehen meist durch eine Liquorblockade. Sehr selten sind massive, teils letale intratumorale Blutungen. Makroskopisch wölben sich derbe, scharf vom Marklager abgrenzbare Knoten mit weißlicher asbestartiger Schnittfläche gegen das Lumen eines Seitenventrikels vor.

Mikroskopisch handelt es sich um große Zellen mit rundovalem, bandförmigem oder spindeligem, homogen-eosinophilem Zytoplasma und teils weiten Zellfortsätzen. Die Kerne sind oft multipel, peripher gelegen und können ausgesprochen chromatinreich und polymorph sein (Abb. 1.84i). Bei prominentem Nukleolus verleihen sie der Zelle einen neuronähnli-

chen Aspekt. Es werden Gruppen oder Züge von Zellen ausgebildet. Einzelne Mitosen können vorkommen. Häufig sieht man rundliche, teils konfluierende Kalkkonkremente. Immunhistologisch findet sich in den meisten (nicht in allen!) Tumoren eine Positivität für GFAP. Gelegentlich werden neuronale Antigene exprimiert; intermediäre glial-neuronale Zellformen kommen vor, doch ist eine echte neuronale Komponente im Sinne eines Ganglioglioms selten.

- Das *pleomorphe Xanthoastrozytom* (WHO II) ist überwiegend im Temporal-, Frontal- oder Parietallappen von Kindern und jungen Erwachsenen lokalisiert. Eine oder mehrere, schon computertomographisch erkennbare Zysten mit Tumorknoten sind charakteristisch. Der Tumor wächst in den Leptomeningen und infiltriert herdförmig das Hirngewebe, selten auch die Dura mater. Histologisch imponiert eine Mischung aus großen Zellen mit ausgesprochen polymorphen, hyperchromatischen, teils monströsen oder multiplen Kernen und eosinophilem oder schaumigem („xanthomatösem") Zytoplasma (Abb. 1.84g) einerseits, spindeligen Zellen, die sich zu Zellzügen oder storiformen Strukturen formieren, andererseits. Ein feinverzweigtes Retikulin- bzw. Basalmembrannetzwerk umhüllt einzelne oder Gruppen von Tumorzellen (Abb. 1.84h). Perivaskuläre lymphozytäre Infiltrate und eosinophile oder blasse, fein- oder grobgranuläre Körper sind häufig. Nekrosen, zahlreiche Mitosen und pathologische Gefäße gehören nicht zum Bild und signalisieren den Übergang in einen malignen Tumor (III oder IV WHO). Angiomatöse, epitheloide und gangliogliomatöse Varianten kommen vor[69, 119].

Der Tumor wurde ursprünglich als ein intrakranielles Analogon des kutanen fibrösen Histiozytoms aufgefaßt und als fibröses Xanthom der Meningen bezeichnet, wegen der Positivität für GFAP aber als Gliom reklassifiziert und von subpialen Astrozyten abgeleitet[121]. Es ist allerdings noch nicht geklärt, welche Rolle eine fibrohistiozytäre Tumorzellkomponente spielt und ob die Astrozytenproliferation primär oder induziert ist[158]. Der Verlauf ist nicht vorhersehbar: Es gibt sowohl jahrzehntelange rezidivfreie Verläufe als auch seltener rasche Übergänge in ein Glioblastom[119]; jedenfalls ist die Prognose im allgemeinen besser, als die Pleomorphie vermuten läßt.

- *Duraadhärente zerebrale Astrozytome* sind große (6–13 cm), derbe und zystische Tumoren des Frontal- oder Parietallappens bei Kindern in den ersten 18 Lebensmonaten[211]. Histologisch sind GFAP-positive monomorphe, spindelige, oft gewellte Astrozyten mit fibrohistiozytären Zellen und kollagenen Fasern unter Ausbildung von Zellzügen verwoben (Abb. 1.84 k). Es kann daher leicht zu Verwechslungen mit fibromatösen oder anderen mesenchymalen Tumoren kommen. Daneben sieht man herdförmig Astrozyten mit rundovalem eosinophilem Zytoplasma, die an kleine gemästete Formen erinnern. Im Gegensatz zum pleomorphen Xanthoastrozytom fehlen Riesenzellen, Schaumzellen, mehrkernige Zellen oder höhergradig polymorphe Kerne. Nekrosen und pathologische Gefäße sind nicht nachweisbar. Der überwiegend leptomeningeale Tumor infiltriert meist sowohl den Kortex als auch die Dura mater.

Oft besteht eine teils schon histologisch, häufiger erst immunhistologisch erkennbare neuronale Differenzierung großer Zellen, zumeist kombiniert mit zelldichten Nestern unreifer kleinzelliger, neuroektodermaler Elemente, zum Teil mit Mitosen. Diese Fälle wurden als desmoplastische infantile Gangliogliome bezeichnet[218]; da sie sich aber klinisch und (bis auf die neuronale Differenzierung) pathologisch nicht von den rein astrozytären Tumoren unterscheiden, fassen wir die beiden Tumortypen als „desmoplastische supratentorielle neuroepitheliale kindliche Tumoren" zusammen[161]. Rezidive oder eine maligne Entartung sind nicht bekannt[218].

- Bei der *Gliomatosis cerebri* (diffuse Gliomatose) sind die graue und die weiße Substanz beider Großhirnhemisphären, seltener auch zusätzlich Kleinhirn, Hirnstamm und Rückenmark, diffus von Gliazellen durchsetzt. Obwohl kleine, GFAP-positive Astrozyten überwiegen, können Oligodendrozyten und selten Mikrogliazellen am neoplastischen Prozeß beteiligt sein. In den stärker betroffenen Arealen kommen Markscheidenabblassungen und Teilnekrosen vor. Makroskopisch besteht eine Auftreibung des Gehirns bei insgesamt erhaltener Konfiguration. Wenn die meisten Fälle auch autoptisch diagnostiziert wurden, kann das Kernspintomogramm doch Hinweise geben[182].

- *Granularzelltumoren* (GZT) zeigen ein großes, gut abgrenzbares Zytoplasma mit zahlreichen eosinophilen, PAS-positiven, wohl lysosomalen Granula. Im Gegensatz zu den meist asymptomatischen, in bis zu 17 % der Autopsien nachweisbaren Läsionen im Hypophysenhinterlappen, Hypophysenstiel und Infundibulum (Pituizytome, tumorettes)[148] sind die seltenen zerebralen Varianten überwiegend maligne. Histologisch gleichartige GZT außerhalb des ZNS (z. B. in peripheren Nerven, Skelettmuskulatur, Zunge, Haut) werden meist von den Schwann-Zellen abgeleitet, doch äußert sich eine histogenetische Unsicherheit in Bezeichnungen wie „Granularzellmyoblastom" oder „Choristom". Im Gegensatz dazu wird die vermutlich astrozytäre Natur zerebraler GZT durch deren GFAP-Positivität sowie durch gelegentlich nachweisbare granularzellige Komponenten in Astrozytomen und Glioblastomen unterstützt, obwohl es auch GFAP-negative intrakranielle GZT gibt[165].

- *Heterotope Astrozytome,* die von versprengtem Gliagewebe ausgehen, sind Raritäten. Sie treten meist bei Erwachsenen in den Leptomeningen auf[113], wobei eine primär meningeale Lokalisation nur autoptisch und bei fehlender Infiltration des Zentralnervensystems gesichert werden kann. Subkutane heterotope Gliaknötchen bevorzugen die Nasenregion[212].

- *Anaplastische Astrozytome* (III WHO, mittleres Alter 50 Jahre, 2- und 5-Jahres-Überlebensraten 38–60 % bzw. 15–25 %, Anteil an allen Astrozytomen 35 %) zeigen histologische Malignitätszeichen, aber noch nicht das Vollbild des Glioblastoms. Von diagnostischer und prognostischer Bedeutung sind gesteigerte Zelldichte, erhöhte Mitoserate, gesteigerte Kernpolymorphie und Gefäßabnormitäten (Endothelhyperplasie, gesteigerte Gefäßdichte, gesteigerte Kalibervariabilität)[193]. Histologischer Malignitätsgrad und Prognose sind bei Astrozytomen eng korreliert, doch weisen auch ungünstige Lokalisation, kurze Anamnese, hohes Alter, niedriger Karnofsky-Index und geringes Ausmaß der Resektion auf eine ungünstige Prognose. Wir diagnostizieren ein anaplastisches Astrozytom auch dann, wenn die Anaplasie herdförmig ist.

Wenngleich sich die meisten Astrozytome mehr oder weniger eindeutig gradieren lassen, liegen intermediäre Formen in der Natur der Sache. Es hängt von der Person des Neuropathologen und den örtlichen Gegebenheiten ab, ob hier eine intermediäre und biologisch zutreffendere, aber klinisch nicht immer erwünschte Diagnose gestellt wird (Grad II–III, Grad III–IV). Ist man unter Entscheidungsdruck, einen (nichtpilozytischen) astrozytären Tumor auf der 4 stufigen Skala einzuordnen, kann die einfach und schnell durchzuführende Gradierungshilfe von Daumas-Duport et al.[50] nützlich sein, die auf dem Vorhandensein von 4 morphologischen Kriterien beruht:

1. Kernatypien (Hyperchromasie und/oder deutliche Form- und Größenvariabilität),
2. Mitosen (regelrechte oder pathologische),
3. Endothelproliferation (vaskuläre Lumina werden von mehr als einer Lage Endothelzellen umgeben) und
4. flächenhafte Nekrosen.
   Der eindeutige Nachweis von 3 oder 4 dieser Kriterien entspricht dem Grad IV (Glioblastom), von 2, 1 und 0 Kriterien den Graden III (anaplastisches Astrozytom), II und I.

Bei der Gradierung von Astrozytomen ist deren ausgeprägte intratumorale histologische Heterogenität zu berücksichtigen: 82 % der untersuchten Gliome zeigten verschiedene Gradierungen innerhalb desselben Tumors, 62 % sowohl benigne (II) als auch maligne (III oder IV) Komponenten[157].

Eine zuverlässige Gradierung astrozytärer Tumoren anhand des immunhistologisch ermittelten Proliferationsindex ist im Einzelfall nicht möglich, da die Werte zwar mit dem Malignitätsgrad korrelieren, aber stark überlappen: Der Anteil proliferierender, Ki-67-positiver Zellen beträgt 0–1,9 % (Grad II), 0,6–10,9 % (III) und 0,9–16,2 % (IV)[172].

Glioblastome

* *Glioblastome* (IV WHO, mittleres Alter: 57 Jahre) umfassen etwa 50 % der Gliome und sind mit 12–25 % aller intrakraniellen Tumoren mit die häufigsten Hirngeschwülste. Männer sind doppelt so häufig betroffen. Trotz bedeutender neurochirurgischer und radiologischer Fortschritte besitzt der Tumor noch immer eine äußerst schlechte Prognose (2-Jahres-Überlebensrate 5–12 %); bei Langzeitüberlebenden liegen häufig Fehldiagnosen vor[217]. Die postoperative Bestrahlung verlängert die mediane Lebenserwartung von 2–4 auf 8–11 Monate.

Makroskopisch bevorzugt der Tumor das Marklager des Frontal- und Temporallappens und breitet sich häufig schmetterlingsförmig über den Balken auf die Gegenseite aus (Abb. 1.85 a). Charakteristisch ist die zumindest teilweise scharfe Abgrenzung und die ausgesprochen bunte Schnittfläche, die bedingt ist durch ein Nebeneinander von grau-rosa gefärbten soliden Tumorpartien, eher gelblichen Nekrosebereichen, frischen und älteren, rot erscheinenden Blutungen und gelegentlichen grünlichen Gallertzysten. Die Konsistenz wechselt zwischen derben Tumorpartien und weichen Nekrosearealen. Bereits kleine Tumoren können von einem massiven Ödem umgeben sein und dadurch Hirndrucksymptome hervorrufen, die unter einer Antiödemtherapie vorübergehend nachlassen. In 10 % besteht ein multizentrisches Wachstum.

Histologisch kennzeichnend ist eine hohe *Zelldichte*. Meist ist eine ausgeprägte *Kern- und Zellpolymorphie* mit hyperchromatischen, unregelmäßig geformten Ker-

nen und mehrkernigen Zellen vorhanden (multiformes Glioblastom). Daneben gibt es Tumoren mit einem Überwiegen spindeliger oder kleiner rundlicher monomorpher Zellen (fusiforme und globuliforme Glioblastome). Wesentlich für die Diagnose ist die Kombination mit ausgedehnten zungenförmigen *Nekrosen,* die oft palisadenartig von einem Saum dichtliegender Tumorzellen umrandet sind (Abb. 1.85 b). Hinzu kommen die ausgeprägten Gefäßproliferate (*„pathologische Gefäße"*), einerseits in Form weitlumiger („lakunärer"), manchmal thrombosierter Gefäße mit breiten, fibrosierten oder schmalen, brüchigen Wänden, andererseits – vor allem an den Tumorrändern und perinekrotisch – in Form glomerulumähnlicher Gefäßknäuel (Abb. 1.85 c, d). Diese weisen eine sehr starke Vermehrung von Endothelien, daneben auch von Perizyten und glatten Muskelzellen auf. Die *Mitoserate* kann hoch oder niedrig sein. Blutungen unterschiedlichen Alters mit entsprechenden Residuen in Form von Sidero- und Lipophagen sind häufig erkennbar. In vielen Fällen bestehen dichte perivaskuläre Lymphozyteninfiltrate, vor allem im Randbereich. Die GFAP-Positivität der meisten Tumorzellen beruht auf der zumeist astrozytären Natur. Selten können malignisierte Ependymome und Oligodendrogliome in das Bild des Glioblastoms münden.

Die Bluthirnschranke (▷ Abschn. „Hirnödem", S. 98) ist in malignen Gliomen nicht mehr intakt. Dies äußert sich radiologisch in der Aufnahme von Kontrastmittel als wichtigem diagnostischem Zeichen, therapeutisch in der besseren Tumorgängigkeit von Zytostatika und morphologisch in ultrastrukturellen Abnormitäten pathologischer Gefäße[92].

* *Riesenzellglioblastome* enthalten in größerer Zahl – vielfach beschränkt auf bestimmte Tumorareale, hier aber sehr zahlreich – monströse, polymorphe, oft mehrkernige, eosinophile, GFAP-positive, gelegentlich xanthomatöse Riesenzellen (Abb. 1.85 e). Die Tumoren sind auffallend scharf abgegrenzt, zeigen Nekrosen, aber nur geringe endotheliale Proliferate[136]. Die etwas günstigere Prognose als die für Glioblastome beruht möglicherweise auch auf einer teils nicht erfolgten Abgrenzung vom pleomorphen Xanthoastrozytom in früheren Serien.
* *Gliosarkome* (gemischte Glioblastome/Sarkome) zeigen eine neoplastische Transformation des proliferierten Gefäßbindegewebes (Abb. 1.85 f); dabei muß mindestens ein Gesichtsfeld (Objektiv 10 ×) nur aus der sarkomatösen Komponente bestehen[139]. Diese entspricht bei den meisten Gliosarkomen einem malignen fibrösen Histiozytom, doch wurden fibro-, rhabdomyo-, leiomyo-, chondro-, osteo- und angiosarkomatöse Elemente beschrieben. Sarkomatöse Veränderungen treten in 1,8–8 % der Glioblastome, aber nur sehr selten in anderen Gliomen auf. Klinisch und prognostisch unterscheiden sie sich nicht von Glioblastomen[139]. Differentialdiagnostisch abzugrenzen[44] sind Tumorinfiltrationen in die Leptomeningen mit reaktiver Desmoplasie, mesenchymale Organisationen flächenhafter Nekrosen

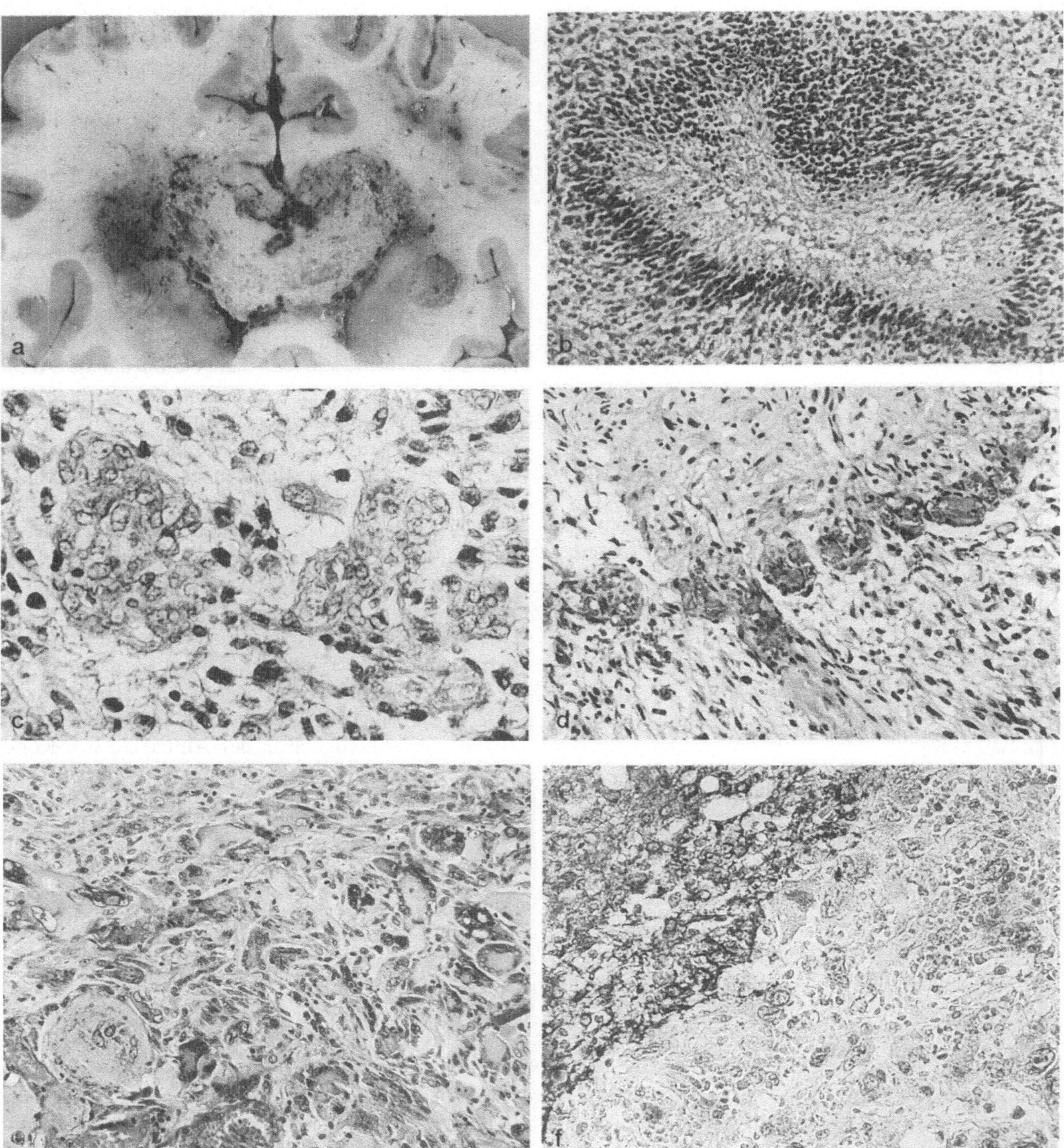

Abb. 1.85 a–f.   Glioblastom.   **a** Schmetterlingsglioblastom. **b** Strichförmige Nekrose mit perinekrotischer Zelldichtesteigerung („Pseudopalisaden"). **c** Zellreiche („glomeruloide") pathologische Gefäße. **d** Girlandenartige Aufreihung pathologischer Gefäße. **e** Riesenzellglioblastom mit monströsen Zellen und hochgradiger Kernpolymorphie. **f** Gliosarkom mit GFAP-positiver glialer Komponente *(links oben)* und GFAP-negativem sarkomatösem Anteil *(rechts unten)* (Immunhistologie für GFAP)

oder fibrinöser Exsudate, Astrozytom-Fibrom-Kompositionstumoren[198] und Sarkome mit Gliose oder sekundärem Gliom (Sarkogliome).

- Bei den sehr seltenen *desmoplastischen Glioblastomen* (malignen Gliofibromen) sezernieren die astrozytären Tumorzellen eine kollagenhaltige Extrazellulärmatrix, mitunter auch Knorpelgrundsubstanz[44].
- Als *Angiogliom* wurden heterogene Tumoren bezeichnet, so der zelluläre Typ des Hämangioblastoms, gemischte Gliome/Hämangioblastome[32], sehr gefäßreiche niedriggradige Gliome und Gefäßmalformationen mit Gliose[131].

Oligodendrogliale Tumoren

- Das *Oligodendrogliom* (II WHO) tritt überwiegend bei Erwachsenen im Großhirnmarklager auf (mittleres Manifestationsalter: 40 Jahre; 5- bzw. 20-Jahres-Überlebensrate etwa 50–75 % und 15 %).

Makroskopisch sind die Windungen aufgetrieben (Abb. 1.86 a), die Schnittfläche ist weich, grau, gelegentlich körnig oder zystisch. Histologisch dominiert die „Honigwaben-" oder „Spiegeleistruktur" (monomorphe kleine rundliche Kerne innerhalb eines ungefärbten Hohlraumes, Abb. 1.86 b), die zwar ein Artefakt, aber diagnostisch hilfreich ist (im Gefrierschnitt nicht zu sehen!). Daneben können oligodendrogliale Tumorzellen mit eosinophilem Zytoplasma und peripherem Kern beigemengt sein, die gemästeten Astrozyten ähneln, aber kleiner sind als diese („minigemistocytes"). Verkalkungen sind häufig, besonders am Tumorrand, aber nicht spezifisch. Ein dichtes Netzwerk dünnwandiger Gefäße ist typisch. Die Grenze zum Marklager ist häufig scharf, wogegen die graue Substanz diffus infiltriert wird; hier kommt es zu einem Umwachsen von ortsständigen Neuronen („perineuronale Satellitose") sowie zu perivaskulären und subpialen Gruppenbildungen. Infiltration der Leptomeningen ist nicht selten.

Immunhistologisch sind neoplastische Zellen im Gegensatz zur normalen Oligodendroglia negativ für basisches Myelinprotein und myelinassoziiertes Glykoprotein[11]; einen „Oligodendrogliommarker" gibt es bisher nicht. GFAP wird von reaktiven ortsständigen Astrozyten sowie von manchen ansonsten typischen („gliofibrillären") oder kleinen, gemästetzelligen oligodendroglialen Tumorzellen exprimiert[125].

Differentialdiagnostisch sind stets andere neuroektodermale Tumoren mit Honigwabenstruktur zu bedenken: Neurozytome sind synaptophysinpositiv, fibrillär und vorzugsweise in der Mittellinie um den Seitenventrikel lokalisiert. Klarzellige Ependymome beinhalten häufig typische Ependymomabschnitte. In Zweifelsfällen ist die Elektronenmikroskopie hilfreich, da bei Neurozytomen Mikrotubulibündel und abortive Synapsen, bei Ependymomen interzelluläre Verbindungen, Mikrovilli und selten Zilien gefunden werden können. Der dysembryoplastische neuroepitheliale Tumor unterscheidet sich durch seine multinoduläre Architektur, die zusätzliche kortikale Dysplasie und das neuroradiologische Bild.

- Das *anaplastische Oligodendrogliom* (III WHO) zeigt mehrere histologische Malignitätskriterien wie gesteigerte Zelldichte, Nekrosen, zahlreiche Mitosen und diffuse Liquorzellaussaat (▷ S. 223); seltener als bei malignen Astrozytomen trifft man auf pathologische Gefäße und Kernpolymorphie. Wenn anaplastische Tumoren auch eine schlechtere Prognose als Grad-II-Tumoren aufweisen, war die Wertigkeit der einzelnen histologischen Kriterien bezüglich der Prognose in mehreren Studien uneinheitlich[1]. Die größte prognostische Relevanz scheinen Nekrosen und Mitosen zu besitzen. Die Gradierung nach Daumas-Duport et al.[50] (▷ S. 230) korreliert auch bei Oligodendrogliomen mit der Prognose[202]. Allerdings können histologisch niedriggradige Tumoren aggressiv verlaufen[40].

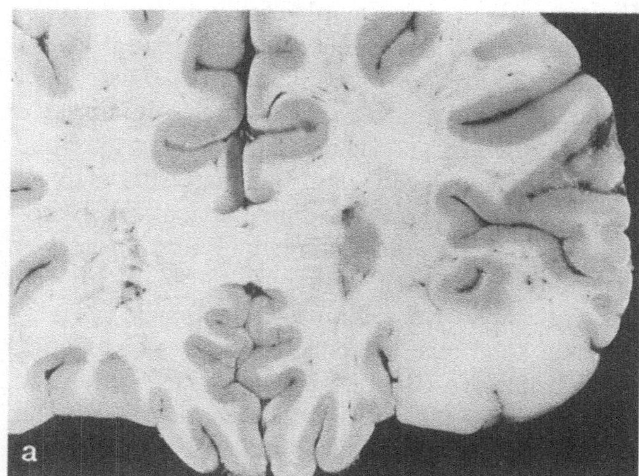

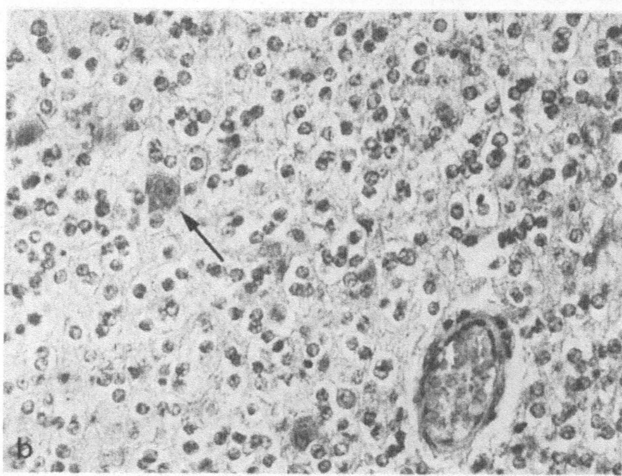

Abb. 1.86 a, b. Oligodendrogliom. **a** Auftreibung der Großhirnrinde. **b** Honigwabenstruktur mit erhaltenen Nervenzellen *(Pfeil)*

- *Oligoastrozytäre Mischgliome* (Oligoastrozytome) zeigen die unterschiedlich differenzierten Gliomtypen entweder in getrennten Regionen oder miteinander vermischt. Stets ist eine lockere Gliominfiltration in ortsständiges oder reaktives Gewebe auszuschließen. Bei Untersuchung an mehreren Stellen zeigt etwa die Hälfte aller Gliome oligodendrogliale und astrozytäre Anteile, wobei meist ein Typ im Vordergrund steht[157].

Ependymale Tumoren

- Das *Ependymom* (III WHO) tritt in allen Altersstufen intra- oder periventrikulär oder im Rückenmark auf (mittleres Manifestationsalter: 25 Jahre; 5-Jahres-Überlebensrate etwa 50 %). Ependymome außerhalb des Zentralnervensystems sind Raritäten und werden zum Teil als monodermale Teratome aufgefaßt[47, 80].

Makroskopisch sind die Tumoren relativ gut abgegrenzt (Abb. 1.87 a), derb mit bunter Schnittfläche.

Ein mikroskopisches Charakteristikum ist die radiäre Anordnung der Tumorzellen um ein zentral gelegenes Gefäß (*Pseudorosette*, Abb. 1.87 c). Diese kernfreien Strahlenkränze werden durch die Fortsätze der Tumorzellen gebildet, deren Kerne am peripheren Zellende gelagert sind. Seltener trifft man auf echte *ependymale Rosetten*, bei denen die Tumorzellen rundliche oder tubuläre Räume ausbilden und das Ependym imitieren (Abb. 1.87 b); mit der Phosphorwolframsäure-Hämatoxylin-(PTAH)-Färbung kann man hier im lumennahen Zytoplasma Blepharoblasten (Basalkörper der Zilien) erkennen. Ependymome mit überwiegenden Pseudorosetten wurden als „zellulär", solche mit zahlreichen echten Rosetten als „epithelial" bezeichnet. Rosetten wie bei Medulloblastomen mit einem fibrillären Zentrum ohne Lumen („Homer-Wright-Rosetten") kommen nur ausnahmsweise vor. Die monomorphen rundovalen Kerne besitzen eine deutliche Kernmembran und reichlich gleichmäßig und punktartig verteiltes Chromatin. Die Blutgefäße sind dünnwandig. Etwa 20 % der Tumoren breiten sich über die Liquorräume aus.

Immunhistologisch findet man GFAP vor allem in den perivaskulären Pseudorosetten. Ependymomspezifische Antigene sind nicht bekannt.

- *Ependymomvarianten:* Nicht selten beinhalten Ependymome einige Zellen mit perinukleär optisch leeren Höfen; wenn sie im Vordergrund stehen, müssen diese *klarzelligen Ependymome*[118] von Oligodendrogliomen und Neurozytomen abgegrenzt werden (▷ S. 233, 236). Bei ausgeprägter epithelialer Differenzierung können *papilläre Ependymome* entstehen; im Gegensatz zu den Plexuspapillomen ist das Stroma hier glial und nicht bindegewebig.

- *Anaplastisches Ependymom* (III WHO): Histologische Malignitätszeichen sind gesteigerte Zelldichte, erhöhte Mitoserate, Nekrosen, pathologische Gefäße, Kernpolymorphie und histologische Dedifferenzierung. Welche dieser Kriterien in welchem Ausmaß für die Diagnose eines anaplastischen Ependymoms vorhanden sein müssen, ist ungeklärt. Weiterhin ist – im Gegensatz zu astrozytären Tumoren – die klinische Bedeutung der histologischen Malignität nicht gesichert: teils fand man keine Korrelation zwischen histologischer Malignität und Pro-

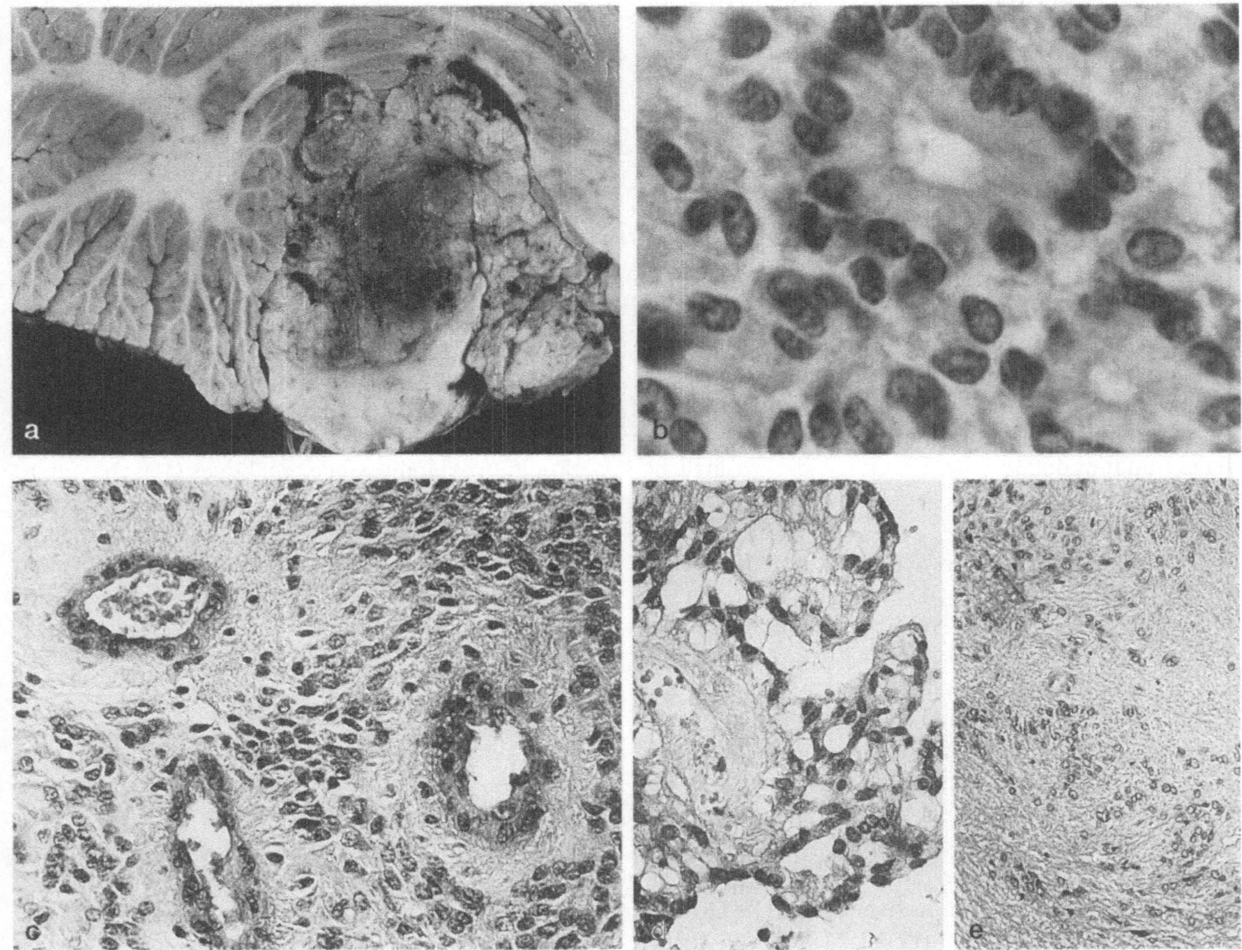

Abb. 1.87 a–d. Ependymale Tumoren. **a** Ependymom des 4. Ventrikels. **b** Ependymom mit 2 echten ependymalen Rosetten. **c** Ependymom mit 3 perivaskulären Pseudorosetten (Strahlenkränzen). **d** Myxopapilläres Ependymom. **e** Subependymom

gnose, teils wurden Mitosen, Zelldichte, Nekrosen und Dedifferenzierung als prognoserelevant beschrieben[61, 194]. Wahrscheinlich haben Nekrosen nicht dieselbe Bedeutung wie bei den astrozytären Tumoren. Wir diagnostizieren ein anaplastisches Ependymom, wenn mindestens ein Malignitätszeichen sowohl ausgeprägt als auch im größten Teil des Tumors (also nicht nur fokal) vorhanden ist, verweisen allerdings auf das Fehlen einer gesicherten prognostischen Relevanz.

- Wenn auch mitunter inkorrekt als Synonyma verwendet, sind anaplastische Ependymome von *Ependymoblastomen* (IV) aus pathologischen und klinischen Gründen abzugrenzen. Letztere sind embryonale Tumoren ähnlich den Medulloblastomen und durch „ependymoblastische" Rosetten (mehrreihig mit Mitosen) charakterisiert. Ependymoblastome trifft man überwiegend supratentoriell bei Kleinkindern an; die 5-Jahres-Überlebensrate liegt bei unter 10%[9].

- Das *myxopapilläre Ependymom* (I) tritt vor allem am Filum terminale auf (mittleres Manifestationsalter: 36 Jahre), äußerst selten in anderen spinalen Segmenten, intrazerebral oder subkutan. Dieser gutartige Tumor rezidiviert nach makroskopisch kompletter Resektion in nur 10%, doch sind Fälle mit extraneuraler Metastasierung beschrieben worden[181]. Histologisch sind die Tumorzellen (pseudo)papillär um Bindegewebe angeordnet (Abb. 1.87 d) das proliferierte, weitlumige und hyalinisierte Gefäße, eine basophile muzinöse Matrix sowie Blutungen aufweisen kann. Charakteristisch sind eine niedrige Zelldichte, vakuoläre Zytoplasmata der kubischen Tumorzellen und eine myxoide Struktur aufgrund mikrozystischer Degeneration und muzinöser Sekretion der Tumorzellen. Einzelne Mitosen oder Kernatypien können auftreten und sind nicht Zeichen von Malignität[208]. Differentialdiagnostisch sind andere Tumoren des Filum terminale und der Sakrokokzygealregion zu erwägen, so Paragangliome und Chordome.

- Das benigne *Subependymom* (I WHO) wächst intra- oder periventrikulär, seltener im Rückenmark. Multiplizität ist nicht selten. Während die meisten Subependymome kleiner als 1 cm sind und zufällig bei der Autopsie Erwachsener als in das Ventrikellumen sich vorwölbende Tumoren entdeckt werden, ist eine Minderzahl symptomatisch (postoperative 5- bzw. 15-Jahres-Überlebensraten 75% und 65%). Histologisch sind bei insgesamt sehr niedriger Zelldichte Gruppen von Kernen (die denen beim Ependymom gleichen) in ein fibrilläres Zellfortsatzgeflecht locker eingestreut (Abb. 1.87 e). Perivaskuläre Pseudorosetten, Verkalkungen und eine mikrozystische Degeneration sind häufig, Positivität für GFAP ist die Regel. Ultrastrukturell lassen sich sowohl astrozytäre als auch ependymale Differenzierungen nachweisen. Kernatypien, Mitosen oder zusätzliche Areale mit ausschließlich ependy-

maler Differenzierung korrelieren nicht mit der Prognose[130].

Plexuspapillom und Plexuskarzinom

- *Plexuspapillome* (I WHO) treten überwiegend bei Kindern im Seitenventrikel auf, bei Erwachsenen sind sie häufiger im 4. Ventrikel lokalisiert. Dem makroskopisch blumenkohlartigen Aspekt entspricht histologisch ein regelmäßiger papillärer Aufbau wie beim Plexus chorioideus (Abb. 1.88), wobei ein einreihiges monomorphes Epithel gefäßreichem Bindegewebe aufsitzt. Mukoide, melanotische und onkozytäre Varianten kommen vor. GFAP-positive und S-100-Protein-positive Tumorzellen finden sich in etwa 30% bzw. 85% der Fälle[153].

- Während das Plexuspapillom durch eine Operation dauerhaft entfernt werden kann, hat das seltenere *Plexuskarzinom* (anaplastisches Plexuspapillom, III oder IV WHO) eine schlechte Prognose und zeigt mehrere histologische Malignitätszeichen wie Mitosen, ausgeprägte Hirninfiltration, Nekrosen, Kernpolymorphie, und solide undifferenzierte Areale.

Schwierigkeiten können *atypische* (intermediäre) Fälle bereiten, die weder als Papillom noch als Karzinom sicher klassifizierbar sind. Dabei korrelieren Mitosen, Hirninfiltration und Nekrosen mit einer schlechteren Prognose[9, 153].

Bei jedem Plexuskarzinom sollte *differentialdiagnostisch* eine papilläre Metastase eines (noch unbekannten) extrazerebralen Karzinoms erwogen werden. Auf eine Metastase verdächtig sind Auftreten im späteren Erwachsenenalter, Positivität für karzinoembryonales Antigen (CEA) sowie Reaktivität mit den antiepithelialen Antikörpern HEA 125 und Ber EP 4, während eine Immunreaktivität für Transthyretin (Präalbumin) für einen primären Plexustumor spricht[77, 153]. Keimzelltumoren und Medulloepitheliome können papillä-

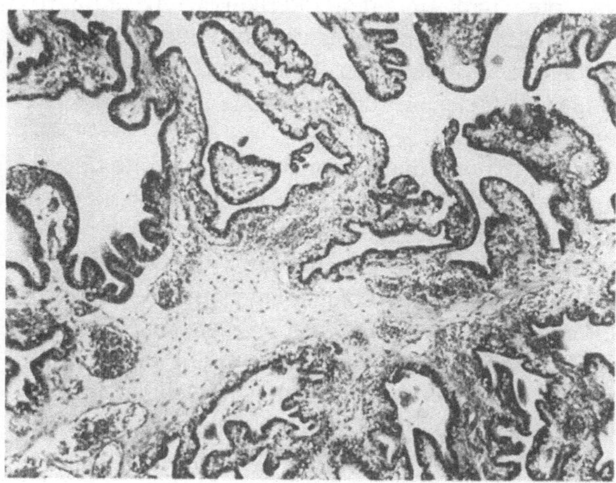

Abb. 1.88. Plexuspapillom. Die histologische Struktur entspricht dem Plexus chorioideus

re Anteile aufweisen. Das papilläre Ependymom ist meist durch sein fibrilläres gliales Stroma abgrenzbar.

- Die häufigen und praktisch immer symptomlosen *Cholesteringranulome* („Xanthogranulome") sind derbe, graugelbliche Knoten im Stroma des Plexus chorioideus; sie sind aus knolligen Cholesterinablagerungen, Fremdkörpergranulomen und chronisch-entzündlichen Veränderungen aufgebaut. Dagegen bestehen die makroskopisch oft unauffälligen und gehäuft bei Hyperlipidämie auftretenden *Xanthome* nur aus das Stroma dilatierend ausfüllenden Schaumzellen ohne entzündliche Veränderungen.

Neuronale Tumoren

- *Gangliogliome* (I WHO) sind gemischt glial/neuronale Tumoren junger Patienten (Mittel: 19 Jahre). Klinisch bestehen meist Krampfanfälle. Sie bevorzugen den mediobasalen Temporallappen und Mittellinienstrukturen wie den Boden des 3. Ventrikels, sind aber auch häufig in anderen Großhirnlappen, in Kleinhirn, Hirnstamm und Rückenmark lokalisiert[84]. Makroskopisch sind sie gewöhnlich klein, knotig, derb, hellfarben und oft zystisch.

Mikroskopisch überwiegt zumeist die gliale Komponente nach Art eines fibrillären oder pilozytischen Astrozytoms. Eingestreut sind abnorme Nervenzellen, die sich von ortsständigen, „überrannten" Neuronen durch ungeordnete Lagerung, irreguläre Ausrichtung der Fortsätze oder atypische Größe und Form unterscheiden (Abb. 1.89 a); eine einzelne doppelkernige Nervenzelle ist dabei für die Diagnose nicht ausreichend. Die neoplastischen Neurone zeigen häufig Nissl-Substanz und eine zytoplasmatische Vakuolisierung. Elektronenmikroskopisch wurden „dense core vesicles" wie bei sympathischen Ganglienzellen, immunhistologisch Synaptophysin, Neurofilament oder Chromogranin A, seltener Enzyme der Katecholaminbiosynthese nachgewiesen[55]. Im Gegensatz zu normalen Neuronen ist die Synaptophysin-Immunreaktivität um die und in den Perikarya akzentuiert[141] (Abb. 1.89 a). Charakteristisch sind Verkalkungen, angiomatoide Formationen, Lymphozyteninfiltrate und Bindegewebssträge, die neuronale Zellnester septieren (Abb. 1.89 b).

Wenn seltener die neuronale Komponente deutlich im Vordergrund steht und die Gliakomponente fehlt oder auf spärliche, nicht sicher neoplastische Astrozyten beschränkt ist, spricht man vom *Gangliozytom* (Synonym: zentrales Ganglioneurom). Bei den sehr seltenen *anaplastischen Gangliogliomen* entspricht die gliale Komponente einem malignen Gliom; die Wahrscheinlichkeit der Verwechslung mit einem infiltrierenden malignen Gliom ist hoch. Die äußerst seltenen *Ganglioglioneuroblastome* beinhalten unreife neuronale Elemente.

- Das *Neurozytom* (I WHO) (Synonym: zentrales Neurozytom) ist im Seitenventrikel (selten im 3. Ventrikel) lokalisiert und oft am Septum pellucidum angeheftet. Es macht etwa 0,1–0,5 % aller Hirntumoren und knapp die Hälfte aller supratentoriellen intraventrikulären Tumoren aus. Klinisch bestehen bei Jugendlichen und jüngeren Erwachsenen (mittleres Alter: 29 Jahre) Hirndrucksymptome aufgrund eines obstruktiven Hydrozephalus. Computertomographisch sind sie gut umschrieben, hyper- oder isodens mit multiplen hypodensen Arealen, mäßig homogen kontrastmittelaufnehmend und oft kalkhaltig. Da Neurozytome erstmals 1982 als solche beschrieben wurden[87], fehlen größere Verlaufsstudien. Lange rezidivfreie Verläufe (Nachbeobachtung bis zu 19 Jahren) sind häufig; es gibt aber Rezidive innerhalb der ersten postoperativen Jahre[225].

Histologisch (Abb. 1.89 c) sieht man monomorphe, kleine rundovale Kerne mit fein gesprenkeltem Chromatin inmitten optisch leerer, seltener schwach eosinophiler Zytoplasmaräume (Honigwabenstruktur). Kernfreie, fibrilläre, häufig perivaskulär lokalisierte Neuropilinseln, eine Septierung in Zellnester oder Reihen, einzelne Mitosen und Verkalkungen kommen vor. Charakteristisch sind eine auch histologisch scharfe Abgrenzung und ein prominentes, feinverzweigtes kapilläres Netzwerk. Eine immunhistologisch (Expression von Synaptophysin, Klasse-III-β-Tubulin oder mikrotubuliassoziierten Proteinen) oder elektronenmikroskopisch (Synapsen, „dense core vesicles", klare Vesikel, Mikrotubulibündel) nachweisbare neuronale Differenzierung ist ein wichtiges Kriterium für die Abgrenzung des Tumors vom Oligodendrogliom und klarzelligen Ependymom. Selten sind GFAP-positive Tumorzellen, ganglioide Zellen mit Expression von Neurofilament oder Homer-Wright-Rosetten erkennbar[88, 91]. Die meisten, früher diagnostizierten „Ependymome des Foramen Monroi" waren wohl Neurozytome. Die seltene anaplastische (oder atypische) Variante des Neurozytoms zeigt zahlreiche Mitosen, Nekrosen und pathologische Gefäße.

- *Paragangliome,* die der Neuropathologe im allgemeinen antrifft, sind parasympathisch („Chemodektome") und entstammen 2 Lokalisationen: zum einen können sie vom Glomus jugulare ausgehen (Chemodektome) und sich vom Mittelohr über das Felsenbein nach intrakraniell in den Kleinhirnbrückenwinkel ausdehnen, zum anderen treten sie nicht selten auch in der Cauda equina auf. Andere Lokalisationen (Sella, Pinealis, Orbita) sind Raritäten. Histologisch entsprechen Paragangliome Phäochromozytomen in ihrer nestförmigen Struktur, den runden bis polygonalen Zellen, dem Gefäßreichtum, versilberbaren Granula, dem nicht seltenen Auftreten von Mitosen und Kernpolymorphie, der Expression von Synaptophysin, Chromogranin und Neuropeptiden sowie den S-100-Protein-positiven und selten auch GFAP-positiven Sustentakularzellen. Die Tumoren der Cauda equina

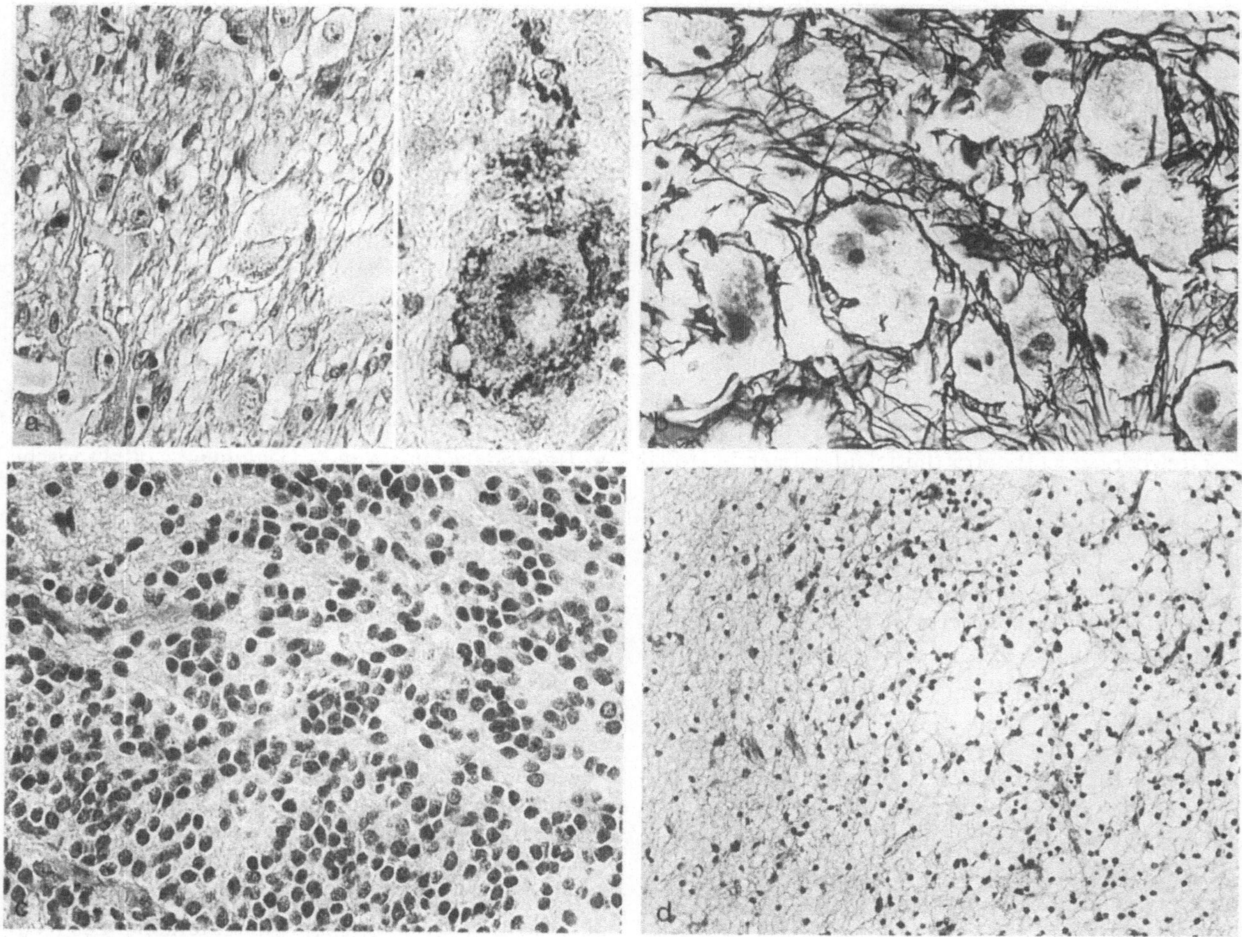

Abb. 1.89 a–d. Neuronale Tumoren. **a** Gangliogliom mit polymorphen, irregulär gelagerten neoplastischen Nervenzellen; *rechts:* perizellulär und perinukleär akzentuierte Synaptophysinimmunreaktivität einer neoplastischen Nervenzelle. **b** Gangliozytom mit Retikulinfaserbildung zwischen den Tumorzellen

(Gomori). **c** Neurozytom mit monomorphen Kernen, hellen perinukleären Höfen, fibrillären kernfreien Arealen und schmalem Kapillargerüst. **d** Dysembryoplastischer neuroepithelialer Tumor mit mikrozystischem glioneuronalem Knoten

(I WHO) zeigen oft eine gangliozytäre Komponente. Bis zu 50 % der Tumoren rezidivieren lokal. Die maligne Variante mit lokaler Invasion und Fernmetastasierung kann zahlreiche Mitosen, Nekrosen, Gefäßeinbrüche oder Fehlen der Sustentakularzellen aufweisen, zum Teil aber von Tumoren mit gutartigem Verlauf histologisch nicht unterschieden werden[9, 123].

• Der *dysembryoplastische neuroepitheliale Tumor*[49, 170] (I WHO) ist operativ kurabel. Er manifestiert sich im Alter von 1–19 (Mittel: 9) Jahren durch schwer therapierbare partielle Anfälle ohne neurologische Ausfälle. Neuroradiologisch finden sich supratentorielle, hypodense, „pseudozystische" Läsionen.

Die verbreiterte Rinde ist vom sog. „spezifischen glioneuronalen Element" durchsetzt, einem mukoid aufgelockerten Gefüge aus Neuronen, Astrozyten und Oligodendrozyten, wobei an deutlich erkennbaren, senkrecht zur Hirnoberfläche verlaufenden Kapillaren Oligodendrozytenfortsätze ansetzen und teils rosettenartige Strukturen bilden. Daneben sieht man heterogene knotenförmige Herde aus Oligodendrozyten, Astrozyten und Neuronen, die anderen niedriggradigen Gliomen ähneln (Abb. 1.89 d). Zelluläre Atypien sind allenfalls diskret; vereinzelt trifft man auf zweikernige Neurone. Der „DNT" unterscheidet sich vom Oligoastrozytom durch irregulär eingestreute abnorme Neurone und das geringere Alter, vom Gangliogliom durch das Vorherrschen der Oligodendroglia und das Fehlen von polymorphen Neuronen, lymphozytären Infiltraten und kräftigem Bindegewebsstroma, und von beiden Tumoren durch die intrakortikale Lokalisation, die multinoduläre Struktur und eine oft zusätzlich vorliegende fokale kortikale Dysplasie mit irregulärer neuronaler Schichtung. Leider haben uneinheitliche Beschreibungen der Histologie und eine Ausdehnung des Tumorspektrums auf komplexe und einfache Formen[48] zu einer unscharfen Abgrenzung geführt. Entgegen der Empfehlung, alle kortikalen Tumoren junger Patienten mit partiellen Anfällen als DNT zu betrachten[48], stellen wir diese Diagnose nur bei typischer Histologie[49].

- Das *dysplastische Gangliozytom* (Synonyme: Purkinjeom, Lhermitte-Duclos-Krankheit) ist eine Kleinhirnläsion, die überwiegend in der 2.–4. Lebensdekade diagnostiziert wird. Es wird zum Teil als Hamartom aufgefaßt; allerdings sind Rezidive nach mehreren Jahren bekannt. Da nicht selten zusätzlich zerebrale und extrazerebrale Malformationen (Megalenzephalie, Heterotopien, Polydaktylie, Leontiasis ossea etc.) oder ein M. Cowden (ein dominant vererbtes hamartomatöses Syndrom mit gastrointestinaler Polypose, oraler Papillomatose, Tricholemmomen im Gesicht, Keratosen und Karzinomen) bestehen, wurde es auch als Komponente einer Phakomatose eingeordnet[13]. Computertomographisch imponiert eine unscharf abgrenzbare, nichtkontrastmittelaufnehmende, fokal oft kalkhaltige und teils raumfordernde Kleinhirnläsion.

Makroskopisch sind einzelne Kleinhirnläppchen oder ganze Lobuli deutlich verbreitert und aufgetrieben. Histologisch finden sich in der Körnerzellschicht abnorm große und relativ zytoplasmareiche, oft säulenartig angeordnete Neurone; diese greifen auf die Molekularschicht über, die abnorm reich an parallel oder senkrecht zur Oberfläche verlaufenden myelinisierten Axonen ist, eine Spongiose und fokale Verkalkungen aufweisen kann. Regelrechte Körner- und Purkinje-Zellen fehlen in den betroffenen Arealen ebenso wie die Bergmann-Glia mit ihren radialen Fortsätzen. Die angrenzende Markzunge ist verschmälert. Ultrastruktur und axonale Ausrichtung der abnormen Neurone entsprechen den Körnerzellen, doch reagieren die größeren Formen immunhistologisch wie Purkinje-Zellen[85, 127].

- Das (kongenitale) *hypothalamische neuronale Hamartom* des Infundibularbereiches besteht aus Nervenzellen, die zum Teil atypisch geformt sind und Gonadotropinreleasinghormon oder andere Hormone exprimieren können, aus myelinisierten Axonen und Gliazellen und verursacht eine Pubertax praecox[14]. Intraselläre neuronale Hamartome treten dagegen meist bei erwachsenen Frauen auf und können bei Expression entsprechender hypothalamischer Releasinghormone ein hormonaktives Hypophysenadenom induzieren[114].
- Das sehr seltene, klinisch heterogene *polare Spongioblastom* zeigt Zellzüge paralleler spindeliger Zellen mit langen bipolaren Fortsätzen und einer ausgeprägten Palisadenstellung der Kerne wie beim Neurinom. Die Zellen sollen den fetalen Spongioblasten gleichen. Wenn auch Histogenese und Differenzierungsspektrum noch weitgehend ungeklärt sind, besteht nicht selten eine neuronale Differenzierung. Histologisch gleichartige Strukturen können selten herdförmig in Neuroblastomen, aber auch in Astrozytomen, Ependymomen, Oligodendrogliomen, Neurozytomen und Medulloblastomen beobachtet werden, weshalb die Eigenständigkeit

des polaren Spongioblastoms bezweifelt wurde[195]. Früher wurden auch pilozytische Astrozytome als (polare) Spongioblastome bezeichnet; dies ist heute obsolet.

- Als *primär zerebrale Neuroblastome* werden in der Literatur typische Neurozytome („differenzierte Neuroblastome"), anaplastische Neurozytome und primitive neuroektodermale Tumoren mit neuronaler Differenzierung bezeichnet. Aufgrund dieser uneinheitlichen Terminologie und des fehlenden Nachweises der molekulargenetischen Marker des Nebennierenneuroblastoms (Amplifikation des MYCN-Onkogens, Deletion des Chromosoms 1 p) bei den meisten zerebralen Tumoren vermeiden wir die Diagnose primär zerebrales Neuroblastom.
- *Esthesioneuroblastome* (Synonym: olfaktorische Neuroblastome) werden vom olfaktorischen Epithel abgeleitet, dessen basale Zellen sich auch noch bei Erwachsenen zu Epithelien oder neurosensorischen Rezeptoren ausdifferenzieren. Sie treten bevorzugt im 2. oder 6. Dezennium (Mittel: 41 Jahre) am Dach der Nasenhöhlen auf, haben bei Diagnosestellung in 25 % durch die Lamina cribrosa nach intrakraniell infiltriert und können dann primär zentralnervöse Symptome verursachen. Metastasen bestehen in 10–40 %. Die Tumoren sind radiosensitiv. Die 5-Jahres-Überlebensrate liegt bei 50–80 %; jahrzehntelange Verläufe kommen vor.

Neben den histologischen, immunhistologischen und elektronenmikroskopischen Charakteristika des Neuroblastoms können (besonders bei älteren Patienten) epitheliale Strukturen dominieren („Esthesioneuroepitheliome") und Übergänge zu neuroendokrinen, Adeno- oder gar Plattenepithelkarzinomen auftreten. Außerdem können Schwann-Zell-ähnliche Zellen vorkommen. Die Tumoren sind positiv für Synaptophysin, häufig auch für andere neuronale Antigene. Vereinzelt wird GFAP exprimiert. Der Nachweis von Zytokeratinen geht meist mit einer histologisch erkennbaren epithelialen Differenzierung einher[22].

Primitive neuroektodermale Tumoren
Synonyme: embryonale Tumoren, PNET

Als PNET wird eine Gruppe histologisch hochmaligner (IV WHO), klein-, rund- und dichtzelliger (Abb. 1.90b), meist mitose- und nekrosereicher Tumoren zusammengefaßt, die überwiegend wenig differenziert sind, zum Teil eine histologisch deutlich erkennbare, häufiger eine immunhistologisch nachweisbare neuroepitheliale, nicht selten zusätzlich eine mesenchymale Differenzierung erkennen lassen. Das PNET-Konzept basiert auf der Erkenntnis, daß unterschiedlich lokalisierte und bezeichnete Tumoren (Medulloblastom, zerebrales Neuroblastom, Pineoblastom) histologisch weitgehend gleichartig sind und dasselbe Differenzierungsspektrum (neuronal, astrozytär, ependymal, melanotisch, mesenchymal etc.) zeigen können. Da allerdings einige sehr seltene, ebenfalls den PNET subsumierte embryonale Tumoren (Ependymoblastom, polares Spongioblastom, Medulloepitheliom) eine distinkte Histologie besitzen, bezeichnen wir diese Formen nicht als PNET. Das PNET-Konzept hat die neuropathologischen Gemüter erhitzt und in Befürworter („lumpers")[179] und Gegner („splitters")[184] gespalten. Letztere, d. h. die Verfechter der klassischen Terminologie, berufen sich auf die Hypothese, daß jeder Tumor ein bestimmtes Differenzierungspotential und eine eigene Histogenese aufweist: So soll das Medulloblastom der äußeren Körnerzellschicht entstammen. Außerdem würde das PNET-Konzept klinische Entitäten verwischen, eine nachlässige histologische Diagnostik begünstigen und das unterschiedliche Ansprechen auf die Therapie bei unterschiedlich lokalisierten PNET nicht berücksichtigen[184].

- Das *Medulloblastom* (IV) (Synonym: PNET der hinteren Schädelgrube) tritt überwiegend bei Kindern, selten bei Erwachsenen (Mittel: 13 Jahre, Gipfel: 3–8 Jahre) in der wurmnahen Kleinhirnregion (Abb. 1.90a), wesentlich seltener in einer Kleinhirnhemisphäre (dies häufiger bei Erwachsenen), in Brücke oder Mittelhirn auf. Die Anamnese mit Hirndruckzeichen oder zerebellären Symptomen ist kurz. Nach Operation, Bestrahlung und Chemotherapie liegt die 5-Jahres-Überlebensrate inzwischen bei 50–80%. Rezidive nach mehr als 5 Jahren sind selten.

Makroskopisch sind Medulloblastome unscharf begrenzt, grau und weich. Eine leptomeningeale Aussaat äußert sich in einer zuckergußartigen Trübung. Spinale Liquormetastasen bestehen in 15–40%, extraneurale Metastasen (besonders Knochen und Lymphknoten) in 4%.

Histologisch liegen rundliche bis rübchenförmige chromatinreiche Kerne vor, ohne daß in der Regel lichtmikroskopisch deutlichere Zelleiber sichtbar wären (Abb. 1.90b). Neben flächenhaften Nekrosen sieht man zahlreiche disseminierte Einzelzellnekrosen. Zelldichte und Mitoserate sind sehr hoch. Tumoren mit großen blasigen Kernen und prominenten Nukleolen sollen besonders aggressiv sein[72].

In etwa einem Drittel besteht eine ringförmige Anordnung der Kerne um ein fibrilläres Zentrum (Homer-Wright-Rosetten, Abb. 1.90c), im Längsschnitt als Zellreihen imponierend; dies wird als neuroblastische Differenzierung aufgefaßt. In weniger als 6% der Fälle werden atypische, aber reif erscheinende Ganglienzellen angetroffen (neuronale Differenzierung). Immunhistologisch findet man bei adäquater Fixation in nahezu allen Fällen eine Positivität für neuronale Antigene (Synaptophysin, β-Tubulin und/oder Neuropeptide)[78]. In zahlreichen Untersuchungen schwankte der Anteil von Tumoren mit GFAP-positiven Tumorzellen zwischen 0% und 100% (Mittel: etwa 30%), abhängig vor allem von der Interpretation positiver Zellen. Je nach

Studie wurde ein günstiger, ein ungünstiger oder (meist) kein Einfluß einer glialen, neuronalen oder neuroblastischen Differenzierung auf die Prognose beschrieben.

- Beim *desmoplastischen Medulloblastom* werden helle große Zellen läppchenartig von dunklen Zellsträngen mit eingewebten Retikulinfasern eingescheidet (Abb. 1.90d). Das durchschnittliche Alter ist höher (Mittel: 18 Jahre). Oft ist die laterale Kleinhirnhemisphäre betroffen. GFAP- und Synaptophysin-Positivität wird besonders in den hellen Zellinseln beobachtet[117]. Als weitere Tumorzelldifferenzierungen können sehr selten quergestreifte Muskulatur *(Medullomyoblastom)*[96], Knorpel und Fett auftreten.

- *Zerebrale oder spinale primitive neuroektodermale Tumoren* sind zentralnervöse Tumoren außerhalb der hinteren Schädelgrube, die dem Medulloblastom histologisch gleichen. Eine neuroblastische Differenzierung besteht häufig bei Kleinkindern, eine Positivität für GFAP mit unscharfer Grenze zum kleinzelligen Glioblastom oftmals bei Erwachsenen.

- *Medulloepitheliome* sind äußerst seltene und aggressive zerebrale Tumoren ganz überwiegend des Kleinkindesalters. Sie bestehen aus tubulären, papillären oder bandförmigen Strukturen mehrschichtiger, zylindrischer oder kubischer Zellen, die einer Basalmembran aufsitzen und das Medullarepithel des embryonalen Neuralrohres imitieren. Mitosen sind häufig. Unreife mesenchymale Partien kommen vor. Eine histologisch erkennbare astrozytäre, ependymale oder neuronale Differenzierung besteht in etwa der Hälfte der Fälle; GFAP und neuronale Antigene waren in allen 4 untersuchten Tumoren nachweisbar[38]. Abzugrenzen sind Teratome (zusätzliche histologische Strukturen anderer Keimblätter, überwiegend bei älteren Knaben in der Pinealisregion auftretend), Ependymome, Plexuspapillome und maligne Gliome mit epithelialer Metaplasie[144].

- *Maligne Rhabdoidtumoren* treten selten primär intrakraniell oder intraspinal bei Kleinkindern, vereinzelt auch bei Erwachsenen auf[97] und müssen von PNET abgegrenzt werden. Histologisch entsprechen sie den renalen Rhabdoidtumoren: hohe Zelldichte, zahlreiche Nekrosen, große blasige Kerne mit prominentem Nukleolus, reichlich eosinophiles Zytoplasma mit perinukleären Einschlüssen, denen elektronenmikroskopisch Intermediärfilamentbündel entsprechen, sowie ein aggressiver Verlauf. Immunhistologisch sind die Tumoren positiv für Vimentin und oft für epitheliales Membranantigen und Zytokeratin. Ähnliche Fälle wurden auch als „atypischer teratoider Tumor" beschrieben. Renale rhabdoide Tumoren können mit Medulloblastomen assoziiert sein. Einzelne rhabdoide Zellen können in mehreren Hirntumoren vorkommen und reichen nicht aus für die Diagnose eines Rhabdoidtumors.

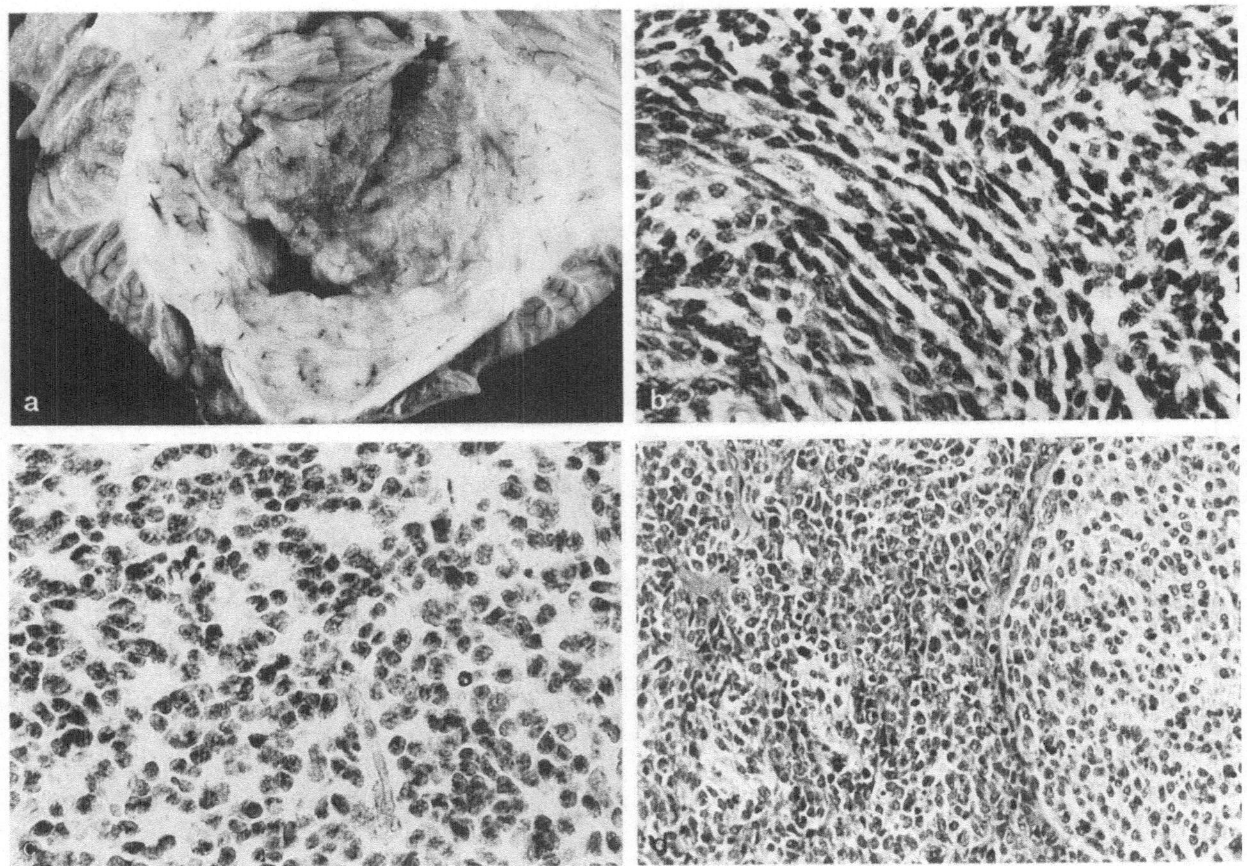

Abb. 1.90 a–d. Medulloblastom. **a** Charakteristische Lokalisation im Bereich des Kleinhirnwurms. **b** Kleinzelliger, zelldichter, chromatinreicher Tumor. **c** Formation von Homer-Wright-Rosetten als Ausdruck neuroblastischer Differenzierung. **d** Des-moplastisches Medulloblastom mit zelldichter bindegewebsreicher Komponente *(links)* und hellem, zell- und bindegewebsärmerem Läppchenanteil *(rechts)*

Pineozytom und Pineoblastom[187, 196]

Diese von den Parenchymzellen der Glandula pinealis (Zirbeldrüse, Epiphyse) abgeleiteten Tumoren sind von anderen Tumoren der Pinealisloge wie Keimzelltumoren und Astrozytomen abzugrenzen. Insbesondere sollte das früher als „ektopisches Pinealom" bezeichnete Germinom nicht mit dem Pineozytom verwechselt werden.

- *Pineozytome* (Pinealozytome) besitzen monomorphe rundliche Kerne, ein eosinophiles Zytoplasma und häufig unipolare Zellfortsätze, die Rosetten oder unregelmäßig geformte kernfreie fibrilläre Areale bilden (Abb. 1.91). Die (nicht immer vorhandene) Lagerung in Zellnestern mit einem schmalen septierenden Bindegewebsstroma imitiert die Grundstruktur der Glandula pinealis. Ein Teil der Pineozytome ist positiv für GFAP, S-100-Protein, Neurofilament, Synaptophysin oder retinales S-Antigen[187]. Eine neuronale oder astrozytäre Differenzierung kann gelegentlich schon in den Routinefärbungen erkennbar sein und Übergänge zum Gangliogliom zeigen.
- *Pineoblastome* (Pinealoblastome, PNET der Pinealisregion) sind klein- und dunkelzellige, zelldichte,

zytoplasmaarme und mitosereiche Tumoren. Homer-Wright-Rosetten, Nekrosen, Einblutungen und eine hohe Mitoserate sind charakteristisch. Die große Ähnlichkeit mit dem Medulloblastom bereitet differentialdiagnostische Schwierigkeiten, wenn sich ein Pineoblastom auf dem Liquorweg oder ein Medulloblastom nach anterior ausbreitet. Die Assoziation mit bilateralem Retinoblastom (trilaterales Retinoblastom) ist meist genetisch bedingt. Retinoblastische (Flexner-Rosetten mit echtem Lumen, Photorezeptorproteine), selten auch ektomesenchymale und melanotische Differenzierungen können auftreten[197].

Während das Pineoblastom im allgemeinen ein Tumor des Kindesalters mit schlechter Prognose und makroskopisch unscharfer Abgrenzung ist, treten die gutartigeren Pineozytome meist bei Erwachsenen auf und wachsen verdrängend. Histologische Übergangs- und Kombinationsformen kommen aber in bis zu 25 % vor[196]. Dabei kann eine Zunahme von Mitoserate, atypischen Kernen, Nekrosen und Zelldichte mit einer schlechteren Prognose korreliert sein[187].

Seltene zystische Pineozytome sind zu unterscheiden von Epidermoidzysten, Arachnoidalzysten und

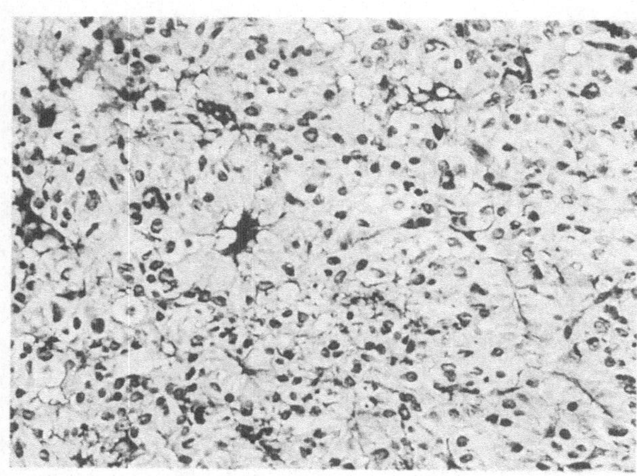

Abb. 1.91. Pineozytom mit angedeuteter Läppchenstruktur

den symptomatischen benignen *Gliazysten* der Glandula pinealis. Letztere haben einen Durchmesser von über 1 cm und sind mit einer goldgelben Flüssigkeit angefüllt. Die glatte Zystenwand besteht aus einer äußeren Bindegewebskapsel, einer zwischengeschalteten Lage nichttumorösen Pinealisparenchyms und einer schmalen inneren Schicht aus gliotischem Gewebe[122].

Melanotische Tumoren

- Intrazytoplasmatisches Melanin kann als eine sehr seltene *Differenzierung in mehreren Hirntumoren* auftreten, so in Astrozytomen, Ependymomen, Plexuspapillomen, Gangliogliomen, Paragangliomen, primitiven neuroektodermalen Tumoren, Meningeomen und Nervenscheidentumoren[207]. Elektronenmikroskopisch handelt es sich dabei entweder um melanosomales Melanin oder um Neuromelanin. Diese Tumoren unterstreichen die enge ontogenetische Beziehung zwischen den der Neuralleiste entstammenden Melanozyten und zerebralen neuroektodermalen Zellen.

- Das primär intrakranielle *Melanozytom* ist dagegen ein echter melanozytärer Tumor, der vermutlich von den meningealen Melanozyten ausgeht, in der hinteren Schädelgrube sowie spinal auftritt und gerne rezidiviert. Es ähnelt dem kutanen blauen Nävus in seinen großen länglichen, melanosomales Melanin enthaltenden Zellen, die Züge und Wirbel ausbilden. Obwohl der duraadhärente Tumor makroskopisch einem Meningeom gleicht, unterscheidet er sich davon u. a. durch das Fehlen immunhistologischer (EMA) und elektronenmikroskopischer (Desmosomen, interdigitierende Fortsätze) Charakteristika der Meningothelien[104]. Auch maligne und diffuse Formen kommen primär intrakraniell vor[16], müssen aber von einer Melanommetastase, einem lokal infiltrierenden blauen Nävus, einem Nävus-Ota-Komplex und einer neurokutanen Melanozytose abgegrenzt werden[21, 173].

Mesenchymale Tumoren

Meningeome[5]

Meningeome (I WHO) kommen in jedem Lebensalter vor mit gewisser Bevorzugung der 5. und 6. Dekade. Frauen überwiegen (zerebral 2:1, spinal 4:1). Wegen des langsamen Wachstums bleiben die Patienten oft lange symptomlos und kommen erst nahe an der zerebralen Dekompensation zum Neurologen. Vorzugssitze sind Falx, Tentorium, die Meningen der Großhirnkonvexität, Keilbein, Olfaktoriusrinne, Klivus, Kleinhirnbrückenwinkel, Foramen magnum, Optikusscheide und Spinalkanal sowie selten die Epiphyse und das intraventrikuläre Stroma des Plexus chorioideus. Ektope Lokalisationen wie Schädelknochen, Lunge, Finger u. a. sind Raritäten[56]. In 2–8 % bestehen multiple Tumoren.

Makroskopisch sind Meningeome sehr derb, manchmal höckerig und von grauer Schnittfläche. Sie haften oft fest an der Innenseite der Dura mater, können diese und die Sinuswände durchwandern und in die Knochenmarksräume eindringen, ohne destruierend zu sein. Sie wölben sich gegen das Hirn vor, sind aber meist gut davon abgegrenzt (Abb. 1.92 a).

Da sich Meningeome *histogenetisch* von den Arachnoidaldeckzellen ableiten, ähnelt ihr histologisches Bild einerseits den physiologischerweise häufig vorkommenden Arachnoidaldeckzellnestern, unterstreicht aber andererseits das äußerst breite Differenzierungsspektrum dieses Zelltyps.

Histologisch lassen sich die meisten Meningeome einem der beiden Haupttypen zuordnen:

- Beim *endotheliomatösen* (meningothelialen) Typ (Abb. 1.92 c) imponieren Zellen mit reichlich eosinophilem Zytoplasma, das schlecht oder nicht abgrenzbar ist; dieser (pseudo-)synzytiale Eindruck beruht auf einer nur ultrastrukturell erkennbaren, intensiven fingerförmigen Verflechtung der Zellfortsätze. Die Kerne sind rundoval, besitzen eine deutliche Kernmembran, wenig feinverteiltes Chromatin und nicht selten rundliche Zytoplasmainvaginationen („Lochkerne"). Typisch sind mehrschichtige Wirbelbildungen spindeliger Zellen („Zwiebelschalenformationen"), von Bindegewebssträngen septierte Tumorzellknoten und Kalkkugeln, die oft konzentrisch geschichtet sind und meist von den Gefäßwänden ausgehen („Psammomkörper").

- Der *fibroblastische* (fibröse) Typ als 2. Haupttyp (Abb. 1.92 b) besteht aus Zellzügen spindeliger Zellen mit längsovalen Kernen und bipolaren Fortsätzen. Im Vergleich zum Neurinom sind die eingeflochtenen kollagenen Fasern dicker und in der van-Gieson-Färbung kräftiger rot, die Kerne plumper und storiforme Strukturen häufiger.

- Bei dem *transitionalen* Meningeom kann es sich um das örtlich getrennte Auftreten der beiden Haupttypen innerhalb eines Tumors oder um eine einheit-

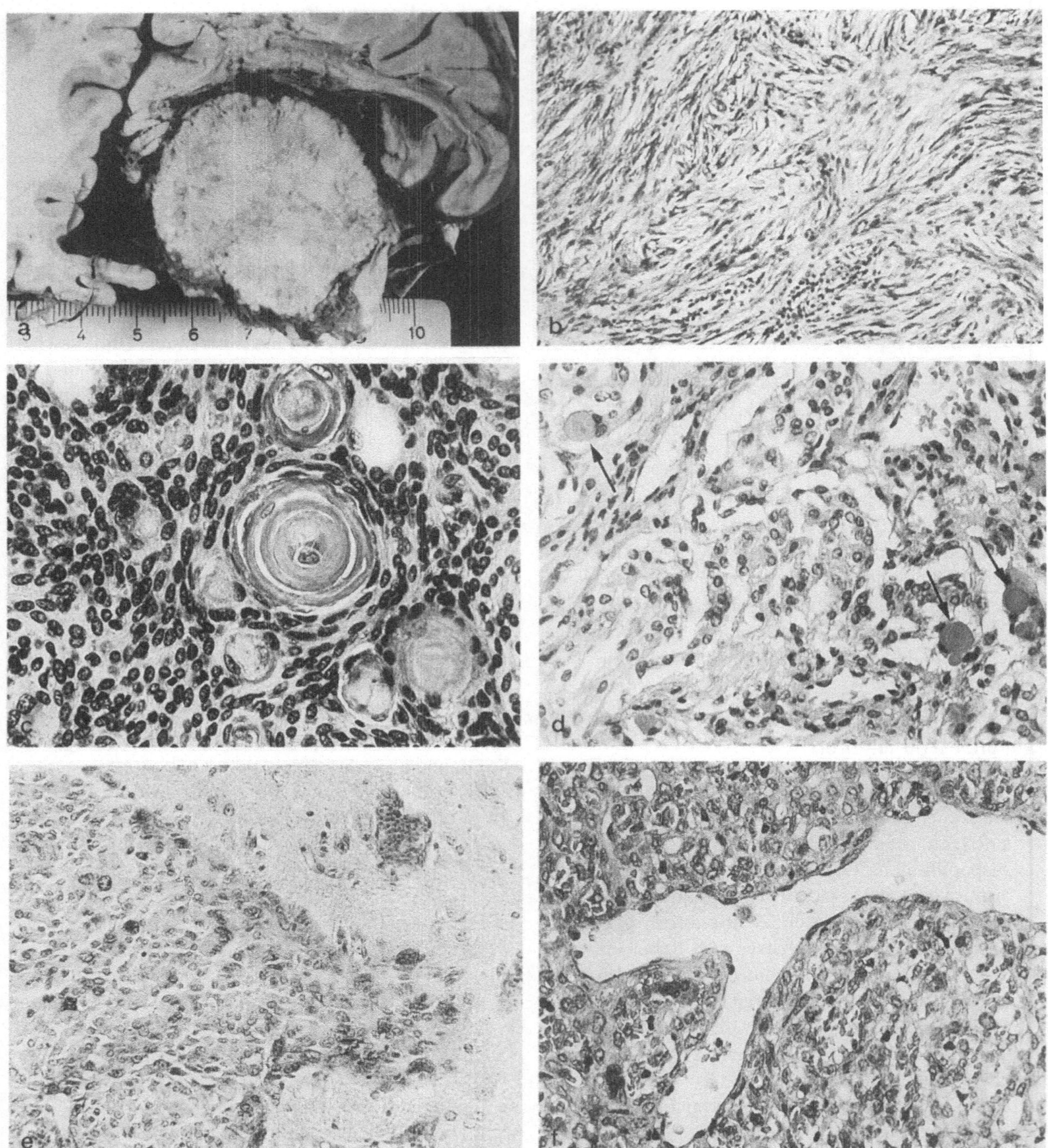

Abb. 1.92 a–f. Meningeale Tumoren. **a** Olfaktoriusmeningeom mit starker Verdrängung des basalen Frontallappens und sekundären Marknekrosen. **b** Fibroblastisches Meningeom. **c** Endotheliomatöses Meningeom mit Zwiebelschalenformationen und Psammomkörpern. **d** Sekretorisches Meningeom mit Pseudomammomkörpern *(Pfeile)* und zellreichen Gefäßwänden. **e** Malignes Meningeom mit Hirninfiltration, gesteigerter Kernpolymorphie und Dedifferenzierung. **f** Hämangioperizytom der Meningen mit geweihartig verzweigtem Gefäß und zahlreichen Kapillaren

lich intermediäre Differenzierung handeln. Wirbelbildungen sollen zahlreich sein. Die Anwendung dieser Kriterien ist interindividuell sehr variabel; das transitionale Meningeom ist eine der unschärfsten Diagnosen in der Neuropathologie.

Die Mehrzahl der übrigen, meist seltenen Typen der WHO-Klassifikation[6, 192] orientiert sich nicht an Zellform und Gewebsarchitektur, sondern an bestimmten Differenzierungen oder degenerativen Veränderungen, weshalb mehrere Typen innerhalb desselben Tumors auftreten können. Wir diagnostizieren diese Typen nur dann, wenn sie anteilsmäßig überwiegen und sehr deutlich vorhanden sind, sprechen ansonsten aber von einer Komponente (z. B. „endotheliomatöses Meningeom mit sekretorischer und mikrozystischer Komponente").

- Der *psammomatöse* Typ ist durch sehr zahlreiche Psammomkörper gekennzeichnet, die dem Tumor eine kalkharte Konsistenz verleihen. Er ist vor allem spinal und orbital lokalisiert.
- Der *angiomatöse* Typ zeigt zahlreiche dichtgelegene, meist weitlumige und fibrosierte Gefäße mit nur spärlich eingeschalteten Tumorzellen; er sollte nicht mit dem gefäßreichen Tumornabel verwechselt werden.
- *Mikrozystische* Meningeome zeigen sternförmige Tumorzellen, eine spongiös-retikuläre Auflockerung der Fortsätze, seröse Exsudate und können Astrozytome vortäuschen[147].
- Das ähnliche *myxoide* Meningeom besitzt dagegen eine an PAS- und Alzianblau-positiven Glykosaminglykanen reiche Extrazellulärmatrix und oft ein vakuoläres Zytoplasma[26].
- Die Visitenkarte des *sekretorischen* Meningeoms sind die Pseudopsammomkörper (Abb. 1.92 d). Es handelt sich dabei um eosinophile, PAS-positive, rundlich-homogene oder schollig zerfallende, nichtkalkhaltige Körper, die ultrastrukturell in intra- oder extrazellulären, mikrovillienthaltenden Lumina gelegen sind. Die dazugehörigen Tumorzellen sind positiv für Keratin, IgA, IgG und CEA. In der Umgebung findet sich meist eine erhebliche Hyperplasie der Gefäßwandzellen. Ein massives peritumorales Ödem wurde mehrfach beschrieben[15].
- Der *klarzellige* Typ zeigt ein ungefärbtes oder schwach eosinophiles, glykogenreiches, gut abgrenzbares Zytoplasma. Er ist von einer xanthomatösen Degeneration zu unterscheiden.
- Beim *chordoiden* Meningeom sieht man Zytoplasmavakuolen, Zellgruppierungen und eine myxoide Struktur wie beim Chordom sowie massive lymphoplasmazelluläre Infiltrate mit Keimzentren. Die bisher beschriebenen Patienten waren 8–19 Jahre alt und zeigten eine mikrozytäre Anämie, die sich nach der Resektion zurückbildete. Beziehungen zum Castleman-Syndrom werden diskutiert[120].
- Beim *lymphozyten- und plasmazellreichen* Meningeom dominieren polyklonale reaktive Infiltrate das Bild, so daß nach der (ansonsten typischen) meningothelialen Komponente gesucht werden muß. Differentialdiagnostisch sind Plasmozytome und Plasmazellgranulome (entzündliche myofibrohistiozytäre Proliferationen) auszuschließen[60].
- Das *hämangioblastische Meningeom* wird in der neuen WHO-Klassifikation nicht mehr aufgeführt. Neben dem meningealen Hämangioblastom gibt es aber äußerst kapillarreiche Meningeome mit schaumiger Degeneration der Tumorzellen und oft polymorphen, hyperchromatischen Kernen, die diese Bezeichnung verdienen.

Elektronenmikroskopisch können die interdigitierenden Zellfortsätze und die Desmosomen für die Meningeomdiagnose nützlich sein.

Immunhistologisch ist das für normale und neoplastische Arachnothelien charakteristische Desmoplakin/Vimentin-Zytoskelett diagnostisch hilfreich[11]. Die desmosomale Komponente Desmoplakin ist in 60–100 % der Meningeome am Gefrierschnitt immunmorphologisch nachweisbar. Andere immunhistologische „Marker" halten wir zur Unterstützung der Diagnose eines Meningeoms nicht für sinnvoll (▷ Tabelle 1.27).

- *Anaplastische* (maligne) Meningeome (1–11 % der Meningeome, häufiger bei Männern, III WHO) zeigen mehrere, oft alle, der folgenden Kriterien: hohe Zelldichte, ausgeprägte Kernpolymorphie, zumindest einzelne Mitosen, prominente Nukleolen, histologische Dedifferenzierung, flächenhafte Nekrosen, Hirn- oder Knocheninfiltration (Abb. 1.92 e) sowie immunhistologischer Proliferationsindex über 5 %. Die Rezidivrate gegenüber benignen Meningeomen ist deutlich erhöht (44–81 % bzw. 2–30 %). Jedes der Malignitätskriterien findet sich häufiger bei Tumoren mit späterem Rezidiv[103, 204]. Nach inkompletter Resektion von Meningeomen folgen Rezidive nach 5 bzw. 15 Jahren in 25 % und 85 %.
- *Papilläre* Meningeome sind selten und meist maligne.
- *Atypische* Meningeome (II WHO) zeigen noch nicht das Vollbild des malignen Meningeoms. Es werden darunter zum Teil fokal vermehrt zelldichte und mitosereiche, ansonsten aber typische Tumoren verstanden[134], doch gibt es keine einheitliche und klare Definition[6].

Bei der Beurteilung von Nekrosen benötigt man Angaben über eine eventuell präoperativ erfolgte therapeutische Embolisation; diese kann zu flächenhaften Nekrosen gleichen Alters, nekrobiotischen Arealen mit Kernpyknose und Zytoplasmaeosinophilie und mikrozystischer Auflockerung führen.

Hämangioperizytom

Es macht 0,5–7 % (Mittel: 2,5 %) der meningealen Tumoren aus (mittleres Alter: 43 Jahre), imponiert radiologisch und makroskopisch wie ein Meningeom, entspricht histologisch und ultrastrukturell aber dem Hämangioperizytom der Weichgewebe (Abb. 1.92 f), weshalb es nicht mehr als hämangioperizytotisches Meningeom bezeichnet wird. Histologische Charakteristika sind hohe Mitoseraten, hohe Zelldichte, sehr zahlreiche, häufig obliterierte Kapillaren, denen sich unmittelbar Tumorzellen mit ovalen oder länglichen Kernen und schlecht erkennbarem Zytoplasma anschließen, größere schlitzförmige und geweihartig verzweigte dünnwandige Gefäße und oft ein dichtes perizelluläres Retikulinnetzwerk, dem ultrastrukturell basalmembranähnliches Material entspricht. Anaplastische (30 %) wurden von differenzierten Formen abgegrenzt durch 1) Nekrosen oder mehr als 5 Mitosen/

10 HPF, und 2) mindestens 2 der Kriterien Einblutung, Kernatypien, höhere Zelldichte[140]. Sie unterscheiden sich weiterhin von Meningeomen durch das Überwiegen von Männern (60%), eine schlechtere Prognose (5- bzw. 15-Jahre-Überlebensraten 65% und 21%, Rezidive in 26–80%, Metastasen in 10–40%), einen häufigeren Sitz am Tentorium und in der hinteren Schädelgrube (33%) und die Negativität für epitheliales Membranantigen und Desmoplakin[109].

Hämangioblastom
Synonyme: kapilläres Hämangioblastom, Lindau-Tumor, Angioretikulom

Das Hämangioblastom (1,1–2,4% der Hirntumoren) ist ein in 10% rezidivierender, aber benigner Tumor, der überwiegend bei Erwachsenen (Mittel: 42 Jahre), in 6% multipel, meist im Kleinhirn (80%), retinal, selten zerebral, meningeal oder spinal, extrem selten auch in anderen Organen wie peripheren Nerven, Pankreas, Niere und Leber[178] auftritt. In 9–40% ist er eine Komponente der von Hippel-Lindau-Krankheit (▷ S. 253).

Makroskopisch sind die Tumoren in 75% zystisch, fest und scharf abgegrenzt (Abb. 1.93 b). Mikroskopisch sieht man sehr zahlreiche, überwiegend kapilläre Gefäße neben weitlumigen, teils fibrosierten Gefäßen (Abb. 1.93 a). Die Retikulinfärbung demaskiert kollabierte Kapillaren. Zwischen den Gefäßen liegen die Stromazellen (interstitielle Zellen), entweder einzeln mit spindelig-kleinem Zytoplasma (retikulärer Typ) oder in Nestern mit gut abgrenzbarem, rund-fettigschaumigem, seltener homogen-eosinophilem oder klarem Zytoplasma und zentralen, mitunter hyperchromatischen oder polymorphen Kernen (zellulärer Typ), einem Paragangliom ähnelnd. Elektronenmikroskopisch lassen sich Endothelzellen, Perizyten und Stromazellen differenzieren.

Da ein nichtneoplastisches Analogon der Stromazelle unbekannt ist, hat man in zahlreichen immunhistologischen Untersuchungen die rätselhafte Histogenese dieses Tumors zu klären versucht. Dabei wurden u. a. eine endotheliale, histiozytäre, meningeale, undifferenziert mesenchymale, astrozytäre und neuroendokrine Natur favorisiert[24, 64].

Benigne mesenchymale, nichtmeningotheliale Tumoren

Intrakranielle Lipome (0,1–1,3% der Hirntumoren), die wie extrazerebrale Lipome aus reifen Fettzellen bestehen, findet man in allen Altersstufen, in 82% in der Mittellinie, besonders auf dem Balken (50%), aber auch in der Vierhügelregion, suprasellär/interpedunkulär und im Kleinhirnbrückenwinkel. Malignisierung ist nicht bekannt. In 0,1–0,2% aller Autopsien sind sie ein Zufallsbefund. Hirnfehlbildungen geringeren Grades liegen in 55% vor[215]. Während die meisten spinalen Lipome intradural wachsen, ist das seltene Angiolipom (Angiomyolipom) auf den Epiduralraum beschränkt[151]. Die spinale epidurale Lipomatose ist meist steroidbedingt[83]. Primär im ZNS oder in den Meningen entstehen Fibrome, Leiomyome, Rhabdomyome, Chondrome, Osteome, Myxome, epitheloide Hämangioendotheliome u. a. sind Raritäten[107].

Sarkome

Wenn maligne Meningeome, Hämangioperizytome, vom Knochen infiltrierende Tumoren und Metastasen ausgeschlossen werden, bleibt ein kleiner Rest *primär intrazerebraler oder meningealer Sarkome* (weniger als 0,1% der Hirntumoren)[162]. Histologisch werden sie wie Sarkome anderer Lokalisation klassifiziert, wobei maligne fibröse Histiozytome überwiegen, aber auch Rhabdo- und Leiomyosarkome, Fibrosarkome, (besonders mesenchymale) Chondrosarkome, Angiosarkome, maligne Ektomesenchymome u. a. auftreten können[162]. Gliosarkome sind nur durch eine komplette Gewebsaufarbeitung abzugrenzen. Die Unterscheidung zwischen einem primär intrakraniellen Sarkom

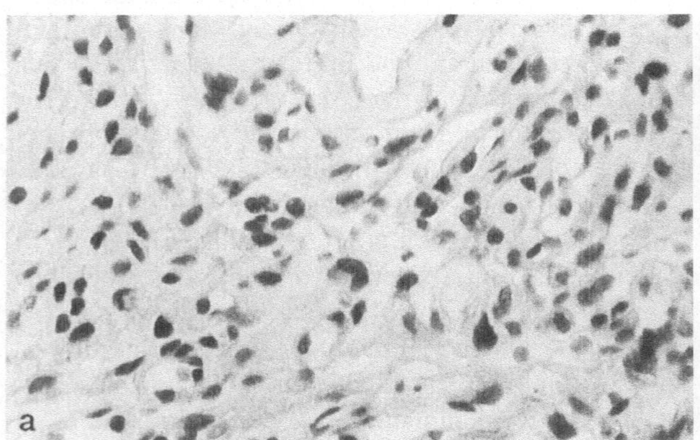
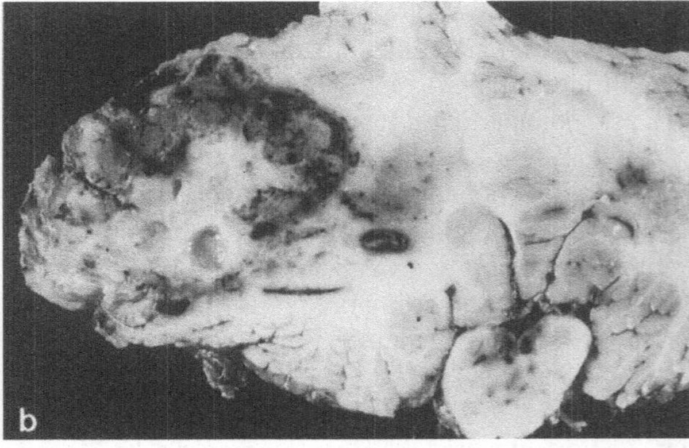

Abb. 1.93 a, b. Hämangioblastom. **a** Zahlreiche Gefäße unterschiedlichen Kalibers mit zwischengeschalteten Stromazellen. **b** Zystischer Kleinhirntumor

und einer Metastase ist rein histologisch nicht möglich. Obsolet sind historische Begriffe, die ungenau oder unzutreffend sind, wie polymorphzelliges Sarkom und Xanthosarkom (= z. T. MFH), periadventitielles Sarkom und Retikulumzellsarkom (= maligne Lymphome), Arachnoidalsarkom (= desmoplastisches Medulloblastom) oder monstrozelluläres Sarkom (= Riesenzellglioblastom).

Die *primär meningeale Sarkomatose* ist definiert als ein auf die weichen Hirnhäute beschränktes, nicht umschriebenes, sondern extensiv und diffus wachsendes Sarkom. Falls es diese Entität gibt, ist sie extrem selten[37].

Chordom[62]

Das neuropathologisch relevante *chondroide Chordom* tritt nahezu ausschließlich in der hinteren Schädelgrube auf und nimmt seinen Ausgang von der sphenookzipitalen Synchondrose. Histologisch besteht der Eindruck einer chordoiden und chondroiden Differenzierung. Da es sich immunhistologisch um einen rein chondroiden Tumor handelt[35], ist die Bezeichnung chordoides Chondrom möglicherweise treffender. Die Prognose ist jedenfalls etwas günstiger als bei den echten Chordomen.

Als *Ecchordosis physaliphora* bezeichnet man präpontine (seltener sakrokokzygeale) gelatinöse Knötchen von unter 2 cm, die histologisch und immunhistologisch dem Notochord und dem Chordom entsprechen, in 0,6–5 % der Autopsien gefunden werden können und fast immer symptomlos sind[191].

Periphere Nervenscheidentumoren

Sie leiten sich von den Hüllzellen der peripheren Nerven bzw. der Hirnnerven ab. Die Tumorzellen entsprechen daher meist Schwann-Zellen und können seltener auch ultrastrukturelle Charakteristika von Perineuralzellen und (insbesondere bei Neurofibromen) von Fibroblasten aufweisen.

Neurinom
Synonyme: Schwannom, Neurilemmom, Neurolemmom

Neurinome sind gutartig; eine maligne Entartung ist extrem selten[138]. Sie können prinzipiell an allen Hirnnerven, Nervenwurzeln und peripheren Nerven lokalisiert sein; am häufigsten sind sie jedoch im Kleinhirnbrückenwinkel anzutreffen (Abb. 1.94 a). Diese „Akustikusneurinome" gehen vom vestibulären Teil des 8. Hirnnervs aus. An den spinalen Nervenwurzeln können Sanduhrgeschwülste mit intra- und extraspinalem Anteil bei erweitertem Foramen intervertebrale auftreten. Die seltenen Neurinome des zerebrospinalen Parenchyms werden von vaskulären Nervenästen abgeleitet[42].

Makroskopisch sind die Neurinome in der Regel scharf abgegrenzt, gekapselt und derb. Auf dem Schnitt sind sie weiß, graurosa oder gelblich-gefleckt und gelegentlich zystisch.

Mikroskopisch dominieren sich durchflechtende Zellzüge mit bipolar orientierten länglichen oder geschlängelten Kernen und langen Zellfortsätzen. Eingewobenes feines Kollagen zeigt in der van-Gieson-Färbung ein zartes Orange und ist mit Retikulinfärbungen darstellbar. Auf dem Querschnitt erscheinen die Kerne klein und rund. Charakteristisch, aber nicht immer nachweisbar, ist eine Palisadenstellung der Kerne, wobei Kernreihen mit kernarmen Zellfortsatzbündeln alternieren (Abb. 1.94 b). Dieses Muster (Zellzüge, längliche Kerne) wird als *Antoni-A*-Typ dem *Antoni-B*-Typ gegenübergestellt, bei dem die Fortsätze der eher sternförmigen Tumorzellen ein lockeres Geflecht ausbilden; insbesondere bei diesem retikulären Wachstumstyp können die Tumorzellen in eine wäßrige Matrix eingelagert und herdförmig fettig degeneriert sein („Schaumzellnester", Abb. 1.94 b). Einzelne große, unregelmäßig geformte und hyperchromatische Kerne und gelegentlich auch flächenhafte Nekrosen können auftreten und sind nicht Zeichen einer malignen Entartung. Anteile des peripheren Nervs sind allenfalls am Rand des Tumors nachweisbar. Häufig trifft man in Neurinomen auf fibrosierte zellarme Gefäßwände und Ablagerungen von Hämosiderin. Selten findet man intrazelluläres Lipofuszin oder Melanin („melanotisches Neurinom").

Immunhistologisch sind Neurinome typischerweise positiv für S-100-Protein, Vimentin und das HNK-1/Leu-7-Epitop, im Gegensatz zu den Meningeomen aber negativ für Desmoplakin und etwas seltener als diese positiv für epitheliales Membranantigen. *Elektronenmikroskopisch* findet man Charakteristika von Schwann-Zellen wie eine perizelluläre Basallamina, seltener mesaxonähnliche Formationen und „long spacing collagen".

Neurofibrom

Neurofibrome können entweder als nichtgekapselte Hauttumoren oder als Tumoren der Nervenwurzeln, Spinalganglien, peripheren und autonomen Nerven auftreten. Plexiforme Neurofibrome größerer Nerven und multiple kutane Neurofibrome sind Kennzeichen der Neurofibromatose. 5–10 % der plexiformen Neurofibrome entarten.

Histologisch unterscheiden sich Neurofibrome von Neurinomen durch eine basophile, an Glykosaminoglykanen reiche Extrazellulärmatrix und kräftigere kollagene Faserbündel (Abb. 1.94 c). Im Tumor treten häufig teils bemarkte Axone auf. Dichte Züge spindeliger Zellen alternieren mit ausgedehnten zellarmen und bindegewebsreichen Abschnitten. Seltener als in Neurinomen sind Zysten, Eisenpigment, Schaumzellen, fibrosierte Gefäße, eine Palisadenstellung der Kerne und eine elektronenmikroskopisch oder im-

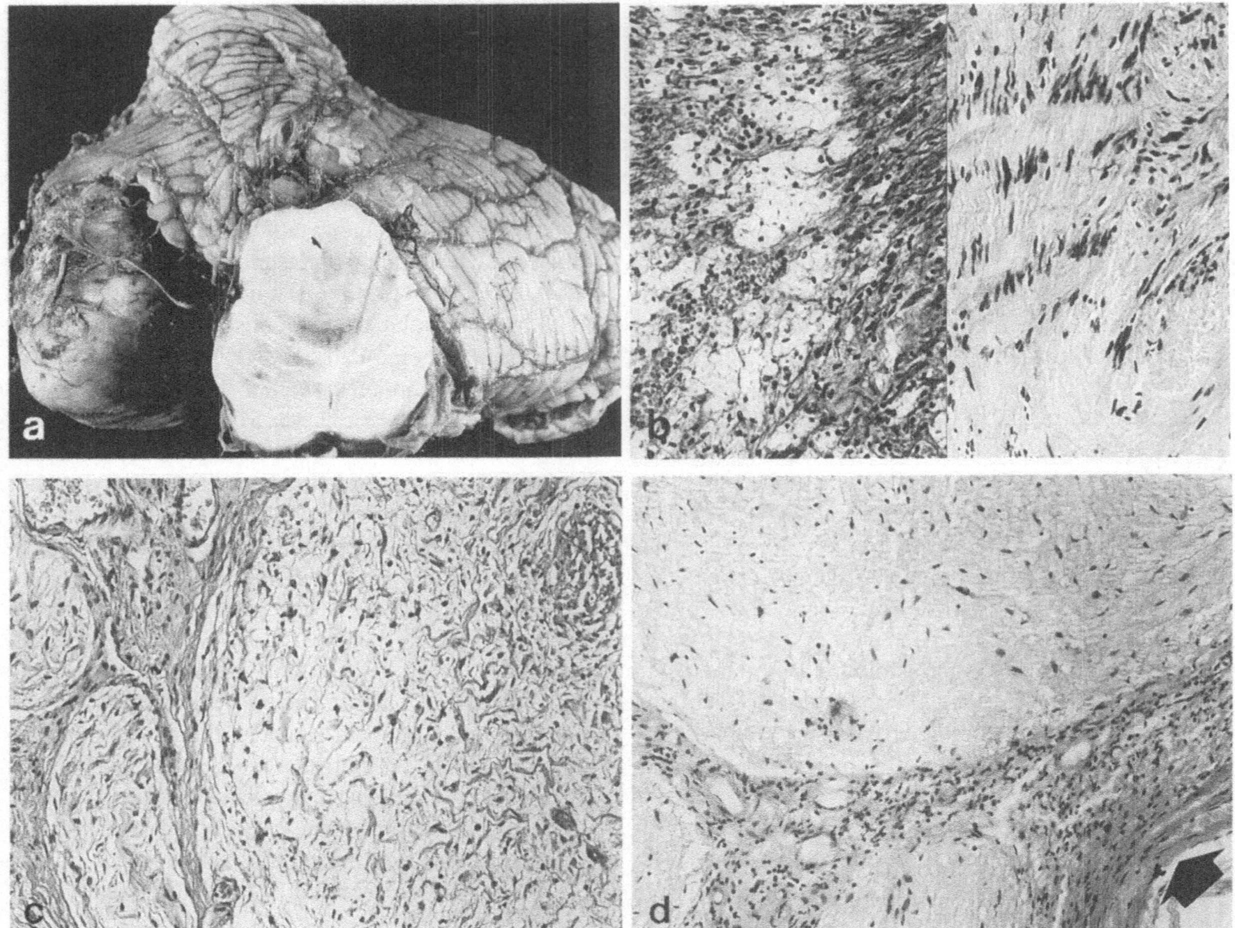

Abb. 1.94 a–d. Nervenscheidentumoren. **a** Akustikusneurinom im Kleinhirnbrückenwinkel mit starker Verdrängung einer Kleinhirnhemisphäre. **b** Neurinom mit Schaumzellbildung *(links)* und Palisadenstellung der Kerne *(rechts).* **c** Plexiformes Neurofibrom mit Aufweitung der Faszikel durch ein zellarmes und matrixreiches Tumorgewebe. **d** Neurothekeom mit 3 myxoiden Läppchen und von der Kapsel *(Pfeil)* einstrahlenden Bindegewebssepten

munhistologisch (S-100-Protein) faßbare Schwann-Zelldifferenzierung. Seltene intermediäre Nervenscheidentumoren sind nicht eindeutig als Neurinom oder Neurofibrom klassifizierbar oder beinhalten beide Komponenten in getrennten Arealen.

Das *plexiforme* Wachstumsmuster (das auch selten bei Neurinomen beobachtet werden kann) zeigt eine fusiforme oder zylindrische Auftreibung des Nervs, der histologisch ein Auseinanderdrängen der Nervenfasern durch das matrixreiche Tumorgewebe entspricht (Abb. 1.94 c). Daneben gibt es den bei Neurinomen vorherrschenden globulären Wachstumstyp an Nervenstämmen, der, zumindest bei solitären Tumoren, nicht mit der Neurofibromatose assoziiert ist.

Selten sind Stapel von Lamellen ausgebildet, die Tastkörperchen ähneln und ultrastrukturell aus Basallaminae, Kollagenfibrillen und Tumorzellfortsätzen bestehen. Sind diese Strukturen zahlreich, spricht man vom *Tastkörperchen-Neurofibrom.*

Maligne periphere Nervenscheidentumoren
Synonyme: Neurofibrosarkom, neurogenes Sarkom

Die 5-Jahres-Überlebensrate von Patienten mit malignen peripheren Nervenscheidentumoren (MPNST) beträgt weniger als 30%. Bei einer Assoziation mit M. v. Recklinghausen (etwa 50%) ist die Prognose noch ungünstiger. MPNST entstehen entweder primär oder auf dem Boden eines (meist plexiformen) Neurofibroms. Am häufigsten sind kräftige periphere Nerven betroffen, die spindelförmig aufgetrieben sind.

Kriterien der Malignität sind Mitosen, erhöhte Zelldichte, Fehlen einer Kapsel bei infiltrativem Wachstum, ausgedehnte Nekrosen und häufig gesteigerte Polymorphie. Züge aus Spindelzellen durchflechten sich „fischgrätenartig". Wenn charakteristische neurinomatöse oder neurofibromatöse Strukturen nicht nachweisbar sind, müssen andere mesenchymale spindelzellige Tumoren, insbesondere ein Fibrosarkom, differentialdiagnostisch berücksichtigt werden. Für einen MPNST sprechen ein geschlängelter Verlauf von

Kernen und Zellfortsätzen sowie eine wechselnde Zelldichte. MPNST können S-100-Protein (33–87% der Tumoren), das HNK-1/Leu-7-Epitop (33–75%) und basisches Myelinprotein (0–40%) exprimieren.

10% der MPNST enthalten Komponenten anderer Sarkomtypen[57]; die Kombination mit einem Rhabdomyosarkom bezeichnet man als *malignen Tritontumor*. Weitere seltene Differenzierungen sind tubuläre, teils muzinöse Strukturen (benigner oder maligner *glandulärer Nervenscheidentumor*[226]), Melanin und neuroendokrine „Dense-core"-Granula.

Der maligne *epitheloide Nervenscheidentumor* zeigt ein Wachstum epithelartiger rundlicher Zellen in Nestern. Wenn der Tumor nicht in einem peripheren Nerv entstanden und nicht Teil eines charakteristischen MPNST ist, kann die Abgrenzung von einem malignen Melanom unmöglich sein, zumal auch melanotische epitheloide MPNST und „neurotrope Melanome" beschrieben wurden.

Differentialdiagnostisch zu erwägen sind:

- *melanotische neuroektodermale Tumoren* (melanotische Progonome, retinale Anlagetumoren), die meist im 1. Lebensjahr in Knochen (vor allem im Kiefer) oder Weichteilen, selten auch in der Dura und im Gehirn auftreten und eine alveoläre Struktur sowie neuroblastische und melanozytäre Differenzierung zeigen[115];
- *periphere primitive neuroektodermale Tumoren* („Neuroepitheliome", „periphere Neuroblastome"), die bei älteren Kindern und jungen Erwachsenen an den Extremitäten, axial oder in der Lunge („Askin-Tumor") auftreten, in einem Drittel von peripheren Nerven ausgehen und histologisch, immunhistologisch und elektronenmikroskopisch Neuroblastomen oder Medulloblastomen weitgehend gleichen[43].
- *Zelluläre (zellreiche) Neurinome* als intermediäre Tumoren machen etwa 3% der Nervenscheidentumoren aus. Wie Neurinome sind sie gekapselt und wachsen in Zellzügen. Zelldichte, Mitoserate, Chromatinreichtum und Kernpolymorphie sind gesteigert, allerdings nicht so stark wie in malignen peripheren Nervenscheidentumoren. Trotz dieser Histologie rezidivieren sie in weniger als 5% der Fälle und metastasieren nicht, weshalb eine aggressive Therapie nicht indiziert ist[53, 201, 221]. Die Abgrenzung des histologischen Bildes nach beiden Seiten ist jedoch unscharf und nicht einheitlich, so daß die Eigenständigkeit des zellulären Neurinoms nicht von allen Autoren akzeptiert wird[9].

Seltene Nervenscheidentumoren

- *Neurothekeome (Nervenscheidenmyxome)* imponieren als gutartige papulöse Hauttumoren. Die myxomatöse Form zeigt in einer basophilen muzinösen Matrix S-100-Protein-positive, spindel- und sternförmige Zellen, die von Bindegewebs-

strängen läppchenartig septiert werden (Abb. 1.94 d). Die zelluläre Form besteht aus kompakten, zytoplasmareichen, S-100-Protein-negativen Epitheloid- und Spindelzellen und kann Kernatypien und Mitosen aufweisen[23]. Extrakutane Formen kommen vor, so auch an den spinalen Nervenwurzeln[156].

- *Perineuriome* sind ausschließlich aus Perineurialzellen aufgebaut; diese benignen, zellarmen, spindelzelligen und häufig sklerosierten Weichteiltumoren sind daher EMA-positiv, S-100-Protein-negativ und besitzen elektronenmikroskopisch eine inkomplette perizelluläre Basallamina sowie pinozytotische Vesikel[216]. Sie sind von hypertrophen Neuropathien zu unterscheiden, die z. T. auch als Perineuriome bezeichnet werden.
- *Psammomatöse melanotische Neurinome* sind meist mit einem familiären Syndrom aus Myxomen, fleckiger Hautpigmentation und endokriner Überaktivität assoziiert („Carney's complex")[41].
- Beim benignen, häufig kongenitalen *fibrolipomatösen Hamartom* sind Epi- und Perineurium eines Nervs, überwiegend der oberen Extremität, von fibroadipösem Gewebe überwachsen[205].
- Das *neuromuskuläre Hamartom* („benigner Tritontumor") tritt bei Kindern an großen Nervenstämmen auf und zeigt Ansammlungen reifer Nerven und quergestreifter Muskelfasern innerhalb derselben Perimysialscheide[20].
- *Myxomatöse Zysten* (Nervenscheidenganglien) beruhen auf einer (wohl traumatischen) Degeneration der Nervenscheide, meist des N. peroneus. Sie entsprechen histologisch den Ganglien synovialen Ursprungs[18].
- *Neurome* sind keine Tumoren, sondern posttraumatische Regenerationen, die den peripheren Nerv spindelförmig auftreiben können und histologisch aus ungeordneten Proliferationen von Nervenfaszikeln mit teils bemarkten Axonen, teils zwiebelschalenartig angeordneten Schwann-Zellen und einer Fibrose bestehen.

Maligne Lymphome[108]

- *Primäre Non-Hodgkin-Lymphome des Zentralnervensystems (PZNSL)* treten bei immunkompetenten und bevorzugt bei immunsupprimierten Patienten (AIDS, nach Organtransplantation) auf. Die Inzidenz (früher: 0,7–1,5% aller Hirntumoren; 0,7–2,0% aller extranodalen Lymphome) hat auch bei immunkompetenten Patienten in den letzten Jahren deutlich zugenommen. 2,7–12,5% der AIDS-Patienten entwickeln PZNSL. Das mittlere Manifestationsalter beträgt 57 Jahre (65% Männer) bei immunkompetenten, bzw. 32 Jahre (> 90% Männer) bei AIDS-Patienten. Die 1- bzw. 5-Jahres-Überlebensraten immunkompetenter Patienten liegen bei 29–75% bzw. 3–45%.

Im *CT* sieht man umschriebene, homogen kontrastmittelaufnehmende Läsionen im subkortikalen ventrikelnahen Marklager mit nur geringem Ödem. Daneben gibt es diffuse, subependymale oder meningeale Befunde. Die Tumoren sind in 60 % supratentoriell gelegen (Hemisphären, Stammganglien, Balken), in 30 % (50–80 % bei AIDS) multilokulär. Metastasen treten in 10–22 % transliquoral, in 4–27 % außerhalb des ZNS auf. In 5–20 % besteht eine Augenbeteiligung (Uveitis, Lymphom).

Makroskopisch (Abb. 1.95 a, b) liegt oft eine bunte Schnittfläche wie bei einem Glioblastom vor; das Gewebe kann aufgetrieben, selten sogar unauffällig erscheinen. Histologisch ist ein diffuses Wachstumsmuster sowie – besonders im Randbereich – ein angiozentrisches Infiltrationsmuster mit Tumorzellen innerhalb konzentrischer perivaskulärer Retikulinringe typisch. Teils bestehen dichte Zellverbände wie bei einer Karzinommetastase (Abb. 1.95 c), teils eine lockere, enzephalitisähnliche Tumorzellinfiltration mit ausgeprägten reaktiven Veränderungen (T-Zellen, polymorphe gemästete Astrozyten, Spongiose)[155] (Abb. 1.95 d); bei geringer Zelldichte sieht man eine Mikrogliareaktion, bei höherer Zelldichte zahlreiche Makrophagen.

AIDS-assoziierte Lymphome sind oft von ausgedehnten Nekrosen durchsetzt. Das gemeinsame Leukozytenantigen (CLA) ist fast immer nachweisbar.

Meist handelt es sich um B-Lymphome, die mit dem (am Paraffinschnitt nicht immer zuverlässigen) B-Zellmarker L 26 reagieren. T-Lymphome machen nur 1–3 % der PZNSL aus. Bei Klassifikation nach der „Working Formulation" überwiegen diffus-großzellige (50 %) und großzellig-immunoblastische (20 %) Formen. Die relative Häufigkeit der Typen der Kiel-Klassifikation variiert in unterschiedlichen Serien stark (z. B. der Anteil niedrigmaligner Formen zwischen 0 und 75 %); früher war das Immunozytom die häufigste Diagnose, während in den letzten Jahren der zentroblastisch-polymorphe Typ dominierte[28]. Diese scheinbare Variabilität beruht wohl auf zytologischen Besonderheiten der meisten PZNSL, die einer sicheren KielKlassifikation entgegenstehen[34]. In einer eigenen Serie von 42 Tumoren konnten wir nur 46 % der Tumoren klassifizieren, während wir uns in 54 % auf die Diagnose „hochmalignes pleomorphes B-Lymphom" beschränkten[155]. Niedrigmaligne Lymphome werden nicht selten durch eine intensive T-Lymphozytose oder relativ kleine Blasten vorgetäuscht.

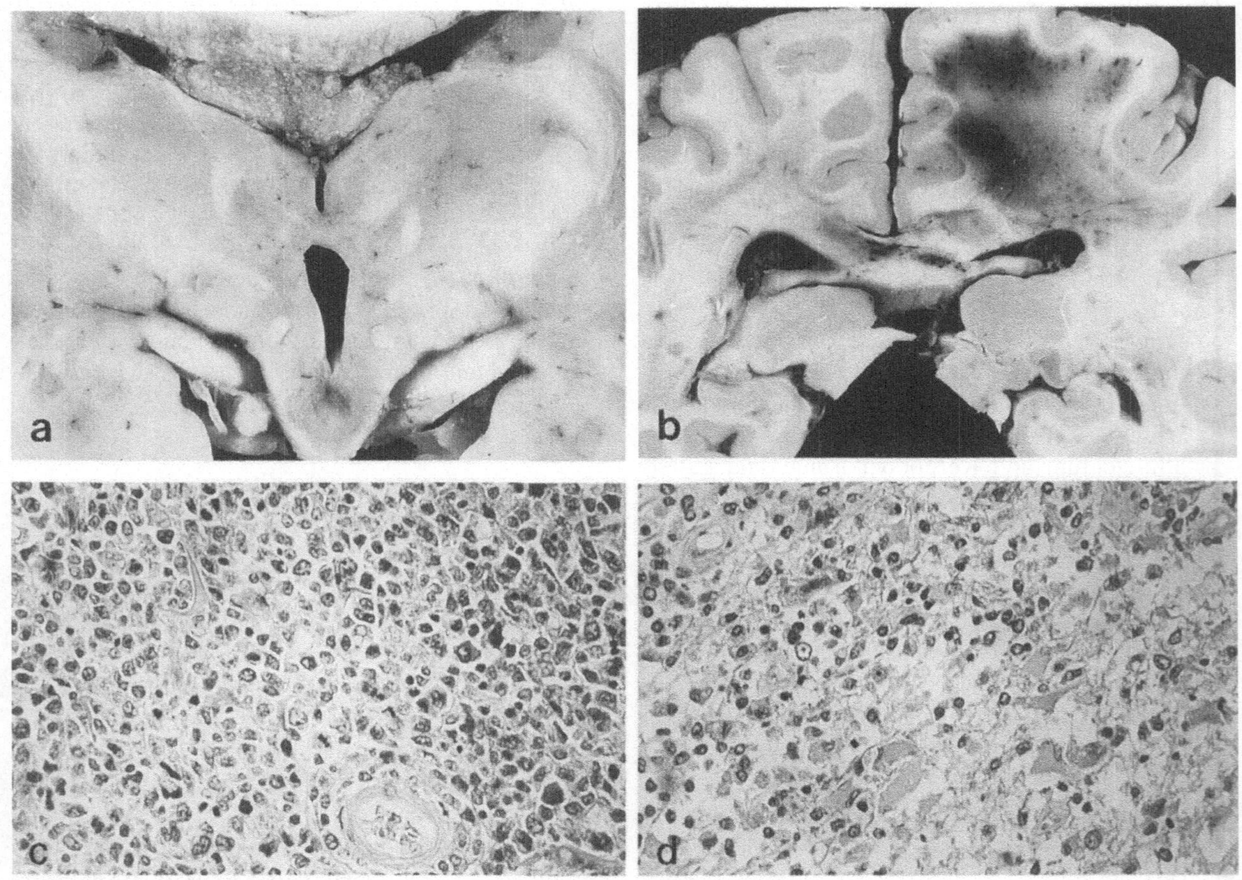

Abb. 1.95 a–d. Primär zerebrale Lymphome. **a** Umschriebenes Wachstum innerhalb des Balkens und des Septum pellucidum sowie in der Infundibularregion. **b** Diffuses Wachstum mit hämorrhagischer Komponente. **c** Kompakte (metastasenähnliche) Infiltration eines großzellig-blastischen Tumors. **d** Lockere (entzündungsähnliche Infiltration eines kleinzellig-blastischen Tumors mit Spongiose, Astrogliose, T-Lymphozytose und nur einzelnen Tumorzellen

Da eine kombinierte Strahlen- und Chemotherapie der PZNSL die Methode der Wahl ist, dient die bei klinisch-radiologischem Verdacht meist durchgeführte stereotaktische Biopsie zur Diagnosesicherung. Eine Steroidtherapie induziert in 40–80 % eine (temporäre) Regression („ghost tumor"), wobei histologisch dann nur Astrogliose und T-Lymphozyten zu sehen sind[71]. Zur Abgrenzung von Entzündungen ist in Zweifelsfällen der immunhistologische (nur eine leichte Kette) und molekularbiologische (Rearrangement der Immunglobulingene; mit Hilfe der PCR auch am Paraffinschnitt möglich) Nachweis der Monoklonalität zielführend. Der Nachweis von Tumorzellen im Liquor gelingt in 10–22 %, etwas häufiger bei zusätzlicher Immunzytologie.

Es ist unbekannt, warum Lymphome in einem Organ ohne ein reguläres lymphatisches System entstehen. Bei Lymphomen immundefizienter Patienten spielt eine chronische Stimulation durch das B-lymphotrope und potentiell onkogene Epstein-Barr-Virus wahrscheinlich eine Rolle[143, 155]. Für zerebrale Endothelien spezifische Adhäsionsmoleküle auf extrazerebral transformierten Lymphomzellen könnten das Angehen im Gehirn vermitteln[154].

- *Primär nodale Lymphome* befallen das ZNS sekundär in 8–27 % (klinisch) bzw. 10–46 % (autoptisch), insbesondere hochmaligne Formen mit leukämischer Aussaat. Betroffen sind dabei die Dura (15 %), der spinale Epiduralraum mit oder ohne Kompression (2–8 %) und die Leptomeningen (4–30 % klinisch, 60–94 % autoptisch), hier z. T. mit einer makroskopisch zuckergußähnlichen Verdickung und Trübung. Über die Virchow-Robin-Räume kann es zu perivaskulären Tumorzellinfiltraten kommen; isolierte intrazerebrale tumoröse Herde sind aber selten (9 % der Fälle mit sekundärem ZNS-Befall). Besonders häufig (etwa 70 %) ist eine Gehirnbeteiligung (meist zerebrale Tumorblutungen und/oder Meningeosis) bei akuten Leukämien[164]. Intrakranielle Blutungen und ZNS-Infektionen bestehen in 14–37 % und 16 %[111].
- Primär intrakranielle Hodgkin-Lymphome, großzellig-anaplastische (Ki-1-)Lymphome, angiotrope Lymphome („maligne Angioendotheliomatose"), lymphomatoide Granulomatosen und Plasmozytome sind Raritäten[108].

Keimzelltumoren

Sie machen 0,3–0,8 % der Hirntumoren aus (in Japan und Taiwan aber 2,1–9,4 %). Befallen sind die Pinealisregion (33–62 %), die suprasellläre Region (30–43 %) oder beide Regionen gleichzeitig (6 %), seltener Ventrikel, Basalganglien oder Rückenmark. Zwei Drittel der Patienten sind männlich; 68 % befinden sich in der 2. Lebensdekade. Diese Altersverteilung und das überwiegende Auftreten in regulatorischen Zentren für die Gonadotropinsekretion unterstreichen eine pathogenetische Rolle pubertärer neuroendokriner Ereignisse im Zusammenhang mit einer abnormen Keimzellmigration.

Histologie, Immunhistologie und Ultrastruktur entsprechen derjenigen der Ovarial- und Hodentumoren[93]. Im Gehirn überwiegen Germinome (52-65 %), Teratome (6–20 %, reife, unreife und maligne Formen) und Mischtumoren (10–27 %); reine Dottersacktumoren, Chorionkarzinome und embryonale Karzinome sind selten. Germinome sind prognostisch günstiger als die anderen Typen (5-Jahres-Überlebensraten 60–86 % und 20–46 %)[95].

Zysten

Mehrere Zysten mit unterschiedlicher Histologie, Histogenese und Lokalisation können auftreten. Tabelle 1.28 gibt einen vereinfachten Überblick. Übergangsformen, Metaplasien, atypische Epithelien, ungewöhnliche Lokalisationen und degenerative oder entzündliche Veränderungen sind bei den meisten Formen nicht selten und haben in der Literatur zu Begriffsvielfalt und terminologischer Unklarheit geführt. Wahrscheinlich besitzen Kolloidzysten, enterogene und respiratorische Zysten eine gleichartige Histo- und Pathogenese, zeigen aber je nach Lokalisation eine bevorzugte Differenzierung. Einige spinale extradurale Zysten können kompressionsbedingte neurologische Symptome verursachen, so Perineuralzysten (in Nervenwurzel oder Spinalganglion), meningeale Zysten (eigentlich epidurale Menigealdivertikel), Zysten des Ligamentum flavum oder Synovialzysten. Mitunter ist für die exakte Klassifikation einer Zyste die elektronenmikroskopische Untersuchung weiterführend.

Kraniopharyngeome

Die benignen, suprasellären, seltener intrasellären Tumoren verursachen visuelle, endokrine und kognitive Störungen. Histogenetisch wurden Reste der Rathke-Tasche, metaplastische Hypophysenvorderlappenzellen und versprengtes Zahnleistengewebe diskutiert.

Makroskopisch (Abb. 1.96 c) sind die knolligen Tumoren oft ausgedehnt, bunt und besitzen Zysten mit motorölähnlichem Inhalt.

- Histologisch (Abb. 1.96 d) entspricht der überwiegend bei Kindern auftretende *adamantinöse Typ* den Adamantinomen (Ameloblastomen) oder den kalzifizierenden odontogenen Zysten des Kiefers mit dem mehrschichtigen Plattenepithel, einer palisadenartigen basalen Lage zylindrischer Zellen, Wirbelbildungen spindeliger Zellen sowie trabekulären und retikulären Tumorzellarchitekturen. Rundliche Verhornungen und Verkalkungen, teils mit Fremdkörperreaktion (Abb. 1.96 e) und regressive Veränderungen des Bindegewebsstromas (Schaumzellen, herausgelöstes wetzsteinförmiges

Tabelle 1.28. Zysten im Bereich des Zentralnervensystems

	Vermutliche Histogenese/ Pathogenese	Lokalisation	Histologische Auskleidung	Zysteninhalt	Besonderheiten	Literatur
Epidermoidzyste/ Dermoidzyste (= Epidermoid/ Dermoid)	ektodermal; Keimzellen? selten Trauma	Kleinhirnbrückenwinkel, paraselär, Schädel, spinal u. a.	Epidermis (Dermoid: mit Hautanhangsgebilden) (Abb. 1.96 f)	geschichtete Hornlamellen (Dermoid: mit Haaren, Talg) (Abb. 1.96 f)	1 % der Hirntumoren; selten karzinomatöse Entartung	9
Kolloidzyste	endodermal; paraphyseal? neuroektodermal?	Dach des 3. Ventrikels (Abb. 1.96 a)	kubisches Epithel, Zilien, einreihig (Abb. 1.96 b)	gallertig, histologisch homogen und eosinophil	typischer CT-Befund (hyperdens); 0,5–2 % der Hirntumoren	128
Respiratorische Zyste	endodermal; Metaplasie von Meningothelien?	Hirnstamm subarachnoidal	respiratorisches Epithel	gelatinös		51
Enterogene Zyste (= neurenterische Zyste)	endodermal	spinal, zervikothorakal, intradural	Zylinderepithel („intestinal"), PAS-positiv	gelatinös	in 30 % Wirbelkörperanomalien; fakultativ Drüsen, Muskel, Knorpel etc.	132
Glioependymale Zyste (= Ependymale Zyste = neurogliale Zyste)	neuroektodermal	Vierhügelregion, retrozerebellär, intrazerebral u. a.	Ependym auf Astroglia oder Basalmembran	klare Flüssigkeit	Ependymlage häufig nicht erhalten	67
Arachnoidalzyste	meningeal; Trauma, Entzündung oder Malformation	Sylvische Fissur, Kleinhirnbrückenwinkel, spinal	Arachnoidalzellen und Kollagen	klare Flüssigkeit		67
Rathke-Zyste	Rathke-Tasche	intrasellär, selten suprasellär	kubisches Epithel, z. T. Zilien	dick- oder dünnflüssig, häufig klar	asymptomatische Zysten in 2–26 % der Autopsien	219

Cholesterin, Fibrose, Nekrose) sind charakteristisch. Das die infiltrierenden Tumorzapfen umgebende Hirngewebe zeigt oft lymphozytäre Infiltrate und eine Gliose mit zahlreichen Rosenthal-Fasern (*cave:* Verwechslung mit pilozytischem Astrozytom!).

- Der bedeutend seltenere *papilläre Typ* findet sich dagegen fast nur bei Erwachsenen (hier bis zu $1/_3$ der Tumoren), ist oft im 3. Ventrikel lokalisiert, radiologisch solide, besser umschrieben und neben den plattenepithelialen Papillen gekennzeichet durch das Fehlen von Palisaden, Kalk, Hornknötchen und „Motoröl"; im Gegensatz zum adamantinösen Typ (Rezidivrate 10–20 %) sind Rezidive äußerst selten[12].

Phakomatosen

Unter diesem griffigen Terminus (der sich eigentlich auf retinale Hamartome bei der tuberösen Sklerose bezieht) faßt man einige, überwiegend hereditäre, systemische Erkrankungen mit Fehlbildungen, Hamartomen und Tumoren der Haut, des Auges, des Zentralnervensystems und anderer Organe zusammen. Sie werden auch als neuroektodermale Dysplasien oder neurokutane Multisystemsyndrome bezeichnet. Neben den hier besprochenen Formen gibt es eine Reihe weiterer, sehr seltener Phakomatosen[9, 76, 206].

Neurofibromatose v. Recklinghausen[174]

Man unterscheidet 2 genetisch und klinisch distinkte autosomal-dominant vererbte Formen:

- *Typ 1* (*periphere Neurofibromatose,* Inzidenz 1:3500): Beginn meist im frühen Kindesalter mit Café-au-lait-Flecken der Haut, axillären oder inguinalen pigmentierten makulären Läsionen. Weitere Symptome sind multiple (meist plexiforme) Neurofibrome, pigmentierte Hamartome der Iris (Lisch-Knötchen), Skelettabnormitäten (Skoliose, osteolytische Fibrome, Wirbelkörper- und Keilbeindeformitäten) und eine Angiopathie mit Proliferation intimaler Myofibroblasten. Optikusgliome, Ependymome, Phäochromozytome und embryonale Rhabdomyosarkome treten gehäuft auf. Ursächlich ist ein Defekt eines klonierten und sequenzierten Gens auf dem Chromosom 17 q 11.2, das für ein ubiquitäres Protein (Neurofibromin) kodiert und eine hohe Spontanmutationsrate zeigt[82].

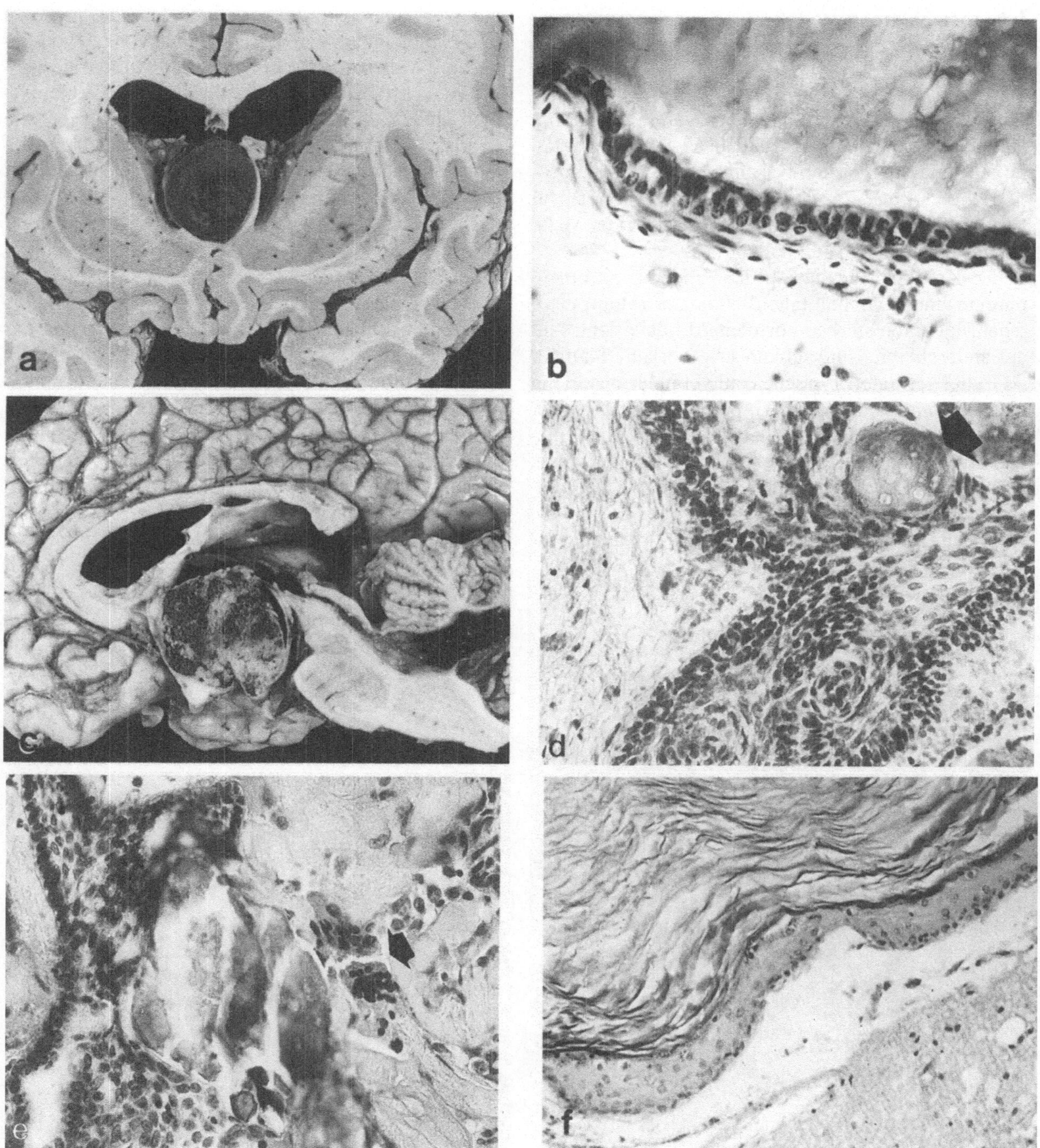

Abb. 1.96 a–f. Zysten und Kraniopharyngeome. **a** Kolloidzyste im 3. Ventrikel. **b** Epithellage einer Kolloidzyste mit azellulärem Inhalt. **c** Kraniopharyngeom. **d** Adamantinöses Kraniopharyngeom mit Hornkugel *(Pfeil)* und pilozytischer Umgebungsgliose. **e** Kraniopharyngeom mit Verhornung, Verkalkung und Fremdkörperriesenzellen *(Pfeil)*. **f** Epidermoidzyste mit abgeschilferten Hornlamellen als Zysteninhalt *(oben)*, epidermalem Epithel, Keratohyalingranula und unmittelbar anliegendem Hirngewebe *(rechts unten)*

- *Typ 2 (zentrale Neurofibromatose,* Inzidenz 1:30000–100000): späterer Beginn im Erwachsenenalter mit intrakraniellen und intraspinalen Neurinomen und Neurofibromen, Meningeomen und Gliomen; charakteristisch sind bilaterale Akustikusneurinome und hamartomatöse Hirnläsionen wie Meningeoangiomatose, intramedulläre Schwannose und gliale Mikrohamartome[9, 222]. Hautmanifestationen wie beim Typ 1 sind selten. Das verantwortliche Suppressor-Gen auf dem langen Arm des Chromosoms 22 kodiert für ein in fetalen Geweben, nicht aber im adulten Gehirn exprimiertes Protein der Zellmembran (Merlin/Schwannomin)[183].

Tuberöse Sklerose[112]
Synonyme: M. Bourneville-Pringle;
neurokutane Dysplasie; Epiloia

Bei dieser autosomal-dominant vererbten Krankheit (Inzidenz: 1:10000–1:100000; 56–80 % Neumutationen) fand man bisher 4 chromosomale Loci (9q34, 11q21–23, 12q22–24, 16p13), die zum Teil Gene für Enzyme der Synthese von Katecholaminen oder Melanin aus Phenylalanin beinhalten[59].

Die Krankheit beginnt in der Kindheit mit Oligophrenie und Krampfanfällen. 80 % der symptomatischen Patienten sterben vor dem 20. Lebensjahr. Auf der anderen Seite sind subklinische Verläufe häufiger als früher vermutet. Typische Hautveränderungen sind pigmentarme Flecken (90 %), perinasale Angiofibrome („Adenoma sebaceum", 50–70 %) und chagrinlederähnliche derbe Herde (fibröse Hamartome, 20–40 %). Es kommt zu gingivalen, sub- und periungualen Fibromen (20 %), Peri-, En- oder Exostosen, kardialen Rhabdomyomen (25–65 %), renalen Angiomyolipomen (45–90 %), pulmonalen Fibromyomen und Lymphangiomyomatosen, Hämangiomen von Leber und Milz sowie flachen retinalen Riesenzellastrozytomen („Phakomen", 50 %). Hirnarterienaneurysmen sind gehäuft. Auch andere Fehlbildungen wie Syndaktylien oder Kolobome können auftreten. Solange ein reliabler molekularer Marker nicht bekannt ist, wird die definitive, wahrscheinliche oder Verdachtsdiagnose einer tuberösen Sklerose anhand einer Kombination klinischer und/oder pathologischer Kriterien gestellt[176].

Neuropathologisch-makroskopisch und computertomographisch finden sich zahlreiche, sich gegen das Lumen der Seitenventrikel vorwölbende, weißliche, derbe, glatt begrenzte, teils verkalkte, „kerzentropfenartige", subependymale Knoten, die in Marklager und Stammganglien übergehen (Abb.1.97c,d). Größere symptomatische Tumoren treten bei 5–20 % der Patienten auf und werden als subependymale Riesenzellastrozytome bezeichnet (S.229). Analoge Veränderungen bestehen in der Großhirnrinde: Es handelt sich da-

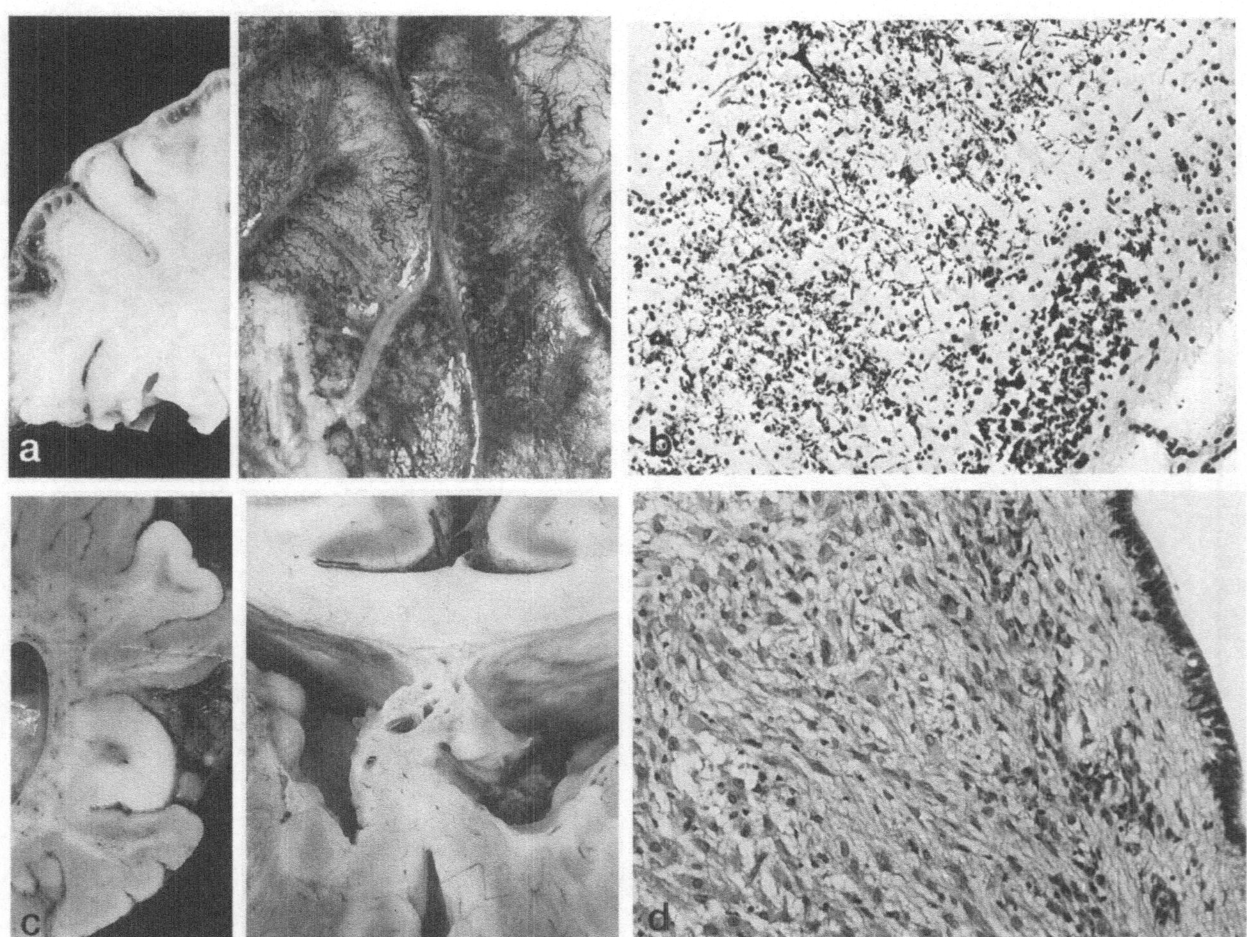

Abb.1.97a–d. Phakomatosen. **a** Sturge-Weber-Krankheit mit zystischer Rindendegeneration *(links)* und pathologischer Vaskularisation der frontalen Leptomeninx *(rechts).* **b** Sturge-Weber-Krankheit mit ausgedehnten Kalkkonkrementablagerungen in freier Form und gebunden an Nervenzellperikarya und Axone. **c** Tuberöse Skerlose mit weißlichen Rindenauftreibungen (Tubera, *links*) und gegen das Ventrikellumen sich vorwölbenden Knoten *(rechts).* **d** Tuberöse Sklerose mit subependymalem Knoten aus langgestreckter Glia

bei um gut abgegrenzte, oft multiple, blasse, derbe, knotige Vorwölbungen der Oberfläche („Tuber") von bis zu einigen Zentimetern mit unscharfer Rinden-Mark-Grenze (Abb. 1.97c). Histologisch bieten sie irregulär eingestreute große, teils monströse oder mehrkernige astrozytäre und/oder neuronale Zellen (wie beim subependymalen Riesenzellastrozytom), eine Aufhebung der regulären Rindenschichtung, eine Reduktion von Nervenzellen, Markscheiden und Synapsen sowie eine Gliose („Sklerose"). Im Großhirnmarklager trifft man auf neuronale Heterotopien.

Von Hippel-Lindau-Krankheit

Das ursächliche Tumorsuppressorgen dieser autosomal-dominant vererbten Phakomatose (Inzidenz 1:36000–100000) liegt auf dem Chromosom 3p25-p26[129]. Es treten zerebelläre (56%) und spinale (14%) Hämangioblastome (in 41% asymptomatisch), retinale „Angiome" (histologisch: Hämangioblastome) (44–57%), Nierenzellkarzinome (27%), Phäochromozytome (5–17%), Nierenzysten (45%), Zystadenome von Pankreas (30–41%) und Nebenhoden (15–26%), selten Inselzellkarzinome und Paragangliome auf. Diagnosekriterium sind entweder 1) mindestens 2 Hämangioblastome (▷ S.244) oder 2) ein Hämangioblastom mit zusätzlicher viszeraler Manifestation oder 3) ein Hämangioblastom oder eine viszerale Manifestation bei positiver Familienanamnese. Erste Symptome treten meist im frühen Erwachsenenalter auf (4–68, Mittel: 27 Jahre). Die mediane Lebenserwartung beträgt 49 Jahre; häufigste Todesursache sind Nierenzellkarzinom (47%) und zerebelläres Hämangioblastom (41%)[133].

Sturge-Weber-Krankheit
Synonyme: Zerebrofaziale oder zerebrotrigeminale Angiomatose.

Es handelt sich um eine kongenitale, überwiegend sporadisch auftretende, meist unilaterale, kombinierte Gefäßfehlbildung, die sowohl bestimmte, vom N. trigeminus versorgte Areale der Gesichtshaut (Nävus flammeus) als auch herdförmig die ipsilaterale Hirnoberfläche, in 40% die Aderhaut der Augen und sehr selten andere Organe befällt[206]. In der Leptomeninx sieht man kapilläre und venöse Teleangiektasien (Abb. 1.97a), in der darunterliegenden Rinde ausgeprägte Verkalkungen (Abb.1.98b), in der Umgebung Nervenzellausfälle und Gliosen.

Vaskuläre Hamartome[102]

Sie bilden 3–9% der intrakraniellen Raumforderungen und verursachen 20–40% der intrakraniellen Blutungen. Auch wenn die Läsionen aufgrund von Mikroblutungen, Fibrosen, Gefäßdilatationen u.a. wachsen können, handelt es sich nicht um echte Tumoren, sondern um kongenitale Konglomerate abnormer Gefäße.

- *Kapilläre Teleangiektasien* bestehen aus extrem weitgestellten Kapillaren, seltener auch Venolen und Venen mit manchmal leicht fibrosierter Wand. Zwischen den sich nicht unmittelbar berührenden ektatischen Gefäßen liegt Hirngewebe, selten mit leichter Gliose, einzelnen Siderophagen oder Verkalkungen. Meist handelt es sich um sehr kleine, oft makroskopisch kaum erkennbare oder wenige Zentimeter messende Herde, die meist ein Zufallsbefund sind, selten aber auch Ursache tödlicher Massenblutungen sein können. 35% sind in der zentralen Brücke, 45% im Großhirn gelegen.
- Bei *kavernösen Angiomen* (Kavernomen) grenzen die meisten Gefäße ohne zwischengeschaltetes Hirngewebe aneinander (Abb.1.98d). Die abnormen Gefäße sind weitlumig, besitzen ein einreihiges Endothel und zeigen oft Fibrosen, Verkalkungen und Thrombosen. Elastisches Material und Muskelzellen sind nur selten nachweisbar. In der Umgebung trifft man auf reichlich Hämosiderin, Rosenthal-Fasern, Sphäroide und eine Gliose. Histologische Übergänge zu kapillären Teleangiektasien sind nicht selten[175]. Kavernome bevorzugen das subkortikale Großhirnmarklager, die Stammganglien und die Brücke. In der Dura können sie makroskopisch ein Meningeom imitieren. Sie sind in 16–25% multipel, meist 0,1–2 cm groß, können raumfordernd sein sowie Massenblutungen oder Krampfanfälle verursachen. Familiäre Formen kommen vor.
- *Arteriovenöse Malformationen* (Abb. 1.98a,b) zeigen die Charakteristika von Venen und Arterien, allerdings meist einen irregulären Wandaufbau mit variabler Ausprägung der einzelnen Wandschichten, Fibrosierung, aneurysmatischer Dilatation, Verkalkung, Thrombose und Rekanalisierung, selten auch arteriosklerotischen Plaques[135]. Oft ist der Gefäßtyp nicht erkennbar. Bei fehlenden Kapillaren bestehen arteriovenöse Kurzschlüsse, die zu periangiomatösen Ischämien mit Infarkten, Verlust oder Kalkinkrustation von Neuronen führen können. Hämosiderin, lymphozytäre Infiltrate und Gliosen sind häufig. Betroffen sind alle Regionen des Zentralnervensystems, besonders aber die von der A. cerebri media versorgten. Oft sind die ausgedehnten AV-Malformationen pyramidenförmig mit einer leptomeningealen Basis und einer nach innen reichenden Spitze. Mit einer Inzidenz von 0,2–0,6% sind sie die häufigsten zerebralen Gefäßmalformationen. Klinisch kommt es zu Krampfanfällen oder in 65% zu Blutungen. Sie sind von traumatisch entstandenen arteriovenösen Fisteln im Sinus cavernosus zu unterscheiden.

Eine Variante der AV-Malformation manifestiert sich in zentralen Regionen im Kleinkindesalter. Dabei entwickeln sich massive Erweiterungen der Tentoriumsinus und der zur V. Galeni führenden Venen („Dyspla-

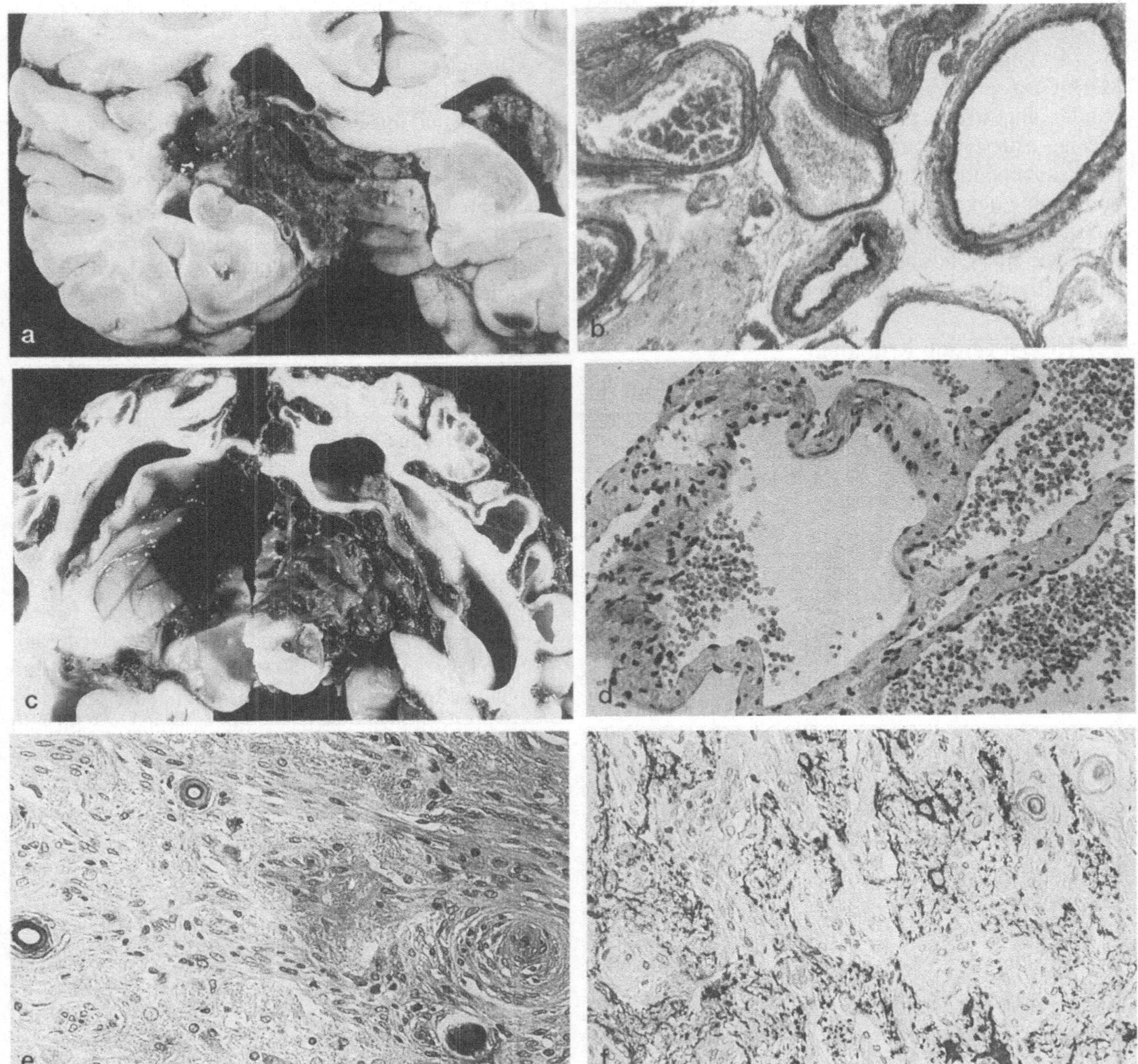

Abb. 1.98 a–f. Vaskuläre Hamartome. **a** Arteriovenöses Angiom. **b** Arteriovenöses Angiom mit schmalem Band zentralnervösen Gewebes zwischen den angiomatösen Gefäßen. **c** Dysplasie der Vena Galeni und der inneren Hirnvenen mit schweren Rinden- und Marknekrosen. **d** Kavernöses Angiom mit unmittelbar aneinandergrenzenden Gefäßen. **e** Meningeoangiomatose mit intrakortikalen perivaskulären Wirbelbildungen spindeliger Zellen und Psammomkörpern. **f** Meningeoangiomatose mit GFAP-negativen mesenchymalen abnormen Zellen und Gliose des ortsständigen Gewebes (Immunhistologie auf GFAP)

sie der V. Galeni"), die zur Mittelhirnkompression, zu multizystischen Nekrosen sowie zur Herzinsuffizienz führen können (Abb. 1.98 c).

- *Venöse Malformationen* bestehen aus einer oder mehreren hochgradig ektatischen Venen („Varizen") in Verbindung mit einer Gruppe kleinerer, aber immer noch ektatischer Venen. Die Gefäßwände sind schmal, besitzen Muskelzellen, aber keine Elastika, und zeigen oft degenerative Veränderungen. Bevorzugt lokalisiert sind sie im Großhirnmarklager, im Kleinhirn und in den Stammganglien. Den spinalen Formen liegen häufig arteriovenöse Durafisteln zugrunde (▷ Abschn. „Aneurysmen", S. 82).

- Etwa 5 % der vaskulären Hamartome sind *gemischte vaskuläre Malformationen,* die aus mehr als einem der 4 oben erwähnten Typen bestehen[19].

- Bei der *Meningeoangiomatose* findet man in der Großhirnrinde proliferierte kleinkalibrige Gefäße, die von spindeligen Zellen umhüllt werden (Abb. 1.98 e; f); diese bilden in den Leptomeningen Wirbel und verkalkte Plaques und sind immunhistologisch vaskulären Fibroblasten oder Meningothelien zuzurechnen[75,159]. Häufig besteht eine Neurofibromatose.

Nichtklassifizierbare Tumoren

Dieser Gruppe gehören in großen Serien bis zu 3,2 % der Hirntumoren an (Tabelle 1.26). Wie alle biologischen Phänomene richten sich auch Gehirntumoren, die eine größere histologische Variationsbreite als Tumoren wohl aller anderen Organe zeigen, nicht nach Klassifikation und Gradierungsschema, sondern werden mehr oder weniger gewaltsam kategorisiert. Dies ist in der Regel möglich und auch wünschenswert. Die Kehrseite ist, daß die Diagnostik mechanisiert und der Blick auf die histologische Individualität des Tumors oder auf neue oder nicht in die jeweilige Klassifikation aufgenommene Tumorentitäten verdeckt wird. Häufiger als solche Raritäten sind allerdings Tumoren, die wegen zu geringen Probenumfanges oder artefizieller Alterationen nicht mehr oder nur eingeschränkt klassifizierbar sind. Eine Diagnose ist so zuverlässig wie die Beurteilbarkeit des Materials: Der Grad der Beurteilbarkeit ist ein Teil der Diagnose.

Metastasen von Hirntumoren

Eine Infiltration in die Meningen ist bei niedriggradigen Gliomen, besonders bei pilozytischen Astrozytomen und Oligodendrogliomen, nicht selten und nicht mit einem bösartigen Verlauf assoziiert. Dagegen findet man bei malignen neuroepithelialen Tumoren ein Abtropfen von Tumorzellen in den Liquor oder multifokale Liquormetastasen in 5–77 % der malignen Gliome und in 15–50 % der Medulloblastome, wobei sich die höheren Werte auf autoptische, die niedrigeren auf klinische Untersuchungen beziehen. Reaktive Meningealfibrosen sollten in diesen Fällen von desmoplastischen Medulloblastomen oder Gliosarkomen abgegrenzt werden. Neurale Reinvasionen oder Austapezierungen der ependymalen Oberfläche können vorkommen.

Im Gegensatz dazu entwickeln sich systemische Metastasen nur in 0,4 % aller neuroektodermalen Tumoren. 40 % der Patienten sind Kinder. Bei den Tumoren handelt es sich vorwiegend um Medulloblastome (20–40 % der Metastasen; 0,4–9 % aller Medulloblastome), Glioblastome/Gliosarkome/maligne Astrozytome (25–30 %/0,5 %), Meningeome (20 %/< 0,1 %) und Ependymome (10 %/0,3–6,2 %). Hauptsitz der Metastasen sind bei Medulloblastomen Knochen (90 %) und Lymphknoten, bei Gliomen Lunge und Lymphknoten und bei Meningeomen die Lunge[94]. Die betroffenen Lymphknoten sind zervikal (60 %), seltener hilär und/oder mediastinal (30 %) lokalisiert; 75 % der Knochenmetastasen finden sich in der Wirbelsäule. Todesursache ist meist der zerebrale Tumor, nicht die Metastase. Nicht berücksichtigt sind hier primär zerebrale Lymphome, die autoptisch in 4–27 % extrakranielle Tumorherde aufweisen.

Systemische Metastasen kommen spontan vor (8 %), selten sogar als Erstmanifestation, doch tritt die Mehrzahl nach Operationen auf. Die Rolle therapeutisch angelegter Shunts wird kontrovers diskutiert[27]. Als mögliche Gründe für die Seltenheit extraneuraler Hirntumormetastasen wurden angeführt: die fehlende Infiltrationsfähigkeit der Tumorzellen durch Basalmembranen und Endothel, die Struktur intrakranieller Venen (kräftige Bindegewebseinscheidung der duralen Sinus, Kollabieren zerebraler Venen bei benachbartem Tumor), eine rasche Nekrose von Tumorzellen im Blutstrom, das Nichtangehen neuralen Gewebes in anderen Organen, der relativ kurze klinische Verlauf, so daß es nicht mehr zur Metastasierung kommt, sowie das Fehlen eines regulären lymphatischen Systems im Gehirn[110].

Hirnmetastasen

Bei 10–20 % der Karzinomtoten bestehen Hirnmetastasen. Die häufigsten Primärtumoren sind Bronchialkarzinome (54–72 % der Hirnmetastasen), gefolgt von Mammakarzinomen (20–34 %), malignen Melanomen und Nierenzellkarzinomen. Einige Tumoren metastasieren besonders häufig in das Gehirn, so Chorionkarzinome (9–83 % der Tumoren), maligne Melanome (8–75 %), Mamma (18–37 %) und Bronchialkarzinome (15–49 %), andere dagegen nur selten, wie gastrointestinale, Gallengangs- und Uteruskarzinome (jeweils weniger als 2 % der Tumoren), doch kann prinzipiell jeder maligne Tumor in das Gehirn metastasieren[3, 164]. Die 5-Jahres-Überlebensrate liegt bei 2 %. Bei Kindern überwiegen Absiedelungen von Rhabdomyosarkomen und Keimzelltumoren.

Makroskopisch (Abb. 1.99 a) handelt es sich um scharf abgegrenzte, solitäre oder multiple, unsystematisch verteilte Knoten mit gewisser Bevorzugung der Rinden-Mark-Grenze, der Grenzversorgungsgebiete der großen Hirnarterien und des Kleinhirns. Das Umgebungsödem kann massiv sein. Bei oberflächennahem Sitz oder auch primär kommt es zu einer Meningeosis carcinomatosa, z. T. mit einer zuckergußähnlichen Trübung, so daß bei der liquorzytologischen Untersuchung eine intravitale Diagnose möglich ist (75 % Mamma-, Lungen- oder Magenkarzinome, Abb. 1.99 b). Selten sind diffuse Hirnkarzinosen, die nur histologisch diagnostiziert werden können. Bei knotigen oder diffusen Durakarzinosen überwiegen Mamma- und Prostatakarzinome. Intramedulläre Rückenmarkmetastasen finden sich in 0,9 % der Malignome, im Plexus chorioideus in 2,6–4,7 %. Mehrfach wurde über Karzinommetastasen in Hirntumoren, vor allem in Meningeomen, berichtet.

Paraneoplasien des Zentralnervensystems

Karzinome, seltener andere Tumoren, können das Nervensystem nicht nur durch Metastasen oder Infiltration, sondern auch durch indirekte, überwiegend immunologische Mechanismen schädigen. Die neuro-

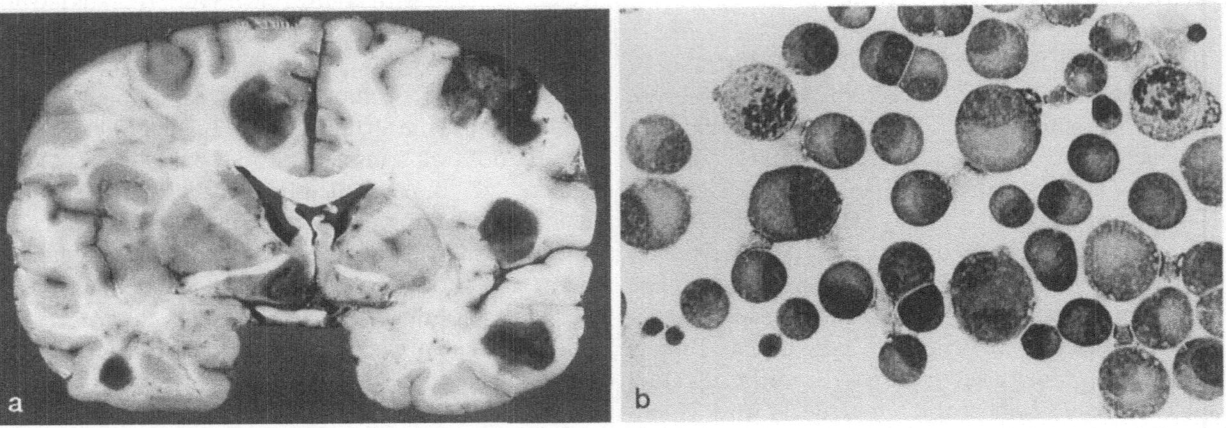

Abb. 1.99 a, b. Hirnmetastasen. **a** Multiple Metastasen eines malignen Melanoms. **b** Liquorzellsediment mit ausgeprägter Meningeosis carcinomatosa bei Bronchialkarzinom und nur wenigen kleinen Lymphozyten *(links unten)*

logischen Symptome können der klinischen Manifestation des Primärtumors z. T. um Jahre vorausgehen. Diese paraneoplastischen Syndrome sind mit spezifischen Tumortypen assoziiert. Pathogenetisch liegen wahrscheinlich gemeinsame Epitope zwischen Tumor und Hirngewebe zugrunde, so daß sich die Immunabwehr nicht nur gegen den extrazerebralen Tumor, sondern auch gegen das normale Hirngewebe richtet[169]. Die bei einem Teil der Patienten nachgewiesenen Autoantikörper sind im Liquor in höherer Konzentration als im Serum vorhanden; neurologisch unauffällige Karzinompatienten und gesunde Kontrollpersonen zeigen die Antikörper im allgemeinen nicht. Man unterscheidet folgende paraneoplastische Syndrome[79]:

- Die *Kleinhirndegeneration* zeigt eine ausgeprägte Lichtung der Purkinje-Zellen, die – im Unterschied zu den toxischen Degenerationen – diffus beide Hemisphären und den Wurm betrifft. Seltener sind auch die Körnerzellen reduziert[164]. Entzündliche Infiltrate sind in der Regel nicht vorhanden. Klinisch imponieren subakute, massive zerebelläre Symptome bei Mamma-, Endometrium-, Ovarial- und Bronchialkarzinomen sowie M. Hodgkin. Bei den Patientinnen mit gynäkologischen Tumoren wurden Autoantikörper (anti-Yo) gegen zytoplasmatische Purkinje-Zell-Antigene nachgewiesen.
- Der *Opsoklonus* (unwillkürliche, ungerichtete, ständige, rasche Augenbewegungen) ist meist mit Ataxie und Myoklonien verbunden und tritt bei Patienten mit Neuroblastomen, Mamma- und kleinzelligen Bronchialkarzinomen auf. Pathologisch wurden bisher nur spärliche mononukleäre Infiltrate, aber keine Nervenzellausfälle beschrieben. Patientinnen mit Mammakarzinomen können Autoantikörper (anti-Ri) gegen Nervenzellkerne besitzen.
- Die *Enzephalomyelitis* kann unterschiedliche Regionen befallen, so den Hippokampus, die Amygdala und den Gyrus cinguli (klinisch: limbische Enzephalitis mit Amnesie, Verwirrtheit und Verhaltensstörungen), die Medulla oblongata (Hirnstammen-

zephalitis mit Schwindel, Nystagmus, Dysarthrie und Diplopie) und das Vorderhorn des Rückenmarkes (motorische Neuropathie). Weitere Lokalisationen bilden die Spinalganglien (sensorische Neuropathie) und autonomen Ganglien (Dysautonomie). Meist (70 %) sind mehrere dieser Regionen gleichzeitig betroffen. Pathologisch trifft man auf perivaskuläre, überwiegend lymphozytäre (B und T) Infiltrate, Nervenzellausfälle, Entmarkungen, Mikrogliareaktionen und Astrogliosen. In zerebralen Neuronen kann zytoplasmatisches und nukleäres IgG nachgewiesen werden. Meist (in 78 %) bestehen kleinzellige Bronchialkarzinome sowie oft Autoantikörper (anti-Hu), die mit den Kernen praktisch aller Neurone im zentralen und peripheren Nervensystem und mit kleinzelligen Bronchialkarzinomen reagieren. Ein Großteil der zerebralen Infiltratlymphozyten erkennt das Hu-Antigen.

- *Tumorbegleitende Läsionen*[164], d. h. nichttumoröse Befunde, die weder paraneoplastisch noch therapieinduziert sind, findet man bei etwa der Hälfte der Autopsien mit extrazerebralen Tumoren. Dazu gehören koinzidentielle Läsionen (z. B. Trauma, M. Alzheimer) in 6 % der Malignomträger, agonale Veränderungen (z. B. akute Körnerzellnekrose) in 11 %, vaskuläre Defekte (z. B. Infarkte, Blutungen) in 48 %, Infektionen (z. B. bakterielle Meningitis, progressive multifokale Leukoenzephalopathie) in 8 % und metabolisch-toxische Läsionen (M. Wernicke, zentrale pontine Myelinolyse) in 6 %. Thrombosen, Angiitis und Gefäßverkalkungen, nicht aber Infarkte und M. Wernicke sind häufiger als bei Patienten ohne Malignom. Die Natur einiger seltener Veränderungen ist noch ungeklärt, so eine pseudolaminäre Spongiose mit Astrogliose und Gefäßproliferaten in der Großhirnrinde. Autoptisch läßt sich häufig nicht sicher klären, ob eine ZNS-Läsion paraneoplastisch ist, therapeutisch bedingt ist, ob der Tumor indirekt an der Pathogenese beteiligt war oder ob eine Koinzidenz vorliegt.

Hirnschädigungen durch Malignomtherapie

Bestrahlung und Chemotherapie haben, neben einer Optimierung der operativen Technik, in den letzten Jahren die Prognose mancher kindlicher Hirntumoren (z.B. des Medulloblastoms) dramatisch verbessert, in geringerem Ausmaß auch eine Lebensverlängerung bei adulten Patienten mit malignen Gliomen bewirkt. Dies wurde zum Teil durch Nebenwirkungen der aggressiven Therapie am Zentralnervensystem erkauft[101]; zudem treten wegen der längeren Überlebenszeit vermehrt Spätschäden auf[58].

Im einzelnen können folgende Läsionen beobachtet werden:

- An *Strahlenreaktionen* („Strahlennekrosen") des Gehirns unterscheidet man frühe, schon nach 3 Monaten nachweisbare Formen (pathologisch: kleinherdige Demyelinisierungen mit lymphoplasmazellulären Infiltraten wie bei Enzephalomyelitis disseminata) und nach Monaten, Jahren, selten Jahrzehnten auftretende späte Formen (pathologisch: Koagulationsnekrose, Demyelinisierung, fibrinoide Nekrose der Gefäßwände, fibrinöse Exsudate mit fibröser Organisation, Gliose mit teils polymorphen Astrozytenkernen, wenig oder keine entzündlichen Infiltrate). Die späte Strahlennekrose ist klinisch, radiologisch und auch makroskopisch nicht immer sicher von einem Tumorrezidiv zu unterscheiden.
- Die *diffuse Leukoenzephalopathie* (disseminierte nekrotisierende Leukoenzephalopathie) kann sich nach intrathekaler Chemotherapie (besonders Methotrexat), vor allem aber nach zusätzlicher Bestrahlung (über 24 Gy) entwickeln. Die Ätiologie ist allerdings nicht ganz geklärt, da gleichartige Veränderungen selten auch ohne Therapie auftreten können[164]. Die Krankheit äußert sich in Krampfanfällen, Demenz und Ataxie, meist bei Leukämie- und Lymphompatienten. Makroskopisch sieht man im Marklager des Großhirns, seltener des Kleinhirns, zahlreiche konfluierende, weiche, graubraune Herde. Mikroskopisch bestehen umschriebene Koagulationsnekrosen, Entmarkungen, zum Teil verkalkte axonale Sphäroide, Spongiosen, eine Reduktion der Oligodendroglia bei astrozytärer Gliose und nur geringer lymphozytärer und makrophagozytärer Reaktion. Die Veränderungen können auf die Brücke, die Hirnschenkel, seltener das Rückenmark beschränkt sein und dann zahlreiche Sphäroide beinhalten (*fokale spongiös-axonopathische Enzephalomyelopathie*[164]). Diskrete Herde können nach intravenöser Gabe von Zytostatika beobachtet werden.
- Mehrere Jahre (5 Monate bis 26 Jahre, Mittel: 9 Jahre) nach Bestrahlung eines Hirntumors, einer Tinea capitis oder nach prophylaktischer Bestrahlung des Schädels bei ALL können *Zweittumoren* im Gehirn auftreten. Meist handelt es sich um Meningeome, Sarkome, Glioblastome, Astrozyto-

me und Non-Hodgkin-Lymphome[189]. Dabei lag die Strahlendosis zwischen 3 und 60 Gy (Mittel 37 Gy). Eine strahleninduzierte Punktmutation im K-ras-Protoonkogen wurde in einem Fall beschrieben[36]. Bei Retinoblastomen und wahrscheinlich auch bei ALL besteht eine genetische Prädisposition zur Entwicklung von Zweittumoren.
- Die Bestrahlung führt, besonders bei Kindern, zu *kognitiven, neuropsychologischen und endokrinen Störungen,* so zu Intelligenzminderung, Pubertax praecox und (in 80%) einem Mangel an Wachstumshormon aufgrund hypothalamischer Insuffizienz[58].
- Selten wurden nach Bestrahlung Nervenzellausfälle in der Großhirnrinde, Rindenverbreiterung mit Riesenneuronen[39], eine Gliose des Marklagers, Dilatationen des 3. Ventrikels und Wandschädigungen großer Arterien mit Thrombosen, zerebralen und spinalen Blutungen[17] beschrieben. Eine Optikusatrophie ist nicht selten.
- Die (erwünschte) *Schädigung des Tumors* nach Strahlen- und Chemotherapie äußert sich bei malignen Gliomen in einem gehäuften Auftreten von mehrkernigen Riesenzellen und monströsen, oft hyperchromatischen Kernen bei niedriger Mitoserate[101]. Die Gefäßwände sind im Gegensatz zu den pathologischen Gliomgefäßen häufig zellarm, fibrosiert oder fibrinoid nekrotisch. Zusätzlich zu den scharf demarkierten strichförmigen Glioblastomnekrosen trifft man auf unscharf begrenzte, oft inkomplette und serös durchtränkte Nekroseareale, zum Teil mit ausgeprägter mesenchymaler Organisation.

Anmerkung: Vom Autor dieses Beitrags sind die Abbildungen 1.84 d, f, g, h, i, k, 1.85 e, f, 1.86 b, 1.87 b–e, 1.88, 1.89 a, c, d, 1.90 d, 1.91, 1.92 b, d, e,f, 1.93 a, 1.94 c, d, 1.95 c, d, 1.96 d, e, 1.98 b, e, f, 1.99 a.
Von Prof. Peiffer sind die Aufnahmen 1.83, 1.84 a, b, c, e, 1.85 a–d, 1.86 a, 1.87 a, 1.89 b, 1.90 a–c, 1.92 a, c, 1.93 b, 1.94 a, b, 1.95 a, b, 1.96 a–c, f, 1.97, 1.98 a, c, d, 1.99 b.
Die Abbildung 1.82 stammt von Frau Inge Baur.

Literatur

1.–11. Weiterführende Literatur (▷ S.217)
12. Adamson TE, Wiestler OD, Kleihues P, Yasargil MG (1990) Correlation of clinical and pathological features in surgically treated craniopharyngiomas. J Neurosurg 73: 12–17
13. Albrecht S, Haber RM, Goodman JC, Duvic M (1992) Cowden syndrome and Lhermitte-Duclos disease. Cancer 70: 869–876
14. Albright AL, Lee PA (1993) Neurosurgical treatment of hypothalamic hamartomas causing precocious puberty. J Neurosurg 78: 77–82
15. Alguacil-Garcia A, Pettigrew NM, Sima AAF (1986) Secretory meningioma. A distinct subtype of meningioma. Am J Surg Pathol 10: 102–111
16. Allcutt D, Michowiz S, Weitzman S et al. (1993) Primary leptomeningeal melanoma: an unusually aggressive tumor in childhood. Neurosurgery 32: 721–729

17. Allen JC, Miller DC, Budzilovich GN, Epstein FJ (1991) Brain and spinal cord hemorrhage in long-term survivors of malignant pediatric brain tumors: a possible late effect of therapy. Neurology 41: 148–150

18. Arnold PM, Oldershaw JB, McDonald LW, Langer BG (1990) Myxomatous cyst of the brachial plexus. J Neurosurg 73: 782–784

19. Awad IA, Robinson JR Jr, Mohanty S, Estes ML (1993) Mixed vascular malformations of the brain: clinical and pathogenetic considerations. Neurosurgery 33: 179–188

20. Awasthi D, Kline DG, Beckman EN (1991) Neuromuscular hamartoma (benign „triton" tumor) of the brachial plexus. J Neurosurg 75: 795–797

21. Balmaceda CM, Fetell MR, Powers J, O'Brien JL, Housepian EH (1993) Nevus of Ota and leptomeningeal melanocytic lesions. Neurology 43: 381–386

22. Banerjee AK, Sharma BS, Vashista RK, Kak VK (1992) Intracranial olfactory neuroblastoma: evidence for olfactory epithelial origin. J Clin Pathol 45: 299–302

23. Barnhill RL, Mihm MC (1990) Cellular neurothekeoma. A distinctive variant of neurothekeoma mimicking nevomelanocytic tumors. Am J Surg Pathol 14: 113–120

24. Becker I, Paulus W, Roggendorf W (1989) Histogenesis of stromal cells in cerebellar hemangioblastomas. An immunohistochemical study. Am J Pathol 134: 271–275

25. Becker I, Roggendorf W (1989) Monoclonal antibody analysis of major histocompatibility complex expression in human meningiomas. J Neuroimmunol 25: 161–167

26. Bégin LB (1990) Myxoid meningioma. Ultrastruct Pathol 14: 367–374

27. Berger MS, Baumeister B, Geyer JR et al. (1991) The risks of metastases form shunting in children with primary central nervous system tumors. J Neurosurg 74: 872–877

28. Bergmann M, Edel G (1991) Primäre intrazerebrale Non-Hodgkin-Lymphome. Pathologe 12: 246–253

29. Bergsagel DJ, Finegold MJ, Butel JS, Kupsky WJ, Garcea RL (1992) DNA sequences similar to those of simian virus 40 in ependymomas and choroid plexus tumors of childhood. N Engl J Med 326: 988–993

30. Bigner SH (1992) Cerebrospinal fluid cytology: current status and diagnostic applications. J Neuropathol Exp Neurol 51: 235–245

31. Bilzer T, Reifenberger G, Wechsler W (1989) Chemical induction of brain tumors in rats by nitrosoureas: molecular biology and neuropathology. Neurotoxicol Teratol 11: 551–556

32. Bonnin JM, Peña CE, Rubinstein LJ (1983) Mixed capillary hemangioblastoma and glioma. A redefinition of the „angioglioma". J Neuropathol Exp Neurol 42: 504–516

33. Bonnin JM, Rubinstein LJ (1989) Astroblastomas: a pathological study of 23 tumors, with a postoperative follow-up in 13 patients. Neurosurgery 25: 6–13

34. Braus DF, Schwechheimer K, Müller-Hermelink HK et al. (1992) Primary cerebral malignant non-Hodgkin's lymphomas: a retrospective clinical study. J Neurol 239: 117–124

35. Brooks JJ, LiVolsi VA, Trojanowski JQ (1987) Does chondroid chordoma exist? Acta Neuropathol 72: 229–235

36. Brüstle O, Ohgaki H, Schmitt HP et al. (1992) Primitive neuroectodermal tumors afters prophylactic central nervous system irradiation in children. Association with an activated K-ras gene. Cancer 69: 2385–2392

37. Budka H, Pilz P, Guseo A (1975) Primary leptomeningeal sarcomatosis. Clinicopathological report of six cases. J Neurol 211: 77–93

38. Caccamo DV, Herman MM, Rubinstein LJ (1989) An immunohistochemical study of the primitive and maturing elements of human cerebral medulloepithelioma. Acta Neuropathol 79: 248–254

39. Caccamo DV, Herman MM, Urich H, Rubinstein LJ (1989) Focal neuronal gigantism and cerebral cortical thickening after therapeutic irradiation of the central nervous system. Arch Pathol Lab Med 113: 880–885

40. Cairncross JJ, Macdonald DR, Ramsay DA (1992) Aggressive oligodendroglioma: a chemosensitive tumor. Neurosurgery 31: 78–82

41. Carney JA (1990) Psammomatous melanotic schwannoma. A distinctive, heritable tumor with special associations, including cardiac myxoma and the Cushing syndrome. Am J Surg Pathol 14: 206–222

42. Casadel GP, Komori T, Scheithauer BW et al. (1993) Intracranial parenchymal schwannoma. A clinicopathological and neuroimaging study of nine cases. J Neurosurg 79: 217–222

43. Cavazzana AD, Ninfo V, Roberts J, Triche TJ (1992) Peripheral neuroepithelioma: a light microscopic, immunocytochemical, and ultrastructural study. Mod Pathol 5: 71–78

44. Cerda-Nicolas M, Kepes JJ (1993) Gliofibromas (including malignant forms), and gliosarcomas. A comparative study and review of the literature. Acta Neuropathol 85: 349–361

45. Constam DB, Philipp J, Malipiero UV et al. (1992) Differential expression of transforming growth factor-β1, -β2, and -β3 by glioblastoma cells, astrocytes, and microglia. J Immunol 148: 1404–1410

46. Coons SW, Johnson PC (1993) Regional heterogeneity in the proliferative activity of human gliomas as measured by the Ki-67 labeling index. J Neuropathol Exp Neurol 52: 609–618

47. Crotty TB, Hooker RP, Swensen SJ, Scheithauer BW, Myers JL (1992) Primary malignant ependymoma of the lung. Mayo Clin Proc 67: 373–378

48. Daumas-Duport C (1993) Dysembryoplastic neuroepithelial tumours. Brain Pathol 3: 283–295

49. Daumas-Duport C, Scheithauer BW, Chodkiewicz JP, Laws ER Jr, Vedrenne C (1988) Dysembryoplastic neuroepithelial tumor: a surgically curable tumor of young patients with intractable partial seizures. Report of thirty-nine cases. Neurosurgery 23: 545–556

50. Daumas-Duport C, Scheithauer B, O'Fallon J, Kelly P (1988) Grading of astrocytomas. A simple and reproducible method. Cancer 62: 2152–2165

51. Del Bigio MR, Jay V, Drake JM (1992) Prepontine cyst lined by respiratory epithelium with squamous metaplasia: immunohistochemical and ultrastructural study. Acta Neuropathol 83: 564–568

52. De Micco C (1989) Immunology of central nervous system tumors. J Neuroimmunol 25: 93–108

53. Deruaz JP, Janzer RC, Costa J (1993) Cellular schwannomas of the intracranial and intraspinal compartment: morphological and immunological characteristics compared with classical benign schwannomas. J Neuropathol Exp Neurol 52: 114–118

54. Desmeules M, Mikkelsen T, Mao Y (1992) Increasing incidence of primary malignant brain tumors: influence of diagnostic methods. J Natl Cancer Inst 84: 442–445

55. Diepholder HM, Schwechheimer K, Mohadjer M, Knoth R, Volk B (1991) A clinicopathologic and immunomorphologic study of 13 cases of ganglioglioma. Cancer 68: 2192–2201

56. Drlicek M, Grisold W, Lorber J et al. (1991) Pulmonary meningioma. Immunohistochemical and ultrastructural features. Am J Surg Pathol 15: 155–159

57. Ducatman BS, Scheithauer BW (1984) Malignant peripheral nerve sheath tumors with divergent differentiation. Cancer 54: 1049–1057

58. Duffner PK, Cohen ME (1992) Changes in the approach to central nervous system tumors in childhood. Pediatr Clin North Am 39: 859–877

59. Fahsold R, Rott HD, Lorenz P (1991) A third gene locus for tuberous sclerosis is closely linked to the phenylalanine hydroxylase gene locus. Hum Genet 88: 85–90

60. Figarella-Branger D, Gambarelli D, Perez-Castillo M, Garbe L, Grisoli F (1990) Primary intracerebral plasma cell granuloma: a light, immunocytochemical, and ultrastructural study of one case. Neurosurgery 27: 142–147

61. Figarella-Branger D, Gambarelli D, Dollo C et al. (1991) Infratentorial ependymomas of childhood. Acta Neuropathol 82: 208–216

62. Forsyth PA, Cascino TL, Shaw EG et al. (1993) Intracranial chordomas: a clinicopathological and prognostic study of 51 cases. J Neurosurg 78: 741–747

63. Forsyth PA, Shaw EG, Scheithauer BW et al. (1993) Supratentorial pilocytic astrocytomas. A clinicopathologic, prognostic, and flow cytometric study of 51 patients. Cancer 72: 1335–1342

64. Frank TS, Trojanowski JQ, Roberts SA, Brooks JJ (1989) A detailed immunohistochemical analysis of cerebellar hemangioblastoma: an undifferentiated mesenchymal tumor. Mod Pathol 2: 638–651

65. Franke FE, Schachenmayr W, Osborn M, Altmannsberger M (1991) Unexpected immunoreactivities of intermediate filament antibodies in human brain and brain tumors. Am J Pathol 139: 67–79

66. Frei K, Piani D, Malipiero UV et al. (1992) Granulocyte-macrophage colony-stimulating factor (GM–CSF) production by glioblastoma cells. J Immunol 148: 3140–3146

67. Friede RL (1989) Meningeal cysts. In: Friede RL: Developmental neuropathology, 2nd ed. Springer, Berlin Heidelberg New York Toyko, pp 209–230

68. Fuller GN, Bigner SH (1992) Amplified cellular oncogenes in neplasms of the human central nervous system. Mutat Res 276: 299–306

69. Furuta A, Takahashi H, Ikuta F et al. (1992) Temporal lobe tumor demonstrating ganglioglioma and pleomorphic xanthoastrocytoma components. J Neurosurg 77: 143–147

70. Galassi E, Godano U, Cavallo M, Donati R, Nasi MT (1989) Intracranial tumors during the 1st year of life. Child Nerv Syst 5: 288–298

71. Geppert M, Ostertag CB, Seitz G, Kiessling M (1990) Glucocorticoid therapy obscures the diagnosis of cerebral lymphoma. Acta Neuropathol 80: 629–634

72. Giangaspero F, Rigobello L, Badiali M et al. (1992) Large-cell medulloblastoma. A distinct variant with highly aggressive behavior. Am J Surg Pathol 16: 687–693

73. Giuffré R, Liccardo G, Pastore FS, Spallone A, Vagnozzi R (1990) Potential risk factors for brain tumors in children. Child Nerv Syst 6: 8–12

74. Glantz MJ, Burger PC, Herndon JE et al. (1991) Influence of the type of surgery on the histologic diagnosis in patients with anaplastic gliomas. Neurology 41: 1741–1744

75. Goates JJ, Dickson DW, Horoupian DS (1991) Meningioangiomatosis: an immunocytochemical study. Acta Neuropathol 82: 527–532

76. Gomez MR (1987) Neurocutaneous diseases: a practical approach. Butterworths, Boston

77. Gottschalk J, Jautzke G, Paulus W, Goebel S, Cervos-Navarro J (1993) Immunomorphological differential diagnosis of choroid plexus tumor versus metastatic carcinoma. Cancer 72: 1343–1349

78. Gould VE, Jansson DS, Molenaar WM et al. (1990) Primitive neuroectodermal tumors of the central nervous system. Patterns of expression of neuroendocrine markers, and all classes of intermediate filament proteins. Lab Invest 62: 498–509

79. Graus F, René R (1992) Clinical and pathological advances on central nervous system paraneoplastic syndromes. Rev Neurol 148: 496–501

80. Guerrieri C, Jarlsfelt I (1993) Ependymoma of the ovary. Am J Surg Pathol 17: 623–632

81. Gullotta F (1990) Immunohistochemistry in childhood brain tumors: what are the facts? Child Nerv System 6: 118–122

82. Gutmann DH, Collins FS (1993) The neurofibromatosis type 1 gene and its protein product, neurofibromin. Neuron 10: 335–343

83. Haddad SF, Hitchon PW, Godersky JC (1991) Idiopathic and glucocorticoid-induced spinal epidural lipomatosis. J Neurosurg 74: 38–42

84. Haddad SF, Moore SA, Menezes AH, VanGilder JC (1992) Ganglioglioma: 13 years of experience. Neurosurgery 31: 171–178

85. Hair LS, Symmans F, Powers JM, Carmel P (1992) Immunohistochemistry and proliferative activity in a case of recurrent Lhermitte-Duclos disease. Acta Neuropathol 84: 570–573

86. Harrington JM, Oakes D (1984) Mortality study of British pathologists 1974–80. Br J Ind Med 41: 188–191

87. Hassoun JJ, Gambarelli D, Grisoli F et al. (1982) Central neurocytoma. Acta Neuropathol 56: 151–156

88. Hassoun J, Söylemezoglu F, Gambarelli D et al. (1993) Central neurocytoma: a synopsis of clinical and histological features. Brain Pathol 3: 297–306

89. Hayostek CJ, Shaw EG, Scheithauer B et al. (1993) Astrocytomas of the cerebellum. A comparative clinicopathologic study of pilocytic and diffuse astrocytomas. Cancer 72: 856–869

90. Helseth A (1989) A population-based survey of neoplasms of the central nervous system in Norway. The Norwegian Cancer Registry, Oslo

91. Hessler RB, Lopes MBS, Frankfurter A, Reidy J, VandenBerg SR (1992) Cytoskeletal immunohistochemistry of central neurocytomas. Am J Surg Pathol 16: 1031–1038

92. Hirano A, Matsui T (1975) Vascular structures in brain tumors. Hum Pathol 6: 611–621

93. Ho DM, Liu HC (1992) Primary intracranial germ cell tumor. Pathologic study of 51 patients. Cancer 70: 1577–1584

94. Hoffman HJ, Duffner PK (1985) Extraneural metastases of central nervous system tumors. Cancer 56: 1778–1782

95. Hoffman HJ, Otsubo H, Hendrick EB et al. (1991) Intracranial germ-cell tumors in children. J Neurosurg 74: 545–551

96. Höll T, Kleihues P, Yasargil MG, Wiestler OD (1991) Cerebellar medulloblastoma with advanced neuronal differentiation and hamartomatous component. Acta Neuropathol 82: 408–413

97. Horn M, Schlote W, Lerch KD et al. (1992) Malignant rhabdoid tumor: primary intracranial manifestation in an adult. Acta Neuropathol 83: 445–448

98. Jänisch W, Lammel H, Staneczek W (1986) Zur Epidemiologie der Geschwülste des Zentralnervensystems in der DDR. Zentralbl Pathol 132: 145

99. Jänisch W, Schreiber D, Gerlach H (1980) Tumoren des Zentralnervensystems bei Feten und Säuglingen. Fischer, Jena

100. Jaros E, Perry RH, Adam L et al. (1992) Prognostic implications of p53 protein, epidermal growth factor receptor, and Ki-67-labelling in brain tumours. Br J Cancer 66: 373–385

101. Jellinger K (1983) Pathologic effects of chemotherapy. In: Walker MD (ed) Oncology of the nervous system. Nijhoff, Boston, pp 285–340

102. Jellinger K (1986) Vascular malformations of the central nervous system: a morphological overview. Neurosurg Rev 9: 177–216

103. Jellinger K (1989) Biologic behavior of meningiomas. In: Fields (ed) Primary brain tumors. A review of histologic classification. Springer, Berlin Heidelberg New York Tokyo, pp 231–239

104. Jellinger K, Böck F, Brenner H (1988) Meningeal melanocytoma. Report of a case and review of the literature. Acta Neurochir 94: 78–87

105. Jellinger K, Grisold W, Weiss R (1986) Zytologische Differenzierung von Malignomzellen des Liquor cerebrospinalis. In: Kölmel HW (Hrsg) Zytologie des Liquor cerebrospinalis. Ed Medizin, Weinheim, pp 137–175

106. Jellinger K, Machacek E (1982) Rare intracranial tumours in infancy and childhood. In: Voth D, Gutjahr P, Langmaid C (eds) Tumours of the central nervous system in infancy and childhood. Springer, Berlin Heidelberg New York, pp 44–52

107. Jellinger K, Paulus W (1991) Mesenchymal, non-meningothelial tumors of the central nervous system. Brain Pathol 1: 79–87

108. Jellinger K, Paulus W (1992) Primary central nervous system lymphomas – an update. J Cancer Res Clin Oncol 119: 7–27

109. Jellinger K, Paulus W, Slowik F (1991) The enigma of meningeal hemangiopericytoma. Brain Tumor Pathol 8: 33–43

110. Jellinger K, Schuster H (1977) Extraneurale Metastasierung anaplastischer Gliome. Zentralbl Allg Pathol 121: 526–533

111. Jellinger K, Slowik F (1978) Beteiligung des Nervensystems bei Leukosen und malignen Lymphomen. Zentralbl Allg Pathol 122: 439–461

112. Johnson WG, Gomez MR (1991) Tuberous sclerosis and allied disorders: clinical, cellular and molecular studies. Ann NY Acad Sci 615: 1–397

113. Kakita A, Wakabayashi K, Takahashi H et al. (1992) Primary leptomeningeal glioma: ultrastructural and laminin immunohistochemical studies. Acta Neuropathol 83: 538–542

114. Kamel OW, Horoupian DS, Silverberg GD (1989) Mixed gangliocytoma-adenoma: a distinct neuroendocrine tumor of the pituitary fossa. Hum Pathol 20: 1198–1203
115. Kapadia SB, Frisman DM, Hitchcock CL, Ellis GL, Popek EJ (1993) Melanotic neuroectodermal tumor of infancy. Clinicopathological, immunohistochemical, and flow cytometric study. Am J Surg Pathol 17: 566–573
116. Karamitopoulou E, Perentes E, Diamantis I, Maraziotis T (1994) Ki-67 immunoreactivity in human central nervous system tumors: a study with MIB 1 monoclonal antibody on archival material. Acta Neuropathol 87: 47–54
117. Katsetos CD, Herman MM, Frankfurter A et al. (1989) Cerebellar desmoplastic medulloblastomas. A further immunohistochemical characterization of the reticulin-free pale islands. Arch Pathol Lab Med 113: 1019–1029
118. Kawano N, Yada K, Yagishita S (1989) Clear cell ependymoma. A histological variant with diagnostic implications. Virchows Arch [A] 415: 467–472
119. Kepes JJ (1993) Pleomorphic xanthoastrocytoma: the birth of a diagnosis and a concept. Brain Pathol 3: 269–274
120. Kepes JJ, Chen WYK, Connors MH, Vogel FS (1988) „Chordoid" meningeal tumors in young individuals with peritumoral lymphoplasmacellular infiltrates causing systemic manifestations of the Castleman syndrome. A report of seven cases. Cancer 62: 391–406
121. Kepes JJ, Rubinstein LJ, Eng LF (1979) Pleomorphic xanthoastrocytoma: a distinctive meningocerebral glioma of young subjects with relatively favorable prognosis. Cancer 44: 1839–1852
122. Klein P, Rubinstein LJ (1989) Benign symptomatic glial cysts of the pineal gland: a report of seven cases and review of the literature. J Neurol Neurosurg Psychiatry 52: 991–995
123. Kliewer KE, Cochran AJ (1989) A review of the histology, ultrastructure, immunohistology, and molecular biology of extraadrenal paragangliomas. Arch Pathol Lab Med 113: 1209–1218
124. Kristoferitsch W, Jellinger K (1986) Multifocal spinal angiosarcoma after chordotomy. Acta Neurochir 79: 145–153
125. Kros JM, de Jong AAW, van der Kwast TH (1992) Ultrastructural characterization of transitional cells in oligodendrogliomas. J Neuropathol Exp Neurol 51: 186–193
126. Krouwer HGJ, Davis RL, Silver P, Prados M (1991) Gemistocytic astrocytomas: a reappraisal. J Neurosurg 74: 399–406
127. Kuchelmeister K, Gullotta F (1991) Lhermitte-Duclos-Krankheit. Immunhistochemische Befunde und pathogenetische Betrachtungen. Pathologe 12: 145–151
128. Lach B, Scheithauer BW, Gregor A, Wick MR (1993) Colloid cyst of the third ventricle. A comparative immunohistochemical study of neuraxis cysts and choroid plexus epithelium. J Neurosurg 78: 101–111
129. Latif F, Tory K, Gnarra J et al. (1993) Identification of the von Hippel-Lindau disease tumor suppressor gene. Science 260: 1317–1320
130. Lombardi D, Scheithauer BW, Meyer FB et al. (1991) Symptomatic ependymoma: a clinicopathological and flow cytometric study. J Neurosurg 75: 583–588
131. Lombardi D, Scheithauer BW, Piepgras D, Meyer FB, Forbes GS (1991) „Angioglioma" and the arteriovenous malformation-glioma association. J Neurosurg 75: 589–596
132. Mackenzie IRA, Gilbert JJ (1991) Cysts of the neuraxis of endodermal origin. J Neurol Neurosurg Psychiat 54: 572–575
133. Maher ER, Yates JRW, Harries R et al. (1990) Clinical features and natural history of von Hippel-Lindau disease. Q J Med 77: 1151–1163
134. Maier H, Öfner D, Hittmair A, Kitz K, Budka H (1992) Classic, atypical, and anaplastic meningioma: three histopathological subtypes of clinical relevance. J Neurosurg 77: 616–623
135. Mandybur TI, Nazek M (1990) Cerebral arteriovenous malformations. A detailed morphological and immunohistochemical study using actin. Arch Pathol Lab Med 114: 970–973
136. Margetts JC, Kalyan-Raman UP (1989) Giant-celled glioblastoma of brain. A clinico-pathological and radiological study of ten cases (including immunohistochemistry and ultrastructure). Cancer 63: 524–531
137. McKeever PE, Davenport RD, Shakui P (1991) Patterns of antigenic expression of human glioma cells. Crit Rev Neurobiol 6: 119–147
138. McLean CA, Laidlaw JD, Brownbill DSB, Gonzales MF (1990) Recurrence of acoustic neurilemoma as a malignant spindle-cell neoplasm. J Neurosurg 73: 946–950
139. Meis JM, Martz KL, Nelson JS (1991) Mixed glioblastoma multiforme and sarcoma. A clinicopathologic study of 26 radiation therapy oncology group cases. Cancer 67: 2342–2349
140. Mena H, Ribas JL, Pezeshkpour GH, Cowan DN, Parisi JE (1991) Hemangiopericytoma of the central nervous system: a review of 94 cases. Hum Pathol 22: 84–91
141. Miller DC, Koslow M, Budzilovich GN, Burstein DE (1990) Synaptophysin: a sensitive and specific marker for ganglion cells in central nervous system neoplasms. Hum Pathol 21: 271–276
142. Miller JD, Adams JH (1992) The pathophysiology of raised intracranial pressure. In: Adams JH, Duchen LW (eds) Greenfield's neuropathology, 5th ed. Arnold, London, pp 69–105
143. Morgello S (1992) Epstein-Barr and human immunodeficiency viruses in acquired immunodeficiency syndrome-related primary central nervous system lymphoma. Am J Pathol 141: 441–450
144. Mork SJ, Rubinstein LJ, Kepes JJ (1988) Patterns of epithelial metaplasia in malignant gliomas. Papillary formations mimicking medulloepithelioma. J Neuropathol Exp Neurol 47: 93–100
145. Murray K (1990) Tumorbildung nach Schädel-Hirntrauma. Eine kritische vergleichend neuropathologische Problemdarstellung ausgehend von fünf humanpathologischen Fällen. Dissertation LMU München
146. Ng HK, Lo STH (1989) Cytokeratin immunoreactivity in gliomas. Histopathology 14: 359–368
147. Ng HK, Tse CCH, Lo STH (1989) Microcystic meningioma – an unusual morphological variant of meningioma. Histopathology 14: 1–9
148. Nishioka (1993) Immunohistochemical study of granular cell tumors and granular pituicytes of the neurohypophysis. Endocr Pathol 4: 140–145
149. Oehmichen M (1976) Cerebrospinal fluid cytology. An introduction and atlas. Thieme, Stuttgart
150. Ohgaki H, Eibl RH, Wiestler OD et al. (1991) p 53 mutations in nonastrocytic human brain tumors. Cancer Res 51: 6202–6205
151. Pagni CA, Canavero S (1992) Spinal epidural angiolipoma: rare or unreported? Neurosurgery 31: 758–764
152. Paulus W, Grothe C, Sensenbrenner M et al. (1990) Localization of fibroblast growth factor, a mitogen and angiogenic factor, in human brain tumors. Acta Neuropathol 79: 418–423
153. Paulus W, Jänisch W (1990) Clinicopathologic correlations in epithelial choroid plexus neoplasms: a study of 52 cases. Acta Neuropathol 80: 635–641
154. Paulus W, Jellinger K (1993) Comparison of integrin adhesion molecules expressed by primary brain lymphomas and nodal lymphomas. Acta Neuropathol 86: 360–364
155. Paulus W, Jellinger K, Hallas C et al. (1992) Klassifikation und Virusexpression primär zerebraler Lymphome. Verh Dtsch Ges Pathol 76: 207–210
156. Paulus W, Jellinger K, Perneczky G (1991) Intraspinal neurothekeoma (nerve sheath myxoma). A report of two cases. Am J Clin Pathol 95: 511–516
157. Paulus W, Peiffer J (1989) Intratumoral histologic heterogeneity of gliomas. A quantitative study. Cancer 64: 442–447
158. Paulus W, Peiffer J (1991) History, histology, histochemistry, and histiocytic histogenesis of the pleomorphic xanthoastrocytoma. Brain Tumor Pathol 8: 67–71
159. Paulus W, Peiffer J, Roggendorf W, Schuppan D (1989) Meningio-angiomatosis. Pathol Res Pract 184: 446–452
160. Paulus W, Sage EH, Liszka U, Iruela-Arispe ML, Jellinger K (1991) Increased levels of type VIII collagen in human brain tumors compared to normal brain tissue and nonneoplastic cerebral disorders. Br J Cancer 63: 367–371
161. Paulus W, Schlote W, Perentes E et al. (1992) Desmoplastic supratentorial neuroepithelial tumours of infancy. Histopathology 21: 43–49

162. Paulus W, Slowik F, Jellinger K (1991) Primary intracranial sarcomas: histopathological features of 19 cases. Histopathology 18: 395–402

163. Paulus W, Tonn JC (1994) Basement membrane invasion of glioma cells mediated by integrin receptors. J Neurosurg 80: 515–519

164. Peiffer J (1987) Encephalomyelopathies associated with extracerebral malignant tumors. Pathol Res Pract 182: 585–608

165. Perentes E, Maraziotis T, Qureshi SR (1991) Granular cell brain tumors of the laboratory rat: an immunohistochemical approach. Acta Neuropathol 82: 112–117

166. Perraud F, Yoshimura K, Louis B et al. (1992) The promoter of the human cystic fibrosis transmembrane conductance regulator gene directing SV40 T antigen expression induces malignant proliferation of ependymal cells in transgenic mice. Oncogene 7: 993–997

167. Pershouse MA, Stubblefield E, Hadi A et al. (1993) Analysis of the functional role of chromosome 10 loss in human glioblastoma. Cancer Res 53: 5043–5050

168. Plate KH, Breier G, Millauer B, Ullrich A, Risau W (1993) Upregulation of vascular endothelial growth factor and its cognate receptors in a rat glioma model of tumor angiogenesis. Cancer Res 53: 5822–5827

169. Posner JB (1992) Pathogenesis of central nervous system paraneoplastic syndromes. Rev Neurol 148: 502–512

170. Prayson RA, Estes ML (1992) Dysembryoplastic neuroepithelial tumor. Am J Clin Pathol 97: 398–401

171. Preston-Martin S, Mack W, Henderson BE (1989) Risk factors for gliomas and meningiomas in males in Los Angeles county. Cancer Res 49: 6137–6143

172. Raghavan R, Steart PV, Weller RO (1990) Cell proliferation patterns in the diagnosis of astrocytomas and glioblastoma multiforme: a Ki-67 study. Neuropathol Appl Neurobiol 16: 123–133

173. Reyes-Mugica M, Chou P, Byrd S et al. (1993) Nevomelanocytic proliferations in the central nervous system of children. Cancer 72: 2277–2285

174. Riccardi VM (1992) Neurofibromatosis. Phenotype, natural history, and pathogenesis. 2nd edn. John Hopkins Univ Press, Baltimore

175. Rigamonti D, Johnson PC, Spetzler RF, Hadley MN, Drayer BP (1991) Cavernous malformations and capillary teleangiectasia: a spectrum within a single pathological entity. Neurosurgery 28: 60–64

176. Roach ES, Smith M, Huttenlocher P et al. (1992) Report of the diagnostic criteria committee of the national tuberous sclerosis association. J Child Neurol 7: 221–224

177. Roggendorf W, Schuster T, Peiffer J (1987) Proliferative potential of meningiomas determined with the monoclonal antibody Ki-67. Acta Neuropathol 73: 361–364

178. Rojiani AM, Owen DA, Berry K et al. (1991) Hepatic hemangioblastoma. An unusual presentation in a patient with von Hippel-Lindau disease. Am J Surg Pathol 15: 81–86

179. Rorke LB (1983) The cerebellar medulloblastoma and its relationship to primitive neuroectodermal tumors. J Neuropathol Exp Neurol 42: 1–15

180. Rosenblum MK, Erlandson RA, Budzilovich GN (1992) The lipidrich epithelioid glioblastoma. Am J Surg Pathol 15: 925–934

181. Ross DA, McKeever PE, Sandler HM, Muraszko KM (1993) Myxopapillary ependymoma. Cancer 71: 3114–3118

182. Ross IB, Robitaille Y, Villemure JG, Tampieri D (1991) Diagnosis and managment of gliomatosis cerebri: recent trends. Surg Neurol 36: 431–440

183. Rouleau GA, Merel P, Lutchman M et al. (1993) Alteration in a new gene encoding a putative membrane-organizing protein causes neuro-fibromatosis type 2. Nature 363: 515–521

184. Rubinstein LJ (1985) Embryonal central neuroepithelial tumors and their differentiating potential. J Neurosurg 62: 795–805

185. Rubinstein LJ (1986) Immunohistochemical signposts – not markers – in neural tumour differentiation. Neuropathol Appl Neurobiol 12: 523–537

186. Rubinstein LJ, Herman MM (1989) The astroblastoma and its possible cytogenetic relationship to the tanycyte. An electron microscopic, immunohistochemical, tissue- and organ-culture study. Acta Neuropathol 78: 472–483

187. Rushing EJ, Mena H, Ribas JL, Delahunt B, McCarthy WF (1995) Tumors of the pineal gland. I. Pineoblastomas and pineocytomas: a correlation of histological features including nucleolar organizer regions, with survival in 35 cases. Acta Neuropathol, in press

188. Rutka JT, Apodaca G, Stern G, Rosenblum M (1988) The extracellular matrix of the central and peripheral nervous systems: structure and function. J Neurosurg 69: 155–170

189. Salvati M, Artico M, Caruso R et al. (1991) A report on radiation-induced gliomas. Cancer 67: 392–397

190. Sanson M, Richard S, Delattre O et al. (1992) Allelic loss on chromosome 22 correlates with histopathological predictors of recurrence of meningiomas. Int J Cancer 50: 391–394

191. Sarasa JL, Fortes J (1991) Ecchordosis physaliphora: an immunohistochemical study of two cases. Histopathology 18: 273–275

192. Scheithauer BW (1990) Tumors of the meninges: proposed modifications of the World Health Organization classification. Acta Neuropathol 80: 343–354

193. Schiffer D, Chió A, Giordana MT, Leone M, Soffietti R (1988) Prognostic value of histologic factors in adult cerebral astrocytoma. Cancer 61: 1386–1393

194. Schiffer D, Chió A, Cravioto H et al. (1991) Ependymoma: internal correlations among pathological signs: the anaplastic variant. Neurosurgery 29: 206–210

195. Schiffer D, Cravioto H, Giordana MT et al. (1993) Is polar spongioblastoma a tumor entity? J Neurosurg 78: 587–591

196. Schild SE, Scheithauer BW, Schomberg PJ et al. (1993) Pineal parenchymal tumors. Clinical, pathologic, and therapeutic aspects. Cancer 72: 870–880

197. Schmidbauer M, Budka H, Pilz P (1989) Neuroepithelial and ectomesenchymal differentiation in a primitive pineal tumor („pineal anlage tumor"). Clin Neuropathol 8: 7–10

198. Schober R, Bayindir C, Canbolat A, Urich H, Wechsler W (1992) Gliofibroma: immunohistochemical analysis. Acta Neuropathol 83: 207–210

199. Schuh AC, Keating SJ, Monteclaro FS, Vogt PK, Breitman ML (1990) Obligatory wounding requirement for tumorigenesis in v-jun transgenic mice. Nature 346: 756–760

200. Schwartz AM, Ghatak NR (1990) Malignant transformation of benign cerebellar astrocytoma. Cancer 65: 333–336

201. Seppälä MT, Haltia MJJ (1993) Spinal malignant nerve-sheath tumor or cellular schwannoma? A striking difference in prognosis. J Neurosurg 79: 528–532

202. Shaw EG, Scheithauer BW, O'Fallon JR, Tazelaar HD, Davis DH (1992) Oligodendrogliomas: the Mayo experience. J Neurosurg 76: 428–434

203. Shepherd CW, Scheithauer BW, Gomez MR, Altermatt HJ, Katzmann JA (1991) Subependymal giant cell astrocytoma: a clinical, pathological, and flow cytometric study. Neurosurgery 28: 864–868

204. Shibuya M, Hoshino T, Ito S et al. (1992) Meningiomas: clinical implications of a high proliferative potential determined by bromodeoxyuridine labeling. Neurosurgery 30: 494–498

205. Silverman TA, Enzinger FM (1985) Fibrolipomatous hamartoma of nerve: a clinicopathologic analysis of 26 cases. Am J Surg Pathol 9: 7–14

206. Smirniotopoulos JG, Murphy FM (1992) The phakomatoses. Am J Neuroradiol 13: 725–746

207. Soffer D, Lach B, Constantini S (1992) Melanotic cerebral ganglioglioma: evidence for melanogenesis in neoplastic astrocytes. Acta Neuropathol 83: 315–323

208. Sonneland PRL, Scheithauer BW, Onofrio BM (1985) Myxopapillary ependymoma. A clinicopathologic and immunocytochemical study of 77 cases. Cancer 56: 883–893

209. Stravrou D (1990) Monoclonal antibodies in neuro-oncology. Neurosurg Rev 13: 7–19

210. Stevens A, Klöter I, Roggendorf W (1988) Inflammatory infiltrates and natural killer cell presence in human brain tumors. Cancer 61: 738–743

211. Taratuto AL, Monges J, Lylyk P, Leiguarda R (1984) Superficial cerebral astrocytoma attached to dura. Report of six cases in infants. Cancer 54: 2505–2512

212. Theaker JM, Fletcher CDM (1991) Heterotopic glial nodules: a light microscopic and immunohistochemical study. Histopathology 18: 255–260
213. Tomokane N, Iwaki T, Tateishi J, Iwaki A, Goldman JE (1991) Rosenthal fibers share epitopes with αB-crystallin, glial fibrillary acidic protein, and ubiquitin, but not with vimentin. Am J Pathol 138: 875–885
214. Trojan J, Blossey BK, Johnson TR et al. (1992) Loss of tumorigenicity of rat glioblastoma directed by episome-based antisense cDNA transcription of insulin-like growth factor I. Proc Natl Acad Sci USA 89: 4874–4878
215. Truwit CL, Barkovich AJ (1990) Pathogenesis of intracranial lipoma: an MR study in 42 patients. Am J Neuroradiol 11: 665–674
216. Tsang WYW, Chan JKC, Chow LTC, Tse CCH (1992) Perineurioma: an uncommon soft tissue neoplasm distinct from localized hypertrophic neuropathy and neurofibroma. Am J Surg Pathol 16: 756–763
217. Ullén H, Mattsson B, Collins VP (1990) Long-term survival after malignant glioma. A clinical and histopathological study on the accuracy of the diagnosis in a population-based cancer register. Acta Oncol 29: 875–878
218. VandenBerg SR (1991) Desmoplastic infantile ganglioglioma: a clinicopathologic review of sixteen cases. Brain Tumor Pathol 8: 25–31
219. Voelker JL, Campbell RL, Muller J (1991) Clinical, radiographic, and pathological features of symptomatic Rathke's cleft cysts. J Neurosurg 74: 535–544
220. Von Deimling A, Eibl RH, Ohgaki H et al. (1992) p53 mutations are associated with 17 p allelic loss in grade II and grade III astrocytoma. Cancer Res 52: 2987–2990
221. White W, Shiu MH, Rosenblum MK, Erlandson RA, Woodruff JM (1990) Cellular schwannoma. A clinicopathologic study of 57 patients and 58 tumors. Cancer 66: 1266–1275
222. Wiestler OD, von Siebenthal K, Schmitt HP, Feiden W, Kleihues P (1989) Distribution and immunoreactivity of cerebral microhamartomas in bilateral acoustic neurofibromatosis (neurofibromatosis 2). Acta Neuropathol 79: 137–143
223. Wiestler OD, Aguzzi A, Schneemann M et al. (1992) Oncogene complementation in fetal brain transplants. Cancer Res 52: 3760–3767
224. Wilkins JR III, Sinks T (1990) Parental occupation and intracranial neoplasms of childhood: results of a case-control interview study. Am J Epidemiol 132: 275–292
225. Yasargil MG, von Ammon K, von Deimling A et al. (1992) Central neurocytoma: histopathological variants and therapeutic approaches. J Neurosurg 76: 32–37
226. Yoshida SO, Toot BV (1993) Benign glandular schwannoma. Am J Clin Pathol 100: 167–170
227. Zülch KJ (1986) Brain tumors. Their biology and pathology, 3rd edn. Springer, Berlin Heidelberg New York Tokyo

Intoxikationen

M. Oehmichen

Weiterführende Literatur

1. Berlet H, Quadbeck G, Ule G (1983) Chemische Krankheitsursachen und Nervensystem; exogene Intoxikationen. In: Doerr W, Seifert G (Hrsg) Spezielle pathologische Anatomie, Bd 13/II. Springer, Berlin Heidelberg New York, S. 253–656
2. Herken H, Hucho F (1992) Selective neurotoxicity. Springer, Berlin Heidelberg New York Tokyo
3. Spencer PS, Schaumburg HH, eds (1980) Experimental and chemical neurotoxicology. Williams & Wilkins, Baltimore London

Im folgenden wird auf die Intoxikation des *Zentralnervensystems* eingegangen, während Schädigungen der peripheren Nerven im Abschn. „Polyneuropathie" (S. 366) aufgeführt werden.

> Das Ausmaß jeder Vergiftung ist abhängig von der *Löslichkeit*, der *Dosis*, der Art der *Beibringung*, der *Konzentration* und der *Resorption*. Die Giftbeibringung erfolgt *versehentlich* (gewerbliche, ökologische oder medizinische Vergiftung) oder *absichtlich* (im Rahmen eines Suizides, einer Sucht oder im Rahmen eines Tötungsdeliktes).

Der *Beweis einer Intoxikation* ist ausschließlich durch eine chemisch-toxikologische Analyse möglich. Der Verdacht ergibt sich einerseits bei Fehlen einer anderen Erklärung des Krankheits- oder Todesgeschehens oder aber auch durch Symptome bzw. morphologische Veränderungen, die der Pathologe/Neuropathologe erfassen kann.

Für die Großzahl von toxisch wirksamen Substanzen ist entweder das *Nervensystem das Zielorgan, oder* aber es wird *sekundär geschädigt*, so daß nahezu immer auch morphologische Veränderungen zu erwarten sind. Der Angriffspunkt der neurotoxischen Substanz ist unterschiedlich, wobei entsprechend der *Pathoklise* von Vogt u. Vogt[1,139] eine gewisse topische Spezifität besteht. Die Pathoklise ermöglicht auch, Krankheiten experimentell zu simulieren, die mit einer lokalen herdförmigen neuronalen oder axonalen Degeneration einhergehen[13,23]. Die morphologischen Folgeerscheinungen klinisch relevanter Intoxikationen sind hiervon jedoch – wenigstens zum Teil – zu unterscheiden, da die Substanzen z. T. weder in der Industrie noch in der Medizin angewandt werden. Andererseits wirken bestimmte Substanzen selektiv auf das sich *in Entwicklung befindliche Nervensystem* teratogen, wie z. B. Alkohol, Methylquecksilber usw.

Folgende morphologische Veränderungen lassen den Verdacht auf eine Intoxikation aufkommen:

- *Hirnödem*[53,59], das abhängig von der Lipophilie der toxischen Substanz, der Molekülgröße, der Transportkapazität und dem Carriermechanismus (z. B. Kationisation oder Glykolysation) ist. Dabei ist ein zytotoxisches Ödem infolge einer Membranschädigung (Schwermetalle, Triäthylzinn) oder Schädigung des Enzymsystems in der Membran (Schwermetalle, Zyanid) von einem vaskulären Ödem (z. B. Alkohol) zu unterscheiden, wobei jedoch beide Ödemtypen einerseits auch kombiniert, andererseits auch sekundär auftreten können (▷ auch Abschn. „Hirnödem", S. 98).
- *Neuronale und axonale Schädigung* infolge einer Störung des *Axoplasmatransportes*[88], z. B. durch Aluminium, Akrylamid, Colchizin, Organphosphate, Isopropylfluorophosphat und Alkohol.
- *Neuronale Schädigung* infolge einer Störung des *Energiestoffwechsels*[63], vor allem durch Zyanide, Kohlenmonoxid, aber auch durch Ethanol und Organphosphate.
- *Schädigung des Myelins* durch Triäthylzinn, INH, Zyan, Kohlenmonoxid, Kupfer, Diphtherietoxin.
- Entstehung von *herdförmigen Nekrosen* durch Sauerstoff- und Kohlenmonoxidintoxikation, Methanol, Schwermetalle und Methotrexat.
- Störung des *cholinergen Systems*[33,51], z. B. durch Phosphorsäureester, Chlostridium-, Botolinum- und Tetanustoxin, Colchizin, Ethanol, Aluminium.
- Störung des *noradrenargen Systems* durch Ethanol, Amphetamin, Kokain, Cannabinoide.
- Einflußnahme auf die *Rezeptoren*, insbesondere die exzitatorischen Rezeptoren, GABA-Rezeptoren und Azetylcholinrezeptoren, die überwiegend mit funktionellen Veränderungen einhergehen.
- Einflußnahme auf das *optische System*[85] durch Methanol, Karbondisulfid, Methylquecksilber und Organphosphate

Metalle und Metalloide

Aluminium (Al)
Synonym: Aluminiumenzephalopathie

Verbreitung. Aluminium in oxidierter Form ist ubiquitär und findet vor allem in der metallverarbeitenden Industrie Anwendung. Als Antazidum wurde kolloidales Aluminium in der Therapie verwandt. Es wurde ein auf Aluminiumintoxikation zurückgeführtes Krankheitsbild beschrieben, das bei *chronischer Dialyse* mit aluminiumhaltiger Dialyseflüssigkeit in den Körper gelangt[6,38,78,80].

Pathogenese. Durch erhöhten Aluminiumspiegel im Blut bei offenbar vorgeschädigter Blut-Hirn-Schranke[79] gerät Aluminium in das Gehirn, wo es in erhöhter Konzentration nachweisbar ist[28].

Auf zellulärer Ebene ist bekannt, daß Aluminium den langsamen Transport von neurofilamentären Proteinen (= NFP) stört, wodurch es zu einer Anreicherung von NFP am proximalen Ende des Axons kommt[16] mit Vermehrung der Neurofilamente im Perikarion[60,144].

Die *Ähnlichkeit der klinischen Symptomatik* sowie eine auch bei der *Demenz vom Alzheimer-Typ* erhöhte Aluminiumkonzentration im Gehirn[28] ließ die Hypothese aufkommen, daß auch die Alzheimer-Krankheit durch eine Aluminiumanreicherung im Gehirn entsteht[78], ohne daß bisher allerdings eine Bestätigung gefunden werden konnte.

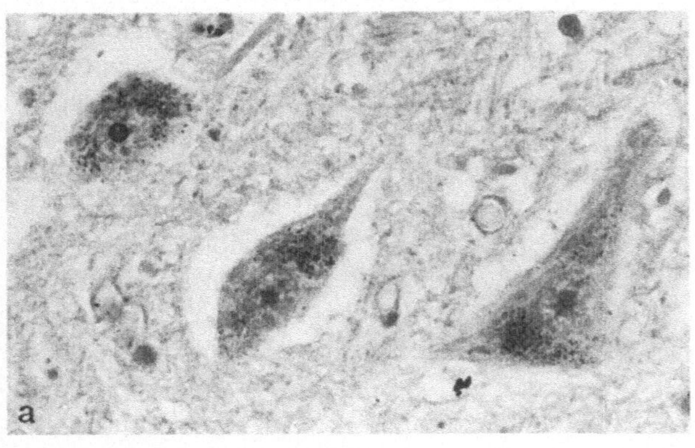

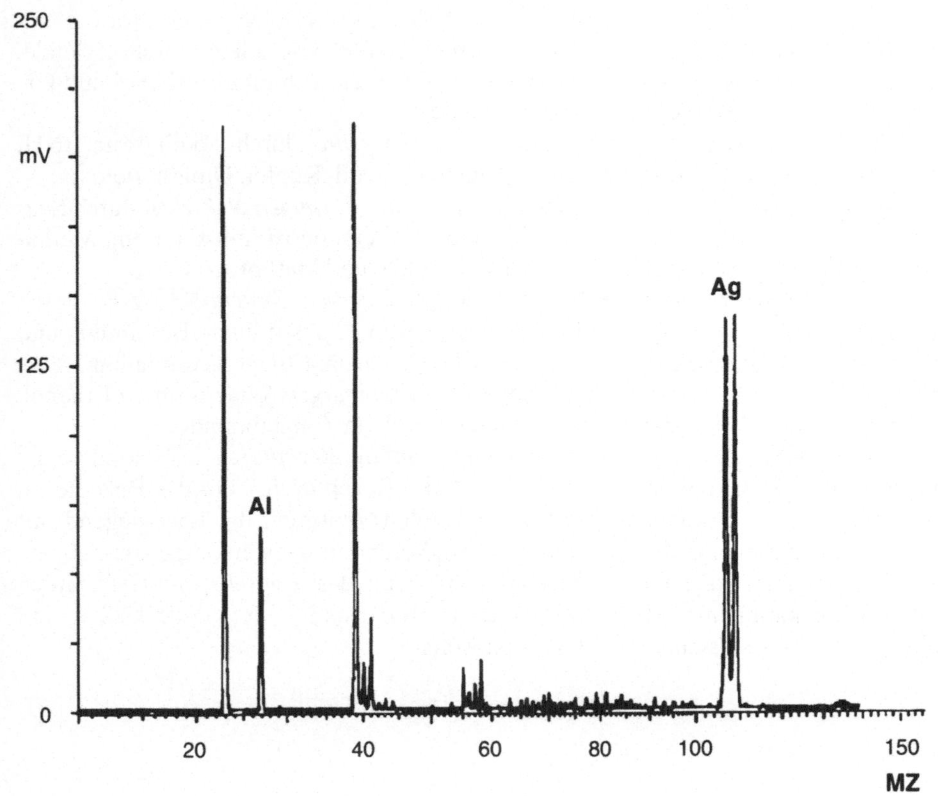

Abb. 1.100. a Granuläre neuronale Einschlüsse, die sich mittels Versilberungsmethode nachweisen lassen. **b** Mit Hilfe der Lasermikrosondenmassenanalyse (LAMMA) läßt sich nachweisen, daß es sich hierbei um Aluminiumeinschlüsse handelt[109]. (Abbildungen wurden freundlicherweise von Dr. Reusche zur Verfügung gestellt)

Klinik. Das Krankheitsbild ist durch eine *progressive Demenz* gekennzeichnet mit Sprachstörungen, Myoklonus, Epilepsie vom fokalen und/oder generalisierten Typ, Herdsymptomen und Bewußtseinsverlust. Die Krankheit kann tödlich enden.

Morphologie. Die morphologischen Veränderungen sind uncharakteristisch[19,80]. Es finden sich *geschrumpfte Ganglienzellen*, in der Regel aber *ohne* einen eindeutigen *Ganglienzellverlust*, Mikrogliavermehrung sowie eine Astrozytenproliferation; eine laminäre spongiforme *Auflockerung* des Neuropils in der 2. und 3. Rindenschicht wird beschrieben. Bei einzelnen Patienten konnte eine *neurofibrilläre Degeneration* beobachtet werden[120]. Mit einer Versilberungstechnik gelang es Reusche[109], granulär in Nervenzellen abgelagertes Aluminium nachzuweisen (Abb. 1.100).

Arsen (As)

Anorganische Arsenverbindungen

Anorganische Arsenverbindungen finden Anwendung bei der Wollkonservierung und als Pestizid. Immer wieder sind vorsätzliche akute oder auch chronische Intoxikationen im kriminellen Rahmen beschrieben worden[46].

Klinisch finden sich bei der *akuten Intoxikation* vor allem gastrointestinale Symptome sowie ein Schocksyndrom. Bei Überleben entwickeln sich sensorische Ausfälle. Bei *chronischer Intoxikation* werden Zeichen einer peripheren Neuropathie deutlich, wobei gastrointestinale Störungen fehlen können. Gleichzeitig findet sich in der Regel eine Hyperkeratose an Händen und Füßen.

Morphologisch ist das Krankheitsbild durch eine axonale Degeneration der peripheren, dicken Fasern gekennzeichnet[67], offenbar zum Teil kombiniert mit einer segmentären Demyelinisation[35].

Organische Arsenverbindungen

Anwendung fanden organische Arsenverbindungen vor allem im Rahmen der Behandlung von Syphilis und Tryponosomiadis. *Klinisch* sind die Zeichen einer Enzephalopathie und exfoliativen Dermatitis sowie eine periphere Neuropathie beschrieben. Die Behandlung mit BAL hat sich bewährt. Man geht davon aus, daß als *Ursache* weniger eine direkt-toxische Wirkung eine Rolle spielt, als vielmehr ein allergisches Geschehen[4].

Morphologisch ist die Enzephalopathie durch perikapilläre Blutungen, vor allem im Mittelhirnbereich, gekennzeichnet[52]; zum Teil äußert sich das Krankheitsbild in Form einer akuten hämorrhagischen Leukenzephalitis[4], die u. a. auf die allergisch-hyperergische Genese verweist.

Blei (Pb) und Bleiverbindungen
Synonym: Encephalopathia saturnina

Verbreitung. In den USA wird mit 12 000 bis 16 000 jährlichen Erkrankungsfällen und 200 Todesfällen gerechnet. Kinder sind besonders gefährdet. Pathologische Bleiwerte fanden sich in 10–25 % der Slumkinder[71].

Pathogenese. In Staub- und Dampfform oxidiert metallisches Blei zu Bleioxyd. Gefahrenquellen sind Arbeitsverfahren, bei denen Blei oder seine Verbindungen, insbesondere in Staub-, Rauch- oder Dampfform, auftreten. Früher spielten Bleifarben und bleihaltige Glasuren sowie wasserleitende Bleirohre eine große Rolle. Heute stellen Autoabgase und Exposition gegenüber Bleitetraethyl die wesentliche Ursache von Vergiftungen dar.

Die Aufnahme von Blei erfolgt über die Lungen sowie den Gastrointestinaltrakt. Der Bleigehalt des Gehirns ist abhängig von der Bleikonzentration im Blut. Die Wirkung von Blei auf zellulärer Ebene ist weitgehend unbekannt. Blei wirkt einerseits auf die Blut-Hirn-Schranke, andererseits offenbar direkt toxisch auf die Membranen der Neuronen, wo es zur Beeinträchtigung der Kalium-Natrium-Pumpe kommt; gleichzeitig besteht ein Einfluß auf die Neurotransmitter, insbesondere auf das GABAerge System, dessen Beeinträchtigung für die Symptomatik der Bleienzephalopathie verantwortlich gemacht wird[121]. Als Hypothese ist anzunehmen[89], daß Blei zu einem erhöhten Kupferspiegel führt, der die ATPase der Zellmembran hemmt, wodurch die Natrium-Kalium-Pumpe gestört wird und Blei in das Zellinnere gelangt. Damit erklärt sich einerseits die Durchbrechung der Blut-Hirn-Schranke, andererseits das häufige Vorkommen bei Kindern.

Klinik. Die akute Vergiftung ist durch Darmkolik, Erbrechen, Durchfall, Koma und Krämpfe bestimmt; die chronische Vergiftung zeigt demgegenüber Zeichen der Obstipation, Hautblässe, Kopfschmerzen, Übelkeit und Terminalzeichen eines schweren organischen Psychosyndroms. Neben zentralnervösen Störungen treten Schädigungen der peripheren Nerven auf (▷ Abschn. „Polyneuropathie", S. 366).

Morphologie. Die Veränderungen durch Bleiintoxikation des Gehirn sind vielfältig, jedoch nicht konstant und nicht spezifisch[63]. *Makroskopisch* sind bei der akuten Vergiftung vor allem Zeichen des Hirnödems und der Hyperämie erkennbar; gelegentlich finden sich petechiale Blutungen in grauer und weißer Substanz; Großhirn- und Kleinhirnatrophien werden beschrieben[136].

Mikroskopisch sind bei der *akuten Vergiftung* Zeichen einer Störung der Blut-Hirn-Schranke mit perivaskulären, eiweißreichen Exsudationen erkennbar; in seltenen Fällen kann das Marködem zu diffusen Entmarkungen und – in Verbindung mit lockeren Lymphozyteninfiltraten – zu einem der Multiplen Sklerose (Schilder) ähnlichen Bild führen.

> Im Vordergrund der chronischen Vergiftungen steht die Proliferation von Kapillaren in Groß- und Kleinhirnrinde sowie eine Astrozytenproliferation und Vermehrung der Mikroglia in der Molekularschicht der Kleinhirnrinde neben Mikrogliaknötchen[100]. Der Purkinje-Zell-Bestand ist gelichtet, die Körnerzellen sind öfter atrophisch. Eine Hyalinose der Arteriolen wird ebenso wie eine Alzheimer-Fibrillenveränderung beschrieben[90].

Der Bleigehalt im Knochenmark korreliert mit dem Vorkommen relativ dicht liegender Kalkkonkremente innerhalb der Körnerzellen der Kleinhirnrinde und dem Pallidum[133]. Als offensichtlicher Ausdruck der Schädigung der peripheren Nerven vom Typ der Waller-Degeneration sind zentrale Chromatolysen der Vorderhornzellen anzusehen[40].

Gold (Au)

Im Rahmen der Behandlung der *chronischen Polyarthritis* findet Gold in Form von Aurothiomalat bis auf den heutigen Tag Anwendung. Die Nebenwirkungen äußern sich in Dermatitis, Nierenschädigung mit Hämaturie sowie Störung der Blutbildung. *Neurologische Ausfälle* sind eher selten und betreffen überwiegend das periphere Nervensystem. Eine Beteiligung der Hirnnerven, das Auftreten von *Enzephalopathien* und psychiatrischen Symptomen wurden beschrieben[41,101]. *Morphologische Veränderungen* des zentralen Nervensystems wurden demgegenüber bisher nicht bekannt.

Lithium (Li)

Lithium findet *therapeutisch Anwendung* bei manischen Psychosen, wobei bei einer Überdosierung Symptome der Diarrhoe, des Erbrechens, des Schwindels sowie Tremor, Ataxie und Hyperkinesen aufgetreten sind. Lithium beeinträchtigt sowohl den Intermediärstoffwechsel als auch den DNA-Stoffwechsel auf unterschiedliche Weise[30]. *Morphologisch* werden spongiöse Veränderungen im Thalamus, Mittelhirn, Kleinhirn und Rückenmark beschrieben[99].

Mangan (Mn)
Synonym: Braunsteinvergiftung

Verbreitung: Mangan findet sich in Manganminen (Chile, Marokko, Kuba) und findet Anwendung bei der Stahlherstellung sowie bei der Fabrikation elektrischer Batterien. Beschrieben wurden Vergiftungen vor allem bei Minenarbeitern in Marokko[111].

Klinisch kommt es am Beginn der Intoxikation vor allem zu psychiatrischen Auffälligkeiten, Erregungszuständen, Störung des Schlaf-Wachrhythmus, Affektlabilität u. a. Später treten extrapyrimedale Störungen auf, die dem Parkinson-Syndrom ähnlich sind: Akinesien, Dystonien usw.[83].

Pathogenetisch handelt es sich offenbar um eine Reduktion des Dopamin- und Homovanillinsäurespiegels im Striatum[17] sowie um eine Reduktion des Adrenalins[12]. *Morphologisch* findet sich ein neuronaler Verlust vor allem in Striatum und Pallidum bei vergleichsweise geringen Ausfallserscheinungen in der Substantia nigra[12].

Phosphor (P) und Phosphin (PH₃)

Verbreitung: Heute findet sog. *weißer (gelber) Phosphor* nur noch industriell als Zwischenprodukt Verwendung bei Anfertigung von Brandsätzen, Brandbomben usw.; Vergiftungen kommen praktisch nur noch bei Suizid und Tötungsdelikten vor. Der weiße Phosphor ist leicht oxidierbar und lipidlöslich, dringt daher leicht in die Zelle ein, wo offenbar der oxidative Stoffwechsel beeinträchtigt wird. Vor allem die Leber stellt das Zielorgan dar.

Phosphin ist eine Wasserstoffverbindung des Phosphors (PH_3), die bei der Schädlingsbekämpfung Verwendung findet.

Klinisch dominieren gastrointestinale Störungen sowie Erbrechen von luminiszierendem Inhalt. Nach einem Intervall von 2–3 Tagen entwickeln sich Symptome der Leber und Nieren (Ikterus, Urämie) sowie des ZNS (Benommenheit, Delir).

Morphologische Veränderungen imponieren wie ein Status spongiosus.

Platin (Pt)

Verbreitung: Platin wurde in der chemischen Form des Cisplatin, in Kombination mit Zyklophosphamid, in den 70er Jahren in die Chemotherapie eingeführt. Nach intravenöser Applikation traten periphere Neuropathien und Hörstörungen auf. Nach intrakarotider Applikation wurden zentralnervöse Ausfallserscheinungen beobachtet[42].

Morphologisch wird bei Neuropathie eine Gliose sowie ein Axonverlust im Bereich der Vorderhörner des Rückenmarkes gefunden[138]. Nach lokal-intraarterieller Injektion kommt es zu einer schweren Nervenzerstörung, offenbar durch die direkte neurotoxische Wirkung des Platins bedingt[45].

Quecksilber (Hg)

Elementares Quecksilber und anorganische Quecksilberverbindungen

Verbreitung. Quecksilber fand bei der Herstellung von Thermometern, Thermostaten, Quecksilberfarben usw. Anwendung. Anorganische Quecksilberverbindungen sind weit verbreitet als *Imprägnier-* und *Konservierungsmittel* von Holz, Verstärkung fotographischer Platten, als *Desinfektionsmittel* (Quecksilberzyanid). Quecksilber-1-Chlorid findet als Arzneimittel Anwendung. Hin und wieder erfolgte eine Quecksilberapplikation, überwiegend in Form einer Beibringung von *Sublimat,* im Rahmen eines Suizides oder einer Tötung[46].

Es wird eingeatmet, da Quecksilberdampf farb- und geruchlos ist. Inzwischen kommen derartige Vergiftungsfälle infolge verbesserter Schutzmaßnahmen kaum noch vor. Neuerdings wird die Verwendung von Amalgam in der Zahnmedizin als toxisch diskutiert.

Klinik. Kennzeichnend sind Affektlabilität, Depression, Erethismus und – selten – Tremor.

Morphologie. Veränderungen wurden kürzlich bei einem Fall mit klassischen Zeichen einer Quecksilberintoxikation beschrieben[49]. Makroskopisch und mikroskopisch konnten keine Ausfallerscheinungen am Nervensystem beobachtet werden, jedoch fand sich Quecksilber in den lysosomalen „dense bodies" zahlreicher Nervenzellen, in denen offenbar Quecksilber konzentriert wird. Es ist unklar, wie es zu den entsprechenden neuronalen und psychopathologischen Ausfallserscheinungen kommt.

Pathogenese. Aufgrund der Lipophilie durchdringen Quecksilber und seine Verbindungen unschwer die Blut-Hirn-Schranke[25]. Sie hemmen die Respiration von Mitochondrien und Synaptosomen[138], wobei es zu einer Reduktion der zellulären Oxidation von Hirnzellen kommt[47]. Der Energiezusammenbruch und die Verletzung der Zellmembran führt zu einer Zunahme des Kalziumgehaltes in den Nervenendungen[11], wodurch schließlich der Untergang des Neurons verursacht wird.

Organisches Quecksilber

Verbreitung. Bei unsachgemäßer *Abfallbeseitigung* oder Abfallaufarbeitung können große Mengen von organischen Quecksilberverbindungen entstehen. Da Mikroorganismen im Wasser in der Lage sind, anorganische Verbindungen in organische Verbindungen (Methylquecksilber) zu verwandeln, stellt das Verzehren von Meerestieren eine gewisse Gefahr dar. In Japan entwickelte sich die Minimata-Krankheit unter japanischen Fischern, die quecksilberverseuchte Fische in einer Bucht fingen, in die stark quecksilberhaltige Industrieabwässer eingeleitet worden waren[40].

Da Methylquecksilber ein effektives *Fungizid* darstellt, fand es bei der Behandlung von Saatweizen Anwendung. Im Irak entwickelte sich eine ausgedehnte Vergiftungswelle von derart behandeltem Weizen mit über 500 Todesfällen[8].

Pathogenese

> Grundlage für die Neurotoxizität ist die Überwindung der Blut-Hirn-Schranke durch organisches Quecksilber und die Möglichkeit zur Kumulation in den Neuronen bei ausgesprochen langer Halbwertzeit – über 70 Tage[73]. Offenbar beeinträchtigt Methylquecksilber die Proteinsynthese, so daß es zu einer reduzierten Inkorporation von Aminosäuren in das Protein von sensorischen Ganglien und peripheren Nerven kommt[21].

Neuere Experimente lassen annehmen, daß der primäre Effekt über eine unvollständige Phosphorylierung von Uridin zu einer Hemmung der RNS-Synthese führt[115].

Klinik. Die *akute Intoxikation* geht mit gastrointestinalen Symptomen einher, während bei der *chronischen Intoxikation* Parästhesien, Müdigkeit, Schwindel und Ataxien auftreten. Es werden ferner Gesichtsfeldausfälle beschrieben[72].

Morphologie. Das morphologische Bild ist durch einen neuronalen Verlust in der Großhirnrinde – insbesondere im Bereich der Calcarina – und der Kleinhirnrinde gekennzeichnet. Bereits makroskopisch ist manchmal eine Rindenatrophie erkennbar.

Mikroskopisch findet sich ferner eine spongiöse Auflockerung der Großhirnrinde unter Bevorzugung der 2.–4. Rindenschicht mit massiver Gliazellproliferation[130].

> Das *Kleinhirn* ist durch einen Ausfall der Körnerzellen gekennzeichnet, der besonders in der Tiefe der Windungstäler ausgeprägt ist, während die Purkinje-Zellen gut erhalten sind. Axontorpedos werden häufig beobachtet. In der Kleinhirnrinde können stark ausgeprägte Dendritenveränderungen der Purkinje-Zellen mit Hirschgeweih- und Morgensternfiguren auftreten[40].

Die *Stammganglien* sind in der Regel gut erhalten, während am Rückenmark Entmarkungen im Bereich der Hinterstränge, seltener im Bereich der Pyramidenseitenstränge, beobachtet werden.

Methylquecksilber ist für die *Plazentaschranke* durchgängig und führt zu ausgeprägten Hirnentwicklungsstörungen[77].

Tellur (Te)

Verbreitung: Tellur ist verwandt mit Selen und Schwefel und findet in der Industrie Anwendung, wo durch Einatmen eine Exposition möglich ist. Zeitweise erfolgte eine Behandlung von Lepra, Syphilis usw. auch mit Tellur.

Klinisch dominieren gastrointestinale Veränderungen sowie Kopfschmerz, Müdigkeit, Übelkeit. Auffällig ist eine schwarze Verfärbung der exponierten Haut.

Das *Gehirn* enthält eher geringere Mengen an Tellur als die übrigen Organe. Die Neurotoxizität erwies sich vor allem im Tierexperiment als gravierend. Beim Menschen wurden periphere Neuropathien[65] sowie eine neuronale Lipofuszinose[137] beschrieben.

Thallium (Tl)

Verbreitung. Thallium findet sich als Spurenelement ubiquitär im Erdboden und in der pflanzlichen Nahrung. Metallisches Thallium findet in der Industrie bei Speziallegierungen Verwendung. Die größte toxikologische Bedeutung hat Thallium-1-Sulfat, da dieses in vielen *Ratten- und Mäusevertilgungsmitteln* enthalten ist.

Thalliumverbindungen sind zumeist farb-, geruch- und geschmacklos und finden aus diesem Grunde häufig bei Tötungsdelikten Anwendung[46,87].

Pathogenese. Die basale Grundstörung ist offenbar im Rahmen der Proteinbiosynthese zu suchen, wobei es durch eine Anreicherung von Thallium in den Mitochondrien zu einer Reduktion der mitochondrialen oxidativen Phosphorylierung kommen soll[82]. Gleichzeitig entwickelt sich eine Störung des axonalen Transportes mit der Folge einer „Dying-back"-Neuropathie[20].

Klinik. Bei der akuten Intoxikation dominieren gastrointestinale Symptome wie Durchfall und Erbrechen und krampfartige Bauchschmerzen. Bei chronischen Intoxikationen stellen Parästhesien das erste Symptom dar, es folgen Krämpfe, delirante Zustände sowie Koma.

Daneben finden sich periphere Ausfälle, extrapyramidale und psychische Störungen[10]. Wesentliches sichtbares Symptom der chronischen Intoxikation ist der Haarausfall.

Morphologie. Makroskopisch ist das Gehirn ödematös und zeigt disseminierte Blutungen[22]. Mikroskopisch läßt sich das Ödem ebenso nachweisen wie Nekrosen, betont in der subthalamischen Region, der Substantia nigra und auf Höhe der kortikospinalen Verbindungen[23]. Auf der anderen Seite stehen primär degenerative Veränderungen der Nervenzellen in der Groß- und Kleinhirnrinde, den hypothalamischen Kernen, den Olivenkernen und dem Corpus striatum, wobei das Fehlen einer Gliareaktion auffällt[106].

Peripher treten vor allem Degenerationen der Nervenfasern auf mit der Folge einer Polyneuropathie vom „Dying-back-Typ" (Chromatolyse der Vorderhornneurone)[22,56].

Wismut (Bi)

Verbreitung. Wismut findet im medizinischen Bereich bei Behandlung von Obstipation, Magengeschwüren sowie Störungen nach Dickdarmentfernung Anwendung.

Klinik. *Klinisch* dominieren gastrointestinale Ausfälle mit Durchfall und Blutungen. Die Hirnbeteiligung wird vor allem an psychischen Veränderungen wie Angst, Depression, Ataxie, Tremor und Demenz erkennbar. Am Ende kann ein Koma eintreten, das zum Tode führen kann.

Pathogenese. Sie ist ungeklärt. Auffällig ist, daß offenbar eine individuell unterschiedliche Sensibilität besteht.

Morphologie. Wesentlich ist ein Purkinje-Zell-Verlust sowie ein neuronaler Ausfall in der Ammonshornformation[69]. Es findet sich ferner ein neuronaler Verlust mit Mikrogliaproliferation auf Höhe der Basalganglien. Erhöhte Wismutspiegel konnten in der frontalen Rinde auf Höhe der Basalganglien und der Kleinhirnrinde beobachtet werden[39].

Zinn (Sn)

Triethylzinn

Vorkommen. Metallisches Zinn ist praktisch nichttoxisch, während organische Zinnverbindungen lipidlöslich sind, schnell resorbiert werden und auf das Nervensystem einwirken können. Organische Zinnverbindungen finden in der Kunststoffindustrie, als Desinfektionsmittel sowie in Fungiziden und Insektiziden Verwendung.

Besonders Triethylzinn wurde bekannt, als es in den Jahren 1953/54 zu 110 Todesfällen in Frankreich kam: Das Präparat, Stalinon, enthielt 10 % Triethylzinn[5].

Pathogenese. Das Triethylzinn hat eine besondere Affinität zum Myelin[70] und eine toxische Wirkung auf die Mitochondrien, in denen es zu einer Störung der oxidativen Phosphorylierung kommt[32].

Klinik. Im Rahmen der Stalinonintoxikation konnte die Klinik beobachtet werden: Schwindel, Erbrechen, Kopfschmerz, Fotophobie und Sehstörungen traten ebenso auf wie zerebrale Anfälle, sensible Störungen und Verlust der Sphinkterkontrolle. Der Tod trat nach 4–10 Tagen ein.

Morphologie. Das morphologische Kennzeichen ist ein Hirnödem mit Zeichen der Einklemmung. Auch histologisch konnte ausschließlich ein Ödem nachgewiesen werden[26,48].

Trimethylzinn

Vorkommen. Es sind nur wenige Fälle einer Trimethylzinnintoxikation beschrieben worden[15], wobei wesentliche Symptome eine tiefe Depression, emotionelle Störungen, Vergeßlichkeit und Libidoverlust waren[112].

Morphologie. Morphologisch fanden sich geschwollene Nervenzellen mit exzentrischem, teils pyknotischem Kern und Verlust der Nissl-Substanz mit zytoplasmatischen Einschlüssen im Mandelkern, in der temporalen Rinde, in den Basalganglien und in den pontinen Kernen[15].

Gase

Kohlenmonoxid (CO)

Verbreitung. Kohlenmonoxid ist ein farbloses, geruchloses Gas mit einer der Luft ähnlichen Dichte. Es entsteht bei unvollständiger Verbrennung kohlenstoffhaltiger Substanzen, z.B. Kohle, Benzin usw. Überwiegend werden Vergiftungsfälle im Rahmen eines Unfallgeschehens – zum Teil jedoch auch im Rahmen eines Suizides (Einleiten von Autoabgasen in das Fahrzeuginnere) – beobachtet. Auch das Stadtgas enthält noch CO, jedoch auf 3% reduziert, und kann bei chronischer Belastung zum Tode führen.

Pathogenese. Durch CO kommt es zu einer Blockierung des Sauerstofftransportes: CO hat eine 210fach höhere Affinität zum Hämoglobin als Sauerstoff, so daß sich ein Komplex Kohlenmonoxid-Hämoglobin (CO-Hb) bildet. Sind 60–70% des Hämoglobins an CO gebunden, ist die Konzentration mit Sicherheit tödlich. Die Folge ist eine Sauerstoffminderversorgung des Gehirns mit Ausbildung eines zytotoxischen Hirnödems. Als offenbar besonders vulnerabel erwies sich der Globus pallidus[127].

Akute Intoxikation

Klinik. Die Klinik hängt von dem Prozentsatz gebundenen Kohlenmonoxids ab und reicht von Kopfschmerz, Schwindel über Brechreiz und Benommenheit zur Bewußtlosigkeit und führt schließlich zur zentralen Atem- und Kreislauflähmung[46]. Eine Handlungsunfähigkeit – und damit der Tod – setzt in der Regel akut bei einem CO-Hb von 30–40% ein.

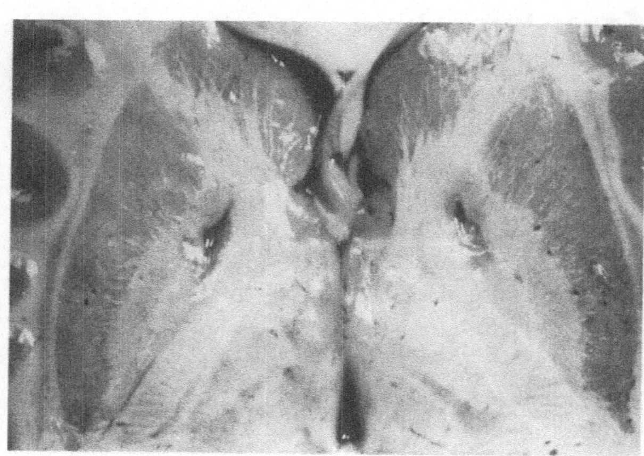

Abb. 1.101. Symmetrische Pallidumnekrose bei akuter Kohlenmonoxidintoxikation (Aufnahme: M. Oehmichen)

Morphologie. Tritt akut der Tod ein, fällt ausschließlich die hellrote Farbe des Blutes sowie die hellrote Farbe der Hirnschnitte bei der Obduktion auf. Vereinzelt kann es bei massiver Stauung auch zu Blutaustritten kommen. Wird die akute Intoxikation überlebt, treten Veränderungen auf, die bei systemischem Sauerstoffmangel zu beobachten sind: laminäre Rindennekrosen, Nervenzellausfälle in der Hippokampusformation, Purkinje-Zell-Ausfall, Marknekrosen, bilaterale Pallidumnekrosen (Abb. 1.101). Zur Differentialdiagnose der Pallidumnekrose vgl.[98].

Intervallärer Verlauf

Klinik. Nach einem Koma von Tagen bis Wochen in der 1. Krankheitsphase tritt eine zunehmende Bewußtseinsklarheit auf, woraufhin – in einer 2. Phase – nach 10–30 Tagen alle Zeichen einer progressiven Enzephalopathie mit Demenz, Akinesien und Rigidität bis zum Koma beobachtet werden.

Morphologie. Morphologisch finden sich konfluierende Entmarkungsherde mit Schwellung der Oligodendrozyten und Proliferation der Astrozyten. Die Entmarkung ähnelt mit der kleinfleckigen Verteilung bei unscharfer Randbildung dem Muster der *multifokalen Leukoenzephalopathie;* es bestehen fließende Übergänge bis zur vollständigen Entmarkung („Grinkers' disease"). Als Ursache wird ein Marködem mit Blutdruckabfall und Azidose angesehen[17,18].

Chronische Intoxikation

Klinik. Es können bei geringen CO-Konzentrationen der Atemluft vor allem Kopfschmerzen und Übelkeit auftreten. Durch stärkere Bindungsaffinität von CO an das Hb sowie aufgrund der davon abhängigen geringeren Abatmung von CO kommt es zu einer Kumulation, wobei auch nach Tagen und Wochen schließlich alle Zeichen einer akuten Intoxikation auftreten können – bis zum Eintritt des Todes.

Morphologisch dominieren oben beschriebene Sauerstoffmangelschäden sowie Marknekrosen.

Sauerstoff (O₂)

Vorkommen. Lungenveränderungen bei erhöhtem Sauerstoffdruck sind seit längerer Zeit bekannt, während ZNS-Veränderungen erst in den letzten Jahren beschrieben wurden, die im Rahmen der Neonatologie, des Tiefseetauchens, der Behandlung von Dekompressionskrankheiten bzw. Clostridieninfektionen und im Rahmen des Raumfahrtprogrammes in den Vereinigten Staaten[9] auftreten können.

Klinik. Klinisch ist das Krankheitsbild vor allem durch Krämpfe gekennzeichnet, die auch tödlich sein können. Morphologisch ist das Bild unspezifisch; es werden bei dem Menschen keine Nekrosen beobachtet, die jedoch im Tierversuch als Folge eines toxischen Effektes auf die Enzyme der Zellatmung in unterschiedlichen Organellen sowie der Zellmembran auftreten[9].

Zyanide (Blausäure)

Pathogenese. Die Blausäure (HCN) – Zyanwasserstoff – bzw. ihre Salze, die Zyanide, sind durch *Bittermandelgeruch* gekennzeichnet. Sie sind gut lipidlöslich und diffundieren schnell. Sie binden sich an das 3wertige Eisen der *Zytochromoxidase* und *hemmen* dadurch die *zelluläre Sauerstoffaufnahme*. Die Folge ist eine histotoxische Anoxie mit „innerer" Erstickung.

Vorkommen. Akute Zyanidvergiftungen finden sich heute im Rahmen des Suizides (u. a. Sterbehilfe). Chronische Vergiftungen durch zyanhaltige Fruchtkerne oder Pflanzen sind eher selten. Von großer Bedeutung ist das Auftreten von Blausäure in Brandgasen beim Verschwelen stickstoffhaltiger Kunststoffe im Zusammenhang mit Kohlenmonoxidintoxikationen. Vereinzelt wurden Fälle beobachtet, die eine akute Intoxikation dank ärztlicher Hilfsmaßnahmen überlebten. Die tödliche Dosis ist außerordentlich klein, und da der Tod in der Regel sofort eintritt, sind alle ärztlichen Maßnahmen frustran. Die Dosis letalis für Blausäure: 1–2 mg/kg; für Natrium- und Kaliumzyanid: 2–3 mg/kg; bittere Mandeln: 70 Stck für den Erwachsenen, 6–7 Stck für Kinder.

Klinik. In Sekunden entwickelt sich ein Koma mit Krämpfen. Der Tod tritt mit allen Zeichen des Erstickens innerhalb von wenigen Sekunden ein.

Morphologie. Die Morphologie der *akuten Todesfälle* ist durch eine massive Kongestion gekennzeichnet, manchmal zusammen mit perivaskulären und subarachnoidalen Blutungen. Bei *längeren Überlebenszeiten,* die allerdings nur sehr selten beobachtet wurden, finden sich Purkinje-Zell-Ausfälle, Gliose der Großhirnrinde sowie disseminierte petechiale Blutungen, umschriebene Marknekrosen und bilaterale Pallidumnekrosen[57,135].

Schwefelwasserstoff (H₂S)

Verbreitung. Schwefelwasserstoff ist ein farbloses, brennbares, im Gemisch mit Sauerstoff explosionsfähiges, nach faulen Eiern riechendes Gas, das schwerer als Luft ist. Es kommt in vulkanischen Gegenden vor, entsteht bei Salz- und Schwefelsäureherstellung. Es tritt auch aus Hochöfen aus und entsteht überall dort, wo menschliche, tierische oder pflanzliche Materie in Fäulnis übergeht. Schwefelwasserstoffgas wird überwiegend durch Inhalation aufgenommen.

Pathogenese. Die Wirkungsweise von H₂S ist bisher unbekannt. Es wird u. a. vermutet, daß eine intrazelluläre Atemhemmung eintrete; eine eindeutige Klärung liegt bisher jedoch nicht vor[46].

Klinik. Klinisch werden zunächst Schleimhautreaktionen beobachtet, anschließend Kopfschmerzen, Schwindel, Ataxie, Dyspnoe, Blutdruckabfall, Krämpfe, Bewußtlosigkeit, Atem- und Herzstillstand. Werden akut hohe Dosen appliziert, kommt es zu einem schlagartigen Atemstillstand innerhalb von Sekunden bzw. Minuten.

Morphologie. Morphologisch werden im akuten Fall[96] eine Kongestion sowie ein Ödem beschrieben; bei längerer Überlebenszeit treten Zeichen eines generalisierten Sauerstoffmangels bis zum intravitalen Hirntod auf[14].

Nitrosegase und Nitrite

Nitrosegase entstehen beim Erhitzen von Salpetersäure bzw. bei Zusammentreffen dieser Säure mit Metallen oder organischen Substanzen, beim Schweißen usw. Vor allem NO₂ und N₂O₄ wirken auf Atemwege und können über ein Lungenödem zum Tode führen. Bei *Einatmung* entwickeln sich über Methämoglobin Atemnot, Zyanose, Erbrechen, Schwindel und Blutdruckabfall wie bei einer Nitritvergiftung.

Nitrite, besonders *Natriumnitrit* findet in der Farbstoffindustrie Anwendung. Natriumnitrit wurde abzulagerndem Fleisch zugefügt, um ihm eine frische Farbe zu geben. Spinat enthält Nitrat, das in Nitrit umgewandelt werden kann. Kinder sind besonders gefährdet. Durch Oxidation des 2wertigen Eisens im Hämoglobin zu 3wertigem Eisen (Methämoglobin) entsteht eine ungenügende Sauerstofftransportkapazität deren Folge ein zentraler Sauerstoffmangel ist.

Morphologie. Morphologisch ist sowohl bei Nitrosegasintoxikation als auch bei Nitritintoxikation jeweils die Folge des Sauerstoffmangels nachweisbar. Vereinzelt wurde eine Purpura cerebri beobachtet (Abb. 1.102 a).

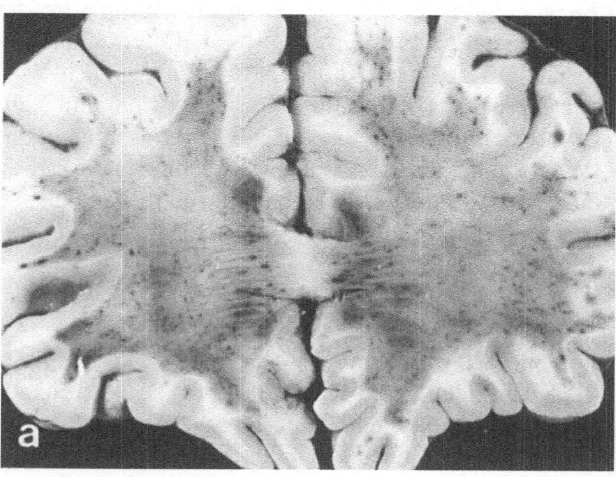 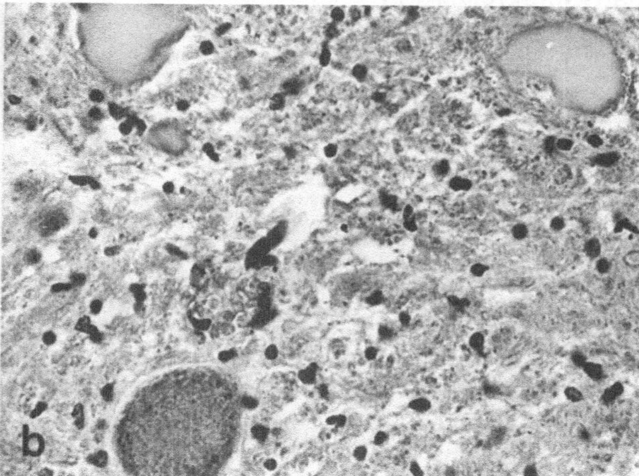

Abb. 1.102. a Purpura cerebri nach Vergiftung eines in geschlossenem Raum arbeitenden Elektroschweißers durch Nitrogase. **b** Axonschwellungen in den Hirnnervenkerngebieten nach Methotrexattherapie

Lösungsmittel und Kohlenwasserstoffe

Methylalkohol

Verbreitung. Methylalkohol ist eine farblose, etwas nach Weingeist riechende, aber nicht unangenehm schmeckende Flüssigkeit, die leicht entzündlich ist. Sie findet Verwendung als *Frostschutzmittel in Motor-kühlern,* als *Lösungsmittel für Farben, Klebstoff, Reinigungsmittel* usw. Eingenommen wurde Methylalkohol entweder im Rahmen einer Verwechselung von Methanol und Ethanol oder aber während der Prohibition in Amerika als Alkoholersatz. Einatmen und perkutane Aufnahme wurden beschrieben. 10 ml können schwere Vergiftungen, 30–100 ml tödliche Vergiftungen hervorrufen.

Pathogenese. Bei Abbau von Methanol wird vermehrt Ameisensäure gebildet, die mit dem Eisen des Hämoglobins und der Zellenzyme eine Verbindung eingeht, wodurch es zu Oxidationshemmung und Azidose kommt.

Klinik. Bei der *akuten Vergiftung* kommt es zunächst zu Schwächegefühl, Schwindel, Zittern, Kopfschmerzen, bis sich Symptome des Magen-Darm-Traktes anschließen oder aber Zeichen der Dyspnoe und Zyanose, übergehend in Bewußtlosigkeit. Der Tod tritt unter den Zeichen der zekntralen Atemlähmung frühestens am 2.–3. Tag ein. Häufig treten Sehstörungen auf, manchmal als erstes Symptom. Bei *chronischer Vergiftung* sind Sehstörungen dominierend, jedoch auch Schleimhautreizungen, Schwindel, Kopfschmerzen usw.

Morphologie. Das Gehirn ist durch Hyperämie und Ödem gekennzeichnet, wobei die perivaskuläre Lokalisation auffällt[95,119].

Bei langsam eintretendem Tod werden u. a. symmetrische Erweichungsherde im rostralen Anteil des Putamen sowie neuronale Veränderungen im Sinne von Ganglienzellschwellung, Chromatolyse und Zelluntergängen in den Basalganglien, im Corpus geniculatum laterale, in der Marksubstanz und im Rückenmark[81] beobachtet.

Aliphatische Kohlenwasserstoffe

Verbreitung. Aliphatische Kohlenwasserstoffe finden als Lösungsmittel in der Klebstoffindustrie wie auch in der Mineralölindustrie Anwendung. Als besonders neurotoxisch erwiesen sich *n-Hexan* und *Methyl-n-Butylketon.* Vergiftungen kommen durch orale Zufuhr (bei Kindern) vor wie auch bei der Aufnahme durch Schnüffeln von Lösungsmitteln.

Pathogenese. Durch die Lösungsmittel kommt es zu einer *axonalen Schädigung,* die über den Mechanismus eines „dying back" zu Ausfallserscheinungen vor allem am peripheren Nervensystem führt[81].

Morphologisch werden distal aufsteigende Axonopathien beobachtet (▷ Abschn. „Polyneuropathien", S. 369).

Halogenierte aliphatische Kohlenwasserstoffe

Verbreitung. Auch die halogenierten aliphatischen Kohlenwasserstoffe finden überwiegend als Lösungs- und Kältemittel Anwendung, heute vor allem in der Kunststoffindustrie. Sie werden über die Atemwege inkorporiert und sind wegen ihrer Lipidlöslichkeit für die Blut-Hirn-Schranke durchgängig.

Tetrachlorkohlenstoff

Klinik. Die Intoxikation imponiert in Form eines rauschähnlichen Zustandes mit Übelkeit und Kopfschmerzen.

Morphologie

Morphologisch werden schwere Körnerzellnekrosen im Kleinhirn mit Bergmann-Gliawucherung und Degeneration der dendritischen Spines innerhalb der Molekularschicht beschrieben[31]. Ähnlich sind die Veränderungen bei Thiophenintoxikationen[50]. Es entwickeln sich eine Aufsplitterung der Markscheiden und spongiöse Veränderungen im Marklager, vor allem subependymal sowie im Kleinhirnmarklager und den markreichen Fasern der Brücke und der Medulla oblongata[134].

Trichloräthylen

Anwendung findet die Substanz als industrielles Reinigungsmittel sowie als *Suchtmittel von Schnüfflern,* was auch für die Substanz Toluol[112] gilt. *Klinisch* entwickeln sich vor allem Koordinationsstörungen im Sinne von Ataxie und Dysarthrie[7,74]. Zum Teil kommt es zu vasomotorischen und gastrointestinalen Störungen. *Morphologische* Untersuchungen liegen ausschließlich aus der Klinik vor, in der Hirnatrophien beobachtet werden konnten[54].

Methylchlorid

Diese Substanz findet vor allem in der Kälteindustrie Anwendung. *Klinisch* tritt eine akute Vergiftung mit Kopfschmerzen, Übelkeit, Erbrechen, Schwindelgefühl, Tremor, unsicherem Gang und Blutdruckabfall auf[131]. Chronische Vergiftungen führen zu Somnolenz und Ausfallserscheinungen des extrapyramidalen Systems sowie zu Polyneuropathien.

Morphologisch finden sich Nekrosen der Körnerzellschicht im Kleinhirn sowie Axontorpedobildungen in der Körner- und Purkinje-Zellschicht. Die Nervenzellen im Bereich der Hinterstrangkerne sind durch ausgeprägte Chromatolyse und Vakuolisierung gekennzeichnet. Die Nervenzellen von Hinter- und Vorderhörnern enthalten beschichtete argentophile Einlagerungen. Durchgehend sind Zeichen der neuroaxonalen Dystrophie nachweisbar[62,131].

Halogenierte zyklische Kohlenwasserstoffe

Hexachlorophen (HCP)

Hexachlorophen findet sich als *Zusatz in Kosmetika und Seifen,* wobei die Substanz wegen ihrer *Bakterizidie* Verwendung findet. Hexachlorophen wirkt auf die Markscheiden toxisch und führt zu einer *vakuolären*

Enzephalopathie[103,123], die durch eine *Spongiose des Marklagers* gekennzeichnet ist. Differentialdiagnostisch muß an eine *Triethylzinnvergiftung* gedacht werden. Besonders betroffen sind Frühgeburten und Neugeborene mit desquamierenden Hautaffektionen. Unklar ist, ob die Todesursache Hexachlorophen ist, da die Kinder in der Regel auch aufgrund ihrer Unreife besonders gefährdet sind[102].

Lindan

Lindan wird primär als *Insektizid* verwendet. In der Medizin findet es im Rahmen der äußeren Behandlung von *Skabies* und *Pedikulose* Anwendung. Bei Überdosierung, auch durch massive kutane Resorption oder orale Aufnahme, kann es zu einer akuten Intoxikation mit *Mydriasis, Hyperglykämie, Zyanose, Atemnot* sowie *Bewußtseinsstörung, Krampfanfällen* und *Herzversagen* kommen. Bei chronischer Intoxikation werden *neuropsychiatrische Ausfallserscheinungen* deutlich.

Morphologisch würde u. a. eine ausgedehnte *Nekrose der kleinen Blutgefäße* in Lungen, Nieren und Gehirn beschrieben[137].

Phosphorsäureester

Verbreitung. Phosphorsäureester finden als *Schädlingsbekämpfungsmittel* Anwendung. Intoxikationen können durch akzidentelle oder suizidale Giftaufnahme auftreten, selten auch bei Giftmorden. Katastrophal wirken die diese Substanz enthaltenden Kampfstoffe.

Pathogenese. Phosphorsäureester führen zu einer Hemmung der Cholinesterase. Einzelne wirken direkt (Dichlorvos), andere indirekt (Parathion = E 605), wobei im Körper ein Umbau zu Paraoxon (= E 600) stattfindet, das toxisch ist.

Klinik. Die akute Vergiftung ist durch Angstgefühl, Kopfschmerz, Ataxie, Koma und Krämpfe sowie Muskelschwäche und fibrilläre Muskelzuckungen gekennzeichnet. Es kommt zu Miosis, Speichelfluß und Durchfällen. Die Symptome treten innerhalb von 10 min bis 2 Std. auf; Todesursache ist ein zentraler Atemstillstand.

Morphologie. Im Gehirn werden ausschließlich eine Hyperämie und ein Ödem beobachtet[94]. Durch histochemischen Nachweis von Azetylcholinesterase läßt sich auch die Hemmung dieses Enzyms im Gehirn[92] und die unspezifische Esterase der Monozyten im peripheren Blut[93] nachweisen. Wird eine Vergiftung durch intensivmedizinische Maßnahmen überlebt, werden Zeichen einer systemischen Hypoxie sichtbar.

Kampfstoffe

Im 2. Weltkrieg wurden chemische Kampfstoffe entwickelt, in England das *Diisopropyfluorphosphat (DFP)*, in Deutschland das 10mal toxischere *Tabun*. In der Folgezeit wurde zunächst das nochmals 5–10fach toxischere *Sarin* und schließlich das nochmals 5–10fach toxischere *Pinakolylester (Soman)* entwickelt. Die Resorption erfolgt über Haut und Atmung; *klinisch* imponieren zunächst Atemstörungen sowie eine Miosis; danach entwickelt sich eine Krampfbereitschaft, die in einen Status epilepticus übergeht. Diese Kampfstoffe sind wegen der extrem geringen Mengen im Körper nicht nachweisbar; nachweisbar bleibt die gehemmte Cholinesterase.

Sedativa, Hypnotica, Analgetica

Alle zu dieser Gruppe gehörenden Medikamente (*Barbiturate, Benzodiazepine, Monoureide, Methaqualon, Pyrazolderivate, Salizylderivate* u.a.m.) wirken zwar auf das Zentralnervensystem, führen jedoch nicht zu morphologischen Veränderungen im Sinne einer primär neurotoxischen Wirkung. Alle Medikamente können jedoch sekundär über eine zentrale Atemlähmung zu einer Hypoxie führen, die ihrerseits Ausfallserscheinungen auslöst, die im Sinne einer generalisierten Hypoxie neuronale Ausfälle induziert.

Als synthetisches, narkotisch wirkendes Analgetikum wurde in den 70er Jahren *Meperidine* (1-Methyl-4-phenyl-1, 2, 3, 6,-tetrahydropyridin = Demorol) entwickelt. Es wurde illegal zusammen mit Heroin als Rauschmittel verwendet. Dieses Medikament, auch *MPTP* genannt, führte zu einem Parkinson-Syndrom, das offenbar durch medikamentenbedingten neuronalen Ausfall in der Substantia nigra und im Striatum bedingt ist. MPTP ist in den Stoffwechsel katecholaminerger Neurone involviert, in welchem Monaminoxidase B einen toxischen Metaboliten entwickelt, der sich in der Zelle anreichert und hier gespeichert wird.

Der Wirkstoff *Phenylhydantoin* findet seit Jahrzehnten Anwendung als Antiepileptikum. *Klinisch* treten bei chronisch überdosierter Applikation Tremor, Ataxie, Doppelbilder sowie Schwindel und Erbrechen auf. Diese Symptome sind reversibel.

Morphologisch kann bei Überdosierung eine Kleinhirnrindenatrophie[29] mit Schwund der Purkinje- und Körner-Zellen auftreten, zusammen mit einer Gliose in der Molekularschicht.

Pathogenetisch wurde lange diskutiert, ob es sich ausschließlich um hypoxisch bedingte, im Krampfanfall entstandene Schäden handelt. Neuerdings ist geklärt, daß das Phenylhydantoin primär neurotoxisch wirksam ist[140].

Rauschdrogen (Opiate, Stimulatien, Halluzinogene)

Morphin und Heroin

Verbreitung. *Morphin* findet aufgrund des analgetischen Effektes vor allem im Rahmen der Behandlung von schwersten Schmerzzuständen Anwendung. *Heroin* ist Diazetylmorphin, in der Wirkung dem Morphin sehr ähnlich, wobei der analgetische Effekt geringer, der euphorisierende Effekt jedoch größer als beim Morphin ist. Beide Substanzen können oral und parenteral eingenommen werden. Heroin wird vor allem von Drogenabhängigen als harte Droge (illegal) verwendet, wobei es u.a. durch unsauberes Spritzenbesteck ebenso wie durch Zugabe von *Streckungsmitteln* und „needle sharing" zu *Infektionen* (Hepatitis, HIV) einerseits, andererseits auch zu Heroin-unabhängigen Intoxikationen und Symptomen kommen kann. In Abhängigkeit von der Toleranz, der Schnelligkeit der Anflutung und der Dosis kann es akut zum Atemstillstand kommen.

Pathogenese. Der Pathomechanismus ist bisher nicht eindeutig geklärt: Offenbar werden bei Überflutung des Gehirns mit Morphin die Opiatrezeptoren des Atemzentrums akut blockiert, wodurch eine zentrale Atemlähmung ausgelöst wird. Der Rauschzustand wird über ein komplexes System hemmender und stimulierender Effekte auf das Transmittersystem erreicht[34]. Die Konzentration der Wirkstoffe im Gehirn entspricht weitgehend der Blutkonzentration. Bei akuten Todesfällen ist sie im Kleinhirn größer als in der Medulla oblongata, während sich bei längerer Agonie das Verhältnis umkehrt[107,141].

Morphologie. Beim akuten Tod wird als direkte Folge der Heroineinnahme eine *Kongestion* sowie ein *Hirnödem* erkennbar[110]. Erfolgte die Applikation eines Antidots (Nalorphin), oder aber erfolgte eine künstliche Beatmung, kann der Patient überleben, ohne geringste Zeichen von neurotoxischen Folgeveränderungen aufzuweisen.

Bei längerer Überlebenszeit werden alle Zeichen einer *generalisierten Hypoxie* nachweisbar, zum Teil mit *Entmarkungsherden,* so daß das Bild der intervallären Form der CO-Vergiftung ähnelt[129]. Immer wieder werden ferner *symmetrische Pallidumnekrosen* beobachtet, wie sie in gleicher Weise auch bei reiner CO-Intoxikation beschrieben werden.

Neben diesen unspezifischen Folgeerscheinungen wird auch eine *Querschnittsmyelopathie* bei Heroinabhängigen beschrieben[58,128]. Überwiegend handelt es sich um schlaffe Paresen, die z.T. rückläufig sind. Ein morphologisches Äquivalent liegt nur in seltenen Fällen vor: lokalisierte Auftreibung des Zervikalmarkes, nachgewiesen im Myelogramm; unspezifische Nekrosen der grauen Substanz oder nekrotisierende Vaskulitis. Auffällig ist das Auftreten nach vorübergehendem Entzug, weshalb u.a. eine allergische Genese erörtert wird.

Bei chronischen Intravenös-Drogenabhängigen lassen sich demgegenüber zahlreiche Folgeveränderungen antreffen, die als Hinweis für wiederholte Phasen eines Sauerstoffmangels sprechen. Hierbei handelt es sich vor allem um lokale Astrozyten- und Mikrogliavermehrungen, die besonders auffällig in der Hippocampusformation sind und die zum Teil zusammen mit selektivem und segmentalem Nervenzellausfall in der CA1-Region des Ammonshorns sowie der Purkinjezellschicht auftreten[92a].

Schließlich muß darauf hingewiesen werden, daß eine der häufigsten – auch tödlichen – Spätkomplikationen des intravenös Betäubungsmittelabhängigen die *HIV-Infektion* ist, die sich in unterschiedlicher Form manifestieren kann (▷ Abschn. „Entzündung", S. 152).

Cannabinoide (Haschisch und Marihuana)

Der Wirkstoff δ-9-Tetrahydrocannabinol wird vorwiegend durch Rauchen aufgenommen und führt zu einem vorübergehenden Rauschzustand. Dauerschäden des Zentralnervensystems wurden ebensowenig morphologisch wie psychologisch[108] nachgewiesen.

Amphetamin und Kokain

Amphetamin und Kokain finden als (stimulierende) Rauschdrogen Anwendung; zum Teil erfolgt ihre Einnahme auch als „Schlankheitsmittel" in Form von Appetitzüglern bzw. Weckaminen.

Pathogenese. Amphetamin wie auch Kokain setzen am peripheren und zentralen sympathischen Neuron an, wodurch es über eine Hemmung der Wiederaufnahme von Noradrenalin zu einer erhöhten Noradrenalinkonzentration kommt, die eine Erregung des Zentralnervensystems zur Folge hat und die sich psychisch in einer Euphorie und somatisch in einer Reihe weiterer vegetativer Veränderungen[34] äußert.

Intravenöse Applikation von Amphetamin oder Kokain kann zum akuten Tod führen, wobei eine Abhängigkeit von der Toleranz und der Dosis besteht[46]. Wie es zum Eintritt des Todes kommt, ist bisher im einzelnen unbekannt; am ehesten ist an eine Kreislaufdysregulation zu denken.

Klinik. Klinisch entsteht durch Gebrauch von Weckaminen eine Abhängigkeit. Als Folge kann eine Psychose entstehen, die große Ähnlichkeit mit der schizophrenen Psychose aufweist. Starkes Schwitzen, Blut-

druckanstieg, Hyperaktivität, Erregungszustände, Krämpfe und Zyanose sind klinische Begleiterscheinungen. Es kann zur Entwicklung von Delir sowie zu Arrhythmien und zum Kollaps kommen.

Morphologie. Die Hirnveränderungen sind in der Regel unspezifisch und gekennzeichnet durch Ödem und Kongestion. In einzelnen Fällen kommt es zu Gehirnblutungen, die auf vorübergehende Blutdrucksteigerung zurückgeführt werden.

Crack

Eine Zunahme der Todesfälle wurde nach Einführung der *alkaloiden Form* des sonst in hydrochlorider Form benutzten *Kokains,* des „Crack", vor allem in den USA beobachtet[68]. Nach Gebrauch von Crack wurde neben einer generellen *Zunahme von Todesfällen* mit unspezifischen Organveränderungen sowohl klinisch als auch morphologisch eine Vielzahl an zusätzlichen Veränderungen beobachtet, die sich allerdings durchgehend als gefäßbedingt erklären: Syndrome der vorderen Spinalarterien, der lateralen Medulla sowie ischämische Atacken im Versorgungsgebiet der A. cerebri media und der Basalarterie[86].

Bei Vergleich einer Gruppe von HCl-Kokainbenutzern mit Alkaloidkokainbenutzern[86] konnte festgestellt werden, daß in der 1. Gruppe vor allem *hämorrhagische Infarkte* auftraten, während in der 2. Gruppe *ischämische und hämorrhagische Infarkte* gleichermaßen zu beobachten waren. Auffällig war in der 1. Gruppe, daß die Hälfte der Fälle mit zerebraler Blutung eine Blutung aus einem Aneurysma aufwiesen.

Meskalin und LSD

Beide Substanzen werden von Drogenabhängigen verwendet, wirken auf das Zentralnervensystem und entwickeln eine Toleranz; Todesfälle sind bisher nicht bekannt geworden. Neuropathologische Veränderungen wurden nicht nachgewiesen.

Antiprotozoenmittel

Clioquinol

Verbreitung. Clioquinol wurde medizinisch zur Behandlung von *Diarrhöen durch Amöben, Lamblien und Shigellosen* angewandt. In Japan wurden Zeichen einer subakuten *myelooptischen Neuropathie (SMON)* beobachtet[75]. Diese Krankheit trat epidemisch auf.

Klinik. Führende Symptome waren eine Abnahme des Sehvermögens, Hinterstrangataxie, Zeichen einer Pyramidenbahnläsion und sensomotorische Ausfälle zusammen mit Blasenstörungen.

Pathogenese. Es handelt sich um eine zentrale distale Axonopathie[118], wobei eine Störung des axonalen Transportes als Ursache erörtert wird[132].

Morphologie. Dominierend sind Ödemveränderungen in Groß- und Kleinhirn mit Gliose. Entmarkungsherde finden sich im N. opticus und im Bereich der Hinterstränge sowie der Vorder- und Seitenstränge des Rückenmarkes.

Chloroquin

Verbreitung. Die chloroquinenthaltenen Pharmaka sind lysosomotrop und werden als Medikamente bei *rheumatischen Erkrankungen* und *Malaria* angewandt. Der amphiphile Charakter wirkt sich membranstabilisierend aus, ist aber auch Ursache einer Nebenwirkung, die das Chloroquin gemeinsam mit einer Reihe anderer amphiphiler Substanzen hat, so den trizyklischen Neuroleptika, den *Cholesterolsynthesehemmern* (Triparanol), dem Appetitzügler *Chlorphentermin* und dem Herzmittel *Perhexilin*[36,61].

Morphologie. Charakteristisch ist die experimentelle Neurolipidose (Speicherungsdystrophie). Man findet in den Nervenzellen mit Schwerpunkt Spinalganglien membranöse Schichtungskörper vom Typ multilamellärer Körperchen oder auch lamellär oder hexagonal angeordnete kristalloide Einschlüsse[61]. Das Bild ähnelt der GM_2-Gangliosidose bzw. der neuroviszeralen Zeroidlipofuszinose.

Klinik. Es werden Zeichen einer Polyneuropathie erkennbar, bei akuten Intoxikationen wurden exogene Psychosen beobachtet, zusammen mit Zwangshandlungen und Phobien. Todesfälle wurden nicht beschrieben.

Zytostatika und Tuberkulostatika

Methotrexat

Verbreitung. Methotrexat ist ein Folsäureantagonist und wird als Zytostatikum, besonders bei der Behandlung von Leukämien, verwendet. Zur Heilung von Leukämien findet Methotrexat intrathekal Anwendung, in Kombination mit kranialer und kraniospinaler Bestrahlung. Durch die kombinierte Behandlung kann eine neurale Schädigung auftreten. Intravenöse Applikation von Methotrexat in ausreichend hohen Dosen kann für sich genommen neurotoxisch wirken.

Klinik. Akut können vorübergehend Zeichen der Verwirrtheit, Lethargie, Kopfschmerzen auftreten. Als Folge einer chronischen Behandlung werden Müdigkeit, Reizbarkeit, Ataxie und Verwirrtheit beobachtet, hin und wieder auch eine Spastik.

Morphologie. Nach intraventrikulärer Methrotexatapplikation kann eine Leukenzephalopathie beobachtet werden, die überwiegend periventrikulär lokalisiert ist und multifokal mit Koagulationsnekrosen auftritt[122] zusammen mit Axonschwellungen (Abb. 1.102b). Nach intrathekaler Applikation in Verbindung mit einer Bestrahlung kann eine Entmarkung auftreten sowie disseminierte Nekrosen und extensive Entmarkungen, besonders im Centrum ovale[113]. Auffällig ist, daß keine Zellreaktion zu beobachten ist.

Vincristin und Vinblastin

Sowohl Vincristin als auch Vinblastin sind Spindelinhibitoren, wodurch eine Störung der Zellteilung in der Metaphase entsteht. Durch gleichzeitige Affinität zu Mikrotubuli kommt es zu einer Hemmung des axoplasmatischen Transportes[24], und es entwickelt sich eine Aggregation der Mikrotubuli innerhalb des Axons.

Klinik. Klinisch dominierend ist eine sensomotorische periphär Neuropathie, die insbesondere bei Applikation von Vincristin zu beobachten ist.

Morphologie. Überwiegend finden sich Zeichen einer axonalen Degeneration mit Vermehrung von Neurotubuli und Neurofilamenten. Nur bei intrathekaler Applikation können Zeichen der primären Zellreizung mit ausgeprägter Aggregation von Neurofilamenten beobachtet werden[126].

Biologische Gifte

Pflanzen

Als pflanzliche Gifte gelten vor allem *Pilze,* die sich einer botanischen und chemischen Klassifikation entziehen. *Klinisch* zeigen sie zum Teil gastrointestinale, zum Teil zentralnervöse Ausfälle, wobei jedoch *morphologische Befunde* im Zentralnervensystem bisher nicht bekannt wurden. Die Differentialdiagnose ist u. a. Flammer[44] zu entnehmen. Auf 3 unterschiedliche Pilzarten sei verwiesen:

Rißpilze oder *Faserköpfe* führen in wenigen Minuten bis zu 1 h zu einem Muskarinsyndrom mit starkem Schweißausbruch, Speichel- und Tränenfluß, Hitzegefühl, langsamem Pulsschlag, engen Pupillen und Sehstörungen. Differentialdiagnostisch muß an eine Vergiftung durch Phosphorsäureester gedacht werden.

Der *Fliegenpilz* führt in wenigen Minuten bis zu 2 h zu einem Pantherinasyndrom mit Müdigkeit, Taumel, Schwindel, Trübung des Bewußtseins bis zur Bewußtlosigkeit; die Patienten wirken insgesamt verlangsamt; zum Teil fühlen sie sich euphorisch, gleichgültig und gelöst wie in einem Rauschzustand. Innerhalb von 15–24 h kann der Tod infolge eines Kreislaufversagens eintreten. Differentialdiagnostisch muß an einen Alkoholrausch bzw. Einnahme von Opiaten gedacht werden.

Der *Knollenblätterpilz* führt in der 1. Phase (innerhalb von 6–24 h) zu gastrointestinalen Störungen mit erheblichem Wasserverlust und Oligurie; in der 2. Phase treten alle Zeichen einer akuten Leberdystrophie ein.

Tiere

Auch Intoxikationen durch tierische Gifte können zentralnervöse Symptome verursachen, ohne daß jedoch bisher neuropathologische Äquivalente nachweisbar wurden.

Unter den *Schlangen* sind in Deutschland vor allem die *Kreuzotter* und die *Aspesviper* von Bedeutung, die im wesentlichen Toxalbumine enthalten, d. h. Hämolysine, Neurotoxine, Hämorrhagene, Koaguline, Proteasen und andere Enzyme. Die klinischen Folgen sind starke Schmerzen an der Bißstelle, hier entstehendes Ödem mit dunkler Verfärbung, die sich rasch ausbreitet. In der Folge entstehen Schocksymptome sowie alle Zeichen einer vermehrten Blutungsneigung mit blutigem Erbrechen, blutigen Durchfällen, Abfallen des Blutdruckes und Hämolyse.

Unter den *Fischen* sind aus Japan der *Kugelfisch* und der *Blowfish* bzw. Pufferfisch bekannt. Das Gift ist beim Kugelfisch vor allem in Galle und Leber (Tetrodoxin) bzw. beim Pufferfisch in den Ovarien enthalten. Das Gift nimmt Einfluß auf die Natrium-Kalium-Pumpe in der Zellmembran und führt akut zu einer Unterbrechung der neuronalen Funktion mit Paralyse, Koma und Tod. Spezifische morphologische Veränderungen wurden nicht beschrieben.

Bakterielle Toxine

Vor allem anaerobe Sporenbildner (Chlostridium tetani, Chlostridium botulinum) bilden Toxine, die lebensgefährlich sein können.

Tetanus

Chlostridium tetani produzieren das Toxin Tetanusspasmin, das bei 65°C inaktiviert wird. Gerät das Toxin in Wunden, kann es zur Toxämie kommen. *Klinisch* werden Übelkeit, Reizbarkeit, Kopfschmerzen und Spasmen der Gesichtsmuskulatur (Risus sardonicus) beobachtet. Der Tod kann durch Schock oder Ateminsuffizienz eintreten.

Pathogenetisch handelt es sich um eine Bindung des Toxins an präsynaptischen Bindungsstellen cholinerger Synapsen, wobei das Toxin retrograd bis zu den Vorderhörnern gelangt[106].

Morphologisch finden sich ausschließlich unspezifische Veränderungen. Als charakteristisch werden die Zytoplasmavakuolen motorischer Vorderhornzellen beschrieben[88] (▷ S. 133).

Botulismus

Vorkommen: Chlostridium botulinum bildet ein Toxin, das bei 80°C inaktiviert wird. Die Aufnahme erfolgt oral über Nahrungsmittel oder über Hautwunden. Das Botulinustoxin bindet sich an die peripheren cholinergen präsynaptischen Axonendigungen und blockiert die Freisetzung von Azetylcholin[114]. *Klinisch* werden Kopfschmerzen, Schwindel und Paresen der Hirnnerven beobachtet. *Morphologische* Veränderungen wurden bisher nicht beschrieben.

Diphtherie

Das nichtsporenbildende Corynebacterium diphtheriae bildet ein Toxin, das stereospezifisch an Membranrezeptoren gebunden und durch Endozytose in das Zellinnere transportiert wird[143]. *Klinisch* entwickelt sich das Bild einer Polyneuropathie, in einigen Fällen als aufsteigende Lähmung von Guillain-Barré-Typ. *Morphologisch* findet sich ein Markscheidenzerfall überwiegend im Bereich der peripheren Nerven bei relativ gut erhaltenen Axonen, ohne Zeichen der Entzündung – vor allem im Bereich der Spinalganglien der hinteren Wurzeln[43,55].

Literatur

1.–3. Weiterführende Literatur (▷ S. 263)

4. Adams JH, Haller L, Boa FY, Doua F, Dago A, Konian K (1986) Human African trypanosomiasis (T. b. gambiense): a study of 16 fatal cases of sleeping sickness with some observations on acute reactive arsenical encephalopathy. Neuropathol Appl Neurobiol 12: 81–94

5. Alajouanine TH, Dérobert L, Thieffry S (1958) Etude clinique d'ensemble de 210 cas d'intoxication par les sels organiques d'étain. Rev Neurol 98: 85–96

6. Alfrey AC, LeGendre GR, Kaehny WD (1976) The dialysis encephalopathy syndrome. Possible aluminium intoxication. N Engl J Med 294: 184–188

7. Baker AB (1958) The nervous system in trichlorethylene. J Neuropathol Exp Neurol 17: 649–655

8. Bakir F, Damluji S, Amin-Zaki L, Murtadha M, Khalidi A, Al-Rawi NY et al. (1973) Methylmercury poisoning in Iraq. Science 181: 230–241

9. Balentine JD, editor (1982) Pathology of oxygen toxicity. Academic Press, New York

10. Bank WJ (1980) Thallium. In: Spencer PS, Schaumburg HH (eds) Experimental and clinical neurotoxicology. Williams & Wilkins, Baltimore London, pp 570–577

11. Bano Y, Hasan M (1989) Mercury induced time-dependent alterations in lipid profiles and lipid peroxidation in different body organs of cat-fish Heteropneustes fossilis. J Environ Sci Health [B] 24: 145–166

12. Barbeau A, Inoue N, Cloutier T (1976) Role of manganese in dystonia. In: Eldridge R, Fahn S (eds) Advances in neurology, vol 14, Raven, New York, pp 339–352

13. Baumgarten HG, Zimmermann B (1992) Cellular and subcellular targets of neurotoxins: the concept of selective vulnerability. In: Herken H, Hucho F (eds) Selective neurotoxicity. Springer, Berlin Heidelberg New York Tokyo, pp 1–27

14. Bersch W, Meinhof U, Ule G, Berlet H, Thiess AM (1974) Pathomorphologische und pathochemische Befunde bei akuter H_2S-Vergiftung. Verh Dtsch Ges Pathol 58: 502

15. Besser R, Krämer G, Thümler R, Bohl J, Gutmann L, Hopf HC (1987) Acute trimethyltin limbic-cerebellar syndrome. Neurology 37: 945–950

16. Bizzi A, Crane RC, Autilio-Gambetti L, Gambetti P (1984) Aluminium effect on slow axonal transport: a novel impairment of neurofilament transport. J Neurosci 4: 722–731

17. Bonilla E, Diez-Ewald M (1974) Effect of l-DOPA on brain concentration of dopamine and homovanillic acid in rats after chronic manganese chloride administration. J Neurochem 22: 297–299

18. Brucher JM (1966) Neuropathological problems posed by carbon monoxide poisoning and anoxia. Progr Brain Res 24: 75–100

19. Burks JS, Alfrey AC, Huddlestone J, Nortenberg MD, Lewin E (1976) A fatal encephalopathy in chronic haemodialysis patients. Lancet 1: 764–768

20. Cavanagh JB (1979) The „dying back" process. A common denominator in many naturally occurring and toxic neuropathies. Arch Pathol Lab Med 103: 659–664

21. Cavanagh JB, Chen F C-K (1971) Amino acid incorporation in protein during the „silent phase" before organo-mercury and β-bromo-phenylacetylurea neuropathy in the rat. Acta Neuropathol 19: 216–24

22. Cavanagh JB, Fuller NH, Johnson HRM, Rudge P (1974) The effects of thallium salts, with particular reference to the nervous system changes. Quart J Med 43: 293–319

23. Ceccarelli B, Clementi F (eds) (1979) Neurotoxins: tools in neurobiology. Raven, New York

24. Chan SY, Worth R, Ochs S (1980) Block of axoplasmic transport in vitro by vinca alkaloids. J Neurobiol 11: 251–264

25. Chang LW (1980) Mercury. In: Spencer PS, Schaumburg HH (eds) Experimental and clinical neurotoxicology. Williams & Wilkins, Baltimore, pp 508–526

26. Cossa P, Duplay J, Fischgold, Arfel-Capdeville, Lafon, Passouant, Minvielle, Radermecker S (1958) Encephalopathies toxiques au Stalinon. Aspects anatomicliniques et electroencéphalographiques. Rev Neurol 98: 97–108

27. Crapper McLachlan DR, De Boni U (1980) Aluminium in human brain disease – an overview. Neurotoxicology 1: 3–16

28. Crapper McLachlan DR, Farnell B, Galin H, Karlik S, Eichhorn G, De Boni U (1983) Aluminium in human brain disease. In: Sarkar B (ed) Biological aspects of metals and metal-related diseases. Raven, New York, pp 209–225

29. Dam M (1972) The density and ultrastructure of Purkinje cells following diphenylhydantoin treatment in animals and man. Acta Neurol Scand [Suppl 49]: 3–65

30. Dempsey G, Meltzer HL (1977) Lithium toxicity: a review. In: Roizin L, Shiraki H, Grcevic N (eds) Neurotoxicology, vol 1. Raven, New York, pp 171–203

31. Diemer NH (1976) Number of Purkinje cells and Bergmann astrocytes in rats with CCl_4-induced liver disease. Acta Neurol Scand 55: 1–15

32. Doctor SV, Fox DA (1983) Immediate and long-term alterations in maximal electroshock seizure responsiveness in rats neonatally exposed to triethylin bromide. Toxicol Appl Pharmacol 68: 268–281

33. Dolly JO (1992) Peptide toxins that alter neurotransmitter release. In: Herken H, Hucho F (eds) Selective neurotoxicity. Springer, Berlin Heidelberg New York Tokyo, pp 681–717

34. Dominiak P (1992) Zur Pharmakologie von Suchtstoffen. Amphetamin, Cocain, Cannabis und Heroin. In: Oehmichen M, Pätzold D, Birkholz M (Hrsg) Drogenabhängigkeit. Schmidt-Römhild, Lübeck, S 67–90

35. Donofrio PD, Wilbourn AJ, Albers JW, Rogers L, Salanga V and Greenberg HS (1987) Acute arsenic intoxication presenting as Guillain-Barré-like syndrome. Muscle Nerve 10: 114–120

36. Drenckhahn D, Lüllmann-Rauch R (1979) Drug-induced experimental lipidosis in the nervous system. Neuroscience 4: 697–712

37. Duckett S, White R (1974) Cerebral lipofuscinosis induced with tellurium: electron dispersive x-ray spectrophotometry analysis. Brain Res 73: 205–214

38. Elliott HL, Dryburgh F, Fell S, Sabet S, Mac Dougall AI (1978) Aluminium toxicity during regular haemodialysis. Br Med J 1: 1101–1103

39. Escourolle R, Bourdon R, Galli A, Galle P, Jaudon MC, Hauw JJ, Gray F (1977) Etude neuropathologique et toxicologique de douze cas d'encéphalopathie bismuthique (EB.) Rev Neurol 133: 153–163

40. Eto K, Takeuchi T (1978) A pathological study of prolonged cases of minamata disease. Acta Path Jap 28: 565–584

41. Fam AG, Gordon DA, Sarkozi J, Blair GR, Cooper PW, Harth M, AJ (1984) Neurologic complications associated with gold therapy for rheumatoid arthritis. J Rheumatol 11: 700–706

42. Feun LG, Wallace S, Stewart DJ, Chuang VP, Yung WKA, Leavens ME et al. (1984) Intracarotid infusion of cis-diaminedichloroplatinum in the treatment of recurrent malignant brain tumours. Cancer 54: 794–799

43. Fisher CM and Adams RD (1956) Diphtheritic polyneuritis – a pathological study. J Neuropathol Exp Neurol 15: 243–268

44. Flammer R (1980) Differentialdiagnose der Pilzvergiftungen. Fischer, Stuttgart New York

45. Freedman MS, Schneiderman JH, Turley J, DePetrillo AD (1987) Neurologic complications following intra-arterial cis-platinum chemotherapy. Cand J Neurol Sci 14: 325

46. Geldmacher v. Mallinckrodt M (1975) Forensische Toxikologie, In: Mueller B (Hrsg) Gerichtliche Medizin, Bd 2. Springer, Berlin Heidelberg New York, S 691–988

47. Grundt IK, Bakken AM (1986) Adenine nucleotides in cultered brain cells after exposure to methyl mercury and triethyl lead. Acta Pharmacol Toxicol 59: 11–16

48. Gruner JE (1958) Lesions du névraxe secondaires à l'ingestion d'éthyl-étain (Stalinon). Rev Neurol 98: 109–116

49. Hargreaves RJ, Evans JG, Janota I, Magos L, Cavanagh JB (1988) Persistent mercury in nerve cells 16 years after metallic mercury poisoning. Neuropathol Appl Neurobiol 14: 443–452

50. Herndon RM (1968) Thiophen induced granule cell necrosis in the rat cerebellum. An electron microscopic study. Exp Brain Res 6: 49–68

51. Hörtnagel H, Hanin J (1992) Toxic affecting the cholinergic system. In: Herken H, Hucho F (eds) Selective neurotoxicity. Springer, Berlin Heidelberg New York Tokyo, pp 293–332

52. Hurst EW (1959) The lesions produced in the central nervous system by certain organic arsenical compounds. J Pathol Bacteriol 77: 523–534

53. Johansson BB (1992) Protective barriers in the nervous system against neurotoxic agents: the blood-brain barrier. In: Herken H, Hucho F (eds) Selective neurotoxicity. Springer, Berlin Heidelberg New York Tokyo, pp 67–80

54. Juntunen H, Hernberg S, Eistola P, Hupli V (1980) Exposure to industrial solvents and brain atrophy. Eur Neurol 19: 366–375

55. Kaplan JG (1980) Neurotoxicity of selected biological toxins. In: Spencer PS, Schaumburg HH (eds) Experimental and clinical neurotoxicology. Williams & Wilkins, Baltimore London, pp 631–648

56. Kennedy P and Cavanagh JB (1976) Spinal changes in the neuropathy of thallium poisoning. J Neurol Sci 29: 295–301

57. Kim YH, Foo M, Terry RD (1982) Cyanide encephalopathy following therapy with sodium nitroprusside. Arch Pathol Lab Med 106: 392

58. Kishorekumar R, Yagnik P, Dhopesh V (1985) Acute myelopathy in a drug abuser following an attempted neck vein injection. J Neurol Neurosurg Psychiatry 48: 843–844

59. Klatzo J (1977) Pathologic aspects of the blood-brain barrier. In: Roizin L, Shiraki H, Grcevic N (eds) Neurotoxicology. Raven, New York, pp 577–584

60. Klatzo I, Wisniewski H, Streicher E (1965) Experimental production of neurofibrillary degeneration. I. Light microscopic observations. J Neuropathol Exp Neurol 24: 187–199

61. Klinghard GW (1976) Lysosomen bei experimenteller Speicherdystrophie durch chronische Intoxikation mit Chlorochin. Verh Dtsch Ges Pathol 60: 229–232

62. Kolkmann FW, Volk B (1976) Über Körnerzellnekrosen bei der experimentellen Methylchloridvergiftung des Meerschweinchens. Exp Pathol 10: 298–308

63. Kriegelstein J, Kuglisch J (1992) Metabolic disorders as consequences of drug-induced energy deficits. In: Herken H, Hucho F (eds) Selective neurotoxicology. Springer, Berlin Heidelberg New York Tokyo, pp 111–139

64. Krigman MR, Bouldin TW, Mushak P (1980) Lead. In: Spencer PS, Schaumburg HH (eds) Experimental and clinical neurotoxicology. Williams & Wilkins, Baltimore London, pp 490–507

65. Lampert P, Garro F, Pentschew A (1970) Tellurium neuropathy. Acta Neuropathol 15: 308–317

66. Lawrence WH, Partyka EK (1981) Chronic dysphagia and trigeminal anesthesia after trichloroethylene exposure. Ann Intern Med 95: 710

67. Le Quesne PM, McLeod JG (1977) Peripheral neuropathy following a single exposure to arsenic. Clinical course in four patients with electrophysiological and histological studies. J Neurol Sci 32: 437–451

68. Levine SR, Brust JCM, Futrell N, Brass LM, Blake D, Fayad P, Schultz LR, Millikan CH, Ho K-L, Welch KMA (1991) A comparative study of the cerebrovascular complications of cocaine: Alkaloidal versus hydrochloride – a review. Neurology 41: 1173–1177

69. Liessens JL, Monstrey J, Vanden-Eeckhout E, Djudzman R, Martin JJ (1978) Bismuth encephalopathy. A clinical and anatomopathological report of one case. Acta Neurol Belg 78: 301–309

70. Lock EA, Aldridge WN (1975) The binding of triethyltin to rat brain myelin. J Neurochem 25: 871–876

71. Ludwig GD (1977a) Lead poisoning. In: Goldensohn ES, Appel SH (eds) Scientific approaches to clinical neurology. Lea & Febiger, Philadelphia, pp 1347–1373

72. Ludwig GD (1977b) Mercury poisoning. In: Goldensohn ES, Appel SH (eds) Scientific approaches to clinical neurology. Lea & Febiger, Philadelphia, pp 1380–1383

73. Magos L (1975) Mercury and mercurials. Brit Med Bull 31: 241–245

74. Malm G, Lying-Tunell U (1980) Cerebellar dysfunction related to toluene sniffing. Acta Neurol Scand 62: 188–190

75. Mamoli B, Thaler A, Heilig P, Siakos G (1975) Subakute Myelo-Optico-Neuropathie (S.M.O.N.) nach Clioquinolmedikation. J Neurol 209: 139–147

76. Marinez AJ, Boehm R, Hadfield MG (1974) Acute hexachlorphene encephalopathy: Clinico-neuropathological correlation. Acta Neuropathol 28: 93–103

77. Marsh DO, Myers GJ, Clarkson TW, Amin-Zaki L, Tikriti S, Majeed MA (1980) Fetal methylmercury poisoning: clinical and toxicological data on 29 cases. Ann Neurol 7: 348–353

78. Martyn CN, Barker LJP, Osmond C, Harris EC, Edwardson JA, Lacy RF (1989) Geographical relationship between Alzheimer's disease and aluminium in drinking water. Lancet I: 59–62

79. McDermott JR, Smith AI, Ward MK, Parkinson IS, Kerr DNS (1978) Brain-aluminium concentration in dialysis encephalopathy. Lancet I: 901–904

80. McLaughlin AIG, Kazantzis G, King E, Teare D, Porter RJ, Owen R (1962) Pulmonary fibrosis and encephalopathy associated with the inhalation of aluminium dust. Br J Indust Med 19: 253–263

81. McLean DR, Jacobs H, Mielke BW (1980) Methanol poisoning: a clinical and pathological study. Ann Neurol 8: 161–167

82. Melnick RL, Monti LG, Motzkin SM (1976) Uncoupling of mitochondrial oxidative phosphorylation by thallium. Biochem Biophys Res Commun 69: 68–73

83. Mena I (1979) Manganese poisoning. In: Vinken PJ, Bruyn GW (eds) Handbook of clinical neurology, vol. 36. North-Holland, Amsterdam, pp 217–237

84. Menne FR (1938) Acute methyl alcohol poisoning; report of 22 instances with postmortem examinations. Arch Pathol 26: 77–92

85. Merigan WH, Weiss B (eds) (1980) Neurotoxicity of the visual system. Raven, New York

86. Mody CK, Miller BL, McIntyre, Cobb SK, Goldberg MA (1988) Neurologic complications of cocaine abuse. Neurology 38: 1189–1193

87. Moeschlin S (1980) Thallium poisoning. Clin Toxicol 17: 133–146

88. Müller HA, Jeschke R (1970) Cytologische Befunde an den motorischen Vorderhornganglienzellen beim Tetanus. Verh Dtsch Path Ges 54: 650

89. Niklowitz WJ (1977) Subcellular mechanisms in lead toxicity: significance in childhood encephalopathy, neurological requelae and late dementias. In: Roizin L, Shiraki M, Grcevic N (eds) Neurotoxicology. Raven, New York, pp 289–298

90. Niklowitz WJ, Mandybur TI (1975) Neurofibrillary changes following childhood lead encephalopathy. J Neuropathol Exp Neurol 34: 445–455

91. Ochs S (1992) Kinetic and metabolic disorders of axoplasmic transport induced by neurotoxic agents. In: Herken H, Hucho F (eds). Springer, Berlin Heidelberg New York Tokyo, pp 81–110

92. Oehmichen M, Besserer K (1982) Forensic significance of acetylcholine esterase histochemistry in organophosphate intoxication. Z Rechtsmed 89: 149–165

92a. Oehmichen M, Meißner C, Reiter A, Birkholz M (1994) Neuropathologische Befunde bei HIV-negativen Intravenös-Drogenabhängigen. In: Püschel K, Grosse E (Hrsg) Spezielle Aspekte des Drogenproblems. Eigendruck, Hamburg S 91–110

93. Oehmichen M, Pedal J, Besserer K, Gencic M (1984) Inhibition of nonspecific esterase activity. Absence of monocyte esterase activity due to phosphoric and thiophosphoric acid ester intoxication. Forensic Sci Int 25: 181–189

94. Oehmichen M, Schlote W, Mallach MJ (1983) Hirnveränderungen bei Parathion-Vergiftung: Beobachtungen in 42 Fällen. Z Rechtsmed 90: 173–189

95. Orthner H (1949) Neuartige Hirnbefunde bei Methyl-Alkohol-Vergiftung. Zentralbf Allg Pathol 85: 11–16

96. Osetowska E (1971) Gases. In: Minckler J (ed) Pathology of the nervous system. McGraw-Hill, New York, pp 1642–1655

97. Pankow D (1981) Toxikologie des Kohlenmonoxids, Volk und Gesundheit, Berlin

98. Pankratz M, Solnek M, v. Meyer L (1988) Symmetrische Linsenkernläsionen bei Vergiftungen. In: Bauer G (Hrsg) Festschrift für Wilhelm Holczabek. Deuticke, Wien, S 501–506

99. Peiffer J (1981) Clinical and neuropathological aspects of longterm damages to the CNS after lithium medication. Arch Psychiat Nervenkr 231: 41–50

100. Pentschew A (1965) Morphology and morphogenesis of lead encephalopathy. Acta Neuropathol 5: 133–160

101. Pery RP, Jacobsen ES (1984) Gold induced encephalopathy: case report. J Rheumatol 11: 233–234

102. Powell HC, Lampert PW (1977) Hexachlorophene neurotoxicity. In: Roizen L, Shiraki H, Grcevic N (eds) Neurotoxicology. Raven, New York, pp 381–389

103. Powell H, Swarner O, Gluck L, Lampert P (1973) Hexachlorophene myelinopathy in premature infants. J Pediat 82: 976–981

104. Price DL, Griffin J, Peck K (1975) Tetanus toxin: evidence for binding at presynaptic nerve endings. Brain Res 121: 379–384

105. Price DL, Griffin J, Young A, Peck K, Stoks A (1975) Tetanus toxin: direct evidence for retrograde axonal transport. Science 188: 945–947

106. Prick JJG (1979) Thallium poisoning. In: Vinken PJ, Bruyn GW (eds) Handbook of clinical neurology, vol. 36. North-Holland, Amsterdam, pp 239–278

107. Püschel K (1992) Drogenabhängigkeit aus rechtsmedizinischer Sicht. In: Oehmichen M, Patzelt D, Birkholz M (Hrsg) Drogenabhängigkeit. Schmidt-Römhild, Lübeck, S 23–38

108. Ray R, Prabhu GG, Mohan D, Nath LM, Neki JS (1979) Chronic cannabis use and cognitive functions. Indian J Med Res 69: 996–1000

109. Reusche E, Seydel U (1993) Dialysis associated encephalopathy. Light and electron microscopic morphology and topography with evidence of aluminium by laser microprobe mass analysis. Acta Neuropathol 86: 249–258

110. Richter RW, Pearson J, Bruun B (1973) Neurological complications of addiction to heroin. Bull NY Acad Med 49: 3–21

111. Rodier J (1955) Manganese poisoning in Moroccan miners. Br J Indust Med 12: 21–35

112. Ross WD, Emmett EA, Steiner J, Tureen R (1981) Neurotoxic effects of occupational exposure to organotins. Am J Psychiatry 138: 1092–1095

113. Rubinstein LJ, Herman MM, Long TF, Wilbur JR (1975) Disseminated necrotizing leukoencephalopathy: a complication of treated central nervous system leukemia and lymphoma. Cancer 35: 291–305

114. Saida K, Mendell JR, Sahenk Z (1977) Peripheral nerve changes induced by local application of bee venom. J Neuropathol Exp Neurol 36: 783–796

115. Sarafian T, Verity MA (1986) Mechanism of apparent transcription inhibition by methylmercury in cerebellar neurons. J Neurochem 47: 625–631

116. Sasa M, Igarashi S, Miyazaki T, Miyazaki K, Nauno S, Matsuda I (1978) Equilibrium disorders with diffuse brain atrophy in long-term toluene sniffing. Arch Otolaryngol 221: 103–169

117. Schaumburg HH, Spencer PS (1976) Degeneration in central and peripheral nervous system produced by pure n-hexane: an experimental study. Brain 99: 183–192

118. Schaumburg HH, Spencer PS (1980) Clioquinol. In: Spencer PS, Schaumburg HH (eds) Experimental and clinical pathology. Williams & Wilkins, Baltimore, pp 395–406

119. Schmidt G (1946) Zur Klinik der akuten Methylalkoholvergiftung. Dtsch Med Wochenschr 71: 61–64

120. Scholtz CL, Swash M, Gray A, Kogeorgos J, Marsh F (1987) Neurofibrillary neuronal degeneration in dialysis dementia: a feature of aluminium toxicity. Clin Neuropathol 6: 93–97

121. Schwedenberg TH (1959) Leukoencephalopathy following carbon monoxide asphyxia. J Neuropathol Exp Neurolog 18: 597–608

122. Shapiro WR, Chernik NL, Posner JB (1973) Necrotizing encephalopathy following intraventricular instillation of methotrexate. Arch Neurol 28: 96–102

123. Shuman RM, Leech RW, Alvord EC (1973) Neurotoxicity of hexachlorophene in human infants: A histopathologic study of 250 infants. Amer J Pathol 70: 19a–20a

124. Shuman RM, Leech RW, Alvord EC, Sumi SM (1973) Experimental neurotoxicity of phisophex. J Neuropathol Exp Neurol 33: 195

125. Silbergeld EK (1983) Localization of metals: issues of importance to neurotoxicology of lead. Neurotoxicology 4: 193–200

126. Slyter H, Liwnicz B, Herrick MK, Mason R (1980) Fatal myeloencephalopathy caused by intrathecal vincristine. Neurology 30: 867–871

127. Song SY, Okeda R, Funata N, Higoshino F (1983) An experimental study of the pathogenesis of the selective lesion of the globus pallidus in acute carbon monoxide poisoning in cats. Acta Neuropathol 61: 232–238

128. Stodieck SRG (1983) Querschnittsmyelopathie bei Heroinabhängigkeit. Dtsch Med Wochenschr 108: 235–236

129. Sudo K (1968) Über einen Fall mit ausgedehnten fleckförmigen Entmarkungen als Folge eines protrahierten Ödems nach akuter Morphium Intoxikation. Kyushu Neuropsychiatry 14: 198–206

130. Takeuchi T, Eto N and Eto K (1979) Neuropathology of childhood cases of methylmercury poisoning (Minamata disease) with prolonged symptoms, with particular reference to the decortication syndrome. Neurotoxicology 1, 1–20

131. Thomas E (1960) Veränderungen des Nervensystems bei Vergiftungen mit niedrigen Halogenkohlenwasserstoffen. Dtsch Z Nervenheilk 180: 530–561

132. Thomas PK, Schaumburg HH, Spencer PS, Kaeser HE, Pallis CA, Clifford RF, Wadia NH (1984) Central distal axonopathy syndromes: newly recognized models of naturally occurring human degenerative disease. Ann Neurol 15: 313–315

133. Tonge JI, Burry AF, Saal JR (1977) Cerebellar calcification: A possible marker of lead poisoning. Pathology 9: 289–300

134. Tripier MF, Bérard M, Toga M, Martin-Bouyer G, Le Breton R, Garat J (1981) Hexachlorophene and the central nervous system. Acta Neuropathol 53: 65–74

135. Ule G, Pribilla O (1962) Hirnveränderungen nach Cyankalivergiftung mit protrahiertem (intervallärem) klinischen Verlauf. Acta Neuropathol 1: 406–412

136. Valpey R, Sumi SM, Goble GJ (1978) Acute and chronic progressive encephalopathy due to gasoline sniffing. Neurology 28: 507–510

137. Velvart J, Moeschlin S (1980) Insektizide. In: Moeschlin S (Hrsg) Klinik und Therapie der Vergiftungen. Thieme, Stuttgart, S 422–444

138. Verity MA, Brown WJ, Cheung M (1975) Organic mercurial encephalopathy: in vivo and in vitro effects of methyl mercury on synaptosomal respiration. J Neurochem 25: 759–766

139. Vogt C, Vogt O (1937) Sitz und Wesen der Krankheit im Lichte der topistischen Hirnforschung und des Variierens der Tiere. J Psychol Neurol 47: 237–457

140. Volk B, Kirchgässner N, Detmar M (1986) Degeneration of granule cells following chronic phenytoin administration and electron microscopic investigation of the mouse cerebellum. Exp Neurol 91: 60–70

141. Vycudilik W (1988) Vergleichende Morphinbestimmungen an Gehirnteilen mittels kombinierter GC/MS. Eine Möglichkeit zur Eingrenzung der Überlebenszeit. Z Rechtsmed 99: 263–272

142. Walsh TJ, Clark AW, Parhad IM, Green WR (1982) Neurotoxic effects of cisplatin therapy. Arch Neurol 39: 719–720

143. Weinstein L (1974) Diphteria. In: Winthrobe MM, Thorn GW, Adams RD, Braunwald E, Isselbacher KJ, Petersdorf RG (eds) Harrison's principles of internal medicine, 7th ed. McGraw-Hill, New York, pp 841–845

144. Wisniewski HM, Sturman JA, Shek JW (1979) Aluminium chloride induced neurofibrillary changes in the developing rabbit: a chronic animal model. Ann Neurol 8: 479–490

Alkoholschäden

J. Peiffer

Weiterführende Literatur

1. Peiffer J (1989) Neuropathologische Aspekte des chronischen Alkoholismus. In: Schied HW, Heimann H, Mayer K (Hrsg) Der chronische Alkoholismus. Fischer, Stuttgart New York
2. Tabakoff B, Hoffman PL (1991) Recent advances in alcoholic research – 1990 (ISBRA presidential address). Alcohol [Suppl 1]: 1–7

Epidemiologie und Allgemeines

In der Bundesrepublik wird mit 1,8 Mio. behandlungsbedürftigen Alkoholkranken gerechnet, in den USA mit 11,5–15,7% der Bevölkerung, in Großbritannien mit 11% der Männer und 5% der Frauen[9]. Größere Sektionsstatistiken zeigten von 1950–1964 einen Anstieg der alkoholbedingten Todesfälle um 50% und einen weiteren Anstieg um 50% im Zeitraum 1964–1968[7].

Neben den Krankheiten, die durch Folgeerscheinungen des Alkoholismus (A.) an Leber, Pankreas und anderen inneren Organen, an Herz- und Skelettmuskulatur entstehen, spielen Schädigungen des zentralen und peripheren Nervensystems sowohl für den Betroffenen wie für seine Familie als auch für die Versicherungsgemeinschaft eine erhebliche Rolle. Zu den Starkkonsumierenden zählt $^1/_3$ der Alkoholiker. Bei der Schilderung der Alkoholismusfolgen muß bedacht werden, daß es sich nicht selten um Polypathien handelt und das Bild der primären A.-Folgen durch Traumata und/oder Mangelernährung überlagert wird (▷ Schema Abb. 1.103).

Pathogenese

Den unterschiedlichen Manifestationsformen des chronischen A. (▷ u.) liegen sehr unterschiedliche und komplexe pathogenetische Mechanismen zugrunde. Die individuell verschiedene Vulnerabilität gegenüber A. hat auch einen genetischen Hintergrund, bedingt durch unterschiedliche Aktivitäten der Alkohol- bzw. Aldehyddehydrogenase. So gibt es Varianten mit raschem Abbau, die in Europa 5–20%, bei der mongolischen Rasse zwischen 50 und 90% vorkommen[11]. Lange Zeit galt nur, daß dieser Äthylalkoholmetabolit Azetaldehyd die eigentliche schädigende Noxe darstellt, kombiniert mit einer nutritiv wie konsumptiv als Folge des gesteigerten Kohlenhydratangebotes bedingten Mangelernährung, insbesondere einem Mangel an Folsäure-, B_1- und B_{12}-Vitamin sowie einer genetisch beeinflußten Transketolaseaktivitätsminderung[3, 10]. Erst in den letzten Jahren gelang es, genauere, wenn auch noch immer unzureichende Einblicke in das komplexe Geschehen zu gewinnen. Stichwortartig aufgeführt sind folgende Komponenten an den Schädigungen des ZNS beteiligt (Literatur zu den Angaben in der Übersicht[1]):

a) Akute Wirkungen
– Störungen der mitochondrialen und ribosomale Proteinsynthese,
– Veränderungen der Zellfluidität,
– Störung der Phospholipid-Azyl-Ketten und des Fettsäuremusters,
– herabgesetztes cAMP
– Prostaglandin-E_1-Aktivierung
– Änderungen im Katecholamin- und Neuropeptid-Stoffwechsel

b) Chronische Wirkungen:
– Zunahme der Membranrigidität
– Verminderte Alkohol- und Halothan-Bindungskapazität
– Aktivierung der Na^+-, K^+-ATPase
– Prostaglandin-E_1-Verarmung,
– Immunmodulation,
– Störung der Transportmechanismen biogener Amine,
– GABA-Stimulation.

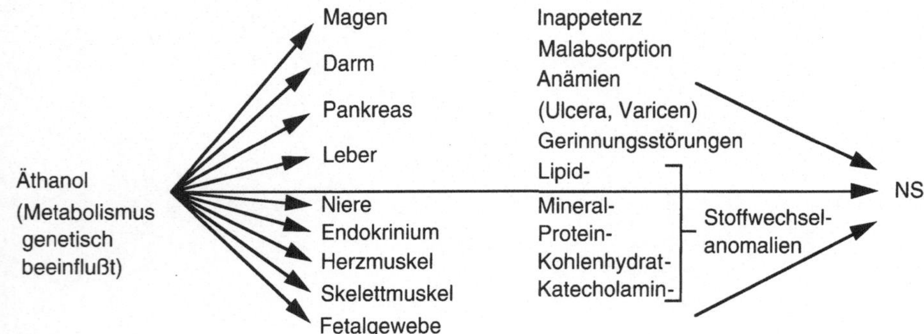

Abb. 1.103. Schema der möglichen Organschäden durch chronischen Alkoholismus

> Grundprinzipien dieser pathogenetischen Mechanismen sind also Störungen der Proteinsynthese und Änderungen in den Membranen der Zellorganellen und Zellen einschließlich ihrer Spezialisierungen in Rezeptoren und Synapsen.

Änderungen im Lipidmuster der Membranen beeinflussen die *Struktur,* während Änderungen im Proteinmuster sich in der *Funktion* auswirken, weil hierdurch Enzyme, Rezeptoraufbau und Koppelungsproteine betroffen sind. Von Bedeutung sind insbesondere die Einflüsse auf die membraninhärenten GABA$_A$- und NMDA-Rezeptorkomplexe und die von diesen abhängigen Ionenkanälen. Äthanol hemmt die NMDA-provozierten Antworten wie Ca^{++}-Fluß u. a. Ionenaustauschvorgänge sowie die Neurotransmitterausschüttungen, wahrscheinlich durch Einwirkung auf die NMDA-Glyzin-Interaktion, die zur Öffnung der Ionenkanäle an den Rezeptorkomplexen nötig ist. Die Auslösung von Krämpfen oder auch die mnestischen Störungen werden ebenfalls mit diesen Veränderungen an den NMDA-Rezeptoren, Einflüsse auf die kognitiven und emotionalen Fähigkeiten mit Wirkungen auf die 5-HT-(Serotonin-)Rezeptoren in Verbindung gebracht. Die Alkoholwirkung kann verstärkt werden durch das mesolimbische dopaminerge System, das im Nucleus accumbens Einflüssen dieses 5-HT-Systems ausgesetzt ist. Ca^{++} spielt bei der Wirkung des Äthanols auf die Übertragungsvorgänge sowohl prä- wie postsynaptisch eine wesentliche Rolle. Unter akuter A.-Wirkung findet sich eine gesteigerte Kalziumbindung an die synaptischen Membranen und in Verbindung damit eine vermehrte Transmitterausschleusung, während bei chronisch-alkoholisierten Tieren der Ca^{++}-Metabolismus gehemmt ist (Übersicht [2]). Bereits bei Patienten mit nur leichter A.-bedingter Demenz fand sich eine Reduktion von Benzodiazepin- sowie muskarinisch-cholinergen Rezeptoren[8].

Die z. T. gegenläufigen Wirkungen akuten und chronischen Mißbrauchs erklären sich durch die bei längerer Exposition einsetzenden *Adaptationsmechanismen.* Beim *Entzugssyndrom* laufen diese während des chronischen A. entwickelten Adaptationen gewissermaßen ins Leere, und es kommt zu überschießenden Gegenwirkungen, die sich klinisch im Entzugsdelir und/oder in Krampfanfällen äußern und für die pathophysiologisch folgende Mechanismen bedeutungsvoll sind:

- Rezeptorüberempfindlichkeit und ein
- überschießender Anstieg des unter Alkoholwirkung gehemmten antidiuretischen Hormons.

Möglicherweise hängt hiermit auch die Reversibilität mancher Symptome nach völliger Abstinenz zusammen.

Klinik

> Zu unterscheiden sind an klinischen Manifestationen des chronischen A.
> - das akute Delir,
> - das Wernicke-Syndrom,
> - das Korsakow-Syndrom,
> - die alkoholische Demenz,
> - das ataktische Syndrom,
> - Folgen von Mißbildungen,
> - die Myopathie und
> - die Polyneuropathie.

Delir

Das akute Delir kann unter dem Bild des Tremors ohne Halluzinationen (Grad I), mit Halluzinationen (Grad II) oder mit Desorientiertheit (Grad III, eigentliches Delirium tremens) auftreten[14]. Männer sind bevorzugt betroffen (8–9:1). Die *Auslösung* erfolgt häufig durch Alkoholentzug. Krampfanfälle begleiten oft die akute Psychose. Gestiegene Laktat- und Pyruvatspiegel, eine herabgesetzte IgG:IgA-Relation, Serumtransaminaseanstiege, Hämokonzentration und ein sinkender Prothrombinindex charakterisieren das Bild. Das akute Delir hat kein typisches morphologisches Substrat, findet sich aber oft in der Vorgeschichte von Patienten mit Wernicke-Enzephalopathie.

Wernicke-Syndrom

Die Wernicke-Trias besteht aus Somnolenz, Ataxie und Ophthalmoplegie. Nur Fälle, bei denen im akuten Stadium eine Ophthalmoplegie bestand, sollten zum Wernicke-Syndrom gezählt werden[5]. Hypotension, Hypothermie, Erbrechen und Anorexie sind häufige Begleitsymptome[12].

In 90 % der Fälle liegt dem Syndrom eine Alkoholschädigung zugrunde, doch ist es ebenso wie die übrigen hier aufgeführten Schädigungen dafür nicht spezifisch, kommt vielmehr auch bei Malabsorption anderer Ursachen, bei Magen-Darm-Erkrankungen, bei Tumoren des hämatopoetischen Systems, bei der perniziösen Anämie oder nach Hyperemesis vor.

Korsakow-Syndrom

Während das Wernicke-Syndrom eine akute, lebensbedrohende Erkrankung ist, ist das Korsakow-Syndrom eine chronische Erkrankung, in deren Vordergrund die Amnesie steht. Kombinationen mit dem Wernicke-Syndrom sind häufig.

Alkoholische Demenz

Es handelt sich meist nicht um eine schwere Demenz, sondern um Einschränkungen der geistigen Leistungsfähigkeit mäßigen Grades, die aber durch psychologische Tests gut erfaßbar sind. Dem Grad der Demenz entsprechen Befunde mit bildgebenden Verfahren (CT, NMR u. ä.) mit einer jüngere Patienten stärker betreffenden Erweiterung der kortikalen Furchen und des Ventrikelsystems[23]. Die *Rückbildungstendenz* nach Entziehung ist unterschiedlich, bei jüngeren Menschen meist ausgeprägter.

Morphologie

Nach dem neuropathologischen Muster sind zu unterscheiden
- *neuronotrope Schädigungen* (Groß- und Kleinhirnatrophien, Embryo- und Fetopathien des ZNS),
- *gliovasotrope Schädigungen* (Wernicke-Enzephalopathie),
- *myelinotrope Schädigungen* (zentrale pontine Myelinolyse, Marchiafava-Bignami-Krankheit, Kleinhirnentmarkungen),
- *Polyneuropathien* (▷ S. 369),
- *Myopathien* (▷ S. 438).

Neuronotrope Schädigungen

Bildgebende Verfahren zeigen in 50–75 % der chronisch Alkoholkranken *im Großhirn kortikale Schrumpfungen und entsprechende Erweiterungen der Furchen und des Ventrikelsystems*[16,23]. Auf die nach strikter Abstinenz radiologisch nachweisbare Rückbildungstendenz wurde hingewiesen. Möglicherweise sind agonale Ödeme die Ursache dafür, daß bei Hirnsektionen die Gewebsschrumpfungen vielfach nicht mehr erkennbar sind. Traumafolgen, zirkulatorisch bedingte Schäden und zerebrale Folgen der Hepatopathie sind ohnehin auszuschließen, wenn es um die primär alkoholisch bedingte Hirnschädigung geht.

Die Angaben über die Häufigkeit makroskopisch oder lichtmikroskopisch erkennbarer Atrophien schwanken stark, was auch mit methodischen Problemen zusammenhängt. Wir fanden selbst nur selten Fälle, bei denen der Nervenzellbestand – ohne Morphometrie – eindeutig reduziert erschien, ohne daß für eine Reduktion andere Ursachen verantwortlich zu machen waren. Der Schlüssel liegt darin, daß nicht primär die Perikarya geschädigt sind und der Zelleib zugrunde geht, sondern die Fortsätze, das Neuropil. Bei zahlreichen Tierversuchen ließen sich Veränderungen an den Dendriten mit kompensatorischer Verlängerung der unverzweigten Dendritenenden und einer Reduktion der Spinezahl nachweisen[13,20,22]. Die Nervenzellen enthalten in ihrem Zytoplasma gehäuft eosinophile stäbchen- und spindelförmige Einschlüsse (Hirano-Körper) im Stratum pyramidale der CA1-Ammonshornregion[15]. Ultrastrukturell fanden sich auch in hypothalamischen Kerngebieten abnorme, paarförmig helikal gebaute filamentäre Strukturen im Nervenzellzytoplasma[27].

Deutlicher als am Großhirn zeigt die *Kleinhirnrinde* nicht nur im CT Atrophien vor allem des Wurmbereiches, sondern auch mikroskopisch Lichtungen des Purkinje- und Körner-Zellbestandes (Abb. 1.106 b, c). Bei Patienten mit Korsakow-Syndrom, aber ohne Wernicke-Enzephalopathie, sieht man Nervenzellausfälle und Fasergliosen auch im *Thalamus und Hypothalamus*[17].

Alkoholische Feto- und Embryopathien

Die oben genannten pathogenen Faktoren wirken sich in verschiedenen Altersstufen unterschiedlich auf das Gehirn aus (▷ Schema Abb. 1.104), wobei pränatal besondere Bedingungen herrschen: Alkohol – nicht aber die Äthanolmetaboliten – durchsetzt die Plazentarschranke. Er verteilt sich rasch in den Organen. Da die Alkoholdehydrogenaseaktivität beim Feten und Neugeborenen vermindert ist, besteht eine

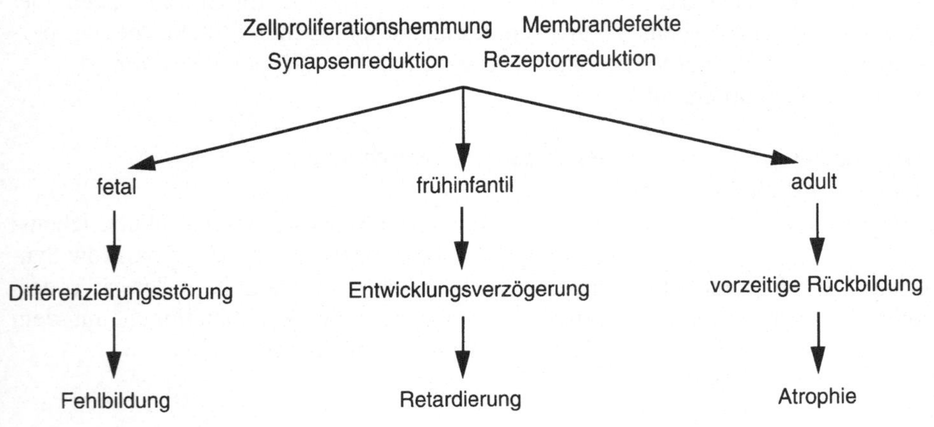

Abb. 1.104. Unterschiedliche Folgen des Alkoholismus in verschiedenem Manifestationsalter

erhöhte Vulnerabilität des in Entwicklung befindlichen Gewebes[21]. Die *Folge fetaler Alkoholschäden* ist ein Syndrom von Mikrophthalmie, Hydroureter, Gastroschisis und Exenzephalie (▷ S.36). *Bei embryonalen Schädigungen* zeigen sich weniger schwerwiegende Mißbildungen, die ein Überleben erlauben. Morphologisch besteht ein breites Spektrum von Mißbildungen, von Mikrodysgenesien bis zu ausgeprägten enzephaloklastischen Porenzephalien[19]. Eine recht charakteristische Fazies des Kindes (kurze Nase, schmale Lippen, Epikanthus, Ptosis, Mikrognathie) weckt den Verdacht auf Alkoholismus der Mutter.

Gliovasotrope Schädigungsmuster

Wernicke-Enzephalopathie

Neuropathologisch ist die Wernicke-Enzephalopathie (WE) die häufigste am ZNS nachweisbare Alkoholschädigung. Man sieht sie in großen Obduktionsserien in 1,76 %[12.18]. *Prädilektionsstellen* sind außer den *Corpora mamillaria* die Umgebung des 3. Ventrikels, seltener die Vierhügelregion und die Umgebung des Aquäduktes.

Bereits *makroskopisch* fällt die dunklere Tönung der betroffenen Gebiete und vielfach die Schrumpfung des Corpora mamillaria auf (Abb. 1.105 a). In einer eigenen Serie von 110 Fällen waren nur 4 mal die Corpora mamillaria ausgespart. In solchen Fällen entstehen differentialdiagnostische Schwierigkeiten in der Abgrenzung gegenüber der adulten Form der subakuten nekrotisierenden Enzephalomyelopathia Leigh.

Beim gliovasotropen Muster steht eine *Proliferation von Kapillaren und kleineren Venen* unter gleichzeitiger Vermehrung der Endo- und Perithelzellen im Vordergrund, ferner eine unterschiedlich stark ausgeprägte *spongiöse Gewebsauflockerung* (Abb. 1.106 a) mit Proliferation von z. T. faserbildenden Astrozyten. Dagegen sind die Nervenzellen weitgehend verschont (Abb. 1.106 b). Diese wird – je nach Krankheitsdauer und Überlebenszeit – begleitet vom Auftreten von Sidero- und Lipophagen sowie – im akuten Stadium – von Erythrodiapedesen. Die gliösen Reaktionen finden sich vor allem an der Massa intermedia, selten (7 unserer 110 Fälle) auch entlang der Wand des 3. Ventrikels oder in den Fornices. Die Beteiligung dieser wichtigen Verbindungs- und Schaltstellen des limbischen Systems erklärt u. a. die mnestischen Störungen. Der hohe Transketolasegehalt der Corpora mamillaria wurde zur Erklärung der Ortswahl herangezogen[12] (▷ S.336). Mittels Desoxyglukosetechnik wurde hier eine hohe Energieverbrauchsrate festgestellt[25,28]. Experimentell läßt sich das Bild durch Thiaminmangel erzeugen[26]. Die auch beim Korsakow-Syndrom gelegentlich anzutreffenden Chromatolysen von Nervenzellen in Thalamus und Großhirnrinde entsprechen dem Bild der Pellagra und hängen möglicherweise mit einem Nikotinsäuremangel zusammen[16].

Myelinotropes Schädigungsmuster

Primär sind hierbei die Markscheiden bzw. die Oligodendroglia betroffen, wobei allerdings auch Axonschwellungen und eine leichtere Gliareaktion vorkommen.

Zentrale pontine Myelinolyse

Wir fanden die Krankheit in 0,9 % einer großen fortlaufenden Obduktionsserie[19] (Literaturangaben: 0,15–1,0 %[10,24]). Sie ist nicht alkoholspezifisch, läßt sich vielmehr *pathogenetisch* auf *Elektrolytstörungen* zurückführen, überwiegend Hypokaliämien und -natri-

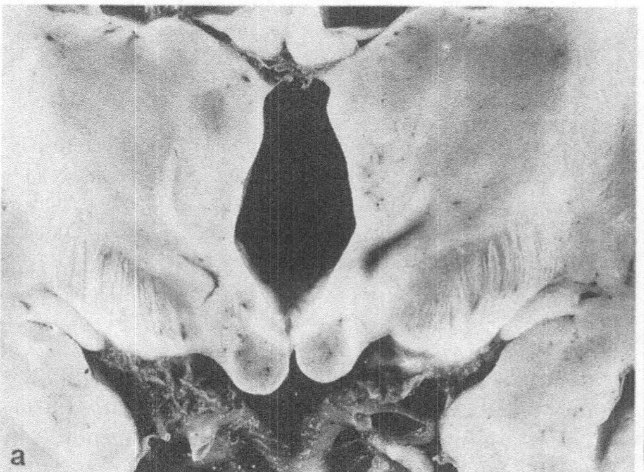
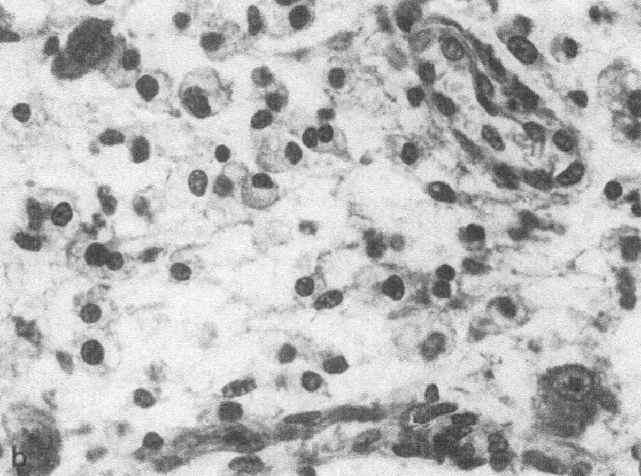

Abb. 1.105 a, b. Wernicke-Enzephalopathie **a** Dunkle Verfärbung der Corpora mamillaria sowie Ausweitung des 3. Ventrikels. **b** Spongiöse Auflockerung, Ansammlung einzelner Lipophagen und noch gut erhaltene Nervenzellen im Corpus mamillare

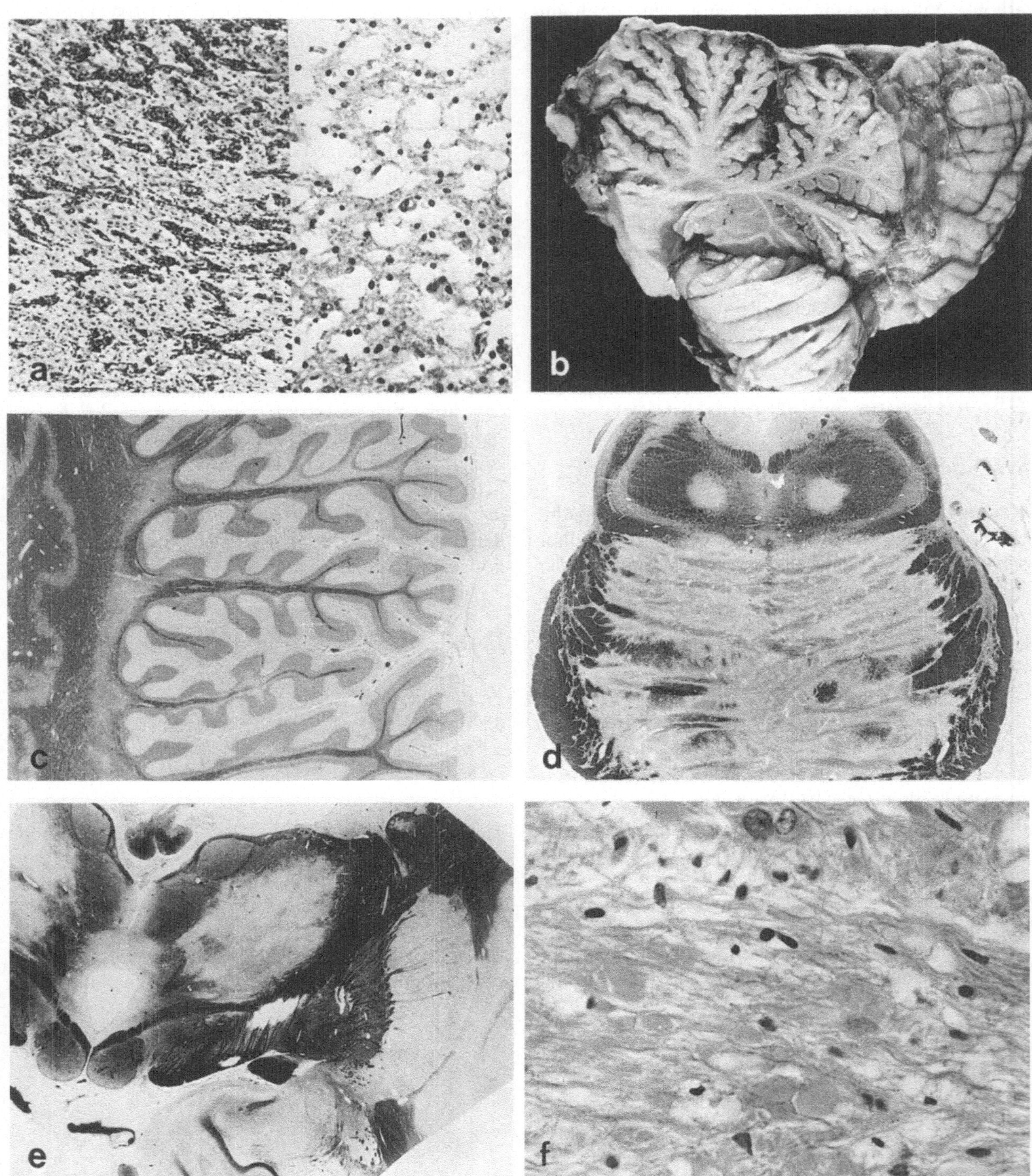

Abb. 1.106a–f. Wernicke-Enzephalopathie mit starker Kapillar-proliferation *(links)* und spongiöser Auflockerung *(rechts)* als Ausdruck unterschiedlicher Stadien (corpus mamillare). **b** Klein-hirnwurmatrophie bei chronischem Alkoholismus. **c** Chroni-scher Alkoholismus mit subkortikalen Entmarkungsbezirken im Kleinhirn. **d** Zentrale pontine Myelinolyse (Klüver-Barrera-Fär-bung). **e** Zentrale pontine Myelinolyse mit Übergreifen der Ent-markungsvorgänge auf die Thalami und auf hypothalamische Re-gionen. **f** Zentrale pontine Myelinolyse mit Axonschwellungen im Zentrum der entmarkten Brückenbereiche

ämien, seltener Hyperkali- bzw. -natriämien. Wesent-lich ist offenbar die Kürze des Zeitraums, in dem es zur Änderung des Elektrolytstatus kommt (so bei Infusio-nen, Dialysebehandlungen). Maligne Tumoren finden sich gehäuft unter den Fällen mit zentraler pontiner Myelinolyse, aber auch bei Heroinintoxikationen.

Klinische Symptome sind Augenmuskellähmungen (ohne Vertikalparesen), Pupillenstörungen, Fazia-lisparesen, Tetraparesen, Dysarthrien, ferner ein Koma bis zum Grad der Dezerebrationsstarre – alles erklärbar durch den Prädilektionssitz und die Ausdeh-nung der Myelinolyse.

Makroskopisch finden sich häufig graubraune oder grauglasige Verfärbungen inmitten der Brücke.

Mikroskopisch stehen Markscheidenabblassungen bis zur völligen Entmarkung im Vordergrund (Abb. 1.106d, e). Sie betreffen zwar nahezu immer die *zentralen Brückenregionen,* können aber rostralwärts über die dem Aquädukt benachbarten Faserzüge und die Hirnschenkel auf den Thalamus und das tiefe temporookzipitale Marklager übergreifen oder auch dorsalwärts auf das Kleinhirnmark (Abb. 1.106c) bzw. kaudalwärts auf die Medulla oblongata. Auch ein multilokuläres Auftreten kommt vor. Es gibt Kombinationen mit der Wernicke-Enzephalopathie.

Die zentrale pontine Myelinolyse weist unterschiedliche Schweregrade auf:

- Als Grad I bezeichnen wir Fälle mit Markscheidenabblassung und leichter spongiöser Gewebsauflockerung, manchmal verbunden mit Oligodendrogliaschwellung, jedoch ohne sonstige Gliareaktion.
- Bei Grad II liegt eine deutliche Entmarkung mit gliöser Reaktion vor, manchmal mit einem Schwund der Oligodendroglia und dem Auftreten einzelner Lipophagen und Axonschwellungen.
- Beim Grad III ist über $^1/_3$ der Fläche des Brückenfußquerschnittes entmarkt mit deutlicher Gliareaktion, vielfach verbunden mit Axonschwellungen und Makrophagenbildung (Abb. 1.106f). *Elektronenmikroskopisch* besteht ein intramyelinäres Ödem mit einer Schwellung der Astrozytenfüße. Im Hinblick auf die gelegentlich begleitenden Entmarkungen in den Kleinhirnmarkzungen sprach Colmant von *pontozerebellären spongiösen Dystrophien*[6].

Marchiafava-Bignami-Krankheit

Das Syndrom ist gekennzeichnet durch Entmarkungen im Balken, die allerdings auch auf das tiefe frontoparietale Marklager übergreifen können, so daß Beziehungen zur multilokulären Form der zentralen pontinen Myelinolyse bestehen. Ursprünglich nur bei Trinkern italienischer Rotweine beschrieben, gibt es inzwischen typische Beobachtungen auch in anderen europäischen Ländern, in den USA und Japan (Reisweintrinker)[4].

Die Entmarkung ist makroskopisch manchmal durch eine strichförmige Grautönung des Balkens erkennbar, sicher diagnostizierbar aber nur mikroskopisch, wobei hier die Qualität des Musters dem der zentralen pontinen Myelinolyse gleicht. Kleinere Entmarkungsherde können konfluieren. Entzündliche Veränderungen fehlen.

Literatur

1. und 2. Weiterführende Literatur (▷ S. 280)
3. Blass JP, Gibson GE (1977) Abnormality of a thiamine-requiring enzyme in patients with Wernicke-Korsakoff syndrome. N Engl J Med 297: 1367–1370
4. Brion S (1976) Marchiafava-Bignami syndrome. In: Vinken PJ, Bruyn GW (eds) Handbook of clinical neurology, vol 28. North Holland, Amsterdam, pp 317–329
5. Carlen PL, Wilkinson DA (1977) Alcoholic brain damage and reversible deficits. J Nerv Ment Dis 164: 103–118
6. Colmant J (1965) Enzephalopathien bei chronischem Alkoholismus, insbesondere Thalamusbefunde bei Wernickescher Enzephalopathie. Enke, Stuttgart
7. Craig JR, Johnson L, Lundberg GD et al (1980) An autopsy survey of clinical and anatomic diagnoses associated with alcoholism. Arch Pathol Lab Med 104: 452–455
8. Freund G, Ballinger WE (1991) Loss of synaptic receptors can precede morphologic changes induced by alcoholism. Alcohol Alcohol [Suppl 1]: 385–391
9. Gilbody JS (1992) The shift away from specialist psychiatric units in the management of alcoholism – a student's view. Alcohol Alcohol 27: 211–218
10. Goebel HH, Herman-Benzur P (1976) Central pontine myelinolysis. In: Vinken PJ, Bruyn GW (eds) Handbook of clinical neurology, vol 28. North Holland, Amsterdam, pp 285–316
11. Goedde HW, Agarwal DP, Harada S (1979) Alcoholic metabolizing enzymes: Studies of isoenzymes in human biopsies and cultured fibroblasts. Clin Genet 16: 29–33
12. Harper C (1979) Wernicke's encephalopathy: A more common disease than realised. J Neurol Neurosurg Psychiatry 42: 226–231
13. Harper C, Kril J (1991) If you drink your brain will shrink. Neuropathological considerations. Alcohol Alcohol [Suppl 1]: 375–380
14. Kramp P, Hemmingsen R (1979) Delirium tremens. Acta Psychiat Scand 60: 393–422
15. Laas R, Schley G (1992) Hirano bodies and alcoholism. Clin Neuropathol 11: 285
16. Lishman WA (1981) Cerebral disorder in alcoholism. Brain 104: 1–20
17. Malamud N, Skillicorn SA (1956) Relationship between the Wernicke and the Korsakoff syndrome. AMA Arch Neurol Psychiat 76: 585–596
18. Peiffer J (1982) Pathologie des Zentralnervensystems bei chronischem Alkoholismus. In: Wieck HH, Schrader A, Daun H, Witkowski R (eds) Krankheit Alkoholismus. Perimed, Erlangen, pp 71–86
19. Peiffer J, Majewski F, Fischbach H et al. (1979) Alcoholic embryo- and fetopathy. J Neurol Sci 41: 125–137
20. Pentney RJ (1991) Remodeling of neuronal dendritic networks with aging and alcohol. Alcohol Alcohol [Suppl 1]: 393–397
21. Randall CL (1977) Teratogenic effects of in utero ethanol exposure. In: Blum K (ed) Alcohol and opiates. Academic Press, New York San Francisco London, pp 91–107
22. Riley JN, Walker DW (1978) Morphological alterations in hippocampus after long-term alcoholic consumption in mice. Science 20: 646–648
23. Ron MA, Acker W, Lishman WA (1979) Dementia in chronic alcoholism; a clinical, psychological and computerized axial tomographic study. In: Obiols J, Monclus EG, Pujol J (eds) Biological psychiatry today. North Holland, Amsterdam
24. Shurtliff LF, Ajax ET, Englert E, d'Agostino AN (1966) Central pontine myelinolysis and cirrhosis of the liver. Am J Clin Pathol 46: 239–244
25. Sokoloff L (1979) Mapping of local cerebral functional activity by measurement of local cerebral glucose utilization with (^{14}C) deoxyglucose. Brain 102: 653–668
26. Ule G, Kolkmann FW (1968) Experimentelle Untersuchungen zur Wernickeschen Enzephalopathie. Acta Neuropathol 11: 361–367
27. Volk B (1980) Paired helical filaments in rat spinal ganglia following chronic alcohol administration: An electron microscopic investigation. Neuropathol App Neurobiol 6: 143–153

Neuropathologie der Psychosen

J. Peiffer

Weiterführende Literatur

1. Bogerts B (1990) Die Hirnstruktur Schizophrener und ihre Bedeutung für die Pathophysiologie und Psychopathologie der Erkrankung. Thieme, Stuttgart, New York

In den letzten Jahren ließ sich mit Hilfe moderner bildgebender Verfahren nachweisen, daß bei Schizophrenen mit negativer Symptomatik (Antriebsverflachung, Sprachverarmung, Verlust der emotionalen Schwingungsfähigkeit) im Vergleich zu normalen Kontrollen und zu affektiven Psychosen (Depressionen, Manien) die Seitenventrikel, insbesondere aber das linke Unterhorn, eine Erweiterung zeigen. Auch der 3. Ventrikel erwies sich in erhöhtem Maße als erweitert, vielfach auch der Subarachnoidalraum, besonders über der Präfrontalrinde. Diese Befunde wurden mittels Computertomographie[3,17,22], und Magnetresonanztomographie[6,13,24] erhoben. Mit Hilfe der Positronenemissionstomographie konnte auch die regionale Hirndurchblutung bei Schizophrenen gemessen werden, wobei sich in der linken Regio hippocampalis die höchste Korrelation zwischen einer Durchblutungssteigerung und der Schwere der psychopathologischen Veränderungen erkennen ließ[8]. Die Frage, inwieweit frontal und im Bereich der Stammganglien ein Hyper- bzw. Hypometabolismus bei Schizophrenen besteht, wurde von verschiedenen Autoren unterschiedlich beantwortet[5,8].

Die bei den verschiedensten Untersuchungsmethoden sich immer wieder bestätigende Tendenz zu Ventrikelerweiterungen bzw. Gewebsschrumpfungen im Schläfenlappen mit Bevorzugung der linken Seite führte zu einer Reihe von neuropathologischen Nachuntersuchungen dieser Region, die auch im Rahmen der Epilepsie bereits besondere Aufmerksamkeit auf sich gezogen hatte (▷ Abschn. „Epilepsie", S. 107). Mit stereologischen Methoden bestätigten sich die Ventrikelerweiterungen vor allem bei den Patienten mit überwiegend negativen Symptomen[16]. Falkai et al.[7] fanden das Volumen der Entorhinalregion signifikant verringert bei gleichzeitiger Verminderung der Nervenzellzahl in dieser Region, jedoch ohne Gliose. Im entorhinalen Kortex bestanden Entwicklungsanomalien mit einer Klusterbildung in der 2. Rindenschicht, wobei die Entwicklungsstörungen auf eine Schädigung während des 5. Fetalmonats bezogen wurden[12]. Eine stärkere Desorganisation ergab sich in der Ausrichtung der Pyramidenzellen des Hippokampus[2]. Von besonderer Bedeutung sind die Untersuchungen von Bogerts[1]. Dieser fand bei CT-Untersuchungen die Seitenventrikel bei Schizophrenen um 32%, den 3. Ventrikel um 25% erweitert, den Interhemisphärenspalt und den peritemporalen Liquorraum um über 80%. Bei Untersuchung von Schnittserien an Schizophreniegehirnen der Vogt-Sammlung bestätigte sich die Tendenz zur Unterhornerweiterung und zu pathologischen Zellanordnungen mit verminderten Nervenzellzahlen in den zentralen limbischen Strukturen des Temporallappens. Gliaverdichtungen ließen sich dagegen ebensowenig nachweisen wie bei den Untersuchungen von Roberts et al.[20]. Heckers et al.[10] fanden ebenfalls eine Reduktion des Hippokampusvolumens, links ausgeprägter als rechts, doch ergab sich bei der Messung der absoluten Neuronenzahlen in den CA 1-4-Arealen keine eindeutige Verminderung an Nervenzellen im Vergleich mit Kontrollen. In einer prospektiven Studie an 56 Schizophrenen fand sich das Hirngewicht um 4,5% erniedrigt, die Hirnlänge bei Männern um 0,7 cm, bei Frauen um 1 cm reduziert, bei erweiterter Ventrikelgröße, aber unverändertem sulkogyralem Muster. Es bestanden Grenzflächengliosen vor allem periventrikulär, im übrigen in etwa der Hälfte der Fälle auch unspezifische fokale Veränderungen mit Schwerpunkt im Neostriatum.

Wiederholt wurde von den Untersuchern darauf hingewiesen, daß die entsprechenden Ventrikelerweiterungen und Volumenreduktionen des Parenchyms bereits bei Ersterkrankungen nachweisbar waren, so daß diese nicht als Folge der Krankheit oder der Medikation interpretiert werden sollten. Die Veränderungen seien vielmehr wahrscheinlich Ausdruck einer intrauterin oder frühkindlich entstandenen Vorschädigung. So wurde eine Influenzainfektion der Mutter im 2. Trimenon als eine mögliche Ursache genannt[21]. Auch eine Bedeutung periventrikulärer Blutungen wurde diskutiert[4,19].

Der Gyrus parahippocampalis steht im Zentrum aller Untersuchungen. Es handelt sich um eine entscheidende Schaltstelle für die Afferenzen aus dem Assoziationskortex und für deren Umschaltung auf das limbische System samt entsprechender Rückantwortsysteme. Psychotische Symptome, die z. B. bei Strukturanomalien im Rahmen komplexer Partialanfälle der Epilepsie zu beobachten sind, wiesen auf die besondere Bedeutung dieser Region für Störungen der emotionalen Stabilität, der mnestischen und kognitiven Fähigkeiten hin.

Bei all diesen Ergebnissen neuropathologischer und neuroradiologischer Untersuchungen bleibt allerdings festzuhalten, daß es sich nicht um spezifische Befunde handelt und daß ein weiter Überlappungsbereich zwischen Schizophrenien, affektiven Psychosen und Kontrollen besteht. Die nachgewiesenen Veränderungen geben noch keine ausreichende Erklärung für das Manifestwerden von Schizophrenien. Sowohl genetische Dispositionen als auch Umwelteinflüsse im psychosozialen Umfeld spielen ebenfalls eine wesentlich pathogenetische Rolle, doch können vorwiegend im 2. Trimenon der Schwangerschaft den Fetus treffende Schädigungen offenbar eine krankheitsfördernde Disposition schaffen.

Im übrigen ließen sich bei einer CT-Serie von 136 Schizophreniefällen in 12 Fällen unerwartete Pathologica am Gehirn nachweisen (7 zerebrale Infarkte, je 1 Meningeom, 1 porenzephale und 1 Penealiszyste, 2 Subduralhämatome)[15]. Neuropathologisch beobachteten wir selbst bei Schizophrenen wiederholt ungewöhnlich ausgeprägte entzündliche Infiltrate.

Schon seit langem hatte man Schizophrenien mit einem zentralen dopaminergen Übergewicht in Verbindung gebracht. So waren schizophreniforme Symptome z. B. durch Amphetamin als einer dopaminergen Substanz provozierbar. Der dopaminergen Ausrichtung entspricht umgekehrt eine Reduzierung glutamaterger Überträgersubstanzen. NMDA-Agonisten versprechen – sieht man von der Gefahr ihres exzitotoxischen Potentials ab – eine Gegenwirkung gegen die exzessive dopaminerge Transmission[25]. Ein glutamaterges Defizit und GABAerges Übergewicht wurde allerdings im Sinne einer Einheitspsychose sowohl für die Schizophrenie als auch für die affektiven Psychosen unterstellt[29].

Für die affektiven Psychosen galten lange Zeit die Katecholaminmangel- bzw. Serotoninmangelhypothesen mit einem Überwiegen cholinerger Aktivität in der Depression bzw. einer noradrenergen Aktivität in der Manie[9]. Von einer allzu simplen Inbeziehungsetzung solcher Stoffwechseltrends und bestimmter Psychosen ist aber zu warnen[11].

Bei der Dopaminhypothese wird von einer gesteigerten präsynaptischen dopaminergen Aktivität, einer insuffizienten Inaktivierung der Überträgersubstanz und einer gesteigerten Empfindlichkeit dopaminerger D 2-Rezeptoren ausgegangen. Diese D 2-Rezeptoren wurden bei Schizophrenen neuropathologisch untersucht und mit Kontrollfällen verglichen. Im Striatum, insbesondere im Nucleus accumbens, wurde hierbei eine erhöhte Rezeptorendichte nachgewiesen, sofern Schizophrene mit Langzeitneuroleptika behandelt worden waren[13]. Die Überempfindlichkeit solcher D 2-Rezeptoren nach Langzeitneuroleptikabehandlung wurde auch als Ursache der Spätdyskinesien aufgefaßt. Bei chronisch Schizophrenen fand sich im Gyrus temporalis superior eine Vermehrung von Typ-1-Benzodiazepin-Bindungsstellen[14].

Literatur

1. Weiterführende Literatur ($\triangleright$ S. 286)
2. Altshuler LL, Conrad A, Kovelman JA, Scheibel A (1987) Hippocampal pyramidal cell orientation in schizophrenia. A controlled neurohistologic study of the Yakovlev collection. Arch Gen Psychiatry 44: 1094–1098
3. Andreasen NC, Swayze VW, Flaum et al. (1990) Ventricular enlargement in schizophrenia evaluated with computed tomographic scanning. Effects of gender, age, and stage of illness. Arch Gen Psychiatry 47: 1008–1015
4. Bruton CJ, Crow TJ, Frith CD et al. (1990) Schizophrenia and the brain: a prospective clinico-neuropathological study. Psychol Med 20: 285–304
5. Buchsbaum MS, Haier RH (1987) Functional and anatomical brain imaging: impact on schizophrenia research. Schizophr Bull 13: 115–132
6. DeLisi LE, Hoff AL, Schwartz JE (1991) Brain morphology in first-episode schizophrenic-like psychotic patients: a quantitative magnetic resonance imaging study. Biol Psychiatr 29: 159–175
7. Falkai P, Bogerts B, Rozumek M (1988) Limbic pathology in schizophrenia: the entorhinal region – a morphometric study. Biol Psychiatry 24: 515–521
8. Friston KJ, Liddle PF, Frith CD et al. (1992) The left medial temporal region and schizophrenia. A PET study. Brain 115: 367–382
9. Fritze J, Beckmann H (1988) Zur cholinerg-adrenergen Gleichgewichts-Hypothese affektiver Psychosen. Fortschr Neurol Psychiatr 56: 8–21
10. Heckers S, Heinsen H, Geider B, Beckmann H (1991) Hippocampal neuron number in schizophrenia. A stereological study. Arch Gen Psychiatry 48: 1002–1008
11. Holsboer F, Benkert O (1985) Neuroendokrinologische und endokrinologische Forschung bei depressiven Patienten. Nervenarzt 56: 1–11
12. Jakob H, Beckmann H (1986) Prenatal developmental disturbances in the limbic allocortex in schizophrenics. J Neurol Transmiss 65: 303–326
13. Johnstone EC, Owens DGC, Crow TJ et al. (1989) Temporal lobe structure as determined by nuclear magnetic resonance in schizophrenia and bipolar affective disorder. J Neurol Neurosurg Psychiatry 52: 736–741
14. Kiuchi Y, Kobayashi T, Takeuchi J et al. (1989) Benzodiazepine receptors. Increase in post-mortem brain of chronic schizophrenics. Eur Arch Psychiatry Neurol Sci 239: 71–78
15. Owens DGC, Johnstone EC, Bydder GM, Kreel L (1980) Unsuspected organic disease in chronic schizophrenia demonstrated by computed tomography. J Neurol Neurosurg Psychiatry 43: 1065–1069
16. Pakkenberg B (1987) Post-mortem study of chronic schizophrenic brains. Br J Psychiatry 151: 744–752
17. Raz S, Raz N (1990) Structural brain abnormalities in major psychoses: a quantitative review of the evidence from computerized imaging. Psychol Bull 108: 93–108
18. Reynolds GP, Riederer P, Jellinger K, Gabriel E (1981) Dopamine receptors and schizophrenia: The neuroleptic drug problem. Neuropharmacology 20: 319
19. Roberts GW (1991) Schizophrenia: A neuropathological perspective. Br J Psychiatry 158: 8–17
20. Roberts GW, Colter N, Lofthouse R et al. (1987) Is there gliosis in schizophrenia? Investigation of the temporal lobe. Biol Psychiatry 22: 1459–1468
21. Sham PC, O'Callaghan E, Takei N, Murray RM (1992) Maternal viral infection and schizophrenia. Br J Psychiatry 160: 461–466
22. Shelton RC, Karson CN, Doran AR et al. (1988) Cerebral structural pathology in schizophrenia: Evidence for a selective prefrontal cortical defect. Am J Psychiatry 145: 154–163
23. Sqires RF, Saederup E (1991) A review of evidence for GABergic predominance/glutamatergic deficit as a common etiological factor in both schizophrenia and affective psychoses: More support for a continuum hypothesis of „functional" psychosis. Neurochem Res 16: 1099–1111
24. Suddath RL, Casanova MF, Goldberg TE et al. (1989) Temporal lobe pathology in schizophrenia: A quantitative magnetic resonance imaging study. Am J Psychiatry 146: 464–472
25. Weller M, Kornhuber J (1992) N-Methyl-D-aspartat antagonists, schizophrenia, and neuroleptic malignant syndrome. Arch Neurol 49: 900

Spongiöse Dystrophien und mitochondriale Enzephalopathien

W. Paulus

Weiterführende Literatur

1. DiMauro S (ed) (1992) Mitochondrial encephalomyopathies (symposium). Brain Pathol 2: 111–162
2. Jellinger K, Seitelberger F (1977) Spongy encephalopathies in infancy: spongy degeneration of CNS and progressive infantile poliodystrophy. In: Goldensohn ES, Appel SH (eds) Scientific approaches to clinical neurology. Lea & Febiger, Philadelphia, pp 363–386
3. Norenberg MD, Bruce-Gregorios J (1991) Nervous system manifestations of systemic disease. In: Davis RL, Robertson DM (eds) Textbook of neuropathology. Williams & Wilkins, Baltimore, pp 461–534

Spongiose

Definition, morphologische Elemente

> Unter *Spongiose* versteht man eine lichtmikroskopisch erkennbare, vakuoläre Auflockerung der grauen oder weißen Substanz des Zentralnervensystems. Es handelt sich dabei um eine sehr weit verbreitete Reaktionsform des Gewebes unterschiedlicher Pathogenese, die bei zahlreichen degenerativen, metabolischen, toxischen und traumatischen Läsionen beobachtet werden kann.

Die Veränderungen reichen von feinsten, etwa Nukleolengröße entsprechenden Hohlräumen (wie bei frischen Ödemzuständen in der grauen Substanz) bis hin zu wabenförmigen Auflockerungen (wie beim Alpers-Syndrom). Spongiosen sind in verschiedene Gewebsbilder eingebettet:

- *Spongiforme Veränderungen* sind nach Masters u. Richardson[32] kleine rundovale, manchmal konfluierende Vakuolen innerhalb des Neuropils und nicht mit einer wesentlichen Astrogliose assoziiert. Sie sind elektronenmikroskopisch in Fortsätzen von Neuronen und Astrozyten gelegen und sollen reversibel sein. Den Ausdruck „spongiforme Veränderung" verwenden wir nur bei den spongiformen Enzephalopathien (so im Frühstadium der Jakob-Creutzfeldt-Krankheit; ▷ S.165), während wir bei gleichartigen feinvakuolären Veränderungen anderer Ätiologie die Bezeichnung *spongiöse Veränderung* bevorzugen.
- Demgegenüber handelt es sich beim *Status spongiosus* um unterschiedlich große und geformte Hohlräume zwischen den Gliafasern als unspezifisches Endstadium einer gliotischen Narbe[32]. Die klare Trennung von spongiformen bzw. spongiösen Veränderungen und Status spongiosus aufgrund lichtmikroskopischer Untersuchung ist oft schwierig; wir bevorzugen bei den grobspongiösen, wabenförmigen Veränderungen den Ausdruck Status spongiosus.
- *Lückenfelder* sind lokal begrenzte Spongiosen, die meist von Sphäroiden (▷ Abschn. „Neuroaxonale Dystrophien", S.169) und Entmarkungen begleitet sind (Abb.1.107). Sie kommen bevorzugt im Bereich langer Bahnen vor (Hirnschenkel, Brücke, Hinterstränge). Sie sind meist toxisch bedingt, treten aber auch bei der funikulären Spinalerkrankung und bei hepatogenen Läsionen auf.
- Bei den *gliovasalen Dystrophien*[2] ist die Spongiose assoziiert mit Kapillarsprossung, Markscheidenabblassung und astrozytärer Gliareaktion bei relativem Verschontbleiben der Neurone. Dieses Gewebssyndrom findet man bei Wernicke-Krankheit und Leigh-Krankheit.
- Von einer *spongiösen Umwandlung* sollte gesprochen werden, wenn ein starker Neuronenverlust Ursache der Gewebsauflockerung ist.
- (Echte) Spongiosen sind von *Buscaino-Körpern* zu unterscheiden, die bei Autolyse, inadäquater Fixation oder auch agonaler Hypoxie auftreten können. Es handelt sich dabei um glattwandige, rundovale oder traubenförmige Hohlräume von etwa 50 µm, die mit einem basophilen Material angefüllt sein können. Ulrastrukturell sieht man Markscheiden-

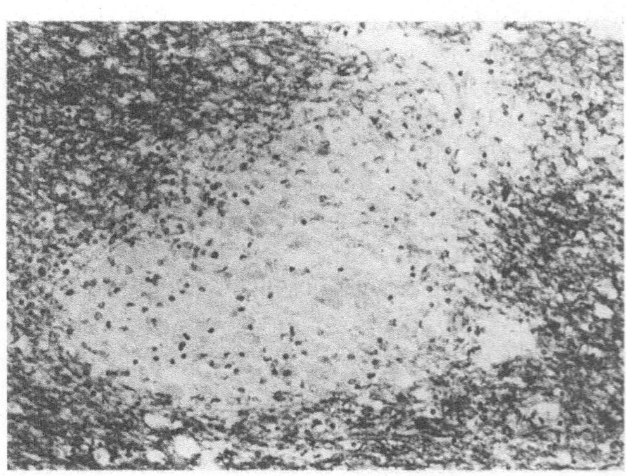

Abb. 1.107. Lückenfeld mit Entmarkung und axonalen Sphäroiden (Klüver-Barrera)

fragmente. Autolytische Veränderungen sind häufig perivaskulär und perineuronal akzentuiert.

Für die diagnostische Zuordnung einer Spongiose kommt es auf das morphologische Gesamtbild, vor allem auch auf die Lokalisation an.

Elektronenmikroskopische Befunde

Das lichtmikroskopische Bild der Spongiose kann durch folgende, ultrastrukturell faßbare Veränderungen hervorgerufen werden:

- eine *Erweiterung der extrazellulären Räume* durch Flüssigkeitseinlagerung (z.B. beim vasogenen Hirnödem);
- eine *starke Reduktion der Dendriten, Neuriten oder Nervenzellperikarya* (z.B. bei der Pick-Krankheit);
- eine *intrazelluläre Schwellung* von Astrozyten (postmortal, beim Hirnödem), Oligodendrozyten (bestimmte Intoxikationen) und Neuronen (spongiforme Enzephalopathien);
- *Flüssigkeitsansammlungen innerhalb der Markscheiden (spongiöse Myelinopathien)*. Die Myelinlamellen sind dabei an den „intermediate dense lines" („minor dense lines") aufgespalten. In diese ätiologisch heterogene Gruppe gehören die infantile spongiöse Dystrophie, das Kearns-Sayre-Syndrom, die Leigh-Krankheit, das Reye-Syndrom sowie einige Aminosäurenstoffwechselstörungen und Intoxikationen. Häufig findet man morphologische Abnormitäten der Mitochondrien, ohne daß eine primäre Mitochondriopathie vorliegen muß.

Vielfach sind *mehrere dieser Komponenten gleichzeitig* vorhanden.

Spongiöse Dystrophien

Definition, Klassifikation

Spongiöse Dystrophien sind meist im Kindesalter beginnende, genetisch determinierte Erkrankungen mit dem morphologischen Leitsymptom einer Spongiose (häufig einer spongiösen Myelinopathie), der in unterschiedlichem Ausmaß Astrogliose, Neuronenverlust und Gefäßproliferate beigesellt sind.

Zu den „*klassischen*" spongiösen Dystrophien zählt man die infantile spongiöse Dystrophie (Canavan-Krankheit), die subakute nekrotisierende Enzephalomyelopathie (Leigh-Krankheit) und die progressive infantile Poliodystrophie (Alpers-Syndrom)[2]. Bei diesen Erkrankungen bestehen häufig morphologisch und/oder biochemisch faßbare mitochondriale Abnormitäten (ohne daß bei allen Erkrankungen ein mitochondrialer Defekt biochemisch oder molekulargenetisch gesichert wäre). Auf der anderen Seite zeigen die

meisten (aber nicht alle) Enzephalomyopathien, bei denen in jüngerer Zeit ein mitochondrialer Genomdefekt nachgewiesen werden konnte (MELAS, Kearns-Sayre-Syndrom)[1], gleichartige oder ähnliche morphologische Veränderungen am Gehirn[52], so daß sie histologisch ebenfalls den spongiösen Dystrophien zuzurechnen sind. Obwohl sich beide Krankheitsgruppen nicht ganz decken, besprechen wir wegen der engen Verflechtung spongiöse Dystrophien und mitochondriale Enzephalopathien gemeinsam. . Schließlich gehören zu den spongiösen Dystrophien im weiteren Sinne einige metabolische Krankheitsbilder mit Spongiose, so die funikuläre Spinalerkrankung, die hepatische Enzephalopathie, die Wilson- und die Wernicke-Krankheit[12].

Canavan-Krankheit

Synonyme: Morbus Canavan; infantile spongiöse Dystrophie; Van-Bogaert-Bertrand-Krankheit; „spongy degeneration of the CNS in infancy"

Klinik. Die autosomal-rezessiv vererbte Krankheit beginnt gewöhnlich zwischen dem 2. und 6. Lebensmonat und führt innerhalb von 1–4 Jahren zum Tod. Konnatale, spätinfantile, juvenile und protrahierte Verlaufsformen kommen aber vor. Gehäuft sind Familien jüdischer Abstammung aus der Westukraine und Ostpolen sowie Saudiaraber betroffen.

Stets steht eine ausgeprägte psychomotorische Retardierung im Vordergrund. Initial besteht eine Muskelhypotonie, die später durch Rigor und Spastik abgelöst wird. Etwa $^1/_3$ der Kinder leidet unter generalisierten Krampfanfällen. Die meisten Patienten erblinden aufgrund einer Optikusatrophie und zentraler Läsionen. Athetosen, Myoklonien, Vertikalnystagmus, Streckspasmen und Ertaubung kommen vor. Die meisten Kinder haben eine absolute oder relative *Makrozephalie* (Differentialdiagnose: Lipidosen, Alexander-Krankheit, Hydrocephalus internus), besonders während der ersten 2 Lebensjahre[2,17].

Ätiologie und Pathogenese. 1988 wurde bei 3 Patienten mit infantiler spongiöser Dystrophie ein Defekt der *Aspartoazylase* (EC 3.5.1.15) gefunden[33], der inzwischen bei zahlreichen Patienten bestätigt wurde. Dieser Defekt führt zu einer vermehrten zerebralen Anreicherung und vermehrten Urinausscheidung von N-Azetylaspartat (kritisch hierzu ▷ S.340).

Während die infantile spongiöse Dystrophie bis vor wenigen Jahren als eine der sehr seltenen Indikationen für eine diagnostische Hirnbiopsie galt, kann man inzwischen den Stoffwechseldefekt in kultivierten Hautfibroblasten sowie pränatal in Amniozyten diagnostizieren[34]. Die gaschromatographische Untersuchung des Urins auf organische Säuren kann dagegen erst im späteren Verlauf pathologisch aufallen[9]. Die intrazerebrale Anhäufung von N-Azetylaspartat ist intravital mit Hilfe der Protonenmagnetresonanzspektroskopie darstellbar[31].

Im normalen Gehirn ist die Aspartoazylase myelinassoziiert und auf die weiße Substanz beschränkt[26]; sie spielt wahrscheinlich eine Rolle während der Myelinisierung. Die Pathogenese der Spongiose und der mitochondrialen Veränderungen ist noch unklar.

Morphologie. Manchmal findet sich bereits *makroskopisch* eine deutliche Lamellierung innerhalb der Großhirnrinde (Abb. 1.108d). Konsistenzminderungen in Marklager oder Stammganglien sind häufig.

Mikroskopisch steht die Spongiose im Vordergrund (Abb. 1.108c), bei der man alle Übergänge von feinmaschigen Veränderungen bis zum gröberen Status spongiosus finden kann. Die Nervenzellen in den geschädigten Regionen sind verringert und können geschrumpft sein. Die Markscheiden sind in den betroffenen Regionen abgeblaßt. Axonuntergänge kommen vor, seltener auch Sphäroide. Große Faserbildner sowie Alzheimer-II-Gliazellen sind häufig. Manchmal treten innerhalb der Spongiose bizarre Gliaformen auf, die an Alzheimer-I-Gliazellen erinnern (▷ S. 297). Eine stärkere Fasergliose sieht man in fortgeschrittenen Stadien. Die Oligodendroglia kann reduziert sein.

Die *Lokalisation* der Veränderungen variiert erheblich. Neben einer vorwiegenden Rindenschädigung unter Bevorzugung der mittleren Rindenschichten, manchmal unter Einschluß der Fibrae arcuatae, finden sich häufiger Fälle, bei denen die weiße Substanz des Groß- und Kleinhirns spongiös aufgelockert und entmarkt ist, wobei dann in geringer Menge auch Lipophagen angetroffen werden. Als charakteristische Lokalisation gilt die Rinden-Mark-Grenze des Großhirns. Weiterhin können Stammganglien, Balken, innere Kapsel, Brücke und Rückenmark betroffen sein. Fakultativ kommen Kleinhirnrindenatrophien vor. Die peripheren Nerven können Waller-Degeneration zeigen; andere Organe sind nicht befallen[2].

Elektronenmikroskopisch finden sich Schwellungen der Astrozyten, Dendriten und Axone sowie eine spongiöse Myelinopathie (▷ oben). Die Mitochondrien der Astrozyten sind abnorm vergrößert und vielfach bizarr geformt mit kristallinen Einschlüssen oder einer zentral granulären Matrix mit randständig triangulären Cristae[16]. Dementsprechend sieht man in Astrozyten gelegentlich eine vermehrte immunhistologische Reaktivität für mitochondriale Antigene[45]. In der Färbung auf basisches Myelinprotein zeigen die Vakuolen einen positiven Saum[15].

Differentialdiagnose. Mehrere Aminosäurenstoffwechselstörungen können ein gleichartiges klinisches und morphologisches Bild aufweisen und müssen biochemisch ausgeschlossen werden. Die morphologische

Tabelle 1.29. Vorzugslokalisation und Histologie bei verschiedenen Prozessen mit spongiösen Hirnveränderungen

	Canavan-Krankheit	Leigh-Krankheit	Alpers-Syndrom	Lipidosen
Lokalisation				
Großhirnrinde	++	(+)	+++	++
Großhirnmark	+++	(+)	(+)	+
Stammganglien	+	++	+	++
N. opticus	(+)	(+)	–	(+)
Mesenzephalon	(+)	+	–	+
Tegmentum	+	+++	–	++
Untere Oliven	–	++	(+)	+
Kleinhirnrinde	+	–	+	++
Kleinhirnmark	++	(+)	–	++
Rückenmark	(+)	(+)	–	++
Histologie				
Spongiose	+++	++	++	++
Astrozytenvermehrung	++	++	+++	+
Gefäßproliferation	+	+++	+	–
Nervenzelluntergang	+	(+)	+++	+
Speicherungsvorgänge an Nervenzellen	–	–	–	+++

Abgrenzung gegenüber der Leigh-Krankheit, dem Alpers-Syndrom und den Lipidosen geht aus Tabelle 1.29 hervor. Schwierigkeiten können dann entstehen, wenn bei der Canavan-Krankheit Charakteristika der Leigh-Krankheit auftreten wie Gefäßproliferate oder ein bevorzugter Befall des Hirnstammes. Sieben von 21 eigenen Autopsiefällen mit spongiöser Dystrophie waren intermediär und konnten weder der Leigh-Krankheit noch der Canavan-Krankheit sicher zugeordnet werden[45]. Diese Variabilität spricht dafür, daß neben der biochemisch charakterisierten Kerngruppe morphologisch ähnliche Erkrankungen vorkommen, deren Ätiologie noch nicht geklärt ist.

Mitochondriale Enzephalopathien
(Tabelle 1.30, Abb. 1.109)

Definition, Genetik

Mitochondriale Enzephalopathien beruhen auf Defekten mitochondrialer oder nukleärer, für mitochondriale Enzyme kodierender Gene. Meist, aber nicht immer, findet man morphologische und biochemische Abnormitäten der Mitochondrien[29]. Sie sind von Krankheiten zu unterscheiden, bei denen es sekundär zu biochemischen oder morphologischen mitochondrialen Abnormitäten kommt.

Jedes menschliche Mitochondrion enthält 2–10 zirkuläre doppelsträngige DNS-Moleküle (mtDNS) von

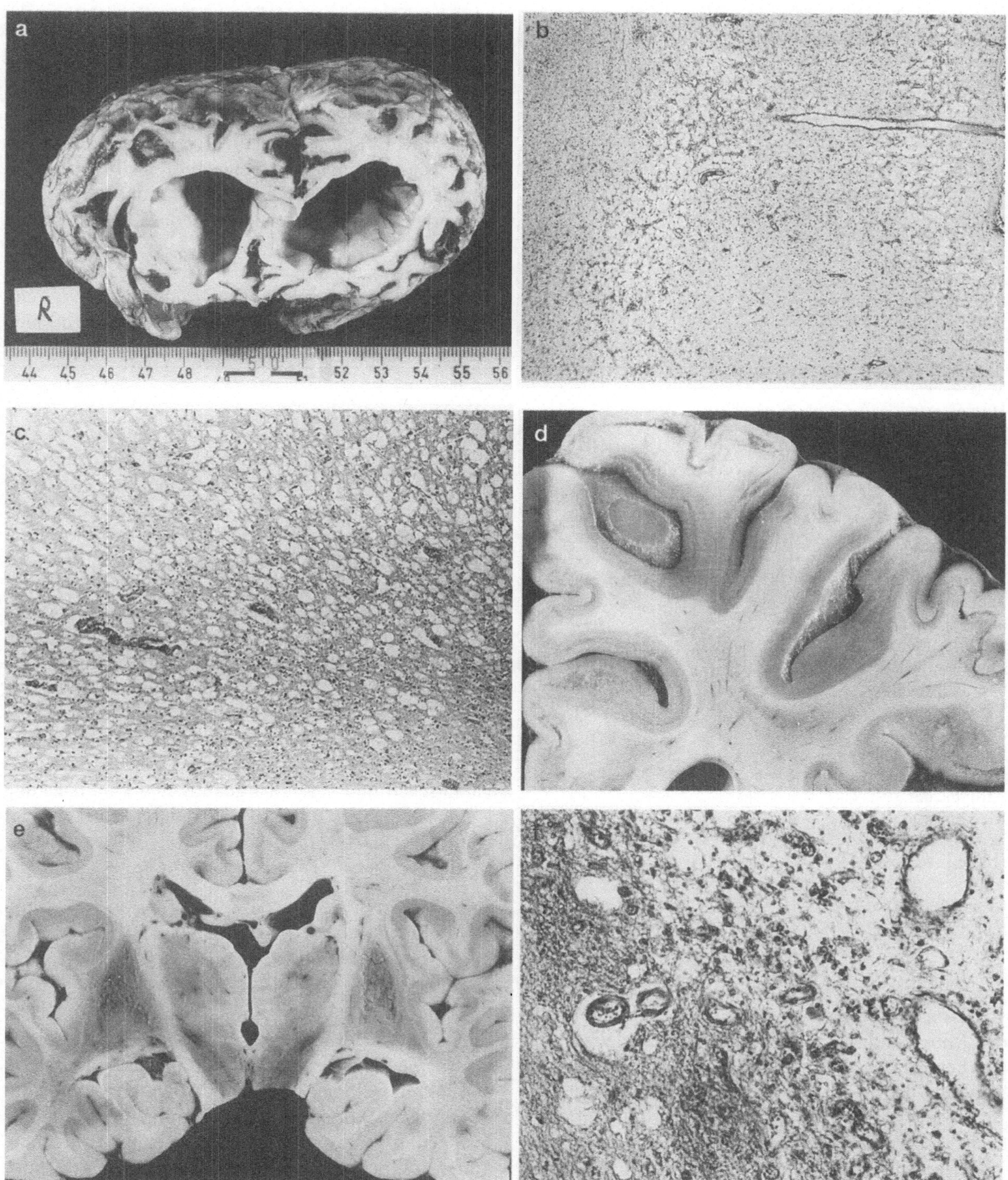

Abb. 108 a–f. Spongiöse Dystrophien. **a** Alpers-Syndrom mit Rindenverschmälerung, Klaffen der Windungen und erweiterten Seitenventrikeln. **b** Alpers-Syndrom mit laminärer Spongiose und Nekrose der Großhirnrinde. **c** Canavan-Krankheit mit Spongiose der Großhirnrinde. **d** Canavan-Krankheit mit pseudolaminären bandförmigen Nekrosen innerhalb der Großhirnrinde. **e** Leigh-Krankheit mit dunkler Verfärbung der spongiös-nekrotischen Partien im Nucleus subthalamicus, in Putamen und Pallidum. **f** Leigh-Krankheit: gut abgegrenzter Herd *(rechts)* mit Vermehrung ektatischer Gefäße, Spongiose und erhaltenen Neuronen (Tegmentum)

je 16569 Basenpaaren (16.6 kb). Jedes Molekül kodiert für 13 Atmungskettenproteine, 2 ribosomale RNS und 22 Transfer-RNS, wobei Sequenz und Lokalisation aller Gene bekannt sind (Abb. 1.109 a). Die mtDNS hat ihren eigenen genetischen Code, enthält keine Introns und ist besonders empfänglich für Mutationen. Mehr als 90 % der mitochondrialen Proteine werden allerdings nukleär kodiert und nach der Translation in das Mitochondrion eingeschleust.

Tabelle 1.30. Klinische und morphologische Differentialdiagnose mitochondrialer Enzephalopathien

	Kearns-Sayre-Syndrom	MELAS	MERRF
Klinische Symptome			
familiäres Auftreten	–	+	+
Beginn (Jahre)	2–20	0–15(–46)	3–62
Augenmuskelparesen	++	–	(+)
Muskelschwäche	++	++	++
Herzblock (AV)	++	–	–
Retinopathia pigmentosa	++	–	–
Hörminderung	+	+	+
Ataxie	++	+	++
Krampfanfälle	–	++	++
Myoklonien	–	(+)	++
Hirninfarkte	–	++	–
geistige Retardierung	+	+	+
Laktatazidose	++	++	++
Mitochondriales Genom			
Deletion	++	–	–
Punktmutation	–	++	++
Heteroplasmie	++	++	++
Neuropathologische Befunde			
Spongiose	++	+	(+)
atypisch lokalisierte zerebrale Infarkte	–	++	–
Leigh-Herde in Großhirn oder Hirnstamm	+	+	(+)
Verkalkungen in Stammganglien	++	++	(+)
Nervenzellausfälle in verschiedenen Hirnstammkernen	+	(+)	++
Atrophie der Kleinhirnrinde	++	++	++
Hinterstrangdegeneration	–	+	++
„ragged-red fibers"	++	++	++

++ in mehr als 80 % der Fälle; + in 20–80 % der Fälle;
(+) in weniger als 20 % der Fälle; – in weniger als 2 % der Fälle

Da das Spermium vor der Penetration der Eizelle den Mitochondrien enthaltenden Schwanz abwirft, ist bei hereditären Erkrankungen mit mitochondrialer Mutation häufig ein *maternaler Vererbungsmodus* anzutreffen. Da jede Zelle mehrere hundert Mitochondrien enthält, findet man meist sowohl abnorme als auch normale mtDNA innerhalb derselben Zelle *(Heteroplasmie)*, wobei ein pathologischer Phänotyp nur dann auftritt, wenn der Anteil der abnormen mtDNS einen kritischen Wert erreicht. Erkrankungen mit Mutationen in nukleären Genen, die für mitochondriale Enzyme kodieren, zeigen meist einen autosomal-rezessiven Erbgang; allerdings wurden mitochondriale Deletionen als Folge eines autosomal-dominant vererbten nukleären Defektes beschrieben[21].

Obwohl Skelettmuskulatur und Gehirn klinisch und pathologisch meist am stärksten betroffen sind, spricht man auch von „*mitochondrialen Zytopathien*", da andere Organe (Herz, Pankreas, Leber, Darm, Niere, Hormonsystem) und das periphere Nervensystem[37] häufig

ebenfalls involviert sind. Eine sichere Korrelation zwischen Art des Enzymdefektes und klinisch-pathologischem Phänotyp liegt nicht vor, was möglicherweise mit einer Expression des Enzymdefektes nur in bestimmten Geweben zusammenhängt; auch besteht nur eine lockere Korrelation zwischen Mutation und Enzymdefekt. Dagegen finden sich bei mehreren klinischen Syndromen charakteristische Punktmutationen oder Deletionen des mitochondrialen Genoms (Abb. 1.109a). Während die relativ geringe Größe der mtDNA die rasanten molekulargenetischen Fortschritte in den letzten Jahren bezüglich ihrer Mutationen begünstigt hat, sind die nukleär determinierten Mitochondriopathien molekulargenetisch noch wenig geklärt.

„Ragged-red fibers"

Bei vielen mitochondrialen Enzephalopathien lassen sich elektronenmikroskopisch abnorme kristalline mitochondriale Einschlüsse und Vermehrungen der Mitochondrien in mehreren Muskelfasern nachweisen, die lichtmikroskopisch in der modifizierten Gomori-Trichromreaktion als „ragged-red fibers" imponieren (▷ S. 433). Sie sind in Muskelbiopsaten diagnostisch wegweisend, falls sie mehr als (0,1–)1 % der Fasern ausmachen. Das Fehlen von „ragged-red fibers", insbesondere, wenn nur ein einzelner Muskel untersucht wurde, schließt eine mitochondriale Enzephalomyopathie aber nicht aus. Bei begründetem Verdacht sollte in diesen Fällen – neben der stets anzustrebenden biochemischen und molekulargenetischen Untersuchung – eine nochmalige Biopsie eines anderen Muskels oder eventuell eine Hautbiopsie zum Nachweis mitochondrialer Abnormitäten erwogen werden.

Leigh-Krankheit
Synonyme: Morbus Leigh; Leigh-Syndrom; subakute nekrotisierende Enzephalomyelopathie

Klinik. Die Krankheit tritt bevorzugt im Laufe der ersten beiden Lebensjahre auf und führt innerhalb von 1–4 Jahren (seltener von Stunden oder Dekaden) zum Tode. Juvenile und adulte Fälle kommen vor. Appetitlosigkeit, psychomotorische Retardierung, Erbrechen, Saug- bzw. Schluckstörungen sowie eine Muskelhypotonie sind Initialsymptome, denen sich motorische (58 %) oder mentale (37 %) Entwicklungsverzögerung, Augensymptome (78 %) wie Ophthalmoplegie (36 %), Nystagmus (32 %) oder Optikusatrophie (29 %), Atemstörungen (69 %), pyramidale (61 %), zerebelläre (39 %) oder extrapyramidale (24 %) Symptome, Krampfanfälle (36 %), Ertaubung (7 %) und eine hypertrophe Kardiomyopathie anschließen können[13]. Ein intermittierender Krankheitsverlauf mit Remissionsphasen ist nicht selten (28 %). Laktatazidose, abnorme evozierte Hirnstammpotentiale sowie im CT faßbare hypo- oder hyperdense Areale in den Stammganglien sind charakteristisch.

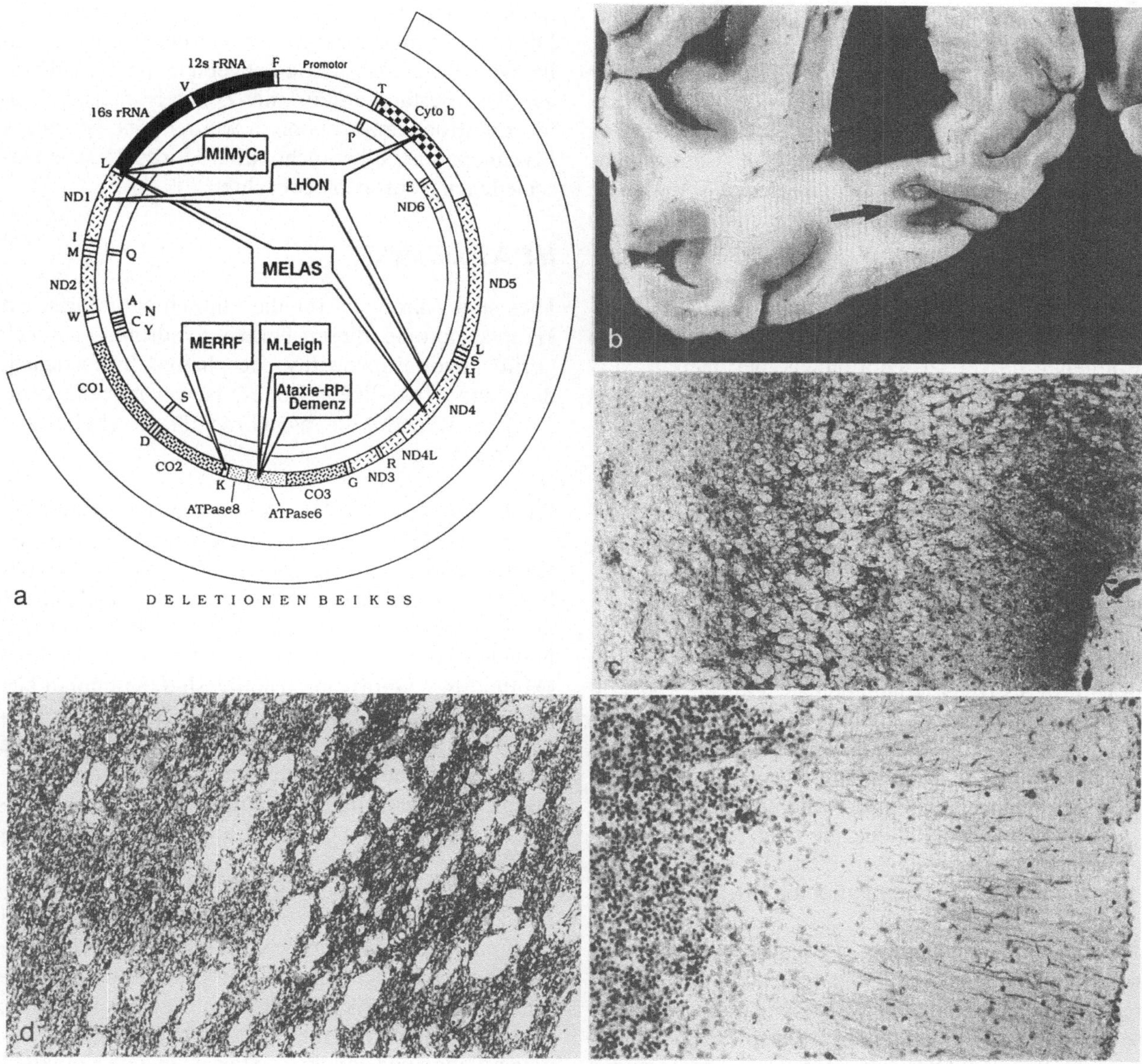

Abb. 1.109 a–e. Mitochondriale Enzephalopathien. **a** Schematische Darstellung der ringförmigen mitochondrialen DNS, die für 13 Atmungskettenproteine (7 von Komplex I = ND, 3 von Komplex IV = CO, 2 von Komplex V = ATPase und Apozytochrom b von Komplex III), 2 ribosomale RN (12 s und 16 s) und 22 Transfer-RN (ein Buchstabe für die jeweilige Aminosäure) kodiert. Die *Pfeile innerhalb des Kreises* weisen auf die Lokalisationen charakteristischer, aber nicht absolut spezifischer Punktmutationen bei verschiedenen Krankheiten hin (Erklärung der Abkürzungen im Text). Der *äußere Halbkreis* zeigt den Bereich der Deletionen beim Kearns-Sayre-Syndrom *(KSS)* an. (Modifiziert nach Zeviani u. Antozzi[1]) **b** MELAS mit kleinem okzipitalem Infarkt *(Pfeil).* **c** MELAS mit laminärer Nekrose in der Großhirnrinde *(Stern:* Rindenoberfläche). **d** Kearns-Sayre-Syndrom mit grober Spongiose im Großhirnmarklager (Fall von Oldfors et al.[44]). **e** Kleinhirnrindenatrophie bei MERRF mit Ausfall der Purkinje-Zellen, Hyperplasie der Bergmann-Glia, radialem Gliastrauchwerk in der Molekularschicht und relativ gut erhaltener Körnerzellschicht (Immunhistologie auf GFAP)

Ätiologie. Sie ist nicht einheitlich. Die Aktivität verschiedener mitochondrialer, nukleär kodierter Enzyme kann reduziert sein (Pyruvatkarboxylase, Pyruvatdekarboxylase, Pyruvatdehydrogenasekomplex und Atmungskettenkomplexe I und IV). In Einzelfällen wurde eine Punktmutation der mtDNS im ATPase-6-Gen beschrieben (Abb. 1.109 a)[54]. Der Erbgang ist daher überwiegend autosomal-rezessiv, kann aber auch X-chromosomal-rezessiv (Pyruvatdehydrogenase-E 1 α-Defizienz) oder maternal sein.

Morphologie. *Makroskopisch* sind die häufig symmetrischen, paramedian gelegenen Herde gut umschrieben, vielfach dunkelbraun verfärbt und erweicht. Betroffen sind insbesondere der Boden des 4. Ventrikels, die Umgebung des Aquäduktes, untere Oliven, Vierhügelregion, Brückenhaube und Stammganglien (Abb. 1.108 e, Tabelle 1.29). Daneben können Großhirnrinde und Marklager, Balken, Hirnschenkel, Kleinhirnmark, N. opticus und Rückenmark einbezogen sein. Die Corpora mamillaria sind sehr selten befallen („infantile Wernicke-Enzephalopathie").

Histologisch entspricht das Schädigungsmuster demjenigen der Wernicke-Enzephalopathie: Bei relativem Verschontbleiben der Nervenzellen finden sich eine mit *Spongiose* verbundene Entmarkung, eine vorwiegend astrozytäre *Gliareaktion* sowie ein starkes Hervortreten teils zellreicher *Kapillaren* (Abb. 1.108 f).

Ultrastrukturell wurden in Einzelfällen Vermehrungen von Mitochondrien und mitochondriale Einschlüsse in Neuronen der Großhirn- und Kleinhirnrinde, in Epithelien des Plexus chorioideus, peripherem Nerv und Skelettmuskulatur beschrieben. Häufig besteht eine Vermehrung mitochondrialer Antigene in Gefäßwandzellen, Plexusepithelien, Astrozyten und verschiedenen Neuronen[45]. Der Nachweis von „ragged-red fibers" in der Skelettmuskulatur gelingt nur ausnahmsweise.

Kearns-Sayre-Syndrom

Klinik (Tabelle 1.30). Obligate Symptome sind chronisch-progressive Ophthalmoplegie und eine Pigmentdegeneration der Retina. Häufig sind Erkrankungsbeginn vor dem 20. Lebensjahr, zerebelläre Symptome, Hörminderung, proximale Muskelschwäche, geringe Körpergröße, Herzblock und erhöhtes Liquorprotein. Gelegentlich können endokrine oder renale Symptome oder eine Anhidrose auftreten. Das Verhältnis von männlichen zu weiblichen Patienten beträgt etwa 2:1.

Ätiologie und Pathogenese. Das mitochondriale Genom zeigt meist (bei etwa 90% der Patienten) umfangreiche *Deletionen* von 1,3–9,3 kb, wobei typischerweise die für Untereinheiten des Komplexes I der Atmungskette (NADH-Dehydrogenase) kodierenden Gene ND4, ND5 und ND6 betroffen sind (Abb. 1.109 a)[57]. Die partiell deletierte mitochondriale DNA wird transkribiert, aber nicht translatiert. Üblicherweise ist die Aktivität mehrerer oder aller mitochondrial kodierter Enzyme reduziert; wenn der Anteil abnormer Mitochondrien gering ist, können die biochemischen Untersuchungen aber normal ausfallen. Die Deletionen finden sich auch in anderen Geweben, wobei der Anteil mutierter DNA bestimmt, ob Symptome auftreten.

Morphologie. In der weißen Substanz des Groß- und Kleinhirns, in Stammganglien, Hirnstamm und Rückenmark besteht in unterschiedlicher Ausprägung eine grobe Spongiose (Abb. 1.109 d) mit Markscheidenabblassung, erhaltenen Axonen und Astrogliose, makroskopisch als graue, konfluierende und unscharf begrenzte Herde erscheinend. Andere makroskopisch sichtbare graubräunliche weiche Läsionen in Linsenkern, Schweifkern und Hirnstamm können histologisch den Befunden bei der Leigh-Krankheit (Spongiose, Astrogliose, Gefäßproliferate) entsprechen, al-

lerdings zum Teil mit einem Verlust von Neuronen. Die Stammganglien zeigen Ablagerungen eines eisenhaltigen Pigmentes und gefäßgebundene Verkalkungen. Der Bestand an Purkinje-Zellen ist meist gelichtet. Elektronenmikroskopisch wurden eine spongiöse Myelinopathie und mitochondriale Einschlüsse in verschiedenen Neuronen beobachtet[35,44,52].

MELAS und MERRF

Dies sind Akronyme für die klinisch-pathologischen Hauptsymptome dieser beiden Syndrome, nämlich „*m*itochondrial myopathy, encephalopathy, *l*actic acidosis and *s*troke-like episodes" bzw. „*m*yoclonus epilepsy associated with *r*agged-*r*ed *f*ibers" (Fukuhara-Syndrom).

Klinik (Tabelle 1.30). *MELAS* beginnt im Kindesalter (Mittel: 5,2 Jahre), zumeist mit Wachstumsstörungen. Knaben sind etwas häufiger betroffen (60%). Die obligaten reversiblen oder permanenten Attacken, die mit Hemiparesen, Hemianopsien oder Blindheit einhergehen, treten erstmals im Alter von 7–33 Jahren (Mittel: 14,7 Jahre) auf. Häufig sind Krampfanfälle (85%), geistige Retardierung (65%) und initiale Episoden von Kopfschmerzen und Erbrechen (93%). Die Muskelschwäche (88%) steht meist nicht im Vordergrund. Selten ist eine Kardiomyopathie (8%). Laktatazidose ist im Serum oder im Liquor immer nachweisbar[20,24].

MERRF kann in nahezu jedem Lebensalter beginnen. Erste Symptome, die auch später das klinische Bild bestimmen, sind Myoklonien und eine zerebelläre Ataxie. Häufig sind Demenz und Hörverlust, seltener Optikusatrophie, Spastik, periphere motorische Läsionen, Kleinwuchs, Hohlfuß, multiple subkutane Lipome, Hypoventilation und endokrine Störungen. Die Krankheit kann sich über mehrere Jahrzehnte erstrecken, aber auch innerhalb weniger Jahre zum Tode führen; subklinische Verläufe bei Verwandten kommen vor. Viele der früher als Ramsay-Hunt-Syndrom beschriebenen Fälle sind wohl MERRF zu subsumieren[7].

Ätiologie und Pathogenese (Abb. 1.109 a). Eine A/G-*Punktmutation* am Nukleotidpaar 3243, das für die mitochondriale Transfer-RNA für Leuzin kodiert, findet sich in 80–85% der *MELAS*-Patienten, selten bei deren gesunden Geschwistern, aber nur ganz vereinzelt bei den übrigen mitochondrialen Enzephalomyopathien und nicht bei gesunden Kontrollpersonen[19]. Diese Punktmutation beeinflußt außerdem die Transkription der Gene für ribosomale RNA. Bei etwa 90% der *MERRF*-Patienten liegt eine A/G-*Punktmutation* der Position 8344 vor, die für die Lysin-Transfer-RNA kodiert[51]. Die Punktmutationen bei MELAS- und MERRF-Patienten sind meist auch in peripheren Blutzellen mit Hilfe der Polymerasekettenreaktion und geeigneten Restriktionsenzymen nachweisbar[22]. Andere Punktmutationen wurden beschrieben. Biochemisch haben die meisten MELAS- und MERRF-Patienten Defekte von Atmungskettenenzymen, besonders der Komplexe I und IV.

Die atypisch lokalisierten Infarkte bei MELAS beruhen möglicherweise auf einer mitochondrialen Angiopathie pialer Arteriolen und kleiner Arterien[42]. Die kortikalen Symptome bei Fehlen entsprechender neuropathologischer Veränderungen bei den MERRF-Patienten wurden in PET-Studien auf einen verminderten kortikalen Glukose- und Sauerstoffmetabolismus zurückgeführt[7].

Morphologie. *MELAS*[42,46,52]: Die Hirninfarkte sind vorzugsweise okzipital (Abb. 1.109b) und temporoparietal, seltener frontal und zerebellär, gelegentlich im tiefen Großhirnmarklager, in Stammganglien und Hirnstamm lokalisiert; sie zeigen ein unterschiedliches Alter und lassen sich meist nicht einer versorgenden Hirnarterie zuordnen. Neben histologisch typischen Infarkten von Großhirnrinde und benachbartem Marklager sowie streifenförmigen (laminären) Nekrosen (Abb. 1.109c) wie beim Alpers-Syndrom, die auch nur die Nervenzellen mit reaktiver Astrogliose betreffen können, treten Herde mit erhaltenen Nervenzellen, Astrogliose und Spongiose (wie bei der Leigh-Krankheit) auf.

Das Großhirnmarklager bietet eine mäßige Demyelinisierung und eine fibröse Gliose. Verkalkungen in und um die Gefäßwände bestehen in den Basalganglien, besonders im Pallidum, und sind oft im CT erkennbar. Ballonierte Neuronen mit zentraler Chromatolyse fndet man häufig in Kernen der Brücke und Medulla oblongata. Im Kleinhirn sind die Purkinje-Zellen und/oder die Körnerzellen reduziert. Im Rückenmark wurden Spongiose und Demyelinisierung der Hinter- und Seitenstränge sowie elektronenmikroskopisch kristalline filamentäre Einschlüsse in Oligodendrozyten beschrieben[43]. Ein onkozytäres Bild, d. h. eine auffallende granuläre Eosinophilie der vergrößerten Epithelien des Plexus chorioideus, kann bei MELAS wie auch bei anderen mitochondrialen Enzephalomyopathien schon lichtmikroskopisch den Verdacht auf eine Vermehrung von Mitochondrien begründen[41,46]. Mit Hilfe eines Antikörpers gegen die innere Mitochondrienmembran war eine gesteigerte Immunreaktivität in verschiedenen Neuronen, in Ependymzellen, Plexusepithelien, leptomeningealen und zerebralen Gefäßwandzellen nachweisbar[45]. An extrazerebralen Befunden können hypertrophe Kardiomyopathie und Fettleber auftreten.

MERRF[7,52,53]: Makroskopisch erscheinen Hirnstamm und Bindearm verschmächtigt. Ausgeprägte Nervenzellausfälle mit intensiver Gliose treten im N. dentatus und im N. olivaris inferior, geringer auch im N. ruber und inkonstant im N. subthalamicus, im Globus pallidus, in der Substantia nigra und in weiteren Hirnstammkernen auf. Das Kleinhirn zeigt eine geringe bis mäßige Atrophie, vor allem der Purkinje-Zellen (Abb. 1.109e). Im Kleinhirnmarklager und im Bindearm imponiert eine Gliose. Im Rückenmark sind die Hinterstränge und Hinterwurzeln stets und massiv, die kortikospinalen und spinozerebellären Bahnen inkonstant degeneriert; die Stilling-Clarke-Säule kann ausgeprägte, Vorder- und Hinterhörner sowie Spinalganglien können geringere Nervenzellverluste aufweisen. Die peripheren Nerven können eine Reduktion bemarkter Fasern zeigen. Rinde und weiße Substanz des Großhirns sind unauffällig. Zusätzliche Veränderungen, die histologisch denen bei der Leigh-Krankheit gleichen, wurden in Großhirn, Stammganglien und Hirnstamm beschrieben. Vermehrte Mitochondrien können im Myokard und in Hepatozyten auftreten.

Differentialdiagnostisch kann MERRF aufgrund der topographischen Verteilung der Läsionen von anderen Systematrophien abgegrenzt werden ($\triangleright$ Abschn. „Systematrophien", S. 186). Bei der Dentatum-Ruber-Pallidum-Luysi-Degeneration sind Kleinhirn, Rückenmark und periphere Nerven intakt; im Gegensatz zu MERRF sind bei der Joseph-Krankheit Brückenkerne, Hirnnervenkerne und Vorderhörner degeneriert, während Kleinhirn und untere Oliven intakt sind; bei der Friedreich-Krankheit liegen die Hauptveränderungen in Rückenmark und peripheren Nerven.

Übergangsformen; weitere mitochondriale Krankheiten

Klinisch und pathologisch intermediäre Formen zwischen MELAS, MERRF und Leigh-Krankheit sind nicht selten[1,7]. Mitochondriale Enzephalopathien können klinisch und pathologisch unter dem Bild einer olivopontozerebellären Atrophie verlaufen[25].

Etwa die Hälfte der Patienten mit chronisch-progressiver Ophthalmoplegie und „ragged-red fibers", aber ohne das Vollbild des Kearns-Sayre-Syndroms, zeigen ebenfalls umfangreiche Deletionen des mitochondrialen Genoms[57].

Zwei Mitochondriopathien ohne Nachweis von „ragged-red fibers" weisen Punktmutationen von Atmungskettengenen auf, und zwar die Lebersche hereditäre Optikusneuroretinopathie (LHON, ein maternal vererbtes Leiden mit Optikusatrophie, Herzrhythmusstörungen und retinaler Mikroangiopathie) sowie ein Syndrom aus Ataxie, Retinopathia pigmentosa, Demenz, Krampfanfällen, sensorischer Neuropathie und proximaler Muskelschwäche (Abb. 1.109a). Eine Punktmutation im tRNA^{Leu}-Gen, die derjenigen bei MELAS entspricht, fand man bei einem maternal vererbten Syndrom einer adulten Myopathie und Kardiomyopathie (MIMyCa, Abb. 1.109a). Gelegentlich können bei mitochondrialen Enzephalomyopathien gastrointestinale Symptome im Vordergrund stehen[6]. Selten sind mitochondriale Zytopathien ohne neurologische Symptome wie das Pearson-Syndrom, eine Kombination aus Panzytopenie, pankreatischer Dysfunktion und mitochondrialer Deletion[36], oder eine Unterform des hereditären Diabetes mellitus[5].

Bei verschiedenen neurodegenerativen Erkrankungen, so bei Parkinson-Krankheit, amyotropher Lateralsklerose und verschiedenen spinozerebellaren Atrophien, kommen Aktivitätsverluste mitochondrialer Enzyme und Deletionen des mitochondrialen Genoms vor, deren Ursache und Bedeutung für die Pathogenese noch unklar sind ($\triangleright$ Abschn. „Systematrophien", S.174).

Bei einigen, früher zum Teil den mitochondrialen Enzephalomyopathien subsumierten Krankheiten (Zellweger-Syndrom, Lowe-Syndrom) wurde inzwischen ein extramitochondrialer Basisdefekt aufgedeckt.

Alpers-Syndrom

Synonyma: Alpers-Krankheit; „progressive infantile poliodystrophy"; Poliodystrophia progressiva corticalis; Poliodystrophia cerebri progressiva infantilis; „polioencephalopathy"; Poliodysplasia cerebri; „progressive neuronal degeneration of childhood"; „diffuse progressive degeneration of the gray matter"; „late juvenile degeneration of the cerebral gray matter"; „diffuse cortical sclerosis"; „cortical encephalomalacia in infancy"; „spongy glio-neuronal dystrophy in infancy and childhood" (und andere)

Das Alpers-Syndrom ist klinisch, pathologisch, pathogenetisch und terminologisch von den in diesem Kapitel behandelten Läsionen das am unschärfsten umschriebene.

Klinik. Beginn im frühen Kindesalter, manchmal nach einigen Monaten normaler Entwicklung, mit Spastik, Erbrechen, zunehmender Demenz, später schweren und therapieresistenten Krampfanfällen, seltener Myoklonien und Optikusatrophie. Tod nach wenigen Jahren in tiefer Demenz.

Morphologie. *Makroskopisch* Verschmälerungen, Sklerosen und kleinzystisch umgewandelte Rindennekrosen der Großhirnrinde, manchmal auf die Markzungen übergreifend (Abb. 1.108a).

Mikroskopisch bestehen ausgedehnte Nervenzelluntergänge in pseudolaminärer Verteilung mit Schwerpunkt in der Konvexitätsrinde unter Bevorzugung der mittleren Rindenschichten (Abb. 1.108b). Hier häufig Status spongiosus, starke Astrozytenvermehrung und vielfach deutliche Kapillarsprossung. Die Rindenschäden können herdförmig akzentuiert, seitenbetont oder halbseitig auftreten. Daneben finden sich Nervenzellausfälle auch in der Kleinhirnrinde, im Hirnstamm und in den Stammganglien, vor allem im Thalamus, bis hin zum Status marmoratus. Die weiße Substanz kann Demyelinisierung und Gliose zeigen[2].

Ätiologie und Pathogenese. Das Auftreten bei Zwillingen und eine gelegentliche familiäre Häufung weisen auf eine genetische Komponente. Morphologisch abnorme Mitochondrien in Muskeln, zerebralen Astrozyten und Neuronen sowie Aktivitätsminderungen verschiedener mitochondrialer Enzyme wurden beschrieben. Andererseits gibt es zahlreiche Fälle mit Prä- und Perinatalschädigungen sowie postnatalen Infektionen. Die Übertragung von Hirngewebe eines Patienten auf Hamster führte zu einer spongiformen Enzephalopathie wie bei der Jakob-Creutzfeldt-Krankheit[30].

Eine homogenere, wohl autosomal-rezessiv vererbte Untergruppe des Alpers-Syndroms geht mit Fettleber, Leberzirrhose oder häufig verlaufsbestimmendem Leberzellausfall einher *(Alpers-Huttenlocher-Syndrom)*[23].

Die verschiedenen ursächlichen Faktoren *sprechen gegen eine Krankheitseinheit*. Das Alpers-Syndrom wurde als eine Gruppe heterogener infantiler Läsionen der grauen Substanz mit ähnlicher Histologie angesehen, die nicht genauer klassifiziert werden können. Idiopathische, symptomatische und atypische Formen wurden unterschieden[2].

Funikuläre Spinalerkrankung

Synonyme: funikuläre Myelose; „subacute combined degeneration of spinal cord".

Ätiologie und Pathogenese. Der wesentliche pathogenetische Faktor ist eine B_{12}-Hypovitaminose, entweder aufgrund eines Mangels an „Intrinsic factor" (perniziöse Anämie, seltener Magenkarzinom) oder einer Anomalie im Ileum (Zöliakie, M. Crohn, Whipple-Krankheit, Resektion, Fischbandwurm). Sehr selten sind Folsäuremangel und Malnutrition die Ursache. Eine Reduktion der B_{12}-abhängigen Methylmalonyl-CoA-Mutase, ein gestörter Umsatz von 5-Methyl-Tetrahydrofolat und Störungen der Polyaminbiosynthese wurden für die Demyelinisierung verantwortlich gemacht[48].

Klinik. Parästhesien, Hinterstrangsymptome, Spastik und abgeschwächte Muskeleigenreflexe sind neurologische Leitsymptome, die der megaloblastären Anämie vorausgehen können. Psychosen sind nicht selten.

Morphologie. Unscharf begrenzte, zum Konfluieren neigende Herde finden sich in der weißen Substanz des Rückenmarks, können aber auch auf das Großhirn übergreifen; bevorzugt betroffen sind die Hinterstränge, die spinozerebellären und Pyramidenvorderstränge, insbesondere zervikal und thorakal, während die graue Substanz in der Regel verschont bleibt. Histologisch bestehen Markscheidenzerfall mit lange persistierenden Fettkörnchenzellen und im Zentrum ein spongiöses Lückenfeld mit Sphäroiden. Die Gliareaktion ist in frischeren Stadien gering, doch können alte Herde fasergliotisch vernarben. In fortgeschrittenen

Fällen kommt es durch Konfluieren der Einzelherde zu ausgedehnteren Strangdegenerationen[11].

Enzephalopathien bei Leber- und Nierenkrankheiten

Bei bestimmten Leber- und Nierenkrankheiten kommt es häufiger zu zentralnervösen Symptomen und einer mehr oder weniger ausgeprägten Spongiose, weshalb sie zu den spongiösen Dystrophien gezählt wurden[12]. Sie sollen deshalb im Anschluß an die spongiösen Dystrophien besprochen werden, auch wenn sie sich klinisch, pathogenetisch und morphologisch von den (überwiegend infantilen und mitochondrialen) spongiösen Dystrophien (unserer Definition) unterscheiden.

Hepatische Enzephalopathie

Pathogenese. Wenn die aus dem Darm stammenden Substanzen nicht mehr ausreichend von der Leber eliminiert werden können, wird das Gehirn von toxischen Konzentrationen von Ammoniak, Phenol- und Indolderivaten, kurzkettigen Fettsäuren, essentiellen Aminosäuren und Methioninsulfoxid über portokavale Shunts überflutet. Ein relatives Überwiegen der aromatischen über die verzweigtkettigen Aminosäuren im Serum führt zu veränderten Neurotransmitterkonzentrationen im Gehirn, insbesondere zu einer Zunahme von Serotonin. GABA- und Benzodiazepin-Rezeptoren sind vermehrt. Weiterhin wirken sich Hypoglykämie, Elektrolyt- und pH-Störungen ungünstig auf die Hirnfunktion aus, so daß die hepatische Enzephalopathie pathogenetisch ein multifaktorielles Geschehen ist[8]. Für die astroglialen Veränderungen sind wahrscheinlich Ammoniumionen verantwortlich[40] (▷ S. 337).

Klinik. Das Gehirn ist in 15–30 % der Leberkrankheiten beteiligt, insbesondere bei akuten Leberdystrophien verschiedener Genese und bei fortgeschrittener Leberzirrhose. Beim akuten Leberzerfall steht das rasch einsetzende Koma mit einer deliranten Initialsymptomatik und gelegentlichen Krämpfen im Vordergrund. Bei den chronischen Hepatopathien dominieren psychische Veränderungen (Affekt-, Gedächtnis-, Orientierungs- und Antriebsstörungen), „flapping tremor" („Flügelschlagen"), zerebelläre und extrapyramidale Störungen sowie charakteristische EEG-Veränderungen.

Morphologie

* *Grobspongiöse Veränderungen* finden sich bei chronischen Hepatopathien bevorzugt im Neostriatum und im Zahnkern, aber auch in der Groß- und Kleinhirnrinde, besonders subpial und an der Rinden-Mark-Grenze. Bei akuter Leberschädigung ist die Spongiose meist Ausdruck eines zytotoxischen Ödems, das hier mit nur gering ausgeprägten Astrozytenveränderungen assoziiert ist[55].

* *Alzheimer-II-Glia* (Leberglia): Diese häufige, für Hepatopathien typische, aber nicht spezifische Schädigungsform ist charakterisiert durch Vergrößerung, zentrale Hypochromasie und häufig Kernwandhyperchromatose des Astrozytenkerns (Abb. 1.110), der oval, nierenförmig oder gelappt sein kann. Intranukleär finden sich manchmal PAS-positive, glykogenhaltige Einschlüsse, die von einer proteinhaltigen Kugelschale (Karyosphäridion) umgeben sein können[4]. Durch das Auftreten prominenter, häufig randständiger Nukleolen können die Zellen kleinen Neuronen ähneln. Die Zellfortsätze fehlen oder sind stark verklumpt (Klasmatodendrose); das Zytoplasma ist oft lipofuszinreich. Die Alzheimer-II-Glia tritt typischerweise in Gruppen von 2(–4) Zellen auf. Sie ist kräftig positiv für S-100-Protein, aber (im Gegensatz zu reaktiven Astrozyten) negativ oder nur schwach positiv für das saure Gliafaserprotein (GFAP)[27]. Man findet sie bevorzugt in den Stammganglien und in den unteren Schichten der Großhirnrinde, dagegen kaum in der weißen Substanz (astrogliale Poliodystrophie).

* Die *Alzheimer-I-Glia* unterscheidet sich von den in den Routinefärbungen „nackt" erscheinenden Kernen der Alzheimer-II-Glia durch ihr gut angefärbtes, deutlich erkennbares und GFAP-positives Zytoplasma. Häufig sind monströse Kerne und mehrkernige Zellen. Die Alzheimer-I-Glia kann auch bei einer Vielzahl von nichthepatogenen Läsionen auftreten.

* *Opalski-Zellen* sind durch ein großes, ovales, feingranuläres oder gering schaumiges, PAS-positives und GFAP-positives Zytoplasma und einen kleinen, häufig peripher gelegenen Kern charakterisiert. Sie sind wahrscheinlich Degenerationsformen der Alz-

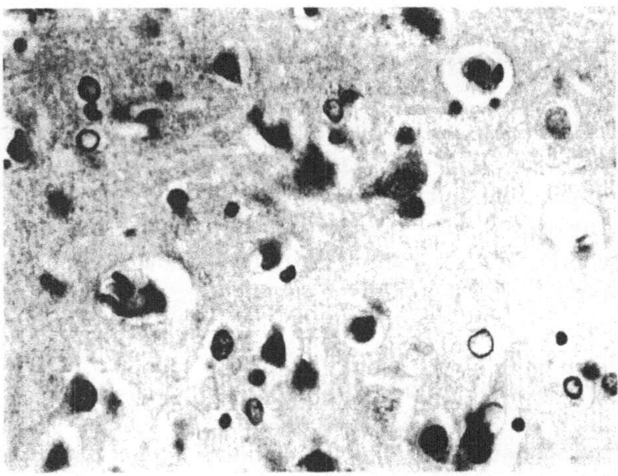

Abb. 1.110. Alzheimer-II-Glia bei hepatogener Enzephalopathie

heimer-I-Glia und insgesamt selten, aber am häufigsten im Thalamus, im Pallidum und in der Substantia nigra bei chronischen Hepatopathien, insbesondere bei der Wilson-Krankheit, zu sehen.

- Die *Oligodendroglia* ist in ihrem Bestand gelichtet. Wie bei manchen beginnenden Entmarkungen sieht man elektronenmikroskopisch Filamentansammlungen, gelegentlich vermehrte Mikrotubuli und parakristalline Strukturen, den neuronalen Hirano-Körpern entsprechend.
- Veränderungen der *Nervenzellen:* Im Tierexperiment zeigte sich ein 15 % iger Verlust an Nervenzellen, besonders deutlich in der Purkinje-Zellschicht[10].
- Sonstige Veränderungen: Selten sind spongiöse Strangdegenerationen im Rückenmark[18] oder Entmarkungsprozesse am peripheren Nerv. Die besonders bei akuter Leberschädigung vorkommenden Ischämiezeichen in der Groß- und Kleinhirnrinde sowie die intrazerebralen Blutungen vom Purpurabild bis zur Massenblutung besitzen eine andere Pathogenese als die eigentliche hepatische Enzephalopathie und beruhen auf hepatogenen Gerinnungsstörungen und damit verbundenen Schockzuständen.

Pankreatische Enzephalopathie

Selten treten am 2.–5. Tag nach einer Pankreasnekrose eine symptomatische Psychose, Krampfanfälle, multifokale neurologische Ausfälle und schließlich Koma auf.

Morphologisch besteht das Bild einer Purpura cerebri mit frischen perivaskulären Markscheidenauflockerungen und Ringblutungen mit Schwerpunkt im Marklager und in den Stammganglien. Gefäßwandnekrosen und reaktive Astrozyten kommen vor. Die *Pathogenese* ist ungeklärt und wohl uneinheitlich, doch wurden zirkulierende pankreatische Enzyme, toxische vasoaktive Peptide, Fettembolie und Mikrozirkulationsstörungen im Rahmen eines Schocksyndroms diskutiert[49].

Renale Enzephalopathien

Es geht hier – sinnentsprechend im Anschluß an die hepatische Enzephalopathie – um zerebrale Veränderungen bei der Urämie und der Dialysetherapie. Die Angiopathien bei renaler Hypertonie und die urämische Polyneuropathie werden in den entsprechenden Kapiteln abgehandelt.

Urämische Enzephalopathie

Pathogenese. Eine eindeutige und als Hauptfaktor anzusehende Noxe ist nicht bekannt, doch unterstreicht die Besserung durch die Dialyse die Rolle niedermole-

kularer Substanzen. Von Bedeutung sind die verschlechterte Glukoseutilisation, eine Inaktivierung von Transmittern und zerebralen Enzymen, eine Beeinträchtigung der Blut-Hirn-Schranke sowie die verminderte Infektionsresistenz. Weitere pathogenetische Faktoren sind die Auswirkungen der chronischen Niereninsuffizienz auf Blutbildung, Gerinnung, Herzfunktion, Säure-Basen-Haushalt und Elektrolytregulation. Beim akuten Nierenversagen sind Schockzustände zu beachten. Schließlich können sich Grunderkrankungen, die zur Urämie geführt haben, am Gehirn manifestieren, so z.B. der Diabetes mellitus oder Kollagenosen.

Klinik. Fluktuierende psychische Symptome (Desorientiertheit, Insomnie, Stupor, Koma), zerebelläre und extrapyramidale Störungen und Krampfanfälle dominieren das Bild[28].

Morphologie. *Makroskopisch* besteht häufig ein Hirnödem mit Hirndruckzeichen, gelegentlich eine Purpura cerebri. Mögliche *histologische* Veränderungen sind vakuoläre oder geschrumpfte Neurone mit Kernpyknose, Alzheimer-II-Glia, Schwellungen der Oligodendroglia und geringe perivaskuläre Entmarkungen im Marklager (beim akuten urämischen Ödem), eine metastatisch-septische Herdenzephalitis und Gliaknötchen (bei gesteigerter Infektionsbereitschaft), hyaline oder fibrinöse Thrombenbildungen in den kleinen Gefäßen (bei Hyperkoagulopathie) sowie Blutungen und Nekrosen (bei Hypertonie). Terminale Körnerzellnekrosen des Kleinhirns sind häufiger als bei Kontrollen. Sichere morphologische Veränderungen können bei der Urämie auch fehlen.

Insgesamt sind die histologischen Läsionen unspezifisch und inkonstant; es scheint, als wären die Veränderungen sekundär und ein sicheres histologisches Korrelat der urämischen Enzephalopathie nicht existent[3].

Dialyseenzephalopathie

Pathogenese. Wahrscheinlich sind toxische Konzentrationen von Aluminium verantwortlich, das aus oral zugeführten Gelen oder dem Dialysat stammt. Von der Dialyseenzephalopathie abzugrenzen ist das Disequilibriumsyndrom, das auf einem Hirnödem bei schneller Dialyse beruht.

Klinik. Psychoorganische Symptome bis zur Demenz, Dysarthrie, Myoklonien, Krampfanfälle und typische EEG-Veränderungen treten frühestens 2 Jahre nach Beginn der Dialyse auf und führen ohne Nierentransplantation meist innerhalb von 18 Monaten zum Tode. Die Krankheit ist selten geworden[28].

Morphologie. Beschrieben wurden Spongiose der oberen Rindenschichten, vor allem in den operkulären

Anteilen des Frontal- und des Temporallappens[56], geschrumpfte Neurone, vermehrt Lipofuszin, axonale Sphäroide, Alzheimer-II-Glia und Mikrogliareaktion. Diese Veränderungen sind relativ diskret, unspezifisch und inkonsistent; ob sie die Ursache der ausgeprägten klinischen Symptome sind, ist fraglich[3]. Mit Hilfe verschiedener Silberimprägnationen fand man einerseits Neurofibrillenverklumpungen besonders in der Präzentralregion, im roten Kern, im Zahnkern und in der unteren Olive[50], andererseits aluminiumreiche Einschlüsse besonders in den Epithelien des Plexus chorioideus, daneben auch in Neuronen und in Gliazellen der grauen Substanz[47].

Enzephalopathien nach Organtransplantation

Mehrere Faktoren sind an der Entstehung neurologischer Symptome und neuropathologischer Veränderungen beteiligt, so die zur Transplantation führende Grunderkrankung, neurotoxische und immunsuppressive Medikamente und eine Graft-versus-host-Reaktion.

Wenn auch die zerebralen Läsionen nach Transplantation von Herz, Niere, Leber und Knochenmark im wesentlichen gleichartig sind, gibt es doch gewisse quantitative Unterschiede: In einer Autopsieserie zeigten 95 % der 37 *lebertransplantierten* Patienten neuropathologische Veränderungen, und zwar anoxische Schäden (43 %), Infarkte (16 %), intrakranielle Blutungen (30 %), Pilz- (25 %) und Virusenzephalitiden (22 %), zentrale pontine Myelinolyse und Lückenfelder (19 %) sowie Alzheimer-II-Glia (65 %)[14]. Dagegen fand man bei 72 % der 109 *knochenmarktransplantierten* Patienten neuropathologische Läsionen, und zwar intrakranielle Blutungen (39 %), anoxische Schäden (16 %), Infarkte (13 %), bakterielle (4 %) und Pilzinfektionen (9 %), therapieinduzierte Leukoenzephalopathie (7 %) sowie Residuen oder Rezidive der Grunderkrankung (5 %)[38]. 83 % von 23 *herztransplantierten* Patienten zeigten neuropathologische Befunde; 13 % entwickelten eine systemische lymphoproliferative Erkrankung[39]. Seltene Läsionen sind primär-zerebrale Lymphome, progressive multifokale Leukoenzephalopathie, Toxoplasmose, Vaskulitis und Sinusthrombose.

Anmerkung: Die Abb. 108 f, 109 a, c, d, e sind vom Autor dieses Beitrages, die restlichen von Prof. J. Peiffer.

Literatur

1.–3. Weiterführende Literatur (▷ S. 288)
 4. Altmann HW (1972) Glycogenhaltige Karyosphäriden in Gliakernen bei hepatogener Encephalopathie. Virchows Arch [B] 11: 263–267
 5. Ballinger SW, Shoffner JM, Hedaya EV et al. (1992) Maternally transmitted diabetes and deafness associated with a 10.4 kb mitochondrial DNA deletion. Nature Genet 1: 11–15
 6. Bardosi A, Creutzfeldt W, DiMauro S et al. (1987) Myo-, neuro-, gastrointestinal encephalopathy (MNGIE syndrome) due to partial deficiency of cytochrome-c-oxidase. A new mitochondrial multisystem disorder. Acta Neuropathol 74: 248–258
 7. Berkovic SF, Carpenter S, Evans A et al. (1989) Myoclonus epilepsy and ragged-red fibres (MERRF). 1. A clinical, pathological, biochemical, magnetic resonance spectrographic and positron emission tomographic study. Brain 112: 1231–1260
 8. Butterworth RF (1992) Pathogenesis and treatment of portal-systemic encephalopathy: an update. Dig Dis Sci 37: 321–327
 9. Coo IFM de, Gabreëls FJM, Renier WO et al. (1991) Canavan disease: neuromorphological and biochemical analysis of a brain biopsy specimen. Clin Neuropathol 10: 73–78
10. Diemer NK, Klee J, Schröder H, Klinken L (1977) Glial and nerve cell changes in rats with porto-caval anastomosis. Acta Neuropathol 39: 59–68
11. Erbslöh F (1958) Funikuläre Spinalerkrankung. In: Scholz W, Lubarsch O, Henke F, Rössle R (Hrsg) Handbuch der speziellen pathologischen Anatomie und Histologie, Bd 13/2B. Springer, Berlin Göttingen Heidelberg, S 1526–1601
12. Erbslöh F (1958) Das Zentralnervensystem bei Leberkrankheiten. In: Scholz W, Lubarsch O, Henke F, Rössle R (Hrsg) Handbuch der speziellen pathologischen Anatomie und Histologie, Bd 13/2B. Springer, Berlin Göttingen Heidelberg, S 1645–1698
13. Erven PMM van, Cillessen JPM, Eekhoff EMW et al. (1987) Leigh syndrome, a mitochondrial encephalo(myo)pathy. A review of the literature. Clin Neurol Neurosurg 89: 217–230
14. Ferreiro JA, Robert MA, Townsend J, Vinters HV (1992) Neuropathologic findings after liver transplantation. Acta Neuropathol 84: 1–14
15. Friede RL (1989) Developmental neuropathology. 2nd ed. Springer, Berlin Heidelberg New York Tokyo
16. Gambetti P, Mellman WJ, Gonatas NK (1969) Familial spongy degeneration of the central nervous system (Van-Bogaert-Bertrand disease). An ultrastructural study. Acta Neuropathol 12: 103–115
17. Gascon GG, Ozand PT, Mahdi A et al. (1990) Infantile CNS spongy degeneration – 14 cases: clinical update. Neurology 40: 1876–1882
18. Giangaspero F, Dondi C, Scarani P, Zanetti G, Marchesini G (1985) Degeneration of the corticospinal tract following porto-systemic shunt associated with spinal cord infarction. Virchows Arch [A] 406: 475–481
19. Goto Y, Nonaka I, Horai S (1990) A mutation in the tRNA$^{Leu(UUR)}$ gene associated with the MELAS subgroup of mitochondrial encephalomyopathies. Nature 348: 651–653
20. Goto Y, Horai S, Matsuoka T et al. (1992) Mitochondrial myopathy, encephalopathy, lactic acidosis, and stroke-like episodes. A correlative study of the clinical features and mitochondrial DNA mutation. Neurology 42: 545–550
21. Haltia M, Suomalainen A, Majander A, Somer H (1992) Disorders associated with multiple deletions of mitochondrial DNA. Brain Pathol 2: 133–139
22. Hammans SR, Sweeney MG, Brockington M, Morgan-Hughes JA, Harding AE (1991) Mitochondrial encephalopathies: molecular genetic diagnosis from blood samples. Lancet 337: 1311–1313
23. Harding BN (1990) Progressive neuronal degeneration of childhood with liver disease (Alpers-Huttenlocher syndrome): a personal review. J Child Neurol 5: 273–287
24. Hellenberg Hubar JLM van, Gabreëls FJM, Ruitenbeek W et al. (1991) MELAS syndrome. Report of two patients, and comparison with data of 24 patients derived from the literature. Neuropediatrics 22: 10–14
25. Kageyama Y, Ichikawa K, Fujioka A et al. (1991) An autopsy case of mitochondrial encephalomyopathy with prominent degeneration in olivo-ponto-cerebellar system. Acta Neuropathol 83: 99–103
26. Kaul R, Casanova J, Johnson AB, Tang P, Matalon R (1991) Purification, characterization, and localization of aspartoacylase from bovine brain. J Neurochem 56: 129–135
27. Kimura T, Budka H (1986) Glial fibrillary acidic protein and S-100 protein in human hepatic encephalopathy: immunocytoche-

mical demonstration of dissociation of two glia-associated proteins. Acta Neuropathol 70: 17–21

28. Lockwood AH (1989) Neurologic complications of renal disease. Neurol Clin 7: 617–627

29. Lombes A, Bonilla E, DiMauro S (1989) Mitochondrial encephalomyopathies. Rev Neurol 145: 671–689

30. Manuelidis EE, Rorke LB (1989) Transmission of Alper's disease (chronic progressive encephalopathy) produces experimental Creutzfeldt-Jakob disease in hamsters. Neurology 39: 615–621

31. Marks HG, Caro PA, Wang Z et al. (1991) Use of computed tomography, magnetic resonance imaging, and localized 1H magnetic resonance spectroscopy in Canavan's disease. A case report. Ann Neurol 30: 106–110

32. Masters CL, Richardson EP Jr (1978) Subacute spongiform encephalopathy (Creutzfeldt-Jakob disease). The nature and progression of spongiform change. Brain 101: 333–344

33. Matalon R, Michals K, Sebesta D et al. (1988) Aspartoacylase deficiency and N-acetylaspartic aciduria in patients with Canavan disease. Am J Med Genet 29: 463–471

34. Matalon R, Michals K, Gashkoff P, Kaul R (1992) Prenatal diagnosis of Canavan disease. J Inherited Metab Dis 15: 392–394

35. McKelvie PA, Morley JB, Byrne E, Marzuki S (1991) Mitochondrial encephalomyopathies: a correlation between neuropathological findings and defects in mitochondrial DNA. J Neurol Sci 102: 51–60

36. McShane MA, Hammans SR, Sweeney M et al. (1991) Pearson syndrome and mitochondrial encephalomyopathy in a patient with deletion of mtDNA. Am J Hum Genet 48: 39–42

37. Mizusawa H, Ohkoshi N, Watanabe M, Kanazawa I (1991) Peripheral neuropathy of mitochondrial myopathies. Rev Neurol 147: 501–507

38. Mohrmann RL, Mah V, Vinters HV (1990) Neuropathologic findings after bone marrow transplantation: an autopsy study. Hum Pathol 21: 630–639

39. Montero CG, Martinez AJ (1986) Neuropathology of heart transplantation: 23 cases. Neurology 36: 1149–1154

40. Norenberg MD, Neary JT, Norenberg LOB, McCarthy M (1990) Ammonia induced decrease in glial fibrillary acidic protein in cultured astrocytes. J Neuropathol Exp Neurol 49: 399–405

41. Ohama E, Ikuta F (1987) Involvement of choroid plexus in mitochondrial encephalomyopathy (MELAS). Acta Neuropathol 75: 1–7

42. Ohama E, Ohara S, Ikuta F et al. (1987) Mitochondrial angiopathy in cerebral blood vessels of mitochondrial encephalomyopathy. Acta Neuropathol 74: 226–233

43. Ohara S, Ohama E, Takahashi H et al. (1988) Alterations of oligodendrocytes and demyelination in the spinal cord of patients with mitochondrial encephalomyopathy. J Neurol Sci 86: 19–29

44. Oldfors A, Fyhr IM, Holme E, Larsson NG, Tulinius M (1990) Neuropathology in Kearns-Sayre syndrome. Acta Neuropathol 80: 541–546

45. Paulus W, Peiffer J (1990) Intracerebral distribution of mitochondrial abnormalities in 21 cases of infantile spongy dystrophy. J Neurol Sci 95: 49–62

46. Peiffer J, Kustermann-Kuhn B, Mortier W et al. (1988) Mitochondrial myopathies with necrotizing encephalopathy of the Leigh type. Pathol Res Pract 183: 706–716

47. Reusche E, Seydel U (1993) Dialysis-associated encephalopathy: light and electron microscopic morphology and topography and evidence of aluminum by laser microprobe mass analysis. Acta Neuropathol 86: 249–258

48. Scalabrino G, Monzio-Compagnoni B, Ferioli ME et al. (1990) Subacute combined degeneration and induction of ornithine decarboxylase in spinal cords of totally gastrectomized rats. Lab Invest 62: 297–304

49. Schachenmayr W (1987) Pankreatitis-assoziierte Hirnbefunde: gibt es eine pankreatische Encephalopathie? Verh Dtsch Ges Pathol 71: 280–283

50. Scholtz CL, Swash M, Gray A, Kogeorgos J, Marsh F (1987) Neurofibrillary neuronal degeneration in dialysis dementia: a feature of aluminium toxicity. Clin Neuropathol 6: 93–97

51. Shoffner JM, Lott MT, Lezza AMS et al. (1990) Myoclonic epilepsy and ragged-red fiber disease (MERRF) is associated with a mitochondrial DNA tRNA^{Lys} mutation. Cell 61: 931–937

52. Sparaco M, Bonilla E, DiMauro S, Powers JM (1993) Neuropathology of mitochondrial encephalomyopathies due to mitochondrial DNA defects. J Neuropathol Exp Neurol 52: 1–10

53. Takeda S, Wakabayashi K, Ohama E, Ikuta F (1988) Neuropathology of myoclonus epilepsy associated with ragged-red fibers (Fukuhara's disease). Acta Neuropathol 75: 433–440

54. Tatuch Y, Christodoulou J, Feigenbaum A et al. (1992) Heteroplasmic mtDNA mutation (T----G) at 8993 can cause Leigh disease when the percentage of abnormal mtDNA is high. Am J Hum Genet 50: 852–858

55. Watanabe A, Shiota T, Tsuji T (1992) Cerebral edema during hepatic encephalopathy in fulminant hepatic failure. J Med 23: 29–38

56. Winkelman MD, Ricanati ES (1986) Dialysis encephalopathy: neuropathological aspects. Hum Pathol 17: 823–833

57. Yamamoto M, Clemens PR, Engel AG (1991) Mitochondrial DNA deletions in mitochondrial cytopathies: observations in 19 patients. Neurology 41: 1822–1828

Genetische Stoffwechselerkrankungen mit neuropathologischer Bedeutung

K. Harzer, N. Breitbach

Weiterführende Literatur

1. Adams JH, Duchen LW (eds) (1992) Greenfield's neuropathology. 5th ed. Arnold/Hodder & Stoughton, London
2. Baumann N, Federico A, Suzuki K (eds) (1991) Late onset neurometabolic genetic disorders. From clinical to molecular aspects of lysosomal and peroxisomal disease. Dev Neurosci 13: 185–376
3. Cervós-Navarro J (1991) Pathologie des Nervensystems. V. Degenerative und metabolische Erkrankungen. Redigiert von H. Berlet. Springer, Berlin Heidelberg New York Tokyo
4. Friede RL (1989) Developmental neuropathology, part 3: Metabolic diseases. Springer, Berlin Heidelberg New York Tokyo, pp 405–560
5. Hansen HG, Graucob E (1985) Hematologic cytology of storage diseases. Springer, Berlin Heidelberg New York Tokyo
6. Jänisch W, Schreiber D, Warzog R (1990) Neuropathologie – Pathomorphologie und Pathogenese neurologischer Krankheiten. Fischer, Stuttgart New York
7. Peiffer J (1984) Angeborene Stoffwechselkrankheiten. Neuropathologischer Teil. In: Remmele W (Hrsg) Pathologie. Springer, Berlin Heidelberg New York Tokyo, S 479–533
8. Scriver CR, Beaudet AL, Sly WS, Valle D (eds) (1995) The metabolic basis of inherited disease. 7th ed. McGraw-Hill, New York (in press)
9. Tada K, Colombo JB, Desnick RJ (1987) Recent advances in inborn errors of metabolism. Enzyme 38: 7–327

Einleitung

Es ist unmöglich, in einem kurzen Beitrag alle beschriebenen, neurologisch oder neuropathologisch bedeutsamen Krankheiten mit gesicherter oder vermuteter genetischer Ursache zu berücksichtigen oder auch nur zu streifen. Vereinfachend gesagt, wirkt sich jede genetische Störung, soweit sie in den überregionalen Stoffwechsel eingreift (und das ist eher die Regel als die Ausnahme), auf das Nervensystem aus, ganz abgesehen von der großen Zahl genetischer Störungen, die schon primär im Nervengewebe wichtige Stoffwechselschritte betreffen. Obwohl hier nicht von vornherein genetische Störungen mit genetischen Stoffwechselstörungen gleichgesetzt werden sollen, ist die Übereinstimmung aus fundamentalen Gründen weitreichend. Ein großer Teil aller Gene, nämlich die Strukturgene, erzeugen in der Regel stoffwechselwirksame Genprodukte. Die Frage ist, inwieweit die Genprodukte identifiziert, ihre Wirkungsarten, -wege und -orte bestimmt und ihre gegenseitige Beeinflussung erkannt werden können. Dazu kommen Fragen, wie, wann und wo ein Gen an- oder abgeschaltet oder im pathologischen Fall gestört ist, so daß die Wirkung seines Produkts entweder fehlt (z.B. Enzymdefekt im klassischen Sinn, Hauptgegenstand dieses Beitrags) oder schädigend ist

(z.B. Anhäufung genetisch strukturdefekter Proteine bei Prozessen wie Amyloidosen, M. Alzheimer?, „Prionen-Krankheiten"?). Weitere Fragen sind etwa jene zur Wirkung eines Ungleichgewichts von Genprodukten, wie es für Trisomien (z.B. Down-Syndrom) mit 3facher anstatt der normalen doppelten Gendosis oder für Genstörungen bei Malignomzellen anzunehmen ist. Bislang sind die metabolischen Auswirkungen und damit die klinische Pathogenese von Chromosomenstörungen auf weiten Strecken unbekannt. So kennt man z.B. beim Fragilen-X-Syndrom, einer der häufigsten Ursachen genetischer mentaler Retardierung bei Knaben, die DNA-Veränderungen (zu viele GCC-Trinukleotidrepeats) in der Gegend des X-Chromosombruchpunkts recht genau, weiß aber nicht, wie etwa dadurch auf der Genproduktebene der neuronale Stoffwechsel gestört wird. Ein Zuviel an *Trinukleotidrepeats* ist ein neu erkanntes ursächliches, diagnostisch nutzbares Prinzip bei einigen neurogenetischen Erkrankungen wie Chorea Huntington (CAG-Repeats), spinozerebelläre Ataxie Typ 1, myotone Dystrophie, X-chromosomale bulbäre (M. Kennedy) und spinale Muskelatrophie. Ab welcher Repeatanzahl Pathogenität besteht, ist variabel; man spricht von „dynamischen Mutationen".

In unserem Beitrag verwenden wir von den Begriffen genetische, erbliche, angeborene Störungen – die nicht deckungsgleich sind – die beiden ersten. Wir meinen damit meist autosomal-rezessive, nur ausnahmsweise dominante, bisweilen X-chromosomale und nur bei manchen mitochondrialen Störungen maternale (die mitochondriale DNA = mtDNA betreffende), insgesamt fast nur monogenetische Erbgänge. Die vorliegende Abhandlung autosomal-rezessiver Erbleiden erlaubt es dem Leser, im allgemeinen davon auszugehen, daß die Krankheiten dem „homozygoten" Zustand (genauer: dem zusammengesetzt oder „compound" heterozygoten Zustand in den meisten Fällen, mit 2 ähnlich wirksamen Mutationen auf je einem der beiden Allele oder Genlozi) für den Defekt eines Proteins, meist Enzyms, entsprechen, falls nichts anderes angegeben ist. Der Leser kann dann auch unterstellen, daß ein Enzymdefekt nur im homozygoten Zustand (also im allgemeinen nicht bei den heterozygoten Patienteneltern) schädliche Konzentrationsänderungen der Substrate oder Produkte der Enzymreaktionen bewirkt. Oft häufen sich nicht umsetzbare Substrate störend an, etwa bei „Speicherkrankheiten", und bisweilen sind notwendige Produkte nicht oder zuwenig erzeugbar. Da aber Substrate oder Produkte, allgemein Metabolite, bei ihrer Konzentrationsänderung oft mehrere, metabolisch näher oder ferner gelegene Schritte beeinflussen oder regulieren, kann z.B. die Konzentrationsstörung infolge eines einzelnen Enzymdefektes direkte oder weitreichende indirekte Auswirkungen auf den Stoffwechsel haben.

Eine Schwäche unseres wie ähnlicher Beiträge über metabolische Defekte – neben dem Problem der adäquaten (detaillierten oder nur andeutenden?) Wiedergabe biochemischer Zusammenhänge und pathophysiologischer und morphologischer Befunde, von den rasch zunehmenden molekulargenetischen Erkenntnissen ganz zu schweigen, liegt in der Auswahl der abgehandelten Krankheiten. Der Auswählende ist versucht, nach Ursachen und Befunden plausibel darstellbare Krankheiten zu bevorzugen und andere (vielleicht gleichwichtige) zu vernachlässigen. Eine Auswahl nach Häufigkeit ist nur beschränkt möglich, weil die einzelnen Typen genetischer neurometabolischer Krankheiten fast grundsätzlich Raritäten darstellen und nur die Summe aus den so zahlreichen Typen epidemiologisch zu Buche schlägt (Ausnahme z.B. M.Alzheimer, falls hier eine Genstörung wesentlich ist).

Gliederung und Erläuterung des Beitrags

Einteilungsbestrebungen für die Stoffwechseldefekte zielen konkurrierend auf klinische, morphologische, biochemische, zellbiologische, genetische und andere Kriterien, wobei die gebildeten Gruppen sich mehrfach überlappen. Keines der Einteilungsprinzipien ist befriedigend. Wir versuchten, nach zellbiologischen Kriterien vorzugehen, die sich aus der *subzellulären Lokalisation der Enzyme* oder (auch morphologischen[7]) Substrate ergeben, die den Störungen unterworfen sind. Diese Lokalisation in bestimmten Zellkompartimenten wie Lysosomen, Peroxisomen, Zytoplasma einschließlich mikrosomaler Strukturen oder Mitochondrien wollten wir aber nicht als strenges Kriterium für Gruppierungen, jedoch immerhin als Leitfaden für eine bestimmte Reihung der besprochenen Störungen verwenden. Der andere Leitfaden einer biochemischen (von der Lokalisation teils mitabhängigen) Zusammengehörigkeit der betroffenen, konzentrationsveränderten Metabolite ging mit ein. Zu viele Ordnungsbestrebungen unternahmen wir jedoch nicht, sondern ließen auch der Eigenständigkeit mancher Krankheiten Raum.

Die unter den Ziffern 1–13 abgehandelten Krankheiten sind *lysosomale Störungen*[33], meist Speicherkrankheiten mit speicherungsbedingter Hypertrophie der Lysosomen[44], die dabei bizarre, z.B. pseudokristalline oder langgestreckte Profile entwickeln können. Die Schädigung durch Stoffüberschuß setzt aber wohl teils als Strukturverlust (z. B. Markscheidenuntergang) ein, bevor sie sich in Hilfs- (z. B. Schwannzellen)

oder reaktiven Freßzellen in lysosomaler Hypertrophie äußert. Meist, aber nicht immer beruhen lysosomale Störungen auf primären Defekten lysosomaler Enzyme. Die letzteren haben in der Regel ein saures pH-Optimum, welches das saure, den Katabolismus im Lysosom begünstigende Milieu widerspiegelt. Die Ziffern 1–10 entsprechen den *Sphingolipidosen*, bei denen meist, aber nicht immer, zuckerabspaltende Enzyme defekt sind (weitaus die meisten Sphingolipide enthalten Zucker). Je nach Funktion der betroffenen Sphingolipide können die Sphingolipidosen als *Leukodystrophien*, Poliodystrophien, *neuroviszerale* oder viszerale *Lipidosen* imponieren. Ein großer Teil weiterer lysosomaler Störungen beruht ebenfalls auf *Defekten zuckerabspaltender Enzyme* (vgl. jedoch Ziffer 35). Man kommt damit zu Krankheiten wie „*Mukolipidosen*" (Ziffer 11; unscharfer Begriff) und zu den *Mukopolysaccharidosen* (Ziffern 12, 13), muß aber die *Glykogenose II* (Ziffer 17) mit einbeziehen. Lysosomale Beteiligung wird auch bei anderen Störungen beobachtet, ist aber dann sekundär.

Peroxisomale Störungen[45] (Ziffern 14, 15) gehen eher nicht mit Hypertrophie der Peroxisomenorganelle einher. Diese ist ultrastrukturell nur bisweilen geschwollen, sonst unauffällig, auf Membranreste reduziert oder abwesend. Substratüberschüsse aufgrund peroxisomaler Stoffwechseldefekte finden sich teils erst in Lysosomenäquivalenten eingewanderter Freßzellen wieder, nachdem sie offenbar primär Strukturverluste ausgelöst haben. Die Substrate werden auch in das Blut abgegeben, was übrigens für Teile der Substratüberschüsse bei primär lysosomalen Defekten ebenfalls gilt. Bestimmte peroxisomale Lipidsubstrate entwickeln ähnlich wie bestimmte lysosomale Sphingolipidsubstrate bei Defekt ihres Abbaus ein hohes „Leukodystrophiepotential". Auch ein „Dysmorphiepotential" entsteht offenbar aus dem gestörten Stoffwechsel bestimmter peroxisomaler Substrate ähnlich wie bei manchen lysosomalen (Nichtlipid-)Substraten. Der klassische, wenn auch nicht durchgehende Effekt lysosomaler Krankheiten, nämlich die primäre Auftreibung (Ballonierung) parenchymatöser Zellen durch Substanzspeicherung, wird von den peroxisomalen Krankheiten kaum nachgeahmt.

Als *zytoplasmatische Störungen* können manche Aminosäurestoffwechselstörungen (z.B. Ziffern 19, teils 20, 25), manche Harnstoffzyklusstörungen (Ziffer 26), fast alle Glykogenosen (Ziffer 17) und andere Defekte (Ziffer 18, teils 35) bezeichnet werden. Der Begriff der zytoplasmatischen (inkl. mikrosomalen) Störungen, die z.B. auch das endoplasmatische Retikulum betreffen, grenzt eher lysosomale, peroxisomale und mitochondriale Störungen aus, als daß er zusammengehörige Störungen eingrenzt. Manche nichtzytoplasmatischen Störungen zeigen zwar starke Veränderungen der Metabolite im Zytoplasma mit guter Zugänglichkeit im Extrazellulärraum (z.B. Ahornsirupkrankheit, Ziffer 21); ihre Ursache liegt aber doch in einer der Organellen.

Mitochondriale Störungen[9] umfassen, in groben Umrissen, *Energiestoffwechselstörungen,* und zwar, von der Glukose aus gesehen, solche diesseits (z. B. oxidative Dekarboxylierung, Ziffer 29) und jenseits des Zitratzyklus (*Atmungskettendefekte,* Ziffer 30), ferner *β-Oxidations- und Karnitinstoffwechsel*störungen (Ziffer 27), den mitochondrialen Teil der *Harnstoffzyklusstörungen* (Ziffer 26). Man kann noch die Störungen von *Steroidhydroxylasen* (vgl. z. B. Ziffer 35) sowie die einiger *mitochondrialer Schritte* im Stoffwechsel der *Amino- und organischen (Nichtfett-) Säuren* (Ziffern 20, 21, 23 und 27) hinzufügen. Mitochondriale Energiestoffwechselstörungen haben ein hohes Potential für *Laktatvermehrung.* Störungen diesseits des Zitratzyklus und die erwähnten Organische-Säuren-Störungen haben ein hohes *Azidosepotential.* Die ersteren sowie Defekte der β-Oxidation (Ziffer 27) haben ein deutliches Hypoglykämiepotential, wobei eher die Störungen diesseits des Zitratzyklus mit Energiegewinnung durch erhöhte Ketogenese und eher die β-Oxidationsstörungen mit Glukoneogenese darauf antworten. Energiestoffwechselstörungen vom Typ der Atmungskettendefekte (Ziffer 30) erlauben in der *Muskelbiopsie* den ultrastrukturellen Nachweis atypischer (vermehrter, vergröberter, verformter, pseudokristallin veränderter) Mitochondrien, die im lichtmikroskopischen Maßstab erst ab einer gewissen Häufung als *„ragged-red fibers"*[36] imponieren. Bei anderen mitochondrialen Störungen ist die Muskelbiopsie in dieser Hinsicht nur zum Teil aussagekräftig, kann jedoch z. B. Lipidspeichereffekte bei β-Oxidationsstörungen und Karnitinmangel, ferner weniger spezifische Faser- und Zellkernveränderungen zeigen. Biochemisch-diagnostisch gesehen ist die *Muskelbiopsie das Material erster Wahl für Bestimmungen mitochondrialer Enzyme.*

Die bekannten *Kupferstoffwechselstörungen* (M. Wilson, M. Menkes, Ziffern 31, 32) werden im Anschluß an die Mitochondrienstörungen abgehandelt, weil sie das Mitochondrium mit seinen *kupferabhängigen Enzymen* sekundär beeinflussen. Dann folgt eine heterogene Krankheitsgruppe, die aus klinisch-neuropathologischen Gründen (Bemarkungsstörungen und sudanophile=neutralfettmakrophagenhaltige Leukodystrophien mit verschiedener, teils unbekannter Ätiologie) durch den noch üblichen Begriff *„orthochromatische Leukodystrophien"* (Ziffer 33) scheingruppiert sind. Darunter findet sich u. a. der klassische M. Pelizaeus-Merzbacher, bei dem die Aufklärung der Defekte und Mutationen des Myelinproteolipidproteins schnell voranschreitet, ferner das phänotypisch teils sehr ähnliche Cockayne-Syndrom (*DNS-Reparaturstörung,* s. auch Ziffer 35). Darunter wird auch die leukodystrophieähnliche spongiöse Hirndystrophie des M. Canavan mit Stoffwechselstörung des N-Azetylaspartats (zytoplasmatisch? mitochondrial?) erwähnt (▷ S. 289) . Übrigens möchten wir für die proteindefizienten Fälle des M. Pelizaeus-Merzbacher den Begriff der *Strukturproteinstörung* einführen, wobei

Struktur natürlich auch Funktion bedeutet. Analog liegt eine Störung eines peripheren Myelinproteins bei der hereditär-motorisch-sensiblen Neuropathie Typ I a (isolierte Schwann-Zell-Krankheit mit Demyelinisierung und histologischer, pseudoremyelinisierender „Zwiebelschalenbildung" des peripheren Nerven) vor.

Weitere eigenständige, *ätiologisch ungeklärte Stoffwechselkrankheiten* sind die *neuronalen Zeroidlipofuszinosen* (Ziffer 34) mit ihrer lysosomalen Lipopigmentspeicherung, die bisher nicht zur Gruppierung mit den lysosomalen Lipidosen (Ziffern 1–10) berechtigt.

Am Ende unseres Beitrags finden sich 2 Sammelbecken heterogener Krankheiten: Nur das 1. (Ziffer 35) sammelt nach einem Prinzip, nämlich dem der *pathologischen Anhäufung „banaler" Fettstoffe* wie *Cholesterin,* seiner Metabolite und Ester sowie *Triglyzeride.* Unter den Krankheiten finden sich primäre lysosomale Lipidosen (z. B. M. Wolman), die Hypolipoproteinämien (M. Tangier, M. Bassen-Kornzweig), die *Gallensäurebildungsstörung* vom Typ der zerebrotendinösen Xanthomatose sowie ungeklärte Lipo(xantho)matosen. Das 2. Sammelbecken (Ziffer 36) sammelt stichwortartig einige in unserer Einteilung nicht zuordenbare Krankheiten wie *DNS-Reparaturstörungen,* die Harnsäurestoffwechselstörung vom Typ Lesch-Nyhan, die allerdings den zytoplasmatischen Störungen zuzuordnen wäre, die *Dysproteinosen mit Amyloidvermehrung,* schließlich eine neu abgegrenzte Glykoproteinstörung.

In der Zusammenstellung (Tabelle unten) sind einige neuropathologisch bedeutsame Krankheitsgruppen mit meist anzunehmender, auch teils präzisierter genetischer Ursache nur namentlich aufgeführt, um sie hiermit aus unserem Beitrag auszugrenzen, jedoch den Umfang des Gebiets – mit teils minimalem biochemischem Kenntnisstand – anzudeuten. Einige der Krankheiten werden in Beiträgen anderer Autoren besprochen.

Wie bei der Materie fast selbstverständlich, erhebt unser Beitrag keinen Anspruch auf annähernde Vollständigkeit, taxonomische Schlüssigkeit, inhaltliche Ausgewogenheit usw. Wenn er geeignet ist, in einige neurometabolische Krankheiten einzuführen oder einige Begriffe zu definieren, so mag er trotzdem nützlich sein. *Die einzelnen Abschnitte* sind, soweit möglich, jeweils so *gegliedert,* daß nach einem kurzen Überblick über Grundlagen, Erscheinungsform, Biochemie, Ätiologie, evtl. Häufigkeit der Krankheiten das klinische Bild, die biochemische und morphologische (Biopsie-)Diagnostik[7, 44], sodann die Neuropathologie, ferner evtl. genetische Grundlagen und Beziehungen in kurzen Abschnitten abgehandelt werden. Abweichend werden teils aus dem Zusammenhang entstehende Hinweise auf weitere Krankheiten geringerer Bedeutung, zusätzliche Stoffwechselverknüpfungen oder -abgrenzungen gegeben. Manche Abschnitte sind auf Andeutungen in Stichworten reduziert.

Nichtberücksichtigte Krankheitsgruppen oder -typen mit anzunehmender oder bekannter genetischer (Stoffwechsel)ursache oder Mitursache

- Problemkreis M. Alzheimer
- Problemkreis M. Parkinson
- Chorea Huntington (dominant erblich)
- Torsionsdystonien
- Transmitterstoffwechselstörungen

- Familiäre Stirnhirnatrophie M. Pick
- Spastische Spinalparalysen (Atrophie des 1. motorischen Neurons)
- Spinale Muskelatrophien (M. Werdnig-Hofmann u.a., Atrophie des 2. Neurons)
- Amyotrophische Lateralsklerose (1. und 2. Neuron)
- Spinozerebelläre Heredoataxien (M. Friedreich u.a., Pyramidenbahn- und Hinterstrangdegeneration)
- M. Nonne-Marie (Kleinhirn-, Hirnnervenkern- und Spinalbahn-Degeneration, dominant erblich)
- Olivopontozerebelläre Atrophien (OPCA, teils dominant erblich)
- „Späte" Kleinhirnrindenatrophien
- Hereditäre motorisch-sensible Neuropathien (M. Charcot-Marie-Tooth; zu Typ I a vgl. früheren Text; teils dominant erblich)
- Neuroaxonale Dystrophien inkl. M. Hallervorden-Spatz
- Neuropathien bei Porphyrien[2] (biochemisch bekannt, teils dominant erblich)
- Hepatische Enzephalopathien, insbesondere bei ikterischen Prozessen und Syndromen (z.B. Glukuronyl-Transferase-Mangel)
- Subakut-nekrotisierende Enzephalomyelopathie (Leigh-Syndrom – ▷ S. 292 –, offenbar Ausdruck einer Gruppe mitochondrialer Defekte)
- Familiäre zerebrale oder striatodentale Verkalkungen
- Hämochromatosen und Siderosen
- Eine große Zahl neurodegenerativer Syndrome, Systematrophien, neurookulokutaner und neuromuskulärer Syndrome
- Mit Dysplasien oder Neoplasien einhergehende, meist dominant erbliche Krankheiten (z.B. tuberöse Sklerose, M. Recklinghausen)
- Störungen des autonomen Nervensystems (z.B. Darmaganglionose, M. Hirschsprung)
- Primäre Muskeldystrophien; Myotonien

Lysosomale Krankheiten

1. Metachromatische Leukodystrophie mit Varianten[1, 2, 7, 8]

Die metachromatische Leukodystrophie (MLD) ist die klassische, *biochemisch definierte Entmarkungskrankheit* und kann als *Sulfatidlipidose* bezeichnet werden. Sulfatid ist ein sulfathaltiges Sphingolipid. Die Sulfatgruppe wird vom restlichen Teil des Sulfatidmoleküls, Galaktosylzeramid (Galaktose + Zeramid), normalerweise durch die *Arylsulfatase A* (= Sulfatidase) getrennt, um den physiologisch notwendigen Abbau des Sulfatids zu leisten. Bei der MLD fehlt die Aktivität der Arylsulfatase A, wodurch sich Sulfatid als eines der Hauptmyelinlipide anstaut. Der Anstau führt zum Zerfall der Markscheiden, deren stark sulfatidhaltige Trümmer schließlich von einwandernden

Makrophagen („Myelophagen") aufgenommen werden. Wie der Enzymdefekt in der Oligodendroglia- und Schwann-Zelle das Sulfatidübergewicht in der Markscheide bedingt, so liegt er in gleicher Weise in den *Myelophagen* vor, in denen der überhöhte Sulfatidanteil liegenbleibt und die positive histochemische *Metachromasiereaktion* (Metachromasie = Farbumschlag durch dicht gruppierte Sulfat- oder andere saure Gruppen) hervorruft. Positive Metachromasie wird bei der MLD auch direkt in der zerfallenden Markscheide, teils in Nervenzellen und extraneural, z.B. in *Nierentubuli* sowie in den *Gallenwegen* (entsprechende klinische Symptome möglich!) teils in großen Mengen, aber auch ubiquitär in histiozytären Zellen gefunden. Sulfatid ist ein myelintypisches, auch z.B. nierentypisches und – in geringer Menge – fast ubiquitäres Sphingolipid. Der Defekt der Arylsulfatase A tritt im homozygoten Zustand (MLD) mit einer Frequenz von ca. 1:40000 auf; damit beträgt die Heterozygotenfrequenz ca. 1:100. Die Frage, ob Heterozygote leichte klinische Symptome zeigen können, ist offen.

Das *klinische Bild* läßt sich grob in *spätinfantile, juvenile und adulte* (viel seltenere) *Verläufe* einteilen. Symptome sind z.B. am Beginn Gangstörung (spätinfantile MLD), Lern- und Schreibstörung (juvenile MLD), „neurasthenische" oder psychotiforme Bilder (adulte MLD). Später folgen gestörter Muskeltonus, Ataxie, spastische Tetraparese, begleitet von Abnahme der, insbesondere motorischen, *Nervenleitgeschwindigkeit,* evtl. Liquoreiweißerhöhung, eher selten epileptische Anfälle und schließlich Demenz, Kachexie und Enthirnungsstarre.

Die *intravitale Diagnostik* erfolgt bei den obigen Symptomen und entmarkungstypischen Befunden in den neuroradiologischen Verfahren durch biochemische Bestimmung der Arylsulfatase-A-Aktivität in *Leukozyten* aus EDTA-Blut oder gezüchteten Hautfibroblasten bzw. pränatalem Material. Der lipid-biochemische Nachweis der erhöhten Sulfatidausscheidung im Urin ist zusätzlich hilfreich. Die *morphologische Biopsiediagnostik* aus markhaltigen Nerven (z.B. N. suralis) ist aussagekräftig und zeigt degenerierte und rarefizierte Nervenfasern, dünne Markscheiden sowie scholliges metachromatisches Material (Abb. 1.111 c). Die feinstrukturell granuläre Form dieses Materials in Schwann-Zellen, endoneurialen und vor allem histiozytären Zellen löst sich ultrastrukturell teils in pseudokristalline Sulfatidablagerungen mit prismatischen, „Fischgräten"- oder „Tuffstein"strukturen (Abb. 1.111 d–f) auf. In den Schwann-Zellen sind „Myelinfiguren" und evtl. zebraartige lysosomale Membrankörper zu beobachten.

Neuropathologisch spart die zerebrale Entmarkung (Abb. 1.111 a) typischerweise die U-Fasern aus, ist aber sonst diffus verteilt. Das grau verfärbte, sklerotische, dicht mit Gliafasern durchsetzte Marklager enthält große Mengen diffus verteilter Myelophagen (Abb. 1.111 b), die z.B. in der Hirsch-Peiffer-Färbung mit metachromatischen Granula gefüllt sind. In den

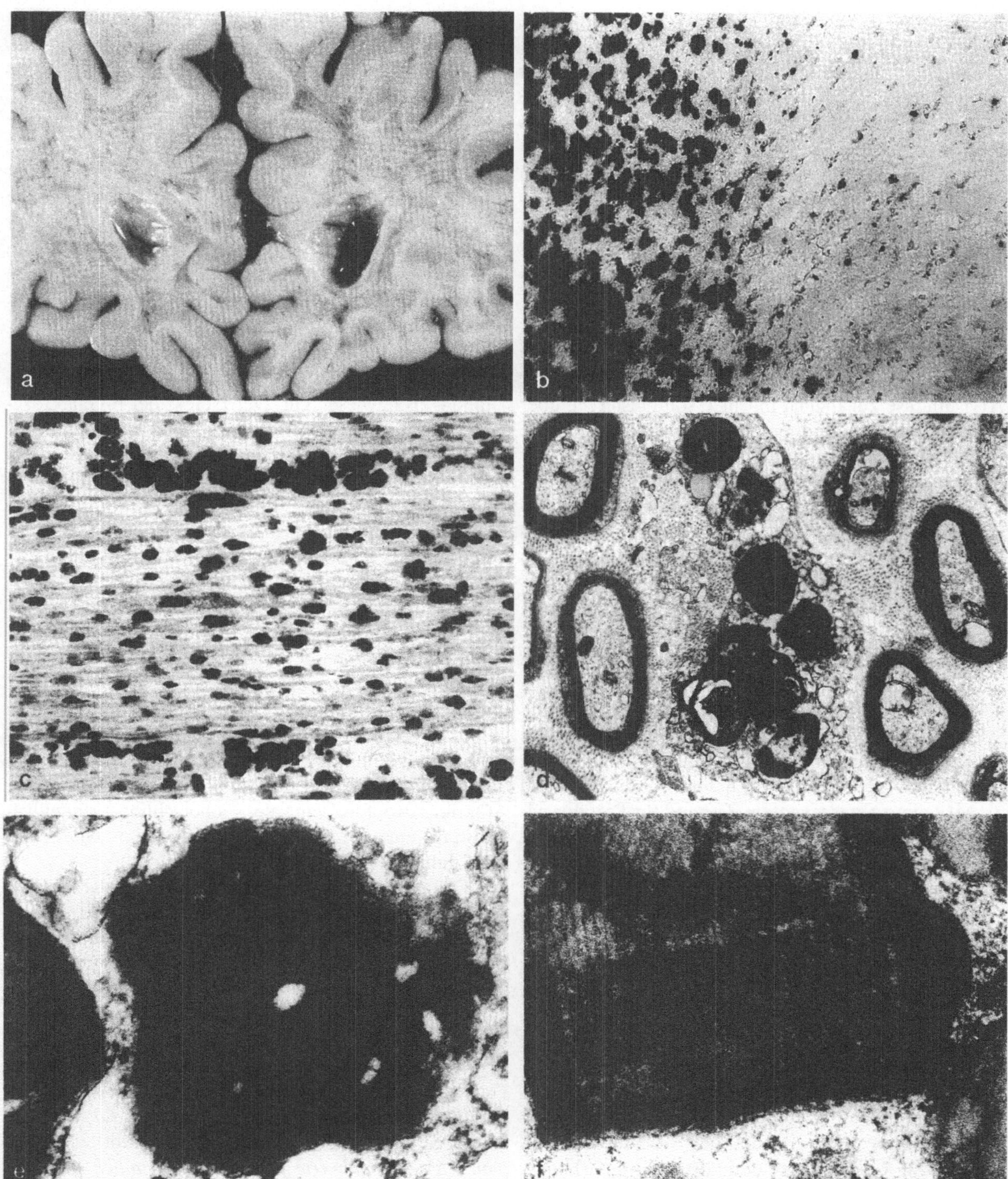

Abb. 1.111 a–f. a Schwere Markdestruktion und erweiterte Vorderhörner bei metachromatischer Leukodystrophie. **b** Mark-Rinden-Grenze mit massiver Sulfatidablagerung in Myelophagen des Marklagers *(links)*. Im Kortex *(rechts)* einzelne Makrophagen eingestreut. Pseudoisozyaninfärbung (Benz und Harzer), Gefrierschnitt, 40:1 (Aufnahme: H. U. Benz). **c** Metachromatische Leukodystrophie. Biopsie aus peripherem Nerv. Einlagerung metachromatischer Markscheidenzerfallsprodukte. Essigsaure Kresylviolettfärbung (v. Hirsch und Peiffer), Gefrierschnitt, 60:1. **d, e** Metachromatische Leukodystrophie. Peripherer Nerv mit lysosomalen prismatischen Körpern in Makrophage, **d** 4000:1, **e** 25000:1 (Aufnahme: R. Meyermann). **f** Fischgrätenmuster in lysosomalem Einschluß bei metachromatischer Leukodystrophie. Suralisbiopsie, 100000:1 (Aufnahme: H. Opitz)

Neuronen aller Kerngebiete können ultrastrukturell lysosomale Membrankörper, meist in nichtexzessiver Menge, gefunden werden, wohingegen kortikale und periphere Nervenzellen weitgehend ausgespart sind. Ubiquitäre histiozytäre Zellen können solche Membrankörper und Fischgrät- oder Tuffsteinmuster zeigen.

Die MLD hat Beziehung zu 2 weiteren lysosomalen Speicherkrankheiten, der *Mukosulfatidose* (*multipler Sulfatase-Mangel*[9, 33]) und der „MLD mit normaler

Arylsulfatase-A-Aktivität" (Sulfatidaktivatormangel). Die Mukosulfatidose kann als MLD, kombiniert mit Mukopolysaccharidose, aufgefaßt werden; neben der Arylsulfatase A zeigen die Arylsulfatase B und andere Sulfatasen (z.B. Steroidsulfatase, deren Defekt zu Ichthyosis führen kann) verminderte Aktivität. Klinisch treten dysmorphe Zeichen, Knochenstörungen (im Blutausstrich Alder-Granulationen[5]) und evtl. Organvergrößerung zu den Symptomen der MLD hinzu sowie evtl. die Ichthyosis; die Krankheit ist dann eine der „Neuroichthyosen". Mukopolysaccharidurie ist möglich.

Die *„MLD mit normaler Arylsulfatase A"* beruht auf dem Defekt eines Sphingolipidaktivatorproteins[33] (▷ Ziffer 10), welches das Sulfatid für den Angriff der Arylsulfatase zugänglich macht („solubilisiert"), aber auch auf andere Sphingolipide in ähnlicher Weise wirkt. Klinisch liegt im wesentlichen das Bild der MLD, evtl. erweitert um eine stärkere neuronale Beteiligung, vor, die z.B. ultrastrukturell in der Rektumbiopsie erfaßt werden kann. Obwohl bisher nicht dokumentiert, dürften auch Nerv- und Hautbiopsie aussagekräftig sein. Die endgültige Diagnose erfolgt biochemisch und immunbiochemisch mittels Antiserum gegen Sphingolipidaktivatorprotein 1.

Der *Pseudoarylsulfatase-A-Mangel*[2] löst keine Krankheit aus: Etwa jeder 10. Mensch hat niedrige oder sehr niedrige Arylsulfatase-A-Aktivität, ohne Symptome der MLD zu entwickeln, deren Auftreten an einen noch niedrigeren Aktivitätsspiegel gebunden ist. Ob die Kombination von heterozygotem Zustand für MLD und heterozygotem Zustand für Pseudoarylsulfatase-A-Mangel das Auftreten „Multiple-Sklerose-ähnlicher" Bilder begünstigen kann, ist zu bezweifeln.

Am *Arylsulfatase-A-Genlokus*[33] gibt es mindestens 2 Mutationen, die zu den verschiedenen Verlaufsformen der MLD führen, und eine Doppelmutation, die zur Pseudodefizienz führt.

2. Krabbe-Krankheit (Globoidzelleukodystrophie)[1-4, 8]

Der M. Krabbe unterscheidet sich von der anderen klassischen, biochemisch definierten Entmarkungskrankheit, der metachromatischen Leukodystrophie (Ziffer 1), in mancher Hinsicht, hat aber auch viele Analogien zu dieser. Wenn bei der metachromatischen Leukodystrophie die Speicherung des Sphingolipids Sulfatid bio- und histochemisch leicht gezeigt werden kann, so gelingt dies für das entsprechende myelintypische Lipid (formal das um die Sulfatgruppe verkürzte Sulfatid, das dann *Galaktosylzeramid,* auch *Galaktozerebrosid* heißt) bei der Krabbe-Krankheit nicht ohne weiteres. Dennoch ist man berechtigt, bei der Krabbe-Krankheit von *Galaktozerebrosidose* zu sprechen, auch wenn diese weniger evident ist. Galaktozerebrosid wird bei seinem normalen Abbau von der *β-Galak-*

tozerebrosidase, einer spezifischen β-Galaktosidase, die genlokalisatorisch von dem bei GM$_1$-Gangliosidose, Ziffer 4, betroffenen Enzym verschieden ist, in Galaktose und Zeramid zerlegt. Bei der Krabbe-Krankheit ist die β-Galaktozerebrosidase hochgradig inaktiv. Schon geringe Vermehrung von Galaktozerebrosid und, nur relativ gesehen vielfache Erhöhung, aber absolut niedrigbleibende Mengen eines *zytotoxischen Spurenlipids* (Galaktosylsphingosin, ein seiner Fettsäure entblößtes Galaktozerebrosid), scheinen den nicht völlig geklärten Entmarkungsprozeß in Gang zu bringen. Bei diesem treten aus einwandernden Makrophagen gebildete Riesenzellen *(Globoidzellen)* auf, in denen eine Vermehrung von Galaktozerebrosid – das sich wohl zuvor in der Markscheide befand – als bewiesen gilt. Der Defekt der β-Galaktozerebrosidase tritt im homozygoten Zustand der Krabbe-Krankheit in Mittel- und besonders Nordeuropa mit einer Frequenz von über ca. 1:50000 auf (Heterozygotenfrequenz fast 1:100).

Klinisch zeigt die *früheinsetzende* Form (ca. 90% der Fälle) der Krabbe-Krankheit meist um den 4. Lebensmonat, aber fast nie schon postpartal, einen erhöhten Muskeltonus, Krampfbereitschaft, Schreiattacken, wesentliche psychostatomotorische Retardierung. Wenig später entwickeln sich Tetraspastik mit rückwärts überstrecktem Kopf sowie massives Krampfgeschehen. Die *Liquoreiweißerhöhung* auf das etwa 2–10fache der Norm bei normaler Zellzahl und die fortschreitende Verminderung der *Nervenleitgeschwindigkeit* sind diagnostisch zentrale Parameter. Optikusatrophie, zentrale Fieberschübe, schließlich Enthirnungsstarre gehen dem Tod im Alter von 1–3 Jahren voraus.

Die *späteinsetzende* Form der Krabbe-Krankheit[2] verläuft im Altersbereich von 2–15 Jahren, extrem selten erst später. Am Beginn können *Sehstörungen* (okzipitaler Beginn der Entmarkung) und *Gangstörungen* stehen, später folgen generalisierte Ataxie, Spastik und Demenz. Wechselndes oder geringes Krampfgeschehen, Tetraparese und Kachexie kennzeichnen Spät- oder Endstadien, wobei scheinbar stabile Zwischenstadien eingeschaltet sein können. Die *Liquoreiweißerhöhung* kann auf eine Tendenz zu *„hochnormalen" Konzentrationen* reduziert sein, mittlere oder *niedrige Normalwerte findet man eigentlich nie.* Die Nervenleitgeschwindigkeit nimmt erst während des späteren Verlaufs ab.

Die *intravitale Diagnostik* erfolgt bei den obigen Symptomen und oft massiven Entmarkungszeichen, zum Teil mit fast zystenartigen Läsionen in den bildgebenden Verfahren, durch biochemische Bestimmung der β-Galaktozerebrosidaseaktivität (in wenigen Speziallabors) in *Leukozyten* aus EDTA-Blut, gezüchteten Hautfibroblasten und pränatalem Material.

Die *elektronenmikroskopische Biopsiediagnostik*[16, 44] aus Haut (Nerv im allgemeinen nicht erforderlich) zeigt in Schwann-Zellen markhaltiger Fasern, *endoneuralen Histiozyten* und oft *ekkrinen Schweißdrüsen* sog. *Krabbe-Spieße* (Abb. 1.112 d), das sind nadel-, sichel- oder bajonettförmige Gebilde, die oft Spalten umschließen und aus Galaktozerebrosid bestehen sollen.

Neuropathologisch ist das hydrozephale und atrophische Gehirn mit Kalkstippchen in den Basalganglien meist extrem entmarkt, U-Fasern sind meist erhalten, das ehemalige Marklager ist ein graues, schmales, sklerotisch verhärtetes Band (Abb. 1.112 a). Dieses enthält bei kaum sudanophiler Reaktion lichtmikroskopisch die PAS-positiven *Globoidzellen* (Abb. 1.112 b), das sind mehrkernige Riesenzellen mit einer gewissen Gefäßbeziehung, die noch stärker bei einem weiteren PAS-positiven Zelltyp, den teilweise in Nestern angeordneten, einkernigen *Epitheloidzellen,* auffallen kann. Beide Zelltypen entsprechen der monozytären Reihe. Ein dichtes Gliafasernetz ersetzt die untergegangene Oligodendroglia. Der zerebrale Kortex samt Nervenzellen kann weitgehend unauffällig bleiben. Kerngebiete wie Dentatum und Nucleus olivaris zeigen sekundäre Lichtungen der Ganglienzellen[1], die selbst kein Lipid speichern. Eine subklinische Generalisation der Krankheit ist ultrastrukturell durch Vorkommen von Krabbe-Spießen (▷ oben) nicht nur in den globoiden, sondern auch in viszeralen histiozytären und Epithelzellen (z. B. Nierentubuli, Schweißdrüsen) nachweisbar. Bei Feten mit Krabbe-Krankheit sind in der 20. Woche bereits Epitheloid- und Globoidzellen im Rückenmark (wegen der hier frühen Bemarkung) zu finden (Abb. 1.112 c). Gehirne von später einsetzenden Verlaufsformen enthalten bisweilen keine typischen Globoidzellen bei kaum geringeren Entmarkungsgraden. Das Gen (auf Chromosom 14) der β-Galaktozerebrosidase ist bekannt. Bei einer frühinfantil tödlichen, generalisierten Lipidose, die durch genetischen Ausfall mehrerer Sphingolipidaktivatorproteine bedingt ist (▷ Ziffer 10), war die Enzymaktivität sekundär zu diesem Defekt vergleichbar niedrig wie bei Krabbe-Krankheit[23].

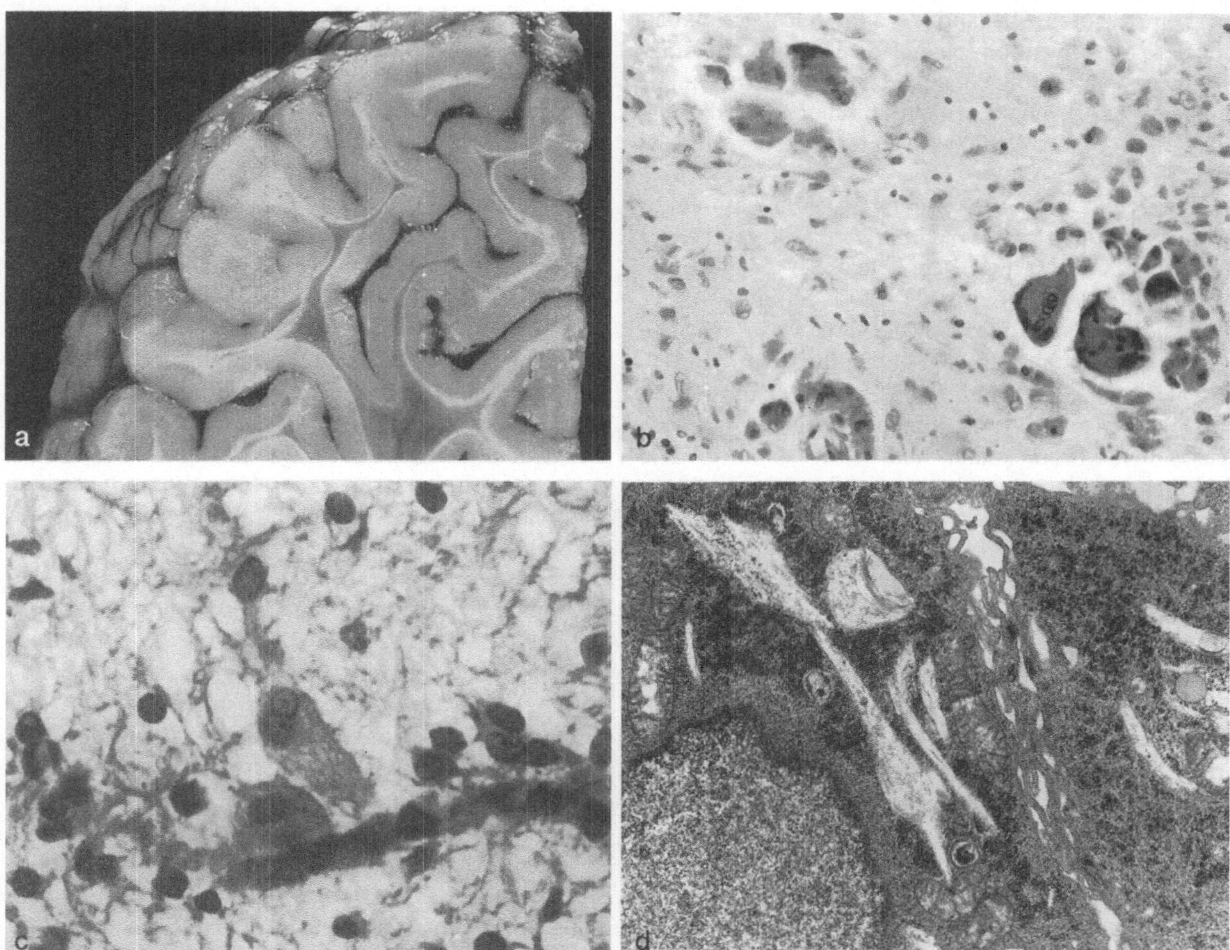

Abb. 1.112 a–d. a Spätform eines M. Krabbe (Globoidzelleukodystrophie). Das grau verfärbte Marklager ist fast vollständig abgebaut und sklerotisch. 6 Jahre, männlich (Aufnahme: N. Breitbach; Präparat von F. Gullotta). **b** Infantiler M. Krabbe. Nester von Globoidzellen im Marklager. PAS, 150:1. **c** Fetaler M. Krabbe, 21. SSW, Rückenmark. 2 perivaskuläre Globoidzellen. HE, 550:1 (Aufnahme: K. Harzer). **d** M. Krabbe. Mehrere spieß-, sichel- und bajonettförmige, membranumgrenzte Spalten mit Speichermaterial in 2 epithelialen Schweißdrüsenzellen der Haut, 20000:1 (Aufnahme: M. Elleder)

3. GM₂-Gangliosidosen
(M. Tay-Sachs, M. Sandhoff u. a.)[1-8]

Zu den GM₂-Gangliosidosen gehört die klassische *neuronale Speicherkrankheit* mit dem veralteten Namen „infantile amaurotische Idiotie" (M. Tay-Sachs, ▷ unten). Das vor allem gespeicherte *Gangliosid GM₂* ist ein Sphingolipid mit 4 Zuckeranteilen („Glykosphingolipid"): N-Azetylgalaktosamin (= Hexosamin) + Galaktose, an die in abzweigender Form eine N-Azetylneuraminsäure (= Sialsäure = gangliosidspezifischer Zuckeranteil) gebunden ist, + Glukose + Zeramid. Das endständige Hexosamin, das mit dem restlichen Teil des Moleküls β-glykosidisch verbunden ist, wird von diesem normalerweise durch die *β-Hexosaminidase A* abgespalten, um den Abbau des GM₂-Gangliosids zu leisten. Bei dem M. Tay-Sachs fehlt die Aktivität der β-Hexosaminidase A, wodurch sich GM₂-Gangliosid vor allem in den Nervenzellen anstaut. Der Anstau führt zur Blähung und schließlich zum Untergang der Nervenzellen. Ganglioside sind neuronentypische, aber auch ubiquitäre Glykosphingolipide. Der Defekt der β-Hexosaminidase A tritt im homozygoten Zustand der Tay-Sachs-Krankheit bei der Ashkenasi-jüdischen Bevölkerung mit einer Frequenz von ca. 1:3500 auf (Heterozygotenfrequenz damit ca. 1:30), bei der nichtjüdischen Bevölkerung nur mit ca. 1:350000 (Heterozygotenfrequenz ca. 1:300).

Der Defekt der β-Hexosaminidase A in Kombination mit jenem der *β-Hexosaminidase B* löst eine der Tay-Sachs-Krankheit sehr ähnliche GM₂-Gangliosidose (*M. Sandhoff*=GM₂-Gangliosidose Variante 0) aus, die – nicht gehäuft unter der jüdischen Bevölkerung – eine Frequenz um 1:100000 haben dürfte (Heterozygotenfrequenz ca. 1:160). Beide GM₂-Gangliosidosen entsprechen jedoch Mutationen/Deletionen auf verschiedenen Chromosomen und damit 2 Genlozi. Die β-Hexosaminidase A enthält je ein Paar zweier Arten von Peptidketten (α und β), die von den beiden Genlozi auf Chromosom 15 bzw. 5 codiert werden und bei den beiden Arten von GM₂-Gangliosidosen alternativ defekt sind. Die β-Hexosaminidase B enthält 2 Paare der β-Kettenart[33].

Das *klinische Bild* zeigt am Beginn, im Alter von einigen Monaten, den Verlust erworbener Fähigkeiten wie Lächeln, Greifen, Kopfkontrolle, falls sie bereits erreicht wurden. Gestörter, meist schlaffer Muskeltonus, epileptische Anfälle, Sehstörung mit Auftreten des *„kirschroten Flecks"* in der Makula lutea werden meist bis zum Ende des 1. Lebensjahres deutlich. Blindheit, Schluckstörung, Megalenzephalie (nicht immer), *Krampfgeschehen,* übersteigerte Reaktion auf Geräusche, Froschhaltung (angezogene Beine trotz überwiegender Muskelschlaffheit) begleiten die völlige Neurodegeneration. Der Tod tritt häufig im 2. und 3. Lebensjahr ein.

Spätinfantile, juvenile und adulte, extrem seltene *Verläufe*[2] von GM₂-Gangliosidosen zeigen dementielle Entwicklung, verschiedene Epilepsieformen, spinozerebelläre Symptome, teils mit Spastik, ferner bisweilen Augenbewegungsstörungen, jedoch geringe retinale Degeneration. Spätfälle können an die Friedreich-Ataxie oder amyotrophische Lateralsklerose erinnern. Leichtere viszerale und evtl. kardiale Beteiligung am Speichergeschehen werden bei der Sandhoff-Krankheit beobachtet.

Die *intravitale Diagnostik* erfolgt durch biochemische Bestimmung der Aktivitäten der β-Hexosaminidasen A und B in *Leukozyten* aus EDTA-Blut (auch *Serum* bzw. Plasma) gezüchteten Hautfibroblasten oder pränatalem Material. Der biochemische Nachweis einer erhöhten Ausscheidung von β-Hexosamin-tragenden *Oligosacchariden im Urin* ist bei der Sandhoff-Krankheit hilfreich.

Die *morphologische Biopsiediagnostik*[16, 44] aus Haut zeigt ultrastrukturell z. B. in Schwann-Zellen oder terminalen Axonen konzentrisch oder parallel geschichtete lysosomale Membrankörper (etwa wie in Abb. 1.116 b). Bei der Sandhoff-Krankheit können weitere Zelltypen teils pleomorphe Einschlüsse enthalten. Die *Rektumbiopsie,* obwohl diagnostisch meist nicht erforderlich, bietet eine Fundgrube lichtmikroskopischer, histochemischer und ultrastruktureller Speichereffekte in den submukösen oder besser myenterischen, geblähten Neuronen bei GM₂-Gangliosidosen[5]. Die Ultrastruktur der „membranous cytoplasmic bodies" (▷ unten) ist nachweisbar, zum Teil auch in den geblähten Fortsätzen der Neurone („Meganeuriten").

Das nur bei der Tay-Sachs-Krankheit deutlich *vergrößerte Gehirn* (Gewicht bis zu 40 % erhöht) ist von erhöhter Konsistenz, offenbar durch massive Gliafasereinlagerung nach generalisiertem Nervenzelluntergang, und zeigt dazu sekundäre diffuse Entmarkung. Der größte Teil der noch *vorhandenen* Nervenzellen ist *gebläht* (Abb. 1.113 b) durch LFB- und Sudanschwarz-positive lysosomale (Gangliosid-)Speichergranula (Abb. 1.113 a). Im Paraffingewebe färbt die PAS-Reaktion das *gliale,* aber kaum das neuronale *Speichermaterial*[1]. *Ultrastrukturell* begegnet man den lysosomalen Speichergranula als oft konzentrisch geschichteten Membrankörpern (*„membranous cytoplasmic bodies"*) und findet sie auch in Astrogliazellen sowie z. B. im Gehirn befallener, unter 20 Wochen alter Feten. Bei der Sandhoff-Krankheit sind der Nervenzellverlust und die sekundäre Entmarkung etwas geringer, die allgemeine Nervenzellblähung aber dem Befund bei Tay-Sachs-Krankheit vergleichbar. Bei den späteren, selteneren Formen der GM₂-Gangliosidose steht die allgemeine Hirnatrophie im Vordergrund, die feinstrukturellen Befunde gleichen aber jenen bei Tay-Sachs- und Sandhoff-Krankheit. Die Sandhoff-Krankheit ist, zwar in geringem Grad, durch viszerale, z. B. histiozytäre Speicherung generalisiert, wobei außer GM₂-Gangliosid weitere Lipid- und Saccharidsubstrate auftreten (durch zusätzlichen Defekt der β-Hexosaminidase B, ▷ oben).

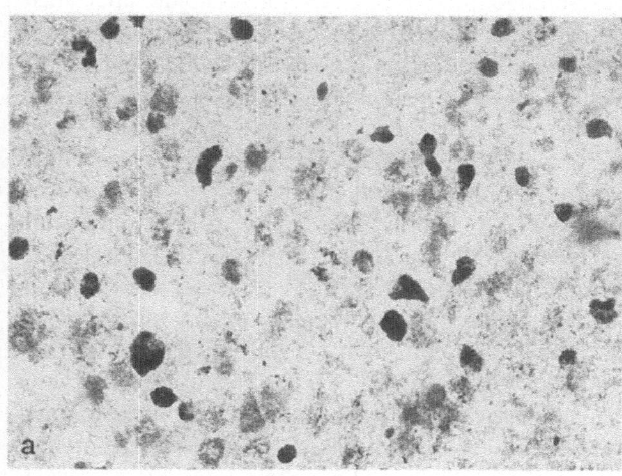
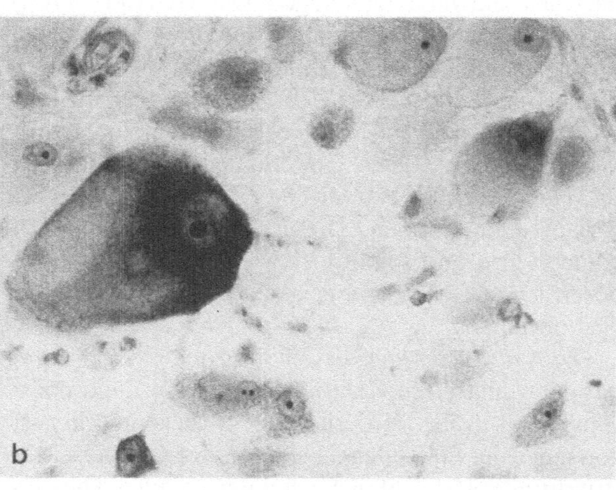

Abb. 1.113 a, b. **a** GM$_2$-Gangliosidose (M. Tay-Sachs). Lipidspeicherung in kortikalen Neuronen. Sudanschwarz B, Gefrierschnitt, 160:1. **b** GM$_2$-Gangliosidose (gleicher Fall wie **a**) mit ballonierten Ganglienzellen. Vgl. mit gering geblähten Neuronen am *unteren Bildrand.* Kresylviolett, 400:1 (Aufnahmen: N. Breitbach)

Genotypisch gibt es eine ganze Reihe verschiedener Mutationen oder Deletionen an den beiden Hexosaminidaselozi[33], die zu GM$_2$-Gangliosidosen führen. Bei einer Mutation („B$_1$-Variante") ist z. B. nur 1 Bindungsstelle für Substrate an der β-Hexosaminidase A anstatt sonst 2 Stellen gestört, was für die Technik der Aktivitätsbestimmung berücksichtigt werden muß. Schließlich existiert noch ein 3. Genlokus, von dem bei Mutation eine GM$_2$–Gangliosidose („AB-Variante"), jedoch mit normalen β-Hexosaminidase-Aktivitäten, ausgehen kann. Von diesem Lokus wird das Sphingolipidaktivatorprotein 3 kodiert (Ziffer 10), das im Normalfall das GM$_2$-Gangliosid für den Angriff der β-Hexosaminidase A „solubilisiert" und bei Mutation defekt ist. Eine der metachromatischen Leukodystrophie zugeordnete Krankheit mit defektem Sphingolipidaktivatorprotein 1 (Ziffer 1 und 10) ist analog.

4. GM$_1$-Gangliosidose[1–6, 33]

Die GM$_1$-Gangliosidose („generalisierte Gangliosidose") ist eine klassische *neuroviszerale Speicherkrankheit.* Die neuronale Speicherung, die in ihrer Auswirkung derjenigen bei GM$_2$-Gangliosidosen vergleichbar ist, erfolgt im wesentlichen durch *GM$_1$*-Gangliosid. GM$_1$-Gangliosid ist ein sog. höheres Gangliosid. Es wird durch Abspaltung seiner endständigen Galaktose in das niedrigere GM$_2$-Gangliosid umgewandelt, das seinerseits durch Abspaltung des endständigen Hexosamins (▷ Ziffer 3) in das niedrigere Gangliosid GM$_3$ überführt wird. Vom GM$_1$-Gangliosid wird die Galaktose an ihrer Bindung zum Hexosamin der Zuckerkette normalerweise durch die *β-Galaktosidase* im Lysosom abgespalten, um den Abbau des GM$_1$-Gangliosids zu leisten. Bei der GM$_1$-Gangliosidose fehlt die Aktivität der β-Galaktosidase, wodurch sich GM$_1$-Gangliosid in Nervenzellen und teils viszeralen Organen an-

staut, aber auch andere Lipid- und Nichtlipidsubstrate (galaktosebegrenzte Oligosaccharide und Glykopeptide) vor allem extraneural angehäuft werden. Die Defizienz der β-Galaktosidase tritt mit einer Frequenz von weniger als 1:100 000 auf.

Das *klinische Bild* der GM$_1$-Gangliosidose zeigt am Beginn, teils unmittelbar nach der Geburt, *Leber-Milz-Vergrößerung,* selten mit Aszites nach nichtimmunologischem Hydrops fetalis, und *Dysmorphie* des Gesichts, des Schädels und Dysostose der Knochen, ähnlich wie bei Mukopolysaccharidose I (vgl. Ziffer 12). Neurologisch kommen fehlende Blickfolge, stereotype Bewegungen, Muskelschlaffheit, selten Myoklonien oder Krampfanfälle und Ausbleiben der psychostatomotorischen Entwicklung zum Ausdruck. Der „*kirschrote Fleck*" der Makula lutea wird in einem großen Teil der Fälle gefunden. Der Verlauf gleicht in vielen Zügen dem der infantilen GM$_2$-Gangliosidose (Ziffer 3). Die Dystrophie infolge starker Leberbeteiligung, aber auch Herz- und Lungenbeteiligung, können den Verlauf zusätzlich erschweren, bis zum Tod im Alter von 1–2 Jahren oder früher. Spätere – juvenile und (sehr selten) adulte – Verläufe[2] der GM$_1$-Gangliosidose kommen vor. Die viszerale und Knochenbeteiligung, also die generalisierte Speicherung, kann in den Hintergrund treten und somit einer Ähnlichkeit zu den Spätformen der GM$_2$-Gangliosidose Platz machen.

Die *intravitale Diagnostik* erfolgt durch biochemische Bestimmung der Aktivität der *β-Galaktosidase* in *Leukozyten* aus EDTA-Blut, gezüchteten Hautfibroblasten oder pränatalem Material. Der Nachweis einer erhöhten *Urinausscheidung* von galaktosebegrenzten Oligosacchariden kann hilfreich sein und ist bei den frühverlaufenden Fällen fast immer positiv. Nicht deutlich erhöhte Ausscheidung kann auf eine milde Verlaufsform hinweisen.

Morphologisch geben, nur bei den frühen Verläufen, vermehrte *Lymphozytenvakuolisierung* im Blutausstrich und vakuolenhaltige (etwa wie Abb.1.116a) oder opake (bei Spätformen) *Speichermakrophagen* im Knochenmarkausstrich[5] oft gute Hinweise. Die *Ultrastruktur der Hautbiopsie*[16] kann teils Vakuolen, teils *membranös geschichtete Speicherlysosomen* in Fibroblasten, Makrophagen, Endothelien, Schweißdrüsen und Nervenendigungen zeigen, vor allem bei den frühverlaufenden Formen. Die Rektumbiopsie, obwohl kaum indiziert, ist so hilfreich wie bei GM$_2$-Gangliosidosen (▷ Ziffer 3) und zeigt zusätzlich speichernde Histiozyten[1].

Die *Neuropathologie* des eher atrophischen, sekundär demyelinisierten Gehirns und übrigen Zentralnervensystems (z.B. Vorderhorn des Rückenmarks) ist von jener der GM$_2$-Gangliosidosen in fein- und ultrastruktureller Hinsicht nicht zu unterscheiden. Die Generalisiertheit der Speicherung kann aber feinstrukturell selbst bei späteren Verläufen der GM$_1$-Gangliosidose nachgewiesen werden. Herz, Lunge, Haut, Viszeralorgane und Niere können makrophagische, fibrozytäre, endotheliale, vegetativ-neuronale und epitheliale Speicherphänomene mit Zytoplasmavakuolen oder ultrastrukturell mit teils lipid-membranös geschichteten Körpern (Speicherlysosomen) zeigen.

Genotypisch sind bereits über 10 Mutationen am β-Galaktosidase-Lokus bekannt, die zum Mangel an Enzymaktivität führen. Wenn die GM$_2$-Gangliosidosen durch Mutationen an 3 Lozi ausgelöst werden, so ist es bei den GM$_1$-Gangliosidosen nur 1 Lokus, der darüber hinaus bei einer bestimmten Mutation noch eine andere Krankheit, nämlich die *Mukopolysaccharidose IV B* (Ziffer 13) bedingt. Die β-Galaktosidase hat zahlreiche natürliche Substrate, deren Umsatz bei verschiedenen Mutationen unterschiedlich gestört ist. Der Anstau von Keratansulfat, einem durch β-Galaktosidase abbaubaren Mukopolysaccharid, ist bei Mukopolysaccharidose IV B stärker beeinträchtigt als bei GM$_1$-Gangliosidose.

Einen tiefgreifenden, jedoch nicht dem genannten Genlokus zuzuschreibenden Mangel an β-Galaktosidaseaktivität gibt es noch bei der *Galaktosialidose*[33] (Ziffer 11), das ist vereinfacht eine GM$_1$-Gangliosidose, kombiniert mit Sialidose (Ziffer 11) durch Defekt eines übergeordneten Proteins. Obwohl die GM$_1$-Gangliosidose exemplarisch viele Symptome von Mukopolysaccharidosen und Sphingolipidosen vereinigt, wird sie im allgemeinen nicht unter den „Mukolipidosen" (Ziffer 11) geführt.

5. Gaucher-Krankheit[1-8]

Vom M. Gaucher gibt es neben der klassischen *viszeralen Lipidose (Gaucher Typ 1)* 2 weitere Formen, die *Typen 2 und 3,* die das *Zentralnervensystem* einbeziehen. Wenn *Galaktozerebrosid* (▷ Krabbe-Krankheit, Ziffer 2) ein myelintypisches Lipid ist, so ist *Glukozerebrosid,* das Gaucher-Lipid, ein Stammlipid ubiquitä-

rer Sphingolipide, z.B. Blutzellglykolipide, aber auch Ganglioside. Glukozerebrosid wird bei seinem normalen Abbau von der *β-Glukozerebrosidase,* die man oft einfach β-Glukosidase nennt, in Glukose und Zeramid zerlegt. Bei der Gaucher-Krankheit ist das Enzym weitgehend (in vitro mit z.B. 10–20% Restaktivität) inaktiv. Dadurch kommt es zum Anstau von Glukozerebrosid bevorzugt in *Makrophagen,* die sich in „*Gaucher-Zellen*" umwandeln (z.B. im Knochenmark und gesamten retikulohistiozytären System), jedoch kaum zur Speicherung in Epithelien und Nervenzellen. Die β-Glukosidase-Defizienz (Gaucher-Krankheit) tritt mit einer Frequenz von ca.1:30000 auf (Heterozygotenfrequenz ca.1:85), jedoch um eine Größenordnung seltener mit jenen Mutationen, die eine zentralnervöse Beteiligung bedingen. Umgekehrt hat die viszerale Form bei Ashkenasi-Juden eine um eine Größenordnung höhere Frequenz.

Das *klinische Bild* der infantil-malignen, „neuronopathischen" Gaucher-Krankheit (=Typ 2) beginnt intrauterin z.B. mit nichtimmunologischem Hydrops fetalis und Ichthyosis, postpartal oder wenig später mit *Leber-Milz-Vergrößerung,* Hyperkinesien; später folgen Opisthotonus, Myoklonien, generalisierte Krämpfe, Hautschlaffheit, Stridor, Atemstörungen. Schwerste Retardierung und Dystrophie führt zu einem raschen Ende nach 1–2 Jahren, ohne daß *klassische Gaucher-Symptome* wie Anämie, Thrombo- und Leukopenie bei Hypersplenismus, Knochen- und Lungeninfiltration durch Gaucher-Zell-Massen, Minderwuchs, gelbgraues Hautkolorit bei dem rasch fatalen Verlauf viel zusätzliche Bedeutung gewinnen. Diese Symptome erschweren jedoch das Bild der juvenil-neuronopathischen Form des M. Gaucher (=Typ 3, in Schweden lokal gehäuft als „Norrbotten-Variante"[2]), die nach frühem Beginn eher schleichend, z.B. mit Myoklonusepilepsie, Trismus, Ophthalmoplegie und Demenz, nach etwa 15 Jahren zum Tod führt. Beim *klassischen M. Gaucher* (=Typ 1) gibt es selten neurologische Einzelsymptome, die durch zentralnervöse Gaucher-Zell-Infiltrate erklärbar sind; hämatologische und Knochenbeteiligung sind hier zu befürchten.

Die *intravitale Diagnostik* erfolgt durch biochemische Bestimmung der β-Glukozerebrosidaseaktivität (Speziallabor) in *Leukozyten* (EDTA-Blut), gezüchteten Hautfibroblasten und pränatalem Material.

Bei der morphologischen Diagnostik ist die *Knochenmarkzytologie*[5] führend; der Geübte erkennt die *Gaucher-Zellen* mit gestreiftem oder geknittert-seidenpapierartigem Zytoplasma (Abb.1.114a, b). Die morphologische Untersuchung einer Hautbiopsie ist wenig aufschlußreich. Die Entnahme eines geschwollenen Lymphknotens, in dem histiozytäre Speicherzellen ultrastrukturell lysosomale Einschlüsse mit „twisted tubules", zum Teil aus Glukozerebrosid bestehend, zeigen können (wie Abb.1.114c), kann in besonderen Fällen sinnvoll sein.

Makroskopisch ist bei Gaucher Typ 2 das Gehirn evtl. leicht atrophisch. *Mikroskopisch* findet man bei

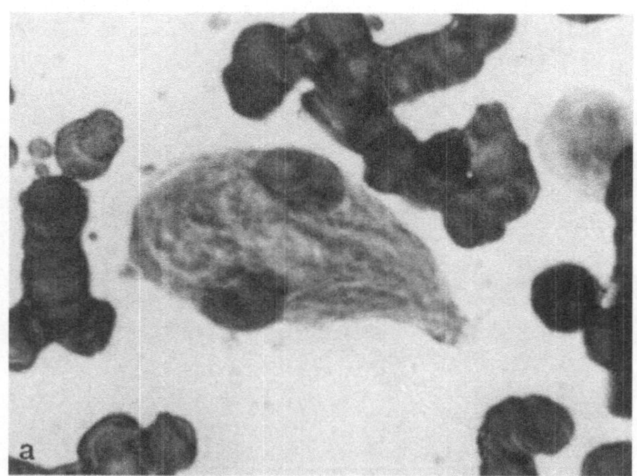

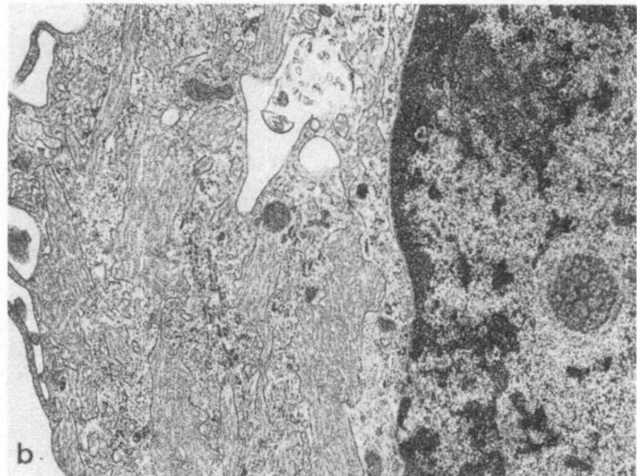

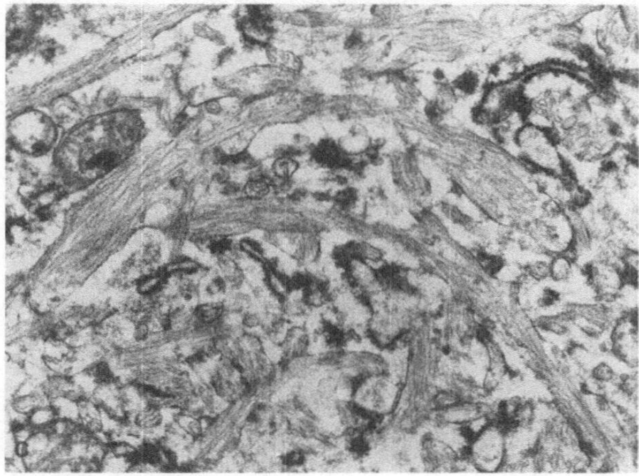

Abb. 1.114a–c. a Gaucher-Zellen in Knochenmarksausstrich mit streifigem Zytoplasma („geknittertes Seidenpapier"). Pappenheim, 800:1 (Aufnahme: S. Ziyeh). **b** M. Gaucher mit Zytoplasmaeinschlüssen (der Streifung in **a** entsprechend), ebenfalls Knochenmarkszelle, 9000:1 (Aufnahme: N. Breitbach). **c** Konnataler M. Gaucher mit Hydrops fetalis. Leber, Autopsiematerial. Verflochtene Mikrotubuli („twisted tubules"), 33000:1 (Aufnahme: J. Müller-Höcker)

Gaucher Typ 2 unter den noch nicht verlorenen zahlreiche geschwollene Neuronen, offenbar ohne daß sie biochemisch vermehrt Glukozerebrosid enthalten, und teils sekundäre Entmarkung. Adventitielle, teils PAS-positive Speicherinfiltrate werden gesehen und

enthalten wie die Gaucher-Zellen *gedrillt-tubuläre Ultrastrukturen* (wie Abb. 1.114c) teilweise als lysosomale „Gaucher-Körper". Ein zytotoxischer, fettsäureloser Abkömmling des Glukozerebrosids scheint für den Nervenzelluntergang z. B. im Dentatum eine Rolle zu spielen (vgl. Analogie bei Krabbe-Krankheit, Ziffer 2). Beim Gaucher Typ 3 finden sich geschwollene Neurone z. B. im Hirnstamm und zeigen in der Ultrastruktur membranöse Einschlüsse.

Genotypisch sind unterschiedlich häufige Mutationen der β-Glukozerebrosidase[33] bekannt, von denen einzelne dem neuronopathischen oder viszeralen klinischen Verlauf zugeordnet werden können. Das Vorkommen eines (nichtenzymkodierenden) Pseudogens, das als phylogenetisches Relikt aufgefaßt werden kann, neben dem eigentlichen Gen stellt eine Besonderheit dar. Eine weitgehende Phänokopie des Gaucher Typ 3 beruht auf der Defizienz des Sphingolipidaktivatorproteins 2 (bei normaler β-Glukozerebrosidase) und eine annähernde Kopie des Gaucher Typ 2[23] auf der gemeinsamen Defizienz der Sphingolipidaktivatorproteine 1 und 2 (▷ Ziffer 10). Heute gibt es für die *viszerale Gaucher-Krankheit* (=Typ 1) eine wirksame *Substitutionsdauertherapie* mit einer modifizierten β-Glukozerebrosidase. Für die neuronopathischen Typen der Krankheit werden verschiedene Therapiestrategien erprobt.

6. Niemann-Pick-Krankheit mit Sphingomyelinasedefekt[3, 8]

Die klassische Niemann-Pick-Krankheit (=Typ A) ist eine *neuroviszerale Sphingomyelinlipidose*. Sphingomyelin besteht aus Phosphocholin und Zeramid und wird bei seinem normalen Abbau durch die (saure) *Sphingomyelinase* in jene Komponenten zerlegt. Bei inaktiver (Niemann-Pick Typ A) oder fast inaktiver (Niemann-Pick Typ B) Sphingomyelinase häuft sich Sphingomyelin in Viszeralorganen und fast ubiquitär in retikulohistiozytären, mesenchymalen Zellen, zentralen und peripheren Nervenzellen (hier beim Typ B kaum) an. Da jener Typ des Sphingomyelins mit einer C_{24}-Fettsäure ein wichtiges Myelinlipid ist, ist auch die Markscheide von dessen Abbaustörung mitbetroffen. Die Defizienz der Sphingomyelinase (Niemann-Pick A und B) tritt extrem selten – unter 1:200000 – auf, bei Ashkenasi-Juden jedoch etwas häufiger.

Das *klinische Bild* des Typs A ähnelt sehr dem der frühen GM_1-Gangliosidose und etwas der Gaucher-Krankheit Typ 2, nur steht die muskuläre Hypotonie („floppy infant") sehr im Vordergrund, und Epilepsie tritt etwas seltener auf. Der *kirschrote Fleck* der Makula lutea ist meist vorhanden, fehlt jedoch bei Typ B und ist in einer abortiven oder modifizierten Form bei einem „schweren" Typ B am Augenhintergrund die einzige erkennbare zentralnervöse Veränderung. Das Todesalter ist bei Typ A meist unter 4 Jahren. Der Typ B endet zwischen ca. 10 und über 50 Jahren durch

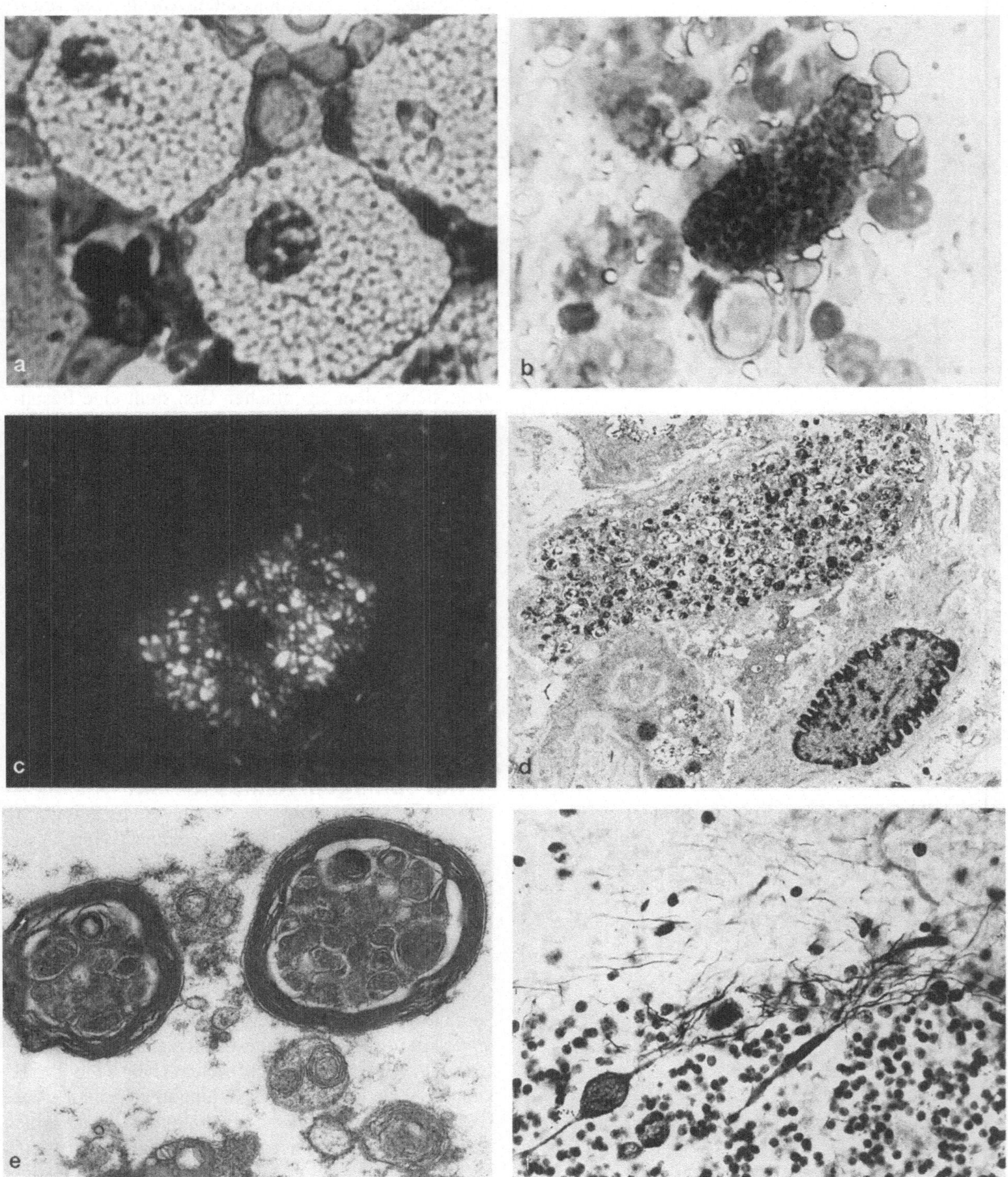

Abb. 1.115 a–f. **a** Niemann-Pick-Zellen im Knochenmarksausstrich mit „vermikuliertem" Zytoplasma. Pappenheim, 800:1. **b** Seeblauer Histiozyt, Knochenmarksausstrich bei M. Niemann-Pick Typ B. Pappenheim, 800:1. **c** M. Niemann-Pick Typ B. Speicherzelle mit doppelbrechendem Material in ungefärbtem Knochenmarksausstrich, 800:1. **d** M. Niemann-Pick Typ C, Rektumbiopsat. Länglicher Zellanschnitt, Zytoplasma mit zahllosen pleomorphen Einschlußkörperchen, 12500:1. **e** Spätadulter M. Niemann-Pick Typ C. Kortikale Markfasern mit axonalem Speichermaterial und „dense bodies", daneben in Zellfortsätzen einige „Myelinfiguren", 25000:1. **f** M. Niemann-Pick Typ C. Kleinhirn. Neuroaxonale Dystrophie mit Axonkugel *links unten*, Axonursprung in *Bildmitte* an zugrundegehender Purkinje-Zelle. Bodian, 200:1 (Aufnahmen: a–c S. Ziyeh, d W. Schlote, e L. Bianchi, f J. Peiffer)

viszerale (Lungeninfiltration, Leberzirrhose), hämatologische (Hypersplenismus) und sekundär kardiale und infektiöse Komplikationen ohne neurologische bzw. dementielle Zeichen; es sei denn, hämatogene Speicherzellinfiltrate im Nervengewebe führten zu einzelnen Ausfällen.

Die *intravitale Diagnostik* erfolgt am besten zunächst über die Zytologie[5] des *Knochenmarkausstrichs*. Dieser zeigt Speichermakrophagen vom Typ der *Niemann-Pick-Zelle* (Abb. 1.115a: schaumig-vakuoläres oder „vermikuliertes" Zytoplasma) und, vor allem bei Typ B, vom Typ des *„seeblauen Histiozyten"* (Abb. 115b: durch Zeroideinlagerung umgewandelte Schaumzelle). Die letzteren Zellen kommen teils bei „seeblauem Histiozytensyndrom" unbekannter Ursache oder bei Leukämie vor. Zeigen die helleren Niemann-Pick-Zellen ungefärbter Ausstriche *Doppelbrechung im polarisierten Licht* (z. B. durch pseudokristalline Sphingomyelindepots; Abb. 1.115c), so deutet dies mit geringen Ausnahmen auf Niemann-Pick A oder B hin. Die Absicherung verlangt meist das Anlegen von *Hautfibroblastenkulturen,* wobei ein Teil der Hautbiopsie auch direkt ultrastrukturell (▷ unten) untersucht werden kann. In den Kulturen (bei Bedarf in pränatalem Material) wird die Sphingomyelinase biochemisch untersucht (Speziallabor). Ist die Aktivität nicht wesentlich vermindert, so ist die β-Galaktosidaseaktivität zu messen, um die GM_1-Gangliosidose (▷ Ziffer 4) auszuschließen, oder ein Test auf Niemann-Pick Typ C (Ziffer 7) zu veranlassen; in beiden Fällen würde allerdings die positive Doppelbrechung an den Speicherzellen fehlen. Im Zweifelsfall ist auch der M. Gaucher (Ziffer 5) noch enzymatisch auszuschließen.

In der *Hautbiopsie*[16] kann ultrastrukturell, solange der Nachweis des Sphingomyelinasedefekts noch aussteht, nach feinlamellären (ähnlich wie bei Gangliosidosen), konzentrisch oder fast parallel geschichteten Membrankörpern in mesenchymalen inkl. endothelialen Zellen und Schwann-Zellen und in Axonen gesucht werden. Auch die Ausführungsgangzellen ekkriner Schweißdrüsen können Einschlüsse enthalten.

Makroskopisch ist bei Niemann-Pick A das Gehirn in den Windungen atrophisch, das Marklager verfestigt und verschmälert, aber eher in zentralen Regionen. *Feinstrukturell* ist die weitverbreitete Neuronenblähung und -rarefizierung sowie eine Fasergliose, auch eine gliale und histiozytäre Speicherung, den Befunden bei früh verlaufenden Gangliosidosen (▷ dort) ähnlich, jedoch fehlt meist PAS-Positivität. Ultrastrukturell sind lysosomale Membrankörper, wie bei der Hautbiopsie erwähnt, in Neuronen, aber auch in Speicherzellen des Plexus chorioideus und der Meningen sowie in Endothelien zu sehen.

Genotypisch sind bei Niemann-Pick A erste Mutationen in der Sphingomyelinase-cDNA gefunden worden. Sphingolipidaktivatorproteine (Ziffer 10) zeigen bisher keine kritische Beziehung zum Sphingomyelinabbau. Die Frage, warum bei Niemann-Pick B praktisch keine zentralnervöse Sphingomyelinspeicherung stattfindet, ist ungeklärt. Die bei dieser milderen Mutation vorhandene, geringe Sphingomyelinasrestaktivität scheint im Gehirn besonders nutzbar zu sein.

7. Niemann-Pick-Krankheit („Typ C") ohne primären Sphingomyelinasemangel[2, 8]

Der M. Niemann-Pick Typ C – nur vom Phänotyp her der Niemann-Pick-Gruppe zugeordnet – ist noch immer eine rätselhafte Krankheit. Diese *neuroviszerale Lipidose*, deren klinisches Spektrum vom bereits intrauterinen Befall bis zu spätadulten, z. B. psychotiformen Bildern reicht, ist dadurch überraschend, daß bestimmte lipidbiochemische Kriterien über diese Manifestationsspanne hinweg annähernd konstant sind: Das Muster viszeral gespeicherter Lipide ist fast stereotyp und ist am besten im Milzgewebe zu beobachten. Im Sinne einer Multisubstratlipidose treten stets *mäßige Vermehrungen von freiem Cholesterin, Sphingomyelin* und Bis(monoazylglyzero)phosphat auf. Dazu kommt eine auffällige *Vermehrung von Glukozerebrosid* (= Gaucher-Lipid), dessen absoluter Spiegel aber regelmäßig dennoch unter jenem der Gaucher-Krankheit bleibt. Andere sog. neutrale Glykolipide sind unterschiedlich vermehrt, *Cholesterinester auffällig vermindert.* Ein *Enzymdefekt* oder ein den Lipidvermehrungen gemeinsam zugeordneter Faktor sind *nicht bekannt.* Die wichtigste und im Teilaspekt experimentell gut belegte Hypothese ist die folgende: LDL-gebundenes Cholesterin wird im Lysosom zwar normal vom LDL-Apolipoprotein befreit, kann aber nicht mehr aus dem Lysosom exportiert und, z. B. unter Veresterung mit Fettsäure, nicht rezykliert werden. Die *intralysosomale Cholesterinanhäufung* zieht die anderen Lipidvermehrungen nach sich, da der intralysosomale Lipidabbau im Cholesterin „erstickt". Biochemisch wird die künstlich in bestimmte Richtung gelenkte *Cholesterinveresterung* in Fibroblastenkulturen gemessen und bei der Krankheit *erniedrigt* sowie zytochemisch das intralysosomale Cholesterin erhöht gefunden. Die Frequenz des M. Niemann-Pick Typ C dürfte bei ca. 1:50000 liegen (Heterozygotenfrequenz ca. 1:110); Die Krankheit stellt also keine absolute Rarität dar. Es scheint keine ethnische Häufung vorzuliegen, es sei denn, evtl. für die frühinfantile Form (▷ unten) in arabischen Ländern.

Das *klinische Bild* ist extrem heterogen[2]. Für eine Orientierung mag eine Einteilung in (pränatal-)früh*infantile,* spätinfantil-*juvenil*-adoleszente und *adult*-spätadulte Formen genügen. Die infantile Form zeigt z. B. zirkumpartal Leber-Milz-Vergrößerung, Dystrophie (Hydrops fetalis möglich), Icterus neonatarum prolongatus, *Cholestase mit Bilirubinerhöhung,* Muskelhypotonie, finales Leberversagen im 1. Lebensjahr oder extreme Retardierung und Muskelhypotonie nach dem 1. Lebensjahr. Tremor und Spastik, jedoch kaum epileptische Anfälle, mäßige bis starke Leber-

Milz-Vergrößerung begleiten den Hirnabbau bis zum Ende vor dem 5. Lebensjahr.

Die *juvenile, häufigste Form* kann mit mäßiger oder nur sonographisch faßbarer Leber-Milz-Vergrößerung, Gangstörung, statomotorischer Retardierung, evtl. kirschrotem Makulafleck, dementieller und epileptischer Entwicklung schleichend einhergehen. Kataplexie, Kleinhirnataxie, Nystagmus, Dystonie und variable (supranukleäre) Ophthalmoplegie, Spastik und Myoklonie sowie verminderte Nervenleitgeschwindigkeit können das Bild bis zum Tod mit ca. 5–20 Jahren begleiten.

Die adulten Formen gehen mit psychotiformen bis katatonen und/oder schleichend dementiellen, z. B. mit Verlust der Selbstkontrolle und Alkoholismus kombinierten Bildern einher. Anfallsereignisse können eine untergeordnete Rolle spielen, zerebelläre und bulbäre Zeichen allmählich zunehmen. Die Leber- oder auch nur Milzvergrößerung muß sonographisch gesichert werden, wird jedoch manchmal erst autoptisch verifiziert.

Die *intravitale Diagnostik* sollte mit der *Knochenmarkszytologie* beginnen (vgl. hierzu die Ausführungen bei M. Niemann-Pick Typ A und B, Ziffer 6). Der Nachweis von *Niemann-Pick-Zellen,* teils mit dunklen Einschlüssen oder auch hellen, großen Vakuolen und, teilweise zunehmend mit dem Alter der Patienten, von *seeblauen Histiozyten*[5], beide Zelltypen etwa wie in Abb. 1.115a, b, jedoch *ohne Doppelbrechung* des Speichermaterials im polarisierten Licht, engt die Differentialdiagnose bereits sehr ein. Es folgt das Anlegen von *Fibroblastenkulturen* und in diesen, am besten nach Ausschluß eines wesentlichen Sphingomyelinasedefekts ($\triangleright$ Ziffer 6), die oben erwähnten Untersuchungen der Cholesterinveresterung und lysosomalen Cholesterinkonzentration in einem Speziallabor (in Europa ist das von Marie Vanier in Lyon praktisch das einzige Referenzlabor). Im pränatalen Fall gelingen dort analoge Untersuchungen aus Chorionzellen. Frühinfantile und infantil-juvenile Krankheitsformen können im allgemeinen sicher diagnostiziert werden, spätere oder „variante" Formen fraglich bleiben. Die *Lipidbiochemie der Leber-* (oder Milz-)*Biopsie* kann manchmal weiterhelfen.

Die *morphologische Biopsiediagnostik* aus Haut, Rektum oder Konjunktiva[16] ist erfolgversprechend für den ultrastrukturellen Nachweis konzentrisch geschichteter *lysosomaler Membrankörper,* teilweise mit dunklem Zentrum, aber auch weniger spezifischer „dense bodies", Myelinfiguren und pleomorpher Körper (Abb. 1.115d), in perivaskulär-histiozytären, mesenchymalen Zellen, Schweißdrüsen- und evtl. Schwann-Zellen sowie in markhaltigen und marklosen, teils dystrophisch aufgetriebenen Axonen.

Neuropathologisch sind äußere Hirnatrophie, wechselnde Entmarkung, Neuronenblähung inkl. Dendritenerweiterung (ultrastrukturelle Einschlüsse etwa wie bei der Hautbiopsie) mit PAS-Positivität (Gefriergewebe) aufgrund unspezifischer Gangliosid- und Gly

kolipidvermehrung sowie Neuronenverlust zu vermerken. Ein besonderes Zeichen ist die betonte *neuroaxonale Dystrophie* in den infratentoriellen Gehirnabschnitten mit Auftreten zahlreicher „Axonkugeln" (aufgetriebene Axone, Abb. 1.115f) oder axonaler Organellose in Markfasern (Abb. 1.115e). Im Kleinhirn sind die Purkinje-Zellen, soweit noch vorhanden, etwas gebläht, vor allem aber ihre Fortsätze in der Molekularschicht aufgedehnt.

Die *Pathologie der Leber* ist bei den sehr frühen Formen durch vakuolige Degeneration der Epithelien, Zeichen der Cholestase bis Zirrhose, lysosomale Speicherung in den Sinusendothelien und Kupffer-Zellen zu beschreiben. Bei den späteren und späten Formen findet man nur manchmal eine Zirrhose; im übrigen sind evtl. nur die Kupffer-Zellen, wie das übrige retikulohistiozytäre System, stark betroffen, wobei die Ultrastruktur jener in der Haut ähnelt ($\triangleright$ oben). In der *Milz* sind die *Speicherhistiozyten* mit feinmembranösen konzentrischen lysosomalen Speicherkörpern gefüllt.

Genotypisch ist über den Lokus eines hypothetischen Cholesterinexportproteins des Lysosoms nichts bekannt. Nicht alle Formen des Niemann-Pick C entsprechen Mutationen eines unbekannten Gens auf Chromosom 18. Der M. Niemann-Pick Typ D (Nova-Scotia-Variante, geographisch beschränkt) scheint dem Typ C nicht durchweg ähnlich zu sein. Einem spätadulten Typ E ermangelt es bisher an einer zwingenden Abgrenzung.

8. Fabry-Krankheit[2, 8, 9]

Der M. Fabry (die Hautmanifestation als Angiokeratoma corporis diffusum wird – pars pro toto – oft synonym gebraucht) ist die einzige *X-chromosomale Sphingolipidose.* So klar der primäre Enzymdefekt der *α-Galaktosidase A* ist, so rätselhaft ist die extreme klinische Variabilität dieser *vaskulär-mesenchymal orientierten Lipidose.* Der genannte Enzymdefekt mit mangelnder Aktivität beim Abbau der Sphingolipide *Trihexosylzeramid und Digalaktosylzeramid* und anderer, z. B. blutgruppenrelevanter Sphingoglykolipide führt zur Anhäufung dieser Lipide in den Gefäßwänden, dem gefäßbezogenen Bindegewebe, der Kornea, dem Myokard, den Nierenglomerula und -tubuli, den kutanen angiomatösen Knötchen, geringgradig in den Nervenzellen, deutlich in der Leptomeninx und bis zu einem gewissen Grad ubiquitär in Makrophagen, wenn auch bei weitem nicht überall klinisch-symptomatisch.

Der Defekt der α-Galaktosidase A tritt im hemizygoten Zustand (Männer mit M. Fabry) mit einer Frequenz von wahrscheinlich unter 1 : 100 000 auf. Heterozygote Konduktorinnen *mit* Teilmanifestation der Krankheit, die bei der X-chromosomalen Vererbung durch „Lyonisierung" möglich sind, kommen vor.

Das *klinische Bild* dürfte nur bei der knappen Mehrzahl der hemizygoten Männer „klassisch" sein. Es be ginnt bei diesen im späten Adoleszenten- oder frühen Erwachsenenalter mit Glieder- und Kopfschmerzen und teils anfallsartig auftretenden, *schweren Rumpf- und Gliederdysästhesien.* Auf der auffällig *schweißarmen Haut* entstehen stammbetont viele oder nur zerstreute dunkle Papeln, und/oder es entwickeln sich subkutane gefäßnahe schmerzhafte Verdickungen. Die Hornhaut kann zur *Cornea verticillata* (wirbelförmige Trübung) dystrophieren, die Bindehaut reichlich Gefäßschlängelung aufweisen. Die *kardiale,* die *renale* und teilweise auch die intestinale Beteiligung treten schleichend auf, führen aber meist vor dem 40. Lebensjahr zum Tod. Jedes Symptom kann entweder fehlen oder sehr stark in den Vordergrund treten. Patienten mit lange tolerierter obstruktiver Kardiomyopathie (evtl. inkl. Rhythmusstörungen) als Hauptsymptom sind bis ca. 60 Jahre alt geworden. Renal akzentuierte Fälle verlaufen viel rascher. Außer den peripheren sensorisch-neurologischen Zeichen kann eine variable zentralnervöse Symptomatik, jedoch kaum systemisch und ohne Demenz, vorkommen. Psychotiforme und suizidale Neigungen, auch durch die aussichtslose Schmerzsituation, sind nur zu begreiflich.

Die *intravitale Diagnostik* erfolgt durch die Bestimmung der α-Galaktosidase A, deren Aktivität aus *Leukozyten* (EDTA-Blut; evtl. Serum/Plasma) und gezüchteten Hautfibroblasten (läsionsnahe Hautentnahme ermöglicht dabei gleichzeitig fein- und ultrastrukturellen Zugang, ▷ unten) sowie pränatalem Material gemessen werden kann. Allerdings erlaubt dieser Test *keine zuverlässige Diagnose der* symptomatischen oder symptomfreien *Konduktorinnen,* so sicher er auch die hemizygoten männlichen Patienten erfaßt. Die *lipidchemische Urinanalyse* auf vermehrte Fabry-Lipide ist oft hilfreich, versagt aber manchmal bei Fehlen renaler Beteiligung und fast immer bei Konduktorinnen.

Die *morphologische Biopsiediagnostik* von Haut- oder subkutanen Läsionen zeigt die angiomatösen Veränderungen mit endothelial bis adventitiell (Abb. 1.116a), aber auch in Fibroblasten und Makrophagen, eingelagertem Speichermaterial (Abb. 1.116b zeigt dieses in einer Meningealzelle), das ultrastrukturell den Einschlüssen bei GM$_2$-Gangliosidosen (Ziffer 3) gleicht und bei Überwiegen konzentrischer Lipidlamellen irreführend als „Myelinfiguren" bezeichnet wird. Solche, teils auch gröber lamellierte Strukturen findet man auch in der Myokard- und der Nierenbiopsie, die aber bei M. Fabry vermieden werden sollten. In peripheren Nerven sind perineuriale Zellen befallen, jedoch die Schwann-Zellen frei.

Die *Neuropathologie* ist durch mäßige Windungsatrophien und eine wesentliche Beteiligung hirneigener Gefäße, öfter mit Infarkten und Blutungen, gekennzeichnet, die Endothelien oder ganze *Gefäßwände* sind *vakuolig degeneriert* und teilweise makrophagendurchsetzt. Neuronen können zerstreut PAS-positives Material zeigen, etwas gebläht erscheinen und dabei ultrastrukturell lysosomale geschichtete Membrankörper enthalten; vegetative Rückenmarkszentren und autonome Ganglien sind deutlich betroffen, Nervenzelluntergang ist stellenweise auszumachen. Bei *Meningenverdickung* kann insbesondere die Leptomeninx (durazugewandte Zellschicht; dieser entstammt Abb. 1.116b) stark an der Lipidspeicherung teilnehmen. Makroskopisch sind die Meningealgefäße meist auffallend geschlängelt und verdickt.

Organpathologisch kann bei mäßiger bis starker Herzvergrößerung das Subendokard und das Myokard mit Bändern von ultrastrukturellen Speicherorganellen („Myelinfiguren") anstelle ehemaliger Muskelfasern (Abb. 1.117) durchzogen sein. Die Niere zeigt schaumzellartig umgewandelte glomeruläre, tubuläre und interstitielle Zellen.

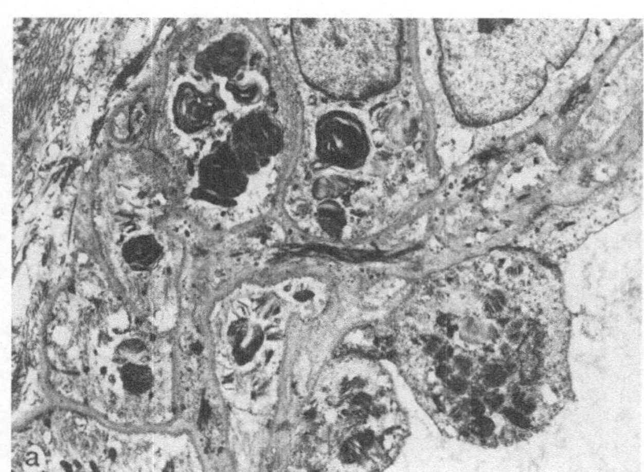

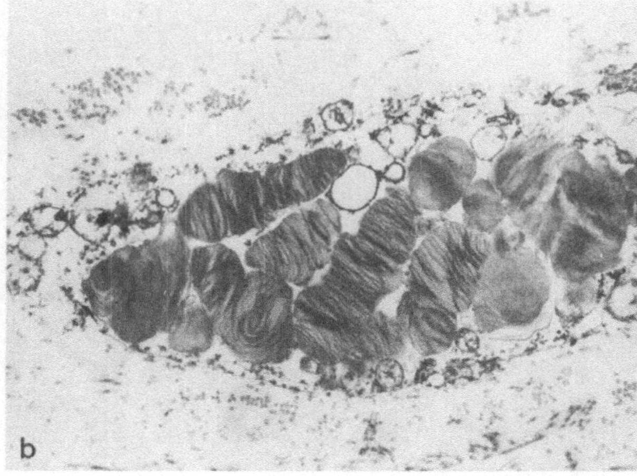

Abb. 1.116a, b. a M. Fabry, Hautbiopsie. Subkutane Arteriole mit parallel und konzentrisch lamellierten Speicherlysosomen („membranous cytoplasmic bodies") in verschiedenen Wandabschnitten; Endothelien *(rechts unten)* gegen Lumen vorgewölbt, 5000:1 (Aufnahme: H. Opitz). **b** M. Fabry. Leptomeninx, Autopsiematerial. Arachnoidalzelle mit geschichtetem Speichermaterial, an „zebra-bodies" erinnernd (vgl. **Abb. 1.122b**), 6300:1 (Aufnahme: M. Elleder)

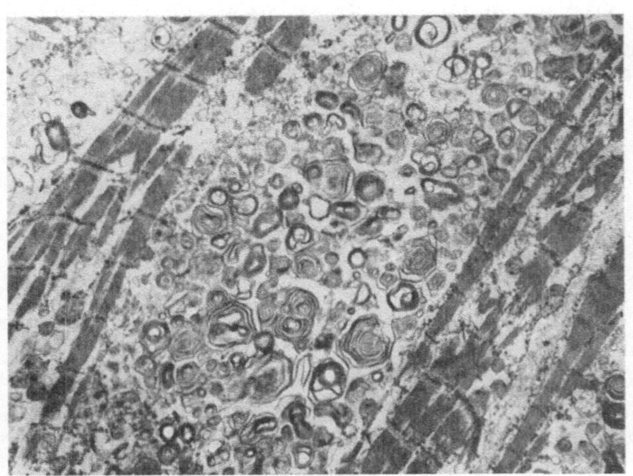

Abb. 1.117. M. Fabry. Breites Band von Speichermaterial im Herzmuskel, sog. Myelinfiguren, 9000:1 (Aufnahme: M. Elleder)

Genotypisch sind einzelne unterschiedliche Mutationen am α-Galaktosidase-A-Lokus bei M. Fabry bekannt[33], die vielleicht unterschiedliche klinische Bilder erklären. Das Sphingolipidaktivatorprotein 1 (nicht X-chromosomal lokalisiert) ist für den normalen Abbau der Fabry-Lipide zusätzlich zum Enzym erforderlich. Der Defekt dieses Proteins löst jedoch in erster Linie ein der metachromatischen Leukodystrophie vergleichbares Krankheitsbild aus (vgl. Ziffer 10).

9. Farber-Krankheit[3, 8]

Der M. Farber (disseminierte Lipogranulomatose) ist eine besonders seltene Sphingolipidose, die extraneural generalisiert, fast stets auch neurodegenerativ und im Kindesalter meist fatal abläuft. Der Kernanteil aller

Sphingolipide, das *Zeramid,* kann bei der Krankheit durch Defekt der *Zeramidase* nicht ausreichend in seine Bestandteile Sphingosin (fettsäureähnlicher Aminoalkohol) und Fettsäure zerlegt werden und staut sich an.

Das *klinische Bild* zeigt nach einer postpartal oft monatelang wenig auffälligen Phase schmerzhafte *Gelenkkontrakturen* mit lokaler oder disseminierter Bildung *subkutaner Knötchen* (Lipogranulome, die auch viszeral bzw. pulmonal auftreten können), eine tiefe *heisere Stimme* mit lautem Atemgeräusch, interindividuell variable psychomotorische Retardierung, Muskelhypotonie (trotzdem spastische Zeichen), tonisch-klonische Anfälle, verlangsamte Nervenleitgeschwindigkeit, evtl. kirschroten Makulafleck, manchmal allgemeine Dystrophie, Lebervergrößerung, Fieberphasen und Knochenbeteiligung. Bis ins Adoleszentenalter protrahierte Fälle sind bekannt.

Die *intravitale Diagnostik* bedient sich am besten der läsionsgezielten *Hautbiopsie.* Ein Teil wird zu *Fibroblastenkulturen* herangezüchtet, ein anderer inkl. der Subkutis der ultrastrukturellen Untersuchung (▷ unten) zugeführt. In den Fibroblastenkulturen, evtl. auch in Blutleukozyten, kann die Aktivität der Zeramidase bestimmt werden, jedoch ist dieser Test besonders schwierig. Nach eigener Erfahrung ist ein *Beladungstest* der kultivierten, *lebenden* Zellen mit radioaktivem Sphingolipid (z. B. Sphingomyelin) zur Bestimmung der nach Inkubation in das Zeramid übernommenen Radioaktivität einfacher.

Die *Ultrastruktur* der subkutanen Knötchen zeigt Schaumzellen (Makrophagen), gefüllt mit in Lysosomenmembranen gebundenen, kurvigen Profilen (Abb. 1.118; vgl. die nur bedingte Ähnlichkeit mit den kurvilinearen Profilen bei Zeroidlipofuszinose in Abb. 1.127 f) und weiteren Strukturen; Schwann- und Epidermis-Zellen enthalten teilweise unspezifische Einschlüsse.

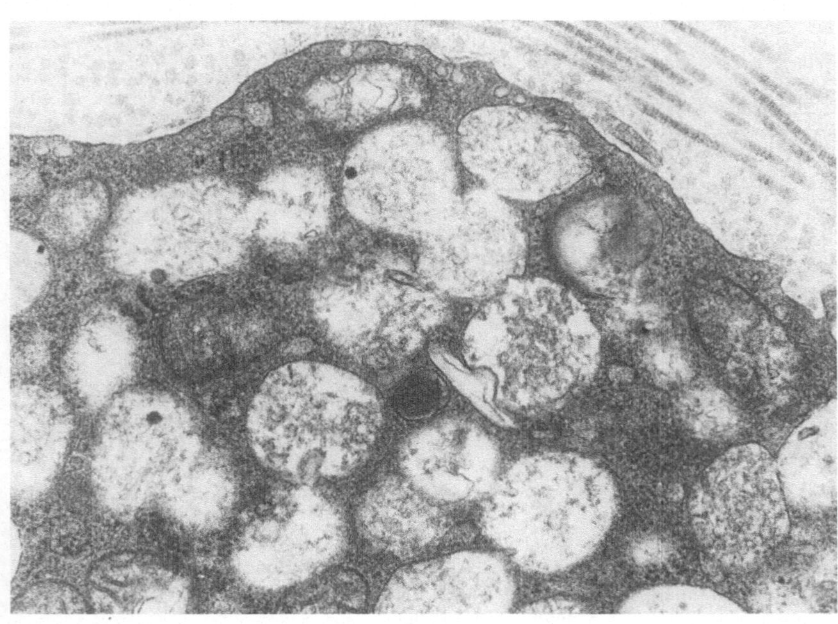

Abb. 1.118. M. Farber. Hautbiopsie. Membranumgrenzte kurvilineare Profile in Fibrozyt (nicht vom Typ der Zeroidlipofuszinose, vgl. **Abb. 1.127 e**), 31 000:1 (Aufnahme: W. Roggendorf)

Neuropathologisch steht im mäßig atrophisch-hydrozephalen Gehirn die Neuronenblähung mit zerebrokortikal unterschiedlicher Akzentuierung und kortikospinal zunehmender Intensität und PAS-Positivität aufgrund der sekundären Einlagerung von Gangliosiden und Glykolipiden im Vordergrund und ist begleitet von signifikantem Nervenzellverlust. Im übrigen können fast ubiquitär Speicherphänomene makroskopisch-nodulärer, fein- und ultrastruktureller Art nachgewiesen werden.

Genotypisch ist über den Zeramidase-Lokus nichts bekannt. Bei einem bisher nur in einer Familie beobachteten kombinierten Defekt der Sphingolipidaktivatorproteine vom Typ der Saposine ist die Zeramidase durch Mangel des Saposins D indirekt teilinaktiviert[23] und der Zeramidstoffwechsel gestört (Ziffer 10).

10. Sphingolipidosen durch Sphingolipidaktivatorprotein-defekte[8]

Sphingolipidspeicherkrankheiten, die ihre *Ursache nicht in primären Enzymdefekten* haben, sondern in Defekten der Sphingolipidaktivatorproteine, Hilfsproteine, die entweder die Sphingolipide für deren normalen Abbau durch die intakten Enzyme aufbereiten bzw. solubilisieren oder die Enzyme selbst für ihre Abbautätigkeit in einem bestimmten Zustand bringen, sind extrem selten. Diagnostisch geben Diskrepanzen zwischen wenig auffälligen Enzymaktivitäten und doch positiven Zeichen einer Sphingolipidose evtl. Hinweise. Bekannt sind *2 Genlozi*, einer für das Sphingolipidaktivatorprotein 3, dessen Defekt zu einer der Tay-Sachs-Krankheit-ähnlichen GM$_2$-Gangliosidose führt, und einer für die Sphingolipidaktivatorproteine 1 und 2 (=Saposine B und C) und 2 weitere Proteine (=Saposine A und D). Die Einzeldefekte der Saposine B bzw. C führen zu Sphingolipidosen mit Ähnlichkeit zur metachromatischen Leukodystrophie bzw. Gaucher-Krankheit Typ 3[33]. Der kombinierte Defekt der Saposine A–D bedingt eine integrale Sphingolipidose mit Zeichen des M. Gaucher Typ 2, des M. Farber, der metachromatischen Leukodystrophie und des M. Krabbe. Der dokumentierte Fall dieser Multisphingolipidose hat im Alter von 16 Wochen zum Tod geführt[23].

11. Lysosomale Oligosaccharid-/ Glykopeptid-/Glykolipid-Speicherungen („Mukolipidosen") mit/ohne Dysmorphie bzw. Oligosaccharidurie, ohne Mukopolysaccharidurie, inkl. der N-Azetylneuraminsäurespeicher-krankheit[2, 8, 9]

Der Begriff *Mukolipidosen* wurde klinisch geprägt, um die Phänotypen der Mukopolysaccharidosen und

(Sphingo-)Lipidosen zu vereinen. Nosologisch ist er aber eher verwirrend als klärend. Die lysosomalen *Kohlenhydratstoffwechselstörungen* sind so komplex, dabei die klinisch-pathologisch-anatomischen Bilder so überlappend, daß jegliche nichtkausal-biochemische Einteilung zum Scheitern bestimmt ist. Eine zusammenfassende Abhandlung ist sicher gewagt, aber angesichts der Seltenheit (Frequenz aller abgehandelten Formen zusammen etwa 1:50 000) der Krankheiten vielleicht vertretbar.

Trotz Verwandtschaft zu dieser Gruppe, z.B. aufgrund der Oligosaccharidurie, sollen die GM$_1$-Gangliosidose (Ziffer 4) eher aus historischen Gründen, die *Mukosulfatidose* (Ziffer 1; sie ist gleichzeitig eine metachromatische Leukodystrophie) wegen fehlender Oligo-, jedoch vorhandener Mukopolysaccharidurie und die GM$_2$-Gangliosidose vom Typ des M. Sandhoff (Ziffer 3) wegen des Fehlens der Dysmorphie, die vor allem infantile Mukolipidosen kennzeichnet, hier ausgegrenzt werden. So bleiben die folgenden Krankheiten zur kurzen Besprechung:

- *Sialidose* (α-N-Azetylneuraminidase-= *Sialidasedefekte*), mit *(Mukolipidose I)* oder ohne Dysmorphie und Oligosaccharidurie.
- *Galaktosialidose:* Defekt des gemeinsamen *Schutzproteins für* β-Galaktosidase und Sialidase, so daß beide Enzyme indirekt stark aktivitätsgemindert sind (vgl. auch GM$_1$-Gangliosidose, Ziffer 4) mit nichtobligater Dysmorphie. Der Begriff „*Kirschroter-Fleck-Myoklonus-Syndrom*" wird auf Fälle von Sialidose und Galaktosialidose angewandt.
- „*I-cell-disease*" (Zellinklusionenkrankheit, *Mukolipidose II*) und Pseudo-Hurler-Polydystrophie (Mukolipidose III) aufgrund von *Fehllokalisation lysosomaler Enzyme* durch Defekt eines „Markierungsenzyms" für Vorläufermoleküle lysosomaler Enzyme. Das Markierungsenzym ist im endoplasmatischen Retikulum lokalisiert und überträgt Mannose-6-Phosphat auf einen Teil dieser Moleküle.
- Mukolipidose IV bei Ashkenasi-Juden, Defekt unbekannt.
- Fukosidose: α-Fukosidasemangel.
- Mannosidosen: α- bzw. β-Mannosidase-Mangel.
- Aspartylglukosaminurie: Defekt der Aspartyl-β-N-Azetylglukosaminidase; finnische Krankheit.
- Schindler-Krankheit: Defekt der α-N-Azetylgalaktosaminidase; leichte Dysmorphie mit neuroaxonaler Dystrophie.
- Salla-Krankheit und andere Sialurien mit Speicherung und Urinausscheidung *freier N-Azetylneuraminsäure;* lysosomale Monosaccharidose aufgrund des Defekts eines nicht ganz bewiesenen lysosomalen Exportfaktors.

Diese Krankheiten möchten wir einmal als „*fakultativ-dysmorphe, lysosomal-vakuolisierende* (Lipido-/Peptido-)*Saccharidosen* nicht vom Mukopolysaccharidosetyp" apostrophieren. Zu ihnen mag bis zu einem gewissen Grad noch die Glykogenose II (Ziffer 17) gehören. Die klinischen Verläufe reichen von bisweilen intrauterin beginnender Hepatomegalie und Hydrops bei Sialidose, Galaktosialidose, „I-cell-disease", Sialurie, Glykogenose II über rasche oder mildere Verläufe bis zu spätadulten Fällen. Fast alle zeigen relevante Speicherung in den Nervenzellen, wenn auch die hepatoviszerale bzw. mesenchymale und kardiale Beteiligung im Vordergrund stehen kann. Die neurologischen Symptome schließen Muskelhypotonie, später -hypertonie bis zu spastischer Tetraparese, Myoklonien, (Myoklonus-)Epilepsie, Retardierung und manchmal Demenz, Dysarthrie, Kleinhirnataxie u. a. ein.

Die *intravitale Diagnostik* erfolgt enzymatisch aus:
a) *kultivierten Hautfibroblasten* oder pränatalem Material bei Sialidose, Galaktosialidose, Fukosidose, Aspartylglukosaminurie, Mannosidosen, Schindler-Krankheit; ein Teil der Enzyme läßt sich auch aus Blutleukozyten oder Serum bestimmen;
b) aus Serum oder Fruchtwasser, durch Nachweis sekundärer extrazellulärer Aktivitäts*erhöhungen* lysosomaler Enzyme bei „I-cell-disease" und Mukolipidose III (hier zum Teil problematisch), oder aber im hochspezialisierten Labor enzymatisch aus Fibroblasten durch Bestimmung des die lysosomale Enzymlokalisation steuernden Enzyms.

Die intravitale biochemische Diagnostik erfolgt aber auch – in manchen Fällen gleich sicher oder ausschließlich – durch *Metabolitbestimmungen* zum Nachweis
a) erhöhter Urinausscheidung von spezifischen, d. h., die nicht abbaubaren Zuckeranteile tragenden *Oligosacchariden,* teilweise auch Glykopeptiden bei Sialidose (vor allem Mukolipidose I), frühen Verläufen von Galaktosialidose, „I-cell-disease", Fukosidose, Mannosidosen, Schindler-Krank-heit;
b) erhöhter Urinausscheidung von Aspartylglukosaminid, dem Monoglykomonopeptid aus der Proteoglykanverzweigungsstelle des Keratansulfats vom Kornealtyp, bei Aspartylglukosaminurie;
c) erhöhter Urinausscheidung und intrafibroblastischer Konzentration von freier *N-Azetylneuraminsäure* (= Sialsäure) bei Salla-Krankheit/Sialurien.

In hochspezialisierten Labors ist bei Galaktosialidose noch der immunologische oder molekulargenetische Nachweis des Schutzproteindefekts (▷ oben) aus Zellkulturen möglich. Für Mukolipidose IV gibt es in Israel einen biochemischen Spezialtest mit Hautfibroblasten.
Die intravitale morphologische *Hautbiopsiediagnostik*[16] erlaubt bei vielen dieser Saccharidosen den Nachweis lympho- oder histiozytärer, auch fibroblastischer Vakuolen oder granulärer bzw. membranöser Einschlüsse. Auch Blutausstriche können Lymphozytenvakuolen zeigen. Bei nichtdysmorphen Formen, z. B. normomorpher Sialidose, kann die invasivere *Rektumbiopsie* diskutiert werden, um direkt Nervengewebe zu untersuchen (Abb. 1.120).

Neuropathologisch sind die besprochenen Saccharidosen makroskopisch allenfalls durch leichte Verdickung der Hirnhäute, Verminderung oder Vermehrung (Mannosidose) der Hirnmasse und teilweise durch einen leichten Hydrocephalus internus auffällig. Mikroskopisch imponiert jedoch die *Nervenzellballonierung* teils starken, teils geringen Grades, wobei basale Kerne, z. B. Substantia nigra, auch ausgespart, jedoch spinale und autonome Zentren stark betroffen sein können. *Ultrastrukturell* stellen sich die Speicherlysosomen in verschiedenen Geweben teils als Vakuolen (Abb. 1.119), teils als *Lipidmembrankörper* vom konzentrischen oder „Zebratyp" dar, jedoch sind die gestapelten Lipidmembranen eher feiner, z. B. bei Sialidose (Abb. 1.120) als bei den Vergleichskrankheiten Gangliosidosen und Mukopolysaccharidosen. Diese Membranen enthalten Ganglioside und Glykolipide. Bei *Sialidosen* wird GM_3-Gangliosid direkt durch den Sialidasedefekt angehäuft, auch in viszeralen Organen; es ist ein Sialidasesubstrat. Allgemeinpathologisch sind starke oder diskrete hepatoviszerale, evtl. auch renale sowie mesenchymale Speichereffekte zu erkennen.

Zu den einzelnen Krankheitsformen ist noch folgendes anzumerken:
Die dysmorphe *Sialidose* (Mukolipidose I) ist eine Phänokopie der GM_1-Gangliosidose (Ziffer 4). Leichte *Hornhauttrübung* kann aber vorkommen.
Der *kirschrote Fleck der Makula lutea* ist fast obligat, kann jedoch in protrahierten Fällen erst nach Jahren auftauchen oder fehlen; die *Epilepsie* ist eher *myoklonisch.* In manchen Fällen tritt ein *kutanes Angiokeratom* auf (vgl. M. Fabry, Ziffer 8). Ähnliches gilt für die Galaktosialidose.
Die *„I-cell-disease"* verläuft infantil-juvenil mit Lebervergrößerung, Hernienbildung und Herzbeteiligung. Die *Mukolipidose III* als leichtere Verlaufsform entwickelt Gliedersteifheit, Karpaltunnelsyndrom, Klauenhand, leichte Hornhauttrübung, Hautver-

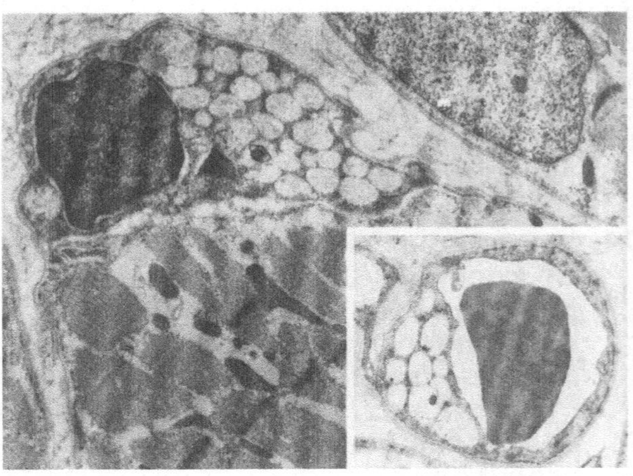

Abb. 1.119. Salla-Krankheit. Muskelbiopsie. Dichtgepackte, elektronenoptisch leere Vakuolen in Satellitenzelle, auch in Endothelzelle *(Inset),* 4000:1 (Aufnahme: K. Wolburg-Buchholz)

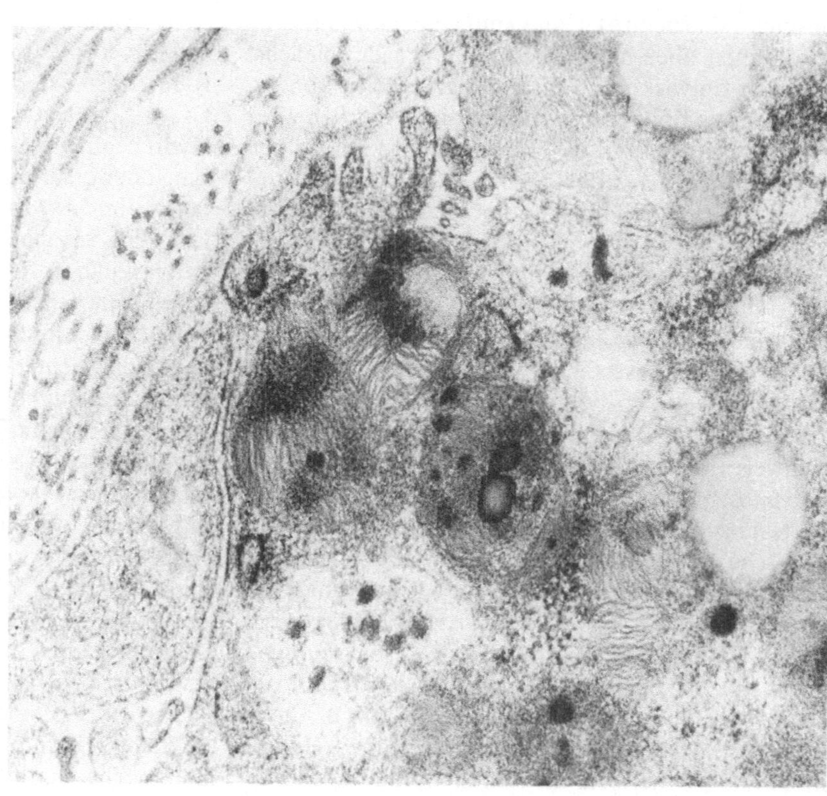

Abb. 1.120. Adulte Sialidose. Rektumbiopsie. Schwann-Zelle des Plexus submucosus mit membranösen Einschlüssen, 9000:1 (Aufnahme: W. Roggendorf)

dickung, Intelligenzminderung und Herzinsuffizienz bis ins Erwachsenenalter.

Die Mukolipidose IV löst frühe Hornhauttrübung und Muskelhypotonie, keine Dysmorphie, jedoch psychomotorische Retardierung, leichte Spastik oder Myoklonie aus.

Die *Fukosidose* verursacht beim infantilen Typ starkes *Schwitzen*, Herzvergrößerung, Spastik und Dezerebration, beim adulten Typ z.B. *Angiokeratome* der Haut.

Die Mannosidosen haben Muskelhypotonie, Hepatomegalie, mentale Retardierung, evtl. Katarakt und Taubheit zur Folge.

Zur Aspartylglukosaminurie gehört oft ein spät-dementieller Verlauf sowie psychotisch-aggressives Verhalten, ferner Hautlichtempfindlichkeit.

Die *Salla-Krankheit* verläuft infantil-juvenil mit Rumpfataxie, Epilepsie, allmählicher Spastik und Demenz.

12. Mukopolysaccharidosen I, II und III
CM. Hurler, M. Hunter, M. Sanfilippo)[1, 3, 8]

Mukopolysaccharidosen sind *lysosomale Speicherkrankheiten* aufgrund von Defekten solcher Enzyme, die im Normalfall von den Polysaccharidketten entweder endständige Glieder abspalten oder von diesen Gliedern seitenständige Sulfatgruppen entfernen oder bei einem Schritt, der bei M. Sanfilippo C gestört ist,

ein Glied erst seitenständig azetylieren, damit es bei dem folgenden Schritt in dieser Form abgetrennt werden kann. *Mukopolysaccharide sind Seitenarme* der *Proteoglykane* (der Proteinanteil ist das „Rückgrat"), die die Interzellularsubstanz der Binde- und Stützgewebe aufbauen helfen. Der lysosomale Abbau der Proteoglykane geschieht, für die extrazellulären Anteile nach Rückaufnahme in die Zelle, durch Zerlegung der Polysaccharid- und Proteinkomponenten; hier geht es um die Zerlegung der ersteren. Die mindestens 7 Typen von Mukopolysaccharidosen werden hier zusammengefaßt in *neuronal* (M. Hurler, Hunter, Sanfilippo) und *nicht/kaum neuronal* (übrige Mukopolysaccharidosen) begleitete *Speicherprozesse*. Die Differentialdiagnose muß bei der Überschneidung der klinischen Bilder ohnehin biochemisch gestellt werden; auch erlaubt die geringere Häufigkeit gegenüber den Lipidosen jene Zusammenfassung. Beim *M. Hunter* ist die nur hierbei bestehende *X-chromosomale Vererbung* zu erwähnen.

Klinisch kann von einer Abnahme der starken äußeren Stigmata – allgemeine und faziale Dysmorphie, Minderwuchs und Gargoylismus sowie starke *Knochenbeteiligung* (Dysostosis multiplex, insbesondere Schädelhyperostose) bei *M. Hurler* – zu geringeren Stigmata bei *M. Hunter* und noch geringeren bei *M. Sanfilippo* gesprochen werden, so daß beim M. Sanfilippo wenig äußere Dysmorphie und nur eine Verdichtung des hinteren Schädeldachs übrigbleiben können. *Mentale Funktionen* weichen beim M. Hurler z.B. dem „Kretinismus", sind beim M. Hunter nur anfangs weniger gestört, gehen aber beim M. Sanfilippo nach zunächst leichterer Entwicklungsverzögerung, begleitet von Tetraparese und Epilepsie, so stark zurück wie z. B. bei der metachromatischen Leukodystrophie oder Spätformen der Gangliosidosen, wobei die Patienten häufig von Unruhe bzw. Erregtheit befallen sind. Kursorisch gesprochen endet der M. Hurler vor dem 10., der M. Hunter vor dem 30. und der M. Sanfilippo vor dem 20. Lebensjahr tödlich. Hornhauttrübung, Lebervergrößerung, Herz- und Gefäßbeteiligung, Schwerhörigkeit, Hernienneigung sind zusätzliche Symptome bei M. Hurler und – etwas weniger – beim M. Hunter.

Die *intravitale Diagnostik* erfolgt zunächst durch den Nachweis der erhöhten *Mukopolysaccharidausscheidung im Urin.* Der einfache, metachromasieabhängige Spottest nach Berry ist nicht sehr zuverlässig. Die biochemische Bestimmung der Gesamtfraktion und der chromatographisch differenzierten Polysaccharidtypen *(Dermatansulfat* und *Heparansulfat)* führt meist zum Erfolg. Es schließt sich die *Aktivitätsbestimmung* von bis zu 6 *Enzymen,* meist aus *gezüchteten Hautfibroblasten* oder auch pränatalem Material, an: α-Iduronidase für M. Hurler, Iduronatsulfatase für M. Hunter und bis zu 4 weitere für die Sanfilippo-Subtypen. Ein *globaler Test* bedient sich des *Einbaus von radioaktivem Sulfat* in Fibroblastenkulturen und dessen Abgabe aus den Kulturen. Erhöhter Einbau und verzögerte Abgabe sind bei den hier besprochenen und bei weiteren Typen von Mukopolysaccharidosen feststellbar. Alle biochemischen Tests sind Aufgaben für Speziallabors.

Die *morphologische Biopsiediagnostik*[16] aus Haut zielt auf den Nachweis vakuolisierter Fibroblasten, histiozytärer heller Schaumzellen, evtl. auch ähnlich veränderter Zellen ekkriner Schweißdrüsen, Epithelien u. a. *Ultrastrukturell* enthalten die Vakuolen wenig fibrillogranuläres Material, teilweise *Zebramembranen* in Schwann-Zellen, aber erscheinen sonst leer.

Neuropathologisch fallen die trüben, fibrös *verdickten Leptomeningen* sowie die Atrophie des Groß- und Kleinhirns, bei M. Sanfilippo manchmal geringeren Grades, mit Entmarkung und Hydrozephalus auf. Der Hydrozephalus kann durch leptomeningeale Speicherung oder ossär durch atlantookzipitale Störungen bedingt sein. *Mikroskopisch* gibt es meningeale und perivaskuläre Schaumzellpolster, die z. B. intrazerebral die perivaskulären Räume aufdehnen (Abb. 1.121 a) und *Vakuolen* wie in der Haut (▷ oben) und zum Teil auch granulär-membranöse Einschlüsse enthalten. Die – soweit noch nicht zugrundegegangenen – vielerorts gefundenen geblähten Neuronen, einschließlich der Purkinje-Zellen samt Fortsätzen, enthalten teils PAS- und alzianblaupositive Speichergranula. Ein Teil davon erscheint *ultrastrukturell* als *Zebrakörper* (Abb. 1.121 b) mit annähernd parallelen oder gekrümmten, etwas groben Lipidmembranstapeln durch sekundäre Gangliosid- und Glykolipidablagerung. Ein Anteil der Lipofuszingranula mit lichtmikroskopischer Autofluoreszenz kann die Abgrenzung gegen neuronale Zeroidlipofuszinosen erschweren. Vakuoläre und pleomorphe Körper werden ebenfalls gefunden. *Allgemeinpathologisch* sind überall im Binde- und Stützgewebe, im Knochenmark[5] und in parenchymatösen Organen histiozytäre, mesenchymale und epitheliale Zellvakuolisierungen und -blähungen nachweisbar, bei M. Sanfilippo eher geringen Grades.

Genotypisch sind die verschiedenen Lozi zum Teil bekannt und zumindest ein Teil der cDNA-Typen, einschließlich der mutierten, sequenziert. Vom Hurler-Lokus wird bei entsprechender Mutation auch der *M. Scheie* (Mukopolysaccharidose V, Ziffer 13) und, bei zusammengesetzt heterozygotem Zustand für M. Hurler und M. Scheie, eine zwischen beiden Morbi intermediäre Krankheitsform ausgelöst.

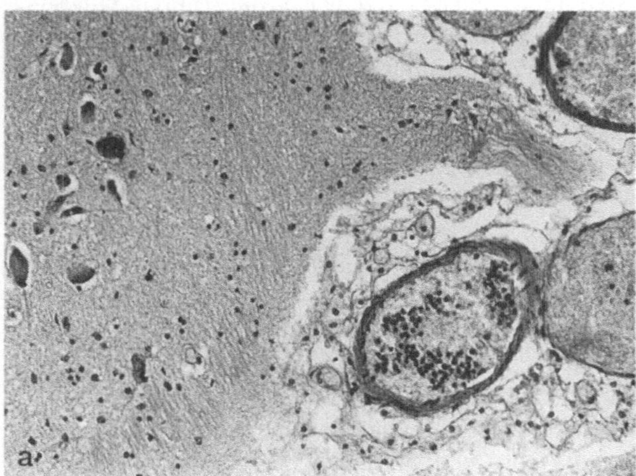
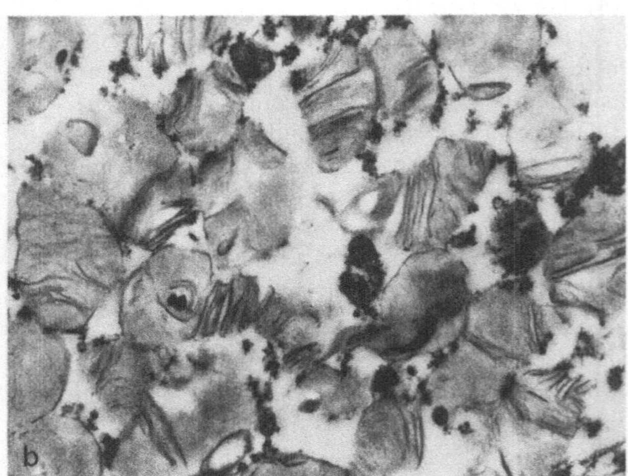

Abb. 1.121 a, b. a M. Hurler. Stammganglienregion. Speichernde Makrophagen im perivaskulären Raum sowie Speicherneuronen *(linke Bildhälfte).* HE, 175:1. **b** M. Hunter. Zebrakörperchen (Ganglienzelle der Parietalrinde), 15000:1 (Aufnahmen: N. Breitbach)

13. Mukopolysaccharidosen IV, V, VI, VII
(M. Morquio, M. Scheie, M. Maroteaux-Lamy, M. Sly-Neufeld)[1, 3, 8]

Diese Mukopolysaccharidosen werden nur kurz gestreift, weil die zentralnervöse, kaum Demenz bedingende, und andere *neurale Beteiligungen* meist eher *dysosteogen-mechanisch* als neurozytär-metabolisch zu verstehen sind. *Hornhauttrübung, Viszeromegalie, osteogene Hör- und Sehstörung,* Karpaltunnelsyndrom Herzvitien und Hernienbildungen können auftreten.

Beim *M. Morquio Typ A* (N-Acetylgalaktosaminsulfatasedefekt) und Typ B (β-Galaktosidasedefekt; s. auch GM_1-Gangliosidose, Ziffer 4) kommt es ab dem 1.–2. Lebensjahr zum dysostotischen, disproportionierten (großer Schädel) *Rumpfkleinwuchs.* Die *Rückenmarkskompression* führt zu schwersten neurologischen und neuromuskulären Zeichen bis zur Querschnittslähmung. *Bulbäre Kompression* kann zu kardiorespiratorischem Versagen vor dem 20. Lebensjahr führen. Der *M. Morquio B* verläuft meist etwas später und leichter, im Prinzip aber ähnlich, mit Überlebenszeiten bis zu 50 Jahren.

Der *M. Scheie* (Enzymdefekt wie bei M. Hurler) kann dysosteogen oder durch *spinale Duraverdickung* neurosymptomatisch werden. Die leichte Dysmorphie ähnelt qualitativ jener beim M. Hurler. Der Verlauf erlaubt bei adoleszentem Beginn eine fast normale Lebensdauer.

Der *M. Maroteaux-Lamy (Arylsulfatase-B-Defekt)* verläuft etwa wie der M. Morquio A oder B; der Rumpfkleinwuchs ist weniger betont. Die Dysmorphie (Kopf, Thorax) kann schon postpartal auffallen.

Beim *M. Sly-Neufeld (β-Glukuronidasemangel)* fehlt die dysosteogene Neurosymptomatik; die manchmal schon *postpartale Dysmorphie* mit eigenartiger Fazies und z. B. Hühnerbrust sowie die im allgemeinen leichtere mentale Retardierung unterliegen großer Variationsbreite, bis zum Tod meist im Adoleszentenalter an pulmokardialen Komplikationen. Extrem frühe, schwere Fälle (bereits intrauteriner, nichtimmunologischer Hydrops) sowie sehr milde, fast dysmorphiefreie Spätfälle sind bekannt.

Die *intravitale Diagnostik* erfolgt ganz analog zu dem bei den Mukopolysaccharidosen I–III (Ziffer 12) Ausgeführten. Die Mukopolysaccharide des Urins sollten für den M. Morquio auch nach *Keratansulfat* und *Chondroitinsulfat* aufgeschlüsselt werden. Die *Enzyme* β-Galaktosidase, Arylsulfatase B und β-Glukuronidase können auch aus *Blutleukozyten* bestimmt werden. Der *Test mit radioaktivem Sulfat* in Fibroblastenkulturen (Ziffer 12) ist nützlich. Die *morphologische Untersuchung der Hautbiopsie* auf Vakuolisierung verschiedener Zelltypen, aber evtl. auch von Blut- und Knochenmarksausstrichen[5] auf Lymphozyten- und Histiozytenvakuolen und Granulozyteneinschlüsse ist sinnvoll. Die *Vakuolisierung von ekkrinen Schweißdrüsen* kann bei β-Glukuronidasemangel *ultrastrukturell* besonders eindrucksvoll sein.

Neuropathologisch gibt es deutliche Kompressionseffekte am Rückenmark, evtl. leichte Hirnventrikelerweiterung und beim β-Glukuronidasemangel beträchtliche Hirnatrophie. Die Leptomeningen und perivaskulären Räume intrazerebraler Gefäße können *Schaumzellinfiltrate* zeigen. PAS-positive Ballonierung durch Vakuolenpakete etwa bei β-Glukuronidasemangel und Verlust von Neuronen kommen begrenzt vor. Eine Binde-, Stütz- und Knorpelgewebspathologie ist durchgängig vorhanden. Genotypische Erkenntnisse sind auf dem Vormarsch. Das Mausmodell des β-Glukuronidasemangels wurde gentherapeutisch erfolgreich angegangen.

Peroxisomale Krankheiten

14. Peroxisomale Defekte vom Typ der X-chromosomalen Adrenoleukodystrophie (X-ALD)[9, 10, 28, 31] und der Adrenomyeloneuropathie (X-AMN)

Von den diffus-disseminierten *sudanophilen* (= fettkörnchenzellenaufweisenden) *Entmarkungsprozessen* mit Verdacht auf entzündliche Genese („atypische multiple Sklerose", *M. Schilder*[2]) konnten zunächst klinische Fälle abgetrennt werden, die mit einer zusätzlichen *Nebennierenrindenbeteiligung* bis zum Vollbild des M. Addison einhergingen. Biochemisch wurde bei diesen Fällen die entmarkungsbedingt vermehrte, zerebrale Cholesterinesterfraktion hinsichtlich ihrer Fettsäurezusammensetzung untersucht und stark angereichert an *überlangkettigen* (Kettenlänge größer als 22 C-Atome) *Fettsäuren* (z. B. hoher C_{26}/C_{22}-Quotient) gefunden. Diese Fettsäureanomalie wurde auch in der atrophischen Nebennierenrinde teils in exzessivem Ausmaß und ubiquitär in vielen fettsäurehaltigen Lipiden inkl. Blutplasmalipiden festgestellt.

Die Kenntnis, daß die *überlangkettigen Fettsäuren in den Peroxisomen β-oxidiert werden,* führte zu der Annahme, X-ALD/X-AMN beruhten auf einem peroxisomalen Defekt. Weitere Bestätigung ergab sich aus der Beobachtung, daß bei strukturellem Ausfall der Peroxisomen (Zellweger-Syndrom, Ziffer 15) ebenfalls überlangkettige Fettsäuren angehäuft werden.

Die X-ALD/X-AMN beruht auf dem Defekt eines Hilfsproteins (ALDP, $\triangleright$ unten) der peroxisomalen *Lignozeryl-CoA-Ligase,* die überlangkettige Fettsäuren durch Übertragung des CoA-Rests für die β-Oxidation aktiviert.

Die *X-ALD gilt als die häufigste Entmarkungskrankheit bei Knaben.* Die Krankheitsfrequenz soll für X-ALD und X-AMN zusammen bis 1 : 25 000 betragen. Die X-AMN ist die eher spinozerebellär betonte Spätform nach Art einer Teil- oder Sondermanifestation des X-ALD-Defekts. X-ALD und X-AMN können in ein und derselben Familie vorkommen; die Existenz eines autosomalen Krankheitsmodifizierungsgens wird diskutiert.

Klinisch beginnt die X-ALD spätinfantil bis spätjuvenil z. B. mit Verhaltensstörung, Schulschwäche, Sehstörung, Mydriasis, Gangstörung. Später folgen Ataxie, Tetraparese, Blindheit und Taubheit.

Bildgebende Verfahren zeigen die *Entmarkung* in peritrigonalen Bereichen und im Splenium des Balkens, von okzipital nach temporoparietal fortschreitend, manchmal auch mehr frontal. Die Nervenleitgeschwindigkeit ist wenig bis mäßig vermindert, das Liquoreiweiß wenig oder mäßig erhöht; Anfälle treten in späteren Stadien auf. Die *adrenokortikale Insuffizienz* bleibt nicht selten *subklinisch,* jedoch laborchemisch oft nachweisbar. Die Dezerebration führt zum Tod vor dem 20. Lebensjahr oder viel früher. Die X-AMN beginnt um das 20. Jahr oder später, z. B. nach Steroidhormonsubstitution wegen manchmal frühmanifester Addison-Symptomatik bei bronzefarbener Haut, mit Zeichen spastischer Paraparese, Neuropathie, Impotenz, Sphinkterstörungen, die über viele Jahre fortschreiten; zerebelläre Ataxie und leichte Demenz können hinzutreten. Noch spätere Verläufe zeigen evtl. psychotische Bilder und Kleinhirnataxie im Vordergrund. Fast blande Verläufe gibt es auch. *Heterozygote Frauen* erkranken viel schwächer (wenn überhaupt) als hemizygote Männer, aber auffällige Ausnahmen sind möglich; die Symptome können sehr der X-ALD, kaum der X-AMN entsprechen.

Die *intravitale Diagnostik* erfolgt bei Hemi- und Heterozygoten durch biochemische Bestimmung der *überlangkettigen Fettsäuren* ($\triangleright$ oben) aus Lipiden von Serum, Plasma, gezüchteten Hautfibroblasten, pränatalem Material, Blutzellen, Geweben.

Die *morphologische Biopsiediagnostik* kann in Speicher-Makrophagen des Rektums[42] und in Schwann-Zellen, teilweise auch in endoneurialen Zellen peripherer (Haut-)Nerven[41], Vakuolen oder – dann mit spezifischerer Aussage – ultrastrukturell spikuläre oder gestreckte Einschlüsse, oft mit *gepaarten Lipidlamellen,* die helle Spalten begrenzen, darstellen. Eine Abgrenzung gegenüber den Einschlüssen bei M. Krabbe ($\triangleright$ Ziffer 2) ist nicht immer möglich.

Neuropathologisch ist die okzipital oft stärkere, frontal asymmetrische Entmarkung (U-Fasern ausgespart) bei X-ALD umfangreich – bei X-AMN viel weniger – und bezieht Balken und Fornix, sodann die innere Kapsel, Hirnschenkel, Pons, Pyramiden, ferner im Rückenmark Seiten- und Hinterstränge, bei X-AMN ebenfalls diese sowie andere Bahnen und manchmal das Kleinhirn mit ein. Vor allem in den subkortikalen, frischen Herden, aber auch tiefer, selten auch bei X-AMN, findet man *perivasale „entzündliche" Infiltrate von B- und T-Zellen.* Makrophagen und PAS-positive *Epitheloidzellen* in diesen Infiltraten sind eher als „sudanophile Myelophagen" mit Speichermaterial aufzufassen (Abb. 1.122 a). Immunchemisch wurde die Erhöhung verschiedener Immunglobuline

(IgG, IgA) nachgewiesen. Nervenzellverluste treten in der Hirnrinde kaum, in der Netzhaut deutlicher auf. Axonauftreibungen kommen vor.

Elektronenmikroskopisch sind (vgl. Biopsie, oben) die gestreckten, gepaarten, oft gruppierten Lamellen (Abb. 1.122 b) eine Leitstruktur und sind in „gestreiften" Myelo- bzw. Makrophagen, Astro- und Oligodendroglia (hier ohne umgebende Membran) und in *Schwann-Zellen* teils in sekundären Lysosomen zu finden. Die Rinde der *atrophischen Nebenniere* ist fast verschwunden, dagegen liegen Gruppen von Speichermakrophagen sowie gelegentlich entzündliche Infiltrate vor. Die restlichen Parenchymzellen enthalten wie die Makrophagen die beschriebenen Einschlüsse. Die Hypophyse enthält einzelne große basophile und wenig eosinophile Zellen. Die fibrotischen Hoden weisen interstitielle Zellansammlungen und ultrastrukturell gestreckte Einschlüsse in den *Leydig-Zellen* auf. Der Thymus zeigt evtl. lymphoepitheliale Hyperplasie, die Haut Vermehrung von Melanin.

Genotypisch sind bereits zahlreiche Mutationen, teils Deletionen, im Gen für X-ALD/X-AMN be-

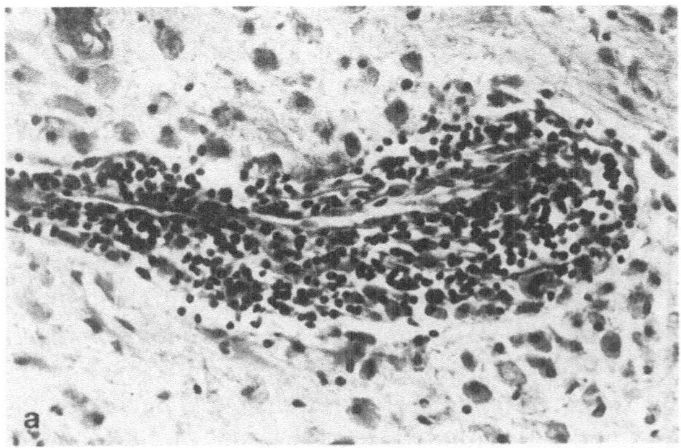

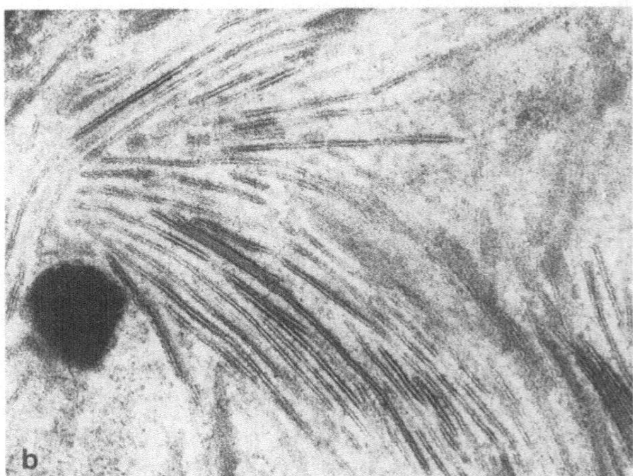

Abb. 1.122 a, b. a Adrenoleukodystrophie. Dichtes perivaskuläres Lymphozyteninfiltrat, Makrophagen und reaktive Astrozyten im Hirnparenchym. HE, 250:1 (Aufnahme: H. U. Benz u. J. Peiffer). **b** Adrenoleukodystrophie (58jähriger Mann). Hirnbiopsie. Spezifische nadelartige, bilamellierte Einschlüsse im Zytoplasma von perivaskulärem Makrophagen, 62000:1 (Aufnahme: H. Opitz)

kannt, das für das ALDP (Adrenoleukodystrophie-protein) kodiert. Dieses Protein aus der Gruppe der „ABC" (ATP-binding cassette)-Transporter ist für die Etablierung und Funktion der Lignozeryl-CoA-Ligase (=Überlangkettige-Fettsäuren-CoA-Synthetase) in der Peroxisomenmembran erforderlich.

Therapeutische Versuche sind mit einer speziellen Fettdiät („Lorenzos Öl"), die die Menge der überlangkettigen Fettsäuren beeinflußt, und mit Knochenmarkstransplantation unternommen worden. Wenn früh genug damit begonnen wurde, scheint eine gewisse Verzögerung des Krankheitsverlaufs in Einzelfällen möglich zu sein.

15. Peroxisomale Störungen vom Typ des Zellweger-Syndroms (ZS), der neonatalen Adrenoleukodystrophie (NALD) und des infantilen Refsum-Syndroms (IRS)[1, 3, 10, 28, 31, 45]

ZS, NALD und IRS sind meist (spät-)infantil fatal endende neuro- und allgemeinmetabolische Prozesse, die durch fast *globale Ausfälle peroxisomaler Funktionen* hervorgerufen werden. Beim ZS („zerebrohepatorenales Syndrom") und meist auch bei NALD und IRS sind *peroxisomale (Ultra-)Strukturen* gar *nicht vorhanden.* Die *biochemischen Ausfälle* erstrecken sich z.B. auf die *β-Oxidation* überlangkettiger Fettsäuren inkl. der auf die Aktivierung (vgl. X-ALD/X-AMN) folgenden Schritte (Azyl-CoA-Oxidase, Bifunktionalenzym, β-Ketoazyl-CoA-Thiolase), auf die β-Oxidation der – immerhin noch teils α-oxidierbaren – *Phytansäure,* auf die durch Lipidanalyse oder Enzymbestimmung meßbare *Ätherlipid-(„Plasmalogen"-)Biosynthese* (Schlüsselenzym: Dihydroxyazetonphosphatazyltransferase), auf den z.B. den Lysinabbau tangierenden Pipekolsäure- und den Gallensäurestoffwechsel. ZS, NALD, IRS dürften zusammen seltener als 1 : 100000 vorkommen.

Das *klinische Bild* des ZS und teilweise jenes von NALD und IRS umfaßt bei meist postpartalem Beginn eigenartige *kraniofaziale Dysmorphie* (schlaffes, „rechteckiges" Gesicht), deutliche *Muskelhypotonie,* Epilepsie, Hyporeflexie, *tapetoretinale Degeneration* (anfangs diskret), Hörstörung, Hepatomegalie, Dystrophie, evtl. Ichthyosis, patelläre und azetabuläre Kalkstippchen (Chondrodysplasie), schwerste Neuropsychoretardierung, oft *nephroglomeruläre Zysten* (nicht bei NALD und IRS). Der Tod tritt mit 1 Jahr oder auch Jahre später ein. Bei der NALD tritt durch den langsameren Verlauf (meist bis 5 Jahre) das leukodystroph und adrenokortikoinsuffizient geprägte Bild mehr in den Vordergrund (vgl. X-ALD), die Dysmorphie in den Hintergrund. Das IRS ist etwa intermediär zwischen ZS und NALD; Osteopenie und Taubheit wurden bei längerer Überlebenszeit beschrieben.

Die *intravitale Diagnostik* bedient sich der biochemischen Bestimmung der *überlangkettigen Fettsäuren*

(Ziffer 14) in verschiedenen, inkl. pränatalen Materialien, auch in Serum/Plasma sowie der *Phytansäure* in diesen Materialien. Gleich zuverlässig ist die Aktivitätsbestimmung der Dihydroxyazetonphoshatazyltransferase (▷ oben) in Zellkulturen und Organgewebe. Im Urin werden vermehrt Dikarboxylsäuren trotz kaum gestörter mitochondrialer β-Oxidation (vgl. Ziffer 27) gefunden. In Urin und Serum trifft man auch erhöhte *Gallensäuren* vom Typ der Koprostanate u.a. an.

Die *morphologische Biopsiediagnostik* mit den bei X-ALD/X-AMN (Ziffer 14) erwähnten Befunden ist denkbar und dürfte – obwohl bisher kaum belegt – für Rektum, Haut, Konjunktiva in Schwann-Zellen und histiozytären Zellen aussichtsreich sein. Das – nicht regelmäßige – Fehlen von Peroxisomen wird durch die Aktivitäts- oder besser immunzytochemische Abwesenheit der *Katalase (peroxisomales Markerenzym)* bzw. der sie tragenden Partikel in Leberbiopsie, kultivierten Fibroblasten und Chorionzotten nachgewiesen.

Die *Neuropathologie* des ZS umfaßt (Pachy-)Mikropolygyrie, Groß- und Kleinhirnheterotopie des Zellbilds, dysplastische Oliven und andere Kerne. Die direkte Ursache der Migrationshemmungen ist unbekannt. Lokale neuronale Lipidose (feinstrukturell „gestreifte" Neurone) und Axonauftreibungen kommen in der Clarke-Säule und im Nucleus cuneatus lateralis als primär neuronopathische Zeichen vor. Die Streifung entspricht einer doppelbrechenden Lipidspeicherung mit ultrastruktureller Spaltenbildung, im wesentlichen also jener in Makrophagen (▷ oben unter Biopsien). Zu NALD und IRS gehören kaum Hirn- oder nur Kleinhirnzellheterotopien, zur NALD mehr mit Myelophagen (Ultrastruktur ▷ X-ALD) bestückte Entmarkungsherde als zum ZS, bei dem eher von Dysmyelinisierung gesprochen wird. Allgemeinpathologisch sind cholestatische und zirrhotische *Leberveränderungen* bei ZS und IRS, weniger bei NALD, *adrenokortikale Atrophie* mit Speichermakrophagen bei NALD (bei IRS ohne diese Zellen, bei ZS kaum vorkommend), ferner die nephrokortikalen Zysten nur, aber nicht immer, beim ZS zu vermerken.

Genotypisch ist bei diesen autosomal-rezessiven peroxisomalen Defekten nur bekannt, daß nicht alle demselben Lokus entsprechen, weil bei der Fusion der Zellen verschiedener Defekttypen in Kultur („genetische Komplementierung") ein Teil der Defekte kompensiert werden kann. Unerwartete Phänokopien der globalen Peroxisomendefekte ZS und NALD liegen bei dem *ZS-artigen Syndrom*, sodann bei *Pseudo-ZS* und der *Pseudo-NALD* vor: Dabei entsprechen die klinischen Bilder von ZS und NALD nicht den strukturellen peroxisomalen Defekten *(Peroxisomen vorhanden)*, sondern einmal dem allgemeinen Defekt der peroxisomalen β-Oxidation, einmal dem speziellen Defekt der β-Ketoazyl-CoA-Thiolase und einmal jenem der Azyl-CoA-Oxidase (▷ oben). Die rhizomele Form der *Chondrodysplasia punctata* ist eine den abgehandelten Krankheiten nahestehende Störung mit Minderwuchs, Extremitätenfehlbildung, fazialer Dysmorphie, Katarakten, Gelenkkontrakturen und schwerer mentaler Retardierung. Die Diagnose erfolgt über die Bestimmung der vermehrten Phytansäure, der verminderten Ätherlipide oder die Aktivität der Dihydroxyazetonphosphatazyltransferase (s. oben). Die *Hyperpipekolazidämie* steht dem ZS sehr nahe, ist jedoch keine eigenständige Krankheit. Die Akatalasämie und die *Hyperoxalurie Typ I* sind andere peroxisomale Krankheiten, jedoch ohne deutliche neurale Beteiligung.

16. Klassische Refsum-Krankheit[3, 8, 31]

Der M. Refsum (Heredoataxia polyneuritiformis) ist meist eine adulte Erkrankung, die auf *Diättherapie* anspricht (*Entzug der Phytansäure* bzw. ihrer Vorstufen aus Blattgrün und damit auch aus Milch, Rind- und Schaffleisch). Die Krankheit beruht auf dem Defekt einer *Phytanat-α-Hydroxylase.* Wo dieses Enzym lokalisiert ist, ist vorläufig unklar; es kommen das Mitochondrium, das endoplasmatische Retikulum und das Peroxisom in Frage, doch ist bei Peroxisomenmangel im Sinn von Ziffer 15 noch Aktivität der α-Oxidation vorhanden.

Das *klinische (Voll-)Bild* ist durch Nachtblindheit, Miosis, Hörstörung, Anosmie, *retinale Pigment-Degeneration, Neuropathie*[20] mit verminderter Nervenleitgeschwindigkeit, *Liquoreiweißerhöhung,* EKG-Veränderungen, *Ichthyosis,* epiphysäre und metatarsale Knochenstörung und *Kleinhirnataxie* gekennzeichnet. Krankheitsbeginn und Tod liegen trotz Phytanatentzugstherapie etwa zwischen der 1. (selten früher) und 6. Dekade. Unbehandelt kann die Erkrankung z.B. nach Virusinfekten neurologische Attacken nach Art des Guillain-Barré-Syndroms zeigen.

Die *intravitale Diagnostik* erfolgt durch biochemische Bestimmung der *Phytansäure* in Serum/Plasma. Tests der Aktivität der α-Oxidation (▷ oben) in gezüchteten Hautfibroblasten sind in Speziallabors möglich.

Die Hautbiopsie zeigt kaum verdächtige Strukturen, die *Nervenbiopsie* jedoch evtl. Teile des (autoptischen) neuroradikulären Vollbilds der interstitiell-hypertrophen Neuropathie mit Zwiebelschalenbildung, vesikulärem Markzerfall und Nervenregeneraten. Die Schwann-Zellen können Vakuolen und lysosomale Restkörper enthalen. Pathogenetisch ist die ungehinderte Einschwemmung der exogenen Phytansäure in das neurale Kompartiment mit Störung des Myelin-Lipid-Gleichgewichts anzunehmen. Die Muskelbiopsie zeigt deutliche neurogene Atrophie.

Autoptisch-neuropathologisch findet man ein buntes Bild. Es umfaßt makroskopisch verdickte Meningen, kortikale Atrophie, auch des Kleinhirns, hypertrophische Nervenwurzeln (Feinstruktur ▷ Nervenbiopsie). Es bietet mikroskopisch, bei wechselnder Su-

danophilie und PAS-Positivität, leicht vergrößerte kortikale und basale Nervenzellen mit Dendriten- und Axonauftreibungen, vermehrt perivaskuläre oder meningeale Makrophagen, lokale Entmarkung z.B. im Grazilis-System, „primäre Reizung" in den Vorderhornzellen. Es zeigt ultrastrukturell neuronale und dendritische sowie astrozytäre pleomorphe sekundärlysosomale Einschlüsse, die Lipopigmenten, bilaminären oder polymembranösen Strukturen sowie (Lipid-)Vakuolen zu entsprechen scheinen.

Genotypisch ist über den klassischen M. Refsum fast nichts bekannt. Der genetische Defekt der α-Hydroxylase kommt gegenüber dem rein exogenen Substrat der Phytansäure zum Tragen; Vergleichbares gilt für keine andere Lipidose oder höchstens für den Teilaspekt der – genetisch offenbar andersartigen – Störung des Phytanatstoffwechsels bei Zellweger-Syndrom, neonataler Adrenoleukodystrophie und infantilem Refsum-Syndrom (Ziffer 15).

Vorwiegend zytoplasmatische Störungen

17. Glykogenosen[3, 8]

Glykogen ist ein komplex und verzweigt strukturiertes Polysaccharid. Über 10 verschiedene Enzyme sind an seinem Stoffwechsel beteiligt, dessen Störung zum *Rückstau von normalem* oder zur *Bildung von pathologischem* anstatt normalem *Glykogen* führt, was z.B. Anlaß für *Hypoglykämien* sein kann. Hier werden *8 Typen genetischer Enzymdefekte* besprochen (im folgenden mit I–VIII numeriert), die zu den Glykogenosen I–VIII gehören. Darunter sind Defekte (V, VI) der Schlüsselenzyme (Glykogenphosphorylasen) für den phosphorolytischen Glykogenabbau und Defekte (VIII) der Enzyme (Phosphorylasekinasen), die diese Schlüsselenzyme selbst durch Phosphorylierung aktivieren. Bei einer anderen Form häuft sich wegen spezifischen Phosphatase- oder Phosphatase-Translokase-Mangels (I) zunächst ein Monosaccharid (Glukose-6-Phosphat) an, das seinerseits die Glykogensynthese stark stimuliert. Bei einer weiteren Form entspricht der *Defekt* (II) *der α-1-4-Glukosidase (M. Pompe, Saure-Maltase-Mangel)* dem klassischen Schema einer *lysosomalen Speicherkrankheit* und zeigt damit, daß ein zusätzlicher lysosomaler Glykogenabbauweg existiert. Weiterhin gibt es Defekte (III, IV) der Enzyme, die normalerweise den Abbau oder Aufbau der Glykogenverzweigungsstellen kontrollieren; es häufen sich „*Rumpf"- oder Entgleisungsglykogene* an. Schließlich kennt man den *Phosphofruktokinasemangel* (VII) *des Muskels,* der zuviel Fruktose- und Glukose-6-Phosphat entstehen läßt, welches die Glykogensynthese überstimuliert (▷ oben). Eine Reihe weiterer Enzymdefekte scheint vorzukommen.

Klinisch sind Zielorgane der Glykogenosen *Leber, Muskulatur* z. B. mit CK-Erhöhung, *Herz* und primär eher nicht das Gehirn (Ausnahme: generalisierte Glykogenose II), das aber bisweilen durch rekurrierende Hypoglykämien Schaden nimmt. Bei Glykogenose I (M. Gierke) kommt es zu Hepatomegalie, Nüchternhypoglykämie, Hyperlipidämie und Hyperurikämie. Die Glykogenose II (M. Pompe) zeigt keine Hypoglykämien, aber in ihrer frühen, generalisierten Verlaufsform teilweise neurogene Muskelschwäche, Herzvergrößerung, Lebervergrößerung, oft Makroglossie und steht den Mukolipidosen nahe (Ziffer 11). Die späte, fast nur neuromuskuläre Verlaufsform, in manchen Fällen eine Phänokopie der spinalen Muskelatrophie Werdnig-Hoffmann, zeigt Muskelhypotonie, Hyporeflexie und teils statomotorische Retardierung sowie Sprach- und Schluckstörungen (bulbäre Symptome). Adoleszente oder adulte Spätfälle imponieren als „reine" Myopathien. Die Glykogenose III zeigt Hepatomegalie, Minderwuchs, mäßige Hypoglykämie, deutliche Krampfneigung, jedoch eine relativ gute Prognose. Die Glykogenose IV (M. Andersen) ist maligne mit Hepatosplenomegalie ohne absolute Glykogenvermehrung (!), dabei Leberzirrhose, auch Muskelhypotonie und -atrophie. Ein Adulttyp (M. Suzuki) mit Demenz und Neuro- bzw. Myopathie scheint zu existieren. Die Glykogenose V *(Muskelphosphorylasemangel, M. McArdle)* ist eher benigne mit Muskelminderleistung und -steife und schmerzhaften, belastungsabhängigen Muskelkrämpfen. Die *Laktatproduktion liegt darnieder,* und es kann zur Myoglobinurie und damit – selten – zum Nierenversagen kommen. Der Glykogenose-Typ VI (Leberphosphorylasemangel) gleicht dem Typ I, vermehrt um eine Ketoazidurie. Der Typ VII ähnelt sehr dem Typ V; Hyperurikämie und „Hämolyse ohne Anämie" können aber vorkommen, erstere wohl im Zusammenhang mit zuviel ATP-Abbau, letztere durch Teilausfall der Erythrozytenphosphofruktokinase, der dabei die Muskelisoenzymuntereinheit fehlt. Offenbar gibt es einen fatalen infantilen Verlauf[40] mit Gliederschwäche, Anfällen, Rindenblindheit, Hornhauttrübung, neuroaxonaler Dystrophie und auch Fälle mit Arthrogryposis. Der Glykogenose-Typ VIII, eigentlich eine Unterform des Typs VI, wird teilweise X-chromosomal vererbt, zeigt mehrere Phänotypen, darunter solche mit postpartalen Trink- und Atemstörungen, zerebellärer Ataxie, Retardierung, Blindheit, spastischer Tetraplegie und Tod mit etwa einem Jahr oder später. Die *intravitale Diagnostik* gelingt bei Glykogenose II (fast) immer enzymatisch durch Bestimmung der *α-Glukosidase* in Leukozyten, kultivierten Hautfibroblasten und pränatalem Material, wobei unspezifische α-Glukosidasen manchmal abgetrennt werden müssen. Bei dem Glykogenose-Typ III sind Enzymtests in Erythrozyten, bei Typ IV in Fibroblasten und pränatalen Zellen möglich. Sonst erfolgen biochemische und histochemische Tests *(Glykogengehalts-, -struktur- und Enzymbestimmungen)* aus Leber- und Muskelbiopsien. Der Glykogengehalt

ist keineswegs regelmäßig erhöht, bei Typ IV aber auch in Erythrozyten zugänglich. Bei Typ II und VI können spezifische Oligosaccharide im Urin vermehrt sein.

Die *morphologische Biopsiediagnostik* von Leber, Muskel und Herz hat über die Histochemie hinaus Bedeutung, da *Myopathiemuster* (▷ S. 429) lichtmikroskopisch und Glykogengranula ultrastrukturell als kleine β-Partikel oder aus diesen oft rosettenartig zusammengesetzte große α-Partikel faßbar sind. Die Verteilung der Granula zwischen „freiem" zytoplasmatischem Raum und „membrangebundenem" lysosomalem Kompartiment spielt eine Rolle. *Lysosomales Glykogen* kommt fast *nur bei Glykogenose II* vor und gilt hier als pathognomonisch, auch wenn daneben freies Glykogen vorliegt.

Die *Neuropathologie* zeigt vor allem bei der Glykogenose II, eigenartigerweise wenig korrelierend mit deren Generalisationsgrad, oft schwere „blasige" und regressive Nervenzellveränderungen mit Gliose in den Hirnnervenkernen, geringfügiger in den Basalganglien, evtl. wieder mehr in den spinalen Vorderhornzellen und Ganglien. Die durch das lysosomale und freie Glykogen bedingten Veränderungen erstrecken sich auch auf Astrozyten vor allem im Kleinhirn, Ependymzellen, Schwann-Zellen und autonomes Nervensystem, alle in sehr wechselndem Grad und darüber hinaus fakultativ in „jedem" Zellsystem.

Bei Glykogenose Typ III ist die Neuropathologie kaum bekannt. Beim Typ IV (Verzweigerenzymdefekt, Amylopektinose) findet man in den Astrozyten rundliche *Polyglukosankörper.* Diese basophilen Einschlüsse mit PAS- und Best-Karmin-Positivität sind bevorzugt im subkortikalen Marklager, aber auch perivaskulär und kortikal verstreut. Ultrastrukturell enthalten die Körper „Amylopektin"- (= Entgleisungsglykogen-)Fibrillen in der Art eines geschlängelten Netzwerks. Allgemeinpathologisch findet man verschiedenartige Polyglukosankörper mit parenchymaler oder mesenchymaler Lokalisation. Der M. Suzuki (s. oben) zeigt kortikobasospinale Neuroatrophie und Myelodegeneration. Eine polyglukosankörperbedingte *neuroaxonale Dystrophie* spart tatsächlich die Perikarya aus.

Bei Glykogenose VII besteht neben der Myo- die nicht obligate Neuropathologie teils in allgemeiner Hirnatrophie mit *neuroaxonaler Dystrophie;* näheres ist nicht bekannt. Der Typ VIII führt manchmal zu starker, zerebellär betonter Hirnatrophie. Feinstrukturell gibt es Bodian- und PAS-positive Sphäroide (Polyglukosankörper) verschiedener Art und Größe in verschiedenen Zelltypen oder deren Fortsätzen; bulbäre Neurone sind auch betroffen. Ultrastrukturell finden sich nichtlysosomale Glykogenkörner, zum Teil als Rosetten, die in neuronalen Fortsätzen meist größer als in Astrozytenfortsätzen und in Oligodendrozyten sind.

Genotypisch ist neben anderen glykogenrelevanten Lozi z. B. der α-Glukosidase-Lokus näher erforscht.

Verschiedene Mutationen mit wechselnder Enzymrestaktivität scheinen die unterschiedlichen Verläufe der lysosomalen Glykogenose II hervorzurufen. Daß neben lysosomenmembrangebundenem teils auch freies zytoplasmatisches Glykogen akkumuliert, scheint eher nicht mit diesen Unterschieden zusammenzuhängen. Bei der Glykogenose IV scheint eine Art Ersatzverzweigerenzymaktivität dafür zu sorgen, daß kein reines Langkettenglykogen auftritt. Wenn bei den Glykogenosen V, VI und VIII, die direkt oder indirekt (VIII) alle durch Inaktivität der Glykogenphosphorylase bedingt sind, so extrem divergierende Verläufe beobachtet werden, so bietet sich die Erklärung durch den *Ausfall verschiedener gewebsspezifischer Untereinheiten von Isoenzymen* oder deren pathologische Zusammenlagerung an, was für verschiedene Phosphorylasekinasen bei Typ VIII ohnehin zuzutreffen scheint. Ähnliches gilt für *Phosphofruktokinaseisoenzyme bei Typ VII.*

Schließlich seien hier einige, metabolisch noch nicht näher definierte Krankheiten oder Befunde genannt, zu denen der lichtmikroskopische Nachweis von *Polyglukosankörpern* (vgl. Glykogenosen IV und VIII) gehört. Dieser Begriff wird bewußt allgemein verstanden und soll Variationen nach Lokalisation, Größe, Form, Fein- und Ultrastruktur zulassen. Die Körper bestehen aus Polysaccharid, z.B. vom Amylopektintyp, und Protein und sind offenbar keine Phagolysosomen. Den Corpora amylacea in Astrozytenfortsätzen des Altersgehirns wird keine direkte pathologische Bedeutung zugeschrieben.

Von *Lafora-Körpern* spricht man bei bestimmten Polyglukosaneinschlüssen, die eine der progressiven *Myoklonusepilepsien* (M. Lafora) begleiten. Diese Krankheitsgruppe[7] kann extreme Myoklonien, Anfälle, Demenz, Spastik und extrapyramidale Symptome zeigen (M. Lafora, juvenil-adoleszent beginnend, nach wenigen Jahren fatal endend), aber auch milder verlaufen (M. Unverricht-Lundborg; Ramsey-Hunt-Syndrom = Dyssynergia cerebellaris myoclonica). Die basophilen *Lafora-Körper sind ubiquitär,* auch in peripheren Biopsien, zerebral nur in der grauen Substanz und besonders in der Zentralregion, fast immer perikaryal, oft auch in großen Kerngebieten, z.B. dem Dentatum, zu finden. Sie können mehr als Zellkerngröße annehmen, sind oft doppelbrechend und zeigen hell-dunkle Schichtung[7]. Ähnliche, nicht perikaryale, sondern dendroaxonale und astrozytäre Polyglukosankörper gehören zu einer adulten, spinozerebralen, sensomotorischen *„Polyglukosankörperkrankheit"* mit vegetativer Störung und Demenz. Bielschowsky-Körper sind polymorphe Polyglukosankörper (meist in Dendriten) des äußeren Pallidumglieds bei unklaren metabolischen Prozessen.

18. Galaktosämien (Galaktosediabetes, Galaktosemonosaccharidose)[3, 4, 8]

Für den Säugling ist die *Umwandlung der* aus dem Milchzucker stammenden *Galaktose in das „ungiftige",* glykolytisch abbau- und nutzbare *Glukose-1-Phosphat* unerläßlich.

Für diese Umwandlung sind 3 Stoffwechselschritte kritisch:
1) die Bildung von Galaktose-1-Phosphat unter Wirkung der Galaktokinase;
2) die Übertragung der Uridylyl(=Uridinmonophosphat)-Gruppe aus Uridyldiphosphat(UDP)-Glukose (= aktive Glukose) auf Galaktose-1-Phosphat durch die *Uridylyltransferase* unter Bildung von UDP-Galaktose;
3) die Umwandlung von UDP-Galaktose in UDP-Glukose durch die Epimerase.

UDP-Glukose wird durch ein weiteres Enzym in Glukose-1-Phosphat, welches Anschluß an die Glykolysekette findet, verwandelt. Genetische Defekte betreffen selten die Galaktokinase, häufiger (einmal auf ca. 50 000 Geburten) die Transferase und extrem selten die Epimerase. Galaktosämien werden heute im allgemeinen durch das *Neugeborenenscreening* erfaßt und sofort durch Milch- bzw. Milchzucker-Entzug behandelt. Dabei werden zwar die körperlichen Symptome weitestgehend, aber *psychomentale Retardierungen* nicht unbedingt verhindert, wofür eine bereits intrauterin einsetzende Hirnschädigung verantwortlich zu sein scheint, die durch eine – durchaus zu empfehlende – galaktosearme Diät der Schwangeren evtl. gemildert werden kann. Eine Störung der weiblichen Fertilität soll dadurch ebenfalls verhindert werden können.

Klinisch zeigt der unbehandelte Transferasemangel postpartal oder später Erbrechen, intrakranielle Drucksteigerung, Lebervergrößerung, Apathie, später Ikterus, Leberzirrhose bis zum Leberkoma, „Öltropfen"-Katarakt der Augenlinse durch das Galaktosefolgeprodukt Galaktitol, Hämolyse, renale Aminoazidurie und Azidose, evtl. bei protrahierten Fällen mentale, extrapyramidale und zerebelläre Dysfunktionen. Der Galaktokinasemangel führt meist nur zur Katarakt, evtl. zu Muskelschwäche und Epilepsie. Der Epimerasemangel ist entweder klinisch stumm oder entspricht etwa dem Transferasemangel.

Die *intravitale Diagnostik* erfolgt über das Neugeborenen-Screening hinaus durch spezifische *Enzymbestimmungen in Erythrozyten,* Leukozyten und kultivierten Hautfibroblasten oder pränatalem Material. Die Transferasebestimmung muß über eine Gesamtaktivitätsbestimmung hinaus auf elektrophoretisch abtrennbare *pathologische Alloenzyme* Rücksicht nehmen, die zusätzlichen Galaktosämieallelen, z.B. dem Duarte- und Los-Angeles-Typ, entsprechen ($\triangleright$ unten).

Neuropathologisch kennt man beim Transferasemangel Mikrozephalie, diffuse Astrogliose und Entmarkung, fokale Nekrosen, Purkinje-Zell-Chromatolysen und -Verlust.

Genotypisch ist die cDNA der Transferase bekannt, jedoch sind noch fast keine Mutationen erfaßt worden. Die aus der Enzymatik der Transferase bekannten Mutationen entsprechen zum Teil divergierenden klinischen Verläufen. Dabei *variiert die Gesamttransferaserestaktivität* (bis zu ca. 50 % der Normalaktivität) entsprechend ihrer Herkunft aus Genprodukten der Allele Null (keine Aktivität), Duarte und Los-Angeles (beide mit Restaktivität) und evtl. weiterer. Dementsprechend sind heterozygote Überträger mit einem normalen und einem Nullallel von Patienten mit 2 Restaktivitätsallelen oder auch von solchen mit je einem Nullaktivitäts- und einem Restaktivitätsallel schwer zu unterscheiden. Dabei kann aber die *elektrophoretische Auftrennung* und separate Aktivitätsquantifizierung des normalen und der pathologischen Alloenzyme zum Erfolg führen, solange eine routinemäßige molekulargenetische Diagnostik noch aussteht.

Zytoplasmatische und/oder mitochondriale Störungen vom Typ der Aminosäurestoffwechsel- und Organische-Säure-Störungen

Vorbemerkungen zu Ziffern 19–30

In den folgenden Kapiteln ist der Versuch, in komplexe Stoffwechselzusammenhänge, zahllose nosologische Einheiten und pathogene Prinzipien einzuführen, dabei aber auch sinnvolle Gliederungen zu schaffen, fraglich gelungen. Der Gedanke, daß trotz aller Heterogenität der Stoffwechseldefekte auch Gemeinsamkeiten vorliegen, die einen pragmatischeren Zugang erlauben, wurde zu wenig verfolgt. Dieser Zugang hätte die folgenden Kapitel oft entlasten können. Hier seien einige entsprechende Gesichtspunkte erwähnt: Organische-Säure-Störungen führen zur Anhäufung und vermehrten Ausscheidung von Karbonsäuren. Dieses Kriterium schließt die meisten Aminosäurestörungen und Fettsäureabbaustörungen, bei extremer metabolischer Verschiedenheit, mit ein. Heute stehen Screeningmethoden wie die mit Massenspektroskopie gekoppelte Gaschromatografie zur Verfügung, die den Großteil der verschiedensten Störungen durch entsprechende Metabolite erfassen. Klinisch gibt es nicht selten eine *akute metabolische Krise des Neugeborenen* mit schwachem Saugreflex, Muskelhypotonie, (Keto-)Azidose, Erbrechen, Krämpfen, Somnolenz bis Koma; spätere, neurologisch deutlichere Verläufe zeigen öfters *rezidivierende* (auch tödliche) azidotische oder hypoglykämische *Krisen*. Das Screening ist zusätzlich angezeigt bei Symptomen wie Hepatomegalie, Dyspnoe, Diarrhoe, Hauterscheinungen, besonderem Geruch, hämatologischen Abweichungen, Ammoniak-, Laktat-, Anionendefizitvermehrungen. Die gesamte Krankheitsgruppe hat eine Häufigkeit von etwa 1:6000 und macht damit etwa die Hälfte aller erblichen Stoffwechselkrankheiten aus. Jene Gruppe wird durch das Screening fast komplett erfaßt. Für den Kliniker und Morphologen ist bei überlappender Symptomatik der Krankheiten vor allem die Zuordnung zu der ganzen Gruppe wichtig; die endgültige metabolische Diagnose darf er dem Spezialisten überlassen. – Die obigen Hinweise verdanken wir Herrn Dr. W. Lehnert (Universität Freiburg).

19. Hyperphenylalaninämien[8, 9, 24]

Die klassische, durch Diät behandelbare genetische Stoffwechselstörung („Phenylbrenztraubensäure-Schwachsinn", M. Fölling, Phenylketonurie, PKU) kommt zusammen mit anderen Hyperphenylalaninämien häufiger als 1:10000 vor. *Neugeborenen-Screening*, gefolgt von früher und konsequenter Therapie über Jahre, sind heute weitgehender Standard, so daß die schweren klinischen und neuropathologischen Bilder der PKU ausbleiben. Es gibt die klassische PKU *(Phenylalaninhydroxylase-Apoenzym-Defekt)*, die *maligne*, dennoch behandelbare *PKU* (Hydroxylase-Koenzym-Störungen=Mangel an *Tetrahydrobiopterin-Kofaktor* durch dessen fehlende reduktive Regeneration oder Synthese). Die *maternale PKU* (irreführender Name für fetale Schädigung bei Schwangeren mit PKU) tritt auf, wenn nicht ab der Konzeption in der Schwangerschaft erneut diätetisch behandelt wird.

Klinisch gilt es, bei der klassischen PKU, die z. B. pigmentarme Kinder betrifft und mit Erbrechen und Erregbarkeit einsetzen kann, vor allem die mentale Retardierung durch strenge Diät zu vermeiden. Bei der malignen PKU werden durch zusätzliche Substitution von *Kofaktor* sowie Dopa und 5-Hydroxytryptophan, Transmittervorstufen, deren Synthese von dem jenseits der Blut-Hirn-Schranke wenig verfügbaren Kofaktor abhängt, Symptome wie Rigor, Myoklonien, Krampfanfälle, Temperaturstörungen sowie Demyelinisierungsbilder[28] abgewendet.

Die *intravitale Diagnostik* erfolgt durch Metabolitenbestimmung in Blut, Plasma und Urin. Die Phenylalaninhydroxylase ist nur in Leber, Niere und Pankreas exprimiert, ihr Aktivitätsdefekt also nur hier nachweisbar. Über die molekulargenetische Diagnostik ▷ unten.

Neuropathologisch führt die dominierende Verschmälerung des Marklagers zu erniedrigtem Hirngewicht, Mikrozephalie und evtl. Hydrozephalie. Feinstrukturell fand man neuronale Migrationsstörungen, Status spongiosus, verzögerte Myelinisierung und teils ausgeprägte Entmarkung bei eher erhaltenen U-Fasern mit Myelophagen, z. B. in der Sehstrahlung und auch im zervikalen Rückenmark. Narbige Gliaveränderungen, Nervenzelldegenerationen und ultrastrukturelle membranogranuläre Einschlüsse in Oligodendrozyten waren weitere Befunde.

Genotypisch ist der Phenylalaninhydroxylaselokus gut charakterisiert. Es gibt mindestens 2 häufigere und zahlreiche seltene Mutationen bei PKU. Etwa die Hälfte der PKU-Fälle können hierzulande[30] genotypisch und so auch im *heterozygoten* und *pränatalen Zustand* diagnostiziert werden. Bei der anderen Hälfte kann eine Reihe von Restriktionsfragmentlängenpolymorphismen hilfreich sein.

Die *Hypertyrosinämien* (Typ I mit Leberzirrhose; Typ II, Keratosis corneopalmoplantaris, M. Richner-Hanhart) zeigen meist psychomentale Retardierung und evtl. Spastik. Die Enzymdefekte liegen metabolisch in der Nähe des Phenylalaninstoffwechsels. Die Neuropathologie ist nicht bekannt.

20. Störungen des Homozystein-, Methionin- und Methylierungsstoffwechsels[8, 24]

Die schwefelhaltige Aminosäure Homozystein fällt mit Entmethylierung des Adenosylmethionins an. Kann Homozystein durch *Defekt der Synthetase des Zystathionins* nicht zu diesem weiterverwertet werden, so häufen sich Methionin und Homozystein in Blut und Urin an (*Homozystinurie I;* in der hier besprochenen Krankheitsgruppe relativ häufig), wobei das *vermehrte Methionin* durch Remethylierung des vermehrten Homozysteins entsteht. Bei intakter Zystathioninsynthetase, jedoch *defekter Remethylierung* (hierbei erniedrigtes Adenosylmethionin im Liquor) häufen sich Homozystein und Zystathionin an (*Homozystinurie II),* und es kommt zum *Methioninmangel,* der sich unter Umständen negativ auf die Bildung von Neurotransmittern auswirkt. Die Remethylierung zum Methionin ist ein komplizierter Vorgang, der gleichzeitig *Vitamin B_{12}* und *Folsäure* (als N^5-Methyltetrahydrofolat) als Kofaktoren benötigt. Kann z. B. durch Defekt einer Reduktase das Methyltetrahydrofolat nicht aus Methylentetrahydrofolat bereitgestellt werden, so ist die Remethylierung des Homozysteins gestört. Die Störung liegt aber auch bei Inaktivität des Remethylierungsenzyms (Methioninsynthetase) selbst vor. So gibt es 2 Formen der Homozystinurie II. Die 2. Form mit gestörter Methioninsynthetase folgt entweder aus einem Defekt des Synthetaseapoenzyms oder aus dem Ausfall seines methylierten Vitamin-B_{12}-Koenzyms. Bei der B_{12}-abhängigen Unterform der Homozystinurie II ist gleichzeitig ein adenosyliertes B_{12}-Koenzym bei der Isomerisierung von Methylmalonyl-CoA zu Sukzinyl-CoA gestört (B_{12}-abhängige Form der *Methylmalonaturie,* mit der dann die Homozystinurie II kombiniert ist). Ist jedoch das mitochondriale (?) isomerisierende Apoenzym selbst defekt, so liegt isolierte Methylmalonaturie, eine schwere *ketoazidotische Störung,* vor. Fast unmittelbar vor dem Block des isomerisierenden Enzyms liegt jener bei Propionaturie (Ziffern 21, 22); er betrifft die mitochondriale biotinabhängige Propionyl-CoA-Karboxylase und führt so auf direkterem Weg als bei der Methylmalonaturie zu proprionatvermittelter Ketoazidose. Zurückkommend zum Stoffwechsel des Homozysteins, soweit er nicht die Richtung der Remethylierung nimmt, wird die formale Verkürzung des Homozysteins um eine Methylengruppe zum Zystein hin normalerweise in 2 Schritten erreicht. Sowohl der Schritt der Zystathioninsynthetase ($\triangleright$ oben), die Serin an Homozystein ankondensiert, als auch der Schritt der Lyase, die 2-Oxobutyrat vom gebildeten Zystathionin abspaltet, sind *Vitamin B_6-abhängig.* Außer der Störung des 1. Schritts, also der Homozystinurie I, gibt es auch jene des 2., die Zystathioninurie (vgl. aber die Zystathionin-

erhöhung aus anderem Grund bei Homozystinurie II; $\triangleright$ oben). Die Rolle der *Vitaminkofaktoren* bei der genannten Reihe von Störungen ist bedeutend. Hochdosierter Substitutionsversuch, ggf. ergänzt durch methyllieferndes Betain, ist angezeigt, jedoch bei „echten" Apoenzymdefekten nicht aussichtsreich. Die Analogie der Rollen von Pteridinkörpern (Tetrahydrofolat bzw. Tetrahydrobiopterin) bei Homozystinurie II und maligner Phenylketonurie (Ziffer 19) sei erwähnt.

Die *klinischen Bilder* der im metabolischen Sinn einander benachbarten Störungen seien nur in Stichworten angedeutet: mentale Retardierung starken oder verschwindenden Grades, Augenlinsen- und andere generalisierte (Marfan-Syndrom-artige) *Bindegewebsstörungen,* helle Haare und Hautflecken, Neigung zu Thrombembolie (Hirn, Herz, Lunge; angeblich auch bei Heterozygoten), teilweise psychotische Erregtheit, Bluthochdruck, Epilepsie und Dystonie. Gelten diese Symptome etwas bevorzugt für juvenile bis ältere Patienten mit *Homozystinurie Typ I,* so zeigen solche mit *Typ II* entweder bereits postpartale Apnoe und generalisierte Krämpfe oder spätere Hyperkinesie und Spastik, oder sie erreichen mit geringeren Symptomen das Erwachsenenalter. Beim Vitamin-B_{12}-abhängigen Typ II kommt oft die *megaloblastische Anämie* hinzu; die Epilepsie zeigt eher einen Petitmal-Typ. Die Methylmalonaturie paßt sich in die eher schweren, mit Hirnschwellung einhergehenden, ketoazidotischen Krankheitsformen ein. Bei der Zystathioninurie (meist eher mild) sind Augen- und Ohrmißbildungen, auch Taubheit beschrieben worden.

Die *intravitale Diagnostik* ergibt sich aus den erwähnten Metabolitenveränderungen in Plasma und Urin und sekundär aus dem klinischen *Ansprechen auf substituierte Kofaktoren,* für die auch die evtl. beeinträchtigte intestinale Resorption (z. B. B_{12}) zu berücksichtigen ist.

Die *Neuropathologie*[3, 7] umfaßt – sehr unterschiedlich – Hirnatrophie, Balkenhypoplasie, Mikrogyrie, Sinusthrombosen, Infarkte und perivasale „Lücken". Feinstrukturell gibt es die Substrate der Infarkte, Erweichungen und Mikroentmarkungen, auch in den U-Fasern, ferner Endothelzellproliferation und Gefäßwandverdickung bis zur fibrinoiden Nekrose, auch allgemeine oder lokal starke Entmarkung z. B. im Pallidum oder bis ins Rückenmark reichende Spongiose. Ultrastrukturell sollen bei Homozystinurie II Hirano- und kristalloide Körper in kortikalen Neuronen bzw. Purkinje-Zellen vorkommen.

Völlig andere Stoffwechselstörungen aus dem Zysteinbereich sind die *Zystinose* und der *Sulfitoxidasemangel.* Die erste zeigt einen Defekt des lysosomalen Zystinexports[9], bei schweren Formen renale Rachitis, fatale Urämie, neuropathologisch Zystinkristalle in Plexus und Meningen, evtl. symmetrische Läsionen in der inneren Kapsel und dem Brückenarm. Der Sulfitoxidasemangel (Sulfit entsteht über die neurotoxische Sulfinsäure aus Zystein bei dessen Abbau) bedingt Rückstau von Sulfit im Gewebe und erniedrigtes Sulfat im Urin; das klinische Bild gleicht jenem bei schwerer Homozystinurie I. Ist der Sulfitoxidasemangel Folge des *Molybdänkofaktormangels,* so ergeben sich durch Mitbeeinträchtigung der Xanthinoxidase Beziehungen zum Harnsäurestoffwechsel.

21. Stoffwechselstörungen verzweigtkettiger Aminosäuren: Ahornsirupkrankheit und ähnliche Defekte[3, 8, 24]

Die Störungen vom Typ der Ahornsirupkrankheit sind durch *Defekte der mitochondrialen oxidativen Dekarboxylierung* bestimmter Oxo(= Keto-)säuren bedingt. Die angestauten *Oxosäuren,* Transaminierungsprodukte angehäufter verzweigtkettiger Aminosäuren (Leuzin, Isoleuzin, Valin), sind *neurotoxisch* und können durch kontrollierte diätetische Reduktion der letzteren vor dem 7. Lebenstag in ihrem Spiegel wirksam gesenkt werden.

Das *klinische Bild,* dessen Ursache durch den Uringeruch nach Ahornsirup (ähnlich Karamel) oft vermutet werden kann, ist in klassischen Fällen durch Atmungsstörung, myoklonische Krämpfe, aufgeweitete Schädelnähte, Opisthotonus, Hypoglykämie, *metabolische Azidose,* Lethargie und Koma gekennzeichnet und führt unbehandelt zu schwerster Retardierung, spastischer Zerebralparese und Tod nach einigen Wochen oder Monaten. Bei den intermittierenden, intermediären, thiaminabhängigen und ophthalmoplegischen mildesten Formen treten die Symptome krisenhaft und viel später oder kaum auf.

Die *intravitale, oft akut notwendige Diagnostik* geht – nicht immer im Rahmen des Neugeborenen-Screenings – vom Amino-/Oxosäuremuster in *Plasma und Urin* („Verzweigtkettenketonurie") aus. Im *Liquor* cerebrospinalis ist die Erhöhung der relevanten Komponenten teilweise noch deutlicher. Laktat- und Ammoniakerhöhung im Blut können hinzukommen und zeigen den Übergriff der Entgleisung auf andere Stoffwechselwege. Die Bestimmung der Enzymaktivität der Oxosäurendekarboxylierung ist im Prinzip möglich, jedoch diagnostisch meist nicht vordringlich.

Neuropathologisch führendes Zeichen ist die spongiöse Degeneration (Abb. 1.123) vor allen in bereits myelinisierten Bezirken, speziell im Bereich des Pallidums und des Kleinhirns[1, 4, 35]. Hirnödem, Migrationsstörungen und Nervenzelluntergänge, Kleinhirnkörnerschichtnekrosen, Oligodendrogliaverminderung, Bemarkungsstörung unter Einschluß des Rinden-Mark-Bereichs, jedoch ohne sudanophile Makrophagen, wurden beschrieben. Bei therapierten Fällen sind diese Veränderungen deutlich geringer.

Der *Ahornsirupkrankheit nahe stehen* der Defekt der Dihydroliponamiddehydrogenase aus dem Komplex der Pyruvatdehydrogenase (Ziffer 29), die Hypervalinämie, die Hyperleuzinisoleuzinämie, die Isovalinazidämie (▷ S.332, Schweißgeruch der Patienten), der β-Methylcrotonyl-CoA-Karboxylase-Mangel, der kli-

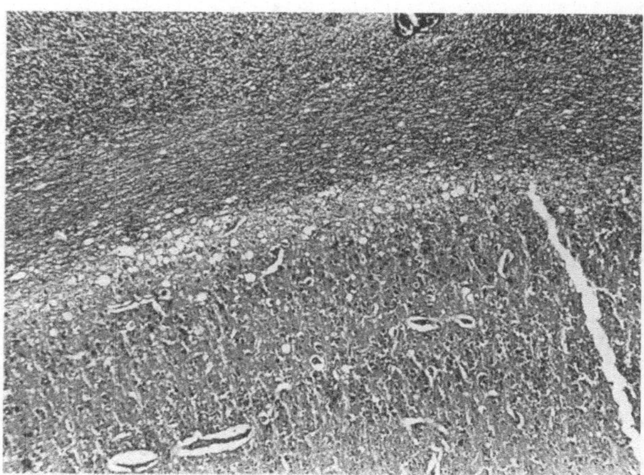

Abb. 1.123. Ahornsirupkrankheit mit spongiöser Gewebsauflockerung im Bereich der Mark-Rinden-Grenze, 20:1 (Aufnahme: J. Peiffer)

nisch an spinale Muskelatrophie Werdnig-Hoffmann erinnert, der β-Hydroxy-β-Methylglutaryl-CoA-Lyase-Mangel (Azidose, Hypoglykämie, Erbrechen, Hemiplegie, Choreoathetose), der Propionyl-CoA-Karboxylase-Mangel (vgl. Ziffern 20, 22; metabolische Azidose, Propionatämie und -urie, ketotische Hyperglyzinämie, Fettleber, Kleinhirnrindendegeneration) und die nichtketotische Hyperglyzinämie (Ziffer 22).

22. Hyperglyzinämie bei Propionaturie oder als isolierte Krankheit[8, 9]

Die einfachste Aminosäure, *Glyzin,* hat *Beziehung zu vielen Stoffwechselwegen.* Ihre Vermehrung ist z.B. ein Symptom bei ketoazidotischen Störungen wie Propionyl-CoA-Karboxylase-Mangel (= Propionaturie, Ziffern 20, 21) und Methylmalonaturie (Ziffer 20), bei denen vermehrte Propion- bzw. Methylmalonsäure evtl. den Glyzintransport in Leber und Hirn hemmen. Glyzinvermehrung ist aber auch Ausdruck einer eigenständigen Krankheit, *nichtketotische Hyperglyzinämie* genannt. Der Glyzinabbau ist bei dieser Form auf dem Weg der teilweise *mitochondrialen Desaminierung/Dekarboxylierung,* der normalerweise zu einem für die Bindung an Tetrahydrofolat bestimmten C_1-Fragment führt, gestört.

Das *klinische Bild* bietet postpartale Lethargie bei erhöhtem Muskeltonus, der aber bei Auftreten von *Azidose* – die dann abhängig von Proteinzufuhr ist – erschlafft. Krisen mit Erbrechen, Atemstörung, Thrombopenie können lebensbedrohlich sein. Bei der nichtazidotischen Verlaufsform sind der psychomotorische Rückstand, Spastik und Krampfanfälle auch bei juvenilen Fällen fatal.

Die *intravitale Diagnostik* richtet sich am humoralen Glyzinspiegel, evtl. auch im Liquor aus.

Die *Neuropathologie*[7] umfaßt Hirnödem und Bemarkungsstörung („graues Mark") besonders des Balkens[28], feinstrukturell gibt es *Status microspongiosus* bei Myelinvakuolisierung durch alle Markbereiche, selbst des Rückenmarks, und vermehrt fettbeladene Astrozyten, jedoch keine Myelophagen. Bei Alkoholfixierung wird interstitielles Proteinmaterial zu doppelbrechenden Kristallen gefällt. Ultrastrukturell zeigen sich geblähte Dendriten und Oligodendrozyten, außerdem astrozytäre Organellose und Fibrillose.

23. Glutarazidurien[8, 24]

Glutarsäure ist ein Zwischenprodukt aus dem *Lysin-* und *Tryptophanabbau.* Glutaryl-CoA-Dehydrogenase-Mangel führt zur *Glutarazidurie I* und multipler Azyl-CoA-Dehydrogenase-Mangel zur *Glutarazidurie II.* Der multiple Enzymmangel beruht auf teilweise x-chromosomalen *Defizienzen des* β-oxidativen (vgl. Ziffer 27) *Elektronentransportsystems* Flavoprotein/Flavoprotein-Oxidoreduktase. Beide Glutarazidurietypen sind azidotische Störungen. Sie gehen mit *Hypoglykämie, Hyperammonämie* wie bei Reye-Syndrom (Ziffer 26), Erhöhung freier Plasmafettsäuren, Glutarazid- sowie 2-Hydroxyglutarazidurie, weniger spezifischer Organazidurie, evtl. Hypersarkosinurie einher. Die Diagnose wird vor allem *bei Typ II durch enzymatische* β-Oxidationstests in Muskel, Fibroblasten und evtl. pränatalem Material gesichert.

Klinisch werden bei Typ I fatale Bilder mit Retardierung, azidotischen Krisen, Choreoathetose und Dystonie, Tetraparese, subduralen Hygromen im Kindesalter gesehen. Beim Typ II sterben Neugeborene mit der schweren Form alsbald im *azidotischen Koma,* das allerdings durch *Substitution von Riboflavin und Karnitin* manchmal vermeidbar ist. *Spätere* und adoleszente *Fälle* zeigen eher intermittierende, evtl. ebenso therapierbare Stoffwechseldekompensationen.

Pathologisch gibt es z. B. fatale Herzverfettung, *neuropathologisch* frontotemporale Atrophie, Striatumschrumpfung und -nekrose[28], beim Typ II auch kortikale „warzige" Mikro- und Pachygyrie, Hirnödem, Pelluzidumzysten, evtl. Blutungen. Feinstrukturell zeigen sich Nervenzellheterotopien, leukodystrophische, gliotische und kalzifizierende Veränderungen.

24. Glutathionmangel (Oxoprolinurie) und Glutathionurie[3, 8]

Das glutamathaltige *Tripeptid Glutathion* ist wichtig wegen seines chemischen *Reduktionspotentials* z. B. bei der Insulininaktivierung und für den transmembranösen Aminosäuretransport. Zwei Enzyme des Glutathionaufbaus und eins des Abbaus können defekt sein, wodurch Glutathionmangel bzw. -überschuß entstehen kann. Wie die Störungen des Glutathionstoffwechsels zu klinischen und neuropathologischen Zeichen führen, ist unklar; Bilirubinerhöhung könnte Bedeutung haben. Diese Zeichen sind: psychomotori-

sche Retardierung, Verhaltensstörung, spastische Parese, periphere Neuromyopathie, Azidose bei Oxoprolinurie, evtl. hämolytische Anämie, spinozerebelläre Degeneration; Kleinhirnatrophie, besonders der Körnerzellen, prä-, postzentrale und thalamische Infarkte, elektive Parenchymnekrosen.

25. Weitere Aminosäurestoffwechselstörungen und GABA-Störung bei Hydroxybutyrazidurie[8]

In Stichworten:
- *Hyperprolinämie:* 2 verschiedene Enzymdefekte bekannt, zusätzliche Hyperglyzinämie. Auffällige Fazies, Nieren-, Hörstörung, Ichthyosis, (nicht immer) mentale Retardierung, Krämpfe. Kortikaler Nervenzellverlust, Hypomyelinisierung, Spongiose.
- *Histidinämie:* Spezifischer Enzymdefekt (Histidase). Oft mentale Retardierung, Dysarthrie, Krämpfe, Ataxie.
- *Homokarnosinose:* Dipeptidose aufgrund Defekts des zerlegenden Enzyms. Retardierung, Paraplegie, retinale Pigmentauffälligkeit. Kortikale Atrophie.
- *Karnosinämie:* Dipeptidose durch Defekt des zerlegenden Enzyms, meist bei Knaben, postpartale Epilepsie, Symptome kortikaler, basalganglionärer und bulbärer Beteiligung, periphere Neuropathie.
- *Hartnup-Syndrom: Transportstörung neutraler Aminosäuren* (z. B. Tryptophan) mit deren Vermehrung auch im Urin. Intestinale und pellagraartige Hautstörungen, Lichtempfindlichkeit, Ataxie, Nystagmus, psychische Auffälligkeit, Tremor, koordinativ-dystone Bewegungsstörung. Massive hydrozephale Hirnatrophie. Diffuser Nervenzellverlust, Entmarkung und Gliose, in den Sehbahnen akzentuiert. Purkinje-Zell-Verlust, jedoch auch Dendritenauftreibung.
- *4-Hydroxybutyrazidurie:* Vermehrung der 4-Hydroxybuttersäure als Ausweichreaktion bei gestörter Umwandlung der GABA (γ-Aminobuttersäure) in Sukzinat auf der Stufe der hier defekten Sukzinatsemialdehyddehydrogenase. Psychomotorische und Sprach-Retardierung, Muskelhypotonie, selten Krämpfe, Ataxie, okuläre Dyspraxie. Gabe von Vigabatrin erhöht die – nicht erniedrigte – GABA mit teilweise bessernder Wirkung (Verdrängung neurotoxischer Zwischenprodukte?).

26. Stoffwechselstörungen des Harnstoffzyklus: Hyperammonämien im engeren und weiteren Sinn[8, 9]

Die Quelle des *Ammoniumions* NH_4^+ ist ganz allgemein der Proteinstoffwechsel. Die Erhöhung des Ammoniakspiegels (Konzentration des NH_4^+ und seiner nicht ionisierten, die *Bluthirnschranke umgehenden Form* NH_3) führt im Nervengewebe zu eher unspezifischen (Astrogliaschwellung, „*Leberglia*" und Gliaproliferation), aber massiven Veränderungen (Hirnödem, Status spongiosus, Substanzabbau). Bei genetischen Defekten der Enzyme des Harnstoffzyklus, also der Ammoniumfixierung zum Harnstoff, werden viele intermediäre Metabolite umreguliert. Die erhöhte Ammoniumkonzentration beeinträchtigt z.B. den Glutamat-(Transmitter)-Stoffwechsel und die Bereitstellung energiereichen Phosphats, bewirkt aber auch eine kompensatorische Ammoniakentgiftung über jene Metabolite in Umgehung der Harnstoffbildung. Der *Harnstoffzyklus* ist *teils im Zytoplasma, teils im Mitochondrium* lokalisiert, so daß das letztere bei Störungen direkt oder indirekt, manchmal ultrastrukturell erkennbar, geschädigt ist. Die *Hyperammonämie I* beruht auf dem Defekt der Karbamylphosphatsynthetase I. Die *Hyperammonämie II* entspricht der *X-chromosomal* vererbten Ornithinkarbamyltransferase-Defizienz. Bei einem Teil der Heterozygoten treten ebenfalls Symptome auf. Die *Zitrullinämie* resultiert aus dem Aktivitätsmangel (3 Typen mit unterschiedlicher Kinetik und Organausprägung) der Argininosukzinatsynthetase. Die *Argininosukzinaturie*, mit Defekt der Argininosukzinatylase, ist *eine der weniger seltenen Störungen des Harnstoffzyklus;* der Arginasemangel ist eine sehr seltene Form, desgleichen der N-Azetylglutamatsynthetase-Mangel. Zwei Formen von Transportstörungen bestimmter Harnstoffzyklusintermediate, „LPI"- und „HHH"-Syndrom[9], sind Besonderheiten.

Das *klinische Bild* kann postpartal nach wenigen Tagen ohne adäquate Therapie im *hyperammonämischen Koma* enden, aber auch bis ins adulte Alter reichen, in dem psychomotorische Retardierung, Halluzinieren und schwere Psychosyndrome, aber auch spastische Paraparese beobachtet werden. Erbrechen, Atemstörung, Lethargie, in der Kernspin-Hirnspektroskopie Glutaminerhöhung[28], Hypotonie, Fieber, Tremor, Ataxie und Epilepsie, später Spastik sowie Hepatomegalie und Ikterus zeichnen z.B. das Bild früh neurodegenerativ verlaufender Fälle. Akzessorische Symptome sind Tachykardie, Haut- und Haarveränderungen, manchmal viszerale und Hirn-Blutungen[28].

Die *intravitale Diagnostik* ist, wegen teils guter Therapiemöglichkeiten in frühen Stadien, oft dringlich und geht vom Nachweis der *Hyperammonämie,* am besten im *arteriellen Blut,* aus. Daran schließt sich eine komplexe biochemische Analyse von Metaboliten in Plasma und Urin und von Enzymaktivitäten aus Erythrozyten und bioptischem Lebergewebe, sehr begrenzt auch in Fibroblasten und Fruchtwasserzellen, nach einem bestimmten, Speziallabors vorbehaltenen Schema an[9]. Dabei wird gegen eine ganze Reihe genetisch-metabolisch definierter Krankheiten mit besonders neonatal, teils auch *transient auftretender Hyperammonämie differenziert.* Genannt seien: manche Aminoazidurien, z.B. Ahornsirupkrankheit (Ziffer 21), Biotinidasemangel mit Beziehung zu Holokarboxylasemangel (Ziffer 29), Glutarazidurie II (Ziffer 23), verschiedene Arten von Azyl-CoA-Dehydro-

genase-Mangel und Karnitinmangel (Ziffer 27). Hyperammonämien gibt es außerdem bei dem bisher nicht genetisch definierten Reye-Syndrom ($\triangleright$ unten).

Die *morphologische Diagnostik* kann evtl. Nutzen aus der Fein- und Ultrastruktur der Leberbiopsie ziehen. Dabei können sich *Leberzellnekrosen,* -infiltrate, feinvakuoläre Verfettung, ferner Veränderungen des endoplasmatischen Retikulums und der *Mitochondrien (Schwellung, abnorme Cristae)* finden.

Neuropathologisch sind die oben erwähnten, wenig spezifischen Veränderungen dahingehend zu ergänzen, daß Ventrikelerweiterung, Rindenatrophie, -nekrosen, Ulegyrien, Einblutungen bzw. Infarkte, hochgradige spongiöse Auflockerung, bisweilen auch nur Ödem oder große Zysten, selbst extreme Hydrozephalie, Kernikterus und -nekrosen (z.B. Dentatum) vorkommen. Feinstrukturell gibt es spongiöse bis gliotische Bereiche mit Gefäßproliferaten, immer wieder durchsetzt mit *Alzheimer-II-Glia* mit ihren „leberzellkernartig" aufgeblasenen und aufgehellten Kernen sowie akute Nervenzelluntergänge und *elektive Parenchymnekrosen,* z.B. im *Kleinhirn.* Herdförmige oder weitgreifende Bemarkungsstörung oder Entmarkung, teilweise mit Myelophagen, wird gesehen. Ultrastrukturell läßt sich z.B. das astrozytäre Ödem in Form von Vakuolisierung nachweisen.

Genotypisch sind die cDNA der Ornithinkarbamyltransferase, Argininosukzinatlyase und Arginase bekannt, jedoch keine Mutationen. Die pränatale Diagnose und Identifizierung von asymptomatischen Heterozygoten sind bei Ornithinkarbamyltransferasemangel sehr schwierig, weil das Enzym nicht in Fruchtwasserzellen, sondern nur in der Leber exprimiert und bei Heterozygoten die Genexpression der Lyonisierung unterworfen ist. Restriktionsfragmentlängenpolymorphismen sind in etwa der Hälfte der Fälle in Risikofamilien informativ und hilfreich.

Das *Reye-Syndrom* mit hyperammonämischen, enzephalopathischen Attacken ist teilweise eine *Phänokopie der klassischen Hyperammonämien,* jedoch eher *nichtgenetisch* determiniert. Allenfalls gibt es eine Prädisposition, z.B. aufgrund latenter Formen der oben genannten hyperammonämischen Krankheiten. Es wird vielmehr exogen, z.B. durch *virale Infekte* oder Valproat- bzw. Azetylsalizylatmedikation, ausgelöst. Eine Beziehung zum Karnitinstoffwechsel (Ziffer 27) scheint zu bestehen, z.B. durch Mangel an freiem Karnitin für die Entgiftung von Azyl-CoA, das auch bei leichtem Azyl-CoA-Dehydrogenase-Mangel vermehrt anfällt. Es kommt zu *Transaminasen- und Laktaterhöhung* aber auch *Hypoglykämie.* Ultrastrukturell treten Mitochondrienveränderungen in Leberzellen und Neuronen besonders hervor.

Das *Alpers-Syndrom* wird heute den mitochondrialen Enzephalopathien (Ziffer 30) mit Atmungskettendefekt zugerechnet. Es wird hier in Zusammenhang mit der *Valproatmedikation* erwähnt. Diese kann zu tödlicher lebertoxischer Unverträglichkeit, offenbar ohne Ammoniumerhöhung, bei diesem Syndrom führen. Ultrastrukturell sind die *Mitochondrien der Leber* ähnlich wie beim Reye-Syndrom oder noch stärker verändert.

Eine nichthyperammonämische, jedoch hyperornithinämische Störung des Harnstoffzyklus ist die *Atrophia gyrata*[29] der *Netz- und Aderhaut des Auges* mit – teilweise mit Vitamin B_6 behandelbaren – Sehstörungen im (spät-)adulten Alter, die auf verschiedenen, jedoch allelischen Defekten der Ornithinaminotransferase beruhen. Je nach Art der Mutation kann das (teil-)defekte Enzymprotein durch *Vitamin B_6* (Koenzym) zur Ausübung einer wirksamen Restaktivität gebracht werden oder auch nicht.

Mitochondriale Störungen im engeren Sinn

27. Mitochondriale β-Oxidationsdefekte (Azyl-CoA-Dehydrogenase-Mangel) sowie Karnitinmangel[12,21]

Unter β-*Oxidation* versteht man die schrittweise Verkürzung einer Fettsäure vom Karboxylende her um C_2-*Teilstücke* unter Wirkung mehrerer Enzyme und Bildung von *Azetyl-CoA.* Das jeweils wirksame Enzym, nach „Aktivierung" durch Anhängen von CoA unter ATP-Verbrauch, ist eine der *Dehydrogenasen* (flavinhaltige, also Vitamin-B_2-abhängige Enzyme), die eine Doppelbindung einführen. Störungen dieser Dehydrogenasen im Mitochondrium sollen uns hier vor allem beschäftigen. Störungen der β-Oxidation im Peroxisom wurden in den Abschnitten über Adrenoleukodystrophie und Zellweger-Syndrom kurz gestreift. Auch *sekundäre Störungen* der mitochondrialen β-Oxidation durch *Mangel an Karnitin* oder Karnitintransferasen, die beide den normalen mitochondrialen Fettsäureimport mit steuern, werden besprochen.

Es gibt *Einzeldefekte dreier verschiedener Dehydrogenasen,* nämlich derjenigen für lang- (z.B. C_{18}), mittel- (z.B. C_8) oder kurzkettige (C_4) Fettsäuren. Die Spezifitäten der 3 Dehydrogenasen überschneiden sich dabei deutlich bezüglich der abbaubaren Kettenlängen. Eine weitere mitochondriale β-Oxidationsstörung bedingt den *gemeinsamen Ausfall aller 3 Hydrogenasen* (Glutarazidurie II, Ziffer 23) durch Defekt eines diesen gemeinsamen Hilfsproteins, dem ebenfalls Vitamin-B_2-abhängigen Elektronentransferflavoprotein. Dessen Ausfall kann auch indirekt aus dem X-chromosomalen Defekt der zugeghörigen Flavoproteinoxidoreduktase, die es nach Reaktion normalerweise reduktiv regeneriert, folgen. Ein weiterer mitochondrialer β-Oxidationsdefekt betrifft offenbar den 3. Schritt der β-Oxidation langer Fettsäuren und wird als 3-Hydroxyazyldehydrogenase-Mangel bezeichnet. Die *häufigste β-Oxidationsstörung* ist jedoch die Defizienz der Azyl-CoA-Dehydrogenase für mittelkettige

(vgl. oben) Fettsäuren *(„medium-chain-acyl-CoA-dehydrogenase deficiency", MCAD)* mit einem Fall auf etwa 30 000 Geburten.

Die *MCAD* äußert sich *klinisch*[32] z.B. bei 1–3jährigen Kindern nach *Hungerphasen* oder *Virusinfekten* mit Episoden von Durchfall, Erbrechen, *Bewußtseinstrübung,* teilweise Koma, Muskelhypotonie, Krämpfen, Lebervergrößerung, sowie meist nichtketotischer *Hypoglykämie* (Mangel an Ketogeneseglukose), *Karnitinmangel,* evtl. Hyperammonämie (Beziehung zum Reye-Syndrom, Ziffer 26), Fettsäurenazidämie, nur manchmal mit Azidose und evtl. auffälligem *„süßlichen" Schweiß- und Mundgeruch.* Auch Impfunverträglichkeit kam vor. Das Drohen oder der Eintritt des plötzlichen Kindstods[22] wird inzwischen bezweifelt. Unter häufigen, kohlenhydratreichen Mahlzeiten und Überschuß-Karnitin-Gabe muß die Prognose nicht grundsätzlich schlecht sein. Die teilweise schwere *Leberverfettung* stellt ein Problem dar. Es gibt sehr milde und sehr schwere (Tod innerhalb der ersten Lebenstage) Fälle. Im Vergleich zu MCAD ist LCAD (L = lange Fettsäuren) seltener, aber schwerer, mit Myo- und evtl. Kardiomyopathie („Lipidspeichermyopathie"). SCAD (S = kurze Fettsäuren) ist extrem selten, zeigt Myopathie und evtl. Retardierung. *„Allketten"-β-Oxidationsdefekte* im Sinne der *Glutarazidurie II* (▷ oben) sind schwerer und gehen beim Oxidoreduktasemangel mit *fazialen Dysmorphien* und multiplen Nierenzysten einher.

Die *intravitale Diagnostik* der MCAD beginnt, ähnlich wie bei den anderen Defekten, mit der Bestimmung *organischer Säuren* und anderer Komponenten *im Urin.* Typische Veränderungen der Muster können im frühen Neugeborenenalter, später aber oft nur unter Phenylpropionsäurebelastung oder während der schweren Krankheitsepisoden bzw. Krisen gefunden werden. Recht charakteristisch sind die *Dikarboxylsäuren* der Fettsäuren, die auf einem Nebenweg durch zytoplasmatische bzw. mikrosomale ω-Oxidation gebildet werden, aber auch Metabolite wie *Äthylmalonsäure,* Karnitinfettsäureester, Azylglyzin (z.B. Oktanoylglyzin).

Spezifische Enzymbestimmungen der Dehydrogenase(n) sind in Muskelbiopsie, gezüchteten Fibroblasten, auch pränatalen Materialien sowie zur versuchsweisen Heterozygotenerkennung möglich.

Die morphologische Muskelbiopsiediagnostik kann das Bild der *„Lipidspeichermyopathie"* bieten: PAS-positive, subsarkolemmale und generelle Vakuolisierung, Fetteinlagerung; ultrastrukturell zusätzlich leichte Mitochondrienabweichungen.

Neuropathologisch gibt es außer z.B. einem Hirnödem *kaum ein Substrat* für die akut-tödlichen *zerebralen Episoden.* MCAD als Prototyp der β-Oxidationsstörung wurde hier deswegen besprochen, weil sie die *Vulnerabilität des Gehirns* bei primär extrazerebral manifestierten Stoffwechselstörungen demonstriert.

Genotypisch sind die cDNA der Mittelketten-CoA-Dehydrogenase und eine offenbar in den meisten Fällen vorliegende Punktmutation sowie seltenere Mutationen bekannt.

Ergänzend seien hier noch die *mitochondrialen* Stoffwechseldefekte der *Verzweigtkettenazidurie*[8] mit biochemisch-formaler, aber nicht ursächlicher Beziehung zur „Ahornsirupkrankheitsgruppe" (Ziffer 21) erwähnt, *die teils β-oxidative Schritte* betreffen, teils klinisch der MCAD oder der Glutarazidurie II ähnlich sind z.B. hinsichtlich Hypoglykämie, „Reye-Symptomen", eigentümlichem Schweißgeruch und Fehlbildungen, jedoch auch zu Ketose und/oder Azidose führen können. Verschiedene Defekte betreffen den Abbau von Nachfolgeprodukten des Leuzins, Valins oder Isoleuzins, z.B. der Defekt bei der *Isovalerianazidurie*. Die *Mevalonazidurie* mit einem nicht-mitochondrialen Defekt der Cholesterinbiosynthese wird auch zu den Verzweigtkettenazidurien gerechnet und geht mit Anämie, Organvergrößerung, Retardierung, Myopathie, und Ataxie einher.

Hier sei noch auf Anomalien des durch *Karnitin* (eine buttersäureartige, dabei stark basische Verbindung) vermittelten Stoffwechsels eingegangen[12]. Karnitin dient als Vehikel für Säurereste an der inneren Mitochondrienmembran, insbesondere intromitochondrial zusammen mit Membranenzymen für langkettige Fettsäuren (▷ unten) und extromitochondrial für kurze, lineare und verzweigte Säuren, die es aus den entsprechenden Acyl-CoA-Verbindungen übernimmt und dabei den regulativ wichtigen CoA/Acyl-CoA-Quotienten hoch hält. Wird dieser bei Karnitinmangel erniedrigt, so kommt es zu metabolischer Enzephalopathie, Lipidmyopathie, Kardiomyopathie.

Vereinfacht gesagt, führen alle oben genannten Krankheiten zu einem erhöhten *Karnitinverbrauch,* den es ferner bei den bereits besprochenen Harnstoffzyklusstörungen, maligner Phenylketonurie, ketotischer Hyperglyzinämie = Propionaturie, geben kann, der aber auch bei Leber-, Nieren- und Schilddrüsenfunktionsstörungen vorkommt. Man spricht von *sekundärem systemischem Karnitinmangel.* Er kann offenbar manchmal ein Hauptgrund für eine Episode einer metabolischen Enzephalopathie wie bei MCAD sein.

Bei den β-Oxidationsstörungen der Fettsäuren und vielen anderen Organazidurien unterstützt *Karnitin* die „*Entgiftung*" der überschüssigen Säurereste, indem es an diese vor allem intramitochondrial im Austausch gegen CoA bindet (▷ oben) und sie in der Form von *Azylkarnitin* uringängig macht, dabei aber verbraucht wird. Analog wird medikamentöse *Valproinsäure* ausgeschieden. *Karnitinsubstitution* kann notwendig werden. Die toxische Wirkung der Säurereste, z.B. in ihrer Azyl-CoA-Form mit niedrigem CoA/Azyl-CoA-Quotienten, entspricht oft einer Hemmung („Pseudodefekt") von Enzymen wie Pyruvatdehydrogenase (Ziffer 29) mit ihrem Einfluß auf den Zitratzyklus, ferner solchen, deren Unterfunktion sonst nur bei primärem Defekt Hyperammonämien und Ahornsirupkrankheit auslöst.

Ein speziell skelettmuskulärer Karnitinmangel mit Fettspeichermyopathie scheint jedoch eher ein primä-

res, genetisch bedingtes Problem des *Karnitintransports* in den Muskeln zu sein. Die Erweiterung dieses primär-muskulären Karnitinmangels wäre dann der *primär-systemische,* der noch nicht völlig abgegrenzt ist, aber einer allgemeinen, humoralen oder membranösen (z.B. renalen) Transportstörung des Karnitins, vielleicht auch einer direkten Störung seiner Synthese, zu entsprechen scheint. Diagnostische *Transporttests* an *Fibroblastenkulturen* sind möglich.

Nach den Transportstörungen des Karnitins selbst sollen die schon angeklungenen Störungen des durch *Karnitin vermittelten Transports* nochmals weiter ausgeführt werden. Karnitin unterstützt durch Azyltransport, direkt oder indirekt, zentrale, also meist mitochondriale, energierelevante Reaktionen wie β-Oxidation, Pyruvatoxidation (Ziffer 29), Glukoneogenese, ATP-Produktion außer- oder innerhalb der Atmungskette (Ziffer 30) und geht bei verschiedensten Störungen derselben zusätzlich verloren. Lange Fettsäuren, z.B. Palmitinsäure, sind wichtige Quellen der β-oxidativen Acetyl-CoA-Produktion und müssen beim Weg über die äußere und innere Membran hintereinander in ihre CoA-Ester, Karnitinester, sodann wiederum CoA-Ester durch Enzyme, darunter die Karnitinpalmitoyltransferase(n), überführt werden. Ein Teil der Fettsäuren kann aber durchweg als Karnitinester transportiert werden. Ein Teil der mittleren und kurzen Säuren tritt allerdings unverestert über. Karnitin- und *Karnitintransferasemangel* beeinträchtigen also viele dieser Vorgänge und damit den Zentralstoffwechsel erheblich. Wenn Karnitinmangel oft zu hypoketotischer, evtl. trotzdem azidotischer *Hypoglykämie* führt, so deshalb, weil bei gestörter β-Oxidation das Azetyl-CoA für die *Bildung von Ketonkörpern* fehlt, die sonst eine wichtige Ersatzquelle für Glukose sind. Entwickelt sich ein „Reye-artiges" Syndrom, so ist es vom eigentlichen Reye-Syndrom (Ziffer 26) zu unterscheiden, denn dieses zeigt primär eher aktive Ketogenese und (hoch-)normale Karnitinspiegel (Speicherentleerung?), bis der erhöhte Verbrauch doch zum Karnitinmangel führen kann. Die *komplizierten Regulationen* sollten hier nur angedeutet werden. Karnitinmangel der primär-systemischen Art als Ursache schwerster, evtl. reversibler *Kardiomyopathie* mag die Rolle des Karnitins nochmals illustrieren.

28. Sjögren-Larsson-Syndrom[37]

„Neurokutane" und ähnliche Syndrome entziehen sich bisher meist ätiologischer Klärung. Das Sjögren-Larsson-Syndrom mit *Ichthyosis,* mentaler Retardierung und *spastischer (Tetra-)Parese* scheint jedoch in einem großen Teil der Fälle auf einem meßbaren Defekt der *Fettsäurealkohol-NAD$^{\pm}$-Oxidoreduktase* zu beruhen. Diese den mitochondrialen β-Oxidationsenzymen nahestehende Alkanoldehydrogenase kontrolliert normalerweise den Spiegel von (z.B. C_{18}-, C_{16}-)Fettsäurealkoholen (aus Azyl-CoA entstehend), die als Monoester natürliche Hautwachse darstellen und als Azylglyzeryläther Ätherlipide (Plasmalogene) des Myelins bilden. Bei der Krankheit sind die Fettsäurealkoholanteile z. B. im Plasma erhöht. Klinisch kommen zu der obigen Trias mit adultem Verlauf evtl. „glitzernde" Netzhautflecken, Dysarthrie, Anfälle, leicht dysmorpher Minderwuchs hinzu. In Nordschweden beträgt die Prävalenz bis 1:12000, sonst ist sie wesentlich geringer.

Neuropathologisch wurde Atrophie von Brücke, Oliven und Kleinhirn beschrieben. Feinstrukturell fielen Nervenzellausfälle im Bereich der Betz-Zellen und Basalganglien, im Kleinhirn solche der Purkinje- und Körnerzellen auf. Entmarkungen betrafen zerebelläre und vestibulospinale Bahnen. Der periphere Nerv zeigte Axonschwund und teilweise Zwiebelschalenbildungen.

Das – ungeklärte – *Marinesco-Sjögren-Syndrom,* juvenil bis adult verlaufend, ist distinkt. Eine Myo- oder Neuropathie[20] kann vorherrschen, der Muskel fein- und *ultrastrukturell schwere Veränderungen* (zentrale Kerne, eigenartige Kernmembranen, lysosomale Vakuolen u. a.) zeigen. Klinisch liegen Katarakt, Oligophrenie und starke Kleinhirnzeichen vor. Neuropathologisch sind die Veränderungen stärker als beim Sjögren-Larsson-Syndrom, teils mit Kleinhirnwurmatrophie.

29. Mitochondriale Enzymstörungen vom Typ der Pyruvat- und Glukoneogenesestoffwechselstörungen[8,18]

Einige wichtige mitochondriale Stoffwechseldefekte einschließlich des diesen vorläufig zugeordneten *M. Leigh* werden im Abschnitt über *spongiöse Dystrophien* und *Enzephalomyopathien* (▷ S. 292) abgehandelt. Mitochondriale Störungen können ganz verschiedene Stoffwechselbereiche betreffen (▷ Einleitung, Ziffern 27, 30). Im Bereich der Energiestoffwechselstörungen (Ziffer 30) ist das Zeichen der *Laktaterhöhung,* die immer durch Mehrfachbestimmung in Blut und evtl. *Liquor* gesichert, aber auch bei diskretem, *„grenzwertigem" Auftreten* ernstgenommen und möglichst im Belastungstest verifiziert werden muß, öfter anzutreffen. Kompliziert ist dieses Gebiet dadurch, daß *mitochondriale Enzyme* entweder durch nukleäre DNA oder durch mitochondriale, maternal ererbte DNA (mtDNA) oder in ihren Untereinheiten komplementär durch *beide DNA-Arten codiert* werden. „Reine" Defekte der mtDNA (die gegenüber der nukleären DNA nur ca 1 % ausmacht und daher erschöpfend untersuchbar ist) sind z.B. vom *Kearns-Sayre-Syndrom* („Ophthalmoplegia plus", ▷ S. 294, 433) bekannt; sie können der sog. *Heteroplasmie* unterliegen, d. h. von Zelle zu Zelle und intrazellulär in den Mitochondrien unterschiedlich ausgeprägt sein und unterschiedliche Muskelpartien zu verschiedenen Zeiten verschieden stark betreffen, also auch „wandern". *Nukleär codiert* sind jedoch mitochondriale Enzyme wie der *Pyruvatde*

hydrogenasekomplex und die *Pyruvatkarboxylase.* Ihre Defekte spielen epidemiologisch eine extrem untergeordnete Rolle, sind aber wegen der *zentralen Stoffwechselbedeutung des Pyruvats* interessant.

Pyruvat ist ein Bindeglied zwischen Glykolyse und Zitratzyklus. Kann Pyruvat z. B. bei Enzymdefekt nicht ungehemmt weiterverwertet werden, so wird es durch die reziprok wirkende *Laktatdehydrogenase vermehrt* in *Laktat* verwandelt. Der *Pyruvatdehydrogenasekomplex* besteht aus E 1, E 2 und E 3. E 1 ist die Pyruvatdekarboxylase; sie ist Vitamin-B1-abhängig, wird durch je ein phosphorylierendes und ein dephosphorylierendes = aktivierendes Enzym reguliert und hat eine X-chromosomal codierte Untereinheit. E 2 ist die Liponamidtransazetylase und ist liponsäureabhängig. E 3 ist die Dihydroliponamiddehydrogenase, ist Vitamin-B2-abhängig und greift auch in den Stoffwechsel der verzweigtkettigen Aminosäuren ein (▷ unten). Der Komplex aus E 1, E 2 und E 3 *katalysiert die Umwandlung des Pyruvats in Azetyl-CoA,* das zu einem wichtigen Teil in den Zitratzyklus eingeschleust wird. Das andere Enzym, die *Pyruvatkarboxylase,* ist *biotinabhängig,* wobei die Biotinverfügbarkeit alle Karboxylasen[34] über die Synthese der „Holokarboxylase" beeinflußt (vgl. z.B. bei Propionaturie) und von der *Biotinidaseaktivität,* die genetisch defekt sein kann, zusätzlich abhängt. Es bildet aus Pyruvat das *Oxalazetat,* das seinerseits als eine Art *Starterstation des Zitratzyklus,* aber auch auf dem Weg zur *Glukoneogenese* wichtig ist. Da diese extramitochondrial abläuft, muß Oxalazetat für den Export vorübergehend in Malat oder Aspartat umgewandelt werden, bevor es dann durch die Wirkung der *Phosphoenolpyruvatkarboxykinase* (genetischer Defekt möglich) über Phosphoenolpyruvat in die Glukoneogenese eingeht. Diese kann durch einen genetischen Defekt auch auf der Stufe der *Fruktose-1,6-Diphosphatase* (Krankheitsbild etwa wie Azyl-CoA-DehydrogenaseDefekt – Ziffer 27 –, jedoch mit Ketose) schwer gestört sein. Defekte dieser zentralen Stoffwechselschritte setzen schwere Schäden, vor allem am *Zentralnervensystem,* weil *Energie* hier *nur aus Glukose* über Pyruvat, allenfalls aus Ketonkörpern, und nicht aus der Fettsäureoxidation verfügbar ist. Defekte sowohl des Pyruvatdehydrogenasekomplexes, die meist nicht komplett sind, da sonst nicht mit Leben vereinbar, als auch der Pyruvatkarboxylase (hier Neigung zu Hypoglykämie) können als *„angeborene Laktazidose",* Leigh-Syndrom (▷ S. 292), *„intermittierende Ataxie",* Dystonie und spinozerebelläre Degeneration in Erscheinung treten. Die Enzymstörungen scheinen zum Teil Folge von ungeklärten Schädigungen der Mitochondrien zu sein. Dies mag auch für gewisse Aktivitätserniedrigungen der *Glutamatdehydrogenase* mit ihrer Wirkung auf Zitrat- und Harnstoffzyklus sowie den *Transmitterstoffwechsel* zutreffen, wie sie z.B. bei *olivopontozerebellarer Atrophie* und Motoneuronerkrankungen beschrieben wurden. Bei mitochondrialen Enzymstörungen darf also *nicht immer* von der *Hypothese genetischer Defekte* dieser Enzyme ausgegangen werden.

Das *klinische Bild*[14,24] der Pyruvatstoffwechselstörungen umfaßt z. B., abgesehen von der wechselnden (Lakt-)Azidose (Laktat manchmal nur im Liquor erhöht), im Kindesalter: schwere motorische und mentale Retardierung, Mikrozephalie, schmaler Schädel, Anfälle, *episodische Atemstörung* und *Lethargie,* Spastik, evtl. überdeckt durch starke periphere Muskelschwäche, Seh-, Hör- und Gedeihstörung, Optikusatrophie, intermittierende Ataxie und Choreoathetose, Torsionsdystonie, bei späteren Fällen spinozerebelläre Degeneration. Behandlungsversuche mit Peritonealdialyse zur Eliminierung des Laktat-/Pyruvat-Überflusses, mit Bikarbonat zur Behebung der Azidose bzw. Schließung der Anionenlücke, mit Vitamin-B-Komplex und Liponsäure (Gefahr: Hemmung der Glukoneogenese z. B. aus Alanin mit dessen Erhöhung) zur Sättigung mit evtl. fehlenden Enzymkofaktoren (▷ oben), mit körperfremdem Dichloroazetat, falls Aktivierungsprobleme der Restpyruvatdehydrogenase vorliegen, mit Arginin (dieses ist oft erniedrigt) zur Entlastung der mitochondrialen, harnstoffbildenden Ammoniakentgiftung (Ziffer 26), mit verzweigten Aminosäuren (Leuzin, Isoleuzin, Valin), falls diese nicht durch E 3-Mangel erhöht, sondern erniedrigt sind. Leuzin, Isoleuzin und Valin dienen als *gehirngängige Aminoquellen zum transaminierenden Pyruvatentzug,* in dessen Gefolge pyruvatunabhängiges Azetyl-CoA gewonnen wird. Zufuhr von Glutamin (das evtl. endogen erniedrigt ist) kann die renale Produktion und Exkretion von Ammoniumionen unter antiazidotisch wirksamem Entzug von Wasserstoffionen steigern. Alle Maßnahmen erlauben bestenfalls, ein *vorübergehendes, annäherndes Stoffwechselgleichgewicht* einzustellen und die *fatale Entgleisung,* die sich z. B. auch in Leberverfettung zeigt, etwas hinauszuschieben. Die erwähnten, unvollständigen Details sollen nur andeuten, wie weit sich die Dysregulation bei zentralen Enzymstörungen verzweigt.

Die *intravitale Diagnostik* bedient sich folgender Parameter: Blut-pH (Azidose möglich), *Laktatwerte in Blut* und *Liquor,* in der *Kernspinspektroskopie* sogar direkt im Gehirn, im Urin (leicht bis stark erhöht), evtl. auch nach Glukosebelastung (stark erhöht), Werte für Ammoniak, Alanin, 2-Oxoglutarat (dieses ist von E 3 der Pyruvatdehydrogenase abhängig) in Blut und/oder Urin (leicht bis stark erhöht). Versuche, die *Enzymaktivität* direkt zu bestimmen, gelingen in Speziallabors evtl. durch Untersuchung frischer, die Mitochondrienpräparation erlaubender oder eingefrorener *Muskelbiopsie,* weniger in kultivierten Hautfibroblasten. Leichte Erniedrigungen der Aktivitäten, die jedoch relevant sein können, sind schwer faßbar.

Die fein- und ultrastrukturelle, evtl. auch enzymhistochemische Untersuchung der Muskelbiopsie[18] gilt bei mitochondrialen Defekten als aussichtsreich. Hier ist aber stark zu differenzieren: Das Vorkommen von „ragged red fibers" in der Trichromfärbung (ultrastrukturell subsarkolemmale Ansammlungen atypischer, teils bizarr geformter oder pseudokristalliner Mitochondri

en; vgl. Abb. 1.124) oder Andeutungen davon sind gute Hinweise[36], zwar nicht in jedem Fall, jedoch bevorzugt bei Atmungskettedefekten (Ziffer 30) zu erwarten. Andere Muskelfaserveränderungen z. B. mit Lipidspeicherung ohne wesentliche Mitochondrienvermehrung oder -atypie sind dagegen nicht sehr spezifisch.

Die Neuropathologie ist mit Hirnatrophie, Hydrozephalus, evtl. Balkenmangel, verstreuten zystischen Veränderungen, Atrophie des Kleinhirnvorderwurms, symmetrischen Schäden in den Pallida (evtl. weiter kaudal, ähnlich wie beim Leigh-Syndrom) und Marklagermangel der Ausdruck globaler Schäden. Feinstrukturell fallen der Markscheidenmangel mit Status micro- und macrospongiosus, Gliose, Neuronenverluste z. B. im Putamen, *Migrationsstörungen,* perivaskuläre Makrophagen, Proliferation der Gefäßendothelien in Putamen, Corpora mamillaria und Dentatum und evtl. *Kapillarproliferationen* in basalen Regionen auf.

30. Weitere mitochondriale und andere „Energiestoffwechselstörungen"[18,36]

Grob gesprochen besteht der Energiestoffwechsel aus der Glykogenolyse (▷ Glykogenosen), der Glykolyse (kaum Defekte bekannt), sodann intramitochondrial aus den Reaktionswegen des Pyruvatdehydrogenasekomplexes (Ziffer 29), dem Zitronensäurezyklus (kaum Defekte bekannt) und der mit der ATP-Bildung gekoppelten *Elektronentransportkette (Atmungskette)* mit ihren Komplexen I–IV. Verschiedene Defekte der letzteren (z. B. der Zytochrom-c-Oxidase) führen zu muskulären („ragged red fibers", Ziffer 29), kardialen, vaskulären, renalen bzw. „Fanconi-Syndrom"-Mitochondriopathien, zu manchen Fällen des M. Leigh und M. Alpers, zur *chronisch-progredienten externen Ophthalmoplegie* (Abb 1.124), insbesondere aber zum Kearns-Sayre-Syndrom, MELAS, MERRF (▷ S. 294, 432). Im Pyruvatprodukte nutzenden Zitratzyklus und in der, zwar nicht im Gehirn nutzbaren, Fettsäure-β-Oxidation entstehen Reduktionsäquivalente aus Wasserstoff, z. B. NADH. Die letzteren benötigt die Atmungskette zur „Bildung von Wasser", d. h. zur Übertragung auf Sauerstoff unter Gewinnung energiereichen Phosphats (ATP). Störungen der Enzyme der Atmungskette erhöhen den Quotienten NADH/NAD$^+$, wodurch reziprok auch der Quotient Laktat/Pyruvat bzw. nur das *Laktat in Blut (evtl. Belastungstest!) und Liquor erhöht* werden kann, ohne daß der Pyruvatdehydrogenasekomplex direkt gestört ist.

Auch andere Wege der *Glukoseverwertung* können zum Energiestoffwechsel gerechnet werden. Der *Pentosephosphatzyklus,* in dem vorwiegend aus Hexosen Pentosen für die Nukleinsäuren erzeugt werden, kann über den Pentosephosphat-Shunt auch Glukose zu CO_2 oxidieren und die Reduktionsäquivalente als NADPH zur Verfügung stellen. Beides sind jedoch vorwiegend nichtmitochondriale Vergänge. Eines der Schlüsselenzyme des Shunts ist die *Transketolase,* die

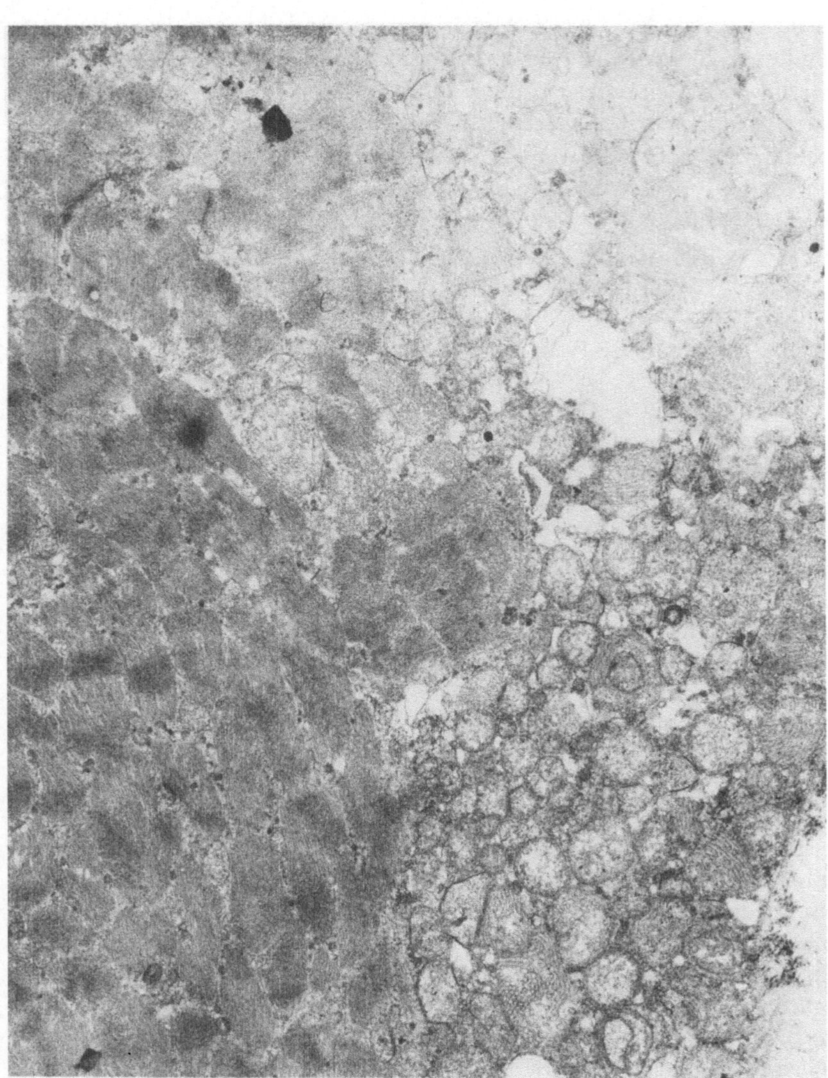

Abb. 1.124. Chronisch-progressive externe Ophthalmoplegie (CPEO). Lidbiopsie. Subsarkolemmales Polster von tubulär veränderten Mitochondrien, *linke Bildhälfte* Myofibrillen, 12 500 : 1 (Aufnahme: N. Breitbach)

C_2-Gruppen überträgt. Ihre partielle Störung scheint beim *Wernicke-Korsakoff-Syndrom* bedeutsam zu sein (▷ Abschn. „Alkoholismus", S. 281). Die Störung beeinträchtigt das Zusammenspiel des Enzyms mit seinem *Vitamin-B_1-Pyrophosphat-Kofaktor* und kommt bei den dazu Disponierten bei verschiedenen B_1-Mangelzuständen zum Ausbruch (Alkoholabusus, Medikamente, Dialyse).

Klinisch zeigt das Wernicke-Korsakoff-Syndrom im akuten Stadium Ataxie, Ophthalmoplegie, Bewußtseinstrübung und im chronisch-psychotischen Stadium Verlust des Kurzzeitgedächtnisses. Ein neuropathologisches Zeichen kann die zentrale pontine Myelinolyse sein.

Zum Abschluß der mitochondrialen und anderen *Energiestoffwechselstörungen,* die hier nur umriß- und lückenhaft behandelt wurden (z. B. fehlt der Bereich der *indirekten,* sicher oft bedeutungsvollen *Störungen* bei spinozerebellären Degenerationen, Chorea Huntington, Down-Syndrom, M. Alzheimer, Reye-Syndrom, DNA-Reparaturstörungen, Transmitteranomalien, Überschuß an exzitatorischen Aminosäuren u. a.), sei hier noch ein besonderes mitochondriales Krankheitsbild gestreift:

Die *Optikusatrophie Typ M. Leber*[13] betrifft meist den Komplex I (NADH-Dehydrogenase), seltener die Komplexe III, IV der Atmungskette. Die *Vererbung erfolgt vorwiegend maternal* über die mtDNA. Aus unklaren Gründen sind aber ca. 85% der Erkrankten männlich. Das klinische Bild zeigt bei jungen Männern (bei weiblichen Fällen verzögert und schwächer) *zentroretinalen Sehverlust* mit geschwollener, von Teleangiektasien umgebener Sehnervenpapille. Die Skelettmuskulatur kann z. B. bei Störung der Komplexe III, IV eine mitochondriale Myopathie mit angedeuteten „ragged red fibers" (▷ S. 292) bieten. Die Diagnose kann sich oft auf nachweisbare Punktmutationen in der mtDNA stützen.

Solche Punktmutationen gehören auch oft zu MERRF (▷ 294), während beim Kearns-Sayre-Syndrom oft mtDNA-Deletionen gefunden wurden; Überschneidungen sind möglich.

Therapeutisch ist eine somatische mtDNA-Gentherapie noch Theorie; Gaben von Vitaminen C, K, Koenzym Q, Karnitin (hohe Dosierung) sind bei mtDNA-Defekten manchmal vorübergehend wirksam.

Die *Pränataldiagnose* kann sich *nicht* der mtDNA-Analyse bedienen, weil die Heteroplasmie (Ziffer 29) oft große krankheitsprognostische Unsicherheit und vor allem falsch-negative Diagnosen bedingen würde. Analog ist auch ein normaler postnataler mtDNA-Befund aus *einem* Gewebe niemals krankheitsausschließend.

Kupferstoffwechselstörungen

31. M. Wilson[1,6,8]

Die klassische Kupferstoffwechselstörung wurde auch hepatolentikuläre Degeneration oder Pseudosklerose genannt; die Begriffe sollen an den Nucleus lentiformis bzw. die multiple Sklerose erinnern. *Kupfer* wird über den Darm aufgenommen, an das kupferbindende, aber auch oxidoreduktaseartige, blaugefärbte Plasmaprotein *Züruloplasmin* gebunden, durch dieses zur Zelle transportiert, wo es für *kupferhaltige Enzyme,* z. B. Zytochrome der Atmungskette, benötigt wird, aber im Überschuß schadet, über die Galle und Niere ausgeschieden. Bei M. Wilson (Häufigkeit 1:40000 bis 1:100000) ist die *Kupferbilanz positiv,* obwohl der *Plasmakupferspiegel meist niedrig* und das Züruloplasmin oder seine Kupferbindungsfähigkeit – nicht immer deutlich – auf unter 25 % der Norm vermindert sind. Pathogenetisch wird vor allem die *Verminderung der Kupfereliminierung in die Galle* angeschuldigt; ursächlich liegt der *Defekt einer kupferpumpenden ATPase* zugrunde (▷ unten). Der unkontrollierte Kupfertransport über Serumalbumin anstatt Züruloplasmin scheint zu der *Kupferanreicherung im Gewebe* beizutragen. Die starke klinische *Heterogenität des M. Wilson* ist kaum erklärbar.

Klinisch unterscheidet man eine vorwiegend *abdominale* (Lebervergrößerung, -funktionsstörung, -zirrhose; renale tubulär-distale Azidose) frühe oder spätere Form, sodann die *häufigste juvenile hepatoneuromuskuläre Form,* ferner eine späte *Multiple-Skleroseartige* oder parkinsonoide psychoorganopathologische Form. Eine andere Einteilung gliedert mehr neurologisch in eine infantile, und zwar rigide, choreatische, dystone Form, eine schleichende Form mit Rigor, teilweise auch mit Muskelhypotonie und (Intentions-) Tremor, schließlich eine extrapyramidal-kortikale, evtl. auch eine zerebelläre Form mit fakultativer Epilepsie und *psychopathologischen Zeichen*[17].

Auffällig ist, daß die neurologischen Symptome durch *Befall der extrapyramidal-motorischen Systeme* bestimmt sind, obwohl der erhöhte Kupfergehalt in anderen zerebralen Systemen ebenso nachweisbar ist. Ein klassisches, evtl. frühes, jedoch nicht obligates Symptom ist der *Kayser-Fleischer-Ring* der Kornea

(Einlagerung von Kupfersalzen). Die bildgebenden Verfahren zeigen neben geringen zerebralen und zerebellären Anomalien fast immer *Veränderungen in den Basalganglien.*

Weitere, fakultativ auftretende Symptome sind: Ikterus, Aszites, intestinale Beschwerden, Hypomimie, Speichelfluß, retrahierte Oberlippe, Dysarthrie, Gangstörung, Kontrakturen, rudernde Armbewegungen, Apathie, Demenz.

Die *intravitale Diagnose* bedient sich der *nicht unbedingt immer* erniedrigten Plasmaspiegel von *Kupfer und Züruloplasmin,* in unklaren Fällen des *Radiokupfertests* und der penizillaminprovozierten *Kupferausscheidung.* Die *schwierige Diagnose* hat *therapeutische Konsequenzen:* Der medikamentöse *Kupferentzug* durch Penizillamin und Triäthylentetramin (Trientin) und die Kupferverdrängung (Dauertherapie) im Darm durch Zinksulfat oder -azetat können viele Symptome langfristig bessern. Bei fortgeschrittener Zirrhose hilft die Leberbiopsie einschließlich *Gewebskupferbestimmung* in sonst aussichtslosen Fällen zu entscheiden, ob eine Lebertransplantation durchzuführen ist. Die Vermeidung typisch kupferhaltiger Nahrung (Nüsse, Kakao, Innereien) ist eine unterstützende Maßnahme.

Neuropathologisch ist die allgemeine Hirnatrophie nicht obligat, die Inselregion aber häufig eingesunken. Auf dem Schnitt ist das Putamen oft verschmälert und etwas dunkel. Manchmal sieht man Erweichungsherde. Feinstrukturell gibt es *Auffälligkeiten der Astroglia* (Abb. 1.125; hyperplastischer bis „bizarrer" Typ Opalski und Alzheimer I, aber auch Alzheimer II mit blasigem Kern) sowie verstreute und lokale (z. B. im Nucleus subthalamicus, im Thalamus und im Rubrum) spongiöse Auflockerung mit wenig Lipophagen und dystrophischen, wuchernden Kapillaren, auch in den Erweichungen. Pallidum, Nigra und andere Kerne zeigen Phagozyten mit Metallpigment (Eisen, Kupfer). In Kortex, Neostriatum und Dentatum sind die Nervenzellen rarefiziert, in Pallidum und Medulla teils verkalkt. Ultrastrukturell finden sich in den verschiede-

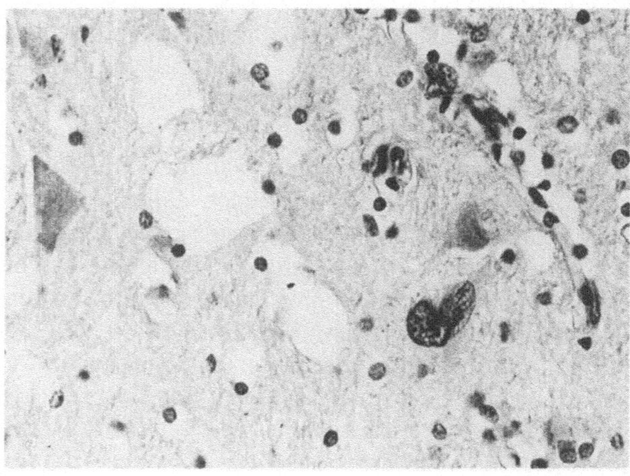

Abb. 1.125. M. Wilson. Atypische Astrozyten im Thalamus, 400:1 (Aufnahme: J. Peiffer)

nen Arten atypischer Glia Lipofuszin- und Glykogenkörner (Alzheimer II), zahlreiche Lysosomen und Glukosankörper (Opalski).

Genotypisch kennt man im Wilsongen (auf Chromosom 13q14.3) bereits Deletionen, die offenbar den Funktionsverlust der kupferpumpenden ATPase bedingen, und die Gendiagnostik wird rasch voranschreiten.

32. M. Menkes[3,4,7,8]

Wie der M. Wilson ist der M. Menkes (Trichopoliodystrophie, Krankheit mit geknicktgedrehten, „kinky"-Haaren oder drahtbürstigstoppeligen, „steely"-Haaren) eine Kupferstoffwechsel-, vielleicht besser *Kupferzuteilungsstörung* mit fatalem neurodegenerativem Verlauf. Die Vererbung ist *X-chromosomal*. Das Menkes-äquivalente Tiermodell der scheckigen („brindled, mottled, macular") Maus zeigt in deren Astrozytenkulturen, denen Kupfer gefüttert wird, daß die *Astroglia extrem viel Kupfer anhäuft* (entsprechend dem Defekt einer *kupferpumpenden ATPase,* ▷ unten). In vivo scheint das physiologische Kupfer somit den „nachgeschalteten" Neuronen für die Ausstattung einer Reihe *kupferabhängiger Enzyme* (Zytochrome, Zytochromoxidase, Monoaminoxidase, Superoxiddismutase u.a.) zu fehlen. Kupfer fehlt offenbar auch mesenchymalen, ossären, vaskulären, muskulären, renalen und ektodermalen (Haare!) Zellsystemen, in denen die Störung weiterer kupferabhängiger Enzyme wie Lysinoxidase[38], Tyrosinase u.a. eine Rolle spielen mag. Das auch als *Ehlers-Danlos Typ IX* bezeichnete Syndrom mit psychomotorischer Retardierung, Muskelatrophie, Bindegewebshyperelastizität und okzipitalen Exostosen kann als Abortivform der Menkes-Krankheit mit extraneuraler Betonung aufgefaßt werden. Viele intraneurale kupferabhängige Funktionen scheinen häufiger als bekannt bei neurodegenerativen Prozessen, etwa bei M. Alzheimer und amyotropher Lateralsklerose, gestört zu sein – ein Gebiet, das sich durch Erforschung der Menkes- und der Wilson-Krankheit eröffnet. Nicht nur bei diesen Krankheiten dürften intestinale wie gliale und andere „Kupfervermittlungszellen" bei Defekt der ihnen zugeordneten Transportfaktoren den Kupferfluß unterbrechen. Diese Zellen, offenbar auch Muskulatur, Chorionzotten u.a., scheinen „Kupferinseln" darzustellen, in denen bei der Menkes-Krankheit schon ohne weitere Zufuhr Kupferüberschuß herrscht, im Gegensatz zu den Zellen mit Kupfermangel. So erklären sich *Therapieversuche,* bei denen abwechselnd durch orales Penicillamin Kupfer entzogen und durch intramuskuläres Kupferhistidin (= liquorgängiger Komplex) Kupfer zugeführt wird.

Das *klinische Bild* der Menkes-Krankheit wird äußerlich durch diverse *Binde- und Stützgewebsstörungen*[38] (evtl. kurzes Kinn, Pes equinovarus u.a.) sowie die *Veränderungen der Haare* (▷ oben), die oft als sehr helle Pili torti imponieren, gezeichnet. Neurologisch werden postpartal nach wenigen Monaten psychomotorische Retardierung und fokale bis generalisierte Krampfanfälle beobachtet. Dazu kommen Spastik, Horizontalnystagmus, evtl. Optikusatrophie und *Hypothermie* bis zum Enthirnungstod mit knapp 1–3 oder mehr Jahren. EEG-Veränderungen vom Typ FIRDA (frontal intermittierende, rhythmische δ-Aktivität = von außen unbeeinflußbare Extremspindeln) sind Zeichen eines schweren organischen Schadens.

Die *intravitale Diagnose* bedient sich – wie bei M. Wilson – der bei M. Menkes zuverlässiger *niedrigen Plasmaspiegel von Kupfer und Zäruloplasmin,* aber auch eines – Speziallabors vorbehaltenen – *Kupferfixationstests an gezüchteten Fibroblasten* und Fruchtwasserzellen; dabei fixieren Menkes-Zellen deutlich vermehrt Kupfer, das über das Kulturmedium gefüttert wird.

Neuropathologisch wurde eine meningozerebrale Beteiligung bei allgemeiner Angiodysplasie mit stark geschlängelten Gefäßen, die mikroskopisch intimale Verdickungen und *Strukturdefekte der Elastika interna* aufweisen können, beschrieben. Subdurale Hämatome und Rindennekrosen können vorkommen[28]. Eine starke Hirnatrophie mit Konsistenzvermehrung des (poly)mikrogyrischen Kortex sowie Hydrozephalie sind die Regel. Feinstrukturell ist Nervenzellausfall weit verbreitet, z.B. kortikal und retinal, sodann in Thalamus und Rubrum, sehr stark in den Corpora geniculata, in der Kleinhirnkörnerzellschicht, spinal in der Clarke-Säule.

Astrozytenproliferation mit Faserbildung und Status microspongiosus ergänzen das Bild. Die rarefizierten Purkinje-Zellen erscheinen an ihren Grenzen „verwaschen", tragen *ultrastrukturell* zahllose, die *verdickten Synapsen einbeziehende Dornen* und zeigen zelleibnahe oder dendritische, zum Zelleib hingebogene Sprosse („Trauerweidenmuster") sowie *dendritoaxonale Auftreibungen.* Experimentell kann man durch pharmakologischen Kupferentzug bei Ratten Axonschwellungen erzeugen.

Genotypisch enthält der Menkes-Lokus auf dem X-Chromosom eine Sequenz für eine kupferpumpende ATPase mit 76%iger Homologie zu jener des Wilsongens (Ziffer 31).

Nicht nach der subzellulären Defektlokalisation gegliederte Krankheiten

33. M. Pelizaeus-Merzbacher (MPM), Cockayne-Syndrom, „einfache Leukodystrophie", M. Alexander, M. Canavan[1,7,8,10,35]

Diese biochemisch neuerdings zum Teil definierten Bemarkungsstörungen oder Leukodystrophien werden nichtnosologisch auch als orthochromatische Leukodystrophien bezeichnet.

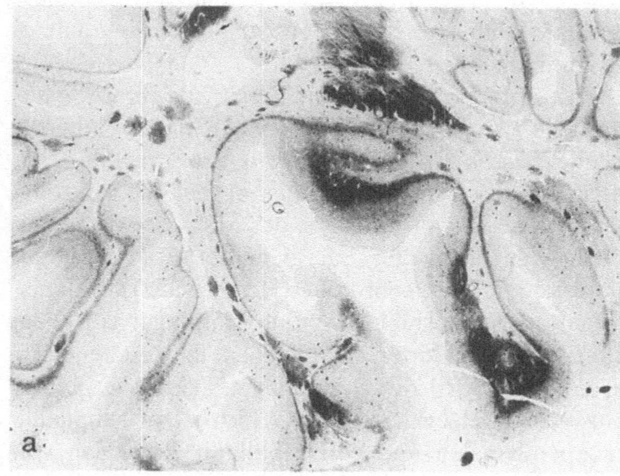

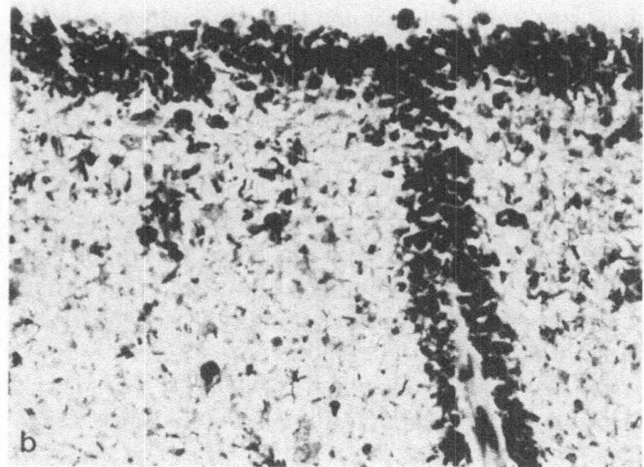

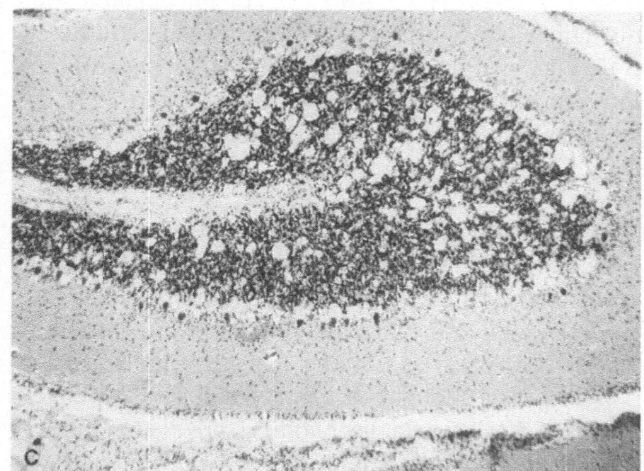

Abb. 1.126 a–c. a Pelizaeus-Merzbacher-Krankheit mit weitgehender Entmarkung bei erhaltenen Markinseln, 3:1. **b** M. Alexander. Subpial und perivaskulär dichte Säume von Rosenthal-Fasern (nur als dunkle Gebilde erkennbar), 80:1. **c** M. Canavan. Ausgeprägter Status spongiosus in Körner- und Purkinje-Zell-Schicht des Kleinhirns, 20:1 (Aufnahmen: J. Peiffer)

Das Myelin – der markspezifische Substanzkomplex, Produkt der Oligodendroglia und der Schwann-Zellen – besteht im wesentlichen aus *myelinassoziierten Proteinen* wie basisches Myelinprotein, Proteolipidprotein und einigen anderen sowie einem hohen Anteil charakteristisch zusammengesetzter und in die gewickelte Myelinmembran eingebauter Lipide (Cholesterin, Ga-

laktozerebrosid, Sulfatid, C_{24}-Sphingomyelin, GM_1-Gangliosid sind Beispiele). Die Störung der Bildung oder des Stoffwechsels jeder Komponente kann den Myelinkomplex beeinträchtigen. Die Theorie, daß die Myelinproteine die Organisation, z. B. die Lipidinsertion des Komplexes steuern, ist einleuchtend und fand ihre Stütze in *markdystrophen Tiermutanten, z. B. der* „jimpy mouse" und der myelindefizienten Ratte mit X-chromosomal vererbten *Defekten des Proteolipidproteins.* Es gibt Anhaltspunkte, daß dieses *nicht nur für das Myelin, sondern auch den Oligodendrozyten* selbst unentbehrlich ist[39]. So lag es nahe, humane Markprozesse mit X-chromosomalem Erbgang auf Störungen des Proteolipidproteins zu untersuchen, und man wurde bei einigen Fällen aus der Gruppe des M. Pelizaeus-Merzbacher (MPM) fündig. Der MPM mit später hinzugekommenen Eponymen wie Seitelberger und Löwenberg-Hill für sehr früh bzw. sehr spät verlaufende Fälle (insgesamt 6 Typen[27]) wurde bei der auffälligen *X-chromosomalen Vererbung neuropathologisch* aufgrund folgender Kriterien abgegrenzt:

1) Eher *fleckförmiges* als diffuses *Bild des Markdefekts* (Abb. 1.126 a), der immer wieder fast normal strukturierte, nur teilweise gefäßnahe, unscharf begrenzte Markinseln stehen läßt und die U-Fasern eher nicht verschont.
2) Selbst bei manchmal weitreichendem Markmangel (frühe Fälle) nur *geringe Zeichen eines aktiven Markabbaus* und somit kaum Ansammlungen von Myelophagen; dieser negative Befund ließ schon früh an eine Störung des Aufbaus anstatt Abbaus des Marks denken.
3) Weitgehende *Verschonung des peripheren Nervensystems,* im Gegensatz zu den Neuropathien bei klassischen Leukodystrophien; dieses Zeichen ist heute verständlich, seit man erkennt, daß die Schwann-Zelle genetisch andere Myelinproteine bildet als die Oligodendrogliazelle.

Das klinische Bild der frühen bis mittelspäten Fälle des MPM kann postpartal bis infantil auftreten und (früh-)infantil bis frühadult tödlich enden. Es umfaßt Retardierung, intermittierendes *Kopfschütteln, Tremor, Nystagmus,* Ataxie, extrapyramidale Störungen, starke Spastik, zunehmende Dezerebration, jedoch fast keine Anfälle. Heutzutage kann man das Bemarkungsdefizit durch Kernspintomographie zwar nicht wirklich pathognomonisch darstellen, kommt aber wenigstens in die Nähe einer intravitalen Diagnostik.

Die „*adulte Form* Löwenberg-Hill des MPM" dürfte in vieler Hinsicht distinkt sein, was schon aus der angenommenen autosomal-dominanten Vererbung hervorgeht. Epilepsie, Ataxie, Dysarthrie, psychotiforme Züge, evtl. Spastik kennzeichnen den etwa 10jährigen Leidensweg nach Beginn im adulten Lebensalter.

Der MPM ist mit Ausnahme der einkreisenden kernspintomographischen Diagnostik[10] noch heute eher eine *postmortale neuropathologische Diagnose (Ausnahme: molekular-genetische Charakterisierung in manchen Fällen,* ▷ unten). Einige Kriterien sind oben schon erwähnt worden. Das inhomogene, „tigerfellartige" Bild des Markmangels mit bemarkten Inseln erstreckt sich auf kortikale, telenzephale, zentrale, zerebelläre und spinale Markregionen. Dabei bleiben *Nervenzellen und Axone meist gut erhalten.* Sehr wenig Myelophagen, aber deutliche astrozytäre Gliose gehören dazu, kaum bemarkte wechseln sich mit besser bemarkten Axonen ab. Die Oligodendroglia ist spärlich vorhanden, teilweise hypertrophisch und zeigt ultrastrukturell Vakuolen, Lamellenkörper und Zytoplasmaverformungen. Rudimentäre Myelinprodukte („Markballen") zeigen atypische Periodik. Bei den sehr frühen Formen enthält die Oligodendroglia auch eosinophile Hirano-Körper. Wo es überhaupt zur Bemarkung kommt, erfolgt diese oft kurzstreckig, aber für mehrere nebeneinanderliegende Axone unter Bildung kleiner Büschel. Beim M. Löwenberg-Hill findet man dagegen eine schwache Bemarkungsstörung, aber mehr axonale Schädigung. Die Markscheidenfärbung zeigt ein residuales, mottenfraßähnlich gestörtes Substrat[35]. Die Astroglia ist dystroph im Sinne der Alzheimer-II-Glia und neigt eher mäßig zur Faserbildung.

Genotypisch ist der *Lokus des Proteolipidproteins auf dem X-Chromosom* gut bekannt[39]. Wenige Punktmutationen sowie eine komplette Deletion des Proteolipidproteingens wurden bei MPM in einer Familie gefunden. Die Deletion ist ein starkes Argument, daß dieses Gen tatsächlich das „MPM-Gen" ist.

Eine den Befunden bei MPM ähnliche, tigerfellartige Bemarkungsstörung, dazu Stammganglien- und andere *zerebrale Verkalkungen* gehören zum Bild des *Cockayne-Syndroms*[25], das beim Vollbild weiter durch eigenartige Gesichtsschädelveränderungen (Kinn, Nase), Minderwuchs, Kyphoskoliose, optikotapetoretinale Degeneration, Taubheit und Demenz gezeichnet ist. Die genaue Stoffwechselursache ist unbekannt; das Syndrom gehört jedoch in die Gruppe der DNA-Reparaturstörungen (vgl. Ziffer 36) mit *Frühalterung und Lichtüberempfindlichkeit der Haut.* Die Zellen, in Kultur z. B. Fibroblasten, zeigen eine erhöhte Empfindlichkeit bei durch Ultraviolettstrahlen erzeugter Auslöschung der koloniebildenden Eigenschaften und der Erholungsfähigkeit der RNA-Synthese. Übrigens gibt es UV-Überempfindlichkeit auch bei einzelnen MPM-Fällen. Die Hypomyelinisierung beim Cockayne-Syndrom betrifft wie bei MPM kaum das periphere Nervensystem[20], was z. B. auch beim Vergleich zentraler mit peripheren motorischen Nervenleitgeschwindigkeiten gezeigt werden kann.

Nosologisch unklare, *„einfache" Leukodystrophien* sind solche mit diffuser Entmarkung und zahlreichen *sudanophilen Myelophagen.* Spezifische Lipidveränderungen fehlen, Vermehrung von Cholesterinestern und evtl. Triglyzeriden, Verminderung von marktypischen Lipiden (▷ oben) sind vieldeutig. „Einfache" Leukodystrophie in Kombination mit perivaskulären, PAS-positiven, eisenpigmenttragenden Zellen bildet eine sog. *Pigmentleukodystrophie*[43]. „Einfache" Leukodystrophie kann auch mit leptomeningealer Angiomatose kombiniert sein.

Der *M. Alexander* ist eine *meist X-chromosomale,* infantile bis adulte, mit Anfällen und Spastik einhergehende *leukodystrophische Krankheit.* Ihr klinisches Merkmal der *Schädelvergrößerung* hat die neuropathologische Entsprechung in der Megalo*bar*enzephalie. Die Zwischensilbe „bar" bedeutet so viel wie Substanzvermehrung (sehr hohes Hirngewicht!). Bei weicher Konsistenz sinkt das graue Marklager vor allem an frontalen Schnitten ein. Gelegentlich gesehene Hydrozephalie wird durch Ependymschädigung als okklusiv bedingt erklärt. Das Gehirn ist in subpialen, subependymalen und perivaskulären Bereichen von teils dichten Beeten und Säumen aus *Rosenthal-Fasern* (ultrastrukturell elektronendicht-granuläres Material zwischen Faserfragmenten) durchsetzt (Abb. 1.127 b), wurmförmig verdickten Fortsätzen von wohl nach starker Proliferation schon teilweise zugrundegegangenen Astrozyten. Der Markfasermangel, ohne Zeichen aktiven Markabbaus, liegt herdförmig bis diffus vor. Makroskopische Zysten kommen gelegentlich hinzu. Pathogenetisch wird ein Astrozytendefekt diskutiert, der durch Störung der Bluthirnschranke (neuroradiologisch nachweisbar!) indirekt den Markaufbau und -stoffwechsel behindert.

Zu den Leukodystrophien im weiteren Sinn wird der (wie M. Alexander oft makrozephale) *M. Canavan-v. Bogaert-Bertrand* gerechnet, der auch als *spongiöse Hirndystrophie* (Abb. 1.127 c) im engeren Sinn gilt. Diese bei jüdischen Kindern etwas gehäufte Erkrankung wird im Abschnitt „Spongiöse Dystrophien und mitochondriale Enzephalopathien" (S. 289) abgehandelt. Hier sei nochmals auf folgendes hingewiesen:

1) Obwohl atypische Mitochondrien in Astrozyten gefunden wurden, ist eine ursächliche mitochondriale Störung nicht schlüssig bewiesen und die Rolle des *N-Azetylaspartats* und des Defekts der *Aspartoazylase* bzw. -azetylase unklar. Da auch im normalen Gehirn, vor allem in den Neuronen, große Mengen an N-Azetylaspartat vorhanden sind, die bei der Erkrankung auch extraneuronal z. B. nur um ca. 20 % höher liegen (die *Kernspinresonanzspektroskopie* in vivo gibt darüber Auskunft!), ist eine Schädigung durch die Substanz unwahrscheinlich. Der Defekt der Aspartoazetylase scheint aber evtl. einen relativen Mangel an Azetylgruppen für die (Myelin-?)Lipidbiosynthese zu bedingen sowie ein „Überlaufen" des *N-Azetylaspartat*pools im Gehirn zu bewirken, so daß die Substanz dann *stark vermehrt im Urin,* pränatal im Fruchtwasser, anzutreffen ist und hier einen wichtigen Krankheitsmarker darstellt.

2) Bei manchen Fällen ist der makroskopische Hirnbefund ganz der einer diffusen gelatinös-schwammigen evtl. *okzipital betonten Leukodystrophie*[10,28]; bei eher wenig erhaltenen U-Fasern ist der Prozeß oft

an der Mark-Rinden-Grenze betont, z.B. mit „lamellierter Rinde"[35]. Die spongiöse Myelinopathie zeigt sich in länglichen Vakuolen, die innerhalb der Myelinlamellen liegen und sich am Faserverlauf orientieren, soweit sie nicht schon makroskopisch zum gröberen Status spongiosus (auch z.B. im Pallidum!) geführt hat. Ultrastrukturell sind die *Myelinlamellen* entlang der Schicht, die der aufgewickelten ($\triangleright$ oben) Oligodendrozytenoberfläche äquivalent ist, *durch Ödem aufgespalten* (S. 290).

Phänokopien oder Varianten des zuletzt geschilderten *Entmarkungsbilds* können bei *Organ- und Aminoazidopathien, Hyperammonämien,* enger definierten *Mitochondriopathien* ($\triangleright$ jeweils dort) u. a. angetroffen werden[10,28]. Am Schluß soll daher die Bezeichnung Leukodystrophie bewußt aus ihren zahlreichen nosologischen Bindungen gelöst und als variables Symptom bei den verschiedensten Stoffwechselprozessen bezeichnet werden.

34. Neuronale Zeroidlipofuszinosen
[1,4,6,19]

Zeroidlipofuszinosen sind fatale *Lipopigmentspeicherkrankheiten* vor allem der Nervenzellen mit *unbekannter* genetisch-metabolischer *Ursache.* Die pathologisch strukturierten, akkumulierten *Pigmente* liegen meist *innerhalb einer Membran sekundärer Lysosomen.* Offen ist, ob ein Proteinasedefekt einer der Anlässe zum Anstau der pathologischen Pigmente ist[28], die Protein, Dolichole (Isoprenoidalkohole) und weitere Komponenten enthalten (Membranreste von Lysosomen, Golgi-Zonen?). Die *Pigmente* sind stets *autofluoreszierend,* wohl ein Zeichen, daß sie chemisch teils zu Doppelbindungssystemen kondensiert sind. Sie sind nur teilweise in Lipidlösungsmitteln löslich. Die Zeroidlipofuszinosen werden trotz fehlender metabolischer Fakten hier behandelt, da sie aufgrund umfangreicher indirekter Evidenz primär neurometabolische, monogenetische Krankheiten darstellen.

Eine *grobklinische Gliederung* umfaßt: die *infantile, ursprünglich nur finnische Form (M. Haltia-Santavuori); die spätinfantile,* verbreitete Form (M. Jansky-Bielschowsky-Batten); die *juvenile,* ebenfalls verbreitete Form (M. Stengel-Batten-Spielmeyer-Vogt-Sjögren); die *adulte, kaum intravital diagnostizierbare Form* (M. Kufs[15]). Die Häufigkeit der verbreiteten Formen zusammen mag etwa um 1 : 80000 liegen.

Zur Andeutung des *klinischen Bilds* werden zunächst die spätinfantile und die juvenile Form zusammengefaßt. Mit einem durchaus zutreffenden Begriff sprach man früher von *juvenilen amaurotischen Idiotien.* Demenz und Sehstörung in teils paralleler, teils zeitlich versetzter Entwicklung (Demenz geht bei frühen, Sehstörung bei späteren Fällen voraus) kennzeichnen das Bild, das mehr von *myoklonischen* als von generalisierten *Anfällen* begleitet wird; letztere

können jedoch Frühsymptom sein. Das Leitsymptom *retinale Degeneration* als *Retinopathia pigmentosa* mit Pigmentdiskontinuitäten (fleckförmige frühe Pigmentabnahmen und spätere -zunahmen) und Gefäßengstellungen schreitet fort, bis das Elektroretinogramm vollständig erloschen ist. Spezielle Makula- und Papillenanomalien (später jedoch evtl. Optikusatrophie sichtbar) sind dabei nicht führend. Extrapyramidale Störungen mit Tremor und Ataxie nehmen zu, Spastik bleibt jedoch eher diskret bis zum Tod mit 6–20 (und mehr) Jahren an Dezerebration.

Die *adulte Form des M. Kufs* ist klinisch schwer definierbar. Das meist völlige *Fehlen der Sehstörung und Retinopathie* bei teils schubartiger, zerebellärer bzw. Stammganglien-Symptomatik und teils Epilepsie, aber auch ein langsam zunehmendes organisches Psychosyndrom sind vieldeutig, desgleichen Zeichen spinaler Muskelatrophie. Eine zusätzliche dementielle Entwicklung kann dem Tod mit z.B. 50–60 Jahren dann um viele Jahre vorausgehen.

Die *infantile,* „finnische", bei uns nur sporadisch vorkommende Form des *M. Haltia-Santavuori* ist von den anderen Formen *durchaus verschieden* mit um das 1. Lebensjahr evidenter psychomotorischer Retardierung, Muskelhypotonie, Reizbarkeit, Mikrozephalie, evtl. Stereotypien wie bei Rett-Syndrom ($\triangleright$ unten). Myoklonien, Ataxie, Choreoathetose, Anfälle und Spastik sowie fortschreitende Erblindung kommen hinzu. Der *Fundus zeigt eher Pigmentarmut* bei makulopapilloretinaler Degeneration.

Fortschreitende Dezerebration bei allmählichem Sistieren der aktiven Symptome führt mit 2 bis ca. 10 Jahren zum Tod.

Die *intravitale Diagnostik* ist Domäne der *ultrastrukturellen Biopsieuntersuchung*[19]. Zeroidlipofuszinosen (Ausnahme: Adultform M. Kufs[11]) sind pathomorphologisch generalisierte Krankheiten, so daß im Prinzip jedes Material in Frage kommt, am häufigsten Haut, Muskel und Konjunktiva sowie *Blutlymphozyten* hinsichtlich der Ultrastruktur von spezifischen Einschlüssen. In der Haut wird man in den ekkrinen Schweißdrüsen, in Schwann-Zellen und in glatten Muskelzellen, im Muskel in den Fasern selbst, arteriolär in Perizyten und Endothelien, fündig. Die Erkennung der Architektonik und Typisierung pathologischer, lysosomal gebundener Lipopigmente ist schwierig: Die amorphen, oft tropfigen, hellen (Fett-) Anteile tragen im allgemeinen nichts zur Differentialdiagnose bei. Entscheidend sind die *elektronendichteren Lipofuszinstrukturen.* Unter diesen differenziert man „kurvilineare" (Abb. 1.127e, f; Schwerpunkt: spätinfantile Erkrankungen), „*Fingerabdruck*"artige (Abb. 1.127d; Schwerpunkt: juvenile Formen) und *granuläre bis amorphe* (wenn *zu Ballen zusammengelagert* typisch für die infantile Form; additiv bei den späten, evtl. auch adulten Formen), teilweise auch „*rektilineare*" Profile (im Muskel bei der spätinfantilen Form, evtl. bei M. Kufs). Die *Abgrenzung gegenüber normalem Lipofuszin* (vgl. S.6, 55) ist

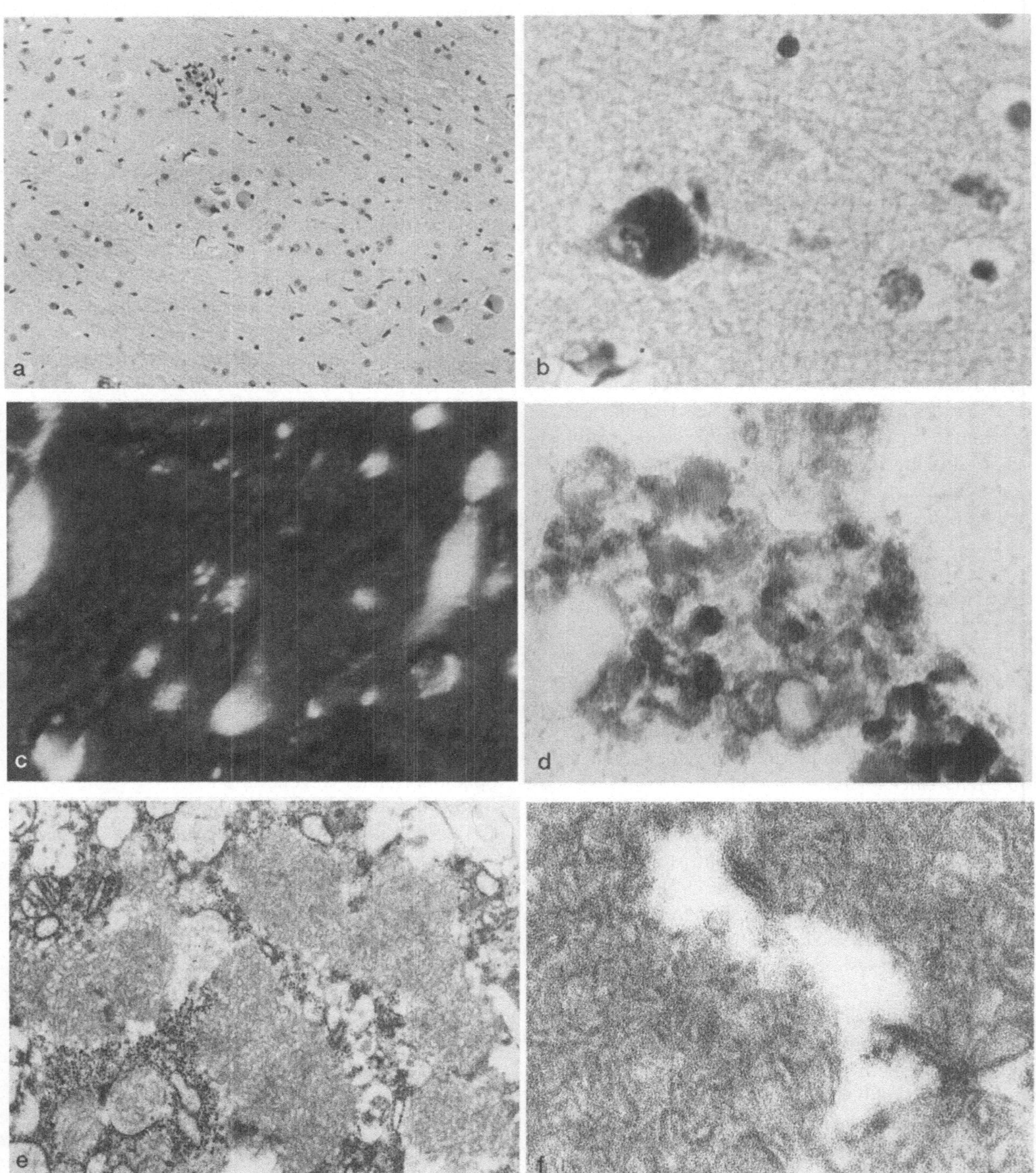

Abb.1.127a–f. a Neuronale Zeroidlipofuszinose. Olivenkern. Erhebliche Lichtung des Nervenzellbandes, wenige erhaltene Speicherneurone. *Oben* Neuronophagie. HE, 80:1. **b** Adulte neuronale Zeroidlipofuszinose. Ballonierter Nervenzelleib (Schaffer-Spielmeyer-Prozeß). Luxol Fast Blue – PAS, 625:1. **c** Adulte neuronale Zeroidlipofuszinose mit aufgetriebenen Nervenzelleibern und Axonspindeln durch autofluoreszierende Lipopigmente, 250:1. **d** Frühjuvenile neuronale Zeroidlipofuszinose. Pathologischer Lipopigmentkomplex in einem Lymphozyten mit mehreren „Fingerprint"-Mustern, 17000:1. **e, f** Spätinfantile Zeroidlipofuszinose. Kurvilineare Profile in Einschlußkörpern, deren lysosomale Membran nur stellenweise sichtbar ist. **e** 25000:1, **f** 200000:1 (Aufnahme: a J.Peiffer; b–d H.-H.Goebel; e,f W.Schlote)

wichtig, in Blutlymphozyten dem Erfahrenen vorbehalten.

Die *Neuropathologie* umfaßt schwere bis leichtere allgemeine Hirnatrophie mit Windungsverschmälerung, *Furchenvertiefung, Konsistenzvermehrung* durch allgemeine, das *sekundär geschwundene Marklager* einbeziehende Fasergliose. Später oder adult verlaufende Fälle akzentuieren die Hirnstamm- und vor allem *Kleinhirnatrophie. Mikroskopisch* ist die ubiquitäre oder basal betonte *neuronale Schwellung*

(Abb. 1.127 a, b) Sudanophilie (auch *Autofluoreszenz*, Abb. 1.127 c) und *neuroaxonale und dendritische* (Purkinje-Zellen!) *Distension durch Pigmentanhäufung* bei PAS-Positivität hervorzuheben. Die Positivität für *saure Phosphatase der Pigmentkörper* bestätigt deren lysosomal gebundenen Charakter. Die Astroglia nimmt oft an dem Pigmentspeicherprozeß teil, der auch – wechselnd – Neurone und Glia des Rückenmarks erfaßt. Kortikobasale und bulbäre (Abb. 1.127 a) Nervenzellschrumpfung und -rarefizierung begleiten die teils nur mäßige Neuronenschwellung. Die *Adultform M. Kufs* ist selbst autoptisch manchmal schwer zu sichern. Der *„lokale" Befall der großen Striatumneurone,* der Lateral-Kern-Neurone des Thalamus, der Neurone des paraventrikulären Hypothalamuskerns sowie jener des Ammonshornendblatts unter Aussparung des Sommer-Sektors mögen Hinweise geben. Nicht selten treten *„Alzheimer-Fibrillen"* in diesen Regionen auf, während der übrige Kortex, auch hinsichtlich stärkerer neuronaler Anomalien, ausgespart bleiben kann. Es sei darauf hingewiesen, daß massive Anhäufungen von Lipofuszin mit *Autofluoreszenz begleitend bei länger verlaufenden, verschiedenen neuronalen Speicherkrankheiten,* z.B. *Mukopolysaccharidosen,* vorkommen können. Die neuronale und gliale Ultrastruktur zeigt aber nur bei „primären" Zeroidlipofuszinosen die pathologischen Pigmente (▷ oben, Biopsien), sonst normal strukturiertes Lipopigment.

Genotypisch steht fest, daß die *infantile,* „finnische" Zeroidlipofuszinose *(M. Haltia-Santavuori) nicht allelisch zu den anderen Formen* ist und ihren *Lokus auf Chromosom 1* hat[19]. Die pränatale Diagnose der infantilen Form ist durch Kombination ultrastruktureller Untersuchung von Chorionzotten und Bestimmung von lokusnahen chromosomalen Markern in molekularbiologisch „informativen" Familien mit einem gleichzeitig untersuchbaren Indexfall möglich. Die pränatale Diagnose der spätinfantilen Form der Zeroidlipofuszinose ist in ganz wenigen Fällen durch Elektronenmikroskopie nativer Fruchtwasserzellen gelungen. Die Verwendung von DNA-Markern ist bei dieser Form noch nicht möglich (Genlokus unbekannt); sie ist bei der *juvenilen Form (Lokus auf Chromosom 16)* jedoch möglich.

Frühstadien des ungeklärten (evtl. Synapsinmangel?), auf das weibliche Geschlecht beschränkten *Rett-Syndroms*[20] haben große Ähnlichkeit mit dem M. Haltia-Santavuori bezüglich der schwindenden motorischen und mentalen Fähigkeiten und der *Hand- und Fingerstereotypien* („Handwaschbewegungen"). Später wird das Bild dieser *retardierten Mädchen,* die Luft verschlucken oder anfallsartig hyperventilieren, im Gegensatz zu der infantilen Zeroidlipofuszinose jedoch pseudostationär nach scheinbarer Überwindung einer oft schweren *autistischen Phase,* wenn auch eher nichtmyoklonische epileptische Anfälle auftreten. Noch später kommen, entsprechend dem Befall des 2. Neurons, muskelatrophische Para- bis Tetraparese,

oft Skoliose bei deutlicher *Wachstumsstörung* hinzu. Das gebärfähige Alter – einmal ist die Geburt eines wiederum befallenen Mädchens berichtet worden – kann erreicht und in dem nicht völlig dementen, gelähmten und eher mild anfallsgeprägten Zustand überschritten werden. Die Prävalenz des Rett-Syndroms nähert sich 1:10000. Diagnostische biochemische Marker im Liquor (selektive Gangliosidniedrigungen, Verminderung biogener Amine und ihrer Metabolite, Erhöhung von Gesamtbiopterin) haben wohl nur vorläufige Bedeutung.

Neuropathologisch[26] gibt es Mikrenzephalie, diffuse kortikale Atrophie, feinstrukturell Lipofuszinvermehrung, in der Zona compacta der *Nigra* aber *Melaninunterpigmentierung* (vgl. Mangel biogener Amine!), ultrastrukturell teilweise abnorme Neuriten und Axonschwellungen in frontokortikalen und striatalen Regionen. Peripher finden sich *distale Axonopathie,* manchmal in vermehrten, dünnen Nervenfasern ohne Demyelinisierungszeichen, ferner sarkoplasmatische „zirkuläre Profile" in den Z-Filamenten des Muskels.

35. Cholesterin-, Cholesterinester- Cholesterinmetabolit(Cholestanol)- und Neutralfett-(Triglyzerid-) Speicherungen[3,8]

Hier wird eine *Reihe ätiologisch völlig verschiedener Krankheitsbilder* gestreift, die nur die Gemeinsamkeit der Ablagerung eher „banaler" Fettstoffe haben. Die Ablagerung erfolgt in Makrophagen, Histiozyten, retikuloendothelialen Systemen, (Pseudo)granulomen, Xanthomen, Parenchymzellen, selten Neuronen und führt teils zu oft sekundärer zentralnervöser Beteiligung oder Retinopathie, teils zu peripheren Neuropathien.

1) Primäre Speicherung freien Cholesterins durch einen spezifischen, wenn auch nicht definitiv geklärten metabolischen Defekt scheint nur bei *M. Niemann-Pick Typ C* vorzukommen (Ziffer 7).

2) *Cholesterinxanthogranulome* des Chorioidplexus, evtl. auch des Balkens, des Mittelhirns und des Kleinhirnbrückenwinkels sind bis zentimetergroß, teilweise reaktiv auf Cholesterinkristalle aus zerfallenden Arachnoidalschaumzellen entstanden. Ob Hypercholesterinämien ursächlich wichtig sind, ist unklar. Die im Alter zunehmenden Granulome können neurologische Zeichen, Psychosyndrome und zentrale Hormonstörungen hervorrufen. „Banale" Ablagerungen freien Cholesterins und seiner Ester, oft als Xanthelasmen und Xanthome, gehören zu den Hypercholesterinämien und als Plaques zur Atherosklerose oder zu diabetischen Folgeerscheinungen.

3) *Speicherung von Cholesterinestern in Makrophagen* (Lipophagen, Myelophagen) neuraler Gewebe sind eine Antwort auf primäre oder sekundäre Abbauprozesse zentral- oder peripher-nervöser Substanz. In Frage kommen *sudanophile", „orthochromatische" Leu-*

kodystrophien und Poliodystrophien, metabolische Enzephalopathien, multiple Sklerose, zirkulatorische Schäden u. a.

4) Spezifische lysosomale Speicherung von Cholesterinestern resultiert aus dem Defekt der *lysosomalen sauren Lipase* bei dem (fatalen) *M. Wolman* und der milden Cholesterinesterspeicherkrankheit im engeren Sinn und beeinträchtigt das zentrale Nervensystem klinisch eher wenig. Das Nervengewebe ist aber, abgesehen von infiltrierenden Makrophagen, fein- und ultrastrukturell (Lipidvakuolen) am Speichergeschehen beteiligt, das bei M. Wolman z. B. hepatisch extrem ist. Der M. Wolman tritt postpartal nach Wochen mit Erbrechen, Dystrophie, Hepatosplenomegalie und Anämie auf. Oft ist eine *Nebennierenverkalkung* nachweisbar. Das *Knochenmark* zeigt *doppelbrechende Speicherzellen,* wie sie massiv in retikulohistiozytären Geweben, der Nebenniere und der Leber vorkommen. Die *saure Lipase* kann in *Leukozyten und Zellkulturen* auch pränatal untersucht werden. Der Tod erfolgt meist nach wenigen Monaten, Leukodystrophie kommt vor[28]. Die *Spätform* der Cholesterinesterlipidose zeigt die Speicherzellen teilweise als *seeblaue Histiozyten.* Magen-Darm-Beschwerden, Hepatomegalie und Ikterus sind wichtige Symptome.

5) Spezifische Speicherung von Estern des *Cholesterins mit überlangkettigen Fettsäuren* erfolgt in den Myelophagen und ubiquitären Makrophagen bei *peroxisomalen Erkrankungen* (Ziffern 14, 15) wie Adrenoleukodystrophien und Zellweger-Syndrom, insbesondere auch in der Nebennierenrinde, oft mit *typischer Ultrastruktur.*

6) Relativ spezifische Speicherung von Cholesterinestern in retikulohistiozytären Geweben (z. B. „orange Tonsillen", Leber, Milz, Rektum) gehört zur *Tangier-Krankheit,* einer *An-α-Lipoproteinämie* (= Hypocholesterinämie = AI/II-Apolipoproteinmangel). Aus den hier auch bei Nahrungskarenz persistierenden *Chylomikronen* können die AI/AII-Apoproteine und damit auch die Cholesterinester nicht in das HDL übertragen werden. Nur das *residuale AI-Apoprotein* ist pathobiochemisch verändert und scheint so den ganzen Prozeß in Gang zu bringen, bei dem außer dem pathologischen AI-Protein auch das normale AII-Protein zu schnell abgebaut wird; dabei bleiben *abnorme Chylomikronenreste* übrig, die zusammen mit dem Lipid von den retikulohistiozytären Systemen vermehrt aufgenommen werden. Selten beobachtete neurologische Symptome stehen im Gegensatz zu auffälligen vakuolären, *sektorförmigen Neutralfett- sowie Lipopigmentanhäufungen in spinalen Vorderhornzellen* und Ganglien. Ferner finden sich peripher endoneurale Fibrose, Faserverlust, stark speichernde Schwann-Zellen mit scharf konturierten Vakuolen, (auch im vegetativen Plexus). Die Tangier-Krankheit wird – neben den „orangen Tonsillen" – durch im Blut niedriges Cholesterin und HDL, neurologisch wechselnde *Neuropathie,* z. B. dissoziierte Empfindungsstörung[20], evtl. Muskelatrophie und Parese, ausgehend

von den *unteren Motoneuronen* des Rückenmarks, gekennzeichnet.

7) Die Cholesterinestergranulomatose vom Typ der *Histiozytose X* (M. Hand-Schüller-Christian und andere Eponyme) ist am ehesten als *neoplastisch* zu bezeichnen. Die ossären, retrobulbären, hypothalamischen, subduralen und anderen Herde bestehen aus Granulomen von histiozytären Schaumzellen und lymphoiden Zellen, die zerebral in älteren disseminierten Entmarkungsherden zugunsten einer gliös-mesenchymalen Mischreaktion wieder verschwinden. Dabei treten makrophagische *Phänokopien der Globoidzellen* auf (vgl. Ziffer 2).

8) *Cholesterinmetabolite* vom Typ der *Cholestanole* sowie Cholesterin werden bei der *zerebrotendinösen Xanthomatose*[2] in Knotenbildungen der Sehnen und xanthomatösen, perivaskulären, infiltrierenden und entmarkenden Herden des Gehirns[28] gefunden, z. B. in Kleinhirnmark und Hirnschenkel. Die histiozytären Speicherzellen sind durchmischt mit extrazellulären *Lipidkristallnadeln* und bedingen zerebral eine auch herdfern „fortgeleitete" massive Gliose. Der periphere Nerv zeigt De- und Remyelinisierung ohne „Zwiebelschalen". Ursache ist ein erblicher Defekt einer *mitochondrialen Steroid-26-Hydroxylase* auf dem Stoffwechselweg zur Bildung von *Gallensäuren,* so daß diese nicht genügend gebildet werden können. Der Defekt bedingt eine *Umleitung des Cholesterinstoffwechsels* zu den Cholestanolen hin, sowie indirekt eine starke Vermehrung von B-Apolipoprotein. Diese Stoffe können z. B. die Feten befallener Schwangerer schädigen.

Chenodesoxycholsäure hat therapeutischen Effekt. Diagnostisch werden das Plasmacholestanol und konjugierte Gallenalkohole im Urin auf Vermehrung untersucht. Die zerebrotendinöse Xanthomatose verursacht während der ersten Jahre (der Verlauf ist jedoch sehr lange) oft ein Anfallsleiden bei Mikrozephalie, juvenile Katarakt, Ptosis, Strabismus, Retinopathie, leichte Demenz, leichten Rigor oder Spastik, eher sensorische als motorische Neuropathie, leichte Kleinhirnsymptome sowie evtl. (Achilles-)Sehnenknoten.

9) Cholesterin und mehr noch *Triglyzeride* werden bei der *spinalen Cholesterinose,* einer adulten Myelopathie, evtl. mit Xanthomen, Ataxie, Kauda-equina-Syndrom, spastischer Parese mit Neuropathie, vermehrt gefunden. Ursache scheint eine nicht typisierbare Hypertriglyzeridämie zu sein. Das *gelblich verfärbte, konsistenzverminderte Rückenmark* und das verlängerte Mark zeigen histologisch ein zwar nicht herdförmiges, aber sonst der zerebrotendinösen Xanthomatose ähnliches Bild.

10) Vorwiegend *Triglyzeride* entweichen mangels entsprechender LDL-Transportproteine (B-Apoproteine) bei der *A-β-Lipoproteinämie (M. Bassen-Kornzweig)* und Hypo-β-Lipoproteinämie – das sind stark neurosymptomatische, (z. B. Vitamin-E-)*Malabsorptionssyndrome* – ungezielt in das Gewebe, vor allem von Darmwand, Leber und Endothelien. Die erblichen Defekte (möglicherweise peroxisomaler Art) *verhindern* die normale *Chylomikronenbildung* in der Darmmukosa. Eine dabei verminderte Lezithin-Cholesterin-Azyltransferase-Aktivität ist ungeklärt. Aus den Chylomikronen rekrutiert sich normalerweise das Triglyzerid-LDL, das wiederum die B-Apoproteine benötigt und aus dem die Fette an den Bedarfsorten gezielt entnommen werden können. Bei diesen Krankheiten führt das ungezielt verteilte Fett zur postprandialen tropfigen Verfettung der Leber- und Endothelzellen. Daraus folgende, langzeitige Vorgänge scheinen Hepatozirrhose und Zeroidpigmentablagerungen in Herz- und Skelettmuskeln sowie eine *makroskopisch braune Verfärbung der spinalen Vorderhörner* zu bedingen. Die letzteren sowie zerebelläre Kerne verlieren einen Teil ihrer Neuronen. Die spinalen Hinterstränge, spinozerebelläre und bisweilen pyramidale Bahnen werden entmarkt[28]; periphere Markscheiden und Schwann-Zellen erleiden Veränderungen.

Das Bassen-Kornzweig-Syndrom zeigt Steatorrhoe, Retinopathia pigmentosa, Nystagmus und im Blutbild *Akanthozytose.* Die spinozerebelläre Degeneration ist ähnlich wie bei M. Friedreich, ebenfalls mit Fehlen der tiefen Sehnenreflexe. Eine Sensibilitätsstörung[20] im Sinne der „sensorischen Ataxie" liegt vor.

11) Multisystemische Triglyzeridspeicherungen unklarer Ätiologien gehören zu Syndromen mit tapetoretinaler Degeneration, interstitieller Nephropathie, Ichthyosis, Hepatosplenomegalie, psychomotorischer Retardierung, Taubheit in der 2.–4. Dekade, bei Spätfällen auch Muskelschwäche, Ataxie und Nystagmus und Liquoreiweißerhöhung. Mesenchymale, parenchymale und neurale Zellen zeigen Fettvakuolen, ultrastrukturell teilweise ohne Grenzmembran.

12) Triglyzeridverfettungen der Leber, des Herzens und/oder der Muskulatur, oft auffallend solitär, treten bei mitochondrialen Defekten der Azyl-CoA-Dehydrogenasen (z.B. bei Lipidspeichermyopathie), Pyruvatdehydrogenase, des Karnitinsystems und der Atmungskette (▷ Ziffern 27, 30, 31) auf und sind durch die Defekte direkt oder indirekt biochemisch erklärbar.

36. Weitere Krankheitsbilder mit (annähernd) bekannter Ätiologie[3,8]

1) Ataxia telangiectasia (Louis-Bar-Syndrom): DNA-Reparaturstörung (bedingt zunehmende Genstörung). Ataxie, Choreoathetose, Dysarthrie; später spinale Muskelatrophie mit Faszikulieren, Teleangiektasien an lichtexponierten Stellen, aber auch intrakorporal, progerieartige Hautatrophie, IgA-Mangel, Insulinresistenz. Tod an Entzündungen oder Malignomen im Kindes- bis Erwachsenenalter. Thymusdefekt. Meningeale, zerebrovaskuläre und spinale Gefäßdysplasien und Teleangiektasien. Purkinje-Zell-Verlust und -Dysplasie; Degeneration basaler, zerebellärer und bulbärer Kerne, intraneuronale Lewy-Körper; spinale Nervenzelldegeneration, neuroaxonale Dystrophie, Ent-

markung (Hinterstränge); im peripheren Nerven Verlust langer Fasern und segmentale Entmarkung.

2) Xeroderma pigmentosum: Klassische DNA-Reparaturstörung, dabei erhöhte UV-Empfindlichkeit kultivierter Fibroblasten (vgl. Cockayne-Syndrom, Ziffer 33). Lichtempfindlichkeit und Progerie der Haut. In $^1/_5$ der Fälle genetische Neuralrohrstörung (offenbar 2 Gene), die postnatal zu Mikrozephalie, Demenz, Anfällen, Spastik, zerebellärer Ataxie, Taubheit, Neuropathie führt. Groß- und Kleinhirnatrophie. Kortikaler, basaler und zerebellärer, aber auch spinaler (Hinter- und Seitenhörner, Ganglien) Nervenzellverlust. Entmarkung der Hinter- und Seitenstränge des Rückenmarks. Im peripheren und autonomen Nervensystem Verlust bemarkter bzw. unbemarkter Fasern.

3) Lesch-Nyhan-Syndrom (Hypoxanthin-Guanin-Phosphoribosyltransferase-Mangel[9]): Purinstoffwechselstörung, X-chromosomale Vererbung. „Juvenile Gicht" mit Harnsäurevermehrung in Blut und Urin, Nierenschaden. Indirekt gestörter Dopaminstoffwechsel. Bald nach der Geburt Wachstumsverzögerung und Choreoathetose. Später Autoaggression und Selbstverstümmelung (Lippen-, Fingerbeißen). Zentralnervöse Symptome können fehlen, und der Verlauf kann lange dauern, wenn nur ein Teildefekt des obigen Enzyms vorliegt. Sonst kortikale Atrophie, herdförmige Entmarkungen, dabei hyalinofibrotische Gefäßveränderungen mit Kugelblutungen, perivaskuläre Harnsäurekristalle, zerebelläre Körnerzell-Lichtung und Infarkte, Lipopigmentballonierung der Neurone des Nukleus olivaris.

4) Amyloidosen (β-Fibrillosen): Proteinstoffwechselstörungen. Sehr heterogene Krankheitsgruppe mit wechselnden, nur teilweise starker, oft rein vaskulärer, aber auch interstitieller, durch Amyloidablagerungen bedingter Neuropathologie und oft klinischer *Polyneuropathie.* Darüber hinaus Veränderungen in Nieren, Darm, Herz. Ätiologisch können aus der Gruppe die neuropathischen Amyloidosen I–IV zunehmend auf Punktmutationen mit Aminosäurenaustausch im *Präalbumin*[9], das damit unlöslich wird und sich zu β-Fibrillen niederschlägt, zurückgeführt werden. Klinisch meist (spät-)adulte Verläufe mit dissoziierten Empfindungsstörungen und Lähmungen; Blasen-, Mastdarm-, Sexualstörungen; Magenulzera, maligne Nephropathie; eitrige Hornhautdystrophie, Glaskörpertrübung, Fazialisparese; Liquoreiweißerhöhung. *Diagnostisch Amyloidnachweis* mit Kongorot in Biopsien. Neuropathologisch Leptomeningenverdichtung im spinalen und Spinalganglienbereich oder nur am Chorioidplexus. Lichtmikroskopisch fast ubiquitäre kongorotpositive Ablagerungen z.B. in Hirnnerven (Fazialisäste evtl. in Amyloid „umgewandelt"), subependymal und in peripheren Nerven. Amyloidbedingte Gefäßlumeneinengungen führen gelegentlich zu zerebralen und spinalen Infarkten. Kugelige Amyloidablagerungen im Endoneurium der Spinalganglien, -wurzeln und peripheren Nerven mit axonaler „Kompression" vor allem markloser Fasern, sekundäre Entmarkung. Ultrastrukturell interstitielle Amyloidfibrillen auch mit Beziehung zu Schwann-Zellen. – Zahlreiche Amyloidoseformen und z.B. Amyloidome bleiben hier unberücksichtigt.

5) *Kohlenhydratdefizientes Glykoproteinsyndrom* („CDG"-Syndrom)[11]: Neu entdeckte Krankheit mit Fehlglykosylierung des *Serumtransferrins* zu Disialotransferrin und anderen Glykoproteine; evtl. Beziehung zu Mukolipidose II (▷ Ziffer 11). Bei ca. 2- bis 50-jährigen Patienten psychomotorische Retardierung, Muskelhypotonie, periphere Neuropathie[20], Areflexie, Ataxie, Strabismus, Retinopathie, Anfälle, schlaganfallartige Ereignisse. Leber-, Nieren-, Knochen-, Perikardbeteiligung. Pathologische Veränderungen verschiedener Art am zentralen (olivopontozerebellare Atrophie) und peripheren Nervensystem.

Literatur

1.–9. Weiterführende Literatur (▷ S.301)

10. Becker LE (1992) Lysosomes, peroxisomes and mitochondria: function and disorder. Am J Neuroradiol 13: 609–620
11. Blennow G, Jaeken J, Wiklund LM (1991) Neurological findings in the carbohydrate-deficient glycoprotein syndrome. Acta Paediatr Scand [Suppl 375]: 14–20
12. Breningstall GN (1990) Carnitine deficiency syndromes. Pediatr Neurol 6: 75–81
13. Bu X, Rotter JI (1991) X chromosome-linked and mitochondrial gene control of Leber hereditary optic neuropathy: Evidence from segregation analysis for dependence on X chromosome inactivation. Proc Natl Acad Sci USA 88: 8198–8202
14. Byrd DJ, Krohn HP, Winkler L, Steinborn C, Hadam M, Brodehl J, Hunneman DH (1989) Neonatal pyruvate dehydrogenase deficiency with lipoate responsive lactic acidaemia and hyperammonaemia. Eur J Pediatr 148: 543–547
15. Carpenter S (1988) Morphological diagnosis and misdiagnosis in Batten-Kufs disease. Am J Med Genet [Suppl 5]: 85–91
16. Ceuterick C, Martin JJ (1992) Electron microscopic features of skin in neurometabolic disorders. J Neurol Sci 112: 15–29
17. Dening TR, Berrios GE (1989) Wilson's disease. Psychiatric symptoms in 195 cases. Arch Gen Psychiatry 46: 1126–1134
18. DeVivo DC, DiMauro S (1990) Mitochondrial defects of brain and muscle. Biol Neonate 58 [Suppl 1]: 54–69
19. Goebel HH (1992) Neuronal ceroid-lipofuscinoses: The current status. Brain Dev 14: 203–211
20. Hagberg B (1990) Polyneuropathies in paediatrics. Eur J Pediatr 149: 296–305
21. Hale DE, Bennett MJ (1992) Fatty acid oxidation disorders: A new class of metabolic diseases. J Pediatr 121: 1–11
22. Harpey JP, Charpentier C, Paturneau-Jouas (1990) Sudden infant death syndrome and inherited disordes of fatty acid β-oxidation. Biol Neonate 58 [Suppl 1]: 70–80
23. Harzer K, Paton BC, Poulos A, Kustermann-Kuhn B, Roggendorf W, Grisar T, Popp M (1989) Sphingolipid activator protein deficiency in a 16-week-old atypical Gaucher disease patient and his fetal sibling: biochemical signs of combined sphingolipidoses. Eur J Pediatr 149: 31–39
24. Hoffmann GF, Jakobs C, Rating D, Sweetman L, Trefz FK (1990) Prä- und postnatale Diagnostik der Organoazidopathien. Monatsschr Kinderheilkd 138: 381–388
25. Jaeken J, Klocker H, Schwaiger H, Bellmann R, Hirsch-Kaufmann M, Schweiger M (1989) Clinical and biochemical studies in three patients with severe early infantile Cockayne syndrome. Hum Genet 83: 339–346
26. Jellinger K, Armstrong D, Zoghbi HY, Percy AK (1988) Neuropathology of Rett syndrome. Acta Neuropathol 76: 142–158
27. Johnson VP, Carpenter NJ, Kelts KA (1991) Pelizaeus-Merzbacher disease: clinical and DNA-linkage study of an extended family. Am J Med Genet 41: 355–361
28. Kendall BE (1992) Disorders of lysosomes, peroxisomes, and mitochondria. Am J Neuroradiol 13: 621–653
29. Kennaway NG, Stankova L, Wirtz MK, Weleber RG (1989) Gyrate atrophy of the choroid and retina: characterization of mutant ornithine aminotransferase and mechanism of response to vitamin B_6. Am J Hum Genet 44: 344–352
30. Lichter-Konecki U, Schlotter M, Trefz FK, Konecki DS (1989) Direct detection of a major mutation responsible for phenylketonuria in the population of the Federal Republic of Germany. Eur J Pediatr 149: 120–123
31. Molzer B, Stöckler S, Bernheimer H (1992) Peroxisomale neurologische Krankheiten und M. Refsum: Überlangkettige Fettsäuren und Phytansäure als diagnostische Marker. Wien Klin Wochenschr 104: 665–670
32. Mühlendahl KE von, Lehnert W, Mönch E (1990) Medium-Chain-Acyl-CoA-Dehydrogenase (MCAD)-Defekt. Akute zerebrale Episoden und nicht-ketotische Hypoglykämien bei Kindern. Dtsch Med Wochenschr 115: 1235–1238
33. Neufeld EF (1991) Lysosomal storage diseases. Ann Rev Biochem 60: 257–280
34. Nyhan WL (1988) Multiple carboxylase deficiency. Int J Biochem 20: 363–370
35. Peiffer J (1982) Angeborene Stoffwechselstörungen mit bevorzugter Lokalisation im Zentralnervensystem. Verh Dtsch Ges Pathol 66: 213–233
36. Reichmann H, Gold R (1992) Metabolische Myopathien und Enzephalomyopathien. Dt Ärztebl A_1 89: 1862–1866
37. Rizzo WB, Craft DA (1991) Sjögren-Larsson syndrome. J Clin Invest 88: 1643–1648
38. Royce PM, Steinmann B (1990) Markedly reduced activity of lysyl oxidase in skin and aorta from a patient with Menkes' disease showing unusually severe connective tissue manifestations. Pediatr Res 28: 137–141
39. Schneider A, Montague P, Griffiths I, Fanarraga M, Kennedy P, Brophy P, Nave KA (1992) Uncoupling of hypomyelination and glial cell death by a mutation in the proteolipid protein gene. Nature 358: 758–761
40. Servidei S, Bonilla E, Diedrich RG, Kornfeld M, Oates JD, Davidson M, Vora S, DiMauro S (1986) Fatal infantile form of muscle phosphofructokinase deficiency. Neurology 36: 1465–1470
41. Tanaka K, Koyama A, Koike R, Ohno T, Atsumi T, Miyatake T (1985) Adrenomyeloneuropathy: report of a family and electron microscopical findings in peripheral nerve. J Neurol 232: 73–78
42. Tanaka K, Yamano T, Shimada M, Ohno M, Onaga A, Saeki Y, Kodama S, Nishio H (1987) Electronmicroscopic study on biopsied rectal mucosa in adrenoleukodystrophy. Neurology 37: 1012–1015
43. Taniike M, Fujimura H, Kogaki S, Tsukamoto H, Inui K, Midorikawa M, Nishimoto J, Okada S (1992) A case of pigmentary type of orthochromatic leukodystrophy with early onset and globoid cells. Acta Neuropathol 83: 427–433
44. Walter S, Goebel HH (1988) Ultrastructural pathology of dermal axons and Schwann cells in lysosomal diseases. Acta Neuropathol 76: 489–495
45. Wanders RJA, Heymans HSA, Schutgens RBH, Barth PG, van den Bosch H, Tager JM (1988) Peroxisomal disorders in neurology. J Neurol Sci 88: 1–39

Pathologie des peripheren Nervensystems

J. M. Schröder

Inhaltsverzeichnis

Pathologie des peripheren Nervensystems

J. M. Schröder

Weiterführende Literatur

1. Appenzeller O (1990) The autonomic nervous system. An introductin to basic and clinical concepts, 4th ed. Elsevier, Amsterdam
2. Asbury AK, Johnson PC (1978) Pathology of peripheral nerve, vol 9. In: Major problems in pathology. Saunders, Philadelphia London Toronto
3. Dyck PJ, Thomas PK, Griffin JW, Low PA, Poduslo JF (eds) (1993) Peripheral neuropathy, vol I and II, 3rd ed. Saunders, Philadelphia London Toronto
4. Krücke W (1974) Pathologie der peripheren Nerven. In: Olivecrona H, Tönnis W, Krenkel W (Hrsg) Handbuch der Neurochirurgie, Bd VII/3. Springer, Berlin Heidelberg New York, S 1–267
5. Ludin HP, Tackmann W (Hrsg) (1984) Polyneuropathien. Thieme, Stuttgart New York
6. McKusick VA, Francomano CA, Antonarakis SE (1992) Mendelian inheritance in man, 10th ed. Hopkins, Baltimore
7. Neundörfer B (Hrsg) (1987) Polyneuritiden und Polyneuropathien. In: Neundörfer B, Schimrigk K, Soyka D (Hrsg) Praktische Neurologie, Bd 2, Ed Med VCH, Weinheim
8. Schaumburg HH, Spencer PS, Thomas PK (1992) Disorders of peripheral nerves. Davis, Philadelphia
9. Schröder JM (1987) Pathomorphologie der peripheren Nerven. S 11–104. In: Neundörfer B (Hrsg) Polyneuritiden und Polyneuropathien. Ed Med VCH, Weinheim (Praktische Neurologie, Bd 2, S 11–104)
10. Schröder JM (1988) Muskel- und Nervenbiopsien. In: Schliack H, Hopf HC (Hrsg) Diagnostik in der Neurologie. Thieme, Stuttgart, S 147–188
11. Spencer PS, Schaumburg HH (1980) Experimental and clinical neurotoxicology. Williams & Willkins, Baltimore London
12. Thomas PK, Landon DN, King RHM (1992) Diseases of the peripheral nerves. In: Adams JH, Duchen LW (eds) Greenfield's Neuropathology, 5th ed. Arnold, London Melbourne Auckland, pp 1116–1245
13. Vinken PJ, Bruyn GW, Klawans HL (eds) (1987) Neuropathies. Elsevier, Amsterdam (Handbook of clinical neurology)
14. Vinken PJ, Bruyn GW, Klawans HL (eds) (1991) Hereditary neuropathies and spinocerebellar atrophies. Handb Clin Neurol, Rev Ser 16, vol 60. Elsevier, Amsterdam
15. Vital C, Vallat JM (1986) Ultrastructural study of the human diseased peripheral nerve. 2nd ed Masson, New York
16. Wall PD, Melzack R (1989) Textbook of pain. Churchill Livingston, Edinburgh London New York
17. Walton J, Rowland LP, McLeod JG (1994) Classification of neuromuscular diseases. J Neurol Sci 125 (Suppl): 109–130

Einleitung

Alle deutlich erkennbaren Lebensäußerungen werden über die peripheren Nerven vermittelt, von der Motorik, einschließlich der Mimik und Gestik, bis zu den vegetativen Funktionen wie Schweißsekretion, Erröten, Darmfunktionen u. a. Entsprechend zahlreich sind die Funktionsstörungen, die durch periphere Neuropathien ausgelöst werden. Dazu gehören einerseits Reizsymptome wie Schmerzen und andererseits Ausfallssymptome wie Lähmungen und Gefühlsstörungen, namentlich Unempfindlichkeit gegenüber Berührungen, Schmerz und Temperatur.

> In der neuesten *Arzneimittelstatistik* rangieren Schmerz-Rheumamittel mit Abstand an erster Stelle, und in einer neurologischen Praxis steht die Zahl der Behandlungsfälle mit Krankheiten aus dem Bereich des sensorischen und neuromuskulären Systems vor anderen Erkrankungen, insbesondere den in der *Todesursachenstatistik* an erster Stelle stehenden Kreislaufstörungen. Daraus wird die praktische Bedeutung des peripheren motorischen und sensorischen Nervensystems ersichtlich.

In einer *internationalen Klassifikation* der neuromuskulären Krankheiten der „Research Group on Neuromuscular Diseases of the World Federation of Neurology" sind insgesamt 809 Positionen aufgeführt[17]. Davon sind 271 Positionen den Formen und Ursachen peripherer Neuropathien, 163 den spinalen Muskelatrophien, 28 den Erkrankungen der motorischen Endplatte und 347 den eigentlichen Myopathien, genauer gesagt: den primären Erkrankungen der Skelettmuskulatur selbst zugeordnet.

In einem Allgemeinkrankenhaus bleiben wegen der Vielzahl der Ursachen, der Schwierigkeit der Diagnostik und Unspezifität der meisten Veränderungen gegenwärtig etwa 40 % der Erkrankungen des peripheren Nervensystems ätiologisch ungeklärt, an einem Spezialkrankenhaus sind es noch etwa 25 %.

Es folgt nach Hinweisen auf Untersuchungstechniken und Indikationen zur bioptischen Untersuchung sowie einigen anatomisch-physiologischen Vorbemerkungen eine kurze Darstellung der wichtigsten Veränderungen und Krankheiten der peripheren Nerven, wobei sich diese Darstellung wiederholt auf die vorbildliche Abhandlung von Thomas et al.[12] stützt. Die Veränderungen an den Nervenzellkörpern werden in Zusammenhang mit den Zellveränderungen im Zentralnervensystem dargestellt (▷ dort). Bezüglich weiterer Einzelheiten sei auf die Spezialliteratur verwiesen[3, 8, 9]. Ein möglichst aktueller Teil der Originalliteratur ist jeweils am Ende eines jeden Abschnitts zitiert.

Einführung in die morphologischen Untersuchungstechniken

Voraussetzung für eine differenzierte morphologische Untersuchung der peripheren Nerven ist eine einwandfreie Exzisions- und Fixationstechnik, da die peripheren Nerven außerordentlich artefaktanfällig sind. Die ungewöhnlichen Fortschritte in der Diagnostik der peripheren Neuropathien während der vergangenen 10–20 Jahre sind nur möglich geworden durch Einführung differenzierter Untersuchungsverfahren mit Kunststoffeinbettung und Elektronenmikroskopie sowie Zupfpräparation einzelner Nervenfasern, Morphometrie, Immunhistochemie und Molekularbiologie. Diese Techniken sind allerdings nur aussagefähig bei optimaler Exzisions- und Fixationstechnik oder Tiefkühlung.

Auswahl des Nerven zur Biopsie

Die übliche Exzisionsstelle liegt kurz oberhalb des Malleolus lateralis der Fibula. An dieser Stelle ist der Nerv bereits durch die Faszie hindurchgetreten, liegt relativ oberflächlich unter dem subkutanen Fettgewebe und zeigt die geringsten Variationen hinsichtlich der Faszikel- und Nervenfaserzahl: ca. 9–16 Faszikel, 4600–9600 markhaltige und 19000–68000 marklose Nervenfasern pro mm^2 [35]. Nach Jacobs u. Love[28] sind es 3360–7950 markhaltige und 10500–45500 marklose pro Nerv, 4080–35890 markhaltige pro mm^2 und 17300–193200 marklose pro mm^2, je nach Alter, wobei die Querschnittsfläche von der Geburt bis zum Alter von 77 Jahren zwischen 0,20 und 1,20 mm^2 liegt. Der N. suralis ist in qualitativer und quantitativer Hinsicht zweifellos der bestuntersuchte Nerv des Menschen, wobei auch für verschiedene Altersstufen hinreichend Kontrollwerte zur Verfügung stehen[3, 36].

Andere sensorische Nerven wie der *N. peroneus superficialis, Hautäste des N. peroneus profundus* am Fuß, der *N. saphenus,* der *N. radialis superficialis* und der *N. auricularis major* lassen sich in besonderen Fällen ebenfalls untersuchen; doch sind die Kontrollwerte weniger konstant und die Ausfälle oder Narben gravierender[24]. Im übrigen sind die Ausfälle generell in proximalen Nervenabschnitten wegen des häufig distal akzentuierten Befalls der Nerven geringer und morphologisch in der Regel entsprechend schwieriger zu klassifizieren.

In Einzelfällen sind sogar *Spinalganglien* bioptisch untersucht worden[26, 29].

Im letzteren Fall werden laterale Faszikel oberhalb des Fußgelenks exzidiert mit der Konsequenz von Ausfällen im M. extensor digitorum brevis; doch zeigt dieser Muskel schon im frühen Alter Fasertypengruppierungen als Hinweis auf „physiologischerweise" auftretende Nervenfaserausfälle. Der Nerv zum M. peroneus brevis eignet sich wegen seiner größeren Länge noch besser; doch darf man ihn selbstverständlich nur exzidieren, wenn seine Funktion ohnehin ausgefallen ist und der Fuß nicht mehr gehoben werden kann.

Zur Technik der Nervenbiopsie

Präparation: Während der Nervenexzision müssen einerseits Quetsch- und Zerrungsartefakte an den empfindlichen Nervenfasern vermieden und andererseits dem Patienten Unannehmlichkeiten erspart werden (Details zur Lokalanästhesie und operativen Technik ▷[38]). Die Biopsie kann ambulant durchgeführt werden.

Zu exzidieren ist ein etwa 5 cm (3–9 cm) langer Nervenabschnitt, von dem ein 3 cm langer Teil möglichst innerhalb weniger Minuten in eine geeignete Fixationslösung aus gepuffertem Glutaraldehyd (z.B. 3,9% Glutaraldehyd mit 0,1 m Phosphatpuffer nach Sørensen) eingebracht werden muß. Zur *optimalen Längsorientierung* kann man

- den zu exzidierenden Nervenabschnitt in situ proximal und distal im Abstand von ca. 3 cm *an ein steriles Holzstäbchen* (z.B. das hintere Ende eines Wattestäbchens) *binden* und nach der Exzision durch vorsichtiges Auseinanderschieben der Fäden am Stäbchen (das entsprechend wenige Millimeter länger sein muß) *noch 2–4 mm strecken,* wobei man dem Zug der längsorientierten elastischen Fasern im Nerven entgegenwirken muß, um eine optimale Streckung der Nervenfasern zu erreichen. Oder man kann

- ein geeignetes *Gewicht mit einem kleinen Haken an das distale Ende hängen* und das proximale Ende mit einem Faden am Korken der Flasche mit der Fixationslösung befestigen, wie es Dyck u. Lofgren[23] am Beispiel einer sog. Faszikelbiopsie illustriert haben, bei der nur einzelne Faszikel eines Nerven in einer Länge von ca. 3 cm entnommen werden. Oder

- der Nerv läßt sich *auf einem festen Papier- oder Pappstreifen aufgrund der Eigenklebrigkeit des Gewebes* unter leichtem Zug so *auflegen,* daß die Eigenelastizität des Nerven einigermaßen ausgeglichen und die Nervenfasern anschließend in gestrecktem Zustand in der o.g. Fixationslösung fixiert werden können.

> Die übliche 4%ige Formaldehyd- (= Formol-, = 10%ige Formalin-)Lösung (ohne Puffer usw.) eignet sich *nicht* für die Fixation peripherer Nerven. Sie führt zu groben Artefakten vor allem an den Markscheiden.

Ein weiterer, je nach Bedarf unterschiedlich langer Nervenabschnitt sollte für immunhistochemische, enzymhistochemische und evtl. biochemische und genetische Untersuchungen unfixiert bleiben und in flüssigem Stickstoff tiefgefroren werden.

Morphologische Untersuchungstechniken

Die Aufteilung des ca. 3 cm langen Nervenabschnitts erfolgt nach der Exzision und Fixation so bald wie möglich im Labor. Von dem 3 cm langen Nervenabschnitt ist mindestens 1 cm für *Zupfpräparate,* 1 cm für die *Plastikeinbettung* (für Semidünnschnitte und Elektronenmikroskopie) und der Rest für die *Paraffineinbettung* vorzusehen. *Bei der Einbettung des Nerven sowohl in Paraffin als auch in Epoxydharz ist eine optimale Quer- und Längsorientierung erforderlich.*

Zur adäquaten Auswertung müssen auch *morphometrische Methoden* für die Bestimmung der Zahl und Größe der (lichtmikroskopisch am besten in Semidünnschnitten bestimmbaren) markhaltigen und der (nur elektronenmikroskopisch sicher quantifizierbaren) marklosen Nervenfasern sowie der (planimetrisch oder mit interaktiven Bildanalysegeräten auswertbaren) Nervenquerschnittsflächen verfügbar sein, damit in Zweifelsfällen pathologische von normalen Befunden, insbesondere auch im kritischen Grenzbereich der altersentsprechenden Norm, abgegrenzt werden können. Echte (nichtpathologische) Kontrollfälle in verschiedenen Lebensaltersstufen sind aus ethischen Gründen in der Regel nur aus dem Obduktionsgut verfügbar.

> *Versand:* Kann der exzidierte und fixierte Nerv nicht unmittelbar am Ort weiterverarbeitet werden, sollte er so bald wie möglich in der o.g. gepufferten Glutaraldehydlösung oder noch besser in einer entsprechenden Pufferlösung an ein geeignetes Speziallabor mit den genannten Untersuchungsmöglichkeiten versandt werden. Der unfixierte tiefgeforene Nervenabschnitt muß in einem Kühlgefäß zusammen mit genügend Trockeneis verschickt werden.

Der N. suralis eignet sich auch für eine *kombinierte Nerv-Muskel-Biopsie* zusammen mit dem M. peroneus brevis. Durch eine solche kombinierte Biopsie erhält man Einblicke sowohl in das sensorische als auch in das motorische Nervensystem. In der klinischen Praxis sind jedoch Muskelbiopsien etwa 3mal so häufig wie Nervenbiopsien indiziert[34].

Manche Stoffwechselkrankheiten des peripheren Nervensystems lassen sich schon durch eine *Hautbiopsie*[21] (evtl. aus der Axilla – z. B. bei der Polygluko-

sankörperkrankheit) an den darin stets enthaltenen, relativ spärlichen vegetativen und sensiblen Nervenfasern und -faszikeln diagnostizieren, evtl. auch durch die einfachere *Konjunktivalbiopsie.* Wenn Ganglienzellen mit ihren Perikaryen für die Diagnose erforderlich sind, hilft oft eine *Rektumbiopsie* (z. B. bei Hirschsprung-Syndrom; Gangliosidosen), die aber tief genug reichen muß, um Ganglienzellen des Plexus submucosus (Meissner) oder myentericus (Auerbach) zu erhalten[10].

Indikationen zur Nervenbiopsie

Die Indikationen zur Nervenbiopsie sind heute einigermaßen gut definiert[8, 18].

- Die Biopsie ist besonders hilfreich bei der Diagnose bestimmter systemischer Krankheiten, die zu *Neuropathien vom Multiplextyp* (multiple Mononeuropathie-Syndrome) führen, so bei Angiitiden[32, 34] und Amyloidose.

Lysosomale Stoffwechselstörungen, wie die metachromatische Leukodystrophie, die Krabbe-Krankheit, die Fabry-Krankheit u. a., gehen zwar mit pathognomonischen Veränderungen im peripheren Nerven einher; doch lassen sie sich in der Regel leichter durch biochemische Blutanalysen diagnostizieren. Ausnahmen bilden evtl. Fälle mit juveniler oder adulter metachromatischer Leukodystrophie, bei denen der biochemische Nachweis des inkompletten Arylsulfatasemangels schwierig sein kann.

- Weitere Indikationen sind die *Riesenaxonneuropathie* und die *infantile neuroaxonale Dystrophie.*
- *Demyelinisierende Neuropathien* lassen sich zuverlässig mit Hilfe einer Nervenbiopsie diagnostizieren, wenn *Zupfpräparate* mituntersucht werden, d. h. isolierte, einzelne Nervenfasern mit mehreren aufeinanderfolgenden Internodien, wie man sie nach Osmierung und Glyzerinisierung peripherer Nerven gewinnen kann. Schnittpräparate von längsorientierten Nervenabschnitten sind in dieser Hinsicht nur aufschlußreich, wenn *ungleichmäßig dick myelinisierte, aufeinanderfolgende Internodien* nachweisbar sind. Querorientierte Schnittpräparate von Nerven sind auf eine demyelinisierende Form der Neuropathie verdächtig (nicht beweisend), wenn einzeln liegende, in Relation zum Axonkaliber unverhältnismäßig dünn myelinisierte Nervenfasern oder sog. Zwiebelschalenformationen (▷ unten) vorkommen.
- Biopsien sind auch gerechtfertigt bei der *Analyse generalisierter „kryptogenetischer" Neuropathien,* bei denen sorgfältige klinische Analysen nicht zur Aufklärung der Ursachen geführt haben. Krankheitsbilder, die sich in untypischer Weise als distale Axonopathien manifestieren (chronische demyelinisierende Neuropathien, Vaskulitis oder Sarkoidose, Lymphominfiltration), werden gelegentlich erst durch die Biopsie erkannt. Sofern die Diagnose klinisch einigermaßen gesichert ist (Diabetes mellitus, Alkoholismus, Porphyrie, Urämie, Guillain-Barré-Syn-

drom, metabolisch-toxische Erkrankungen mit gesicherter Ätiologie), ist eine Biopsie nicht erforderlich.

Distale symmetrische axonale Neuropathien, wie sie meistens mit metabolischen oder toxischen Ursachen verbunden sind, zeigen in der Regel unspezifische morphologische Veränderungen, so daß die Biopsie weniger aufschlußreich ist als sorgfältige klinische Untersuchungen. Allerdings weist die Synchronizität der Veränderungen im peripheren Nerven häufig auf eine zeitlich begrenzte exogene Schädigung hin, so daß langsam progressive, genetisch bedingte Neuropathien ausgeschlossen werden können. Manchmal ist auch schon der Ausschluß einer Miterkrankung wichtig, z.B. der Ausschluß einer amyotrophischen Lateralsklerose durch den Nachweis eines Befalls des sensorischen Nervensystems über eine Suralisbiopsie (wobei zu betonen ist, daß der N. suralis in aller Regel ein rein sensibler Nerv ist).

Wenn auch vielfach *pathognomonische* (pathognostische) Veränderungen in Nervenbiopsien nachweisbar sind, muß man doch oft damit rechnen, daß nur *krankheitsgruppenspezifische* (z.B. „entzündliche", axonale oder myelinopathische Veränderungen zu finden sind, evtl. auch nur unspezifische Faseratrophien und mehr oder weniger selektive Nervenfaserausfälle usw.). In letzterem Falle ist aber in der Regel noch eine Aussage über den *Schweregrad* und das *Stadium* der Schädigung sowie über die *Akuität* (Progredienz) des Prozesses und über das Ausmaß der *Regeneration* oder *Restitution* möglich.

Komplikationen von Nervenbiopsien

Detaillierte Untersuchungen über die subjektiven Symptome während und nach Suralisbiopsien bei 97 Patienten haben Dyck et al.[24] mitgeteilt. Während der Durchschneidung des Nerven (oder einzelner Nervenfaszikel) in Lokalanästhesie kommt es für 1 oder 2 s zu einem scharfen stechenden und brennenden *Schmerz*. Die späteren Symptome waren geringfügig bei 30% und störend bei 10% (Schmerzen und Parästhesien). Die Sensibilität in der primär anästhetischen Zone hatte sich fast vollständig normalisiert. Asbury u. Gilliatt[18] weisen auf *Wundinfektionen,* schmerzhafte *Neurombildungen* im proximalen Stumpf, persistierende *Dysästhesien* an der Ferse und am lateralen Fußrand sowie auf eine lokale *Thrombophlebitis* als mögliche Komplikationen hin. Bleibende Dysästhesien aufgrund eines Neuroms oder aufgrund von Wundheilungsstörungen fanden sich jedoch nur bei 2 von 103 Suralisbiopsien[2] (▷ auch [30, 31]).

Anatomisch-physiologische Vorbemerkungen

Es gibt 158 mit einem Namen versehene periphere Nerven, die zumeist paarig angelegt sind, und 434 Muskeln, die jeweils mit motorischen Nervenfasern versorgt sind, und eine bis zu den feinsten Muskelfasern, Tastkörperchen und Endaufzweigungen verteilte Auffächerung des peripheren Nervensystems, so daß eine umfassende morphologische Untersuchung der peripheren Nerven unmöglich ist. Die verschiedenen motorischen, sensorischen und vegetativen Komponenten weisen weitläufige topographische und funktionelle Bezüge auf. Dennoch lassen sich viele Erkrankungen des peripheren Nervensystems durch eine einfache Biopsie aus einem einzigen betroffenen peripheren Nerven morphologisch zweifelsfrei diagnostizieren.

Normale Struktur peripherer Nerven

Die peripheren Nerven bestehen aus *Nervenfasern, Blutgefäßen* und *kollagenem Bindegewebe* (Abb. 2.7 a–c). Sie werden von einer zellulären und bindegewebigen Hülle umgeben. Die Nervenfasern sind zusammengesetzt aus einem Axon und differenzierten *Hüllzellen,* die einzelne (markhaltige Nervenfasern) oder mehrere Axone (marklose Nervenfasern) in regelmäßigen Abständen umschließen. Die Axone sind Fortsätze der Perikaryen von Zellen, die entweder innerhalb der grauen Substanz der Lamina ventralis des Hirnstammes oder der Vorderhörner des Rückenmarks liegen oder in den sensorischen Ganglien der Hirnnerven und Spinalnerven oder in den Ganglien des autonomen Nervensystems lokalisiert sind. Die Nervenzellen stehen entweder in synaptischem Kontakt mit anderen Neuronen in den Hinterhörnern des Rückenmarks oder autonomer Ganglien, oder sie stehen mit sekretorischen oder muskulären Effektorzellen in Verbindung, während die sensorischen Axone entweder freie terminale Verzweigungen aufweisen oder in spezialisierten eingekapselten Endorganen endigen. Im folgenden werden die Komponenten des peripheren Nerven beschrieben; Einzelheiten bezüglich der Zellsomata und der Nervenendigungen sind der Spezialliteratur zu entnehmen[3, 4].

Nervenfasern: Die Nervenfasern werden aufgrund ihrer Kaliber in *3 Gruppen* eingeteilt[4]: A, B und C.

- Die *Gruppe A* umfaßt die größeren Fasern mit den höchsten Leitungsgeschwindigkeiten (somatische markhaltige afferente und efferente Nervenfasern).
- Zur *Gruppe B* gehören die markhaltigen präganglionären Fasern des autonomen Nervensystems.
- Die *Gruppe C* umfaßt die Nervenfasern mit den kleinsten Durchmessern und langsamer Leitungsgeschwindigkeit, die marklosen viszeralen und somatischen afferenten Nervenfasern und die postganglionären efferenten Fasern.

Fasern der Gruppe A werden entsprechend ihrem Kaliber und ihrer Funktion unterteilt in die *afferenten Gruppen I, II und III* sowie in die *efferenten Gruppen* α, β und γ (zur physiologischen Nervenfaserklassifikation ▷ [3]). Fasern der Gruppe I umfassen die primären sensorischen Fasern der Muskelspindeln und Sehnenorgane, die der Gruppe II Fasern der sekundären sensorischen Endigungen in den Muskelspindeln und von kutanen afferenten Rezeptoren; zur Gruppe III gehören Fasern, die für die nozizeptive und einige andere Aspekte der kutanen Sensibilität zuständig sind. Die efferenten α-Fasern sind ausschließlich skeletomotorische Fasern; zu den β-Fasern gehören kombiniert skeletomotorische und fusimotorische; und die γ-Fasern sind ausschließlich fusimotorische Nervenfasern. Die Durchmesser der marklosen Nervenfasern reichen von 0,2–3 μm; sie zeigen im normalen N. suralis eine unimodale Verteilung mit einem Häufigkeitsgipfel bei ungefähr 1,5 μm[35]. Die Kaliber der markhaltigen Nervenfasern betragen im normalen menschlichen Nerven 3–15 μm.

Die *markhaltigen Nervenfasern* werden im Verhältnis 1 : 1 von *Schwann-Zellen* umhüllt, diejenigen der *marklosen* im Verhältnis 1 : 2–16 von histogenetisch gleichartigen Zellen, die aber von manchen nach dem Erstbeschreiber der marklosen Nervenfasern als *Remak-Zellen* bezeichnet werden.

Endo- und Epineurium: Zwischen den einzelnen Nervenfasern liegen längsorientierte Kollagenfibrillen und eine amorphe extrazelluläre Substanz, die zusammen mit den Nervenfasern das *Endoneurium* bilden. Darin sind außerdem *Kapillaren* und einige andere Zellen enthalten, zu denen einerseits *Fibroblasten* gehören, welche das endoneurale Bindegewebe bilden, andererseits einzelne *Makrophagen* hämatogenen Ursprungs und *Mastzellen*. Eine spezielle Bedeutung perikapillärer Zellkomponenten (*„Perizyten"*) wird diskutiert. Diese verschiedenen Komponenten des Endoneuriums werden durch eine spezialisierte mehrschichtige Scheide eingehüllt, die aus alternierenden flachen Schichten von Perineuralzellen, Kollagenfibrillen und elastischen Fasern gebildet wird, das *Perineurium*. Große Nervenstämme bestehen aus *mehreren Nervenfaszikeln (Funiculi)*, die jeweils von einem eigenen Perineurium umhüllt werden. Diese Nervenfaszikel werden oft wiederum durch perineurale Septen unvollständig in 2 oder mehr Faszikel unterteilt. Einzelne oder mehrere Faszikel werden von einem *Epineurium* umhüllt, in dem die zuführenden Blut- und Lymphgefäße verlaufen und das zusammen mit Fettgewebe eine mechanische Stabilisierung und Abgrenzung gegen benachbarte Arterien, Venen, Lymphbahnen und Muskelfaszien, Gelenke und Ligamente bildet.

Axone: Die Axone werden von einer speziellen Zellmembran, dem *Axolemm* umhüllt, das im Bereich der Ranvier-Schnürringe eine Spezialisierung der mit einer charakteristischen subaxolemmalen Verdichtungszone aufweist. Im Axoplasma sind 5–7 nm dünne *Mikrofilamente* von mit 8–12 nm deutlich dickeren *Neurofilamenten* sowie den 23–25 nm messenden *Mikrotubuli* („Neurotubuli") zu unterscheiden. Die Mikrotubuli sind aus 13 globulären Untereinheiten mit

einem Durchmesser von jeweils 4 nm zusammengesetzt und bestehen aus dem Protein Tubulin. Die axonalen *Mitochondrien* sind etwa 0,1–0,3 μm im Durchmesser groß und bis zu 10 μm lang. Das glatte endoplasmatische Retikulum, auch als *axoplasmatisches Retikulum* bezeichnet, besteht aus einem dreidimensional entwickelten kontinuierlichen Netz, das vom Perikaryon bis in die distalen Verzweigungen des Axons reicht. Das axoplasmatische Retikulum bildet die sekretorischen Vesikel im Bereich der Nervenendigungen. Doch gibt es Vesikel mit einem Durchmesser zwischen 40 und 100 nm auch im gesamten Verlauf der peripheren Axone, insbesondere an den Ranvier-Schnürringen. Sekundäre *Lysosomen* und endozytotische *„coated" Vesikel* kommen ebenfalls vor, denen insbesondere an der neuromuskulären Endplatte und den Ranvier-Schnürringen eine Bedeutung beim Transport extrazellulärer Substanzen von der Axonoberfläche zu dem glatten endoplasmatischen Retikulum oder den synaptischen Vesikeln zukommt.

In den Axonen findet ein sogenannter *langsamer intraaxonaler Transport* mit einer Geschwindigkeit von 0,25–4 mm pro Tag und ein *rascher Transport* mit Geschwindigkeiten von über 400 mm/Tag statt; doch ist auch ein *Transport mit intermediären Geschwindigkeiten* um 100 mm/Tag beschrieben worden. Ein *retrograder Transport* findet mit Geschwindigkeiten von etwa 200 mm/Tag statt. Bewegungen von Organellen entlang der Mikrotubuli werden nach distal durch *Kinesin* und nach proximal durch *Dynein* bewirkt[12]. Kinesin soll auch bei der Bewegung der Mikrotubuli gegeneinander und somit am langsamen axonalen Transport beteiligt sein. Bestimmte Substanzen werden vermutlich auch innerhalb des kontinuierlichen glatten endoplasmatischen Retikulums transportiert[22].

Markscheiden: Die Schwann-Zellen bilden die *Markscheiden,* die in regelmäßigen Abständen mit einer Länge von 200–250 μm bis etwa 1500 μm in sog. *Internodien* oder internodalen Segmenten der markhaltigen peripheren Nervenfasern angeordnet sind. Kurze, sogenannte *interkalierte Markscheidensegmente* kommen gelegentlich als Folge einer Nervenschädigung im „normalen" Nerven vor. Die Dicke der Markscheiden hängt vom Axonkaliber ab, wobei dickere Nervenfasern auch in der Regel breitere Markscheiden aufweisen. Die *Relation zwischen Axondurchmesser (d) und Faserdurchmesser (D)* wird in der Literatur durch die *Relation d/D oder g*[3,4] ausgedrückt. Die Werte für g sind bei den kleineren Nervenfasern größer als bei den dickeren; bei letzteren erreichen sie etwa den Wert 0,6. In den dorsalen und ventralen Spinalnervenwurzeln haben die größeren Fasern in der Regel eine verhältnismäßig dünnere Markscheide mit einem g-Wert über 0,7[12]. Da sich diese Verhältnisse nach einer De- und Regeneration oder Demyelinisation und Remyelinisation ändern, besondere Verhältnisse an den Initialsegmenten der Spinalganglienzellen bestehen und auch während der Entwicklung Veränderungen auftreten, ist anzunehmen, daß das Verhältnis zwischen Axonkaliber und Markscheidendicke von der Oberfläche des Axolemms abhängt, mit dem die Schwann-Zelle in Kontakt steht. Die Abhängigkeiten von Nervenleitungsgeschwindigkeit, Entladungsfrequenz und Widerstand der Markscheide sowie elektrischer Kapazität in Relation zur Dicke und Länge (Volumen) von Axon und Markscheide sind noch nicht in allen Einzelheiten geklärt[25, 36].

Die Markscheiden stehen an den *Ranvier-Schnürringen* über spezielle Kontakte der einzelnen, spiralig um das Axon gewundenen Markscheidenlamellen in dichtem Kontakt, so daß der adaxonale Raum zwischen Axon und Markscheide und der nodale Raum weitgehend voneinander isoliert sind. Doch stehen nicht alle Markscheidenlamellen dicker Nervenfasern mit dem Axon in unmittelbarem Kontakt; manche sind in das kompakte Myelin verlagert und bilden die „Dornen" auf den *„double bracelet épineux"* von Nageotte[19, 20, 34a].

Innerhalb der Markscheiden sind Zytoplasmaeinschübe an der Stelle der sogenannten größeren dichten Linien vorhanden, die einerseits einen kompletten Ring um das Axon im Bereich der nodalen Lamelle der spiraligen Markscheiden-Membran-Duplikatur und andererseits im kompakten Bereich der Markscheide bilden, wo sie in aufeinanderfolgende Lamellen eingelagert sein können und hier das feinstrukturelle Korrelat der lichtmikroskopisch erkennbaren *Schmidt-Lanterman-Inzisuren* bilden. Die Markscheidenlamellen sind hier nicht kompaktiert wie in den übrigen Anteilen der Markscheide. Die Kontinuität der Lamellen bleibt zwar aufrechterhalten, aber die größere dichte Linie wird durch eine kontinuierliche Zytoplasmaspirale aufgespalten, wodurch das äußere, abaxonale, nukleäre und das innere, adaxonale Schwann-Zell-Kompartiment miteinander verbunden werden und die sogenannte *Spirale von Golgi-Rezzonico* der Lichtmikroskopie entsteht. Auch die intraperiodische Linie der Markscheiden beiderseits der zytoplasmatischen Spirale teilt sich im Bereich der Inzisuren auf, so daß eine potentielle spiralige extrazelluläre Verbindung zwischen dem Endoneurium und dem periaxonalen Raum (zwischen Axon und Markscheide) besteht.

Funktionelle Aspekte

Die elektrophysiologischen Parameter peripherer Nerven werden von Alter, Geschlecht und anthropometrischen Faktoren (Größe, Gewicht) beeinflußt[39]. Zur Funktionsprüfung des peripheren *Nervensystems* dienen einerseits

- die *Elektromyographie,* mit der die elektrische Aktivität der Muskelfasern abgeleitet wird, und andererseits
- die *Neurographie*, bei der motorische und sensible Nervenfasern im Hinblick auf Nervenleitgeschwin-

digkeit, motorische Antwortpotentiale, Latenzzeit, Amplitude und Dauer der Potentiale untersucht werden. Die Berechnung der motorischen Nervenleitgeschwindigkeit (v) erfolgt nach der Formel v = s : t aus der Latenzzeitdifferenz (*t*) und der Distanz zwischen den Reizpunkten (*s*). Die *motorischen Nervenleitungsgeschwindigkeiten* liegen am *Unterarm* normalerweise bei 50–60 m/s, am *Unterschenkel* bei 40–50 m/s; in *proximalen Nervenabschnitten* sind die Nervenleitgeschwindigkeiten physiologischerweise etwas höher[39, 40].

Die *sensiblen Nervenleitgeschwindigkeiten* werden an der oberen Extremität an den Nn. medianus, ulnaris und radialis, an der unteren Extremität an den Nn. peroneus und suralis untersucht, wobei auch hier Latenz, Amplitude, Dauer und Phasenzahl bestimmt werden. Aus der gemessenen Latenzzeit (zum 1. positiven Gipfel) und der Distanz zwischen Reiz und Ableitelektrode läßt sich die sensible Nervenleitgeschwindigkeit errechnen. Dabei ist die Temperaturabhängigkeit der sensiblen Nervenleitgeschwindigkeit zu berücksichtigen und die Haut auf mindestens 34,5 °C zu erwärmen. Der am häufigsten pathologisch veränderte neurophysiologische Parameter ist die *Latenzverzögerung* nach einem *Doppelreiz* am N. suralis[39].

Diese motorischen und sensiblen Nervenleitgeschwindigkeitsmessungen erfassen nur die *distalen* Gliedmaßenabschnitte; zur Erfassung weiter *proximal* gelegener Nervenläsionen müssen Nervenleitgeschwindigkeitsmessungen mit *Reflex-* und *F-Wellenmessungen* kombiniert werden. Dadurch wird die gesamte Verlaufsstrecke des untersuchten Nervs, einschließlich der Nervenplexus und Nervenwurzeln, in die Funktionsprüfung einbezogen.

- *F-Antworten* erfolgen durch rekurrente Erregung einzelner α-Motoneurone mit konsekutiver Impulsaussendung über das entsprechende Axon zum Muskel. Dort läßt sich die eintreffende Erregung als sogenannte F-Antwort registrieren. Da die Impulswelle die Gesamtstrecke der motorischen Nervenfaser annähernd zweimal durchläuft, wirken sich Impulsleitungsverzögerungen im Sinne einer Latenzverlängerung dieser Antwort aus.
- Der *H-Reflex* (nach Hoffmann benannt) ist ein elektrisch ausgelöster monosynaptischer Eigenreflex, bei dem die elektrische Stimulation am N. tibialis in Höhe der Kniekehle, die Ableitung des Reflexpotentials vom M. soleus erfolgt. Dabei läuft eine aszendierende Impulswelle über den N. tibialis, den N. ischiadicus, den Beinplexus und die Wurzel S 1 zum Hinterhorn und wird dann auf α-Motoneurone im Vorderhorn umgeschaltet, deren Erregung zur Aussendung der Reflexantwort führt. Krankhafte Veränderungen im afferenten oder efferenten Schenkel des Reflexbogens bedingen damit eine Latenzzunahme und/oder Amplitudenminderung des Reflexpotentials.

Für differenziertere Messungen im Hirnnervenbereich wird der *Orbicularis-oculi-Reflex* verwendet. Stimuliert wird der N. supraorbitalis. Die Impulswelle verläuft über den 1. Trigeminusast zur Brücke und wird dort auf den gleichseitigen Fazialiskern umgeschaltet. Eine zweite Reflexbahn verläuft über die laterale Medulla oblongata nach mehreren synaptischen Umschaltungen zum ipsi- und kontralateralen Fazialiskern. Der ipsilaterale Fazialiskern wird somit zweimal aktiviert und sendet eine frühe und eine spätere Reflexantwort aus, die im M. orbicularis oculi mit einer Latenz von etwa 10–30 msec erscheint[39]. Im kontralateralen M. orbicularis oculi ist lediglich die spätere Reflexkomponente registrierbar. Dadurch sind krankhafte Veränderungen im N. trigeminus, N. facialis sowie in der Brücke und der lateralen Medulla oblongata nachweisbar.

Zur Testung der *Temperaturempfindlichkeit*[40] und *vegetativer Funktionsstörungen* gibt es weitere differenzierte Methoden.

Literatur

1.–17. Weiterführende Literatur (▷ S. 349)

18. Asbury AK, Gilliatt RW (eds) (1987) Peripheral nerve disorders. A practical approach. Butterworths, London Boston Durban Toronto

19. Berthold CH (1978) Morphology of normal peripheral axons. In: Waxman SG (ed.) Physiology and pathology of axons. Raven, New York, pp 3–63

20. Bertram M, Schröder JM (1993) Developmental changes at the node and paranode in human sural nerve fibers; morphometric and fine structural evaluation. Cell Tissue Res 273: 499–509

21. Ceuterick C, Martin JJ (1992) Electron microscopic features of skin in neurometabolic disorders. Review article. J Neurol Sci 112: 15–29

22. Droz B (1979) The neuronal environment. How axonal transport contributes to maintenance of the myelin sheath. TINS (6): 146–148

23. Dyck PJ, Lofgren EP (1966) Method of fascicular biopsy of human peripheral nerve for electrophysiologic and histologic study. Mayo Clin Proc 41: 778–784

24. Dyck PJ, Giannini C, Lais A (1993) Pathologic alterations of nerves. In: Dyck PJ, Thomas PK, et al (eds). Saunders, Philadelphia (Peripheral Neuropathy, vol 1, 3rd ed, pp 514–595)

25. Friede RL (1984) Cochlear axon calibres are adjusted to characteristic frequencies. J Neurol Sci 66: 193–200

26. Griffin JW, Cornblath DR, Alexander E, Campbell J, Low PA, Bird S, Feldmann EL (1990) Ataxic sensory neuropathy and dorsal root ganglionitis associated with Sjögren's syndrome. Ann Neurol 27: 304–315

27. Hall SM, Hughes RAC, Atkinson PF, McColl I, Gale A (1992) Motor nerve biopsy in severe Guillain-Barré syndrome. Ann Neurol 31: 441–444

28. Jacobs JM, Love S (1985) Qualitative and quantitative morphology of human sural nerve at different ages. Brain 108: 897–924

29. Malinow K, Yannakakis GD, Glusman SM, Edlow DW, Griffin J, Pestronk A, Powell DL, Ramsey-Goldman R, Eidelman BH, Medsger TA, Alexander EL (1986) Subacute sensory neuronopathy secondary to dorsal root ganglionitis in primary Sjögren's syndrome. Ann Neurol 20: 535–537

30. Neundörfer B, Grahmann F, Engelhardt A, Harte U (1990) Postoperative effects and value of sural nerve biopsies: a retrospective study. Eur Neurol 30: 350–352

31. Pollock M, Nukada H, Taylor P, Donaldson I, Carroll G (1983) Comparison between fascicular and whole sural nerve biopsy. Ann Neurol 13: 65–68

32. Said G, Lacroix-Cicaudo C, Fujimura H, Blas C, Faux N (1988) The peripheral neuropathy of necrotizing arteritis: A clinicopathological study. Ann Neurol 23: 461–465

33. Schmitt FO, Bear RS (1937) The optical properties of vertebrate nerve axons as related to fiber size. J Cell Comp Physiol 9: 261–273

34. Schröder JM (1992) Diagnostische Effizienz kombinierter Nerv-Muskelbiopsien bei Erkrankungen peripherer Neurone. In: Huffmann G, Braune H-J (Hrsg) Läsionen des peripheren Nervensystems. Einhorn, Reinbek, S 106–114

34a. Schröder JM (Guest Editor) (1995) Structure of the node and paranode of peripheral nerves. Microscopy Research and Technique (Special Issue, in press)

35. Schröder JM, Gibbels E (1977) Marklose Nervenfasern im Senium und im Spätstadium der Thalidomid-Polyneuropathie: quantitativ-elektronenmikroskopische Untersuchungen. Acta Neuropathol 39: 271–280

36. Schröder JM, Bohl J, von Bardeleben U (1988) Changes of the ratio between myelin thickness and axon diameter in human developing sural, femoral, ulnar, facial and trochlear nerves. Acta Neuropathol 76: 471–483

37. Stetson DS, Albers JW, Silverstein BA, Wolfe RA (1992) Effects of age, sex and anthropometric factors on nerve conduction measures. Muscle Nerve 15: 1095–1104

38. Stevens JC, Lofgren EP, Dyck PJ (1973) Histometric evaluation of branches of peroneal nerve: Technique for combined biopsy of muscle, nerve and cutaneous nerve. Brain Res 52: 37–59

39. Stöhr M (1992) Elektromyographie und Elektronenneurographie. In: Pongratz DE (Hrsg) Klinische Neurologie. Urban & Schwarzenberg, München, S 210–224

40. Verdugo R, Ochoa JL (1992) Quantitative somatosensory thermotest. Brain 115: 893–913

Erkrankungen der peripheren Nerven

Historisches zur Nomenklatur: Die „peripheren Neuropathien" wurden früher den „zentralen Neuropathien" als somatischen Erkrankungen des Nervensystems und den „Psychopathien" als rein psychischen Erkrankungen gegenübergestellt. Daher ist auch heute noch die umständliche Bezeichnung der Erkrankungen der peripheren Nerven als „periphere Neuropathien" üblich. Häufig wird heute aber einfach, wie auch im vorliegenden Text, von *„Neuropathien"* gesprochen, wenn die „peripheren Neuropathien" gemeint sind.

Klassifikation

Neuropathien lassen sich nach verschiedenen Aspekten klassifizieren. Die eingangs erwähnte *internationale Klassifikation* orientiert sich, wie auch die vorliegende Darstellung, an *ätiologischen Gesichtspunkten.* In vielen Fällen ist jedoch die Ursache einer Erkrankung, also die Ätiologie, unbekannt, so daß speziell bei der Untersuchung von Nervenbiopsien eine Klassifikation nach allgemeinpathologischen, d. h. nach *strukturellen Aspekten* im Sinne einer *Organ-, Zell- oder Organellenpathologie* zu bevorzugen ist[9].

Klassifikation der Neuropathien nach strukturellen Aspekten: In der Regel unterscheidet man dabei Erkrankungen des *Interstitiums* von denen des eigentlichen *Parenchyms,* d. h. der Neurone, insbesondere im

Segmentale Demyelinisation

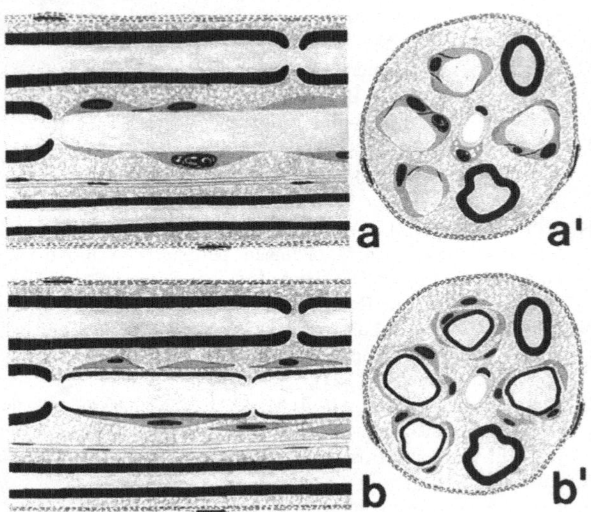

Sekundäre Degeneration

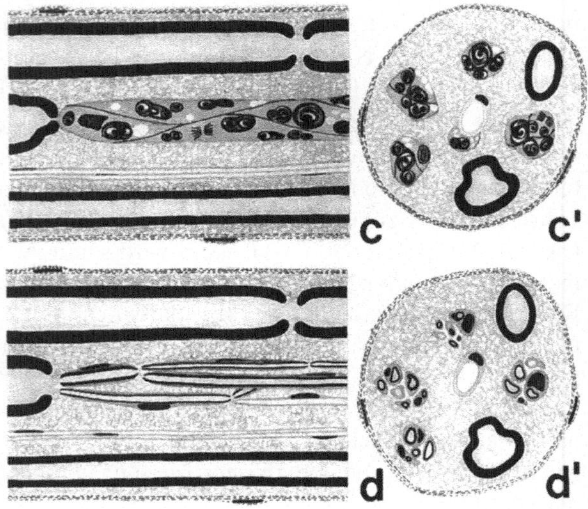

Neurotmesis

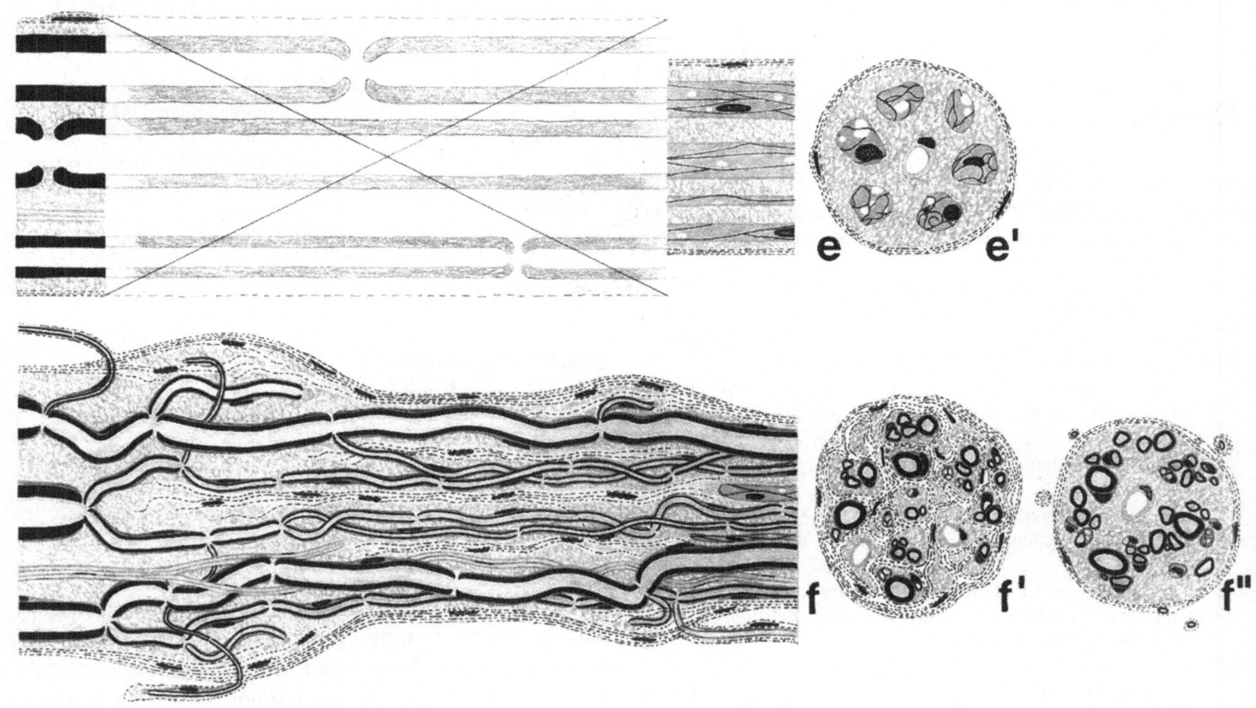

Abb. 2.1. Schema der 3 wichtigsten Schädigungsformen des peripheren Nerven mit den entsprechenden Ausheilungsbildern. *a, a'* Längs- und Querschnittsbild von einem Nerven mit einem bzw. mehreren segmental demyelinisierten Axonen, die in ihrer Kontinuität nicht unterbrochen sind. Die Schwann-Zellen der betroffenen Internodien sind proliferiert und enthalten noch einzelne Markscheidenabbauprodukte. *b, b'* Längs- und Querschnitte der zugehörigen Ausheilungsbilder. Die demyelinisierten Axone werden dünn remyelinisiert. Die neugebildeten Internodien sind verkürzt. Einzelne überschüssig proliferierte Schwann-Zellen liegen in einigem Abstand meist schalenförmig angeordnet neben den remyelinisierten Nervenfasern. *c, c'* Quer- und Längsschnittbild von degenerierenden Nervenfasern, deren Kontinuität vollständig unterbrochen ist. In den proliferierenden Schwann-Zellen liegen reichlich Markscheidenabbauprodukte. *d, d'* Die aus der unterbrochenen Nervenfaser aussprossenden multiplen Nervenfaserregenerate liegen bei erhaltenem Endoneurium bündelförmig an der Stelle der degenerierten Nervenfaser. Die regenerierten Nervenfasern sind unterschiedlich dick

und bleiben z. T. unbemarkt. *e, e'* Distal einer kompletten Unterbrechung des gesamten Nervenquerschnitts bleiben die proliferierten Schwann-Zellen an der Stelle der degenerierten Nervenfaser in Gestalt der Büngner-Bänder im Endoneurium longitudinal orientiert liegen, sofern sie nicht wieder reinnerviert werden. *f, f', f''* Der bindegewebig organisierte Nervendefekt oder das Transplantat wird „neuromatös" reinnerviert, wobei die irregulär ausgewachsenen Bündel von dünnen Nervenfasern durch ein neugebildetes Perineurium *(gestrichelt)* von dem Bindegewebe der Umgebung isoliert werden *(f, f')*. Einzelne Nervenzweige biegen lateralwärts ab, rekurrieren oder enden frei im Bindegewebe. Andere erreichen den distalen Nervenfaszikel *(f'')* und finden Anschluß an die Büngner-Bänder. Die Nervenfaserbündel werden hier nicht mehr von neugebildeten Perineuralzellen, sondern vom präexistenten Perineurium des ursprünglichen Faszikels gegenüber der Umgebung abgegrenzt. Einzelne aberrante Faszikel liegen, von einem separaten Perineurium umhüllt, im Epineurium des distalen Nervenabschnittes

Bereich des Perikaryons *(Neuronopathien)* bzw. ihrer Axone *(Axonopathien)* und der Schwann-Zellen bzw. der von ihnen gebildeten Markscheiden *(Myelinopathien)*. Dabei können einzelne Nerven betroffen sein *(Mononeuropathie)* oder mehrere einzelne Nerven *(Multiplextyp der Neuropathie bzw. der Mononeuropathie)* oder viele Nerven in annähernd symmetrischer Form *(Polyneuropathien)*.

Eine derartige Einteilung der Erkrankungen peripherer Nerven nach dem Befall des Interstitiums oder des Parenchyms, eines einzelnen oder mehrerer Nerven ist zu ergänzen durch Angaben über die bevorzugte Beteiligung jeweils des *motorischen, sensiblen (sensorischen)* oder *autonomen Neuronensystems* und der zentralen und/oder peripheren *Zellabschnitte* bzw. *-fortsätze* der peripheren Neurone (Perikaryon; Fortsätze zentral und/oder peripher; Axon proximal, distal) (Tabelle 2.1) sowie der intraneuralen *Zellorganellen* andererseits (Zellkerne, Nukleolen; Lysosomen, Peroxisomen, Mitochondrien, Neurofilamente, Mikrofilamente, Mikrotubuli, endoplasmatisches oder axoplasmatisches Retikulum u. a.).

Zum Verständnis der allgemeinen Reaktionen der peripheren Nerven (Abb. 2.1) ist eine Darstellung der Reaktionen nach mechanischen Verletzungen aufschlußreich (Tabelle 2.2). Diese werden daher im folgenden der Darstellung verschiedener Krankheitsbilder vorangestellt.

Tabelle 2.1. Topographische Ausfallsmuster peripherer neuronaler Systeme

A Motorisch
  I.   Peripher: Spinale Muskelatrophien ($\triangleright$ Tabelle 3.6; S. 459)
  II: Zentral: Spastische Spinalparalyse
  III: Peripher und zentral: Amyotrophische Lateralsklerose

B. Motorisch-sensorisch-autonom
  I.   Axonal: distal akzentuiert („dying back") mit Regenerationsmöglichkeit; häufigster Typ der peripheren Neuropathien
  II. Neuronal: Axon einschließlich Perikaryon degeneriert; schließlich ohne Regenerationsmöglichkeit; Musterbeispiel: alkoholische Neuropathie
  III. Demyelinisierend; Musterbeispiele: HMSN Typ I und III, MLD, Guillain-Barré-Syndrom

C. Sensorisch-autonom
  I.   Peripherer und zentraler Fortsatz distal betroffen: häufigster Typ, kongenital, hereditär oder erworben; Musterbeispiel: HSAN Typ I und II
  II. Peripherer Fortsatz proximal betroffen: erworben, z. B. toxisch durch IDPN
  III. Zentraler Fortsatz distal betroffen: z. B. toxisch durch Clioquinol („SMON"; $\triangleright$ S. 274)

Tabelle 2.2. Traumatische Nervenläsionen

Form der Schädigung	Folgen und Komplikationen der Restitution
A. Veränderungen der Markscheide	Remyelinisation beginnt nach ca. 3 Wochen.
I. Paranodale Demyelinisation	Interkalierte Segmente
II. Segmentale Demyelinisation	
a) Einfach („Neurapraxie")	1. Verkürzung der Internodien nach Remyelinisation auf ca. 300 µm
	2. Reduktion der Markscheidendicke
b) Rezidivierend	1. Zwiebelschalenformationen
	2. „Hypertrophie" des Nerven
	3. Sekundäre axonale Degeneration
	4. Reaktive endoneurale Bindegewebsvermehrung
B. Axonale Veränderungen	
I. Kompression	Distal: Atrophie
	Proximal: Auftreibung
II. Unterbrechung der Axone („Axonotmesis")	1. Waller-Degeneration des distalen Nervenabschnittes mit Ausbildung von Büngner-Bändern (proliferierte Schwann-Zellen)
	2. Folgen bei verhinderter oder frustraner Regeneration:
	a) Retrograde Atrophie mit Synapsenverlust am Motoneuron
	b) Retrograde Degeneration (Neuronenverlust)
	3. Folgen bei optimal ausgerichteter Regeneration:
	a) Regeneration ca. 1 mm pro Tag
	b) Überschußbildung von Axonen
	c) Verkürzung der neugebildeten Internodien
	d) Reduktion der Markscheidendicke
III. Unterbrechung der Kontinuität des gesamten Nervenquerschnittes („Neurotmesis")	1. Regeneration ungeordnet mit Neurombildung und Minifaszikeln
	2. Aberrierende Regeneration
	3. Fehlinnervation motorisch und sensorisch; Kausalgien; Phantomschmerzen, -empfindungen, Mitbewegungen fehlinnervierter Muskeln etc.

Physikalische Schädigungen der peripheren Nerven

Zu diesem Thema gibt es aufgrund von Kriegsverletzungen, Verkehrsunfällen und anderen Ursachen von Nervenverletzungen eine besonders umfangreiche Literatur[27, 30, 35, 36, 39].

Allgemeine Reaktionen

Je nach dem Schweregrad einer peripheren Nervenquetschung oder -zerrung oder einer Verletzung mit Kontinuitätsunterbrechung des Nerven kommt es zu unterschiedlichen funktionellen und morphologischen Störungen, die in der Tabelle 2.2. auf S. 357 zusammengefaßt sind.

Die 1943 von Seddon vorgeschlagene Klassifikation der peripheren Nervenverletzungen umfaßte

- die *„Neurapraxie"*, mit der ein lokalisierter Leitungsblock bei Erhaltung der distalen Nervenleitung gemeint war. Dabei kommt es zu einer vollständigen Restitution der Funktion innerhalb von 6–8 Wochen, da diesem Typ der Nervenfaserschädigung lediglich eine *segmentale* (Abb. 2.1 a) oder *paranodale Demyelinisation* zugrunde liegt. Diese ist durch einen selektiven Zerfall der Markscheiden entweder nur in der Nachbarschaft des Ranvier-Schnürringes (paranodal) oder in einem gesamten, ca. 0,3–1,5 mm langen, jeweils von einer einzigen Schwann-Zelle gebildeten Markscheidensegment (Internodium) gekennzeichnet (Abb. 2.1 a, a'). Sie wird durch die nach etwa 3 Wochen einsetzende Remyelinisation funktionell weitgehend ausgeglichen, wenn auch strukturell aufgrund der verkürzten neugebildeten und etwa um das Dreifache vermehrten Internodien und der Verschmälerung der Markscheiden keine Restitutio ad integrum erreicht wird (Abb. 2.1 b, b').

- Demgegenüber ist die *„Axonotmesis"*, z. B. nach einer Quetschung, durch eine selektive Unterbrechung der Axone bei erhaltenem Bindegewebsgerüst des peripheren Nerven charakterisiert. Die Folge ist eine 2–3 Tage später einsetzende Degeneration (nicht einfach Nekrose) des distalen Nervenfaserabschnittes nach dem Waller-Gesetz (*Waller-Degeneration*) (vgl. Abb. 2.1 c, c'). Dabei werden Axone und Markscheiden durch die proliferierenden, d. h. sich um das 6–8fache vermehrenden Schwann-Zellen unter Mitwirkung von Makrophagen innerhalb und außerhalb der ursprünglichen Basalmembran der jeweiligen Nervenfaser bis in die Peripherie abgebaut[37]. Übrig bleiben an der Stelle der degenerierten Nervenfasern die sog. *Büngner-Bänder* (Abb. 2.1 c, c'; 2.2 c, d), die zumindest teilweise noch nach Monaten und Jahren von proximal aussprossende Axone (Abb. 2.1 d, d'; 2.2 e–g; 2.3; 2.4 g) wieder exakt an ihren adäquaten Zielort leiten können.

- Als *„Neurotmesis"* (Abb. 2.1 e) bezeichnete Seddon die vollständige Unterbrechung des peripheren Nerven, die allerdings im Unterschied zur Axonotmesis aufgrund der gestörten Schienung der regenerierenden Axone zu einem weniger befriedigenden *Regenerationsergebnis* führt (Abb. 2.1 f, f', f"; 2.4 g). Demgegenüber sind die Regenerationsergebnisse nach der Axonotmesis zufriedenstellend (Abb. 2.2 b), sofern die Regenerationsstrecke oder das Endgebiet nicht bereits fibrosiert sind, was spätestens nach einem Zeitraum von etwa 2 Jahren zu erwarten ist. Im übrigen wird das Regenerationsergebnis negativ vom Alter[40] und positiv von Wachstumsfaktoren wie dem *Nervenwachstumsfaktor* (*NGF*, *„nerve growth factor"*, vgl. [18, 24]) und deren Rezeptoren[29], aber selbstverständlich vor allem durch örtliche Durchblutungsverhältnisse und nach dem Aussprossen sog. *Pionierfasern* (1. Stadium der Regeneration) in einem 2. Stadium durch den Kontakt regenerierender Nervenfasern mit adäquaten Endorganen[41] beeinflußt.

Spezielle Nervenläsionen

Kompression und Perkussion

Durch eine *Quetschung* werden die Axone komprimiert oder unterbrochen, sofern die Quetschung lang und stark genug ist[21]. Durch eine *starke Erschütterung* des Nerven (Perkussionsverletzung), z. B. durch Schlag mit einem stumpfen Gegenstand und Kompression des Nerven gegen darunterliegende knöcherne Strukturen, kommt es zu einer Kombination von segmentalen Demyelinisationen mit periaxonalem und intramyelinischem Ödem sowie axonaler Unterbrechung.

Bei *chronischer Nervenkompression* und Einklemmung resultiert eine Schwellung der Axone und des Nerven proximal der Kompressionsstelle mit leichter Verdickung des Perineuriums und im späten Stadium nach Monaten und Jahren eine Entwicklung von *Renaut-Körpern* (Abb. 2.4 h). Das sind ovale oder rundliche Anhäufungen endoneuraler Bindegewebselemente, die neben mukoiden Substanzen, Kollagen

Abb. 2.2. Repräsentative Ausschnitte aus dem N. ischiadicus (Ratte). **a** Kontrollnerv. **b** 12 Monate nach einem Quetschtrauma (distal der Quetschzone). Die größten regenerierten Nervenfasern werden von disproportioniert dünnen Markscheiden umgeben. Die *Pfeile* weisen auf atrophische Nervenfasern hin. **c–h** Experimentelle Isoniazidneuropathie: N. ischiadicus verschiedener Ratten. **c** 4 Tage, **d** 3 Wochen, **e** 7 Wochen, **f** nach 3monatiger und **g** nach 24monatiger Überlebenszeit im Anschluß an eine kurzfristige INH-Intoxikation. Die Zahl der im Überschuß regenerierten Nervenfasern und der proliferierten Schwann-Zellen hat sich nach 2 Jahren deutlich zurückgebildet, das endoneurale Bindegewebe ist aber deutlich vermehrt. **h** Kontrollratte im relativ hohen Alter von 3,5 Jahren mit den verschiedensten Formen spontaner Nervenfaserveränderungen: Degeneration und Regeneration, Demyelinisation und Remyelinisation, Büngner-Bänder, Ödem und Vermehrung des endoneuralen Bindegewebes. **a, b, f, g** 720 : 1; **c, d, e** 1000 : 1; **h** 690 : 1

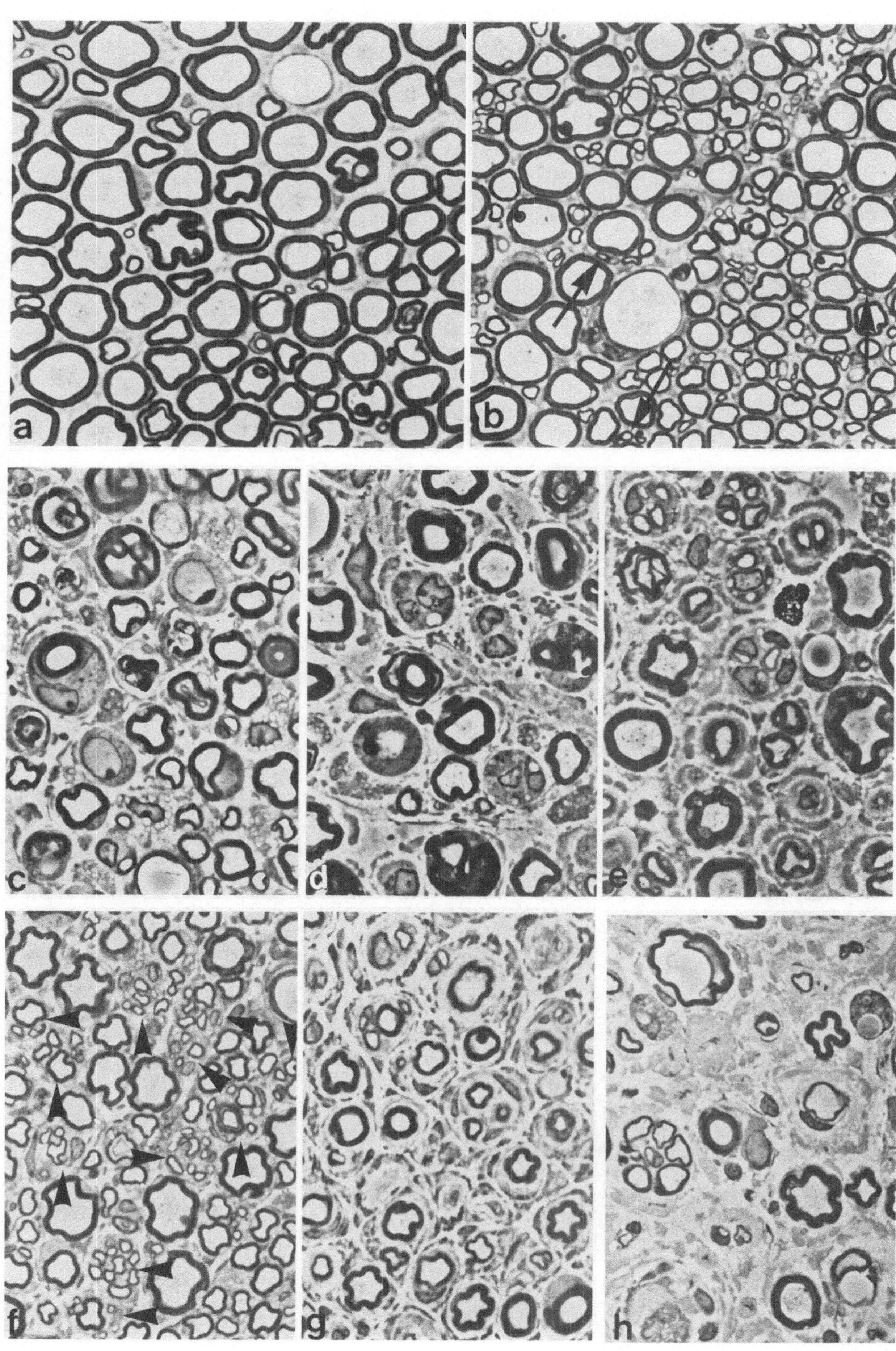

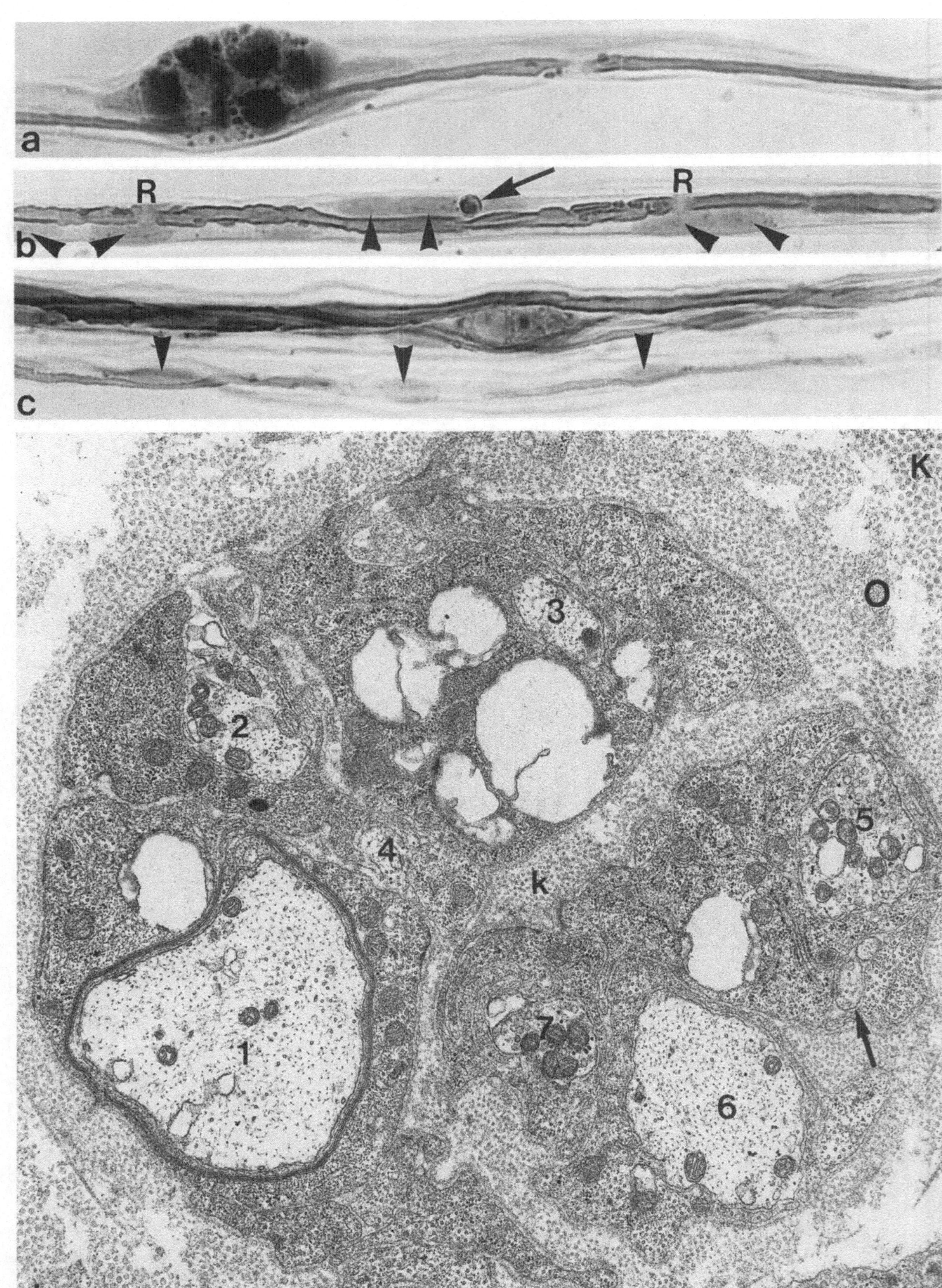

und Tenaszin auch reichlich Oxytalanfasern (filamentöser Anteil elastischer Fasern) und in Richtung Perineuralzellen differenzierte endoneurale Fibroblasten enthalten[42]. Schließlich resultiert eine paranodale Markscheidenintussuszeption, segmentale Demyelinisation (mit Remyelinisation) und axonale Degeneration (mit Regeneration)[28]. Derartige Veränderungen sind bei subklinischer Einklemmung des N. medianus am Handgelenk *(Carpaltunnelsyndrom)*, des N. ulnaris am Ellenbogen und an anderen Nerven festgestellt worden. Vermutlich ist auch am Fuß die *Morton-Metatarsalgie* (Abb. 2.4 h) Folge einer Druckwirkung, wobei jeweils eine druckbedingte Ischämie als pathogenetischer Faktor mitzuberücksichtigen ist[32].

Kontinuitätsunterbrechung peripherer Nerven

Nach einer *partiellen oder vollständigen Nervendurchschneidung* im Bereich offener Wunden oder Verletzungen wachsen die Axone am proximalen Nervenende aus und führen durch multiple, sich verzweigende und aberrierende Axonsprossen (Abb. 2.1 d) zu einer Auftreibung, die als *Neurom* bezeichnet wird (Sonderfall: *Amputationsneurom* nach Amputation einer Extremität, evtl. mit sog. *Phantomschmerzen*). Ein Neurom besteht aus regenerierten Axonen, Schwann-Zellen, perineuralen Hüllen um die zahlreichen neu entstandenen kleinen Nervenfaszikel (Minifaszikel) (Abb. 2.1 d, f) und vermehrtem epineuralen Bindegewebe mit Blut- und Lymphgefäßen. Aus dem proximalen Stumpf wachsen Schwann-Zellen aus, die nur teilweise mit den Büngner-Bändern im distalen Nervenabschnitt in Verbindung treten. Es resultiert eine *anisomorphe Neurotisation* mit inkompletter Reinnervation des distalen Nervenabschnittes und in der Re-

---

Abb. 2.3. Regenerierende Nervenfasern bei der Isoniazidneuropathie. **a–c** Zupfpräparate von regenerierenden Nervenfasern 6 Wochen nach Beginn der Isoniazidapplikation. **a** Umfangreiche Markscheidenabbauprodukte liegen neben einer dünn myelinisieren Nervenfaser. **b** Zahlreiche Schwann-Zell-Kerne *(Pfeilköpfe)* und ein μ-Granulum *(Pfeil)* in einem Büngner-Band, das durch eine dünne markhaltige Nervenfaser mit kurzen Internodien remyelinisiert worden ist (*R* = Ranvier-Schnürringe). **c** Ein Bündel mit verwundenen dünnen regenerierten Nervenfasern neben einer Faser mit inkomplett remyelinisierten Internodien, deren Kerne durch *Pfeilköpfe* gekennzeichnet sind, 620 : 1 **d** Bündel von 7 regenerierenden Nervenfasern (mit den *Ziffern 1–7*) in einem Büngner-Band, 3 Monate nach kontinuierlicher Isoniazidapplikation. Das größte Axon *(1)* ist durch nur 2 kompaktierte Markscheidenlamellen remyelinisiert. Zwei andere *(5 u. 7)* enthalten mehrere Vesikel und Mitochondrien. Der *Pfeil* weist auf 2 weitere Fortsätze, bei denen es sich vermutlich um degenerierende Axonsprosse handelt. Die Schwann-Zell-Fortsätze enthalten vermehrte intermediäre Filamente und Mikrotubuli sowie Fettropfen, die offenbar während der Einbettung partiell extrahiert worden sind. Die Kollagenfilamente zwischen den reinnervierten Schwann-Zellen sind dünner *(k)* als im umgebenden Endoneurium *(K)*, 17 000 : 1

gel unbefriedigendem Heilungsergebnis (Schmerzen, *Kausalgien*). Die fehlgeleiteten, aberrierenden Nervenfasern, die keine adäquaten motorischen, sensorischen oder vegetativen Kontakte herstellen können, atrophieren im Laufe von Monaten (Abb. 2.2 b) oder Jahren (Abb. 2.2 g) und degenerieren schließlich mit ihren Perikaryen *(retrograde Atrophie* und *Degeneration)*.

Spinalwurzelausriß

Durch Überstreckung eines Nervenstammes, des Nervenplexus und der spinalen Nervenwurzeln kann es zu irreparablen *Nervenwurzelausrissen* am Rückenmark kommen[25], bei denen die motorischen Axone im peripheren Nerven degenerieren, während die distalen sensorischen Axone mit ihren Zellkörpern trotz Ausfalls der Sensibilität erhalten bleiben[31], da die Läsion zentral der Spinalganglien lokalisiert ist.

Nervenüberstreckung

Eine leichte Überstreckung führt zu einem reversiblen Erregungsleitungsblock[36]. Die dann auftretende Paralyse bildet sich innerhalb von Stunden zurück; die Erklärung für eine derartige Paralyse ist unklar, da der Zeitraum für eine De- und Remyelinisation zu kurz ist. Bei stärkeren Graden der Streckung resultiert eine Axonunterbrechung, schließlich auch mit Zerreißung des neuralen Bindegewebes, was zu intraneuralen Blutungen führen kann. Eine intraneurale Fibrose behindert dann die Regeneration.

Frost- und Hitzeschäden

Bei Exposition gegenüber Temperaturen *unter* 10 °C kommt es zur Schädigung der peripheren Nerven, die vulnerabler sind als das übrige Gewebe, wobei die Axone der markhaltigen Nervenfasern zuerst geschädigt werden[23]. Möglicherweise ist wie beim Hitzetrauma[22] eine Schädigung der Blut-Nerven-Schranke entscheidend. Das resultierende ausgeprägte endoneurale Ödem führt zu erhöhtem intraneuralen Druck, der wegen des Fehlens endoneuraler Lymphgefäße und der dadurch bedingten mangelhaften Abflußmöglichkeit zur Schädigung der peripheren Nervenfasern führt.

Strahlen- und Stromschädigung

Eine Strahlenspätschädigung der peripheren Nerven[20, 38] ist selten, tritt bevorzugt im Bereich des Plexus brachialis auf, z. B. als Folge einer Bestrahlung eines Mammakarzinoms, und entwickelt sich nach einem Zeitraum von zumeist 3–4 Jahren im Anschluß an die Bestrahlung, in keinem Fall früher als 6 Monate danach. Mikroskopisch steht eine Fibrose im Vordergrund. Im Anschluß an eine Bestrahlung ist die Myelinisationsfähigkeit der Schwann-Zellen beeinträchtigt[26].

Auch Stromschäden am peripheren Nerven manifestieren sich erst nach langer Latenz[19].

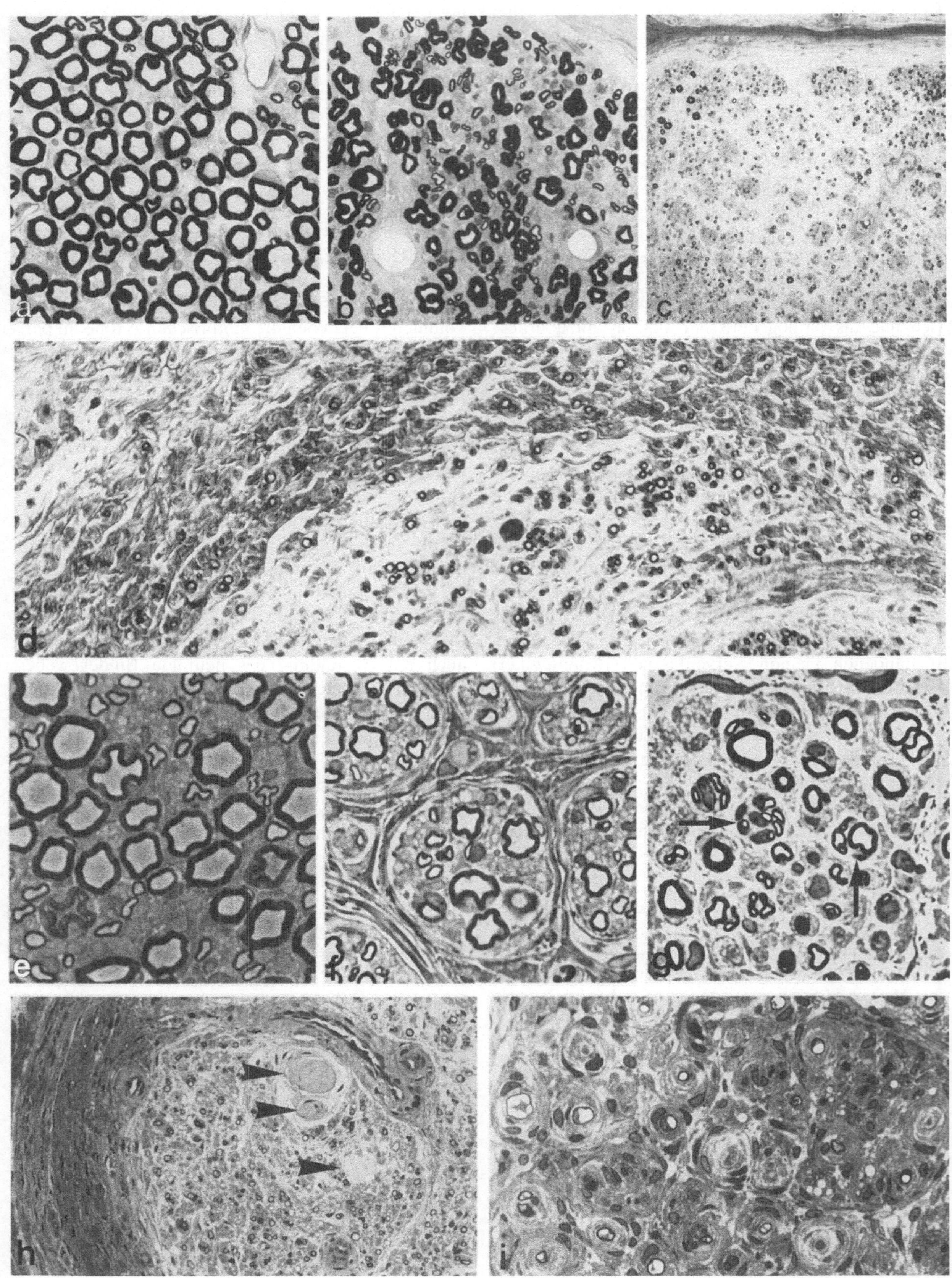

Abb. 2.4. a Normaler und **b** retrograd veränderter N. ischiadicus vom Hund, 6 Monate nach der Implantation eines homologen, ineffektiven, ca. 10 cm langen Nerventransplantats distal von **b**. Die Axone in **b** sind größtenteils geschrumpft, die Markscheiden mehr oder weniger stark kollabiert, ohne daß es schon zur Dege-neration gekommen wäre, 380 : 1. **c** Retrograde Nervenfaseraus-fälle im N. ischiadicus eines 46jährigen Mannes, der bereits im Alter von 4 Jahren beinamputiert worden war. Fast alle großen markhaltigen Nervenfasern sind retrograd degeneriert. Übrigge-blieben sind überwiegend kleine regenerierte markhaltige Ner-

Literatur

1.–17. Weiterführende Literatur (▷ S. 349)
18. Blexrud MD, Lee DA, Windebank AJ, Brunden KR (1990) Kinetics of production of a novel growth factor after peripheral nerve injury. J Neurol Sci 98: 287–299
19. Farrel DF, Starr A (1986) Delayed neurological sequelae of electrical injuries. Neurology 18: 601–606
20. Fritzemeier CU (1985) Tierexperimentelle Untersuchungen über den Einfluß von ionisierenden Strahlen auf autologe Nerventransplantate. (Habilitationsschrift) Quintessenz, Berlin
21. Gallant PE (1992) The direct effects of graded axonal compression on axoplasm and fast axoplasmic transport. J Neuropathol Exp Neurol 51: 220–230
22. Hoogeveen JF, Troost D, Wondergem J, van der Kracht AHW, Haveman J (1992) Hyperthermic injury versus crush injury in the rat sciatic nerve: a comparative functional, histopathological and morphometrical study. J Neurol Sci 108: 55–64
23. Kennett RP, Gilliatt RW (1991) Nerve conduction studies in experimental non-freezing cold injury: I. local nerve cooling. Muscle Nerve 14: 553–562
24. Lindholm D, Thoenen H (1990) Role of neurotrophic factors in peripheral nerve regeneration. In: Samii M (ed) Peripheral nerve lesions. Springer, Berlin Heidelberg New York, pp 29–31
25. Livesey FJ, Fraher JP (1992) Experimental traction injuries of cervical spinal nerve roots: a scanning EM study of rupture patterns in fresh tissue. Neuropathol Appl Neurobiol 18: 376–386
26. Love S, Gomez S (1984) Effects of experimental radiation-induced hypomyelinating neuropathy on motor end-plates and neuromuscular transmission. J Neurol Sci 65: 93–109
27. Mackinnon SE, Dellon AL (1988) Surgery of the peripheral nerve. Thieme, Stuttgart
28. Ochoa J, Fowler TJ, Gilliatt RW (1972) Anatomical changes in peripheral nerves compressed by a pneumatic tourniquet. J Anat 113: 433–455
29. Raivich G, Hellweg R, Graeber MB, Kreutzberg GW (1990) The expression of growth factor receptors during nerve regeneration. Restor Neurol Neurosci 1: 217–223
30. Samii M (ed) (1990) Peripheral nerve lesions. Springer, Berlin Heidelberg New York
31. Schröder JM (1985) Degeneration und Regeneration nach Plexus-brachialis-Verletzungen. In: Hase U, Reulen HJ (Hrsg) Läsionen des Plexus brachialis. De Gruyter, Berlin New York, S 65–70
32. Schröder JM (1994) Veränderungen bei Verletzungen peripherer Nerven, Heilungsvorgänge und Neurombildung. S. 197–202 In:
Fortschritt und Fortbildung in der Medizin. Bd. 18 (1994/95). Hrsg. von der Bundesärztekammer. Deutscher Ärzte-Verlag, Köln
33. Schröder JM, Seiffert KE (1970) Die Feinstruktur der neuromatösen Neurotisation von Nerventransplantaten. Virch OWS Arch [B] 5: 219–235
34. Schröder JM, Seiffert KE (1972) Untersuchungen zur homologen Nerventransplantation. Morphologische Ergebnisse. Zentralbl Neurochir 53: 103–118
35. Seddon HJ (1943) Three types of nerve injury. Brain 66: 237–288
36. Seddon HJ (1975) Surgical disorders of the peripheral nerves. 2nd edn. Livingstone, Edinburgh
37. Seiler N, Schröder JM (1970) Beziehungen zwischen Polyaminen und Nucleinsäuren. II. Biochemische und feinstrukturelle Untersuchungen am peripheren Nerven während der Wallerschen Degeneration. Brain Res 22: 81–103
38. Stoll BA, Andrews JT (1966) Radiation-induced peripheral neuropathy. Brit Med J 1: 834–837
39. Sunderland S (1978) Nerves and nerve injuries, 2nd ed. Livingstone, Edinburgh London New York
40. Tanaka K, Zhang QL, Webster H deF (1992) Myelinated fiber regeneration after sciatic nerve crush: morphometric observations in young adult and aging mice and the effects of macrophage suppression and conditioning lesions. Exp Neurol 118: 001–009
41. Weis J, Schröder JM (1989) Differential effects of nerve, muscle and fat tissue on regenerating nerve fibers in vivo. Muscle Nerve 12: 723–734
42. Weis J, Alexianu ME, Heide G, Schröder JM (1993) Renaut bodies contain elastic fiber components. J Neuropathol Exp Neurol 52: 444–451

Nutritive Neuropathien

Vitaminmangelneuropathien

Vitamin-B_1-Mangel

Die bekannteste, wenn auch nicht ausschließlich durch Thiaminmangel verursachte Vitaminmangelkrankheit ist *Beriberi* bei thiaminarmer, kohlenhydratreicher Kost aus geschältem Reis. Zu unterscheiden ist eine schnellverlaufende, nasse Form, die durch kardiale Symptome gekennzeichnet ist und häufiger Kinder befällt, und eine chronische, trockene Form, die durch eine akrodistal betonte, symmetrische sensomotorische Polyneuropathie charakterisiert ist. Eine pathogenetische Bedeutung des Thiaminmangels wird auch beim *Strachan-Syndrom* (Hinterstrangataxie, Optikusatrophie, Schwerhörigkeit, Polyneuropathie), bei der primären Degeneration des Corpus callosum (*Marchiafava-Bignami*) und bei der *Kleinhirndegeneration* vermutet. Ebenso ist die *Wernicke-Enzephalopathie* Folge eines Vitamin-B_1-Mangels; das dabei auftretende amnestische Syndrom in Verbindung mit einer Polyneuropathie wird auch als *Korsakow-Symptomenkomplex* bezeichnet, wobei dieser in der Regel alkoholisch bedingt ist. Doch kann ein Vitamin-B_1-Mangel auch im Zusammenhang mit gastrointestinalen Erkrankungen, insbesondere Malresorption, chronischen Infektionen und bei allgemeiner Mangelernährung auftreten. Prädisponierend ist möglicherweise ein genetisch bedingter Transketolasemangel, der bei normaler Diät nicht auffällt, bei Fehlernährung aber zum Vitaminmangel führt.

Morphologie. Am häufigsten sind die Nerven in den *distalen Gliedmaßenabschnitten*, der *N. vagus* und

---

venfasern, 96 : 1. **d** 2,5 cm langes frisches allogenes Nerventransplantat 1 Jahr nach der Implantation. Zahlreiche regenierte Nervenfasern scheinen mitten im Bindegewebe zu liegen; nur *rechts unten* ist noch ein größerer Faszikel getroffen, 220 : 1. **e** Proximal von **f,** einem 3,2 cm langen tiefgekühlten homologen Nerventransplantat, erscheinen die Nervenfasern und die Architektur des Endoneuriums (in diesem Ausschnitt) völlig normal. In **f** liegen mehrere, z. T. sehr kleine Faszikel („Minifaszikel") eng nebeneinander. Die regenierten Nervenfasern sind darin wesentlich dünner als proximal. **g** Distal eines 3,1 cm langen cialitkonservierten Nerventransplantates 1/2 Jahr nach der Implantation. Die reichlich regenerierten, unterschiedlich großen, überwiegend dünn myelinisierten, z. T. atrophischen Nervenfasern haben teilweise zu einer Hyperneurotisation der Büngner-Bänder geführt *(Pfeile),* 770 : 1. **h** Kompressionsneuropathie; sog. Metatarsalgie (Morton) bei einer 51jährigen Patientin: Das Perineurium ist stark verbreitert *(P).* Die Zahl der markhaltigen Nervenfasern ist reduziert, und es finden sich nur noch dünne, regenerierte Nervenfasern. Die *Pfeilköpfe* weisen auf Renaut-Körper in unterschiedlichen Stadien der Entwicklung hin, 156 : 1. **i** Perineuriom im N. radialis eines 5jährigen Jungen. Unverhältnismäßig dünn myelinisierte, demyelinisierte oder degenerierte Nervenfasern werden komplett von einzelnen oder mehreren Schichten von Perineuralzellen umhüllt, 450 : 1

phrenicus betroffen. Im Vordergrund steht eine *axonale Degeneration* mit distal betontem Ausfall. *Segmentale Demyelinisationen* sind proximal beobachtet worden und werden deshalb eher als sekundär angesehen. Eine *Chromatolyse in* Ganglienzellen von Spinalganglien und in den Vorderhörnern des Rückenmarks ist eine *retrograde Reaktion* als Folge einer distalen Degeneration von Axonen. Im Tractus gracilis des Rückenmarks sind ebenfalls Nervenfaserdegenerationen nachweisbar, so daß die Verteilung der Schäden einer zentral-peripheren distalen Axonopathie entspricht. Die kleinen markhaltigen und marklosen Axone erscheinen relativ gut erhalten, wobei allerdings ein ausgeprägtes intrafaszikuläres Ödem besteht[25].

Elektronenmikroskopisch läßt sich eine Anhäufung abgeflachter, membrangebundener Vakuolen sowie eine Verminderung der Neurofilamente und Mikrotubuli in den distalen Abschnitten peripherer Axone und in zentralwärts orientierten Axonen primärer sensorischer Neurone nachweisen[26].

Pathogenese. Es ist unklar, ob der Thiaminmangel die Neuropathie allein oder zusammen mit anderen Vitaminmangelzuständen verursacht. Im Experiment ist es nicht einfach, durch Thiaminmangel eine Neuropathie hervorzurufen.

Vitamin-B$_2$-Komplex-Mangel

Zu diesem Komplex gehören Riboflavin, Nikotinamid, Nikotinsäure sowie Folsäure und Pantothensäure. Die Nikotinsäure wurde früher auch Niacin genannt. Riboflavinmangel gemeinsam mit Niacinmangel verursachen die *Pellagra*. Da Vitamin B$_2$ bei der Umwandlung von Pyridoxinhydrochlorid in Pyridoxalphosphat eine Rolle spielt, sind Vitamin-B$_2$- und B$_6$-Mangel miteinander verknüpft.

Die Pellagra ist gekennzeichnet durch eine Kombination von Hautveränderungen, gastrointestinalen Störungen und Symptomen von seiten des Nervensystems. Zu den letzteren gehören Verhaltensstörungen, Demenz, Erkrankungen des Rückenmarks und eine unterschiedlich ausgeprägte periphere Neuropathie. Die pathologischen Veränderungen bestehen in einer Degeneration und einem Ausfall von Nervenfasern, wenn auch detaillierte Studien mit neueren morphologischen Methoden fehlen. Die Pellagra soll auf einem Mangel von Niacin und seinem Vorläufer, dem Tryptophan, beruhen; doch sind die Zusammenhänge nicht gesichert[7].

Eine Neuropathie nach *Pantothensäuremangel* ist nur selten beobachtet worden[18].

Vitamin-B$_6$-Mangel

Die Vitamin-B$_6$-Gruppe, Pyridoxin, Pyridoxal und Pyridoxamin, spielt bei der Synthese von Neurotransmittern (GABA, Dopamin, Noradrenalin, Serotonin) und auch für den Protein- und Lipidmetabolismus eine Rolle. Der Vitamin-B$_6$-Mangel ist einerseits von Bedeutung bei der Entstehung der alkoholischen Polyneuropathie (▷ unten); zum anderen interferiert Isoniazid (s. dort) mit dem Pyridoxinmetabolismus. Isoniazid verbindet sich mit dem Kofaktor Pyridoxalphosphat und bildet eine inaktive Substanz. Durch eine Pyridoxinmangeldiät läßt sich im Experiment eine periphere Neuropathie hervorrufen; auch bei Freiwilligen, die den Antagonisten Desoxipyridoxin genommen hatten, trat eine Neuropathie auf. Von besonderem Interesse in diesem Zusammenhang ist, daß eine *Überdosierung* von Vitamin B$_6$ neurotoxisch wirkt[8, 23]. Bei dieser Neuropathie schreitet die Wirkung auch nach Absetzen des Vitamins fort („Coasting"-Phänomen).

Vitamin-B$_{12}$-Mangelneuropathie

Beim Vitamin-B$_{12}$-Mangel resultiert eine symmetrische, überwiegend sensorische Polyneuropathie im Sinne einer Axonopathie mit oder ohne Myelopathie *(funikuläre Spinalerkrankung* oder *funikuläre „Myelose")*, Optikusatrophie und Demenz[21]. Die zentralen Fortsätze der primären sensorischen Neurone erscheinen dabei vulnerabler als die peripheren sensorischen Axone.

Vitamin-E-Mangelneuropathie

Beim Vitamin-E-Mangel kommt es zu einer *distalen Axonopathie,* die sowohl zentral als auch peripher nachweisbar ist. Das neurologische Syndrom, das in Verbindung mit der Abetalipoproteinämie auftritt, beruht wahrscheinlich auf einem Mangel an diesem Vitamin, da eine Behandlung mit Vitamin E zur Besserung führt. Doch gibt es auch ein idiopathisches Vitamin-E-Mangelsyndrom[30].

Alkoholische Neuropathie

> Die alkoholische Neuropathie durch Ethanol (Ethylalkohol) ist neben der diabetischen die häufigste Neuropathie; sie steht in Zusammenhang mit einem Mangel an Vitamin B$_1$, B$_6$ und Folsäure. Ein zusätzlicher direkter toxischer Effekt durch Alkohol läßt sich nicht ausschließen.

Epidemiologie. Der Alkoholkonsum hat in der Bundesrepublik Deutschland von 3 l reinem Äthanol pro Kopf und Jahr auf 12 l zugenommen. Die Zahl der Suchtkranken ist schwer zu bestimmen; doch seien es 1,5–2 Mio. Alkoholkranke[27]. Im Jahr 1987 wurden in den Ländern der alten BRD DM 32 Mrd. für alkoholische Getränke ausgegeben. Die Bundesanstalt für Straßenwesen verzeichnete allein durch Verkehrsunfälle im Jahr 1985 DM 37 Mrd. Folgekosten. Die Häufigkeit der alkoholischen Polyneuropathie exakt zu bestimmen ist schwierig, da die Kriterien festgelegt werden müssen, wonach ein Patient bereits an einer Neuropathie leidet oder nicht. Doch erkranken etwa 10 % der Alkoholsüchtigen an einer Neuropathie; eine schwere Polyneuropathie ist bei 10–25 % der Patienten nachweisbar, die wegen ihres chronischen Alkoholismus in ein Krankenhaus eingeliefert werden. Es ist unklar, warum es nur bei einem Teil der Alkoholiker zu einer Neuropathie kommt. Einige Patienten benötigen mehr Vitamin B_1; die Transketolase, ein thiaminabhängiges Enzym, das aus Fibroblasten dieser Patienten zu gewinnen ist, zeigt eine abnorme Apoenzym-Koenzym-Dissoziation, die genetisch vorgegeben ist[19]. Bemerkenswert ist die Alkoholunverträglichkeit vieler Asiaten, denen die normale Alkoholdehydrogenase in der Leber fehlt.

Klinik Zur Definition des Alkoholikers gehört, daß sein Alkoholkonsum

> - das Maß der Trinkgewohnheit der Gesellschaft übersteigt,
> - seine Gesundheit schädigt,
> - seine zwischenmenschlichen Beziehungen und/oder
> - seine Lebensqualität beeinträchtigt

Die alkoholische Neuropathie entwickelt sich nach chronischem und in der Regel schwerem Alkoholmißbrauch; sie entwickelt sich langsam und besteht aus einer *distalen symmetrischen sensomotorischen Neuropathie,* die schmerzhaft sein kann. Die Beschwerden, Schwäche und Muskelkrämpfe, sind häufig. Neben motorischen Symptomen treten Sensibilitätsverlust, Parästhesien in Gestalt reißend-ziehender Spontanschmerzen und Druckschmerzhaftigkeit auf. Pallästhesie und Lagesinn werden eher gestört als die Qualitäten der Oberflächensensibilität, wobei die Tiefensensibilitätsstörung im Sinne einer *„Pseudotabes alcoholica"* im Vordergrund stehen kann. Die Störungen sind distal akzentuiert (strumpf- oder handschuhförmig). Vegetative Störungen mit Hyperhidrose, marmorierte Haut und Störungen des Nagelwachstums an den Füßen gehören zu einer schweren alkoholischen Polyneuropathie, während Störungen der Blasen- und Mastdarmfunktionen nur selten auftreten. Brennendes Gefühl an den Fußsohlen ist ebenfalls häufig. Eine akute oder subakute alkoholische Neuropathie kann gelegentlich ein Guillain-Barré-Syndrom imitieren[28]. Ein *direkter toxischer Effekt des Alkohols,* der zur distalen axonalen Degeneration beiträgt, ist im Experiment festgestellt worden[20].

Histopathologie. Die wichtigsten Veränderungen bestehen in einer distal akzentuierten Degeneration von Axonen. Anzeichen einer segmentalen Demyelinisation sind nur gelegentlich mitgeteilt worden und wahrscheinlich als sekundäre segmentale Demyelinisation aufgrund einer axonalen Atrophie zu interpretieren.

Pathogenese. Die Ähnlichkeiten zwischen klinischen und pathologischen Veränderungen bei der alkoholi-

schen Neuropathie und Beriberi haben zur Vermutung geführt, daß die alkoholische Neuropathie überwiegend das Ergebnis eines Vitamin-B-Mangels und nicht auf direkte toxische Wirkungen des Alkohols zurückzuführen ist[29]. Eine direkte toxische Wirkung läßt sich jedoch nicht ausschließen, wenn auch Versuche zur experimentellen Reproduktion einer alkoholischen Neuropathie bei Macacusaffen[22] trotz langfristiger Alkoholapplikation zu keiner Neuropathie geführt haben und die Untersuchungsergebnisse bei kleineren Tieren nicht eindeutig sind. Eine direkte Applikation von Alkohol am peripheren Nerven führt zu einer charakteristischen subperineuralen axonalen Degeneration mit wahrscheinlich nur retrograden Formen einer paranodalen und segmentalen Demyelinisation (Schröder, Krämer u. Witt, unveröffentlichte Beobachtungen).

In der Leber wird Alkohol durch die Alkoholdehydrogenase des Zytosols, durch die Katalase der Peroxisomen sowie durch das mikrosomale ethanoloxidierende System des glatten endoplasmatischen Retikulums oxidiert. Dabei entsteht Azetaldehyd, der in einem weiteren Schritt zu Azetal-CoA weiteroxidiert wird. Dieses wird zur Synthese verwendet oder im Zitratzyklus, meist in der Muskulatur, zu CO_2 und H_2O abgebaut. Der toxische Alkoholmetabolit, der Azetaldehyd, scheint zumindest für die Leberschädigung verantwortlich zu sein, insbesondere für die Leberverfettung, der Vitamin-B_1-Mangel aber für das Wernicke-Korsakow-Syndrom. Wegen der häufigen Unterernährung der Alkoholiker sind andere Ursachen wie Eiweiß- und weitere Vitaminmangelzustände im Rahmen einer allgemeinen Malnutrition als Ursachen schwer abgrenzbar.

Literatur

1.–17. Weiterführende Literatur (▷ S.349)
18. Bean WB, Hodges RE, Daum KE (1955) Pantothenic acid deficiency induced in human subjects. J Clin Invest 34: 1073–1084
19. Blass JP, Gibson GE (1977) Abnormality of a thiamine requiring enzyme in patients with Wernicke-Korsakoff syndrome. New Engl J Med 297: 1367–1370
20. Bosch EP, Pelham RW, Rasool CG, Chatterjee A, Lash RW, Brown L, Munsat TL, Bradley WG (1979) Animal models of alcoholic neuropathy: Morphologic, electrophysiologic and biochemical findings. Muscle Nerve 2: 133–144
21. Fine EJ, Soria E, Paroski MW, Petryk D, Thomasula L (1990) The neurophysiological profile of vitamin B_{12} deficiency. Muscle Nerve 13: 158–164
22. Hallet M, Fox JG, Rogers AE, Nicolosi R, Schoene W, Goolsby HA, Landis DMD, Pezeshkpour G (1987) Controlled studies on the effects of alcohol ingestion on peripheral nerves of Macaque monkeys. J Neurol Sci 80: 65–71
23. Krinke G, Naylor DC, Skorpil V (1985) Pyridoxine megavitaminosis: An analysis of the early changes induced with massive doses of vitamin B_6 in rat primary sensory neurons. J Neuropathol Exp Neurol 44: 117–129
24. Muller DPR, Lloyd JK, Wolff OH (1983) Vitamin E and neurological function. Lancet I: 225–228
25. Ohnishi A, Tsuji S, Igisu H, Murai Y, Goto I, Kuroiwa Y et al. (1980) Beriberi neuropathy. Morphometric study of sural nerve. J Neurol Sci 45: 177–190

26. Prineas J (1970) Peripheral nerve changes in thiamine-deficient rats. Arch Neurol 23: 541
27. Rommelspacher H, Wanke K, Caspari D, Topel H (1989) Alkoholismusforschung im internationalen Vergleich. Dt Ärztbl 86 B: 2197–2204
28. Tabaraud F, Vallä JM, Hugon J, Ramiandrison H, Dumas M, Signoret JL (1990) Acute or subacute alcoholic neuropathy mimicking Guillain-Barré Syndrom. J Neurol Sci 97: 195–205
29. Windebank AJ (1993) Polyneuropathy due to nutritional deficiency and alcoholism. S. 1310–1321. In: Dyck PJ, Thomas PK, Griffin JW, Low PA, Poduslo JF (eds): Peripheral Neuropathy, 3rd ed.
30. Yokota T, Wada Y, Furukawa T, Tsukagoshi H, Uchihara T, Watabiki S (1987) Adult-onset spinocerebellar syndrome with idiopathic vitamin E deficiency. Ann Neurol 22: 84–87

Toxische Neuropathien

Die Kenntnis der exogen-toxischen Neuropathien und ihre Abgrenzung von hereditären oder endogen-metabolisch bedingten Neuropathien spielt u. a. bei der Begutachtung von Berufskrankheiten eine praktisch wichtige Rolle. Zu derartigen Begutachtungen sind Spezialkenntnisse erforderlich, die aus der aktuellen neurowissenschaftlichen Originalliteratur und zusammenfassenden Werken[3, 7, 11, 13] sowie den arbeitsmedizinischen Informationen zu entnehmen sind.

Viele Neurotoxine haben sich als sehr nützlich für die neurobiologische Forschung erwiesen (z. B. *Tetrodotoxin,* das sich irreversibel mit den Natriumkanälen verbindet und diese blockiert). Andere Neurotoxine dienen als Modelle zur Aufklärung von pathologischen Reaktionsmustern im peripheren Nervensystem (z. B. *Isoniazid,* dessen neurotoxischer Effekt bei der Behandlung der Tuberkulose als dosislimitierend gilt; vgl. Abb. 2.2c–g, 2.3). Eines der stärksten Neurotoxine überhaupt wird sogar zur lokalen Injektionsbehandlung eingesetzt (*Botulinustoxin* bei Dystonien; Lit. ▷ 50a).

Auch die diphtherische Neuropathie ist nicht primär infektiös und entzündlich, sondern toxisch bedingt, wobei das *Toxin des Corynebacterium diphtheriae* die Proteinsynthese in den Schwann-Zellen hemmt, einschl. der Synthese des basischen Markscheidenproteins und Proteolipids (▷ S. 393).

Im folgenden werden die Wirkungen einiger ausgewählter Neurotoxine besprochen, die Modellcharakter haben und vielfach zur Erweiterung unserer Kenntnisse von der Pathogenese peripherer Neuropathien geführt haben.

Neuropathien durch Gewerbe- und Umweltgifte

Metalle

Arsen. Eine periphere Neuropathie ist die Hauptmanifestation der neurologischen Symptome bei der Intoxikation durch anorganische Arsenverbindungen und stellt die häufigste Komplikation nach *Mord- und Suizidversuchen* mit Arsen dar. Es dient auch heute noch als *Rattengift.* Chronische Vergiftungen können im Umgang mit *arsenhaltigen Farben, Konservierungs- und Schädlingsbekämpfungsmitteln* auftreten.

Klinik: Eine Neuropathie kann *akut* auftreten nach massiver Arsenaufnahme oder langsam nach *chronischen* niedrigen Dosen oder wiederholter Exposition. Gastrointestinale Störungen treten nach akuter Intoxikation auf. Bei chronischer Gabe sind Hauptpigmentierungen und eine Hyperkeratose zu beobachten. In beiden Fällen entwickelt sich eine distal akzentuierte, bevorzugt sensorische Neuropathie, die manchmal von stark schmerzhaften Dysästhesien begleitet wird.

Histopathologisch ist in Biopsien bei Fällen mit akuter Intoxikation und bei chronischen Fällen ein Ausfall von Axonen festzustellen, wobei markhaltige Nervenfasern aller Größenklassen betroffen sind, während die marklosen Axone ausgespart bleiben und nur wenige Anzeichen einer segmentalen Demyelinisation vorkommen. Die Analyse einer Nervenbiopsie 3 Jahre nach einer Arsenintoxikation ergab reichlich regenerierte markhaltige und marklose Axone. Durch Lasermikroproben-Massenanalyse ließ sich das Arsen nur in der ersten Biopsie nachweisen[27]. Darin fielen auch membrangebundene Vakuolen in verschiedenen endoneuralen Zellen auf, wie sie in ähnlicher Form nach der Applikation hochmolekularer Substanzen wie Polyvinylpyrrolidon oder Dextranen nachweisbar sind. Ein Guillain-Barré-ähnliches Syndrom ist nach der Applikation der organischen Arsenverbindung Melarsoprol aufgetreten.

Blei. Blei kann als Beispiel für ein Neurotoxin gelten, das ganz verschiedene Krankheitsbilder induziert[12].

- Bei *erwachsenen Menschen* führt die Bleiintoxikation zu einer *bevorzugten Erkrankung des motorischen Systems,* wobei die oberen Extremitäten stärker betroffen sind als die unteren, so daß es zu einer Schwäche und Atrophie der Extensoren des Handgelenks und der Finger kommt mit Fallhand und herabfallenden Füßen.
- Bei *Embryonen, Säugetieren und Kindern* besteht der überwiegende Effekt von Blei in einer *hämorrhagischen Enzephalopathie,* die auf eine Schädigung der Blutgefäße im Zentralnervensystem zurückzuführen ist.
- Im Experiment führt Blei nach oraler Gabe bei *Ratten* zu einer selektiven segmentalen Demyelinisation, ähnlich wie sie schon Gombault in seiner klassischen Darstellung der segmentalen Demyelinisation nach der experimentellen Bleiintoxikation von Meerschweinchen beschrieben hat.
- Bei *erwachsenen Meerschweinchen* kommt es zu einer Kombination einer segmentalen Entmarkung mit einer axonalen Degeneration.

Demnach führt Blei unter verschiedenen Umständen, je nach den Bedingungen, zu einer *Myelinopathie, Axonopathie, Neuronopathie* oder *Vaskulopathie.* Bei der Entwicklung der Neuropathie spielt ein endoneurales Ödem eine wichtige Rolle. Bei chronischer oraler Applikation von 4 %igem Bleikarbonat erreicht die

Bleikonzentration im Nerven einen Gipfel nach 3–5 Wochen; zu diesem Zeitpunkt setzt die segmentale Demyelinisation ein. Zwar gibt es eine Blut-Nerven-Barriere gegenüber Blei; doch bei chronischer Aufnahme tritt das Blei in das Endoneurium ein und häuft sich dort an. Das Blei bindet sich an Myelin.

Quecksilber. Die wichtigste neurotoxische Wirkung von organischem wie auch von anorganischem Quecksilber richtet sich gegen das *zentrale Nervensystem;* doch kann auch eine *sensorische Neuropathie* auftreten. Der primäre Angriffspunkt des Quecksilbers ist in den Spinalganglien zu suchen. Quecksilber übt seine zelluläre Wirkung durch Bindung an Sulfhydrylgruppen aus[12].

Thallium. Thallium wird heute vor allem als *Ratten- und Mäusegift* verwendet, kann aber auch bei der Produktion von sog. *Hütten- und Hochofenzement* frei werden. Intoxikationen sind am häufigsten bei Selbstmord- und Mordversuchen mit Rattengift beobachtet worden, können aber auch bei Einatmen von *thalliumhaltigem Staub* oder durch Resorption über die Haut bei Verwendung *thalliumhaltiger Haarentferner* auftreten. Das Gift wird aber vornehmlich über den *Magen-Darm-Trakt* aufgenommen. Klinisch ist eine vorwiegend sensorische und häufig schmerzhafte distale Polyneuropathie festzustellen, der später distale motorische Symptome folgen. Gastrointestinale Störungen werden durch die akute Intoxikation induziert; wenn größere Mengen gegeben werden, kommt es zu Verwirrtheitszuständen, Koma und Krampfanfällen. Charakteristisch ist eine Alopezie, die sich aber nicht vor 2–4 Wochen nach der Einnahme entwickelt. Nachuntersuchungen 11 Monate nach einer akuten Thalliumvergiftung ergaben eine gute Rückbildung der Symptome nach anfänglich erheblicher Leitungsgeschwindigkeitsreduktion der rascheren Fasern[59].

Cadmium. Eine Cadmiumintoxikation führt zu einer schmerzhaften Neuropathie, die im Japanischen „*Itai-Itai*"-*Krankheit* genannt wird (analog unserem Schmerzensausruf: „Aua-aua")[57]. Durch die experimentelle Cadmiumintoxikation sind unsere Kenntnisse über die Entstehungsweise bestimmter topographischer Ausfallsmuster im peripheren sensorischen Nervensystem erweitert worden. So führt die *akute Cadmiumintoxikation* aufgrund der besonderen Feinstruktur der Kapillaren und Venolen in den kranialen und spinalen sensorischen Ganglien – sie gehören, anders als die Kapillaren im Zentralnervensystem und in den peripheren Nerven, dem fenestrierten Typ an – zu *lokalen Hämorrhagien in den Spinalganglien.* Es handelt sich also nicht um eine besondere, inhärente Vulnerabilität der sensorischen Neurone selbst, die zu diesem speziellen topographischen Erkrankungsmuster des peripheren Nervensystems führt, sondern um eine Besonderheit der Blut-Ganglien-Schranke. Ähnliches gilt für das *Adriamycin* und *Cisplatin* bzw. *Platin.*

Platin. Platin ist in Form von cis-Diamin-Dichlorplatin II *(Cisplatin),* weitläufig als *Zytostatikum* in Gebrauch, speziell bei der Behandlung des Ovarialkarzinoms. Histopathologisch ist eine *sensorische Neuropathie* nachweisbar, die vor allem die großen Fasern betrifft. Autoptisch ist auch eine *Degeneration der Hinterstränge* festzustellen. Im Experiment ließ sich morphometrisch eine leichte Reduktion der Größe der Spinalganglienzellen feststellen mit Linksverschiebung im Faserspektrum der peripheren Nervenfasern, ohne daß jedoch schwerwiegende Nervenfaserausfälle auftraten[22]. *Neurographisch* ist eine Reduktion der Amplitude des sensorischen Nervenaktionspotentials sowie eine Verlängerung der sensorischen Latenzen nachweisbar[42]. Im *Experiment* ließ sich die Neuropathie bemerkenswerterweise durch gleichzeitige subkutane Gabe des humanen rekombinanten Nervenwachstumsfaktors (NGF = „nerve growth factor") verhindern oder verzögern[19].

Gold. Eine periphere Neuropathie tritt in 0,5–1 % der Patienten mit rheumatoider Arthritis auf, die Injektionen von Goldsalzen erhalten *(Chrysotherapie);* doch müssen die verschiedenen anderen möglichen Ursachen einer Neuropathie bei der rheumatoiden Arthritis abgegrenzt werden ($\triangleright$ S. 401).

Nichtmetallische Verbindungen

Aliphatische Kohlenwasserstoffe: Akrylamid, Hexakarbone, Schwefelkohlenstoff und Kohlenmonoxid.

- Unter den aliphatischen Kohlenwasserstoffen ist das *Akrylamid* als monomere Substanz hoch neurotoxisch, als polymere Substanz, wie sie bei der Papierbehandlung und als Festiger z. B. in der Farbenindustrie verwendet wird, aber nicht toxisch. Es wird über den Magen-Darm-Trakt, die Luftwege und die Haut in den Organismus aufgenommen und führt zu einer *zentral-peripheren distalen Axonopathie.* Bevorzugt sind die langen und großen markhaltigen Nervenfasern in den peripheren Nerven und in den Hintersträngen betroffen, wie ausführliche experimentelle Untersuchungen ergeben haben[11, 30]. Die Suralnervenbiopsie im Restitutionsstadium hat einen Ausfall großer markhaltiger Nervenfasern ergeben. In fortgeschrittenen Stadien sind in zunehmendem Maße auch die dünnen markhaltigen Fasern betroffen. Die marklosen Nervenfasern sind nur bei starker Intoxikation geschädigt. Die frühesten Veränderungen bestehen in multifokaler Anhäufung paranodaler Neurofilamente; distal davon kommt es zur axonalen Degeneration.
- Die *Hexakarbone* sind eine Gruppe aliphatischer Kohlenwasserstoffe, die als Lösungsmittel in der Industrie verwendet werden. Dabei dient n-Hexan als Lösungsmittel für Klebemittel und Methyl-n-Butylketon (MBK) bei der Herstellung von PVC. Beide werden metabolisiert zu 2,5-Hexandion (2,5-HD), das unter diesen Substanzen am stärksten neuroto-

xisch wirkt. Zu Vergiftungen kommt es einerseits in der Schuhindustrie und andererseits beim Mißbrauch durch süchtiges Einatmen derartiger Lösungsmittel *(„Schnüfflerneuropathie")*. Es kommt zu einer *langsam progressiven distalen sensomotorischen Neuropathie* mit einem eigentümlichen klinischen Phänomen, dem schon in Zusammenhang mit der Pyridoxinüberdosierung erwähnten „coasting", das in einer Progression der Neuropathie bis zu 4 Monaten nach Beendigung der Exposition besteht.

Nervenbiopsien von Patienten zeigen einen Verlust der größeren markhaltigen Nervenfasern. Bei noch erhaltenen Fasern finden sich Veränderungen im Sinne von *Riesenaxonen* mit fokalen Auftreibungen, die vermehrte Neurofilamente enthalten und zu einer lokalen Verschmälerung der Markscheide führen. Ähnliche Riesenaxone sind auch im Fasciculus gracilis bei einem Autopsiefall festgestellt worden[11]. Die experimentellen Veränderungen ähneln denen nach Akrylamid und Schwefelkohlenstoff, bei denen ebenfalls eine distale multifokale Riesenaxonneuropathie auftritt, die anfänglich die präterminalen Anteile der größeren und längeren markhaltigen Nervenfasern betrifft.

Pathogenese: Der Pathomechanismus ist nicht völlig geklärt; doch ist anzunehmen, daß eine *Wechselwirkung mit der Glykolyse* auftritt, indem das Enzym Glyzeraldehyd-3-Phosphat-Dehydrogenase gehemmt wird, wie es auch nach Akrylamid- und Schwefelkohlenstoffintoxikation zu finden ist. Eine weitere Hypothese besagt, daß es zu einer *abnormen Querverbindung zwischen den axonalen Neurofilamenten* kommt. Eine Interferenz des Akrylamid mit der Phosphorylierung von Neurofilamenten wird ebenfalls als Ursache der Neuropathie diskutiert[12].

- Nach einem Koma aufgrund einer *Kohlenmonoxidvergiftung* treten *Kompressionsschäden,* möglicherweise mitbedingt durch eine Hypoxie oder Bedingungen wie bei der Neuropathie durch intensivmedizinische Behandlung (▷ S.374), auf. *Symmetrische Neuropathien* sind jedoch ebenfalls beschrieben worden. Im Experiment fanden sich axonale und paranodale Markscheidenveränderungen.

Weitere nichtmetallische organische Substanzen.

- *Ethylenoxid* ist ein weitverbreitetes *gasförmiges Sterilisationsmittel,* das bei chronischer Exposition zu einer *Polyneuropathie* führen kann. Im Vordergrund stehen aber Haut- und Schleimhautläsionen, Lungenödem sowie zentralnervöse Störungen. In der Suralisbiopsie finden sich ein Ausfall markhaltiger Nervenfasern und stellenweise eine feinvesikuläre Schwellung paranodaler Markscheidenlamellen[36, 50].
- Das *Dimethylaminoproprionitril (DMAPN),* das als Katalysator für Polymerisationsprozesse in der *Kunststoffherstellung* dient, führt zu einer *distal-sensorischen Neuropathie* in den Beinen mit zusätzlichen sensorischen Symptomen in den unteren sakralen Dermatomen, Blasenstörungen und Impo-

tenz. Die Suralisnervenbiopsie hat einen Ausfall an markhaltigen und marklosen Nervenfasern mit unspezifischen axonalen Veränderungen ergeben.

- Noch ausführlicher sind die Veränderungen beim *b, b'-Iminodiproprionitril (IDPN)* untersucht worden. Diese Substanz führt im Experiment durch Beeinträchtigung des langsamen axonalen Transportes zu massiven Anhäufungen von Neurofilamenten in proximalen Axonabschnitten mit riesigen *Axonauftreibungen* analog denen bei der Riesenaxonneuropathie des Menschen und den toxischen Neuropathien aufgrund von *2,5-Hexandion, Kohlenstoffdisulfid* und *Aluminium*[28, 30].

Organische Phosphorverbindungen.

Alkylphosphate, von denen mehr als 60000 synthetisiert worden sind, werden vor allem als *Insektizide,* aber auch als *Vertilgungsmittel* von *Milben* und *Nematoden* eingesetzt (sog. *Pestizide).* Die bekanntesten sind das *Paraxon (E 600)* und *Parathion (E 605)* sowie die *Nervenkampfgifte („C-Waffen":* Tabun, Sarin, Soman und viele andere) und die Triarylphosphate *(Triorthokresylphosphat),* die u. a. in der Kunststoffindustrie sowie als Schmiermittel für Maschinen und Motoren Verwendung finden. Diese Substanzen haben einerseits akute *cholinesterasehemmende Wirkungen,* andererseits aber auch *später auftretende neurotoxische Wirkungen;* Paraxon und Parathion zeigen vornehmlich die ersteren Nebenwirkungen, die Triarylphosphate dagegen mehr neurotoxische Schädigungen, die mit einer gewissen Verzögerung von etwa 3 Wochen nach der Giftaufnahme einsetzen, während das Triorthokresylphosphat keine cholinesterasehemmenden Wirkungen aufweist, aber stark neurotoxisch wirkt. Beim sog. *intermediären Syndrom (IMS),* das nach 4–5 Tagen auftritt, sind beide Wirkungsweisen kombiniert[25].

Am bekanntesten ist das *Triorthokresylphosphat,* das im Jahr 1959 zu einer Massenvergiftung in Marokko geführt hat. Autoptische Untersuchungen ergaben eine zentral-periphere distale Axonopathie, die auch im Experiment nachgewiesen werden konnte, wobei die größeren und längeren Fasern bevorzugt betroffen sind. Am Anfang stehen Vermehrungen des axoplasmatischen Retikulums.

Pathogenese: Die meisten organischen Phosphorsäureester hemmen einerseits die *Azetylcholinesteraseaktivität,* andererseits hemmen sie eine Esterase, die sich von der Azetylcholinesterase unterscheidet und als „neurotoxische" oder *„neuropathy-target-esterase" NTE)* bezeichnet wird[31], deren normale Funktion noch nicht bekannt ist. Diese Organophosphate führen zur Phosphorylierung der NTE, wonach ein zweiter Pathomechanismus einsetzt, der eine „Alterung" des Phosphorylesterasekomplexes bewirkt; dieser sei verantwortlich für die verzögerte neurotoxische Wirkung der Organophosphate. Wechselwirkungen zwischen organischen Phosphorverbindungen mit dem Lipidstoffwechsel, lysosomalen Funktionen, insbesondere der sauren Phosphatase und 2',3'-zyklischer Nukleotid-3'-Phosphohydrolase oder Proteinen sind jedoch nicht auszuschließen, darunter auch die Ca^{++}/Calmodulinkinase II[18, 25].

Chlorierte Kohlenwasserstoffe

- *Trichlorethylen* ist ein Lösungsmittel und ein Anästhetikum, das zu einer *kranialen Neuropathie* mit Bevorzugung des 5. und 7. Hirnnerven führt[21]. Autoptisch ließ sich eine axonale Degeneration im N. trigeminus und in den Wurzeln feststellen. Im Anschluß an eine Exposition gegenüber einem Abbauprodukt, dem Dichlorazetylen, trat ein orofazialer Herpes simplex auf. So läßt sich vermuten, daß die ungewöhnliche Lokalisation der neurotoxischen Wirkung auf einer Aktivierung von Herpesviren beruhen könnte[23].
- *Tetrachlorkohlenstoff* wird in der Industrie als Fettlösungsmittel eingesetzt. Sowohl die akute wie die chronische Vergiftung führen zu Leber- und Nierenschäden und zentralnervösen Störungen. Eine *symmetrisch-sensible*, später *motorische Neuropathie* ist bei chronischer Exposition gelegentlich beobachtet worden[54].
- *Dichlorbenzol* und *Pentachlorphenol* sind Schädlingsbekämpfungsmittel, die nach chronischer Exposition – allerdings in Kombination mit DDT – in seltenen Fällen zu einer *symmetrisch-sensiblen Polyneuropathie* geführt haben.
- *Hexachlorophen* findet als Desinfektionsmittel und Desodorant Verwendung. Bei früh- und neugeborenen Kindern, die zur Desinfektion in einer entsprechenden Lösung gebadet wurden, ist es zu *zentralnervösen Störungen* u. a. mit Krampfanfällen und Koma gekommen. Es gelangt über die Haut oder über den Magen-Darm-Trakt in den Organismus und führt zu einer sog. *spongiösen Myelopathie*, die vor allem im zentralen Nervensystem auftritt, aber auch im peripheren Nerven zu einer Vakuolisierung des internodalen Myelins führt, auf die eine segmentale Entmarkung folgt. Die Axone schwellen paranodal an, wobei im Experiment eine überwiegende Markscheidenschädigung nachweisbar ist[26].
- *Polychlorierte Biphenyle* (PCBs) wie *Chlorophen, Phenochlor, Apochlor* und *Kanachlor 400* sind sehr stabile Fettlösemittel, die in der Elektrotechnik als Transformatorenöle sowie in der Farbstoff- und Kunststoffindustrie verwendet werden. Im Experiment konnte ein Ausfall großer markhaltiger Nervenfasern festgestellt werden[41].
- *DDT* (1,1,1-Trichloro-2,2-bis(p-chlorphenyl)-äthan) war eines der am weitesten verbreiteten *Kontaktinsektizide*, bevor chlorhaltige Insektizide wegen ihrer mangelnden biologischen Abbaubarkeit durch organische Phosphorverbindungen (▷ oben) u. a. ersetzt worden sind. Beim Menschen kommt es durch Hautkontakt, Einatmung von Puder oder unbeabsichtigte perorale Aufnahme zu Vergiftungen. Sowohl bei *akuten* als auch bei *chro-*

nischen Vergiftungen sind das *zentrale* und das *periphere Nervensystem* betroffen. Die *Polyneuropathie* ist durch Sensibilitätsstörungen mit Parästhesien, Spontanschmerzen und Muskelkrämpfen gekennzeichnet. Die motorischen Ausfälle sind an den unteren Extremitäten distal betont, greifen aber auch auf die oberen Extremitäten über.

- *Dichlorphenoxyessigsäure* (2,4 D) ist ebenfalls ein *Pflanzenschutzmittel*, das in der Landwirtschaft benutzt wurde und zu einer vorwiegend *symmetrisch-sensiblen Polyneuropathie* mit Sensibilitätsstörungen auch im Trigeminusbereich und *sensomotorischen Ausfällen* an den unteren und geringeren Grades auch an den oberen Extremitäten geführt hat (Literatur ▷[7]).

„Toxic-oil"-Syndrom (TOS).

„Toxic-oil"-Syndrom (TOS). Dieses wurde 1981 in Spanien nach Genuß von mineralölverunreinigtem Rapskeimöl beobachtet, in dem man Aniline und saure Azetanilide fand[33].

Klinik: Im Vordergrund standen *anfangs* Fieber, Dyspnoe, Lungenödem, Arthralgien, Myalgien, Hauteffloreszenzen, Pruritus, generalisierte Lymphadenopathie, Splenomegalie und Eosinophilie. Im *zweiten Stadium* dominierten Hepatomegalie, abdominelle Symptome, Erbrechen, Durchfälle, Dysphagie, Leukozytose, Eosinophilie und Thrombozytopenie. Als *Spätfolgen* traten schwere Neuromyopathien mit sklerodermieartigen Hautveränderungen, Gelenkkontrakturen, Raynaud-Phänomen, Sicca-Syndrom und pulmonaler Hypertonie auf.

Histopathologisch fanden sich Zeichen einer generalisierten, nichtnekrotisierenden Vaskulitis[39]. Trotz intensiver, internationaler Forschungsarbeiten ist die *Pathogenese* des TOS nach wie vor *ungeklärt.*

Medikamentös-toxisch bedingte Polyneuropathien

Unter der großen Zahl neurotoxisch wirkender Medikamente werden im folgenden nur einzelne mit charakteristischen Veränderungen im peripheren Nervensystem beschrieben. Bezüglich weiterer Einzelheiten sei auf die Spezialliteratur verwiesen[3, 7, 11, 14].

Chloroquin

Das Chloroquin *(Resochin),* das ursprünglich als Antimalariamittel und gegen Amöbiasis und Leishmaniosis eingesetzt wurde, findet allgemein als *Antiphlogisticum* bei der Behandlung rheumatischer Erkrankungen sowie in der Dermatologie Anwendung. Die neurotoxischen Wirkungen entwickeln sich nach Langzeitbehandlung in Gestalt von Reizleitungsstörungen am Herzen, Depigmentierungen der Haare, Veränderungen der Kornea und Retina sowie einer Neuromyopathie.

Histopathologisch und *elektronenmikroskopisch* ist eine Ablagerung markscheidenähnlicher, sog. *membranöser zytoplasmatischer Körperchen* sowohl in den Muskelfasern als auch in den Nervenfasern (Axonen und Schwann-Zellen), Endothelzellen und anderen Komponenten der peripheren Nerven nachweisbar. Am stärksten sind derartige Phospholipidproteine im Perikaryon der Ganglienzellen abgelagert, so daß die Veränderungen im Sinne einer Lipidthesaurismose analog einer Gangliosidose gedeutet worden sind. *Pathogenetisch* kommt es zu einer Hemmung der Neuraminidaseaktivität in den Lysosomen[34, 48].

INH

Das Isonikotinsäurehydrazid (INH) = *Isoniazid* ist auch heute noch als *Tuberkulostatikum* das Mittel der Wahl. Durch eine Interferenz des INH mit dem Vitamin B_6-Metabolismus kommt es zu Komplikationen von seiten des zentralen und peripheren Nervensystems mit *distal akzentuierter, sensomotorischer Neuropathie.* Bei hochdosierter Intoxikation im Experiment resultiert eine Störung der Blut-Nerven-Schranke mit starkem endoneuralen Ödem und evtl. Erythrodiapedesen[45–47]. Trotz fortgesetzter Isoniazidapplikation tritt eine intensive Regeneration ein[44], an deren Beispiel erstmalig feinstrukturell kurzfristige und langfristige Regenerationsphänomene im peripheren Nerven im Anschluß an eine Intoxikation untersucht werden konnten (Abb. 2.2 e–g). Durch zusätzliche Gabe von 50–100 mg *Pyridoxin* täglich kann die Erkrankungsrate beim Menschen erheblich gesenkt werden; doch sind andererseits Überdosierungseffekte mit *neurotoxischen Wirkungen durch Überdosierung des Pyridoxin selbst* zu vermeiden (s. oben).

Amiodaron

Die Substanz wird als *Antiarrhythmikum* verwendet und führt gelegentlich nach längerer Medikation zu einer sensomotorischen Neuropathie. Die Suralisbiopsie ergibt einen *Ausfall markhaltiger Nervenfasern* aller Größen, wahrscheinlich auch der marklosen Axone. Die Lysosomen enthalten lamelläre Substanzen in den Schwann-Zellen, Fibroblasten und Perineuralzellen, aber ebenso in den Muskelfasern[40]. Der Jodgehalt des Gewebes ist stark erhöht. Die Lipidspeicherung in Nerv und Muskel wird als sekundäre Folge der Anhäufung der Substanz und ihrer Metaboliten im Gewebe gedeutet.

Thalidomid

Fälle mit *bevorzugt sensorischer Polyneuropathie* sind bei dieser lange Zeit weitläufig als harmloses Schlafmittel verwendeten Substanz beobachtet worden, allerdings nur bei relativ wenigen Patienten, so daß eine besondere Disposition angenommen werden muß. Außerdem waren gelegentlich Anzeichen einer Schädigung des Tractus corticospinalis nachweisbar. Nervenbiopsien in der Restitutionsphase haben einen Ausfall der großen markhaltigen Nervenfasern und eine Vermehrung der Zahl kleiner markhaltiger Fasern als Zeichen einer Regeneration ergeben[35]. Im Experiment kommt es bei langfristiger Gabe zu einer

Reduktion der Axonkaliber- und Markscheidendickenzunahme während der postnatalen Entwicklung[49].

Thalidomid verursacht jedoch bei Einnahme während der Schwangerschaft *Fehlbildungen,* insbesondere *Phokomelien* und *Amelien* der oberen Extremitäten, und wird seither als Schlafmittel nicht mehr verwendet. Doch wird es neuerdings als *Immunsuppressivum* bei der Behandlung des Erythema nodosum leprosum, einer Komplikation der lepromatösen Lepra, und bei HIV-Infizierten mit Mundulzera eingesetzt[29]. Es wirkt hemmend auf die Zellproliferation während der Wallerschen Degeneration[50b].

Anästhetika

Nach der Injektion der *Lokalanästhetika* 2-Chloroprocain, Tetracain, Procain, Itidocain oder Mepivacain in das Bindegewebe oder die Faszie in der Umgebung eines Nerven kommt es zu einem subperineuralen, interstiellen und perivaskulären *Ödem* mit *axonaler Degeneration* und *Demyelinisation,* Degranulierung von Mastzellen, Proliferation von Fibroblasten und Aktivierung von Makrophagen[32]. Das Perineurium wird dabei penetriert und das Barrierensystem geschädigt. Das endoneurale Ödem wird durch den Gehalt der Anästhetika an Natriumbisulfid, das den Lösungen als Antioxidans beigegeben wird, verstärkt, aber nicht dadurch allein ausgelöst.

Taxol

Dieses *pflanzliche Alkaloid,* eine *antimitotische Substanz,* welche die Mikrotubuli stabilisiert und deren Synthese fördert, wird als *Zytostatikum* speziell beim Ovarialkarzinom verwendet und aus Eiben (Taxus = Eibe) gewonnen. Es verursacht eine dosisabhängige *sensorische Neuropathie.* Das Taxol bindet sich an Tubulin und bewirkt eine Anhäufung von Mikrotubuli. Wenn es intraneural in den Nerven injiziert wird, bilden sich tubuläre Aggregate sowohl in den Axonen als auch in den Schwann-Zellen[43]. Eine Anhäufung von Mikrotubuli ist sogar zwischen den Markscheidenlamellen und in den Schmidt-Lanterman-Inzisuren sowie den paranodalen Markschlingen nachweisbar[58]. Auch multinukleäre Schwann-Zellen kommen vor, die mit einer großen Zahl zytoplasmatischer Mikrotubuli gefüllt sind. Die Myelinisation der regenerierenden Axonsprosse ist nach lokaler Taxolinjektion verzögert, ebenso ist die Zahl der Schwann-Zellen durch Hemmung der Mitose und der Zellmigration reduziert. Innerhalb von 2 Wochen nach der Quetschung des Nerven und einer lokalen Injektion von Taxol entstehen *Riesenaxonknospen,* von denen eine zweite Welle *regenerierender Axone* ausgeht, die aus dünnen, in verschiedenen Richtungen gewundenen axonalen Zweigen bestehen und keine Schwann-Zell-Umhüllung aufweisen. *Beim Menschen entwickelt sich die Neuropathie nach Dosen, die über 200 mg/m² liegen*[38].

Tryptophan

> Seit dem Frühjahr 1989 erkrankten Patienten nach der Einnahme des *Sedativums L*-Tryptophan an einem bis dahin unbekannten Beschwerdebild, das als *Eosinophilie-Myalgie-Syndrom (EMS)* bezeichnet wird. Bis August 1990 wurden über 1530 Fälle in den USA registriert, darunter 27 Todesfälle; in der Bundesrepublik waren es bis März 1990 84 Fälle; im eigenen Untersuchungsgut sind es unter ca. 1000 Muskelbiopsien 3 Fälle, wovon eine Patientin über 5 Monate täglich 1000 mg L-Tryptophan erhielt.

> Charakteristisch sind eine *diffuse Fasziitis* in der Regel, wenn auch nicht immer, mit Beteiligung *eosinophiler Granulozyten*, eine *interstitielle Myositis, Bluteosinophilie, Polyneuropathie und* zusätzliche *Cardiomyopathie*[20].

Histopathologisch ist relativ charakteristisch eine *nichtnekrotisierende Vaskulitis,* die überwiegend als *Venolitis* auftritt, teilweise okklusiv ist und in der Regel größere Arterien oder Arteriolen ausspart. Im Nerven findet man eine *Epi- und Perineuritis* peripherer Nervenfaszikel mit axonaler Degeneration[52]. Die entzündlichen Infiltrate bestehen überwiegend aus mononukleären Zellen (Makrophagen und Lymphozyten) sowie vereinzelten Eosinophilen. Obwohl sich elektrophysiologisch häufig Befunde wie bei einer gemischten sensomotorischen Polyneuropathie von teils demyelinisierendem, teils axonalem Typ ergeben, konnte histopathologisch bisher keine Demyelinisierung dokumentiert werden[51].

Pathogenese: Die Veränderungen ähneln denen bei der sog. eosinophilen Fasziitis *(Shulman-Syndrom),* deren Pathogenese ungeklärt ist. Epidemiologische Daten haben ergeben, daß eine starke Assoziation zwischen dem L-Tryptophanprodukt *eines* Herstellers, der rund 80 % des in den USA verkauften L-Tryptophans produziert, und der Entwicklung des Eosinophilie-Myalgie-Syndroms besteht[20,37,55]. Mittels Hochdruckflüssigkeitschromatographie ließ sich ein L-Tryptopandimer in der mit gentechnischen Methoden produzierten Substanz nachweisen, die das potentielle Agens darstellen könnte. Andererseits entwickelt sich nur bei einem kleinen Prozentsatz der Patienten, die dieses L-Tryptophanprodukt einnehmen, das typische Krankheitsbild[56]. Die errechnete *Inzidenz beträgt 1,4/1000,* was auf individuelle disponierende Kofaktoren schließen läßt oder eine sehr ungleichmäßige Verteilung der potentiellen Noxe voraussetzt. Auch ein veränderter intestinaler Tryptophanmetabolismus wird als Ursache diskutiert. Das epidemieähnliche Auftreten des Eosinophilie-Myalgie-Syndroms und zahlreiche klinische Symptome sowie die histopathologischen Veränderungen erinnern an das Toxic-Oil-Syndrom (s. oben).

Anhang: Heroin

Bei einer Reihe von Patienten ist im Abstand von Stunden bis zu einem Tag nach einer i.v. Injektion von Heroin nach langwährendem Abusus oder nach Wiederaufnahme von Injektionen eine *Mononeuritis multiplex* mit Ausfällen entweder im Bereich des Armplexus oder des Lumbosakralplexus beschrieben worden[24]. In einigen Fällen trat auch eine *Polyradikuloneuritis* vom Guillain-Barré-Typ auf, deren neuroallergische Genese in diesem Zusammenhang diskutiert wird, aber noch nicht erwiesen ist[53].

Literatur

1.–17. Weiterführende Literatur (▷ S. 349)
18. Abou-Donia MB, Lapadula DM (1990) Mechanisms of organophosphorus ester-induced delayed neurotoxicity: type 1 and type 2. Ann Rev Pharmacol Toxicol 30: 405–440
19. Apfel SC, Arezzo JC, Lipson LA, Kessle (1992) Nerve growth factor prevents experimental cisplatin neuropathy. Ann Neurol 31: 76–80
20. Bartz-Bazzanella P, Genth E, Pollmann HJ, Schröder JM, Völker A (1992) Eosinophilie-Myalgie-Syndrom mit Fasziitis und interstieller Myositis nach L-Tryptophan-Einnahme. Z Rheumatol 51: 3–13
21. Buxton PH, Hayward M (1967) Polyneuritis cranialis associated with industrial trichlorethylen poisoning. J Neurol Neurosurg Psychiatry 30: 511
22. Cavaletti G, Tredici G, Marmiroli P, Petruccioli MG, Barajon I, Fabbrica D (1992) Morphometric study of the sensory neuron and peripheral nerve changes induced by chronic cisplatin (DDP) administration in rats. Acta Neuropathol 84: 364–371
23. Cavanagh JB, Buxton PH (1989) Trichloroethylen cranial neuropathy: is it really a toxic neuropathy or does it activate latent herpes virus? J Neurol Neurosurg Psychiatry 52: 297
24. Challenor YB, Richter RW, Bruun B, Pearson J (1973) Nontraumatic plexitis and heroin addiction. JAMA 225: 958–961
25. De Bleecker JL, De Reuck JL, Willems JL (1992) Neurological aspects of organophosphate poisoning. Clin Neurol Neurosurg 94: 93–103
26. DeJesus PV Jr Pleasure DE (1973) Hexachlorophene neuropathy. Arch Neurol 29: 180–182
27. Goebel HH, Schmidt PF, Bohl J, Tettenborn B, Krämer G, Gutmann L (1990) Polyneuropathy due to acute arsenic intoxication: biopsy studies. J Neuropathol Exp Neurol 49: 137–149
28. Griffin JW, Gold BG, Cork LC et al. (1982) IDPN neuropathy in the cat: coexistence of proximal and distal axonal swellings. Neuropathol Appl Neurobiol 8: 351–364
29. Günzler V (1992) Thalidomide in human immunodeficiency virus (HIV) patients. A review of safety considerations. Drug Safety 7: 116–134
30. Hoffmann PN, Griffin JW (1993) The control of axonal caliber. In: Dyck PJ, Thomas PK et al. (eds) Peripheral neuropathy, vol 1. Saunders, Philadelphia, pp 389–402
31. Johnson MK (1990) Organophosphates and delayed neuropathy – Is NTE alive and well? Toxicol Appl Pharmacol 102: 385–399
32. Kalichman MW, Powell HC, Myers RR (1988) Pathology of local anesthetic-induced nerve injury. Acta Neuropathol 75: 583–589
33. Kilbourne EM, Rigau-Perez JG, Heath CW Jr (1983) Clinical epidemiology of toxic-oil syndrome: manifestations of a new illness. N Engl J Med 309: 1408–1414
34. Klinghardt GW (1974) Experimentelle Schädigungen von Nervensystem und Muskulatur durch Chlorochin: Modelle verschiedener Speicherdystrophien. Acta Neuropathol 28: 117–141
35. Krücke W, von Hartrott HH, Schröder JM, Thomas E, Gibbels E, Scheid W (1971) Licht- und elektronenmikroskopische Untersuchungen zum Spätstadium der Thalidomidneuropathie. Fortschr Neurol Psychiatr 39: 15–50

36. Kuzuhara S, Kanazawa I, Nakanishi T, Egashira T (1983) Ethylene oxide polyneuropathy. Neurology 33: 377–380
37. Lehnert H (1990) Eosinophilie-Myalgie-Syndrom und Einnahme L-Tryptophanhaltiger Arzneimittel. Dt Ärztebl 87: C-1255–1257
38. Lipton RB, Apfel SC, Dutcher JP, Rosenberg R, Kaplan J, Berger A, Einzig AI, Wiernik P, Schaumburg HH (1989) Taxol produces a predominantly sensory neuropathy. Neurology 39: 368–373
39. Mateo IM, Izquierdo M, Fernandez-Dapica MP, Navas J, Cabello A, Gomez-Reino JJ (1984) Toxic epidemic syndrome: Musculoskeletal manifestations. J Rheumatol 11: 333–338
40. Meier C, Kauer B, Müller U, Ludin HP (1979) Neuromyopathy during chronic amiodarone treatment. A case report. J Neurol 220: 231–239
41. Ogawa M (1971) Electrophysiological and histological studies of experimental chlorobiphenyl poisoning. Fukuoka Acta Med 62: 74–78
42. Riggs JE, Ashraf M, Snyder RD, Gutmann L (1988) Prospective nerve conduction studies in cisplatin therapy. Ann Neurol 23: 92–94
43. Röyttä M, Raine CS (1986) Taxol-induced neuropathy: chronic effects of local injection. J Neurocytol 15: 483–496
44. Schröder JM (1968) Die Hyperneurotisation Büngnerscher Bänder bei der experimentellen Isoniazid-Neuropathie: Phasenkontrast- und elektronenmikroskopische Untersuchungen. Virchows Arch [B] 1: 131–156
45. Schröder JM (1970) Die Feinstruktur markloser (Remakscher) Nervenfasern bei der Isoniazid-Neuropathie. Acta Neuropathol 15: 156–175
46. Schröder JM (1970) Zur Pathogenese der Isoniazid-Neuropathie. I. Eine feinstrukturelle Differenzierung gegenüber der Wallerschen Degeneration. Acta Neuropathol 16: 301–323
47. Schröder JM (1970) Zur Pathogenese der Isoniazid-Neuropathie. II. Phasenkontrast- und elektronenmikroskopische Untersuchungen am Rückenmark, an den Spinalganglien und Muskelspindeln. Acta Neuropathol 16: 324–341
48. Schröder JM, Himmelmann F (1992) Fine structural evaluation of altered Schmidt-Lanterman incisures in human sural nerve biopsies. Acta Neuropathol 83: 120–133
49. Schröder JM, Matthiesen T (1985) Experimental thalidomide neuropathy: The morphological corelate of reduced conduction velocity. Acta Neuropathol 65: 285–292
50. Schröder JM, Hoheneck M, Weis J, Deist H (1985) Ethylene oxide polyneuropathy: clinical follow-up study with morphometric and electron microscopic findings in a sural nerve biopsy. J Neurol 232: 83–90
50a. Schröder JM, Huffmann B, Braun V, Richter HP (1992) Spasmodic torticollis: severe compression neuropathy in rami dorsales of cervical nerves C1–6. Acta Neuropathol 84: 416–424
50b. Schröder JM, Sellhaus B, Wöhrmann T, Kögel B, Zwingenberger K (1995) Inhibitory effects of thalidomide on cellular proliferation, endoneurial edema and myelin phagocytosis during early Wallerian degeneration. Acta Neuropathol (in Druck)
51. Seidman RJ, Kaufmann LD, Miller F, Sokoloff L, Ilya A, Peress N (1991) The spectrum of neuromuscular pathology of the eosinophilia-myalgia syndrome. J Neuropathol Exp Neurol 50: 49–62
52. Smith BE, Dyck PJ (1990) Peripheral neuropathy in the eosinophilia-myalgia syndrome associated with L-tryptophan ingestion. Neurology 40: 1035–40
53. Smith WR, Wilson AF (1975) Guillain-Barré syndrome in heroin addiction. JAMA 231: 1367–1368
54. Stevens H, Forster FM (1953) Effect of carbon tetrachloride on the nervous system. AMA Arch Neurol Psychiatry 70: 635–649
55. Slutsker L, Hoesly FC, Miller L, Williams LP, Watson JC, Fleming DW (1990) Eosinophilia-myalgia syndrome associated with exposure to tryptophan from a single manufacturer. JAMA 264: 213–217
56. Swygert LA, Maes EF, Sewell LE, Miller L, Falk H, Kilbourne EM (1990) Eosinophilia-myalgia syndrom. Results of National surveillance. JAMA 264: 1698–1703
57. Tischner K, Schröder JM (1972) The effects of cadmium chloride on organotypic cultures of rat sensory ganglia. A light and electron microscopic study. J Neurol Sci 16: 383–399
58. Vuorinen VS, Röyttä M (1990) Taxol-induced neuropathy after nerve crush: long-term effects on regenerating axons. Acta Neuropathol 79: 663–671
59. Yokoyama K, Araki S, Abe H (1990) Distribution of nerve conduction velocities in acute thallium poisoning. Muscle Nerve 13: 117–120

Neuropathien aufgrund systemischer Stoffwechselstörungen

Diabetische Neuropathien

> Die diabetische Neuropathie ist neben der alkoholischen Polyneuropathie die weitaus häufigste periphere Neuropathie.

Klinik. Zu unterscheiden sind
- *eine symmetrische Polyneuropathie*
- *eine bevorzugt sensorische oder autonome Form* und
- *fokale sowie multifokale Neuropathien.*

Zu den letzteren gehören Hirnnervenausfälle, insbesondere im Bereich des III. und VII. Nerven sowie eine *thorakoabdominale Neuropathie,* ein *fokaler Befall der Gliedergürtelnerven* und das *Syndrom einer proximalen motorischen Neuropathie (diabetische Amyotrophie)*[12, 24].

Histopathologie. Bei der *symmetrischen Polyneuropathie* ist ein *Ausfall sowohl der markhaltigen als auch der marklosen Axone* nachgewiesen worden, der distal betont ist, aber bevorzugt die dorsalen Nervenwurzeln betrifft. Dazu gehört ein *Ausfall von Ganglienzellen* in den Spinalganglien und den Vorderhörnern des Rückenmarks. Als Substrat des dabei akut auftretenden Schmerzes wird ein aktiver Nervenfaseruntergang angesehen, der in Zupfpräparaten nachweisbar ist; bei chronischen Schmerzen dominiert die regenerative Aktivität. Entsprechend dem Ausfall sensorischer Ganglienzellen kommt es zu *Degenerationen von Fasern in den Hintersträngen.* Demnach liegt eine zentral-periphere distale Axonopathie vor. Bei der sog. *diabetischen pseudosyringomyelischen Neuropathie* findet sich ein bevorzugter Ausfall der kleinen markhaltigen und marklosen Axone. Vermutlich gibt es ein Spektrum zwischen Fällen mit bevorzugtem Ausfall kleiner Fasern und solchen mit bevorzugtem Ausfall großer markhaltiger Fasern. *Segmentale Demyelinisationen* kommen vor, sind aber vermutlich sekundärer Art und treten proximal von distal degenerierenden Axonen auf. Kleine Zwiebelschalenformationen kommen gelegentlich vor als Hinweis auf eine rekurrierende Demyelinisation und Remyelinisation, doch ist die Korrelation zwischen dem Schweregrad der axonalen Ausfälle und der Demyelinisation nicht strikt, so daß eine unabhängige Wirkung der diabetischen Stoffwechsellage auf die Funktion der Axone und Schwann-Zellen anzunehmen ist[18]. Bei unbehandeltem Diabetes sollen segmentale Demyelinisations- und Remyelinisations-vorgänge stärker ausgeprägt sein.

Eine *Vermehrung von π-Granula* in den Schwann-Zellen ist beschrieben worden, aber nicht quantitativ erwiesen. Eine Verdickung der Basalmembranen der Schwann-Zellen kommt gelegentlich vor, ist aber an den Blutgefäßen wesentlich stärker ausgeprägt.

Das *autonome System* zeigt degenerative Veränderungen an den autonomen Ganglien und vermehrte Einlagerungen von PAS-positiven Substanzen in Ganglienzellen des sympathischen Systems. Die Zahl der Nervenfasern in den Arteriolen der unteren Extremitäten ist reduziert, auch sind Anomalien der Innervation der Blasenwand und der Corpora cavernosa berichtet worden.

Die eingangs erwähnten *fokalen und multifokalen Nervenläsionen* beruhen auf einem unterschiedlichen Verlust von Nervenfasern in den verschiedenen Nervenfaszikeln bei multifokaler Neuropathie. Veränderungen, die bei einer multiplen Mononeuropathie im Sinne einer ischämischen Veränderung interpretiert worden waren, haben sich als Renaut-Körper erwiesen[12]. Doch sind fokale Läsionen wahrscheinlich demyelinisierender Art in einem mit Hilfe von Serienschnitten untersuchten isolierten III. Hirnnerven beschrieben worden.

Das *endoneurale Bindegewebe* ist oft vermehrt. Die Basallamina der Perineuralzellen ist reversibel verdickt[19], und es sind Kalzifikationen im Perineurium nachweisbar, die häufiger sind als bei anderen Neuropathien[25].

Seit langem sind *Verdickungen und Hyalinisierungen der Wand kleiner Blutgefäße im Nerven* bekannt, die teilweise auf eine Vermehrung und Reduplikation der Basallamina zurückzuführen sind. Eine starke Vermehrung und Verbreiterung der Basalmembranen endoneuraler Blutgefäße ist bei chronischen Neuropathien häufig, aber statistisch signifikant häufiger bei Diabetikern anzutreffen (▷ auch S. 399). Eine Vermehrung verschlossener endoneuraler Kapillaren beim Vergleich mit altersentsprechenden Kontrollen soll mit dem Schweregrad der Neuropathie korrelieren[23], doch ist dieser Befund bisher in anderen Serien nicht bestätigt worden[12].

Durch *Insulinüberdosierung* kann es zur Hypoglykämie und dadurch bedingtem Ausfall von Vorderhornzellen mit konsekutivem Verlust von Motoneuronen einschließlich ihrer peripheren Axone kommen.

Pathogenese. Die klinische Heterogenität der diabetischen Neuropathie läßt auf eine *multifaktorielle Genese* schließen. Einige fokale Veränderungen wie die des III. Hirnnerven könnten *ischämischer Natur* sein. Eine ischämische Ursache sämtlicher Formen der diabetischen Neuropathie ist unwahrscheinlich. Eine abnorme Empfindlichkeit gegenüber *äußeren Druckwirkungen* erklärt zumindest einige fokale Ausfälle. Die symmetrischen Polyneuropathien haben wahrscheinlich eine *metabolische Grundlage*. Eine Verminderung der Na-

trium- und Kalium-ATPase-Aktivität sekundär zur reduzierten Konzentration von Myo-Inositol, wozu auch erhöhte neurale Sorbitolwerte beitragen mögen, wird gegenwärtig als Ursache dieser symmetrischen Polyneuropathieformen beim Diabetes mellitus diskutiert. Diese Veränderungen können mit dem axonalen Transport interferieren. Im übrigen kann, wie bereits erwähnt, eine *Hypoglykämie* zu einem Ausfall motorischer Vorderhornzellen als Ursache einer peripheren Neuropathie führen.

Urämische Polyneuropathie

Bei ausgeprägter Niereninsuffizienz kann es zu einer *symmetrischen distalen sensorimotorischen Polyneuropathie* kommen, die vermutlich auf gestaute Metabolite zurückzuführen ist. Autoptisch ist eine distal akzentuierte axonale Degeneration mit Chromatolyse in den Vorderhornzellen in finden. Zusätzlich zu dem Ausfall von Axonen ist jedoch eine *sekundäre segmentale Demyelinisation* festzustellen, die bei der urämischen Neuropathie erstmalig als solche durch statistische Analysen an gezupften Einzelfasern beschrieben und definiert werden konnte[22, 28]. Bei milder verlaufenden Fällen dominiert ein Ausfall nur der großen markhaltigen Nervenfasern, während die kleinen und die marklosen Axone relativ ausgespart sind.

Neuropathien bei Lebererkrankungen

Bei Patienten mit akuter oder chronischer Lebererkrankung kommt es in der Regel nicht zur peripheren Neuropathie, nur beim Alkoholismus, der seinerseits eine Neuropathie verursachen kann, oder wenn ein *Guillain-Barré-Syndrom* auf eine akute virale Hepatitis folgt. Auch kann es bei *primärer biliärer Zirrhose* zu einer Neuropathie kommen. Bei letzterer kann sich eine *sensorische Neuropathie* entwickeln; die Nervenbiopsie zeigt dann xanthomatöse Ablagerungen im Perineurium[27]. Doch gibt es auch Patienten mit primärer biliärer Zirrhose und Neuropathie ohne xanthomatöse Infiltrate, wobei dann eine immunologische Ursache der Neuropathie zu diskutieren ist[21].

Neuropathien bei Hypothyreose

Die häufigste Form einer peripheren Neuropathie beim Hypothyreoidismus ist eine fokale *Kompressionsneuropathie,* in der Regel im *Karpaltunnel.* Selten entwickelt sich eine *symmetrische sensorimotorische Polyneuropathie,* die sich bei der Behandlung des Hypothyreoidismus zurückbildet. Nervenbiopsien ergaben Anzeichen einer segmentalen Demyelinisation, vermehrte Glykogenablagerungen sowohl im Zytoplasma von Schwann-Zellen als auch in den Axonen[26]. Nach eigenen Untersuchungen sind die Basalmembranen um die Kapillaren ungewöhnlich stark verbreitet, wobei mukoide Substanzen, die in früheren Mitteilungen beschrieben worden sind, im Sinne eines Ödems zu deuten sind.

Neuropathien bei Akromegalie

Am häufigsten tritt ein *Karpaltunnelsyndrom* auf. Eine *generalisierte Neuropathie* kann sich ebenfalls entwickeln, die unabhängig von einem Diabetes ist. Die Nervenquerschnittsfläche ist verbreitert, das subperineurale und endoneurale Bindegewebe vermehrt und die Dichte der markhaltigen und marklosen Axone reduziert. In Zupfpräparaten ist eine Kombination einer axonalen Degeneration mit einer segmentalen Demyelinisation zu finden[12].

Neuropathien bei intensivmedizinischer Behandlung („Critical-illness-Polyneuropathy")

Eine *gemischte motorische und sensorische Polyneuropathie* kann sich bei Patienten auf der Intensivstation mit Sepsis und Multiorganversagen entwickeln. Diese manifestiert sich in der Regel erst, wenn versucht wird, den Patienten vom Respirator unabhängig zu machen. Nervenbiopsien ergaben eine *axonale Degeneration*. Die Ursache ist nicht geklärt, aber vermutlich vielfältig[20] ($\triangleright$ S. 439).

Literatur

1.–17. Weiterführende Literatur ($\triangleright$ S. 349)
18. Behse F, Buchthal F, Carlsen F (1977) Nerve biopsy and conduction studies in diabetic neuropathy. J Neurol Neurosurg Psychiatry 40: 1072–1082
19. Bradley JL, Thomas PK, King RHM, Watkins PJ (1994) A comparison of perineurial and vascular basal laminal changes in diabetic neuropathy. Acta Neuropathol 88: 426–432
20. Bolton CF, Young GB, Zochodne DW (1993) The neurological complications of sepsis. Ann Neurol 33: 94–100
21. Charron L, Peyronnard JM, Marchard L (1980) Sensory neuropathy associated with primary biliary cirrhosis. Histologic and morphometric studies. Arch Neurol 37: 84–87
22. Dyck PJ, Johnson WJ, Lambert EH, O'Brien PC (1971) Segmental demyelination secondary to axonal degeneration in uremic neuropathy. Mayo Clin Proc 46: 400–431
23. Dyck PJ, Hansen S, Karnes J, O'Brien P, Yasuda H, Windebank A, Zimmermann B (1985) Capillary number and percentage closed in human diabetic nerve. Proc Natl Acad Sci USA 82: 2513
24. Dyck PJ, Thomas PK, Asbury AK, Winegrad AI, Porte D (eds) (1987) Diabetic Neuropathy. Saunders, Philadelphia
25. King RHM, Llewelyn JG, Thomas PK, Gilbey SG, Watkins PJ (1989) Diabetic neuropathy: abnormalities of Schwann cell and perineurial basal laminae. Implications for diabetic vasculopathy. Neuropathol Appl Neurobiol 15: 339–355
26. Pollard JD, McLeod JG, Honnibal TGA, Verheiden MA (1982) Hypothyroid polyneuropathy. J Neurol Sci 53: 461–471
27. Thomas PK, Walker JG (1965) Xanthomatous neuropathy in primary biliary cirrhosis. Brain 88: 1079–1088
28. Thomas PK, Hollinrake K, Lascelles RG, O'Sullivan DJ, Baillod RA, Moorhead JF, Mackenzie JC (1971) The polyneuropathy of chronic renal failure. Brain 94: 761–780

Hereditäre Neuropathien

Eine Neuropathie als ein wichtiges Symptom kann bei einer großen Zahl bekannter Erbkrankheiten auftreten. Zweckmäßigerweise werden diese unterteilt in hereditäre Neuropathien mit oder ohne bekannte spezifische metabolische Störung. Der Vererbungsmodus, die Genorte und das (abnorme) Genprodukt sind, soweit bisher bekannt, für eine Reihe hereditärer Neuropathien in der Tabelle 3.1 ($\triangleright$ S. 412) aufgelistet.

Hereditäre Neuropathien mit spezifischen metabolischen Störungen

Amyloidneuropathien

Definition

> Amyloid ist ein „stärkeähnliches" hyalines Material mit Glykoproteincharakter, das systemisch oder lokal im Extrazellulärraum abgelagert wird. Es gibt zahlreiche verschiedene Amyloidarten, die pathogenetisch und in ihrer chemischen Zusammensetzung verschieden sind. Gemeinsam sind ihnen die sog. β-Fibrillen sowie ein wechselnder Gehalt eines Glykoproteins mit der Bezeichnung *Amyloid-P-Komponente (= AP),* die auch im Serum vorkommt (SAP) und dem C-reaktiven Protein der akuten Entzündungsphase gleicht.

Eine Beteiligung des peripheren Nervensystems (Abb. 2.5) tritt sowohl bei *primärer Amyloidose,* d.h. der Amyloidose als Folge eines Myeloms (Plasmozytom) und der Waldenström-Makroglobulinämie (benigne Gammopathie), als auch bei *hereditären Amyloidosen* auf. Bei letzteren ist die Neuropathie das wichtigste Symptom. Bei der primären Amyloidose wird Immunoamyloid vom *Leichtkettentyp* abgelagert (AL-Typ der Amyloidose)[35a]; bei den familiären Formen (AF-Typ) ist es entweder *Transthyretin* (= TTR, ein verändertes Präalbumin) [beginnend an den oberen Extremitäten (*Andrade-Typ,* beschrieben auch als Portugal-, Mittelmeer-, Schweden-, Irland-, Japan- etc. Form) oder beginnend an den unteren Extremitäten (*Rukavina-Typ;* beschrieben auch als schweizerische/Indiana- und deutsche/Maryland-Form), bei beiden Typen aber später zu einer generalisierten Polyneuropathie führend] oder mutiertes *Apolipoprotein AI* (= *Van-Allen-Typ,* beschrieben in Iowa, USA)[12]. Diese unterschiedlichen Amyloidoseformen lassen sich durch entsprechende, z.T. bereits kommerziell erhältliche Antikörper *immunhistochemisch unterscheiden* und spezifisch diagnostizieren. Die Vorläufersubstanzen des Amyloids unterliegen einer physikochemischen Veränderung, die innerhalb von Zellen oder außerhalb, induziert durch Makrophagen (Zellen des retikuloendothelialen Systems), abläuft und zur Ausfällung β-geschichteter Strukturen führt. Die β-geschichtete Molekularstruktur bewirkt eine charakteristische Färbung des Amyloids durch Kongorot und eine grünliche Fluoreszenz (sog. *Dichroismus*) im polarisierten Licht.

Feinstrukturell bestehen die Amyloidablagerungen bei allen Amyloidosen in gleicher Weise aus 7,5–8,0 nm dünnen unverzweigten steifen Fibrillen, die entweder irregulär angeordnet sind oder zu parallelen oder fächerförmigen oder manchmal sternförmigen Ablagerungen der Bündel von Filamenten führen (Abb. 2.5). Die Ablagerungen enthalten regelmäßig

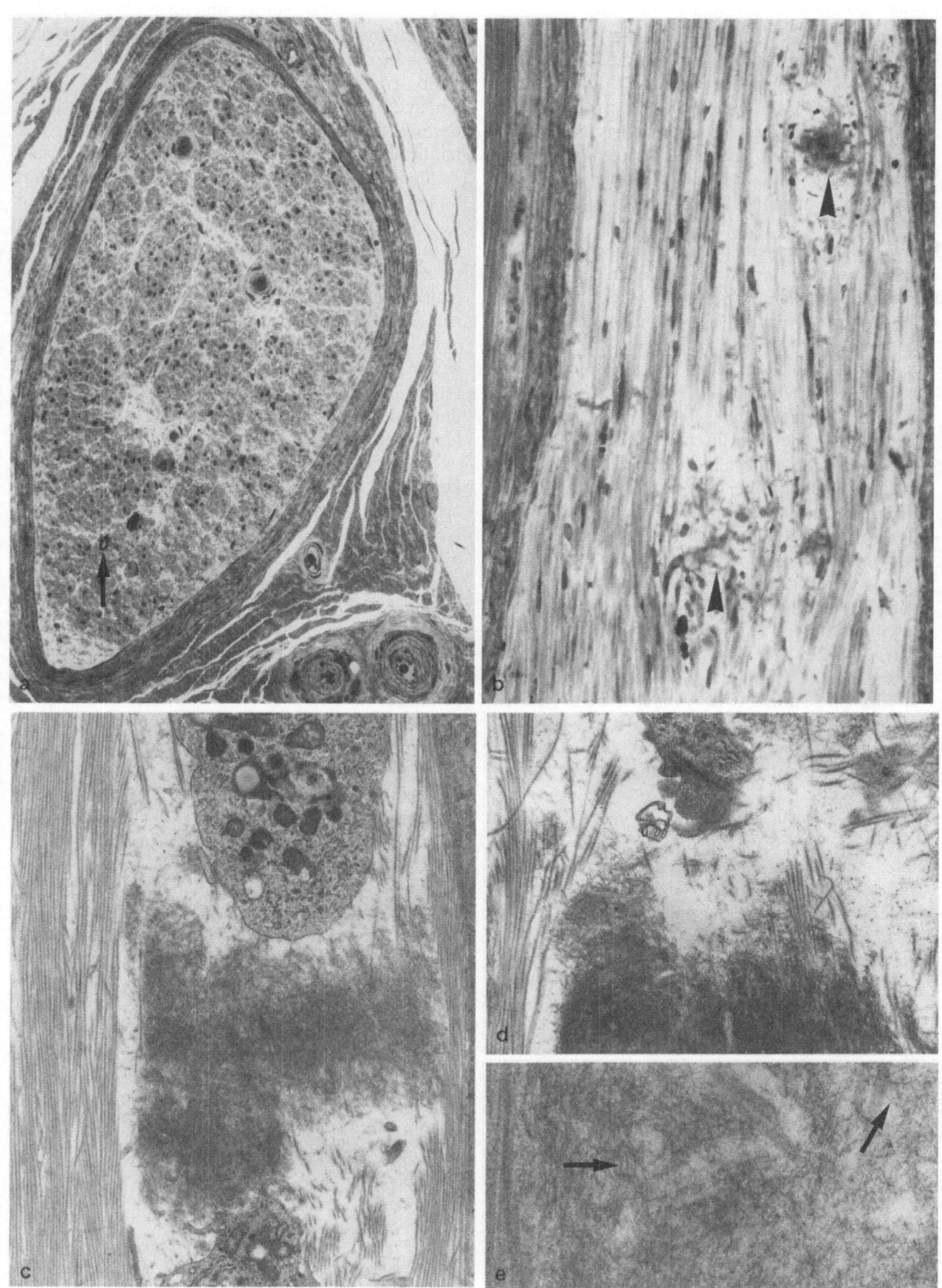

Abb. 2.5 a–e. Amyloidose, die aufgrund der Geringfügigkeit der Ablagerungen aus der Rektumbiopsie nicht diagnostiziert und immunologisch nicht näher charakterisiert werden konnte. **a** Die Zahl der markhaltigen (und marklosen) Nervenfasern ist hochgradig reduziert. Im *Bildausschnitt* ist nur noch eine große Faser *(Pfeil)* übriggeblieben, 155 : 1. **b** Perikollagenes Amyloid in einem Nervenfaszikel ist durch *Pfeile* hervorgehoben, 170 : 1.

c–e Elektronenmikroskopischer Nachweis von endoneuralem Amyloid, **c** zwischen endoneuralen Kollagenfaserbündeln und 2 Fibroblasten (im Bild *oben* und *unten*), 5800 : 1. **d** Verflechtung von endoneuralen Kollagenfibrillen und Amyloid, 6900 : 1. **e** Die einzelnen Amyloidfibrillen sind erst bei höherer Auflösung zu erkennen *(Pfeile)*, 32 900 : 1. (Nach Schröder 1988) kleine Mengen einer sekundären Komponente, der *P-Komponente* (AP). Diese besteht aus 9 nm dicken pentagonalen Scheibchen, wenn man Extrakte der Amyloidablagerungen untersucht. Diese sind identisch mit dem zirkulierenden *α-Glykoprotein (Serumamyloidprotein, SAP),* das unspezifisch an die Amyloidablagerungen adsorbiert wird zusammen mit anderen Substanzen wie Polysacchariden, Komplementkomponenten, Lipoprotein und Fibrinogen.

Familiäre Amyloidose. *Klinik:* Sieben Typen der hereditären Amyloidneuropathie sind heute bekannt. Alle werden dominant vererbt.

- *Typ I* wurde ursprünglich von Andrade beschrieben und kommt häufig in Portugal vor. Die klinischen Symptome gleichen denen bei der sporadischen primären Amyloidose. Ähnliche Fälle sind in Schweden, Irland, Japan, im Mittelmeerraum und an anderen Orten beschrieben worden. Diese Form der Amyloidose beruht auf einer Variante des Transthyretins (TTR) mit einer Valin → Leucin-Transposition in Position 30 des Moleküls.
- *Typ II* (Indiana- oder Rukavina-Form) manifestiert sich durch ein Karpaltunnelsyndrom, dem später eine generalisierte Neuropathie folgt. Dieser Typ wird verursacht durch eine Variante des TTR mit einer Serin → Isoleucin-Substitution in Position 84.
- Der *Typ III* (Van-Allen- oder Iowa-Form) ist gekennzeichnet durch eine symmetrische Polyneuropathie, die häufig von Duodenalgeschwüren und Niereninsuffizienz begleitet wird. Der Krankheit liegt eine Variante des Apolipoprotein A I zugrunde.
- Davon unterscheidet sich der Typ IV (finnische oder Meretoja-Form) durch eine kraniale Neuropathie, eine netzförmige Korneadystrophie und nur geringe Beteiligung der Glieder. Das Amyloid stammt vom Plasma-Gelsolin ab.
- Die klinischen Aspekte der 3 anderen Formen, insbesondere vom Typ V (jüdisch), Typ VI (appalachisch) und Typ VII (deutsch) sind weniger detailliert beschrieben worden. Bei allen stammt das Amyloid vom TTR ab (bezüglich weiterer Details ▷ [36]).

Histopathologie: Amyloidablagerungen kommen bei allen diesen Krankheiten vor. Bei dem *Typ I* der hereditären Amyloidneuropathie (wie bei einigen Fällen mit Myelom) beginnt die Erkrankung mit einem Karpaltunnelsyndrom, was auf *Amyloidablagerungen im Retinaculum carpi* in der Flexorenloge zurückzuführen ist. Ausgedehnte Amyloidablagerungen kommen vor in den *peripheren Nerven,* in den *Plexus* der Gliedergürtel und den *sensorischen und autonomen Ganglien.* Eine diffuse Infiltration der peripheren Nerven besteht bei einigen Patienten mit Myelom oder Waldenström-Makroglobulinämie, wobei die Neuropathie allerdings in den meisten Fällen mit dieser Erkrankung

nicht auf eine Amyloidose, sondern auf humorale Wirkungen von seiten der Immunglobuline zurückzuführen ist, die bei diesen Krankheiten zirkulieren.

Im peripheren Nerven ist das Amyloid im *Epineurium* und *Endoneurium* und in den *Blutgefäßwänden* nachweisbar. Elektronenmikroskopisch sind die Amyloidfibrillen im Endoneurium oft in engem Zusammenhang mit der Basallamina der Schwann-Zellen zu finden. Anfangs fallen bevorzugt die kleinen markhaltigen und marklosen Axone aus. Später resultiert ein diffuser Nervenfaserausfall. In Zupfpräparaten dominiert die *axonale Degeneration;* doch ist gelegentlich eine *segmentale Demyelinisation* und *Remyelinisation* nachweisbar. In den sensorischen und autonomen Ganglien liegen die Amyloidablagerungen im Bindegewebe oder in den Blutgefäßwänden. In den sensorischen Ganglien können die Kapselzellen von Amyloid umgeben werden, insbesondere die der kleineren Ganglienzellen.

Pathogenese: Wie es zum Nervenfaserausfall kommt, ist nicht in allen Einzelheiten geklärt. Möglicherweise spielt die *Ischämie* durch perivaskuläre Ablagerungen von Amyloid eine gewisse Rolle; doch ist die *mechanische Wirkung* der oft umfangreichen Ablagerungen möglicherweise von größerer Bedeutung. Die enge Anlagerung der Amyloidfibrillen an die Basallamina der Schwann-Zellen läßt eine *direkte metabolische Einwirkung* auf die Schwann-Zellen vermuten. Doch ist nicht auszuschließen, daß die nur in wenigen Fällen durch eine Autopsie erwiesene Ablagerung von Amyloid in den spinalen und autonomen Ganglien den Hauptschädigungsfaktor darstellt[4].

Ätiologie: Die familiären Formen der Amyloidneuropathie sind *Proteinopathien,* die durch genetisch verändertes Transthyretin (TTR; Präalbumin), Apolipoprotein oder Gelsolin bedingt sind. Die dem abnormen Transthyretin, Apolipoprotein und Gelsolin zugrundeliegenden Aminosäuresubstitutionen und die den abnormen Proteinen wiederum zugrundeliegenden *Punktmutationen der DNS* werden in ständig zunehmender Zahl (zur Zeit z. B. mindestens 19 Transthyretinopathien) aufgeklärt (Einzelheiten ▷ [36]).

Primäre Amyloidose. Die Neuropathie aufgrund einer *primären Amyloidose (= Paramyloidose)* tritt in der Regel langsam progressiv auf mit distaler symmetrischer *sensorimotorischer Polyneuropathie,* die an den unteren Extremitäten beginnt. Häufig besteht ein *Spontanschmerz.* Die sensorischen Ausfälle treten vor den motorischen Symptomen auf und betreffen in der Regel stärker die Schmerz- und Temperaturempfindung als die Modalitäten der großen Fasern. Oft besteht gleichzeitig eine *autonome Neuropathie.* Distale motorische Symptome treten später auf. Die peripheren Nerven können verdickt sein. Bei Patienten mit einem Myelom kann am Anfang ein *Karpaltunnelsyndrom* stehen. Die unterschiedlichen Amyloidtypen lassen sich, wie eingangs erwähnt, immunhistochemisch unterscheiden[35a].

Weitere Formen der Amyloidose. Eine Neuropathie fehlt bei der sog. *sekundären Amyloidose* mit Ablagerung von AA-Amyloid, das als Folge chronisch-entzündlicher Erkrankungen gebildet wird. Gleiches gilt für die Gruppe der sog. *lokalisierten Amyloidosen* (senile, endokrine, Hämodialyse- u. a. Amyloidosen).

Porphyrien

Die peripheren Nerven können betroffen sein bei den *hepatischen Porphyrien,* sowohl bei der akuten intermittierenden Form als auch bei der Porphyria variegata oder der wesentlich selteneren *hereditären Koproporphyrie* und dem *Deltaaminolävulinsäure-(ALA)-Dehydratase-Mangel*, wobei alle etwa gleiche Symptome aufweisen[12].

Klinik: Porphyrische Attacken können bevorzugt mit *motorischen Ausfällen* verbunden sein, die proximal oder distal lokalisiert oder generalisiert auftreten, manchmal in den oberen Extremitäten, manchmal fokal oder asymmetrisch. Eine *sensorische Symptomatik* ist eher am Stamm als an den Extremitäten nachweisbar; sie kann mit *autonomen Symptomen* und Bauchschmerzen, Erbrechen, Tachykardie und Hypertension verbunden sein. Verhaltensstörungen sind ebenfalls häufig. Die Attacken werden häufig durch bestimmte Medikamente, insbesondere Barbiturate, ausgelöst. Die Erholung setzt langsam ein und ist oft inkomplett.

Histopathologie: Es dominiert eine distale Axonopathie vom „*Dying-back*"-Typ. Ausfälle von motorischen Vorderhornzellen können vorkommen, ebenso eine Chromatolyse in Zellen des Ganglion coeliacum.

Pathogenese: Die hepatischen Porphyrien sind mit Ausnahme des ALA-Dehydratasemangels, der *autosomal rezessiv* vererbt wird, sämtlich *autosomal dominant* erblich. Sie sind auf Störungen der Häm-Synthese zurückzuführen. Die akute intermittierende Porphyrie beruht auf einem Mangel an Uroporphyrin-I-Synthetase und die hereditäre Koprophorphyrie auf einem Defekt der Koproporphyrinogen-Oxidase. Bei der Porphyria variegata besteht ein Mangel an Protoporphyrinogenoxidase. Wie es durch die Anhäufung der Häm-Vorläufer oder anderer sekundärer Folgeerscheinungen der Stoffwechselstörung zu neuronalen Funktionsstörungen kommt, ist nicht geklärt.

Lipidstoffwechselstörungen

Lysosomal (autosomal rezessiv erblich)

Metachromatische Leukodystrophie. Die *metachromatische Leukodystrophie (Sulfatidlipidose)* kann als Musterbeispiel einer lysosomalen Stoffwechselkrankheit gelten. Im Vordergrund steht eine *Demyelinisation* sowohl im zentralen als auch im peripheren Nervensystem, die auf einen Mangel an Arylsulfatase A zurückzuführen ist ($\triangleright$ S. 304).

Klinik: Alle Formen der metachromatischen Leukodystrophie sind vor allem durch Ausfälle von seiten des *zentralen Nervensystems* charakterisiert, bei einigen Fällen ist aber klinisch und elektrophysiologisch eine *periphere Neuropathie* nachweisbar, die gelegentlich im Vordergrund steht.

Histopathologie: Die pathologischen Veränderungen in den peripheren Nerven sind bei allen Formen der metachromatischen Leukodystrophie ähnlich; doch kommen geringe Unterschiede vor, die wahrscheinlich auf die unterschiedliche Chronizität der Erkrankungen zurückzuführen ist. Das gilt sowohl für die übliche Form als auch für die Variante mit multiplem Sulfatasemangel wie für die AB-Variante.

Bei der häufigsten Form, der spätinfantilen Variante, zeigen die peripheren Nerven eine *Verminderung der Zahl markhaltiger Nervenfasern* und Anzeichen für eine *segmentale Demyelinisation* und *Remyelinisation*. Der Ausfall von Fasern ist weniger auffällig bei den Fällen mit juvenilem und adultem Beginn. Es kommt zu fortschreitender Demyelinisation und Remyelinisation mit Anzeichen einer hypertrophischen Neuropathie. Charakteristisch ist die *Anhäufung von 0,5–1 μm* im Durchmesser großen Granula in der perinukleären Region der Schwann-Zellen; diese färben sich mit saurem Kresylviolett oder Toluidinblau metachromatisch braunrötlich. Die Granula können im Zytoplasma der Schwann-Zellen sowohl markhaltiger als auch markloser Axone sowie in Makrophagen vorkommen.

Elektronenmikroskopisch findet sich eine Lamellierung der membrangebundenen Einschlüsse mit einer Periodizität von 5,6–5,8 nm. Diese sind saure-Phosphatase-positiv und daher als Lysosomen zu identifizieren. Derartige Substanzen können auch in prismatischen Stapeln, in „*Tuffstein-Körpern*", die vulkanischem Gestein ähneln, und in „*Zebrakörpern*" vorkommen (Abb. 2.6e). Myelinähnliche Figuren mit konzentrischem lamellärem Material und einer größeren Periodizität von 8 nm finden sich ebenfalls in Schwann-Zellen markhaltiger Axone; diese stammen aber vermutlich von Markscheidenabbauprodukten ab.

Pathogenese: Das Ausmaß der Demyelinisation ist nicht mit der Ablagerung metachromatischer Substanzen in den Schwann-Zellen korreliert. Diese Einschlüsse kommen auch in Schwann-Zellen markloser Axone und in fetalen Nerven vor, bevor eine Demyelinisation einsetzt, so daß sie nicht auf Markscheidenabbauprodukte zurückgeführt werden können. Eine mögliche Ursache der Demyelinisation besteht in abnormen Markscheidenbestandteilen oder in zytotoxisch wirksamen, abnormen Substanzen wie der Sulphogalaktosylsphingosine[19].

Globoidzellige Leukodystrophie (Krabbe-Krankheit; Galaktosylzeramidlipidose). Diese ebenfalls *autosomal rezessive* Erkrankung wird beherrscht von *zentralnervösen Symptomen* ($\triangleright$ S. 306); eine begleitende *periphere Neuropathie* ist jedoch die Regel; die meisten Fälle beginnen in der frühen Kindheit, spätinfantile, juvenile und sogar Fälle mit Beginn im Erwachsenenalter kommen gelegentlich vor.

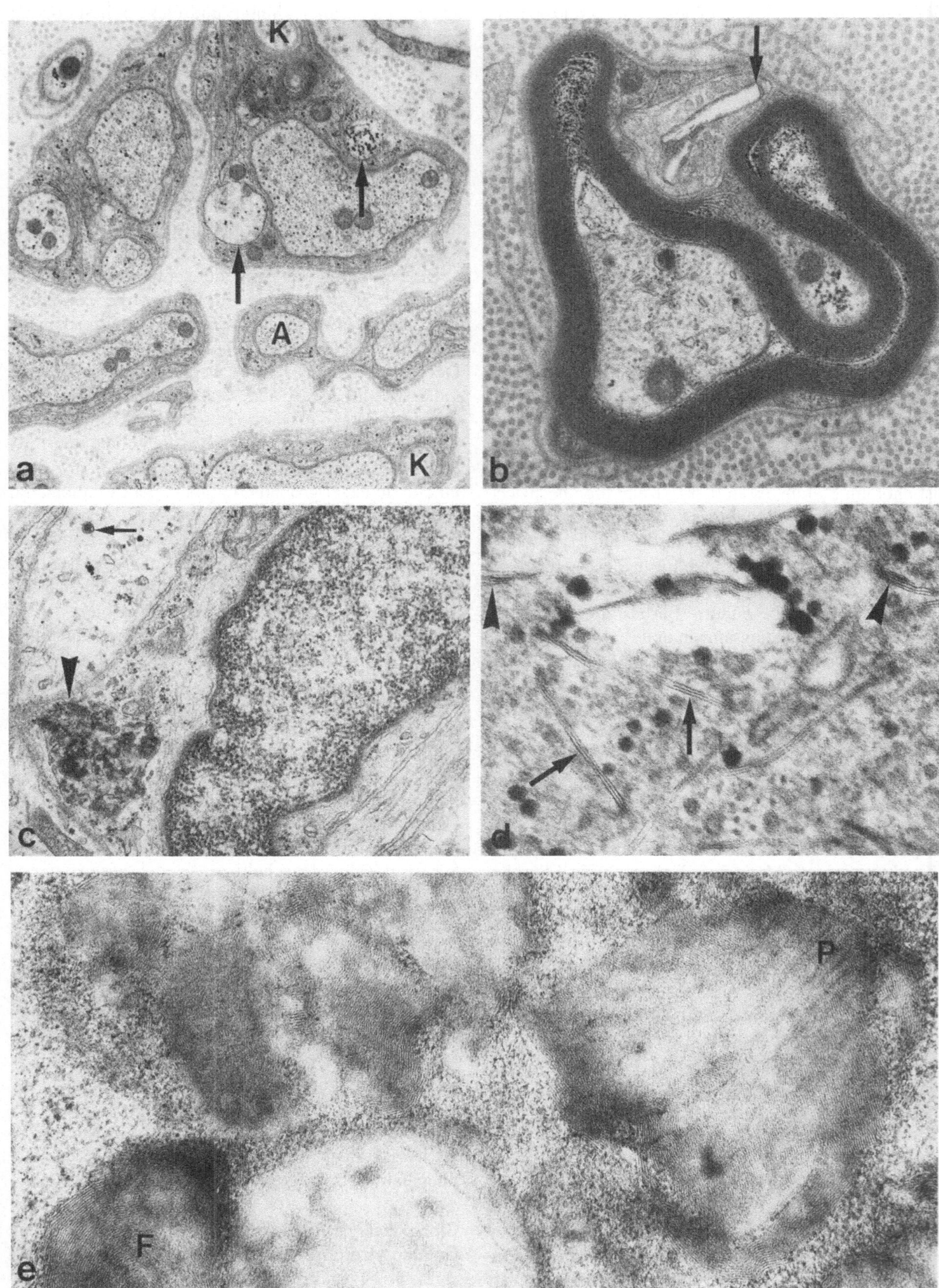

Histopathologie: Man findet eine Verminderung der Zahl normaldicker markhaltiger Nervenfasern. Vielfach dominiert eine segmentale *Demyelinisation* und *Remyelinisation.* Die Schwann-Zellen sowohl der markhaltigen als auch der marklosen Nervenfasern enthalten in verschiedenen Richtungen orientierte, gerade oder gekrümmte prismatische oder tubuläre *Einschlüsse im Zytoplasma* (Abb. 2.6 b), wie sie auch in Makrophagen beobachtet werden. Diese Einschlüsse ähneln denen in den Globoidzellen des Zentralnervensystems.

Pathogenese: Die Erkrankung beruht auf einem Mangel an Galaktozerebrosid-β-Galaktosidase, welche Galaktozerebrosid in Ceramid und Galaktose aufspaltet. Die Schädigung der Oligodendrozyten und Schwann-Zellen beruht vermutlich direkt auf der Anhäufung der Galaktozerebroside oder ihres Vorläufers, des Psychosins ($\triangleright$ S. 306).

Niemann-Pick-Krankheit (Sphingomyelinlipidose).

Diese Krankheit ist durch eine *Hepatosplenomegalie* mit progressiver Verschlimmerung und *Tod vor dem 2. Lebensjahr* charakterisiert, wobei Ablagerungen im peripheren Nerven zwar vorkommen, die Symptome von seiten des zentralen Nervensystems aber stark dominieren ($\triangleright$ S. 311).

Die *periphere Neuropathie beim Typ A* der Niemann-Pick-Krankheit[28] ist durch eine segmentale Demyelinisation und zahlreiche osmiophile Körper in den Schwann-Zellen gekennzeichnet. *Elektronenmikroskopisch* lassen sich 2 verschiedene Einschlüsse nachweisen: 1) lysosomale Einschlüsse, wie sie üblicherweise bei der Niemann-Pick-Krankheit in den Ganglienzellen beobachtet werden; und 2) Einschlüsse in den Markscheiden, die noch mit der ursprünglichen Markscheide in Verbindung stehen als Zeichen einer schweren Myelinopathie. Im Axonplasma sind ebenfalls myelinähnliche Figuren nachweisbar.

Cockayne-Syndrom.

Diese *rezessiv erbliche* Krankheit ist durch eine Wachstumsverlangsamung, Progerie, kutane Photosensitivität, Mikrozephalie, mentale Retardierung, Pigmentatrophie der Retina, Taubheit und Ataxie gekennzeichnet. Die *zerebralen Veränderungen* entsprechen denen einer Leukodystrophie. In den *Nervenbiopsien* dominiert eine Demyelinisation. Granuläre lysosomale Einschlüsse kommen in Schwann-Zellen vor ($\triangleright$ S. 340).

Andere Lipidstoffwechselstörungen. Periphere Neuropathien sind gelegentlich bei einer Reihe von seltenen Lipidstoffwechselstörungen beschrieben worden. Dazu gehört die *zerebrotendinöse Xanthomatose* (Cholestanolosis)[18] und die *Farber-Krankheit.* Charakteristische histologische und ultrastrukturelle Anomalien sind auch bei verschiedenen anderen Krankheiten zu beobachten, die in der Regel nicht mit einer peripheren Neuropathie einhergehen. Dazu gehören die G_{M1}- und die G_{M2}-*Gangliosidose, die Zeroid-Lipofuszinose* (Abb. 2.6 c), die *Gaucher-* und die *Wolman-Krankheit* ($\triangleright$ Abschn. „Stoffwechselkrankheiten", S. 301).

Lysosomal (X-chromosomal rezessiv erblich)

Fabry-Krankheit (Glykosphingolipidlipidose; Angiokeratoma corporis diffusum).

Diese X-chromosomal rezessiv erbliche Krankheit beruht auf einem Mangel an α-Galaktosidase ($\triangleright$ S. 314).

- *Hemizygote Männer* entwickeln bei dieser Krankheit *teleangiektatische Veränderungen* am unteren Stamm, am Gesäß sowie dilatierte konjunktivale Blutgefäße, eine Korneadystrophie und zerebrale, kardiale und renale Veränderungen. Zum Krankheitsbild gehört eine *sensorische und autonome Neuropathie,* die von schweren paroxysmalen Schmerzanfällen in den Extremitäten begleitet wird (Fabry-Krisen). Diese treten in der Kindheit oder während der Adoleszenz auf.
- *Heterozygote Frauen* können eine leichtere Manifestationsform der Krankheit aufweisen, entwickeln in der Regel aber *keine* neuropathischen Symptome.

Histopathologie: In Nervenbiopsien lassen sich ein Verlust kleiner markhaltiger und markloser Axone sowie lamellierte Einschlüsse in den Perineuralzellen, aber auch in den Endothelzellen nachweisen. Diese Substanzen bestehen aus Glykosphingolipiden, die *elektronenmikroskopisch* alternierende helle und dunkle Linien mit einer Periodizität von etwa 5 nm aufweisen. Diese Einschlüsse kommen entweder als flache Stapel oder konzentrisch lamellierte Körper vor. *Autoptisch* ist eine Speicherung dieser Substanzen in den Ganglienzellen der Spinalganglien nachweisbar, hier allerdings in geringer Zahl[31].

Proteolipidanomalien (autosomal rezessiv erblich)

Analphalipoproteinämie (Tangier-Krankheit).

Die Tangier-Krankheit wird benannt nach einer Insel in der Chesapeake-Bucht. Das wichtigste klinische Symptom

---

Abb. 2.6 a–e. Pathognostische Schwann-Zell-Einschlüsse (nach Schröder 1987). **a** Die Mukopolysaccharidvakuolen *(Pfeile)*, z. T. mit Glykogengranula, bei einem 8jährigen Mädchen mit Sanfilippo-Krankheit, Typ A, sind von den marklosen Axonen *(A)* und Kollagentaschen *(K)* zweifelsfrei zu unterscheiden, 8000 : 1. **b** Prismatische oder nadelförmige Schwann-Zell-Einschlüsse *(Pfeil)* bei Krabbe-Leukodystrophie, 14700 : 1. **c** Kurvilineares Zytosom *(Pfeilkopf)* bei Zeroidlipofuszinose in einer Rektumbiopsie. Ein Katecholamingranulum ist durch einen *dünnen Pfeil* gekennzeichnet, 16100 : 1. **d** Adrenoleukodystrophie mit Neuropathie von überwiegend demyelinisierendem Typ bei einer 41jährigen Frau, deren Sohn ebenfalls erkrankt ist. Die trilaminären, d. h. 3fach *(Pfeile)* oder mehrfach *(Pfeilköpfe)* geschichteten Strukturen (Membrankomplexe) liegen in einzelnen Schwann-Zellen in großer Zahl, unterschiedlich orientiert, nebeneinander, 64 700 : 1. **e** Fingerabdruck *(F)*- und prismatisch geschichtete *(P)*Körper in einer Schwann-Zelle bei metachromatischer Leukodystrophie einer 32jährigen Patientin, 57 050 : 1

besteht, abgesehen von einem Befall der peripheren Nerven, in einer *Ablagerung von Cholesterinestern* in verschiedenen Geweben, insbesondere in den *Tonsillen,* die dadurch vergrößert und gelb gefärbt sind, in der *Milz,* im *Knochenmark,* in *Lymphknoten* der intestinalen Submukosa und in der *Haut.* Etwa die Hälfte der Fälle entwickelt eine *Neuropathie,* die *3 verschiedene Formen* annehmen kann.

- Die 1. ist durch ein *pseudosyringomyelisches Syndrom* mit Beginn im Erwachsenenalter gekennzeichnet. Die betroffenen Individuen entwickeln eine Schwäche der Gesichtsmuskulatur und der kleinen Handmuskeln, eine allgemeine Sehnenareflexie und einen Sensibilitätsverlust, der den Stamm und die proximalen Anteile der Gliedmaßen betrifft, wobei am Anfang vor allem die Schmerz- und Temperaturempfindung betroffen ist.
- Die 2. Form besteht in einer *rekurrierenden multifokalen Neuropathie* und
- die 3. in einer *distalen sensomotorischen Neuropathie.*

Die Serumkonzentration der „High-density"-Lipoproteine ist stark reduziert, und die geringen Mengen, die noch übriggeblieben sind, sind abnorm strukturiert. Die Plasmacholesterinwerte sind in der Regel reduziert, die Triglyzeridwerte jedoch normal oder erhöht (▷ S. 344). Die Erkrankung ist *autosomal-rezessiv* erblich. Bis heute ist ungewiß, ob sich die 3 klinischen Formen genetisch unterscheiden, auch wenn dies wahrscheinlich ist.

Histopathologie: In Nervenbiopsien fand sich beim pseudosyringomyelischen Typ ein erheblicher *Ausfall an marklosen Axonen,* aber auch von markhaltigen Fasern, insbesondere der kleinkalibrigen[21]. Zupfpräparate haben eine deutliche *segmentale Demyelinisation* ergeben. Der Hauptbefund besteht in einer Anhäufung zahlreicher Lipidtropfen und pleomorpher Einschlüsse im Zytoplasma der Schwann-Zellen. Diese bestehen aus Neutralfetten und Cholesterinestern.

Pathogenese: Die Ursache für die Anhäufung der Substanzen in den Schwann-Zellen ist *nicht geklärt;* möglicherweise beruht sie auf einer Degeneration von Nervenfasern und der Unfähigkeit dieser Zellen, das Abbauprodukt zu eliminieren. Nervenbiopsien mit multifokaler Neuropathie zeigen eine ausgeprägte *Demyelinisation* und *Remyelinisation* bei Begrenzung der Lipidtropfen auf Schwann-Zellen mit marklosen Axonen.

Abetalipoproteinämie (Bassen-Kornzweig-Syndrom).

Die neurologischen Symptome dieser *autosomal rezessiv* erblichen Krankheit bestehen in einer *spinozerebellären Degeneration* mit symmetrischer distaler *peripherer Neuropathie* und *Pigmentdegeneration der Retina.* Die Symptome treten innerhalb der ersten 2 Dekaden auf und sind verbunden mit einer *intestinalen Malabsorption* und abnormen Erythrozyten *(Akanthozytose)* (▷ S. 344).

Histopathologie: Eine Demyelinisation und ein Ausfall von Axonen in den peripheren Nerven ist beschrieben worden, ebenso ein inkonstanter Ausfall von Vorderhornzellen; doch bestehen heute gute Anhaltspunkte dafür, daß die neurologischen Veränderungen sekundär auf einen *ausgeprägten Vitamin-E-Mangel* zurückzuführen sind, der wiederum auf die *intestinale Resorptionsstörung* zurückzuführen ist[12].

Peroxisomale Stoffwechselstörungen

Die Peroxisomen wirken mit bei der Synthese der Plasmalogene und der Gallensäuren sowie beim Abbau der sehr langkettigen Fettsäuren, der Pipekolinsäure und der Phytansäure. Unter den peroxisomalen Erkrankungen werden solche unterschieden, bei denen multiple Enzyme oder nur einzelne Enzyme betroffen sind. Dazu gehören das zerebrohepatorenale oder *Zellweger-Syndrom,* die *infantile Refsum-Krankheit* und die *hyperpipekolische Azidämie,* das *Pseudo-Zellweger-Syndrom* und das *Zellweger-ähnliche Syndrom;* die *neonatale Adrenoleukodystrophie* und die *pseudoneonatale Adrenoleukodystrophie;* möglicherweise die *adulte Refsum-Krankheit;* die *X-chromosomal gebundene Adrenoleukodystrophie* einschließlich der *Adrenomyeloneuropathie;* die *rhizomelische Chondroplasia punctata;* und die primäre *Hyperoxalurie Typ I*[27]. Im folgenden werden nur die mit einer peripheren Neuropathie verbundenen Erkrankungen beschrieben: die Adrenoleukodystrophie, die Adrenomyeloneuropathie und die infantile bzw. adulte Refsum-Krankheit (▷ im übrigen den Abschn. „Stoffwechselkrankheiten", S. 321).

Adrenoleukodystrophie und Adrenomyeloneuropathie.

Zu unterscheiden sind zwei Hauptformen:
- die klassische *Adrenoleukodystrophie (ALD),* die in der Kindheit auftritt und
- die im Erwachsenenalter bei milderem Verlauf auftretende *Adrenomyeloneuropathie (AMN).*

Darüber hinaus lassen sich verschiedene Untertypen differenzieren, wozu kindliche, adoleszente, adulte, zerebrale, präsymptomatische und asymptomatische Formen gehören, außerdem die sich nur als Addison-Krankheit manifestierende Form. Doch gibt es verschiedene Untertypen bei ein- und derselben Sippe[27].

Klinik: Bei der Adrenoleukodystrophie handelt es sich um eine *X-chromosomal* vererbte Krankheit (Ausnahme: neonatale ADL), bei der sowohl das *Nervensystem* als auch die *Nebennierenrinde* betroffen sind. Bei typischen Fällen kommt es nicht zu klinischen Anzeichen einer peripheren Neuropathie, obwohl charakteristische Einschlüsse in den Schwann-Zellen nachweisbar sind. Bei anderen Fällen dominieren *Rückenmarks-* und *periphere Nervensymptome* gegenüber zerebralen Ausfallserscheinungen. Diese Krankheit wird daher als *Adrenomyeloneuropathie* von der eigentlichen *Adrenoleukodystrophie* abgegrenzt (▷ S. 322).

Histopathologie: Die *peripheren Nerven* zeigen bei allen Fällen einen *Ausfall* sowohl an markhaltigen als auch an marklosen Axonen mit Anzeichen einer

Demyelinisation und *Remyelinisation* und Andeutungen von hypertrophischen Veränderungen.

Elektronenmikroskopisch lassen sich charakteristische lamelläre Einschlüsse in den Schwann-Zellen nachweisen (Abb. 2.6d), deren Lamellen aus 2 oder mehr parallelen elektronendichten, 2–5 nm dicken Schichten bestehen, die ihrerseits wieder von einem hellen 2–7 nm breiten Zwischenraum getrennt werden.

Pathogenese: Die wichtigste Veränderung besteht in einer biochemisch nachweisbaren Anhäufung sehr langkettiger Fettsäuren, speziell des Hexakosanats, einer 26 Kohlenhydrate langen unverzweigten Fettsäure. Diese läßt sich im Gehirn und in der Nebenniere sowie in kultivierten Hautfibroblasten nachweisen. Die zugrundeliegende Stoffwechselstörung beruht auf einer mangelhaften β-Oxidation sehr langkettiger Fettsäuren durch die Peroxisomen.

Refsum-Krankheit   (Phytansäurespeicherkrankheit; Heredopathia atactica polyneuritiformis).

Die wichtigsten neurologischen Symptome bei dieser *autosomal rezessiv* erblichen Krankheit besteht in einer chronischen distalen symmetrischen *sensomotorischen Neuropathie* in Verbindung mit einer *Ataxie* und *Pigmentdegeneration der Retina.* Die Symptome treten in der Regel in der 2. bis 3. Dekade auf. Die peripheren Nerven können tastbar vergrößert sein. Eine sensorineurale Taubheit, Ichthyose und eine Kardiomyopathie können zusätzlich vorhanden sein. Die Erkrankung verläuft langsam progressiv oder rekurrierend und remittierend. Im Serum und im Gewebe häuft sich eine langkettige Fettsäure an: die 3,7,11,15-Tetramethylhexadekaonsäure (Phytansäure). Sie entstammt dem Phytol der Nahrung und häuft sich an, da ein Block bei der α-Oxidation zu α-Hydroxyphytansäure besteht (▷ S. 324).

Autoptisch läßt sich eine *Hypertrophie der Nerven* nachweisen, die in den proximalen Abschnitten maximal ausgeprägt ist, am deutlichsten in den Nervenplexus der Gliedergürtel. Die Verdickung der Nerven kann *diffus* oder *knotenförmig* sein und die spinalen Nervenwurzeln sowie die sensorischen Ganglien einschließen.

Histopathologie: Das *Endoneurium* ist verbreitert und kann mukoide Substanzen enthalten. Die Zahl der *markhaltigen Nervenfasern* ist *reduziert* und hypertrophische Veränderungen (sog. Zwiebelschalenformationen), manchmal extremen Ausmaßes, kommen vor. Doch sind diese Veränderungen nicht immer sehr ausgeprägt. Im N. suralis überwiegt manchmal der Verlust an markhaltigen Nervenfasern in Verbindung mit Bündeln regenerierter Nervenfasern (Abb. 3.11g; S. 464). Die anfangs als pathognomonisch beschriebenen parakristallinen Einschlüsse in den Mitochondrien der Schwann-Zellen haben sich als unspezifische Veränderungen erwiesen, die bei zahlreichen verschiedenen Neuropathien auftreten[12,15,33,34].

Pathogenese: Während der Nachweis einer peroxisomalen Stoffwechselstörung bei der Erwachsenenform der Refsum-Krankheit bisher nicht gelang, sondern, wie eingangs erwähnt, nur vermutet wird, ist die genetisch differente, autosomal-rezessive, infantile Form, bei der sowohl die Phytansäure als auch die Pipekolinsäure und die sehr langkettigen Fettsäuren im Gewebe angehäuft sind, auf einen *peroxisomalen Defekt* zurückzuführen. Diese peroxisomale Erkrankung ist daher als *infantile Refsum-Krankheit* abgegrenzt worden. Eine periphere Neuropathie tritt dabei aber nicht regelmäßig auf.

Die Erwachsenenform der Refsum-Krankheit ist eine der wenigen hereditären Stoffwechselleiden, die sich effektiv behandeln läßt, und zwar durch eine gemüsearme Diät, wodurch eine Reduktion des Phytols, des Vorläufers der Phytansäure, in der Nahrung erzielt wird.

Mukopolysaccharidosen

Bei den Mukopolysaccharidosen werden *Glukosaminoglykane (Mukopolysaccharide)* aufgrund einer rezessiv erblichen Stoffwechselstörung in den Lysosomen verschiedener Gewebe abgelagert. Im Vordergrund kann eine *Kompressionsneuropathie* stehen, so beim *Hurler-* und beim *Scheie-Syndrom,* gelegentlich aber auch eine *Friedreich-Ataxiesymptomatik*[26]. Schwann-Zell-Einschlüsse können ohne klinisch manifeste Neuropathie vorkommen; sie werden bei der *Hurler-* und bei der *Hunter-Krankheit,* insbesondere aber beim *Sanfilippo-Syndrom* beobachtet (Abb. 2.6a), ebenso bei der *I-Zell-Krankheit* (▷ S. 319).

Glykogenstoffwechselstörungen

Diese sind in der Regel nur mit *geringen* Ablagerungen von Glykogen in den Ganglienzellen und Schwann-Zellen verbunden, die keine spezifische Diagnose erlauben. Nur bei der Glykogenose vom *Typ IV (Anderson-Krankheit)* sind mehr oder weniger zahlreiche charakteristische Polyglukosankörper in Axonen, Schwann-Zellen, Perineuralzellen und glatten Muskelzellen u. a. der Vasa nervorum eingelagert[35]. Die Polyglukosankörper sind etwa 2–6 μm groß und bestehen aus Filamenten, die durch das abnorm langkettige Glykogen gebildet werden, und, sofern sie nicht in Lysosomen sequestriert und von Membranen umgeben werden wie bei der Lafora-Krankheit, aus einer granulären Komponente (▷ S. 324).

Oxalosen

Unter den primären Hyperoxalurien werden 2 Erkrankungen des Glyoxalatmetabolismus unterschieden. Die häufigere Form ist die glykolische Azidurie, bei der es zu einer massiven Ablagerung von Oxalaten in den Geweben einschließlich der peripheren Nerven kommt. Die *Neuropathie* kann vorwiegend *motorisch, häufiger aber sensorisch* sein. Eine Kombination segmentaler Demyelinisationen und axonaler Ausfälle ist beschrieben worden. Die Oxalatkristalle sind in der Wand *epineuraler Arterien,* in sensorischen *Ganglien* und sympathischen Ganglien sowie in *peripheren Nervenstämmen* nachweisbar. Kristalle sind auch innerhalb von Axonen festgestellt worden[24, 30].

Erkrankungen mit defekter DNA-Reparatur

Die Symptome bei der *Ataxia telangiectatica (Louis-Bar-Syndrom)* sind am ausgeprägtesten im zentralen Nervensystems. Bei dieser Erkrankung, wie auch beim *Xeroderma pigmentosum,* dominiert ein Ausfall der großen sensorischen Fasern in den peripheren Nerven zusammen mit einem entsprechenden Verlust der größeren Zellen in den Spinalganglien[38]. Eine mögliche Beziehung zwischen der defekten DNA-Reparatur bei diesen Erkrankungen und der Entwicklung der neurologischen Ausfälle wird diskutiert[29].

Neuropathien bei mitochondrialen Erkrankungen

Mitochondriale Erkrankungen bilden eine heterogene Gruppe von Krankheiten, die durch strukturelle, numerische oder funktionelle Anomalien der Mitochondrien gekennzeichnet sind.

> Innerhalb von 5 Jahren sind 7 mitochondriale Erkrankungen definiert worden, die auf *Punktmutationen* oder auf *Deletionen der mitochondrialen DNA* zurückzuführen sind[39]. Diese sind oft mit einer Neuropathie vom überwiegend axonalen Typ mit mehr oder weniger starken Ausfällen, aber relativ häufig auch mit unverhältnismäßig dünn myelinisierten Axonen verbunden[33, 34]. Dazu gehören die in der Tabelle 2.3 zusammengefaßten mitochondrialen Erkrankungen (▷ S. 294, 332, 336 u. 432).

Klinik: Zwischen den in Tabelle 2.3 aufgeführten, klinisch oder genetisch durch Anomalien der mitochondrialen DNA abgrenzbaren Krankheitsbildern gibt es Übergänge, das heißt, Patienten mit MELAS können KSS- oder MERRF-Symptome oder andere Zeichen einer mitochondrialen Myopathie aufweisen (▷ dort)[23, 25, 32]. *Leitsymptom bei vielen mitochondrialen Erkrankungen sind die äußeren Augenmuskellähmungen mit entsprechenden Blickparesen.* Eine periphere Neuropathie kann bei KSS besonders ausgeprägt sein. Doch auch bei MELAS und MERRF kommen neben vorwiegend zentralnervösen Symptomen Neuropathien vor. Bei NARP gehört die Neuropathie zur Definition, bei LHON bildete die Neuropathie eine Untergruppe in der gängigen Klassifikation der HMSN (Typ VI).

 Pathogenese: Die bevorzugte Expression der mtDNA-Mutationen im Nervensystem und in der Muskulatur (Skelett- und Herzmuskulatur) ist nicht verwunderlich, da diese Gewebe weitgehend von der mitochondrialen Energieversorgung abhängen und ihr Parenchym aus postmitotischen, terminal differenzierten Zellen besteht, die keiner physiologischen Mauserung unterliegen und somit keine Möglichkeit zur Eliminierung der mutierten mtDNA haben[33, 39].

Tabelle 2.3. Mitochondriale Erkrankungen

 I. Deletionen mitochondrialer DNA (mtDNA)
  1. Einzelne Deletionen (in der Regel sporadisch)
   a) Chronische progressive externe Ophthalmoplegie („CPEO")
   b) Kearns-Sayre-Syndrom („KSS")
  2. Multiple Deletionen (autosomal-dominant oder rezessiv erblich)
   a) CPEO
   b) KSS
   c) CPEO mit Muskelschwäche

 II. Punktmutationen der mtDNA (maternal ererbt)
  1. Punktmutationen von mtDNA-RNA-Genen
   a) Mitochondriale Encephalomyopathie mit Laktatazidose und schlaganfallähnlichen Episoden („MELAS")
   b) Myoklonusepilepsie mit „ragged-red" Fasern im Muskel („MERRF")
   c) KSS
   d) CPEO
   e) Maternal „inherited" (vererbte) Myopathie und Kardiomyopathie („MIMyCa")
   f) Nekrotisierende Leigh-Enzephalopathie (M. Leigh)
  2. Punktmutationen proteinkodierender mtDNA
   a) Hereditäre Leber-Optikusneuroretinopathie („LHON")
   b) Neuropathie, Ataxie und Retinitis pigmentosa (NARP)

Literatur

1.–17. Weiterführende Literatur (▷ S. 349)

18. Donaghy M, King RHM, McKeran RO, Schwartz MS, Thomas PK (1990) Cerebrotendinous xanthomatosis: clinical, electrophysiological and nerve biopsy findings, and response to treatment with chenodeoxycholic acid. J Neurol 237: 216–219

19. Dulaney JT, Moser HW (1978) Sulfatide lipidosis: metachromatic leukodystrophy. In: Stanbury JB, Wyngaarden JB; Fredrickson DS (eds) The metabolic basis of inherited disease, 4th edn. McGraw-Hill, New York, pp 770–809

20. Dyck PJ, Lais A, Karnes JL, O'Brien P, Rizza R (1986) Fiber loss is primary and multifocal in sural nerves in diabetic polyneuropathy. Ann Neurol 19: 425–439

21. Gibbels E, Schaefer HE, Runne U, Schröder JM, Haupt WF, Assmann G (1985) Severe polyneuropathy in Tangier disease mimicking syringomyelia or leprosy. J Neurol 232: 283–294

22. Goodman WN, Cooper WC, Kessler GB, Fischer MS, Gardner MB (1969) Ataxia telangiectasia, a report of two cases in siblings presenting a picture of progressive muscular atrophy. Bull LA Neurol Soc 34: 1–22

23. Goto Y, Morai S, Matsuoka T, Koga Y, Nihei K, Kobayashi M, Nonaka I (1992) Mitochondrial myopathy, encephalopathy, lactic acidosis, and stroke-like episodes (MELAS): A correlative study of the clinical features and mitochondrial DNA mutation. Neurology 42: 545–550

24. Hall BM, Walsh JC, Horvath JS, Lytton DG (1976) Peripheral neuropathy, complicating primary hyperoxaluria. J Neurol Sci 29: 343–349

25. Hirano M, Ricci E, Koenigsberger MR, Defendini R, Pavlakis SG, De Vito DC, DiMauro S, Rowland LP (1992) MELAS: an original case and clinical criteria for diagnosis. Neuromusc Disord 2: 125–135

26. Jellinger K, Paulus W, Grisold W, Paschke E (1990) New phenotype of adult alpha-L-iduronidase deficiency (mucopolysaccharidosis I) masquerading as Friedreich's ataxia with cardiopathy. Clin Neuropathol 9: 163–169

27. Lake BD (1992) Lysosomal and peroxisomal disorders. S. 709–810 In: Adams JH, Duchen LW (eds) Greenfield's Neuropathology, 5th ed. Arnold, London Melbourne Auckland

28. Landrieu P, Said G (1984) Peripheral neuropathy in type A Niemann-Pick disease. A morphological study. Acta Neuropathol 63: 66–71

29. Malandrini A, Guazzi GC, Alessandrini C, Federico A (1990) Peripheral nerve involvement in ataxia telangiectasia: histological and ultrastructural studies of peroneal nerve biopsy in two cases. Clin Neuropathol 9: 109–114

30. Moorhead PJ, Cooper DJ, Timperley WR (1975) Progressive peripheral neuropathy in a patient with primary hyperoxaluria. Br Med J 2: 312–313

31. Ohnishi A, Dyck PJ (1974) Loss of small peripheral sensory neurons in Fabry's disease. Arch Neurol 31: 120–127

32. Peiffer J, Kustermann-Kuhn B, Mortier W, Poremba M, Roggendorf W, Scholte HR, Schröder JM, Wendtland B, Wessel K, Zimmermann C (1988) Mitochondrial myopathies with necrotizing encephalopathy of the Leigh type. Pathol Res Pract 183: 706–716

33. Schröder JM (1993) Peripheral neuropathy associated with mitochondrial disorders. Brain Pathol 3: 177–190

34. Schröder JM, Sommer C (1991) Mitochondrial abnormalities in human sural nerves: fine structural evaluation of cases with mitochondrial myopathy, hereditary and nonhereditary neuropathies, and review of the literature. Acta Neuropathol 82: 471–482

35. Schröder JM, May R, Shin Y, Sommer C. Kunze KP, Nase-Hüppmeier S (1991) New variant of polyglucosan body disease: late juvenile hereditary myopathy with complete brancher enzyme deficiency. Neuropathol Appl Neurobiol 17: 517–518

35 a. Sommer C, Schröder JM (1989) Amyloid neuropathy: Immunocytochemical localization of intra- and extracellular immunoglobulin light chains. Acta Neuropathol (Berl) 79: 190–199

36. Staunton H (1991) Familial amyloid polyneuropathies. De Jong JMBV (ed) Handbook of clinical neurology, vol 16. Elsevier, Amsterdam, pp 89–115

37. Thomas PK, Walker JG (1965) Xanthomatous neuropathy in primary biliary cirrhosis. Brain 88: 1079–1088

38. Thrush DC, Holt IG, Bradley WG, Campbell MJ, Walton JN (1974) Neurological manifestations of xeroderma pigmentosum in two siblings. J Neurol Sci 22: 91–104

39. Zeviani M, Antozzi C (1992) Defects of mitochondrial DNA. Brain Pathol 2: 121–132

Hereditäre Neuropathien ohne bekannte spezifische biochemische Stoffwechselstörungen

Diese werden nach dem bevorzugten Befall des motorischen, sensorischen und autonomen Systems in Verbindung mit dem Erbmodus klassifiziert ($\triangleright$ Tabelle 3.1, S. 412).

Hereditäre sensorische und motorische Neuropathien (HMSN)

HMSN I. Unter den hereditären motorischen und sensorischen Neuropathien vom Typ I werden nach Dyck et al.[3] der *hypertrophische Typ (HMSN I)* und das *Roussy-Levy-Syndrom*, das zusätzlich durch eine Ataxie und Tremor gekennzeichnet ist, zusammengefaßt. Die *„Hypertrophie"* ist auf eine zwiebelschalenförmige Anordnung der proliferierten, überzähligen Schwann-Zellen aufgrund wiederholter *De- und Remyelinisation* zurückzuführen (Abb. 2.7 e, 2.8).

Nomenklatur und Genetik: Typ I und II sind in der Regel *autosomal dominant* erblich und auch als peroneale oder *neurale Muskelatrophie* oder *Charcot-Marie-Tooth (CMT-)-Krankheit* bekannt. Der Typ I ist z. T. mit der Duffy-Blutgruppe auf dem Chromosom 1

gekoppelt (Typ Ia), während andere Fälle keine Kopplung aufweisen (Typ Ib). Ähnliche Erkrankungen können jedoch auch *autosomal-rezessiv* oder *x-chromosomal-dominant* erblich sein ($\triangleright$ unten), manchmal verbunden mit Taubheit oder Friedreich-Ataxie. Molekulargenetisch sind beim Typ Ia Punktmutationen oder eine *Duplikation* der 1,5-Megabasen-DNA-Region für das periphere Myelin-Protein kD22 (PMP 22) am Genort 17p11.2 festgestellt worden. Die Duplikation läßt sich durch Fluoreszenz-In-situ-Hybridisierung im Interphasenkern lymphoblastoider Zellen der Patienten mit Hilfe spezieller „Proben" direkt nachweisen[39a]. Bei der tomakulösen Neuropathie liegt demgegenüber eine *Deletion* dieses Genortes vor, so daß diese beiden eindeutig verschiedenen Krankheiten als „reziproke Produkte ungleichen Crossovers" angesehen werden[18a]. Andererseits ist beim Typ Ib der HMSN die chromosomale Region 1q21–23 und das zugehörige periphere Nervenprotein P_0 (PMP 0) betroffen. Mutationen am Genort 17p11.2 sind bemerkenswerterweise auch bei Heterozygoten der als rezessiv erblich geltenden HMSN III (Dejerine Sottas; s.u.) zu finden[35a]. Die autosomal dominant erbliche neuronale Form der HMSN (HMSN II) ist demgegenüber dem Chromosom 1p35–p36 und die X-chromosomale Form (HMSN X; CMT X) dem Genort des Connexins (Xq13) zuzuordnen.

Klinik: Die HMSN I ist die häufigste Form der Charcot-Marie-Tooth-Krankheit. Sie beginnt zumeist in der 1. oder 2. Lebensdekade mit *Fußdeformitäten* und *Gehbehinderung*. Neurologisch läßt sich eine distale Schwäche und Atrophie an den Unterschenkeln *(„Storchenbeine")* feststellen mit Verlust der Sehnenreflexe, geringen distalen *(„strumpfförmigen") Sensibilitätsstörungen* und *Hohlfuß*. Später sind auch die oberen Extremitäten betroffen. Einige Fälle zeigen Ataxie und Armhaltetremor *(„Roussy-Levy-Syndrom")* und evtl. eine Skoliose. Die Nervenleitgeschwindigkeit ist erheblich reduziert.

Histopathologie: Es findet sich ein zunehmender Ausfall von Nervenfasern und eine ausgeprägte segmentale Demyelinisation und Remyelinisation *(„Zwiebelschalenformation")* mit Vermehrung der Schwann-Zellen und des endoneuralen Kollagens (Abb. 2.7 e), was zu einer tastbaren „Hypertrophie" des Nerven führen kann. *Autoptisch* ließ sich ein gewisser Ausfall von Vorderhornzellen und Spinalganglienzellen nachweisen bei Chromatolyse der erhaltenen Zellen, verbunden mit einer Degeneration von Nervenfasern in den Hintersträngen, insbesondere im Fasciculus gracilis.

HMSN II. Die *neuronale Form,* bei der distal bevorzugt die Axone degenerieren, wird als *HMSN II* bezeichnet.

Klinik: Die klinischen Symptome ähneln denen bei den dominant erblichen Fällen mit HMSN I; doch treten sie in der Regel *später* in Erscheinung und zeigen eine weniger starke Beteiligung der oberen Extremitäten, eine geringere Ataxie, geringere Sehnen-

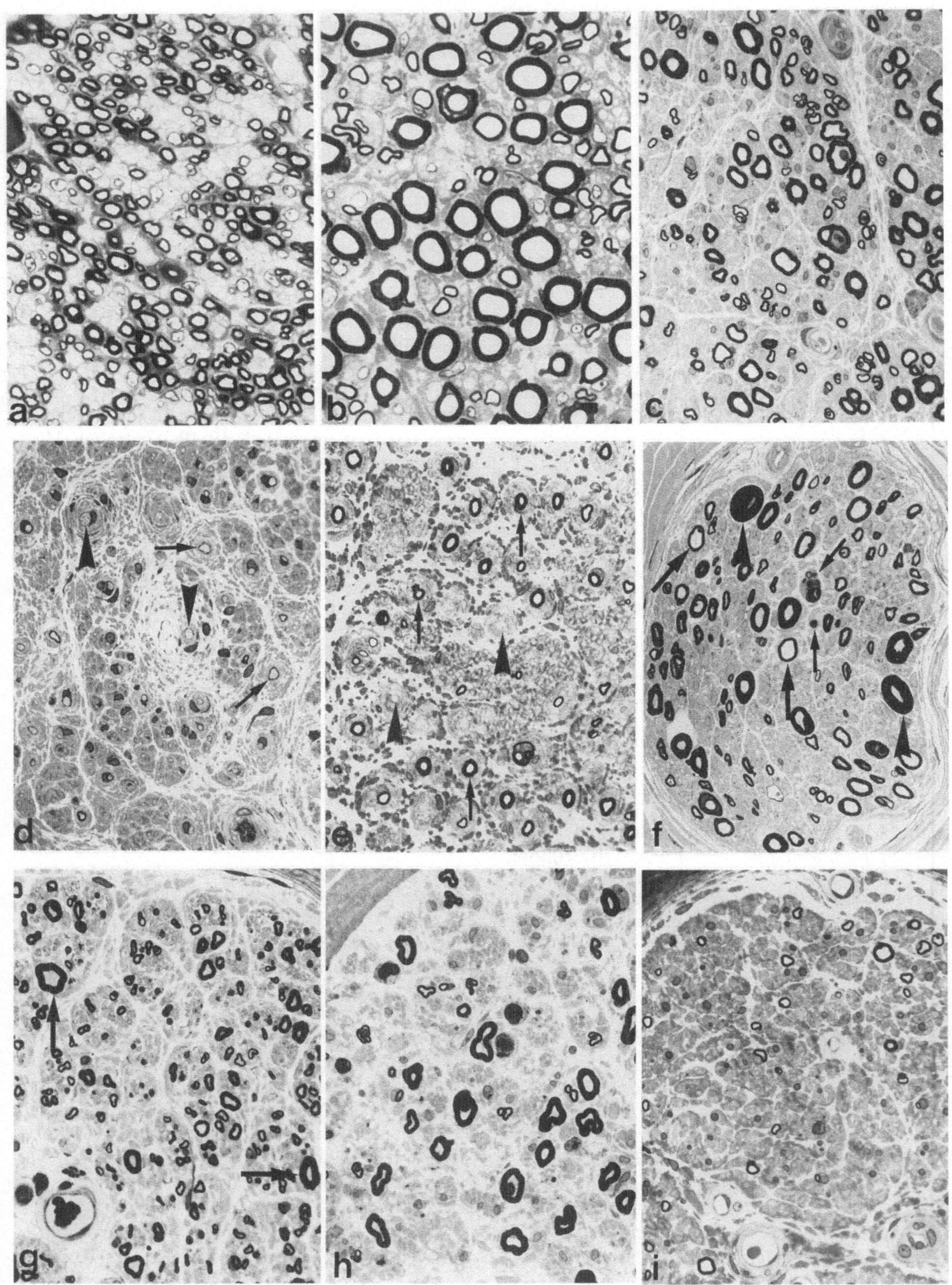

Abb. 2.7 a–i. Repräsentative querorientierte Ausschnitte aus dem N. suralis. **a** 8 Tage alter neugeborener, **b** 7 Jahre alter Junge; **c** 87jähriger Greis. Die Nervenfasern weisen im Alter von (5–)7 Jahren die größten Axonkaliber auf. Im Alter gibt es vielfältige regressive Veränderungen. **d** Fortgeschrittene, autosomal-rezessiv erbliche Neuropathie vom ausgeprägt demyelinisierenden Typ (Dejerine-Sottas) bei einem 17jährigen Mädchen mit extrem verlangsamter NLG (2,5 m/s). Die Axone sind innerhalb der Zwiebelschalenformationen noch relativ gut erhalten, aber teils demyelinisiert *(Pfeilköpfe)*, teils zu dünn remyelinisiert

reflexabschwächungen und Sensibilitätsausfälle. Die Skelettdeformitäten sind ebenfalls weniger auffällig, was vermutlich auf dem späteren Beginn der Erkrankung beruht. Die Nervenleitgeschwindigkeit liegt entweder im Normbereich oder ist nur mäßiggradig reduziert. *Autosomal-rezessiv* erbliche Fälle sind in der Regel stärker betroffen. Das gilt insbesondere für die Fälle, die bereits in der Kindheit erkranken[32, 37a].

Histopathologie: Nervenbiopsien ergaben einen *Ausfall an Nervenfasern* mit nur geringen Zeichen der Demyelinisation. Neben den ausgefallenen Nervenfasern sind oft reichlich Bündel *regenerierter Nervenfasern* nachweisbar. Die Zahl der marklosen Nervenfasern ist bei einigen Fällen reduziert. Das endoneurale Bindegewebe ist normal oder leicht vermehrt. Zwiebelschalenformationen („hypertrophische Veränderungen") sind jedoch nicht zu finden.

Autoptisch finden sich eine Chromatolyse und ein *Ausfall von Vorderhornzellen* mit zahlreichen Corpora amylacea in den Vorderhörnern sowie von *Spinalganglienzellen* mit distal akzentuiertem Ausfall von Axonen in den Spinalwurzeln und peripheren Nerven. Ausfälle im Zentralnervensystem sind nicht vorhanden, von Axonen in den Hintersträngen des Rückenmarks abgesehen, die sekundär auf den Verlust an Spinalganglienzellen zurückzuführen sind. Die Ausfälle sind *am stärksten in der Lumbosakralregion und in den Fasciculi graciles* ausgeprägt.

HMSN X. Bei der *X-chromosomal-dominanten HMSN* ähneln die klinischen Aspekte denen der HMSN I, doch sind ausschließlich Männer betroffen. Konduktorinnen weisen nur geringe oder subklinische Erkrankungsformen auf. Nervenbiopsien ergeben einen Verlust sowohl an markhaltigen als auch an marklosen Axonen, Bündel regenerierter Nervenfasern und eine sekundäre Form der Demyelinisation im Sinne einer primären Axonopathie[22].

HMSN III. Die *autosomal-rezessiv* erbliche hypertrophische, demyelinisierende Form der hereditären motorischen und sensorischen Neuropathie wird auch als *Dejerine-Sottas-Krankheit* bezeichnet. Fälle mit *kongenitaler Hypomyelinisationsneuropathie* (s. unten) sind wahrscheinlich nur Varianten dieser Erkrankungsform.

Klinik: Im Vordergrund steht eine *sensomotorische Neuropathie,* die oft mit einer Ataxie und Skelettdeformitäten sowie stark verdickten peripheren Nerven verbunden ist. Die Krankheit verläuft rascher als die HMSN I, die Nervenleitungsgeschwindigkeit ist stark reduziert.

Histopathologie: Nervenbiopsien ergeben abnorm dünne oder fehlende Markscheiden, wobei Fasern sämtlicher Durchmesser betroffen sind (Abb. 2.7 d). Die *Demyelinisation* führt regelmäßig zu einer Schrumpfung der Axondurchmesser. Um die zu dünn oder noch nicht remyelinisierten Axone sind Schwann-Zellen *zwiebelschalenförmig* in einzelnen oder mehreren Schichten angeordnet. Dazwischen liegen Kollagenfibrillen, die den Hauptanteil der Hypertrophie des Nerven bewirken. Da nicht das Parenchym des Nerven selbst, sondern das Bindegewebe vermehrt ist, handelt es sich nicht um eine echte Hypertrophie, sondern um eine *Pseudohypertrophie.*

Es ist nicht geklärt, ob sich die HMSN III von einem *autosomal rezessiven*[32] oder einem *heteropygoten*[35a] *Typ I* unterscheidet. Nach Thomas et al.[12] kommen bei der letztgenannten Form remyelinisierte Fasern mit dünnen Markscheiden zusammen mit anderen vor, die dicke Markscheiden aufweisen; bei der HMSN III wären demgegenüber keine dicken Markscheiden vorhanden.

Einige Fälle mit einer *Hypomyelinisationsneuropathie* treten *kongenital* auf. Guzzetta et al.[21] haben gezeigt, daß diese häufiger Axone ohne Markscheiden aufweisen als Fälle, die später in der Kindheit auftreten. Sie zeigen auch eine höhere Anzahl von „Zwiebelschalenformationen", die aus mehreren Schichten von Basalmembranen bestehen, deren Schwann-Zell-Fortsätze offensichtlich zugrundegegangen sind.

Kongenitale Amyelinisation. Die nosologische Beziehung der HMSN III zu Fällen mit raschem letalen Verlauf und einer kongenitalen Hypomyelinisationsneuropathie oder einem vollständigen Fehlen der Markscheiden (Amyelinisation) im peripheren Nervensystem[19] oder mit einem Fehlen der Markscheiden sowohl im peripheren als auch im zentralen Nervensystem[37] ist bisher nicht geklärt.

Kongenitale Hypo- und Hypermyelinisationsneuropathie. Eine autosomal-rezessiv erbliche motorische und sensorische Neuropathie mit exzessiver Markschlingenbildung[30] ist offenbar identisch mit der von Vallat

---

„hypomyelinisiert") *(dünne Pfeile).* Das endoneurale Bindegewebe ist stark vermehrt. Eine vakuolisierte Zelle liegt im Zentrum. **e** Autosomal-dominant erbliche hypertrophische Neuropathie (Charcot-Marie-Tooth) mit zahlreichen Zwiebelschalenformationen um relativ dick myelinisierte *(dünne Pfeile)* oder demyelinisierte *(Pfeilköpfe)* Axone. Die Nervenfasern sind durch die proliferierten Schwann-Zellen, das vermehrte endoneurale Kollagen und ein endoneurales Ödem stark dissoziiert. Ein erheblicher Teil der großen und kleinen markhaltigen Nervenfasern ist ausgefallen. **f** Tomakulöse Neuropathie mit stark verdickten Markscheiden *(Pfeilköpfe),* hypomyelinisierten Nervenfasern *(dicke Pfeile)* und Markscheidenabbauprodukten *dünne Pfeile).* **g** Friedreich-Ataxie mit Ausfall nahezu sämtlicher großer markhaltiger Nervenfasern; nur noch 2 sind übriggeblieben *(Pfeile),* davon ist eine atrophisch, während die dünnen markhaltigen Nervenfasern nahezu sämtlich erhalten, wenn auch z. T. ebenfalls atrophisch sind. Eindeutige Regenerationsgruppen sind nur selten zu sehen. **h** Bevorzugter Ausfall der kleinen markhaltigen Nervenfasern bei sensomotorischer Neuropathie nach 50 kg Gewichtsverlust durch Appetitzügler (Amiodaron). Die relativ zahlreichen Markscheidenabbauprodukte weisen auf die rasche Progredienz der Neuropathie hin. **i** Fortgeschrittene hereditäre, autosomal-rezessive sensorisch-autonome Neuropathie (HSAN II) mit Ausfall nahezu sämtlicher markhaltiger Nervenfasern bei einem 9jährigen Jungen, dessen Bruder ebenfalls erkrankt ist. Die marklosen Axone sind (nach dem elektronenmikroskopischen Befund) ebenfalls stark betroffen. Vergr. 370 : 1

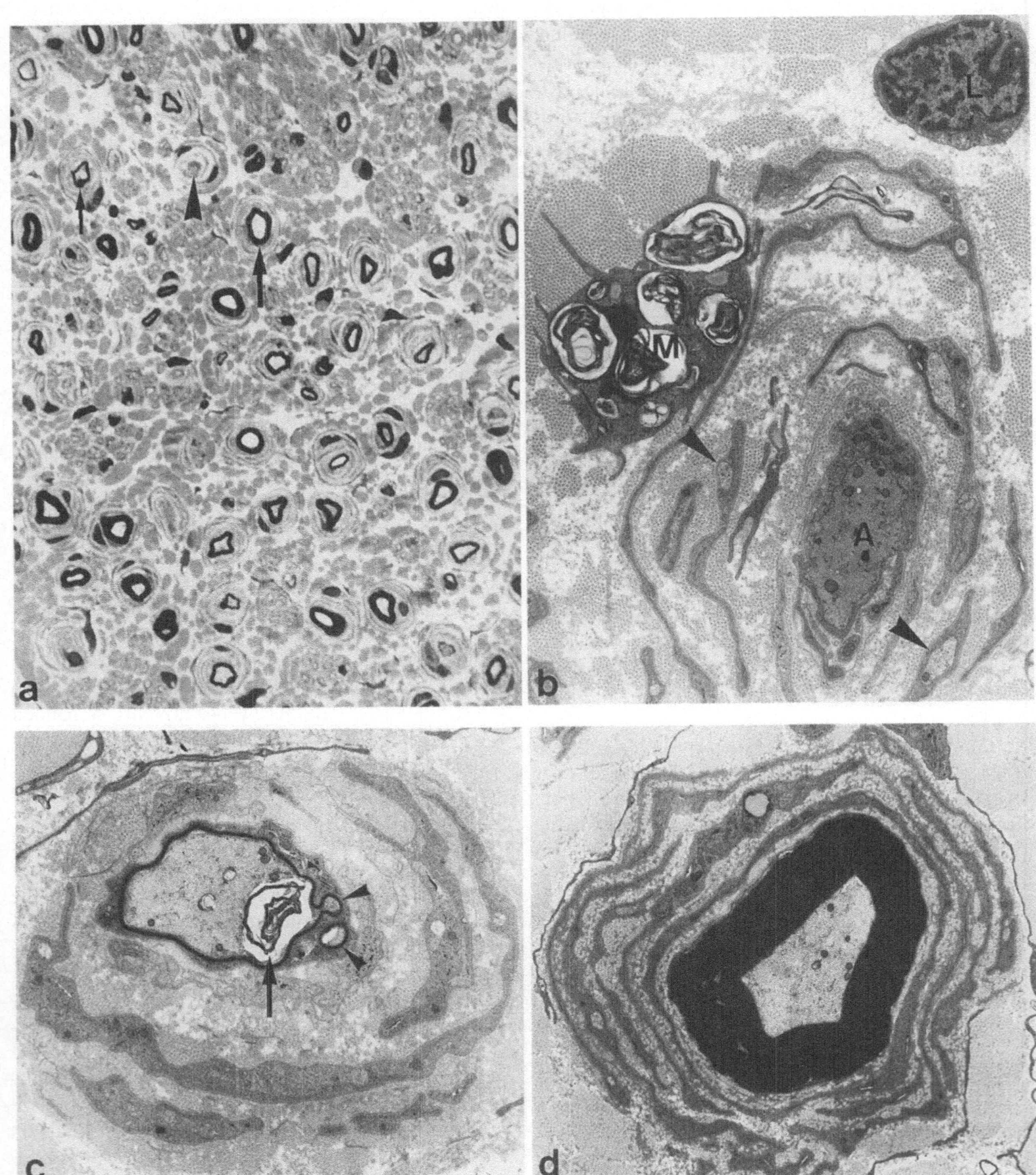

Abb. 2.8 a–d. Hypertrophische Neuropathie vom Typ der HMSN I bei einer 10jährigen Patientin. **a** Ausgeprägte Zwiebelschalenformationen um dick *(dicker Pfeil)*, dünn *(dünner Pfeil)* remyelinisierte oder demyelinisierte *(Pfeilkopf)* Nervenfasern. Das endoneurale Bindegewebe ist vermehrt, 648 : 1. **b** Zwiebelschalenformationen um ein demyelinisiertes Axon *(A)*. In den schalenförmig um dieses Axon angeordneten Schwann-Zell-Fortsätzen sind wiederholt marklose Axone nachweisbar *(Pfeilköpfe)*. Dazwischen liegen fingerförmige Zellfortsätze vermutlich von Makrophagen, die nicht von einer Basallamina umgeben werden. Daneben liegt ein größerer Makrophage mit Markschei-

denabbauprodukten *(M)* und ein Lymphozyt *(L)*. Zwischen den Schwann-Zell-Fortsätzen sind reichlich Kollagenfilamente eingelagert, 5800 : 1. **c** Dünn remyelinisierte Nervenfaser mit Markschlingen *(Pfeilköpfe)* und einem adaxonalen membranösen zytoplasmatischen Körperchen *(Pfeil)*, umgeben von Schwann-Zell- und Fibroblasten-Fortsätzen, 5900 : 1. **d** Dickmyelinisierte Nervenfaser mit 3–5 schalenartig angeordneten Schwann-Zell-Fortsätzen, die bemerkenswert dicht liegen und von basallaminaähnlichem Material sowie Kollagenfibrillen voneinander getrennt werden, 4800 : 1

et al.[40] beschriebenen *kongenitalen Hypo- und Hypermyelinisationsneuropathie.* Dabei kommen neben Nervenfasern mit unverhältnismäßig dünnen Markscheiden auch Nervenfasern mit ausgedehnten Markschlingen vor, die das Niveau der Nervenfaserkontur überragen. Zwiebelschalenformationen sind dabei ebenfalls nachweisbar. Im Unterschied zur tomakulösen Neuropathie sind die Markscheiden jedoch nicht rings um das Axon herum verdickt, sondern nur einseitig vorgewölbt; doch gibt es offensichtlich Zwischenformen[20].

Tomakulöse Neuropathie. Die ursprünglich als *familiäre Neuropathie mit Neigung zu Drucklähmungen* bezeichnete Neuropathie ist *dominant erblich* und *histopathologisch* durch segmentale oder paranodale *De- und Remyelinisationsvorgänge,* insbesondere aber durch *Verdoppelungen und Verdreifachungen der Markscheidendicke* in umschriebenen Markscheidensegmenten, gekennzeichnet (Abb. 2.7 f)[18, 26, 27]. Die Krankheit ist im eigenen Untersuchungsgut häufiger, als nach der Zahl der Veröffentlichungen zu erwarten (in 82 von 3146 Nervenbiopsien). Auffällig häufig bleiben die inneren Markschlingen an remyelinisierten Nervenfasern nichtkompaktiert (Abb. 2.9 d)[23, 39, 42]. Vereinzelt sind auffällige Markschlingen auch bei paraproteinämischen Neuropathien beschrieben worden[35].

Hereditäre sensorische und autonome Neuropathien (HSAN)

Seltene hereditäre Neuropathien, bei denen *ausschließlich das sensorische und/oder autonome System, nicht aber oder kaum das motorische Neuronensystem betroffen* ist, werden dieser ebenfalls heterogenen Krankheitsgruppe zugerechnet[3]. Sie sind zu unterscheiden von *akuten Formen der sensorischen Neuropathie*[41], die nicht hereditär, sondern wahrscheinlich immunologisch oder angiopathisch bedingt sind. Ähnliches gilt für die *akute Pandysautonomie,* die wahrscheinlich eine Sonderform des Guillain-Barré-Syndroms darstellt[9].

Autosomal-dominante hereditäre sensorische und autonome Neuropathie (HSAN I). Diese Krankheit wurde ursprünglich als *hereditäre sensorische radikuläre Neuropathie* beschrieben.

Klinik: Die Symptome beginnen in der 2., 3. oder 4. Lebensdekade mit *Sensibilitätsverlust,* insbesondere gegenüber Schmerzen und Temperaturen, wobei anfänglich die distalen unteren Gliedmaßenanteile und erst später die oberen betroffen werden. *Spontanschmerz* kann als lästiges Symptom auftreten, und neuropathische Ulzerationen und Atrophien können folgen. Eine geringe distale Muskelschwäche und -atrophie ist oft nachweisbar. Außerdem besteht eine distale Anhidrose in den Gliedmaßen, aber die autonomen Funktionen sind sonst erhalten. Der Erbgang ist *autosomal-dominant.*

Histopathologie: Nervenbiopsien haben einen *Verlust an Axonen* ohne wesentliche Anzeichen einer segmentalen Demyelinisation ergeben. Marklose und kleine markhaltige Nervenfasern sind stärker betroffen als große Fasern bei distaler Akzentuierung in den Gliedmaßen. Die *Spinalganglienzellen* fallen progressiv aus, wobei auch die Nervenfasern, die in das Rückenmark eindringen, insbesondere im Lissauer-Trakt, vermindert sind.

Autosomal-rezessive hereditäre sensorische und autonome Neuropathie (HSAN II). Diese Krankheit tritt *kongenital* auf und ist *autosomal-rezessiv* erblich. Es besteht ein *Sensibilitätsverlust* für alle Modalitäten. Die Krankheit ist langsam progressiv und führt zu distalen Mutilationen. Autonome Funktionsstörungen bestehen in einer Anhidrose und in gustatorischem Gesichtsschwitzen.

Histopathologie: Die Suralisnervenbiopsie ergibt eine ausgeprägte *Faszikelatrophie* mit hochgradigem Ausfall an markhaltigen Nervenfasern aller Größen bei relativer Erhaltung der marklosen Axone (Abb. 2.7 i)[29, 31]. Große vakuolisierte Fibroblasten können im Endoneurium auffallen; doch kommen sie nicht nur bei dieser Krankheit vor.

Pathogenese: Eine Transplantation der Nervenfaszikel von Patienten mit HSAN II in den N. ischiadicus von Mäusen ergab eine normale Myelinisation der regenerierenden Axone durch die Schwann-Zellen des Patienten. Demnach ist das Fehlen markhaltiger Axone bei den Patienten mit dieser Erkrankung wahrscheinlich auf einen *Defekt in der Entwicklung von Axonen* oder auf eine *axonale Degeneration in utero* zurückzuführen und nicht auf eine Störung der Funktion der Schwann-Zellen[3].

X-chromosomal-rezessive sensorische Neuropathie. Diese Form ist bisher nur bei 5 Mitgliedern einer Familie mit neuropathischen Deformierungen und Ulzerationen an den Füßen beschrieben worden[24].

Hereditäre sensorische und autonome Neuropathie Typ III (HSAN III; Riley-Day-Syndrom; familiäre Dysautonomie). Diese Krankheit wird ebenfalls *rezessiv* vererbt und tritt *kongenital* auf, am häufigsten unter Ashkenasi-Juden.

Klinik: Bereits während der Kindheit bestehen Schwierigkeiten beim Füttern. Es kommt zu wiederholtem *Erbrechen* und zu Lungeninfektionen bei einer Reihe *autonomer Funktionsstörungen* wie verminderter Tränenbildung, gestörter Temperaturregulation, episodischer Hypertension, orthostatischer Hypotension sowie Hautfleckung und exzessivem Schwitzen bei emotionaler Erregung. Die Sehnenreflexe sind erloschen, und ein Verlust der Schmerzempfindlichkeit besteht von Geburt an. Die fungiformen Papillen der Zunge entwickeln sich nicht. Eine Kyphoskoliose kann vorhanden sein. Die sensorischen Modalitäten der großen Nervenfasern sind erst bei älteren Patienten betroffen.

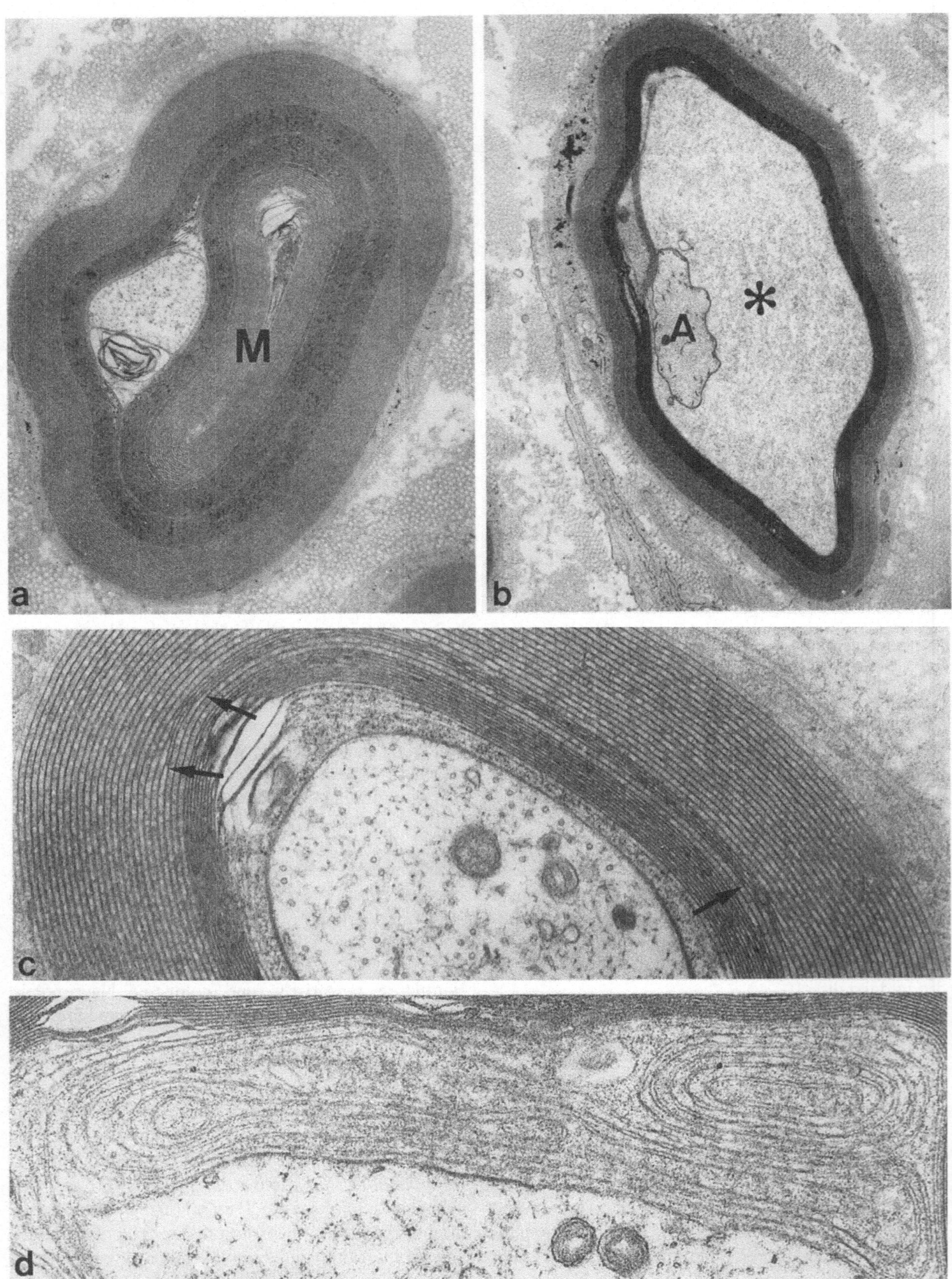

Abb. 2.9 a–d. Rekurrierende Polyradikuloneuritis nach 3maligem Rezidiv (auch schon vor 6 und 2 Jahren) bei einer 32jährigen Frau. **a** „Lockeres" Myelin in der äußeren Schicht der internodalen Markscheide, aber auch in der inneren Schicht der einwärts gestülpten Markschlinge *(M)*. Das Axon ist dünn, jedoch, gemessen an der Dichte der Neurofilamente, nicht erkennbar komprimiert, 7560 : 1. **b** Der Raum zwischen Axon und Markscheide ist stark dilatiert und mit einem feinflockigen plasmaähnlichen Material gefüllt *(Sternchen)*. Das Axon *(A)* erscheint, gemessen an seiner erhöhten Neurofilamentdichte, erheblich ge-

Pathomorphologie: Es besteht eine *Aplasie der kleinen sensorischen und autonomen Neurone,* wobei das sympathische System stärker betroffen ist als das parasympathische; doch fallen auch postnatal noch Neurone aus. Biopsien der sensorischen Nerven haben einen Ausfall der kleinen markhaltigen Axone mit einem geringeren Verlust an großen markhaltigen Nervenfasern ergeben. Die Zahl der Neurone ist in den sensorischen Ganglienzellen und im Lissauer-Trakt reduziert[33, 34]. Die *sympathischen Ganglien* enthalten weniger Neurone, während die präganglionären Neurone im Rückenmark kaum betroffen sind. Die *parasympathischen Ganglien* sind in unterschiedlichem Ausmaß betroffen[33, 34]. Die kleinen Vorderhornzellen im Rückenmark können ebenfalls reduziert sein.

Hereditäre sensorische und autonome Neuropathie Typ IV (kongenitale sensorische Neuropathie mit Anhidrose; HSAN IV).

Ebenfalls *autosomal-rezessiv* erblich ist diese seltene Erkrankung, die sich bereits wenige Monate nach der Geburt durch einen Verlust des Antriebs, verminderte motorische Entwicklung und unerklärliche Fieberanfälle zu erkennen gibt. Die Kinder reagieren nicht normal auf schmerzhafte Reize. *Hautulzerationen, Knochenfrakturen* und *Selbstverstümmelungen* können auftreten. Verminderte Sehnenreflexe und ein ausgedehnter Verlust der Schmerz- und Temperaturempfindung sowie in geringerem Ausmaß auch der Berührungsempfindlichkeit sind nachweisbar. Die Schweißbildung fehlt oder ist stark reduziert. Die kleinen *Ganglienzellen* in den Spinalganglien und die dünnen Fasern in den Hinterwurzeln sowie im Lissauer-Trakt fehlen. Die spinale Bahn des N. trigeminus ist schmächtig. In den *peripheren* sensorischen Nerven fehlen die marklosen Nervenfasern fast vollständig.

Kongenitale sensorische Neuropathie mit selektivem Verlust der kleinen markhaltigen Nervenfasern.

Fälle mit ausgedehntem oder generalisiertem Fehlen von Antworten auf schmerzhafte Reize, die sonst keine klinischen Anzeichen für eine Neuropathie aufweisen, werden auch als Patienten mit kongenitaler *Indifferenz gegenüber Schmerzen* oder *Asymbolie für Schmerzen* bezeichnet. Einige dieser Fälle sind den sensorischen Neuropathien zuzurechnen. Bei einem

---

schrumpft; die äußeren Markscheidenlamellen sind „locker" angeordnet, aber auch ein umschriebenes Segment der inneren, 5740 : 1. **c** Das kompakte Myelin geht an den gekennzeichneten Stellen in „lockeres" Myelin über *(Pfeile).* Der Abstand zwischen den Myelinlamellen beträgt im kompakten Bereich 13 nm, im „lockeren" 26 nm. Die dünneren intraperiodischen Linien (ursprünglich extrazellular) sind hier stellenweise um eine Linie vermehrt (im Foto gerade nicht mehr erkennbar), 29 300 : 1. **d** Tomakulöse Neuropathie mit abdominalen Koliken. Sog. „nichtkompaktiertes" Myelin mit Zytoplasma zwischen den komplex eingefalteten adaxonalen Oberflächenmembranen der Schwann-Zelle. 25 200 : 1

der Fälle haben Dyck et al.[3] eine starke Verminderung der Zahl von A-δ-Fasern und eine geringe Reduktion der C-Fasern im N. suralis festgestellt. Außerdem waren sudomotorische Funktionsstörungen zu beobachten. Ähnliche Fälle sind von anderen beschrieben worden. Das Erhaltenbleiben der großkalibrigen sensorischen Fasern bedeutet, daß die sensorischen Nervenaktionspotentiale, sofern man sie mit den üblichen Techniken bestimmt, normal sind.

Friedreich-Ataxie

Die *autosomal-rezessiv* erbliche Friedreich-Ataxie wird in Zusammenhang mit den *spinalen Heredoataxien* besprochen (▷ S. 183). Sie ist durch einen stark bevorzugten Ausfall der *großen markhaltigen Nervenfasern* im N. suralis gekennzeichnet (Abb. 2.7 g), der auf einen entsprechenden Ausfall großer Spinalganglienzellen zurückzuführen und mit einer Hinterstrangdegeneration verbunden ist. Das motorische System ist in geringerem Ausmaß mitbetroffen.

Infantile neuroaxonale Dystrophie

Diese manifestiert sich durch dystrophische Axonveränderungen am peripheren Nervensystem[25]; doch wird das Krankheitsbild in Zusammenhang mit den zentralnervösen Symptomen beschrieben (▷ S. 162).

Riesenaxonneuropathie

Diese wahrscheinlich autosomal-rezessiv erbliche Krankheit ist durch *Neurofilamentanhäufungen in Axonen,* aber Vermehrungen von *intermediären Filamenten* auch in anderen Zellen gekennzeichnet. Die Filamentanhäufungen führen zu histopathologisch gut erkennbaren Axonauftreibungen. Die Filamente unterscheiden sich von normalen Neurofilamenten durch das Fehlen von Seitenarmen und Ablagerung amorpher Substanzen[36, 38].

Literatur

1.–17. Weiterführende Literatur (> S. 349)
18. Behse F, Buchthal F, Carlsen F, Knappeis GG (1972) Hereditary neuropathy with liability to pressure palsies: electrophysiological and histopathological aspects. Brain 95: 777–794
18a.Chance PF, Alderson MK, Leppig KA, Lensch MW, Matsunami N, Smith B, Swanson PD, Odelberg SJ, Disteche ChM, Bird TD (1993) DNA deletion associated with hereditary neuropathy with liability to pressure palsies. Cell, Vol. 72: 143–151
19. Charnas L, Trapp B, Griffin J (1988) Congenital absence of peripheral myelin: Abnormal Schwann cell development causes lethal arthrogryposis multiplex congenita. Neurology 38: 966–974
20. Gabrëels-Festen AAWM, Joosten EMG, Gabrëels FJM, Stegemann DF, Vos AJ, Busch HFM (1990) Congenital demyelinating motor and sensory neuropathy with focally folded myelin sheaths. Brain 113: 1629–1643
21. Guzzetta G, Ferrière G, Lyon G (1982) Congenital hypomyelination polyneuropathy. Pathological findings compared with polyneuropathies starting later in life. Brain 105: 395–416
22. Hahn AF, Brown WF, Koopman WJ, Feasby TE (1990) X-linked dominant hereditary motor and sensory neuropathy. Brain 113: 1511–1525

23. Jacobs JM, Gregory R (1991) Uncompacted myelin lamellae as a feature of tomaculous neuropathy: a case report. Acta Neuropathol 83: 87–91
24. Jestico JV, Urry PA, Efphimiou J (1985) An hereditary sensory and autonomic neuropathy transmitted as an X-linked recessive trait. J Neurol Neurosurg Psychiat 48: 1259–1264
25. Kimura S, Sasaki Y, Warlo I, Goebel HH (1987) Axonal pathology of the skin in infantile neuroaxonal dystrophy. Acta Neuropathol 75: 212–215
26. Madrid R, Bradley WG (1975) The pathology of neuropathies with focal thickening of the myelin sheat (tomaculous neuropathy). Studies on the formation of the abnormal myelin sheath. J Neurol Sci 25: 415–448
27. Meier C, Moll C (1982) Hereditary neuropathy with liability to pressure palsies. J Neurol 228: 73–95
28. Mercelis R, Hassoun SA, Verstraeten L, De Bock R, Martin JJ (1990) Porphyric neuropathy and hereditary delta-aminolevulinic acid dehydratase deficiency in an adult. J Neurol Sci 95: 39–47
29. Nukada H, Pollock M, Haas LF (1982) The clinical spectrum and morphology of type II hereditary sensory neuropathy. Brain 105: 647–666
30. Ohnishi A, Murai Y, Ikeda M, Fujita T, Furuya H, Kuroiwa Y (1989) Autosomal recessive motor and sensory neuropathy with excessive myelin outfolding. Muscle Nerve 12: 568–575
31. Ohta M, Ellefson RD, Lambert EH, Dyck PJ (1973) Hereditary sensory neuropathy type II. Clinical, electrophysiologic, histologic and biochemical studies of a Quebec kinship. Arch Neurol 29: 23–37
32. Ouvrier RA, McLeod JG, Conchin TE (1987) The hypertrophic forms of hereditary motor and sensory neuropathy. Brain 110: 121–148
33. Pearson J, Pytel B (1978a) Quantitative studies of sympathetic ganglia and spinal cord intermedio-lateral grey columns in familial dysautonomia. J Neurol Sci 39: 47–59
34. Pearson J, Pytel B (1978b) Quantitative studies of ciliary and sphenopalatine ganglia in familial dysautonomia. J Neurol Sci 39: 123–130
35. Rebai T, Mhiri C, Heine P, Charfi H, Meyrignac C, Gherardi R (1989) Focal myelin thickenings in a peripheral neuropathy associated with IgM monoclonal gammopathy. Acta Neuropathol 79: 226–232
35a. Roa BB, Dyck PJ, Marks HG, Chance PF, Lupski JR (1993) Dejerine-Sottas syndrome associated with point mutation in the peripheral myelin protein 22 (PMP22) gene. Nature Genetics 5: 269–273
36. Sabatelli M, Bertini E, Ricci E, Salviati G, Magi S, Papacci M, Tonali P (1992) Peripheral neuropathy with giant axons and cardiomyopathy associated with desmin type intermediate filaments in skeletal muscle. J Neurol Sci 109: 1–10
37. Schröder JM, Bohl J (1978) Altered ratio between axon caliber and myelin thickness in sural nerves of children. In: Canal N (ed) Peripheral neuropathies. Elsevier, Amsterdam, pp 49–62
37a. Schröder JM, Heide G, Ramaekers V, Mortier W (1993) Subtotal aplasia of myelinated nerve fibers in the sural nerve. Neuropediatrics 24: 286–291
38. Taratuto AL, Sevlever G, Saccoliti M, Caceres L, Schultz M (1990) Giant axonal neuropathy (GAN): an immunohistochemical and ultrastructural study report of a latin american case. Acta Neuropathol 80: 680–683
39. Trockel U, Schröder JM, Reiners KH, Toyka KV, Goerz G, Freund HJ (1983) Multiple exercise-related mononeuropathy with abdominal colic. J Neurol Sci 60: 431–442
39a. Uncini A, Di Muzio A, Chiavaroli F, Gambi D, Sabatelli M, Archidiacono N, Antonacci R, Marzella R, Rocchi M (1994) Hereditary motor and sensory neuropathy with calf hypertrophy is associated with 17p11.2 duplication. Ann Neurol: 552–558
40. Vallat JM, Gil R, Leboutet MJ, Hugon J, Moulies D (1987) Congenital hypo- and hypermyelinisation neuropathy. Acta Neuropathol (Berl) 74: 197–201
41. Windebank AJ, Blexrud MD, Dyck PJ, Daube JR, Karnes JL (1990) The syndrome of acute sensory neuropathy: Clinical features and electrophysiologic and pathologic changes. Neurology 40: 584–591
42. Yoshikawa H, Dyck PJ (1991) Uncompacted inner myelin lamellae in inherited tendency to pressure palsy. J Neuropathol Exp Neurol 50: 649–657

Entzündliche Neuropathien (Neuritis, Polyneuritis, Vaskulitis)

In dieser klinisch besonders wichtigen, weil häufigen und therapierbaren Gruppe von Neuropathien sind

- die *infektiösen Neuropathien,* die bei Herpes zoster, AIDS, der hier seltenen Lepra, der Chagas-Krankheit und Lyme-Borreliose auftreten, zu unterscheiden von den
- wesentlich häufigeren *entzündlichen Erkrankungen,* bei denen *keine Erreger* nachweisbar sind und die daher vielfach als Autoaggressionskrankheiten des peripheren Nervensystems interpretiert werden. Zu den letztgenannten gehören eine Polyneuritis, die *akute idiopathische entzündliche Polyradikuloneuritis (Guillain-Barré-Syndrom),* und eine *chronische rekurrierende* oder *chronisch-progressive inflammatorische (entzündliche) demyelinisierende Polyneuropathie (CIDP)* sowie die Neuropathien, die bei der *Sarkoidose,* der *sensorischen Perineuritis,* bei Neuropathien aufgrund von *Erkrankungen des lymphoretikulären Systems,* bei *Dysproteinämien* (einschl. der Paraproteinämien) und bei *entzündlichen Erkrankungen der Gefäße der peripheren Nerven* (▷ unten: ca. 20 primäre und 24 sekundäre Vaskulitisformen!) auftreten können.

Infektiöse Neuropathien

Herpes zoster

Die primäre Infektion mit einem Varizella-Zoster-Virus verursacht *Windpocken,* in der Regel bei Kindern, während der *Zoster* (= Herpes Zoster = Gürtelrose) als Folge der Reaktivierung des Virus anzusehen ist, das in den sensorischen Ganglienzellen latent erhalten geblieben ist.

Klinik: Der Herpes zoster ist eine Krankheit, die durch einen Kranz von Vesikeln im Dermatom eines sensorischen Nerven gekennzeichnet ist, dem in der Regel 4–5 Tage des Krankseins und von Schmerzen vorausgehen. Die Vesikel bleiben etwa 7 Tage erhalten, trocknen dann aus und hinterlassen Narben sowie postherpetische Schmerzen, die bei Patienten im Alter über 40 Jahren für Monate anhalten können.

Das Dermatom eines jeden sensorischen Nerven kann betroffen sein, meistens ist es jedoch der *V. Hirnnerv* und der *3.–10. Thorakalnerv.* Gelegentlich werden die sensorischen Symptome von *moto-*

> *rischen Zeichen* begleitet; selten tritt eine *akute My-elitis* auf.

Histopathologie: Entzündung, Nekrose und Hämorrhagie in den Spinalganglien sind beim Zoster schon früh beschrieben worden. Das Virus wird bei den Windpocken nach der primären Infektion des Nasopharynx entlang den sensorischen Nerven retrograd zu den spinalen oder kranialen Ganglien transportiert (ähnlich dem Herpes-simplex-Virus). Eine Immunsuppression durch Erkrankungen wie Lymphome oder durch zytotoxische Medikamente kann den Zoster auslösen. Nach der Reaktivierung in den Ganglien breitet sich das Virus *zentrifugal* in den sensorischen Nerven in Richtung auf die Haut aus und kann dann sowohl in den *Ganglien* als auch in den *Nerven* elektronenmikroskopisch oder immunfluoreszenzmikroskopisch nachgewiesen werden[24]. Durch Southern-Blot-Hybridisierung ist die Varicella-Zoster-Virus-DNS in infizierten Sakralganglien und in normalen Trigeminus-Ganglien bei menschlichen Autopsiefällen nachgewiesen worden[26]. Im latenten Zustand ist das Varicella-Zoster-Virus auch in nichtneuronalen Zellen der menschlichen Spinalganglien identifiziert worden, während das latente Herpes-simplex-Virus primär in Neuronen lokalisiert ist[22]. Eine *zentripetale Ausbreitung* kann auch die Hinterwurzeln und die Hinterhörner des Rückenmarks erfassen, wodurch eine Myelitis entsteht. Die vielfältigen Komplikationen der Varicella-Zoster-Virus-Infektion sind von Kennedy[31] zusammengefaßt worden.

AIDS-Neuropathie

> Von entzündlichen Neuropathien bzw. infektiösen Neuropathien des peripheren Nervensystems ist eine beträchtliche Zahl HIV (=human immune deficiency virus)-infizierter Personen betroffen. *Klinische Anzeichen* einer Neuropathie bestehen etwa bei der *Hälfte der Patienten, pathologische Veränderungen* sind jedoch *in etwa 90% der Fälle* mit AIDS (= acquired immune deficiency syndrome) nachweisbar[23].

Klinik. Klinisch sind verschiedene Formen einer Neuropathie beschrieben worden. Eine relativ benigne Form und eine der frühesten, die im Verlauf der HIV-Infektion auftritt, in der Regel während der Patient sonst noch asymptomatisch ist, besteht in einer akuten oder subakuten rekurrierenden *demyelinisierenden Neuropathie*[19, 20, 32]. Dabei handelt es sich um eine segmentale Demyelinisation, die mit einer variablen axonalen Schädigung sowie perivaskulären mononukleären Zellinfiltraten im Endo- und Perineurium verbunden ist. Die Grundlage dieser Erkrankung ist vermutlich ein *Autoimmunprozeß* im Sinne eines Guillain-Barré-Syndroms. In der Prä-AIDS-Phase der Infektion können auch eine *Mononeuritis multiplex* und

Hirnnervenerkrankungen auftreten. Bei einigen dieser Fälle ist eine *Vaskulitis* beschrieben worden, die auf eine Immunkomplexerkrankung zurückgeführt wird[25]. Nach Manifestation von AIDS findet sich als häufigste Form einer klinischen Neuropathie ein *distaler Sensibilitätsverlust* mit Schmerzen. Histopathologisch dominiert dabei eine *„Dying-back"-Form der axonalen Degeneration,* aber einige segmentale Demyelinisationen und entzündliche Veränderungen können ebenfalls vorhanden sein. In einzelnen Fällen ist ein *HIV-Nachweis im Nerven* gelungen. Eine *sensorische Ganglionitis* mit Ataxie und Radikuloneuritis aufgrund einer CMV (=cytomegaly virus)-Infektion kann dabei zu einem *Cauda-equina-Syndrom* führen. Schließlich ist eine *autonome Neuropathie* abzugrenzen, die in den AIDS-Endstadien auftritt[21]. Pathologische Veränderungen in autonomen Nerven sind auch in der Darmwand asymptomatischer HIV-infizierter Patienten zu finden, ebenso bei solchen mit AIDS[28] (▷ S.152).

Lepröse Neuropathie

Eine Infektion mit dem Mykobakterium leprae manifestiert sich vor allem an der *Haut,* an den *Schleimhäuten* und an den *peripheren Nerven.* Die sehr lange Inkubationszeit beträgt 4–15 Jahre oder mehr, wobei die Symptome bei der tuberkuloiden Lepra früher beginnen als bei der lepromatösen Form. Anfangs stehen *Hautveränderungen* im Vordergrund, seltener die *periphere Neuropathie.* Die Klassifikation der Lepra beruht auf Unterschieden in der immunologischen Reaktion. Diese umfaßt ein Spektrum zwischen geringer zellulärer Immunität *(lepromatöser Lepra),* bei der die Bakterien in den infizierten Zellen proliferieren und nur wenige entzündliche Reaktionen auftreten, bis zu starken zellulären Immunreaktionen *(tuberkuloide Lepra),* bei denen eine starke entzündliche Reaktion stattfindet und nur wenige Erreger nachweisbar sind. Zwischen diesen beiden Extremen gibt es Grenzfälle, die wiederum unterschieden werden in eine *lepromatöse Übergangsform,* eine *intermediäre* und eine *tuberkuloide Übergangsform.* Auch gibt es eine unbestimmte Gruppe von frühen Fällen, die noch nicht die charakteristischen Veränderungen der polaren Typen aufweisen. Sie können sich in beide Richtungen entwickeln. Übergänge von der einen in die andere Form kommen vor. Der *Leprominhauttest* ist bei der tuberkuloiden Lepra positiv, bei der lepromatösen aber negativ.

Histopathologie

Lepromatöse Lepra: Die Nerven erscheinen anfänglich bei der *lepromatösen Lepra* relativ gut erhalten, doch besteht eine intensive entzündliche Reaktion, welche überwiegend das *Epineurium* und das *Perineurium* betrifft[37]. Dadurch kommt es zur Verdickung des Nerven. Die einzelnen Nervenfaszikel sind recht unterschiedlich betroffen. Eine *lymphozytäre Vaskulitis* ist sowohl epineural als auch perineural und endoneural nachweisbar, doch sind Gefäßverschlüsse selten. Die *Bazillen* sind in großer Zahl vorhanden; sie liegen in epineuralen und endoneuralen Fibroblasten, Perineuralzellen, Zellen der Makrophagen-/Histiozytenreihe, in Schwann-Zellen und in Endothelzellen. Sie ließen sich in den Schwann-Zellen nicht nachweisen, wenn nicht auch andere Zellen in ihrer Nachbarschaft betroffen waren. Die Fibroblasten proliferieren erheblich, die Infektion der Zellen breitet sich offensichtlich vom Perineurium auf das Endoneurium aus, wobei die bindegewebigen Septen und Blutgefäße als Eintrittspforte dienen. Nur selten sind Bazillen in Axonen beobachtet worden. Sie sind dann von einer Doppelmembran eingehüllt, was auf eine Umhüllung durch das Zytoplasma von Schwann-Zellen schließen läßt. Die Bazillen werden in Schwann-Zellen und Makrophagen von hellen Räumen umgeben, die in Makrophagen große Vakuolen bilden können und das charakteristische Bild der *schaumigen Leprazellen* der Lichtmikroskopie verursachen. In der Nachbarschaft der entzündlichen Reaktionen kommt es zu *Demyelinisationen* und *Ausfällen von Axonen,* die von Fall zu Fall variieren.

Die Demyelinisation ist möglicherweise auf eine Infektion und Degeneration der Schwann-Zellen zurückzuführen. Sie kann aber auch auf einer Abgabe von Proteasen und Wasserstoffsuperoxid durch aktivierte Makrophagen beruhen. Der selektive Verlust von Schmerz- und Temperaturempfindung und die Anhidrose lassen vermuten, daß die kleinen markhaltigen und marklosen Nervenfasern bevorzugt betroffen sind, was jedoch morphometrisch nur schwer nachweisbar ist, da die Läsionen fleckförmig auftreten.

Endoneural sind in frühen Stadien ein Ödem, später eine dichte Fibrose nachweisbar. Letzteres ist vermutlich auf eine Aktivierung der Fibroblasten durch Interleukin I und den Tumornekrosefaktor bedingt, die wiederum durch aktivierte Makrophagen abgegeben werden[34]. Das Perineurium wird ebenfalls von vakuolisierten Makrophagen infiltriert, wobei es zur Zerstörung von Perineuralzellen kommt, so daß die normale perifaszikuläre Grenzschicht zerstört wird.

Tuberkuloide Lepra: Bei der *tuberkuloiden Lepra* ist der Verlauf benigner und weniger rasch progredient. Die Hautnerven können lokal unregelmäßig verdickt sein. Im Vordergrund steht ein entzündliches *Granulom,* das aus epitheloiden Zellen (Makrophagen), mehrkernigen Riesenzellen und Lymphozyten besteht, wobei die letzteren in der Regel an der Peripherie der Granulome liegen. Bazillen sind nur selten nachweisbar, auch wenn Antigene des M.leprae festzustellen sind. Solche Granulome finden sich überwiegend in *kutanen und subkutanen Nerven* nahe den Hautveränderungen; sie sind mit einer starken Auflösung der neuralen Architektur verbunden. Einige Faszikel sind vollständig zerstört mit nur wenigen erhaltenen Nervenfasern; andere benachbarte Faszikel können relativ normal erscheinen. Eine zentrale Nekrose kann in den Granulomen vorkommen und führt zur Bildung *verkäsender Abszesse.* Schließlich resultiert eine ausgedehnte *Endoneuralfibrose.*

Chagas-Krankheit

Diese Krankheit beruht auf einer Infektion durch *Trypanosoma cruzi* und ist in Brasilien endemisch. In der Kindheit tritt in der Regel ein akutes septikämisches Stadium auf. Das chronische Stadium ist meist das Ergebnis einer Zerstörung der Ganglienzellen im peripheren autonomen System, die während des akuten Stadiums erfolgt. Vermutlich ist diese Zerstörung auf eine Freisetzung von Neurotoxinen aus den Parasiten zurückzuführen. Die klinischen Auswirkungen sind auf Störungen der parasympathischen Innervation von Herz- sowie Magen-Darm- und Urogenital-Trakt zurückzuführen. Folgen sind ein *Megaösophagus* und ein *Megakolon,* während andere Anteile des Gastrointestinaltraktes weniger oft betroffen sind. Die Veränderungen wurden von Smith[36] im Hinblick auf den Plexus myentericus beschrieben.

Lyme-Borreliose

> Die Spirochäte *Borrelia burgdorferi* verursacht eine infektionsbedingte *Multisystemerkrankung.* Der Erreger wird übertragen durch Zeckenbiß. Das Hauptreservoir des Erregers bildet das Damwild.

Typischerweise tritt die Krankheit in 3 Stadien auf: 1) Am Anfang steht das *Erythema migrans.* 2) Es folgen eine *Karditis, Arthritis und Meningopolyneuritis.* 3) Die chronischen Veränderungen bestehen in einer *Akrodermatitis chronica atrophicans* und in *arthritischen und neurologischen Manifestationen.* Die *peripheren Nerven* erkranken im 2. Stadium in verschiedener Weise und umfassen Hirnnervenbeteiligungen, insbesondere des N.facialis, eine Plexopathie, eine multifokale Neuropathie und selten eine akute generalisierte Neuropathie, die einem Guillain-Barré-Syndrom ähnelt. Im 3. Stadium können eine milde distale sensomotorische Neuropathie und ein Karpaltunnelsyndrom als häufige Manifestationsform auftreten (▷ S. 129).

Histopathologie: In Nervenbiopsien sind perivaskuläre Infiltrate von Lymphozyten und Plasmazellen um einige endoneurale, perineurale und epineurale Blutgefäße nachweisbar. Eine *Endarteriitis obliterans* ist gelegentlich vorhanden, nicht aber eine eindeutig nekrotisierende Vaskulitis. Eine *axonale Degeneration* ist häufig. Spirochäten sind in peripheren Nerven nicht nachgewiesen worden, sie sind aber wahrscheinlich in geringer Zahl vorhanden, da sie in anderen Geweben, wenn auch selten, identifiziert worden sind. *Autoptisch* sind durch Lymphozyten und Plasmazellen infiltrierte autonome Ganglien beobachtet worden.

Pathogenese: Die Ursache der Neuropathie ist nicht klar. Offensichtlich spielt die Gefäßerkrankung als Ursache des multifokalen Musters der Erkrankung eine Rolle. Kreuzreagierendes Serum-IgM mit Antigenen der Borrelia burgdorferi und axonalen Antigenen sind vorhanden, doch ist ihre Bedeutung unklar[35].

Anhang: Postdiphtherische Neuropathie

> Die diphtherische Neuropathie wird durch das *Exotoxin des Corynebacterium diphtheriae* verursacht, so daß es sich *nicht* um eine entzündliche Polyneuritis im Sinne einer durch Zellinfiltrate charakterisierten Neuropathie handelt. Sie entwickelt sich *nur bei manifester Rachen- oder Wunddiphtherie.* Wegen der in unseren Breiten üblichen Impfung im Kindesalter kommt sie hier nur noch selten vor; doch treten immer wieder *lokale Epidemien auf.*

Klinik: Die Symptome beginnen in der Regel zwischen 3 und 14 Tagen nach der Infektion. Zuerst kommt es zu einem *Hirnnervensyndrom,* das seinen Höhepunkt um den 45. Tag hat, und von einem *Tetraplegiesyndrom* mit einem Höhepunkt um den 90. Tag gefolgt wird. Bei leichteren Fällen entwickeln sich lediglich Hirnnervenausfälle; *Lähmungen der Atemmuskulatur* erreichen ihren Kulminationspunkt zwischen dem 30. und 60. Tag. Die Rückbildung der Symptome findet in der Reihenfolge des Eintretens statt und ist nach etwa 4 Monaten abgeschlossen.

Histopathologie: Die diphtherische Neuropathie ist von besonderer Bedeutung, da eine der wichtigsten und häufigsten allgemeinpathologischen Reaktionen des peripheren Nerven, nämlich die *segmentale Demyelinisation,* erstmalig in einem menschlichen peripheren Nerven bei der diphtherischen Neuropathie beschrieben worden ist[33], nachdem Gombault[27] kurz vorher das lichtmikroskopische Bild der segmentalen Demyelinisation erstmalig bei der experimentellen Bleineuropathie des Meerschweinchens beschrieben hatte. Die *primäre segmentale Demyelinisation* ist auf eine Störung der Schwann-Zellfunktion oder des Myelins selbst zurückzuführen. Die experimentelle diphtherische Neuropathie wurde später mehrfach als Modell der segmentalen Demyelinisation untersucht. Dabei löst sich die helikale Zytoplasmaschicht des Myelins vom Axolemm ab, und das Myelin retrahiert sich, so daß eine Erweiterung des nodalen Spaltraumes entsteht. Die Markscheiden lösen sich zuerst am Schnürring auf *(paranodale Demyelinisation),* oder das gesamte Internodium ist betroffen; schließlich bleibt das entmarkte Axon übrig, das von kleinen Myelinovoiden in Schwann-Zellfortsätzen umgeben wird oder extrazellulär innerhalb der Basallamina liegt. Der Nerv wird dann von Makrophagen infiltriert, welche die Markscheidenabbauprodukte zumindest teilweise aufnehmen. Gleichzeitig proliferieren die Schwann-Zellen, die den Hauptteil des Myelins abbauen.

Immunologisch bedingte Neuropathien

Guillain-Barré-Syndrom (GBS)

Es handelt sich um eine akute oder subakute monophasische Krankheit, bei der klinisch *vorwiegend das motorische System* betroffen erscheint[30].

Klinik: Die Verteilung der Schwäche kann proximal, distal oder generalisiert sein. Eine *Atemlähmung* kann eine künstliche Beatmung erforderlich machen. Häufig ist eine *Fazialisschwäche* und eine Mitbeteiligung der *bulbären Nerven (Miller-Fisher-Syndrom).* Sensorische Symptome sind weniger auffällig. *Autonome Störungen* können sich zusätzlich entwickeln, dazu gehören eine atonische Blasenschwäche, Herzrhythmusstörungen, eine arterielle Hypertension oder eine orthostatische Hypotonie, ebenso eine distale Anhidrose. Im Liquor fällt ein erhöhter Proteingehalt bei gering vermehrter Zellzahl („dissociation cyto-albuminique") auf. Die Nervenleitungsgeschwindigkeit ist reduziert (▷ auch Abschn. „Entzündliche Neuropathien, S.390).

Histopathologie: Die Erkrankung ist durch eine entzündliche Invasion des *Endoneuriums* mit mononukleären Zellen, durch *Demyelinisation* und Schwann-Zell-Proliferation gekennzeichnet. Die Axone sind in variablem Ausmaß mitbetroffen. *Elektronenmikroskopisch* ist aufgrund der Invasion der peripheren Nerven durch mononukleäre Zellen eine fokale Auflösung der Markscheiden, gelegentlich mit Aufspaltung der einzelnen Lamellen durch Makrophagen, zu beobachten. Betroffen sind insbesondere *motorische Nerven*[29].

Ätiologie: Die Ursache des GBS ist nicht gesichert, doch sind etwa 2/3 der Patienten ca. 2–3 Wochen vorher an einer Infektion erkrankt, bei der das *Zytomegalievirus,* das *Epstein-Barr-Virus, Mykoplasmen* oder am häufigsten Erreger eine Rolle spielen, die zu einfachen Erkrankungen des Respirations- und Gastrointestinaltraktes *(Campylobacter jejuni)* führen. Die Krankheit tritt nicht nur *postinfektiös* (▷ Zitat[34] S.399), sondern auch *postvakzinal* auf, nach Operationen oder Behandlungen mit Hyperthermie, gelegentlich auch beim M. Hodgkin. Eine Verbindung mit besonderen HLA-Antigenen ist bisher nicht gesichert.

Pathogenese: Vermutlich handelt es sich um eine *T-Zell-ausgelöste Immunreaktion,* da eine ähnliche Erkrankung, die *experimentell allergische Neuritis,* im Experiment durch Injektion von spezifischen, gegen das P_2-Protein der peripheren Nerven gerichtete T-Zellen ausgelöst werden kann. *Humorale Faktoren* und *Makrophagen* spielen jedoch vermutlich zusätzlich eine Rolle[29a].

Chronische rekurrierende oder chronisch-progressive entzündliche (inflammatorische) demyelinisierende Polyneuropathie (CIDP)

Klinik: Diese Krankheit ähnelt klinisch der akuten entzündlichen Polyradikuloneuritis, zeichnet sich aber durch einen chronisch-rekurrierenden oder chronisch-progressiven Verlauf aus. Die chronisch-rekurrierenden Fälle weisen eine Assoziation zu dem HLA-CW7-Haplotyp auf[30].

Histopathologisch können fokale entzündliche Infiltrate vorkommen, diese werden aber meistens vermißt. Im Vordergrund steht eine ausgedehnte *segmentale Demyelinisation und Remyelinisation* mit sog.

hypertrophischen Veränderungen, d. h. Zwiebelschalenformationen, die als unspezifische Folge einer chronischen demyelinisierenden Neuropathie auftreten, wobei die proliferierten Schwann-Zellen aber größtenteils erhalten bleiben. Regelmäßig sind auch *Nervenfaserausfälle* nachweisbar, so daß die Abgrenzung gegenüber einer hereditären Form der demyelinisierenden Neuropathie (HMSN I oder III; s. oben) schwierig sein kann.

Anhang: Perineurinom

Eine fokale Verdickung der peripheren Nerven kann selten einmal auf eine umschriebene und eigentümliche Veränderung zurückzuführen sein, die als *Perineurinom* („lokalisierte hypertrophische Neuropathie", „hypertrophische Mononeuritis") bezeichnet wird. Dabei erscheinen hyperplastische Perineuralzellen (wie bei den Zwiebelschalenformationen die Schwann-Zellen) um die markhaltigen oder demyelinisierten oder degenerierten Nervenfasern, aber auch um endoneurale Kapillaren schalenartig proliferiert (Abb. 2.4i). Im Unterschied zu den üblichen Zwiebelschalenformationen werden die Nervenfasern jedoch, ähnlich den Minifaszikeln im Neurom, komplett von Perineuralzellen umhüllt[18]. Dabei liegt im Zentrum eines solchen Kompartments, anders als in den Minifaszikeln, jeweils nur eine einzelne, zumeist in Relation zum Axonkaliber unverhältnismäßig dünn myelinisierte („hypomyelinisierte") Nervenfaser oder auch nur ein Blutgefäß.

Pathogenese: Ob es sich um eine autonome Proliferation der Perineuralzellen mit oder ohne *Neurofibromatose* oder um eine fokale Variante der generalisierten hypertrophischen Neuropathie oder um eine Kompressionsfolge handelt, ist noch nicht geklärt. Daß Blutgefäße wie Nervenfasern von Perineuralzellen umgeben werden, spricht eher für die erstgenannte Hypothese, ebenso das Vorkommen in Zusammenhang mit einer Neurofibromatose[18].

Vaskulitiden bei Neuropathien

Entzündliche Zellinfiltrate in der Gefäßwand oder perivaskulär erfüllen das histopathologische Kriterium einer Vaskulitis, sofern es sich nicht um akut, während einer protrahierten Exzision (Biopsie) auftretende Leukodiapedesen handelt (sog. *„chirurgische Infiltrate"*).

Eine Vaskulitis kann vorkommen

- in Zusammenhang mit dem als primäre, organspezifische entzündliche Erkrankung der peripheren Nerven angesehenen *Guillain-Barré-Syndrom,*
- als *eigenständige Vaskulitis,* die nur auf das periphere Nervensystem begrenzt sei,
- bei den oben erwähnten *infektiösen Neuropathien* und
- bei den zahlreichen bekannten, vielfach nur klinisch unterscheidbaren, *etwa 20 primären und 24 sekundären Vaskulitiden,* die eigenständig oder in Verbindung mit einer chronischen Krankheit aus dem Formenkreis der Kollagenosen (Gefäß-Bindegewebs-Krankheiten) auftreten.

> Je nach Schnittebene, Verlaufsstadium und Schweregrad der Krankheit können verschiedene Bilder bei gleicher Grundkrankheit auftreten und andererseits gleiche histopathologische Bilder verschiedenen Grundkrankheiten zuzuordnen sein. Das macht eine spezifische histopathologische Diagnose im Einzelfall schwierig, zumal, wenn nur unspezifische Veränderungen im Sinne einer chronischen Vaskulitis mit mehr oder weniger spärlichen entzündlichen, mononukleären Zellinfiltraten vorliegen. Auf das häufige Vorkommen falsch-negativer Befunde sei hier ausdrücklich hingewiesen, mit denen bei Nervus-suralis-Biopsien wegen des fokalen Charakters der entzündlichen Gefäßveränderungen in etwa 43 % der Fälle zu rechnen ist.

Details zu den verschiedenen Formen der Vaskulitis werden bei den infektiösen Neuropathien, den immunologisch bedingten Neuropathien und bei den Gefäßerkrankungen beschrieben (s. dort).

Perineuritis

In seltenen Fällen wird eine Perineuritis beobachtet, die entweder *nur das sensorische System* betrifft[2] oder, was nach eigenen Beobachtungen sehr selten einmal vorkommt, *sowohl das sensorische als auch das motorische System* befällt[34a]. Klinisch dominieren Schmerzen als hervorstechendes Symptom. Bei der Berührung betroffener Nerven läßt sich das Tinel-Zeichen nachweisen.

Histopathologisch besteht eine chronische entzündliche *zelluläre Infiltration* des Perineuriums mit einem unterschiedlich stark ausgeprägten Verlust von Nervenfasern in den betroffenen Faszikeln. Vereinzelt sind *Riesenzellen* beobachtet worden.

Pathogenese: Eine tuberkuloide Lepra oder eine Sarkoidose, bei denen bekanntermaßen eine perineuritische Zellinfiltration vorkommt, ließ sich bei den wenigen mitgeteilten Fällen mit sog. sensorischer Perineuritis nicht nachweisen. Auch dürfen entzündliche Infiltrate um ein das Perineurium penetrierendes Gefäß nicht mit einer eigenständigen Perineuritis verwechselt werden. Die Veränderungen ähneln denen beim sog. spanischen toxischen Ölsyndrom (s. oben).

Literatur

1.–17. Weiterführende Literatur (> S. 349)

18. Chou SM (1992) Immunohistochemical and ultrastructural classification of peripheral neuropathies with onion-bulbs. Clin Neuropathol 11: 109–114

19. Cornblath DR, McArthur JC (1988) Predominantly sensory neuropathy in patients with AIDS and AIDS-related complex. Neurology (Minneap) 38: 794–796

20. Cornblath DR, McArthur JC, Kennedy PGE, Witte AS, Griffin JW (1987) Inflammatory demyelinating peripheral neuropathies associated with human T-cell lymphotropic virus type III infection. Ann Neurol 21: 32–40
21. Craddock C, Pasvol G, Bull R, Protheroe, A, Hopkin J (1987) Cardiorespiratory arrest and autonomic neuropathy in AIDS. Lancet 2: 16–18
22. Croen KD, Ostrove JM, Dragovic LJ, Straus SE (1988) Patterns of gene expression and sites of latency in human nerve ganglia are different for varicella-zoster and herpes simplex viruses. Proc Nat Acad Sci, USA 85: 9773–9777
23. De la Monte S, Gabuzuda DH, Ho DD, Brown RH, Hedley-Whyte ET, Schooley RT, Hirsch MS, Bhan AK (1988) Peripheral neuropathy in the acquired immunodeficiency syndrome. Ann Neurol 23: 485–492
24. Esiri M, Tomlinson AH (1972) Herpes zoster: demonstration of virus in trigeminal nerve and ganglion by immunofluorescence and electron microscopy. J Neurol Sci 15: 35–48
25. Gherardi R, Lebargy F, Gaulard P, Mhiri C, Bernaudin JF, Gray F et al. (1989) Necrotizing vasculitis and HIV replication in peripheral nerves. New Engl J Med 321: 685–686
26. Gilden DH, Rozenman Y, Murray R, Devlin M, Vafai A (1987) Detection of varicella-zoster virus nucleic acid in neurons of normal human thoracic ganglia. Ann Neurol 22: 377–380
27. Gombault A (1880, 1881) Contribution à l'étude anatomique de la névrite parenchymateuse subaiguë ou chronique. – Névrite segmentaire péri-axile (suite). Arch Neurol (Paris) 1: 11–38, 177–190
28. Griffin GE, Miller A, Batman P, Forster SM, Pinching AJ, Harris JRW, Mathau MM (1988) Damage to jejunal intrinsic autonomic nerves in HIV infection. AIDS Research 2: 379–382
29. Hall SM, Hughes RAC, Atkinson PF, McColl I, Gale A (1992) Motor nerve biopsy in servere Guillain-Barré syndrome. Ann Neurol 31: 441–444
29a. Hartung HP, Pollard JD, Harvey GK, Toyka KV (1995) Immunopathogenesis and treatment of the Guillain-Barré Syndrome – Part I and II. Muscle & Nerve 18: 137–(153)–164
30. Hughes RAC (1990) Guillain-Barré syndrome. Springer, Berlin Heidelberg New York Tokyo
31. Kennedy PGE (1987) Neurological complications of varicella-zoster virus. In: Kennedy PGE, Johnson RT (eds) Infections of the nervous system. Butterworths, London, pp 177–208
32. Lipkin WI, Parry GP, Kiprov D, Abrams D (1985) Inflammatory neuropathy in homosexual men with lymphadenopathy. Neurology (Minneap) 35: 1479–1483
33. Meyer P (1881) Anatomische Untersuchungen über diphtherische Lähmung. Virchows Arch Path Anat 85: 181–226
34. Said G (1990) Studies in the mechanisms of nerve lesions in leprous neuropathy. NI Neurosci 2: 85–94
34a. Schröder JM (1993) Pathomorphologie peripherer Neuropathien. Nervenheilkunde 12: 388–394
35. Sigal LH, Tatum AG (1988) Lyme disease patients' serum contains IgM antibodies to Borrelia burgdorferi that cross-react with neuronal antigens. Neurology 38: 1439–1442
36. Smith B (1967) The myenteric plexus in Chagas' disease. J Pathol Bacteriol 94: 462–463
37. Tzourio C, Said G (1990) Early nerve lesions in lepromatous leprosy (LL). J Neurol 237 [Suppl I]: 55–56

Paraneoplastische Neuropathien

Karzinomatöse Neuropathien

Neben einer direkten Invasion der Spinalwurzeln, der großen Nervenplexus oder isolierter peripherer Nerven durch Karzinome gibt es eine periphere Neuropathie, die nicht auf eine direkte Invasion durch maligne Zellen zurückzuführen ist. Diese tritt *am häufigsten bei Bronchialkarzinomen* auf und kann unterteilt werden in eine *subakute sensorische Neuropathie* und seltenere Fälle einer *sensomotorischen Neuropathie*. Letztere können weiter unterteilt werden in akute, subakute und chronische Formen; rekurrierende Formen sind ebenfalls beobachtet worden. Es handelt sich um *symmetrische Polyneuropathien*, die in der Regel distal akzentuiert sind.

Histopathologie: Bei der *sensorischen Neuropathie* findet sich ein *Ausfall von Nervenfasern in den sensorischen Nervenwurzeln* sowie in den peripheren Nerven. Dieser Ausfall von Nervenfasern kann in den sensorischen Nerven nahezu komplett sein, während in den *gemischten Nerven ein* inkompletter Ausfall vorliegt, der auf das Erhaltenbleiben der motorischen Nervenfasern zurückzuführen ist. Die Veränderungen in den Vorderhornzellen des Rückenmarks und in den Vorderwurzeln sind gering. In den *Spinalganglien* kommt es zu einem ausgeprägten Verlust der Ganglienzellen und zu einer Proliferation von Kapselzellen mit Bildung von *Nageotte-Residualknötchen* an der Stelle degenerierter Neurone. Perivaskuläre, lymphozytäre Infiltrate kommen in den meisten betroffenen Ganglien vor; diese breiten sich aber nicht auf die Nervenwurzeln aus. Die *zervikalen und lumbalen sensorischen Ganglien sind stärker betroffen* als die der thorakalen Region. Einzelne Ganglien sind manchmal ausgespart. In den *Hintersträngen des Rückenmarks* ist eine sekundäre axonale Degeneration nachweisbar. Eine begleitende entzündliche Infiltration des *Zentralnervensystems in* Verbindung mit einer karzinomatösen *Ganglioradikuloneuritis* kann zu einer limbischen *Enzephalitis*, einer diffusen *Enzephalomyelitis* oder einer umschriebenen *Myelitis* führen. Der auslösende Tumor ist in der Regel ein *kleinzelliges Bronchialkarzinom*.

Bei Patienten mit *karzinomatöser sensomotorischer Neuropathie* besteht die wichtigste Veränderung der peripheren Nerven ebenfalls in einem Verlust an Axonen, wobei gelegentlich eine segmentale Demyelinisation beschrieben worden ist. Entzündliche Infiltrate kommen gelegentlich vor. In den Spinalganglien sind Ganglienzellen ausgefallen, aber nicht in gleichem Maße wie bei der karzinomatösen sensorischen Neuropathie. Außerdem ist eine Degeneration in den Hintersträngen nachweisbar sowie eine Degeneration von Vorderhornzellen.

Pathogenese: Der Pathomechanismus der nicht durch eine direkte Invasion bedingten karzinomatösen Neuropathie ist *unklar*. Zirkulierende *antineurale Antikörper* sind bei Patienten mit kleinzelligem Bronchialkarzinom festgestellt worden; sie würden mit Schwann-Zellen und Tumorzellen kreuzreagieren; diese Antikörper sind jedoch *nicht* eindeutig mit dem Auftreten paraneoplastischer Syndrome korreliert[21]. Andererseits haben Graus et al.[20] einen *polyklonalen, komplementbindenden Antikörper ("Anti-Hu")* festgestellt, der regelmäßig im Serum und im Liquor von Patienten mit kleinzelligen Bronchialkarzinomen und subakuter sensorischer Neuropathie nachzuweisen ist.

Dieser reagiert mit einem 35–38 kD-Protein aus dem Gehirn und ist identisch mit einem Antigen im Tumor. Demnach könnte es sich um eine *immunologisch ausgelöste sensorische Ganglionitis* handeln.

Neuropathien bei lymphoretikulären Erkrankungen

Lymphome

Die Hirnnerven und die spinalen Nervenwurzeln können direkt durch Lymphomzellen infiltriert sein, sofern auch die Leptomeningen von einem Lymphom infiltriert sind; gleiches gilt für die Nervenplexus und einzelne periphere Nervenstämme. Die Spinalwurzeln können auch durch eine Kompression aufgrund meningealer Ablagerungen oder Wirbelzusammenbrüche geschädigt werden. Darüber hinaus gibt es jedoch wie beim Karzinom eine Reihe *nichtmetastatischer Neuropathien,* die in eine *subakute* Neuropathie, eine *akute* oder *chronische rekurrierende* demyelinisierende Neuropathie und eine subakute motorische Neuropathie eingeteilt werden können.

Eine *subakute sensorische Neuropathie* ist nur selten mit einem Lymphom vergesellschaftet, doch ähneln die klinischen und pathologischen Symptome denen bei der karzinomatösen sensorischen Neuropathie. Bei Patienten mit einem Hodgkin-Lymphom kann entweder eine akute demyelinisierende Neuropathie mit klinischen und pathologischen Symptomen wie bei einem Guillain-Barré Syndrom vorkommen oder eine chronische rekurrierende demyelinisierende Neuropathie. Eine *subakute motorische Neuropathie* tritt selten, dann aber mit einem charakteristischen klinischen Verlauf in Erscheinung. Autoptisch läßt sich eine neuronale Degeneration der Vorderhornzellen feststellen bei nur geringer Degeneration von Nervenfasern in den Hintersträngen.

Leukämien

In der Regel kommt es sowohl bei akuten wie bei chronischen lymphatischen Leukämien zu einer direkten Invasion der Spinalwurzeln oder der peripheren Nerven. Einzelne Fälle ohne eine solche Erklärungsmöglichkeit und mit Symptomen ähnlich einem Guillain-Barré-Syndrom sind jedoch mitgeteilt worden. Dabei kann es zu einer nekrotisierenden Vaskulitis im Epineurium mit extrem ausgeprägtem Nervenfaserausfall kommen (eigene Beobachtung; ▷ Zitat[34a], S. 395).

Myelom (Plasmozytom)

Eine Miterkrankung der peripheren Nerven erfolgt wesentlich häufiger bei Myelomen als bei anderen malignen Tumoren und kann in verschiedenen Formen auftreten[22–27, 33, 35, 36]. Einerseits ist eine *Kompression* der Hirnnerven und der Spinalwurzeln durch ein Plasmozytom oder sekundär als Folge einer *Wirbelfraktur,* aber auch eine geringe *endoneurale Infiltration durch Plasmazellen* möglich. Andererseits kann es bei einem Myelom zu einer *Amyloidose* kommen, die zu einer genera-

lisierten Neuropathie oder zur Kompression des N. medianus im Karpaltunnel führt. Eine sensomotorische Neuropathie mit bevorzugter distaler Degeneration von Axonen kann ebenfalls auftreten und ist dann als nichtmetastatische, paraneoplastische Fernwirkung aufzufassen. Eine chronische demyelinisierende Neuropathie, die vorwiegend das motorische Nervensystem betreffen soll, ist manchmal Folge eines osteosklerotischen Myeloms[23]. Die Kombination eines Plasmozytoms mit einer vorwiegend demyelinisierenden *P*olyneuropathie, *O*rganomegalie, *E*ndokrinopathie, mit vermehrtem monokonalem *(M-)P*rotein und Haut-(=*S*kin-)veränderungen wird kurz als *POEMS* oder *Crow-Fukase-Syndrom* (Polyneuropathie, Anasarka, Pigmentierung, Endokrinopathie, Dysglobulinämie und Organomegalie)[35] bezeichnet. Die endokrine Funktionsstörung ist offenbar auf Antikörper zurückzuführen, die gegen die Hypophyse gerichtet sind. Die meisten derartigen Fälle sind in *Japan* beobachtet worden.

Polycythaemia vera rubra

Diese Erkrankung ist gelegentlich mit einer generalisierten sensomotorischen Neuropathie verbunden[37].

Neuropathien bei Dys- und Paraproteinämien

Bei *Dysproteinämien* (Störungen der quantitativen Zusammensetzung der normalen Immunglobuline) und *Paraproteinämien* (abnorme Immunglobuline bei proliferativen Erkrankungen der Plasmazellen oder B-Zellen sowie bei sog. „benignen monoklonalen Gammopathien", bei denen zumindest im Stadium der Untersuchung weder ein Myelom noch ein Lymphom nachweisbar ist) kann es zu *pathologischen Immunglobulinablagerungen* im peripheren Nerven kommen. Die kleineren Immunglobuline IgA (MG 160000), IgG (MG 140000) sowie die Leichtketten vom λ- und ϰ-Typ (MG 22000) werden von der normalen Blut-Nerven-Schranke, vermutlich aufgrund eines aktiven Transports durch Pinozytosevesikel, wie er für die Peroxidase (MG 40000) nachgewiesen worden ist, in geringen Mengen hindurchgelassen, während IgM

Abb. 2.10. a Chronische rheumatoide Arthritis bei einer 65jährigen Frau. Ausgeprägte Angiitis mit granulierender Reaktion im Epineurium (erhebliche Proliferation von Kapillaren *Pfeile)* und massenhaft, z. T. regressiv veränderten (pyknotischen) Infiltratzellen bei Aurodetoxintherapie. Fortgeschrittene Neuropathie vom neuronalen Typ, 137 : 1. **b** Umschriebene epineurale Vaskulitis unklarer Genese mit Neuropathie vom überwiegend axonalen Typ. HE-Färbung, 300 : 1. **c** Ausgeprägte Vaskulitis bei Kryoglobulinämie (41jährige Patientin). Im Epineurium fallen außer entzündlichen (mononukleären) Zellinfiltraten starke Kapillarproliferationen auf; die Zahl der Kapillaren ist erheblich vermehrt *(24 Pfeile).* Die Neuropathie ist dem neuronalen Typ zuzurechnen und noch verhältnismäßig geringgradig ausgeprägt, 160 : 1. **d** Sklerodermie (67jährige Patientin). Die epineuralen Blutgefäße zeigen eine Auflockerung und Sklerosierung der Wand mit herdförmiger adventieller Abdissoziation von glatten Muskelzellen *(Pfeile),* die nicht mit entzündlichen Zellinfiltraten verwechselt werden dürfen, 488 : 1. (Nach Schröder 1986)

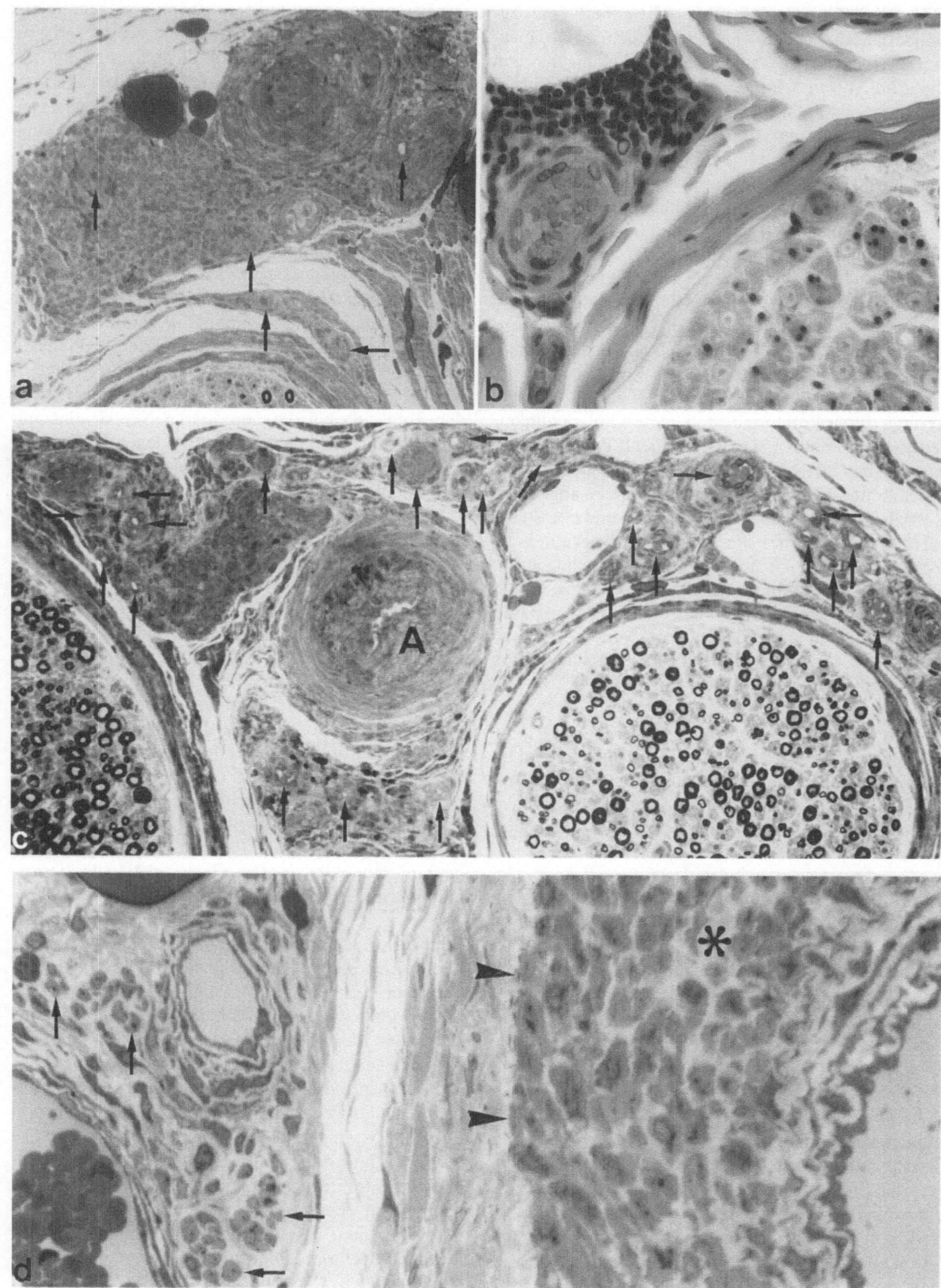

(MG 900 000) und andere größere Eiweißmoleküle zumindest normalerweise nicht im Endoneurium anzutreffen sind. Unter pathologischen Bedingungen, wenn die *Blut-Nerven-Schranke durchlässig* wird, dringen u. a. Immunglobuline in das Endoneurium ein, ohne daß man daraus eine Immunopathie ableiten könnte. Als Regel gilt: Im akuten Stadium ist (vorübergehend) IgM nachweisbar, im chronischen Stadium IgG, IgA, so bei „allergischen" Krankheiten, einschließlich Thrombangiitis und „Immunvaskulitis", Urticaria und Purpura allergica Schoenlein-Henoch. Bei einer Entzündung wird prinzipiell die gesamte Komplementkaskade aktiviert; doch wird C_{1q} sehr schnell, C_{3b} und C_{3d} mittelschnell und C_9 nur sehr langsam abgebaut. Entsprechend ist $C1_q$ nur im floriden Stadium der Entzündung, das langlebige C 9 aber wie IgG vor allem im chronischen Stadium nachweisbar[9]. Die Leichtketten können durch Proteolyse zu kleineren Polypeptidketten abgebaut werden, die sich zu einer β-Faltblattstruktur zusammenlegen und *Amyloid* ($\triangleright$ dort) bilden. Leichtketten können aber auch im Gewebe abgelagert werden, ohne daß sich die färberischen und ultrastrukturellen Eigenschaften des Amyloids entwickeln. *Elektronenmikroskopisch* sind die Leichtkettenablagerungen durch feine Granula charakterisiert, die zu größeren Haufen aggregieren können, oder sie bilden parallele Fibrillen mit einem Durchmesser von 11–14 nm, so daß sie sich von den 7,5–8,0 nm dicken unverzweigten Amyloidfilamenten unterscheiden.

Benigne monoklonale Paraproteinämien

Bestimmte Paraproteinämien, die auch als „*m*onoklonale *G*ammopathien von *u*nbekannter *S*ignifikanz" *(MGUS)* bezeichnet werden, sind in den vergangenen Jahren in zunehmendem Maße (bei 27–70 % der Patienten) als Ursache einer spät auftretenden Polyneuropathie erkannt worden. Sie sind zumeist mit einer *IgM-Paraproteinämie* verbunden, in der Regel aufgrund von *ϰ-Leichtketten*. Meistens sind Männer betroffen.

Klinik: Es entwickelt sich eine chronische distale sensomotorische Neuropathie mit Tremor und Ataxie. Die Nervenleitgeschwindigkeit ist stark reduziert.

Histopathologie: Man sieht einen *Ausfall markhaltiger Nervenfasern* und Anzeichen für eine *chronische Demyelinisation und Remyelinisation* mit *Zwiebelschalenformationen.*

Elektronenmikroskopisch fällt an einzelnen, vermutlich neugebildeten Markscheiden ein sog. *lockeres Myelin* mit Aufweitung der intraperiodischen Linie (an der Stelle des ehemaligen Extrazellulärraumes) auf, wobei es zu einer doppelt so breiten Lamellenperiodizität wie in den normalen Markscheiden kommt (Abb. 2.9 a–c)[22]. Die Zahl der marklosen Axone ist nicht reduziert. Entzündliche oder Plasmazellinfiltrate sind nicht nachweisbar[36].

Pathogenese: Bei bestimmten Fällen konnte eine *Reaktivität der Paraproteine mit peripherem Nervenmyelin* festgestellt werden[24]. Dabei ist das *myelinassoziierte Glykoprotein (MAG)* ein Zielantigen[18]. Eine Reaktion der Paraproteine mit anderen peripheren Nervenantigenen ist jedoch ebenfalls festgestellt worden, so eine Begrenzung der Immunglobulinablagerungen auf Areale mit lockerem Myelin. IgM-Ablagerungen am *Ranvier-Schnürring* sind mit einem multifokalen Leitungsblock in Verbindung gebracht worden[31,32]. Wegen der in vielen Fällen jedoch ungewissen pathogenetischen Beziehung zwischen der monoklonalen Gammopathie einerseits und der Polyneuropathie andererseits ist das bereits erwähnte Akronym „MGUS" in Gebrauch[19]. Umso bemerkenswerter sind dann charakteristische, sog. *immunotaktoide* Ablagerungen im Endoneurium einschließlich der Gefäßlumina, die bei einer monoklonalen IgG-ϰ-Gammopathie gefunden worden sind und aus massenhaft mikrotubulären Aggregaten bestehen[26]. Die Demyelinisation sei komplementabhängig. Fokale Markscheidenverdickungen ähnlich den Tomacula bei der hereditären Neuropathie mit Neigung zu Drucklähmungen sind gelegentlich, wie bereits erwähnt, bei paraproteinämischen Neuropathien festgestellt worden[36], machmal in größerer Zahl[30].

Monoklonale Antikörper, die mit G_{M1}- und G_{D1b}-Gangliosiden reagieren und zu *motorischen Neuropathien bzw. Neuronopathien* führen, sind ebenfalls beschrieben worden[28].

Eine *demyelinisierende Form der Polyneuropathie* kann ebenfalls bei Patienten mit benignen monoklonalen *IgG-Gammopathien* auftreten. Die Symptome ähneln denen der CIDP. Aber die Beziehungen zwischen der Neuropathie und dem Paraprotein sind nicht geklärt[23]. Monoklonale IgG-ϰ-Leichtketten sollen sich auch mit Neurofilamenten verbinden können[27]; doch ist bei derartigen immunhistochemischen Untersuchungsergebnissen stets mit unspezifischen Bindungen zu rechnen[33]. Neuropathien bei *IgA-Paraproteinen* sind seltener. Gelegentlich tritt bei Patienten mit benigner IgG- oder mit monoklonaler IgA-Gammopathie das dermatoendokrine Crow-Fukase-Syndrom auf (s. oben).

Waldenström-Makroglobulinämie

Diese Krankheit ist durch eine chronische lymphoretikuläre proliferative Erkrankung gekennzeichnet, die mit zirkulierenden monoklonalen IgM-Paraproteinen verbunden ist. In der Regel ist ein der Erkrankung zugrundeliegendes Lymphom (Plasmozytom) nachweisbar. Eine chronische distale sensomotorische Neuropathie mit entweder überwiegend axonaler Degeneration oder segmentaler Demyelinisation kann dabei auftreten. Im Endoneurium können herdförmige lymphozytäre Infiltrate oder einzelne Plasmazellen vorhanden sein, ebenso Ablagerungen von IgM, insbesondere über dem Myelin. Bei einigen Fällen ist auch lockeres Myelin mit abnormer Periodizität der Markscheidenlamellen festzustellen (vgl. Abb. 2.9 c).

Kryoglobulinämie

Sowohl bei der *essentiellen* als auch bei der *sekundären Kryoglobulinämie* kann eine Neuropathie an den unteren Extremitäten auftreten. Eine *Vaskulitis,* welche die

Vasa nervorum betrifft (Abb. 2.10 c), ist dabei möglicherweise auf Kryoglobulinablagerungen mit Aktivierung von Komplement zurückzuführen. Eine *Ischämie der Nerven* durch intravaskuläre Kryoglobulinablagerungen ist zu vermuten, da bei einem Fall mit einem Myelom Ablagerungen dichtgepackter tubulärer Strukturen im Endoneurium, in den Wänden der Vasa nervorum und im Lumen einzelner Gefäße ähnlich den immunotaktoiden Ablagerungen bei einer MGUS-Neuropathie[26] beobachtet worden sind, wie sie auch in Kryopräzipitaten aus dem Serum nachweisbar sind. Die in Abb. 2.10 c dargestellten Kapillarproliferationen im Epineurium sind offensichtlich kompensatorisch als Folge von Gefäßverschlüssen aufgetreten. Bei einem IgM-x-produzierenden Lymphom[29] zeigten die intravaskulären Präzipitate charakteristische Fingerabdruckmuster. Eine Perineuritis ist ebenfalls festgestellt worden.

Literatur

1.–17. Weiterführende Literatur (> S. 349)
18. Baig S, Yu-Ping J, Olsson T, Cruz M, Link H (1991) Cells secreting anti-MAG antibody occur in cerebrospinal fluid and bone marrow in patients with polyneuropathy associated with M component. Brain 114: 573–583
19. Donofrio PD, Kelly JJ (1989) AAEE case report 17: peripheral neuropathy in monoclonal gammopathy of undetermined significance. Muscle Nerve 12: 1–8
20. Graus F, Cordon-Cardo C, Posner JB (1985) Neuronal antinuclear antibody in sensory neuronopathy from lung cancer. Neurology 35: 538–543
21. Grisold W, Drlicek M, Liszka U, Jellinger K, Popp W (1988) Reactivity of circulating antineuronal antibodies (CANA) on peripheral nervous system structures. Acta Neuropathol 77: 109–112
22. Jacobs JM, Scadding JW (1990) Morphological changes in IgM paraproteinaemia neuropathy. Acta Neuropathol 80: 77–84
23. Kelly JJ, Kyle RA, Latov N (1987) Polyneuropathies associated with plasma cell dyscrasias. Nijhoff, Boston
24. Latov N, Hays AP, Sherman WH (1988) Peripheral neuropathy and anti-MAG antibodies. CRC Crit Rev Neurobiol 3: 301–332
25. Monaco S, Bonetti B, Ferrari S, Moretto G, Nardelli E, Tedesco F et al. (1990) Complement-mediated demyelinisation in patients with IgM monoclonal gammopathy and polyneuropathy. N Engl J Med 322: 649–652
26. Moorhouse DF, Fox RI, Powell HC (1992) Immunotactoid-like endoneurial deposits in a patient with monoclonal gammopathy of undetermined significance and neuropathy. Acta Neuropathol 84: 484–494
27. Nemni R, Feltri ML, Quattrini A, Lorenzetti I, Corbo M, Canal N (1990) Axonal neuropathy with monoclonal IgG kappa that binds to a neurofilament protein. Ann Neurol 28: 361–364
28. Pestronk A (1991) Invited review: Motor neuropathies, motor neuron disorders and antiglycolipid antibodies. Muscle Nerve 14: 927–936
29. Prior R, Schober R, Scharffetter K, Wechsler W (1992) Occlusive microangiopathy by immunoglobulin (IgM-kappa) precipitation: pathogenetic relevance in paraneoplastic cryoglobulinemic neuropathy. Acta Neuropathol 83: 423–426
30. Rebai T, Mhiri C, Heine P, Charfi H, Meyrignac C, Gherardi R (1989) Focal myelin thickenings in a peripheral neuropathy associated with IgM monoclonal gammopathy. Acta Neuropathol 79: 226–232
31. Santoro M, Thomnas FP, Finke ME (1990) IgM deposits at the nodes of Ranvier in a patient with peripheral neuropathy, anti-GM₁ antibodies and multifocal motor conduction block. Ann Neurol 28: 373–377
32. Santoro M, Uncini A, Corbo M, Staugatis SM, Thomas FP, Hays AP, Latov N (1992) Experimental conduction block induced by serum from a patient with anti-GM1 antibodies. Ann Neurol 31: 385–390
33. Sommer C, Schröder JM (1988) Binding of swine IgM immunoglobulins to peripheral nerve myelin sheaths in electron microscopic immunocytochemistry. Acta Neuropathol 77: 100–103
34. Sommer C, Schröder JM (1992) Immune-mediated neuropathy and myopathy in post-streptococcal disease: electron-microscopical, morphometrical and immunohistochemical studies. Clin Neuropathol 11: 77–86
35. Umehara F, Izumo S, Zyounosono M, Osame M (1990) An autopsied case of the Crow-Fukase syndrome: a neuropathological study with emphasis on spinal roots. Acta Neuropathol 80: 563–567
36. Vital A, Vital C, Julien J, Baquey A, Steck AJ (1989) Polyneuropathy associated with IgM monoclonal gammopathy. Immunological and pathological study in 31 patients. Acta Neuropathol 79: 160–167
37. Yiannikas C, McLeod JG, Walsh JC (1983) Peripheral neuropathy associated with polycythaemia vera. Neurology 33: 139–143

Neuropathien aufgrund peripherer Gefäßerkrankungen

Neuropathien gibt es bei zahlreichen verschiedenartigen peripheren Gefäßerkrankungen (Abb. 2.10). *Ischämien* entstehen

- durch *Verschlüsse großer Arterien* bei Arteriosklerose, Embolien, Thrombangiitis obliterans (Winiwarter-Buerger),
- *Kompressionen* (Traumen, Tumoren, Tourniquets)
- und Kompartmentsyndrome (z. B. Tibialis-anterior-Syndrom).

Während einige Autoren einen Verlust markhaltiger Nervenfasern, insbesondere der großen, beschrieben haben, fanden andere ausgedehnte segmentale Demyelinisationen und Remyelinisationen. Die experimentelle Embolisation mit Arachidonsäure hat aber vor allem eine axonale Degeneration ergeben, wobei die kleinen markhaltigen und die nichtmyelinisierten Axone vulnerabler sind[28]. Die experimentelle Mikroembolisation mit Polystyrenkugeln (mit einem Durchmesser von 15 µm ± 0,8) führt zu Nervenfaserdegenerationen, wobei das Zentrum der Faszikel zuerst betroffen ist. Dabei bedarf es, vermutlich wegen der besonders reichlichen Versorgung des Nerven mit Kollateralen, einer wesentlich größeren Zahl an Emboli (ca. 6 Mio[26]), um im N. ischiadicus der Ratte Nervenfaserdegenerationen hervorzurufen als um im Muskel der hinteren Extremitäten von Ratten Muskelfasernekrosen auszulösen (ca. 1 Mio pro A. iliaca communis[33]).

Allgemeine Histopathologie der Gefäßveränderungen

- Die *Basallaminae* der endo- und epineuralen Kapillaren können durch Degeneration und Regeneration der Endothelzellen vermehrt, aber auch, vermutlich durch metabolische oder Permeabilitätsstörungen verbreitert sein, vor allem beim Diabetes mellitus[30, 31, 36]. Die Verbreiterung der Basallaminae ist zumindest im Perineurium reversibel[19]. Im Sinne eines regressiven Phänomens sind dabei Verdichtungen des Zytoplasmas und der Kerne von Perizyten und anderen Gefäßwandzellen zu werten. Andererseits gibt es an endoneuralen Kapillaren auch eine *Vermehrung von Endothelzellen* und im Epineurium eine *Abdissoziation glatter Muskelzellen* von der Gefäßwand in das umgebende Epineurium (Abb. 2.10 d)[34].

- *Fenestrationen endoneuraler Kapillaren* sind ausnahmsweise bei makroglobulinämischer Neuropathie und beim Diabetes mellitus beschrieben worden; in frühen Stadien der Waller-Degeneration, 2–6 Tage nach Durchschneidung des N. phrenicus der Maus, sind Fenestrationen häufig nachweisbar. Sonst grenzen die Endothelzellen der endoneuralen Kapillaren mit *Zonulae occludentes* („tight junctions") dicht aneinander (morphologisches Substrat der *Blut-Nerven-Schranke*). Bei der Maus besteht allerdings normalerweise eine Durchlässigkeit der Kapillaren für Albumin.
- Ein *endoneurales Ödem* aufgrund von Plasmaexsudaten und gesteigerter Gefäßpermeabilität bis hin zu Erythrodiapedesen gibt es bei zahlreichen akuten Neuropathien (z. B. bei der Isoniazid-Neuropathie, s. oben). Bei bestimmten experimentellen Neuropathien läßt sich durch direkte Messung ein gesteigerter endoneuraler Druck nachweisen[24]. Der erhöhte Druck vermindert offenbar die Durchblutung der Nervenfaszikel.
- Die *epineuralen Blutgefäße* haben bei der relativ großen Zahl der von uns untersuchten Nervenbiopsien nur ausnahmsweise (so bei einem Fall mit Polyglukosankörpermyopathie) massive *Mediaverkalkungen* sowie *feinere Kalksalzausfällungen* auch in anderen Wandabschnitten aufgewiesen. Selbst bei einem Fall mit schwerer Mönckeberg-Mediaverkalkung in weiter proximal gelegenen größeren Arterien fanden sich distal, in den Blutgefäßen des Suralnerven, keine Verkalkungen. Feinere Kalksalzablagerungen kommen jedoch häufiger vor.
- *Epineurale Kapillarproliferationen* fallen manchmal in Zusammenhang mit massiven epineuralen entzündlichen Infiltraten und angiitischen Gefäßstenosen oder -verschlüssen bei rheumatoider Arthritis, Kryoglobulinämien und granulomatösen Entzündungsprozessen auf[34]. Im übrigen gibt es bei der rheumatischen Arthritis ein breites Spektrum entzündlicher Gefäßveränderungen von einer Vaskulitis bzw. Kapillaritis bis zu ausgeprägten Formen der Panarteriitis.

Die große Zahl möglicher degenerativer, reaktiver, regenerierender, entzündlicher, metabolischer und blastomatöser Gefäßveränderungen im peripheren Nerven ist nur unvollständig dokumentiert. Sie unterscheiden sich aber wohl nicht wesentlich von denen in manchen anderen Organen. Einige wurden bereits erwähnt. Diagnostisch von Bedeutung sind möglicherweise Vermehrungen intermediärer Filamente in den Endothelzellen endoneuraler Kapillaren bei Dysglobulinämien.

Bemerkenswert und charakteristisch, wenn auch nicht absolut pathognostisch, sind die pleomorphen, laminierten, hexagonalen und anderen Endothelzelleinschlüsse bei der *Fabry-Krankheit*. Bei der *Sandhoff-Krankheit* lassen sich nach eigenen Beobachtungen die Endothelzelleinschlüsse strukturell nicht zweifelsfrei von denen bei der Fabry-Krankheit abgrenzen[9].

Neuropathien bei Vaskulitiden

Die peripheren Nerven sind besonders gut vaskularisiert; dennoch kann es bei Gefäßveränderungen aufgrund einer der bekannten, etwa 20 primären und 24 sekundären Vaskulitiden[29] eigenständig oder in Verbindung mit einer Grundkrankheit aus dem Formenkreis der Kollagenosen (Gefäßbindegewebskrankheiten) zu Ausfällen oder Schädigungen von Nervenfasern, selten sogar einmal zu einer Art Infarkt (mit erhaltenem Bindegewebe) kommen[20, 21, 23, 27, 32]. Relativ häufig sind im Spätstadium Eisenablagerungen perivaskulär nachweisbar[18].

Pro Querschnitt sind im N. suralis mindestens 50 überwiegend kleinere epineurale Blutgefäße zu zählen, die in einer Nervenbiopsie zusätzlich zu den Veränderungen an den Nervenfasern selbst sehr gut ausgewertet werden können, zumal sie größtenteils longitudinal orientiert sind.

Klinisch resultiert eine Mononeuropathie oder Mononeuropathia multiplex *(Multiplextyp der Neuropathie)*. Am häufigsten ist eine Neuropathie bei der Panarteriitis nodosa nachweisbar.

Asbury u. Johnson[2] haben 11 verschiedene Vaskulitiden zusammengestellt, die mit einer peripheren Neuropathie verbunden sein können:
- die Panarteriitis nodosa;
- die allergische Granulomatose (Churg-Strauss-Syndrom);
- die Hypersensitivitätsangiitis;
- die Vaskulitis bei chronischer rheumatoider Arthritis;
- bei systemischem Lupus erythematodes;
- bei progressiver systemischer Sklerose;
- beim Sjögren-Syndrom und
- bei Wegener-Granulomatose;
- die kraniale (Riesenzell-)Arteriitis,
- die Köhlmeier-Degos-Arteriitis (Papulosis atrophicans maligna) und
- die Mikrovaskulitis der Nerven mit Ganglionitis als paraneoplastisches Phänomen bei Karzinomen (▷ oben).

Zu dieser Liste lassen sich noch
- die vaskulitischen Veränderungen beim neuromuskulären Syndrom als Folge der Einnahme gealterten Rapsöls in Spanien (s. oben) und
- die vaskulitischen Veränderungen bei der gemischten Kryoglobulinämie (s. oben) sowie
- beim hypereosinophilen Syndrom nach Einnahme von Tryptophan (s. oben) hinzufügen. Ob es bei den

verschiedenartigen Vaskulitiden über eine Ischämie und/oder über immunologische Pathomechanismen zur Nervenfaserschädigung kommt, ist im Einzelfall schwer zu entscheiden.

Panarteriitis nodosa

> Hierbei sind die Arterien des Nerven in 76% der Fälle betroffen, während z.B. die Muskelbiopsie nur in 27% der klinischen Verdachtsfälle einen positiven Befund ergibt.

In der Regel dominieren Nervenfaserausfälle im Sinne der Waller-Degeneration, ohne Bevorzugung eines bestimmten Fasertyps. Auch kann es zu einem neuromatösen Umbau von Nervenfaszikeln kommen, wahrscheinlich als Folge einer ischämisch bedingten peripheren elektiven Parenchymnekrose.

Klinik: Als charakteristisches klinisches Bild resultiert eine *progressive multifokale periphere Neuropathie,* die sowohl die motorischen als auch die sensorischen Funktionen umfaßt und oft von Schmerzen begleitet wird *(„Mononeuritis multiplex").* Die Symptome können plötzlich oder allmählich auftreten und sich bilateral aufaddieren, so daß schließlich ein symmetrisches Bild resultiert.

Histopathologie: Es findet sich eine nekrotisierende Arteriitis der Vasa nervorum, wie sie auch in anderen Teilen des Körpers zu beobachten ist. In der Regel sind *mittelgroße Arterien* betroffen; in manchen Schnittebenen finden sich jedoch ausschließlich geringfügige perivaskuläre Zellinfiltrate um kleinere Blutgefäße. Im *Endoneurium* dominiert eine mehr oder weniger akut verlaufende axonale Degeneration, die Fasern aller Größen betrifft, auch die marklosen Axone[35]. Demyelinisationsherde ohne Verlust von Axonen sollen ebenfalls vorkommen. Eindeutige frische Nerveninfarkte sind jedoch nicht beschrieben worden.

Churg-Strauss-Syndrom

Hierbei handelt es sich um eine *Variante der Panarteriitis nodosa.* Wichtigstes klinisches Kennzeichen ist die *ausgeprägte eosinophile Leukozytose* mit Beteiligung der Lungen, spät auftretendem *Asthma* und extravaskulären *Granulomen.* Von den 13 ursprünglich von Churg u. Strauss (1951) mitgeteilten Fällen hatten 9 eine *Neuropathie.* Auch die *Vasa nervorum* können betroffen sein.

Rheumatoide Arthritis

Bei dieser Krankheit können die peripheren Nerven in verschiedener Weise betroffen sein. Ein *Karpaltunnelsyndrom* kann sekundär auf eine *Tendosynoviitis* und *Arthritis der Karpaltunnelknochen* zurückzuführen sein; doch kommen auch andere *Kompressionsneuropathien* aufgrund von Gelenkveränderungen vor. Dazu gehören *digitale Mononeuropathien* und eine relativ

benigne *distale sensorische Neuropathie,* die vor allem die unteren Extremitäten betrifft. Die stärkste Ausprägung einer Neuropathie findet sich in Form einer *progressiven multifokalen Neuropathie,* die derjenigen bei der Panarteriitis nodosa ähnelt. Sie ist nicht notwendigerweise mit schweren oder aktiven Gelenkerkrankungen verbunden.

Histopathologisch gibt es ein Spektrum von Gefäßveränderungen, das von einer akuten nekrotisierenden Vaskulitis bis zu geringen Intimapoliferationen mit Erhaltenbleiben der Elastica interna und partiellem oder vollständigem Verschluß des Gefäßlumens reicht (Abb. 2.10 b). Andere Gefäße zeigen eine geringfügige entzündliche Infiltration mit Ablagerung von etwas fibrinoidem Material. In Serienschnitten lassen sich lokalisierte Areale mit Nervenfaserausfällen vor allem im Zentrum der Faszikel nachweisen, die an den größeren Nerven im mittleren Oberschenkelbereich und mittleren Oberarmbereich beginnen und zu einer mehr diffusen Form der axonalen Degeneration weiter distal führt. Als *Ursache* der Ausfälle wird eine *ischämische Schädigung* angenommen, die sich an den Grenzgebieten der Blutgefäße (im Bereich der Wasserscheide) manifestiert; eindeutige Infarkte sind jedoch nicht festgestellt worden[12].

Systemischer Lupus erythematodes (SLE)

Diese Erkrankung kann ebenfalls mit verschiedenen, unterschiedlich ausgeprägten Formen einer *peripheren Neuropathie* verbunden sein, wenn auch das periphere Nervensystem weniger häufig betroffen ist als bei der rheumatoiden Arthritis. Die häufigste Manifestationsform ist eine *progressive multifokale Neuropathie,* die auf eine *Vaskulitis* zurückzuführen ist. Eine symmetrische distale sensorimotorische Neuropathie und eine akute, überwiegend motorische Neuropathie mit Aspekten eines Guillain-Barré-Syndroms sind ebenfalls beschrieben worden, wenn auch die histopathologische Grundlage dafür nicht näher definiert ist.

Progressive systemische Sklerose

Bei der Sklerodermie findet sich nur selten eine Neuropathie; doch können *fokale* oder *multifokale Ausfälle* auftreten, wobei wiederum die Arteriitis als Ursache in Frage kommt[2]. Als unspezifisches Zeichen einer *Angiopathie* lassen sich dabei auch Abdissoziationen glatter Muskelzellen nachweisen (Abb. 2.10 d)[34].

Sjögren-Syndrom

Dieses Syndrom umfaßt die Kombination einer *Keratoconjunctivitis sicca* und/oder einer *Skerodermie* mit *rheumatoider Arthritis, SLE* oder anderen *Gefäßbindegewebskrankheiten.* Dabei kann eine symmetrische sensomotorische oder sensorische *Neuropathie* auftreten, die mit einer Trigeminus- oder autonomen Neuropathie vergesellschaftet ist. Nervenbiopsien zeigen eine *axonale Degeneration* und *perivaskuläre entzündliche Infiltrate*[25]. Bei Fällen mit einer ataktischen sensorischen und autonomen Neuropathie hat die Biopsie von *Spinalganglien* ergeben, daß Nervenzellen ausfallen und eine Infiltration durch T-Lymphozyten mit fokaler Anhäufung um Neurone vorliegt[22].

Wegener-Granulomatose

Granulome im Respirationstrakt, eine Arteriitis und eine Nephropathie kennzeichnen diese Krankheit. Die peripheren Nerven können durch *Granulome* betroffen sein, oder es tritt eine *diffuse multifokale Neuropathie* auf, ähnlich wie man sie bei der Panarteriitis sieht.

Literatur

1.–17. Weiterführende Literatur (> S.349)
18. Adams CWM, Buk SJA, Hughes RAC, Leibowitz S, Sinclair E (1989) Perls' ferrocyanide test for iron in the diagnosis of vasculitic neuropathy. Neuropathol Appl Neurobiol 15: 433–439
19. Beggs JL, Johnson PC, Olafsen AG, Watkins CJ, Targovnik JH, Koep IJ (1989) Regression of perineurial cell basement membrane in a human diabetic following isogenic pancreas transplant. Acta Neuropathol 79: 108–112
20. Bouche P, Lèger JM, Travers MA, Cathala HP, Castaigne P (1986) Peripheral neuropathy in systemic vasculitis: Clinical and electrophysiologic study of 22 patients. Neurology 36: 1598–1602
21. Caselli RJ, Daube JR, Hunder GG, Whisnant JP (1988) Peripheral neuropathic syndromes in giant cell (temporal) arteriitis. Neurology (Minneap) 38: 685–689
22. Griffin JW, Cornblath DR, Alexander E, Campbell J, Low PA, Bird S, Feldmann EL (1990) Ataxic sensory neuropathy and dorsal root ganglionitis associated with Sjögren's syndrome. Ann Neurol 27: 304–315
23. Kissel JT, Riethman JL, Omerza J, Rammohan KW, Mendell JR (1989) Peripheral nerve vasculitis: Immune characterization of the vascular lesion. Ann Neurol 25: 291–297
24. Lundborg G., Myers RR, Powell HC (1983) Increased endoneurial fluid pressure in experimental entrapment neuropathy. J Neurol Neurosurg Psychiatry 46: 1119–1124
25. Mellgren SI, Conn DL, Stevens JC, Dyck PJ (1989) Peripheral neuropathy in primary Sjögren's syndrome. Neurology 39: 390–394
26. Nukada H, Dyck PJ (1984) Microsphere embolization of nerve capillaries and fiber degeneration. Am J Pathol 115: 275–287
27. Panegyres PK, Blumbergs PC, Leong AS-Y, Bourne AJ (1990) Vasculitis of peripheral nerve and skeletal muscle: clinicopathological correlation and immunopathic mechanism. J Neurol Sci 100: 193–202
28. Parry GJ, Brown MJ (1982) Selective fiber vulnerability in acute ischemic neuropathy. Ann Neurol 11: 147–154
29. Peter HH (1991): Vaskulitiden. In: Peter HH (Hrsg) Klinische Immunologie Urban & Schwarzenberg, München Wien Baltimore (Innere Medizin der Gegenwart, Bd 9, S 401–414)
30. Powell HC, Rodriguez M, Hughes RAC (1984) Microangiopathy of vasa nervorum in dysglobulinemic neuropathy. Ann Neurol 15: 386–394
31. Powell HC, Rosoff J, Myers RR (1985) Microangiopathy in human diabetic neuropathy. Acta Neuropathol 68: 295–305
32. Said G, Lacroix-Ciaudo C, Fujimara H, Blas C, Faux N (1988) The peripheral neuropathy of necrotizing arteritis: A clinicopathologal study. Ann Neurol 23: 461–465
33. Schröder JM (1982) Pathologie der Muskulatur. Springer, Berlin Heidelberg New York (spezielle pathologische Anatomie, Bd 15)
34. Schröder JM (1986) Proliferation of epineurial capillaries and smooth muscle cells in angiopathic peripheral neuropathy. Acta Neuropathol 72: 29–37
35. Vital A, Vital C (1985) Polyarteritis nodosa and peripheral neuropathy. Acta Neuropathol 67: 136–141
36. Yasuda H, Dyck PJ (1987) Abnormalities of endoneurial microvessels and sural nerve pathology in diabetic neuropathy. Neurology 37: 20–28

Tumoren des peripheren Nervensystems

Diese werden an anderem Ort dargestellt (▷ S.245; vgl. auch[18–22]). Dazu gehören die *Paragangliome* oder *Chemodektome* als Tumoren der parasympathischen Neurone; die *Sympathikogoniome, Neuroblastome, Gangliozytome* und *Ganglioneurome* als Tumoren der Neurone des sympathischen Nervensystems; die *Phäochromozytome* als Tumoren der chromaffinen Zellen des Nebennierenmarks; die *Karzinoide* (im Magendarmtrakt) und *ASKIN-Tumoren* (im Bronchialsystem) als Tumoren des diffusen neuroendokrinen Zellsystems (das Amine aufnehmen und dekarboxylieren kann = „*amine precursor uptake and decarboxylation*"; *APUD-System*).

Neurome sind demgegenüber auf eine regenerative Aktivität des peripheren Nerven, nicht jedoch auf ein autonomes Wachstum zurückzuführen (▷ oben: traumatische Nervenschädigungen).

Zu den wichtigsten Tumoren der peripheren Nerven gehören die in der Regel gutartigen *Neurinome* (= Schwannome, Neurilemmome) und *Neurofibrome,* die zur sog. neurofibromatösen Neuropathie führen können[23]. In der Peripherie, d.h. in der Haut, entstehen die *Merkel-Zell-Tumoren.*

Zu den malignen Tumoren der peripheren Nerven gehören die *malignen Neurinome* und die *Neurofibrosarkome,* die relativ häufig bei der Neurofibromatose aus Neurofibromen hervorgehen.

Im übrigen sind *Hämangiome, Kavernome, Hämangioblastome, Myxome, Myxofibrome, Epidermoide* und *Granularzelltumoren* zu erwähnen, die primär in peripheren Nerven entstehen können, sowie Tumoren, die auf das periphere Nervensystem übergreifen. Zu den letzteren gehören auch die *Zysten* oder *Pseudozysten („Ganglien"),* die vermutlich von benachbarten Gelenkkapseln ausgehen und zur operativ schwer behandelbaren „*Neuropathia pseudocystica*" führen können[20].

Literatur

1.–17. Weiterführende Literatur (▷ S.349)
18. Harkin J, Reed RJ (1982) Tumors of the peripheral nervous system. Atlas of tumor pathology, Second series, fascicle 3. AFP: Washingtom, D.C.
19. Kramer W (1970) Tumours of nerves (pp. 412–512) In: Vinken PJ, Bruyn GW (eds.): Handbook of Clinical Neurology, Volume 8, Diseases of Nerves II, 556 p.
20. Krücke W (1974) Pathologie der peripheren Nerven. Springer, Berlin Heidelberg New York (Handbuch der Neurochirurgie, Bd VII/3, S 1–267)
21. Russel DS, Rubinstein LJ (1989) Pathology of tumours of the nervous system, 5th ed. Arnold, London
22. Schwechheimer K (1990) Spezielle Immunmorphologie neurogener Geschwülste. 305 S. In: Doerr W, Seifert G (eds) Pathologie des Nervensystems. Springer, Berlin Heidelberg New York (Spezielle pathologische Anatomie, Bd 13/IV)
23. Thomas PK, King RHM, Chiang TR, Scaravilli F, Sharma AK, Downie AW (1990) Neurofibromatous neuropathy. Muscle Nerve 13: 93–101

Pathologie der Skelettmuskulatur

J. M. Schröder

Hinweis zu Abbildungen in diesem Kapitel

Soweit nicht anders vermerkt, sind Ausschnitte von Semidünnschnittpräparaten abgebildet, die 1–2 µm dick und mit Paraphenylendiamin zur unspezifischen Kontrastvermehrung gefärbt sind. Alle Abbildungen mit einer Vergrößerung von über 2000:1 sind elektronenmikroskopische Aufnahmen, die mit Bleizitrat und Uranylazetat kontrastiert worden sind.

Inhaltsverzeichnis

Pathologie der Skelettmuskulatur

J. M. Schröder

Weiterführende Literatur

1. Adams RD (1975) Diseases of muscle. A study in pathology. 3rd edn. Harper & Row, New York
2. Becker PE (1964) Myopathien. In: Becker PE (Hrsg) Humangenetik. Ein kurzes Handbuch in 5 Bänden. Bd II/1. Thieme, Stuttgart, S 411–550
3. Bethlem J (1980) Myopathies, 2nd edn. North Holland, Amsterdam New York Oxford
4. Carpenter S, Karpati G (1984) Pathology of skeletal muscle. Churchill Livingstone, New York
5. Dubowitz V (1985) Muscle Biopsy. A practical approach. 2nd edn. Tindall, London
6. Dubowitz V, Brooke MH (1973) Muscle biopsy: A modern approach. Vol 2 in the Series. Saunders, London Philadelphia Toronto (Major problems in neurology, vol 2)
7. Engel AG, Franzini-Armstrong C (1994) Myology. Basic and Clinical. 2nd. edn. McGraw-Hill, New York
8. Jerusalem F, Zierz S (1991) Muskelerkrankungen. Klinik, Therapie, Pathologie. 2. Aufl. Thieme, Stuttgart
9. Kakulas BA, Adams RD (1985) Disease of muscle. Pathological foundations of clinical myology. Harper & Row, Philadelphia Cambridge New York London
10. Mastaglia FL, Walton SJ (1992) (eds) Skeletal muscle pathology, 2nd edn. Churchill Livingstone, Edinburgh London Melbourne New York
11. Schröder JM (1982) Pathologie der Muskulatur. Springer, Berlin Heidelberg New York (Spezielle pathologische Anatomie, Bd 15)
12. Swash M, Schwartz MS (1988) Neuromuscular diseases. A practical approach to diagnosis and management. 2nd. edn. Springer, Berlin Heidelberg New York
13. Vinken PJ, Bruyn GW, Klawans HL (eds) (1992) Myopathies. In: Handbook of Clinical Neurology, Vol. 62, Revised Series 18, 685 p
14. Walton JN (1988) Disorders of voluntary muscle, 5th edn. Churchill Livingstone, Edinburgh London

Einführung

Die Diagnostik der Skelettmuskelerkrankungen hat in den letzten 10–20 Jahren außerordentliche Fortschritte erfahren, die vor allem auf die Entwicklung neuer Methoden in der Histochemie, Immunhistochemie, Zytochemie, Biochemie und Elektronenmikroskopie zurückzuführen sind.

Die von einer internationalen Forschergruppe unter der Federführung von Lord Walton (1994)[28] erstellte *Klassifikation sämtlicher bekannter neuromuskulärer Krankheiten* umfaßt *809 Erkrankungen oder Schädigungsformen*, bei denen die Skelettmuskulatur primär oder sekundär betroffen ist, darunter *347 eigenständige Muskelerkrankungen.*

Entscheidend für die Fortschritte der Myopathologie sind vor allem die *neuen muskelbioptischen Untersuchungsmethoden* gewesen, so daß gleich zu Beginn der Darstellung ein Hinweis auf die optimale *Biopsietechnik und Präparation* angezeigt erscheint.

Technik der Muskelbiopsie

Bei der Auswahl des Muskels für die Biopsie sollte man vermeiden, Gewebe aus hochgradig paretischen oder atrophischen Muskelgruppen zu entnehmen, da hier möglicherweise nur uncharakteristische Befunde zu erheben sind. Das Muskelgewebe kann vollständig durch Fett- oder Bindegewebe ersetzt sein. Andererseits ist es unzweckmäßig, einen Muskel zu untersuchen, der klinisch nicht betroffen erscheint.

Für eine Biopsie ist deshalb am besten ein Muskel geeignet, der *leichte bis mittelschwere klinische Symptome* aufweist (Schwäche, Schmerzen, Atrophie, Hypertrophie, Schwellung u.a.). Am häufigsten werden bei *proximaler Prozeßlokalisation* die Mm. quadriceps femoris, biceps brachii und deltoideus für eine Biopsie in Frage kommen, bei *distalen Prozessen* die Mm. tibialis anterior, gastrocnemius und peroneus. Letzterer eignet sich auch für die Untersuchung zusammen mit dem rein sensorischen N. suralis.

Hinsichtlich der *chirurgischen Technik* empfiehlt es sich, in *Lokalanästhesie* zu operieren, dabei aber den Muskel nicht im Exzisionsbereich selbst, sondern in dessen Umgebung mit dem Lokalanästhetikum zu infiltrieren. Der *Hautschnitt* über dem Muskelbauch muß *etwa 3–5 cm lang und parallel zum Muskelfaserverlauf* ausgerichtet sein.

- *Erstens* wird nach der Inzision der Faszie ein Muskelfaserbündel von etwa 2,5 cm Länge und einem Durchmesser von ca. 0,5 cm stumpf an den Längsseiten isoliert und mit 2 Fäden im Abstand von 2 cm so umstochen, daß die Fäden das Bündel umfassen. Dieses wird an einem aufgelegten sterilen, etwa 3 cm langen und 2 mm dicken Holzstäbchen (z. B. dem rückwärtigen Ende eines Wattestäbchens) durch 2 Ligaturen befestigt und unter größter Schonung des Muskelgewebes entnommen. Vor der anschließenden Fixation sollte der *entnommene*

Muskelstreifen leicht gestreckt werden, indem man die beiden Ligaturen in Richtung des jeweiligen Stabendes leicht auseinanderzieht. Dadurch werden die Sarkomere gestreckt, so daß die feinstrukturelle Beurteilung erleichtert wird. Anschließend wird dieser Gewebeteil für die *Semidünnschnitt- und elektronenmikroskopische Untersuchung* sofort in gepuffertem Glutaraldehyd (z.B. 6%ig mit 0,1 molarem Phosphatpuffer nach Sørensen) fixiert.

- *Zweitens* wird ein etwa 2·0,5·0,5 cm großes Gewebsstück für die *Paraffineinbettung* in 4%igem neutralen Formaldehyd fixiert.
- *Drittens* soll ein Muskelfaserbündel für die *histochemische Untersuchung* entnommen werden, das aber *nicht fixiert* werden darf, sondern möglichst rasch in flüssigem Stickstoff *tiefgefroren* werden muß. Dieses Gewebsstück kann zusammen mit Trockeneis an entsprechend eingerichtete Speziallaboratorien zur weiteren histochemischen und enzymhistochemischen Untersuchung eingesandt werden. Einzelne Enzyme reagieren auch ohne Tieffrieren noch bis etwa 24 h nach der Entnahme (z.B. die myofibrilläre ATPase nach Präinkubation bei pH 4,2).

Nadelbiopsien haben den Vorteil, daß sie perkutan ausgeführt werden können[20,26], doch besteht die Gefahr, daß fokale Veränderungen, z.B. bei myositischen Prozessen, übersehen werden und daß relativ mehr Exzisionsartefakte auftreten.

Die *Präparation motorischer Endplatten* erfordert besondere Verfahren (Einzelheiten ▷ Engel[21]).

Anatomisch-physiologische Vorbemerkungen

Normale Muskulatur

Das *Gewicht* der quergestreiften Muskulatur macht beim Erwachsenen etwa 40 bis 45 % des Körpergewichtes aus, beim Neugeborenen sind es etwa 24 %. Beim Menschen lassen sich nicht weniger als *434 Muskeln* zählen. Insgesamt soll es *etwa 250 Mio. quergestreifte Muskelfasern im menschlichen Körper* geben. Jede Muskelfaser ist eine große vielkernige Riesenzelle, deren Länge und Breite von einem Muskel zum anderen erheblich variieren kann. Die *längste isolierte Muskelfaser* aus dem längsten Muskel des Menschen, einem 52 cm langen M. sartorius, war *34 cm lang*[1].

Die *spindelförmige Gestalt der meisten Muskeln* ist einerseits durch die Form der Einzelfasern und andererseits durch eine größere Zahl von Muskelfasern im Muskelbauch bedingt, während an den Muskelenden weniger Muskelfasern vorhanden sind[1].

Am *Sehnenende eines Muskels* geht die einzelne Muskelfaser in eine *Sehnenfibrille* über, die sich mit den Fibrillen von anderen Muskelfasern zur Bildung der *Sehne* vereinigt.

Faserkaliber. Das Muskelfaserkaliber hängt von der Art des untersuchten Muskels, dem Trainingszustand, Alter und Geschlecht des Patienten sowie von der Untersuchungstechnik ab (▷ Abb.3.1a–d). In der Regel gelten Fasern mit einem Kaliber *unter 20 μm als atrophisch;* doch kommen derartig dünne Muskelfasern *normalerweise* bereits in den äußeren Augenmuskeln sowie überall in den Muskelspindeln vor[11]. Im M. masseter sind die Typ-2-Fasern im Mittel nur 17,9 μm dick, die Typ-1-Fasern aber 33,2 μm[27]. Als *hypertrophisch* müssen andererseits z.B. im M. quadriceps Fasern mit einem *Durchmesser von über 80 μm* gelten.

Für die spezielle Muskeldiagnostik ist eine genaue Kenntnis des Faserkaliberspektrums eines jeden untersuchten Muskels erforderlich[11,22,24,25]. Ohne Kenntnis des Entnahmeortes und ohne Bestimmung der Muskelfaserkaliber kann man sich in der Muskeldiagnostik grob irren.

Zur Bestimmung einer Atrophie oder Hypertrophie von Muskelfasern eignen sich am besten *Faserhistogramme* (= *Faserkaliberspektren*), deren Erstellung allerdings umständlich ist; eine *zahlenmäßige Bestimmung* von Fasergrößenänderungen ist durch die Berechnung sog. *Atrophie- oder Hypertrophiefaktoren* möglich.

Entwicklung der Muskelfasern

Schon bei den niederen Wirbeltieren (Zyklostomen und Fischen) muß man bei der Körpermuskulatur zwischen einer *Stammuskulatur* für Rumpf und Extremitäten und einer *viszeralen Muskulatur* für den Kopf und die Kiemenregion unterscheiden[19]. Aus dem nichtsegmentierten Mesoderm entstehen die quergestreiften Muskeln des Kopfes, des Halses, einschließlich der Halseingeweide, des Beckenausganges und der Haut (sowie der Herzmuskulatur und aller glatten Muskelzellen, mit Ausnahme der Irismuskeln und der myoepithelialen Elemente der Schweißdrüsen, die ektodermalen Ursprungs sind).

Abb. 3.1. **a** Muskelfaserkaliberspektren im M. quadriceps von infantilen Kontrollfällen[11]. **b** Mittlere Muskelfaserkaliber in Kryostatschnitten während der Entwicklung (nach Dubowitz u. Brooke[6]) ○ Typ-1-Fasern, ● Typ-2-Fasern. **c** Kaliberspektren zu Fällen mit Muskeldystrophien und **d** Muskelfaserkaliberspektren zu Fällen mit „Central-core"- und „Multicore"-Krankheit sowie mit kongenitaler Fasertypendisproportion (aus Schröder[11]). Das Alter in Wochen *(W)* oder Jahren *(J)*, Geschlecht, Zahl *(n)* der gemessenen Typ-1- *(oben)* und Typ-2-Fasern *(unten)*, das mittlere Faserkaliber *(x)* beider Fasertypen, die Zahl der untersuchten Fälle *(F)* und das zahlenmäßige Verhältnis der Typ-2- zu den Typ-1-Fasern pro Areal *(eingekreist)* sind in den einzelnen Abbildungen angegeben. Beckers Typ A ist identisch mit der Duchenne-Muskeldystrophie[11]

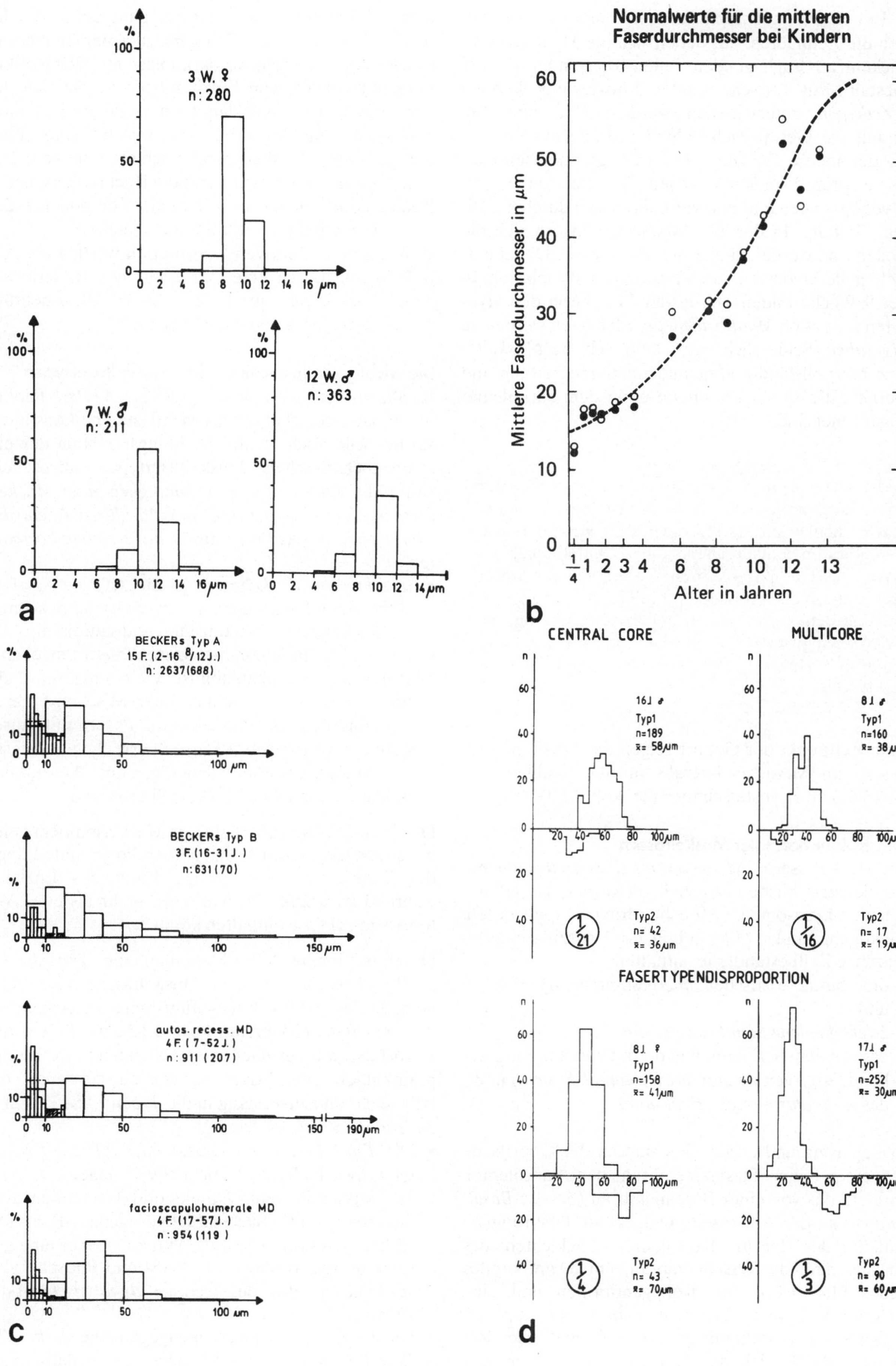

%
100
50
0
3 W. ♀
n: 280
0 2 4 6 8 10 12 14 16 µm
%
100
50
0
7 W. ♂
n: 211
0 2 4 6 8 10 12 14 16 µm
%
100
50
0
12 W. ♂
n: 363
0 2 4 6 8 10 12 14 µm
a
Normalwerte für die mittleren
Faserdurchmesser bei Kindern
60
50
40
30
20
10
0
Mittlere Faserdurchmesser in µm
1/4 1 2 3 4 6 8 10 12 13
Alter in Jahren
b
BECKERs Typ A
15 F. (2-16 8/12 J.)
n: 2637 (688)
%
10
0 10 50 100 µm
BECKERs Typ B
3 F. (16-31 J.)
n: 631 (70)
%
10
0 10 50 100 150 µm
autos. recess. MD
4 F. (7-52 J.)
n: 911 (207)
%
10
0 10 50 100 150 190 µm
facioscapulohumerale MD
4 F. (17-57 J.)
n: 954 (119)
%
10
0 10 50 100 µm
c
CENTRAL CORE
MULTICORE
n
60
40
20
0
20 40 60 80 100 µm
16 J. ♂
Typ1
n=189
x̄= 58 µm
1/21
Typ2
n= 42
x̄= 36 µm
n
60
40
20
0
20 40 60 80 100 µm
8 J. ♂
Typ1
n=160
x̄= 38 µm
1/16
Typ2
n= 17
x̄= 19 µm
FASERTYPENDISPROPORTION
n
60
40
20
0
20 40 60 80 100 µm
8 J. ♀
Typ1
n=158
x̄= 41 µm
1/4
Typ2
n= 43
x̄= 70 µm
n
60
40
20
0
20 40 60 80 100 µm
17 J. ♂
Typ1
n=252
x̄= 30 µm
1/3
Typ2
n= 90
x̄= 60 µm
d

In den *ersten Wochen des Embryonallebens* bestehen die Zellhaufen, aus denen sich die Myotome entwickeln, aus engliegenden Zellen von spindelförmiger Gestalt. Mit fortschreitender Entwicklung können 2 *Zelltypen* unterschieden werden: Der eine Typ nimmt die Gestalt sich teilender Bindegewebszellen an, der andere Typ zeigt die stärker granulierten Kerne der primitiven Muskelzellen. Die letzteren werden *Myoblasten* genannt und vermehren sich durch mitotische Teilung. In der 7.–9. Woche verlängern sich die Zellen und werden vielkernig *(Myozyten)*. Dabei entstehen die Myozyten durch Fusion von Myoblasten. In der 9. Woche bilden sich in der Peripherie der Myozyten die ersten *Myofibrillen,* die Myozyten werden zu *Myotuben.* Schließlich entwickeln sich die *Muskelfasern* mit vollständig ausgebildeter Querstreifung und Kernen, die an der Peripherie unter dem Sarkolemm angeordnet sind.

> Als wichtige *Regenerationsreserve* bleiben unter der Basallamina der Muskelfasern sog. *Satellitenzellen* liegen, die undifferenzierten Vorstufen von Myoblasten entsprechen. Diese Satellitenzellen können unter pathologischen Bedingungen proliferieren und Myoblasten bilden, die wiederum analog den Verhältnissen bei der Entwicklung zu Myozyten fusionieren und zur weiteren Entwicklung in Myotuben und Muskelfasern führen können[15]).

Zum Zeitpunkt der Geburt zeigen die Typ-1- und -2-Fasern im M. vastus lateralis mittlere Kaliber von 12–13 µm im Kryostatschnitt[22] ($\triangleright$ Abb. 3.1 b).

Feinstruktur normaler Muskelfasern

Die Muskelfasern sind *vielkernige Riesenzellen,* die neben den zellüblichen Organellen (Kernen, Golgikomplexen, Lysosomen, Mitochondrien, Lipidtropfen, Glykogengranula, Mikrotubuli u. a.) spezifisch differenzierte Zellbestandteile enthalten:
- die charakteristischen *quergestreiften Myofibrillen* und
- 2 *verschiedene Membransysteme:*
- das mit dem Sarkolemm in direkter Verbindung stehende *transversale tubuläre System (T-System)* und
- das *sarkoplasmatische Retikulum.*

Sarkoplasma und Organellen sind an der Oberfläche von einer feinen Plasmamembran, dem Sarkolemm, umhüllt, das von einer Basalmembran (besser: *Basallamina*) an der Außenseite bedeckt ist. Ursprünglich umfaßte der Begriff „Sarkolemm" 4 Schichten: das Plasmalemm, die Basalmembran, ein 30 nm breites feines Flechtwerk von Kollagenfibrillen und eine äußere Schicht feiner Filamente variabler Dicke[11]. Das *T-System* steht mit dem sarkoplasmatischen Retikulum im Bereich der *Triaden* in Höhe der A-I-Band-Grenze in einer Art synaptischem Kontakt. Auf

diese Weise kann es bei einer Erregung der Muskelfasermembran über das T-System zu einer annähernd synchronen Anregung des sarkoplasmatischen Retikulums mit Abgabe von Kalziumionen im Bereich der Terminalzisternen und damit zur annähernd simultanen Auslösung des *Kontraktionsmechanismus* über den gesamten Muskelfaserquerschnitt kommen. Die *Erschlaffungsphase* wird durch die Rückresorption der Kalziumionen in die longitudinale Komponente des sarkoplasmatischen Retikulums eingeleitet[11,23].

Während der aktiven Kontraktion werden die Aktinfilamente durch eine Art zyklischer Ruderbewegungen der Myosinquerbrücken in die Zwischenräume der Myosinfilamente hineingezogen.

Die wichtigsten histochemischen Muskelfasertypen

Im allgemeinen wird die *myofibrilläre ATPase-Reaktion* im Säugermuskel als das wichtigste und konstanteste histochemische Unterscheidungsmethode der enzymhistochemischen Muskelfasertypen angesehen, wobei die *Kontraktionsgeschwindigkeit einer Muskelfaser und die Aktivität ihrer myofibrillären Adenosintriphosphatase (ATPase) direkt miteinander korrelieren.*
- In *schnellen Muskelfasern* ist die ATPase 3 mal so aktiv wie in langsamen; außerdem ist sie in schnellen Zuckungsfasern alkalistabil und säurelabil;
- während sie in *langsamen Muskelfasern* umgekehrt säurestabil und alkalilabil ist. Viele Säugermuskeln sind zusammengesetzt aus einer Mischung dieser 2 Haupttypen von Muskelfasern. Fasern mit säurestabiler Aktomyosin-ATPase überwiegen in langsamen Muskeln, während diejenigen mit alkalistabiler ATPase in schnellen Muskeln überwiegen.

Die *extrafusalen* (außerhalb der Muskelspindeln gelegenen) Muskelfasern besitzen über die gesamte Länge der Fasern nur eine einzige Form des Enzyms, während *intrafusale* Muskelfasern mehr als eine Aktomyosin-ATPase enthalten können.

Durch bestimmte Puffer kann man eine „*Umkehr der ATPase-Reaktion*" in den Muskelfasern, die routinemäßig bei pH 9,4 durchgeführt wird, erreichen, indem man den pH-Wert auf 4,6 und 4,2 einstellt bzw. die Kryostatschnitte in einer entsprechenden Pufferlösung präinkubiert. Die Muskelfasern lassen sich danach relativ leicht und zuverlässig in die *Typen 1, 2 A, 2 B* und *2 C* einteilen[7,18]:
- Die *Typ-1-Fasern* mit *säurestabiler ATPase-Reaktion* (schwache Reaktion bei pH 9,4) zeigen eine starke Nukleotidadenin-Dinukleotid-Tetrazolium-Reduktase- und Succinatdehydrogenase-Reaktion (d. h. eine starke oxidative Aktivität), aber eine geringe α-Glyzerophosphat-, PAS- und Phosphorylase-Reaktion (d. h. eine *geringe glykolytische Aktivität*).
- Die *Typ-2 A-Fasern* weisen dagegen eine *starke ATPase-Reaktion* bei pH 9,4, schwache oxidative Reaktionen, aber *starke glykolytische Aktivitäten* auf.

- Für die *Typ-2 B-Fasern* gilt das gleiche; doch zeigen sie im Gegensatz zu den Typ-2 A-Fasern nach Präinkubation bei pH 4,6 eine *relativ starke ATPase-Reaktion*. Erst nach Präinkubation im stark sauren Bereich, d.h. bei pH 4,2, zeigen sowohl Typ-2 A- als auch Typ-2 B-Fasern eine annähernd gleich schwache Reaktion. Ihre ATPase ist also im stark sauren Bereich instabil.
- Die *Typ-2 C-Fasern* sind intermediäre, noch undifferenzierte, d.h. unreife oder unausgereifte reinnervierte Muskelfasern, die sowohl bei pH 9,4 als auch nach Präinkubation bei pH 4,6 und pH 4,2 noch eine *relativ starke ATPase-Reaktion* zeigen.

Bemerkenswert sind einzelne rasche Fasern mit starker oxidativer und glykolytischer Aktivität *(histochemische „Superfasern")*.

> Generell gilt, daß Zuckungsgeschwindigkeit und Ausdauer einer Muskelfaser im Prinzip unabhängige Variable sind, die weitgehend durch die Aktivität der Motoneurone determiniert werden[11].

Nervöse Versorgung der Muskulatur

Die *α-motorischen* Nervenfasern verzweigen sich innerhalb eines Muskels vielfältig, bevor sie die einzelnen Muskelfasern innervieren. In der äußeren Augenmuskulatur versorgt jeweils eine motorische Nervenfaser nur etwa 2 tonische und 36 Zuckungsfasern, während dieses Verhältnis im M. triceps surae etwa 1:2000 betragen soll, wenn man die Zahl der Nervenfasern mit der Zahl der Muskelfasern in Beziehung setzt. Während die α-motorischen Nervenfasern, welche die extrafusalen Muskelfasern versorgen und zur eigentlichen Kontraktion des Muskels führen, bei der Katze nur etwa 19% der gesamten *somatischen Nervenversorgung eines Muskels* ausmachen, erhalten die Rezeptoren (Muskelspindeln, Golgi-Rezeptoren, Pacini-Körperchen und andere sensorische Endorgane) einen wesentlich größeren Teil an Nervenfasern eines motorischen Nerven. Außerdem gibt es marklose *vegetative und sensorische Axone* (Schmerz- und Temperaturfasern), die als freie Nervenendigungen u. a. an den Muskelgefäßen sowie im Fett- und Bindegewebe enden[16,17].

Die *motorischen Nervenendigungen* sind an den langsamen Zuckungsfasern weniger komplex und differenziert strukturiert als an den raschen Zuckungsfasern[11,29].

Auf 50–75 µm dicken Kryostatschnitten läßt sich die terminale Aufzweigung der motorischen Axone bestimmen. Demnach zeigen nur etwa 10% der subterminalen Nervenfasern Aufzweigungen; die meisten der verzweigten Nervenfasern innervieren 2 Muskelfasern, nur wenige 3 oder gar 4. Unter pathologischen Bedingungen kann sich diese *terminale Innervationsrelation (TIR)* aber verändern.

Die *Muskelspindeln* bestehen im allgemeinen aus 3 verschiedenen modifizierten, dünnen, „intrafusalen" Muskelfasern, die von einer perineuriumähnlichen Kapsel umgeben werden und mit 3 verschiedenen, spezifisch differenzierten motorischen und 2 verschiedenen sensorischen Nervenendigungen in komplexer Verbindung stehen[16]. Das zahlenmäßige Verhältnis zwischen den Kernketten- und den Kernhaufenfasern beträgt beim Menschen 0–10:1–4 (Durchmesser: 11–14 bzw. 21–28 µm). Die motorischen Nervenfasern, welche die intrafusalen Muskelfasern innervieren, werden als *γ-motorische Fasern* bezeichnet; die wenigen Nervenfasern, die sowohl intra- als auch extrafusale Muskelfasern versorgen, als *β-motorische*[16,17].

Stütz- und Bindegewebe des Muskels

Jede Muskelfaser wird von einer bindegewebigen Hülle umgeben, welche die einzelnen Fasern in Bündeln *(Faszikeln)* bis zu mehreren hundert Fasern zusammenfaßt. Mehrere dieser Bündel vereinigen sich und bilden die *sekundären und tertiären Faszikel.*

Die bindegewebige Hülle des Muskels wird *Epimysium* genannt. Von ihm aus ziehen Ausläufer zwischen die primären, sekundären und tertiären Faszikel. Sie bilden das *Perimysium* und bestehen aus unterschiedlichen Mengen von kollagenem, retikulärem und elastischem Bindegewebe zusammen mit Fettzellen. Die *Blut-* und *Lymphgefäße* sowie die *Nervenfaszikel* liegen in dieser bindegewebigen Scheide. Ein feines Netz von Bindegewebsfasern umhüllt schließlich jede einzelne Muskelfaser. In diesem, dem *Endomysium,* liegen Kapillaren, Nervenfasern, Fibroblasten, Histiozyten und Mastzellen.

Literatur

1.–14. Weiterführende Literatur (▷ S. 405)

15. Banker BQ, Przybylski RJ, van der Meulen JP (1972) Research in muscle development and the muscle spindle. Intern Congr. Series No. 240. Excerpta Medica, Amsterdam London Princeton
16. Barker D (1974) The morphology of muscle receptors. In: Hunt CC (ed) Handbook of sensory physiology, vol III/2. Springer, Berlin Heidelberg New York, pp 1–190
17. Boyd IA, Davey MR (1968) Composition of peripheral nerves. Livingstone, Edinburgh
18. Brooke MH, Kaiser KK (1974) The use and abuse of muscle histochemistry. Ann NY Acad Sci 228: 121–144
19. Clara M (1949) Entwicklungsgeschichte des Menschen, 4. Aufl. Quelle & Meyer, Heidelberg
20. Edwards RHT, Jones DA, Maunder CA, Batra GH (1975) Needle biopsy for muscle chemistry. Lancet 1: 736–740
21. Engel AG (1970) Locating motor end plates for electron microscopy. Mayo Clin Proc 45: 450–454
22. Farkas-Bargeton E, Diebler MG, Arsénio-Nunes ML, Wehrlé R, Rosenberg B (1977) Etude de la maturation histochémique, quantitative et ultrastructurale du muscle foetal humain. J Neurol Sci 31: 245–259
23. Hasselbach W (1971) Muskel. In: Physiologie, 4. Heft. Urban & Schwarzenberg, München
24. Johnson MA, Polgar J, Weightmann D, Appleton D (1973) Data on the distribution of fibre types in thirty-six human muscles. An autopsy study. J Neurol Sci 18: 111–129

25. Polgar J, Johnson MA, Weightmann D, Appleton D (1973) Data on fibre size in thirty-six human muscles. An autopsy study. J Neurol Sci 19: 307–318
26. Porro RS, Webster H deF, Tobin W (1969) Needle biopsy of skeletal muscle: a phase and electron microscopic evaluation of its usefulness in the study of muscle disease. J Neuropathol Exp Neurol 28: 229–242
27. Ringqvist M (1974) Size and distribution of histochemical fibre types in masseter muscle of adults with different states of occlusion. J Neurol Sci 22: 429–438
28. Walton JN, Rowland LP, McLeod JG (1994) Classification of neuromuscular diseases. J Neurol Sci 125 (Suppl) 109–130
29. Zacks SI (1973) The motor endplate. Krieger, Huntington/NY

    b) Fokale Degeneration, Lipophanerose
    c) *Myophagie*
4. *Muskelfaserregeneration: Satellitenzellproliferation*
    Differenzierung zu Myoblasten, Myozyten, Myotuben, Muskelfasern
5. *Entzündliche Erkrankungen des Muskels*
    a) Autoimmunprozesse
    b) Infektionen
6. *Fibrose; Fett akatwucherung*
7. *Tumoren*
8. *Muskeldefekte*
9. *Veränderungen der motorischen Endplatte*
10. *Veränderungen der Muskelspindeln*

Pathologische Veränderungen der Muskulatur

Zur Nomenklatur: Zu unterscheiden sind Erkrankungen der Skelettmuskulatur selbst (sog. *primäre Myopathien*) von Erkrankungen der Muskulatur, die als *Folge von endokrinen, traumatischen, ischämischen, entzündlichen und anderen nichtneurogenen Einwirkungen* auftreten. Abzugrenzen sind diese wiederum von *Erkrankungen der motorischen Endplatte (z. B. Myasthenien)* und von *neurogenen Muskelveränderungen bzw. -atrophien,* vor allem aufgrund von Erkrankungen der peripheren oder zentralen motorischen Neurone, aber auch aufgrund von Störungen der zentralen und peripheren Tonusregulation. Der Begriff „*Myopathie*" wird manchmal als Oberbegriff für die Gesamtheit aller Muskelkrankheiten, oft aber auch eingeengt gebraucht im Sinne einer Abgrenzung gegenüber primär neurogenen Muskelatrophien und Myositiden. Die von einer deutschen Forschergruppe erarbeitete und mit dem angloamerikanischen Sprachgebrauch verglichene Nomenklatur der neuromuskulären Krankheiten wurde in einer ergänzungsfähigen Kurzform zusammengefaßt[15].

Die wichtigsten allgemeinpathologischen Veränderungen der Muskelfasern (weitere Einzelheiten ▷[4,7,11,13]) sind nachstehend zusammengefaßt.

Allgemeine Reaktionen der Skelettmuskulatur

1. *Kaliberänderungen*
    a) *Atrophie*
       DD: Hypoplasie
    b) *Hypertrophie*
       DD: Pseudohypertrophie
2. *Charakteristische Struktur eränderungen*
    a) Ringbinden und sarkoplasmatische Massen
    b) Central-Core- und Target-Fasern
    c) Nemalinkörper und Z-Band-Strömen
    d) Kernvermehrung, zentrale Kernreihen
    e) Mitochondriale Veränderungen
    f) Glykogen- und Fettspeicherung
    g) Proliferationen des sarkoplasmatischen Retikulums
    h) Schwellungen des T-Systems; DD: Mitochondrienschwellungen (Artefakt u. a.)
    i) Sarkolemminvaginationen
    j) Aufsplitterungen
3. *Formen der Muskelfasernekrose*
    a) Hyaline Degeneration

Literatur

1.–14. Weiterführende Literatur (▷ S. 405)
15. Schröder JM, Hopf HC, Wagner G, Amelung F (Hrsg) (1989) Neuromuskuläre Krankheiten. Springer, Berlin Heidelberg New York Tokyo

Erkrankungen der Skelettmuskulatur

Unter den Erkrankungen, die nach dem derzeitigen Kenntnisstand auf Veränderungen an den *Muskelfasern selbst* zurückzuführen sind, sind an erster Stelle die genetisch determinierten Krankheiten zu nennen. Häufiger sind allerdings *entzündliche Erkrankungen,* die in einer repräsentativen Serie von 1000 Muskelbiopsien etwa $^1/_3$ (28 %) aller Fälle ausmachten[11].

Genetisch determinierte Krankheiten

Eine umfassende Darstellung des bemerkenswert aktuellen Kenntnisstandes über die Erbkrankheiten des Menschen, einschließlich der neuromuskulären Krankheiten, ist in der 10. Auflage des Werkes von McKusick[42] enthalten, wenn auch die Fortschritte auf diesem Gebiet so rasch sind, daß zusammenfassende Darstellungen nicht mit der Entwicklung Schritt halten können. Jeweils die neuesten Ergebnisse werden regelmäßig in der Zeitschrift „Neuromuscular Disorders" zusammengefaßt (Tabelle 3.1).

Hereditär und somit genetisch determiniert sind nicht nur die Muskeldystrophien, sondern auch ein Großteil der sog. kongenitalen Myopathien, die myotonischen Erkrankungen, familiären periodischen Paralysen, Störungen des Kohlenhydrat- und Lipidstoffwechsels sowie in der Regel die maligne Hyperthermie, einige Myoglobinurien und die Myositis ossificans generalisata. Auch ein Teil der Fehlbildungen gehört in diese Gruppe. Die Häufigkeit erblicher neuromuskulärer Krankheiten wird auf mindestens 1:3000 geschätzt[26].

Tabelle 3.1. Neuromuskuläre Krankheiten mit definierten Gendefekten. (Nach Kaplan u. Fontaine 1994; Neuromusc Disord 4: 529–531)

Krankheit	Vererbungs-modus[a]	Genort[b]	Symbol (Genprodukt)[c]
Muskeldystrophien			
Typ Duchenne/Becker	XR	Xp21.2	DYS (Dystrophin)
Emery-Dreifuss	XR	Xq28	EMD
Facio-scapulo-humeral	AD	4q35	FSHD
Gliedergürtel, rezessiv	AR	15q	
Gliedergürtel, dominant	AD	5q	LGMDI
Schwere, autosomal-rezessive Form in der	AR	13q12	SCARMD1
Kindheit (Duchenne-ähnlich)	AR	17q-12-q21.33	SCARMD2 (Adhalin)
Myotonische Dystrophie (Steinert)	AD	19q13	DM (Myotonin-Protein-Kinase)
Ionenkanal-Krankheiten			
Myotonia congenita, dominant, (Thomsen-Krankheit)	AD	7q35	CLC-1 (Muskel-Chlorid-Kanal)
Generalisierte Myotonie, rezessiv (Becker-Krankheit)	AR	7q35	CLC-1 (Muskel-Chlorid-Kanal)
Hyperkaliämische periodische Paralyse	AD	17q13.1 13.3	SCN4A (Natriumkanal-α-Untereinheit-Gen)
Paramyotonia congenita	AD	17q13.1 13.3	SCN4A (Natriumkanal-α-Untereinheit-Gen)
Maligne Hyperthermie	AD	19q13.1	MHS1 (Ryanodin-Rezeptor)
Kongenitale Myopathien			
Myotubuläre Myopathie	XR	Xq28	MTM1 or MTMX
Central core-Erkrankung	AD	19q13.1	CCD=MH (Ryanodin Rezeptor)
Nemalin-Myopathie	AD	1q21–q23	NEMI
Kongenitale Muskeldystrophie, Typ Fukuyama	AR	9q31–33	FCMD
Kongenitale Muskeldystrophie mit Merosinmangel	AR	6q2	LAMM (Merosin)
Metabolische Myopathien Glykogenosen			
Type II (Pompe)	AR	17q23	GAA (Saure Maltase)
Type V (McArdle)	AR	11q13	PYGM (Muskel-Phosphorylase)
Type VII (Tarui)	AR	1cenq32	PFKM (Muskel-Phosphofruktokinase)
Type IX	XR	Xq13	PGK1 (Phosphoglycerat-Kinase)
Type X	AR	7p12–p13	PGAMM (Muskel-Phosphoglycerat-Mutase)
Type XI	AR	11p15.4	LDHA (Lactat-Dehydrogenase)
Störung des Lipidmetabolismus Carnitin-Palmitoyl-Transferase-Mangel	AR	1p11–p13	CPT2 (Carnitin-Palmitoyl-Transferase)
Neurogene Syndrome Spinale Muskelatrophie (SMA)			
Werdnig-Hoffmann	AR	5q11–q13	SMA
Kugelberg-Welander	AR	5q11–q13	SMA
Familiäre amyotrophische Lateralsklerose	AD	21q22	ALS = SODI (Cu/Zn Superoxid-Dismutase)
	AR	2q33–q35	ALS2
Kennedy-Krankheit	XR	Xq11–12	SBMA (Androgen-Rezeptor)

Tabelle 3.1. Fortsetzung

Krankheit	Vererbungs-modus[a]	Genort[b]	Symbol (Genprodukt)[c]
Friedreich-Ataxie	AR	9cen–q21	FA
Friedreich-Ataxie mit selektivem Vitamin-E-Mangel	AR	8q	VED
Hereditäre motorisch-sensorische Neuropathien (HMSN)			
Hereditäre Neuropathie mit Neigung zu Druck-lähmung („tomakulös")	AD	17p11.2	PMP-22 (peripheres Myelin-Protein kD22)
Charcot-Marie-Tooth-Neuropathie			
Typ I (1a)	AD	17p12	PMP-22
(1b)	AD	1q21–23	CMTIB PMP0 (peripheres Myelin-Protein P_0)
Typ II (axonal)	AD	lp35–p36	CMT2A
Typ III (s. Dejerine Sottas)			
Typ IV	AR	8q	CMT4A
X-gebunden	XD	Xq13	CMTX (Connexin)
Dejerine-Sottas	AD	17p11.2	PMP-22
Hypertrophische Neuropathie	AD	1q21–q23	PMP0
Andere neuromuskuläre Krankheiten			
Familiäre Dysautonomie (Riley-Day Syndrom)	AR	9q31–q33	HSAN3
Familiäre Amyloidneuropathie	AD	18q11.2–q12.1	PALB (Prealbumin Transthyretin)
Amyloidose Type IV, Iowa	AD	11q23–qter	APOA1 (Apolipo-protein A1)
Amyloidose Type V, Finnisch	AD	9q33	GSN (Gelsoline)
Adrenoleukodystrophie	XL	Xq28	ALD
Kongenitale Fibrose der extraokulären Muskeln	AD	12 cen	CFEOM
Mitochondriale Myopathien			
Kearns-Sayre-Syndrom (KSS)/ Progressive externe Ophthalmoplegie (PEO)	Sporadisch	Einzelne große Deletionen, Duplikationen	Variabel
Myoklonusepilepsie mit „ragged red fibres" (MERRF)	Maternal	Punktmutation 8344	tRNA (Lycin)
Mitochondriale Enzephalomyopathie mit Laktatazidose und „strokes" (MELAS)	Maternal	Punktmutation 3243	tRNA (Leucin)
Myopathie/Kardiomyopathie	Maternal	Punktmutation 3260	tRNA (Leucin)
Neurogene Schwäche, Ataxie und Retinitis pigmentosa	Maternal	Punktmutation 8993	ATPase 8
Dominant erbliche PEO und 42 andere (Servidei 1994, Neuromusc Dis 4: 533–534)	Sporadisch	Multiple Deletionen	Variabel

[a] Vererbungsmodus: *XR* X-chromosomal rezessiv; *AD* autosomal dominant; *AR* autosomal rezessiv
[b] Chromosomale Lokalisation des kranken Genortes oder Gens
[c] Symbol: Abkürzung des Genortes gemäß dem Nomenklaturkommittee des „Human Gen Mapping International Workshops"

Muskeldystrophien

Definition

> Die Muskeldystrophien sind eine inhomogene Gruppe genetisch determinierter Erkrankungen mit progressivem Skelettmuskelschwund, bei denen entsprechende Veränderungen am zentralen oder peripheren Nervensystem fehlen.

Die verschiedenen Formen der Muskeldystrophie unterscheiden sich hinsichtlich Erbgang, Krankheitsbeginn, Topik und Verlauf voneinander.

X-chromosomal vererbt

Duchennesche Muskeldystrophie

Definition und Epidemiologie

> Die von Duchenne de Boulogne erstmalig beschriebene und nach ihm benannte Muskeldystrophie ist nach der zystischen Fibrose mit 1 Fall auf etwa 3500 männliche Lebendgeborene die *häufigste Erbkrankheit mit progredientem malignen Verlauf im Kindesalter*[11].

Sie ist auch, von einigen anderen, z.T. definierten Stoffwechselleiden abgesehen, die *schwerste Form einer erblichen Muskelerkrankung*. Das Synonym „pseudohypertrophische Muskeldystrophie" ist unzweckmäßig, da die Pseudohypertrophie bei sonst typischen Fällen fehlen kann und auch bei anderen Formen neuromuskulärer Krankheiten vorkommt.

Genetik, Ätiologie, Pathogenese. Der *Erbgang* ist X-chromosomal rezessiv, d.h. die Übertragung erfolgt durch heterozygote Frauen *(Konduktorinnen)* auf durchschnittlich 50% ihrer Söhne. Das defekte Gen ist auf dem kurzen Arm des X-Chromosoms lokalisiert (Xp21) und mit 2,3 Megabasen eines der größten bekannten Gene. Die deshalb auch „*Xp21-Dystrophie*" genannte Muskeldystrophie kann aufgrund von Chromosomentranslokationen und -anomalien selten einmal bei Mädchen sowie beim Turner-Syndrom (z.B. bei den Chromosomenanomalien XO, X/XX etc.) auftreten. Ein Drittel der Fälle ist auf Spontanmutationen zurückzuführen. Konduktorinnen lassen sich heute relativ zuverlässig mit der quantitativen Multiplex-Polymerasekettenreaktion identifizieren[34].

Durch die revolutionäre Entdeckung von *Dystrophin* als dem Produkt des betroffenen Gens durch Hoffmann et al.[33] und Koenig et al.[39] mit Methoden der reversen Gentechnik ist die Erforschung der neuromuskulären Krankheiten in ein neues Stadium getreten. Dystrophin ist ein Zytoskelettprotein mit hohem Molekulargewicht, das die Muskelplasmamembran im Zytoskelett verankert.

Mit Southern-Blot-Analysen oder der Polymerasekettenreaktion sind in etwa 65% der Jungen mit der Muskeldystrophie vom Typ Duchenne Dystrophingendeletionen oder Duplikationsmutationen oder, wenn auch nur selten, Punktmutationen nachgewiesen worden, welche die Synthese des Dystrophins hemmen oder auch nur partiell behindern (wobei bisher unklar ist, worauf die Erkrankung bei den übrigen 35% der Patienten zurückzuführen ist)[21].

Pathogenetisch steht die Hypothese eines primären Plasmamembrandefektes aufgrund des Mangels an *Dystrophin* im Zentrum der Diskussion. Man spricht deshalb auch von *Dystrophinopathien* und meint damit die verschiedenen genetischen Varianten einschließlich der allelen Becker-Dystrophie (s.unten). Dadurch kann es zu einem abnormen Kalziumeinstrom in die Muskelfaser und zu herdförmigen Destruktionsherden an der Oberfläche der Faser mit nachfolgender segmentaler Nekrose kommen. Ein nachgewiesener 42–61%iger Mangel an *Vinculin,* einem weiteren Zytoskelettprotein, spielt zumindest bei der Dystrophie vom Typ Duchenne möglicherweise eine zusätzliche Rolle[44].

Von den Xp21-Dystrophien abzugrenzen sind Fälle mit Anomalien *Dystrophin-assoziierter Glykoproteine*, die eine Duchenne-ähnliche Muskeldystrophie verursachen können, aber autosomal rezessiv erblich sind (vgl. Tabelle 3.1, S. 411; Lit. s.[61]).

Klinik. Die ersten Symptome treten zumeist während des Stehen- und Gehenlernens vor dem 3.Lebensjahr auf. Die Atrophien manifestieren sich vor allem im Bereich des Beckengürtels, des Rumpfes, später auch des Schultergürtels und generalisieren schließlich.

Die Serumkreatinphosphokinase (CK-)Aktivität ist so hoch wie bei kaum einer anderen neuromuskulären Erkrankung (um 10000 U und mehr). Auch die Serumpyruvatkinase kann erhöht sein, kaum jedoch die anderen Serumenzyme. Eine ausgeprägte Kreatinurie kommt häufig vor.

Morphologie

> Die *histopathologischen Veränderungen* im Muskel hängen stark vom untersuchten Stadium der Erkrankung ab. Entscheidend für die Diagnose ist der *immunhistochemische Nachweis eines Fehlens von Dystrophin* an der Oberfläche der (unfixierten, uneingebetteten) Muskelfasern im Kryostatschnitt.

Dystrophinpositive Fasern kommen jedoch bei 40% der Duchenne-Patienten, wenn auch nicht häufiger als in 0,01–6,81% der Fasern vor[27]; sie sind normotroph und werden als Zeichen einer „somatischen Reversion der Mutation" interpretiert. Sind mehr Fasern immunreaktiv gegenüber Dystrophinantikörpern, handelt es sich vermutlich um mildere Formen der Xp21-Dystrophie (▷ unten: Becker-Typ).

- *Anfangs* bestehen die Veränderungen hauptsächlich in einer Variabilität der Faserkaliber mit fokalen Arealen degenerierender oder regenerierender Fasern (Abb.3.1c, 3.2a). *In späteren Stadien* nehmen die Faserkalibervariationen zu, ebenso das Ausmaß der Degeneration oder Regeneration. Es kommen in charakteristischer Weise abgerundete, opake Fasern[18,20,23] vor mit sog. *Delta (Δ)-Läsionen*, d.h. keilförmig unter dem defekten Sarkolemm gelegenen myofibrillären Destruktionsherden[46,52]. Außerdem finden sich sog. „*myoballs*"[10] (= im Längs- und Querschnitt abgerundete Muskelfasern), *zentrale Kerne, aufgesplitterte Fasern* sowie Proliferationen des Binde- und Fettgewebes.

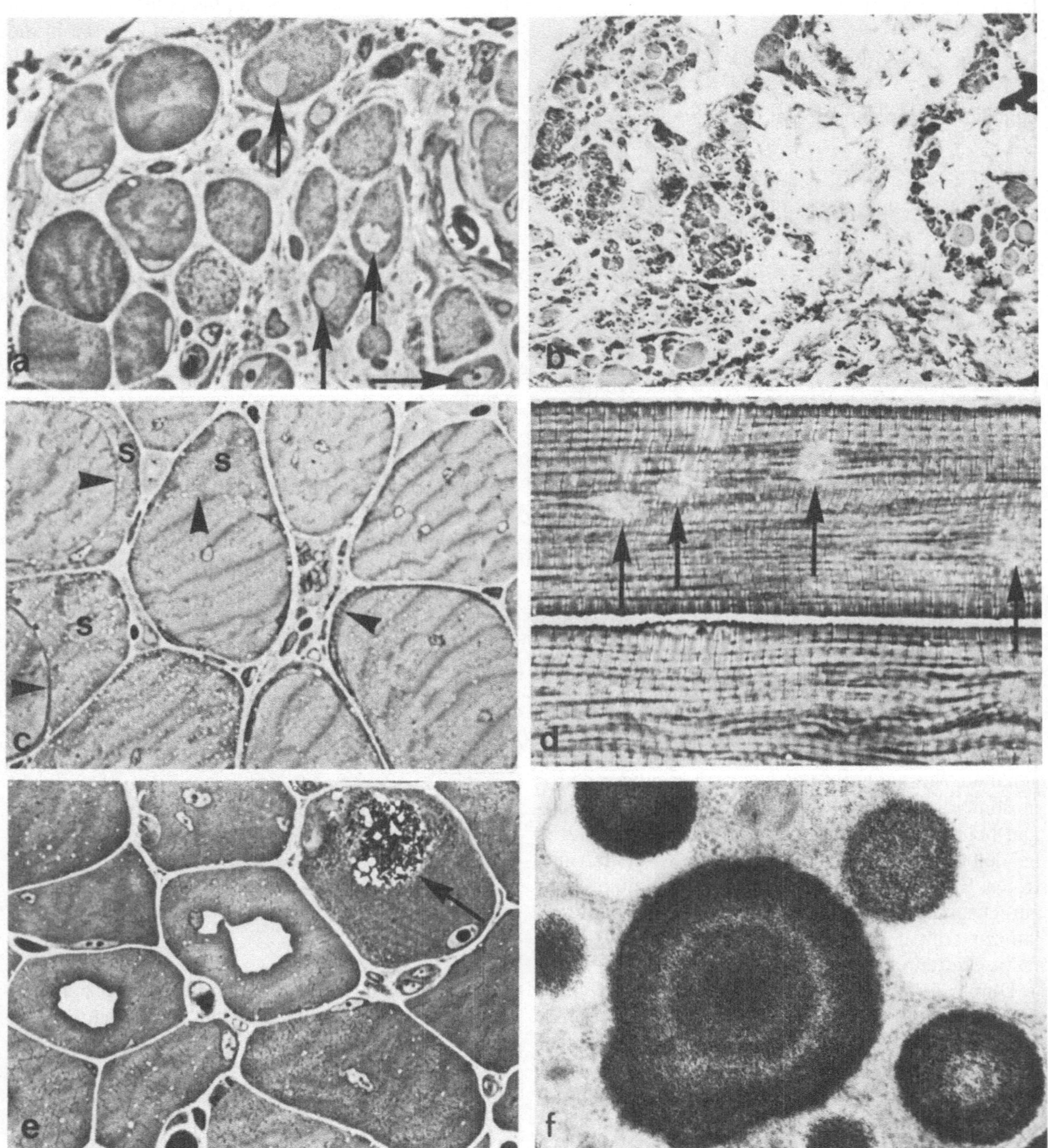

Abb. 3.2. a Duchenne-Muskeldystrophie. M. vastus lateralis eines 22 Monate alten Knaben. Ausgeprägte Muskelfaserkaliberschwankungen mit Störungen der Myofibrillenarchitektur und auffällig großen, zentralverlagerten Kernen *(Pfeile)*. Das endomysiale Bindegewebe zwischen den Muskelfasern ist deutlich vermehrt, 720:1. **b** Fortgeschrittenes Stadium der Duchenne-Muskeldystrophie bei einem 21 jährigen. Das Fett- und Bindegewebe ist im Sinne einer Vakatwucherung stark vermehrt. Die meisten Muskelfasern sind atrophisch und von Bindegewebe ummauert, nur wenige sind normal dick. Keine hypertrophischen Fasern (Stadium der Dekompensation). HE, 63:1. **c** Myotonische Dystrophie. M. peroneus longus einer 56 jährigen Frau. Typische Ringbinden *(Pfeilköpfe)* mit sarkoplasmatischen Massen *(s)* und ausgeprägten Kernvermehrungen sowie -zentralverlagerungen, 510:1. **d** Familiäre „Multicore"krankheit. 6 jähriger

Junge. M. quadriceps mit fokalen Myofibrillendefekten *(Pfeile)*, 1120:1. **e** Hypokaliämische periodische Paralyse. M. vastus lateralis eines 47 jährigen Mannes, der seit dem 17. Lebensjahr an Stunden bis 2 Tagen andauernden Lähmungsanfällen litt. Die Muskelfasern enthalten einzelne oder mehrere Vakuolen, die untereinander in Verbindung stehen können. Die Sarkolemmkerne sind vermehrt und vielfach zentralverlagert. Die Faserkalibergröße variiert erheblich. In einer Faser *oben rechts* sind Kalziumsalze ausgefällt *(Pfeil)*, 540:1. **f** Elektronenmikroskopische Vergrößerung der in **e** abgebildeten Faser mit Kalziumsalzablagerungen: charakteristische konzentrische Präzipitate in Gestalt von Liesegang-Ringen (Ausfällungsmuster in gesättigten kolloidalen Lösungen). Ein Teil der elektronendichten Ablagerungen wird von Membranen des sarkoplasmatischen Retikulums umgeben, 32000:1

- Mit *weiterem Fortschreiten* der Erkrankung erscheint die regenerative Aktivität weniger ausgeprägt[41], und es kommt zu einem zunehmenden *Verlust an Muskelfasern,* zu einem Ersatz durch Bindegewebe und später auch durch Fettgewebe.
- In den *Endstadien der Erkrankung* ist das Muskelgewebe weitgehend durch *Fettgewebe* mit übrigbleibenden Inseln von Muskelfasern ersetzt (Abb. 3.2 b). *Histochemisch* fällt anfangs eine Prädominanz der Typ-1-Fasern sowie der relative Verlust einer Differenzierung der verschiedenen Fasertypen nach der myofibrillären ATPase-Reaktion bei pH 9,4 auf. Bemerkenswert ist auch eine Zunahme der Satellitenzellen[59] sowie eine Vergrößerung der Muskelfaserkerne[57].

Die mittlere *Kapillargröße* zwischen den Muskelfasern ist ebenfalls erhöht, ihre Basalmembranen erscheinen redupliziert und verbreitert[36,37]. Im Bereich der *motorischen Endplatten* findet sich eine fokale Atrophie der postsynaptischen Falten, aber kein Hinweis auf eine Degeneration der Nervenendigungen.

Übrige Organe. Das *Herz* ist bei 50–80 % aller Fälle mit progressiver Muskeldystrophie mitbeteiligt, wobei es bei der Duchenne-Muskeldystrophie am häufigsten und am schwersten betroffen ist. Bei 7 von 8 autoptisch untersuchten Fällen fand sich eine beträchtliche myokardiale Fibrose; davon zeigten 5 eine ausgeprägte Fibrose des epimyokardialen Anteiles der freien Wand des linken Ventrikels. Demnach ist die Duchenne-Muskeldystrophie eine *generalisierte Herz- und Skelettmuskelkrankheit*[28].

Intelligenzstörungen sind wiederholt beschrieben worden; sie seien auf eine Störung der Hirnentwicklung während des Fötallebens zurückzuführen. Doch haben die meisten pathologisch-anatomischen Untersuchungen am Gehirn keine konstante Anomalie ergeben[24]. Dystrophin ist auch in der Membran von Nervenzellen nachweisbar, so daß bei „Dystrophinopathien" grundsätzlich mit einer Beteiligung des Nervensystems zu rechnen ist.

Verlauf, Prognose. Die Patienten erreichen nicht das fortpflanzungsfähige Alter. Im Unterschied zur milder verlaufenden Xp21-Muskeldystrophie vom Becker-Typ (s. unten) ist mit Rollstuhlabhängigkeit (bzw. Verlust der Gehfähigkeit ohne Gehhilfen) bereits im Alter bis zu 13 Jahren zu rechnen[35,43]; die mittlere Lebenserwartung liegt auch bei optimaler Betreuung um 20 (18–25) Jahre.

Becker-Muskeldystrophie. Diese Krankheit wird wie die Duchenne-Muskeldystrophie durch einen *X-chromosomalen, geschlechtsgebundenen Mechanismus* übertragen[15,16]. Auch verhält sich diese Form der Muskeldystrophie hinsichtlich des *klinischen Bildes* und der *Verteilung der Muskelschwäche* ähnlich wie der Typ Duchenne, doch ist die Erkrankung weniger stark ausgeprägt

und der Verlauf langsamer. Die Erkrankung *beginnt meistens erst im Alter von 7 Jahren.* Gehen ist noch jenseits des 20.–30. Lebensjahres möglich. Die *CK-Werte* im Serum sind beträchtlich erhöht. Etwa 50 % der Patienten weisen Symptome von seiten des *Herzens* auf, manchmal bevor die Skelettmuskulatur auffällt. *Herztransplantationen* haben bei 2 von 5 erfolgreich operierten Patienten zur beruflichen Reintegration geführt[50].

Muskelbiopsie. Die histopathologischen und histochemischen Befunde entsprechen einer *Kombination der Befunde bei der Duchenne-Muskeldystrophie und denen einer Gliedergürteldystrophie* (▷ S. 416)[30,38,51].

- Die *Dystrophinreaktionen* fallen sehr variabel aus, entweder schwächer als im Normalen oder völlig negativ oder aber inkomplett[35,48], so daß manchmal erst die Immunblotuntersuchung zum Nachweis des abnormen Dystrophins oder die DNA-Analyse zur endgültigen Diagnose führt (Literatur ▷ [31]).
- In allen Biopsien fand sich eine Zunahme der *Kaliberschwankungen* (Abb. 3.1 c). Neben vielen kleinen, atrophischen Fasern lassen sich auch in mäßiger Zahl hypertrophische Fasern nachweisen. Große abgerundete opake Fasern kommen in der Hälfte der Fälle vor.
- Die *Fasertypendifferenzierung* ist nicht beeinträchtigt, während dies bei der Duchenne-Dystrophie häufig der Fall ist. Ein zahlenmäßiges Überwiegen der Typ-1-Fasern ist ebenfalls nicht zu beobachten. Zentrale Kerne und aufgesplitterte Fasern kommen reichlich vor, eine Veränderung, die sonst häufiger bei der Gliedergürteldystrophie als bei der Duchenne-Dystrophie beobachtet wird.
- *Basophile Fasern* liegen als Zeichen der Regeneration in allen Präparaten vor; kleine Gruppen basophiler Fasern sind jedoch seltener als bei der Duchenne-Dystrophie anzutreffen. Besondere myofibrilläre Architekturstörungen sind nur selten zu finden.
- Eine *Fibrose* ist in der Regel nachweisbar, meist in Abhängigkeit vom Stadium der Erkrankung. Auch pyknotische Kernhaufen in atrophischen Fasern sind gelegentlich zu beobachten, was sonst eher bei neurogenen Muskelatrophien zu finden ist.
- Das *Faserspektrum* ist unimodal, doch liegen gelegentlich atrophische Fasern in kleinen Gruppen von 3–5 Fasern zusammen, die eher dystrophinnegativ sind als die großen Fasern. Die Spinalwurzeln und die Vorderhornzellen sind bei dieser Erkrankung bisher keiner eingehenden morphometrischen Analyse zugeführt worden.

Weitere X-chromosomale Formen der Muskeldystrophie. Diese sind gelegentlich beschrieben worden, so ein *benigner Typ* mit Fußkontrakturen, ein *später Typ* und ein *hemizygot-letaler Typ*[15]. Das seltene Vorkommen einer Muskeldystrophie vom Typ Duchenne bei Mädchen (bzw. Frauen) ist auf chromosomale Translokationen zurückzuführen (▷ S. 412). Die Abgrenzung gegenüber besonders schweren Formen der Gliedergürteldystrophie ist heute durch die Dystrophinbestimmung möglich. Voraussetzung für die letztere Diagnose wäre, daß sowohl männliche als auch weibliche Patienten in einer Sippe erkrankt sind.

Fazioskapulohumerale Muskeldystrophie

Lokalisation, Klinik, Verlauf. Bei dieser *autosomal-dominanten* Muskeldystrophie (vgl. Klassifikation auf S. 411) sind vorwiegend der *Schultergürtel* und das *Gesicht* betroffen. Die faziale Schwäche kann der skapulohumeralen vorausgehen. Darauf hatte bereits Duchenne (1872)[11] hingewiesen, der auch eine ausführliche Beschreibung dieser Erkrankung einige Jahre vor Landouzy u. Dejerine (1894)[11] lieferte, obwohl der Name der letztgenannten Autoren in der Regel mit dieser Erkrankung verbunden wird.

Die Erkrankung beginnt in der Regel während der *Pubertät,* doch auch jederzeit zwischen Kindheit und Erwachsenenalter. Häufig kommen *abortive* und *mild erkrankte Fälle* vor. Die Muskelschwäche breitet sich in der Regel vom Gesicht und dem Schultergürtel innerhalb von 20–30 Jahren auf die Beckenmuskulatur aus. Selten tritt eine schwere Behinderung auf. Die Patienten bleiben aktiv und erreichen ein *normales Lebensalter.* Die *CK-Werte* sind bei jungen Patienten mit nur geringen klinischen Symptomen in der Regel leicht erhöht, während sie nach der 5. Dekade in der Regel auf normale Werte absinken.

Morphologie. Das *histopathologische* Bild der faszioskapulohumeralen Dystrophie variiert stark in Abhängigkeit vom klinischen Verlauf. Im Vordergrund steht eine *erhöhte Variabilität der Größe beider Fasertypen.* Das Faserkaliberspektrum ist entsprechend verbreitert (Abb. 3.1 c). Auffallend häufig kommen isoliert liegende atrophische Fasern vor. Diese Fasern können von reichlich Bindegewebe umgeben sein (Abb. 3.3 a). Das gilt für sog. lobulierte[3] und aufgesplittete Fasern (Abb. 3.3 b). Gelegentlich ist auch einmal eine Ringbinde zu finden, allerdings ohne sarkoplasmatische Massen. Die Z-Streifen sind in einzelnen Fasern multifokal geringfügig verbreitert; zytoplasmatische Körperchen liegen gelegentlich in deren Nachbarschaft. Vereinzelt sind Fasernekrosen nachweisbar, ebenso Myophagien und basophile Fasern. Es besteht *häufig eine Diskrepanz zwischen den relativ geringfügigen pathologischen Veränderungen und der ausgeprägten klinischen Schwäche desselben Muskels.* Zellinfiltrate kommen häufig vor; dabei ist es schwierig, Formen der Myositis mit fazioskapulohumeraler Verteilung oder mit Befall der fazialen und distalen Muskulatur voneinander abzugrenzen[11].

Histochemisch läßt sich weder eine gruppierte Atrophie noch eine Fasertypengruppierung nachweisen; es überwiegen gelegentlich die Typ-2-Fasern gegenüber den Typ-1-Fasern.

Kernveränderungen sind nicht auffällig. Einige zentralständige Kerne kommen jedoch vor. Fleck- oder wirbelförmig veränderte Typ-1-Fasern sind gelegentlich zu finden. Eine *Fibrose* ist seltener; sie erreicht nie stärkere Grade.

Anhang 1: Skapuloperoneales Syndrom. Abzugrenzen ist gegenüber der fazioskapulohumeralen Muskeldystrophie das *skapuloperoneale Syndrom,* das mit einem Muskelschwund und einer Muskelschwäche proximal an den oberen Extremitäten und zugleich distal an den unteren Extremitäten einhergeht und sowohl neurogenen als auch myogenen Ursprungs sein kann[3]. Dabei gibt es sporadische, autosomal-dominante und X-chromosomal-rezessive Erbgänge, so daß die differentialdiagnostische Abklärung einer ausführlichen histopathologischen, histochemischen, klinischen und genetischen Analyse bedarf[11].

Anhang 2: Krikopharyngeale Dysphagie. Die sog. *krikopharyngeale Dysphagie,* die auf eine Obstruktion des Schlundes durch den M. cricopharyngeus zurückzuführen ist, ist hinsichtlich ihrer Ätiologie und Pathogenese wahrscheinlich nicht einheitlich[11,22]. Die histopathologisch beobachteten Zeichen der Degeneration und Regeneration mit interstitieller Fibrose sind nach den bisherigen Untersuchungen zu uncharakteristisch, um eine genauere Klassifikation dieser Erkrankung zuzulassen.

Muskeldystrophie vom Gliedergürteltyp

Lokalisation, Kinik. Der Begriff Gliedergürteldystrophie bezieht sich ursprünglich auf Patienten mit einer Muskelschwäche, die hauptsächlich die proximalen Muskeln des Beckengürtels (*pelvifemoraler Typ,* Leyden-Möbius) oder des Schultergürtels (*skapulohumeraler Typ)* befällt. Charakteristisch ist der *autosomaldominante oder -rezessive Erbgang*[15] (▷ Tabelle 3.1, S. 411); dadurch ist der pelvifemorale Typ vom X-chromosomal-rezessiven, Becker-Typ der Muskeldystrophie zu unterscheiden. Auch benigne spinale Muskelatrophien und verschiedene andere kongenitale Myopathien sowie Fälle mit einer Polymyositis mit ähnlicher Lokalisation müssen von diesen autosomal erblichen Krankheitsbildern abgegrenzt werden.

Morphologie. *Muskelbioptisch* finden sich *ausgeprägte Kaliberschwankungen* mit Faserdurchmessern zwischen 2 und 100 μm. Doch kommen auch extrem hypertrophische Fasern mit Durchmessern über 250 μm vor[49]. Die atrophischen Fasern liegen bei der Schultergürtelform wie bei der fazioskapulohumeralen Form vielfach einzeln. Eine bevorzugte Atrophie eines bestimmten Fasertyps ist nicht nachweisbar. Atrophische Fasergruppen mit mehr als 5 Fasern sind auf eine neurogene (spinale) Muskelatrophie verdächtig. Häufig dominieren Typ-1-Fasern. Bei einigen Fällen fehlen die 2-B-Fasern. *Zentralständige Kerne* sind häufig nachweisbar, darunter auch bläschenförmige Kerne. *Fasernekrosen* kommen ebenfalls häufig vor, doch liegen diese zumeist einzeln. *Basophile Fasern* und *Myophagien* finden sich seltener als bei der Duchenne-Dystrophie. Gefleckte oder wirbelförmig veränderte Fasern sind besonders häufig zu finden und als diagnostischer Hinweis auf eine Gliedergürteldystrophie zu werten. Auch *Ringbinden* kommen bei über der Hälfte der Patienten vor. Eine *Fibrose* und *Fettvakatwucherung* ist bei fortgeschrittenen Fällen teilweise recht ausgeprägt. *Entzündliche Zellinfiltrate* können gelegentlich zu einer Verwechslung mit einer Polymyositis führen.

Bei der Diagnose müssen klinische und genetische Aspekte berücksichtigt werden, da die histopathologischen Veränderungen nicht spezifisch sind.

Verlauf, Prognose. Der Schweregrad der Erkrankung variiert erheblich. Einige Fälle erkranken früh und zeigen eine *rasche Progression,* andere Fälle, die in der Kindheit auftreten, können sehr *langsam progressiv* verlaufen und die Patienten bis ins Erwachsenenalter gehfähig bleiben. Die CK-Werte sind in der Regel deutlich erhöht.

Distale Myopathien

Die meisten bisher beschriebenen distalen Myopathien sind *seltene,* autosomal-dominant erbliche Erkrankungen, bei denen die Muskelschwäche zuerst entweder an den Füßen oder an den Händen auftritt und nur langsam oder überhaupt nicht fortschreitet. Manche dieser Fälle sind allerdings, gemessen an den neueren Untersuchungsmethoden, unvollständig untersucht, so daß eine neurogene Pathogenese nicht immer mit Sicherheit auszuschließen ist; denn in der Regel sind distale Muskelatrophien bzw. -paresen auf üblicherweise distal akzentuierte Polyneuropathien verschiedenster Genese zurückzuführen.

Zu unterscheiden ist eine
- *kongenitale distale Myopathie* von einer
- *distalen Myopathie mit Beginn in der Kindheit,* der
- *Myopathia distalis juvenilis hereditaria* (Biemond[17]), die wahrscheinlich neurogen bedingt ist, sowie der
- *Myopathia distalis tarda hereditaria* (Welander[60]).

Die Welander-Krankheit ist am eingehendsten untersucht [40a]. Das Leiden ist *autosomal-dominant* erblich. Die Erkrankung beginnt zumeist im Alter von 50 Jahren, seltener vor dem 40. Lebensjahr. Das Leiden ist *langsam progressiv* und hat *keinen Einfluß auf die Lebenserwartung.*

Mikroskopisch finden sich
- *anfangs* mäßige *Vermehrungen des interstitiellen Bindegewebes* sowie *Kaliberschwankungen,* wobei langsame Zuckungsfasern dominieren und neurogene Einflüsse eine Rolle spielen[55]. Die Muskelfasern erscheinen z.T. abgerundet, die *Zahl der Kerne ist vermehrt;* zentrale Kerne kommen nur gelegentlich vor.

- In *späteren Stadien* werden die Muskelfasern fast vollständig vom Bindegewebe umhüllt. Die Kaliberschwankungen der Muskelfasern werden ausgeprägter, wobei zwischen extrem dünnen bis zu hypertrophischen Fasern alle Übergänge vorkommen. Auch *Faseraufsplitterungen* und *Vakuolen* sind gelegentlich zu finden. Eine *Fettinfiltration* ist vor allem in den Beinmuskeln nachweisbar. *Myophagien sind* in der Regel vorhanden. *Elektronenmikroskopisch* sind die gleichen 15–18 nm dicken tubulofilamentösen Einschlüsse und membranösen zytoplasmatischen, myelinähnlichen Körperchen (histochemisch als „rimmed vacuoles" imponierend) wie bei der Einschlußkörpermyositis zu finden [40a]. *In den Endstadien dominiert das Bindegewebe;* gelegentlich ist eine Lipomatose nachweisbar, insbesondere in der Beinmuskulatur[25].

- Eine *hereditäre distale Myopathie mit Beginn in der frühen Kindheit* ist ebenfalls beschrieben worden, auch eine *schwere juvenile autosomal rezessive* Form[39a, 47a] ohne (Abb. 3.3 e, f) oder mit autophagischen Vakuolen[45.53] sowie eine vermutlich identische „sporadische" Form mit granulären Einschlüssen und Vakuolen[54].

Okuläre Syndrome

Eine Schwäche der äußeren Augenmuskeln kann *allein* oder in Verbindung mit einer *generalisierten neuromuskulären Erkrankung* oder als *Teil komplexerer Syndrome* mit Beteiligung auch anderer Systeme auftreten.

Ursächlich kommen Veränderungen im Kerngebiet der Augenmuskelnerven, im Nerven selbst, an der neuromuskulären Endplatte oder im Muskel in Frage.

Eine äußere Augenmuskellähmung *(Ophthalmoplegia externa)* und *Ptosis* gehört nicht zu der Duchenne-, der Gliedergürtel- oder der faszioskapulohumeralen Muskel-Dystrophie oder zu den spinalen Muskelatrophien. Sie kommt jedoch häufig bei der *Myasthenia gravis* vor, bei der sie das einzige klinische Symptom sein kann, gelegentlich als Symptom auch bei der *myotonischen Dystrophie* sowie bei verschiedenen kongenitalen Myopathien wie der *myotubulären Myopathie* und den *mitochondrialen Myopathien* (▷ S. 432).

Bei der *differentialdiagnostischen* Abgrenzung der verschiedenen Ursachen einer Erkrankung der äußeren Augenmuskeln ist es wichtig, auf das Ausmaß der Augenbeteiligung zu achten, auf eine Verbindung mit *Pupillenveränderungen,* die eher auf eine neurale als auf eine myopathische Ursache hinweisen, auf die Verbindung mit einer *Retinitis pigmentosa* oder andere Pigmentstörungen der Retina, die *Mitbeteiligung anderer Hirnnerven oder anderer Muskeln,* das Vorhandensein einer *Kardiomyopathie* und die Verbindung mit *Alterationen des Nervensystems* oder anderer Systeme („Kearns-Sayre-Syndrom", „Ophthalmoplegia plus"; ▷ S. 432).

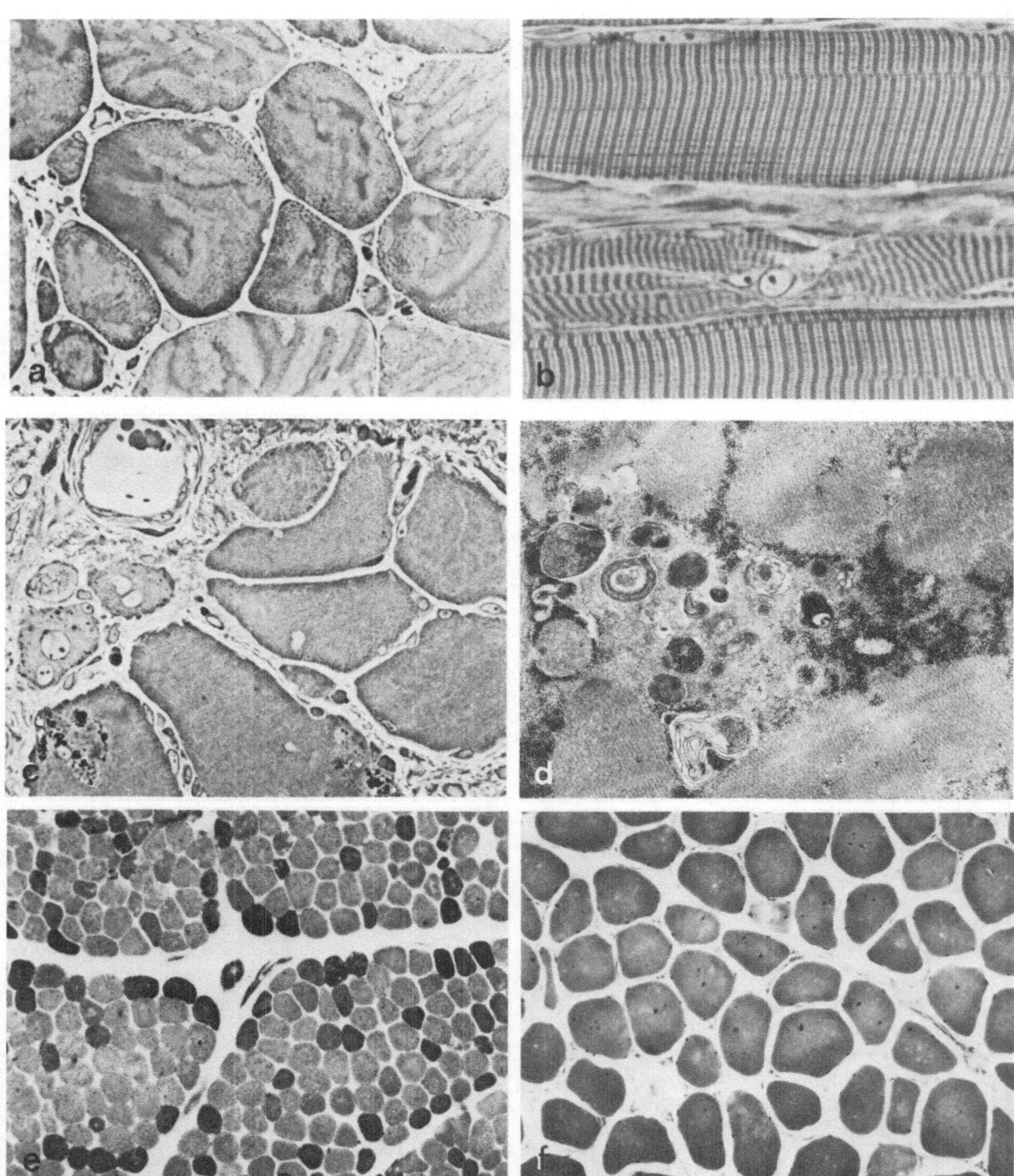

Abb. 3.3. a Faszioskapulohumerale Muskeldystrophie. M. deltoideus eines 17jährigen Jungen. Herdförmige Faserveränderungen mit fokalen Vermehrungen des Bindegewebes um die veränderten Fasern. In Relation zur Schwere des Krankheitsbildes bemerkenswert geringe Veränderungen, 590:1. **b** Gleicher Fall wie in **a**. Longitudinale Faseraufspaltung mit herdförmiger Kernvermehrung, sonst regelrechte Myofibrillenstruktur, 700:1. **c** Familiäre okulopharyngeale Muskeldystrophie. M. tibialis anterior einer 61jährigen Frau[52a]. Starke Kaliberschwankungen mit vermehrten Kernen und fokalen Degenerationsherden vor allem in subsarkolemmalen Regionen. Das Bindegewebe ist um die (in manchen Regionen auch gruppenförmig angeordneten) atrophischen Muskelfasern deutlich vermehrt, 420:1. **d** Gleicher Fall wie in **c**. Fokale Degradation mit myelinähnlichen Figuren, autophagischen Vakuolen und vermehrtem Glykogen, das z.T. von Vakuolen eingeschlossen ist, 16000:1. **e** Autosomal-rezessive distale Myopathie. M. vastus lateralis eines 22jährgen Mannes. Die Faserkalibergröße variiert beträchtlich. Zahlenmäßig dominieren die Typ-1-Fasern. Myofibrilläre ATPase-Reaktion nach Präinkubation bei pH 9,4, 53:1. **f** Gleicher Fall wie in **e**. Die Sarkolemmkerne sind stark vermehrt und vielfach zentralständig. Eine abgeflachte Faser im Bild *links* ist atrophisch. Ein leerer Sarkolemmschlauch und eine akute Fasernekrose sind ebenfalls zu erkennen. HE, 120:1

In diesem Rahmen ist auch an weitere Ursachen der Ophthalmoplegie zu denken, so z. B. an *Abetalipoproteinämie, Refsum-Syndrom* (▷ Abb. 3.11 g, h), *bestimmte familiäre Ataxien* und *spastische Tetraplegien* sowie an die sog. *lysosomale Neuromyopathie,* von der bisher nur wenige Fälle diagnostiziert worden sind. Letztere ist durch massenhaft sekundäre lysosomale Einschlüsse in den Muskelfasern charakterisiert (Literatur ▷ [11]).

Okulopharyngeale Myopathie. Bei diesem seltenen eigenständigen, *autosomal-dominant* oder *rezessiv erblichen* oder *sporadischen* Krankheitsbild ist die okuläre Myopathie mit einer Dysphagie verbunden[52a, 58]. Die *klinische Ausprägung* des Krankheitsbildes ist allerdings so variabel, daß Fälle vorkommen, die *nur* eine Dysphagie oder *nur* eine okuläre Symptomatik aufweisen. Einige Fälle haben eine Ptose ohne äußere Ophthalmoplegie, andere haben gleichzeitig eine Skelettmuskelschwäche.

Muskelbioptisch fallen *fokale Degradationsherde* mit Vakuolen und reichlich myelinähnlichen, lamellierten Zytoplasmakörperchen auf (Abb. 3.3 c, d). In etwa 5 % der Kerne kommen bei der dominant erblichen Form *spezifische tubuläre Einschlüsse* vor, die sich *nur elektronenmikroskopisch* nachweisen lassen und von denen bei der Einschlußkörpermyositis unterscheiden: Ihr Durchmesser ist mit 8,5 nm nur etwa halb so groß wie bei letzterer[56].

Kongenitale Muskeldystrophien
Die kongenitalen Muskeldystrophien sind eine heterogene Gruppe von Erkrankungen, die sich zum *Zeitpunkt der Geburt* durch eine *ausgeprägte Hypotonie* und *Muskelschwäche der Extremitäten, des Stammes und des Gesichtes* manifestieren. Bei einem Großteil der Fälle bestehen *Kontrakturen* (s. unten: Arthrogryposis multiplex congenita) in verschiedenen Muskeln bereits zum Zeitpunkt der Geburt, bei anderen entwickeln sich die Kontrakturen erst später. *Intellektuelle Störungen* und *Herzveränderungen* kommen häufig vor und dienen zur genaueren Klassifikation (s. unten), soweit diese heute möglich ist. Die Schwäche ist *relativ stationär,* und bei einigen Fällen kommt es sogar zu einer *Besserung.* Gehen ist evtl. nicht vor einem Alter von 2 Jahren möglich.

Gegenwärtig lassen sich *4 Formen* oder Schweregrade unterscheiden[40]:
- eine *„reine" kongenitale Muskeldystrophie* (reine KMD);
- eine KMD mit normaler (oder subnormaler) Intelligenz und hypodenser weißer Substanz im Computertomogramm (CT), auch als *„okzidentaler Typ der zerebromuskulären KMD"* bezeichnet (O-KMD);
- eine KMD mit Fehlbildungen im Zentralnervensystem, auch *„Fukuyama-Typ der KMD"* (F-KMD) genannt; und
- eine KMD mit Beteiligung des ZNS und der Augen, die sog. *„Muskel-Augen-Gehirn-Krankheit"* („muscle, eye and brain disease" = MEB-D).

Früher wurden relativ *benigne* (Typ Batten-Turner und *maligne Verlaufsformen* (Typ De Lange) der kongenitalen Muskeldystrophie unterschieden, die zwar klinisch, aber nicht zweifelsfrei morphologisch zu unterscheiden waren.

Muskelbioptisch entsprechen die Veränderungen einem dystrophischen Prozeß. Ein auffälliger Befund bei vielen Biopsien ist die *ausgeprägte Fettvakatwucherung* und die *Proliferation des Bindegewebes,* deren Ausmaß von der Dauer der Erkrankung abhängt.

> Die Muskelbiopsie macht einen bösartigeren Eindruck, als es nach dem klinischen Bild zu erwarten wäre[5, 11]. Daher kann das *Biopsiebild nicht zur Bestimmung des Schweregrades der Erkrankung* oder für die *Prognose* herangezogen werden.

Die *Faserkaliber* variieren beträchtlich. *Fasernekrosen, Myophagien* oder regenerierende Fasern finden sich jedoch nur vereinzelt. *Immunhistochemisch* ließen sich im Hinblick auf den Dystrophin-, Vimentin- und Desmingehalt keine sicheren Abweichungen von der Norm feststellen[40], obwohl andere Autoren bei einigen Fällen eine abnorme Dystrophinexpression beschrieben haben. Doch ist dabei zu beachten, daß regenerierende Fasern, wie sie bei nahezu allen Muskeldystrophien vorkommen, grundsätzlich eine vermehrte Expression zumindest von Desmin und Vimentin aufweisen[29].

Anhang: Arthrogryposis multiplex congenita

> Dieses durch kongenitale Gelenkversteifungen charakterisierte Krankheitsbild ist keine eigenständige Krankheit, sondern ein *Syndrom,* das in der Mehrzahl der Fälle auf eine Erkrankung der Vorderhornzellen des Rückenmarks zurückzuführen ist und seltener auf einer primären Myopathie, einer Radikulopathie oder einer Entwicklungsstörung des Gehirns bzw. des Rückenmarks beruht.

Banker[7] unterscheidet *15 neurogene* und *3 myopathische Formen.* Dabei ist sowohl eine *dominante* als auch eine *rezessive* Vererbung beobachtet worden; die Mehrzahl der Fälle tritt *sporadisch* auf. Typisches Kennzeichen sind *symmetrische Kontrakturen,* wobei die distalen Gelenke stärker betroffen sind als die proximalen. Am häufigsten findet sich ein *Klumpfuß in Equinovarusstellung* oder eine *Flexionsdeformität der Handgelenke.* Kyphoskoliose, Brustkorbdeformitäten, abnorme Kopfhaltung und Adduktionsstellung der Gliedmaßen kommen hinzu[11].

Ebenso ist der *kongenitale Klumpfuß* (Talipes) auf eine Vielzahl von Ursachen zurückzuführen.

Der als *Sprengel-Deformität* (angeborener Schulterhochstand) beschriebene, zumeist einseitige Schulterhochstand ist, wie der kongenitale Klumpfuß, ebenfalls von uneinheitlicher Pathogense.

Literatur

1.–14. Weiterführende Literatur (▷ S. 405)

15. Becker PE (1972) Neues zur Genetik und Klassifikation der Muskeldystrophien. Humangenetik 17: 1–22

16. Becker PE, Kiener F (1955) Eine neue X-chromosomale Muskeldystrophie. Arch Psychiatr Z Neurol 193: 427–448

17. Biemond A (1955) Myopathia distalis juvenilis hereditaria. Acta Psychiatr Scand 30: 25–38

18. Bodensteiner JB, Engel AG (1978) Intracellular calcium accumulation in Duchenne dystrophy and other myopathies: A study of 567000 muscle fibers in 114 biopsies. Neurology (Minneap) 28: 439–446

19. Borg J, Griby L, Hannerz J (1979) Motor neuron firing range, axonal conduction velocity, and muscle fiber histochemistry in neuromuscular diseases. Muscle Nerve 2: 423–430

20. Boxler K, Jerusalem F (1978) Hyperreactive (hyaline, opaque, dark) muscle fibers in Duchenne dystrophy. A biopsy study of 16 dystrophy and 205 other neuromuscular disease cases and controls. J Neurol 219: 63–72

21. Clemens PR, Ward PA, Caskey CT, Bulman DE, Fenwick RG (1992) Premature chain termination mutation causing Duchenne muscular dystrophy. Neurology 42: 1775–1782

22. Cruse JP, Edwards DAW, Smith JF, Wyllie JH (1979) The pathology of a cricopharyngeal dysphagia. Histopathology 3: 223–232

23. Cullen MJ, Fulthorpe JJ (1975) Stages in fibre breakdown in Duchenne muscular dystrophy. An electron-microscopic study. J Neurol Sci 24: 179–200

24. Dubowitz V, Crome L (1969) The central nervous system in Duchenne muscular dystrophy. Brain 92: 805–808

25. Edström L (1975) Histochemical and histopathological changes in skeletal muscle in late-onset hereditary distal myopathy (Welander). J Neurol Sci 26: 147–157

26. Emery AEH (1991) Population frequencies of inherited neuromuscular diseases – a world survey. Neurom Dis 1: 19–29

27. Fanin M, Danieli G, Vitiello L, Senter L, Angelini C (1992) Prevalence of dystrophin-positive fibers in 85 Duchenne muscular dystrophy patients. Neurom Dis 2: 41–45

28. Frankel KA, Rosser RJ (1976) The pathology of the heart in progressive muscular dystrophy: epimyocardial fibrosis. Hum Pathol 7: 375–386

29. Gallanti A, Prelle A, Moggio M, Ciscato P, Checcarelli N, Sciacco M, Comini A, Scarlato G (1992) Desmin and vimentin as markers of regeneration in muscle diseases. Acta Neuropathol 85: 88–92

30. Goebel HH, Prange H, Gullotta F, Kiefer H, Jones MH (1979) Becker's X-linked muscular dystrophy. Histological, enzymehistochemical, and ultrastructural studies of two cases, originally reported by Becker. Acta Neuropathol 49: 35–41

31. Gold R, Kress W, Meurers B, Meng G, Reichmann H, Müller CR (1992) Brief communication: Becker muscular dystrophy: detection of unusual disease courses by combined approach to dystrophin analysis. Muscle Nerve 15: 214–218

32. Hammersen F, Gidlöf L, Larsson J, Lewis DH (1980) The occurence of paracrystalline mitochondrial inclusions in normal human skeletal muscle. Acta Neuropathol 49: 35–41

33. Hoffman EP, Brown RH, Kunkel LM (1987) Dystrophin: the protein product of the Duchenne muscular dystrophy locus. Cell 51: 919–928

34. Ioannou P, Christopoulos G, Panayides K, Kleanthous M, Middleton L (1992) Detection of Duchenne and Becker muscular dystrophy carriers by quantitative multiplex polymerase chain reaction analysis. Neurology 42: 1783–1790

35. Jennekens GFI, Ten Tate LP, De Visser M, Wintzen AR (1991) Diagnostic criteria for Duchenne and Becker muscular dystrophy and myotonic dystrophy. Neurom Dis 1: 389–391

36. Jerusalem F, Engel AG, Gomez MR (1974) Duchenne dystrophy. I. Morphometric study of the muscle microvasculature. Brain 97: 115–122

37. Jerusalem F, Engel AG, Gomez MR (1974) Duchenne dystrophy. II. Morphometric study of motor end-plate fine structure. Brain 97: 123–130

38. Johnson MA, Kohen Kucukyalcin D (1978) Patterns of abnormal histochemical fibre type differentiation in human muscle biopsies. J Neurol Sci 159–178

39. Koenig M, Monaco AP, Kunkel LM (1988) The complete sequence of dystrophin predicts a rod-shaped cytoskeletal protein. Cell 53: 219–228

39a. Kuhn E, Schröder JM (1981) Autosomal recessively inherited distal myopathy: A new type of distal myopathy. J Neurol 226: 181–185

40. Leyten QH, ter Laak HJ, Gabreëls FJM, Renier WO, Sengers RCA (1993) Congenital muscular dystrophy: a study on the variability of morphological changes and dystrophin distribution in muscle biopsies. Acta Neuropathol 86: 386–392

40a. Lindberg Ch, Borg K, Edström L, Hedström A, Oldfors A (1991). Inclusion body myositis and Welander distal myopathy: A clinical, neurophysiological and morphological comparison. J Neuro Sci 103: 76–81

41. Mastaglia FL, Kakulas BA (1969) Regeneration in Duchenne muscular dystrophy: a histochemical study. Brain 92: 809–818

42. McKusick VA (ed) (1992) Mendelian Inheritance in Man. Catalogs of autosomal dominant, autosomal recessive and X-linked phenotypes, 10th edn, vol 1 and 2. John Hopkins Univ Press, Baltimore London

43. Miller G (1992) Diagnostic criteria for Duchenne and Becker muscular dystrophy. Neurom Dis 2: 225

44. Minetti C, Tanji K, Bonilla E (1992) Immunologic study of vinculin in Duchenne muscular dystrophy. Neurology 42: 1751–1754

44a. Miyoshi K, Kawai H, Iwasa M, Kusaka K, Nishino H (1986) Autosomal recessive distal muscular dystrophy as a new type of progressive muscular dystrophy. Brain 109: 31–54

45. Mizusawa H, Kurisaki H, Takatsu M, Inou K, Mannen T, Toyokura Y, Nakanishi T (1987) Rimmed vacuolar distal myopathy. A clinical, electrophysiological, histopathological and computed tomographic study of 7 cases. J Neurol 234: 129–136

46. Mokri B, Engel AG (1975) Duchenne Dystrophy: Electron microscopic findings pointing to a basic or early abnormality in the plasma membrane of the muscle fiber. Neurology (Minneap) 25: 1111–1120

47. Moser H, Wiesmann U, Richterich R, Rossi E (1964) Progressive Muskeldystrophie. VI. Häufigkeit, Klinik und Genetik der Duchenne-Form. Schweiz Med Wochenschr 94: 1610

48. Nicholson LVB, Johnson MA, Gardner-Medwin D, Bhattacharya S, Harris JB (1990) Heterogenety of dystrophin expression in patients with Duchenne and Becker muscular dystrophy. Acta Neuropathol 80: 239–250

49. Pongratz D (1976) Differentialdiagnose der Erkrankungen der Skelettmuskulatur anhand von Muskelbiopsien. Enzymhistochemische und histochemische Untersuchungen zur besonderen Vulnerabilität der Typ II-Faser. In: Scheid W, Wieck HH, Peters UH (Hrsg) Sammlung psychiatrischer und neurologischer Einzeldarstellungen. Thieme, Stuttgart, S 107

50. Quinlivan RM, Dubowitz V (1992) Cardiac transplantation in Becker muscular dystrophy. Neurom Dis 2: 165–167

51. Ringel SP, Carrol JE, Schold SC (1977) The spectrum of mild X-linked recessive muscular dystrophy. Arch Neurol 34: 408–416

52. Schmalbruch H (1975) Segmental fibre breakdown and defects of the plasmalemma in diseased human muscles. Acta Neuropathol 33: 129–141

52a. Schröder JM, Krabbe B, Weis J (1995) Oculopharyngeal muscular dystrophy: Clinical and morphological follow-up-study reveals mitochondrial alterations and unique nuclear inclusions in a severe autosomal recessive type. Neuropath Appl Neuro Biol (in press)

53. Sunohara N, Nonaka I, Kamei N, Satoyoshi E (1989) Distal myopathy with rimmed vacuole formation. A follow-up study. Brain 112: 65–83

54. Swash M, Schwartz MS, Thompson A, Cox E, Gray A (1988) Distal myopathy with focal granular degeneration change in vacuolated type 2 fibers. Clin Neuropathol 7: 249–253

55. Thornell LE, Edström L, Billeter R, Butler-Browne GS, Kjörell U, Whalen RG (1984) Muscle fibre type composition in distal myopathy (Welander). J Neurol Sci 65: 269–292

56. Tomé FMS, Fardeau M (1980) Nuclear inclusions in oculopharyngeal dystrophy. Acta Neuropathol 49: 85–87

57. Vassilopoulos D, Lumb EM, Emery AE (1976) Muscle nuclear size in neuromuscular disease. J Neurol Neurosurg Psychiatry 39: 159–162

58. Victor M, Hayes R, Adams RD (1962) Oculopharyngeal muscular dystrophy. New Engl J Med 267: 1267–1272

59. Wakayama Y, Schotland DL, Bonilla E, Orecchio E (1979) Quantitative ultrastructural study of muscle satellite cells in Duchenne dystrophy. Neurology (Minneap) 29: 401–407
60. Welander L (1951) Myopathia distalis tarda hereditaria, 249 examined cases in 72 pedigrees. Acta Med Scand 141 [Suppl]: 265
61. Zatz M, Matsumura K, Vainzof M, Passos-Bueno MR, Pavanello RCM, Marie SK, Campbell KP (1994) Assessment of the 50-kDa dystrophin-associated glycoprotein in Brazilian patients with severe childhood autosomal recessive muscular dystrophy. J Neuro Sci 123: 122–128

Kongenitale Myopathien

Mit der Entwicklung *elektronenmikroskopischer und histochemischer Methoden* in der Muskelbiopsiediagnostik ist es gelungen, aus dem „Sammeltopf" unspezifischer klinischer Diagnosen wie „Amyotonia congenita", „Myatonie" (Oppenheim), „Myosklerose", „Arthrogryposis multiplex congenita", „kongenitale Muskeldystrophie", „universale Muskelhypoplasie", „benigne kongenitale Hypotonie" u. a. eine Reihe *klar definierter Myopathien mit spezifischen oder charakteristischen strukturellen Veränderungen im Muskel* abzugrenzen[11].

Definition

Es ist wahrscheinlich zweckmäßig, den Begriff „kongenitale Myopathie" für die Gruppe als Ganzes aufrechtzuerhalten, obwohl nicht alle Fälle bereits Symptome zum Zeitpunkt der Geburt aufweisen und viele wesentlich später klinisch manifest erkranken. Wegen des angeblichen Fehlens struktureller Veränderungen im zentralen oder peripheren Nervensystem müßten diese Erkrankungen als *Myopathien* betrachtet werden, doch gibt es Hinweise darauf, daß einige dieser strukturellen Veränderungen im Muskel das *Ergebnis eines neuralen Pathomechanismus* und nicht einer primären Muskelerkrankung darstellen.

Klinik und Genetik. Diese Myopathien sind *in der Regel wenig progressiv,* doch gibt es Ausnahmen mit eindeutiger und manchmal relativ rascher Progression der Schwäche. Vielfach ist eine *hereditäre Belastung* nachweisbar, die in der Regel einem *autosomal-dominanten* Muster folgt; doch kommen *häufig sporadische Fälle* vor, gelegentlich auch *autosomal-rezessive* und *X-chromosomale.* Die mitochondrialen Erkrankungen werden in der Regel *maternal vererbt,* sofern es sich nicht um größere mitochondriale DNA-Deletionen handelt, die nukleär, also nach Mendel-Regeln, übertragen werden oder sporadisch auftreten (▷ S. 432).

Klinisch lassen sich die verschiedenen kongenitalen Myopathien vielfach nicht unterscheiden, da sie sich alle in einer ähnlichen, unspezifischen Weise manifestieren. Die Krankheit kann als *hypotones Syndrom* zum Zeitpunkt der Geburt oder in der frühen Kindheit oder später in Form einer Muskelschwäche auftreten. Bei einigen Kindern betrifft die Schwäche überwiegend die *proximale Muskulatur* und den *Gliedergürtel,* bei anderen ist die Schwäche mehr *generalisiert* und betrifft auch die *Gesichtsmuskulatur.* Bei einigen, wie den mitochondrialen Myopathien und der myotubulären Myopathie, sind die *Augenmuskeln* häufig mitbetroffen. Andere Myopathien, wie die Nemalin-Myopathie, zeigen häufig, wenn auch nicht regelmäßig, *dysmorphe Aspekte* als Begleitsymptom wie z. B. *Skelettdeformitäten.* Die Serumenzyme sind häufig normal, insbesondere auch die CK.

Der einzige Weg zur richtigen Diagnose ist die *Muskelbiopsie,* wobei jedoch häufig eine ausführliche Untersuchung mit histochemischen und elektronenmikroskopischen Methoden, bei den mitochondrialen Myopathien evtl. zusätzlich mit mitochondrialer DNA-Analyse erforderlich ist, da die Veränderungen in routinemäßig hergestellten histologischen Präparaten nach Paraffineinbettung und HE-Färbung leicht übersehen werden.

Differentialdiagnose. *Abzugrenzen* sind diese Erkrankungen von kongenitalen Muskeldystrophien, Glykogenosen und Lipidspeicherungskrankheiten, spinalen Muskelatrophien und peripheren Neuropathien sowie perinatalen Hirnschäden und anderen Syndromen mit früher Hypotonie wie Down-Syndrom, okulozerebrorenalem Syndrom, zerebrohepatorenalem Syndrom und perinatalen Rückenmarksverletzungen[16].

Die kongenitalen Myopathien sind *keineswegs alle selten.* Die Kenntnis der „Central-core"-Erkrankung ist wegen der gelegentlichen Verbindung mit einer malignen Hyperthermie[23] auch von größerem praktischen Interesse, da die Patienten aufgrund der Applikation bestimmter Anästhetika an einem Hyperthermie-Anfall sterben können.

Myofibrilläre Myopathien

In dieser Gruppe lassen sich *mindestens 10 verschiedene kongenitale Myopathien* differenzieren, von denen einige offenbar sehr selten und erst bei einzelnen Personen diagnostiziert worden sind.

Central-core-Krankheit

Die charakteristischen Muskelfaserveränderungen bestehen bei dieser *zumeist autosomal-dominanten,* gelegentlich auch *autosomal-rezessiven* oder *sporadischen* Krankheit in fokalen, *mehr oder weniger zentralen Läsionen,* in denen die Mitochondrien und Anteile der Myofibrillen fehlen. Aufgrund der zumeist zentralen Anordnung dieser Herde hat die Erkrankung ihren Namen „central core disease"[55]

> („core" = Kern, Mark, Innerstes) erhalten. Am besten sind die Veränderungen in Gestalt *herdförmiger Aufhellungen nach oxidativen Enzymreaktionen* zu erkennen.

In einzelnen Fällen bestehen die Muskeln fast ausschließlich aus Typ-1-Fasern. Gelegentlich sind nur noch vereinzelt atrophische Typ-2-Fasern zwischen den besser erhaltenen Typ-1-Fasern zu finden (▷ Abb. 3.1 d). Daraus läßt sich ableiten, daß die Typ-2-Motoneurone bei dieser Erkrankung geschädigt oder verändert sein müssen[34]. Bei einigen Fällen sind auch Stäbchen-(Nemaline-)Körper beobachtet worden[5].

Möglicherweise sind die Nemalinmyopathie und die Central-core-Erkrankung verschiedene Manifestationen derselben Erkrankung; beide sind gekennzeichnet durch einen *progressiven Verlust der Typ-2-Fasern.* Gelegentlich tritt bei Fällen mit Central-core-Erkrankung, wie schon erwähnt, eine *maligne Hyperthermie* auf (▷ S. 435).

Multicore-(Minicore-)Krankheit

> Bei dieser Krankheit finden sich statt einzelner, zentral angeordneter Läsionen *mehrere kleine* mit herdförmig fehlenden Mitochondrien, fokalem Z-Band-Strömen oder herdförmiger Auflösung zuerst der Z-Streifen, später auch der übrigen Myofibrillenanteile[26,57] (▷ Abb. 3.1 d, 3.2 d). Besonders augenfällig sind die Herde nach *oxidativen Enzymreaktionen* (Succinatdehydrogenase, NADH, Cytochromoxidase u. a.).

Auch findet sich eine fokale Verminderung des Glykogengehaltes sowie der Phosphorylaseaktivität. Die Veränderungen sind allerdings nicht spezifisch; vereinzelt findet man ähnliche Herde auch bei den verschiedenen Formen der Muskeldystrophie, bei maligner Hyperthermie, bei Endokrinopathien, entzündlichen Myopathien und in bestimmten Stadien der Denervationsatrophie, außerdem nach Emetin- oder Glukokortikoidmedikation.

Nemalin-(Stäbchenkörper-)Myopathie

> Wegen des Vorkommens charakteristischer *stäbchen-* oder *fadenförmiger Muskelfasereinschlüsse* haben Shy et al.[53] diese Myopathie nach dem griechischen Wort „Nema" = Faden bezeichnet. Wegen der auch Stäbchen („rods") genannten Einschlüsse ist ebenso der Begriff *Stäbchenkörpermyopathie („rod body myopathy")* gebräuchlich. Die Einschlüsse sind auch als „*myogranules*"[22] bezeichnet worden.

Während die meisten Formen der Nemalinmyopathie als *kongenital* und *nichtprogressiv* beschrieben worden

sind, finden sich Nemalinkörper gelegentlich auch bei Patienten mit *spätem* Auftreten einer Muskelschwäche[18], die mit oder ohne Anzeichen einer andersartigen Muskelerkrankung verbunden sein kann (Literatur ▷ [32]).

Nach histochemischen, chemischen und ultrastrukturellen Kriterien ähneln die Stäbchen hinsichtlich ihrer Struktur und Zusammensetzung weitgehend den *Z-Streifen.* Feinstrukturell sind die Stäbchen durch 0,2 bis mehrere µm lange Strukturen mit gleicher Dichte wie in den normalen Z-Streifen gekennzeichnet[25]. Die längsorientierten Stäbchen stehen mit Aktinfilamenten in Verbindung, in der Regel von I-Bändern der angrenzenden Sarkomere. Nach *autoptisch-morphometrischen Untersuchungen an Vorderhornzellen des Rückenmarks* eines Falles mit Nemalinmyopathie sind die Häufigkeitsgipfel der großen und intermediären Neurone im Histogramm in Richtung kleinerer Durchmesser verlagert; die Zahl der Neurone weicht jedoch nicht von derjenigen der Kontrollfälle ab[48].

Sphäroidkörpermyopathie

> Das entscheidende diagnostische Kriterium für diese Erkrankung ist der morphologische Nachweis der sog. *Sphäroidkörper,* die hauptsächlich, aber nicht ausschließlich, *in den Typ-1-Fasern* vorkommen[33].

Die meisten Sphäroidkörper liegen als kugelförmige Gebilde in subsarkolemmaler Position. Sie sind in der Regel rundlich bis oval konfiguriert, 2–15 µm groß und gegenüber den angrenzenden Sarkomeren mehr oder weniger scharf abgegrenzt. Sie bestehen aus *intermediären Filamenten* mit einem Durchmesser von etwa 10 nm, wenn auch Aktin- und Myosinfilamente inkorporiert sein können, so daß die Abgrenzung von den sog. „myofibrillären Zytoplasmakörpern" (s. unten) bei einigen Korpuskeln problematisch ist und sich mindestens 4 verschiedene Formen filamentöser Zytoplasmakörper unterscheiden lassen[50].

Neuromyopathie mit myofibrillären Zytoplasmakörpern

> Diese Erkrankung ist auch als „*Myopathie mit myofibrillären Aggregaten*" bezeichnet worden[39]. Die myofibrillären Zytoplasmakörper, deren fokale Anhäufung für diese Myopathie charakteristisch ist, bestehen aus *3 konzentrischen Zonen*[38]: dem zentralen Körper, dem intermediären Saum und der äußeren Hülle.

Elektronenmikroskopisch lassen sich diese Körperchen hypothetisch aus der *Z-Scheibe* ableiten, wobei ein dichtes filamentöses Zentrum und ein umgebender heller Ring mit vielfach radiär orientierten dünnen

Filamenten nachweisbar ist[43]. Dabei sind selektiv die Typ-2-Fasern betroffen. Die zytoplasmatischen Körperchen sind allerdings *nicht spezifisch* für eine bestimmte Erkrankung; vereinzelt kommen sie auch bei anderen Erkrankungen (z.B. bei myotonischer Dystrophie, periodischen Paralysen, neurogenen Muskelatrophien u.a.) vor[11]. Nach immunhistochemischen Untersuchungen enthalten sie wie die Sphäroidkörper auch intermediäre Filamente (Desmin)[44, 50].

Myopathie mit fokalen Myofibrillendefekten. Diese Erkrankung ist charakterisiert durch eine *segmentförmige Auflösung der Myofibrillen* an der Peripherie der betroffenen Fasern[11, 19]. Es handelt sich hier um Typ-1-Muskelfasern. Die Zonen der Myofibrillolyse erscheinen elektronenmikroskopisch homogen und mit einem feingranulären Material gefüllt. Sie färben sich im PAS-, Trichrom- und Phosphorwolframsäurepräparat nur blaß, während die Myofibrillen stark gefärbt sind. Bei einzelnen Fällen sollen diese Veränderungen auch in Typ-2-Fasern vorkommen.

Myopathie mit subsarkolemmal-segmentaler Myofibrillolyse („Cap"-Myopathie). Diese Myopathie ist durch *segmentförmige subsarkolemmale, scharf begrenzte Herde* charakterisiert („*cap myopathy*" = „*Kappenmyopathie*"[30]), in denen die Myofibrillen fragmentiert und disorientiert, aber noch nicht völlig aufgelöst erscheinen[11]. Die *Ätiologie* dieser Myopathie ist noch *nicht geklärt,* doch bestehen bei einigen (auch eigenen) Fällen offensichtlich pathogenetische Beziehungen zur Nemalinmyopathie[32].

Myopathie mit selektiver Auflösung der Myosinfilamente. Bei einer bestimmten kongenitalen Myopathie sind selektive, zumeist zentrale Defekte der Myosinfilamente nachgewiesen worden[58]. Doch haben wir ähnliche Veränderungen auch bei einer ätiologisch ungeklärten, interstitiellen Polymyositis beobachtet[11]. Der selektive Verlust der dicken Filamente läßt auf eine Aktivierung unspezifischer proteolytischer Enzyme analog denjenigen für die Z-Bänder schließen (▷ Toxische Myopathien, S. 439).

Myopathie mit fetalen Muskelfasern. Bei einzelnen hypotonen Kindern fiel ein subsarkolemmaler Saum ohne mitochondriale Dehydrogenaseaktivität in der Faserperipherie und ein zahlenmäßiges Überwiegen der Typ-2-Fasern bei weitgehendem Fehlen der Myofibrillen in der Faserperipherie auf[29]. Ob es sich um eine *eigenständige Erkrankung* handelt, ist *noch nicht geklärt.*

Neuromuskuläre Krankheit mit trilaminären Muskelfasern. Diese nur bei 2 verschiedenen Fällen beschriebene[11, 47], klinisch schwere Form einer Myopathie ist durch sog. trilaminäre Muskelfasern gekennzeichnet. Darin zeigt die *innerste Zone* dichte Ansammlungen von Mitochondrien, Glykogen und elektronendichtes Material sowie einzelne Filamente. Die *mittlere Zone*

besteht aus Myofibrillen mit auffälligem Z-Band-Strömen. Die *äußere Zone ist* fast frei von Myofibrillen[11].

Myopathien mit Kern- oder Kernstellungsanomalien
Zu dieser Gruppe von Myopathien gehören die *myotubulären* oder *zentronukleären Myopathien,* die durch eine Zentralständigkeit der Sarkolemmkerne charakterisiert sind[11]. Eher qualitative Kernveränderungen treten bei der Marinesco-Sjögren-Krankheit (s. unten) sowie bei der (nichthereditären, also auch nichtkongenitalen) Einschlußkörpermyositis (▷ S. 445) u.a. auf. Die Bezeichnung „*myotubuläre*" *Myopathie* beruht auf der Annahme, daß die Muskelfasern während der Entwicklung im Stadium der Myotuben stehenbleiben, obwohl das Dickenwachstum der Muskelfasern fortschreitet[56, 60].

Myotubuläre Myopathie. X-chromosomal-rezessive und autosomal-dominante Formen der myotubulären Myopathie sind häufiger als sporadische adulte Formen[41]. Die erblichen und sporadischen Formen haben klinische und strukturelle Gemeinsamkeiten.

Histopathologisch sind sie gekennzeichnet durch *zentralständige Kerne, kleine Typ-1- oder Typ-2-Fasern,* zahlenmäßige Prädominanz der Typ-1-Fasern und gelegentlich vollständiges Ausbleiben einer Differenzierung von Typ-2-Fasern. Die Zytoarchitektur der Muskelfasern bleibt im Hinblick auf die intermediären Filamente Desmin und Vimentin auf dem Stadium 8–15 Wochen alter fetaler Myotuben sowohl bei X-chromosomalen Fällen als auch im Erwachsenenalter stehen.

Myotubuläre Myopathie mit Typ-1-Faserhypotrophie. Bei dieser, der zentronukleären Myopathie verwandten Myopathie sind, wie der Name sagt, *ausschließlich die Typ-1-Fasern betroffen,* die zusätzlich *hypotrophisch* bzw. *atrophisch* sind[27]. Die *Prognose* war bei einzelnen Fällen infaust, bei anderen aber günstig[3]. Bei einzelnen Familien sind Beziehungen zur vorher beschriebenen zentronukleären bzw. myotubulären Myopathie festgestellt worden[45]; möglicherweise bestehen auch Beziehungen zur kongenitalen Fasertypendisproportion.

Nukleodegenerative Myopathie (Marinesco-Sjögren-Syndrom). Bei der *Marinesco-Sjögren-Krankheit,* einer kongenitalen, nichtprogressiven Myopathie mit *Kleinwuchs, Katarakt und Schwachsinn* fanden sich in einer beträchtlichen Zahl von Muskelfasern auffällig umschriebene Degenerationsherde mit („myelinähnlichen") Phospholipidmembranausfällungen, in die häufig auch die Kerne miteinbezogen waren; die Lamina fibrosa der Kernwand erschien dabei partiell separiert und verbreitert[11]. Ähnliche Veränderungen sind auch bei einem weiteren Fall mit Marinesco-Sjögren-Syndrom beschrieben worden[51], wenn auch spätere, feinstrukturell untersuchte Muskelbiopsien bei einer größeren Familie nur geringfügige Phospholipidausfällungen in unmittelbarer Nachbarschaft von Muskelfaserkernen aufwiesen[59].

Kongenitale Fasertypendisproportion

Definitionsgemäß zeichnen sich diese Muskelbiopsien dadurch aus, daß die *Kaliber der histochemischen Hauptmuskelfasertypen in unterschiedlicher Weise von der Norm* abweichen[15]; der Unterschied der mittleren Fasergröße beträgt mindestens 12%, meist aber wesentlich mehr[6]. In der Regel liegen die durchschnittlichen Kaliber der Typ-1-Fasern nicht wesentlich unter den Normwerten der entsprechenden Altersstufe, wobei auch einzelne atrophische Typ-1-Fasern vorkommen. Demgegenüber sind die Typ-2-Fasern beträchtlich vergrößert ($\triangleright$ Abb. 3.1 d); das gilt insbesondere für die Typ-2 B-Fasern.

Diese Myopathie ist heterogen[49a] und darf nicht verwechselt werden mit der Typ-1-Faseratrophie, die man u. a. (vgl. Tabelle 3.2) nach einer Immobilisation der Gelenke, z. B. bei der rheumatoiden Arthritis, findet[11]. Es ist wichtig, diese Patienten von denen mit einer Werdnig-Hofmann-Krankheit zu unterscheiden, da sie eine wesentlich bessere Prognose haben.

Mitochondriale Myopathien

Aufgrund der ungewöhnlich raschen Fortschritte bei der Erforschung der mitochondrialen Myopathien werden diese, anders als noch vor einigen Jahren, nicht mehr in der ätiologisch und pathogenetisch weniger genau bestimmten Gruppe der „kongenitalen Myopathien", sondern in der Gruppe der genetisch und biochemisch definierten *mitochondrialen Myopathien und Lipidspeichermyopathien* aufgeführt ($\triangleright$ S. 432).

Myopathien mit besonderen feinstrukturellen Veränderungen bei einzelnen Patienten oder Familien

Feinstrukturell charakteristische oder spezifische Veränderungen, die bisher nur bei einzelnen Patienten oder in einzelnen Sippen beschrieben worden sind, gibt es in wachsender Zahl. *Lichtmikroskopisch sind diese Myopathien nicht oder nicht mit Gewißheit zu diagnostizieren.*

Fingerabdruckkörper-Myopathie. Eine benigne kongenitale Muskelerkrankung mit zahlreichen *intrasarkoplasmatischen, fingerabdruckähnlichen Einschlüssen* haben Engel et al.[24] erstmalig beschrieben. Später fanden andere Autoren ähnliche Einschlüsse bei verschiedenartigen anderen Muskelerkrankungen[35], doch besteht an der Eigenständigkeit eines derartigen Krankheitsbildes kaum noch ein Zweifel. Die *Fingerabdruckkörper liegen subsarkolemmal in Typ-1-Fasern.* Sie bestehen aus *feinen Lamellen* mit einer Dicke von etwa 30 nm, die in fingerabdruckähnlichen Mustern gewunden zusammenliegen. Sie werden nicht von einer Membran umgeben. Vermutlich handelt es sich um Proteine.

Tabelle 3.2. Selektive Muskelfaseratrophien*

Typ 1	*Typ 2*
Familiäre Typ-1-Atrophie	Unbehandelte Gefäß-Bindegewebs-Erkrankungen (einschl. Polymyositis/
Kongenitale Fasertypendisproportion	Dermatomyositis)
Myotubuläre Myopathie	Cushing-Syndrom: chronische Kortikoid-
Nemalinmyopathie	intoxikation
Evtl. bei Werdnig-Hoffmann-Krankheit	Parkinson-Krankheit
Störungen des Reflexbogens	Pyramidenbahnläsionen
Plötzliche, kurzdauernde Gelenkschmerzen	Perinatale Hirnschäden
Zerebral geschädigte Kinder	Inaktivität, Immobilisation, Kachexie
Resektion des 1. und 2. sensorischen Kortexareals	Altersatrophie
Spinozerebelläre Heredoataxie	Anorexia nervosa
Metachromatische Leukodystrophie	Myasthenia gravis
Globoidzellige Leukodystrophie	„Central-core"-Erkrankung (mit zahlenmä-
„Rigid spine syndrome"	ßiger Reduktion der Typ-2-Fasern)
Myotonische Dystrophie	Myopathie mit tubulären Aggregaten
Welander-Krankheit	Karzinoid
	Hypothyreose
	Hypoparathyreoidismus, Tetanie
	Primärer und sekundärer Hyperparathyreoidismus
	Diabetische Amyotrophie
	Vitamin-E-Mangel
	Hämophilie
	Typ 2 B
	Polymyalgia rheumatica (3 von 7 Fällen)
	Evtl. bei Erkrankung zentraler Motoneurone
	Parathyreoprive Tetanie

* Aus: Schröder JM (1988) Muskel- und Nervenbiopsien. In: Schliack H, Hopf JC (Hrsg) Diagnostik in der Neurologie. Thieme, Stuttgart New York, S 147–148

Sarkotubuläre Myopathie. Eine *kongenitale, nichtprogressive Myopathie* mit *vakuolig veränderten Muskelfasern,* die elektronenmikroskopisch durch erweiterte und konfluierte Komponenten des sarkotubulären Systems gekennzeichnet sind, haben Jerusalem et al.[37] beschrieben.

Zebrakörpermyopathie. Diese Myopathie ist durch eine *ungewöhnliche Anhäufung sog. Zebrakörper* charakterisiert[40], bei denen es sich um die seit langem bekannten *Leptomerfibrillen* handelt. Letztere kommen normalerweise in intrafusalen und extraokulären Muskelfasern sowie in Herzmuskelfasern vor, intrafusal manchmal in exzessiver Menge ($\triangleright$ S. 457).

Myopathie mit intrasarkoplasmatischer Akkumulation granulofilamentöser Strukturen. Das bei diesen *teils familiären, teils sporadischen kongenitalen Myopathien* in charakteristischer Weise subsarkolemmal zusammen mit Dystrophin angehäufte, bei elektronenmikroskopischer Untersuchung granulofilamentöse Material[28] konnte inzwischen immunhistochemisch als Vorstufe muskelspezifischer intermediärer Filamente, d. h. als Desmin, identifiziert werden[46].

Reduktionskörpermyopathie. Bei dieser mehr oder weniger schwer verlaufenden Myopathie findet sich eine große Zahl besonderer *Sarkoplasmaeinschlüsse,* die eine *reduzierende Aktivität gegenüber der menadiongebundenen Tetrazoliumreduktase* aufweisen[17]. *Elektronenmikroskopisch* sind die reduzierenden Muskelfasereinschlüsse rundlich oder oval gestaltet; sie bestehen aus dichtliegenden, mäßig elektronendichten Partikeln, in denen Hohlräume vorkommen, die mit Glykogengranula gefüllt sind. Ihre Spezifität ist durch ihr Vorkommen auch beim kindlichen Saure-Maltase-Mangel in Zweifel gezogen worden[36].

Myopathie mit zylindrischen Spiralen. In Muskelbiopsien von Patienten mit recht verschiedenartigen Erkrankungen sind charakteristische „zylindrische Spiralen" beschrieben worden[11,20]. *Diese Spiralen bestehen im Querschnitt aus Membranprofilen,* die alternierend dunkle und helle Ringe aufweisen. Vermutlich handelt es sich um eine *spiralig angeordnete membrangebundene Zisterne.* Die einzelnen Zylinder sind etwa 1 µm breit und bis zu 10 µm lang. Ihre Ansammlungen sind 10–30 µm groß. Dadurch lassen sie sich bereits lichtmikroskopisch lokalisieren. Nach der modifizierten Trichromfärbung erscheinen sie hellrot auf dem Querschnitt und blaugetönt, wenn sie schräg angeschnitten werden[20].

Myopathie mit tubulomembranösen Einschlüssen. Eine langsam progressive Myopathie mit „tubulomembranösen" Speicherkörpern, deren Lamellen eine Periodizität von 8,5–9 nm aufweisen, ist ebenfalls feinstrukturell definiert[31].

Myopathie mit beschichteten Vesikeln und tubulären Massen. Eine weitere chronische, milde, nichtprogressive Myopathie ist durch eine fokale Anhäufung irregulär orientierter und mehr oder weniger dilatierter Tubuli des T-Systems gekennzeichnet. Darin ist osmiophiles Material eingelagert. Die Tubuli stehen mit Sarkolemminvaginationen sowie beschichteten Vakuolen („coated vesicles") in Verbindung[21].

Myopathie bei Arachnodaktylie (Marfan-Syndrom) Zu den wesentlichen Symptomen einer Arachnodaktylie gehören u. a. eine Myopathie, die durch fingerabdruckkörperähnliche Einschlüsse, abnorme Mitochondrien und membranbegrenzte elektronendichte Körper unbekannter Herkunft charakterisiert ist[35].

Myopathie mit minimalen Veränderungen („minimal change myopathy") Da sich auch nach dem Einsatz des gesamten Arsenals diagnostischer Methoden manche, offensichtlich kongenitale Myopathien nicht differenzieren lassen, hat Dubowitz[5] vorgeschlagen, für diese Gruppe, analog dem bewährten Begriff der „minimal change nephropathy" die Bezeichnung „minimal change myopathy" einzuführen. *Muskelbioptisch* sind keine oder nur geringe Veränderungen wie Faserkaliberschwankungen oder unspezifische elektronenmikroskopische Anomalien wie ein (inkompletter) Verlust von Myofibrillen nachweisbar. Vermutlich handelt es sich um *metabolisch verursachte Myopathien,* die sich morphologisch nicht eindeutig manifestieren und einer biochemischen Analyse bedürfen.

Literatur

1.–14. Weiterführende Literatur ($\triangleright$ S. 405)

15. Brooke MH (1973) A neuromuscular disease characterized by fibre types disproportion. In: Kakulas BA (ed) Proceedings of the second international congress on muscle disease. Perth, Australia, November 1971. Intern Congr Ser No 282, Excerpta Medica, Amsterdam
16. Brooke MH (1977) A clinican's view of neuromuscular diseases. Williams & Wilkins, Baltimore
17. Brooke MH, Neville HE (1972) Reducing body myopathy. Neurology (Minneap) 22: 829–840
18. Brownell AKW, Gilbert JJ, Garcia B, Wenkebach GF, Lam AKS (1978) Adult onset nemaline myopathy. Neurology (Minneap) 28: 1306–1309
19. Cancilla PA, Kalyanaraman K, Verity MA, Munsat T, Pearson CM (1971) Familial myopathy with probable lysis of myofibrils in type I fibers. Neurology (Minneap) 21: 579–585
20. Carpenter S, Karpati G, Robitaille Y, Melmed C (1979) Cylindrical spirals in human skeletal muscle. Muscle Nerve 2: 282–287
21. Carpenter S, Karpati G, Holland P (1992) A chronic myopathy with coated vesicles and tubular masses. Neurom Dis 2: 209–216
22. Conen PE, Murphy EG, Donohue WL (1963) Light and electron microscopic studies of „myogranules" in a child with hypotonia and muscle weakness. Can Med Assoc J 89: 983
23. Denborough MA, Dennet X, Anderson RMcD (1973) Central-core disease and malignant hyperpyrexia. Br Med J I: 272
24. Engel AG, Angelini C, Gomez MR (1972) Fingerprint body myopathy. A newly recognized congenital muscle disease. Proc Mayo Clin 47: 377–388

25. Engel AG, Gomez MR (1967) Nemaline (Z-disc) myopathy, observations on the origin, structure, and solubility properties of the nemaline structure. J Neuropathol Exp Neurol 26: 601–609

26. Engel AG, Gomez MR, Groovers RV (1971) Multicore disease. A recently recognized congenital myopathy associated with multifocal degeneration of muscle fibers. Mayo Clin Proc 46: 666–681

27. Engel WK, Gold GN, Karpati G (1968) Typ I fiber hypotrophy and central nuclei. A rare congenital muscle abnormality with a possible experimental model. Arch Neurol 18: 435–444

28. Fardeau M, Godet-Guillain J, Tomé FMS, Collin H, Gaudeau S, Boffety C, Vernant P (1978) Une nouvelle affection musculaere familiale, définie par l'accumulation intra-sarco-plasmique d'un matérial granulo-filamentaire dense en microscopie électronique. Rev Neurol (Paris) 131: 411–425

29. Farkas-Bargeton E, Aicardi J, Arsenio-Nunes ML, Wehrle R (1978) Delay in the maturation of muscle fibers in infants with congenital hypotonia. J Neurol Sci 39: 17–29

30. Fidzianska A, Bardurska B, Ryniewicz B, Dembek I (1981) „Cap disease": New congenital myopathy. Neurology (NY) 31: 1113–1120

31. Fukuhara N, Kumamoto T, Hirahara H, Tsubaki T (1981) A new myopathy with tubulomembranous inclusions. J Neurol Sci 50: 95–107

32. Gibbels E, Kellermann K, Schädlich H-J, Adam R, Haupt WF (1992) Follow-up studies in a case of unusual congenital myopathy, suggestive of nemaline type. Acta Neuropathol 83: 371–378

33. Goebel HH, Muller J, Gillen HW, Merrit AD (1978) Autosomal dominant „spheroid body myopathy" . Muscle Nerve 1: 14–26

34. Isaacs H, Heffron JJA, Badenhorst M (1975) Central core diseases. A correlated genetic, histochemical, ultramicroscopic, and biochemical study. J Neurol Neurosurg Psychiatry 38: 1177–1186

35. Jadro-Šantel D, Grcevic N, Dogan S, Franjic F, Benc H (1980) Centronuclear myopathy with type 1 fiber hyotrophy and „fingerprint" inclusions associated with Marfan's syndrome. J Neurol Sci 45: 43–56

36. Jay V, Christodoulou J, Mercer-Connolly AM, McInnes RR (1992) „Reducing body"-like inclusions in skeletal muscle in childhood-onset acid maltase deficiency. Acta Neuropathol 85: 111–115

37. Jerusalem F, Engel AG, Gomez MR (1973) Sarcotubular myopathy. A newly recognized, benign, congenital, familial muscle disease. Neurology (Minneap) 23: 897–906

38. Jerusalem F, Ludin H, Bischoff A, Hartmann G (1979) Cytoplasmic body neuromyopathy presenting as respiratory failure and weight loss. J Neurol Sci 41: 1–9

39. Kinoshita M, Satoyoshi E, Suzuki Y (1975) Atypical myopathy with myofibrillar aggregates. Arch Neurol 32: 417–420

40. Lake BD, Wilson J (1975) Zebra body myopathy. Clinical histochemical and ultrastructural studies. J Neurol Sci 24: 437–446

41. Misra AY, Menon NK, Mishra SK (1992) Abnormal distribution of desmin and vimentin in myofibers in adult onset myotubular myopathy. Muscle Nerve 15: 1246–1252

42. Morgan-Hughes JA, Brett EM, Lake BD, Tomé FMS (1973) Central core disease or not? Brain 96: 527–536

43. Nakashima N, Tamura Z, Okamoto S, Goto H (1970) Inclusion bodies in human neuromuscular disorder. Arch Neurol 22: 270–278

44. Osborn M, Goebel HH (1983) The cytoplasmic bodies in a congenital myopathy can be stained with antibodies to desmin, the muscle-specific intermediate filament protein. Acta Neuropathol 62: 149–152

45. Pongratz D, Weindl A, Reichl W, Koppenwallner Ch, Heuser M, Hübner G (1976) Kongenitale zentronukleäre Myopathie. Zwei morphologische Varianten in einer Familie. Klin Wochenschr 54: 423–430

46. Prelle A, Moggio M, Comi GP, Gallanti A, Checcarelli N, Bresolin N, Ciscato P, Fortunato F, Scarlato G (1992) Congenital myopathy associated with abnormal accumulation of desmin and dystrophin. Neurom Dis 2: 169–175

47. Ringel SP, Neville HE, Duster MC, Carroll JE (1978) A new congenital neuromuscular disease with trilaminar muscle fibers. Neurology (Minneap) 28: 282–289

48. Robertson EC, Kawamura Y, Dyck PJ (1978) Morphometric study of motoneurons in congenital nemaline myopathy and Werdnig-Hoffman diesease. Neurology (Minneap) 28: 1057–1061

49. Saghal V, Subramani V, Hughes R, Shah A, Singh H (1979) On the pathogenesis of mitochondrial myopathies. An experimental study. Acta Neuropathol 46: 177–183

49a. Schröder JM (1995) Congenital fiber type disproportion. In: Lane RJM (ed): Handbook of Muscle Diseases. Marcel Dekker: New York (in press)

50. Schröder JM, Sommer C, Schmidt B (1990) Desmin and actin associated with cytoplasmic bodies in skeletal muscle fibers: immunocytochemical and fine structural studies, with a note on unusual 18- to 20-nm filaments. Acta Neuropathol 80: 406–414

51. Sewry CA, Voit T, Dubowitz V (1988) Myopathy with unique ultrastructural feature in Marinesco-Sjögren syndrome. Ann Neurol 24: 576–580

52. Sher JH, Rimalowski AB, Athanassiades TJ, Aronson SM (1967) Familial centronuclear myopathy: a clinical and pathological study. Neurology (Minneap) 17: 727–742

53. Shy GM, Engel KW, Sommers JE, Wanko T (1963) Nemaline myopathy, a new congenital myopathy. Brain 68: 793–810

54. Shy GM, Gonatas NK, Perez M (1966) Two childhood myopathies with abnormal mitochondria. I. Megaconial myopathy. II. Pleoconial myopathy. Brain 89: 133–158

55. Shy GM, Magee KR (1956) A new congenital non-progressive myopathy. Brain 79: 610–621

56. Spiro AJ, Shy GM, Gonatas NK (1966) Myotubular myopathy. Persistence of fetal muscle in an adolescent boy. Arch Neurol 14: 1–14

57. Taratuto AL, Sfaello ZM, Rezzonico C, Morales RC (1978) Multicore disease. Report of a case with lack of fibre type differentiation. Neuropädiatrie 9: 285–297

58. Yarom R, Shapira Y (1977) Myosin degeneration in a congenital myopathy. Arch Neurol 34: 114–115

59. Zimmer C, Gosztonyi G, Cervos-Navarro J, v. Moers A, Schröder JM (1992) Neuropathy with lysosomal changes in Marinesco-Sjögren syndrome: Fine structural findings in skeletal muscle and conjunctiva. Neuropediatrics 23: 329–335

60. Zimmermann P, Weber U (1979) Familial centronuclear myopathy: a haploid DNA disease? Acta Neuropathol 46: 209–214

Myotonische Erkrankungen

Definition

> Die myotonischen Erkrankungen bestehen aus einer Gruppe von *heterogenen, zumeist erblichen* Krankheiten, denen das *Symptom Myotonie gemeinsam* ist.

Dabei wird als

- *aktive Myotonie* eine verzögerte Erschlaffung der Muskulatur nach einer willkürlichen Kontraktion bezeichnet. Diese Myotonie läßt sich mechanisch durch Beklopfen des Muskels oder elektrisch durch Muskel- oder Nervenreizung auslösen. Die myotonische Muskelstarre löst sich langsam durch wiederholte Muskelkontraktionen und verschwindet schließlich, wenn auch nur vorübergehend, ganz *(Übungseffekt)*.

Demgegenüber wird als

- *paradoxe Myotonie* eine Muskelstarre bezeichnet, die nach wiederholten Kontraktionen keinen Übungseffekt zeigt, sondern sich verstärkt. Eine besondere Form der paradoxen Myotonie ist die
- *Paramyotonie;* sie wird durch Kälte ausgelöst. Abzugrenzen sind die *„Pseudomyotonien"* oder *„myotonoiden Kontraktionen"*, die beim Myxödem und bei der Typ-II-Glykogenose vorkommen, sowie die *„Neuromyotonie"*, die auf Störungen wahrschein-

lich der terminalen Innervation der Muskelfasern zurückzuführen ist.

Das myotonische Phänomen ist im Experiment durch Gabe von 20,25-Diazacholesterin und andere Cholesterinantagonisten sowie durch 2,4-Dichlorphenoxyazetat reproduzierbar; außerdem kommt es bei myotonischen Ziegen vor[27,28]. Die Myotonie ist durch verlangsamte Kontraktionen charakterisiert, die auf einer elektrischen Nachaktivität beruhen. Dieser Übererregbarkeit liegen verschiedene Störungen zugrunde (Literatur ▷ [25]):

- eine *reduzierte Chloridionendurchlässigkeit* bei myotonischen Ziegen und Patienten mit verschiedenen myotonischen Erkrankungen;
- ein veränderter *Natriumionenstrom* bei der hyperkamiämischen periodischen Paralyse, der Paramyotonie, auch bei myotonischen Ziegen und in sog. „Myobällen", die in vitro von verschiedenen myotonischen Erkrankungen gezüchtet worden waren;
- *verspätete Öffnungen der Natriumionenkanäle bei normaler Chloridionendurchlässigkeit*, entweder in zufälliger Verteilung wie bei der myotonischen Dystrophie und der dominant erblichen Myotonia congenita oder synchronisiert wie beim Schwartz-Jampel-Syndrom;
- eine *abnorme Kaliumionendurchlässigkeit* in Zellkulturen von Patienten mit myotonischer Dystrophie; und
- eine *leicht verminderte Cloridionendurchlässigkeit der Muskelfaseroberflächenmembranen in Kombination mit einer gestörten Inaktivierung der Natriumkanäle* liegt bei der rezessiven generalisierten Myotonie vom Typ Becker vor.

Myotonische Dystrophie

Klinik, Genetik, Epidemiologie, Lokalisation, Prognose.

Diese Erkrankung *(Curschmann-Steinert-Krankheit)* ist eine *Multisystemerkrankung*, die außer durch eine *Myotonie* und einen *progressiven Muskelschwund* besonders häufig auch durch eine *Katarakt, Stirnglatze, Hodenatrophie* und verschiedene *endokrine Störungen, Kardiomyopathie* mit Überleitungsstörungen und eine *verminderte Intelligenz* oder *Demenz* gekennzeichnet ist.

Das Leiden ist *autosomal-dominant* erblich. Genetisch liegt der Krankheit eine Expansion instabiler DNA-Sequenzen in dem Genfragment 19 q 13 zugrunde, nämlich eine Trinukleotid-(CTG-)Repetition an dem 3'-Ende einer nichtkodierenden Region eines Transkriptes, das eine Proteinkinase kodiert. Die Länge der Trinukleotidrepetition korreliert bemerkenswerterweise mit dem bei der myotonischen Dystrophie sehr variablen klinischen Schweregrad der Erkrankung[19].

Die *Häufigkeit* wird auf 1:20 000–1:40 000 geschätzt. Die Erkrankung beginnt oft zwischen dem 20. und 40. Lebensjahr, in mehr als der Hälfte der Fälle aber bereits im *Kindesalter*, nicht selten sogar im 1. Lebensjahr oder bald nach der Geburt[39], letzteres jedoch nur bei

mütterlicher Übertragung. Es kommt zu *Atrophien der distalen Muskelgruppen* an der Hand, am Vorderarm und am Unterschenkel. Der Befall der *Gesichtsmuskulatur (Ptose, Fazialisschwäche, gelegentlich äußere Ophthalmoplegie), besonders des M. temporalis, führt zum Bild der* „Facies myopathica", des sog. *„Jammergesichtes".* Die CK-Werte können bei Erwachsenen erhöht sein; in der Regel sind sie bei kongenitalen Fällen normal. Die *Herzmuskulatur* ist häufig mitbetroffen. Im EKG sind Überleitungs- und Rhythmusstörungen nachweisbar. Die meisten Patienten sterben um das 45.–50. Lebensjahr.

Morphologie. *Muskelbioptisch* finden sich *ausgeprägte Kaliberdifferenzen* mit besonders auffälligen und starken Vermehrungen der Sarkolemmkerne, die vielfach in langen Ketten hintereinander angeordnet sind, außerdem *Ringbinden, sarkoplasmatischen Massen* an der Peripherie der Fasern mit fehlorientierten und zerstörten Myofibrillen und einer geringen Anzahl *nekrotischer bzw. regenerierender Fasern* [36] (▷ Abb. 3.2 c). Das Binde- und Fettgewebe ist in wechselndem Ausmaß und in Abhängigkeit vom Stadium der Erkrankung proliferiert. Bei subklinischen und kongenitalen Fällen läßt sich anfangs eine *selektive Atrophie der Typ-1-Fasern* nachweisen, die zentrale Kerne aufweisen können. Die Komponenten des sarkoplasmatischen Retikulums und des tubulären Systems sind in den Muskelfasern vermehrt[21,36].

Die *motorischen Endplatten* sind bei einigen Fällen deutlich vergrößert[24]. In einigen Muskelbiopsien sind enorme Vermehrungen der *intrafusalen Muskelfasern* (bis zu 150 Fasern pro Spindel) beobachtet worden[22,26,30].

Ursache der *geistigen Defekte* bei der myotonischen Dystrophie sei eine pränatal erworbene *Dysgenesie des Gehirns*[34]. In Abhängigkeit vom Ausmaß der mit der myotonischen Dystrophie einhergehenden Demenz finden sich Pachygyrien und neuronale Heterotopien. Das Ventrikelsystem des Gehirns ist erweitert.

Die *Motoneurone des Rückenmarks* zeigten jedoch keine signifikante Verminderung der Gesamtzahl, wenn auch die Zahl der Gliazellen bei Fällen mit myotonischer Dystrophie signifikant erhöht war. Bei 2 Patienten war die Fläche der Zellkörper der Motoneurone beim Vergleich mit den Kontrollfällen reduziert[38].

Die Angaben über die Beteiligung der *peripheren Nerven* sind bisher widersprüchlich. In der Regel gehört eine periphere Neuropathie nicht zum Krankheitsbild[18,31]; doch ist sie in $^1/_4$ der Fälle ausgeprägt[22].

Myotonia congenita (Thomsen)

Diese regelmäßig *autosomal-dominant* erbliche Krankheit kann sich bereits in der Kindheit manifestieren, manchmal kurz nach der Geburt[2]. Bei vielen Patienten ist eine *Muskelhypertrophie* vorhanden, die einen athletischen Aspekt hervorruft. Die Patienten haben eine *normale Lebenserwartung.* Die Häufigkeit wird auf 1:150 000–1:300 000 geschätzt.

Muskelbioptisch finden sich hypertrophische Fasern mit etwas vermehrten Kernen, vereinzelte Vakuolen und gelegentlich aufgespaltene Fasern. Enzymhistochemisch ist gelegentlich ein vollständiges Fehlen der Typ-2 B-Fasern gefunden worden. Die beobachteten feinstrukturellen Veränderungen sind.

Rezessive generalisierte Myotonie (Becker)

An dem Vorkommen einer rezessiven Form der Myotonia congenita bestehen seit den Untersuchungen von Becker keine Zweifel mehr[2,16,29]. Diese Myotonie ist im Unterschied zur dominanten Form nicht kongenital, sondern manifestiert sich erst im Alter von 5–15 Jahren[25]. Die histopathologischen Veränderungen sind bei der rezessiven Form graduell stärker ausgeprägt als bei der dominanten Form.

Chondrodystrophische Myotonie

Diese mit Zwergwuchs, Skelettdeformitäten, ungewöhnlichen Gesichtsanomalien und Blepharospasmen einhergehende Erkrankung (Schwartz-Jampel-Syndrom) ist bisher nur bei wenigen Fällen beschrieben worden[20].

Weitere Syndrome mit Myotonie sind bisher morphologisch nicht genauer abgrenzbar[16,30].

Paramyotonia congenita

Bei dieser *seltenen, autosomal-dominant* erblichen Krankheit folgt der *kälteinduzierten Muskelstarre* eine *Adynamie*. Aus diesem Grunde gibt es Meinungsverschiedenheiten über die Abgrenzung gegenüber den familiären hyperkaliämischen oder normokaliämischen periodischen Paralysen, insbesondere gegenüber der *Adynamia episodica hereditaria*. Letztere ist jedoch durch eine Hyperkaliämie während des adynamischen Anfalls charakterisiert, die bei der Paramyotonie nicht auftritt[15].

Muskelbioptisch finden sich teilweise ausgeprägte *Muskelfaserkaliberschwankungen*. Neben hypertrophischen Fasern kommen auch reichlich völlig atrophische Fasern vor. Letztere liegen oft einzeln, z.T. aber auch in kleinen Gruppen zwischen den normalgroßen Fasern. Manche sind nicht abgerundet, sondern auf dem Querschnitt abgeflacht. Das endomysiale Bindegewebe ist geringgradig vermehrt; die subsarkolemmalen Kerne und die Bindegewebszellkerne sind zahlreicher als im normalen Muskel; auch kommen in unterschiedlichem Ausmaß *vermehrte zentralständige* Kerne in den Muskelfasern vor. Einige atrophische Fasern enthalten irregulär angeordnete Myofibrillen und mehrere Kerne. In anderen Muskelfasern kommen leere und zentral angeordnete *Vakuolen* vor. Vereinzelt nur sieht man myofibrillenfreie sarkoplasmatische Massen in der Peripherie der Fasern und Aufsplitterungen einzelner Fasern. Ringbinden sind nicht zu beobachten, akute Fasernekrosen nur ausnahmsweise[37].

Ein morphologisches Substrat für die bei der Paramyotonia congenita beobachtete, in der Kälte auftretende, *erhöhte Na⁺-Permeabilität* ist im molekularen Bereich zu suchen.

Familiäre periodische Paralysen (episodische Adynamien)

Definition

Die sog. periodischen Paralysen sind seltene, *nichtneurogene Erkrankungen* der Skelettmuskulatur, bei denen die Patienten unter episodenhaft (nicht eigentlich periodisch) auftretender *Muskelschwäche* (nicht unbedingt Paralyse) der Extremitätenmuskulatur und in geringem Maß auch der übrigen Muskeln leiden. Die Patienten erholen sich von derartigen Anfällen vollständig; doch kann sich langsam eine bleibende Muskelschwäche entwickeln.

Klassifikation. Zu unterscheiden sind die

- *autosomal-dominant erbliche, hypokaliämische, hyperkaliämische* und *normokaliämische periodische Paralyse,*
- *sporadische,* nichtfamiliäre Formen der *periodischen Paralyse* und
- eine mit Myotonie (*Adynamia episodica myotonica*) und Paramyotonie (*Paralysis periodica paramyotonica*) einhergehende Form.

Morphologie. *Hypokaliämische periodische Paralyse:* Histopathologisch finden sich einzelne oder mehrere, zumeist zentral liegende *charakteristische Vakuolen* in den Muskelfasern[11,23,35] (▷ Abb. 3.2 e). Außerdem kommen aufgespaltene Fasern vor. Die Vakuolen sind unterschiedlich weit und überwiegend auf Erweiterungen des T-Systems zurückzuführen. Sie sind zumeist leer oder mit einem granulären oder hyalinen Material gefüllt. Während anfangs angenommen wurde, daß sich die Vakuolen in den Muskelfasern nur während der Anfälle entwickeln und in den anfallsfreien Intervallen zurückbilden, haben spätere Autoren eine anhaltende vakuoläre Myopathie bei Patienten beobachtet, die nach wiederholten paralytischen Anfällen eine andauernde Muskelschwäche entwickelten. Bei einigen Patienten jedoch, die eine anhaltende Muskelschwäche aufwiesen, fanden sich im paralysierten Muskel keine Vakuolen[23]. Die Vakuolen sind deshalb eher als Zeichen der andauernden Myopathie denn als Korrelat der akuten Lähmung anzusehen.

Elektronenmikroskopisch fanden sich außerdem Erweiterungen des sarkoplasmatischen Retikulums, Proliferationen der longitudinalen Komponenten des sarkoplasmatischen Retikulums (*tubuläre Aggregate*) und honigwabenartig proliferierte Netze des T-Systems.

In einzelnen Fasern kommen von Membranen des sarkoplasmatischen Retikulums umgebene, konzentrisch geschichtete Kalksalz- bzw. *Apatitablagerungen* vor (▷ Abb. 3.2 f).

Adynamia episodica hereditaria (hyperkaliämische periodische Paralyse): Hierbei finden sich demgegenüber nur einzelne hypertrophische, z.T. auch stark atrophische Fasern mit zentralständigen und in Reihen angeordneten Kernen[37]. Die bei der hypokaliämischen periodischen Paralyse auftretenden zahlreichen Vakuolen des T-Systems und Kalksalzablagerungen ließen sich bei der Adynamia episodica hereditaria nur selten nachweisen[10].

Normokaliämische periodische Paralyse: Bei den wenigen untersuchten Fällen mit dieser Krankheit fanden sich muskelbioptisch Erweiterungen der longitudinalen Komponenten des sarkoplasmatischen Retikulums, vermehrtes Glykogen und tubuläre Aggregate, nicht aber die zahlreichen, bei der hyperkaliämischen periodischen Paralyse beobachteten Vakuolen bzw. Erweiterungen des T-Systems.

Thyreotoxikose: Die dabei auftretende periodische Paralyse ist ebenfalls mit Vakuolen, tubulären Aggregaten und anderen unspezifischen Veränderungen in den Muskelfasern verbunden, doch können diese Veränderungen auch fehlen[17,32].

Literatur

1.–14. Weiterführende Literatur (▷ S. 405)

15. Becker PE (1970) Paramyotonia congenita (Eulenburg). In: Becker PE, Lenz W, Vogel F, Wendt GG (Hrsg) Fortschritte der allgemeinen und klinischen Humangenetik, Bd III. Thieme, Stuttgart
16. Becker PE (1977) Myotonia congenita and syndromes associated with myotonia. Clinical-genetic studies of the nondystrophic myotonias. In: Becker PE, Lenz W, Vogel F, Wendt GG (eds) Topics in human genetics. Thieme, Stuttgart
17. Bergmann RA, Afifi AK, Dunkle LM, Johns RJ (1970) Muscle pathology in hypokaliemic periodic paralysis with hyperthyroidism. Johns Hopk Med J 126: 100–118
18. Borenstein S, Noel P, Jacquy J, Flament-Durand J (1977) Myotonic dystrophy with nerve hypertrophy. J Neurol Sci 34: 87–99
19. Brook JD, McCurrach ME, Harley HG (1992) Molecular basis of myotonic dystrophy: expansion of a trinucleotide (CTG) repeat at the 3' end of a transcript encoding a protein kinase family member. Cell 68: 799–808
20. Cao A, Cianchetti C, Calisti L, De Virgilis S, Ferreli A, Tangheroni W (1978) Schwartz-Jampel Syndrome. Clinical, electrophysiological and histopathological study of a severe variant. J Neurol Sci 35: 175–187
21. Casanova G, Jerusalem F (1979) Myopathology of myotonic dystrophy. Acta Neuropathol 45: 231–240
22. Dieler R, Schröder JM (1990) Lacunar dilatations of intrafusal and extrafusal terminal cisternae, annulate lamellae, confronting cisternae and tubulofilamentous inclusions within the spectrum of muscle and nerve fiber changes in myotonic dystrophy. Pathol Res Pract 186: 371–382
23. Engel AG (1970) Evolution and content of vacuoles in primary hypokaliemic periodic paralysis. Mayo Clin Proc 45: 774–814
24. Engel AG, Jerusalem F, Tsujihata M, Gomez MR (1974) The neuromuscular junction in myopathies. A quantitative ultrastructural study. In: Recent advances in myology. Proceedings of the 3rd Intern Congr on Muscle Diseases, Newcastle upon Tyne, 15–21 Sept 1974. Excerpta Medica, Amsterdam, pp 132–143 (Int Congr Ser 360)
25. Franke CH, Iaizzo PA, Hatt H, Spittelmeister W, Ricker K, Lehmann-Horn F (1991) Altered Na$^+$ channel activity and reduced Cl$^-$ conductance cause hyperexcitability in recessive generalized myotonia (Becker). Muscle Nerve 14: 762–770
26. Heene R (1973) Histological and histochemical findings in muscle spindles in dystrophia myotonica. J Neurol Sci 18: 369–372
27. Kuhn E (1969) Hereditäre Myopathien. In: Heilmeyer L, Müller AF, Prader A, Schoen R (Hrsg) Ergebnisse der inneren Medizin und Kinderheilkunde, Bd 28. Springer, Berlin Heidelberg New York, S 188–290
28. Kuhn E, Fiehn W, Rüdel R, Schröder JM, Seiler D (1979) Hereditäre und experimentelle Myotonie. Eine vergleichende Studie. Nervenarzt 50: 653–657
29. Kuhn E, Fiehn, W, Seiler D, Schröder JM (1979) The autsomal recessive (Becker) form of myotonia congenita. Muscle Nerve 2: 109–117
30. Maynard JA, Cooper RR, Ionaescu VV (1977) An ultrastructure investigation of intrafusal muscle fibers in myotonic dystrophy. Virchows Arch [A] 373: 1–3
31. Pollock M, Dyck PJ (1976) Peripheral nerve morphometry in myotonic dystrophy. Arch Neurol 33: 33–39
32. Resnick JS, Dormann JD, Engel WK (1969) Thyrotoxic periodic paralysis. Am J Med 47: 831
33. Ricker K, Lehmann-Horn F, Moxley RT (1990) Myotonia fluctuans. Arch Neurol 47: 268–272
34. Rosman NP, Rebeiz JJ (1967) The cerebral defect and myopathy in myotonic dystrophy. Neurology (Minneap) 17: 1106–1112
35. Schröder JM (1978) Vakuolisierte Muskelfasern bei Myotonien und periodischen Paralysen. In: Fortschritte der Myologie, Bd V. Gutenbergdruckerei, Freiburg, S 20–29
36. Schröder JM, Adams RD (1968) The ultrastructural morphology of the muscle fiber in myotonic dystrophy. Acta Neuropathol 10: 218–241
37. Schröder JM, Becker PE (1972) Anomalien des T-Systems und des sarkoplasmatischen Reticulums bei der Myotonie, Paramyotonie und Adynamie. Virchows Arch [A] 257: 319–244
38. Walton JN, Irving D, Tomlinson BE (1977) Spinal cord limb motor neurons in dystrophia myotonica. J Neurol Sci 34: 199–211
39. Zimmerli O, Moser H, Lattke F, v Matt B, Gerber H (1977) Die eugenische Bedeutung der Kopplung zwischen den Genloci für Dystrophia myotonica (M. Steinert) und ABH-Sekretor. Schweiz Med Wochenschr 107: 327–335

Kohlenhydratstoffwechselstörungen

Glykogenosen

Die Glykogenspeicherkrankheiten oder Glykogenosen bilden eine Gruppe erblicher Stoffwechselkrankheiten, deren systematische Numerierung durch Cori (1957) sich weitgehend durchgesetzt hat (Typ-I–VII; Tabelle 3.3).

> Davon befallen mindestens 5 klar definierte Glykogenosen die Skelettmuskulatur, nämlich die Typen II, III, IV, V und VII.
> Da es im Skelettmuskel keine Glukose-6-Phosphatase (Hexokinase) gibt, kann es beim Typ I, der Gierke-Krankheit, nicht zur Glykogenspeicherung im Muskel kommen. Gleiches gilt für den Leberphosphorylasemangel (Typ VI).

Weitere Formen einer Glykogenose sind auf Enzymdefekte der *Phosphoglyzeratmutase* oder *-kinase*, der *Phosphohexoisomerase,* der *Laktatdehydrogenase* oder auf *multiple Enzymdefekte* zurückzuführen[13]. Da-

Tabelle 3.3. Glykogenosen

Typ	Enzymdefekt	Bezeichnungen	Symptome von seiten der Skelettmuskulatur	Befall anderer Gewebe
I	Glukose-6-Phosphatase	Gierke-Krankheit	a) Schwere Form; generalisiert; ähnlich der infantilen spinalen Muskelatrophie	Leber, Niere
II	Saure Maltase (saure α-1,4-Glukosidase)	Pompe-Krankheit		Herz, Nervensystem, Niere, Leukozyten
			b) Milde Form: ähnelt der Gliedergürteldystrophie	
III	Amylo-1,6-Glukosidase („debranching enzyme")	Grenzdextrinose; Forbes-Krankheit; Cori-Krankheit	Infantile Hypotonie; geringe Schwäche	Hepatische Hypoglykämie, Ketose, Leukozyten
IV	Amylo-1,4-1,6-Transglukoside („branching enzyme"; α-1,4 Glukan-6-Glykosyltransferase)	Amylopektinose; Anderson-Krankheit	In der Regel keine Muskelsymptome; bei wenigen Schwäche oder Schwund	Hepatosplenomegalie, Leberzirrhose
V	Muskelphosphorylase	McArdle-Krankheit	Belastungsintoleranz, Muskelkrämpfe, Ermüdbarkeit, Myoglobinurie	./.
VI	Leberphosphorylase	Hers-Krankheit	./.	./.
VII	Phosphofruktokinase	Tarui-Krankheit	Belastungsintoleranz, Muskelkrämpfe, Ermüdbarkeit, Myoglobinurie	Erythrozyten

bei können unterschiedliche Mutationen des zugrundeliegenden Gens (vgl. Tabelle 3.1, S. 411) zu einer unterschiedlichen klinischen Ausprägung des Krankheitsbildes z. B. der Phosphoglyzeratkinase führen[24a]. Außerdem gibt es eine Reihe von Fällen mit ausgeprägter Glykogenvermehrung im Muskel, bei denen bisher *kein Enzymdefekt* nachgewiesen werden konnte[7,11].

Beim *infantilen Saure-Maltase-Mangel* (sog. *Pompe-Krankheit*) finden sich die ausgeprägtesten Glykogenablagerungen im Muskel, weniger bei den *spätinfantilen, juvenilen und adulten Verlaufsformen*[11,20]. Die Ausscheidung der sauren Maltase im Urin ist vermindert, auch bei *heterozygoten Genträgern*[21]. Am häufigsten ist die Typ III-Glykogenose *(Amylo-1,6-Glukosidase-Mangel)*[26] (Abb. 3.4 a, b).

Der *Muskelphosphorylasemangel (McArdle-Krankheit)*[18,24] und der *Phosphofruktokinasemangel*[15] lassen sich sowohl biochemisch als auch histochemisch (in Kryostatschnitten) nachweisen. *Klinisch* gehören belastungsabhängige, durch den Ischämiebelastungstest auslösbare Schmerzen und elektromyographisch stumme Kontrakturen zum Krankheitsbild. Beide Glykogenspeicherkrankheiten sind *histopathologisch* vor allem durch subsarkolemmale, letztere auch durch inter- und intramyofibrilläre Glykogenablagerungen gekennzeichnet. Zu differenzieren ist ein *Muskelphosporylasekinase*-Mangel, der ähnliche Symptome aufweist, aber enzymhistochemisch mit der genannten Muskelphosphorylase-Reaktion nicht miterfaßt wird[27].

Polyglukosankörperspeicherkrankheiten

Polyglukosankörperkrankheiten sind gekennzeichnet durch *Ablagerungen von abnormen Glukosepolymeren* in Verbindung mit einer zusätzlichen Eiweißkomponente in verschiedenen Geweben und Organen[19]. Die Polyglukosankörper gleichen denen bei der Lafora-Krankheit, den Corpora amylacea in Gliafortsätzen und den Ablagerungen bei der sog. basophilen Degeneration der Herzmuskelfasern und den Einschlüssen bei der Typ-IV-Glykogenose (s. oben)[25]. Bei der infantilen und juvenilen Form der Polyglukosankörperkrankheit fehlt wie bei der Typ-IV-Glykogenose das Branchingenzym (▷ Tabelle 3.3). Zu unterscheiden sind folgende Formen:

- die *infantile und juvenile Polyglukosankörperkrankheit;*
- die *adulte Polyglukosankörperkrankheit;* und
- die *Myoklonuskörperepilepsie (Lafora).*

Die klinischen Symptome hängen vom Stadium der Erkrankung ab und werden dominiert von der Myopathie, Antriebsmangel, Leberzirrhose, Herzinsuffizienz mit Kardiomegalie und evtl. Neuropathie, je nachdem, um welche Form der Erkrankung es sich handelt.

Histopathologie. Bei diesen seltenen Krankheiten sind neben uncharakteristischen, z. T. myopathischen, z. T. neurogenen Veränderungen charakteristische histochemische und feinstrukturelle Ablagerungen in den Muskelfasern zu beobachten: basophile, etwa 2–4 μm große ovale Körper, die sich nach der PAS-Reaktion intensiv anfärben und durch Diastase nicht abgebaut werden. *Elektronenmikroskopisch* bestehen die Korpuskel aus verzweigten, etwa 6–8 nm dünnen Filamenten, bei denen es sich um abnorm lange, unverzweigte Glukoseketten handelt, und größeren osmiophilen Granula, die den β-Partikeln des normalen Glykogens entsprechen. Bei der Lafora-Krankheit sind die Polyglukosankörper im Muskel wie in den zentralen Neu-

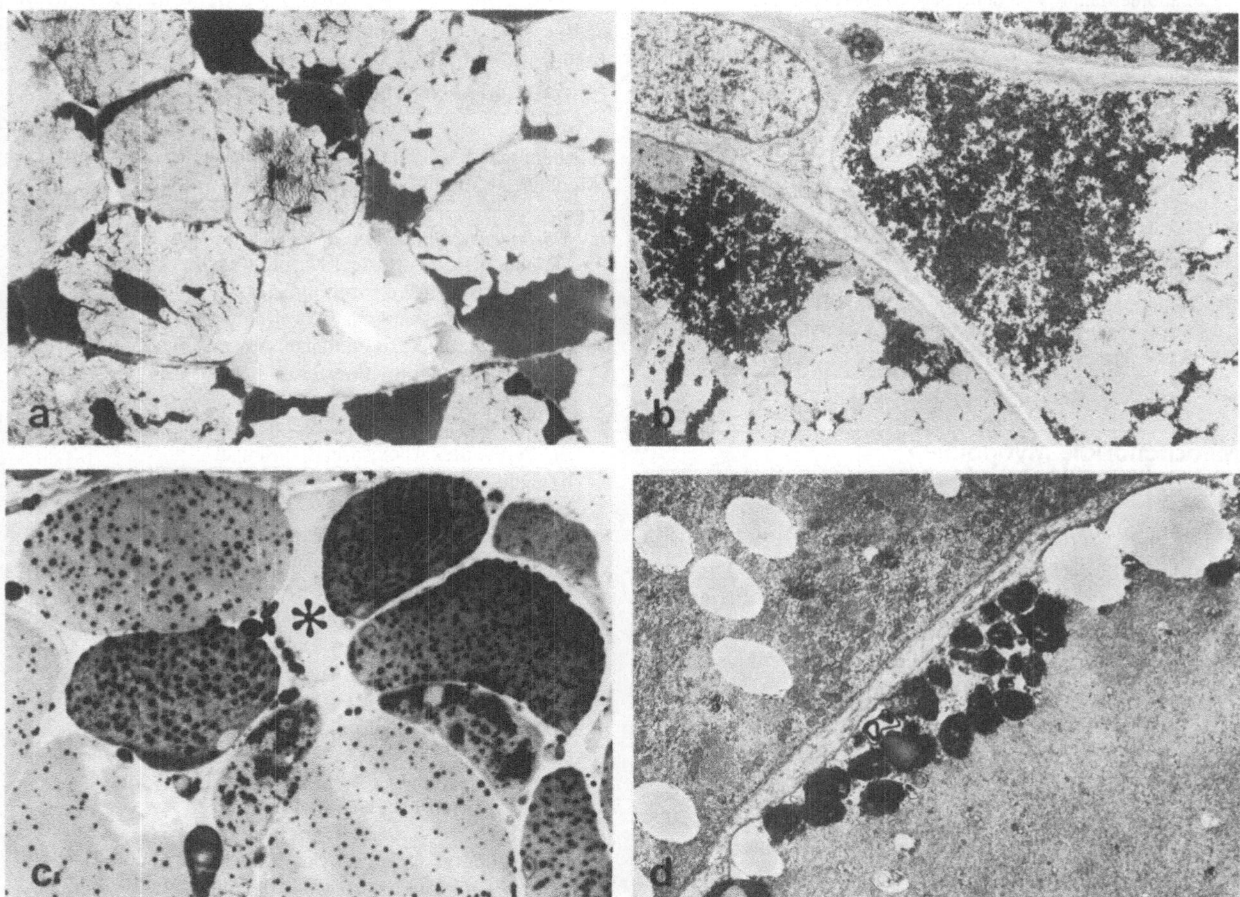

Abb. 3.4. a Amylo-1,6-Glukosidase-Mangel (Forbes-Krankheit; Glykogenose vom Typ III). M. vastus lateralis eines 21 jährigen Mannes. Subsarkolemmal und intermyofibrillär massenhaft Glykogen, das nach der PAS-Reaktion im Semidünnschnitt intensiv rot gefärbt ist. PAS, 270:1. **b** Gleicher Fall wie in **a**. Das subsarkolemmal und intermyofibrillär gespeicherte Glykogen ist ganz überwiegend diffus und frei, nicht vakuolär gebunden, abgelagert, 6700:1. **c** Lipidspeichermyopathie. Skelettmuskulatur eines 74 jährigen Mannes, der 15 Tage nach der Biopsie an einer Aspirationspneumonie verstorben ist. Viele Fasern mit reichlich, manche Fasern mit exzessiven Mengen an Neutralfett. Neutralfetttropfen bis zu 4 μm im Durchmesser groß. Zwischen diesen Fasern ein leerer Sarkolemmschlauch (*). Ausgeprägte Kaliberdifferenzen, 480:1. **d** Gleicher Fall wie in **c**. Nekrotische Muskelfaser *unten rechts* mit subsarkolemmalen Lipofuszinkörpern und einzelnen großen Vakuolen, die durch Extraktion der Neutralfette während der Präparation entstanden sind. Erhaltene Fasern *oben links* ebenfalls mit abnorm zahlreichen Lipidvakuolen, 8800:1

ronen membranbegrenzt[16, 22,] d. h. sie liegen innerhalb von Lysosomen *(Autophagolysosomen)* und bestehen dann fast ausschließlich aus der filamentösen Komponente *(„Sequesterspeicherung")*[19]. Bei den anderen Polyglukosankörperkrankheiten ist auch eine granuläre Komponente nachweisbar, die offensichtlich in den Lysosomen, nicht aber im freien Sarkoplasma abgebaut werden kann.

Literatur

1.–14. Weiterführende Literatur (▷ S. 405)

15. Bonilla E, Schotland DL (1970) Histochemical diagnosis of muscle phosphofructokinase deficiency. Arch Neurol 22: 8–12

16. Carpenter S, Karpati G, Andermann F, Jacob JC, Andermann E (1974) Lafora's diseases: peroxisomal storage in skeletal muscle. Neurology (Minneap) 24: 531–538

17. Cori GT (1957) Biochemical aspects of glycogen deposition disease. In: Hottinger A, Hauser F, Berger H (eds) Modern problems in pediatrics, vol 3. Karger, Basel, pp 344–358

18. Eränkö O, Palkama A (1961) Improved localization of phosphorylase by the use of polyvinyl pyrrolidine and high substrate concentration. J Histochem Cytochem 9: 585

19. Goebel HH, Shin YS, Gullotta F, Yokota T, Alroy J, Voit T, Haller P, Schulz A (1992) Adult polyglucosan body myopathy. J Neuropathol Exp Neurol 51: 24–35

20. Gullotta F, Stefan H, Mattern H (1976) Pseudodystrophische Muskelglykogenose im Erwachsenenalter (Saure-Maltase-Mangel-Syndrom). J Neurol 213: 199–216

21. Mehler M, DiMauro S (1976) Late-onset acid maltase deficiency. Detection of patients and heterozygotes by urinary enzyme assay. Arch Neurol 33: 692–695

22. Neville HE, Brooke MH, Austin JH (1974) Studies in myoclonus epilepsy (Lafora body form). IV. Skeletal muscle abnormalities. Arch Neurol 30: 466–474

23. Pearson CM (1968) Glycogen metabolism and storage diseases of types III, IV. Am J Clin Pathol 50: 29–43

24. Rowland LP, Lovelace RE, Schotland DL, Araki S, Carmel P (1966) The clinical diagnosis of McArdle's disease: Identification

of another family with deficiency of muscle phosphorylase. Neurology (Minneap) 16: 93–100

24a.Schröder JM, Dodel R, Weis J, Stefanidis I, Reichmann H (1995). Mitochondrial changes in muscle phosphoglycerate kinase deficiency. Clin Neuropathol (submitted)

25. Schröder JM, May R, Shin YS, Sigmund M, Nase-Hüpmeier S (1993) Juvenile hereditary polyglucosan body disease with complete brancher enzyme deficiency (type IV glycogenosis). Acta Neuropathol 85: 419–430

26. Steinitz K (1967) Laboratory diagnosis of glycogen diseases. Adv Clin Chem 9: 227–354

27. Wilkinson DA, Tonin P, Shanske S, Lombes A, Carlson GM, Di Mauro S (1994) Clinical and biochemical features of 10 adult patients with muscle phosporylase kinase deficiency. Neurology 44: 461–466

Mitochondriale Myopathien und Lipidspeicherkrankheiten

Molekulargenetische Vorbemerkungen: Mitochondrien haben ihr eigenes Genom, das ungefähr 1 % der gesamten zellulären DNA ausmacht. Sie enthalten jeweils 2–10 Kopien eines kleinen doppelsträngigen zirkulären DNS-Moleküls, das ausschließlich maternal vererbt wird (Literatur ▷ [29]). Die humane mitochondriale DNA (mtDNA) ist komplett sequenziert; sie kodiert 2 ribosomale RNA, 22 Transfer-RNA (tRNA) und 13 der etwa 67 Untereinheiten der mitochondrialen Atmungskette und des oxidativen Phosphorylierungssystems: 7 Untereinheiten vom Komplex I (NADH-Dehydrogenase); Cytochrom b (Komplex III); Untereinheit I, II, III der Cytochrom-c-Oxidase (COX; Komplex IV) und Untereinheit 6 und 8 der ATP-Synthetase.

Definition

> Die mitochondrialen Zytopathien sind eine *heterogene Gruppe* von Erkrankungen, die durch *strukturell, numerisch oder funktionell abnorme Mitochondrien* gekennzeichnet sind. Sie sind gentechnisch bzw. molekularbiologisch durch den Nachweis mitochondrialer DNA-Mutationen oder licht- oder elektronenmikroskopisch durch *strukturell abnorme, vergrößerte, vermehrte und irregulär angeordnete Mitochondrien* in zumeist nur einzelnen Typ-1-Muskelfasern zu diagnostizieren. Die meisten sind mit einer *Lipidspeicherung* in den Muskelfasern („Ragged-red"-Fasern), viele mit einer *Ophthalmoplegia externa* und einige mit zerebralen Symptomen im Sinne einer *Enzephalomyopathie* verbunden.

Eine Liste von Erkrankungen, bei denen *Mutationen (Deletionen oder Punktmutationen) im mitochondrialen Genom* nachgewiesen worden sind, sind in der Tabelle 3.1, S. 412 u. in der Tabelle 2.2, S. 382, des Abschnitts über periphere Neuropathien wiedergegeben, wobei allerdings nur solche aufgeführt sind, die mit der Synthese von Adenosintriphosphat in Verbindung stehen (nicht aber solche des Uratzyklus, der Ketonkörperbildung und des Katabolismus der verzweigten Fettsäuren, die

vor allem die Leber betreffen). Mitochondriale Erkrankungen oder Ursachen, die zu mitochondrialen Strukturveränderungen mit oder ohne Lipidspeicherung führen, sind nachstehend aufgelistet (▷ auch S. 290).

Biochemische Klassifikation mitochondrialer Myopathien (Mod. nach Morgan-Hughes 1992)[10]

1. *Störungen des mitochondrialen Substrattransportes*
   Defekte im Karnitin-Acyl-Karnitin-Transportsystem
   a) Primärer Muskelkarnitinmangel
   b) Primärer systemischer Karnitinmangel
   c) Sekundärer Karnitinmangel (über 25 Syndrome)
   d) Karnitinpalmitoyltransferasemangel (CPT) I u. II
2. *Defekte der mitochondrialen Substrat erwertung*
   Pyruvatoxidation (in der Regel mit M. Leigh)
   a) Pyruvatdekarboxylase(E_1-)Mangel
   b) Dihydrolipoamidazetyltransferase(E_2-)Mangel
   c) Protein-X-Mangel
   d) Dihydrolipoamiddehydrogenase-(E_3-)Mangel
   e) Pyruvatdehydrogenasephosphatase-Mangel
   f) Phospho-E_1-Phosphatase-Mangel

   Fettsäureoxidation (Defekte der β-Oxidation)
   a) Langketten-Acyl-CoA-Dehydrogenase-Mangel
   b) Mittelketten-Acyl-CoA-Dehydrogenase-Mangel
   c) Kurzketten-Acyl-CoA-Dehydrogenase-Mangel
   d) Langketten 3-Hydroxyacyl-CoA-Dehydrogenase-Mangel
   e) Multipler Acyl-CoA-Dehydrogenisations-Mangel
      Elektrotransfer-Flavoprotein-Mangel
         Schwere Variante (Glutarazidurie Typ II)
         Milde Variante (Ethylmalon-Adipin-Azidurie)
      ETF-Dehydrogenase-Mangel (Glutarazidurie Typ II)
   f) Riboflavinresponsiver multipler Acyl-CoA-Dehydrogenierungs-Mangel
3. *Krebs-Zyklus-Enzyme*
   a) Fumarasemangel
   b) Dihydrolipoamiddehydrogenase(E_3-)Mangel
4. *Defekte in der Atmungskette*
   a) NADH-CoQ-Reduktase(Komplex-I-)Mangel
   b) CoQ-Zytochrom-bc_1-Reduktasekomplex (Komplex II)
   c) CoQ-Zytochrom-c-Reduktase (Komplex-III-)Mangel
   d) Zytochrom-c-Oxidase-Mangel (Komplex IV)
   e) Multipler Atmungsenzymmangel
5. *Defekte der Energieübertragung*
   a) Hypermetabolische mitochondriale Myopathie (Luft-Krankheit)
   b) H^+-ATPase (Komplex-V-)Mangel

Eine Reihe verschiedener Syndrome können heute bereits nach genetischen Gesichtspunkten klassifiziert werden (Literatur ▷ [40, 46]): *Umfangreiche Deletionen* der mitochondrialen DNA (mtDNA) mit oder ohne Translokationen sind auf die Erkrankungen begrenzt, die mit einer *chronischen progressiven externen Ophthalmoplegie (CPEO)* sowie Multisystemerkrankungen, dem *Kearns-Sayre-Syndrom (KSS)* (▷ unten) und dem seltenen *Pearson-Syndrom* (sideroblastische Anämie mit exokriner Pankreasinsuffizienz; Tod in der Regel vor dem 3. Lebensjahr)[17], einhergehen. Demgegenüber sind *Punktmutationen* bei 6 anderen Syndromen festgestellt worden:

1) bei der *mitochondrialen Enzephalomyopathie mit Laktazidose und schlaganfallähnlichen Episoden (MELAS)*[30];

2) bei der *Myoklonusepilepsie mit „Ragged-red"-Fasern (MERRF);*

3) bei einer *maternal vererbten („inherited") Myopathie und Kardiomyopathie (MIMyCa);*

4) bei der *Leberschen hereditären Optikusneuroretinopathie (LHON);*

5) bei der *Neuropathie mit Ataxie und Retinitis pigmentosa (NARP);* und

6) bei der *nekrotisierenden Enzephalopathie vom Typ Leigh.* u. a.

Dabei verursachen Punktmutationen der *mtDNA-RNA-Gene* eine *mitochondriale Enzephalopathie mit „Ragged-red"-Fasern im Skelettmuskel* wie bei MELAS, MERRF, KSS, CPEO und MIMyCa, während Punktmutationen der proteinkodierenden mtDNS-Gene zu reinen Enzephalopathien führen wie bei LHON und NARP. Punktmutationen werden in der Regel maternal vererbt, während umfangreiche und multiple Deletionen mit Umstellungen der mtDNA entweder sporadisch auftreten oder nach den Mendel-Gesetzen, also nukleär vererbt werden (autosomal-dominant oder autosomal-rezessiv). Etwa 20% der Erwachsenen mit einer mitochondrialen Myopathie haben ähnlich betroffene Verwandte, wobei das Verhältnis von maternaler zu paternaler Vererbung 9:1 beträgt[29].

Klinik der mitochondrialen Myopathien. Unter der Bezeichnung okulokraniosomatische neuromuskuläre Krankheit haben Olson et al.[36] eine *progressive Ophthalmoplegia externa* beschrieben, die auch mit anderen Symptomen verbunden sein kann (dann als *„Ophthalmoplegia plus"*[20] oder *Kearns-Sayre-Syndrom* bezeichnet)[32], insbesondere mit bestimmten neurodegenerativen Veränderungen wie Kleinhirnataxie, Pigmentde-

generation der Retina („Retinitis pigmentosa"), Optikusatrophie, Herzüberleitungsstörungen, Funktionsstörungen von seiten des VIII. Hirnnerven (Hypakusis), Spastizität, vestibulären Anomalien, Dysphonien, Dysphagien, Heiserkeit, Fazialisschwäche, Mikroglossie, abnormem EEG, proximaler Gliedergürtelschwäche, distaler Schwäche, Sensibilitätsstörungen u. a. Die Laktat- und Pyruvatwerte im Serum sind aufgrund der insuffizienten Mitochondrienfunktion schon in Ruhe erhöht; insbesondere der Laktatwert steigt z. B. beim Ischämietest unter Fahrradergometerbelastung abnorm an (detaillierte Werte ▷ [8]).

Verlauf, Prognose. Die meisten mitochondrialen Myopathien sind *nicht oder nur wenig progressiv,* doch gibt es auch tödlich verlaufende infantile mitochondriale Myopathien mit einem Mangel an Zytochrom-c-Oxidase oder des NADH-Dehydrogenase-CoQ-Zytochrom-b-Komplexes[23, 26].

Morphologie. In paraffineingebetteten HE-Präparaten werden die mitochondrialen Myopathien leicht übersehen; doch lassen sie sich aufgrund der *charakteristischen, im Trichrompräparat subsarkolemmal rot gefärbten Fasern* (den sog. *„ragged-red fibers"*[21]) und aufgrund der *oxidativen histochemischen Enzymreaktionen* bereits vermutungsweise diagnostizieren (Abb. 3.5 a, b). Betroffen sind meist nur etwa 1–5%, manchmal 8–18% der Fasern, wobei beide Fasertypen alteriert sein können[34]. Die veränderten Fasern liegen in der Regel *isoliert* und enthalten herdförmig, überwiegend subsarkolemmal angehäufte oxidative Enzymaktivitäten. Die Zytochromoxidasereaktion fällt in diesen Fasern bei Fällen mit Zytochromoxidasemangel negativ aus, manchmal nur in bestimmten Segmenten, da der mitochondriale Gendefekt oft nur

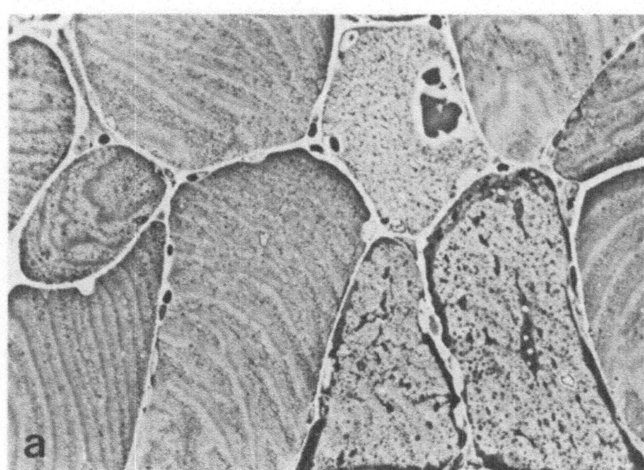

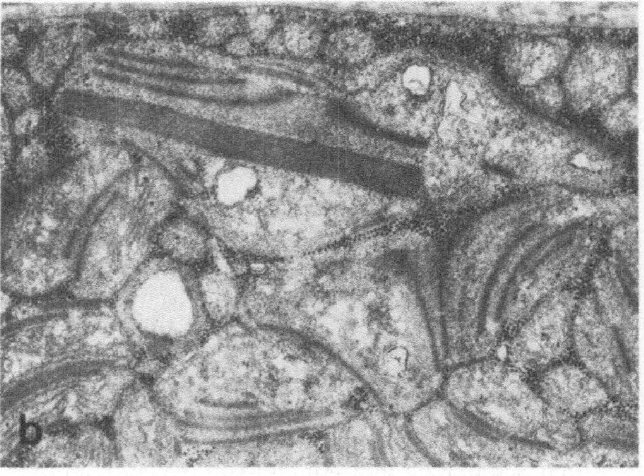

Abb. 3.5. a Mitochondriale Myopathie. M. biceps brachii eines 47jährigen Mannes. Die beiden Fasern im Bild *rechts unten* enthalten zwischen den Myofibrillen und vor allem subsarkolemmal die in **b** abgebildeten Mitochondrien mit parakristallinen Einschlüssen. Die darüber gelegene Faser enthält 2 unterschiedlich große zytoplasmatische Körperchen, die aus einer zentralen Verdichtungszone und peripheren, radiär ausgerichteten Filamenten

bestehen. Stark abgeflachte, atrophische Fasern im Bild *oben links*, 430:1. **b** Gleicher Fall wie in **a.** Subsarkolemmale Anhäufung von vermehrten und vergrößerten Mitochondrien mit parakristallinen Einschlüssen und einzelnen Vakuolen. Sarkolemm der Basalmembran *am oberen Bildrand.* Zwischen den Mitochondrien reichlich Glykogengranula, 17800:1

einen Teil der Mitochondrien betrifft[26, 27] (*Heteroplasmie*). Die Fasern sind zumeist kleiner als normale Fasern und oft auffällig eingedellt und unregelmäßig konturiert; daran sind sie bereits in HE-Präparaten verdachtsweise zu erkennen[11].

> Die *Bestätigung der Diagnose* erfolgt durch den *elektronenmikroskopischen Nachweis abnormer Mitochondrien, die abnorme Konfigurationen mit irregulär angeordneten Cristae* und *parakristallinen oder amorphen rundlichen homogenen osmiophilen Einschlüssen* aufweisen (▷ Abb. 3.5 b), oder durch den molekulargenetischen Nachweis von Mutationen des mitochondrialen Genoms *(Punktmutationen, Deletionen oder Depletionen der mt DNA).*

Die parakristallinen Einschlüsse beruhen auf Ausfällungen eines Proteins, der mitochondrialen Kreatinkinase (Literatur bei [42]). Wegen der auffälligen Größe und der vermehrten Zahl der Mitochondrien führten Shy et al.[41] die Bezeichnung *„megaconial"* und *„pleoconial myopathy"* ein. Wegen der gleichzeitigen Anhäufung von Lipiden und Glykogen bei bestimmten Formen dieser Erkrankungen sind auch deskriptive Bezeichnungen wie *„Mitochondrien-Lipid-Glykogen-Erkrankungen des Muskels"*[31] oder *„subanophile mitochondriale Erkrankung"*[25] vorgeschlagen worden.

Vereinzelt kommen parakristalline mitochondriale Einschlüsse in Abhängigkeit vom Alter[37a] auch bei normalen Kontrollpersonen[28], insbesondere in den äußeren Augenmuskeln[47], oder sekundär aufgrund anderer Erkrankungen[45] vor; nur eine deutliche Vermehrung und Vergrößerung derartiger abnormer Mitochondrien zeigt einen pathologischen Prozeß an.

Mitochondriale und andere Störungen des Lipidstoffwechsels

Schon in Ruhe, insbesondere aber bei langdauernder Belastung sowie beim Fasten, wenn die Glykogenreserven in der Leber und im Muskel erschöpft sind, wird der Energiebedarf des Skelettmuskels vor allem durch den Lipidstoffwechsel gedeckt[19]. In der Regel sind *Lipidspeichermyopathien* auf mitochondriale Stoffwechselstörungen zurückzuführen (▷ Klassifikation auf S. 432). Unter den bekannten metabolischen Störungen des Fettsäurekatabolismus ist

- der *Muskelkarnitinmangel*[22] mit einer Schwäche und einer Triglyzeridakkumulation in den Muskelfasern verbunden.
- Der *Karnitinpalmityltransferasemangel* ist klinisch durch Schmerzen und Anfälle von Myoglobinurie[18] charakterisiert, die durch Fasten oder Muskelarbeit ausgelöst werden, wobei nur ein geringer oder gar kein Lipidüberschuß in den Muskelfasern besteht und die Muskelkarnitinwerte normal sind.
- Bei enzymhistochemisch nachweisbarem, nur einige Muskelfasern betreffendem, *partiellem Zytochrom-*

c-Oxidase(COX)-Mangel kann ebenfalls eine ausgeprägte Lipidspeichermyopathie vorkommen, wobei die Lipidspeicherung auch die Magenschleimhaut und das vegetative Nervensystem (starke Magenschmerzen!) im Sinne einer Multisystemkrankheit mitbetrifft[39].

Sowohl der COX- als auch der Muskelkarnitin- und Karnitinpalmityltransferasemangel läßt sich den mitochondrialen Myopathien zuordnen[10]. Offensichtlich kommen aber auch andere, biochemisch bisher nicht näher charakterisierte Fälle mit einer *Lipidspeicherungsmyopathie* vor, bei denen kein Karnitinmangel nachweisbar ist[15]. Die Unterscheidung ist wichtig, weil beim Plasmakarnitinmangel eine orale L-Karnitin-Therapie wirksam sei[16].

Morphologie. *Mikroskopisch* finden sich bei den typischen Lipidspeicherkrankheiten in nahezu allen histochemischen Typ-1-Fasern zahlreiche 1–4 µm große, *mit Neutralfett gefüllte Räume*. Etwa $^1/_3$ dieser Fasern ist deutlich *atrophisch* und leicht *entrundet*. Wenn ein Lipidlösungsmittel bei der Färbung verwendet wird, erscheinen die Räume optisch leer, so daß der *Eindruck einer „vakuolären Myopathie"* entsteht. Einige Fasern sind durch Lipidtropfen in exzessiver Menge charakterisiert (Abb. 3.4 c, d). Doch sei hier noch einmal betont, daß bei dem *Karnitinpalmityltransferasemangel keine Lipidspeicherung im Muskel nachweisbar* ist, obwohl es sich um eine Störung des Lipidkatabolismus handelt. Dieser ist dann ausschließlich biochemisch zu verifizieren.

Sonderformen. Für einige Sonderformen einer Lipidspeicherungsmyopathie gibt es bisher keine biochemischen Analysen und keine weiteren Angaben zur Pathogenese, so z. B. für eine Erkrankung, die als

- *Lipidspeicherungsmyopathie mit Ichthyosis und Steatorrhoe*[35] bezeichnet worden ist, oder für eine sog.
- *myotubuläre Lipidspeicherungsmyopathie mit Verkalkungen*[11, 38].

Abnorme Ablagerungen von Glykosphingolipiden in Satellitenzellen sind bei der

- *GM 1-Gangliosidose* beschrieben worden[43], bei der
- *Fabry-Krankheit* auch abnormes Speichermaterial in den Skelettmuskelfasern[44].

Eine abnorme Vermehrung von *Zeroidpigment* in den quergestreiften Muskelfasern fand sich bei der

- *Abetalipoproteinämie*[33] und vor allem auch bei der
- *Zeroidlipofuszinose*[24]. Letztere Krankheit läßt sich durch eine Saure-Phosphatase-Reaktion, spezifisch allerdings erst durch eine elektronenmikroskopische Untersuchung der Muskelbiopsie, namentlich durch den Nachweis der sog. *kurvilinearen Körperchen,* diagnostizieren (▷ S. 341).

Literatur

1.–14. Weiterführende Literatur (▷ S.405)
15. Bradley WG, Hudgson P, Gardner-Medwin D, Walton JN (1969) Myopathy associated with abnormal lipid metabolism in skeletal muscle. Lancet 1: 495–498
16. Campos Y, Huerta R, Lorenzo G, Bautista J, Gutierrez E, Aparicio M, Alesso L, Arenas J (1993) Plasma carnitine insufficiency and effectiveness of L-carnitine therapy in patients with mitochondrial myopathy. Muscle Nerve 16: 150–153
17. DeVries DD, Buzing CJM, Ruitenbeek W, van der Wouw MPME, Sperl W, Sengers RCA, Trijbels JMF, Van Oost BA (1992) Myopathology and a mitochondrial DNA deletion in the Pearson marrow and pancreas syndrome. Neurom Dis 2: 185–195
18. DiMauro S, DiMauro PMM (1973) Muscle carnitine palmityl transferase deficiency and myoglobinuria. Science 182: 929
19. DiMauro S, Trevisan C, Hays A (1980) Disorders of lipid metabolism in muscle. Muscle Nerve 3: 269–288
20. Drachmann DA (1968) Ophthalmoplegia plus: The neurodegenerative disorders associated with progressive external ophthalmoplegia. Arch Neurol 18: 654–674
21. Engel WK (1971) „Ragged-red fibers" in ophthalmoplegia syndromes and their differential diagnosis. In: Abstracts of the 2nd International Congress on Muscle Diseases, Perth, November 22–26. Excerpta Medica, Amsterdam (Int Congr Ser 237)
22. Engel AG, Angelini C (1973) Carnitine deficiency of human skeletal muscle with associated lipid storage myopathy. Science 1979: 899–902
23. Fujii T, Okuno T, Ito M, Mutoh K, Horiguchi Y, Tashiro H, Mikaga H (1991) MELAS of infantile onset: mitochondrial angiopathy or cytopathy? J Neurol Sci 103: 37–41
24. Goebel HH, Zeman W, Pilz H (1975) Significance of muscle biopsies in neuronal ceroid-lipofuszinoses. J Neurol Neurosurg Psychiatry 38: 985–993
25. Gullotta F, Stefan H, Mattern H (1976) Pseudodystrophische Muskelglykogenose im Erwachsenenalter (Saure-Maltase-Mangel-Syndrom). J Neurol 213: 199–216
26. Haginoya K, Miyabayashi S, Iinuma K, Tada K (1990) Mosaicism of mitochondria in mitochondrial myopathy: an electron-microscopic analysis of cytochrome c oxidase. Acta Neuropathol 80: 642–648
27. Hammans SR, Sweeney MG, Brockington M, Morgan-Hughes JA, Harding AE (1991) Mitochondrial encephalopathies: molecular genetic diagnosis from blood samples. Lancet 337: 1311–1313
28. Hammersen F, Gidlöf L, Larsson J, Lewis DH (1980) The occurrence of paracrystalline mitochondrial inclusions in normal human skeletal muscle. Acta Neuropathol 49: 35–41
29. Harding AE (1991) Neurological disease and mitochondrial genes. Trends Neurosci 14: 132–138
30. Hirano M, Ricci E, Koenigsberger MR, Defendini R, Pavlakis StG, DeVivo DC, DiMauro S, Rowland LP (1992) MELAS: an original case and clinical criteria for diagnosis. Neurom Dis 2: 125–135
31. Jerusalem F, Angelini C, Engel AG, Groover RV (1973) Mitochondrial-lipid-glycogen (MLG) disease of muscle. Arch Neurol 29: 162–169
32. Kearns TP, Sayre GP (1958) Retinitis pigmentosa external ophthalmoplegia, and complete heart block: Unusual syndrome with histologic study in one of two cases. Arch Ophthalmol 60: 280
33. Kott E, Delpre G, Kadish U, Dziatelovski M, Sandbank U (1977) Abetaliproteinemia (Bassen-Kornzweig-Syndrome). Muscle involvement. Acta Neuropathol 37: 255–258
34. Mechler F, Fawcett PRW, Mastaglia FL, Hudgson P (1981) Mitochondrial myopathy. J Neurol Sci 50: 191–200
35. Miranda A, DiMauro S, Eastwood A, Hays A, Johnson WG, Olarte M, Whitlock R, Mayeux R, Rowland LP (1979) Lipid storage myopathy, ichthyosis and steatorrhea. Muscle Nerve 2: 1–13
36. Olson E, Engel WK, Walsh GO, Einaugler R (1972) Oculocraniosomatic neuromuscular disease with „ragged-red" fibers. Arch Neurol 26: 193–211
37. Scholte HR, Jennekens FGI, Bouvy JJBJ (1979) Carnitine palmitoyltransferase II deficiency with normal carnitine palmitoyltransferase I in skeletal muscle and leucocytes. J Neurol Sci 40: 39–51
37a. Schröder JM (1994) Aging of skeletal muscle. S 485–498. In: Pathobiology of the Aging Rat. Vol. 2. Eds.: Mohr U, Dungworth DL, Capen CC. ILSI Press Washington D.C.
38. Schröder JM, Thomas G, Reddemann R (1981) Myotubuläre Lipidspeicherungsmyopathie mit Verkalkungen: eine neue Variante kongenitaler Myopathien. In: Fortschritte der Myologie, Bd VI. Gutenbergdruckerei, Freiburg/Br, S 20–27
39. Schröder JM, Weber R, Weyhenmeyer S, Lammers-Reissing A, Meurers B, Reichmann H (1991) Adult onset lipid storage in gastric mucosa and skeletal muscle fibers associated with gastric pain, progressive muscle weakness and partial deficiency of cytochrome c oxidase. Pathol Res Pract 187: 85–95
40. Schröder JM (1993) Neuropathy associated with mitochondrial disorders. Brain Pathol 3: 177–190
41. Shy GM, Gonatas NK, Perez M (1966) Two childhood myopathies with abnormal mitochondria. Part 1: Megaconial myopathy. Part 2: Pleoconial myopathy. Brain 89: 133–158
42. Smeitink J, Stadhouders A, Sengers R, Ruitenbeek W, Wevers R, Ter Laak H, Trijbels F (1992) Mitochondrial creatine kinase containing crystals. Creatine content and mitochondrial creatine kinase activity in chronic progressive external ophthalmoplegia. Neurom Dis 3: 35–40
43. Tomé FMS, Fardeau M (1976) Ultrastructural study of a muscle biopsy in a case of GM1 gangliosidosis type I. Pathol Europ 11: 15–25
44. Tomé FMS, Fardeau M, Lenoir G (1977) Ultrastructure of muscle and sensory nerve in Fabry's disease. Acta Neuropathol 38: 187–194
45. Weis J, Schröder JM (1988) Adult polyglucosan body myopathy with subclinical peripheral neuropathy. Case report and review of diseases with polyglucosan body accumulation. Clin Neuropathol 7: 271–279
46. Zeviani M, Antozzi C (1992) Defects of mitochondrial DNA. Brain Pathol 2: 121–132
47. Zintz R (1966) Dystrophische Veränderungen in äußeren Augenmuskeln und Schultermuskeln bei der sog. progressiven Graefeschen Ophthalmoplegie. In: Kuhn E (Hrsg) Progressive Muskeldystrophie, Myotonie, Myasthenie. Springer, Berlin Heidelberg New York, S 109–151

Maligne Hyperthermie

Definition

> Die maligne Hyperthermie ist eine *familiäre, dominant erbliche Erkrankung,* bei der meist tödlich verlaufende *Hyperthermieanfälle* mit *Myoglobulinurie durch Narkosemittel,* insbesondere Halothan und Suxamethonium (Succinylcholin), ausgelöst werden („postoperativer Hitzschlag")[17].

Klinik, Epidemiologie

> Die *Häufigkeit* der Anästhesiezwischenfälle aufgrund einer malignen Hyperthermie beträgt etwa 1:15000 bei Kindern und 1:50000 bei Erwachsenen[16].

Während einer Allgemeinnarkose kommt es zu einem *raschen und anhaltenden Temperaturanstieg (bis 43 °C),* der mit einer *generalisierten Muskelrigidität, Tachykardie, Tachypnoe,* ausgeprägtem *Schwitzen* und *Zyanose* verbunden ist. Während des Anfalls steigt die

Serum-CK auf Werte bis zu 50000 I. E./l oder mehr an. Zu den *Komplikationen* gehören eine Verbrauchskoagulopathie, Nierenfunktionsstörungen durch schwere Myoglobinurie, kardiale Arrhythmien und Herzstillstand. Die *Mortalität* der malignen Hyperthermie während oder unmittelbar nach einer Episode beträgt 63–73 %[18]; durch Dantrolenmedikation lassen sich derartige Anfälle jedoch beherrschen.

Morphologie. *Muskelbioptisch* haben sich bei den meisten Fällen bisher keine spezifischen strukturellen Veränderungen nachweisen lassen. Doch gibt es einige Patienten mit „*Central-core*"-*Erkrankung,* bei denen es zur malignen Hyperthermie nach einer Narkose gekommen ist[18].

> Während im *Intervall* nur geringe, unspezifische oder minimale myopathische Veränderungen bestehen, finden sich *nach einem Anfall* disseminierte Muskelfasernekrosen und, je nach dem Zeitpunkt der Untersuchung, regenerierende Fasern und verschiedene „degenerative" Veränderungen wie tubuläre Aggregate, myelinähnliche Figuren, Lipidkörper und herdförmige Glykogenansammlungen.

Feinstrukturell ließen sich im akuten Stadium Defekte der Plasmamembran mit Austritt der Glykogengranula in das Interstitium nachweisen. Gefrierätzuntersuchungen[19] ergaben Anhäufungen intramembranöser Partikel in der Plasmamembran. Einige Membranareale waren frei von Partikeln und pinozytotischen Caveolae. Die E-Fläche zeigte irreguläre Erhebungen mit korrespondierenden Defekten auf der P-Fläche.

Die Diagnose muß wegen der Unspezifität der strukturellen Veränderungen durch einen *In-vitro-Kontraktionstest* (Halothan-Koffein-Test) verifiziert werden.

Genetik und Pathogenese. Der Erbgang ist *autosomaldominant* mit variabler Penetranz. Ein spezifischer genetischer Defekt ist bisher beim Menschen nicht gefunden worden; doch ist bei einer Schweinemutante mit Disposition zur malignen Hyperthermie eine Mutation des *Gens für den Ryanodinrezeptor* bekannt, ein großes Protein, das dem *Kalziumkanal des sarkoplasmatischen Retikulums* zugeordnet ist (Literatur ▷ [20]). Der Membrandefekt führe zu einem erhöhten Kalziumeinstrom in die Muskelfasern und dadurch, wie bei vielen anderen nekrotisierenden Myopathien, zur Aktivierung von Proteinasen als wesentlichem zellzerstörenden Faktor.

Das *Ryanodinrezeptorgen* ist auf dem Chromosom 19 in enger Nachbarschaft zu dem Gen lokalisiert, das für die „*Central-core*"-*Erkrankung* verantwortlich ist; dadurch ist die häufige Assoziation dieser Erkrankungen zu erklären. Doch tritt die maligne Hyperthermie auch bei anderen neuromuskulären Krankheiten auf, so bei der *Duchenne-Muskeldystrophie* und beim

King-Denborough-Syndrom, das durch eine langsam progressive Myopathie, Kleinwuchs, Trichterbrust, Kryptorchismus, Kyphoskoliose und charakteristische Gesichtsanomalien gekennzeichnet ist.

Auch beim sog. *malignen neuroleptischen Syndrom* spielt eine erhöhte Empfindlichkeit des sarkoplasmatischen Retikulums eine wichtige Rolle[15], obwohl dieses Syndrom, wie der Name sagt, zentral durch Neuroleptika ausgelöst werden soll.

Literatur

1.–14. Weiterführende Literatur (▷ S. 405)

15. Araki M, Takagi A, Higuchi I, Sugita H (1988) Neuroleptic malignant syndrome: Caffeine contracture of single muscle fibers and muscle pathology. Neurology 38: 297–301

16. Britt BA, Kalow W (1970) Malignant hyperthermia: A statistical review. Can Anaesth Soc J 17: 293–315

17. Denborough MA, Lowell RRH (1960) Anesthetic death in a family. Lancet II: 45

18. Eng GD, Epstein BS, Engel WK, McKay DW, McKay R (1978) Malignant hyperthermia and central core disease in a child with congenital dislocating hips. Arch Neurol 35: 189–197

19. Schmalbruch H (1979) A freeze-facture study of the plasma membrane of muscle fibres of a patient with chronic creatine kinase elevation suspected for malignant hyperthermia. J Neuropathol Exp Neurol 38: 407–418

20. Wedel DJ (1992) Malignant hyperthermia and neuromuscular disease. Neurom Dis 2: 157–164

Myoglobinurien

Myoglobin im Urin weist auf eine schwere Muskelschädigung hin, deren morphologisches Substrat in der Regel aus mehr oder weniger zahlreichen segmentalen oder ausgedehnteren Einzelfasernekrosen *(Rhabdomyolyse)* besteht. Das Myoglobin (MG 17000) ist normalerweise in der I-Band-Region lokalisiert, ist aber unter pathologischen Bedingungen auch im erweiterten Lumen des inneren Membransystems und frei im Sarkoplasma zu finden[17]. Von dort wird es in den extrazellulären Raum abgegeben und als relativ kleines Molekül gut durch die Niere ausgeschieden; doch können übergroße Mengen an Myoglobin zu einer tubulären Insuffizienz führen. Eine *Myoglobinurie* tritt in der Regel erst etwa 24 h nach einer akuten Muskelschädigung in Erscheinung. Nach stärkeren Belastungen kann sie auch schon einmal beim Muskelgesunden vorkommen.

Ätiologie, Pathogenese. Bei einigen Fällen von Myoglobinurie sind die Ursachen bekannt (1. *metabolische,* 2. *toxische,* 3. *traumatische* oder 4. *ischämische* Faktoren), bei anderen sind die auslösenden Ursachen nicht ersichtlich (5. *paroxysmale Myoglobinurie* oder *idiopathische Rhabdomyolyse*)[11].

• Eine *metabolische Myoglobinurie* findet sich sowohl bei bestimmten Glykogenosen (Typ V und VII) als auch bei Lipidstoffwechselstörungen und bei der malignen Hyperthermie sowie gelegentlich einmal bei der Gliedergürteldystrophie.

- *Toxische Myoglobinurien* sind bei der epidemisch aufgetretenen Haff-Krankheit und vor allem auch nach Alkohol beobachtet worden, außerdem nach Barbituraten, Heroin, Kohlenmonoxid, Amphotericin B, Hornissengift u. a.
- *Traumatische Myoglobinurien* sind erstmalig in Zusammenhang mit Quetschverletzungen nach Luftangriffen beschrieben worden.
- *Ischämische Myoglobinurien* finden sich als Folge eines arteriellen Gefäßverschlusses.

Idiopathische Rhabdomyolyse

Diese kommt bei einem Teil der Patienten in einer *familiären Form* vor, wobei wiederum eine *anstrengungsbedingte („exerzitionelle")* von einer *toxischen Form* unterschieden werden kann.

Mikroskopisch finden sich im akuten Stadium segmentale oder ausgedehntere Nekrosen einzelner Muskelfasern, die ungleichmäßig verteilt zwischen den intakten Muskelfasern liegen. Verschiedene Stadien der *Nekrose* sowie der *Regeneration* und *Phagozytose (Myophagie)* sind nebeneinander nachweisbar. Doch sollte in jedem Fall nach spezifischen zugrundeliegenden Stoffwechselstörungen gesucht werden.

Myositis ossificans

Diese ungewöhnliche Erkrankung ist durch eine *Knochenbildung im Bindegewebe des Muskels* gekennzeichnet. Es handelt sich weder um eine Myopathie noch um eine Entzündung[2]. Zu unterscheiden sind 2 Formen:

- eine *lokalisierte* Form, die in der Regel traumatisch bedingt ist, und
- eine *generalisierte* Form, die spontan auftritt *(generalisierte „pseudomaligne" Myositis ossificans progressiva; Münchmeyer-Krankheit).*

Bei der letzteren handelt es sich wahrscheinlich um eine generalisierte Bindegewebserkrankung; denn betroffen sind nicht nur das interstitielle Gewebe der Muskeln, sondern auch der Sehnen, Ligamente, Faszien und sogar der Haut *(„Fibrodysplasia ossificans multiplex progressiva")*[2, 11, 15].

Morphologie. *Histopathologisch* findet sich nichtblastomatöses, neugebildetes Knochengewebe im interfaszikulären Bindegewebe des Muskels. Der Pseudotumor ist durch verschiedene Zonen gekennzeichnet: Die *innere Zone* besteht aus proliferierenden Fibroblasten, die *mittlere* aus Osteoid und die *äußere* aus reifem Knochengewebe. Die Knochenbälkchen sind dabei nicht notwendigerweise konzentrisch angeordnet, doch liegen die zellulären Areale in der Regel zentral, während die knöcherne Schale peripher angeordnet ist. Das Interstitium enthält in der Regel junges Bindegewebe mit massenhaft Grundsubstanz, die reich an sauren Mukopolysacchariden ist, und spärliche Infiltrate aus Histiozyten, Plasmazellen und vor allem Lymphozyten[15, 16, 18].

Differentialdiagnose. Differentialdiagnostisch sind die
- *noduläre Fasziitis* (oder pseudosarkomatöse Fasziitis) und die
- *proliferative Myositis* abzugrenzen, gutartige Veränderungen, die nicht mit Sarkomen verwechselt werden dürfen[11, 16].

Literatur

1.–14. Weiterführende Literatur (▷ S. 405)
15. Azmy A, Bensted JPM, Eckstein HB (1979) Myositis ossificans progressiva. Z Kinderchir 26: 252–258
16. Enzinger FM, Weiss SW (1983) Soft tissue tumors. Mosby, St Louis Toronto London
17. Kawai H, Sebe T, Nishino H, Nishida Y, Saito S (1991) Light and electron microscopic studies on localization of myoglobin in skeletal muscle cells in neuromuscular diseases. Muscle Nerve 14: 342–347
18. Lagier R, Cox JN (1975) Pseudomalignant myositis ossificans. A pathological study of eight cases. Hum Pathol 6: 653–665

Fehlbildungen

Angeborene Muskeldefekte oder -aplasien

Sie sind zu unterscheiden von inkonstant vorkommenden Muskeln wie z.B. dem Palmaris longus (sog. *Muskelvarietäten*), die sich funktionell nicht bemerkbar machen. Angeborene Muskeldefekte treten in der Regel *einseitig* und *fast immer sporadisch* auf. *Am häufigsten fehlt der M. pectoralis.* Doch kann nahezu jeder Muskel fehlen[2]. Meist fehlt nur ein Teil des Muskels. Defekte der Bauchmuskulatur und des Zwerchfells können schwerwiegende Folgen haben. Echte Defekte sind in der Regel einseitig und meistens als Aplasien anzusehen; doppelseitige „Defekte" beruhen vermutlich auf fetalen Atrophien. Vereinzelt sind *familiäre Fälle* beschrieben worden. Angeborene Defekte im Bereich der Gesichtsmuskulatur können, müssen aber nicht, auf einer Aplasie der zugehörigen motorischen Hirnnervenkerne beruhen (▷ *Möbius-Syndrom,* S. 19, 463).

Verschiedene Muskeldefekte sind gelegentlich mit *anderen Fehlbildungen* vergesellschaftet (z.B. mit *einseitigem Fehlen der Mamma* bei *Aplasie des M. pectoralis)*[1].

Heterotopien oder Ektopien quergestreifter Muskelfasern

Sie kommen *nur selten vor* und bleiben asymptomatisch, wenn sie nicht in Verbindung mit Rhabdomyomen oder Rhabdomyosarkomen auftreten. So sind quergestreifte Muskelfasern z.B. in den Leptomeningen beobachtet worden. Als *Ursprungsgewebe* werden undifferenzierte perivaskuläre Mesenchymzellen diskutiert, oder man nimmt einen „dysembryogenetischen" Prozeß bzw. eine Metaplasie aus glatten Muskelzellen an[11].

Myopathien bei endokrinen Erkrankungen

Myopathien kommen bei verschiedenartigen endokrinen Erkrankungen vor. Die Muskelbeteiligung ist vielfach nur eine Nebenlokalisation der Erkrankung; in anderen Fällen stehen die Muskelsymptome im Vordergrund und können zur Diagnose der zugrundeliegenden Krankheit, z.B. einer Thyreotoxikose, führen. Eine *Behandlung der hormonellen Grundkrankheit führt in der Regel zu einer vollständigen Wiederherstellung der Muskelfunktion*[1].

Erkrankungen der Schilddrüse

Hierbei können mehr oder weniger schwere Myopathien sowohl bei der
- *Thyreotoxikose* (1. eine chronische und akute Myopathie, 2. eine Myasthenia gravis, 3. eine periodische Paralyse und 4. eine exophthalmische Ophthalmoplegie)[1] als auch beim
- *Myxödem* (1. eine Gliedergürtelmyopathie, 2. das Kocher-Debré-Semelaigne- sowie das davon nicht immer abgrenzbare Hoffmann-Syndrom und 3. eine Neuromyopathie) vorkommen[11].

- Bei der *hypothyreotischen Myopathie* ließen sich mit Hilfe perkutaner Nadelbiopsien aus dem M. vastus lateralis eine *selektive Typ-2-Faseratrophie* und eine *zahlenmäßige Reduktion dieses Fasertyps* sowie eine vermehrte Anzahl *zentraler Kerne* nachweisen. Sowohl die Typ-2-Faseratrophie als auch die zahlenmäßige Verringerung der Typ-2-Fasern und die vermehrte Zahl zentralständiger Kerne bildeten sich während der Behandlung mit L-Thyroxin in Richtung auf Normalwerte zurück[18]. Gelegentlich kann es auch zu einer ausgeprägten *peripheren Neuropathie* mit entsprechenden Zeichen einer Denervationsatrophie im Muskel kommen[11].
- Bei der *Hyperthyreose* sind die muskelbioptischen Befunde uncharakteristisch und in der Regel wenig ausgeprägt.

Hyper- und Hypoparathyreoidismus

Eine selektive Typ-2-Faseratrophie ließ sich auch beim
- *primären* und *sekundären Hyperparathyreoidismus* nachweisen[19]. Beim
- *tertiären Hyperparathyreoidismus* haben wir feinstrukturell im muskulären Abschnitt der motorischen Endplatte Ablagerungen von Kalziumsalzen beobachtet[21]. Die Veränderungen beim
- *Hypoparathyreoidismus* einschließlich der *Tetanie* sind nur unvollständig untersucht (Verminderung des Glykogengehaltes und der Phosphorylaseaktivität); sie sind reversibler Art[11].

Hypophysenfunktionsstörungen

Sie sind oft mit Störungen der Nebennierenrindenfunktion verbunden, so daß die Myopathie beim *Cushing-Syndrom,* bei der *Addison-Krankheit* und der *Steroidtherapie* manchmal schwer abzugrenzen sind. Während es bei der
- *Hypophysenunterfunktion* zu einer allgemeinen Muskelatrophie kommt, ohne weitere Zeichen einer Myopathie, sind bei der
- *Hypophysenüberfunktion (Hyperpituitarismus)* verschiedene Zeichen einer Myopathie beobachtet worden. Bei der
- *Kortikosteroidmyopathie* findet sich u.a. eine selektive Typ-2-Faseratrophie[16, 20] (▷ auch S. 439).
- Die *experimentelle Applikation von Testosteron* und *Anabolika,* die ja auch zum Doping im Sport verwendet werden, führt vor allem zu einem raschen Anstieg der Gesamtmengen an kontraktilem Protein bei deutlicher Vermehrung der Ribosomen. Eine Kastration verursacht demgegenüber im Experiment vor allem eine Verminderung der paranukleären Ribosomen[17].

Diabetes mellitus

Die sog. *diabetische Amyotrophie* ist überwiegend als Folge einer diabetischen Polyneuropathie anzusehen; doch gibt es experimentelle Hinweise auf eine unmittelbar diabetisch bedingte Myopathie[15, 22, 23]. Auch sind hier die auffälligen Verbreiterungen der Basallamina um die Muskelkapillaren als Ausdruck der diabetischen Angiopathie zu nennen, da sie bereits lichtmikroskopisch (zumal in Semidünnschnitten) gut zu erkennen sind. *Perikapilläre Basallaminaverbreiterungen* und *-reduplikationen* sind allerdings nicht spezifisch; sie kommen bei zahlreichen verschiedenen Prozessen vor, insbesondere bei entzündlichen Erkrankungen, namentlich Gefäß-Bindegewebs-Erkrankungen, bei Hypothyreose, Alkoholismus sowie spinalen und neuralen Muskelatrophien[11], sind aber wichtige Indikatoren einer *Mikroangiopathie.*

Literatur

1.–14. Weiterführende Literatur (▷ S. 405)
15. Bestetti G, Zemp C, Probst D, Rossi GL (1981) Neuropathy and myopathy in the diaphragma of rats after 12 months of streptozotocin-induced diabetes mellitus. A light-, electron microscopic and morphometric study. Acta Neuropathol 55: 11–20
16. Clark AF, Vignos PJ (1979) Experimental corticosteroid myopathy: Effect on myofibrillar ATPase activity and protein degradation. Muscle Nerve 2: 265–273
17. Hanzlikova V, Gutman E (1978) Effect of castration and testosterone administration on the neuromuscular junction in the levator ani muscle of the rat. Cell Tiss Res 189: 155–166
18. McKeran RO, Slavin G, Ward P, Paul E, Mair WGP (1980) Hypothyroid myopathy. A clinical and pathological study. J Pathol 132: 35–54
19. Patten GM, Bilezikian JP, Mallette LE, Price A, Engel WK, Aurbach GD (1974) Neuromuscular disease in primary hyperparathyreoidism. Ann Intern Med 80: 182–193

20. Pleasure DE, Walsh GO, Engel WK (1970) Atrophy of skeletal muscle in patients with Cushing's syndrome. Arch Neurol 22: 118–125
21. Schröder JM, Krämer G, Rothmund M, Hopf HC (1981) Selektive Kalksalzablagerungen in der motorischen Endplatte bei Hyperparathyreoidismus. Acta Neurol 8: 124–126
22. Vassilopoulos D, Lumb EM, Corrall RJM, Emery AEH (1976) Muscle karyometry in diabetic neuropathy. J Neurol 213: 257–261
23. Weis J, Dimpfel W, Schröder JM (1995) Nerve conduction changes and fine structural alterations of extra- and intrafusal muscle and nerve fibers in streptozotocin diabetic rats. Muscle Nerve 18: 175–184

Nutritive Myopathien

Ätiologie, Pathogenese. Aufgrund verschiedenartiger Diätmangelsituationen kann es zu ernährungsbedingten Myopathien kommen. Myopathien, die durch einen Mangel an Kalium, Magnesium, Phosphat, Thiamin und Vitamin C hervorgerufen werden, sind sowohl bei Menschen als auch bei Tieren beobachtet worden. Experimentell lassen sich außerdem Myopathien durch Mangel an Vitamin E, Cholin oder Biotin, Selen oder Jod und schwefelhaltiger Aminosäuren, namentlich Methionin und Zystin, hervorrufen[20]. Die praktisch wichtigste und häufigste ernährungsbedingte Myopathie ist nach der Hungeratrophie zweifellos die *akute* und *chronische alkoholische Myopathie* oder *Muskelatrophie*[16, 17, 18].

Morphologie. Histopathologisch findet sich bei der *akuten alkoholischen Myopathie* ein gleichförmiges Bild mit Muskelfasernekrosen und interstitiellen Reaktionen. Im *chronischen Stadium* überwiegen neurogene Muskelfaseratrophien und andere Veränderungen aufgrund einer alkoholischen Polyneuropathie[11].

Paraneoplastische Myopathien

Bestimmte neuromuskuläre Syndrome sind auf nichtmetastatische Karzinomwirkungen unbekannter Art zurückzuführen. Die häufigste Muskelkrankheit, die in Verbindung mit einem Karzinom auftritt, ist wahrscheinlich das
- *pseudomyasthenisch-myopathische Syndrom (Lambert-Eaton-Myasthenie-Syndrom, LEMS)*[19]. Dabei sind die histopathologischen Veränderungen im Muskel *unspezifisch* und *geringgradig* im Verhältnis zur klinischen Funktionsstörung. *Pathogenetisch* ist die kalziumabhängige Azetylcholinabgabe durch Nervenimpulse gestört (▷ S. 455). Gleichzeitig oder unabhängig davon ist eine paraneoplastische *Kleinhirndegeneration* beobachtet worden[15].

Das gleichzeitige Vorkommen einer destruktiven Muskelläsion zusammen mit einer
- *Dermatomyositis* bei malignen Neoplasmen ist ebenfalls bekannt (▷ S. 445), gelegentlich auch eine
- *denervationsbedingte Atrophie*. Davon abzugrenzen sind Fälle mit

- *akuter nekrotisierender Myopathie*[21, 22]. Eine gesicherte Erklärung für die ätiologische Verknüpfung zwischen Karzinom und Myopathie oder Neuropathie gibt es bisher nicht.

Literatur

1.–14. Weiterführende Literatur (▷ S. 405)
15. Clouston PD, Saper CB, Arbizu T, Johnston I, Lang B, Newsom-Davis J, Posner JB (1992) Paraneoplastic cerebellar degeneration. III. Cerebellar degeneration, cancer, and the Lambert-Eaton myasthenic syndrome. Neurology 42: 1944–1950
16. Faris AA, Reyes MG (1971) Reappraisal of alcoholic myopathy. J Neurol Neurosurg Psychiatry 34: 86–92
17. Hed R, Lundmark C, Fahlgren H, Onell S (1962) Acute muscular syndrome in chronic alcoholism. Acta Med Scand 171: 585–599
18. Juntunen J, Teräväinen H, Eriksson K, Larsen A, Hillbom M (1979) Peripheral neuropathy and myopathy. An experimental study of rats on alcohol and variable dietary thiamine. Virchows Arch A Path Anat Histol 383: 241–252
19. Lambert EH, Eaton LM, Rooke ED (1956) Defect of neuromuscular conduction associated with malignant neoplasms. Am J Physiol 187: 612–613
20. Rosman NP, Schapiro MB, Haddow JE (1978) Muscle weakness caused by an iodine-deficient diet: investigation of a nutritional myopathy. J Neuropathol Exp Neurol 2: 192–211
21. Shy GM, Silverstein I (1965) A study of the effects upon the motor unit by remote malignancy. Brain 88: 515–528
22. Urich H, Wilkinson M (1970) Necrosis of muscle with carcinomas: myositis or myopathy? J Neurol Neurosurg Psychiatry 33: 398–407

Toxische Myopathien

Ätiologie, Pathogenese

Zu den toxischen Substanzen, die eine Myopathie auslösen können, gehören vor allem *Alkohol* (▷ S. 280) und zahlreiche *Medikamente* (Tabelle 3.4). Schwere, medikamentös ausgelöste Myopathien sind selten; dazu gehören die rasch progredienten Myopathien bei intensivmedizinisch mit zahlreichen Medikamenten, vor allem aber Kortikoiden, behandelten Patienten *("critically ill")*[16]. Doch kommen mildere Erkrankungsformen vermutlich häufiger vor als allgemein angenommen wird, z.B. nach Glukokortikoidgabe (Literatur ▷[10]). Auch medikamentös bedingte *Neuropathien* führen zu einer Muskelschwäche. Außerdem gibt es Substanzen, die *sowohl eine Neuropathie als auch eine Myopathie*, also eine *Neuromyopathie*, induzieren (z.B. *Chloroquin, Vincristin, Perhexilinmaleat, Alkohol* u.a.)[11, 15].

Eine *fokale Myopathie* läßt sich auch durch intramuskuläre Injektionen auslösen *("Nadelmyopathie")*. Eine *fokale Muskelfibrose mit Kontrakturen* kann aus der Injektion von *Opiaten* und *Antibiotika* resultieren. Muskelfasernekrosen und -degenerationszeichen werden nach *Clofibrat, Epsilon-Aminokapronsäure, Emetin, Heroin* und *Alkohol* beobachtet. Eine vakuoläre Myopathie mit Nekrosen und Regenerationszeichen läßt

Tabelle 3.4. Medikamentös bedingte Myopathien. (Nach Schröder 1982)

Erkran-kung	Pharmaka	Klinische Symptome	Serumenzyme	Myoglo-binurie	Histopathologie
Fokale Myopathie Muskelfibrose mit Kontrak-turen	Intramuskuläre Injektion Pethidin (Opiate und andere Suchtmittel) Antibiotika	Indurationsnarbe und Kontraktur im injizier-ten Muskel	Leicht erhöht In der Regel normal	–	Fokale Nekrosen („Nadelmyopathie") Ausgeprägte Fibrose und myopathische Verände-rungen in der injizierten Region
Akute/subakute schmerzhafte proximale Myo-pathie	Clofibrat, E-Aminokapron-säure, Emetin, Heroin, Alkohol	Muskelschmerz, Schlaffheit, proximale oder generalisierte Schwäche; Reflexe erhalten	Mäßig erhöht		Nekrosen, Regeneration
	Vincristin	Proximale Schmerzen, Atrophie; Schwäche; Reflexe fehlen	?		
	Hypokalämieauslösende Pharmaka: Diuretika, Purga-tiva, Süßholzextrakte, Car-benoxolon, Amphotericin B	Evtl. periodische Schwäche; Reflexe können vermindert sein oder fehlen	Mäßig erhöht	+/–	Vakuoläre Myopathie, Nekrosen/Regeneration
	Clofibrid, Isotherin, Danazol, Cimetidin Metolazon, Bumetanid, Lithium, Zytotoxine	Myalgien, Muskelkrämpfe, Myokymien, Schwäche	?	?	?
Akute Rhabdo-myolyse	Heroin, Amphetamin, Phencyclidin, Alkohol	Starke Muskelschmerzen, Schlaffheit, Schwellungen, schlaffe Tetraparese, Areflexie, starke Myoglobinurie, Nieren-insuffizienz	Stark erhöht	+++	
Subakute/chronische Myopathie	Kortikosteroide	Vorwiegend proximale Muskelschwäche	Normal	–	Typ-2-Faseratrophie
Proximale Myopathie	Chloroquin, Alkohol, Heroin, Perhexilin	Reflexe können ausgefallen sein aufgrund einer gleichzeitigen Neuropathie	Normal	–	Vakuoläre Myopathie, unspezifische myopathi-sche Veränderungen
	Medikamente, die eine Hypokaliämie verursachen	Evtl. periodische Schwäche, Reflexe können abgeschwächt sein oder fehlen	Mäßig erhöht	+/–	Vakuoläre Myopathie, Nekrosen/Regeneration
Myasthenische Syndrome	Aminoglykoside, Polymyxine, Tetrazycline, Succinylcholin, D-Penizillamin, Propranolol, Practolol Andere Beta-Blocker? Phenytoin, Chlorpromazin, Procainamid, Trimethadon	Postoperative Apnoe; okulo-bulbäre und Extremitäten-paralyse; typische Myasthenia gravis; Auslösung einer klassischen Myasthenia gravis	Normal	–	?
Polymyositis/Dermatomyositis	D-Penizillamin	Proximale Muskelschmerzen, Schwäche, Hautveränderungen	Mäßig erhöht	–	Nekrosen, Regeneration, entzündliche Infiltrate
Myotonisches Syndrom	20,25-Diazacholesterin, Suxamethonium, Propranolol (u.a. Beta-Blocker?), 2,4-Di-chlorphenoxyacetat	Myotonie	Normal	–	Einzelfasernekrosen u.a.
Maligne Hyperthermie	Suxamethonium, Halothan, Diethyläther, Zyklopropan, Chloroform, Methoxyfluran, Ketamin, Enfluran, Psycho-tropica	Rigidität, Hyperpyrexie, Azidose, Hyperkaliämie, disseminierte intravaskuläre Koagulation, Nierenversagen	Stark erhöht (leicht erhöht bei Risiko-patienten)	+++	Nekrosen (verschiedenartige Anomalien bei Risiko-patienten, z.B. „Central cores")

sich durch *Diuretika, Purgativa, Süßholzextrakte, Carbenoxolon* und *Amphotericin B* auslösen. *Kortikosteroide* führen zu einer Typ-2-Faseratrophie u.a. (Lit. ▷ [16, 17]). Eine mitochondriale Myopathie wird durch Zidovudin ausgelöst (▷ Zitat[43], S. 449).

Myasthenische Syndrome sind durch *Aminoglykoside, Polymyxin, Tetrazykline, Succinylcholin, D-Penizillamin, Propranolol, Practolol* und andere *Betablocker* auszulösen. Ein *myotonisches Syndrom* läßt sich durch *20,25-Diazacholesterin, Suxamethonium, Propranolol* und *2,4-Dichlorphenoxyazetat* induzieren[11].

Morphologie. *Mikroskopisch* lassen sich dabei u.a. unspezifische Einzelfasernekrosen feststellen. (Auf die Auslösung einer *malignen Hyperthermie* durch Anästhetika wurde bereits oben hingewiesen.) (▷

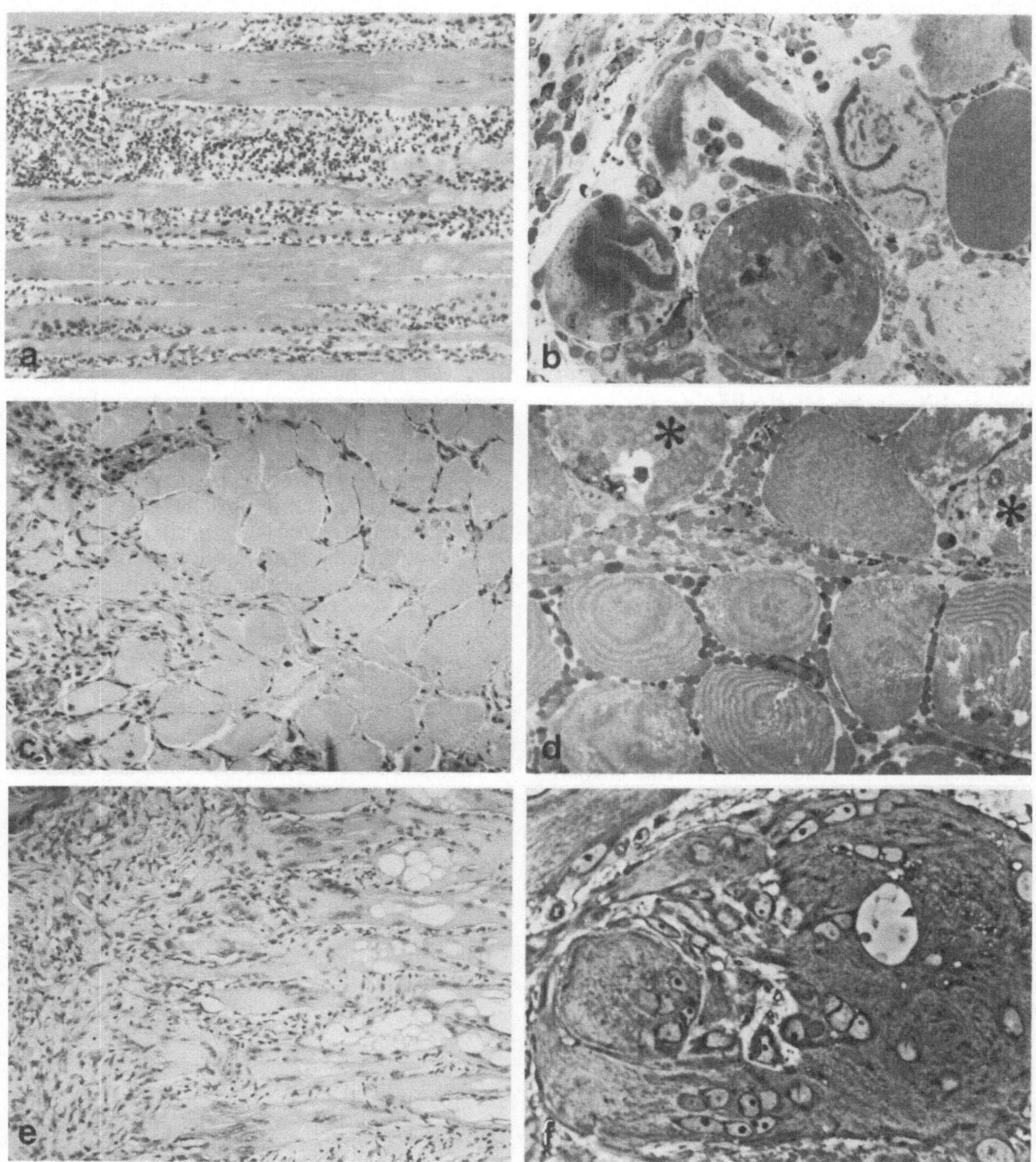

Abb.3.6. **a** Eosinophile Myositis. Im Interstitium und auf die Muskelfasern übergreifend stellenweise massive granulozytäre Infiltrate, die ganz überwiegend aus Eosinophilen bestehen, 230:1. **b** Gleicher Fall wie in **a**. Muskelfasern in verschiedenen Stadien der Nekrose und Infiltration mit eosinophilen Granulozyten, 430:1. **c** Tibialis-anterior-Syndrom. M. tibialis anterior eines 24jährigen Mannes mit fraglicher Venenthrombose 16 Tage nach einem Trauma. Am Rand der Muskelnekrose Proliferation des endomysialen Bindegewebes mit zellreichen Kapillaren zwischen nekrotischen Muskelfasern. Die Kerne der letzteren aufgelöst oder entfärbt. Am *Bildrand unten* bereits myophagische Reaktionen. HE, 128:1. **d** Gleicher Fall wie in **c**. Zwischen den nekrotischen Muskelfasern in einer hämorrhagischen Zone reichlich Erythrozyten. In 2 Fasern beginnende myophagische Reaktionen (*), 300:1. **e** Muskelriß im M. vastus lateralis eines 22jährigen Mannes ca. 1 Monat nach einem Trauma. Frustran gegen eine Barriere von Granulationsgewebe regenerierende Muskelknospen mit zahlreichen Kernen und Vakuolen. HE, 104:1. **f** Gleicher Fall wie in **e**. Eine Muskelknospe mit zahlreichen Kernen, irregulär angeordneten Myofibrillen und einer Vakuole, 416:1

auch *endokrine Myopathien, Tetanus, Botulismus* und *Erkrankungen der motorischen Endplatte*).

Literatur

1.–14. Weiterführende Literatur (▷ S. 405)
15. Lane RJM, Mastaglia FL (1978) Drug-induced myopathies in man. Lancet II: 562–565
16. Barohn RJ, Jackson CE, Rogers SJ, Ridings LW, McVey AL (1994) Prolonged paralysis due to nondepolarizing neuromuscular blocking agents and corticosteroids. Muscle & Nerve 17: 647–654
17. Massa R, Carpenter S, Holland P, Karpati G (1992) Loss and renewal of thick myofilaments in glucocorticoid-treated rat soleus after denervation and reinnervation. Muscle Nerve 15: 1290–1298

Traumatische und ischämische Muskelläsionen

Muskelkater

Die häufigste mechanische Muskelschädigung stellt wahrscheinlich der sog. Muskelkater dar. Die herrschende Auffassung, der Muskelkater sei auf eine Anhäufung von sauren Stoffwechselprodukten im Muskel nach einer Überanstrengung zurückzuführen, ist überholt; denn die anfallenden Salze der Milchsäure verschwinden spätestens nach 1 h vollständig aus dem Muskel und aus dem zirkulierenden Blut. Der typische Muskelkater tritt *24–48 h nach einer meist relativ starken Muskelbeanspruchung* auf, und zwar vorwiegend bei untrainierten Personen. Dabei ist eine unkoordinierte Kontraktion der einzelnen Muskelfasern offenbar die Ursache für *kleinste Verletzungen der Fasern selbst oder wenigstens des sie begleitenden Bindegewebes.* Für die letztere Auffassung spricht die Tatsache, daß bei ausgeprägtem Muskelkater im Urin eine *vermehrte Ausscheidung von Prolin und Hydroxyprolin* nachweisbar ist als Zeichen für eine gesteigerte Bindegewebstransformation im Sinne von Heilungsprozessen[15]. Jede Mikroverletzung ist vermutlich mit einem umschriebenen Ödem und reaktiven Spasmen der umgebenden Muskelfasern verbunden, was wiederum zu Versteifungen und Schmerzen der betroffenen Muskelgruppe führen muß.

Muskelquetschung

Durch eine Muskelquetschung kann es zu einer *fokalen Nekrose* kommen, in deren Nachbarschaft sich sog. *Kontraktionsknoten* aus kontrahierten Myofibrillen im angrenzenden Abschnitt der geschädigten Muskelfaser ausbilden. Der nekrotische Bezirk wird anschließend von „Entzündungszellen" infiltriert und phagozytiert.

- Nachdem in den *ersten 2 Tagen* die Hauptteile des nekrotischen Materials abtransportiert worden sind, finden sich Zeichen einer regenerativen Aktivität. Ein Teil der „Entzündungszellen" entsteht durch mitotische Teilung der *Satellitenzellen* an der Peripherie der Muskelfasern.

- Bereits 3–4 Tage nach einer Verletzung sind in diesen Zellen verschiedene Stadien der Myofibrillenbildung zu erkennen.

In der *Nachbarschaft der Läsionen* erscheinen die *Kerne der Muskelfasern vergrößert;* sie zeichnen sich durch einen großen Nukleolus aus. Anhaltspunkte für eine Neubildung von Kernen im perinukleären Sarkoplasma bestehen nicht; bisher sind keine Mitosen der Muskelfaserkerne, sondern nur *Mitosen der Satellitenzellen* beobachtet worden[21]. Die aus den Satellitenzellen entstandenen *Myoblasten* vermehren sich weiter mitotisch und bilden innerhalb von 3–4 Tagen nach der Verletzung durch Fusion vielkernige *Myotuben,* die sich wiederum durch Fusion der Plasmamembranen mit der geschädigten, präexistenten Muskelfaser verbinden[18, 19, 21].

Die *Vermehrung der Muskelfaserkerne* in den Sarkoplasmaknospen am Rand einer Schädigungszone ist durch Wanderung und nicht durch eine amitotische Kernvermehrung zu erklären; denn pro Millimeter finden sich schon normalerweise etwa 80–90 Kerne in einer Muskelfaser; davon gehört etwa $^1/_{10}$ zu den Satellitenzellen[11].

Wenn die Ausdehnung der Nekrose nicht so groß ist, verbinden sich viele auswachsende *Muskelknospen* der einen Seite mit denen der anderen Seite einer Lücke,

- *so daß nach 3 Wochen ein großer Teil der Verletzung ausgeheilt ist.* Wenn die Kontaktführung durch die endomysialen Schläuche, d. h. durch die Basalmembranen mit dem umgebenden endomysialen Bindegewebe, gestört ist, resultiert eine Beeinträchtigung der regenerierenden Muskelfasern. Mehrere Sprosse können sich durch die Lücke hindurch mit der Gegenseite verbinden. Wenn solche Fasern reifen, entsteht der Eindruck einer *Aufsplitterung* in Tochterfasern. Die erfolgreichen Zweige der Muskelknospen füllen sich mit Myofibrillen, während erfolglose Zweige degenerative Veränderungen zeigen und vakuolisiert werden, Kernpyknosen aufweisen und resorbiert werden[1].

- *Nach 6 Wochen ist die mittlere Größe der neugebildeten Muskelfasern normal;* doch ist die Abweichung der Faserdurchmesser vom Mittelwert erhöht, und zentrale Kerne sowie Aufsplitterungen und Verzweigungen bleiben als Zeichen einer vorausgegangenen Schädigung bestehen.

Muskelriß

Muskelrisse treten am häufigsten nach stärkeren *Belastungen untrainierter Personen* oder bei *heftigen Kontraktionen bestimmter Muskeln* auf (Abb. 3.6e, f). Durch die Vorwölbung des Muskelbauches bei einem Riß in der darübergelegenen Faszie und im Epimysium können *Muskelhernien* entstehen, die sich als ein weicher elastischer Tumor unter der Haut bemerkbar machen[1].

Anämischer Muskelinfarkt

Ein Infarkt des Skelettmuskels allein, ohne Gangrän, ist *ausgesprochen selten,* vermutlich wegen der reichlichen Kollateralgefäßversorgung des Muskels[16]. *Klinisch* stehen ein plötzlicher Schmerz und eine Schwellung des infarzierten Muskels im Vordergrund.

Mikroskopisch finden sich im ischämischen Herd *nekrotische Muskelfasern* mit zerfallenden Kernen und fragmentierten Myofibrillen. Auch die Kerne des *Endomysiums* gehen zugrunde, während das *Bindegewebsgerüst aus Basalmembranen und kollagenen Fasern erhalten bleibt* (▷ Abb. 4.6 c, d). Auf die Nekrose folgt ein *Ödem* des endomysialen Gewebes und später eine Invasion durch eine große Zahl *neutrophiler Leukozyten* und einiger *Histiozyten.* Die Zellinfiltrate treten zuerst an der Grenze zwischen nekrotischem und normalem Muskel auf. Es folgt eine massive *Phagozytose* der kontraktilen Substanzen der abgestorbenen Muskelfasern und eine *Proliferation der Fibroblasten.* Die *neuen Muskelfasern* wachsen entlang der endomysialen Schläuche vor und ersetzen die abgestorbenen in gleichem Maße, wie diese aufgelöst und phagozytiert werden.

> Die *longitudinale Wachstumsgeschwindigkeit* der regenerierenden Fasern wird mit 1–1,5 mm/Tag angegeben[1, 11].

Claudicatio intermittens

In Muskelbiopsien aus den unteren Extremitäten von Patienten mit Claudicatio intermittens fanden sich vielfach hypertrophische, atrophische, nekrotische und phagozytierte Fasern sowie andere Formen mikroskopisch erkennbarer Faserdegenerationen nebeneinander. Der Schweregrad der pathologischen Veränderungen korrelierte mit dem klinischen Schweregrad der Claudicatio[22].

Ischämische (Volkmann-)Kontraktur

Die sog. ischämische oder Volkmann-Kontraktur wird auf eine Unterbrechung der arteriellen Blutversorgung durch *enge Bandagen* oder *Schienen* zurückgeführt. Sie sei selten und träte nur bei 8 unter 21 000 Frakturen auf[11], würde dann aber häufig verkannt. Auch venöse Gefäßverschlüsse sind diskutiert worden[1]. *Am häufigsten ist der M. tibialis anterior betroffen.* Der Muskel ist allseitig von Knochen bzw. Faszien umschlossen. Man spricht daher auch von *Muskellogensyndrom* (▷ Abb. 3.6 c, d).

Torticollis (Schiefhals)

Auch der Torticollis ist in seiner *kongenitalen* Form vermutlich auf einen arteriellen oder venösen Gefäßverschluß zurückzuführen mit Infarktnekrose des Muskels und späterer Fibröse. Doch gibt es *zahlreiche andere Ursachen* für die Entstehung eines Schiefhalses (Schonhaltung, Affektionen der Halswirbelsäule, Tumoren des Nervensystems, psychogener Schiefhals, Torticollis spasmodicus etc.)[17]. Bemerkenswert häufig sind beim Torticollis spasmodicus die zur Therapie neurochirurgisch exzidierten dorsalen Halsnerven druckgeschädigt[20].

Literatur

1.–14. Weiterführende Literatur (▷ S. 405)

15. Abraham WA (1977) Factors in delayed muscle soreness. Med Sci Sports 9: 11–20
15a.Al-Lozi MT, Pestronk A, Yee WC, Flaris N, Cooper J (1994). Rapidly evolving myopathy with myosin-deficient muscle fibers. Ann Neurol 35: 273–279
16. Banker BQ, Chester CS (1973) Infarction of thigh muscle in the diabetic patient. Neurology (Minneap) 23: 667–677
17. Bolthauser E (1976) Differentialdiagnose des Torticollis im Kindesalter. Schweiz Med Wochenschr 106: 1261–1264
18. Reznik M (1970) Satellite cells, myoblasts, and skeletal muscle regeneration. In: Mauro A, Shafiq SA, Milhorat AT (eds) Intern Congr Series No 218. Excerpta Medica, Amsterdam, pp 133–153
19. Schmalbruch H (1976) Muscle fibre splitting and regeneration in diseased human muscle. Neuropathol Appl Neurobiol 2: 3–19
20. Schröder JM, Huffmann B, Braun V, Richter H-P (1992) Spasmodic torticollis: severe compression neuropathy in rami dorsales of cervical nerves C 1–6. Acta Neuropathol 84: 416–424
21. Shafiq SA (1970) Satellite cells and fiber nuclei in muscle regeneration. In: DiMauro A, Shafiq SA, Milhorat AT (eds) Intern Congr Series No 218. Excerpta Medica, Amsterdam, pp 122–132
22. Teräväinen H (1977) Striated muscle ultrastructure in intermittent claudication. Arch Pathol Lab Med 101: 230–235

Entzündliche Myopathien

Klassifikation

> Unter den entzündlichen Erkrankungen der Skelettmuskulatur sind die
> - *infektiösen,* durch Viren, Bakterien, Parasiten und andere Erreger bedingten von den
> - wesentlich häufigeren, offenkundig *nichtinfektiösen,* im Rahmen von Autoaggressionskrankheiten oder anderen immunogenetischen Erkrankungen auftretenden Prozessen zu unterscheiden (Polymyositis, Einschlußkörpermyositis und Dermatomyositis; interstitielle Myositiden bei Gefäß-Bindegewebs-Erkrankungen resp. Kollagenosen, fokale Myositis, Myositis orbitalis, eosinophile Myositis, Polymyalgia rheumatica u. a.).
> - Außerdem sind *seltene, granulomatöse Entzündungen* und
> - andere, mit entzündlichen Begleitphänomenen einhergehende *Erkrankungen ungeklärter Ätiologie (proliferative Myositis)* abzugrenzen, die zumindest histopathologisch wohldefiniert sind[11].

Infektiöse Myositiden

Virusmyositiden

Neben zweifelsfrei durch Virusinfektionen ausgelösten Myositiden *(Bornholm-Krankheit* bzw. Coxsackie-Virus-B-Infektion, *Influenzavirusmyositis)* gibt es solche, bei denen zwar Viren oder virusähnliche Korpuskel elektronenmikroskopisch nachgewiesen worden sind, bei denen aber die Virusgenese der Myositis nicht erwiesen ist ("*Einschlußkörpermyositiden*": Myositiden mit filamentösen Einschlüssen: Myxoviren[19, 34]? Paramyxoviren[27]? Myositiden mit granulären Einschlüssen: Papovaviren[15]? Picornaviren?)[28]. Bis heute ist bei den letzteren, fraglichen Viruskrankheiten kein Virus durch Isolation, Immunfluoreszenz, wiederholte Tierpassagen oder Gewebekulturen identifiziert worden.

Bei *Aids-Patienten* ist demgegenüber bemerkenswert häufig (in 46% der Fälle nach etwa 2 jähriger Krankheitsdauer) eine *Zytomegalievirusinfektion* von Muskel und Nerv nachweisbar[20]; diese wird von einer neurogenen Muskelatrophie aufgrund der cytomegaliebedingten peripheren Neuropathie und oft zusätzlich von einer therapeutisch induzierten Myopathie durch Zidovudine (= Azidothymidin; AZT)[43] überlagert. Immunhistochemisch und durch die Polymerasekettenreaktion (PCR) konnte auch eine *HTLV-1-Infektion* (und vorher von anderen Autoren bereits eine kombinierte HIV- und HTLV-1-Infektion) im Muskel wahrscheinlich gemacht werden[24].

Bakterielle Myositiden

Das normale Muskelgewebe ist gegenüber einer bakteriellen Infektion relativ resistent, so daß *eitrige Myositiden selten* sind. Auch *hämatogene Abszesse* bei Septikämie bzw. durch septische Emboli sind im Muskel im Unterschied zu den Abszessen in zahlreichen anderen Organen *extrem selten.* Andererseits können sich durchaus eitrige Myositiden in der Nachbarschaft eines Dekubitus oder infizierter Wunden entwickeln. Spritzenabszesse sind in der Regel auf *Staphylokokken* oder *Streptokokken* zurückzuführen[1].

Morphologie. Mikroskopisch findet sich im akuten Stadium einer *eitrigen Myositis* ein Ödem mit zelliger Infiltration vor allem durch neutrophile Granulozyten. Später treten zunehmend mehr Lymphozyten und Plasmazellen hinzu, vereinzelt auch eosinophile Leukozyten, außerdem Makrophagen, proliferierende Fibroblasten und Kapillaren. Der entzündliche Prozeß kann sich *phlegmonös* als eitrige interstitielle Entzündung ausbreiten, oder es kommt durch bindegewebige Kapselbildung zu einem *Abszeß,* der gegenüber dem benachbarten Muskelgewebe abgegrenzt ist.

Sonderformen

Als Sonderformen einer bakteriellen Myositis sind die *tuberkulöse, lepromatöse* und *syphilitische Myositis* sowie die *Myositis bei M. Whipple* abzugrenzen.

Als weitere bakterielle, durch *anaerobe Klostridien* ausgelöste schwere Erkrankungen mit Beteiligung des Skelettmuskels sind neben *Gasbrand* (Clostridium perfringens, Novyi et septicum), der Tetanus (Clostridium tetani) und der *Botulismus* (Clostridium botulinum) zu nennen.

Das *Toxin des Clostridium tetani* wirkt wahrscheinlich vorwiegend auf die Vorderhörner des Rückenmarks (▷ S. 456), das *Toxin des Clostridium botulinum* auf die neuromuskuläre Endplatte (▷ S. 456).

> Sowohl der Tetanus als auch der Botulismus sind aber im Unterschied zum Gasbrand *nicht* mit einer Myositis verbunden. Beide Erkrankungen sind auf Wirkungen des von den jeweiligen Klostridien unter anaeroben Bedingungen abgegebenen *Toxins* zurückzuführen.

Myositis durch Parasiten

Am häufigsten ist die durch einen Fadenwurm (Nematodenart), die *Trichinella spiralis,* verursachte *Trichinose.*

Trichinose

Epidemiologie. Erkrankungen an Trichinose sind in Deutschland selten geworden, seit auf Virchows Betreiben (1877) die *Trichinenschau* gesetzlich obligat geworden ist. Dennoch traten in diesem Jahrhundert etwa in jedem Dezennium eine kleinere oder größere Epidemie auf (etwa 23 Erkrankungen pro Jahr).

> *Das Wildschwein stellt derzeit das größte Infektionsreservoir für die Menschen dar*[46].

Ätiologie, Pathogenese. Die Trichinen werden durch rohes, geräuchertes oder gesalzenes (nicht aber durch gekochtes oder gebratenes) Fleisch *oral übertragen.* Im Magensaft lösen sich die Kapseln auf. Im Darm entwickeln sich innerhalb von 2 Tagen die geschlechtsreifen Würmer, wobei die Weibchen mit 3–4 mm Länge größer sind als die 1,5 mm langen Männchen. Nach der Begattung dringt die Trichine in die Darmwand ein, von wo aus die Larven in die Chylusgefäße, in den Blutstrom und wieder in den Muskel gelangen. Weshalb die Trichinen bevorzugt in das Muskelgewebe eindringen, ist nicht geklärt[11].

Klinik. Die *Inkubationszeit* beträgt etwa 5–31 Tage. Im Erkrankungsfall kommt es zu einem rheumatismusähnlichen *Muskelschmerz,* typhusähnlicher *gastrointestinaler Symptomatik* und anderen Symptomen. Etwa 30% der Erkrankungen verlaufen tödlich.

Morphologie. Die wichtigste Methode für die endgültige Diagnose ist der *histopathologische Nachweis* der eingedrungenen oder eingekapselten Trichinella-spiralis-Larven im Skelettmuskel. Zusätzlich zu den üblichen histopathologischen Schnitten lassen sich auch Quetschpräparate vom Muskel verwenden. In der Regel sind Trichinenkonzentrationen von mehr als 1000/g Muskelgewebe tödlich[22].

Die Trichinen sind *mikroskopisch* an ihrer spiraligen Struktur gut zu erkennen. Sie werden von einer durch den Wirtsorganismus gebildeten *Kapsel* umhüllt, die im Verlaufe von Monaten *verkalken* kann. Dann sind die Trichinen bereits *makroskopisch sichtbar.* Um die Kapsel finden sich stellenweise geringfügige entzündliche Zellinfiltrate mit einzelnen Fremdkörperriesenzellen.

> Beim Menschen bleibt die *Larve lange Zeit am Leben;* autoptisch sind lebende Larven noch 31 Jahre nach einer Infektion beobachtet worden.

Sonstige Muskelparasitosen

Gelegentlich kann es zu einem Befall des Muskels durch besondere *Sporozoen* kommen (Sarcosporidien); die Erkrankung wird als *Sarcosporidiose* bezeichnet. Sie weist Beziehungen zur Toxoplasmose auf. Auch die durch Trypanosomen auslösbare *Chagas-Krankheit* ist hier zu erwähnen[11].

Wahrscheinlich immunogenetische, „idiopathische" Myositiden

Definition

> Die idiopathischen Myositiden sind eine *heterogene Gruppe* von systemischen rheumatischen Erkrankungen, die durch eine *chronische Muskelschwäche* und *mononukleäre Zellinfiltrate im Muskel* gekennzeichnet sind[38].

Zu dieser relativ häufigen Gruppe von Erkrankungen, die etwa $^1/_3$ des üblichen muskelbioptischen Untersuchungsgutes ausmacht, gehören einerseits die Polymyositis, Dermatomyositis und Einschlußkörpermyositis sowie die interstitiellen Myositiden, die bei verschiedenen Kollagenosen als muskuläre Begleiterkrankung auftreten können, und andererseits seltenere Erkrankungen, die als fokale Myositis, Myositis orbitalis, eosinophile Myositis und Polymyalgia rheumatica bezeichnet werden.

Polymyositis, Dermatomyositis und Einschlußkörpermyositis. Interstitielle Myositiden

Klinik. Während die Patienten mit einer *Einschlußkörpermyositis* bioptisch zu diagnostizieren und durch signifikant häufigere asymmetrische und distale Muskelschwäche, Fallneigung und Atrophie gekennzeichnet sind, unterscheiden sich die *verschiedenen anderen Myositiden* klinisch signifikant nur durch wenige Symptome. Bei letzteren ist deshalb der serologische (immunogenetische) Autoantikörperstatus, der durch den Nachweis *myositisspezifischer Antikörper* bestimmt wird, besser zu einer Abgrenzung geeignet[38]:

- Patienten mit *Antiaminoacyl-tRNA-Synthetase-Autoantikörpern* [Histidyl- (Jo1); Alanyl- (PL12); Isoleucyl- (OJ); Threonyl- (PL7); Glycyl- (EJ) u. a. -tRNA-Synthetasen] haben signifikant häufiger einen *akuten Krankheitsbeginn, Arthritis, Fieber,* eine interstitielle Lungenkrankheit mit Dyspnoe bei Anstrengungen, Arthritis, „Mechanikerhände", sind HLA-DR3- und -DRw52-positiv, benötigen höhere Kortikoid-Dosen, erhalten häufiger Zytostatika und weisen eine *höhere Sterberate* auf.
- Patienten mit *Antisignalrekognitionspartikel(SRP)-Antikörpern* sind durch ein *abruptes Auftreten* einer ausgeprägten Schwäche mit Zittern, Herzbeteiligung, Myalgien, positivem HLA-DRw52 und häufig -DRw5, Behandlungsresistenz mit *schlechter Prognose* und ebenfalls *höherer Todesrate* gekennzeichnet.
- Patienten mit *Anti-Mi2-Antikörpern* haben klinisch eine *Dermatomyositis,* häufig „V-Ausschnitt-" und „Schal"-Erytheme („rash"), Hautverdickungen, sind HLA-DR7- sowie -DRw53-positiv und *reagieren gut auf die Therapie.*
- Patienten mit *Anti-MAS-Antikörpern* haben klinisch eine *Polymyositis* und sind die einzigen, deren Myositis sich im Anschluß an eine alkoholische Rhabdomyolyse entwickelte und die einen insulinabhängigen Diabetes aufwiesen bei positivem HLA-B60, -C3, -DR4 und -DRw53.
- Patienten mit *Antikörpern gegen weitere Autoantikörper* (KJ, FER, JP u. a.?) lassen sich bisher keiner bestimmten HLA-Gruppe zuordnen.

Der Phänotyp und die Aktivierungsmarker der *mononukleären Zellen im peripheren Blut* unterscheiden sich bei der Polymyositis und der Einschlußkörpermyositis nicht, während bei der *Dermatomyositis* ein erhöhter Anteil von CD20+- und CD20+DR+- sowie ein verminderter Anteil an CD3+DR+- und TLiSA1+-Zellen vorkommt[40]. Bei *klinisch aktiver Krankheit* haben die Myositispatienten signifikant erniedrigte Anteile von CD8+-Zellen und einen größeren Anteil mononukleärer Zellen, die mit Antikörpern gegen DR, CD3−DR, CD14−DR, Interleukin-2-Rezeptoren und die T-Zell-Spätaktivierungsmarker CD26 und TLiSA1 reagieren. Bei *verminderter Krankheitsaktivität* ist der Anteil der Zellen reduziert, die MHC-Klasse-II-Antigene und den späten T-Zell-Aktivierungsmarker aufweisen.

Morphologie

- *Polymyositis:* Histopathologisch ist diese durch eine *Nekrose mit oder ohne Regeneration* von einzelnen Muskelfasern sowie durch *mononukleäre Zellinfiltrate* innerhalb der Faszikel (nicht perifaszikulär) und eine Invasion von mononukleären Zellen in nichtnekrotische Muskelfasern charakterisiert[18]. Die Polymyositis ist im Unterschied zur Dermatomyosi-

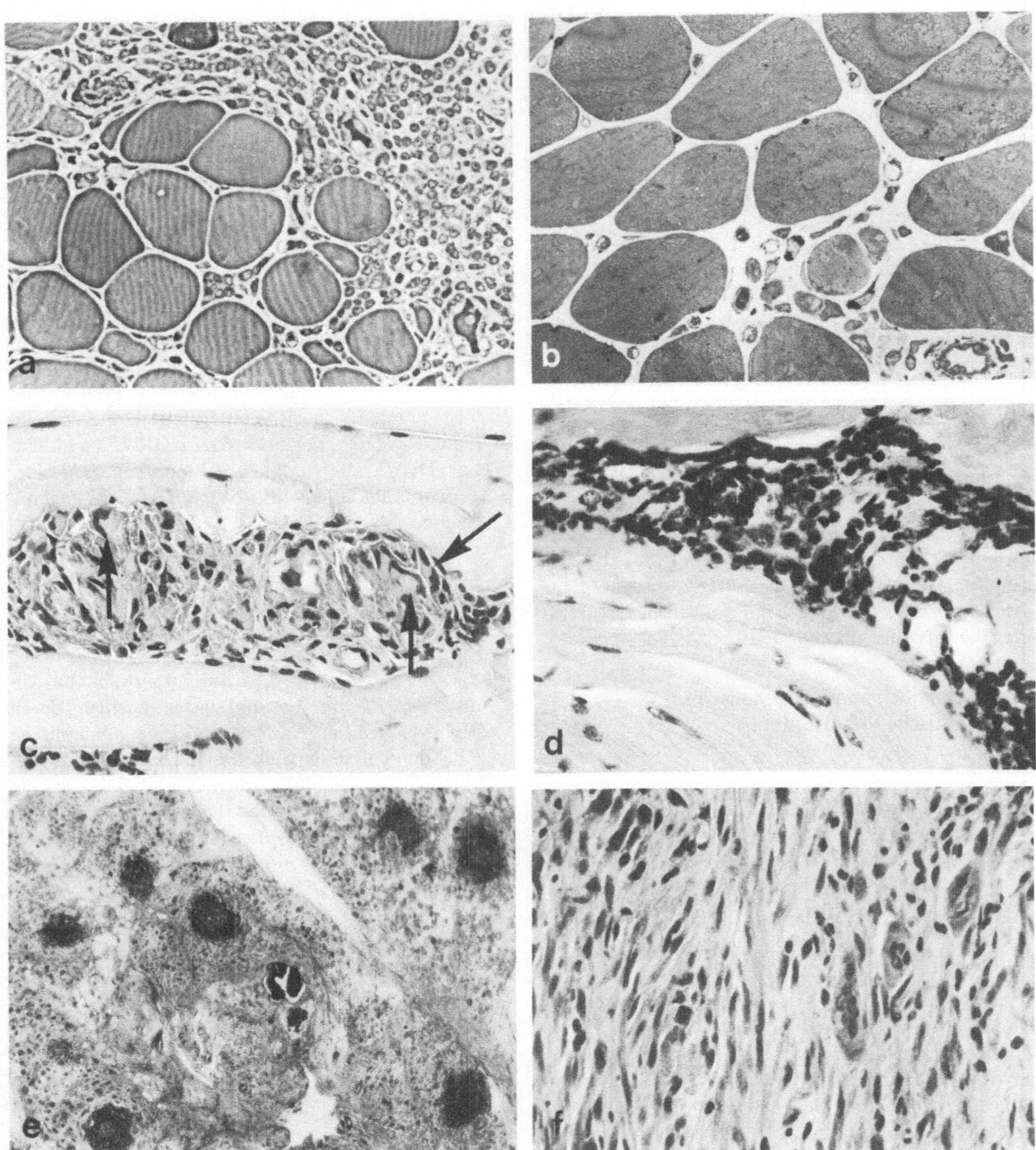

Abb. 3.7. a Dermatomyositis. M. biceps brachii eines 59jährigen Mannes. Ausgeprägte perivaskuläre und endomysiale mononukleäre Zellinfiltrate mit Schädigung, Infiltration oder Atrophie einzelner benachbarter Muskelfasern, 150:1. **b** Interstitielle Myositis bei systemischer Polyarthritis. M. quadriceps eines 66jährigen Patienten. Spärliche perivaskuläre mononukleäre Zellinfiltrate, stellenweise auch zwischen den Muskelfasern. Letztere aber nur vereinzelt geschädigt. Perizyten des Gefäßes im Bild *unten rechts* z.T. pyknotisch, 480:1. **c** Granulomatöse Myositis bei M. Boeck. Im Interstitium ein Granulom mit spärlichen Lymphozyten, einzelnen Plasmazellen und reichlich Epitheloidzellen. Mehrkernige Riesenzellen vom Langhans-Typ sind durch *Pfeile* gekennzeichnet, 260:1. **d** Lymphoblastisches Lymphom. 5jähriges Mädchen mit multiplen bläulichen subkuta-

nen Herden und Muskelschmerzen. Interstitielle Infiltrate aus lymphoblastischen Zellelementen mit recht unterschiedlich großen und verschieden dichten Kernen zwischen guterhaltenen Muskelfasern, 240:1. **e** Hämangiom vom gemischten Typ mit kleinen und großen Gefäßen in der Oberschenkelmuskulatur eines 8¹/₂jährigen Mädchens. Zwischen dissoziierten Muskelfasern unterschiedlich große Blutgefäße, reichlich Fettzellen und mehrere große Lymphfollikel, 58:1. **f** Embryonales Rhabdomyosarkom in der Orbita eines 6jährigen Jungen. Ausgeprägte Zellpolymorphie mit überwiegend länglichen oder spindelförmigen Zellen, oft in Zügen verschiedener Richtung angeordnet. Vereinzelt mehrkernige Tumorzellen. Querstreifung nur elektronenmikroskopisch nachweisbar, 330:1

tis nicht mit einer Verminderung der Zahl der Kapillaren verbunden, und in den Endothelien sind keine „undulierenden Tubuli" zu finden.

- *Dermatomyositis:* Im Unterschied zur Polymyositis ist die Dermatomyositis muskelbioptisch weniger durch entzündliche Infiltrate als durch ein *abnormes Kapillarnetz* mit aktiver Destruktion der Gefäße charakterisiert[18]. Nahezu alle Fälle haben elektronenmikroskopisch nachweisbare *„undulierende Tubuli"* in den Endothelzellen. Die Dermatomyositis tritt im Kindesalter, aber auch im Erwachsenenalter auf, häufiger bei Frauen als bei Männern. Im *Kindesalter* fällt häufig ein perifaszikuläres Muster der Muskelfaseratrophien auf[16]. Die herdförmige Verteilung der Muskelfaserschäden spricht für progressive Ischämieffekte (Abb. 3.7 a). Auch die bei älteren Patienten in Zusammenhang mit *malignen Tumorerkrankungen* auftretende Dermatomyositis weist derartige Veränderungen auf.
- Demgegenüber finden sich bei der sog. *Einschlußkörpermyositis* außer entzündlichen Infiltraten in den Muskelfasern *abnorme intranukleäre und auch intrasarkoplasmatische tubulofilamentöse Einschlüsse* mit einem Durchmesser von 18–20 nm. Diese Einschlüsse sind allerdings nicht völlig spezifisch; sie kommen auch bei der myotonischen Dystrophie und bestimmten distalen Myopathien vor[25]. Nicht zum Bild gehören degenerierende Kapillaren und „undulierende Tubuli" in den Endothelien, wie sie für die Dermatomyositis charakteristisch sind. Die Zahl der Kapillaren ist, wenn auch nicht immer, vermehrt. Diese Form der Erkrankung ist in der Regel langsam progressiv und nicht mit malignen Neoplasmen korreliert. Das *männliche Geschlecht* ist bevorzugt erkrankt. Hauptsymptom ist die *Schwäche ohne Schmerzen.* Eine Dysphagie ist nur bei einzelnen Fällen beobachtet worden. Hautveränderungen oder andere Zeichen einer Gefäß-Bindegewebs-Erkrankung oder immunologischen Veränderungen kommen nicht vor, und Kortikoide sind unwirksam[18].
- *Interstitielle Myositis:* Im Unterschied zu diesen 3 verschiedenen „idiopathischen" Myositisformen sind die sog. *interstitiellen Myositiden* durch *perivaskuläre entzündliche Zellinfiltrate* gekennzeichnet, die nicht auf die Muskelfasern übergreifen und somit auf das Interstitium begrenzt sind (Abb. 3.7b). Sie sind in der Regel *nichtmuskelspezifischen Autoimmunerkrankungen* zuzuordnen, namentlich dem systemischen Lupus erythematodes, dem rheumatischen Fieber, der rheumatoiden Arthritis, der progressiven Sklerodermie, der Polyarteriitis nodosa, dem Sjögren-Syndrom usw. In einer Zusammenstellung von Peter[41] sind *20 primäre und 24 sekundäre Vaskulitiden aufgeführt, bei denen die Muskulatur allein betroffen oder im Sinne einer „interstitiellen Myositis" beteiligt sein kann.* Die interstitiellen Zellinfiltrate bestehen überwiegend aus perivaskulären mononukleären Zellen, vorwiegend Lymphozyten, Monozyten und Plasmazellen (Abb. 3.7b)[11].

Ätiologie, Pathogenese. Zahlreiche Befunde sprechen dafür, daß bei vielen dieser Erkrankungen *gestörte Immunmechanismen* eine Rolle spielen. Die häufig positive Reaktion auf eine Behandlung mit Kortikosteroiden und Immunosuppressiva sowie der Zusammenhang mit Gefäßbindegewebskrankheiten unterstützten diese Hypothese. Die experimentelle Reproduktion eines myositischen Prozesses mit Lymphozyteninfiltraten durch die Immunisierung mit heterologem Muskelgewebe, zusammen mit Freund-Adjuvans[23] und der Nachweis, daß Lymphozyten dieser Tiere[35] und von Patienten mit Polymyositis in Gewebekulturen Muskelgewebe zerstören[21, 30], sowie die Übertragbarkeit dieser experimentell allergischen Polymyositis durch Lymphozyten aus dem Ductus thoracicus auf normale Ratten des gleichen Stammes sind direktere Anhaltspunkte dafür, daß zumindest bei der Polymyositis ein *zellgebundener Immunmechanismus* zugrunde liegt. Als Auslöser der experimentell allergischen Myositis wirkt zumindest bei dem SJL/J-Mäusestamm die sog. *Myosin-B-Fraktion* von Kaninchenmuskeln, die Aktin, Myosin, Tropomyosin und viele andere Proteine enthält, zusammen mit Freund-Adjuvans[39]. Diese Form der Myositis könne auf gesunde Mäuse durch Injektion von Serum-IgG übertragen werden.

Fokale Myositis

Unter dieser Bezeichnung wird eine klar von der Myositis ossificans und der proliferativen Myositis abgrenzbare klinisch-pathologische Krankheitseinheit bezeichnet, die durch einen *benignen entzündlichen Pseudotumor des Skelettmuskels* charakterisiert ist.

Histopathologisch finden sich lymphozytäre Infiltrate in den perimysialen und endomysialen Spalträumen, disseminierte Fasernekrosen und -regenerationen sowie in fortgeschrittenen Stadien eine interstitielle Fibrose. Der Prozeß bleibt *auf eine einzelne Region begrenzt, Zeichen einer Systemerkrankung werden nicht beobachtet.* Makroskopisch können Verwechslungen mit Tumoren vorkommen. Der Prozeß rekurriert nicht. Die *Ätiologie* ist unklar[31, 32].

Myositis orbitalis (Pseudotumor orbitae)

Der entzündliche Prozeß ist hier *selten auf die Muskeln begrenzt.* Meistens sind sämtliche Gewebsanteile der Orbita befallen, einschließlich des Fettgewebes, der Muskelhüllen, der extraokulären Nerven und des N. opticus, gelegentlich sogar die Sklera und die uvealen Anteile des Auges.

Histopathologisch kommt es darauf an, den gutartigen entzündlichen Pseudotumor von den nach eigenen Erfahrungen unter den Orbitatumoren keineswegs seltenen primären *malignen Lymphomen* der Orbita zu unterscheiden. Außerdem ist an die *hyperthyreotische Ophthalmoplegie* zu denken, die auch mit lymphatischen Zellinfiltraten in der Orbita einhergehen kann und pathogenetisch von der Myositis orbitalis wahrscheinlich schwer abgrenzbar ist.

Eosinophile Polymyositis

Ungewöhnlich zahlreiche Muskelfasernekrosen und regenerierende Fasern mit massenhaft eosinophilen Granulozyten (Abb. 3.6 a, b) finden sich gelegentlich ohne irgendeinen Hinweis auf eine parasitäre Erkrankung beim sog. *„hypereosinophilen Syndrom"*[11,37,42,44], das zumindest in einem Teil der Fälle auf eine *Tryptophanmedikation* zurückzuführen ist ($\triangleright$ Nervenkapitel, S. 371).

Polymyalgia rheumatica

Dieses nosologisch unklare Krankheitsbild wird heute als ätiologisch ungeklärte entzündliche, gut auf Kortikoide ansprechende, gutartige, verschiedene Organe befallende Erkrankung des Präseniums und Seniums angesehen, die häufig mit einer klinisch inapparenten oder manifesten *Riesenzellarteriitis* (Arteriitis temporalis, entzündliches Aortenbogensyndrom) einhergeht[29].

Muskelbioptisch sind in aller Regel keine entzündlichen Gefäßveränderungen nachweisbar, doch kommen ausgeprägte perikapilläre Basalmembranverdickungen sowie eine selektive Typ-2- (manchmal nur 2B-) Faseratrophie vor[6,7,11] ($\triangleright$ Tabelle 3.2, S. 424).

Granulomatöse Myositiden

Grundsätzlich können alle granulomatösen Entzündungsprozesse auf den Muskel übergreifen; die *tuberkulöse, lepromatöse und syphilitische Myositis* wurden bereits bei den bakteriellen Myositiden erwähnt. Ebenso sind *Pilzgranulome* und eine Myositis bei M. *Whipple* zu nennen.

M. *Boeck:* Doch gibt es eine nicht durch bekannte Erreger ausgelöste granulomatöse Myositis, die durchaus und manchmal sogar bevorzugt den Muskel befällt: Das *Boeck-Sarkoid* (Sarkoidose; Boeck-Besnier-Schaumann-Krankheit); es ist charakterisiert durch die Bildung knötchenförmiger oder plaqueähnlicher Herde u. a. auch im Muskel. Die Sarkoidose des Muskels ist relativ häufig, doch kann sie klinisch inapparent verlaufen. Die Läsionen treten disseminiert auf, so daß Serienschnitte erforderlich sein können, um ein Granulom nachzuweisen. Neben asymptomatischen Formen und Formen mit tastbaren Knötchen gibt es Myopathien mit oder ohne Beteiligung anderer Organe.

Histopathologisch bestehen die typischen Granulome aus gut abgegrenzten Knötchen mit Histiozyten und *Epitheloidzellen,* die von Bindegewebe umgeben sind. Eine Lymphozyteninfiltration ist in der Regel vorhanden, aber geringfügig. *Langhans-Riesenzellen* sind häufig, aber Verkäsungsherde, wie sie bei der Tuberkulose gefunden werden, und Tuberkelbazillen sind nicht nachweisbar[33]. Die Granulome liegen im Bindegewebe des Muskels und verdrängen die Muskelfasern (Abb. 3.7 c). Degenerative Muskelfaserveränderungen sind nur gelegentlich nachweisbar.

Proliferative Myositis

Ähnlich der *Fasciitis nodularis* findet sich auch im Muskelgewebe ein ähnlicher Prozeß, der ein *tumorartiges Wachstumsmuster* aufweist[26]. Es finden sich

- *fibroblastenähnliche Zellelemente,* die meist spindelförmig gestaltet oder sternförmig verzweigt sind, und

- *charakteristische große Zellen,* einkernige oder doppel- bzw. mehrkernige *Riesenzellen* mit breitem, deutlich basophilem Zytoplasma und einem Kern, der bei relativ heller Chromatinstruktur einen meist prominenten Nukleolus aufweist *(„ganglioide Zellen").*

Monströse Riesenzellen kommen nicht vor, Mitosen nur ganz vereinzelt. Auffällig sind perivaskulär akzentuierte *Lymphozyteninfiltrate,* die bei den verschiedenen Fällen in wechselnder Zahl auftreten. Die interzelluläre Grundsubstanz zeigt im PAS-Astrablaupräparat eine deutliche Blaufärbung als Zeichen einer ausgeprägten *Schleimbildung.* Es sind sowohl neutrale als auch saure Mykopolysaccharide vermehrt. In der *Peripherie* ist gelegentlich eine *Zone osteoiden Gewebes* mit guter Differenzierung und organoidem Aufbau zu erkennen[11]. Eine histogenetische Ableitung der charakteristischen Zellen, insbesondere der Riesenzellen, aus Myoblasten ist bisher nur vermutungsweise möglich[45]. Andere Autoren nehmen einen fibroblastischen Ursprung an. Wie bei der nodulären Fasziitis werden auch *Myofibroblasten* als typische Zellkomponenten diskutiert[47].

Der Prozeß ist *gutartig* und *kommt von selbst zum Stillstand.* Wichtig ist vor allem die Abgrenzung gegenüber einem mehr oder weniger differenzierten Sarkom, das radikal operiert werden müßte. Pathogenetisch sollen Traumen eine Rolle spielen.

Literatur

1.–14. Weiterführende Literatur ($\triangleright$ S.405)

15. Banker BQ (1975) Dermatomyositis of childhood. Ultrastructural alterations of muscle and intramuscular blood vessels. J Neuropathol Exp Neurol 34: 46–75

16. Bäumli HP, Mummenthaler M (1977) The perivascular atrophy factor. An aid in the histological diagnosis of polymyositis. J Neurol 214: 129–136

17. Bohan A, Peter JB (1975) Polymyositis and dermatomyositis. New Engl J Med 292: 344–347

18. Carpenter S, Karpati G, Heller I, Eisen A (1978) Inclusion body myositis: A distinct variety of idiopathic inflammatory myopathy. Neurology (Minneap) 28: 8–17

19. Chou SM (1967) Myxovirus-like structures in a case of chronic polymyositis. Science 158: 1453–1455

20. Cornford ME, Ho HW, Vinters HV (1992) Correlation of neuromuscular pathology in acquired immune deficiency syndrome patients with cytomegalovirus infection and zidovudine treatment. Acta Neuropathol 84: 516–529

21. Currie S (1970) Destruction of muscle cultures by lymphocytes from cases of polymyositis. Acta Neuropathol 15: 11–15

22. Davis MJ, Cilo M, Plaitakis A, Yahr MD (1976) Trichinosis: Severe myopathic involvement with recovery. Neurology (Minneap) 26: 37–40

23. Dawkins RL (1965) Experimental myositis associated with hypersensitivity to muscle. J Pathol Bacteriol 90: 619–625

24. Dickoff DJ, Simpson DM, Wiley CA, Mendelsohn StG, Farraye J, Wolfe DE, Wachsmann W (1993) HTLV-1 in acquired adult myopathy. Muscle Nerve 16: 162–165

25. Dieler R, Schröder JM (1990) Lacunar dilatations of intrafusal and extrafusal terminal cisternae, annulate lamellae, confronting cisternae and tubofilamentous inclusions within the spectrum of muscle and nerve fiber changes in myotonic dystrophy. Pathol Res Pract 186: 371–382

26. Enzinger FM, Dulcey F (1967) Proliferative myositis. Report of 33 cases. Cancer 20: 2213

27. Fidzianska A (1973) Virus-like structures in muscle in chronic polymyositis. Acta Neuropathol 23: 23–31

28. Fukuhara N (1979) Electron microscopical demonstration of nucleic acids in virus-like particles in the skeletal muscle of a traffic accident victim. Acta Neuropathol 47: 55–59

29. Gerber N (1978) Polymyalgia rheumatica. Ein Teilaspekt der Riesenzellarteriitis. In: Ergebnisse der inneren Medizin und Kinderheilkunde. Springer, Berlin Heidelberg New York, S 85–149

30. Haas C, Arnason GW (1974) Cell-mediated immunity in polymyositis. Creatine phosphokinase release from muscle cultures. Arch Neurol 31: 192–196

31. Heffner RR, Armbrustmacher VW, Earle KM (1977) Focal myositis. Cancer 40: 301–306

32. Heffner RR, Barron SA (1980) Denervating changes in focal myositis, a benign inflammatory pseudotumor. Arch Pathol Lab Med 104: 261–264

33. Hewlett RH, Brownell B (1975) Granulomatous myopathy: its relationship to sarcoidosis and polymyositis. J Neurol Neurosurg Psychiatry 38: 1090–1099

34. Hughes JT, Esiri MM (1975) Ultrastructural studies in human polymyositis, a benign inflammatory pseudotumor. Arch Pathol Lab Med 104: 261–264

35. Kakulas BA (1966) Destruction of differentiated muscle cultures by sensitized lymphoid cells. J Pathol Bacteriol 91: 495–503

36. Kern WH (1960) Proliferative myositis: a pseudosarcomatous reaction to injury. Arch Pathol 69: 209–216

37. Layzer RB, Shearn MA, Satya-Murti S (1977) Eosinophilic polymyositis. Ann Neurol 1: 65–71

38. Love LA, Leff RL, Fraser DD, Targoff IN, Dalakas M, Plotz PH, Miller FW (1991) A new approach to the classification of idiopathic inflammatory myopathy: myositis-specific autoantibodies define useful homogeneous patient groups. Medicine 70: 360–374

39. Matsubara S, Shima T, Takamori M (1993) Experimental allergic myositis in SJL/J mice immunized with rabbit myosin B fraction: immunohistochemical analysis and transfer. Acta Neuropathol 85: 138–144

40. Miller FW, Love LA, Barbieri SA, Balow JE, Plotz PH (1990) Lymphocyte activation markers in idiopathic myositis: changes with disease activity and differences among clinical and autoantibody subgroups. Clin Exp Immunol 81: 373–379

41. Peter HH (1991) Vaskulitiden. In: Peter HH (Hrsg) Klinische Immunologie. Urban & Schwarzenberg, München Wien Baltimore (Innere Medizin der Gegenwart, Bd 9, S 401–404)

42. Schröder JM, Stein GW, Schulz A (1982) Zur Feinstruktur der eosinophilen Myositis. In: Fortschritte der Myologie, Bd VI. Gutenbergdruckerei, Freiburg/Br, S 30–37

43. Schröder JM, Bertram M, Schnabel R, Pfaff U (1992) Nuclear and mitochondrial changes of muscle fibers in AIDS after treatment with high doses of zidovudine. Acta Neuropathol 85: 39–47

44. Stark RJ (1979) Eosinophilic polymyositis. Arch Neurol 36: 721–722

45. Stiller D, Katenkamp D (1975) The subcutaneous fascial analogue of myositis proliferans. Electron microscopic examination of two cases and comparison with myositis ossificans localisata. Virchows Arch Path Anat Histol 368: 361–371

46. Stumpf J, Kaduk B, Undeutsch K, Landgraf H, Gofferje H (1978) Trichinose. Epidemiologie, Klinik und Diagnostik. Dtsch Med Wochenschr 103: 1556–1562

47. Wirman JA (1976) Nodular fasciitis, a lesion of myofibroblasts. Cancer 38: 2378–2389

Amyloidosen

Die Skelettmuskulatur wird in der Regel nur von der seltenen, sog. *primären* (beim Myelom oder bei benignen Gammopathien bzw. der Waldenström-Paraglobulinämie oder Paramyloidose auftretenden) und lediglich ausnahmsweise einmal von der häufigeren, sog. *sekundären* (bei chronischen Entzündungsprozessen auftretenden) Amyloidose betroffen[15]. Bei den verschiedenen *familiären* Formen der Amyloidose ist die Muskulatur durch die im Vordergrund stehende Erkrankung des peripheren Nervensystems (▷ S. 374), d.h. durch eine *Denervationsatrophie*, mitbetroffen.

- Die *primäre* Amyloidose tritt sporadisch auf. Sie befällt das mesodermale Gewebe in den peripheren Nerven, im kardiovaskulären System, die glatte und die quergestreifte Muskulatur sowie die Lymphknoten und Lungen.
- Demgegenüber befällt die *sekundäre* Amyloidose vor allem Leber, Milz, Nieren und Nebennieren. Davon sind die *Amyloidtumoren* abzugrenzen.

Morphologie. Der wichtigste histopathologische Befund besteht in der generalisierten Ablagerung von Amyloid im interstitiellen Gewebe der Muskulatur. Das Ausmaß der Amyloidablagerungen variiert von Fall zu Fall und hängt auch von der Sorgfalt ab, mit der man danach sucht[1]. Der färberische Nachweis gelingt vor allem durch die *Kongorotfärbung,* die das Amyloid blaßrot darstellt und im polarisierten Licht zu einem charakteristischen, pathognostischen grünlichen Farbwechsel *(Dichroismus)* führt. Das Amyloid ist fleckförmig oder diffus im retikulären und kollagenen Bindegewebe des Muskels abgelagert. Dadurch kommt es zu einer *Dissoziation der Muskelfasern.* Auch *knötchenförmige Amyloidmassen* können vorkommen. In den meisten Fällen ist die Ablagerung des *Amyloids zwischen den glatten Muskelfasern der Media kleiner Arterien, Arteriolen und kleiner Venen* ausgeprägter als im endomysialen Bindegewebe.

Die Amyloidfibrillen zeigen eine charakteristische, elektronenmikroskopisch nachweisbare Feinstruktur: *Amyloidfilamente* mit einem Durchmesser von etwa 7,5–8 nm, die aus *Amyloidprotofibrillen* (2,5–3,5 nm breit) und *Amyloidsubprotofibrillen* (1–1,5 nm breit) bestehen[16].

Literatur

1.–14. Weiterführende Literatur (▷ S. 405)

15. Glenner GG, Page DL (1976) Amyloid, amyloidosis, and amyloidogenesis. In: Richter GW, Epstein MA (eds) International review of experimental pathology. Acad Press, New York, pp 1–92

16. Shirahama T, Cohen AS (1967) High resolution electron microscopic analysis of the amyloid fibril. J Cell Biol 33: 679–798

Tumoren der Skelettmuskulatur

Unter den Muskeltumoren sind die Tumoren der Muskelzellen selbst von Tumoren des interstitiellen Binde-, Gefäß-, Fett- und Nervengewebes sowie von den Metastasen zu unterscheiden.

Obwohl die Skelettmuskulatur etwa 45 % des Körpergewichtes ausmacht, ist die Zahl der vom quergestreiften Muskelgewebe selbst ausgehenden Tumoren unverhältnismäßig gering. Unter 83 000 allgemeinen Biopsien wurden nur 30 Tumoren gezählt, die von der Skelettmuskulatur ausgegangen waren[26]. Andererseits zählen maligne Tumoren mit quergestreiften Muskelfasern (Rhabdomyosarkome), wenn man auch die hinzurechnet, die nicht in der Skelettmuskulatur entstehen, zu den häufigsten bösartigen Tumoren des mesenchymalen Gewebes im Alter unter 20 Jahren[19].

Tumoren der Muskelzellen

Unter den Tumoren der quergestreiften Muskelfasern lassen sich die seltenen *benignen Rhabdomyome* von den *malignen Rhabdomyosarkomen* unterscheiden. Ob auch die *Granularzelltumoren ("Granularzellmyoblastome")* hierher gehören, ist umstritten; möglicherweise handelt es sich um Abkömmlinge von Schwann-Zellen. Gleiches gilt für die *"malignen Granularzelltumoren"*, die auch als *alveoläre Weichteilsarkome* bezeichnet werden.

Rhabdomyome
(ICD-O-DA M-8900/0)

Lokalisation. Die Rhabdomyome bilden eine *sehr seltene* Gruppe benigner Tumoren, die nur ausnahmsweise dort zu finden sind, wo man sie eigentlich erwartet, nämlich in der Skelettmuskulatur[1, 18]. Sie können vorkommen in der Lippe, in der Zunge, im weichen Gaumen, in der Nackenmuskulatur und im Herzen, hier öfter im Rahmen der *tuberösen Sklerose,* sowie an Stellen, die zum Teil gar kein quergestreiftes Muskelgewebe enthalten, so in Blase, Niere, Hoden, Prostata, Vagina, wahrscheinlich im Uterus, im Gastrointestinaltrakt, im Ösophagus und im Nasen-Rachen-Raum. Außerdem sind sie gelegentlich in *Teratomen* zu finden.

Morphologie. *Histopathologisch* sind sie durch unterschiedlich gestaltete und verschieden große Zellen charakterisiert, die im Bereich differenzierter Areale Bündel parallel ausgerichteter oder verflochtener quergestreifter Muskelfasern enthalten[22, 25, 30].

Sonderform. Eine Sonderstellung nehmen die *kongenitalen Rhabdomyome des Herzens* ein, die als Mißbildungstumoren aufzufassen sind. Sie sind durch große Zellen mit vakuolisiertem Zytoplasma charakterisiert, die durch die Herauslösung umfangreicher Glykogenanhäufungen während der üblichen histologischen Bearbeitung entstehen. Quergestreifte Myofibrillen sind gelegentlich konzentrisch um den Kern herum oder zwischen den Vakuolen angeordnet (*"Spinnenzellen"*)[1].

Rhabdomyosarkome (▷ auch Bd. 3)
(ICD-O-DA M-8900/3)

Epidemiologie. Die Rhabdomyosarkome gelten als die *häufigsten bösartigen Tumoren der Weichteilgewebe von Kindern, Jugendlichen und jungen Erwachsenen*[17].

Für die *Lokalisation* gilt das gleiche wie für die Rhabdomyome, d. h. sie kommen auch an Stellen vor, an denen keine quergestreiften Muskelfasern vorhanden sind. Vermutlich entstehen sie aus undifferenzierten Mesenchymzellen.

Eine Untersuchung von Kindern ergab eine *doppelgipflige Altersverteilung:* ein Gipfel kurz nach der Geburt und ein weiterer zwischen dem 15. und 19. Lebensjahr. Der 1. Gipfel beruht vorwiegend auf Tumoren im Bereich des Kopfes, des Nackens und des Urogenitaltraktes; der Gipfel im späten Adoleszentenalter ist demgegenüber auf Tumoren der Hoden und benachbarter Strukturen zurückzuführen. Rhabdomyosarkome des Magens sind sehr selten und überzufällig häufig mit einem Adenokarzinom des Magens kombiniert[21].

Die *Geschlechtsverteilung* beträgt bei Tumoren des Urogenitaltraktes 2,0 (M/F) und bei den Rhabdomyosarkomen im Kopf-Nacken-Bereich 1,2. An den Extremitäten scheint die Häufigkeit in Relation zur Muskelmasse zu stehen[27].

Klassifikation. Die Rhabdomyosarkome lassen sich in eine *embryonale,* eine *alveoläre* und eine *pleomorphe* Tumorform einteilen, wobei das *juvenile Rhabdomyosarkom* dem embryonalen und alveolären Typ und das *adulte* dem pleomorphen Rhabdomyosarkom entspricht. Allerdings kommen embryonale Formen auch im Erwachsenenalter vor[32].

Abb. 3.8. a Granularzelltumor in der Orbita eines 57jährigen Mannes. Kleine Haufen oder Gruppen eng zusammenliegender zytoplasmareicher granulierter Zellen, die von reichlich Bindegewebe umgeben werden, 830:1. **b** Gleicher Fall wie in **a**. Die Retikulinfaserimprägnation nach Gomori ergibt ein alveoläres Fasergerüst, das die meist in Gruppen zusammenliegenden Tumorzellen umhüllt, 140:1. **c** Gleicher Fall wie in **a** und **b**. Im Zytoplasma der Tumorzellen reichlich pleomorphe Granula, die oft von einer Membran umgeben sind und ihrerseits wieder in unterschiedlicher Dichte reichlich feingranulierte Substanzen enthalten. Zelloberfläche *im Bild links,* Kern *rechts* (mäßige Gewebserhaltung aufgrund initialer Formalinfixation), 28000:1. **d** Alveoläres Weichteilsarkom in der Orbita eines 19jährigen Mannes. Typische parakristalline Einschlüsse im Zytoplasma. Eine submikroskopische Granulierung wie in **c** ist in diesen Zelleinschlüssen nicht nachweisbar. Fixation wie in **c**, 20000:1. **e** Lichtmikroskopischer Ausschnitt, 460:1. **f** Stärkere Vergrößerung der parakristallinen Einschlüsse in **d**, 29000:1

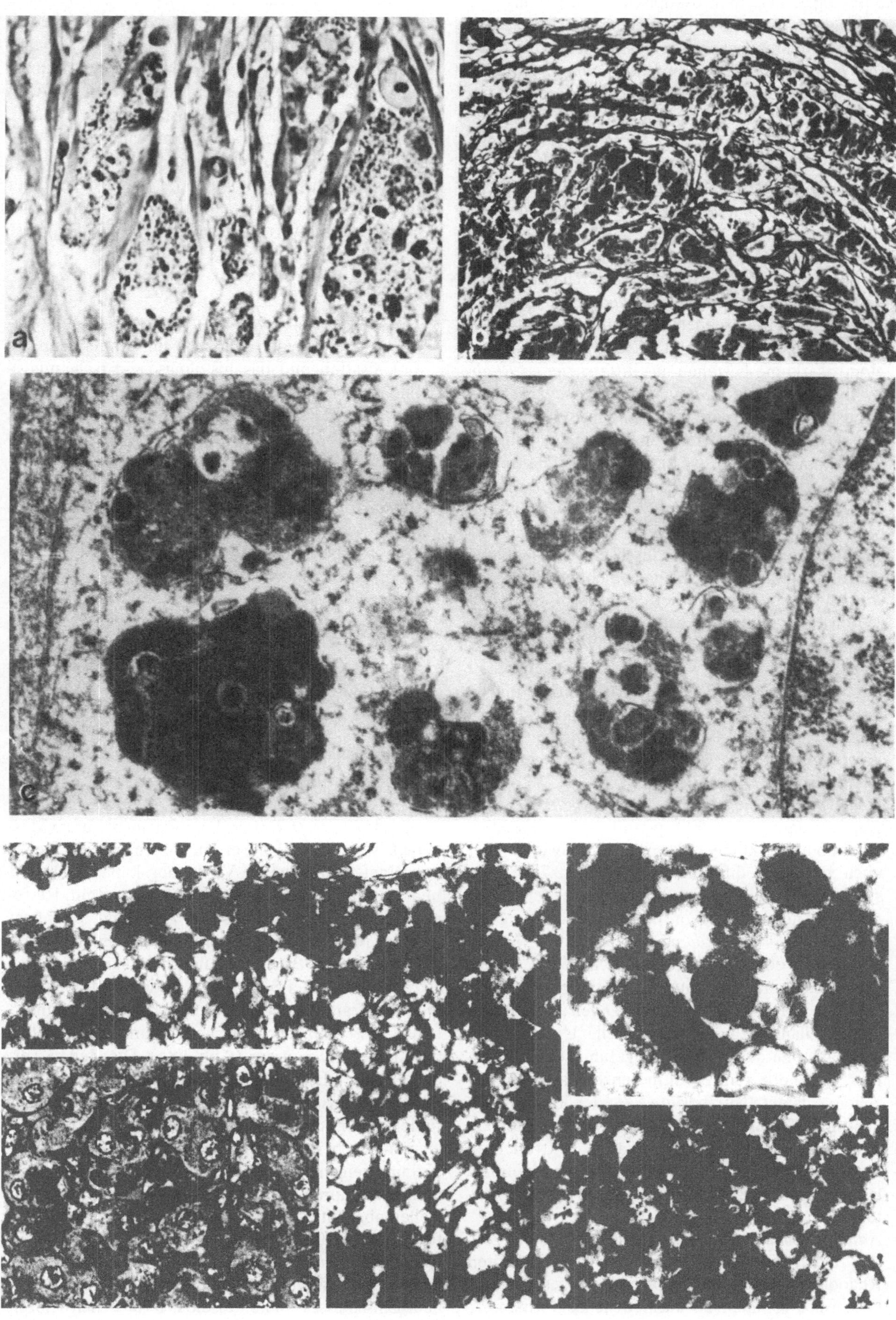

Morphologie. Das makroskopische Erscheinungsbild der Rhabdomyosarkome ist uncharakteristisch und durch den anatomischen Sitz bestimmt. Sie wachsen *diffus infiltrierend,* haben auf der *Schnittfläche* eine grauweißliche Farbe und eine je nach Fasergehalt unterschiedlich feste *Konsistenz.* Submukös in Hohlorganen wachsende Tumoren, so z.B. im Urogenitaltrakt, im Gallengang, im Pharynx, in der Nasenhöhle, in der Orbita und im Hörkanal, können *traubenförmig-polypös wachsen;* das hat zu der Bezeichnung *botryoides Sarkom* geführt.

- *Juveniler Typ* (M-8902/3): Histopathologisch ist diese Form des Rhabdomyosarkoms durch ein *alveoläres* oder *embryonales Wachstumsmuster* gekennzeichnet (in Hohlorganen auch traubenförmig-polypös, *„botryoid",* wachsend). Die alveolären Rhabdomyosarkome bestehen aus *differenzierten Rhabdomyoblasten* und *multinukleären Riesenzellen* mit randständigen Kernen. Solide und medulläre Anteile eines undifferenzierten Tumors können malignen Lymphomen ähneln, was etwa bei der Hälfte der Fälle vorkommt. *Charakteristisches diagnostisches Kennzeichen ist das pseudoalveoläre Wachstumsmuster.* In der Mehrzahl der Fälle ist es vorhanden; doch gelegentlich wird es durch eine ausgedehnte *Fibrose* überlagert, die zu einem dichten, schwammartigen Netzwerk hyalinisierter fibröser Gewebeteile führt. Ein solides Wachstumsmuster geht vermutlich dem pseudoalveolären voraus. Weniger charakteristisch, wenn auch wichtig für die Diagnose, ist das Vorkommen *differenzierter Myoblasten* mit einem fibrillären oder feingepunkteten, intensiv eosinophilen Zytoplasma. *Rhabdomyoblasten mit klar erkennbarer Querstreifung sind nur bei* $^1/_3$ der Fälle nachweisbar.

- *Embryonales Rhabdomyosarkom* (M-8910/3): Gegenüber dem juvenilen Typ sind die embryonalen Rhabdomyosarkome teils wenig, teilweise aber auch recht gut differenziert ($\triangleright$ Abb. 3.7 f). Feinstrukturell finden sich undifferenzierte Zellen, die große Mengen an ungeordnet im Sarkoplasma liegenden *Aktomyosinfilamenten* enthalten. Neben den reifen oder unreifen *rhabdomyoblastenähnlichen Zellen* finden sich auch *undifferenzierte mesenchymale Tumorzellen* und Tumorzellen mit intermediären Filamenten. Feinstrukturelle Untersuchungen haben zu der Auffassung geführt, daß der Tumor aus undifferenzierten mesenchymalen Tumorzellen entsteht. Nur bei etwa $^1/_3$ der Tumoren ist lichtmikroskopisch eine *Querstreifung* erkennbar, doch können bei den übrigen Fällen elektronenmikroskopisch auch noch die Vorstufen der Myofibrillen in Gestalt einzelner Aktin- und Myosinfilamente nachweisbar sein[16, 23].

- *Adultes Rhabdomyosarkom* (M-8900/3): Im Gegensatz zu den anderen beiden Formen sind die adulten Rhabdomyosarkome eher *pleomorph* gestaltet. Es finden sich vor allem 3 verschiedene Zellformen:

1) *abgerundete oder streifenförmige Zellen* mit 2 oder mehr tandemartig hintereinander angeordneten Kernen;
2) *tennisschlägerförmige Zellen* mit einem einzelnen Kern am erweiterten Ende und einem zugespitzten Leib, der einen Ausläufer bildet; oder
3) *abgerundete kleinere Zellen* mit einem Kern oder größeren Zellen mit mehreren Kernen. Das Zytoplasma ist eosinophil und kann in wechselnder Menge Myofibrillen enthalten. Wenn der Myofibrillennachweis nicht gelingt, ist die Diagnose nicht einfach.

Prognose

- Der *juvenile* und der *adulte Typ* des Rhabdomyosarkoms unterscheiden sich zwar im Hinblick auf die Lokalisation und das histologische Erscheinungsbild, kaum jedoch hinsichtlich der Malignität. Beide führen in der Regel zum Tod. *Metastasen* kamen z.B. bei 94 von 110 beobachteten Fällen vor[19]. 74 der 94 Patienten sind während des ersten Jahres gestorben, meistens mit Metastasen in den regionalen Lymphknoten und in der Lunge. Als wichtigstes prognostisches Kriterium des alveolären Rhabdomyosarkoms gilt das Alter der Patienten und eine Lymphknotenmetastasierung[28].

- Der *embryonale* Typ des Rhabdomyosarkoms zeigt einen frühen Mortalitätsgipfel – besonders früh, wenn der Tumor im Bereich des Urogenitaltraktes auftritt (im Vergleich zur primären Lokalisation am Kopf und im Nacken). Die *mittlere Überlebenszeit* betrug $8^3/_4$ Monate.

Granularzelltumor
(ICD-O-DA M-9580/0)

Die Granularzelltumoren (*„Granularzellmyoblastom", Abrikossoff-Tumor*) kommen nicht nur im Muskel vor, sondern auch in verschiedenen anderen Geweben: Haut, Schleimhäute, Verdauungskanal, Brust, Orbita, Larynx, Blase, Uterus, Vulva, Omentum, Retroperitoneum, Hypophysenstiel, ZNS und periphere Nerven. 10 % der Tumoren treten bei Kindern auf (in der Regel an der Brust, am Rücken und an den oberen Extremitäten). Bei 8–10 % der Patienten finden sich *multiple* Granularzelltumoren. Nur 2 % sind maligne[20].

Mikroskopisch zeichnen sie sich durch große Zellen mit kleinen Kernen aus (Abb. 3.8 a). Die Zellen werden einzeln oder in kleinen Gruppen von einem *Retikulinfasergerüst* umhüllt (Abb. 3.8 b). Im Zytoplasma finden sich reichlich *Granula,* die dem Tumor seinen Namen gegeben haben. Diese Granula sind z.T. azidophil und zeigen eine positive PAS-Reaktion. Die Granularzelltumoren werden zytogenetisch von Schwann-Zellen abgeleitet, da sie eine positive Immunreaktion für Protein S-100 aufweisen[29].

Elektronenmikroskopisch erkennt man in diesen Zellen charakteristische granuläre, z.T. von Vakuolen umgebene Einschlüsse (Abb. 3.8 c), die sich von denen beim alveolären Weichteilsarkom unterscheiden (Abb. 3.8 d–f).

Alveoläres Weichteilsarkom
(ICD-O-DA M-9581/3)

Diese Tumoren, früher auch als *„maligne Granularzelltumoren"* bezeichnet, kommen an Stellen vor, an denen auch die gutartigen Granularzelltumoren auftreten.

Lichtmikroskopisch unterscheiden sie sich gegenüber den letzteren u. a. durch ihre größeren Kerne. Ihr *organoides Wachstum* ähnelt dem in nichtchromaffinen Paragangliomen (Abb. 3.8 e). Die kleinen Gruppen abgerundeter Zellen werden von einem Gefäßbindegewebsgerüst umgeben, sie enthalten Granula, die teils azidophil, teils neutrophil oder amphophil reagieren. Sie sind PAS-positiv, aber gegenüber Diastaseverdauung resistent. *Elektronenmikoskopisch* zeigen die Granula im Unterschied zu denen der benignen Granularzelltumoren parakristalline Strukturen mit parallelgeschichteten Lamellen (Abb. 3.8 d–f). Diese Strukturen sind *pathognomonisch* für den Tumor. Die malignen Granularzelltumoren metastasieren leicht, insbesondere in das Zentralnervensystem[17].

Tumoren des interstitiellen Gewebes

Zu diesen Tumoren gehören Lipome, Liposarkome, Fibrome, Fibrosarkome, Myxome, myxoide Liposarkome, Neurinome, Neurofibrome, Angiome, Angiolipome, Synovialome, Ganglien, Desmoidtumoren u. a. Sie unterscheiden sich größtenteils nicht von den gleichnamigen Tumoren anderer Organe.

Hämangiome
(ICD-O-DA M-9120/0)

Gefäßgeschwülste treten besonders *häufig* auf, wobei ein *Typ mit kleinen Gefäßen,* einer *mit großen Gefäßen* (▷ Abb. 3.7 e) und ein solcher vom *gemischten Typ* zu unterscheiden ist[15, 24].

Desmoide
(ICD-O-DA M-8821/1)

Diese Tumoren ähneln hyperplastischem Narbengewebe, infiltrieren aber die Umgebung, insbesondere das benachbarte Muskelgewebe, so daß es nach Exzisionen leicht zu *Rezidiven* kommen kann. Sie *metastasieren aber nicht.* Durch Umwachsen wichtiger Nerven und Arterien kann es zu erheblichen Beschwerden kommen, so z. B. in der Achselhöhle oder in der Kniekehle. Sie kommen besonders häufig in der *Bauchwandmuskulatur von Frauen nach der Schwangerschaft vor* ($^2/_3$ der Desmoide[1, 20]).

Metastasen
(ICD-O-DA M-8000/6)

Eigentümlicherweise metastasieren die meisten häufigen malignen Tumoren des menschlichen Körpers *nur sehr selten* in die Skelettmuskulatur. Unter 500 autoptisch untersuchten Krebspatienten fanden sich nur 4 Fälle mit Metastasen im Skelettmuskelgewebe[1]. Darunter befanden sich 2 Epidermoidkarzinome aus dem Kopf- und Nackenbereich sowie 2 Schilddrüsenkarzinome. Ob die pH-Änderungen im Muskel bzw. Milchsäureanreicherungen als Ursache dafür eine Rolle spielen, ist nicht geklärt.

Literatur

1.–14. Weiterführende Literatur (▷ S. 405)

15. Allen PW, Enzinger FM (1972) Hemangioma of skeletal muscle. An analysis of 89 cases. Cancer 29: 8–22
16. Churg A, Ringus J (1978) Ultrastructural observations on the histogenesis of alveolar rhabdomyosarcoma. Cancer 41: 1355–1361
17. Dehner LP (1975) Pediatric surgical pathology. Mosby, Saint Louis, p 882
18. Di Sant'Agnese PA, Knowles II DM (1980) Extracardiac rhabdomyoma: A clinicopathologic study and review of the literature. Cancer 46: 780–789
19. Enzinger FM, Shiraki M (1969) Alveolar rhabdomyosarcoma. – An analysis of 110 cases. Cancer 24: 18–31
20. Enzinger FM, Weiss SW (1983) Soft tissue tumors. Mosby, St. Louis Toronto London, p 840
21. Fox KR, Moussa SM, Mitre RJ, Zidar BL, Raves JJ (1990) Clinical and pathologic features of primary gastric rhabdomyosarcoma. Cancer 66: 772–778
22. Gad A, Eusebi V (1975) Rhabdomyoma of the vagina. J Pathol Bacteriol 115: 179–181
23. Kastendieck H, Böcker W, Hüsselmann H (1976) Zur Ultrastruktur und formalen Pathogenese des embryonalen Rhabdomyosarkoms. Z Krebsforsch 86: 55–68
24. Lin JJ, Lin F (1974) Two entities in angiolipoma. A study of 459 cases of lipoma with review of literature on infiltrating angiolipoma. Cancer 34: 720–727
25. Marquart KH (1978) Intracristale lineare Einschlüsse in Mitochondrien menschlicher Rhabdomyomzellen. Virchows Arch [A] 378: 133–141
26. McClemont JMF, Webb JN (1976) Tumours arising in skeletal muscle in adults. J Pathol 118: 113–120
27. Miller RW, Dalager NA (1974) Fatal rhabdomyosarcoma among children in the United States, 1960–1969. Cancer 34: 1897–1900
28. Reboul-Marty J, Quintana E, Mossere V, Flamant F, Asselain B, Rodary C, Zucker JM (1991) Prognostic factors of alveolar rhabdomyosarcoma in childhood. Cancer 68: 493–498
29. Schwechheimer K (1990) Pathologie des Nervensystems IV. Spezielle Immunpathologie neurogener Geschwülste. Springer, Berlin Heidelberg New York
30. Scrivner D, Meyer JS (1980) Multifocal recurrent adult rhabdomyoma. Cancer 46: 790–795
31. Stout AP, Lattes R (1967) Tumors of the soft tissues, Fasc 1, Atlas of tumor pathology. Armed Forces Institutes of Pathology, Washington DC
32. Waring PM, Newland RC (1992) Prostatic embryonal rhabdomyosarcoma in adults. Cancer 69: 755–762

Erkrankungen der motorischen Endplatte

Verschiedene Erkrankungen werden primär durch Störungen der neuromuskulären Überleitung bzw. Veränderungen an der motorischen Endplatte verursacht (Tabelle 3.5).

Tabelle 3.5. Erkrankungen und Blockade der neuromuskulären Endplatte

---

A. Erkrankungen der motorischen Endplatte
   I. Postsynaptisch (muskulärer Teil der motorischen Endplatte)
      a) Myasthenia gravis
      b) Transitorische neonatale Myasthenie
      c) Kongenitaler Endplatten-Azetylcholinesterasemangel
      d) Kongenitaler Endplatten-Azetylcholinrezeptormangel
      e) Kongenitaler Defekt der Azetylcholinsynthese
      f) Kongenitales Syndrom des langsamen Kanals
   II. Präsynaptisch (terminales Axon)
      a) Lambert-Eaton-Syndrom („Myasthenisches Syndrom")
      b) D-Penizillamininduzierte Myasthenie

B. Blockade der neuromuskulären Endplatte	
Angriffspunkte	Agentien
I. Präsynaptisch	
a) Hemmung der Transmittersynthese	Hemicholinium
b) Hemmung der ACh-Freisetzung	Botulinustoxin, DTB
c) Lyse synaptischer Vesikel	Insekten-(Spinnen-), Schlangengifte
d) Verringerung der Ca^{++}-Kanäle	Polyklonale IgG-Antikörper (Lambert-Eaton-Syndrom)
II. Postsynaptisch	
a) Hemmung der AChE	
– reversibel	Tensilon, Neostigmin
– irreversibel	Organophosphate (E 605 = Parathion; Sarin, Soman, Tabun und 50 000 andere)
b) Rezeptorblockade	
– membranstabilisierend	Kurare
– membrandepolarisierend	Succinylcholin
– toxisch (irreversibel)	α-Bungarotoxin
– immunologisch	Antikörper gegen AChR

Klassifikation. Erkrankungen der motorischen Endplatte lassen sich auch wie folgt einteilen (modifiziert nach [7, 40]):

- *Autoimmunerkrankungen:*
  1. Myasthenia gravis
  2. Lambert-Eaton-Syndrom
- *Kongenitale Erkrankungen:*
  1. Defekte Azetylcholinsynthese oder -mobilisierung
     a) Familiäre infantile Myasthenie
     b) Kongenitales Lambert-Eaton-Myasthenie-Syndrom
  2. Endplattenazetylcholinrezeptormangel
  3. Syndrome mit exzessiver Azetylcholinwirkung
     a) Endplattenazetylcholinesterasemangel
     b) Syndrom des langsamen Kanals
  4. Kombinierter Azetylcholinrezeptor- und Azetylcholinesterasemangel
- *Inkomplett charakterisierte Syndrome:*
  1. Verminderte Miniaturendplattenpotentiale ohne Azetylcholinesterasemangel (kongenital)
  2. Familiäre Gliedergürtelmyasthenie (kongenital)
  3. Myasthenische Neuromyopathie (möglicherweise autoimmun bedingt)
- *Toxische und medikamentöse Störungen der neuromuskulären Überleitung:*
  1. Botulismus
  2. Andere biologische (tierische) Endplattengifte
  3. Überleitungsstörungen durch Chemikalien und Medikamente

Im folgenden sollen nur die wichtigsten Erkrankungen der motorischen Endplatte besprochen werden (weitere Einzelheiten ▷ [7, 10, 11, 60]).

Einige nosologisch nicht der motorischen Endplatte zuzuordnende, pathogenetisch unklare Krankheitsbilder wie das *„Stiff-man"-Syndrom* [43,45], die *Neuromyotonie* [44] (bzw. das *„Syndrom der kontinuierlichen Muskelfaseraktivität"*)[38] u.a., mit erhöhter Erregbarkeit der Motoneurone verbundene Krankheitsbilder[18, 46], können aus Platzgründen nur namentlich erwähnt werden.

Myasthenia gravis

Definition. Es handelt sich um eine spezifische Muskelkrankheit, die durch eine *abnorme Muskelschwäche* in willkürlich innervierten Muskeln *nach wiederholter Aktivierung und längerer Anspannung* gekennzeichnet ist; die Muskelkraft erholt sich in der Regel nach einer Zeit der Ruhe und Inaktivität und verminderter Muskelspannung.

Manche Autoren rechnen auch die positive Reaktion auf Anticholinesterasemittel *(Prostigmintest)* zur Definition[58].

Epidemiologie. Die *Prävalenzraten* liegen zwischen 1:10 000–1:50 000. *Frauen* sind doppelt so häufig betroffen wie *Männer.* Genetische Faktoren stellen wahrscheinlich nur Risikofaktoren für Autoimmunerkrankungen dar[51]; im übrigen tritt die Myasthenia gravis *sporadisch* auf.

Eine seltene *neonatale Myasthenia gravis* wird offensichtlich durch Substanzen über die Plazenta übertragen[16], die bei durchschnittlich einem von 7 lebendgeborenen Kindern myasthener Mütter zu Symptomen führen.

Häufig haben die Patienten ein *HL-A 8-Antigen*, das als Marker einer defekten Suppressorwirkung der T-Zellen gilt. Doch ist die Vererbung des HL-A 8-Antigens keineswegs eine notwendige Voraussetzung zur Entwicklung einer Myasthenia gravis. Auf welche Weise eine derartige genetische Disposition zur Manifestation der Myasthenie führt, ist ungeklärt. Die Myasthenie ist unverhältnismäßig häufig mit anderen Erkrankungen kombiniert, die mit einer Störung im Immunsystem verbunden sind. Der *Thymus* ist histologisch in 80 % der Fälle verändert, *bei 10 % findet sich ein Thymom*[11, 58].

Pathogenese. Pathogenetisch steht eine *Zerstörung des Azetylcholinrezeptors als Folge einer Autoimmunreaktion* im Vordergrund. Dabei soll die IgG-Bindung an den Rezeptor mit C3 die Aktivierungsphase der Komplementreaktionsfolge auslösen; die nachfolgende Aktivierung von C5 bis C9 würde dann die Schädigungsphase vervollständigen und die lytische Zerstörung der postsynaptischen Membran in Gang setzen[29, 31, 33, 52].

Wenn auch die Pathogenese der Myasthenia gravis durch das Modell der EAMG (▷ unten) weitgehend aufgeklärt erscheint, ist die eigentliche Ursache, wie es zur Auslösung des krankmachenden Immunmechanismus kommt, ungeklärt.

Morphologie. *Histopathologisch* ist ein früher vielfach als nebensächlich erachteter Befund hervorzuheben: nämlich *herdförmige lymphozytäre Infiltrate („Lymphorrhagien")*. Angesichts der heute gut fundierten immunologischen Hypothese zur Entstehung der Myasthenia gravis und angesichts der experimentellen Ergebnisse über einen Immunmechanismus, der bei der *experimentellen Autoimmun-Myasthenia gravis* (EAMG) zur Zerstörung der Endplatten führt[34, 48], erscheinen diese gelegentlich nachweisbaren Lymphorrhagien von besonderer Bedeutung.

Die für die klinischen Symptome wichtigsten Veränderungen betreffen die motorische Endplatte. Vor allem der muskuläre Abschnitt ist verändert: Die *postsynaptische Region* erscheint abnorm einfach; sekundäre synaptische Spalten sind nur spärlich vorhanden, flach, abnorm weit, oder sie fehlen ganz. Regenerierende Axone kommen gelegentlich vor. Der Durchmesser und die Zahl der synaptischen Vesikel pro Areal liegen im Normbereich[32].

Angesichts der Veränderungen an den motorischen Endplatten erscheint es verständlich, daß die Muskelfasern verschiedene Formen der Schädigung oder eine *Denervationsatrophie* oder eine selektive Typ-2-Faseratrophie aufweisen können.

Myasthenische Syndrome und symptomatische Myasthenien

Lambert-Eaton-Syndrom

> Ein pseudomyasthenisch-myopathisches Syndrom, das in Zusammenhang vor allem mit einem *kleinzelligen Bronchialkarzinom* auftreten kann, wird als Lambert-Eaton-Syndrom[27] bezeichnet. Die Kardinalsymptome bestehen in einer *Schwäche* und *vorzeitigen Ermüdbarkeit der proximalen Extremitätenmuskeln.*

Die Erkrankung unterscheidet sich von der Myasthenia gravis nicht nur klinisch und elektromyographisch, sondern auch feinstrukturell: *Elektronenmikroskopisch* findet sich an der motorischen Endplatte eine Vergrößerung des Areals für den postsynaptischen Faltenapparat einschließlich der sekundären synaptischen Falten, allerdings ohne Verlängerung der mit Antikörpern gegen den Azetylcholinrezeptor reagierenden postsynaptischen Membran[10, 32]. Durch Gefrierätzuntersuchungen haben Fukunaga et al.[35] elektronenmikroskopisch eine Verringerung der 10–12 nm großen intramembranösen Partikel nachgewiesen, die normalerweise parallel in Doppelreihen angeordnet sind und in den aktiven Zonen die mutmaßlichen spannungsabhängigen Kalziumkanäle der Membran an der Nervenendigung darstellen. Diese werden, wie im Experiment bestätigt[36], durch zirkulierende Antikörper zumindest partiell zerstört.

Kongenitale Myasthenien

Die kongenitalen Myasthenien sind eine erst in neuerer Zeit entdeckte, *heterogene Gruppe von Erkrankungen,* die sich hinsichtlich Erbgang, klinischer Symptomatik und Prognose unterscheiden[30, 40]. *3 Gruppen* sind zu differenzieren:
- Die *1. Gruppe* ist durch einen Mangel an Azetylcholin in den primären synaptischen Spalten gekennzeichnet und auf eine mangelhafte Bereitstellung oder Abgabe des Neurotransmitters zurückzuführen. Dazu gehören die *familiäre infantile Myasthenie* mit abnormen synaptischen Vesikeln[47] und das *kongenitale Lambert-Eaton-Myasthenie-Syndrom.* Beide Krankheiten zeigen bei Nervenreizung mit niedriger Frequenz (2 oder 3 Hz) eine Erniedrigung des zusammengesetzten Muskelaktionspotentials. Reizung mit hohen Frequenzen (20–50 Hz) führt zur langsamen Erholung der Transmitterabgabe und Besserung des Aktionspotentials. Therapeutisch wirksam ist in beiden Fällen eine Vermehrung des Azetylcholins im synaptischen Spalt, im 1. Fall durch Hemmung der Azetylcholinesterase (durch Cholinesterasehemmer), im 2. Fall durch Stimulation der Abgabe (mit 4-Aminopyridin).

- Die 2. *Krankheitsgruppe* umfaßt Erkrankungen, die durch einen *Mangel an Azetylcholinrezeptor* gekennzeichnet sind. Nervenreizung mit niedriger Frequenz führt dabei zur Verminderung des motorischen Aktionspotentials. Therapeutisch hilft eine Anreicherung des Azetylcholins im synaptischen Spalt durch cholinesterasehemmende Medikamente.
- Die 3. *Krankheitsgruppe* ist durch einen exzessiven Effekt von Azetylcholin charakterisiert. Zu den Vertretern dieser Gruppe gehören der *Azetylcholinesterasemangel* mit ungenügendem Abbau des Azetylcholins sowie ein *Defekt des Azetylcholinrezeptors,* der durch eine verlängerte Öffnungszeit des Ionenkanals dieses Rezeptors gekennzeichnet ist und zu einer übermäßigen Wirkung des normalerweise verfügbaren Azetylcholins führt *(„Syndrom des langsamen Kanals").* Die Folge ist eine doppelte oder dreifache Reaktion des Muskels auf eine supramaximale Nervenreizung.

Ob es sich bei dem darüber hinaus gefundenen *kombinierten Mangel* an Azetylcholinesterase und Azetylcholinrezeptor[40] um eine primäre oder um eine sekundäre Erkrankungsform handelt, bleibt zu klären.

Symptomatische Myasthenien

Sie können in Verbindung mit verschiedenen *Autoimmunerkrankungen* auftreten, so beim *systemischen Lupus erythematodes,* der *Polymyositis* und der *Dermatomyositis.* Eine ähnliche Muskelermüdbarkeit wie bei der Myasthenia gravis kann auch aus verschiedenen anderen prä- und postsynaptischen Gründen auftreten. Einige Patienten mit Erkrankungen der peripheren motorischen Neurone können ebenfalls eine myasthene Reaktion zeigen[59].

Das *penizillamininduzierte* myasthenische Syndrom tritt fast ausschließlich während der Behandlung von Autoimmunopathien in Erscheinung, insbesondere bei der rheumatoiden Arthritis[57]. Daher wird ein immunpharmakologischer Block des Azetylcholinrezeptors durch Penizillamin als Ursache der Erkrankung diskutiert.

Toxische und medikamentöse Störungen der neuromuskulären Überleitung

Verschiedene, z.T. *extrem toxische Substanzen* verursachen Störungen oder Schädigungen der neuromuskulären Überleitung. Dazu gehören 1. das Exotoxin des *Clostridium botulinum* und andere Gifte wie 2. das *Zeckengift,* 3. das Notoxin der australischen *Tierschlange,* 4. das Gift einer Spinne, der *„Schwarzen Witwe",* sowie 5. *Cholinesterasehibitoren.*

Botulismus

Diese Krankheit beruht auf einer Intoxikation durch Nahrungsmittel, die das Toxin des anaerob wachsenden grampositiven Erregers, des *Clostridium botulinum,* enthalten. Die Erreger sind weltweit verbreitet; sie lassen sich in der Erde, gelegentlich auch in tierischen und menschlichen Fäzes nachweisen. Sie bilden Sporen, die Temperaturen um 100°C über mehrere Stunden tolerieren. Die verschiedenen *Toxintypen,* die während der Vermehrung und Autolyse der Keime freigesetzt werden, sind *thermolabile großmolekulare Proteine,* die durch Erhitzen auf 100°C innerhalb von 10 min zerstört werden.

Die *Latenzzeit* zwischen oraler Toxinaufnahme und Beginn der ersten neurologischen Symptome beträgt im allgemeinen 12–36 h, selten bis zu 14 Tagen. Die typischen neurologischen Symptome sind auf die Toxinwirkung einerseits an den *motorischen Endplatten* und andererseits an den *Synapsen der efferenten parasympathischen Nerven* zurückzuführen.

In der Bundesrepublik Deutschland (alte Bundesländer) und Westberlin erkranken pro Jahr etwa 26–86 Personen an dieser seit 1961 meldepflichtigen Krankheit. Als häufigste Ursache kommt heute der Genuß von zu Hause *unzureichend konservierten Lebensmitteln* in Frage.

Mikroskopisch sind beim Botulismus nur im Experiment spezielle pathologische Veränderungen der Endplatte beobachtet worden, nicht aber beim Menschen[1, 26] (▷ S.131).

Das Bild des *Säuglingsbotulismus* ist bisher fast ausschließlich in den USA beschrieben worden[50]. Plötzliche Todesfälle im Kindesalter haben im Zusammenhang mit gehäuftem Nachweis von Botulinustoxin in den Fäzes zu Vermutungen über Zusammenhänge mit dem *Clostridium botulinum* geführt[17].

Das von den Erregern gebildete Exotoxin gehört zu den *giftigsten Substanzen, die bekannt sind.* Die *letale Dosis für den Menschen* liegt wahrscheinlich bei 1 µg.

Anhang: Tetanus

Anders als der Botulismus ist der Tetanus eine *Infektionskrankheit,* die durch das Toxin des Bazillus *Clostridium tetani* ausgelöst wird.

Das *klinische Bild* ist durch schmerzhafte Spasmen oder Krämpfe der quergestreiften Muskulatur gekennzeichnet. Die Erkrankung folgt meist einer oft nur minimalen Verletzung, bei der Tetanusbazillen in die Wunde gelangen. Die Inkubationszeit beträgt 4–20 Tage[28] (▷ S.131 u. 276).

Mikroskopisch haben sich trotz des eindrucksvollen neurologischen Krankheitsbildes beim Menschen bisher nur spärliche Veränderungen im Bereich der *neuromuskulären Endplatte* nachweisen lassen[15]. Im Experiment kommt es jedoch zu ausgeprägten Veränderungen an den motorischen Endplatten, die an den langsamen Muskelfasern früher und stärker ausgeprägt sind als an den schnellen[25, 26]. Die klinisch beobachteten Spasmen sind wahrscheinlich auf spinale Wirkungen des Exotoxins des Tetanusbazillus zurückzuführen, das *eines der wirksamsten löslichen Gifte ist: 0,22 mg sind für den Menschen tödlich.*

Veränderungen an der motorischen Endplatte durch tierische Gifte

Besonders eindrucksvolle morphologische Veränderungen sind unter experimentellen Bedingungen an den motorischen Nervenendigungen als Folge der Einwirkung des oft tödlichen Giftes einer *Spinne*, der *„Schwarzen Witwe"*, beobachtet worden: Es kommt in den motorischen Nervenendigungen zu einem Verlust der synaptischen Vesikel[19]. Auch Schädigungen bzw. Schwellungen der Ranvier-Schnürringe im peripheren Nerven durch Spinnengift sind beschrieben worden[42]. Ähnlich ausführliche Untersuchungen über Veränderungen durch *Schlangengift*[37] und bei der *Zeckenparalyse*[49] liegen bisher nicht vor; doch ist die Störung der neuromuskulären Überleitung offensichtlich der wichtigste Effekt dieser Toxine ($\triangleright$ S. 276).

Cholinesteraseinhibitoren

Auf die große Zahl an *Insektiziden* bzw. *Pestiziden* und ihre Wirkungen auf die Nerven und Nervenendigungen wurde bereits im Nervenkapitel hingewiesen ($\triangleright$ S. 368). Die zugehörigen pathologischen Veränderungen am Muskel[41] wurden nur bei relativ wenigen Patienten genauer untersucht. *Di-Isopropyl-Fluorophosphat (= DFP)*, *Carbun*, *Paraoxon* und *Parathion* führen zu *segmentalen Muskelfasernekrosen*, die dort lokalisiert sind, wo die Endplatten liegen.

Anhang: Veränderungen an den Muskelspindeln

Erkrankungen, die durch Alterationen der *Muskelspindeln* selbst ausgelöst werden, sind bisher nicht bekannt, obwohl diese *nach Auge und Ohr das komplizierteste Rezeptororgan* darstellen[11]. Doch sind bei bestimmten Mäuse- und Rattenmutanten Aplasien oder Hypoplasien der großen Spinalganglienzellen beschrieben worden, die sich auf die Muskelspindeln auswirken[39, 53, 54]. Ob bei peripheren Neuropathien mit Aplasie der großen sensorischen Nervenfasern[54a] auch eine Aplasie der Muskelspindeln vorliegt, ist bisher vermutlich wegen der Seltenheit dieser Neuropathieform nicht untersucht worden.

Auffälligerweise gibt es bei einigen Fällen mit myotonischer Dystrophie *enorme Vermehrungen der intrafusalen Muskelfasern* von normalerweise 1–16 auf mehr als 150 pro Spindel (Literatur $\triangleright$ [20]). Diese ausgeprägte Veränderung ist bisher bei keiner anderen Myopathie beschrieben worden, wenn auch experimentell Vermehrungen intrafusaler Muskelfasern

durch eine Denervation, insbesondere auch durch wiederholte Denervationen, hervorgerufen werden können, allerdings in weit geringerem Ausmaß[55].

Auch alle anderen Komponenten der Muskelspindeln können morphologische Veränderungen aufweisen und bei zahlreichen verschiedenen Erkrankungen in unterschiedlicher Ausprägung miterkrankt sein[20–23]. Dazu gehören umfangreiche Anhäufungen leptomerfibrillenähnlicher Strukturen, die wir bei neurogenen Muskelatrophien haben beobachten können[56]. Doch befindet sich die Erforschung der feinstrukturellen Pathologie der Muskelspindeln wegen ihrer außerordentlichen Komplexität und wegen ihrer relativ schweren Auffindbarkeit noch in den Anfängen.

Literatur

1.–14. Weiterführende Literatur ($\triangleright$ S. 405)

15. Agostini B, Noetzel H (1970) Morphological study of muscle fibres and motor end-plates in tatanus. In: Walton JN, Canal N, Scarlato G (eds) Muscle disease (Proceedings of an International Congress, Milan 1969). Int Congr Ser No 199. Excerpta Medica, Amsterdam

16. Aharonov A, Abransky O, Tarrab-Hazdai R, Fusch S (1975) Humoral antibodies to acetylcholine receptor in patients with myasthenia gravis. Lancet II: 340–342

17. Arnon SS, Midura TF, Damus K, Thompson B, Wood RM, Chin J (1979) Honey and other environmental risk factors for infant botulism. J Pediatr 94: 282–283

18. Blank NK, Meerschaert JR, Rieder MJ (1974) Persistent motor neuron discharges of central origin present in the resting state. Neurology (Minneap) 24: 277–281

19. Ceccarelli B, Grohovaz F, Hurlbut WP, Iezzi N (1979) Freezefracture studies of frog neuromuscular junctions during intense release of neurotransmitter. I. Effects of black widow spider venom and Ca^{2+}-free solutions on the structure of the active zone. J Cell Biol 81: 163–177

20. Dieler R, Schröder JM (1990a) Lacunar dilatations of intrafusal and extrafusal terminal cisternae, annulate lamellae, confronting cisternae and tubofilamentous inclusions within the spectrum of muscle and nerve fiber changes in myotonic dystrophy. Pathol Res Pract 186: 371–382

21. Dieler R, Schröder JM (1990b) Abnormal sensory and motor reinnervation of rat muscle spindles following nerve transection and suture. Acta Neuropathol 80: 163–171

22. Dieler R, Schröder JM (1990c) Increase of elastic fibres in muscle spindles of rats following single or repeated denervation with or without reinnervation. Virchows Arch [A] 417: 213–221

23. Dieler R, Völker A, Schröder JM (1992) Scanning electron microscopic study of denervated and reinnervated intrafusal muscle fibers in rats. Muscle Nerve 15: 433–441

24. Duchen LW (1973) The effects of tetanus toxin on the motor endplates of the mouse. An electron microscopic study. J Neurol Sci 19: 153–167

25. Duchen LW (1973) The local effects of tetanus toxin on the electron microscopic structure of skeletal muscle fibres of the mouse. J Neurol Sci 19: 169–177

26. Duchen LW, Strich SJ (1968) The effects of botulinum toxin on the pattern of innervation of skeletal muscle in the mouse. Quart J Exp Physiol 53: 84–89

27. Eaton LM, Lambert EH (1957) Electromyography and electric stimulation of nerves in diseases of the motor unit. Amer J Physiol 163: 1117–1124

28. Edmundson RS, Flowerd MW (1979) Intensive care in tetanus. Management, complications and mortality in 100 cases. Br Med J 1401–1404

29. Engel AG, Lambert EH, Howard FM (1977) Immune complexes (IgG and C3) at the motor end-plate in myasthenia gravis. Ultra-

structural and light microscopic localization and electrophysiologic correlations. Mayo Clin Proc 52: 267–280

30. Engel AG, Lambert EH, Mulder et al. (1981) Recently recognized congenital myasthenic syndromes. Ann NY Acad Sci 377: 614–639

31. Engel AG, Lindstrom JM, Lambert EH, Lennon VA (1977) Ultrastructural localization of the acetylcholine receptor in myasthenia gravis and in its experimental autoimmune model. Neurology (Minneap) 27: 307–315

32. Engel AG, Santa T (1971) Histometric analysis of the ultrastructure of the neuromuscular junction in myasthenia gravis and in the myasthenic syndrome. Ann NY Acad Sci 183: 46–63

33. Engel AG, Sakakibara H, Sahashi K, Lindstrom JM, Lambert EH, Lennon VA (1979) Passively transferred experimental autoimmune myasthenia gravis. Neurology (Minneap) 29: 179–188

34. Engel AG, Tsujihata M, Lambert EH et al. (1976) Experimental autoimmune myasthenia gravis: a sequential and quantitative study of the neuromuscular junction ultrastructure and electrophysiologic correlations. J Neuropathol Exp Neurol 35: 569–587

35. Fukunaga H, Engel A, Osame M, Lambert EH (1982) Paucity and disorganization of presynaptic membrane active zones in the Lambert-Eaton myasthenic syndrome. Muscle Nerve 5: 686–697

36. Fukunaga H, Engel AG, Lang B, Newsom-Davis J, Vincent A (1983) Passive transfer of Lambert-Eaton myasthenic syndrome with IgG from man to mouse depletes the presynaptic membrane zones. Proc Natl Acad Sci 80: 7636–7640

37. Harris JB, Johnson MA, Karlsson E (1975) Pathological responses of rat skeletal muscle to a single subcutaneous injection of a toxin isolated from the venom of the Australian tiger snake, Notechis scutatus scutatus. Clin Exp Pharmacol Physiol 2: 383–404

38. Isaacs H (1967) Continuous muscle fiber activity in an Indian male with additional evidence of terminal motor fiber activity. J Neurol Neurosurg Psychiatry 30: 126–131

39. Jacobs JM, Scaravilli F, Duchen LW, Mertin J (1981) A new neurological rat mutant „mutilated foot". J Anat 132: 525–543

40. Jennekens FGI, Hesselmans LFGM, Veldman H, Jansen ENH, Spaans F, Molenaar PC (1992) Deficiency of acetylcholine receptors in a case of end-plate acetylcholinesterase deficiency: a histological investigation. Muscle Nerve 15: 63–72

41. Laskowski MB, Olson WH, Dettbarn WD (1977) Initial ultrastructural abnormalities at the motor end plate produced by a cholinesterase inhibitor. Exp Neurol 57: 13–33

42. Love S, Cruz-Höfling MA (1986) Acute swelling of nodes of Ranvier caused by venoms which show inactivation of sodium channels. Acta Neuropathol 70: 1–9

43. Mertens HG, Ricker K (1968) Übererregbarkeit der Motoneurone beim „Stiff-man"-Syndrom. Klin Wochenschr 46: 33–42

44. Mertens HG, Zschocke S (1965) Neuromyotonie. Klin Wochenschr 43: 917–925

45. Moersch FP, Woltman HW (1956) Progressive fluctuating muscular rigidity and spasm ("stiff-man" syndrome): Report of a case and some observations in 13 other cases. Proc Mayo Clin 31: 421–427

46. Mörl H, Dieterich HA (1980) Nächtliche Wadenkrämpfe – Ursachen und Behandlung. Med Klin 75: 264–267

47. Mora M, Lambert EH, Engel A (1987) Synaptic vesicle abnormality in familial infantile myasthenica. Neurology 37: 206–214

48. Patrick J, Lindstrom J (1973) Autoimmune response to acetylcholine receptor. Science 180: 871–872

49. Pearn JH (1977) Neuromuscular paralysis caused by tick envenomation. J Neurol Sci 34: 37–42

50. Peuckert W (1980) Botulismus. Dtsch Ärztebl, S 330

51. Robertson WC, Chun RWM, Kornguth SE (1980) Familial infantile myasthenia. Arch Neurol 37: 117–119

52. Sahashi K, Engel AG, Lambert EH, Howard FM (1980) Ultrastructural localization of the terminal and lytic ninth complement component (C9) at the motor end-plate in myasthenia gravis. J Neuropathol Exp Neurol 39: 160–172

53. Scaravilli F, Duchen LW (1980) Electron microscopic and quantitative studies of cell necrosis in developing sensory ganglia in normal and sprawling mutant mice. J Neurocytol 9: 373–380

54. Scaravilli F, Jessell ThM, Dodd J, Chimelli L (1990) Monoclonal antibodies against sensory neuron specific antigens define the extent of neuronal abnormality in the mf mutant rat. Brain 113: 677–689

54a. Schröder JM, Heide G, Ramaekers V, Mortier W (1993) Subtotal aplasia of myelinated nerve fibers in the sural nerve. Neuropediatrics 24: 286–291

55. Schröder JM, Kemme PT, Scholz L (1979) The fine structure of denervated and reinnervated muscle spindles: Morphometric studies of intrafusal muscle fibers. Acta Neuropathol 46: 95–106

56. Schröder JM, Völker A, Dieler R (1990) Accumulation of abnormal leptomerfibrils in intrafusal muscle fibers. J Neurol Sci 98 [Suppl]: 338

57. Schumm F, Stöhr M (1978) Myasthene Syndrome unter Penicillamin-Therapie. Klin Wochenschr 56: 139–144

58. Simpson JA (1978) Myasthenia gravis: A personal view of pathogenesis and mechanism, part 1. Muscle Nerve 1: 45–56

59. Simpson JA (1978) Myasthenia gravis: A personal view of pathogenesis and mechanism, part 2. Muscle Nerve 1: 151–156

60. Zacks SI (1973) The motor endplate. Krieger, Huntington NY

Neurogene Muskelveränderungen und -erkrankungen[29]

Die Einflüsse des Nervensystems auf den Skelettmuskel sind vielfältig. *Heredodegenerative Erkrankungen* des peripheren motorischen Neurons mit progressiver „spinaler" oder „neuraler" Muskelatrophie sind zu unterscheiden von *nichthereditären, traumatischen, entzündlichen u. a. Schädigungen* des peripheren motorischen Neurons. Auch Schädigungen des *peripheren und zentralen Neurons* oder *nur des zentralen* motorischen Neurons sowie des *extrapyramidalmotorischen Systems bzw. übergeordneter Zentren* der Tonusregulation bewirken Veränderungen im Muskel. Außerdem bleiben Störungen der *sensorischen Afferenz,* d. h. der peripheren und zentralen reflektorischen Kontrollmechanismen, nicht ohne Auswirkungen. Umgekehrt führen *Muskelfasernekrosen* und andere Veränderungen an den Muskelfasern selbst zu *Rückwirkungen auf das Nervensystem,* insbesondere auf die Nervenendigungen und die sog. *terminale* und *ultraterminale Innervation.* Schließlich kommt es bei *Regenerations- und Reinnervationsvorgängen* zu komplexen funktionellen und strukturellen *Wechselwirkungen zwischen Nervensystem und Muskel,* die noch nicht in allen Details aufgeklärt sind.

Spinale und bulbäre Muskelatrophien

Unter den *Systematrophien*[29] oder *Systemdegenerationen* des Nervensystems gibt es solche, die nahezu selektiv

- am *peripheren (2.) motorischen Neuron* (spinale und bulbäre Muskelatrophien)
- am *1. und 2. motorischen Neuron* (amyotrophische Lateralsklerose) oder
- am *2. motorischen Neuron und an den Spinalganglienzellen* oder an den *peripheren Markscheiden* („neurale" Muskelatrophien) angreifen.

Die Systematrophien des Nervensystems (▷ S.171) sind vielfach durch einen *atrophisierenden Prozeß* *("Abiotrophie") mit nukleodistalem Beginn* charakterisiert, d.h. die Nervenzellen beginnen zuerst in ihrem am weitesten distal gelegenen Axonabschnitt zu degenerieren (*"Dying-back"*-Phänomen). Einem derartigen, distal akzentuierten Degenerationsprozeß der Nervenzellen können eine ganze Reihe verschiedener Schädigungsmechanismen zugrunde liegen. Außerdem ist die nukleodistale Degeneration und Atrophie der motorischen Vorderhornzellen oder anderer Neuronensysteme nicht die einzige Schädigungsform, die zu einem progressiven Ausfall von Axonen und Nervenzellen führt. Auch bevorzugte Schädigungen *proximaler Axonabschnitte* oder am *Perikaryon* selbst sind zumindest experimentell nachgewiesen worden. Unter den „neuralen" Muskelatrophien sind zudem periphere Neuropathien zusammengefaßt, die entweder *primär* durch eine *neuronale* bzw. *axonale Schädigung* oder primär durch eine *demyelinisierende Schädigung der Markscheiden* (bei erhaltenen Axonen) charakterisiert sind (▷ Nervenkapitel).

Klassifikation, Prognose. Die verschiedenen Einteilungsversuche der neuronalen Systemerkrankungen mit Muskelatrophien richten sich
- nach *genetischen Gesichtspunkten* (mitochondriale, X-chromosomale oder autosomale, dominant oder rezessiv erbliche Formen),
- nach der *Topographie* (okuläre, bulbäre, bulbospinale, spinale, proximale und distale, peroneale, skapuloperoneale u. a. Muskelatrophien),
- nach der klinischen *Progredienz* (rasche, intermediäre und langsame Verlaufsformen) oder
- nach dem *Erkrankungsalter* (fetale, infantile, juvenile, adulte und Spätformen).

Ein Klassifikationsschema, das gleichzeitig Genetik, Topographie, Progredienz, Erkrankungsalter und Geschlecht berücksichtigt, gibt es bisher nicht. Der in der Tabelle 3.6 wiedergegebene Klassifikationsversuch[20] rückt genetische und topische Gesichtspunkte in den Vordergrund, berücksichtigt aber gleichzeitig das Erkrankungsalter und die Erkrankungsdauer (Progredienz).

Unter den spinalen Muskelatrophien sind vor allem die *infantile progressive spinale Muskelatrophie* (Werdnig-Hoffmann-Krankheit) und die später auftretende und milder verlaufende *juvenile spinale Muskelatrophie* (Wohlfart-Kugelberg-Welander) zu unterscheiden, wenn auch genetisch Homogenität zwischen akuten und chronischen Formen der spinalen Muskelatrophien besteht[23].

Bei infantilem Beginn dauert die Erkrankung im Durchschnitt 10 Jahre, bei juvenilem Beginn 13 Jahre und beim Beginn im Erwachsenenalter 12–13 Jahre; bei 8–28 % der Patienten dauerte die Erkrankung jedoch über 20 Jahre und bei 17–28 % weniger als 5 Jahre[11].

Entscheidend für eine verbesserte nosologische Klassifikation sind die in zunehmender Zahl verfügbaren genetischen Differenzierungsmerkmale. So ist eine *X-chromosomal gebundene Erwachsenenform der bulbospinalen Muskelatrophie* durch eine Amplifikation einer polymorphen Tandem-CAG-Untereinheit im Androgenrezeptorgen gekennzeichnet; dabei ist der Beginn und Schweregrad der Erkrankung bemerkenswerterweise von der Zahl der vermehrten CAG-Trinukleotide abhängig (40–55 nach [19]). Somit kann diese Krankheit wie die HMSN vom Typ I a (▷ S.383), die myotonische Dystrophie (▷ S.427), die Huntington-Chorea und das fragile X- und auch das Down-Syndrom (trisomaler Chromosomensatz!) als Musterbeispiel einer neurologischen Erkrankung aufgrund einer Vermehrung genetischen Materials gelten. Immunhi-

Tabelle 3.6. Klinisch-genetische Klassifikation der spinalen Muskelatrophien. (Nach Emery 1971, ergänzt)

I. Proximale spinale Muskelatrophie	a) infantil	autosomal-rezessiv
	b) intermediär	autosomal-rezessiv (?)
	c) juvenil	autosomal-rezessiv
		autosomal-dominant
	d) adult	autosomal-rezessiv
		autosomal-dominant
		geschlechtsgebunden-rezessiv
II. Distale spinale Muskelatrophie ohne Sensibilitätsausfälle		autosomal-rezessiv
		autosomal-dominant
III. Progressive bulbäre und spinale Muskelatrophie	a) juvenil	autosomal-rezessiv
		autosomal-dominant
	b) adult (neue Kategorie)	autosomal-dominant
		autosomal-rezessiv
		X-chromosomal rezessiv (Doyu et al. 1992)
IV. Skapuloperoneale spinale Muskelatrophie		autosomal-dominant
		autosomal-rezessiv (?)
		geschlechtsgebunden-rezessiv (?)
V. Fazioskapulohumerale spinale Muskelatrophie		autosomal-dominant
		autosomal-rezessiv (?)

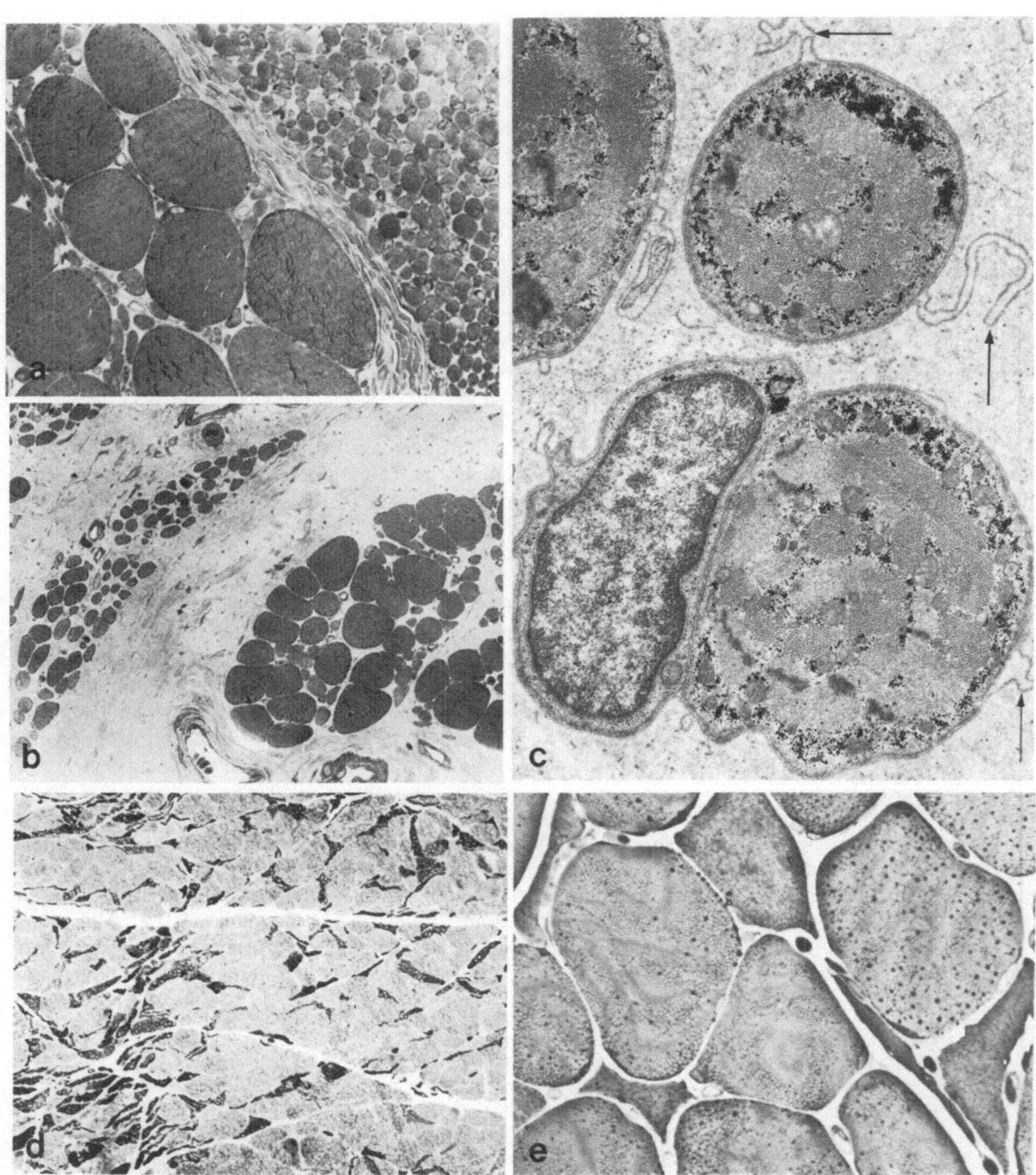

Abb. 3.9. a Infantile progressive spinale Muskelatrophie (Typ-Werdnig-Hoffmann). M. vastus lateralis eines 12 und **b** M. gastrocnemius eines 5 Monate alten Jungen. Gruppenförmige oder faszikuläre Muskelfaseratrophie mit einzelnen atrophischen Fasern auch zwischen den erhaltenen oder hypertrophischen Fasern. In **b** ist das perimysiale Bindegewebe hochgradig vermehrt, in geringerem Maß auch das endomysiale ("Myosklerose"). **a** und **b**, 300:1. **c** Gleicher Fall wie in **a**. Die Basalmembranen ragen fokal faltenförmig über die Kontur der atrophischen Muskelfasern hinaus *(Pfeile)*. Eine erhaltene Satellitenzelle ist annähernd so groß wie die zugehörige atrophische Muskelfaser. Die Myofibrillen und Mitochondrien sind erheblich verkleinert, wenn auch bemerkenswert gut erhalten. Das Glykogen ist vor allem subsarkolemmal mäßiggradig vermehrt, 10000:1. **d** Amyotrophische Lateralsklerose. M. deltoideus eines 64jährigen Mannes. Nach der myofibrillären ATPase-Reaktion, pH 9,4, fällt die bevorzugte, fast vollständige Atrophie der (dunklen) Typ-2-Fasern auf. Doch sind auch zahlreiche Typ-1-Fasern atrophisch. Die atrophischen Fasern sind "netzförmig" verteilt, 40:1. **e** Amyotrophische Lateralsklerose. M. deltoideus eines 52jährigen Mannes. Im Bild sind 4 atrophische Fasern zu sehen, die bemerkenswert stark abgeflacht oder angulär konfiguriert sind. Die starke Abflachung der Fasern, die überwiegende Einzelfaseratrophie und die fehlende Bindegewebsreaktion weisen auf eine rasche Progredienz hin, 610:1

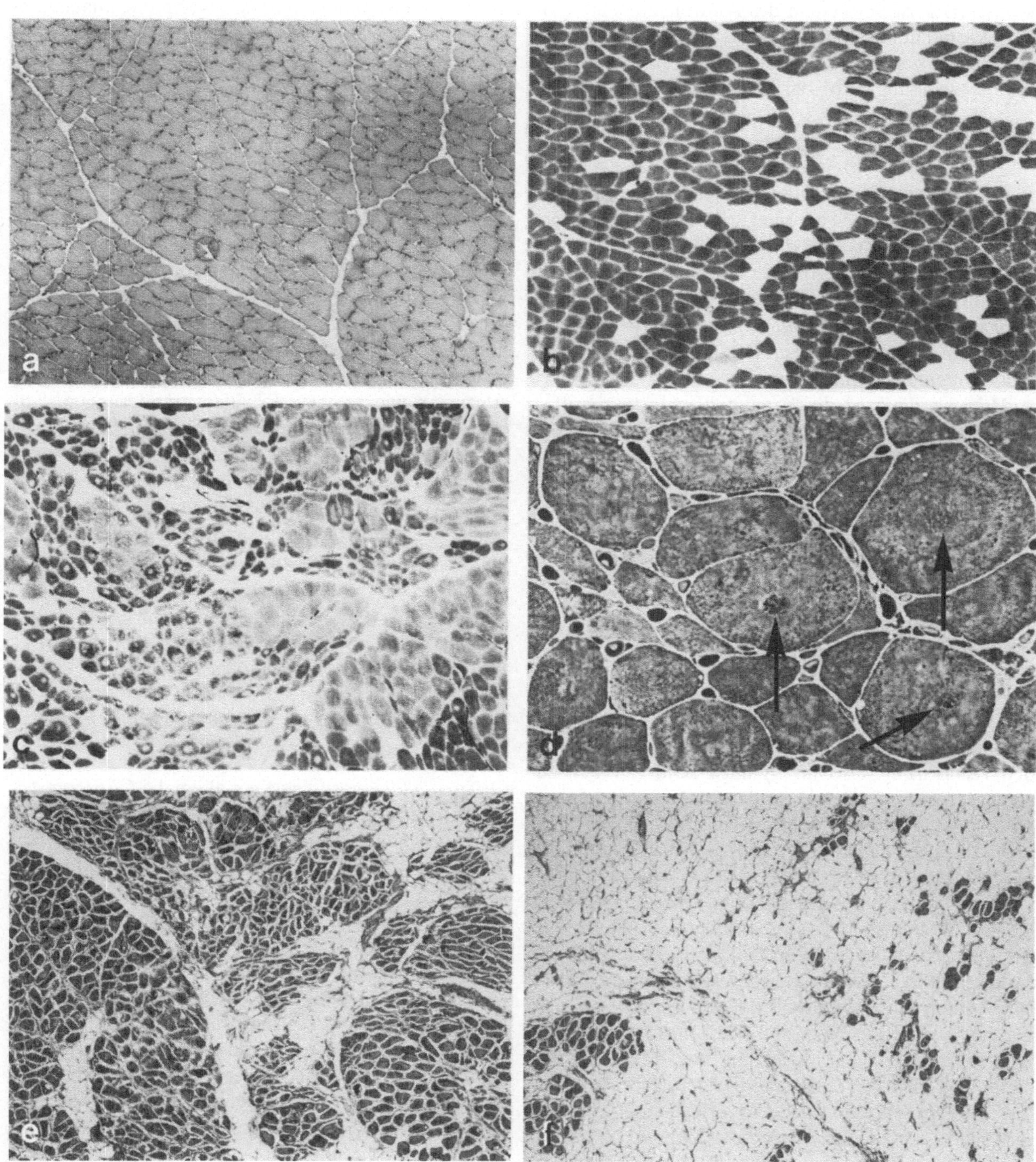

Abb. 3.10. a, b Frühes Stadium einer dominant-erblichen neuralen Muskelatrophie (Typ Charcot-Marie-Tooth = HMSN Ia). **a** M. peroneus eines 14jährigen Jungen, bei dem die Muskelfasern im HE-Präparat bemerkenswert unauffällig erscheinen, von isolierten Haufen pyknotischer Kerne in vollständig atrophischen Muskelfasern abgesehen, 370:1. **b** Die myofibrilläre ATPase-Reaktion nach Präinkubation bei pH 4,2 ergibt eine ausgeprägte zahlenmäßige Dominanz der Typ-1-Fasern mit herdförmiger Gruppierung der wenigen verbliebenen Typ-2-Fasern, 40:1. **c** Ausgeprägte akute bis subakute neurogene Muskelatrophie bei hochgradiger, rasch progredienter alkoholischer Polyneuropathie. Es besteht eine auffällige Fasertypengruppierung, wobei Muskelfasern gleichen histochemischen Typs in größeren oder kleineren Gruppen unmittelbar nebeneinander liegen. Die Muskelfasern in einigen dieser Gruppen sind normal groß, andere nahezu vollständig atrophisch. Viele dunkle Typ-1-Fasern weisen eine zentrale Aufhellung auf: Targetfasern. Succinatdehydrogenasereaktion, 150:1. **d** Gleicher Fall wie in **c**. Kleine Gruppen atrophischer Fasern neben normalgroßen oder leicht hypertrophischen Fasern, einige mit zentralen myofibrillären Veränderungen im Sinne von Targetfasern *(Pfeile)*. Endomysiales Bindegewebe noch nicht vermehrt. Übergänge zwischen stark atrophischen und teilatrophischen Fasern als Zeichen der Progredienz, 400:1. **e** Zustand nach Poliomyelitis im Kindesalter bei einer 34jährigen Frau. Neben Feldern mit erhaltenen Muskelfasern Gruppen atrophischer Fasern. Dazwischen ist das Fettgewebe im Sinne einer Vakatwucherung vermehrt, 260:1. **f** Gleicher Fall wie in **e**. In dieser Region sind nur noch spärliche Muskelfasergruppen erhalten. Der Rest des Muskelgewebes ist durch Fettgewebe ersetzt, 260:1

stochemisch ist ein Fehlen des Androgenrezeptors in der Skrotalhaut nachweisbar[27], doch ist der zugehörige Antikörper noch nicht kommerziell für eine diagnostische Anwendung verfügbar.

Infantile progressive spinale Muskelatrophie

Bei dieser Form der spinalen Muskelatrophie ist wahrscheinlich eine *frühe* von einer *spätinfantilen* (= intermediären) Manifestationsform zu unterscheiden. Es wird daher diskutiert, ob die Erkrankung genetisch und klinisch heterogen sein könnte[24] ($\triangleright$ aber[23]). Der Erbgang ist in der Regel *autosomal-rezessiv;* über einzelne Familien mit *autosomal-dominantem* Erbgang ist jedoch ebenfalls berichtet worden.

Mikroskopisch ist die Krankheit in fortgeschrittenen Stadien durch die Atrophie ganzer Muskelfaserbündel *(faszikuläre Atrophie)* gekennzeichnet, die um so ausgeprägter ist, je rascher die Krankheit fortschreitet (Abb. 3.9 a–c). Bei den langsamer verlaufenden Varianten findet man gut erhaltene Muskelfasern neben vollständig atrophischen[21].

Juvenile progressive spinale Muskelatrophie
(Typ Wohlfart-Kugelberg-Welander)

Hierbei finden sich oft nur *kleine Gruppen atrophischer Muskelfasern.* Außerdem kommt es bei den chronisch verlaufenden Formen zu einer zunehmenden *Vermehrung des endomysialen Bindegewebes,* zu einer Unschärfe des faszikulären Atrophiemusters und zu strukturellen Veränderungen auch in den nichtatrophischen Muskelfasern. Darüber hinaus kommen ausgeprägte *Faserhypertrophien* vor. Bemerkenswert ist, daß die atrophischen Muskelfasern bei frühem Krankheitsbeginn und akutem Verlauf *auf dem Querschnitt rund* und nicht abgeflacht oder eingedellt erscheinen, wie es bei den chronischeren Verlaufsformen und späterem Erkrankungsbeginn der Fall ist. In der Regel sind die *Muskelfaserkerne* nicht zentralständig. Die Entwicklung der Muskelfasern bleibt also nicht auf dem Stadium der Myotuben stehen, sondern schreitet wie die Myofibrillendifferenzierung fort, wenn auch die Dickenzunahme der Muskelfasern ausbleibt. Das durchschnittliche Faserkaliber der atrophischen Fasern liegt bei 5–10 μm. *Pyknotische Kernhaufen* in atrophischen Fasern kommen mehr in chronisch verlaufenden Fällen vor, gelegentlich auch Core- und *Targetfasern*[11].

Histochemisch läßt sich gelegentlich eine selektive Atrophie der Typ-1-Fasern oder der Typ-2-Fasern nachweisen. In der Regel sind sowohl die Typ-1-Fasern als auch die Typ-2-Fasern betroffen. Die *hypertrophischen Fasern* sind häufig 3–4 mal so dick, wie es normalerweise nach dem Alter des Patienten zu erwarten wäre. *Histochemisch* unterscheiden sich diese Riesenfasern von den normalen Muskelfasern: Nach der üblichen ATPase-Reaktion erscheinen sie hell, nach der Reaktion auf oxidative Enzyme oder auf Phosphoryla-

se jedoch teils dunkel, teils hell. Vermutlich handelt es sich um *reinnervierte Fasern,* die kollateral von den überlebenden und aussprossenden Nervenfasern innerviert worden sind.

In *sehr frühen Stadien* der Erkrankung kann das typische Bild fehlen und nur eine *allgemeine Atrophie,* evtl. mit einer bevorzugten Atrophie der Typ-1-Fasern, vorkommen.

Bei den *chronischen Verlaufsformen* findet sich oft eine *Fasertypengruppierung,* d. h. eine gruppenförmige Anordnung von Fasern des gleichen histochemischen Typs[25]. Ein zahlenmäßiges Überwiegen der Typ-2-Fasern kommt häufig vor. Riesenfasern, wie sie bei der akuten Verlaufsform auftreten, gehören nicht zum typischen Bild. Doch sind myofibrilläre Architekturstörungen wie zentrale Fibrillenveränderungen, *Targetfasern* oder *Fasern mit wirbelförmigen Fibrillenveränderungen* ein häufiger Befund. Fasern mit *zentral verlagerten* Kernen und einzelne degenerierte Fasern sowie Aufsplitterungen sind gelegentlich zu beobachten. Doch stehen diese „myopathischen" Veränderungen keineswegs im Vordergrund.

> Es ist davor zu warnen, aus dem histopathologischen Bild Rückschlüsse auf den klinischen Schweregrad der Erkrankung und die Prognose der spinalen Muskelatrophien zu ziehen, da sich die *Bilder von Areal zu Areal erheblich unterscheiden können.*

Differentialdiagnostisch ist vor allem die *Gliedergürtelform der Muskeldystrophie* abzugrenzen. In den Fällen, bei denen die Unterscheidung schwierig ist, handelt es sich um chronische, relativ benigne Erkrankungen des Erwachsenen, bei denen die Unterscheidung in der Regel nur von akademischem Interesse ist. Außerdem sind *Spätstadien der Poliomyelitis* abzugrenzen ($\triangleright$ Abb. 3.10 e, f).

Die *Pathogenese* dieser Systematrophien der motorischen Neurone ist bisher nicht geklärt[17, 18, 22]; doch soll primärer Angriffspunkt des pathogenen Agens bei Motoneuronerkrankungen der Zellkern sein. Es würde zu einer progressiven Hemmung der DNA-regulierten mRNA-Synthese kommen, wobei sich das Chromatin von einer metabolisch aktiven diffusen Form zu einer inaktiven Form kondensiert[26].

Progressive Bulbärparalyse

Das Krankheitsbild wird auch nach Fazio und Londe benannt, da sie die ersten familiären Fälle, wenn auch nicht die ersten Fälle überhaupt, beobachtet hatten. Die *infantile Form* ist wahrscheinlich *autosomal-rezessiv* erblich und kommt nur selten vor. Die Mehrzahl der *adulten Fälle* tritt sporadisch auf, wenn auch Fälle mit dominantem und X-chromosomal-rezessivem Erbgang ($\triangleright$ [19]) beschrieben worden sind. Die Abgrenzung gegenüber der amyotrophischen Lateralsklerose ist bei den sporadischen Fällen schwierig.

Anhang 1: Möbius-Syndrom

Es handelt sich dabei nicht um eine Krankheitseinheit, sondern um eine Gruppe von Erkrankungen, die durch eine kongenitale *Diplegia facialis* und *bilaterale Abduzenslähmung* charakterisiert sind. Doch haben einige Autoren diese Definition erweitert und auch eine *kongenitale einseitige Fazialislähmung* in das Syndrom aufgenommen. Meist tritt das Syndrom *sporadisch* auf, doch sind auch *familiäre Fälle* mitgeteilt worden. Nach den spärlichen, bisher vorliegenden autoptischen Untersuchungsergebnissen lassen sich 4 Gruppen differenzieren:

- Fälle mit einer *Hypoplasie* oder *Atrophie der Hirnnervenkerne,*
- Fälle mit einer möglichen primären peripheren *Nervenerkrankung,*
- Fälle mit *fokalen Nekrosen im Hirnstamm*[28] und
- Fälle, bei denen *keine Veränderungen im Hirnstamm oder an den Hirnnerven* zu beobachten waren. Letztere sind auf eine primär myopathische Grundkrankheit zurückzuführen[30] (▷ Mitochondriale Myopathien, S. 292, 331, 432).

Demnach handelt es sich bei dem Möbius-Syndrom um eine *heterogene Gruppe* kongenitaler bzw. konnataler neuromuskulärer Erkrankungen unterschiedlicher und oft ungeklärter Ätiologie.

Anhang 2: Anorektale Inkontinenz

Im äußeren *M. sphincter ani, M. puborectalis* und *Levator ani* fanden sich bei Patienten mit anorektaler Inkontinenz vielfach morphologische Anzeichen einer neurogenen Erkrankung[16]. Dabei bleibt zu klären, ob es sich um eine Systemdegeneration der entsprechenden motorischen Vorderhornzellen oder um eine Erkrankung der zugehörigen peripheren Nerven handelt. Zumeist sind hier primär neurogene von primär myogenen oder reaktiven Veränderungen schwer gegeneinander abzugrenzen.

Anhang 3: Abdominalmuskelaplasie

Die kongenitale Abdominalmuskelaplasie wird auch als *Fröhlich-* oder *Obrinsky-Syndrom, „Dörrpflaumenbauch"* oder *„prune belly syndrome"* bezeichnet. Dabei besteht eine *vollständige oder partielle Aplasie der Bauchmuskulatur,* insbesondere der lateralen Bauchmuskelgruppe, mit verschiedenen *Anomalien im Urogenitalbereich. Ätiologie* und *Pathogenese* sind nicht geklärt. Es besteht Androtropie. Neben einer spinalen Ursache wird eine kongenitale Myopathie als Ursache der Bauchmuskeldefekte diskutiert[15].

Literatur

1.–14. Weiterführende Literatur (▷ S.405)

15. Afifi AK, Rebeiz J, Mire J, Andonian SJ, Der Kaloustian VM (1972) The myopathology of the prune belly syndrome. J Neurol Sci 15: 153–165
16. Beersiek F, Parks AG, Swash M (1979) Pathogenesis of anorectal incontinence. A histometric study of the anal sphincter musculature. J Neurol Sci 42: 111–127
17. Chou SM, Nonaka I (1978) Werdnig-Hoffmann disease: Proposal of a pathogenetic mechanism. Acta Neuropathol 41: 45–54
18. Dahl DS, Peters HA (1975) Lipid disturbances associated with spinal muscular atrophy. Clinical, electromyographic, histochemical, and lipid studies. Arch Neurol 32: 195–203
19. Doyu M, Sobue G, Mukai E, Kachi T, Yasuda T, Mitsuma T, Takahashi A (1992) Severity of X-linked recessive bulbospinal neuronopathy correlates with size of the tandem CAG repeat in androgen receptor gene. Ann Neurol 32: 707–710
20. Emery AE (1971) Review: The nosology of the spinal muscular atrophies. J Med Genet 8: 481–495
21. Fidzianska A (1976) Morphological differences between the atrophied small muscle fibres in amyotrophic lateral sclerosis and Werdnig-Hoffmann disease. Acta Neuropathol 34: 321–327
22. Ghatak NR (1978) Spinal roots in Werdnig-Hoffmann disease. Acta Neuropathol 41: 1–7
23. Gilliam T, Brzustowicz L, Castilla L et al. (1990) Genetic homogeneity between acute and chronic forms of spinal muscular atrophy. Nature 345: 823–825
24. Hausmanowa-Petrusewicz I, Zaremba J, Borkowska J (1979) Chronic form of childhood spinal muscular atrophy. Are the problems of its genetics really solved? J Neurol Sci 43: 313–327
25. Jennekens FGI, Meijer AEFH, Bethlem J, Van Wijngaarden GK (1974) Fibre hybrids in type groups. An investigation of human muscle biopsies. J Neurol Sci 23: 337–352
26. Mann DMA, Yates PO (1974) Motor neurone disease: the nature of the pathogenic mechanism. J Neurol Neurosurg Psychiatry 37: 1036–1046
27. Matsuura T, Demura T, Aimoto Y, Mizuno T, Moriwaka F, Tashiro K (1992) Androgen receptor abnormality in X-linked spinal and bulbar muscular atrophy. Neurology 42: 1724–1726
28. Rorke LB (1992) Anatomical features of the developing brain implicated in pathogenesis of hypoxic-ischemic injury. Brain Pathol 2: 211–221
29. Spatz H (1938) Die „systematischen Atrophien". Eine wohlgekennzeichnete Gruppe der Erbkrankheiten des Nervensystems. Arch Psychiatr 108: 1–18
30. Towfighi J, Marks K, Palmer E, Vannucci R (1979) Möbius syndrome. Neuropathologic observations. Acta Neuropathol 48: 11–17

Muskelveränderungen bei Schädigungen, Erkrankungen und Reizungen peripherer Nerven. Inaktivitätsatrophie

> Die Veränderungen im Muskel nach einer Denervation durch Unterbrechung der zugehörigen motorischen Nerven gelten allgemein als Musterbeispiel einer Atrophie schlechthin.

Komplizierter als nach einer einfachen Nervendurchschneidung sind die Veränderungen im Muskel bei einer chronischen peripheren Neuropathie. Denn ein Nebeneinander von Nervenfaserdegeneration und -regeneration, -demyelinisation und -remyelinisation kann im Laufe von Monaten und Jahren zu vielfältigen Veränderungen führen, die alle Komponenten des Muskels mehr oder weniger stark verändern.

Nervenverletzungen

Die wichtigste Veränderung nach einer Muskeldenervation durch eine Nervendurchschneidung besteht in der *Atrophie der Muskelfasern,* die zu einer erheblichen Reduktion des Gewichtes des denervierten Muskels führt.

Während des 1. Monats verringert sich das durchschnittliche *Faserkaliber* um $^1/_3$, während des 2. und 3. Monats um ungefähr 60% und nach 8 Monaten um 70%, wenn man die Faserkaliber mit denen normaler Muskeln vergleicht. Der Gewichtsverlust im denervierten Muskel beträgt bei der Ratte schon nach 3 Monaten 70–80%[37]. Doch gibt es Speziesdifferenzen und Unterschiede in Abhängigkeit von der Art des untersuchten Muskels[38].

Die *Zahl der Muskelfasern* ändert sich nach der Denervation nur geringfügig, nach 15 Monaten aber auf etwa die Hälfte der Faserzahl im Kontrollmuskel[23].

Parallel zur Reduktion der Faserkaliber findet sich eine Verringerung des *Durchmessers der einzelnen Myofibrillen.* Aber auch die *Mitochondrien* verkleinern sich. Das *sarkoplasmatische Retikulum* erscheint allerdings zumindest relativ vermehrt. Die Verringerung der Myofibrillengröße resultiert aus einer Abspaltung einzelner Filamente an der Peripherie der Myofibrillen. Diese Filamente zerfallen dann in den intermyofibrillären Räumen, wobei im 1. Stadium der Atrophie ein *„degenerativer autolytischer Prozeß"* in den Fasern zu beobachten ist. Im 2. längeren Stadium setzt dann die sog. *„einfache" Atrophie* ein[31]. Ein bestimmtes Faserkaliber von 3 µm wird allerdings in aller Regel nicht unterschritten[11]. Sonstige degenerative Faserveränderungen bestehen in vakuoligen Veränderungen, selten einmal in einer vollständigen Degeneration mit Phagozytose und Kernpyknosen. Die Satellitenzellen vermehrten sich als Reaktion auf eine Denervation[25].

Die Typ-2-Fasern atrophieren rascher als die Typ-1-Fasern[25]. In allen Fasertypen verringert sich nach der Denervation die Aktivität der Enzyme. Hinsichtlich der oxidativen Enzymaktivität sind die Fasertypenunterschiede schließlich fast vollständig aufgehoben; hinsichtlich der myofibrillären ATPase-Aktivität bleiben aber noch monatelang Unterschiede erhalten.

Eine *Reinnervation* des denervierten Muskels ist noch *nach langen Zeiträumen* möglich; doch scheint

die bindegewebige Einscheidung der Muskelfasern *nach etwa 2 Jahren* so weit fortgeschritten zu sein, daß klinisch mit *keiner* sinnvollen Reinnervation, etwa durch eine Nerventransplantation, zu rechnen ist.

Bei *orthotoper Reinnervation* ist im reinnervierten Muskel in der Regel eine Fasertypengruppierung nachweisbar, sofern eine komplette Nervendurchtrennung vorausgegangen ist[24]. Nach einer *Nervenquetschung* ist eine solche Gruppenbildung bestenfalls in angedeuteter Form nachweisbar.

Nach einer sog. *Kreuzinnervation,* d.h. wenn ein denervierter langsamer Muskel mit dem abgetrennten Nerven eines raschen Muskels reinnerviert wird, *ändert sich der Muskelfasertyp* in histochemischer, biochemischer und physiologischer Hinsicht *im Sinne des reinnervierenden Neurons*[16, 23], d.h. es kann zu einer Umwandung der histochemischen Fasertypen kommen.

Eine *Fremdinnervation* eines Muskels mit intakter Innervation führt zu keiner funktionellen muskulären Verbindung, auch wenn die Nervenfasern in den Muskel einwachsen. Erst wenn der zum Muskel gehörende Nerv durchschnitten wird, bilden sich funktionelle Kontakte zwischen dem fremden Nerv und den Muskelfasern.

Von einer *kollateralen Reinnervation* spricht man, wenn aussprossende Axone von erhaltenen Nervenfasern, wie so häufig, benachbarte denervierte Muskelfasern reinnervieren.

Abb. 3.11 a–f. Panarteriitis nodosa mit ausgeprägter Polyneuropathie und neurogener Muskelatrophie bei einem 56jährigen Mann. **a** Im Epineurium des N. suralis zeigen zahlreiche Blutgefäße ausgeprägte perivaskuläre und auch in der Gefäßwand liegende mononukleäre Zellinfiltrate. Eine mittelgroße Arterie ist obliteriert *(A).* HE, 590:1. **b** Nervenfaszikel mit starker Reduktion der Zahl großer und kleiner markhaltiger Nervenfasern und mit vielen Markscheidenabbauprodukten, 112:1. **c** M. gastrocnemius mit umschriebenen perivaskulären mononukleären Zellinfiltraten, die nicht auf das angrenzende Muskelgewebe übergreifen. Die Muskelfasern zeigen gruppenförmige Atrophien ohne Nekrosen oder myophagische Reaktionen, 184:1. **d** Succinatdehydrogenasereaktion mit fleckförmigen Aufhellungen in einzelnen dunklen Typ-1-Muskelfasern, 195:1. **e** Myofibrilläre ATPase-Reaktion nach Präinkubation bei pH 9,4. Die dunklen Fasern (Typ 2) sind nahezu sämtlich atrophisch, nur vereinzelt auch die Typ-1-Fasern. Sowohl die hellen als auch die dunklen Fasern zeigen eine Fasertypengruppierung, 112:1. **f** Die denervationsatrophischen Fasern liegen in kleinen Gruppen zusammen und sind oft stark abgeflacht oder „angulär" konfiguriert. Das endomysiale Bindegewebe ist noch kaum vermehrt, 460:1. **g** Refsum-Krankheit. N. suralis mit ausgeprägter Reduktion der Zahl großer und kleiner markhaltiger Nervenfasern. Markscheidenabbauprodukte nur vereinzelt. Ausgeprägte Proliferation der Schwann-Zellen, die stellenweise in größeren Haufen zusammenliegen *(Pfeil),* 300:1. **h** Gleicher Fall wie in **g.** Ausgeprägte neurogene Muskelatrophie mit gruppenförmig angeordneten atrophischen Fasern, die von vermehrten endomysialem Bindegewebe umgeben sind, 150:1

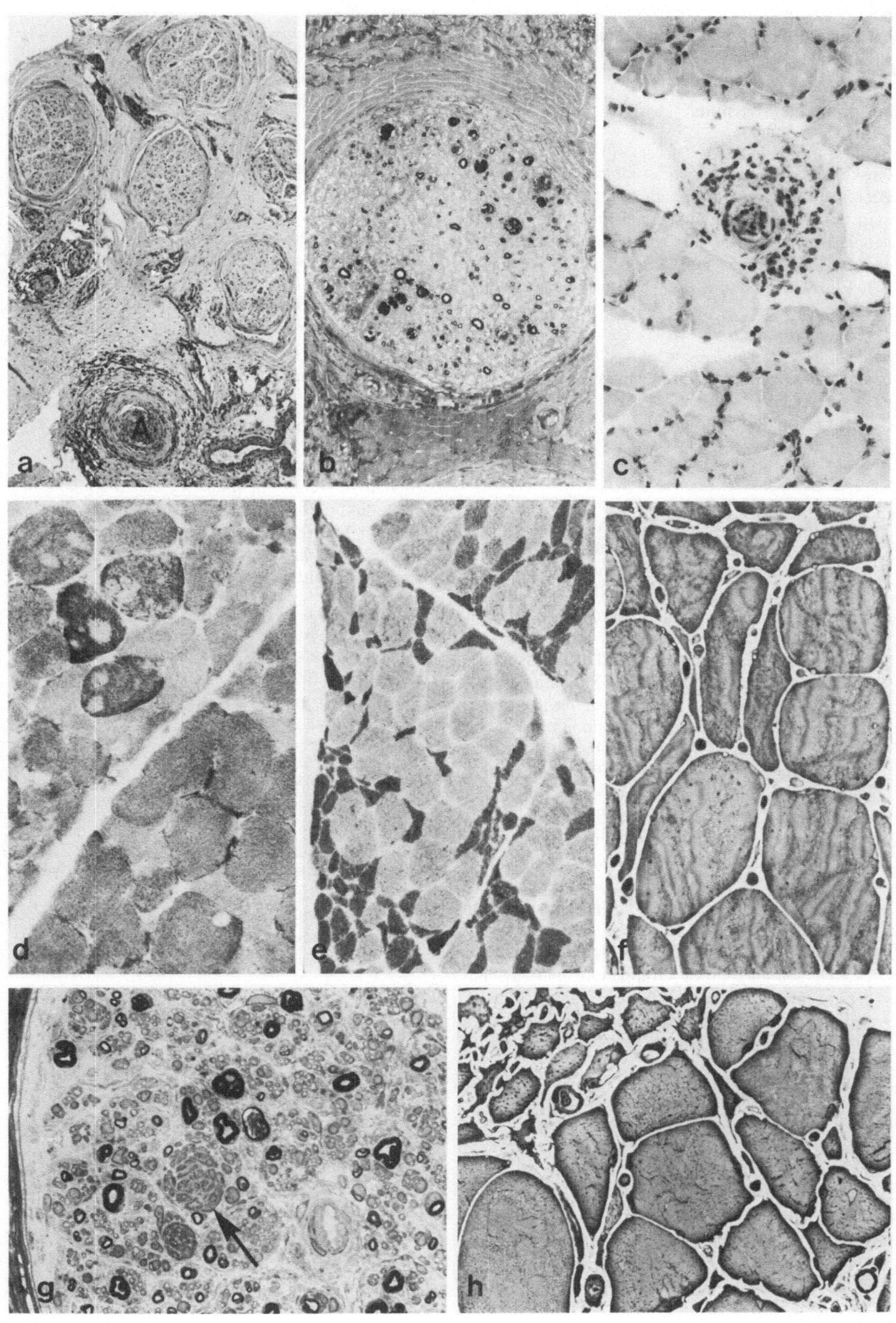

Nichtcholinerge Nervenfasern (des Sympathikus oder der Spinalganglien) führen nicht zu einer funktionsfähigen Innervation, resp. Reinnervation quergestreifter Skelettmuskelfasern[18].

Periphere Neuropathien

In der auf S. 349 erwähnten Klassifikation der neuromuskulären Erkrankungen sind die kongenitalen oder genetisch determinierten, metabolischen, traumatischen, toxischen, entzündlichen, blastomatösen, neoplastischen und ätiologisch unklaren Erkrankungen der Spinalnerven und der peripheren Nerven in 271 Einzelpositionen aufgeschlüsselt ($\triangleright$ Nervenkapitel).

Muskelbioptisch findet sich bei *chronischen Neuropathien* vom axonalen oder neuronalen Typ ein Nebeneinander von typischen Denervations- und Reinnervationszeichen wie von reaktiven Veränderungen, die als „myopathisch" oder als *„Begleitmyopathie"*[29] gedeutet werden.

Charakteristisch sind:
- *kleine Gruppen atrophischer Fasern,* die zumeist auf dem Querschnitt abgeflacht oder eckig (angulär; „angulated"), nicht rund, wie bei der infantilen spinalen Muskelatrophie, erscheinen (Abb. 3.10d, 3.11f,h). Diese partiell oder vollständig atrophischen Fasern gehören zumeist sowohl dem Typ 1 als auch dem Typ 2 an, wenn auch der Typ 2 etwas stärker betroffen sein kann. Der Grad der Muskelatrophie hängt von dem untersuchten Stadium des Prozesses ab. Gelegentlich ist eine *netzförmige Verteilung der Muskelfaseratrophien* zu finden, wie sie typischerweise bei der amyotrophischen Lateralsklerose vorkommt[11]. Bei $^3/_4$ der Patienten besteht eine Hypertrophie der Typ-1-Fasern.
- eine *Fasertypengruppierung,* als Zeichen einer vorausgegangenen kollateralen Reinnervation denervierter Muskelfasern. Dabei müssen etwa 50, mindestens aber 15 Fasern gleichen histochemischen Typs zusammenliegen[15, 17, 28, 39]. In frühen Stadien findet sich u. U. ausschließlich eine Fasertypengruppierung (Abb. 3.10b). In späten Stadien können neben kleinen auch große Gruppen atrophischer Fasern nachweisbar sein (Abb. 3.10c, 3.11e).
- *zentralständige Kerne* und *pyknotische Kernhaufen* in vollständig atrophischen Fasern.

Nur gelegentlich sind *Fasernekrosen, Myophagien* oder *regenerierende Fasern* nachweisbar, z. T. mit *endomysialer Bindegewebsvermehrung.* Typischerweise kommen auch *Target- und Targetoidfasern* vor[21, 35] (Abb. 3.10c,d, 3.11d), ebenso *wirbelförmige Myofibrilenveränderungen* und „Mottenfraßherde" in den Muskelfasern. Die *hypertrophischen Fasern* erscheinen oft *aufgespalten.* Auch finden sich häufig atrophische Fasern in enger Nachbarschaft von hypertrophischen Fasern. In fortgeschrittenen Stadien fällt die *Fett- und Bindegewebsvermehrung* im Sinne einer *Vakatwuche-*

rung auf, die von Fall zu Fall sehr unterschiedlich ausgeprägt sein kann.

Bei *selektiv demyelinisierenden Polyneuropathien,* namentlich bei der hypertrophischen Neuropathie (Dejerine-Sottas), besteht zumindest in *frühen Stadien* eine *auffällige Diskrepanz* zwischen dem ausgeprägten Befund am peripheren Nerven und den relativ geringfügigen Veränderungen am Muskel: Hier finden sich nur vereinzelt kleine Gruppen atrophischer Fasern, gelegentlich einmal eine Targetfaser. Die Faserdurchmesser sind aber insgesamt auffallend schmächtig[11]. *Später* können die Axone bei wiederholter De- und Remyelinisation schließlich in zunehmender Zahl degenerieren, so daß es zur progressiven Denervationsatrophie der Muskelfasern, evtl. mit den Komplikationen einer kollateralen Reinnervation und Fasertypengruppierung als Vorstufe einer Atrophie größerer Gruppen und Felder von Muskelfasern kommen kann.

Elektrostimulation

Durch *kurzfristige* elektrische Reizung einzelner motorischen Nervenfasern *(indirekte Reizung)* läßt sich eine Reduktion des Glykogen- und Phosphorylasegehaltes der Muskelfasern induzieren, die u. a. zur Bestimmung der Zahl von Muskelfasern in einzelnen motorischen Einheiten verwendet worden ist[19, 20].

> Durch *langdauernde* Stimulation des intakten Nerven mit einer Reizfrequenz, die derjenigen in einem langsamen Muskel entspricht (10 Hz = 10 Impulse/s), läßt sich ein rascher Muskel weitgehend in einen langsamen umwandeln[30, 33, 34].

Diese Transformation schließt nicht nur die physiologischen Parameter des Muskels ein, sondern auch die histochemischen, biochemischen und ultrastrukturellen Eigenschaften[33].

Auch durch eine *direkte Reizung* eines denervierten Muskels läßt sich bis zu einem gewissen Grade eine Umwandlung von Fasertypen bei entsprechender Reizfrequenz induzieren[11, 26, 30].

Training

Beim sportlichen Training sind die Auswirkungen einer *kurzfristigen raschen Belastung* oder Trainingsaktivität, etwa bei Sprintern, von denen einer *Dauerbelastung,* etwa bei Langläufern (Ausdauertraining), und von denen bei Gewichthebern *(Kraftsporttraining)* zu unterscheiden[22].
- Beim *Ausdauertraining* vergrößern sich die Mitochondrien. Die SDH-Aktivität sowie die Volumendichte der intrazellulären Triglyzeridtropfen und die Zahl der Kapillaren pro Muskelareal nehmen zu[19].
- Demgegenüber kommt es beim *Krafttraining* zu einer selektiven Typ-2-Faser-Hypertrophie mit Verminderung der SDH-Aktivität.

Differentialdiagnose. Diese Form der Aktivitätshypertrophie ist zu unterscheiden von einer echten Hypertrophie der Muskeln *(Hypertrophia musculorum vera)*, deren Vorkommen allerdings umstritten ist, von einseitigen *Hypertrophien ganzer Körperhälften mit Muskelhypertrophie* sowie von *fokalen Muskelhypertrophien* [32] und der sog. *hypertrophischen branchialen Myopathie,* die durch eine selektive Vergrößerung der Kaumuskulatur gekennzeichnet ist *(idiopathische Masseterhypertrophie)* [11].

Inaktivitätsatrophie

In Abhängigkeit von der Art der Inaktivität sind die verschiedenen Muskelfasertypen in unterschiedlicher Weise betroffen. Bei mäßiger Beeinträchtigung der Gehfähigkeit kommt es zu einer *Atrophie der raschen Zuckungsfasern.* Bei hochgradiger Bewegungseinschränkung *(Immobilisation)* findet sich sowohl eine Atrophie der *raschen* als auch der *langsamen Zuckungsfasern.* Bei schmerzhaften Kniegelenkserkrankungen fand sich demgegenüber eine isolierte Atrophie der *langsamen* Zuckungsfasern[36]. Diesen verschiedenen Atrophieformen liegt vermutlich eine Störung der Quantität und Qualität in der Aktivierung der entsprechenden motorischen Einheiten zugrunde.

Literatur

1.–14. Weiterführende Literatur (▷ S.405)

15. Black JT, Bhatt GP, Dejesus PV, Schotland DL, Rowland LP (1974) Diagnostic accuracy of clinical data, quantitative electromyography and histochemistry in neuromuscular disease. A study of 105 cases. J Neurol Sci 21: 59–70
16. Bullen AJ, Eccles JC, Eccles RM (1960) Interactions between motoneurones and muscles in respect of the characteristic speeds of their responses. J Physiol (Lond) 150: 417–439
17. Bundschu HD, Suchenwirth R (1973) Primäre und sekundäre Myopathien aus ezymhistologischer Sicht. Fortschr Neurol Psychiatr 41: 419–449
18. Cohen MW, Weldon PR (1980) Localization of acetylcholine receptors and synaptic ultrastructure at nerve-muscle contacts in culture: Dependence on nerve type. J Cell Biol 86: 388–401
19. Edström L, Grimby L (1986) Effect of exercise on the motor unit. Muscle Nerve 9: 104–126
20. Edström L, Kugelberg E (1968) Histochemical composition, distribution of fibres and fatiguability of single motor units. Anterior tibial muscle of the rat. J Neurol Neurosurg Psychiatry 31: 424–433
21. Engel WK (1961) Muscle target fibers, a newly recognized sign of denervation. Nature 191: 389
22. Gollnick PD, Armstrong RB, Saltin B, Sauber IV, Sembrowich WL, Shepherd RE (1973) Effect of training on enzyme activity and fiber composition of human skeletal muscle. J Appl Physiol 34: 107–111
23. Gutmann E, Zelená J (1962) Morphological changes in the denervated muscle. In: Gutman E (ed) The denervated muscle. Czechoslovak Acad Sci, Prague, pp 57–102
24. Karpati G, Engel WK (1968) „Type grouping" in skeletal muscles after experimental reinnervation. Neurology (Minneap) 18: 447–455
25. Karpati G, Engel WK (1968) Correlative histochemical study of skeletal muscle after suprasegmental denervation, peripheral nerve section, and skeletal fixation. Neurology (Minneap) 18: 681–692
26. Lomo T, Westgaard RH, Engebretsen L (1980) Different stimulation patterns affect contractile properties of denervated rat soleus muscles. In: Pette D (ed) Pasticity of muscle. DeGruyter, Berlin New York, pp 297–309
27. McGeachie J, Allbrook D (1978) Cell proliferation in skeletal muscle following denervation or tenotomy. Cell Tiss Res 193: 259–267
28. Meltzer HY, Rastogi S, Ellison J (1976) Quantitative histochemical evaluation of normal human skeletal muscle. Neurology (Minneap) 26: 849–852
29. Mittelbach F (1966) Die Begleitmyopathie bei neurogenen Atrophien. Springer, Berlin Heidelberg New York (aus dem Gesamtgebiet der Neurologie und Psychiatrie, 113. Heft)
30. Nix W, Reichmann H, Schröder JM (1985) Influence of direct low frequency stimulation on contractile properties of denervated fast twitch rabbit muscle. Pflügers Arch 405: 141–147
31. Pellegrino C, Franzini C (1963) An electron microscope study of denervation atrophy in red and white skeletal muscle fibers. J Cell Biol 17: 327–349
32. Pihko H, Lehtinen I, Tikkanen H, Härkönen M, Rapola J, Lamminen A, Sahlman A, Somer H (1993) Progressive unilateral hypertrophic myopathy: A case study. Muscle Nerve 16: 63–68
33. Rubinstein N, Mabuchi K, Pepe F, Salmons S, Gergely J, Sréter F (1978) Use of type-specific antimyosins to demonstrate the transformation of individual fibers in chronically stimulated rabbit fast muscles. J Cell Biol 79: 252–261
34. Salmons S, Vrbová G (1969) The influence of activity on some contractile characteristics of mammalian fast and slow muscle. J Physiol (Lond) 210: 535–549
35. Schotland DL (1969) An electron microscopic study of target fibers, target-like fibers and related abnormalities in human muscle. J Neuropathol Exp Neurol 28: 214–228
36. Staudte HW, Brussatis F (1977) Selective changes in size and distribution of fibre types in vastus muscle from cases of different knee joint affections. Z Rheumatol 36: 143–160
37. Stonnington HH, Engel AG (1973) Normal and denervated muscle. A morphometric study of fine structure. Neurology (Minneap) 23: 714–724
38. Sunderland S, Ray LJ (1950) Denervation changes in mammalian striated muscle. J Neurol Neurosurg Psychiatry 13: 159–177
39. Tosi C, Jerusalem F (1976) Selektive Muskelfasertypenanomalien bei neuromuskulären Erkrankungen. Eine Analyse von 124 konsekutiven, histochemisch bearbeiteten Biopsien. J Neurol 214: 13–24

Erkrankungen des zentralen und peripheren motorischen Neurons

Amyotrophische Lateralsklerose

Bei dieser Krankheit (im angloamerikanischen Sprachraum mißverständlich schlicht *„motor neuron disease"* genannt, obwohl dann auch die selektiven Erkrankungen der Vorderhornzellen, also ausschließlich des peripheren, 2., motorischen Neurons, hinzuzurechnen wären) ist sowohl das zentrale (1.) als auch das periphere (2.) motorische Neuron erkrankt, d. h. sowohl die motorischen Zellen im Cortex cerebri als auch im Hirnstamm und im Rückenmark (▷ S.175).

Epidemiologie, Klinik. Die Erkrankung tritt in der Regel *sporadisch* auf. Seltene, nosologisch vermutlich grundsätzlich verschiedene familiäre Formen (▷ Tabelle 3.1, S.411), eine besondere Form, die mit Parkinsonismus und eine weitere, die mit Demenz kombiniert ist, und andere Syndrome müssen abgegrenzt werden (weitere Einzelheiten zur Definition sowie zur ungewissen Ätiologie und Pathogenese ▷ [29]). Sofern vorwiegend die *zentralen* motorischen Neurone betroffen sind, wird das klinische Bild von der *Spastizität* und *Hyperreflexie* geprägt. Die Erkrankung der *peripheren* Neurone führt zur *Atrophie* und *Schwäche* der betroffenen Muskeln, die vielfach ausgeprägte *Faszikulationen* aufweisen.

Die Erkrankung beginnt am häufigsten zwischen dem 50. und 70. Lebensjahr. Doch können auch andere Altersstufen betroffen sein.

Morphologie. *Mikroskopisch* bestehen, auch wenn klinisch noch keine Schwäche nachweisbar ist, nahezu regelmäßig in allen untersuchten Muskeln pathologische Veränderungen. Dazu gehört vor allem eine *Atrophie von Typ-1- und Typ-2-Fasern,* die auf dem Querschnitt stark abgeflacht sind und manchmal in charakteristischer, wenn auch unspezifischer Weise in allen untersuchten Regionen annähernd gleichmäßig verteilt, *netzförmig,* zwischen den normalgroßen, erhaltenen Fasern angeordnet sein können (▷ Abb. 3.9 d)[7, 26]. Im Unterschied zur infantilen spinalen Muskelatrophie sind die atrophischen Fasern vielfach irregulär konfiguriert (▷ Abb. 3.9 e); ihre Durchmesser liegen zwischen 6 und 18 μm[19]. Hypertrophische Fasern kommen ebenfalls häufig vor, wobei in frühen Stadien überwiegend Typ-1-Fasern hypertrophieren. Eine Fasertypengruppierung[19] gehört nicht zum charakteristischen Bild, wenn auch eine Anordnung der atrophischen Fasern in kleinen Gruppen charakteristisch ist[25, 26].

Unter den *Kernveränderungen* fallen tigroide Formen auf. Zentral verlagerte Kerne sind nur selten nachweisbar. Degenerative und regenerative Veränderungen an den Muskelfasern kommen aber vor, myopathische Reaktionen oder Faserregenerationen schließen jedenfalls die Diagnose einer amyotrophischen Lateralsklerose nicht aus. Target- oder Targetoidfasern sind nur selten gehäuft nachweisbar, zumeist nur vereinzelt. Eine endomysiale Fibrose oder Gefäßreaktionen gehören nicht zum typischen Bild.

Die *Ursache* der amyotrophischen Lateralsklerose ist, wenn man einmal von den erblichen Ausnahmefällen absieht, nicht geklärt. Diskutiert werden u. a. endogene und exogene Toxine, insbesondere Aluminium[30], Viren und endogene biochemische Anomalien der Neurone, insbesondere Defekte der DNS-Reparaturmechanismen, Immunmechanismen u. a. (Literatur ▷ [27, 29]).

Prognose. Die Prognose ist ungünstig. Innerhalb von Monaten bis zu wenigen (in der Regel 2–3) Jahren nach Beginn der Symptome führt die akute Form der Krankheit bei voller geistiger Klarheit der Patienten zum Tode. Die *Inzidenz* und *Mortalität* beträgt weltweit, von bestimmten Regionen im Westpazifik abgesehen, etwa 1 (0,8–1,5) auf 100 000 Personen[21]. Nur bei 1/4 der Fälle ist eine relativ *benigne Variante* zu beobachten[16].

Erkrankungen des zentralen motorischen Neurons

Das zentrale motorische Neuron kann bei zahlreichen verschiedenartigen Prozessen mehr oder weniger selektiv geschädigt sein, so z. B. nach *Schlaganfällen* und *Traumen,* bei *Systematrophien* (den verschiedenen Formen der spastischen Spinalparalyse; ▷ S. 179) und *ausgedehnteren kortikalen Prozessen.*

Das Vorkommen eines Muskelschwundes in den betroffenen Extremitäten *hemiplegischer Patienten* ist seit langem bekannt.

Mikroskopisch läßt sich dabei anfangs eine überwiegende Typ-2-Faseratrophie nachweisen[15, 17]. Da auch Targetfasern vorkommen können, die als sicheres Denervationszeichen gelten, ist zu vermuten, daß später eine *transsynaptische* (transneuronale) *Degeneration* der distalen (peripheren) Motoneurone auftritt, nachdem die kortikospinalen Fasern degeneriert sind.

Pathogenetisch sind als Ursache der hemiplegischen Muskelatrophie verschiedene Faktoren zu berücksichtigen, so eine Inaktivität, außerdem Störungen der Blutversorgung, möglicherweise auch eine Atrophie sowie Störungen von seiten des Gyrus postcentralis, wo ein „trophisches" Zentrum für die Muskulatur lokalisiert sein soll[23].

Eine suprasegmentale *„Cordotomie",* d. h. eine Durchtrennung des Rückenmarks, führt im Experiment zu einer mäßiggradigen Atrophie beider histochemischer Fasertypen mit zusätzlichen „myopathieähnlichen" Veränderungen[20].

Störungen der zentralen Tonusregulation

Hierzu gehören vor allem die *Parkinson-Krankheit* resp. das *Parkinson-Syndrom* oder der *Parkinsonismus* (▷ S. 125). Außerdem sind hier verschiedene *Tremorformen* zu nennen sowie die Folgen der *Dezerebellierung* oder *Deafferentierung* sowie *heredogenerative* und *andere Erkrankungen der spinozerebellären Systeme,* insbesondere auch *Myklonien* und *Myokymien.*

Mikroskopisch findet sich beim Parkinsonismus neben einer Verringerung des mittleren Faserkalibers vor allem eine bevorzugte Atrophie der Typ-2-Fasern. Außerdem besteht eine geringe zahlenmäßige Dominanz der Typ-1-Fasern auf Kosten der Typ-2 a-Fasern[17]. Die meisten anderen genannten Störungen der Tonusregulation sind im Hinblick auf die Muskelveränderungen noch nicht hinreichend untersucht.

Psychosen

Ob eine wiederholt bei Psychosen, insbesondere von akut schizophrenen Patienten, beschriebene Myopathie in die Gruppe der Erkrankungen bzw. Störungen der zentralen Tonusregulation zu rechnen ist oder nicht, läßt sich gegenwärtig noch nicht entscheiden.

Doch ließen sich wiederholt reichlich Nemalinkörper und Atrophien der Typ-2-Fasern nachweisen, die zumindest auf eine zentrale, neurogene Pathogenese sowohl der Typ-2-Faseratrophie als auch der Nemalinkörper hinweisen[24] ($\triangleright$ S.296).

Unklassifizierte neuromuskuläre Erkrankungen

Unter „unklassifizierten neuromuskulären Erkrankungen" kann man sowohl diejenigen verstehen, die vorläufig wegen unklarer Ätiologie, Pathogenese und Lokalisation nicht zu klassifizieren sind, als auch solche, die es noch in Zukunft zu erkennen oder abzugrenzen gilt. Für ersteres sei als Beispiel eine „*neuromuskuläre Krankheit mit granulär-hyalinen Kerneinschlüssen*" erwähnt, bei der pathognonomische Kerneinschlüsse eine Diagnose erlauben[11, 28]. Nach klinischen Befunden ist aber nicht nur die Muskulatur, sondern auch das zentrale und periphere Nervensystem betroffen. Möglicherweise ist diese Erkrankung zu den Viruskrankheiten zu rechnen, wenn man der Interpretation feinstruktureller parakristalliner Strukturen in einzelnen hyalinen Kerneinschlüssen bei einer vermutlich etwas ähnlichen sporadischen Erkrankung Glauben schenkt[22]. Angesichts solcher und zahlreicher anderer unklassifizierbarer oder noch unklassifizierter Fälle der Literatur ist damit zu rechnen, daß in Zukunft noch viele Probleme der Nosologie und der Klassifikation zu lösen sind, bevor eine Rubrik „unklassifizierte Erkrankungen" ausgelassen werden kann.

Literatur

1.–14. Weiterführende Literatur ($\triangleright$ S.405)
15. Ashby P, Verrier M (1976) Neurophysiologic changes in hemiplegia. Neurology (Minneap) 26: 1145–1151
16. Brooke M (1977) A clinicians view of neuromuscular diseases. Williams & Wilkins, Baltimore, p 240
17. Edström L (1970) Selective changes in the sizes of red and white muscle fibres in upper motor lesions and parkinsonism. J Neurol Sci 11: 537–550
18. Emery AEH, Holloway S (1982) Familial motor neuron diseases. In: Rowland LP (ed) Human motor neuron diseases. Raven, New York, pp 139–145
19. Fidzianska A (1976) Morphological differences between the atrophied small muscle fibres in amyotrophic lateral sclerosis and Werdnig-Hoffmann disease. Acta Neuropathol 34: 321–327
20. Karpati G, Engel WK (1962) Correlative histochemical study of skeletal muscle after suprasegmental denervation, peripheral nerve section and skeletal fixation. Neurology (Minneap) 18: 681–692
21. Kurtzke JF (1982) Epidemiology of amyotrophic lateral sclerosis. In: Rowland LP (ed) Human motor neuron diseases, Raven, New York, pp 281–302
22. Lindenberg R, Rubinstein LH, Hermann MM, Haydon GB (1968) A light and electron microscopy study of an unusal widespread nuclear inclusion body disease. A possible residuum of an old herpesvirus infection. Acta Neuropathol 10: 54–73
23. McComas AJ (1977) Neuromuscular function and disorders. Butterworths, London Boston
24. Meltzer HY, McBride E, Poppei RW (1973) Rod (nemaline) bodies in the skeletal muscle of an acute schizophrenic patient. Neurology (Minneap) 23: 769–780
25. Patten BM, Zito G, Harati Y (1979) Histologic findings in motor neuron disease. Relation to clinically determined activity, duration, and severity of disease. Arch Neurol 36: 560–564
26. Pongratz D (1976) Differentialdiagnose der Erkrankungen der Skelettmuskulatur anhand von Muskelbiopsien. Enzymhistochemische und histometrische Untersuchungen zur besonderen Vulnerabilität der Typ-II-Faser. In: Scheid W, Wieck HH, Peters UH (Hrsg) Sammlung psychiatrischer und neurologischer Einzeldarstellungen. Thieme, Stuttgart
27. Rowland LP (1982) Human motor neuron diseases. Raven, New York
28. Schröder JM, Krämer KG, Hopf HC (1985) Granular inclusion body disease: fine structure of tibial muscle and sural nerve. Muscle Nerve 8: 52–59
29. Swash M, Schwartz MS (1992) What do we really know about amyotrophic lateral sclerosis? Review article. J Neurol Sci 113: 4–16
30. Yanagihara R (1982) Heavy metals and essential minerals in motor neuron disease. In: Rowland LP (ed) Human motor neuron diseases. Raven, New York, pp 233–247

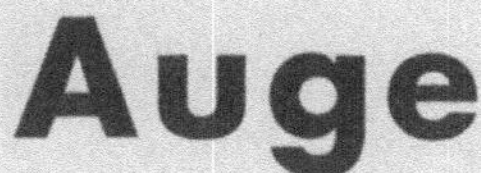

Auge

J. Gärtner

Inhaltsverzeichnis

Auge

J. Gärtner

Weiterführende Literatur

 1. Brini A, Dhermy P, Sahel J (1990) Oncology of the eye and adnexa. Atlas of clinical pathology. Kluwer, Dordrecht Boston London
 2. Friedlaender MH (1993) Allergy and immunology of the eye, 2nd edn. Raven, New York
 3. Garner A, Klintworth GK (eds) (1994) Pathobiology of ocular disease. A dynamic approach, 2nd edn. Part A and B. Marcel Dekker, New York
 4. Gelatt KN (ed) (1991) Veterinary ophthalmology, 2nd edn. Williams & Wilkins, York/PA
 5. Goder G (1986) Grundriß der Ophthalmopathologie. In: Velhagen K (Hrsg) Der Augenarzt Bd X. VEB Georg Thieme, Leipzig, S 95–740
 6. Hammerstein W, Lisch W (Hrsg) (1985) Ophthalmologische Genetik. Diagnostik – Prävention – Rehabilitation. Enke, Stuttgart (Bücherei des Augenarztes, Bd 105)
 7. Jakobiec FA (ed) (1982) Ocular anatomy, embryology and teratology. Harper & Row, Philadelphia
 8. Lee WR (1993) Ophthalmic histopathology. Springer, London
 9. Lund O-E, Waubke TN (Hrsg) (1991) Auge und Immunologie. Enke, Stuttgart (Bücherei des Augenarztes, Bd 125)
10. Margo CE, Grossniklaus HE (1991) Ocular histopathology. A guide to differential diagnosis. Saunders, Philadelphia
11. Naumann GOH (1980) Pathologie des Auges. Springer, Berlin Heidelberg New York (Spezielle pathologische Anatomie, Bd 12)
12. Paure J-P, Bloch-Michel E, Le Hoang P, Vadot E (1988) Immunopathologie de l'œil. Masson, Paris (Rapport de la Societé Française d'Ophtalmologie)
13. Rahi AHS (1986) Immunpathologie des Auges. In: Velhagen K (Hrsg) Der Augenarzt, Bd X. VEB Georg Thieme, Leipzig, S 9–92
14. Sachsenweger R (1971) Altern und Auge. Ein Handbuch der Gerontologie und Geriatrie des menschlichen Sehorgans. VEB Thieme, Leipzig
15. Shields JA, Shields CL (1992) Intraocular tumors. A text and atlas. Saunders, Philadelphia
16. Spencer WH (ed) (1985) Ophthalmic pathology, 3rd edn, vols 1–3. Saunders, Philadelphia
17. Stefani FH, Hasenfratz G (1988) Macroscopic ocular pathology. Lippincott, Philadelphia
18. Wessely K (Hrsg) (1928/37) Spezielle Pathologie des Auges, bearbeitet von Abelsdorff G, Elschnig A, Ginsberg S et al. In: Henke F, Lubarsch O (Hrsg) Handbuch der speziellen pathologischen Anatomie und Histologie, XI. Band in 3 Teilen: Teil I 1928, Teil II 1931, Teil III 1937. Springer, Berlin
19. Yanoff M, Fine BS (1989) Ocular pathology. A text and atlas, 3rd edn. Harper & Row, New York San Francisco London
20. Yanoff M, Fine BS (1992) Ocular pathology. A color atlas, 2nd edn. Gower Medical Publ, New York

Anatomie, Entwicklungsgeschichte

Das normal gebaute rechtsichtige *(emmetrope)* menschliche Auge hat die Form einer leicht asymmetrischen Kugel. Seine Länge beträgt ca. 24 mm. Topographisch gliedert sich der Augapfel (Bulbus oculi) in die *Augenhüllen,* den *Bulbuskern* und in die *Anhangsorgane* [17, 18].

Die *Augenhüllen* bestehen aus der äußeren Augenhaut mit Hornhaut (Kornea) und Lederhaut (Sklera), der mittleren Augenhaut mit Aderhaut (Chorioidea), Strahlenkörper (Ziliarkörper, Corpus ciliare) und Regenbogenhaut (Iris) und der inneren Augenhaut mit Netzhaut (Retina) und Pigmentepithel.

Die mittlere Augenhaut wird, da sie reich vaskularisiert ist, auch Gefäßhaut (Tunica vasculosa) genannt bzw. nach ihrer Farbe – der Bulbus sieht nach Entfernung der Sklera einer bläulich-schwarzen Weintraube ähnlich – Uvea (= lat. Weintraube).

Netzhaut und Pigmentepithel werden aufgrund ihrer gemeinsamen Ableitung aus der Wand der Augenblase (Abb. 4.1) von Embryologen und Anatomen zusammen als Netzhaut bezeichnet. Im klinischen Sprachgebrauch wird jedoch ausschließlich das frühere innere Augenbecherblatt Netzhaut genannt. Unmißverständliche Termini sind sensorische Retina und retinales Pigmentepithel.

Bestandteile des *Bulbuskerns* sind Linse (Lens crystallina) mit Aufhängeapparat (Zonula Zinnii), Kammerwasser (Humor aqueus) und Glaskörper (Corpus vitreum). Als *Anhangsorgane* gelten Augenhöhle (Orbita) und Orbitainhalt, Augenlider (Palpebrae) und Tränenapparat (Apparatus lacrimalis) sowie die Bindehaut (Tunica conjunctiva).

Eine Darstellung des okulären Lymphgefäßsystems gibt Grüntzig [12].

Der Aufbau des fertigen Auges läßt sich nur entwicklungsgeschichtlich [3, 5, 14–16, 20] verstehen (Abb. 4.1 a–g): Ebenso wie die gesamte Hirnanlage ist auch die *Augenblase* von mesenchymalem Bindegewebe umgeben. Die Zellen dieses *Kopf- bzw. periokularen Mesenchyms* haben keinen einheitlichen Ursprung. Zum Teil stammen sie vom Mesoderm, zum Teil von der Neuralleiste ab. Die aus der Neuralleiste stammenden Zellen werden zu Fibroblasten des größten Teils der Sklera, der Kornea, zu den sogenannten Hornhautendothelien, sowie zu den Pigment-, Muskel- und Bindegewebszellen der Uvea. Die Gefäßendothelien sind mesodermalen Ursprungs [15]. Die Grenze, besser gesagt die Verbindung zwischen Augenblase und periokularem Mesenchym, bildet eine Basallamina. In den als Sehventrikel bezeichneten Hohlraum der Augenblase ragen, ebenso wie in die Hirnventrikel, Kinozilien und Mikrovilli der primitiven Ependymzellen [8].

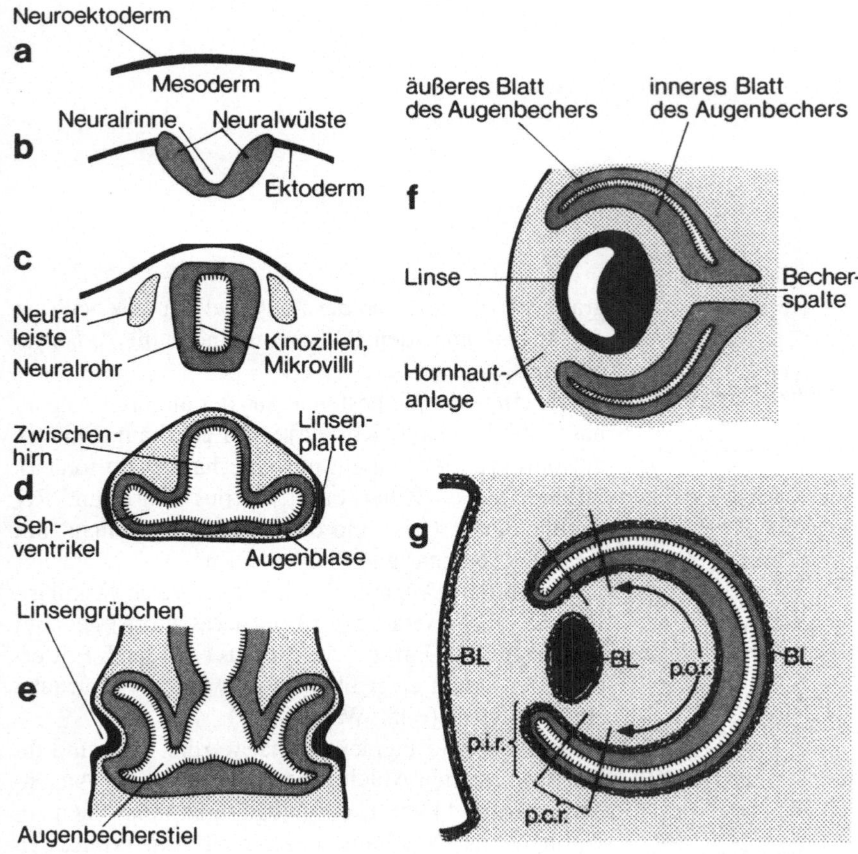

Abb. 4.1 a–g. Schematische Darstellung der Entwicklung des Auges unter besonderer Berücksichtigung der von der Neuralleiste abstammenden Gewebe sowie der vom Ektoderm und den beiden Schichten des Augenbechers produzierten Basallaminae (a–f Modifiziert nach Abbildungen bei Clara[2], Fleischhauer[8] und Forssmann-Heym[9]). **a** Das Ektoderm differenziert sich über der – im Bild nicht dargestellten – Chorda dorsalis zum Neuroektoderm. **b** Aus dem Neuroektoderm entsteht unter Verdickung die Neuralplatte, die sich in der Längsachse des Embryos einsenkt und so die Neuralrinne bildet. Die beiden Seitenteile der eingesenkten Neuralplatte sind die Neuralwülste. **c** Die Neuralrinne wird durch Zusammenwachsen der freien Ränder der Neuralwülste zum Neuralrohr und verlagert sich dabei in die Tiefe. Gleichzeitig wandern aus den Neuralwülsten Zellen aus, die beiderseits des Neuralrohrs je einen Zellstrang bilden, die Neuralleiste. **d** Weiter entwickeltes Neuralrohr. Die Abbildung zeigt einen Querschnitt durch den hinteren Teil des Vorderhirns (= Zwischenhirn), aus dem sich die Augenblasen gegen das Ektoderm vorschieben. Das größtenteils aus der Neuralleiste stammende, die zentralvenösen Strukturen wie auch später die ektodermale Linse umgebende Gewebe (Kopf- bzw. periokulares Mesenchym) ist in dieser und in den Abb. e–g durch den Punktraster gekennzeichnet. Die im periokularen Mesenchym liegenden Gefäße mit ihren mesodermalen Endothelien sind weggelassen. **e** Wenn die Augenblase sich zum Augenbecher vertieft, wird eine kreisförmige Ektodermzone, die Linsenplatte, gleichsam in die Vertiefung hineingesogen, wodurch das Linsengrübchen entsteht. **f** Querschnitt durch den Augenbecher vor Schluß der Becherspalte. Das Linsengrübchen hat sich zum Linsenbläschen geschlossen, vom Ektoderm abgelöst und ist von periokularem Mesenchym umgeben. Im Inneren der so gebildeten Linse entsteht durch intensive mitotische Tätigkeit der Epithelien ein Linsenwulst, dessen Konvexität nach außen (vorn) gerichtet ist. Auf diese Weise wird der Hohlraum des ursprünglichen Linsenbläschens immer mehr eingeengt und schließlich vollständig ausgefüllt. **g** Querschnitt durch den Augenbecher nach Schluß der Becherspalte. *p. o. r.* Pars optica retinae (inneres Augenbecherblatt bis zur Ora serrata). Das äußere Blatt bildet in diesem Teil des Augenbechers das retinale Pigmentepithel. *p. c. r.* Pars ciliaris retinae: *Inneres Blatt* sog. nichtpigmentiertes Ziliarepithel. Es enthält vereinzelte Melaningranula; *äußeres Blatt* Pigmentiertes Ziliarepithel, Fortsetzung des retinalen Pigmentepithels; *p. i. r.* Pars iridica retinae mit gemeinsamer Anlage *(schwarz eingezeichnet)* der beiden Irismuskeln im äußeren (vorderen), wenig pigmentierten Irisepithel. Das innere (hintere) stark pigmentierte Irisepithel ist das Pigmentepithel der Iris im engeren Sinne; *BL* Basallamina an der Grenze (Verbindung) zwischen ektodermalen sowie zentralnervösen Strukturen und dem periokularen Mesenchym. Näheres s. Text

Nach Umbildung der primären Augenblase in den *Augenbecher* überzieht die Basallamina weiterhin beide Blätter des Augenbechers; auch an der Becherinnenseite. Das den Augenbecher unmittelbar umgebende mesenchymale Bindegewebe (Analogon der Leptomeninx des nervösen Zentralorgans) erstreckt sich auch in den im Embryonalstadium noch gefäßhaltigen Innenraum des Augenbechers, den postnatal avaskulären Glaskörper. Entwicklungsgeschichtlich gesehen ist der gesamte, vollständig (Vorder- und Hinterkammer) bzw. zu 99 % (Glaskörper) aus Wasser bestehende intraokulare Hohlraum des adulten Auges eine *modifizierte leptomeningeale Zisterne*[10].

Der ursprüngliche Sehventrikel verengt sich durch die Annäherung der beiden Augenbecherblätter zu einem schmalen Spalt, in dem sich Kinozilien und Mikrovilli der Ependymzellen bzw. deren Abkömmlinge gegenüberliegen. Durch Vorwachsen der beiden Augenbecherblätter entstehen die beiden unterschiedlich pigmentierten epithelialen Schichten des Ziliarkörpers und der Regenbogenhaut. Dabei kommt es am Rand des Augenbechers zur Ausbildung des *M. sphincter und des M. dilatator pupillae* aus der vorderen, weniger pigmentierten Schicht des Irisepithels.

Im unteren Abschnitt des sich formierenden Augenbechers bleibt zunächst ein Einschnitt *(Becherspalte)*, der sich auch auf den Augenbecherstiel fortsetzt *(Stielspalte)*. Beide zusammen bilden die sog. *fetale Augenspalte.* Hierdurch wird allen retinalen Neuronen in gleicher Weise der kürzeste Zugang zum Gehirn ermöglicht. Würde der Augenbecher sich ohne Bildung einer unteren Augenspalte einstülpen, so würde der Augenbecherstiel nur mit dem äußeren Blatt des Bechers zusammenhängen; eine direkte Verbindung mit dem inneren Blatt wäre nicht gegeben. Augenbecher- und Stielspalte sind also für die spätere Funktion notwendig. Der Verschluß der Augenspalte erfolgt durch Entgegenwachsen der Spaltränder bis zur Verschmelzung, nach vorheriger Auflösung der Basallamina an den sich nähernden Spalträndern (Lit. ▷ S.480[5]). In der Entwicklung der Beziehungen zwischen sensorischer Netzhaut und Sehrinde spielen *neurotrophische Faktoren* von Zellen des Okzipitallappens eine Rolle[1].

Die Linse wird durch eine in den Augenbecher erfolgende blasenförmige Abschnürung des Ektoderms der seitlichen Kopfwand gebildet[11]. Durch Zwischenschieben einer Mesenchymschicht (Anlage des Irisvorderblattes, des Hornhautstromas und des Hornhautendothels mit Descemet-Membran) wird sie sogleich vom Ektoderm getrennt. Die äußerste Schicht des abgeschnürten Linsenbläschens bildet die dicke Basallamina der Linsenepithelien, die klinisch sogenannte Linsenkapsel.

Nach Bildung des Augenbechers und damit der Anlage des rezeptorischen Apparates (Retina, N. opticus und Sehzentrum, Pigmentepithel, Chorioidea) induziert dieser die Entwicklung des Linsen- und Akkomodationsapparates. Die Linse wiederum wirkt als Induktor für Iris, Hornhaut, Sklera und Augenmuskulatur. Die genannten Systeme induzieren schließlich den Lid- und Tränenapparat.

Das Wachstum des fetalen menschlichen Auges ist eng korreliert mit der Vergrößerung des Kopfumfangs und der Orbita, wobei das Wachstum der Orbita von dem des Auges stimuliert wird[6, 7]. Auch der Glaskörper ist für das normale Wachstum des Auges von Bedeutung. Drainage des corpus vitreum durch Mikrointubation während der Embryogenese führt zur Mikrophthalmie[4].

Das Sehen als vitale Eigenschaft muß aus Gründen des Überlebens das Reifealter schneller als andere Funktionen erreichen. Körper und Auge wachsen deshalb nicht in denselben Proportionen, wobei die Linse ihre autonome Eigenzeit hat. Bereits im 4. Lebensjahr

ist die Morphologie des Augapfels endgültig ausgeprägt[19].

Ebenso wie die Augenblase entsteht auch die *Zirbeldrüse* als Ausstülpung aus der Wand des embryonalen Zwischenhirns. Pineale und retinale Photorezeptoren ähneln sich morphologisch. Erstere haben allerdings beim Menschen ihre direkte Photosensitivität verloren und nur eine endokrine Funktion beibehalten. Hauptsächliches Sekretionsprodukt ist das in einem zirkadianen Rhythmus synthetisierte Aminosäurederivat *Melatonin.* Es wurde auch in der Netzhaut nachgewiesen[21]. Die phylogenetische Verwandtschaft zwischen retinalen Photorezeptoren und photorezeptorenartigen Pinealozyten erklärt Beobachtungen über die Miterkrankung der Zirbeldrüse bei netzhautinduzierter experimenteller allergischer Uveitis[13] und beim Retinoblastom (▷ S.240, 531).

Literatur

1. Adler R (1982) Trophic and neurite-promoting factors in eye development: in vitro studies. In: Hollyfield JG (ed) The structure of the eye. Paper presented at the fourth international symposium on the structure for the eye, a satellite meeting of the XI international congress of anatomists, Guadalajara, Mexico, 25–27 August 1980. Elsevier Biomedical, New York, pp 215–228
2. Clara M (1943) Entwicklungsgeschichte des Menschen. Quelle & Meyer, Leipzig, S 492
3. Cook CS, Ozanics V, Jakobiec FA (1992) Prenatal development of the eye and its adnexa. In: Tasman W, Jaeger EA (eds) Duane's foundations of clinical ophthalmology, vol 1/2, rev edn. Lippincott, Philadelphia
4. Coulombre AG (1956) The role of intraocular pressure in the development of the chick eye. I. Control of eye size. J Exp Zool 133: 211–244
5. Dejean C, Hervouët F, Leplat G (1958) L'embryologie de l'œil et sa tératologie. Masson, Paris
6. Denis D, Righini M, Scheiner C et al. (1993) Ocular growth in the fetus. 1. Comparative study of axial length and biometric parameters in the fetus. Ophthalmologica 207: 117–124
7. Denis D, Faure F, Volot F et al. (1993) Ocular growth in the fetus. 2. Comparative study of the growth of the globe and the orbit and the parameters of fetal growth. Ophthalmologica 207: 125–132
8. Fleischhauer K (1972) Ependyma and subependymal layer. In: Bourne GH (ed) The structure and function of nervous tissue. Vol VI. Academic Press, New York, p 5
9. Forssmann WG, Heym C (1982) Grundriß der Neuroanatomie, 3. Aufl. Springer, Berlin Heidelberg New York, S 5
10. Gärtner J (1986) The vitreus, an intraocular compartment of the leptomeninx. Electron microscopic observations. Doc Ophthalmol 62: 205–222
11. Grainger RM, Henry JJ, Saha MS, Servetnick M (1992) Recent progress on the mechanisms of embryonic lens formation. Eye 6: 117–122
12. Grüntzig J (1982) Das Lymphgefäßsystem des Auges. Enke, Stuttgart (Bücherei des Augenarztes, H 93)
13. Kalsow CM, Wacker WB (1978) Pineal gland in involvement in retina-induced experimental allergic uveitis. Invest Ophthalmol Visual Sci 17: 774–783
14. Mann I (1964) The development of the human eye, 3rd edn. British Medical Association, London
15. Noden DM (1992) Periocular mesenchyme; neural crest and mesodermal interactions. In: Tasman W, Jaeger EA (eds) Duane's foundations of clinical ophthalmology, vol 1/3, rev edn. Lippincott, Philadelphia
16. O'Rahilly R (1975) The prenatal development of the human eye. Exp Eye Res 21: 93–112

17. Rohen JW (1964) Das Auge und seine Hilfsorgane. In: Möllendorff W von, Bargmann W (Hrsg) Handbuch der mikroskopischen Anatomie des Menschen. Springer, Berlin Göttingen Heidelberg New York
18. Rohen JW (1969) Morphologie. In: Velhagen K (Hrsg) Der Augenarzt, 2. Aufl, Bd I. VEB Georg Thieme, Leipzig
19. Sachsenweger R (1979) Biomorphose des Auges. In: Sachsenweger R (Hrsg) Bedeutung von Strukturen und Systemen in der Ophthalmologie. Johann Ambrosius Barth, Leipzig (Nova Acta Leopoldina NF 50/235, S 29–36)
20. Tost M (1986) Normale Entwicklung des menschlichen Auges, Mißbildungen des menschlichen Auges. In: Velhagen K (Hrsg) Der Augenarzt Bd XI, 2. Aufl. VEB Georg Thieme, Leipzig
21. Vollrath L (1981) The pineal organ. Handbuch mikroskopische Anatomie des Menschen VI/7. Springer, Berlin Heidelberg New York, pp 237, 476

Histologische Technik, Leichenerscheinungen Kunstprodukte

Große Probleme für die histopathologische Untersuchung bietet die *Linse,* da sie in den Fixierungsmitteln hart und der Kern bei der Einbettung nur ungenügend durchtränkt wird. Die besten, wenn auch relativ dicken (10–15 μm) Schnitte erhält man bei der *Zelloidineinbettung* oder mit dem *Gefriermikrotom nach Einbettung in Glyzerin*[5].

In der *Netzhaut* kommt es an Stäbchen und Zapfen von Leichenaugen sehr bald zur Autolyse. Eine charakteristische Leichenerscheinung ist die *Lange-Falte.* Sie entsteht bei der Fixation embryonaler oder fetaler Augen im Gebiet des sogenannten *Oraspalts* ($\triangleright$ S.485) als zirkulär in den Glaskörperraum vorspringende, ziemlich hohe und steile Erhebung der Pars optica retinae unmittelbar vor der Ora serrata. Wahrscheinliche *Ursache* ist Traktion des schrumpfenden Glaskörpers. Im Gebiet des Oraspalts besteht normalerweise ein auffallend lockerer Kontakt zwischen den hier verkümmerten Photorezeptoren und dem Pigmentepithel.

Auch der *Glaskörper* ist wegen seines hohen Wassergehalts (fast 99 %) ein für die histopathologische Untersuchung schwieriges Objekt. Die Entwässerung führt zu *Schrumpfungserscheinungen* (Abb.4.5 a) und damit zur Deformierung vorbestehender Strukturen.

Eine weitere Veränderung der intravitalen Verhältnisse tritt ein, wenn in Paraffin oder in Mischungen von Paraffin und polymeren Zusätzen eingebettet wird. Sie beruht auf der *Wärmeschrumpfung des kollagenen Glaskörpergerüstes*[1]. Wenn auf Erhaltung der intravitrealen Strukturen und der Lagebeziehungen des Glaskörpers zur Netzhaut Wert gelegt wird, ist für *lichtmikroskopische Untersuchungen* die nur Raumtemperatur erfordernde *Zelloidineinbettung vorzuziehen.* Infolge der therapeutischen Fortschritte hat die Zahl der zur histopathologischen Untersuchung kommenden Bulbi in der letzten Dekade abgenommen. Häufigster Anlaß zur Enukleation ist die Rubeosis iridis[4] ($\triangleright$ S.553)

Zellausstriche und Imprints von Uveamelanomen sind sparsam und schnell durchzuführen und besonders geeignet für immunhistochemische Studien, da die Gewebefixation vermieden wird[3].

Ausführliche Hinweise zur lichtmikroskopischen Untersuchungstechnik an Augengeweben enthält die für die praktische Arbeit in einem ophthalmopathologischen Labor sehr zu empfehlende Darstellung von Lee[6].

Die elektronenmikroskopische Untersuchung des Auges ist nicht nur von wissenschaftlichem Interesse. Sie hat praktisch-klinische Bedeutung in der *Diagnostik erbbedingter Speicherkrankheiten,* die durch die Untersuchung von Biopsiematerial aus der Conjunctiva bulbi erleichtert wird ($\triangleright$ S.563). In der *Diagnostik okulärer Viruskrankheiten* bietet die Elektronenmikroskopie einen großen zeitlichen Vorteil gegenüber dem Anlegen von Kulturen[2]. Auch bei der Diagnostik von Zellen im Kammerwasser ist die Elektronenmikroskopie anwendbar[7].

Literatur

1. Balazs EA (1961) Molecular morphology of the vitreous body. In: Smelser GK (ed) The structure of the eye. Academic Press, New York, p 295
2. Boerner CF, Lee FK, Wickliffe CL, Nahmias AJ, Cavangh HD, Straus SE (1981) Electron microscopy for the diagnosis of ocular viral infections. Ophthalmology 88: 1377–1381
3. Fuchs U (1988) Smear and imprint technique in malignant melanoma of the eye. Acta Ophthalmol (Copenh) 66: 445–449
4. Gottrau P de, Holbach LM, Naumann GOH (1994) Clinicopathological review of 1146 enucleations (1980–90). Brit J Ophthalmol 78: 260–265
5. Heydenreich A (Hrsg) (1968) Mikroskopisch-histologische Untersuchungsmethoden unter besonderer Berücksichtigung des Sehorgans. Ed Leipzig, Leipzig
6. Lee WR (1993) Ophthalmic histopathology. Springer, London, pp 1–23
7. Matsuo N, Matsuo T, Shiraga F et al. (1993) Photoreceptor outer segments in the aqueous humor of patients with atopic dermatitis and retinal detachment. Am J Ophthalmol 115: 21–25

Störungen der Entwicklung

Kolobome

Angeborene Defekte der Augenhüllen und des Sehnervs, die mit Anomalien in der Entwicklung der embryonalen Augenbecherspalte bzw. Stielrinne ursächlich verknüpft sind[32]. Die Defektbildung kann Iris, Ziliarkörper, Linse, Glaskörper, beide Blätter der Augenblase, die Aderhaut sowie den Sehnerv und seine Scheiden betreffen, und zwar in beliebigen Kombinationen. Die inneren Lagen der Sklera sind minderentwickelt[11, 32].

- *Typische Kolobome* sind Defekte, die der Lage nach (nasal unterer Quadrant) der fetalen Augenbecherspalte entsprechen,
- *atypische Kolobome* sind Verstümmelungen außerhalb dieser Gegend bei abnormer Lage der Fetalspalte („typische Kolobome in atypischer Richtung").

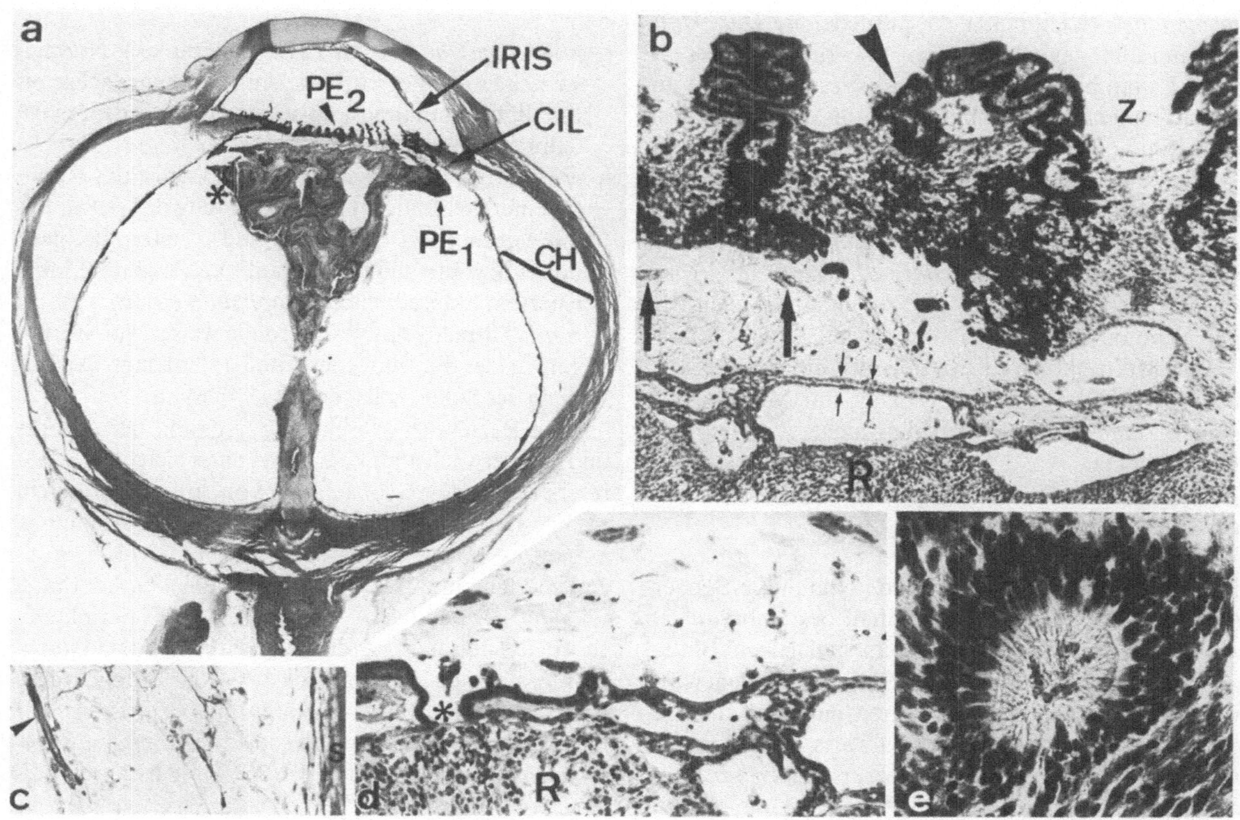

Abb. 4.2 a–e. Mikrophthalmus und retinale Dysplasie bei einem 8 Monate alten Kind mit Hydrocephalus internus. Gravidität und Geburt normal. **a** Der sagittale Bulbusdurchmesser beträgt 17 mm. Die vaskularisierte Hornhaut ist verdickt. Die Iris liegt zum Teil der Hornhaut an. Die Linse fehlt. Die Chorioidea CH ist aufgesplittert (Spongiosis chorioideae). Die total abgehobene, in Falten liegende und dysplastische Netzhaut (Rosetten, Gliose) bildet einen sich verbreiternden Strang, der den Bulbus in zwei symmetrische Hälften teilt. Das retinale Pigmentepithel weist an einer Stelle PE_1 dichte miteinander verbackene, der Netzhaut anliegende Duplikaturen auf. In Höhe des Corpus ciliare *(CIL)* schiebt es sich zusammen mit einer aus Bindegewebe und Muskulatur bestehenden Platte quer in den Bulbus. Die hornhautwärts gerichteten Falten PE_2 entsprechen Ziliarkörperfortsätzen. HE, 4,5:1. **b** Ausschnitt, entsprechend der in **a** mit PE_2 markierten Stelle. Bei Z rudimentäre Zonulafasern. Vordere Begrenzung der dysplastischen Retina ist ein kubisches Epithel *(dünne Pfeile)*, das nach vorn auf das den Bulbus quer durchsetzende Septum umbiegt, aber auch netzhautwärts Duplikaturen bildet, die intraretinale Hohlräume umschließen. Der rudimentäre Glaskörper enthält Gefäße *(dicke Pfeile)*. HE, 80:1. **c** Spongiosis chorioideae. Der Ausschnitt entspricht der in **a** mit CH gekennzeichneten Stelle. S Sklera. Der *Pfeilkopf* weist auf eine Aderhautkapillare. HE, 125:1. **d** Der Ausschnitt zeigt im rudimentären Glaskörper die in **b** durch *dicke Pfeile* markierten persistierenden Gefäße sowie die Beziehung des unpigmentierten kubischen Epithels zur übrigen, invers gelagerten Retina *R*. An einer Stelle *(Stern)* Lücke im kubischen Epithel. HE, 125:1. **e** Rosette aus der in **a** mit *Stern* markierten Gegend. van Gieson, 312:1

Für einen regelrechten Verschluß der Augenspalte ist das Verschwinden der die Augenbecher- bzw. Augenstielblätter überziehenden Basallamina im Bereich der sich nähernden Becherränder Vorbedingung[5]. In *ektatischen Kolobomen* ist die Sklera nach außen gewölbt. *Orbitazysten* können als Endstadien derartiger Kolobome angesehen werden.

Mikrophthalmus congenitus

Eine der häufigsten Mißbildungen des Auges, nicht selten mit anderen Anomalien, insbesondere des Skeletts, vergesellschaftet.

Als *Ursachen* werden Entwicklungsstörungen des inneren Augenbecherblattes, zu geringe Entwicklung des Glaskörpers, sowie in den nicht erbbedingten Fällen sekundäre regressive Veränderungen durch fetale Infektion diskutiert. Dabei erscheint ein Zusammenhang von echten Mißbildungen und Toxoplasmose fraglich. Unbestritten ist dagegen die teratogene Wirkung mancher chemischer Verbindungen, z. B. rechtsseitiger Anophthalmus, linksseitiger Kolobommikrophthalmus durch Einnahme von Contergan während der Schwangerschaft[32].

Okuläre Begleitanomalien sind Kolobom, ggf. mit Orbitazyste, Katarakt, Aphakie, massive Faltungen der Netzhaut (retinale Dysplasie, ▷ S. 519) sowie ein in seiner Menge gegenüber einem normalen Auge ganz erheblich verminderter Glaskörper mit persistierenden Gefäßen. Intravitreale Knorpelbildung in mikrophthalmischen Augen wurde bei Trisomie 13 (▷ S. 37, 479), aber auch ohne sonstige Körpermißbildungen beobachtet[36].

Auffallend ist ein merkwürdiges Verhalten des *Pigmentepithels* (v. Hippel[11]), das ausgedehnte *Duplikaturen* mit radiär gegen die Linse – so vorhanden – gerichteten Falten bildet (Abb. 4.2 a–e). v. Hippel nimmt an, daß aus einem Teil des inneren Blattes der Augenblase statt Retina Pigmentepithel hervorgeht.

Der reine Mikrophthalmus (*Nanophthalmus*, „bulbus en miniature") mit gleichmäßiger Verkleinerung aller – im übrigen regelrechten – Bestandteile ist sehr selten. Es besteht ein *fließender Übergang zum hyperopen* Auge; eine scharfe Grenzziehung zwischen beiden Veränderungen ist nicht möglich[32].

Der Mikrophthalmus ist stets mit einer Mikrokornea (▷ S. 490) verbunden. Augen mit Mikrokornea neigen zum Glaukom. Tritt dies nicht ein, bleibt die Hornhaut klar.

Persistierender primärer Glaskörper

Nach Einwachsen der A. hyaloidea durch die Becherspalte (▷ S. 475) besteht der Inhalt des embryonalen Augenbechers aus gefäßhaltigem gallertigen Bindegewebe *(primärer Glaskörper)*. Dieses Bindegewebe wird ab etwa der 9. Woche durch eine von der Becherinnenseite langsam zentralwärts vordringende avaskuläre Extrazellularsubstanz ersetzt *(sekundärer, bleibender Glaskörper)*. Im 9. Monat ist die A. hyaloidea mit ihren Ästen vollständig zurückgebildet. Eine das Endothelwachstum hemmende Substanz wurde im adulten menschlichen Glaskörper nachgewiesen[13].

Unvollständige Rückbildung des Glaskörpergefäßsystems kann zu folgenden Varianten eines persistierenden primären Glaskörpers führen[10, 26, 32]:

1. *vorderer persistierender primärer Glaskörper* (physiologischer Rest der Glaskörperarterie in geringem Abstand und etwas nasal vom hinteren Linsenpol = Hyaloideakörperchen, Mittendorf-Fleck ▷ S. 501);
2. *hinterer persistierender primärer Glaskörper* (Bergmeister-Papille ▷ S. 537);
3. *vorderer persistierender hyperplastischer primärer Glaskörper* (Reste der Tunica vasculosa lentis posterior und des anschließenden retrolentalen Abschnitts der A. hyaloidea); klinisch: retrolentale Schwarte, Katarakt am hinteren Pol, Mikrophthalmus. Feingeweblich: gefäß- und fibroblastenreiches kollagenes Bindegewebe[30];
4. *hinterer persistierender hyperplastischer primärer Glaskörper* (persistierende schrumpfende Äste der A. hyaloidea mit Adhärenzen an der Retina und traktionsbedingten Netzhautfalten); es bestehen Beziehungen zur retinalen Dysplasie und zur Ablatio falciformis congenita (▷ S. 519).

Myopie

Kurzsichtigkeit entsteht entweder infolge zu starker Brechkraft der Medien *(Brechungsmyopie)* oder aufgrund zu großer Länge des Augapfels *(Achsenmyo-*

pie). Zwei Formen der letzteren werden unterschieden:

- *physiologische Myopie* (Myopia simplex): Normalvariante mit einer Verlängerung der Augenachse bis zu 6 dpt (ophthalmoskopisch gemessen entsprechen 3 dpt etwa 1 mm Achsenlänge);
- *erbbedingte pathologische Myopie*: sie ist das Resultat einer generalisierten Ausdehnung des Augapfels mit Verdünnung der Sklera und – selten, bei ganz hoher Myopie – einer am hinteren Augenpol lokalisierten Skleraektasie *(Staphyloma posticum verum)*. Ultrastrukturelle Befunde weisen auf Störungen in der Fibrillogenese und räumlichen Anordnung des Sklerakollagens (▷ S. 496) hin[2].

Eine Beziehung zwischen Progression der Myopie und Körperwachstum konnte bei einer sich über 3 Jahre erstreckenden Beobachtung von 361 Kindern nicht nachgewiesen werden[15]. Neben der Skleraverdünnung kommt es bereits in den Frühphasen zu Veränderungen im Pigmentepithel[3], zu Verdünnung der Aderhaut, fokalen peripapillären, makulären und peripheren chorioatrophischen Arealen, Einrissen der Bruch-Membran und Glaskörperdestruktion. Submakuläre fibrovaskuläre Narbenbildung mit Einrissen der Bruch-Membran und organisierter Blutung aus geschädigten Gefäßen der Choriokapillaris wird als *Fuchs-Fleck* bezeichnet[9].

Die Ursache oder die Ursachen der Achsenmyopie sind unklar. Nach Sachsenweger[25] ist es trotz der bestehenden Unklarheiten über den Vererbungsmodus unzweifelhaft, daß der Vererbung eine ganz entscheidende Rolle und eine Prävalenz gegenüber etwaigen Milieueinflüssen zukommt. Tierexperimentell führt einseitiger Verschluß der Lidspalte in den ersten Lebensmonaten zu einseitiger Myopie[22]. Die Myopisierung unterbleibt, wenn das Tier im Dunkeln gehalten wird, und findet erst statt nach Einbringen in ein beleuchtetes Milieu[27]. Als auslösender Mechanismus wird abnormale visuelle Stimulation der Retina infolge diffuser Lichteinstrahlung vermutet. Auch beim Menschen wurde einseitige Achsenmyopie nach postnatalem Lidspaltenverschluß beschrieben[12]. Bekannt ist das Vorkommen einseitiger Myopie an menschlichen Augen mit – lichtzerstreuenden – zarten kleinfleckigen Hornhauttrübungen (Maculae corneae)[33]. Mehrmonatliche Aufzucht von Hühnern unter kontinuierlicher Lichteinwirkung verursacht neben Augeninnendrucksteigerung („lightinduced avian glaucoma") eine erhebliche – sowohl äquatoriale als auch axiale – Vergrößerung des Bulbus[17]. Die mögliche Bedeutung verschiedener mit der Einwirkung von Lichtenergie zusammenhängender Faktoren für die Pathogenese der Myopie wird von Trichtel[33, 34] erörtert.

Der rapide Anstieg der Achsenmyopie bei Naturvölkern, die dem Zwang zum Schulbesuch unterworfen wurden, weist auf die Bedeutung der Naharbeit in früher Kindheit, insbesondere des Lesens, als wichtigen Faktor in der Genese der Kurzsichtigkeit hin[23, 24].

Ob Änderungen von Akkomodation und Konvergenz dabei eine Rolle spielen, wird z. T. bejahend[7, 29], z. T. ablehnend[34] beurteilt.
Myopie der Frühgeborenen ▷ S. 525.

Erbbedingte Stoffwechselstörungen

Mukolipidosen, Mukopolysaccharidosen, Sphingolipidosen, Störungen des Kohlenhydrat-, Aminosäuren- und Lipoproteinstoffwechsels sowie verschiedene andere genetisch bedingte Stoffwechselerkrankungen führen zu Augenveränderungen, die hier nicht im einzelnen besprochen werden können[35]. Klinisch eindrucksvoll ist der

Albinismus

Fehlende Ablagerung des Melanoproteins an den Filamenten der Prämelanosomen im Pigmentepithel[1]. Beim *okulären Albinismus* sind im Unterschied zum okulokutanen Albinismus nur die Augen betroffen. Ursache ist ein erblicher Enzymdefekt (Mangel an Tyrosinase). Der Erbgang ist X-chromosomal oder autosomal-rezessiv. Die „roten Augen" des Albinos resultieren aus dem Pigmentmangel in der Iris und aus der Reflexion des Lichts durch die Gefäße des Augenhintergrunds. Der Sehverschlechterung liegt die stets vorhandene Hypoplasie der Fovea zugrunde.

Beim *Albinoidismus* ist die Fovea regelrecht und der Visus normal oder nur gering reduziert[19].

Melanocytosis oculi (Melanosis oculi)

Angeborene, meist einseitige Pigmentierung der Episklera (▷ S. 496), hervorgerufen durch Melanozyten, die auf ihrer Wanderung von der Neuralleiste in die Epidermis bzw. in das Bindehautepithel im subepidermalen bzw. subepithelialen Bindegewebe liegengeblieben sind. Sie unterscheiden sich von Melanozyten, die das Ende ihrer Wanderung erreicht haben (▷ S. 567), durch ihre spindelförmige Gestalt[14]. Das Bindehautepithel ist also bei der Melanocytosis oculi unbeteiligt; die Uvea wird gelegentlich mit betroffen. Aus einer Melanocytosis oculi können sich nicht nur episkleral und in der Uvea, sondern auch in der Orbita und im meningozerebralen Gewebe Melanome entwickeln[16].

Von den im subepidermalen bzw. subepithelialen Bindegewebe liegengebliebenen spindelförmigen Melanozyten leiten sich auch die gutartigen blauen Nävi sowie im lumbosakralen Korium der Mongolenfleck ab.

- *Okulodermale Melanozytose (Ota-Nävus)* = „extrasakraler Mongolenfleck" im *periokularen* Gewebe + ipsilaterale *Melanocytosis oculi*.

Fehlbildungen bei Chromosomenanomalien

Augensymptome finden sich vor allem bei *Trisomie 21* (Mongolismus, Down-Syndrom)[6], *Trisomie 18* (Ed-

Tabelle 4.1. Wichtige Augenbefunde bei Chromosomenanomalien

Trisomie 21	Mongoloide Augenbraue
	Epikanthus ▷ S. 559
	Myopie
	Kongenitale und juvenile Katarakt
	Weißliche Irisflecke (Brushfield)
	Irishypoplasie
	Keratokonus, Keratoglobus (selten)
Trisomie 18 (sehr selten)	Epikanthus
	Blepharophimosis ▷ S. 559
	Mikrophthalmus
	Kongenitales Glaukom
	Retinale Dysplasie
	Hypopigmentierung des Pigmentepithels
Trisomie 13	Mikrophthalmus
	Kolobome
	Persistierender „hyperplastischer" embryonaler Glaskörper
	Retinale Dysplasie
	Katarakt
Noonan-Syndrom	„Antimongoloide Lidspalte"
	Epikanthus
	Myopie
	Keratokonus

wards)[4] und bei *Trisomie 13* (Patau-Syndrom, Bartholini-Syndrom, Reese-Blodi-Straatsma-Syndrom, „okulo-zerebrales Syndrom", „Dysplasia encephaloophthalmica"). Auch wenn statt der autosomalen Chromosomen die Geschlechtschromosomen betroffen sind, kann es zu Abnormalitäten der Augen kommen; am häufigsten beim *Noonan-Syndrom* (Tabelle 4.1). Zusammenfassende Darstellungen finden sich bei Stromland et al.[31] und Musarella[18].

Fehlbildungen im Bereich des Kammerwinkels (▷ S. 552)

1. Embryotoxon corneae posterius: leistenartig kammerwinkelwärts vorspringende, auch spaltlampenmikroskopisch mehr oder weniger zirkulär sichtbare verstärkte Schwalbe-Linie (▷ S. 490).
2. Axenfeld-Anomalie: Embryotoxon corneae posterius + Gewebsbrücken zur Iris.
3. Rieger-Anomalie: Axenfeld- + Irisfehlbildungen (Stromaatrophie, Ektropium uveae) (▷ S. 554), Lochbildungen der Iris, Glaukom (in ca. 50% der Fälle).
4. Rieger-Syndrom: Rieger-Anomalie + extraokulare Veränderungen (z. B. dentale Anomalien, Störungen im Hypophysenbereich).
Die Fehlbildungen 1–4 werden auch als *Axenfeld-Rieger-Syndrom* zusammengefaßt.
5. Peters-Anomalie[20]: angeborenes zentrales Hornhautleukom (S. 490) mit Irissynechien, zuweilen auch Adhärenz mit dem zentralen Linsenbereich, konischer Verformung der Linsenvorderfläche und Katarakt. Auch beim Axenfeld-Rieger-Syndrom

können Veränderungen im Sinne einer Peters-Anomalie vorliegen. Der Erbgang beim Axenfeld-Rieger-Syndrom ist autosomal-dominant. Die Peters-Anomalie tritt meist sporadisch auf. Es wurde über Fälle mit autosomal-rezessivem und autosomal-dominantem Erbgang berichtet[8, 20, 28].

Aniridie (▷ S. 505).

Netzhautfehlbildungen (▷ S. 519).

Optikusfehlbildungen (▷ S. 537).

Phakomatosen

Die Netzhautgefäße sind bei der von Hippel-Lindauschen Krankheit (▷ S.253) und der zerebrofazialen Angiomatose (Sturge-Weber) (▷ S.253) beteiligt. Bei der tuberösen Sklerose (▷ S.252) entstehen in der Retina „maulbeerartige" Tumoren. Die Neurofibromatose kann sich an der Iris durch kleine melanozytische Naevi (*„Lisch-Knötchen"*) manifestieren[21]. Aderhaut, Sklera, Orbita und Augenlider können Sitz von Neurofibromen sein.

Röteln – Embryopathie

Die okularen Manifestationen einer fetalen Rubella-Infektion sind zumeist retinale Pigmentepitheliopathie (▷ S.518) und Katarakt.

Literatur

1. Carr RE, Siegel IM (1979) The retinal pigment epithelium in ocular albinism. In: Zinn KM, Marmor MF (eds) The retinal pigment epithelium. Harvard Univ Press, Cambridge/MA, pp 413–423
2. Curtin BJ (1985) The myopias. Basic science and clinical management. Harper & Row, Philadelphia/PA, pp 174, 251, 255–257
3. Feher JM, Contestabile MT, Curciani F et al. (1990) Degenerazione corioretinica miopica: aspetti istiopatologici. Boll Oculist 69: 991–1000
4. Fulton AB, Craft JL, Zakov ZN, Howard RO, Albert DM (1980) Retinal anomalies in trisomie 18. Graefes Arch Klin Exp Ophthalmol 213: 195–205
5. Geeraets R (1976) An electron microscopic study of the closure of the optic fissure in the golden hamster. Am J Anat 145: 411–432
6. Ginsberg J, Ballard ET, Buchino JJ, Kinkler AK (1980) Further observations of ocular pathology in Down's syndrome. J Ped Ophthal Strab 17: 166–171
7. Greene PR (1980) Mechanical considerations in myopia: relative effects of accomodation, convergence, intraocular pressure, and the extraocular muscles. Am J Optometry 57: 902–914
8. Grehn F, Mackensen G (1993) Die Glaukome. Kohlhammer, Stuttgart, S 187–191
9. Grossniklaus HE, Green WR (1992) Pathologic findings in pathologic myopia. Retina 12: 127–133
10. Haddad R, Font RL, Reeser F (1978) Persistent hyperplastic primary vitreous. A clinicopathologic study of 62 cases and review of the literature. Surv Ophthalmol 23: 123–133
11. Hippel E v (1931) Mißbildungen. In: Henke-Lubarsch (Hrsg) Handbuch der speziellen pathologischen Anatomie und Histologie. Bd XI, Teil 2. Springer, Berlin, S 7, 42
12. Hoyt CS, Stone RD, Fromer C (1981) Monocular axial myopia associated with neonatal eyelid closure in human infants. Am J Ophthal 91: 197–200
13. Jacobsohn B, Sullivan D, Ramond L et al. (1983) Further studies on a vitreous inhibitor of endothelial cell proliferation. Exp Eye Res 36: 447–450
14. Jakobiec FA, Rootman J, Jones IS (1992) Secondary metastatic tumors of the orbit. In: Tasman W, Jaeger EA (eds) Duane's clinical ophthalmology, vol 2/46, rev edn. Lippincott, Philadelphia, pp 16–20
15. Jensen H (1991) Myopia progression in young school children. A progressive study of myopia progression and the effect of a trial with bifocal lenses and beta blocker eyedrops. Acta Ophthalmol (Copenh) Suppl 200
16. Koca MR, Rummelt V, Fahlbusch R, Naumann GOH (1992) Orbitale, osseale, meningeale und zerebrale Befunde bei okulodermaler Melanozytose (Nävus von Ota). Klinisch-histopathologische Korrelation an zwei Patienten. Klin Monatsbl Augenheilkd 200: 665–670
17. Lauber JK (1990) Discussion remark. In: Bock G, Widdows K (eds) Myopia and the control of eye growth. Wiley, Chichester (Ciba Foundation Symposion 155, p 85)
18. Musarella MA (1992) Gene mapping of ocular diseases. Surv Ophthalmol 36: 285–312
19. O'Donnell JR FE, Green WR (1992) The eye in albinism. In: Tasman W, Jaeger EA (eds) Duane's clinical ophthalmology, vol 4/38 rev edn. Lippincott, Philadelphia
20. Pouliquen Y, Graf B, Saraux H et al. (1971) Étude histologique et ultrastructurale de la cornée dans deux cas de syndrome de Peters. Arch Ophtalmol (Paris) 31: 696–708
21. Ragge NK, Falk RE, Cohen WE, Murphree AL (1993) Images of Lisch nodules across the spectrum. Eye 7: 95–101
22. Raviola E, Wiesel TN (1990) Neural control of eye growth and experimental myopia in primates. In: Bock G, Widdows K (eds) Myopia and the control of eye growth. Wiley, Chichester (Ciba Foundation Symposium 155, pp 22–44)
23. Rens GHMB van, Arkell SM (1991) Refractive errors and axial length among Alaskan Eskimos. Acta Ophthal (Copenh) 69: 27–32
24. Richler A, Bear JC (1981) Nearwork and familial resemblances in ocular refraction. A population study in New Foundland. Doc Ophthal Proc Series 28: 41–46
25. Sachsenweger R (1972) Pathologie und Klinik der Refraktionsanomalien. In: Velhagen K (Hrsg) Der Augenarzt, Bd II, 2. Aufl. VEB Georg Thieme, Leipzig, S 741
26. Schepens CL (1983) Retinal detachment and allied diseases. Saunders, Philadelphia vol 1, p 61; vol 2, pp 632–636
27. Shapiro A (1981) Experimental visual deprivation and myopia. In: Feldelius HC, Alsbirk PH, Goldschmidt E (eds) Third international conference on myopia. Copenhagen 1980. Doc Ophthal Proc Series 28: 193–195
28. Shields MB, Krieglstein G (1993) Glaukom: Grundlagen, Differentialdiagnose, Therapie. Springer, Berlin Heidelberg New York Tokyo, S 225–236
29. Silverstone B-Z (1990) Discussion remark. In: Bock G, Widdow K (eds) Myopia and the control of eye growth. Wiley, Chichester (Ciba Foundation Symposium 155, p 241)
30. Spitznas M, Koch F, Pohl S (1990) Ultrastructural pathology of anterior persistent hyperplastic primary vitreous. Graefes Arch Clin Exp Ophthalmol 228: 487–496
31. Stromland K, Miller M, Cook C (1991) Ocular teratology. Surv Ophthalmol 35: 429–446
32. Tost M (1986) Normale Entwicklung des menschlichen Auges, Mißbildungen des menschlichen Auges. In: Velhagen K (Hrsg) Der Augenarzt, Bd XI, 2. Aufl. VEB Georg Thieme, Leipzig, S 178, 202, 316, 623–624
33. Trichtel F (1983) Das Licht und die Pathologie des Auges. Die „Lichtschwachsichtigkeit", eine mit der „Lärmschwerhörig-

keit" vergleichbare Zivilisationskrankheit. Maudrich, Wien, S 208

34. Trichtel F (1986) Zur Entstehung und Therapie der Myopie. Licht-Streß-Theorie der Myopieentwicklung. Enke, Stuttgart, S 42, 66–67
35. Wollensak J, Grajewski O (1981) Stoffwechselleiden und Auge. In: Velhagen K (Hrsg) Der Augenarzt, Bd VII, 2. Aufl. VEB Georg Thieme, Leipzig, S 610–809
36. Yanoff M, Font RL (1969) Intraocular cartilage in a microphthalmic eye of an otherwise healthy girl. Arch Ophthalmol 81: 238–240

Entzündungen, die das Auge als Ganzes betreffen (Ophthalmitis)

Definition

- *Endophthalmitis:* Innenräume des Auges (Glaskörper, Hinterkammer, Vorderkammer) und angrenzende Strukturen sind betroffen (Abb. 4.3 a–e).
- *Panophthalmitis:* Zusätzlich zu allen intraokularen Hohlräumen und Geweben sind auch die Bulbuswand, evtl. auch Teile der Orbita, in den entzündlichen Prozeß einbezogen.

Ätiologie, Pathogenese

Beide Formen der Ophthalmitis können *infektiös* und *nichtinfektiös* verursacht sein.

- *Krankheitserreger* sind *Bakterien, Viren* (z.B. Zoster ophthalmicus), *Pilze* (z.B. Candida), *Protozoen* (z.B. Toxoplasmosa gondii, das eine „segmentale Panophthalmitis" hervorrufen kann) oder *Würmer*[1, 4, 5, 12] (z.B. Onkozerka, eine der Hauptursachen für Erblindung in Afrika[3]).
- *Infektionswege:* Am häufigsten werden die Erreger im Verlauf *perforierender Verletzungen* in den Bulbus eingebracht. Die *hämatogene* Entstehung einer Ophthalmitis ist seltener. Gelegentlich wird sie bei den mykotischen Endophthalmitisformen beobachtet[10]. Auch die Larven der Würmer erreichen den Bulbus über die Blutgefäße.
- *Nichtinfektiöse Ursachen:* Exogenes (bei perforierenden Verletzungen eingeschlepptes) und endogenes Fremdkörpermaterial (z.B. nach operativer oder traumatischer Eröffnung der Linsenkapsel freigewordenes und im Auge verbliebenes Linsenprotein) (▷ S. 487). Allergische Phänomene spielen unter den nicht direkt-infektiösen Ursachen wahrscheinlich eine bedeutende, wenn auch in vielen Fällen noch nicht befriedigend geklärte Rolle (▷ S. 482).

Morphologie

Man unterschiedet *verschiedene Formen,* je nachdem, welche Art der entzündlichen Reaktion das Bild beherrscht (Tabelle 4.2).

Die *Differentialdiagnose der granulomatösen Ophthalmitis ist in Tabelle 4.3 erläutert.*

Tabelle 4.2. Formen und Morphologie der Ophthalmitis

Eitrige Ophthalmitis	
Panophthalmitis	*Fulminante Form:* Eitrige Einschmelzung der Uvea und Retina. Abszeßbildung im Glaskörper, Empyem der Vorderkammer = *Hypopyon* (▷ S. 494). Nekrose von Kornea und Limbus. Bulbusruptur. *Eitrige Tenonitis* und *Orbitaphlegmone.* Subakute Form: Diffuse schwere Entzündung wie bei der fulminanten Form, jedoch mit vorwiegend lymphoplasmozytärer anstatt eitriger (= granulozytärer) Infiltration.
Endophthalmitis	Wie bei Panophthalmitis, nur mit folgendem Unterschied: *Tenonsche Kapsel* und Orbitastrukturen unbeteiligt.
Nichteitrige, nichtgranulomatöse Ophthalmitis	
Panophthalmitis	Vorwiegend lymphoplasmozytäre Infiltration → *unspezifisches Granulationsgewebe* → Vernarbung
Endophthalmitis	wie bei Panophthalmitis, aber *ohne Beteiligung der Tenonschen Kapsel und Orbitastrukturen.* Komplette Ausheilung möglich mit nur umschriebener Narbenbildung am Ausgangspunkt der Entzündung.
Nichteitrige, granulomatöse Ophthalmitis	
Panophthalmitis	*Epitheloidzellgranulome mit Riesenzellen + schwere unspezifische lymphoplasmozytäre Begleitentzündung. Ursachen:* z.B. Fremdkörper, Pilzinfektion, selten Tbc und Lues.
Endophthalmitis	Wie bei Panophthalmitis mit den gleichen Einschränkungen wie oben (Begrenzung auf den Bulbus).

Tabelle 4.3. Differentialdiagnose der granulomatösen Ophthalmitis

Erregerbedingt	Bakterien: Tuberkulose, Lues, Lepra Viren: Zoster ophthalmicus, Zytomegalie Pilze: Histoplasmose, Kokzidiomykose, Kryptokokkose Protozoen: Toxoplasmose Würmer: Toxokariasis
Reaktion auf autologe intraokulare Gewebe	Phakogene Ophthalmie: Linsenprotein Endophthalmitis haemo-granulomatosa: kompaktes Blutkoagel im Glaskörper Cholesteringranulom: Cholesterinkristalle aus alter subretinaler Blutung bei Morbus Coats Sympathische Ophthalmie: uveales Melanin? Retinale Antigene?
Trauma	
Ätiologisch unklare immunologische Prozesse	Sarkoidose Boeck Vogt-Koyanagi-Harada-Syndrom Morbus Still Sklerouveitis bei chronischer Polyarthritis

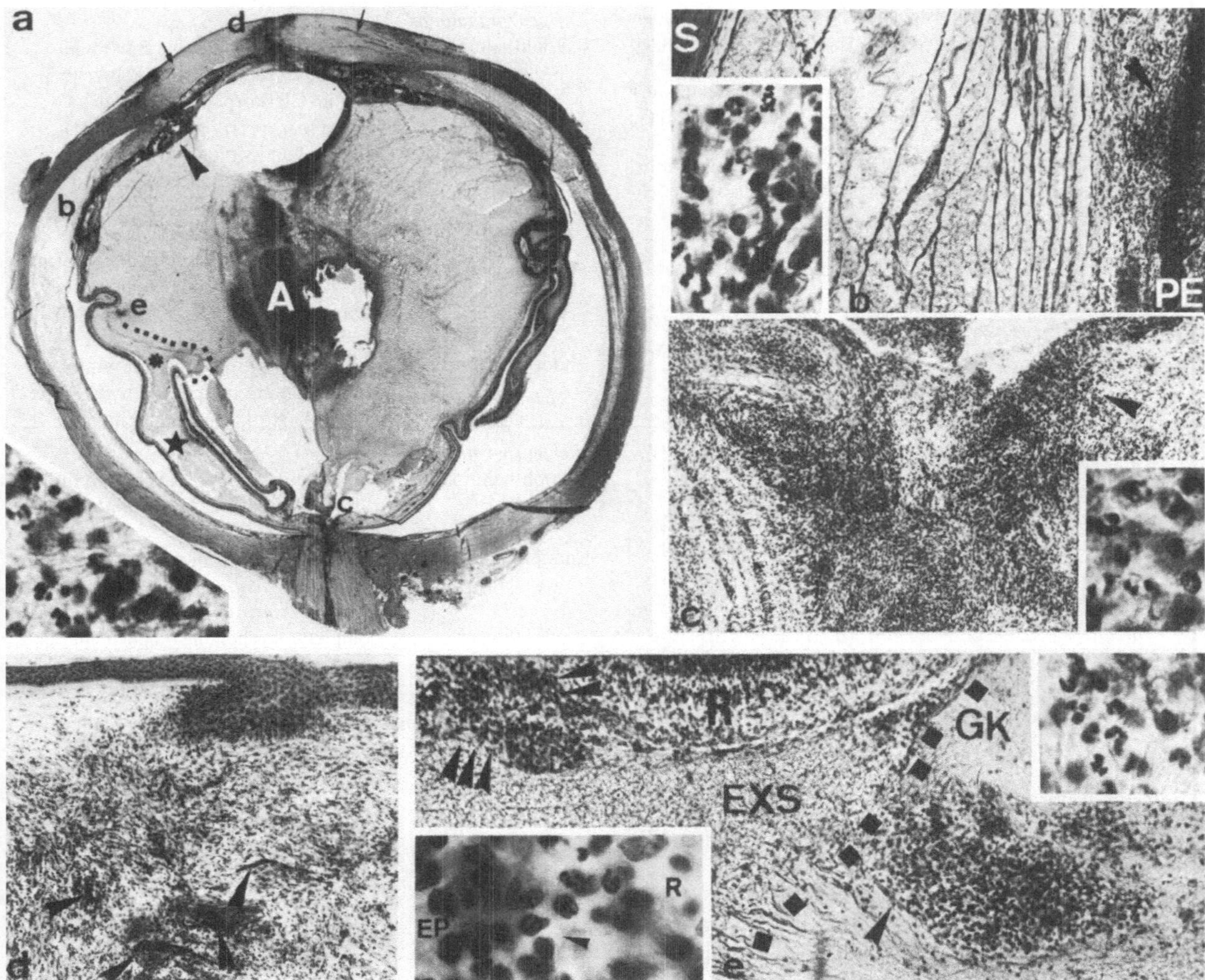

Abb. 4.3 a–e. Eitrige Endophthalmitis nach penetrierender (sog. „perforierender") Verletzung. **a** In der Mitte der Hornhaut eine alle Schichten durchsetzende frisch vernarbte Wunde. Die *Pfeile* zeigen auf vom Limbus her einsprossende Gefäße. Gemischtzellige, vor allem neutrophile Granulozyten, aber auch Makrophagen enthaltende entzündliche Infiltrate in Iris und Ziliarkörper (Pfeilkopf), im Zentrum *(A)* und in der Peripherie *(e)* des Glaskörpers („Glaskörperabszeß"), in Netz- und Aderhaut sowie im Sehnervenkopf. Seröses Exsudat (kleiner Stern) und Blutung (großer Stern) zwischen abgelöstem Glaskörper und Netzhaut. Die abgelöste hintere Glaskörpergrenzschicht ist durch schwarze Vierecke markiert. Exsudative, durch Gewebsfixation vergrößerte Netzhautablösung. **b–e** Lage der in den entsprechenden Abb. vergrößerten Ausschnitte. HE, 3,5:1. *Einsatz:* Zellen des entzündlichen Infiltrates im Ziliarkörper. HE, 500:1. **b** Aufsplitterung der Aderhaut (Spongiosis chorioideae) durch seröses Exsudat. Entzündliches Infiltrat in der an das Pigmentepithel *(PE)* angrenzenden Schicht. *S* Sklera. *Einsatz:* Zellen aus der durch den Pfeilkopf markierten Gegend des entzündlichen Infiltrates. HE, 500:1. **c** Entzündung des Sehnervenkopfes (Papillitis). HE, 50:1. *Einsatz:* Zellen des entzündlichen Infiltrates (s. Pfeilkopf). HE, 500:1. **d** Neugebildetes, zahlreiche Gefäße *(Pfeilköpfe)* enthaltendes Granulationsgewebe im Gebiet der Hornhautperforation. HE, 50:1. **e** Entzündliche Infiltrate in der Glaskörperperipherie (ein Pfeilkopf), intra- *(2 Pfeilköpfe)* und epiretinal *(3 Pfeilköpfe)*. *R* Retina, *GK* Glaskörper, *EXS* subvitreales seröses Exsudat. Die abgelöste hintere Glaskörpergrenzschicht ist durch schwarze Vierecke markiert. HE, 80:1. *Einsatz rechts oben:* Zellen des entzündlichen intravitrealen Infiltrates (s. Pfeilkopf). HE, 500:1. *Einsatz links unten:* Zellen des entzündlichen intra- (R) und epiretinalen (EP) Infiltrates. Der *Pfeilkopf im Einsatz* zeigt auf die von den Infiltratzellen durchbrochene vitreoretinale Verbindung. HE, 500:1

Immunpathologie entzündlicher Augenveränderungen

• *Grundlagen: Pathologische Immunmechanismen* sind bei einer Reihe intraokularer Entzündungen wahrscheinlich von Bedeutung. Dabei stellt die Uvea infolge ihres Gefäßreichtums ein bevorzugtes Terrain für den Einstrom von Immunglobulinen und immunkompetenten Zellen und somit für hämatogen vermittelte immunologische Auseinandersetzungen dar. Auch in anderer Weise kann die Uvea an immunpathologischen Reaktionen des Auges beteiligt sein: Intraokulares Antigen wird in den Kreislauf eingeschleust und stimuliert extraokulare lymphoide Organe. Nach 5–7 Tagen können sensibilisierte Lymphozyten und Antikörper in der Uvea nachgewiesen werden. Wiederholte Exposition gegenüber dem gleichen Antigen bewirkt eine beschleunigte Aktivierung von in der Uvea verbliebenen sensibilisierten Lymphozyten („memory cells")[8].

Weitere für das immunologische Verhalten des Auges wichtige Besonderheiten sind die hämatookulären Barrieren wie die Blut-Kammerwasser-Schranke ($\triangleright$ S.505) und die Blut-Netzhaut-Schranke ($\triangleright$ S.505); sowie die antigenpräsentierenden Langerhans-Zellen ($\triangleright$ S.559) im Epithel der Konjunktiva und der Hornhaut im Limbusbereich. Die Begrenzungsflächen der Vorderkammer enthalten normalerweise keine antigenpräsentierenden Zellen [*immunologisches Privileg des vorderen Augenabschnitts*, „anterior chamber associated immune deviation" (ACAID)]. Humorale Immunität und spezifische zytotoxische T-Zell-Antwort sind dagegen intakt. Unter pathologischen Bedingungen, z. B. präexistente Entzündung, können antigenpräsentierende Zellen in die Vorderkammer einwandern[9].

- *Manifestationsformen:* IgE-vermittelte *Immunreaktionen vom Soforttyp* sind z.B. die Heuschnupfen-Konjunktivitis, die atopische Allergose (bei Medikamenten-Überempfindlichkeit) und die Konjunktivitis vernalis ($\triangleright$ S.566). Beispiele einer *zytotoxischen,* komplementabhängigen *Immunreaktion* sind der okuläre Pemphigus ($\triangleright$ S.567) und das Ulcus rodens corneae. Als durch *Immunkomplexe* vermittelte Reaktionen gelten Skleritis und Skleromalazie, marginale Hornhautinfiltrate sowie zahlreiche Formen von Iridozyklitis und chronischer Uveitis, z.B. die Uveabeteiligung bei chronischer Polyarthritis oder beim M.Behçet ($\triangleright$ S.509). Auch die Vasculitis retinae bei Polyarteriitis nodosa ($\triangleright$ S.529) gehört hierher. *Zellvermittelte Immunreaktionen vom verzögerten Typ* sind schließlich die kontaktallergische Konjunktivitis phlyktaenulosa ($\triangleright$ S.566), die chronische Transplantatkrankheit ($\triangleright$ S.496) und die chronischen granulomatösen Uveitiden, z.B. die sympathische Ophthalmie ($\triangleright$ S.487), die phakogene Ophthalmie ($\triangleright$ S.487) oder die Vogt-Koyanagi-Haradasche Krankheit ($\triangleright$ S.509)[7].
- *HLA-assoziierte Augenerkrankungen:* Antigene können gewebsspezifisch (endogen) oder durch eingedrungene Mikroorganismen bedingt sein. Unter den gewebsspezifischen Antigenen sind die für jedes Individuum einer Spezies spezifischen, auf allen kernhaltigen Zellen vorkommenden Histokompatibilitätsantigene verantwortlich für die Unterscheidung körpereigen – fremd, d. h. für die Gewebsübereinstimmung. Die menschlichen Histokompatibilitätsantigene werden als HLA-Antigene bezeichnet („*h*uman *l*eucocyte *a*ntigens", weil sie zuerst auf Blutleukozyten entdeckt wurden). Ihre genetische Determination erfolgt auf dem kurzen Arm des Chromosoms Nr.6. Bei der Antigenübertragung von antigenpräsentierender zu antigenaufnehmender Zelle („Immunantwort") sind die HLA-Antigene als Erkennungsmoleküle zur Unterscheidung körpereigener von fremden Zellen in einer Schlüsselposition beteiligt. Einige Augenkrankheiten, vorwiegend sog. *Autoimmunerkrankungen,* sind mit bestimmten HLA-Antigenen assoziiert. Erkrankungen mit hoher Assoziation sind: akute Uveitis anterior bei M.Bechterew, M.Reiter (seltener), Psoriasisarthritis und M.Behçet. Geringere Assoziation zum HLA-System wurde gefunden bei sympathischer Ophthalmie, beim Vogt-Koyanagi-Harada-Syndrom, bei Arteriitis temporalis, Neuritis nervi optici (multiple Sklerose) und beim Sicca-Syndrom (M.Sjögren)[6, 9, 11].

Ebenso wie der Verlauf von Entzündungen wird auch das biologische Verhalten von *Geschwülsten* des Auges durch immunologische Faktoren beeinflußt. Dies gilt insbesondere für das Uveamelanom ($\triangleright$ S.512) und das Retinoblastom ($\triangleright$ S.531).

Schädigung von Zellen des Immunsystems durch das humane Immundefizienzvirus (HIV) rufen bei mehr als 60% aller Patienten mit dem Aids-Vollbild Augenmanifestationen hervor. Das HIV wurde im Konjunktivalepithel, in der Kornea, im Kammerwasser, in der Iris, im Glaskörper, in der Retina sowie in den Tränen nachgewiesen. Häufig besteht ein Mikroangiopathiesyndrom, möglicherweise verursacht durch Ablagerung zirkulierender Immunkomplexe an den Gefäßwänden. Es präsentiert sich an der Netzhaut mit „cotton wool spots", seltener auch mit kleinen Blutungen oder Gefäßanomalien. Häufigste opportunistische Infektion ist die nekrotisierende, unbehandelt und manchmal auch trotz Behandlung die gesamte Netzhaut zerstörende Zytomegalievirusretinitis mit einer Prävalenz von 17–28%[2].

An Horn- und Bindehaut kann das Sicca-Syndrom ($\triangleright$ S.564) erstes Anzeichen einer HIV-Infektion sein. Hierbei dürften in der Tränendrüse analoge Prozesse wie in der Speicheldrüse ablaufen (CD8-positive lymphozytäre Infiltrate). Neben weiteren scheinbar banalen Veränderungen wie Konjunktivitis, Keratitis oder Iridozyklitis werden auch Zoster ophthalmicus oder ein akutes Glaukom als Frühsymptome der HIV-Infektion beobachtet. Meist treten Augenmanifestationen jedoch erst im Aids-Vollbild auf[2].

Literatur

1. Behrens-Baumann W (1991) Pilzerkrankungen des Auges. Mit einem Beitrag von R.Rüchel. Enke, Stuttgart (Bücherei des Augenarztes, Bd 128)
2. Fabricius E-M (1992) Augenmanifestationen und neuroophthalmologische Symptome bei HIV-Infektion. In: Fabricius E-M (Hrsg) Augenmanifestationen bei HIV-Infektionen mit eingehender Darstellung der neuroophthalmologischen Symptome. Enke, Stuttgart (Bücherei des Augenarztes, Bd 129, S 49, 50, 63, 132, 133, 138)
3. Goldstein H (1980) The reported demography and causes of blindness throughout the world. Adv Ophthalmol 40: 1–99
4. Huismans H (1979) Tierische Parasiten des menschlichen Auges. Enke, Stuttgart (Bücherei des Augenarztes, Bd 80)
5. Luxenberg MN (1980) An experimental approach to the study of intraocular toxocara canis. Trans Am Ophthalmol Soc 77: 542–602
6. Müller-Ruchholz W (1986) Fundamentals of immunology and their application to uveitis. In: Kraus-Mackiw EK, O'Conner GR

(eds) Uveitis. Pathophysiology and therapy, 2nd edn. Thieme, Stuttgart, pp 1–28

7. Rahi AHS (1985) Immunopathologie des Auges. In: Velhagen K (Hrsg) Der Augenarzt, Bd X. VEB Georg Thieme, Leipzig, S 9–92

8. Rahi AHS, Garner A (1976) Immunopathology of the eye. Blackwell Scientific, Oxford, pp 85, 155

9. Scheiffarth OF (1991) Immunopathologische Prinzipien des Auges. In: Lund O-E, Waubke TN (Hrsg) Auge und Immunologie. Enke, Stuttgart (Bücherei des Augenarztes, Bd 125, S 71–76)

10. Schwartz JN, Donelly EH, Klintworth GK (1977) Ocular and orbital phycomycosis. Surv Ophthalmol 22: 3–28

11. Thurau SR (1991) HLA-assoziierte Augenerkrankungen. In: Lund O-E, Waubke TN (Hrsg) Auge und Immunologie. Enke, Stuttgart (Bücherei des Augenarztes, Bd 125, S 168–176)

12. Yoser SL, Forster DJ, Rao NA (1993) Systemic viral infections and their retinal and choroidal manifestations. Surv Ophthalmol 37: 313–352

Traumatische Schäden

Man unterscheidet *stumpfe Prellungsverletzungen* (*Contusio*, richtiger *Concussio bulbi*), die Bulbuswand zum Teil oder vollständig eröffnende, d.h. in sie bzw. auch in das Augeninnere eindringende *(penetrierende)* und den Augapfel vollständig durchbohrende *(perforierende) Verletzungen*. Ein Fremdkörper, der Hornhaut und Linse durchschlagen hat und im Glaskörper liegen geblieben ist, verursacht eine penetrierende Augenverletzung; wenn er den Bulbus vollständig, mit Eintritts- und Austrittswunde, durchbohrt, bezeichnet man dies klinisch als *Doppelperforation*[27].

Contusio bulbi

Bei einer stumpfen Prellungsverletzung zerreißen je nach der Schwere des Traumas nur intraokulare Strukturen, oder es kommt zusätzlich zur Bulbusruptur.

Kontusionsfolgen im vorderen Augapfel

- *Hyphaema:* Blutung in die vordere Augenkammer. Gewöhnlich führen Blutungen in die Vorderkammer nicht zur Gerinnung, da das Trabekelwerk im Kammerwinkel kein Thromboplastin enthält. Das ausgetretene Blut gerinnt nur, wenn gleichzeitig ein Gewebsschaden vorliegt. 75 % aller Augen weisen nach Contusio bulbi mit Hyphaema eine *Vertiefung des Kammerwinkels* auf, hervorgerufen durch Einriß in den vorderen Ziliarkörper und Zurücklagerung des Ziliarmuskels zusammen mit dem Irisdiaphragma. In 7 % der Augen mit dieser *postkontusionellen Kammerwinkeldeformität   (Kammerwinkelrezession)* kommt es, oft viele Jahre später, zum Auftreten eines *sekundären   Offenwinkelglaukoms*[3]   (▷ S.552), wahrscheinlich durch Schädigung des Trabekelwerkes mit Erhöhung des Abflußwiderstandes. Ein persistierendes Hyphaema führt zur Diffusion von aus zerfallenden Erythrozyten freigewordenem Hämoglobin und zur Ablagerung geringer Mengen von Hämosiderin im Hornhautstroma *(Hämatokornea)*.

- *Descemetleisten:* vermehrte Bildung von Basallaminamaterial durch Hornhautendothelien, die postkontusionelle Rupturen der Descemetschen Membran überbrückt haben; oder Bildung eines typischen, narbigen Ersatzgewebes durch eingewanderte Keratozyten.

- *Endothelialisierung der Vorderkammer:* Auswandern von Endothelzellen über das Ende der Descemetschen Membran, evtl. bis auf die Irisoberfläche.

- *Traumatische Zyklodialyse:* Abriß des Ziliarkörpers von der Sklera.

- *Traumatische Iridodialyse:* mehr oder weniger vollständiger Abriß der Iriswurzel.

- *Traumatische Aniridie* kann bei gleichzeitiger limbärer Bulbusruptur, aber auch ohne diese vorkommen. In letzterem Fall liegt die abgerissene Iris in der Vorderkammer oder – bei gleichzeitiger Linsenluxation – im Glaskörper.

- *Linsenkapselrupturen:* meist am Linsenäquator.

- *Linsenluxation:* Eine Verlagerung der Linse erfolgt, wenn so viele Zonulafasern zerrissen sind, daß die Linse nicht mehr in ihrer natürlichen Position gehalten wird. Sie kann entweder in die Vorderkammer oder in den Glaskörper verlagert werden, bei einer gedeckten Skleraruptur auch unter die Bindehaut. Geringe Grade von Verschiebungen werden als *Subluxation* bezeichnet.

- *Contusio lentis:* minimale Kapseleinrisse infolge Schädigung durch die von der Prellung ausgelöste Druckwelle. Die Risse führen zu einer subkapsulär gelegenen rosettenförmigen Linsenfasertrübung, die im späteren Verlauf sich weiter in die Tiefe verlagert *(traumatische Spätrosette)*.

Kontusionsveränderungen der Netz- und Aderhaut

- *Berlinsches Ödem (Commotio retinae):* Ophthalmoskopisch von Berlin (1873) beschriebene vorübergehende Weißfärbung des Fundus im Prellungsgebiet und diametral gegenüber; beim Stoß von vorn also in der Makulagegend. Diese kann aber auch bei seitlicher Gewalteinwirkung betroffen bzw. mitbetroffen sein. Es handelt sich um eine ausschließlich intrazelluläre Flüssigkeitsansammlung in Netzhaut und Pigmentepithel. Störungen der Blut-Netzhaut-Schranke (▷ S.505) bestehen nicht[11]. Zerreißungen von Rezeptoraußengliedern wurden von Mansour et al.[19] beobachtet. Levin et al.[14] fanden nach Bulbusprellung parafoveale Risse im Pigmentepithel. Als Ursache werden tangentiale Zugkräfte am hinteren Augenpol angenommen.

Starke Contrecoupeinwirkung am hinteren Pol kann ein *zystoides Makulaödem* (▷ S.521) hervorrufen, das wiederum, durch Konfluieren der Mikrozysten, in eine makuläre Netzhautspaltung *(Schisis, Makulazyste)* übergehen kann. Reißt später die innere oder äußere Zellwand ein, so bildet sich ein sog. *Schichtloch*. Beim (selteneren) Einreißen beider Zystenwände entsteht ein echtes, *durchgreifendes Makulaforamen*.

- *Postkontusionelle Netzhautablösung. Primäre Schädigung* ist sehr wahrscheinlich eine durch die Gewalteinwirkung – direkt oder durch Contrecoup – bewirkte *Ischämie* mit nachfolgender lokaler, zur intraretinalen Hohlraumbildung und schließlich durchgehender Lochbildung führender *Nekrose.* Die postkontusionellen Netzhautlöcher können nach Glaskörperdestruktion und Ausbildung sekundärer intravitrealer Fibrosierungen im Bereich der geschädigten vitreoretinalen Verbindung sowie nach Degradation der pigmentoretinalen Kittsubstanz (▷ S.516) zur *Netzhautabhebung* führen, selbst noch nach Jahren[8].
- *Postkontusioneller Orariß:* Der klinische Terminus „Orariß" beinhaltet mehrere prognostisch verschiedene Typen von Netzhautdefektbildung an der Ora serrata. Sie werden bei Lage an der vorderen (ziliaren) Begrenzung der sich zu beiden Seiten der Ora serrata erstreckenden sogenannten Glaskörperbasis als *„präbasal",* bei Lage innerhalb der Glaskörperbasis als *„intrabasal"* und bei Lokalisation an der hinteren (äquatorialen) Begrenzung als *„retrobasal"* bezeichnet. Die Häufigkeit von Einrissen im ehemaligen inneren Augenbecherblatt nach stumpfen Traumen gerade an der Ora serrata ist durch lokale anatomische Besonderheiten verständlich: An der Ora serrata findet der Übergang von den beiden fest miteinander verbundenen Epithelblättern der Pars plana zu den beiden Blättern der Neuroretina statt, die hier – und nur hier – durch einen schmalen Spalt („*Oraspalt*"[10], ▷ S.476) voneinander getrennt sind. Hinzu kommt, daß das innere Netzhautblatt im Bereich der Ora serrata ziliarkörperwärts sich abrupt verdünnt, schlecht durch Blutgefäße ernährt wird und am meisten Bereitschaft zu degenerativen Veränderungen zeigt.
- *Postkontusionelle Netzhautblutungen:* Es handelt sich um Rhexisblutungen, die allein oder zusammen mit den vorgenannten Veränderungen auftreten können (Abb. 4.4 c).
- *Aderhautrupturen* entstehen *am Ort der Prellung,* d. h. meist dicht hinter der Ora serrata, und/oder *als Contrecoupwirkung am hinteren Augenpol,* sektorenförmig konzentrisch um die Pupille. Im Gebiet der Ruptur fehlt die Aderhaut vollständig; statt dessen findet sich eine fibröse Narbenbildung mit Proliferation des Pigmentepithels in den subretinalen Raum.
- *Postkontusionelle Aderhautinfarkte:* lokalisierte chorioretinale Narben als Folge des Abrisses einer oder mehrerer kurzer hinterer Ziliararterien.
- *Chorioretinitis sclopetaria:* alte Bezeichnung für ausgedehnte schwielige Narbenprozesse nach Zerreißung der Aderhaut als Folge von Augapfelprellung durch Orbitaschußverletzung (Lobeck 1937)[15].

Postkontusionelle Aderhautabhebung

Hierunter versteht man eine echte Ablösung der Aderhaut von der Sklera durch *suprachorioidales Ödem* oder durch *Blutung* (aus durchtrennten Vortexvenen?); vgl. die Pathogenese des postkontusionellen subduralen Hämatoms (▷ S.199).

Bulbusruptur

Man unterscheidet eine *direkte* (selten) und *indirekte* Ruptur. Die indirekte Ruptur erfolgt entfernt von der Gewalteinwirkung an *anatomisch schwachen Stellen,* z. B. der Sklerarinne (▷ S.496) in der Übergangszone *(Limbus corneae)* zwischen Horn- und Lederhaut oder hinter den Ansätzen der geraden Augenmuskeln; oder als Contrecoupwirkung diametral entgegengesetzt der Prellung.

Penetrierende und perforierende Verletzungen des Bulbus

Als Verletzungsfolgen sind zu unterscheiden:

Durch die Verletzung selbst verursachte Zerstörungen

Sind Hornhaut oder Sklera völlig durchtrennt, so können durch den klaffenden Wundspalt Uvea, Retina, Glaskörper und Linse vorfallen *(Prolaps).* Die Linse kann verletzt werden, wonach sie sich sofort mehr oder weniger eintrübt *(Cataracta traumatica).* Durch Verletzung von Uvea- und/oder Retinagefäßen können schwere intraokulare Blutungen entstehen. Durch *plötzliche Druckentlastung bei Bulbuseröffnung,* auch während operativer Eingriffe, kann es aus – meist durch Arteriosklerose vorgeschädigten – Ziliar- und/oder Aderhautgefäßen zu einer massiven Blutung kommen, die alle intraokularen Gewebe aus dem Auge drängt *(expulsive Blutung,* Abb.4.4a)[28]. Bleibt eine die Bulbuswand eröffnende Wunde bis zur primären Versorgung offen *(externe Fistel)* oder ist sie nur durch Bindehaut gedeckt (mit der Möglichkeit einer subkonjunktivalen Filtration), so kommt es zur *chronisch persistierenden Hypotonie* mit Ausgang in Atrophie des Bulbus mit Schrumpfung (▷ S.554).

Endzustände degenerativ veränderter Bulbi sind:
- *Atrophie ohne Schrumpfung* (z.B. postglaukomatöse Atrophie). Das Auge ist gegenüber dem Vorzustand nicht verkleinert, retinale Ganglienzellschicht und Choriokapillaris weisen jedoch Verminderung der Zellgröße und Zellzahl auf.
- *Atrophie mit Schrumpfung:* Hierbei ist das Auge verkleinert, die interne Architektur aber weitgehend erhalten. Die Sklera ist mäßig verdickt.
- *Atrophie mit Schrumpfung und Desorganisation (Phthisis bulbi)* (Abb.4.4b): Hierbei ist das Auge stark verkleinert, die interne Architektur ist zerstört, größtenteils durch *fibrotisches Narbengewebe,* die Sklera bis auf das Vierfache der Norm verdickt. Charakteristisch ist eine vom Pigmentepithel ausgehende *Verknöcherung* (Abb.4.4g). *Knorpelbildung* ist seltener (Abb.4.4f). Die Bruch-Membran zwischen Pigmentepithel und Aderhaut bleibt erhalten.

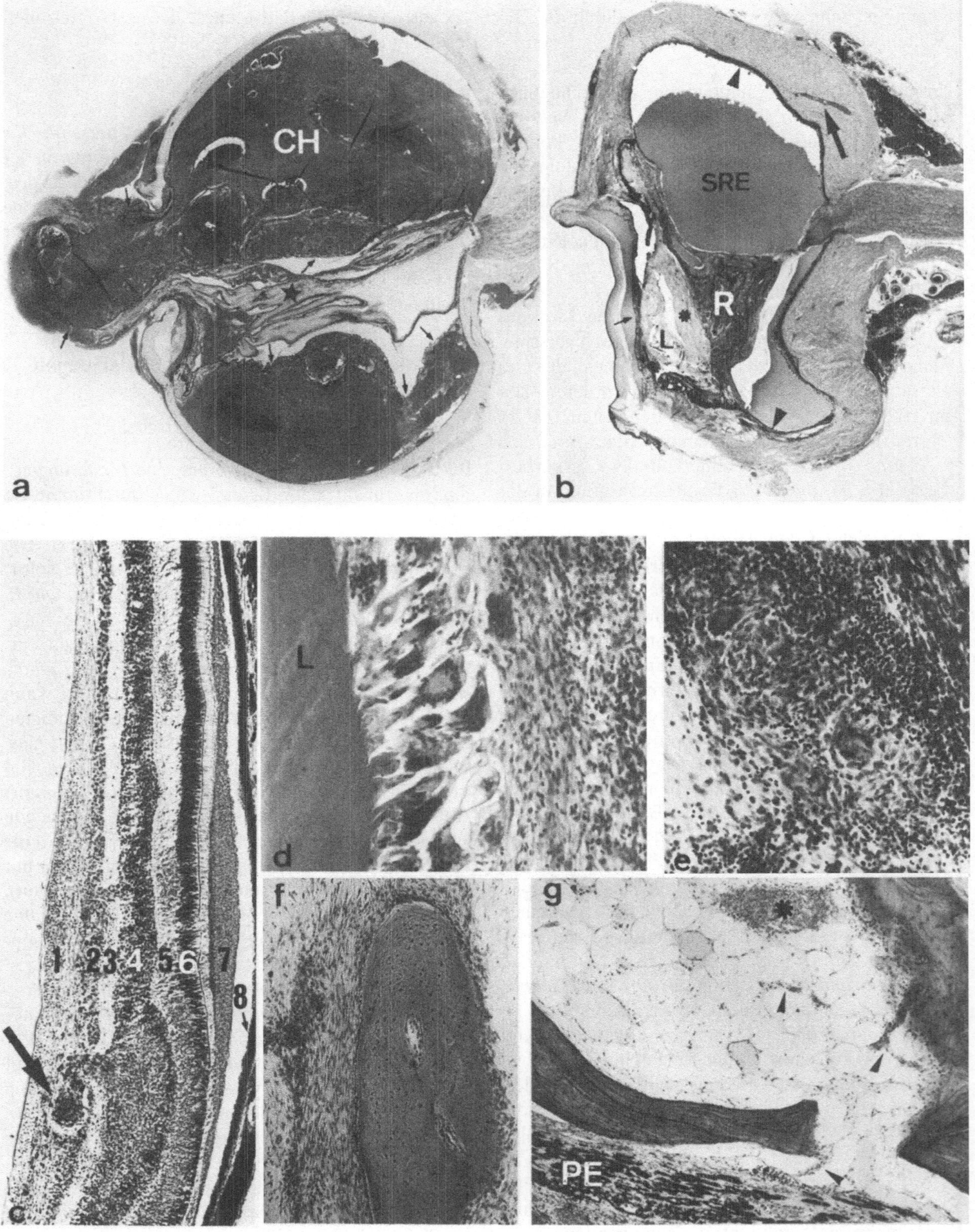

Abb. 4.4 a–g. Traumatische Schäden. **a** Expulsive Blutung nach Durchbruch eines posttraumatischen Hornhautulcus. Die *Pfeile* deuten auf durch die intrachorioidale Blutung *(CH)* abgehobenes, stellenweise in Falten gelagertes Pigmentepithel. Die dazwischen liegende Netzhaut *(Stern)* ist ebenfalls gefältelt und durch die offene Hornhautwunde nach außen gedrängt. HE, 3:1. **b** Phthisis bulbi, 15 Jahre nach penetrierender („perforierender") Verletzung. Die Sklera mit längsgetroffenem Ziliarnerv *(dicker Pfeil)* ist auf ein mehrfaches verdickt. Hinter der atrophischen Iris *(dünner Pfeil)* die kataraktöse, zum Teil verkalkte Linse (L). Atrophie des Ziliarkörpers. Retrolentale zyklitische Schwarte (Ora-Oraschwarte, *Stern*), die mit der total abgehobenen und in Falten liegenden Retina *(R)* verbacken ist. Zwischen Netzhaut und Pigmentepithel *(Pfeilköpfe)* subretinales Exsudat (SRE). HE, 4,5:1. **c** Postkontusionelle Blutung im Makulabereich nach Ruptur eines Netzhautgefäßes *(dicker Pfeil)*. Die Blutung erstreckt sich in die Nervenfaserschicht *(1)*, in die Schicht der Opticusganglienzellen *(2)*, in die innere plexiforme Schicht

Durch die Wundheilung verursachte Veränderungen[22]

Ein *glatter Heilverlauf* ist auch bei Wunden mit Prolaps möglich, indem die eingeklemmten bzw. prolabierten Teile bindegewebig organisiert werden. Mitunter kommt es zur sog. *zystoiden Vernarbung* oder zur *Fistelbildung*. Bei der Heilung von Linsenverletzungen kann nach ausgedehnter Zertrümmerung des Linsenkerns von im Äquatorbereich verbliebenen intakten Linsenepithelien eine *regenerative Wucherung* ausgehen, die bei freibleibendem Zentrum die Form eines Rettungsringes annimmt: (▷ *Soemmering-Kristallwulst*, Abb. 4.8 a, ▷ S. 501).

Phakogene (linseninduzierte) Ophthalmie
(Phakogene Uveitis, linseninduzierte Uveitis, „lens-associated uveitis", phakoanaphylaktische Endophthalmitis)

Bezeichnungen für eine Gruppe seltener Krankheiten, in deren Pathogenese strukturelle Veränderungen der Linsenkapsel schwere Entzündungen der Iris und des Ziliarkörpers zur Folge haben. Allen Formen gemeinsam sind akute und chronische entzündliche Reaktionen, die nach traumatischer, chirurgischer oder – bei hypermaturer Katarakt – spontaner Eröffnung der Linsenkapsel auftreten und gegen Linseneiweiß gerichtet sind. Das Linsenepithel wird bereits in der 3. Fetalwoche von einer dicken Basallamina, der späteren Linsenkapsel, umgeben, bevor das immunologische Abwehrsystem entsteht. Die Linsenkapsel ist aber keine absolut dichte Barriere. Im Kammerwasser und im Serum nicht erkrankter erwachsener Versuchspersonen wurden aus der Linse stammende wasserlösliche Eiweißkörper (Krystalline) sowie Antikörper gegen Linsenantigene nachgewiesen. Kommt im fertigen Auge nach Eröffnung der Linsenkapsel Linseneiweiß in größerer Menge mit dem Kammerwasser in Berührung, so kann dies bei genetisch festgelegter spezifischer immunologischer Reaktivität zu Abwehrreaktionen führen. Ebenso wie bei sympathischer Ophthalmie ist auch bei linseninduzierter Uveitis eine Beteiligung des anderen Auges, selbst nach vielen Jahren, nicht aus-

zuschließen. Außer Immunität gegen Linseneiweiß spielen vielleicht auch Infektionen und toxische Mechanismen eine Rolle[4, 21, 24].

Mikroskopisch finden sich Infiltrationen aus neutrophilen Granulozyten, epitheloiden Makrophagen und Riesenzellen um die defekte Linse (Abb. 4.4 d), ferner granulomatöse Reaktionen in der vorderen Uvea. Die Netzhaut weist eine Perivaskulitis vor allem der venösen Gefäße auf. Linseninduziertes Offenwinkelglaukom (▷ S. 552).

Sympathische Ophthalmie

Wenn ein Auge nach Verletzung an Uveitis erkrankt, kann es am anderen Auge zum gleichen anatomischen Prozeß kommen. Diese in typischen Fällen *ohne Linsenbeschädigung* am ersten Auge sich entwickelnde Erkrankung ist eine *Uveitis posterior*, auch wenn sich ihre Voraussetzung, die Eröffnung des primär betroffenen Auges durch Verletzung oder (heute äußerst selten) durch Operation, meist im vorderen Augenabschnitt abspielt. Die Entzündung des zweiterkrankten Auges setzt gewöhnlich nach 10 bis 14 Tagen (früheste bekannte Zeitspanne 5 Tage) ein. Aber auch Intervalle bis zu 45 Jahren wurden berichtet.

Mikroskopisch finden sich in den Frühstadien oft reichlich *eosinophile Granulozyten* sowie diffuse und massive *Lymphozyteninfiltration*. Die Spätstadien sind gekennzeichnet durch eine *granulomatöse epitheloidzellige Reaktion mit Makrophagen und Riesenzellen* (Abb. 4.4 e) bei fehlender oder sehr geringer Nekroseneigung. Im allgemeinen bleibt die Entzündung auf die Uvea posterior beschränkt, d. h. Ziliarkörper und Iris sind nicht betroffen. Gelegentlich wird eine nicht granulomatöse, selten granulomatöse Periphlebitis der Retina beobachtet[21]. Nach Durchbrechen der Basallamina der Pigmentepithelien können in der Retina Ansammlungen aus hämatogenen Histiozyten und aus Epitheloidzellen auftreten. Die Epitheloidzellen in diesen, *Dalén-Fuchs-Knötchen* genannten Ansammlungen sind transformierte retinale Pigmentepithelien[7]. Auch eine Fortleitung der Entzündung in den *Sehnerven* kann erfolgen.

Dalén-Fuchs-Knötchen kommen ebenso wie die Phagozytose uvealen Pigments durch Epitheloidzellen auch bei anderen granulomatösen Uveitiden vor.

Man nimmt an, daß die sympathische Ophthalmie durch immunpathologische *(allergische) Prozesse gegen geschädigte körpereigene Augengewebe* bei konstitutions- und/oder dispositionsbedingter gesteigerter Reaktivität ausgelöst wird und fortschreitet[12, 18]. Zytotoxische und Suppressor-T-Lymphozyten wurden in chorioidalen Infiltraten und Dalén-Fuchs-Knötchen nachgewiesen[9]. Als Antigen wurde früher uveales Melanin angeschuldigt. Tierexperimentelle Ergebnisse lassen sich mit dieser Annahme jedoch nicht vereinbaren. Sie weisen vielmehr auf die *starke Antigenität von Netzhautgewebe, speziell der äußeren Segmente der Stäbchen,* hin[6, 21, 25]. Mischformen, die sowohl eine Uveitis anterior um freigelegtes Linsenpro-

---

(3), in die Schicht der Bipolaren (= innere Körperschicht) *(4)*, in die äußere plexiforme Schicht *(5)*, in die Schicht der Zellkerne der Rezeptoren (= äußere Körperschicht) *(6)* und in den durch die Blutung erweiterten subretinalen Raum *(7)* zwischen Rezeptoren und Pigmentepithel *(8, dünner Pfeil).* HE, 64:1. **d** Phakogene Ophthalmie nach penetrierender („perforierender") Verletzung. Histiozytäre Reaktion mit Riesenzellen an der lakunenartig angenagten Oberfläche des Linsenkerns *(L).* HE, 125:1. **e** Sympathische Ophthalmie nach penetrierender („perforierender") Verletzung. Phthisis bulbi. Epitheloidzelliges Granulom mit Riesenzellen in der Aderhaut. HE, 125:1. **f** Gleicher Fall. Knorpelbildung in fibrosiertem Areal der Aderhaut. HE, 50:1. **g** Phthisis bulbi, anderer Fall. Zwischen den aufgesplitterten Lamellen des proliferierten Pigmentepithels *(PE)* neugebildetes fibrovaskuläres Gewebe. Unter dem Pigmentepithel Anschnitt der Aderhaut. Zwischen Pigmentepithel und – nicht abgebildeter – sensorischer Netzhaut spongiöser Knochen mit Fettmark, Kapillaren *(Pfeilköpfe)* und Hämatopoese *(Stern).* HE, 50:1

tein als auch eine charakteristische Uveitis posterior zeigen, entstehen nicht selten simultan in verletzten Augen.

Netzhautablösung nach penetrierender (perforierender) Verletzung

Pathogenetischer Hauptfaktor ist hier die posttraumatische Umwandlung von Teilen des Glaskörpers aus einer faserarmen Extrazellulärsubstanz in ein mehr oder weniger zell- und faserreiches, oft auch gefäßhaltiges Bindegewebe. Auch die Lochbefunde lassen sich zum Teil durch die *narbige Retraktion des Glaskörpers* erklären; mit Ausnahme der Fälle, in denen die Verletzung selbst zur Bildung eines Netzhautdefekts geführt hat. *Ausgangspunkt* einer derartigen Umwandlung ist entweder die *Perforationsstelle,* die Fibroblasten und/oder Gefäßen Gelegenheit zum Einwachsen in den Glaskörper gibt, oder aus denselben Gründen, die *Extraktionsstelle* eines intraokularen Fremdkörpers bzw. die Austrittsstelle bei Doppelperforation[27].

- *„Ringschwiele"* (▷ S.518)
- *„Ora-Oraschwarte"* (▷ S.519)

Durch intraokulare Fremdkörper verursachte Veränderungen

Implantierte Kunststofflinsen: Bei der bis in die siebziger Jahre allgemein und in Ländern der 3. Welt aus Kostengründen auch heute noch gebräuchlichen *intrakapsulären Starextraktion* wird die getrübte Linse mitsamt ihrer Kapsel extrahiert. Die Refraktion des linsenlosen Auges kann mit einem Starglas, bei Verträglichkeit mit einer kornealen Kontaktlinse korrigiert werden. In den Industrieländern ist die *extrakapsuläre Starextraktion* mit *Implantation einer Kunstofflinse* die Methode der Wahl. Hierbei wird die Linsenkapsel weit eröffnet, sodann der getrübte Inhalt aus dem Kapselsack entfernt. Ein Teil des Kapselsackes, i. a. die Hinterkapsel, verbleibt mit dem Aufhängeapparat der Linse (Zonula Zinni) im Auge und bildet eine Auflage für die zumeist in die Hinterkammer eingeführte Kunststofflinse. Postoperativ kommt es nicht selten zu Kapselverdickungen; 2 Typen werden unterschieden: 1. fibrotischer Typ, ausgehend von zurückbleibenden vorderen Linsenepithelien, 2. „froschlaichartiger" oder „perlartiger" Typ, ausgehend von zurückbleibenden äquatorialen Linsenepithelien (▷ S.503). Das spaltlampenmikroskopische Bild einer postoperativen Kapselfibrose kann auch durch eine lokalisierte Endophthalmitis hervorgerufen werden. Deren Ursache ist nicht die eingesetzte Kunstlinse, sondern eine bakterielle Infektion, meist mit Propionibacterium acnes oder Staphylococcus epidermidis[1].

Ferner kann sich, offenbar *auch bei klinisch klarem Pseudophakos,* im Verlauf von 1–3 Jahren eine zunächst größtenteils Makrophagen, später fibroblastenartige und Riesenzellen enthaltende homogene Schicht bilden, die das Fremdmaterial gegen das Augeninnere abgrenzt[29]. Postmortal entfernte Kunststofflinsen können eine *granulomatöse Reaktion* an den Haltebügeln und auf dem Ziliarkörper aufweisen[20, 30].

- *Intravitreale Silikonölinjektion.* Längerfristige, im Verlauf vitreoretinaler Chirurgie vorgenommene Silikonöltamponade des Glaskörperraums kann zu Einwanderung von Öltröpfchen in die Netzhaut und in andere okuläre Gewebe führen[5].
- *Infizierte Fremdkörper* haben stets schwere Entzündungen im Gefolge. Besonders gilt dies für organisches Material, z. B. Holzsplitter.
- *Metallose* des Auges nennt man die Schädigung intraokularer Gewebe durch Metallionen bzw. deren Verbindungen.

85 bis 98 % aller infolge einer perforierenden Verletzung in das Auge gelangten Fremdkörper bestehen aus *Eisen oder Stahl*. Sie rufen, im Auge belassen, eine irreversible Verrostung *(Siderosis)* hervor, die bei frühzeitiger Abkapselung des Fremdkörpers lokal begrenzt bleiben kann.

Kupferhaltige intraokulare Fremdkörper führen zur *Chalkosis*. Das Kupfer wird vornehmlich in den Basallaminae abgelagert. Charakteristisch für die Chalkose ist eine *rasche Destruktion und Verflüssigung des Glaskörpers*. Später kommt es zu Abszeßbildungen und zum Entstehen eines Granulationsgewebes[24].

Augenveränderungen bei extraokularem Trauma

Bei *intrakraniellen Subarachnoidalblutungen* kann es zu Stauung der Zentralvene, zu intra- und präretinalen Hämorrhagien sowie zu massiven Glaskörperblutungen kommen *(Tersonsyndrom)*.

Sehnervenscheidenhämatom ▷ S.539.

Multiple intraretinale Blutungen sowie *ischämische Mikroinfarkte* in der Nervenfaser- und Ganglienzellenschicht der Retina werden nach Kompression von Thorax und Abdomen beobachtet *(Angiopathia retinae traumatica Purtscher* ▷ S.529).

Strahlenschäden

Elektromagnetische Wellen zwischen 100 nm und 1 mm bezeichnet man als optische Strahlung. Sie gliedert sich in Ultraviolettstrahlung (UV), sichtbares Licht und Infrarotstrahlung (IR). Die Wellenbereiche sind: UV-C = 100–280 nm, UV-B = 280–315 nm, UV-A = 315–380 nm, sichtbares Licht = 380–780 nm, IR-A = 780–1400 nm, IR-B = 1400–3000 nm, IR-C = 3000 nm–1,0 mm. Durch die Ozonschicht der Erde gelangt Strahlung unter 295 nm in der Regel nicht in unseren Lebensraum[17]. Auch Wellenlängen über 3000 nm erreichen ihn nicht. Schäden durch elektromagnetische Wellen entstehen dort, wo die Wellen vom Gewebe absorbiert werden. Die Hornhaut ist für Wellenlängen zwischen 295 und 1400 nm durchlässig[13]. Die Linse absorbiert die meisten der von der Hornhaut transmittierten UV-Strahlen und konzentriert sichtbares Licht und IR-A/B auf der Retina. IR-A/B wird dann vom Pigmentepithel absorbiert.

- *Photochemische Augenläsionen* durch UVC sind Photokeratitis und Pterygium, durch UVB Photokeratitis, Pterygium und Katarakt, durch UVA Photokeratitis und Katarakt. Sichtbares Licht zwischen 350–530 nm kann photochemische Schäden an der Retina, zwischen 500—530 nm *thermische Schäden* am Pigmentepithel verursachen. Es gibt Hinweise, daß die senile Makulopathie durch einen photochemischen Schadensmechanismus beschleunigt werden kann[31].

Die zur Zerstörung kleiner Aderhautmelanome verwandten episkleral aufgenähten *Betastrahlenapplikatoren* können als Spätkomplikationen radiogene Gefäßschäden an Netz- und Aderhautkapillaren zur Folge haben, besonders bei älteren Patienten[2, 16].

Literatur

1. Apple DJ, Solomon KD, Tetz MR et al. (1992) Posterior capsule opacification. Surv Ophthalmol 37: 73–116
2. Archer DB (1993) Doyne lecture response of retinal and choroidal vessels to ionising radiation. Eye 7: 1–13
3. Blanton FM (1964) Anterior chamber angle recession and secondary glaucoma. Arch Ophthalmol 72: 39–43
4. Cousins SW, Kraus-Mackiw E (1995) Lens-associated uveitis. In: Pepose J, Holland G, Wilhelmus K (eds) Ocular infection and immunity. Mosby Yearbook, Chicago, in press
5. Eckhardt C, Nicolai U, Czank M, Schmidt D (1993) Okulare Gewebe nach intravitrealer Silikonölinjektion. Ophthalmologe 90: 250–257
6. Faure JP (1980) Autoimmunity and the retina. In: Zadunaisky JA, Davon H (eds) Current topics in eye research, vol 2. Academic Press, New York, pp 215–302
7. Font R, Fine BS, Messmer E, Rowsey JF (1983) Light and electron microscopic study of Dálen-Fuchs nodules in sympathetic ophthalmia. Ophthalmology 90: 66–75
8. Gärtner J (1991) Netzhautablösung, histopathologische Grundlagen. In: Gramberg-Danielsen H (Hrsg) Medizinische Grundlagen der augenärztlichen Begutachtung. Enke, Stuttgart (Bücherei des Augenarztes, Bd 126, S 73–85)
9. Jakobiec FA, Marboe CC, Knowles II DM, Iwamoto W, Chang S, Coleman DJ (1983) Human sympathetic ophthalmia. An analysis of the inflammatory infiltrate by hybridoma-monoclonal antibodies, immunochemistry, and correlative electron microscopy. Ophthalmology 90: 76–95
10. Joussen F, Spitznas M (1972) The fine structure of the human retina at the ora serrata. Graefes Arch Clin Exp Ophthalmol 185: 177–188
11. Kohno T, Ishibashi T, Inomata H, Ikui H, Taniguchi Y (1983) Experimental macular edema of commotio retinae: preliminary report. Jpn J Ophthalmol 27: 149–156
12. Kraus-Machiw E, Müller-Ruchholtz W (1980) Sympathisierende Augenerkrankungen: Diagnose und Therapie. Klin Monatsbl Augenheilkd 176: 131–139
13. Leerman S (1980) Radiant energy and the eye. Macmillan, New York, pp 35, 228
14. Levin LA, Seddon JM, Topping T (1991) Retinal pigment epithelial tears associated with trauma. Am J Ophthalmol 112: 396–400
15. Lobeck E (1937) Die Verletzungen des Sehorgans. In: Wessely K (Hrsg) Spezielle Pathologie des Auges. Springer, Berlin (Handbuch der speziellen pathologischen Anatomie und Histologie, Bd XI/3, S 367–539)
16. Lommatzsch PK (1989) Intraokulare Tumoren. Leitfaden für Diagnostik und Therapie. Enke, Stuttgart (Bücherei des Augenarztes, Bd 117, S 67)
17. Lommatzsch PK, Schastak SI (1991) Wirkung elektromagnetischer Strahlen auf das Auge. In: Gramberg-Danielsen H (Hrsg) Medizinische Grundlagen der augenärztlichen Begutachtung. Enke, Stuttgart (Bücherei des Augenarztes, Bd 126, S 133–156)
18. Lubin JR, Albert DM, Weinstein M (1980) Sixty-five years of sympathetic ophthalmia. A clinicopathologic review of 105 cases (1913–1978). Ophthalmology 87: 109–121
19. Mansour AM, Green WR, Hogge C (1992) Histopathology of commotio retinae. Retina 12: 24–28
20. McDonnell PJ, Green WR, Maumenee AE, Iliff WJ (1983) Pathology of intraocular lenses in 33 eyes examined postmortem. Ophthalmology 90: 386–403
21. Müller-Hermelink HK, Daus W (1986) Recent topics in the pathology of uveitis. In: Kraus-Mackiw E, O'Conner GR (eds) Uveitis: pathophysiology and therapy, 2nd edn. Thieme, New York, pp 159–168, 172–182
22. Naumann GOH, Gloor B (Hrsg) (1980) Wundheilung des Auges und ihre Komplikationen. Bergmann, München
23. Neubauer H, Rüßmann W, Kilp H (1977) Intraocularer Fremdkörper und Metallose. Internationales Symposium der DOG 1976. Bergmann, München
24. Rahi AHS, Garner A (1976) Immunopathology of the eye. Blackwell Scientific, Oxford, pp 208–214
25. Wacker WB, Donso LA, Kaslow CM, Yankeelov JA, Organisciak DT (1977) Experimental allergic uveitis, isolation, characterization and localization of a soluble uveopathogenic antigen from bovine retina. J Immunol 119: 1949–1958
26. Wilson II FM (1980) Traumatic hyphema. Ophthalmology 87: 910–919
27. Winthrop SR, Cleary PE, Minckler DS, Ryan SJ (1980) Penetrating eye injuries: a histopathological review. Br J Ophthalmol 64: 809–817
28. Wolter JR (1982) Expulsive hemorrhage: a study of histopathological details. Graefes Arch Clin Exp Ophthalmol 219: 155–158
29. Wolter JR (1985) Pathologie der Linsenimplantation. Fortschr Ophthalmol 82: 334–343
30. Wolter JR (1991) Pathologie der Netzhautbeteiligung bei Pseudophakie. Fortschr Ophthalmol 88: 358–362
31. Zrenner E (1990) Lichtinduzierte Schäden am Auge. Fortsch Ophthalmol 87 (Suppl): S41–S51

Hornhaut (Kornea)

Das *Hornhautepithel* stammt von demjenigen Ektoderm ab, das sich über die in die Tiefe verlagerte Linse herüberlegt. Es ist somit ursprünglich Randmaterial der Linsenplatte. Nach Ablösung und Versenkung der Linse nimmt es deren Platz ein. Hornhautfibroblasten (sog. *Keratozyten*) und *Hornhaut„endothel"* sind Derivate der Neuralleiste (▷ Abb. 4.1). Das periphere Drittel des Epithels enthält immunkompetente Antigen-präsentierende Langerhans-Zellen[20].

Für die Durchsichtigkeit der Hornhaut ist die von Proteoglykanen beeinflußte Anordnung der Kollagenfibrillen im Stroma verantwortlich. Proteoglykane sind Makromoleküle, bestehend aus einem Proteinskelett, an das in variabler Zahl Glykosaminoglykane als Seitenketten angehängt sind. Die Proteoglykane, darunter v. a. Keratosulfatproteoglykan und Chondroitindermatansulfatproteoglykan, liegen im interfibrillären Raum. Sie scheinen auch für die Fibrillogenese im Stroma wichtig zu sein. Die 25–30 nm dicken Kollagenfibrillen (Typ I) bilden ein quasireguläres Gitter[64], d. h. eine zufällige Anordnung in kleinsten Bezirken, jedoch reguläre Anordnung in der Größenordnung der elektromagnetischen Wellen zwischen 295 und 1400 nm ($\triangleright$ S.488). Der Abstand zwischen den Fibrillen ist konstant. Er wird durch den Quellungsdruck der zwischen ihnen gelegenen Proteoglykane bestimmt. Deren Wasseraufnahme erfolgt über die wasserdurchlässigen Hornhautendothelien („Leck"); die Wasserabgabe wird durch eine in den gleichen Zellen lokalisierte Stoffwechselpumpe bewerkstelligt. Zwischen „Leck" und „Pumpe" besteht ein Gleichgewicht, so daß sich die Hornhaut in einem Zustand relativer Dehydratation befindet (normaler Wassergehalt des Hornhautstromas = 78 %[69]). Weitere Besonderheiten, welche die optischen Eigenschaften der Hornhaut gewährleisten, sind ihre Gefäßlosigkeit, die Regelmäßigkeit des Epithels und der Tränenfilm. Die Hornhautdicke schwankt mit zirkadianer Periodizität, anscheinend korreliert mit der Höhe des Serumkortisolspiegels[15].

Die Hornhaut, insbesondere das Epithel, enthält Chromophoren (Proteine und Nukleinsäuren), die UV-Strahlen mit Wellenlängen unter 295 nm absorbieren. Bemerkenswert ist auch die *relativ hohe Konzentration an Radikalfängern* (Gluthadion und Askorbinsäure): ein weiterer Schutzmechanismus gegen photooxidative Schädigung intraokularer Gewebe[39].

Das Stromakollagen wird in frühen Entwicklungsstadien vom Epithel, danach von den einwandernden Fibroblasten produziert[24]. Kollagene Typ I, III und V wurden in den Fibrillen des Stromas und in der Bowman-Membran gefunden, Kollagen Typ VI im interfibrillären Raum und Typ IV in der Descemet-Membran sowie in der Basallamina des Epithels. Die Descemet-Membran enthält auch noch Kollagen Typ VIII. Kollagen Typ VII findet sich in den Ankerfibrillen der *Basallamina des Epithels* und in der Bowman-Zone des Stromas. Den größten Anteil am Stromakollagen hat Kollagen Typ I. Auch die Menge von Kollagen Typ V und VI ist erheblich. Der Anteil von Typ II, IV und VIII beträgt jeweils weniger als 1 %[45, 58]. Hornhautfibroblasten können phagozytieren; sie verlieren dabei nicht die Fähigkeit, Kollagen zu bilden[6, 34, 55].

Die Hornhaut weist 2 Basallaminae auf: die nur elektronenmikroskopisch sichtbare des Epithels, während des ganzen Lebens von gleichbleibender Dicke[40], und die in der Kindheit ca. 5 µm, später ca. 8–10 µm dicke *Basallamina des Endothels*, die *Descemet-Membran*. Das vordere, von den Endothelien in utero produzierte Drittel der Descemet-Membran enthält gebänderte (110 nm) Strukturen. Die hinteren feinfilamentösen zwei Drittel entstehen erst nach der Geburt und sind ungebändert[69]. In regelmäßigen Abständen angeordnete, stellenweise gebänderte (55 und 110 nm) Verdickungen der Descemet-Membran *(Hassal-Henle-Warzen)* sind ein normaler Befund, wenn sie im Erwachsenenalter in der Hornhautperipherie auftreten. Unter pathologischen Bedingungen werden sie auch im Zentrum beobachtet (Cornea guttata, $\triangleright$ S.492).

Laminin, ein charakteristischer nichtkollagener Bestandteil von Basallaminae, wurde in der Basallamina des Hornhautepithels und stellenweise auch an der der Descemet-Membran zugewandten Seite des Hornhautendothels nachgewiesen[44].

Der periphere Rand der scheibenförmigen *Descemet-Membran,* gonioskopisch eine grauweiße Leiste zwischen trabekulärem Maschenwerk ($\triangleright$ S.549) und Hornhautrückseite mit unterschiedlicher individueller Prominenz, wird als *Schwalbe-Linie (Schwalbe-Ring)* bezeichnet.

Die *Bowman-„Membran"* ist ein 8–14 µm dickes ungeordnetes Kollagenfibrillenfilzwerk im Anschluß an die Basallamina des Epithels.

Fehlbildungen

Megalokornea (Makrokornea)

Kongenitale Vergrößerung, waagrechter Durchmesser über 13 mm. Im Gegensatz zum Hydrophthalmus ($\triangleright$ S.551) normale intraokulare Druckwerte; im Unterschied zum Hydrophthalmus sanatus keine Hornhauttrübungen oder Risse in der Descemetschen Membran.

Mikrokornea

Ebenfalls angeboren, Durchmesser unter 10 mm. Die Mikrokornea kommt sowohl als Einzelanomalie bei sonst normalen Größenabmessungen des Bulbus vor wie auch als Teilsymptom der verschiedenen Mikrophthalmusformen. Auch Kombinationen mit anderen Anomalien, z. B. Brachydaktylie oder Mikrognathie wurden beschrieben ($\triangleright$ S.478, 480[32]).

Angeborene Hornhauttrübungen

Sklerokornea

Entwicklungsstörung, welche die Bildung des *Hornhautstromas* betrifft. Die Kollagenfasern sind wie in der Sklera unregelmäßig gelagert, ihr Durchmesser ist variabel und größer als in der normalen Kornea. Die Descemet-Membran ist auffallend dünn[30, 56]. Die Hornhaut ist bilateral diffus getrübt und sieht klinisch wie die Sklera aus.

Kongenitale Leukome

Sobald eine umschriebene Hornhauttrübung soviel Bindegewebe enthält, daß sie das Licht vollständig zurückwirft und deswegen *porzellanweiß* aufleuchtet, kommt ihr die Bezeichnung *„weißer Fleck" (Leukom)* zu. Ein Leukom ist stets vaskularisiert. Mit der Zeit kann eine weitgehende Rückbildung der Gefäße durch Verödung des Lumens zustande kommen[27].

Die *Pathogenese* kongenitaler Leukome ist unklar; Störungen während der Auswanderung oder terminalen Differenzierung von Zellen der Neuralleiste werden vermutet.

Ein *peripheres,* mehr oder weniger *zirkuläres Leukom* ist klinisches Merkmal des Embryotoxon posterius, der Axenfeld- und der Rieger-Anomalie; *zentrales Leukom:* auffälligstes Symptom der Peters-Anomalie ($\triangleright$ S.479).

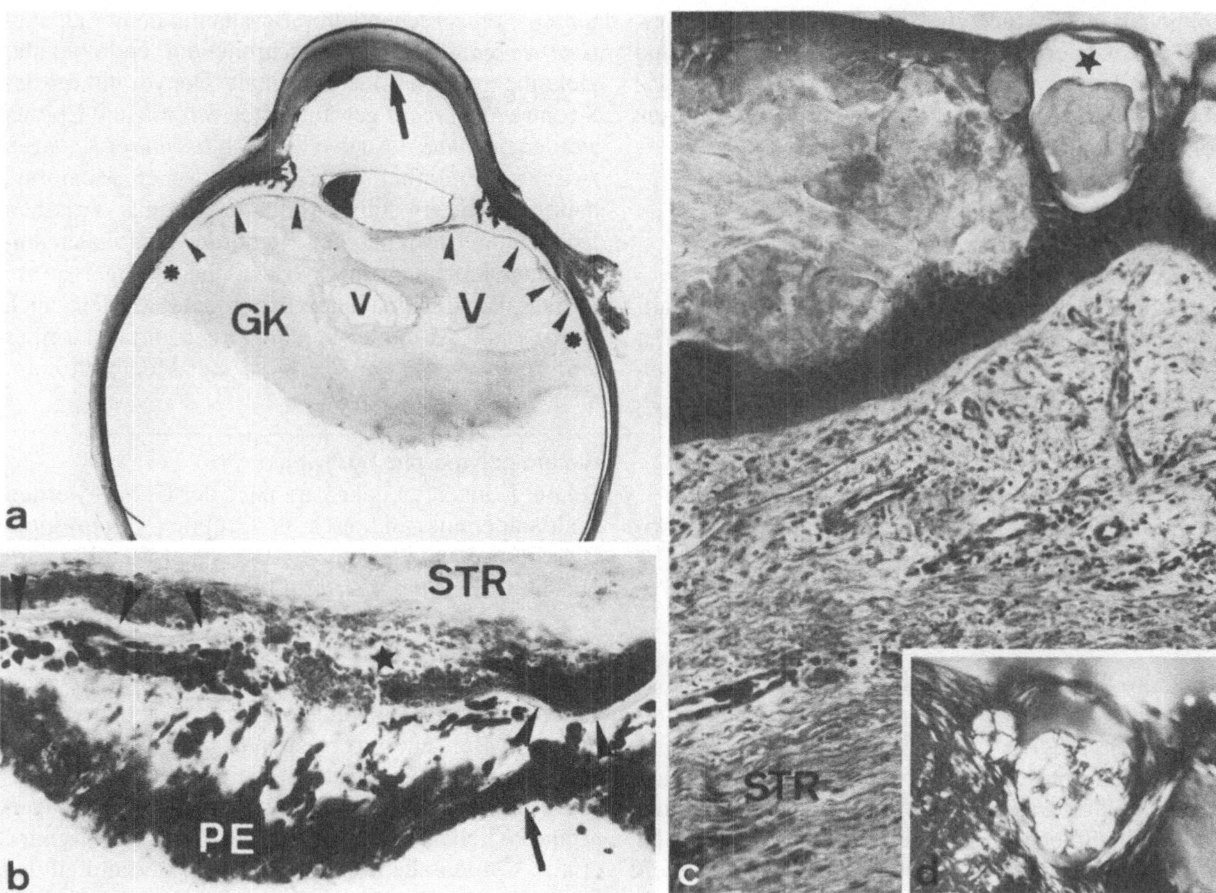

Abb. 4.5. a Angeborenes Hornhautstaphylom (leukomatöse Keratektasie). Die Iris liegt der Hornhautrückfläche an *(Pfeil)*. Die kataraktöse Linse ist größtenteils durch die histologische Bearbeitung aus ihrer Kapsel gelöst. Der durch Fixationsartefakt geschrumpfte und bis orawärts vor dem Äquator von der Netzhaut abgelöste Glaskörper *(GK)* enthält verschieden große Vakuolen *(V)*. Seine vordere Grenzschicht *(Pfeilköpfe)* zieht von der Gegend um die Ora serrata *(Stern)*, der sog. vorderen Glaskörperbasis, zur hinteren Linsenkapsel. HE, 3,5:1. **b** In a) mit *Pfeil* markierter Teil von Iris und Hornhaut. Die Descemet-Membran *(Pfeilköpfe)* ist unterbrochen. In der größeren der beiden

Lücken Gefäß, aus dem es geblutet hat *(Stern)*. *PE* Pigmentepithel der Iris, *STR* Hornhautstroma. HE, 125:1. **c** Pannus corneae inflammatorius nach früherer penetrierender („perforierender") Verletzung. Zwischen Stroma *(STR)* und Epithel schiebt sich neugebildetes gefäßführendes Bindegewebe. Die Bowman-Membran fehlt. Das Epithel ist gespalten; die mit homogenen, z. T. grobscholligen oder kugeligen Massen *(Stern)* gefüllten Spalträume stehen mit dem neugebildeten Bindegewebe in Verbindung (nicht im Bild). HE, 125:1. **d** Doppelbrechung der beiden kugeligen Gebilde *(Stern)* im polarisierten Licht. 125:1

Angeborenes Hornhautstaphylom

(richtiger: leukomatöse *Keratektasie*, v. Hippel 1928) Bezeichnung für eine *Verwölbung und Trübung des vorderen Augensegmentes*. Die Vorderkammer ist aufgehoben, die Iris liegt der Hornhautrückfläche an. Die Descemet-Membran fehlt ganz oder teilweise. Das Stroma ist vaskularisiert (Abb. 4.5a, b). Bei den überwiegenden einseitigen Fällen sind am zweiten Auge häufig andere Anomalien vorhanden; auch kommt es oft zu Erhöhung des intraokularen Drucks.

Dystrophien (Hornhautdystrophien)[31, 69]

Hierunter versteht man meist autosomal dominant vererbte, primär nicht entzündliche und nicht mit einer Systemerkrankung einhergehende bilaterale Trübungen der verschiedenen Hornhautschichten.

Epitheliale Dystrophien

Juvenile epitheliale Dystrophie

Anhäufung von *fibrillogranulärem Material in basalen Epithelien*. Später Ausbildung von intrazytoplasmatischen *Vakuolen* und von *Zysten*, die in Richtung zur Oberfläche wandern. Die Basallamina ist verdickt. (Autoren: Meesmann, Pameijer.)

Dystrophie der epithelialen Basallamina

Primäre Läsion ist wahrscheinlich die Synthese von *abnormalem Basallamina- und fibrillogranulärem Material* durch die Hornhautepithelien. Ablagerung des Basallaminamaterials in „falscher" Richtung *(intra-*

epithelial) blockiert die normale Wanderung der Epithelien in Richtung zur Oberfläche. Die blockierten Epithelien erleiden regressive Veränderungen und bilden *Mikrozysten* (übliche Bezeichnung: *Cogansche mikrozystische Epitheldystrophie*). (Frühere Autoren: Vogt, Guerry, Bietti.)

Dystrophien der Bowman-Membran

Oberflächliche Ringdystrophie von Reis-Bücklers
Autosomal-dominanter Erbgang. Die früheste spaltlampenmikroskopisch sichtbare Veränderung findet sich in der Bowman-Membran, die Ansammlungen eines aus *dünnen Fibrillen bestehenden unbekannten Materials* enthält.

Vordere Membran-Dystrophie (Grayson-Wilbrandt)
Ablagerung von verdicktem Basallaminamaterial zwischen Epithel und Bowman-Membran.

Stromadystrophien

Granuläre (bröcklige) Dystrophie (Groenouw I)
Autosomal-dominanter Erbgang. Fokale Ablagerungen eines *granulären* Materials in allen Stromaschichten, das sich mit der *Masson-Trichromfärbung leuchtend rot* anfärbt. *Elektronenmikroskopisch* findet man rhomboide Stäbchen zwischen den Stromalamellen und im Zytoplasma der Keratozyten. Die Epithelzellen haben meist ein normales Aussehen. (Autoren: Groenouw 1890, Bücklers 1938.)[73]

Gittrige Dystrophie (Biber-Haab-Dimmer)
Anhäufungen von *Amyloid,* meist in den oberflächlichen zentralen Stromaschichten, die spaltlampenmikroskopisch gitterartige Strukturen ergeben.

Makuläre (fleckige) Dystrophie (Groenouw II)
Autosomal-rezessiver Erbgang. Intra- und extrazelluläre Ansammlungen von hyaluronidaseresistentem Glykosaminoglykan, möglicherweise Keratansulfat. Auch Endothel und Descemet-Membran sind betroffen. Nach Untersuchungen in der Gewebekultur handelt es sich um eine *primäre Erkrankung der Keratozyten.* (Autoren: Groenouw 1890, Bücklers 1938.)

Zentrale kristalline Dystrophie (Schnyder)
Selten. Autosomal-dominanter Erbgang. Anhäufungen von Cholesterol, auch in kristalliner Form, im gesamten Hornhautstroma. In der Bowman-Membran und im basalen Hornhautepithel wurden ebenfalls Cholesterolkristalle und gelöstes Lipid beobachtet. Serumcholesterin und Triglyzeride können erhöht sein[72].

Endotheldystrophien

Fuchs-Endotheldystrophie
Infolge einer Erkrankung der Endothelzellen treten im *mittleren Lebensalter* in der zentralen Hornhaut fokale Anhäufungen von den Hassal-Henle-Warzen (▷ S.490) entsprechendem Basallaminamaterial auf *(Cornea guttata).* Mit fortschreitender endothelialer Dekompensation ist die normale Dehydratation des Stromas nicht mehr gewährleistet, Stroma und Epithel werden *ödematös.* Auch bildet sich *fibrilläres Kollagen* zwischen Endothel und Descemetscher Membran, häufig auch ein fibrovaskulärer Pannus zwischen Epithel und Bowmanscher Membran. Die fokalen Anhäufungen können durch dazwischen gelagertes abnormes Basallaminamaterial verdeckt werden; auch kann es statt Ausbildung einer Cornea guttata zu einer *uniformen Verdickung* der Descemet-Membran kommen[1].

Hintere polymorphe Dystrophie
Selten. Kongenital oder kurz nach der Geburt werden spaltlampenmikroskopisch in Gruppen angeordnete Bläschen auf dem Niveau der Descemet-Membran beobachtet *(Herpes posterior).* Die Ultrastruktur der Descemet-Membran bei der hinteren polymorphen Dystrophie ist charakterisiert durch eine normal dicke gebänderte (110 nm) *vordere* und eine sehr dünne nicht gebänderte *hintere* Schicht. Zwischen letzterer und den zum Teil zu fibroblastenartigen[26], zum Teil zu epithelartigen Zellen transformierten Endothelien (▷ S.490) findet sich fibrilläres und Basallaminakollagen („hintere kollagene Schicht", ▷ S.494)[69]. Von Renard et al.[60] werden alle drei Schichten als Bestandteil der Descemet-Membran bezeichnet. Das Stroma wird als ödematös[69], aber auch, abgesehen von der Einlagerung einer granulomatösen Substanz in den hinteren Abschnitten, als normal[60] beschrieben. 62,5 % der Fälle weisen zahlreiche Mikrovilli an der Oberfläche der Endothelien auf; bei kongenitaler hereditärer Endotheldystrophie sind es nur 30 %[50].

Kongenitale hereditäre Endotheldystrophie
Die Hornhaut ist 2- bis 3 mal dicker als normal infolge eines diffusen Epithel- und Stromaödems, hervorgerufen durch Degeneration oder fokales Fehlen der Endothelzellen. Die Descemet-Membran kann fehlen oder bis zu 40 μm dick sein[69].

Iridokorneales Endothelsyndrom (ICE-Syndrom)
Hierunter versteht man eine Gruppe von Krankheiten, die dystrophische Veränderungen im Hornhautendothel, Vordringen desselben in das Trabekelwerk im Kammerwinkel (▷ S.549) und iridokorneale Adhäsion gemeinsam haben. Das auf die Iris übergewachsene Endothel lagert dort eine pathologische Descemet-Membran ab: *Chandler-Syndrom, essentielle Irisatrophie, Irisnävussyndrom (Cogan-Reese).*

Bei letzterem liegen auf der descemetierten Irisvorderfläche knotenförmige Proliferationen von Melanozyten. Das ICE-Syndrom führt zu Hornhautdekompensation, Hornhautödem und/oder Glaukom[2, 38, 61].

Hornhautdystrophien bei systemischen erbbedingten Stoffwechselstörungen

Sie werden bei *Mukopolysaccharidosen (intrazelluläre Anhäufungen von Glykosaminoglykanen = Mukopolysacchariden), Sphingolipidosen, Mukolipidosen, Eiweiß-* und *Aminosäurenstoffwechselstörungen* sowie bei *Lipidosen* und endogenen *Metallosen* beobachtet[14].

Keratokonus

Nichtentzündliche, häufig bilaterale, sporadisch oder genetisch determiniert auftretende Verdünnung und nach außen gerichtete konische Deformierung des Hornhautzentrums. An der Basis des Keratokonuskegels wird Eisen in die Hornhautepithelien eingelagert. Der dadurch entstehende halbe oder geschlossene, spaltlampenmikroskopisch sichtbare Kreis wird als *Hämosiderinring („Fleischer-Ring")* bezeichnet. In fortgeschrittenen Fällen führen Einrisse der Descemet-Membran zu Stroma- und Epithelödem (Hydrops corneae). Autosomal-dominante Erbgänge sowie Vorkommen bei Trisomie 21 sind gesichert. Komplikation mit Spondylose, Osteoporose und Gonarthrose wurde nachgewiesen[51].

Die molekulare Basis für die Erkrankung ist unbekannt. Nach Pouliquen[54] liegen im Stroma weniger Kollagenfibrillen in vermehrter Matrix. Die Verteilung der Kollagentypen wird als generell nicht verändert angegeben, mit Ausnahme in der Bowman-Membran sekundärer Narbenareale[76]. Nach Bron[8] besteht kein Grund für die Annahme eines monokausalen Pathomechanismus. Möglicherweise führt eine Störung der Proteoglykansynthese zu Defekten in den Quervernetzungen zwischen Kollagenfibrillen und Proteoglykanmolekülen und damit zu verminderter Festigkeit des Stromakollagens.

Keratoglobus

Im Gegensatz zum Keratokonus ist der seltene *Keratoglobus* durch eine kugelförmig vorgewölbte, am Rand verdünnte Hornhaut gekennzeichnet. Er stellt eine Variante des Keratokonus dar[23]. Ebenso wie beim Keratokonus kann ein akuter *Hydrops corneae* auftreten. Von der Megalokornea unterscheidet sich der Keratoglobus durch den normalen Hornhautdurchmesser.

Erworbene Stoffwechselstörungen und degenerative Veränderungen

Arcus lipoides

Teils extra-, teils intrazelluläre Lipidablagerung im peripheren Hornhautstroma. Kommt im Senium ohne sonstige prädisponierende Faktoren vor *(Arcus senilis),* bei Hyperlipoproteinämien auch in jüngeren Lebensjahren *(Arcus juvenilis);* ferner in Verbindung mit Schnyders Stromadystrophie (▷ S.492). Meist bi-, selten auch unilateral[3].

Aktinische Keratopathie

Exzessive Einwirkung von UV-Licht (Elektroschweißen, medizinische „Höhensonne", Sonnenbestrahlung im Hochgebirge, aber auch in schnee- und eisbedeckter Ebene sowie in der Wüste) kann eine photooxidative, auf den Lidspaltenbereich beschränkte Schädigung der Hornhaut zur Folge haben. Vermutlich werden v. a. im Epithel freie Radikale erzeugt, die durch die epitheleigenen Radikalfänger (▷ S.490) nicht beseitigt werden können und zur Degradation von Plasmaproteinen führen. Letztere werden in granulärer, tröpfchenartiger Form im oberflächlichen Stroma abgelagert. Es gibt 30 synonyme Bezeichnungen, darunter „Labrador keratopathy", „Bietti's nodular dystrophy", „droplet keratopathy", „corneal elastosis", „chronic actinic keratopathy", „sphäroidale Degeneration"[22].

Hornhautbanddegenerationan

Ablagerungen von *Kalzium* im Lidspaltenbereich. Bei *systemischer Hyperkalzämie* liegen die Kristalle in den Keratozyten und Epithelien, bei *lokaler Erkrankung* extrazellulär in der Bowman-Membran. Der *Mechanismus* der Kalziumablagerung ist nicht geklärt. Bandförmige Keratopathien kommen nicht nur bei sytemischer oder lokaler Hyperkalzämie, sondern auch infolge *anderer Ursachen vor* (Tabelle 4.4).

Pannus corneae

Hierunter versteht man ein vom Rand der Hornhaut in diese hineinwachsendes gefäßhaltiges Bindegewebe. Die fibrovaskuläre Schicht dringt meist zwischen

Tabelle 4.4. Vorkommen von bandförmiger Hornhautdegeneration. (Nach Grayson)[23]

Hyperkalzämie	Sarkoidose
	Fanconi-Syndrom
	Morbus-Still-Chauffard
	Hyperkalzämie (Urämie, Nebenschilddrüsenadenom)
	Hyperphosphatämie
	Multiples Myelom (Plasmozytom)
	Diskoider Lupus erythematodes
	Vitamin-D-Intoxikation
	Lungen- und Knochenmetastasen mit vermehrtem Kalziumspiegel im Blut
	Ichthyosis
Gicht	
Augenkrankheiten	Chronische nichtgranulomatöse Uveitis (bei juveniler rheumatoider Arthritis)
	Langdauerndes Glaukom
	Langdauerndes Hornhautödem
	Phthisis bulbi
	Sphäroidale Hornhautdegeneration
	Atrophia bulborum hereditaria (Norrie)
	Trockenes Auge
	Aktinische Keratopathie
Quecksilberdämpfe, quecksilberhaltige Augentropfen	

Epithel und Bowman-Membran ein, wobei letztere aufgesplittert, fragmentiert oder völlig zerstört werden kann. Aber auch Vorwachsen stromawärts von der Bowman-Membran wird beschrieben[27, 35].

Der Pannus entsteht entweder im Gefolge entzündlicher Prozesse (*Pannus inflammatorius,* Abb. 4.5 c) oder nach endothelialer Dekompensation als Spätveränderung bei langdauernder intraokularer Drucksteigerung (*Pannus degenerativus,* ▷ Abb. 4.24 a). In einem alten Pannus kann es zu *Amyloid- und Kalziumablagerungen* kommen[9].

Pterygium ▷ S. 563.

Keratomalazie

Nach vorangegangener Xerose (▷ S. 565) des Bindehaut- und Hornhautepithels tritt, oft ganz plötzlich, eine *Einschmelzung der Hornhaut* ein; im allgemeinen in der *unteren Hornhauthälfte*[65]. Sie führt nach Perforation der Descemetschen Membran zu Staphylombildung (▷ S. 495), Sekundärglaukom und Phthisis bulbi.

Die Austrocknung der Hornhautoberfläche beim malignen Exophthalmus (▷ S. 558) kann ebenfalls eine Keratomalazie als finale Komplikation zur Folge haben.

Pigmentablagerungen

Diese finden sich als *Hämosiderose* (nach Blutungen) im Stroma, als *Melanose* (z. B. nach Trauma oder ausgeschwemmt aus der Iris beim Diabetes mellitus) im Endothel; als *Argyrose* (nach Anwendung silberhaltiger Augentropfen) und als *Chalkose* (Kupfereinlagerung in den Randpartien bei hepatolentikulärer Degeneration = *Kayser-Fleischer-Kornealring*). Argyrose und Chalkose sind vorwiegend in der Descemet-Membran lokalisiert[68]. Die *Hudson-Stähli-Pigmentlinie* ist eine im Senium, aber auch in mittleren Jahren vorkommende intraepitheliale Eisenablagerung im unteren Drittel der Kornea[28, 66, 75].

Entzündungen (Keratitis)

Klassifikation (Tabelle 4.5)

Morphologisch unterscheidet man *nichtulzerierende* und *ulzerierende* Typen. Die nichtulzerierenden[48] heilen ohne Narbenbildung ab, wenn sie nur das Epithel betreffen. Die nichtulzerierenden stromalen (interstitiellen) Typen, bei denen das Epithel intakt bleibt, das Stromakollagen jedoch desorganisiert wird, heilen unter Narbenbildung. Die ulzerierenden Keratitiden mit Oberflächendefekt und Zerstörung der Bowman-Membran heilen in jedem Fall mit Narbenbildung. Die Descemet-Membran bleibt auch bei durchgreifenden ulzerierenden Keratitiden lange bestehen, wobei sie sich hernienartig in den Geschwürsgrund vorwölben kann (*Descemetozele*). Bei Einschmelzen auch der Descemet-Membran kommt es zu Kammerwasserabfluß; evtl. zu weiteren Komplikationen.

Morphologische Manifestationsformen

Ein häufiges Entzündungszeichen ist das *Epithelödem* (inter-, später auch intrazellulär). In schweren Fällen Defekte der Basallamina. Das Epithelödem kann isoliert vorkommen; oft ist es infolge gleichzeitiger endothelialer Dekompensation mit einem *Stromaödem* verbunden. Letzteres begünstigt eine *Hyperämie der Limbus- und Irisgefäße* (Ursache: anatomische Verbindung zwischen diesen beiden Gefäßprovinzen) sowie eine *Vaskularisation* der normalerweise gefäßlosen *Hornhaut* mit Dissoziation, evtl. auch Aufspaltung der Kollagenfibrillen des Stromas nach Plasmainsudation *(Hornhautödem)*. Der genaue Mechanismus der Hornhautneovaskularisation ist nicht bekannt. In die vaskularisierte Hornhaut können Lymphgefäße einwachsen. Eine experimentell tumorinduzierte Neovaskularisation wird durch Glaskörperextrakt gehemmt[5].

Eine *unspezifische Reaktion auf Entzündung oder Verletzung* ist die Ausbildung extrazellulärer Matrix an der Hornhautrückfläche, meist in Form einer abnorm dicken Descemet-Membran. Es handelt sich um eine azelluläre oder auch Zellen enthaltende kollagene Schicht *(retrokorneale Membran)*. Sowohl Hornhautendothelien als auch Keratozyten oder subkonjunktivale Fibroblasten können an ihrer Produktion beteiligt sein. Da sie häufig von Endothel bedeckt wird, ist die Bezeichnung *„hintere kollagene Schicht"* vorzuziehen[69]. Eine ebenfalls unspezifische Reaktion sind noduläre Verdickungen der Descemet-Membran. Sie unterscheiden sich von den Hassal-Henle-Warzen durch ihre Ultrastruktur und regellose Lage *(sekundäre Cornea guttata)*[59].

Schwere Verlaufsformen können eine sekundäre Iridozyklitis zur Folge haben. Hierdurch kann es zu Granulozytenübertritt in das Kammerwasser und gravitationsbedingter Ansammlung im unteren Teil des Kammerwinkels (▷ S. 549) kommen *(Hypopyon).* Das *Ulcus serpens* wird ausnahmslos durch eine Infektion (meist Pneumokokken) verursacht die vom verletzten Epithel in das Stroma eindringt. Es kommt zu tiefer eitriger Keratitis, die zur Perforation führen kann. Zum Vollbild des ulcus serpens gehört eine *Hypopyon-Iridozyklitis*.

Folgen: Leukom, Staphylom

Leukom und Staphylom (▷ S. 490) treten nicht nur als kongenitale Hornhauttrübung, sondern auch im späteren Leben auf. Wenn die Hornhaut durch Geschwürbildung hochgradig verdünnt war, kann sie dem intraokularen Druck nachgeben. Dann resultiert ein *ektatisches Leukom:* es ist klinisch von einem angeborenen Staphylom nicht zu unterscheiden. Das *Leukoma adhaerens* entsteht nach Durchbruch von Geschwüren oder bei perforierenden Verletzungen durch Einlagerung der Iris in die Defekte. Wird durch das Einheilen der Iris intraokulare Drucksteigerung bewirkt, so wölbt sich im weiteren Verlauf die Hornhaut insgesamt vor. Ist an der Vorwölbung wegen der Größe des

Tabelle 4.5. Einteilung der Keratitis

Oberflächliche Keratitis (*Keratitis superficialis*)	Keratitis dendritica (oberflächliche Form der Herpes-simplex-Infektion) Zoster ophthalmicus (oberflächliche Form) Keratitis superficialis punctata (bei Schädigung durch UV-Strahlen und beim Schweißen = Keratitis photo-electrica; ferner bei Lepra) Keratitis marginalis Trachom (Trachom-Pannus mit typischen Follikeln) ($\triangleright$ S.566) Keratoconjunctivitis epidemica ($\triangleright$ Tabelle 4.10, S.564).
Interstitielle (parenchymatöse) Keratitis	Keratitis disciformis (tiefe Form der Herpes-simplex-Infektion) Keratitis disciformis(bei Zoster ophthalmicus) Luetische interstitielle Keratitis Tuberkulöse interstitielle Keratitis Lepröse interstitielle Keratitis Cogan-Syndrom (nichtluetische interstitielle Keratitis, die mit Innenohrtaubheit, Schwindel und Ohrensausen einhergeht)
Ulzeröse Keratitis	Ulcus marginale Ulcus rodens (Mooren) Ringabszeß Ulcus serpens (Hypopyonkeratitis), Lokalisation meist zentral Pseudomonasulkus Mykotisches Ulkus

Defekts im wesentlichen die *Iris* beteiligt, so bezeichnet man dies nach Fuchs (1918) als *Staphylom.* Es ist grundsätzlich zu unterscheiden von der *Keratektasie,* bei der die Wand der Vorwölbung im wesentlichen aus *Hornhaut* besteht. In vielen Fällen liegt eine Verbindung beider Veränderungen vor.

Besondere Keratitisformen

- *„Katarrhalische" Randinfiltrate.* Diese nahe dem Hornhautrand gelegenen punktförmigen gelben Trübungsherde sind Immunkomplexreaktionen gegen Membranbestandteile oder gegen immunogene Produkte von Bakterien, aber auch von Viren[4]. Sie können konfluieren und nach Zerfall des Epithels ein halbmondförmiges Ulcus bilden *(Ulcus catarrhale, Ulcus marginale).* Marginale Infiltrate und Ulzerationen werden bei *Autoimmunerkrankungen* (diskoider Lupus erythematodes, rheumatoide Arthritis, Periarteritis nodosa, Wegener-Granulomatose) beschrieben[23].
- *Randfurchenkeratitis (Terrien-Marginaldystrophie).* Selten. Meist bilaterale rinnsteinartige Vertiefung in der oberen Hornhauthälfte; an gleicher Stelle wie der Arcus lipoides. Im späteren Verlauf gelegentlich umschriebene Ektasie oder, bei Augenprellung, sogar Perforation. Spaltlampenmikroskopisch charakteristisch sind Lipidansammlungen am zentralen Rand. Langsam progredienter, primär degenerativer Pro-

zeß mit sekundärer oberflächlicher Vaskularisation. Das Epithel bleibt intakt. In den betroffenen Arealen wurden fettbeladene Histiozyten gefunden[31].

- *Ulcus rodens (Mooren).* Sehr selten. In ca. 25 % der Fälle ebenfalls bilaterale, zuweilen therapieresistente Erkrankung am Hornhautrand mit Tendenz zur Ausbreitung auch in Richtung Hornhautmitte. Bei progredientem Verlauf wird eine Perforationsrate von bis zu 36 % angegeben[5]. Anzeichen für eine Beteiligung verschiedener Typen von Überempfindlichkeitsreaktionen sprechen für eine *immunologische Genese*[37]. Vergleichende immunhistochemische Untersuchungen von Randfurchenkeratitis und Ulcus rodens ergaben bemerkenswerte Unterschiede im Verhalten der zellulären Reaktion, z. B. Nachweis von Histokompatibilitätsantigenen Klasse II in weniger als 25 % der Fälle bei der Randfurchenkeratitis, dagegen in 75–100 % beim Ulcus rodens[42].
- *Keratitis disciformis.* Scheibenförmige Trübung i. a. der Hornhautmitte durch entzündliches Stromaödem. Nur geringe leukozytäre Infiltration.

Tumoren

Das Vorkommen primärer, nicht von der Bindehaut übergewachsener Hornhauttumoren wird in den Lehr- und Handbüchern entweder angezweifelt oder nicht erwähnt. Bönisch et al.[7] berichten über ein primäres malignes Melanom der Kornea mit mindestens 1–2 mm Limbusabstand, ohne Melanose der Konjunktiva oder der übrigen Augenabschnitte.

Keratoplastik

Die Hornhaut wird nicht im ganzen übertragen, sondern eine aus ihr entnommene Scheibe mit einem Durchmesser von 5–9 mm. Bei der *durchgreifenden (perforierenden)* Keratoplastik wird die Scheibe in ihrer ganzen Dicke überpflanzt. Bei der *lamellären* Keratoplastik besteht sie nur aus einer oberflächlichen, etwa 0,5 mm dicken Hornhautschicht.

Wundheilung bei perforierender Keratoplastik

Nach tierexperimentellen Untersuchungen entsteht zunächst, wie bei jeder nicht infizierten perforierenden Hornhautwunde, ein *Fibrinpfropf* zwischen den Wundrändern. Dann verschließen von der Wirts-, aber auch von der Spenderhornhaut[32] vorwachsende *Epithelien* oberflächlich den Wundspalt. Hierauf bilden *Keratozyten (Fibroblasten)* Kollagenfibrillen. In den vorderkammerwärts gelegenen Teilen spielen nur *Endothelien* für die Wundheilung eine Rolle[47]. Die große Stoffwechselaktivität der Epithelien während der ersten Phase der Wundheilung ist morphologisch und autoradiographisch nachgewiesen[21, 67]. Nach erfolgreicher Einheilung können alle Bestandteile des Transplantats mit Ausnahme der Nerven, die (oft inkomplett) vom Wirt ersetzt werden, bis zum Tod des Wirts überleben; auch die Epithelien[32].

Transplantatkrankheit

Infolge des „immunologischen Privilegs" der gefäßlosen Hornhaut überlebt die Mehrheit der Transplantate. Immunologisch bedingte Reaktionen treten *frühestens 3 Wochen* nach bis dahin komplikationslos verlaufender Transplantation ein, wurden *aber auch noch 15 Jahre nach Keratoplastik* beobachtet[49].

Die Transplantatkrankheit wird begünstigt durch das Einwachsen von Gefäßen. Sie kommt aber *auch bei vollkommen klarem Transplantat* vor[12]. An dem Abstoßungsprozeß sind Langerhans-Zellen, T 3- bzw. CD 3-positive T-Lymphozyten sowie unspezifische Killerzellen wie Makrophagen und Granulozyten beteiligt[20].

Khodadoust u. Silverstein[33] haben den Nachweis getrennter immunologischer Reaktionen auf Epithel, Stroma und Endothel erbracht. Bei den *Reaktionen auf Epithel und Stroma* finden sich gemischtzellige Infiltrate in wechselnder Zusammensetzung. Die *Reaktion auf Endothel* ist ausschließlich lymphoplasmazellulär. Die einwandernden Rundzellen liegen zwischen den Endothelien und zwischen diesen und der Descemet-Membran[53]. Die resultierende Endotheldekompensation hat ein *Stromaödem* zur Folge. Bei 50–80 % eingetrübter Transplantate besteht entsprechend dem Endotheldefekt eine hintere kollagene Hornhautschicht (▷ S. 494)[68, 69]. Die Kollagenfibrillen im eingetrübten Transplantat sind verdickt[57].

Refraktive Hornhautchirurgie

Durch chirurgische bzw. laserchirurgische radiäre Einschnitte in der Peripherie oder durch Abtragung (Ablatio) eines Teils der Oberfläche mit dem Eximer-Laser kann die Wölbung der Hornhaut und somit die Brechkraft des Auges verändert werden. Histopathologische Befunde über Spätfolgen der radiären Keratotomie stammen von Marmer[43] sowie von Glasgow et al.[18]; entsprechende Mitteilungen über Spätfolgen der Ablatiotechnik liegen nur von Operationen an Leichenaugen[17] und an Augen von Versuchstieren vor[11, 52].

Lederhaut (Sklera)

Die Sklera ist durch große Zugfestigkeit und geringe Elastizität ausgezeichnet. Diese Eigenschaften sind von Bedeutung im Hinblick auf ihre Beanspruchung durch die in sie inserierenden äußeren Augenmuskeln.

Der größte Teil der Sklera ist, ebenso wie Hornhautstroma und -endothel, ein *Derivat der Neuralleiste*. Im Unterschied zur Hornhaut ist die Sklera *nicht völlig gefäßlos*. Von den vorderen und hinteren kurzen Ziliarar-

terien ausgehende Blutgefäße senden von außen her einige Äste in das zellarme faserreiche Stroma. Nach außen ist die Sklera im Bereich des Konjunktivalsackes, soweit nicht gerade Muskelsehnen in sie einstrahlen, über eine dünne fibrovaskuläre Schicht *(Episklera)* in Kontakt mit dem lockeren subkonjunktivalen Bindegewebe. Im hinteren Bulbusabschnitt ist sie mit einer das orbitale Fettgewebe abdichtenden zarten, halbkugeligen Bindegewebsplatte, der *Tenon-Kapsel*, durch viele feine Bindegewebsstränge verbunden.

Die Verbindung zur Aderhaut ist aufgebaut wie die Verbindung Dura-Arachnoidea[62].

Anatomisch schwache Stellen sind die *Sklerarinne*, eine ringförmig verlaufende Furche nahe dem vorderen Ende der Innenfläche, die den Schlemmschen Kanal (▷ S. 549) aufnimmt, und der *Sehnerveneintritt*. Sie sind bei schweren Prellungsverletzungen Prädilektionsorte für Sklerarupturen bzw. Ausrisse des N. opticus. Die als *Sklerasporn* bezeichnete wulstartige zirkuläre Verdickung der Sklera, welche die hintere (ziliarkörperwärts liegende) Wand der Sklerarinne bildet, ist die vordere Insertion des Ziliarmuskels.

Die spärlichen skleralen Fibroblasten (Fibrozyten) produzieren Kollagenfibrillen Typ I und III sowie in die interfibrilläre Matrix eingelagerte Filamente aus Kollagen Typ V und VI[46]. Die Fibrillen liegen nicht wie in der Hornhaut parallel zueinander, sondern sind gebündelt. Die Bündel wiederum sind unregelmäßig miteinander verflochten[36].

Fehlbildungen

Staphyloma posticum verum

Eine bei *pathologischer Myopie* vorkommende Aussackung verdünnter (0,3 bis 0,2 nm) Sklera am hinteren Pol, vorwiegend an der temporalen Seite des Sehnerven. Die Uvea ist der Aussackung adhärent. Ist dies nicht der Fall, spricht man von *Skleraektasie*[70].

Blaue Sklera

Erhöhte Transparenz der Lederhaut als Folge „partieller Fixation embryonaler Verhältnisse". Das *Durchschimmern der dunklen Uvea* ruft den Eindruck einer *bilateralen bläulichen Verfärbung* hervor.

Stoffwechselstörungen

Bei *Osteogenesis imperfecta congenita* wurden *granuläre Ablagerungen* zwischen normal dicken Kollagenfibrillen festgestellt, möglicherweise Glykosaminglykane. Diese Ablagerungen werden als *Ursache der Blaufärbung* der Sklera in solchen Fällen angesehen[10]. Die *Ochronose (Alkaptonurie)* führt häufig zur Ablagerung des Pigments Alkapton an den Ansatzstellen der geraden Augenmuskeln. Die betroffenen Sklerabezirke haben ein *schiefergraues* Aussehen.

Entzündungen

Episkleritis

Die Episkleritis wird zu den Skleraentzündungen gezählt, obwohl sie mehr das subkonjunktivale Gewebe betrifft. Das Entstehen einer Skleritis nach anfänglicher Episkleritis ist sehr selten. 30 % der Patienten mit Episkleritis leiden an Allgemeinkrankheiten. Mikroskopisch finden sich im episkleritischen Gebiet hauptsächlich Lymphozyten, jedoch keine Mastzellen, Plasmazellen oder Eosinophile[70].

Skleritis

Im Gegensatz zur Episkleritis ist die Skleritis eine schwere destruierende Entzündung. Sie tritt in ca. 50 % der Fälle bilateral auf und betrifft Frauen mehr als Männer (8:5). Man unterscheidet *diffuse, noduläre und nekrotisierende Skleritiden*. Eine diffuse Skleritis posterior kann klinisch bei unzureichender Diagnostik als malignes Aderhautmelanom fehlgedeutet werden und zur Enukleation des Auges führen. Sonderform einer nekrotisierenden Skleritis anterior ist die *Scleromalacia perforans*, gekennzeichnet durch mehr oder weniger ausgedehnte Areale mit Gewebszerfall bis auf die Uvea, so daß diese nur noch von Bindehaut bedeckt ist oder sogar frei liegt[70].

Mikroskopisch stehen unregelmäßig angeordnete Nekrosen, epitheloid- und riesenzellhaltige, von Lymphozyten und Plasmazellen umgebene Granulome und vor allem vielgestaltige Gefäßveränderungen im Vordergrund. Über das Vorkommen von *in vivo* erhobenen fluoreszenzangiographischen Befunden unterrichtet Tabelle 4.6.

Allgemeinpathologisch ist das Vorkommen nodulär-nekrotisierender Skleritisformen (Abb. 4.6)

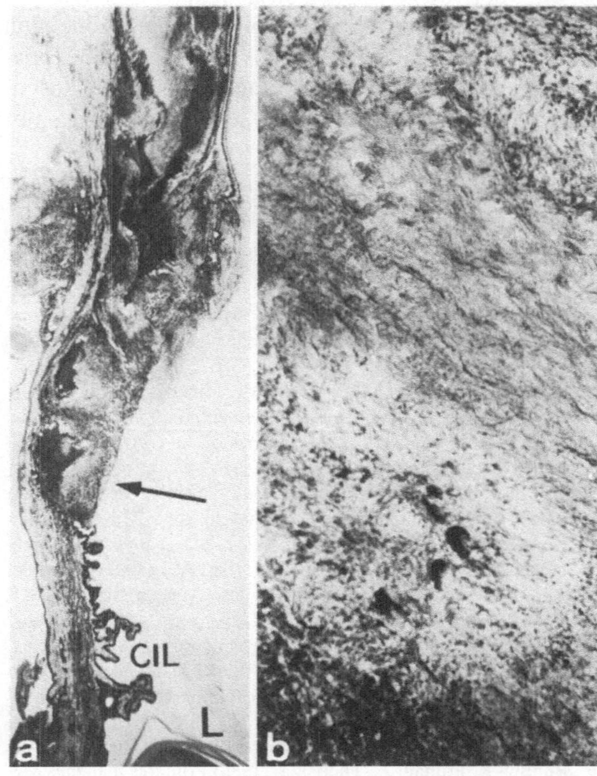

Abb. 4.6a u. b. Scleritis nodulosa necroticans. **a** Prääquatoriale Skleranekrose. Bei den tiefschwarzen Bezirken handelt es sich um karyorrhektisch zerfallene Granulozyten. Am Rand der Nekrose dichtes Granulationsgewebe (Pfeil). L = Linse, CIL = Ziliarkörperfortsätze. HE, 15:1. **b** Riesenzellhaltiges Granulom in der durch den Pfeil markierten Gegend. Elastica – van Gieson 90:1. (Aus Gärtner, 1959[16])

bei *Polyarteriitis nodosa* und *Wegener-Granulomatose* bemerkenswert[70, 74]. Prädilektionsstelle ist die vordere Sklera im Gebiet des Durchtritts der vorderen Ziliargefäße, die hier unter leichter Abknickung oder sogar unvermittelt senkrecht verlaufen. Dies begünstigt die Ablagerung von *Immunkomplexen*[13]. Nach Watson kann es, wenn als Folge einer initialen Entzündung der Sklera lokales Antigen produziert wird, zur Auslösung einer *Autoimmunerkrankung* kommen[71]. Interessanterweise wurden bei chronischer Polyarthritis epitheloidzellige riesenzellhaltige granulomatöse Entzündungen um fibrinoide Nekrosen auch in der Dura mater beschrieben[63]. *Tierexperimentell* gelang die Erzeugung einer progressiven destruierenden Skleritis durch intralimbale Injektion von Ovalbumin nach vorangegangener Sensibilisierung[25].

Tabelle 4.6. Fluoreszenzangiographische Befunde bei Skleraerkrankungen. (Mod. nach Watson)[71]

Episkleritis	
– einfache	normales Gefäßbild, vermehrte Durchströmung
– noduläre	normales Gefäßbild, vermehrte Durchströmung, umschriebener Farbstoffaustritt
Skleritis	
– diffuse	verändertes Gefäßbild, langsame Durchströmung
– noduläre	verändertes Gefäßbild, langsame Durchströmung, Farbstoffaustritt tief in das Gewebe
– nekrotisierende	
Überwiegen der Entzündung	langsame Durchströmung, verminderte venöse Perfusion, Okklusion von Venolen
Überwiegen des Gewebszerfalls (Scleromalacia perforans)	inverse Blutströmung, Sistieren der Durchströmung, Okklusion von Arteriolen, große By-pass-Gefäße

Tumoren

Primäre Skleratumoren sind extrem selten und meist auf Fehlbildungen zurückzuführen (intrasklerale Zyste, episklerales Osteom und Chordom). Auch Neurofibrome, Neurilemmome und Hämangiome sowie ein Fall von Fibrosarkom der Sklera wurden beschrieben[19]. Die ebenfalls sehr seltene, von der Tenon-Kapsel oder den Muskelfaszien ausgehende *Fasciitis nodularis,* eine gutartige bindegewebige Proliferation, kann wegen ihres rapiden Wachstums klinisch und histopathologisch Anlaß zu Fehldeutungen geben. Die „pseudosarkomatöse" Fibroblastenwucherung ähnelt einer Gewebekultur[29, 41].

Literatur

1. Adamis AP, Filatov V, Tripathi BJ, Tripathi RC (1993) Fuchs' endothelial dystrophy of the cornea. Surv Ophthalmol 38: 149–168
2. Alvarado JG, Murphy CG, Maglio M, Hetherington J (1986) Pathogenesis of Chandler's syndrome, essential iris atrophy and the Cogan-Reese syndrome. I. Alterations of the corneal endothelium. Invest Ophthalmol Vis Sci 27: 853–872
3. Barchiesi BJ, Eckel RH, Ellis PHP (1991) The cornea and disorders of lipid metabolism. Surv Ophthalmol 36: 1–22
4. Bialasiewicz AA (1991) Immunologie okulärer Infektionskrankheiten. In: Lund O-E, Waubke TH (Hrsg) Auge und Immunologie. Enke, Stuttgart (Bücherei des Augenarztes, Bd 125, S 10–18)
5. Bloomfield SE (1992) Clinical allergy and immunology of the external eye. In: Tasman W, Jaeger EA (eds) Duane's clinical ophthalmology, vol 4/2, rev edn. Lippincott, Philadelphia
6. Blümcke S, Rode J, Niedorf HR (1967) Phagocytierende Fibroblasten der Cornea. Beitr Pathol Anat 135: 213–234
7. Bönisch K, Frühauf A, Theissig F (1988) Primäres malignes Melanom der Cornea. Folia Ophthalmol 13: 257–258
8. Bron AJ (1988) Kertoconus. Cornea 7/3: 163–169
9. Dhermy P, Pouliquen Y, Salvodelli M (1973) Amylose secondaire localisée de la cornée. Arch Ophtalmol (Paris) 33: 501–524
10. Eichholtz W (1972) Osteogenesis imperfecta. Elektronenmikroskopische Befunde an Sklera und Cornea. Ber Dtsch Ophthalmol Ges 71: 116–120
11. Fantes FE, Hanna KD, Waring GO III (1990) Wound healing after excimer laser keratomilieusis (photorefractive keratectomy) in monkeys. Arch Ophthalmol 108: 665–675
12. Fine M, Stein M (1973) The role of corneal vascularisation in human corneal graft reactions. In: Corneal graft failure. Ciba Foundation Symposium 15. Excerpta Medica, Amsterdam, pp 193–204
13. Fong LP, Maza MS de la, Rice BA (1991) Immunopathology of scleritis. Ophthalmology 98: 472–479
14. François J (1981) Metabolic disorders and corneal changes. Dev Ophthalmol 4: 1–69
15. Fujita S (1980) Diurnal variations in human corneal thickness. Jpn J Ophthalmol 24: 444–456
16. Gärtner J (1959) Skleritis nodulosa necroticans als Folge einer riesenzellhaltigen granulomatösen Angiitis. Klin Monatsbl Augenheilkd 134: 505–524
17. Gartry D, Muir MK, Marshall J (1991) Excimer laser treatment of corneal surface pathology: a laboratory and clinical study. Br J Ophthalmol 75: 258–269
18. Glasgow BJ, Brown HN, Aizus DH et al. (1988) Traumatic dehiscence of incisions seven years after radial keratotomy. Am J Ophthalmol 106: 703–707
19. Goder G (1986) Grundriß der Ophthalmopathologie. In: Velhagen K (Hrsg) Der Augenarzt, Bd X. VEB Georg Thieme, Leipzig, S 421–422
20. Göttinger W, Irschick E, Philipp W (1991) Immunologie der Transplantatabstoßung nach Keratoplastik. Enke, Stuttgart (Bücherei des Augenarztes, Bd 125, S 80–87)
21. Graf B, Pouliquen Y, Frouin MA, Montaut F de (1971) Étude morphologique de l'épithelium au cours de la phase initiale de la réparation des plaies expérimentales de la cornée. (Microscopie optique et électronique.) Arch Ophtalmol (Paris) 31: 895–910
22. Gray RH, Johnson GJ, Freedman A (1992) Climatic droplet keratopathy. Surv Ophthalmol 36: 241–253
23. Grayson M (1979) Diseases of the cornea. Mosby, St. Louis, S. 86–92, 186, 260, 314–328
24. Hay ED, Linsenmayer TF, Trelstad RL, Mark K von der (1979) Origin and distribution of collagens in the developing avian cornea. In: Zadunaisky JA, Davson H (eds) Current topics in eye research, vol 1. Academic Press, New York, pp 1–35
25. Hembry RM, Playfair J, Watson PG, Dingle JT (1979) Experimental model for scleritis. Doc Ophthalmol Proc Series 20: 29–32
26. Henriquez AS, Kenyon KR, Dohlman CH et al. (1984) Morphologic characteristics of posterior polymorphous dystrophy. A study of nine corneas and review of the literature. Surv Ophthalmol 29: 139–147
27. Hippel E von (1928) Hornhaut. In: Henke F, Lubarsch O (Hrsg) Handbuch der speziellen pathologischen Anatomie und Histologie, Bd XI/1. Springer, Berlin, S 223–231, 233, 272, 284–291
28. Hudson AC (1911) Royal Ophthalmol Hosp Rep 18: 198, ref. im Zentralbl Prakt Augenheilkd (1912) 36–83
29. Jakobiec FA, Jones IS (1992) Orbital inflammations. In: Tasman W, Jaeger EA (eds): Duane's clinical ophthalmology, vol 2/35, rev edn. Lippincott, Philadelphia
30. Kanai A, Wood TC, Polack FM, Kaufman HE (1971) The fine structure of sclerocornea. Invest Ophthalmol 10: 687–694
31. Kenyon KR, Hersh PS, Stark T, Fogle JA (1992) Corneal dysgeneses, distrophies and degenerations. In: Tasman W, Jaeger EA (eds) Duane's clinical ophthalmology, vol 4/16, rev edn. Lippincott, Philadelphia
32. Khodadoust AA, Silberstein AM (1969a) The survival and rejection of epithelium in experimental corneal transplants. Invest Ophthalmol 8: 169–179
33. Khodadoust AA, Silverstein AM (1969b) Transplantation and rejection of individual cell layers of the cornea. Invest Ophthalmol 8: 180–195
34. Klintworth GK (1969) Experimental studies on the phagocytic capability of the corneal fibroblast. Am J Pathol 55: 283–294
35. Klintworth GK (1991) Corneal angiogenesis. A comprehensive critical review. Springer, Berlin Heidelberg New York Tokyo, pp 1, 10, 20, 51
36. Komai Y, Ushiki T (1991) The three-dimensional organization of collagen fibrils in the human cornea and sclera. Invest Ophthalmol Vis Sci 32: 2244–2258
37. Kruse FE, Koch JM (1991) Spezielle Immunologie der Hornhaut. In: Lund OE, Waubke TH (Hrsg) Auge und Immunologie. Enke, Stuttgart (Bücherei des Augenarztes, Bd 125, S 105–152)
38. Lee WR (1993) Ophthalmic histopathology. Springer, London, pp 63, 307
39. Leerman S (1980) Radiant energy and the eye. Macmillan, New York, pp 50, 126–129
40. Leuenberger PM (1978) Morphologie fonctionelle de la cornée. Adv Ophthalmol 35: 94–166
41. Litričin O (1973) Fascitis nodularis regionis limbi et conjunctivae bulbi. Ophthalmologica 166: 473–476
42. Lopez JS, Price FW, Whitcup SM et al. (1991) Immunohistochemistry of Terrien's and Mooren's corneal degeneration. Arch Ophthalmol 109: 988–992
43. Marmer RH (1987) Radial keratotomy complications. Ann Ophthalmol 19: 409–411
44. Marshall GE, Konstas AGP, Lee WR (1991) Immunogold fine structural localization of extracellular matrix components in aged human cornea. I. Types I–IV collagen and laminin. Graefes Arch Clin Exp Ophthalmol 229: 157–163
45. Marshall GE, Konstas AGP, Lee WR (1993a) Collagens in ocular tissues. Br J Ophthalmol 77: 515–524
46. Marshall GE, Konstas AGP, Lee WR (1993b) Collagens in the aged macular sclera. Curr Eye Res 12: 143–153
47. Matsuda H, Smelser GK (1973) Electron microscopy of corneal wound healing. Exp Eye Res 16: 427–442
48. Maudgal PC, Missotten L (1980) Superficial keratitis. Bull Soc Belge Ophtalmol 187: 1–192
49. Maumenee AE (1970) Diskussionsbemerkung zum Thema „Homograft rejection". In: Advances in keratoplasty. Int Ophthalmol Clin 10: 406

50. McCartney ACE, Kirkness CM (1988) Comparison between posterior polymorphous dystrophy and congenital hereditary endothelial dystrophy of the cornea. Eye 2: 63–70
51. Nagy M, Tóth M, Nádrai A, Vigváry M (1979) Ist der Keratokonus eine allgemeine Krankheit? Szemészet 116: 175–178 (ungarisch mit engl. und dtsch. Zusammenfassung) Zentralbl Ges Ophthalmol (1980) 118, 399
52. Özler SA, Liaw L-HL, Neev J (1992) Acute ultrastructural changes of cornea after excimer laser ablation. Invest Ophthalmol Vis Sci 33: 540–546
53. Polack FM, Kanai A (1972) Electron microscopic studies of graft endothelium in corneal graft rejection. Am J Ophthalmol 73: 711–717
54. Pouliquen Y (1987) Kertoconus. Doyne Lecture. Eye 1: 1–15
55. Pouliquen Y, Graf B, Bisson J, Feuvrier YM, Delattre A (1970) Étude ultrastructurale d'une surcharge cornéene au cours d'un traitement par la chlorpromazine. Arch Ophtalmol (Paris) 30: 769–782
56. Pouliquen Y, Graf B, Saraux H, Bisson J, Frouin MA (1971) Étude histologique et ultrastructurale de la cornée dans une agenésie de la chambre antérieure avec aphakie. Arch Ophtalmol (Paris) 31: 245–258
57. Pouliquen Y, Hamada R, Giraud JP (1973) Étude analytique de la constitution d'un greffon transfixiant homologue de la cornée opaque (Étude au microscopie optique et électronique). Arch Ophtalmol (Paris) 33: 573–592
58. Reim M (1992) Chirurgische Anatomie, Physiologie, Biochemie sowie Fragen der Inlay-Technik. Ophthalmologe 89: 109–118
59. Renard G, Dhermy P, Pouliquen Y (1981) Dystrophies endothélio-descémétiques secondaires. Étude histologique et ultrastructurale. J Fr Ophtalmol 4: 721–740
60. Renard G, Petroutsos M, Savoldelli M, Pouliquen Y (1983) Dystrophie postérieure polymorphe de la cornée. J Fr Ophtalmol 6: 7–23
61. Rodrigues MM, Stulting RD, Waring GO (1986) Clinical, electron microscopic, and immunohistochemical study of the corneal endothelium and Descement's membrane in the iridocorneal syndrome. Am J Ophthalmol 101: 16–27
62. Schachenmayr W, Friede RL (1978a) The origin of subdural neomembranes I. Fine structure of the dura-arachnoidea interface in man. Am J Pathol 92: 53–68
63. Schachenmayr W, Friede RL (1978b) Dural involvement in rheumatoid arthritis. Acta Neuropathol (Berl) 42: 65–66
64. Schwarz W (1972) Anatomie der Cornea. Ber Dtsch Ophthalmol Ges 71: 12–18
65. Sommer A, Green WR, Kenyon KR (1982) Clinicohistopathologic correlations in xerophthalmic ulceration and necrosis. Arch Ophthalmol 100: 953–963
66. Stähli J (1918) Über den Fleischerschen Ring beim Keratokonus und eine neue typische Epithelpigmentation der normalen Kornea. Klin Monatsbl Augenheilkd 60: 721–741
67. Tanaka M (1980) Autoradiographic localization of ^{35}S-Sulfate and ^{3}H-proline in corneal wound healing. Jpn J Ophthalmol 24: 48–59
68. Waring III GO, Laibson PR, Rodriques M (1974) Clinical and pathologic alterations of Descement's membrane: With emphasis on endothelium metaplasia. Surv Ophthalmol 18: 325–368
69. Waring III GO, Bourne WM, Edelhauser HF, Kenyon KR (1982) The corneal endothelium. Normal and pathologic structure and function. Ophthalmology 89: 531–590
70. Watson P (1992) Diseases of the sclera and episclera. In: Tasman W, Jaeger EA (eds) Duane's clinical ophthalmology, vol 4/23, rev edn. Lippincott, Philadelphia
71. Watson PG (1982) The nature and treatment of scleral inflammation. Trans Ophthalmol Soc UK 102: 257–281
72. Weiss JS, Rodrigues MM, Kruth HS et al. (1992) Panstromal Schnyder's dystrophy. Ultrastructural and histochemical studies. Ophthalmology 99: 1072–1081
73. Wittebol-Post D, Want JJ van der, Bijsterveld OP van (1987) Granular dystrophy of the cornea (Groenouw's type I). Is the keratocyte the primary source after all? Ophthalmologica (Basel) 195: 169–177
74. Wolff-Kormann PG, Stefani FH, Riedel KG (1990) Okuläre Frühsymptome bei Wegener-Granulomatose. Fortschr Ophthalmol 87: 488–491
75. Yanoff MD, Fine BS (1992) Ocular pathology. A color atlas, 2 nd edn. Gower, New York, Figs. 8.39, 8.40
76. Zimmerman DR, Fischer RW, Winterhalter KH et al. (1988) Comparitive studies of collagens in normal Keratoconus corneas. Exp Eye Res 46: 431–442

Linse (Lens crystallina)

Die Linse faltet sich stets in jenem Bereich des Ektoderms der seitlichen Kopfwand ab, der vom vorwachsenden Augenbecher berührt wird *(Linsenplatte)*. Sie wächst während des ganzen Lebens. Ihr Wachstum ist appositionell, d. h. die jeweils neuen Schichten lagern sich in der Linsenrinde konzentrisch über die alten. Durch die Begegnung der Schichtenden im axialen Linsenbereich kommt gleichzeitig ein radiäres Ordnungsprinzip zur Geltung, vergleichbar dem Querschnitt einer Apfelsine.

Der *Linsenkern* formiert sich bereits im Embryonalstadium und besteht demgemäß aus „altem" Gewebe. Die *Linsenrinde* stellt das „junge" Gewebe dar.

Ab dem Stadium des Linsenbläschens werden die – einschichtigen – Epithelien nur in der Peripherie der Linse, dem Linsenäquator, neu gebildet (germinative Zone). Dort drehen sie ihre Achse um 90° und verlängern sich in den tieferen Rindenschichten unter Verlust des Zellkerns und der Mikroorganellen.

Diese verlängerten und z. T. kernlosen Linsenepithelien der Linsenrinde werden gewöhnlich als *„Linsenfasern"* bezeichnet. „Linsenfasern" sind also keine extrazellulären Gebilde, sondern differenzierte Linsenepithelien (Abb. 4.7).

Im Linsenkern sind die Linsenfasern lichtmikroskopisch eine homogene Masse. *Elektronenmikroskopisch* können aber einzelne Zellen abgegrenzt werden. Die Fragmentierung der Zellmembranen im Linsenkern ist möglicherweise ein Artefakt[21].

Die Proteinsynthese findet ausschließlich in der Linsenrinde statt. Dies bedeutet, daß die Proteine des Kerninneren so alt sind wie das Individuum selbst. Linsenproteine unterliegen *in vivo* keiner proteolytischen Degradation. *„Es gibt* also *keinen normalen Zelltod in der Linse* . . . Die Linse ist biochemisch autonom. Ihre Versorgung mit allen Ausgangsprodukten für die eigenständige Stoffwechselleistung geschieht durch Substanzaustausch mit dem Kammerwasser"[17].

Der Aufhängeapparat der Linse, die *Zonula Zinni,* ist entwicklungsgeschichtlich ein Teil des Glaskörpers.

Die Formveränderung der Linse während der *Akkomodation* wird in der Hauptsache durch die Funktion des Ziliarmuskels (▷ S.504) und den davon abhängigen Spannungszustand der Zonulafasern (▷ S.547) beeinflußt.

Chemische Zusammensetzung

Elektrolyte 50 %, Lipide 18 %, antioxidatives Schutzsystem 15 % (= Gluthadion 13 %, Askorbinsäure 2 %),

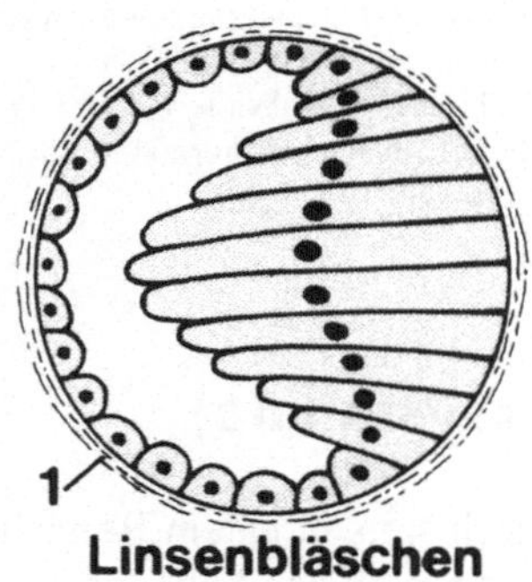

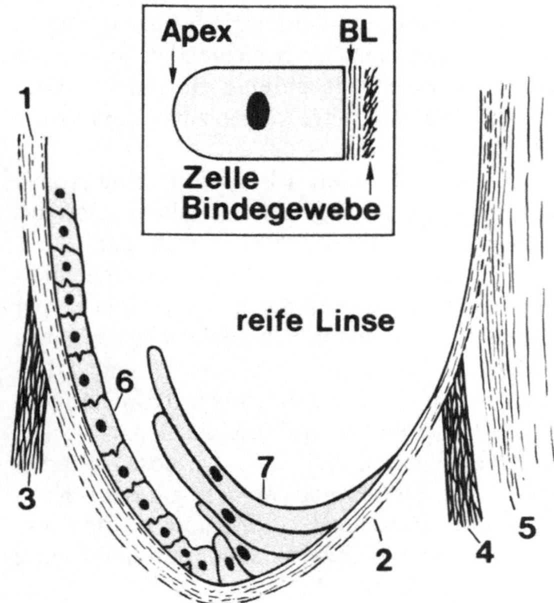

Abb. 4.7. Schematische Darstellung der Transformierung von Linsenepithelien zu Linsen„fasern". *1* Basallamina (vordere Linsenkapsel); *2* Basallamina (hintere Linsenkapsel); *3* Bindegewebe (vordere Zonulafaser); *4* Bindegewebe (hintere Zonulafaser); *5* Bindegewebe (vordere Glaskörpergrenzschicht); *6* prääquatoriales Linsenepithel; *7* postäquatoriales Linsenepithel (= Linsen„fasern"), *BL* = Basallamina. (Mod. nach Fine u. Yanoff 1979, *Ocular histology,* Harper & Row, New York Fig. 8-2)

Nukleotide 7%, Inosit 5%, Nukleinsäure 3%, Kohlenhydrate 2%[25]. Gluthadion und Askorbinsäure sind in ungewöhnlich hohen Konzentrationen vorhanden; Gluthadion, das in der Linse kontinuierlich produziert wird, in 1000 mal größerer Konzentration als im Kammerwasser[26].

Die *Linsenkapsel* ist die Basallamina der Linsenepithelien.

Altersveränderungen

Die sehr unterschiedlichen Linsentrübungen älterer Menschen dürfen nicht vereinfachend als „Altersstar" bzw. „senile Katarakt" bezeichnet werden, da es sich hierbei nicht um eine „einheitlich" ablaufende Veränderung handelt[17].

Linsenkapsel

In alten Augen wird sowohl *Verdickung* als auch *Verdünnung* beobachtet[29]. Charakteristisch ist der Verlust der lamellären Schichtung des Basallaminamaterials und das Auftreten elektronendichter Einschlüsse.

Linsenepithel

Die *Zahl* der Linsenepithelien ist im Alter in der Zone des Zellängenwachstums *verringert*[21]. Zahl und Verteilung der intrazellulären Mikrofilamente variieren in den verschiedenen Altersgruppen[3].

Linsenfasern

Diese modifizierten Linsenepithelien zeigen *erhebliche regressive Veränderungen* – Verlust der Zellorganellen, einschließlich des Zellkerns, Fragmentierung der Zellmembran, Verschwinden der Desmosomen. Die Veränderungen treten in den *tiefen Rindenschichten* mehr hervor als in den oberflächlichen[7, 20].

Linsekern

Die hier gelegenen Linsenfasern weisen die gleichen Veränderungen auf wie die „Fasern" der tiefen Rindenschichten, nur noch stärker ausgeprägt. Ihr Zytoplasma ist fast vollständig homogen, stellenweise auffallend elektronendicht.

Der *sagittale Durchmesser* der Linse nimmt progredient mit dem Alter zu, praktisch ausschließlich infolge *Dickenzunahme der Rinde*. Der sagittale Durchmesser des Kerns bleibt konstant[6].

Allgemeine Pathologie

Veränderungen der Linsenkapsel

Pathobiochemie

Im Alter verringert sich der Heparansulfatgehalt der Linsenkapsel. Da dieses Glykosaminoglykan nicht nur für die Struktur, sondern auch für die Aufrechterhaltung der Transparenz der Basallamina der Linsenepithelien erforderlich ist, könnte seine Abnahme im Alter für die Pathogenese der senilen Katarakt von Bedeutung sein[22].

Senile Exfoliation (Pseudoexfoliation, Fibrillopathia epithelio-capsularis, „exfoliation syndrome")

Ablagerung einer fibrillären Substanz auf der Linsenvorderfläche[10, 11] in Form einer durchsichtigen zentral gelegenen Scheibe, auf den Zonulafasern, sowie auf der Hinterfläche der Iris (s. Figs. 10.7 und 10.8 bei Yanoff u. Fine[34]). Immunhistochemisch wurde das Glykoprotein Laminin, ein kennzeichnender Bestandteil von Basallaminae, bereits in Frühstadien der Krankheit in einer – klinisch nicht sichtbaren – prälentalen fibrillären Schicht nachgewiesen[31]. Eagle et al.[12] nennen das Krankheitsbild „basement membrane exfoliation syndrome" (▷ S. 552). Es besteht eine deutlich vermehrte Frequenz der Erkrankung in höherem Lebensalter[1].

Ebenso wie die aktinische Keratopathie (▷ S.493) ist das „exfoliation syndrome" extrem häufig unter der Bevölkerung von Somalia, einem nahe dem Äquator gelegenen Land mit hoher UV-Strahlenbelastung[19].

„Glaukomflecken" ▷ S. 554

Veränderungen des Linsenepithels

„Wedl-Blasenzellen" (Abb. 4.8 b)

Dies sind neugebildete Linsenepithelien, die sich nicht zu „Fasern" differenzieren, sondern unter erheblicher Vergrößerung aufquellen, schließlich ihren Kern verlieren und zerfallen. Sie haben eine *kugel- bis schlauchförmige Gestalt.* Bei Starformen, die zusammen mit anderweitigen intraokularen Erkrankungen auftreten *(Cataracta complicata),* aber auch gelegentlich beim Altersstar, schieben sie sich vom Äquator subkapsulär bis zum hinteren Linsenpol vor.

Soemmering-Kristallwulst (Soemmering-Ringkatarakt)

Im äquatorial aufgeschnittenen Auge mehr oder weniger geschlossener Ring von Linsenresten auf Resten der Kapsel oder des übrigen Linsengewebes. Es handelt sich um Wucherungen, die nach Staroperation oder perforierender Verletzung vom Linsenepithel ausgehen (Elschnig 1911) (Abb.4.8a), ▷ S. 487.

Befunde über Veränderungen des Linsenepithels bei beginnender Katarakt des menschlichen Auges liegen nicht vor. Bei Ratten mit Cataracta congenita wurden Frühstadien (vorderer Polstar) *elektronenmikroskopisch* untersucht. Es fanden sich Autophagosomen, Verdoppelung des prääquatorialen Epithelzellenlagers, ferner Basallaminamaterial zwischen Epithel und Linsenfasern[15, 32].

Linsenepithelien können außer Basallaminamaterial unter pathologischen Umständen (vorderer Kapselstar) auch *fibrilläres Kollagen* bilden.

Veränderungen der Linsenfasern

Bei den verschiedenen Formen des *Altersstars (Cataracta incipiens, intumescens, matura und hypermatura)* spielen Änderungen des molekularen Aufbaus der Zellmembran der Linsenfasern eine große Rolle. Erstes Zeichen kataraktöser Veränderungen an den Linsenfasern ist häufig eine Auflockerung der Fasern in der Rinde. Durch Aufquellung können sie den Charakter von *Blasenzellen* annehmen.

Morgagni-Kugeln

Alte Bezeichnung für eine weitere regressive Veränderung der Linsenfasern. *Lichtmikroskopisch* handelt es sich um oft sehr regelmäßige runde Schollen. Liegen sie in Spalten der Linsenrinde, so ist dies ein Hinweis, daß die Spalten keine der so häufigen Artefakte sind[23] (▷ Abb. 4.9d). *Elektronenmikroskopisch* werden neben granulärem Material komprimierte lamelläre Strukturen beschrieben[4]. Wenn die Morgagni-Kugeln

beim Altersstar die gesamte Linsenrinde durchsetzen, sinkt der meist geschrumpfte Linsenkern entsprechend der Schwerkraft nach unten *(Cataracta hypermatura Morgagni).*

Spezielle Pathologie

Fehlbildungen

Linsenkolobom

Das sogenannte *Linsenkolobom* ist wahrscheinlich Folge eines Zonulakoloboms, also eine *sekundäre* Deformierung des Linsenäquators (▷ S.476). Im Bereich der Einkerbung besteht eine Anomalie (Distorsion) in der Anordnung der Linsenfasern[23].

Angeborene Katarakte[8]

Sie können als Cataracta congenita totalis oder als Trübungen, die auf bestimmte Schichten oder Zonen beschränkt bleiben, auftreten: *Zentralstar, Schichtstar, Cataracta polaris anterior, Cataracta polaris posterior.* Letztere ähneln klinisch und histologisch dem erworbenen vorderen bzw. hinteren Kapselstar. Als *Cataracta polaris posterior spuria*[28] wird eine besonders deutliche Ausprägung des physiologischen, als weiße knopfartige Verdickung nasal unterhalb vom hinteren Pol ansetzenden Restes der A.hyaloidea (= *Corpusculum hyaloideae, „Mittendorf's spot",* s. Fig.10.3 bei Yanoff u. Fine[34]) bezeichnet.

Lentikonus, Lentiglobus

Konische oder kugelige Ektasien der hinteren, selten der vorderen Begrenzungsfläche der Linse.

Erworbene Katarakte

Vorderer Kapselstar

Als Folge von *Trauma* oder *Entzündung* (Iritis, Keratitis) kommt es zu Nekrose, sekundär zu Proliferation von Linsenepithel mit Ausbildung einer *kollagenfaserhaltigen Matrix unter der Linsenkapsel* (Abb. 4.8 c, d)[16, 27].

Hinterer Kapselstar

Nach Einwirkung einer schädigenden Noxe auf Linsenäquator oder hinteren Pol (z.B. im Verlauf einer Chorioiditis, bei Kontakt mit intraokularem Tumorgewebe) oder ohne erkennbare Ursache proliferiert das Linsenepithel vom Äquator aus unter der Linsenkapsel nach hinten (Abb.4.8b), meist in Form der Wedl-Blasenzellen, die elektronenmikroskopisch

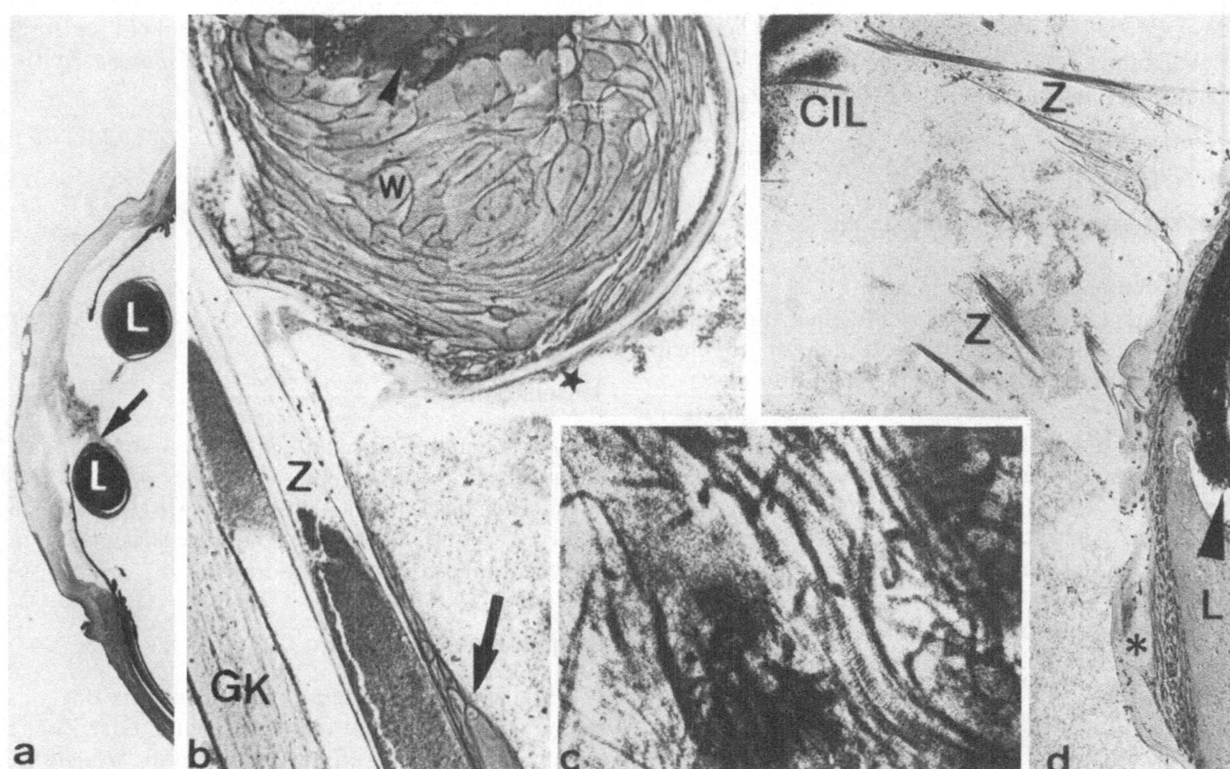

Abb. 4.8 a–d. Pathologische Linsenveränderungen. **a** Soemmering-Kristallwulst nach penetrierender („perforierender") Verletzung. Der untere Teil des sagittal geschnittenen Linsenringes *(L)* ist mit einer von der Hornhautwunde ausgehenden bindegewebigen Schwarte verbacken *(Pfeil)*. HE, 4 : 1. **b** Vom Linsenäquator *(Stern)* aus proliferierende Epithelien einer Cataracta traumatica, die sich nicht zu „Fasern" umwandeln (Wedl-Blasenzellen, *W*). Im Linsenkern beginnende Verkalkung *(Pfeilkopf)*. An den Zonulafasern *(Z)* versprengte Linsenepithelien (Pfeil); zwischen den Zonulafasern sowie zwischen Zonula und Glaskör-per *(GK)* Blutungen. HE, 50 : 1. **c** Kollagenfibrillen in einem vorderen Kapselstar. (Aus Pau u. Caesar, 1967[27]) Nicht kontrastiert, 70000 : 1. **d** Vorderer Kapselstar nach penetrierender („perforierender") Verletzung. Proliferation der spindelförmig umgebildeten Linsenepithelien mit Produktion einer homogenen Substanz *(Stern)* unter der gefältelten Linsenkapsel. Die Ultrastruktur der mit dem *Stern* gekennzeichneten Stelle dürfte der des in c) gezeigten Kapselstars entsprechen. *CIL* Teile von Ziliarkörperzotten, *Z* Zonulafasern. Der *Pfeilkopf* deutet auf einen fortgeschrittenen Verkalkungsherd. *L* Linse. HE, 50 : 1

viele Charakteristika der Linsenfasern aufweisen können. Zwischen den Zellen liegt filamentösgranuläres Material, wahrscheinlich vom Basallaminatyp[13, 14].

Altersstar (Cataracta senilis)

Den „Altersstar" gibt es nicht. Die Linsentrübung des älteren Menschen ist vielmehr Ausdruck einer Vielzahl möglicher Ursachen: Ernährungsstörungen, Aminosäuremangel, Vitaminmangel, Kammerwasserzusammensetzung, endokrine Störungen, chemische Einflüsse, physikalische Einflüsse, Änderungen des Enzymmusters, Anhäufung toxischer Produkte. Unbestritten ist die linsenschädigende Wirkung der UV-Strahlen (▷ S. 488)[25]. Nach Young[35] kommt ihr als Ursache einer oxidativen Degradation des Linsengewebes eine Schlüsselrolle in der Linsenalterung zu, v. a. in UV-strahlenexponierten Ländern. Von den intraokularen Geweben sind die zentralen Linsenteile, ebenso wie die Iris, den UV-A/B-Strahlen (8 % des Sonnenlichts) lebenslänglich ausgesetzt[24]. In den Tropen ist die Häufigkeit der Katarakte 5 mal größer als nördlich des 46. Breitengrades[35]. Die feinstrukturellen Veränderungen bei Cataracta senilis entsprechen weitgehend denjenigen in nichtkataraktösen Linsen alter Menschen. Es bestehen lediglich graduelle Unterschiede[18, 20, 21, 29].

Rindenstar

Charakteristisch für die beginnende Cataracta corticalis sind umschriebene Verflüssigungen der Linsenfasern in Form von Vakuolen und konzentrischen *(„lamelläre Zerklüftung")* sowie radiären *(„Wasserspalten")* Spaltbildungen. Die von Vogt so benannte lamelläre Zerklüftung ist feinstrukturell eine Faltenbildung der Linsenfasern quer zu ihrer Längsachse[7]. Da Gluthadion, ein wirksamer Radikalfänger, in der Linsenrinde in höherer Konzentration vorliegt als im Kern (eine Ungleichheit, die im Alter noch zunimmt), ist die Linsenrinde gegen UV-Schaden besser geschützt als der Linsenkern[24].

Kernstar

Die senile Cataracta nuclearis wird am wahrscheinlichsten durch die mit längerem Lebensalter entsprechend verlängerte Exposition der Linse gegenüber UV-A/B-Strahlen, in geringerem Maß aber auch gegenüber sichtbarem Licht, verursacht[24]. Hinzu kommt, daß im Alter die Kapazität des linseneigenen antioxidativen Schutzsystems gegen photooxidative Schäden verringert ist[2]; auch spielt die gegenüber der Linsenrinde niedrigere Gluthadionkonzentration eine Rolle. In der alternden Linse entstehen photochemisch induzierte fluoreszierende, UV-(295–315 nm)absorbierende Pigmente, wahrscheinlich durch Destruktion von Tryptophan. Sie bewirken die zunehmende Gelbfärbung des Linsenkerns, die bis zur *Cataracta brunescens* fortschreiten kann[24, 36].

Linsenveränderungen bei intraokularen Erkrankungen

Kennzeichnend ist die *Cataracta complicata* (▷ S. 501) am hinteren Pol, z. B. bei chronischer Uveitis, Pigmentdegeneration („Retinitis pigmentosa"), Kontakt mit intraokularem Tumor, hoher Myopie. Bei hoher Myopie und chronischem Glaukom kann allerdings auch ein Kernstar vorkommen.

Häufig ist die *Einlagerung von Kalksalzen* in Form regelloser amorpher Anhäufungen *(Cataracta calcarea,* Abb. 4.8 b u. d), auch bei intakter Kapsel. Im Gegensatz zur Verkalkung setzt die *Verknöcherung* der Linse *(Cataracta ossea)* eine Verletzung oder Ruptur der Linsenkapsel voraus. Hierbei können Zonulafasern und Linsenform intakt bleiben[23, 33].

Traumatische Schäden

Direkte mechanische Zerstörung der Linse führt nach Eindringen des Kammerwassers zur progredienten Katarakt. Ein entzündliches Infiltrat kann nach Überschreiten der Linsenkapsel auch das Linseninnere befallen *(Linsenabszeß).* Andererseits können nicht infizierte Fremdkörper nach Verschluß der Linsenkapsel reaktionslos einheilen.

Nachstar (Cataracta secundaria)

Nach jeder extrakapsulären Staroperation (▷ S. 488) verbleibt mit dem noch intakten Teil des Kapselsackes proliferationsfähiges Linsenepithel im Äquatorbereich. Dieses Epithel kann sich in Form des Soemmering-Kristallwulstes (▷ S. 501) oder „froschlaichartig" bis in den Pupillarbereich ausbreiten. Es handelt sich um Riesenzellen, ähnlich den Wedl-Blasenzellen (▷ S. 501). Sie werden auch als „*Elschnig-Perlen"* bezeichnet[30]. Die äquatorialen Linsenepithelien spielen ferner eine Rolle in der Pathogenese der postoperativen Kapselfibrose (▷ S. 488).

Röntgen-Radium-Star

Charakteristisch sind subkapsuläre Flüssigkeitsansammlungen und Proliferationen der Wedl-Blasenzellen am hintern Pol.

Linsenschädigung durch UV-Strahlen

Die kataraktogene Wirkung der UV-Strahlen spielt nicht nur in der Pathogenese des Altersstars eine Rolle. Extreme UV-Strahlenbelastung durch direktes oder vom Wüstensand reflektiertes Sonnenlicht kann im Pupillarbereich eine hernienartige Vorwölbung der vorderen Linsenkapsel ohne sonstige pathologische Linsenveränderungen hervorrufen[19].

Infrarotstar (Glasbläser- oder Feuerstar)

Über viele Jahre aus relativer Nähe einwirkende IR-A-Strahlung kann zu Veränderungen am hinteren Pol und zu einer Exfoliation in der vorderen Linsenkapsel *(„Feuerlamelle")* führen.

Linsentrübungen bei Allgemeinerkrankungen und durch Medikamente

Pathognomonisch ist die Katarakt bei *myotonischer Dystrophie.* Die biomikroskopisch sichtbaren charakteristischen roten und grünen Kriställchen entsprechen elektronenmikroskopisch konzentrisch angeordneten vielschichtigen Membranen[9]. Die echte (meist juvenile) *Cataracta diabetica vera* beginnt in den oberflächlichsten Rindenschichten, besonders vorn. Sie ist wohl zu unterscheiden von Linsentrübungen älterer Diabetiker, die identisch sind mit auch sonst bei alten Menschen vorkommenden Kataraktformen[5, 17]. Systemisch oder in Form von Augentropfen zugeführte Corticosteroide verursachen nach etwa 1 Jahr subkapsuläre Trübungen der hinteren Schale *(Steroidkatarakt).*

Von den zahlreichen weiteren, durch Allgemeinleiden oder Medikamente bedingten Linsenveränderungen seien nur die Galaktosämiekatarakt, die *Cataracta tetanica* und die Katarakt bei Neurodermitis *(Cataracta dermatogenes)* sowie die durch langdauernde antiglaukomatöse Therapie mit Miotika verursachten Linsentrübungen erwähnt.

- Veränderungen nach *Linsenimplantation (Pseudophakos)* ▷ S. 488.
- *Phakogene Ophthalmie* (▷ S. 487) (▷ Abb. 4.4 d).

Literatur

1. Aasved H (1979) Prevalence of fibrillopathia epitheliocapsularis (pseudoexfoliation) and capsular glaucoma. Trans Ophthal Soc UK 99: 293–295
2. Bloemendal H, Hockwin O, Hoenders JH et al. (1985) Linse. In: Hockwin O (Hrsg) Biochemie des Auges. Enke, Stuttgart (Bücherei des Augenarztes, Bd 107, S 82–109)
3. Bradley RH, Ireland ME, Maisel H (1979) Age changes in the skeleton of the human lens. Acta Ophthalmol (Copenh) 57: 461–469
4. Broekhuyse RM (1981) Biochemistry of membranes. In: Duncan G (ed) Mechanisms of cataract formation in the human lens. Academic Press, London New York, pp 151–191
5. Bron AJ, Sparrow J, Brown NAP et al. (1993) The lens in diabetes. Eye 7: 260–275
6. Brown NAP (1973) Lens change with age and cataract: slitimage photography. In: The human lens in relation to cataract. Ciba Found Symp 19 (new series), pp 65–78

7. Brown NAP, Vrensen G, Shun-Shin GA, Willekens B (1989) Lamellar separation in the human lens: the case for fibre folds. A combined *in vivo* electron microscopy study. Eye 3: 597–605

8. Coulombre AJ (1979) Cataractogenesis: developmental inputs and constraints. Ophthalmology 86: 1559–1570

9. Dark AJ, Streeten BW (1977) Ultrastructural study of cataract in myotonia dystrophica. Am J Ophthalmol 84: 666–674

10. Davanger M (1980) On the ultrastructure and the formation of pseudo-exfoliation material. Acta Ophthalmol (Copenh) 58: 520–527

11. Dickson DH, Ramsey MS (1979) Fibrillopathia epitheliocapsularis. Review of the nature and origin of pseudoexfoliative deposits. Trans Ophthal Soc UK 99: 284–292

12. Eagle RC Jr, Front RL, Fine BS (1979) The basement membrane exfoliation syndrome. Arch Ophthalmol 97: 510–515

13. Eshagian J, Streeten BW (1980) Human posterior subcapsular cataract. An ultrastructural study of the posteriorly migrating cells. Arch Ophthalmol 98: 134–143

14. Eshagian J, Rafferty NS, Goossens W (1981) Human cataracta complicata. Clinicopathologic correlation. Ophthalmology 88: 155–163

15. Gorthy WC, Morrill DJ, Anderson JW (1980) Anterior polar cataract development in mutant Wistar rats. An ultrastructural study. In: Regnault F, Hockwin O, Courtois Y (eds) Ageing of the lens. Elsevier/North-Holland Biomedical, Amsterdam New York Oxford, pp 207–222

16. Henkind P, Prose P (1967) Anterior polar cataract. Electronmicroscopic evidence of collagen. Am J Ophthalmol 63: 768–771

17. Hockwin O (1993) Biochemie der Linse. Ein Rückblick auf thematische und methodische Entwicklungen, ein Ausblick auf zukünftige Forschungen. Klin Monatsbl Augenheilkd 202: 544–551

18. Jensen OA, Laursen AB (1980) Human senile cataract. Light- and electron-microscopic studies of the morphology of the anterior lens structures, with special reference to anterior capsular/subcapsular opacity. Acta Ophthalmol (Copenh) 58: 481–495

19. Johnson G, Minassian D, Franken S (1989) Alterations of the anterior lens capsule associated with climatic keratopathy. Br J Ophthalmol 73: 229–234

20. Kobayashi Y, Suzuki T (1975) The aging lens: ultrastructural changes in cataract. In: Bellows JG (ed) Cataract and abnormalities of the lens. Grune & Stratton, New York, pp 313–343

21. Kuwabara T (1975) The maturation of the lens cell: a morphologic study. Exp Eye Res 20: 427–443

22. Laurent M, Romquin N, Regnault F (1978) Purification and identification of a glycosaminoglycan in the lens capsule of bovines: its variations during age. Interdiscipl Top Gerontol 12: 71–79

23. Lee WR (1993) Ophthalmic histopathology. Springer, London, pp 41, 315, 316

24. Leerman S (1980) Radiant energy and the eye. Macmillan, New York, pp 132, 152–160

25. Müller-Breitenkamp U, Ohrloff C, Hockwin O (1992) Aspekte zur Physiologie, Pathologie und Epidemiologie der Katarakt. Ophthalmologe 89: 257–267

26. Olson L (1992) Anatomy and embryology of the lens. In: Tasman W, Jaeger EA (eds) Duane's clinical ophthalmology, vol 1/71, rev edn. Lippincott, Philadelphia

27. Pau H, Caesar R (1967) Elektronenmikroskopische Studie zur Herkunft der Kollagenfasern im Kapselstar. Graefes Arch Klin Exp Ophthalmol 171: 327–336

28. Sautter H (1975) Erkrankungen der Linse. In: Velhagen K (Hrsg) Der Augenarzt, 2. Aufl, Bd III. VEB Georg Thieme, Leipzig, S 1117–1226

29. Seland JH (1974) Ultrastructural changes in the normal human lens capsule from birth to old age. Acta Ophthalmol (Copenh) 52: 688–706

30. Sveinsson Ö (1993) The ultrastructure of Elschnig's pearls in a pseudophakic eye. Acta Ophthalmol (Copenh) 71: 95–98

31. Tetsumoto K, Schlötzer-Schrehardt U, Küchle M et al. (1992) Precapsular layer of the anterior lens capsule in early pseudoexfoliation syndrome. Graefes Arch Clin Exp Ophthalmol 230: 252–257

32. Wegener A, Koch HR, Komnick U (1980) Embryogenesis of an x-ray induced congenital cataract in the Wistar rat. In: Regnault F, Hockwin O, Courtois Y (eds) Ageing of the lens. Elsevier/North-Holland Biomedical, Amsterdam New York Oxford, pp 223–232

33. Wolter JR (1981) The message of a bony lens. Ophthalmic Surg 12: 332–335

34. Yanoff MD, Fine BS (1992) Ocular pathology. A color atlas, 2nd edn. Gower, New York, Figs 10.3, 10.7, 10.8

35. Young RW (1991) Age-related cataract. University Press, New York

36. Zigman S (1983) The role of sunlight in human cataract formation. Surv Ophthalmol 27: 317–326

Gefäßhaut (Tunica vasculosa, Uvea)

Als Uvea, Gefäßhaut oder mittlere Augenhaut bezeichnet man *Aderhaut, Ziliarkörper* und *Iris*. Die Zusammenfassung dieser drei Abschnitte unter einen Oberbegriff ist zwar aus praktisch-klinischen Gesichtspunkten gerechtfertigt, entwicklungsgeschichtlich jedoch nicht korrekt. Lediglich die Aderhaut leitet sich einheitlich von dem an der Außenseite des Augenbechers liegenden lockeren mesenchymalen Bindegewebe ab, wobei wie in der homologen Pia mater die Endothelien der Gefäße mesodermalen Ursprungs sind, Melanozyten und Bindegewebszellen jedoch von der Neuralleiste stammen[97] (Lit. ▷ S. 475[15]). Iris und Ziliarkörper haben einen mesenchymalen und einen neuroektodermalen Anteil (▷ Abb. 4.1g). Das Ziliarepithel besteht aus 2 Schichten: einer äußeren (muskelseitigen), stark pigmentierten und einer inneren, glaskörperwärts gelegenen. In diesem inneren, sog. nichtpigmentierten Ziliarepithel lassen sich bei geeigneter Methodik ebenfalls Melaningranula bzw. deren Vorstufen nachweisen[28, 60]. Tierexperimentelle Befunde sprechen für eine aktive Rolle der Ziliarepithelien bei der Immunregulation im Auge[46]. Der Name Ziliarkörper ist abgeleitet von cilia, die Wimpern, wegen der ca. 70 feinen radiären Falten (Ziliarfortsätze) an seiner Innenseite. Eine alte Bezeichnung ist Kyklon, von griech. kyklos, Kreis; daher Kyklitis oder Zyklitis.

Der Ziliarkörper bildet das *Kammerwasser* und zwar mittels Diffusion, Ultrafiltration und aktiver Sekretion aus dem Epithel (überwiegend der inneren Schicht) der Processus ciliares. Vergleichende Untersuchungen über Feinstruktur und Funktion von Ziliarkörper und Plexus chorioideus der Hirnventrikel wurden von van der Zypen[117] und Davson[15] durchgeführt. Der *Ziliarmuskel* ist ein Derivat der Neuralleiste. Papillenwärts erstreckt er sich bis in die Bruch-Membran der Aderhaut; hornhautwärts steht er in direkter morphologischer Verbindung mit dem Skeralsporn (▷ S. 496) und den zur Uvea gehörenden Lamellen des Trabeculum corneosclerale. Seine Kontraktion wirkt sich demnach auf die Lage dieser Lamellen und somit auch auf den Kammerwasserabfluß aus[55]. Der in der Kataraktchirurgie als Auflage für die Haltebügel einer implantierten Kunstlinse dienende muldenförmige Raum zwischen Iriswurzel-rück- und Ziliarkörpervorderfläche wird als *Sulcus ciliaris* bezeichnet[69, 93].

Die *Blutversorgung* der Uvea erfolgt aus der A. ophthalmica über die *7 vorderen und 15–20 hinteren Ziliararterien;* das venöse Blut verläßt den Bulbus durch die *4 Vv. vorticosae.* Die *Choriokapillaris* nimmt etwa 90 % des gesamten Bulbusblutes auf. Ihre sehr dünnwandigen Kapillaren, die größten Kapillaren des menschlichen Körpers mit einer Weite bis zu 50 μm[48], sind ebenso wie die des Ziliarkörpers fenestriert, auf der Netzhautseite mehr als sklerawärts, und somit für Makromoleküle durchgängig[64]. Die Kapillaren der Iris und des Ziliarmuskels haben ein geschlossenes Endothel. Die *segmentale Anordnung der Aderhautvaskularisation* ist fluoreszenzangiographisch in vivo bewiesen. Demnach handelt es sich bei den *Aderhautarterien* um *Endarterien*[81]. Von besonderer Bedeutung ist die Blutversorgung der Aderhaut *im Makulabereich.* Sie erfolgt durch *besondere, sehr zarte und sehr kurze Äste der kurzen hinteren Ziliararterien*[65]. Das äußere Drittel der Netzhaut, insbesondere die Rezeptoren und die ganze Netzhautdicke im Foveabereich sowie das Pigmentepithel werden vom Aderhautkreislauf ernährt.

Die extrazelluläre Matrix zwischen Pigmentepithel und Choriokapillaris besteht aus 5 Schichten: Basallamina des Pigmentepithels (*chorioretinale Verbindung*[22]), Kollagenfibrillen, Elastin, Kollagenfibrillen, Basallamina der Aderhautkapillaren. Alle 5 Schichten zusammen bilden die *„Bruch-Membran"*[96] (▷ Abb. 4.12 a u. b). Sie ist für Fluoreszein und Ferritin durchgängig, nicht aber für große Moleküle[12].

Außer Melanozyten enthält das Aderhautstroma in geringer Anzahl auch Lymphozyten, Plasmazellen, Makrophagen und Mastzellen.

Diffusionsbarrieren

- *Blut-Kammerwasser-Schranke:* Da das Kammerwasser und der seinen Wasseranteil über das Ziliarepithel erhaltende Glaskörper zur Aufrechterhaltung ihrer Transparenz möglichst proteinarm sein müssen, besteht zwischen uvealer Durchblutung und intraokularen Hohlräumen eine Permeationsbarriere. Sie hat 2 Komponenten[78]: Einmal die für Makromoleküle, z. B. Peroxidase (Durchmesser 3 nm) verschlossenen *Zonulae occludentes* zwischen den *„nichtpigmentierten" Ziliarepithelien,* zum anderen die ebenfalls für Peroxidase undurchlässigen, *nicht gefensterten Endothelien der Iriskapillaren.* Die morphologisch und funktionell mit der Blut-Liquor-Schranke zu vergleichende[117] Blut-Kammerwasser-Schranke ist jedoch nicht absolut impermeabel. Im Kammerwasser finden sich stets, wenn auch wenige, Plasmaproteine. Es wird angenommen, daß sie die nur relativ dichten („leaky"[12]) Zonulae occludentes der „nichtpigmentierten" Ziliarepithelien passieren können[116] oder die Vorderkammer auf dem Weg über das Ziliarkörperstroma und die Iriswurzel[78] erreichen. Das Endothel der Kapillaren im Ziliarkör-

perstroma ist wie das Endothel der Aderhautkapillaren gefenstert und somit für zahlreiche Proteine permeabel[116]. Bei tierexperimenteller Serumkrankheit sind Anhäufunmgen von Immunkomplexen im Stroma zwischen Kapillarwand und Pigmentepithel der Ziliarfortsätze nachweisbar[74].

- *Blut-Netzhaut-Schranke* (▷ Abb. 4.11). Sie hat ebenfalls 2 Komponenten[12]: *Zwischen Choriokapillaris und Netzhaut* liegt die sehr dichte, für Moleküle in der Größenordnung der Mikroperoxidase (Durchmesser 2 nm) undurchlässige Barriere der „nonleaky" *Zonulae occludentes* an den Apices der *Pigmentepithelien.* Sie trennt die Retina von der chorioidalen Blutzirkulation. Lichtmikroskopisch stellen sich die Zonulae occludentes zusammen mit den anschließenden Zonulae adhaerentes als kontinuierliche Schicht dar (*„Verhoeff-Membran"* = *äußere Blut-Netzhaut-Schranke).* Auch die *Zonulae occludentes der Netzhautkapillaren* gehören zum Typ der „nonleaky" Zellverbindungskomplexe. Sie trennen die Retina von der Zirkulation der die Gehirnschicht der Netzhaut versorgenden Äste der A. centralis retinae *(innere Blut-Netzhaut-Schranke).* Die Blut-Netzhaut-Schranke mit ihrem äußeren und inneren Anteil ist das *Analogon der Blut-Hirn-Schranke.* Ebenso wie diese und wie die Blut-Kammerwasser-Schranke ist sie nicht absolut dicht, sondern für Moleküle in der Größenordnung des Fluoreszeins (Durchmesser 0,55 nm[11]) permeabel. Dies ergibt sich aus Befunden der quantitativen Glaskörperfluorophotometrie[57].

Bemerkenswert ist die Fähigkeit der retinalen Pigmentepithelien zur Regeneration und Proliferation, und damit zur Wiederherstellung der Funktion des äußeren Schrankenanteils.

Fehlbildungen

Aniridie

Bilaterale Mißbildung mit autosomal-dominantem Erbgang. Kombination von sporadischer *Aniridie mit Wilms-Tumor = Miller-Syndrom.* Iriswurzelreste bei inkompletter Aniridie können den Kammerwinkel verschließen und führen dann zum Winkelblockglaukom (▷ S. 552). Der gebräuchliche Terminus Aniridie ist inkorrekt, da histologisch stets ein Iriswurzelrest vorhanden ist[71].

Hypoplasie des Irisstromas

Bestandteil der Riegerschen Anomalie (▷ S. 479).

Angeborene Iriskolobome

Sie sind meist nach *unten gerichtet* (Störung beim Verschluß der fetalen Augenbecherspalte). Zuweilen setzen sie sich auf Ziliarkörper und Aderhaut fort.

Iriszysten

Sie entstehen *idiopathisch* oder aufgrund *traumatischer Epitheleinsprossung*. Die spontan entstandenen Zysten liegen entweder im Stroma oder an der Irishinterfläche.

- Die *Stromazysten* sind von Epithel ausgekleidet, das vermutlich aus abgesprengten Zellhaufen der Sphinkteranlage stammt.
- *Die Zysten der Irisrückfläche* sind umschriebene Abhebungen des hinteren Pigmentblattes vom vorderen, so daß ähnlich wie bei der Amotio retinae der Raum der primären Augenblase wiederhergestellt wird.

Dystrophien (Tabelle 4.7)

Aderhautdystrophien kommen als *umschrieben* oder *diffus auftretende* Veränderungen vor. Histologische Befunde sind spärlich und sagen weniger aus über die primäre Lokalisation als klinische Untersuchungen, wie z.B. die Fluoreszenzangiographie. Ausführliche Darstellungen der klinischen Charakteristika und der Erbgänge sind bei Krill[58] und Newsome[67] zu finden. Bei der *Atrophia gyrata*[54, 101] und der *helikoiden peripapillären chorioidalen Dystrophie*[44] betrifft die primäre Läsion das Pigmentepithel (tapetum nigrum); Atrophie der Chorioidea, evtl. auch der Rezeptoren[59] sind sekundäre Läsionen *(= Tapetochorioidale Dystrophien)*. Die engen anatomischen und funktionellen Beziehungen zwischen Aderhaut, retinalem Pigmentepithel und sensorischer Netzhaut erschweren die Erkennung des Sitzes der *primären* Veränderungen in den genannten Geweben. Die in Tabelle 4.7 getroffene Einteilung ist daher keineswegs als in jeder Beziehung gesichert anzusehen.

Altersveränderungen

In Irisstroma und -muskulatur[17] kommt es zur *Zunahme* des Bindegewebes. Pigment aus atrophischen Epithelien und Stromamelanozyten wird von den *Klumpzellen (Koganei)* (▷ S.512) phagozytiert[112]. Die Basallamina an der Irishinterseite kann mehrere Schichten aufweisen[82]. Im Ziliarkörper finden sich in den Epithelien verschiedene Degenerationsprodukte, vor allem Lipofuszin. Vermehrung des interstitiellen Bindegewebes im Stroma leitet die *senile Atrophie des Ziliarmuskels* ein. Die Basallaminae von Gefäßsystem und Epithelverband sind verdickt, an der Basis (hinterkammer- bzw. glaskörperwärts) des „nichtpigmentierten" Epithels meist gekammert, mit eingelagertem osmiophilem Detritus[28, 31, 80, 118] (▷ Abb. 4.23a, b). Die *Degeneration des Ziliarepithels* führt wahrscheinlich zu verminderter Produktion von Kammerwasser[29, 118]. Im Stroma, besonders der Fortsätze, nimmt das Bindegewebe häufig eine lichtmikroskopisch „hyaline" Be-

---

Tabelle 4.7. Chorioidale (tapetochorioidale) Dystrophien. Zusammengestellt nach Yanoff und Fine[113] sowie Jäger und Käfer[49]. Primäre Läsion z.T. möglicherweise im Pigmentepithel, ▷ Text

Lokalisiert am hinteren Augenpol (▷ Tabelle 4.9., S.521)

Dystrophie der Choriokapillaris mit sekundärer Degeneration des Pigmentepithels und der äußeren Netzhautschichten
- zentrale areoläre Chorioidalsklerose (beschränkt auf Makulagegend oder von hier aus fortschreitend)
- paramakuläre Chorioidalsklerose
- peripapilläre Chorioidalsklerose

Dystrophie aller Chorioidea-Schichten
- zentrale Atrophia gyrata (Synonym: helikoide chorioidale Gefäßabiotrophie). Betrifft Makulagegend allein oder den größten Teil des hinteren Augenpols. Kommt zusammen mit Hyperornithinämie und systemischen Veränderungen vor.[54, 101]
- Progressive bifokale chorioretinale Dystrophie. Zuerst temporal, dann nasal.
- Helikoide peripapilläre chorioidale Dystrophie (Synonyme: Chorioiditis areata, zirkumpapilläre Dysgenese des Pigmentepithels, geographische Chorioidopathie).
- Maligne Myopie.

Generalisiert

Diffuse Dystrophie der Choriokapillaris (Synonyme: generalisierte chorioidale Gefäßsklerose, diffuse Aderhautsklerose). Histologisch vollständiger Schwund der Choriokapillaris, des Pigmentepithels und der äußeren Netzhautschichten.

Diffuse Dystrophie aller Aderhautschichten
- Periphere Atrophia gyrata. Fortschreiten von der Peripherie nach zentral. Hyperornithinämie.
- Autosomal-rezessiver Erbgang. Histologische Befunde sind, ebenso wie bei der zentralen Form, vom Menschen nicht bekannt. Nach tierexperimenteller Injektion einer geringen Menge von Ornithin in den Glaskörper kommt es zunächst zu Degeneration und Atrophie des Pigmentepithels[59].
- Chorioidermie. Keine andere Systemerkrankung. Erbgang intermediär geschlechtsgebunden. Histologische Befunde:[39, 40].

---

schaffenheit an. Ebenso wie in der Altershaut finden sich neben erhaltenen Kollagenfibrillen amorphe Bruchstücke mit Verlust der Querstreifung (▷ S.548[4]).

Eine charakteristische Altersveränderung der Fortsätze ist das nicht selten in der Mehrzahl auftretende

- sogenannte *Fuchs-Epitheliom*. Es handelt sich um eine *fokale reaktive Hyperplasie des „nichtpigmentierten" Epithels* mit Abscheidung von PAS-positivem Material. Primäre Läsion ist möglicherweise eine lokalisierte *Amyloidablagerung im Stroma*[32], wie sie im Alter auch im Plexus chorioideus der Hirnventrikel vorkommt. Nach Rohrbach et al.[83] ist die auch als *Fuchs-Adenom* bezeichnete Veränderung ein Degenerationsprodukt im Rahmen der Kammerwasser- und Hyaluronsäureproduktion durch den Ziliarkörper. Zysten des inneren „nichtpigmentierten" Ziliarepithels werden als akkomodationsbedingt angesehen.
- Lockerung des Zusammenhalts der beiden Epithelblätter im Bereich der Pars plana corporis ciliaris

führt im Alter in rund 25% sonst regelrechter Bulbi[13] zur Ausbildung von *Pars-plana-Zysten*[30].

Die Aderhaut kann als Folge einer senilen Atrophie insgesamt verdünnt sein. Die *Bruch-Membran* erfährt allerdings mit fortschreitendem Lebensalter meist eine *Strukturumwandlung,* die eine Verdickung zur Folge hat. Elektronenmikroskopisch handelt es sich um größtenteils aus dem retinalen Pigmentepithel stammende Ansammlungen von Basallamina[22] –, vesikulärem, granulärem und filamentösem Material an der chorioretinalen Verbindung und in der inneren kollagenen Zone *(basale bzw. „lineare" Ablagerungen);* ferner um Zunahme des Kollagens und der Glykosaminoglykane. Auch das bereits im Säuglingsalter zu beobachtende *„Gitterkollagen"* (▷ Abb. 4.12 a) tritt ab dem 5. Lebensjahrzehnt vermehrt auf, und zwar in beiden kollagenen Schichten und in den Poren der elastischen Schicht der Bruch-Membran[96], aber auch im Bereich der chorioretinalen Verbindung[22, 89].

In der Netzhautperipherie alter Augen kommen die genannten *Veränderungen der Transitstrecke* zwischen Choriokapillaris und Pigmentepithelrezeptoren, insbesondere massive Ansammlungen von basallaminaartigem Material (▷ Abb. 4.12 b), zusammen mit *peripheren zystoiden Degenerationen* vor[33] (▷ S. 523). Am hinteren Pol sind sie *prädisponierender Faktor* für die folgende Krankheit.

Exsudative („feuchte", „scheibenförmige") senile Makulopathie (▷ S. 521)

Sie ist hierzulande *die häufigste Ursache für hochgradige Sehbehinderung;* in etwa der Hälfte der Fälle tritt sie doppelseitig[42, 86, 110] auf. Die exsudative Makulopathie ist im Senium (über 75 Jahre) häufiger als in den Altersgruppen zwischen 43 und 54 Jahren (5,2% gegen 0,1%) und bei Frauen häufiger als bei Männern[56]. Hohe Risikofaktoren sind Zigarettenrauchen und Cholesterolspiegel ≥ 6,748 mmol/l[20]. *Kennzeichnend ist die subretinale Neovaskularisation,* die bei der „trockenen" Makulopathie (▷ S. 521) nicht beobachtet wird. Schwarze erkranken fast ausschließlich an der „trockenen" Form[52]. In Anbetracht des Fehlens von Netzhautgefäßen im Makulabereich dürfte der Aderhautsklerose eine entscheidende Rolle in der Pathogenese der „feuchten" senilen Makulopathie zukommen[10].

Fluoreszenzangiographisch zu diagnostizierendes Frühsymptom ist die *seröse Abhebung des Pigmentepithels* mit oder ohne Abhebung der sensorischen Netzhaut[110]. Neugebildete Gefäße können von der Choriokapillaris in die basalen Ablagerungen einwachsen und sie durchdringen[89]. Dabei kommt es zu *Exsudation* und *Blutungen,* schließlich zur *Ausbildung eines subretinalen fibrovaskulären Gewebes.* Es enthält Kollagen Typ I, III, IV, V und VI, Laminin, Fibronektin, Glykosaminoglykane und Lipid sowie Zellen vom Aussehen der Pigmentepithelien oder von Fibroblasten, jedoch keine Gliazellen[14, 43]. Ausschwemmung von Lipid aus den neugebildeten Gefäßen mit Ansammlung an den Rändern der subretinalen Ergüsse ergibt ein Bild, das ophthalmoskopisch der durch retinale Neovaskularisation hervorgerufenen perifovealen intraretinalen Lipidablagerung (*Retinopathia circinata* ▷ S. 526) ähnelt.

Die von der Choriokapillaris ausgehende netzhautwärts gerichtete Gefäßproliferation, ein entscheidender Schritt im Ablauf der exsudativen senilen Makulopathie[7, 10], ist eine entzündungsähnliche Antwort der Aderhaut auf die Ablagerung von phospholipidhaltigen Abbauprodukten in senilen Drusen (▷ S. 521) und auf die Destruktion der Bruch-Membran[73]. Sie kommt aber auch bei Jugendlichen vor und führt im fovealen und parafovealen Bereich zu einem charakteristischen, relativ häufigen, ebenfalls mit subretinaler Exsudation und Blutungen einhergehenden Krankheitsbild (*„Choroidopathie maculaire hémorrhagique chez les sujets jeunes",*[23] *„fokale hämorrhagische Chorioretinopathie"*[109]), das völlig der makulären Läsion bei der „presumed ocular histoplasmosis" (▷ S. 511) gleicht. Eine Korrelation mit Histoplasma capsulatum wurde bisher nicht bewiesen.

Stoffwechselstörungen und degenerative Veränderungen

Diabetische Chorioideopathie

Charakteristische Veränderungen der Iris *bei Diabetes mellitus* sind die *Vakuolisierung des Pigmentepithels* und von der Iriskrause oder Iriswurzel ausgehende *Kapillarneubildungen (Rubeosis iridis,* ▷ S. 508). Multilamelläre Verdickungen der Basallamina des ziliaren Pigmentepithels und Verdickung des PAS-positiven Materials der Choriokapillaris mit *Obliteration der Kapillarlumina* werden ebenfalls beschrieben. In der Umgebung von Aderhautarealen mit Minderperfusion finden sich zahlreiche *Mikroaneurysmen und Kapillarschlingen (diabetische Chorioidopathie)*[47, 87], ähnlich wie bei der Retinopathia diabetica (▷ S. 526). Umschriebene minderperfundierte Areale der Choriokapillaris wurden fluoreszenzangiographisch in 47% der Fälle nachgewiesen[87]. Tierexperimentelle Befunde zeigen, daß die Axone des chorioidalen Nervenplexus von diabetogenen Veränderungen betroffen werden (diabetische autonome Chorioideoneuropathie)[34].

„Angioid streaks"

Ophthalmoskopisch handelt es sich um von der Papille aus verlaufende, *gefäßähnliche, leicht pigmentierte Bänder,* histologisch um *Risse in der Bruch-Membran,* die von fibrovaskulärem Gewebe ausgefüllt sind. Sie werden bei verschiedenen erbbedingten Bindegewebserkrankungen beobachtet, z. B. beim Pseudoxanthoma elasticum und beim Ehlers-Danlos-Syndrom[72].

Kreislaufstörungen

Arteriosklerotische Veränderungen

Die Anfangsstadien der *Krankheit Chorioidalsklerose* sind von der mit dem Alter zunehmenden *Involution der Chorioidea* ophthalmoskopisch nicht zu trennen. Fluoreszenzangiographisch ergibt die ohne funktionelle Störungen einhergehende *senile Chorioidalsklerose* keine pathologischen Befunde, abgesehen von gelegentlicher Auflockerung des Pigmentepithels. Die mit Sehstörungen verbundene *("degenerative") Chorioidalsklerose* ist fluoreszenzangiographisch durch bessere Sichtbarkeit der großen Aderhautgefäße infolge *Atrophie des retinalen Pigmentepithels* sowie durch umschriebene Bezirke mit *Atrophie der Choriokapillaris* und mit Farbstoffaustritt gekennzeichnet. Füllungsdefekte der Aderhaut wurden nicht beobachtet[2].

Trotz der großen Bedeutung der chorioidalen Blutzirkulation für die Ernährung des retinalen Pigmentepithels und der sensorischen Netzhaut (▷ S. 505) liegen *histologische Untersuchungen* nur in auffallend geringer Zahl vor. In dem von Sarks[88] berichteten Fall eines mit 91 Jahren verstorbenen gesunden Mannes (RR 170/80 mm Hg) war die *gesamte Aderhaut atrophisch verdünnt*, die großen Gefäße füllten den gesamten Querschnitt der Chorioidea aus. Die *Elastica interna* war meist erhalten, die *Muskelschicht* jedoch atrophisch. Einige Gefäße bestanden nur aus *Endothelrohren*, andere waren zu *fibrotischen Strängen* obliteriert. Klinisch als *Einscheidungen"* diagnostizierte *Gefäßveränderungen waren keine perivaskulären Strukturen, sondern die Gefäßwand selbst.*

„Bulbiculi" sind in hohem Alter bei Vasosklerose verschiedenen Grades makro- und mikroskopisch nachweisbare *Kreuzungsphänomene* in der Aderhaut. Es handelt sich um exzentrische, meist kugelförmige Ausbuchtungen an den Kreuzungen von hinteren Ziliararterien und den Venen des Vortikosasystems. Sie liegen zwischen der Arterie und der Sklera. Im Unterschied zu den retinalen Kreuzungsphänomenen (▷ S. 524) handelt es sich um eine *echte Deformation des Venenlumens*[68].

Hypertensive Chorioideopathie

(„Chorioiditis albuminurica".) Die Aderhaut ist *beim akuten Hypertonus schwerer erkrankt als die Netzhaut.* Es kommt zu *fibrinoider Nekrose der Arterien und Arteriolen* mit Endothelnekrosen und Verschluß der Choriokapillaris, ferner zu *Nekrosen im darüberliegenden Pigmentepithel*[104, 106]. Ophthalmoskopisch erscheinen die Pigmentepithelveränderungen als helle Flecke (Elschnig-Herde im akuten Stadium); während der Fluoreszenzangiographie lassen sie den Farbstoff passieren. Nach Ausheilung resultieren kleine pigmentierte Flecke, die von einem schmalen hellen Saum umgeben sind (*Elschnig-Herde* im engeren Sinne). Ein weiteres ophthalmoskopisches Korrelat hypertensiver Aderhautveränderungen sind die *Siegrist-Streifen,*

perlschnurartige, gewöhnlich über einem hellen hervorstehenden Chorioidalgefäß angeordnete Pigmentierungen[24].

Akute chorioidale Ischämie

Sie tritt nach *Verschluß einer hinteren Ziliararterie,* einer *Aderhautarterie* oder einer terminalen *Aderhautarteriole* ein. Ort und Ausdehnung (keil- oder fleckförmig) werden durch das verschlossene Gefäß bestimmt[45]. Arterielle Verschlüsse der Aderhaut haben eine *ischämische Nekrose* des retinalen Pigmentepithels und der äußeren Netzhautschichten (*„Aderhautinfarkt")*[36] zur Folge.

Vortexvenenthrombose

Der Verschluß einer V. vorticosa kann iatrogen verursacht werden (z. B. während eines netzhautchirurgischen Eingriffs durch Abriß mit folgender Thrombose) oder spontan zustande kommen. Die Pathogenese der spontanen Vortexvenenthrombose ist ungeklärt; bei alten Menschen dürfte es sich um ein dem Zentralvenenverschluß vergleichbares Geschehen handeln (▷ S. 526). Die durch den Verschluß einer Vortexvene hervorgerufene *Aderhaut„abhebung"* bildet sich nach etwa 3 Wochen wieder zurück[36].

Rubeosis iridis

Hierunter versteht man die *Aussprossung neugebildeter Kapillaren* an der Irisoberfläche (▷ Abb. 4.24 d). Unter den zahlreichen *Ursachen* sind vor allem zu nennen: Zentralvenenverschluß, Glaukom, Uveitis, Trauma, Diabetes mellitus und Retinoblastom. Die *Pathogenese* ist unklar. Möglicherweise wird in hypoxischen Arealen der Netzhaut ein *vasoformativer Faktor* gebildet, der, zumal in aphaken Augen, nach vorn diffundiert und die Gefäßneubildung in der Iris stimuliert[35].

Eine häufige, für das Auge deletäre *Folge der Rubeosis iridis* ist der *progressive Verschluß des Kammerwinkels* durch neugebildetes, die Kapillarendothelproliferation begleitendes Bindegewebe (▷ S. 553).

Ziliochorioidales Ödem („ciliochoroidal effusion", sog. Aderhaut- bzw. Ziliarkörper„abhebung")

Im Unterschied zur postkontusionellen echten Ziliarkörper-Aderhautabhebung liegt keine Ablösung von der Sklera durch freie Flüssigkeit (Blut) vor, sondern eine Verdickung der Aderhaut und/oder des Ziliarkörpers durch *intrauveales* Ödem. Es kommt zu einer wabenartigen Aufsplitterung der Aderhaut (*Spongiosis chorioideae,* Pau 1957) bzw. der Ziliarkörperstrukturen (Abb. 4.9 b) mit nachfolgender *Hypotonie des Bulbus,* wahrscheinlich bedingt durch Gefäßstase im Bereich der Aderhaut und/oder des Ziliarkörpers. Die Herabsetzung des lokalen Blutdrucks führt zur Verminderung der Kammerwasserproduktion.

Als *Ursache* des Krankheitsbildes gilt eine *Permeabilitätsstörung der Uveagefäße* infolge von Arteriosklerose, Hypertonus, Diabetes, lokaler Entzündung (u. a. bei panretinaler Photokoagulation) oder infolge von plötzlichem Abfall des intraokularen Drucks nach Trauma, Kataraktextraktion und – relativ häufig – fistulierender Glaukomoperation[6, 21]. Führt die Permeabilitätsstörung sekundär zum *Austritt von Blut* aus den Gefäßen, so kommt es bei *geschlossenem Bulbus* sehr schnell zur *Erhöhung des intraokularen Drucks;* bei *geöffnetem Bulbus* kann eine *expulsive Blutung* die Folge sein (▷ S. 485).

Entzündungen (Uveitis)

Klassifikation

Man kann die Uveitis nach folgenden Gesichtspunkten einteilen:

- *Klinischer Verlauf:* akut, subakut, chronisch, chronisch-rezidivierend.
- *Lokalisation:* Uveitis anterior *(Iritis, Zyklitis, Iridozyklitis);* Uveitis posterior *(Chorioiditis); Panuveitis.*
- *Ausdehnung:* herdförmig oder (seltener) diffus.
- *Histopathologisches Erscheinungsbild:* nicht granulomatös oder granulomatös (Abb. 4.9 a–e). Diese Einteilung ist rein deskriptiv, eine ätiologische Bedeutung kommt ihr nicht zu[90, 91].
- *Pathogenese:* Verursachung durch äußere oder organismuseigene (endogene) Faktoren.

Exogene Uveitiden kommen vor nach direkter Inokulation der Keime, z.B. nach perforierender Verletzung oder nach Durchbruch eines Hornhautulkus, aber auch hämatogen durch in den Blutkreislauf gelangte Erreger (z.B. Tuberkelbakterien, Viren der Varicella-Zoster- oder der Herpes-Zytomegalie-Gruppe, Toxoplasma gondii, Candida species). *Endogene Uveitisformen* sind z.B. sympathische Ophthalmie, Vogt-Koyanagi-Harada-Syndrom, „Birdshot"-Chorioretinopathie und die Augenbeteiligung beim M. Behçet. Häufig werden bei exo- und endogenen Uveitiden angrenzende Strukturen (Kammerwinkel, Hornhaut, Sklera, Linse, Glaskörper, Retina) in Mitleidenschaft gezogen.

Die *Bedeutung genetischer Faktoren* sowohl bei Uveitis anterior wie auch bei Uveitis posterior ergibt sich aus der nicht seltenen Assoziation mit HLA-Antigenen. In einer 865 Uveitispatienten umfassenden prospektiven Studie war das häufigste klinische Krankheitsbild eine HLA-B 27-assoziierte akute Uveitis anterior (17 % der Fälle[85]). Folgende Assoziationen werden für die Uveitis anterior angegeben: akute Iridozyklitis bei ankylosierender Spondylitis HLA-B 27 in 90–95 % der Fälle bei Weißen, in 50 % bei Schwarzen, bei M. Reiter HLA-B 27 in 75–95 %[38], bei M. Behçet HLA-B 51 in 91 %[103]. Uveitis posterior: Die sehr seltene, wegen der schrotschußartigen Verteilung chorioretinaler Herde sogenannte „Birdshot"-Chorioretinopathie hat eine HLA-A 29-Frequenz von 85 %[103].

Das interstitielle Gewebe der Uvea enthält, wenn auch in geringer Anzahl, Lymphozyten, Plasmazellen und Makrophagen. *Lokale Antikörperproduktion* bei Uveitispatienten wurde von Witmer u. Martenet[111] nachgewiesen. Von größerer Bedeutung ist die Beteiligung der Uvea an *hämatogen vermittelten immunologischen Abwehrreaktionen;* vergleichbar der Funktion eines regionalen Lymphknotens[76]. Vorherrschender Zelltyp sind dabei aktivierte CD 4-positive T-Zellen[62]. Auch bei eindeutig infektiösen exogenen Uveitiden wird das endgültige Ausmaß der Gewebsläsion durch die Immunreaktion gegen die Erreger und durch die gegen retinales Gewebe ablaufende Autoimmunreaktion bestimmt[4].

Epidemiologie

Die Uveitis tritt am häufigsten zwischen dem 20. und 50. Lebensjahr auf; Uveitis anterior 4mal so oft wie Uveitis posterior. Nach dem 70. Lebensjahr ist sie eine ausgesprochene Rarität[90]. Der Verlauf einer Uveitis kann durch *endokrine Faktoren* beeinflußt werden (Menstruation[8], Schwangerschaft[90], Klimakterium – „*Menopausenuveitis*"[16]).

Unter 865 Uveitispatienten konnten in 26 % der Fälle systemische Krankheiten nachgewiesen werden; am häufigsten Sarkoidose (7 %) und HLA-assoziierte seronegative Spondylarthropathie. Syphilis und Tuberkulose waren die Ursache in 0,6 % bzw. 1,4 % aller Fälle, Toxoplasmose in 1 %[85]. Die häufigste okuläre Manifestation der Tuberkulose bei Patienten mit Lungentuberkulose ist die Chorioiditis[46a].

Chorioretinitis

Wegen der engen topographischen Beziehungen ist mit einer Chorioiditis fast immer eine Retinitis verbunden *(Chorioretinitis).*

Auch *sekundäre Beteiligung der Aderhaut nach anfänglicher Retinitis* ist möglich. Wichtigstes Beispiel einer solchen *Retinochorioiditis* ist die Augentoxoplasmose. Toxoplasma gondii wird nur in der Netzhaut gefunden, mit Prädilektion in der Nervenfaserschicht[92].

Sonderformen der Uveitis

Uveomeningoenzephalitis
Vogt-Koyanagi-Harada-Krankheit

Hauptsächlich bei *pigmentierten Rassen* auftretend. In Japan z.B. entfallen auf das Leiden 8 % der endogenen Uveitiden. Beim voll ausgebildeten Syndrom kommt es neben der *stets bilateralen* Augenerkrankung auch zu *Beteiligung des ZNS* (Meningitis und/oder Enzephalitis), Dysakusis, Tinnitus, Vitiligo, Alopezie und Poliosis.

Die im hinteren Abschnitt beginnende, später auch Ziliarkörper und Iris ergreifende granulomatöse Uveitis mit folgender exsudativer Netzhautablösung hat *histologisch* große Ähnlichkeit mit der Sympathischen

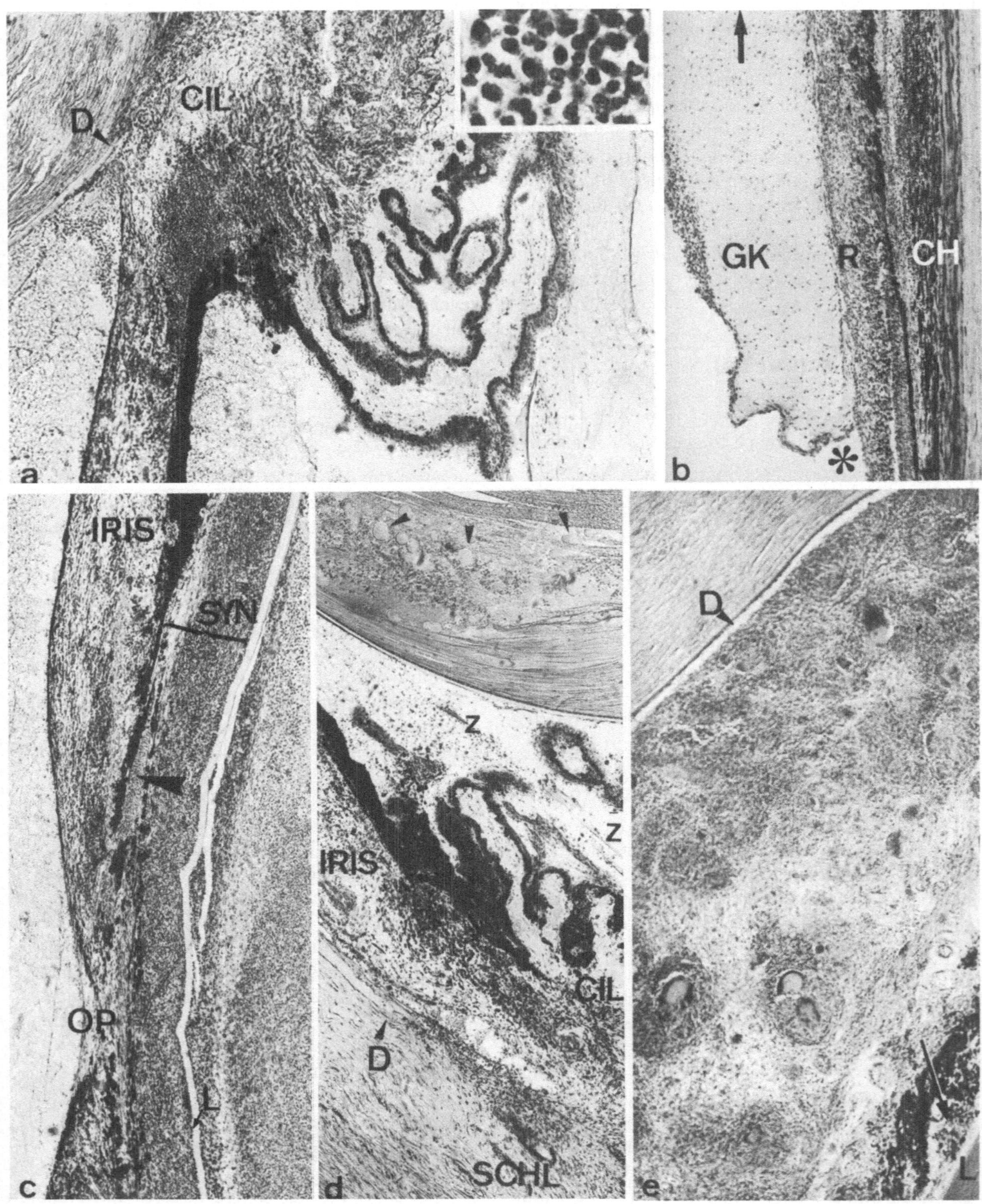

Abb. 4.9 a–e. Nicht granulomatöse (**a–d**) und granulomatöse (**e**) Uveitis; **a, c, d** gleicher Fall. **a** und **c** Chronische Iridozyklitis nach penetrierender („perforierender") Verletzung. Überwiegend lymphoplasmazelluläre entzündliche Infiltrate in Iris und Corpus ciliare *(CIL)*. Totaler Verschluß der Pupille (Occlusio pupillae, *OP*) durch organisiertes fibrinöses Exsudat. Iris und Linse sind durch derbes faseriges, von neutrophilen Granulozyten und Lymphozyten durchsetztes Bindegewebe miteinander verwachsen (hintere Synechie, *SYN*). Der *Pfeilkopf* zeigt auf ein aus der Iris in dieses Granulationsgewebe einwachsendes Gefäß. In der Linse dichtes entzündliches Infiltrat überwiegend aus neutrophilen Granulozyten („Linsenabszeß"). Der Spalt hinter der Linsenkapsel *(L)* ist ein Artefakt. *D* Ende der Descemet-Membran. HE, 50 : 1. *Einsatz* in **a:** Zellen des entzündlichen Infiltrates im Ziliarkörper. HE, 500:1. **b** Chronische Chorioretinitis nach penetrierender („perforierender") Verletzung. Entzündliche lympho-plasmazelluläre Infiltrate in der Chorioidea *(CH)*. Retina *(R)* und Glaskörper *(GK)* sind sekundär beteiligt. Der Glaskörper ist an dieser Stelle der Äquatorgegend von der Netzhautinnenfläche abgelöst; der Übergang zwischen orawärts anliegender

Ophthalmie. *Elektronenmikroskopisch* wurden enge Kontakte zwischen Lymphozyten und Melanozyten in Uvea und Kutis beobachtet[98]. Immunzytologische Befunde sprechen für eine T-Zellvermittelte Erkrankung. CD1-(Leu-6-)positive Zellen wurden in Aderhautinfiltraten nachgewiesen[53]. *Pathogenetisch* wird ein möglicherweise virusgetriggerter Autoimmunprozeß mit zytotoxischer Wirkung von Lymphozyten gegen Oberflächenantigene enthaltende Melanozyten und/oder neuronale Elemente diskutiert[62, 100].

„Presumed ocular histoplasmosis" („Ocular histoplasmosis syndrome")

Unter dieser Bezeichnung wird in der US-amerikanischen Literatur eine disseminierte Chorioiditis beschrieben, ophthalmoskopisch charakterisiert durch wie ausgestanzt erscheinende Herde *(„histo spots"),* sowie durch im Makulabereich auftretende subretinale, von der Choriokapillaris ausgehende *Neovaskularisation* mit Exsudation und Hämorrhagien (▷ S.507). Eine Korrelation dieser Fundusbefunde mit Histoplasmose wurde von früheren Autoren angenommen, wenn die Augenveränderungen in Endemiegebieten auftreten. Sichere immunologische Beweise hierfür existieren jedoch nicht. Mikroskopisch bestehen die subretinalen Läsionen aus Pigmentepithelien, Fibroblasten und Kapillaren[5, 102].

Akute multifokale plakoide Pigmentepitheliopathie

Wahrscheinlich eine vaskuläre Erkrankung der präkapillaren chorioidalen Arteriolen, die über einen temporären Verschluß zu einer ischämischen Schwellung des darüber gelegenen retinalen Pigmentepithels führt. In einigen Fällen wurde eine *schwere zerebrale Vaskulitis* zugleich oder einige Monate nach der okulären Erkrankung beschrieben[1].

Traumatische Schäden

Die wichtigsten traumatischen Läsionen der Uvea sind bereits auf S.484ff. besprochen. Als Folgen operativer Eingriffe sind zu erwähnen:

<hr>

und papillenwärts abgelöster hinterer Glaskörpergrenzschicht ist durch den *Stern* gekennzeichnet. Der *Pfeil* zeigt in Richtung Ora serrata. HE, 50 : 1. **d** Entzündliches lymphoplasmazelluläres Infiltrat im Ziliarkörper *(CIL)* und im Trabekelwerk vor dem Schlemm-Kanal *(SCHL)* der Gegenseite. *D* Ende der Descemet-Membran. In der kataraktösen Linse Morgagni-Kugeln *(Pfeilköpfe),* am oberen Bildrand artefizielle Spaltbildung. *Z* Zonulafasern. HE, 50 : 1. **e** Iritis tuberculosa. Enorme Verdickung der Iris durch epitheloidzellige Granulome mit Langerhans-Riesenzellen. Aufhebung der Vorderkammer. Bindegewebige Verwachsung *(Pfeil)* mit der Linsenkapsel *(L)* hintere Synechie. *D* zentraler Abschnitt der Descemet-Membran. HE, 50 : 1

• *Koagulationseffekte nach Lichtchirurgie* (Xenon, Laser): Die Umwandlung der photischen Energie in Wärme findet hauptsächlich an den Melaningranula der Pigmentepithelien statt. Bei therapeutischer Dosierung bewirkt sie zunächst ein entzündliches Ödem; später folgt Nekrose, aber auch Proliferation von hypopigmentierten Pigmentepithelzellen. Die Pigmentierung der Koagulationseffekte ist Folge der Phagozytose von aus nekrotischen Pigmentepithelien freigewordenem Melanin durch Makrophagen der Aderhaut. Das weiße Zentrum sehr kräftiger Effekte ist nicht die Sklera. Es kommt vielmehr dadurch zustande, daß depigmentierte proliferierte Pigmentepithelien und oberflächlich vernarbte Aderhaut eine Pseudosklerose bilden, die den ophthalmoskopischen Blick auf die eigentliche Sklera verhindert[108]. Ein konstanter Befund nach Photokoagulation ist die Okklusion von Aderhautkapillaren. Netzhautkapillaren werden, wenn überhaupt, nur zum Teil verschlossen[2].

Tumoren

Tabelle 4.8. Geschwülste der Uvea. (Zusammengestellt nach Reese[79] und Naumann[66])

Neuroepitheliale Geschwülste
- *Leiomyom (Leiomyosarkom)* der Iris
- *Embryonaler Tumor des „nichtpigmentierten" Ziliarepithels (Diktyom, Medulloepitheliom;* selten). Die Zellen ähneln den Epithelien des Medullarrohrs oder der embryonalen Retina.
- *Adenom* bzw. *Adenokarzinom* des „nichtpigmentierten" Ziliarepithels (äußerst selten)
- *Adenom* bzw. *Adenokarzinom* des pigmentierten Ziliarepithels (äußerst selten)
- *Pseudo-adenomatöse Hyperplasie* des *nichtpigmentierten" Ziliarepithels; sog.* benignes Epitheliom des Ziliarkörpers (Fuchs). Kein Tumor i.e.S. (▷ S.506).

Von der Neuralleiste abstammende Geschwülste
- *Neurilemmom (Schwannom)*
- Malignes Neurilemmom (Schwannom)
- *Neurofibrom* (meist diffus in Aderhaut, Ziliarkörper und Iris)
- *Melanozytärer Nävus*
- Malignes Melanom. Häufigste maligne intraokulare Neoplasie.

Mesenchymale Geschwülste und Geschwülste der blutbildenden Organe
- *Hämangiom der Iris und des Ziliarkörpers* (selten)
- *Hämangiom der Aderhaut* (in etwa der Hälfte der Fälle beim Sturge-Weber-Syndrom)
- *Osteom der Aderhaut* (selten; vorwiegend bei jungen Frauen)[95]
- *Xanthogranulom* (Iris, Ziliarkörper)
- *Retikulumzellsarkom*[107]
- *Myeloische Leukämie*
- Lymphatische Leukämie

Metastasen
Ebenfalls häufig, nach einigen Autoren sogar noch häufiger als das maligne Melanom; jedoch klinisch selten diagnostiziert.

Amelanotische Geschwülste der Uvea sind *selten.*

- *Adenom des Ziliarepithels*
  Eine präzise Unterscheidung zwischen den Tumoren der beiden Epithelblätter des Ziliarkörpers ist nicht immer möglich[50]. Adenome des inneren sog. „nichtpigmentierten" Ziliarepithels sind nur relativ, aber nicht absolut amelanotisch[61].
- *Xanthogranulom* (▷ S.559)
  Das juvenile Xanthogranulom der Iris ist häufige Ursache einer atraumatischen Vorderkammereinblutung (Hyphaema) bei Säuglingen[37].

In der Uvea außerhalb der beiden Epithelschichten von Ziliarkörper und Iris (▷ Abb. 4.1 g) vorkommende *pigmentierte Zellen* lassen sich klassifizieren in *Melanozyten, Melanoblasten* und *Melanophagen*[79]. Der Melanophag ist eine Melanin phagozytierende Zelle mit Wachstumspotential (Makrophage; in der Iris „*Klumpzelle*" (Koganei) genannt)[112].

Unter pathologischen Umständen enthält die Uvea noch weitere pigmentierte Zellen: Das seltene *Leiomyom* bzw. *Leiomyosarkom* der Iris kann, wenn es vom nur unvollständig zu Muskelzellen differenzierten, Melaningranula enthaltenden vorderen Pigmentblatt der Iris (= Dilatator pupillae) ausgeht, Pigment aufweisen[79]. Das von den Schwann-Zellen herzuleitende *Neurilemmom (Schwannom)* bzw. maligne Schwannom besitzt ebenfalls die Fähigkeit, Melanin zu produzieren. Sein Vorkommen in der Uvea gilt als äußerst selten.

Melanozytärer Nävus
(ICD-0-DA M-8720/0)

Epidemiologie, Formen
Häufigste intraokulare Geschwulst. 11% der Patienten im mitteleuropäischen Sektionsgut weisen einen chorioidalen oder ziliaren Nävus auf; 90% aller Aderhautnävi liegen papillenwärts vom Bulbusäquator[66]. Ausschließlich in der Iris lokalisierte pigmentierte Uveatumoren wachsen meist langsam und haben eine günstige Prognose. Von 103 histopathologisch ursprünglich als Melanom diagnostizierten Iristumoren konnten Jakobiec und Silbert[51] neben einem Fall von Melanozytose und 5 Melanozytomen 91 als Nävi klassifizieren. Nur 6 waren maligne Melanome.

Der melanozytäre Nävus der Uvea ist kongenital angelegt, tritt aber klinisch erst in späteren Lebensjahren in Erscheinung. Die *kongenitale okuläre Melanose* (mit Heterochromie der Iris) ist histologisch ein generalisierter melanozytärer Nävus. Ota-Nävus, ▷ S.479.

Morphologie
Die histopathologische Diagnose eines melanozytären Nävus der Uvea beruht allein auf *zytologischen* Kriterien, ohne Berücksichtigung sekundärer Veränderung der Choriokapillaris (Obliteration), des Pigmentepithels und der sensorischen Retina[66].

Malignes Melanom der Uvea
(ICD-0-DA M-8720/3)

Häufigster primärer maligner Augentumor; in Einzelfällen auf hereditärer Basis[105, 114]. 5–8% aller Uveamelanome entstehen in der Iris[113].

Klassifikation
Die Uveamelanome werden von Zimmerman[115] aufgrund ihrer Histogenese wie folgt klassifiziert:
- Melanome bei *kongenitaler okulärer* oder *okulodermaler Melanozytose,*
- Melanome bei *Neurofibromatose,*
- aus einem *Nävus* entstehende Melanome,
- Melanome *unbekannten Ursprungs.*

Epidemiologie
Nach Ganley u. Comstock[27] wird maligne Entartung eines Aderhautnävus unter etwa 5000 Fällen einmal beobachtet. *Doppelseitige* primäre uveale maligne Melanome sind eine Rarität (in den USA unter der weißen Bevölkerung einmal alle 18 Jahre = 1:50000000)[94]. Auch *multizentrische* primäre uveale maligne Melanome in einem Auge sind extrem selten.

Gravidität hat einen *aktivierenden Einfluß auf das Tumorwachstum* (vermehrte Ausschüttung von melanozytenstimulierenden Hormonen durch die Hypophyse).[79]

Das maligne Uveamelanom ist eine Krankheit der *weißen Rasse* mit einer jährlichen Häufigkeit von 1 : 200000[94]; bei allen *Nichtweißen* ist es *ausgesprochen selten*[77]. Das Verhältnis zwischen erkrankten Weißen und Schwarzen wird mit 8:1 angegeben[41]. Anders als bei den Melanomen der Haut ist ein gesicherter Zusammenhang zwischen Sonnenlichtexposition und Frequenz der Uveamelanome bisher nicht bewiesen. Auffallend ist allerdings, daß bei Personen mit pigmentarmer („blauer") Regenbogenhaut Irismelanome relativ häufiger sind als Melanome des Ziliarkörpers. Die Iris ist der einzige Teil der Uvea, der vor der Linse – einem wirksamen UV-Filter – liegt[19].

Morphologie, Ausbreitung
Makroskopisch erfolgt das Wachstum der Geschwulst in der Aderhaut zunächst *diskoid,* dann in *kugeliger* Form. Nach Durchbruch durch die Basallamina des Pigmentepithels dringt die Geschwulst *pilzartig* unter Erzeugung einer sekundären Netzhautabhebung in Richtung Glaskörper vor. Die darüber liegende *Netzhaut* weist erhebliche *regressive Veränderungen* auf, u. U. *Zystenbildung.* Die Zysten können zu einer *sekundären Retinoschisis* konfluieren.

Intraokuläre Ausbreitung: Sehr selten wird die Basallamina an der vitreoretinalen Verbindung durchbrochen. Intrasklerale Ausbreitung vorzugsweise auf dem Weg über die Emissarien ist häufig; nach Donders[18] in Nichtserienschnitten in 30 %, in Serienschnitten in 80 % der Fälle. Einbruch des Tumorgewebes in die Vortexvenen verschlechtert die Prognose.

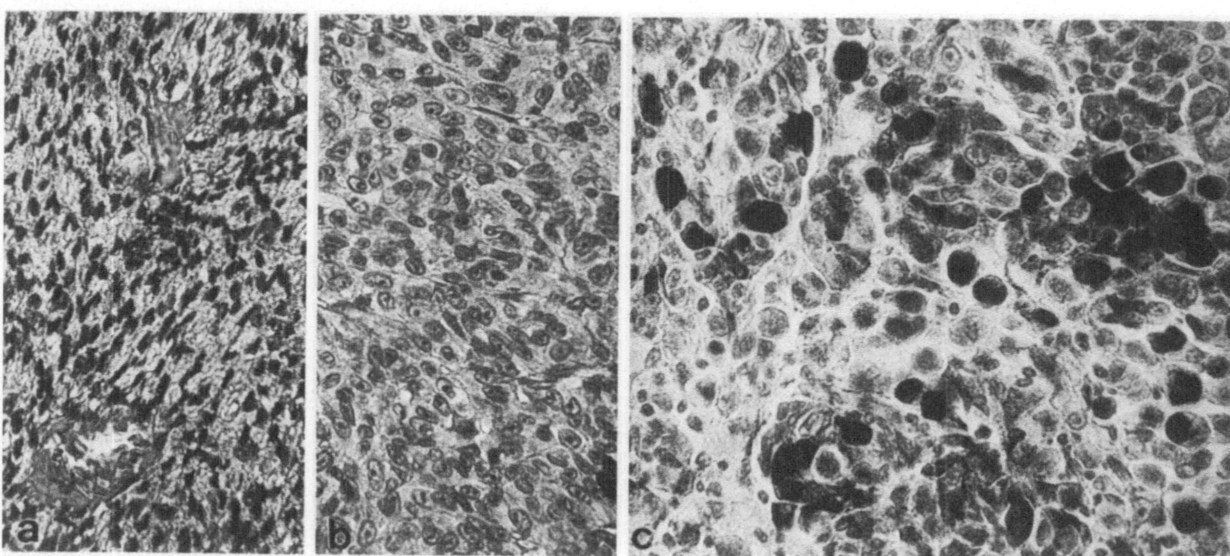

Abb. 4.10 a–c. Malignes Melanom der Uvea. **a** Spindelzelltyp A. Dichter Zellverband, spindelförmige chromatinreiche Kerne. HE, 125 : 1. **b** Spindelzelltyp B. Dichter Zellverband, Kerne größer mit deutlichen Nukleolen, Mitosen. HE, 312 : 1. **c** Epitheloidzelliges Melanom. Lockerer Zellverband, große ovale Kerne mit deutlichen Nukleolen, reichlich Mitosen. HE, 500 : 1

Mikroskopisch lassen sich die Uveamelanome für die Routinediagnostik wie folgt einteilen[25, 60]: 1. Spindelzelltyp A, 2. Spindelzelltyp B, 3. Epitheloidzelltyp (s. Abb. 4.10 a–c), 4. Gemischtzelltyp aus Spindel-B- und Epitheloidzellen – etwa 50 % der Uveamelanome. Reine Epitheloidzellmelanome sind selten. Beachtenswert ist die Häufigkeit von fokalen oder ausgedehnten Tumornekrosen, die sogar zur Spontanheilung führen können. Für die immunhistochemische Untersuchung der Uveamelanome können verschiedene Antikörper eingesetzt werden. Der monoklonale HMB-45-Antikörper hat eine Sensitivität von 99 % und macht durch den Nachweis zellulärer Veränderungen an der Invasionsfront das Ausmaß der Geschwulstausbreitung deutlich[84]. Die koagulationsnekrotischen Areale enthalten zahlreiche Plasmazellen[113]. Möglicherweise handelt es sich um *immunologisch ausgelöste Veränderungen*[76]. Das maligne Melanom der Uvea besitzt an der Zelloberfläche Antigene, die an normalen Melanozyten nicht nachweisbar sind[9, 75, 79]. Die Stimulation des Immunsystems ist um so kräftiger, je größer der Tumor ist und je mehr Epitheloidzellen er enthält[99].

Prognose

Die Histogenese der Uveamelanome hat keine Beziehung zur Prognose.

Unter 224 Fällen von malignen Melanomen der Aderhaut oder des Ziliarkörpers wurden bereits vor Behandlung (Enukleation oder Bestrahlung) in 5 Fällen histologisch verifizierte Metastasen gefunden (in allen 5 Fällen Melanomdurchmesser ≥ 15 mm); 1 Fall: Metastase im Mediastinum, 4 Fälle: Lebermetastasen[70].

Für die Beurteilung der Prognose wichtig sind Durchmesser des Tumors und Tiefe des Eindringens in die Sklera[115]. Die Anzahl der Mitosen sagt nichts über den Verlauf aus, ebensowenig wie der Melaningehalt[60]. Objektive Kriterien für Malignitätszeichen bietet die fast vollautomatisch durchführbare Ausmessung zytologischer Parameter[25, 26]: Aufgrund der Standardabweichung der Nukleolusfläche wird die Letalität vorherberechnet. Je größer die nukleare Pleomorphie, desto schlechter die Prognose. Auch der Zahl der mit einer speziellen Silberfärbung nachweisbaren Nukleolenorganisatorregionen wird bei Pigmentgeschwülsten der Uvea – nicht dagegen der Haut – ein prognostischer Wert zugeschrieben. Der Stichprobenmittelwert der Anzahl dieser die genetische Information für die DNS-Synthese enthaltenden Chromosomenbereiche verhält sich bei Nävi und Melanomen der Uvea wie 1,8:4,8[63].

Studien über die Mortalität von Patienten mit zytologisch klassifiziertem malignen Melanom der Uvea betreffen meist Patienten, deren erkranktes Auge enukleiert wurde. Einige Autoren halten es für möglich, daß der chirurgische Eingriff die Prognose durch Tumorzellen-Aussaat, vielleicht auch durch Veränderung der Immunitätslage, verschlechtert. Die *Enukleation* wird daher nicht mehr so häufig durchgeführt wie früher; ein klinisch suspekter Aderhauttumor wird nur beobachtet, mit Photokoagulation oder ionisierenden Strahlen behandelt. Anstelle histologischer Parameter wird infolgedessen in Zukunft der *Beobachtung des klinischen Verlaufs* eine *größere Bedeutung für die Stellung der Prognose* zukommen[95]. *Klinisch wichtigster Parameter scheint die Tumorgröße* zu sein; nach Yanoff u. Fine ist sie wichtiger als der Zelltyp.

> Ein solider Uveatumor mit einem *größten Durchmesser* von 6 PD (PD = Papillendurchmesser = 1,5 mm) hat eine *günstige Prognose* (Überlebensrate ca. 73 %)[113].

Literatur

1. Althaus C, Unsöld R, Figge C, Sundmacher R (1993) Cerebral complications in acute posterior multifocal placoid pigment epitheliopathy. German J Ophthalmol 2: 150–154
2. Apple DL (1977) Histopathology of xenon arc and argon laser photocoagulation. In: L'Esperance FA (ed) Current diagnosis and management of chorioretinal diseases. Mosby, St. Louis, pp 25–39
3. Archer D, Krill AE, Newell FW (1971) Fluorescein studies of choroidal sclerosis. Am J Ophthalmol 71: 266–285
4. Arocker-Mettinger E, Huber-Stizy V, Grabner G (1991) Immunologische Erkrankungen der Uvea und Netzhaut. In: Lund O-E, Waubke TN (Hrsg) Auge und Immunologie. Enke, Stuttgart (Bücherei des Augenarztes, Bd 125, S 153–167)
5. Becker N, Tessler H (1992) Ocular histoplasmosis syndrome. In: Tasman W, Jaeger EA (eds) Duane's clinical ophthalmology, vol 4/48, rev edn. Lippincott, Philadelphia
6. Bellows AR, Chylack LT, Hutchison BT (1981) Choroidal detachment. Clinical manifestation, therapy and mechanism of formation. Ophthalmology 88: 1107–1115
7. Bird A (1993) Choroidal neovascularisation in age-related macular disease. Brit J Ophthalmol 77: 614–615
8. Chakrapani K, Balchender R, Vidyavati M, Vidyasagar A (1982) Ovulation-associated uveitis. Br J Ophthalmol 66: 320–321
9. Char DH (1978) Immunology of uveitis and ocular tumors. Grune & Stratton, New York, pp 83–87
10. Coscas G (1975) In: Table ronde sur la dégéneréscence mulaire sénile. Arch Ophthalmol (Paris) 35: 903–930
11. Coscas G (1980) Flourescein angiography and the blood-retinal barrier. In: Cunha-Vaz JG (ed) The blood-retinal barriers. Plenum, New York, pp 211–234
12. Cunha-Vaz J (1979) The blood-ocular barriers. Surv Ophthalmol 23: 279–296
13. Daicker B (1972) Anatomie und Pathologie der menschlichen retino-ziliaren Fundusperipherie. Karger, Basel, S 230
14. Das A, Pulklin JE, Frank RN, Zhang NL (1992) Ultrastructural immunocytochemistry of subretinal neovascular membranes in age-related macular degeneration. Ophthalmology 99: 1368–1376
15. Davson H (1979) The little brain. Trans Ophthalmol Soc UK 99: 21–37
16. Deufrains A (1971) Die Menopausenuveitis, ein einheitliches Krankheitsbild? Ophthalmologica 163: 374–382
17. Dieterich CE (1973) Die Feinstruktur von M. sphincter und dilatator und ihre Innervation in der menschlichen Iris. Diskussionsbemerkung. In: Dodt E, Schrader KE (Hrsg) Die normale und die gestörte Pupillenbewegung. Symposium der D. O. G. vom 10.–12. März 1972 in Bad Nauheim. Bergmann, München, S 22–29
18. Donders PC (1973) Malignant melanoma of the choroid. Trans Ophthalmol Soc UK 43: 745–751
19. Egan KM, Seddon JM, Glynn RJ et al. (1988) Epidemiologic aspects of uveal melanoma. Surv Ophthalmol 32: 239–251
20. The eye disease case-control study group (1992) Risk factors for neovascular age-related macular degeneration. Arch Ophthalmol 110: 1701–1708
21. Finlay AE, Fogle JA, Green WR (1992) Ciliochorodial effusion. In: Tasman W, Jaeger EA (eds) Duane's clinical ophthalmology, vol 4/52, rev edn. Lippincott, Philadelphia
22. Foos RY, Trese M (1982) Chorioretinal juncture. Vascularization of Bruch's membrane in peripheral fundus. Arch Ophthalmol 100: 1492–1503
23. Francois J, Laey JJ de, Dakir M (1975) Choroïdopathie maculaire hémorrhagique chez les sujet jeunes. Ophthalmologica 170: 477–493
24. Fuchs A (1930) Über Chorioiditis albuminurica. Klin Monatsbl Augenheilkd 84: 39–52
25. Gamel JW, McLean IW (1984) Modern developments in histopathologic assessment of uveal melanomas. Ophthalmology 91: 679–684
26. Gamel JW, McCurdy JB, McLean IW (1992) A comparison of prognostic covariates for uveal melanoma. Invest Ophthalmol Vis Sci 33: 1919–1922
27. Ganley JP, Comstock GW (1979) Benign nevi and malignant melanomas of the choroid. Am J Ophthalmol 76: 19–25
28. Gärtner J (1970) Electron microscopic observations on the ciliozonular border area of the human eye with particular reference to the aging changes. Z Anat Entwickl Gesch 131: 263–273
29. Gärtner J (1971) Aging changes of the ciliary epithelium border layers and their significance for intraocular pressure. Am J Ophthalmol 72: 1079–1093
30. Gärtner J (1971) Fine structure of pars plana cysts. Am J Ophthalmol 73: 971–984
31. Gärtner J (1972) Lipid-containing substances in the basement membrane network of the human ciliary epithelium. Virchows Arch [B] 10: 310–321
32. Gärtner J (1973) Fuchs's epithelioma: localized amyloidosis of the ciliary body in the aged. Ophthalmic Res 5: 102–112
33. Gärtner J (1974) Periphere zystoide Degenerationen der menschlichen Netzhaut. Eine elektronenmikroskopische Untersuchung. Norm Pathol Anat Heft 29. Thieme, Stuttg, S. 31
34. Gärtner J, Fischer F (1989) Experimental autonomic neuropathy in the choroid of streptozotocin-diabetic rats. Electron microscopic observations. Retina 9: 49–58
35. Gartner S, Henkind P (1978) Neovascularization of the irism (Rubeosis iridis). Surv Ophthalmol 22: 291–312
36. Gaudric A (1981) Les occlusions vasculaires choroidiennes airgues. Bull Soc Ophtal Fr, Rapport annuel: La vascularisation choroidienne, pp 67–133
37. Goder G (1986) Grundriß der Ophthalmopathologie. In: Velhagen K (Hrsg) Der Augenarzt, Bd X. VEB Georg Thieme, Leipzig, S 191
38. Godfrey W (1992) Acute anterior uveitis. In: Tasman W, Jaeger EA (eds) Duane's clinical ophthalmology, vol 4/40, rev edn. Lippincott, Philadelphia
39. Ghosh M, McCulloch JC (1980) Pathological findings from two cases of choroideremia. Can J Ophthalmol 15: 147–153
40. Ghosh M, McCulloch JC, Parker JA (1988) Pathological study in a female carrier of choroideremia. Can J Ophthalmol 23: 181–186
41. Graham BJ, Duane TD (1980) Ocular melanoma task report. Am J Ophthalmol 90: 728–733
42. Green WR, Key SN (1977) Senile macular degeneration: a histopathologic study. Trans Am Ophthalmol Soc 75: 180–254
43. Grossniklaus HE, Martinez JA, Brown VB et al. (1992) Immunochemical and histochemica properties of surgically excised subretinal nevascular membranes in age-related macular degeneration. Am J Ophthalmol 114: 464–472
44. Hamilton AM, Bird AC (1974) Geographical choroidopathy. Br J Ophthalmol 58: 784–797
45. Hayreh SS (1980) Acute choroidal ischaemia. Trans Ophthalmol Soc UK 100: 400–407
46. Helbig H, Thurau SR, Nussenblatt RB, Caspi RR (1991) Aktive Immunoregulation durch Zellen des Ziliarkörpers. Fortschr Ophthalmol 88: 299–303
46a. Helm CJ, Holland GN (1993) Ocular tuberculosis. Surv Ophthalmol 38: 229–256
47. Hidyat AA, Fine BS (1985) Diabetic choroidopathy. Light and electron microscopic observations of seven cases. Ophthalmology 92: 512–522
48. Hogan MJ, Alvarado JA, Weddell JE (1971) Histology of the human eye. An atlas and textbook. Saunders, Philadelphia, p 369

49. Jaeger W, Käfer O (1979) Erkennung, Klassifikation und Differentialdiagnose der heredodegenerativen Erkrankungen des Augenhintergrundes durch Chromatoophthalmoskopie. Klin Monatsbl Augenheilkd 175: 148–175

50. Jakobiec FA, Font RL, Iwamoto T (1978) Diagnostic ultrastructural pathology of ophthalmic tumors. In: Jakobiec FA (ed) Ocular and adnexal tumors. Aesculapius, Birmingham/AL, pp 359–453

51. Jakobiec FA, Silbert G (1981) Are most iris „melanomas" really nevi? A clinicopathologic study of 189 lesions. Arch Ophthalmol 99: 2117–2132

52. Jampol LM, Tielsch J (1992) Race, macular degeneration and the macular photocoagulation study (editorial). Arch Ophthalmol 11: 1699–1700

53. Kahn M, Pepose JS, Green WR et al. (1993) Immunocytologic findings in a case of Vogt-Koyanagi-Harada syndrome. Ophthalmology 100: 1191–1198

54. Kaiser-Kupfer MI, Kuwabara T, Askanas V, Brody L, Takki K, Dvoretzky I, Engel WK (1981) Systemic manifestations of gyrate atrophy of the choroid and retina. Ophthalmology 88: 302–306

55. Kaufman PL, Barany EH (1976) Loss of acute pilocarpine effect on outflow facility following surgical disinsertion and retrodisplacement of the ciliary muscle from the scleral spur in the cynomolgus monkey. Invest Ophthalmol 15: 793–807

56. Klein R, Klein BEK, Linton KLP (1992) Prevalence of age-related maculopathy. Ophthalmology 99: 933–943

57. Kohner EM, Alderson AR (1981) Vitreous fluorophotometry. Trans Ophthalmol Soc UK 101: 446–449

58. Krill AE (1977) Hereditary retinal and choroidal diseases. Vol 2: Krill's hereditary retinal and choroidal diseases with the special assitance of Desmond B Archer. Clinical characteristics. Harper & Row, Hagerstown New York San Francisco London

59. Kuwabara T, Ishikawa Y, Kaiser-Kupfer MI (1981) Experimental model of gyrate atrophy in animals. Ophthalmology 88: 331–334

60. Lee WR (1993) Opthalmic histopathology. Springer, London, pp 105–106, 111

61. Lieb WE, Shields JA, Eagle RC Jr et al. (1990) Cystic adenoma of the pigmented ciliary epithelium. Clinical, pathologic, and immunohistopathologic findings. Ophthalmology 97: 1489–1493

62. Lightman S, Chan C-C (1990) Immune mechanisms in chorido-retinal inflammation in man. Eye 4: 345–353

63. Marcus DM, Minkowitz JB, Wardwell SD, Albert DM (1990) The value of nucleolar organizer regions in uveal melanoma. Am J Ophthalmol 110: 527–534

64. Melamed S, Ben-Sira I, Ben-Shaul Y (1980) Ultrastructure of fenestrations in endothelial choriocapillaries of the rabbit – a freeze-fracturing study. Br J Ophthalmol 64: 537–543

65. Morone G, Ottaviani G, Tazzi A, Carella G (1977) Microangiotectonique de la choride maculaire. Ann Oculist (Paris) 210: 375–381

66. Naumann GOH (1980) Uvea. In: Naumann GOH (Hrsg) Pathologie des Auges. Springer, Berlin Heidelberg New York, S 408–500

67. Newsome DA (ed) (1988) Retinal dystrophies and degenerations. Raven, New York

68. Orbán T (1966) Mikroangiologische Probleme des Blutkreislaufs der Aderhaut als Teilerscheinung der allgemeinen Arteriosklerose. Anatomische und histologische Untersuchung. Klin Monatsbl Augenheilkd 148: 473–483

69. Orgül SI, Daicker B, Büchi ER (1993) The diameter of the cilary sulcus: a morphometric study. Graefes Arch Clin Exp Ophthalmol 231: 487–490

70. Pach JM, Robertson DM (1986) Metastasis from untreated uveal melanomas. Arch Ophthalmol 104: 1624–1625

71. Pagon RA, Spaeth GL (1992) Congenital malformations of the eye. In: Tasman W, Jaeger EA (eds) Duane's foundations of clinical ophthalmology, vol 1/40, rev edn. Lippincott, Philadelphia

72. Paton D (1972) The relation of angioid streaks to systemic disease. Thomas, Springfield/ILL

73. Pauleikhoff D (1994) Die altersabhängige Makuladegeneration. Retinales Pigmentepithel und Bruchsche Membran als pathogenetische Grundlagen. Teil 2. Akt. Augenheilk 19: 225–234

74. Peress NS (1980) Immune complex deposition in the ciliary process of rabbits with acute and chronic serum sickness. Exp Eye Res 30: 371–378

75. Rahi AHS (1973) Immunological aspects of malignant melanoma of the choroid. Trans Ophthalmol Soc 93: 79–91

76. Rahi AHS, Garner A (1976) Immunpathology of the eye. Blackwell, Oxford, pp 85, 155, 264

77. Raivio I (1977) Uveal melanoma in Finland. An epidemiological, clinical, histological and prognostic study. Acta Ophthalmol (Suppl) 133: 7

78. Raviola G (1977) The structural basis of the blood-ocular barriers. Exp Eye Res 25 (Suppl): 27–63

79. Reese AB (1976) Tumors of the eye. 3rd edn. Harper & Row, Hagerstown, pp 166, 174, 204, 277, 299, 424–426

80. Rentsch FJ, Zypen E van der (1971) Altersbedingte Veränderungen der sog. Membrana limitans interna des Ziliarkörpers im menschlichen Auge. In: Bredt H, Rohen JW (Hrsg) Altern und Entwicklung – aging and development, Bd 1. Schattauer, Stuttgart New York, S 70–94

81. Richard G (1992) Choroidal circulation. Thieme, Stuttgart, pp 21, 58

82. Ringvold A (1970) Ultrastructure of the extracellular components in the human iris. Z Zellforsch 109: 306–315

83. Rohrbach JM, Steuhl KP, Thiel JH (1991a) Zysten und Fuchssche Adenome der Pars plicata corporis ciliaris – Degenerationsprodukte als Ausdruck verschiedener Ziliarkörperleistungen? Klin Monatsbl Augenheilkd 198: 195–200

84. Rohrbach JM, Steuhl K-P, Thanos S (1991b) Der monoklonale Antikörper HMB-45 in der Diagnostik intraokularer Melanome. Klin Monatsbl Augenheilkd 199: 274–277

85. Rothova A, Buitenhuis H, Meenken C (1992) Uveitis and systemic diseases. Br J Ophthalmol 76: 137–141

86. Ryan SJ, Mittl RN, Maumenee AE (1980) The disciform response: a historical perspective. Graefes Arch Klin Exp Ophthalmol 215: 1–20

87. Saracco JB, Gastaud P, Ridings B, Ubaud CA (1982) La choroidopathie diabétique. J Fr Ophtalmol 5: 231–236

88. Sarks SH (1973) Senile choroidal sclerosis. Brit J Ophthal 57: 98–109

89. Sarks SH (1976) Aging and degeneration in the macular region: a clinical-pathological study. Brit J Ophthal 60: 324–341

90. Schlaegel TF Jr (1981) General factors in uveitis. In: Duane TD (ed) Clinical ophthalmology, vol IV/49. Harper & Row, Hagerstown

91. Schlaegel TF Jr (1981) Etiologic diagnosis of uveitis. In: Duane TD (ed) Clinical ophthalmology, vol IV/41. Harper & Row, Hagerstown

92. Schlaegel TF Jr (1981) Toxoplasmosis. In: Duane TD (ed) Clinical ophthalmology, vol IV/51. Harper & Row, Hagerstown

93. Schnaudigel OE (1990) Anatomie des Sulcus ciliaris. Fortschr Ophthalmol 87: 388–389

94. Shammas HF, Watzke RC (1977) Bilateral choroidal melanomas. Case report and incidence. Arch Ophthalmol 95: 617–623

95. Shields JA (1983) Diagnosis and management of intraocular tumors. Mosby, St. Louis, pp 373–382

96. Spitznas M (1974) The fine structure of the chorioretinal border tissues of the adult human eye. Adv Ophthalmol 28: 78–174

97. Starck D (1975) Embryologie. Ein Lehrbuch auf allgemein biologischer Grundlage, 3. Aufl. Thieme, Stuttgart, S 364, 393, 397

98. Sugiura S (1978) Vogt-Koyanagi-Harada disease. Jpn J Ophthalmol 22: 9–35

99. Sunba MSN, Rahi AHS, Morgan G, Holoborw EJ (1980) Lymphoproliferative response as an index of cellular immunity in malignant melanoma of the uvea and its correlation with the histological features of the tumor. Br J Ophthalmol 64: 576–590

100. Tagawa Y (1978) Lymphocyte-mediated cytotoxitity against melanocyte antigens in Vogt-Koyanagi-Harada disease. Jpn J Ophthalmol 22: 36–41

101. Takki KK, Milton RC (1981) The natural history of gyrate atrophy of the choroid and retina. Ophthalmology 88: 292–301

102. Thomas MA, Kaplan HJ (1991) Surgical removal of subfoveal neovascularisation in the presumed ocular histoplasmosis syndrome. Am J Ophthalmol 111: 1–7

103. Thurau SR (1991) HLA-assoziierte Augenerkrankungen. In: Lund O-E, Waubke TN (Hrsg) Auge und Immunologie. Enke, Stuttgart (Bücherei des Augenarztes, Bd 125, S 168–176)
104. Tso MOM, Jampol LM (1982) Pathophysiology of hypertensive retinopathy. Ophthalmology 89: 1132–1145
105. Turner BJ, Siatkowski RM, Augsburger JJ et al. (1989) Other cancers in uveal melanoma patients and their families. Am J Ophthalmol 107: 601–608
106. Venecia G de, Wallow I, Houser D, Wahstrom M (1980) The eye in accelerated hypertension. I. Elschnig's spots in nonhuman primates. Arch Ophthalmol 98: 913–918
107. Wagoner MD, Gonder JR, Albert D, Canny CL (1980) Intraocular reticulum cell sarcoma. Ophthalmology 87: 724–727
108. Wallow IHL, Davis MD (1979) Clinicopathologic correlation of xenon arc and laser photocoagulation procedure in human diabetic eyes. Arch Ophthalmol 97: 2308–2315
109. Wessing A (1975) Degenerative Erkrankungen der Makula. Ber Dtsch Ophthalmol Ges 73: 371–384
110. Wessing A (1977) Die exsudative senile Makulopathie, klinisches Bild, Pathogenese, Prognose und Therapie. Klin Monatsbl Augenheilkd 171: 371–384
111. Witmer R, Martenet A-C (1979) Immunology of the aqueous humor. In: Shimizu K, Oosterhuis JA (eds) XXIII Concilium Ophthalmologicum Kyoto 1978. Acta I. Excerpta Medica, Amsterdam, p 111
112. Wobmann PR, Fine BS (1972) The clump cells of Koganei. The light and electron microscopic study. Am J Ophthalmol 73: 90–101
113. Yanoff MD, Fine BS (1982) Ocular pathology. A text and atlas, 2nd edn. Harper & Row, Hagerstown, pp 415, 839
114. Young LHY, Egan KM, Walsh SM et al. (1993) Familial uveal melanoma. Am J Ophthahl 117: 516–520
115. Zimmerman LE (1980) Melanocytic tumors of interest to the ophthalmologist. Ophthalmology 87: 497–502
116. Zirm M (1980) Proteins in aequous humor. Adv Ophthalmol 40: 100–172
117. Zypen E van der (1971) Vergleichende licht- und elektronenmikroskopische Untersuchungen über die morphologischen Grundlagen der Liquor- und Kammerwasserzirkulation. Altern und Entwicklung – aging and development, Bd 2. Schattauer, Stuttgart New York
118. Zypen E van der, Rentsch FJ (1971) Altersbedingte Veränderungen am Ziliarepithel des menschlichen Auges. Altern und Entwicklung – aging and development, Bd 1. Schattauer, Stuttgart, S 37–69

Netzhaut (Retina)

Die sensorische Netzhaut ist am Ende der Schwangerschaft beim Menschen und bei Tieren, die sich kurz nach der Geburt selbständig bewegen können, voll ausdifferenziert[135], die Stelle der besten optischen Trennschärfe, eine im Zentrum der Retina gelegene gefäßlose muldenartige Vertiefung *(Fovea centralis)*, beim Menschen allerdings erst nach einigen Monaten; ihr Durchmesser beträgt ca. 1,5 mm.

Wie die meisten Wirbeltiere hat auch der Mensch eine Netzhaut mit *2 Rezeptorentypen (Duplizitätstheorie: Zapfen* für das Farbsehen und für das Sehen am Tag; *Stäbchen* für das Dämmerungssehen). Die Rezeptoren bilden das *erste,* die glaskörperwärts folgenden bipolaren Ganglienzellen das *zweite* und die Optikusganglienzellen mit ihren Axonen *(= Nervenfaserschicht)* das *dritte Neuron.* Die Rezeptoren werden auch als *Sinnesepithelschicht,* die bipolaren und Optikusganglienzellen als *Gehirnschicht* bezeichnet. Intra-

retinal bestehen Querverbindungen (*Horizontalzellen* und *amakrine Zellen*), welche die Doppelfunktion der Netzhaut maßgeblich beeinflussen (Abb. 4.11).

Die Rezeptoren der Fovea sind fast ausschließlich modifizierte Zapfen. Glaskörperwärts von den Fovearezeptoren liegt lediglich eine dünne Schicht von Neuronen und ein Filter aus einem gelben Pigment *(Xanthophyll)*[91, 123], die elliptische *Macula lutea*. Sie hat eine Ausdehnung von 3–5 mm und erstreckt sich demnach über die Fovea hinaus. Im anatomischen Sprachgebrauch wird der Boden der Fovea als *Foveola* bezeichnet. Er bildet eine zusätzliche Vertiefung mit einem Durchmesser von 0,3 mm. Der Boden dieser Vertiefung besteht nur aus Zapfen, die durch Müller-Zellen voneinander getrennt sind[82]. Infolge der Hohlspiegelwirkung entstehen sowohl am Boden der Foveola wie auch am Rand der Fovea bei Beleuchtung mit dem Ophthalmoskop charaktistische Reflexe: der punktförmige *Foveolar-* und der ringförmige *Wallreflex.*

In ihrer gesamten Ausdehnung ist die *Netzhaut in mehrfacher Weise mit ihrer Unterlage verbunden:* einmal durch die reißverschlußartige Verzahnung der Rezeptorenaußenglieder mit den Pigmentepithelfortsätzen; zum anderen durch die verklebende Wirkung der zwischen Netzhaut und Pigmentepithel vorhandenen proteoglykosaminoglykanhaltigen Matrix[31, 86, 130]. Tierexperimentell wurde ein erheblicher Unterschied in der Verteilung dieser Matrix bei Licht- und Dunkeladaptation nachgewiesen[165]. Durch spezifische Glykoproteine und Phospholipide an den gegenüberliegenden Oberflächen der Rezeptoren und der Pigmentepithelien bewirkte Zellaggragation, fallender vitreoorbitaler Druckgradient und aktive Pumpwirkung des Pigmentepithels („negativer Druck") spielen ebenfalls eine verbindende Rolle[62].

Im adulten Auge führen die genannten Faktoren zu einer festen Adhärenz zwischen den beiden Blättern des ehemaligen Augenbechers[42, 175]. Sie ist Voraussetzung für ihre Zusammenarbeit: Das in den Außengliedern der Stäbchen lokalisierte *Sehpigment (Sehpurpur, Rhodopsin)* kann aus dem im Plasma vorhandenen Retinol (Vitamin A) nur unter oxidativer Mitwirkung der Pigmentepithelien gebildet werden.

Die Querscheibchen *(Disci)* der Außenglieder von Stäbchen und Zapfen werden *in einem 12-stündlichen Rhythmus fortlaufend erneuert,* und zwar die Stäbchen am Tag, die Zapfen in der Nacht. Der zirkadiane Rhythmus der Scheibchenerneuerung wird nicht nur durch den *„Zeitgeber"* beginnendes Tageslicht, sondern auch durch *endogene Oszillatoren* bestimmt. Ob Beziehungen zur Rhythmik des pinealen oder retinalen Melatoninstoffwechsels (▷ S.475) bestehen, bleibt abzuklären[10]. Die abgeschilferten Disci werden von der Pigmentepithelien phagozytiert, zunächst in Phagosomen gespeichert, enzymatisch weiter abgebaut oder in Form von Restkörperchen (Lipofuszin) gelagert[102, 173]. Phagozytierte Disci wurden bereits bei Embryonen gefunden[146]. Die kontinuierliche und lebenslange Fähigkeit der Pigmentepithelien zur Phagozytose ist nicht auf die Disci beschränkt. Bok u. Young[13] betrachten die *Pigmentepithelien* als *die am höchsten entwickelten Phagozyten des Körpers.*

Die genetisch kontrollierten *Melaningranula* des Pigmentepithels sind größer als diejenigen des Uveamelanins. Sie absorbieren große Teile des einfallenden Lichts und schützen somit die Netzhaut vor Lichtschäden[125]. Diskutiert wird auch die Umwandlung der Lichtenergie in Wärme, die von der Aderhaut abgeleitet wird. Vor allem in alten Augen kommen Kombinationen aus Melanin und Lipofuszin vor. Diese Melanolipofuszingranula können an Zahl die Melaningranula übertreffen[33].

Für die Aufrechterhaltung der Strukturen von sensorischer Retina und Pigmentepithel sind normale Vitamin E und A-Plasmaspiegel erforderlich[133].

An der Glaskörperseite ist die *Netzhaut ebenfalls in ihrer gesamten Ausdehnung fest mit dem benachbarten Gewebe verbunden* („vitreoretinal juncture", Foos 1972), wobei eine glykosaminoglykanhaltige Substanz die Kollagenfibrillen des Glaskörpergerüstes mit dem Basallaminamaterial an der Innenseite der Retina „verklebt"[61, 139]. Der in der lichtmikroskopischen Ära für sehr verschiedene Strukturen gebräuchliche Begriff *„Membrana limitans interna"* ist irreführend und sollte nicht mehr verwandt werden[61]. Auch die sog. *Membrana limitans externa* in Höhe des Übergangs zwischen den Innensegmenten der Photorezeptoren und ihrem Zellkern ist keine wirkliche Membran, sondern eine Lage von Zonulae adhaerentes zwischen Müllerschen Zellen und Photorezeptoren[147]. Im Gegensatz zu den Zonulae occludentes stellen Zonulae adhaerentes keine Flüssigkeitsbarriere dar. Fine und Zimmerman bezeichnen einen bandartigen Komplex aus Synapsen und miteinander verwobenen Neuriten in der äußeren plexiformen Schicht als *„middle limiting membrane"*[39].

Bei den gliösen Elementen des Netzhautgewebes handelt es sich größtenteils um die Retina in ihrer Gänze traversierende Abkömmlinge des Ependyms *(Müller-Zellen).* Sie haben nicht nur eine statische Funktion, sondern dienen wahrscheinlich auch als Reservoir für Metaboliten[154]. Ihre Basallamina bildet einen Teil der *vitreoretinalen Verbindung.* Außer den Müllerschen Zellen kommen in der Retina auch Astrozyten, Oligodendroglia- und Mikrogliazellen vor.

Nicht nur für den normalen Stoffwechsel, sondern auch für pathologische Vorgänge (Ödem) ist neben der Glia der durch die Gesamtheit der Interzellularfugen des Netzhautgewebes repräsentierte *extrazelluläre Raum* von großer Bedeutung. Er wird für das ZNS mit 15% des Hirnvolumens angegeben.

Das netzhauteigene Gefäßsystem (A. und V. centralis retinae) liegt in der Nervenfaserschicht. Aderhautwärts erstreckt es sich bis an die Grenze des 1. Neurons, das von der Choriokapillaris ernährt wird. Die Äste der bis zu ihrer Gabelung auf dem Niveau der Papille mit einem elastischen Wandgerüst versehenen[144] A. centralis retinae werden als *Endarterien* bezeichnet. Etwa 1,5 mm vor der Ora serrata[82] endet das retinale

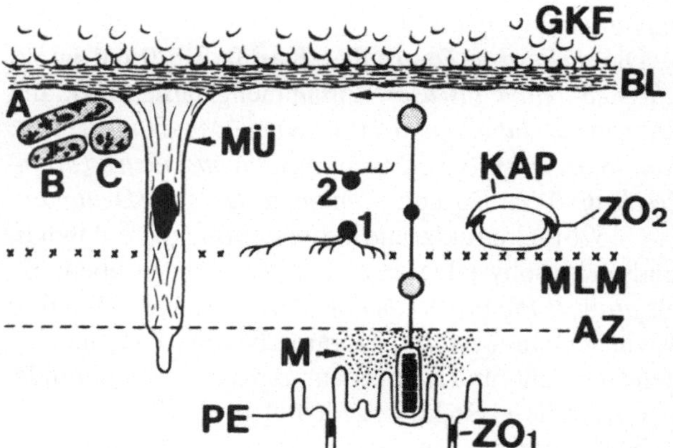

Abb. 4.11 Schematische Darstellung der Netzhautstruktur. *GKF* Glaskörperfibrillen; *BL* Basallamina an der vitreoretinalen Verbindung; *MÜ* Müller-Zelle; *KAP* weiteste Ausdehnung des Kapillarbettes rezeptorenwärts; *MLM* „middle limiting membrane"; *AZ* Adhäsionszone (Zonulae adhaerentes, sog. *M. limitans externa*); *M* proteoglykosaminoglykanhaltige Matrix; *PE* retinales Pigmentepithel; *ZO₁* Schicht der Zonulae occludentes an den Apices der Pigmentepithelien, sog. *Verhoeff-Membran = äußere Blut-Netzhaut-Schranke; ZO₂* Zonulae occludentes der Endothelien der Netzhautkapillaren = *innere Blut-Netzhaut-Schranke; 1* Horizontalzellen in der Schicht der Bipolaren; *2* amakrine Zellen in der Schicht der Bipolaren (nervöse Elemente ohne deutlichen Achsenzylinder). alpha privativum, makros = lang; *A* fibröser Astrozyt; *B* protoplasmatischer Astrozyt; *C* Oligodendrozyt (?). (Mod. nach Fine u. Yanoff 1979, *Ocular histology,* Fig. 6–25)

Gefäßsystem mit der Bildung von arkadenförmig verlaufenden arteriovenösen sog. *Shuntgefäßen.* Elektronenmikroskopisch sind die Netzhautarterien *Arteriolen ohne Elastika.* Ihre Kreuzungsstellen mit den *Venolen* sind von einer gemeinsamen Gefäßscheide umgeben. Die Kapillaren unterscheiden sich nicht von den Hirnkapillaren. Ihre Wand besteht aus Endothel mit Zonulae occludentes, Basallamina und in Basallaminaduplikaturen eingeschlossenen Perizyten. Ein perivaskulärer Raum fehlt[56, 171]. Im klinischen Sprachgebrauch werden die Netzhautarteriolen gewöhnlich als Netzhautarterien, die Netzhautvenolen als Netzhautvenen bezeichnet. Über *äußere* und *innere Blut-Netzhaut-Schranke* ▷ S. 505 und Abb. 4.11.

Spezielle Pathologie des Pigmentepithels

Dystrophien

Als Dystrophien des Pigmentepithels bezeichnet man *erbbedingte, bilateral-symmetrisch* auftretende Veränderungen, die *stationär oder langsam progredient* verlaufen. Hierzu rechnen nach Ansicht mancher Autoren die *schmetterlingsförmige Pigmentdystrophie (Deutman),* die *retikuläre Dystrophie (Sjögren)* und der *Fundus pulverulentus (Slezak und Hommer).* Das Pigmentepithel erscheint bei diesen Erkrankungen am hinteren Pol, insbesondere im Makulabereich, ophthalmoskopisch retikulär oder granulär gemustert (*„pattern dystrophies"*).

Die *vitelliforme Dystrophie (Best)* ▷ S. 520 und die als *„flecked retina diseases"* zusammengefaßten Erkrankungen *Fundus albipunctatus, juvenile Makuladegeneration (Stargardt)* ▷ S. 520, *Fundus flavimaculatus (Franceschetti)* ▷ S. 520 und *dominante Drusen (Deutman)* (▷ S. 520) gelten aufgrund fluoreszenzangiographischer und elektrophysiologischer Untersuchungen ebenfalls als *primäre Pigmentepitheliopathien*[107]. Für den Fundus flavimaculatus bzw. die Stargardsche Makulopathie liegen auch licht- und elektronenmikroskopische Befunde vor, die in dieser Richtung gedeutet werden[28].

Nach anderer Ansicht beginnen jedoch zumindest einige der genannten Dystrophien in der *Schicht der Rezeptoren* (▷ S. 520).

Entzündungen und Degenerationen

Das retinale Pigmentepithel ist bei Chorioretinitiden stets mitbeteiligt. Sekundäre Läsion der Rezeptoren kann zu entsprechenden Sehstörungen führen. Bei der kongenitalen oder frühkindlichen *Röteln-Retinopathie* handelt es sich um eine primäre Veränderung des retinalen Pigmentepithels ohne histologisch nachweisbare Läsion der Chorioidea oder der sensorischen Retina[108]. Auch die sog. *Retinitis centralis serosa* ist nach Gass primär eine Krankheit des retinalen Pigmentepithels[65], gekennzeichnet durch fokale Abhebung von der Bruchschen Membran mit fortschreitendem Verlust der Pumpwirkung des Pigmentepithels (▷ S. 516) in diesem Bezirk und folgender Exsudation in den subretinalen Raum. Nach anderer Ansicht entsteht die Krankheit jedoch primär in der Choriokapillaris *(Chorioretinopathia centralis serosa)*[136]. Degenerative Veränderungen des retinalen Pigmentepithels mit Zusammenbrechen der äußeren Blut-Netzhautschranke kommen bei angioid streaks, pathologischer Myopie und beim Diabetes mellitus[164] vor.

Altersveränderungen

Detritus geschädigter Pigmentepithelien findet sich in Spätstadien altersbedingter, mit Drusen verbundener Makulopathie zwischen Zellmembran und Basallamina der Pigmentepithelien sowie außerhalb der Basallamina, d. h. in der Bruch-Membran. Auch an der Innen-, den Rezeptoraußengliedern zugewandten Seite der Pigmentepithelien kann sich Detritus ansammeln und in den subretinalen Raum abgestoßen werden[134].

- *„Gitterkollagen"* („curly collagen"), atypisches kollagenoides Material mit einer Querstreifungsperiode von 85 bis 120 nm, kommt bereits im 1. Lebensjahr im Zusammenhang mit der Basallamina des Pigmentepithels vor (Abb. 4.12 a). Es wird dort, ebenso wie in den anderen Schichten der Bruch-Membran, im Alter vermehrt abgelagert.

- *Drusen,* d. h. kugelig-knollige homogene Anhäufungen an der Aderhautseite des Pigmentepithels, werden als Folge seniler funktioneller Minderwertigkeit des retinalen Pigmentepithels angesehen. Diese soll zur Exkretion ungenügend abgebauten Materials der phagozytierten Disci (▷ S. 516) in die Bruch-Membran führen[92]. Eine Verursachung durch erbbedingte Dystrophie des Pigmentepithels oder Altersveränderungen der Bruch-Membran wird ebenfalls diskutiert. *Histologisch* sind 2 Arten zu unterscheiden: große, vorwiegend aus Neutralfetten und kleine, überwiegend aus Phospholipiden bestehende Drusen. Die Neutralfette bilden eine hydrophobe Barriere in der Bruch-Membran. Durch die entstehende Behinderung bzw. Begrenzung des Wasserflusses von der Netzhaut in Richtung Aderhaut entwickelt sich das Bild der *Pigmentepithelabhebung*. Die phospholipidhaltigen Ablagerungen sind Wegbereiter chorioidaler Neovaskularisationen, da sie als Antwort auf die Ablagerung der phospholipidhaltigen Abbauprodukte eine entzündungsähnliche Reaktion mit Ausbildung einer Art von Granulationsgewebe hervorrufen[125, 141]. Im Tiermodell wurde nachgewiesen, daß der ophthalmoskopische Eindruck von „Drusen" auch durch einen Altersprozeß des Pigmentepithels, die fettige Degeneration (Abb. 4.12 b), hervorgerufen werden kann[38].

Die Bezeichnung „Druse" wird in der Mineralogie für Kristallmassen gebraucht, die sich in Hohlräumen aus eingesickerten Lösungen ausscheiden. Sie ist für die besprochenen Veränderungen schlecht gewählt, jedoch seit 1857 eingebürgert.

Besondere pathologische Reaktionen

Normalerweise teilen sich die Zellen des retinalen Pigmentepithels nicht mehr nach der Geburt. Sie *proliferieren* aber schnell in *papillärer, tubulärer* oder *diffuser Form* als Folge verschiedener Stimuli, z. B. *nach traumatischer Läsion* bei experimenteller Erzeugung einer Netzhautablösung[105], nach Photokoagulation[93], Kryopexie[99] oder bei *Affektionen der angrenzenden Chorioidea* (Melanom, diffuse Uveitis)[159]. *Kongenitale Hypertrophie* des Pigmentepithels kommt sehr häufig zusammen mit *Polyposis coli* vor; auch beim *Gardner-Syndrom*[21]. Auch *Umwandlung in freie Makrophagen* ist möglich[87]. *Proliferierte Pigmentepithelien* sind im Zellverband von einer – oft vielschichtigen – *Basallamina* umgeben. Tierexperimentell wurden in lichtgeschädigter Makula auch spindelförmig umgebildete Pigmentepithelien inmitten von *Kollagenfasern* mit 50–60 nm Periodizität gefunden[158] (*„fibröse Metaplasie"*). Durch Zug der abgehobenen Netzhaut in der Ora-serrata-Gegend bei lang bestehender totaler Ablatio retinae kann das Pigmentepithel subretinal zu zirkulärer Proliferation und Bindegewebsneubildung im Orazwickel angeregt werden (*„Ringschwiele"*)[24]. Gefäße einer solchen Ringschwiele können das innere Augenbecherblatt an der Ora serrata, möglicher-

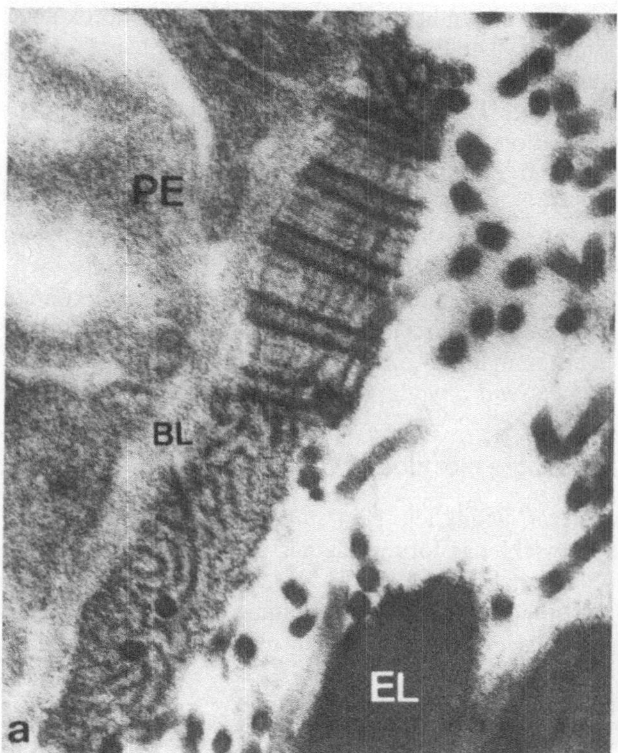
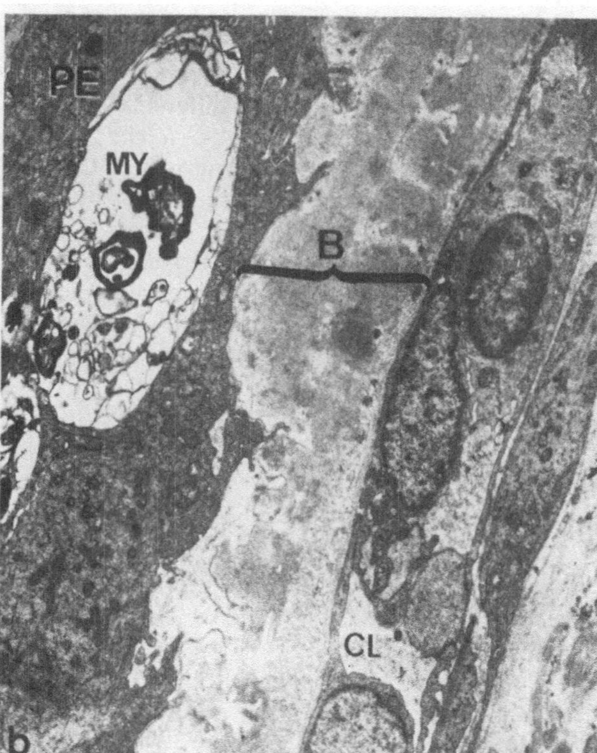

Abb. 4.12a u. b. Altersveränderungen des retinalen Pigmentepithels und der Bruch-Membran. **a** „Gitter"kollagen an der Basallamina *(BL)* des Pigmentepithels *(PE)* eines 9 Monate alten Säuglings. *EL* Elastin (mittlere der 5 Schichten der Bruch-Membran). Uranylazetat-Kaliumpermanganat, 80000 : 1. **b** Vakuolisierung des Pigmentepithels *(PE)* bei einem 84 Jahre alten Mann. Myelinfiguren *(MY)* als Folge fettiger Degeneration. Die Transitstrecke zwischen dem Lumen der Aderhautkapillare *(CL)* und dem Pigmentepithel ist durch massive Einlagerung eines basallaminaartigen Materials in die Bruch-Membran *(B)* verändert. Bleizitrat, 5000 : 1

weise in prädisponierten Lücken der Augenbecherwand[54, 58] durchbrechen und in den retrolentalen Raum vorwachsen. Auf diese Weise kann in der ganzen Orazirkumferenz eine retrolentale intravitreale fibrovaskuläre Bindegewebsplatte zur Ausbildung kommen („*Ora-Oraschwarte*" (▷ Abb. 4.4b, 4.24e)).

Pigmentepithelien können nicht nur die ihnen zugehörige Basallamina sondern unter pathologischen Umständen auch basallaminaartiges, gelegentlich Kalziumsalze enthaltendes Material und fibrilläres Kollagen produzieren. Nach Verkalkung des basallaminaartigen Materials sind sie zur Ossifikation mit Fettmarkbildung und Hämatopoese imstande. Diese sog. *knöcherne Metaplasie* (▷ Abb. 4.4g) wird nicht selten als Spätfolge in mikrophthalmischen oder phthisischen Augen beobachtet[118].

Tumoren

Pigmentierte und amelanotische Geschwülste des retinalen Pigmentepithels sind äußerst selten. Histologisch unterscheiden sie sich von den malignen Melanomen der Uvea; dagegen sind sie den Ependymomen vergleichbar. Extensive Infiltration von Netz- und Aderhaut wurde beschrieben[162].

Spezielle Pathologie der sensorischen Retina

Fehlbildungen

Retinale Dysplasie

Zum Krankheitsbild gehören Mikrophthalmus (▷ S. 477), Fehlbildung der Netzhaut (histologisch mit echten Rosetten (▷ Abb. 4.2e), Persistenz der embryonalen Glaskörpergefäße, und systemische Anomalien, insbesondere auch des ZNS.

Pathogenetisch wird ein fehlender Induktionsreiz seitens des Pigmentepithels auf die Morphogenese der Netzhaut diskutiert[145]. *Häufig bei Trisomie 13 bis 15.*

Ablatio falciformis congenita

Sichelförmige Faltung und Ablösung der Netzhaut, meist im temporal unteren Bulbussektor und nicht selten bilateral-spiegelbildlich. Von der Papille ausgehend kann sie sich nach vorn bis zum Ziliarkörper und sogar bis zur Linsenhinterfläche erstrecken. Häufig besteht eine Persistenz der A. hyaloidea und/oder von Teilen der Tunica vasculosa lentis (▷ S. 478).

Dysplasien im Bereich der Ora serrata

Die dem früheren Augenbecherrand bis zum 4. Embryonalmonat entsprechende Ora serrata ist prädestiniert für Normvarianten und Fehldifferenzierungen[29]. Letztere können das *embryonale Gefäßnetz* betreffen[54, 58], oder den Übergang der sensorischen Retina in das nicht pigmentierte Ziliarepithel: idiopathischer *Orariß*, besser *Netzhautdesinsertion*. Nicht selten hat letztere eine *Netzhautablösung* zur Folge, gewöhnlich bei emmetropen Kindern oder Jugendlichen männlichen Geschlechts bilateral im temporal unteren Quadranten. Erbliche Bedingtheit wird bestritten[72], ist aber sehr wahrscheinlich[166].

Juvenile Retinoschisis

Sie betrifft Kinder und Jugendliche *männlichen Geschlechts*[100], ist *bilateral* im temporal unteren Quadranten lokalisiert und kann mit einer mehr oder weniger ausgedehnten *Netzhautdesinsertion (Oradialyse)* kombiniert sein[131]. Auch zentrale *(mikrozystische Makulopathie = makuläre Schisis)* und *Glaskörperveränderungen* (hintere „Abhebung") gehören zum Krankheitsbild. Die übliche Bezeichnung wird dem kongenitalen Charakter der Erkrankung nicht gerecht[5]. Histologisch liegt die Spaltung in der Nervenfaserschicht[137].

Dystrophien

Ebenso wie die Dystrophien des retinalen Pigmentepithels (▷ S. 517), sind auch die Dystrophien der sensorischen Retina[76] erbbedingte, bilateral-symmetrische und stationär oder langsam progredient verlaufende Veränderungen.

Retinopathia pigmentosa

Bezeichnung für eine ganze Gruppe genetisch heterogener, aber klinisch ähnlicher hereditärer Netzhauterkrankungen[180]. Sie betreffen die Rezeptoren; zuerst und vorwiegend die Stäbchen, später die Zapfen (*Rezeptorendystrophie*[11]: früher „Retinitis pigmentosa", Donders 1857). Pathogenese unklar. Diskutiert wird auch ein *genetisch festgelegter Defekt des Pigmentepithels* (Tapetum nigrum), der die „Erkennung" der abgestoßenen Disci (▷ S. 516), zunächst der Stäbchen, durch bestimmte Rezeptoren der Zellwand der Pigmentepithelfortsätze verhindert[32]. Das Material wird infolgedessen nicht phagozytiert, bleibt im subretinalen Raum liegen und gibt Veranlassung zum sekundären Zugrundegehen der Sinnesepithelien und zu weiteren Veränderungen *(„tapetoretinale Degeneration")*. Infolge Herabsetzung des Stoffwechsels der zugrundegegangenen Rezeptoren gelangt mehr Sauerstoff aus der Aderhaut in die inneren Netzhautschich-

ten und führt dort zur kompensatorischen Vasokonstriktion – ähnlich wie nach panretinaler Photokoagulation[172]. Die Pigmentablagerungen selbst sind von sekundärer Bedeutung[126].

Einige Formen der Krankheit sind assoziiert mit Mutationen im Rhodopsin-Gen, lokalisiert auf Chromosom 3 q. Es wird vermutet, daß in den USA 25–30 % der Patienten mit dominanter Retinitis pigmentosa eine hierdurch hervorgerufene Störung im Aufbau des Sehpurpurmoleküls aufweisen[9].

Varianten einer Retinopathia pigmentosa können bei zahlreichen erbbedingten Stoffwechselstörungen vorkommen[43, 44], z.B. beim *Laurence-Moon-Bardet-Biedl-Syndrom* oder beim *M. Refsum.*

Familiäre exsudative Vitreoretinopathie

Dieser Krankheit liegt eine *autosomal-dominante*[89] Entwicklungsstörung kleiner, meist temporal gelegener Netzhautgefäße mit Nichtperfusion der entsprechenden peripheren Netzhautareale zugrunde. Fibrovaskuläre Netzhautläsionen und Glaskörperveränderungen sind Spätfolgen[16, 94, 122].

Makuladystrophien[27, 43, 76, 116]

Manifestationsort dieser *erbbedingten bilateralen Erkrankungen der Funktionseinheit Retina-Pigmentepithel* ist gewöhnlich, aber nicht immer (▷ Tab. 4.9.I.3., 5.) die Makula. Aus der verwirrenden Nomenklatur hervorzuheben sind die

- *selektive progressive Zapfendystrophie (Krill-Deutman)* mit juveniler oder adulter Verlaufsform sowie die gelegentlich zusammen mit Heredoataxie vorkommende
- *juvenile Stargardt-Krankheit*, ebenfalls eine *Zapfendystrophie,* bei der im Endstadium auch die Stäbchen betroffen sein können. Das Pigmentepithel bei der Stargardt-Krankheit weist intrazelluläre Anhäufungen von Glykosaminoglykanen auf, die den Flecken des *Fundus flavimaculatus* entsprechen[120]. Stargardt-Krankheit und Fundus flavimaculatus werden als verschiedene Verlaufsformen der gleichen Krankheit angesehen[27, 46].
- Bei der *vitelliformen Makuladystrophie (Best)* wurde elektronendichtes Material *in den inneren Segmenten von zugrundegehenden Rezeptoren,* sowie Lipofuszin zwischen Rezeptoren und Pigmentepithel und in den Pigmentepithelien selbst gefunden[49, 168]. Das ophthalmoskopische Bild (Vitellus = Eidotter) hängt möglicherweise mit der Lipofuszinansammlung zwischen sensorischer Netzhaut und Pigmentepithel zusammen.
- *Makuläre Schisis*
- *Dominante Drusen.*

Von den erbbedingten lysosomalen Speicherkrankheiten führen die

- *Sphingolipidosen* durch Speicherung von Sphingolipiden in den *perifovealen Ganglienzellen* unter Aussparung der ganglienzellenfreien Fovea häufig zu einer ophthalmoskopisch kennzeichnenden Veränderung, dem *kirschroten Fleck*. Er wird als Frühsymptom auch beim „*cherry-red-spot*" – „*myoclonus syndrome*" beobachtet[116]. Die Natur des bei dieser Krankheit gespeicherten Materials ist unbekannt. Bei den

- *Zeroidlipofuszinosen* kommt es in der Makula zum frühzeitigen Untergang der *Rezeptoren* mit folgender Degeneration des Pigmentepithels. Ophthalmoskopisch meist *kein kirschroter Fleck*.

Die Bezeichnung „amaurotische Idiotie" für die Verlaufsformen der GM$_2$ – Gangliosidose (Tab. 4.9 II 1.a) war früher im Gebrauch, gilt aber als überholt.

Tabelle 4.9 Erbbedingte Erkrankungen der Makula

I. Isoliert auftretende Makuladystrophien[27]
1. Makuläre Schisis ($\triangleright$ S. 520)
2. Selektive progressive Zapfendystrophie (Krill-Deutman)
3. Stargardtsche Krankheit (ophthalmoskopisch: Makulaherd mit umgebenden gelben Flecken) = Fundus flavimaculatus (ophthalmoskopisch: perimakuläre gelbe Flecken mit atrophischem Makulaherd)
4. Gutartige Ochsenaugendystrophie (Deutman)
5. Perizentrale Retinopathia pigmentosa (Stäbchen mehr betroffen als Zapfen)
6. Vitelliforme Dystrophie (Best)
7. Schmetterlingsförmige makuläre Pigmentdystrophie (Deutman)
8. Retikuläre Pigmentdystrophie (Sjögren)
9. Dominante Drusen (Deutman). Synon.: Doyn-Chorioidose, Malattia leventinese

II. Im Verlauf lysosomaler Speicherkrankheiten auftretende Makuladystrophien
1. Speicherung von Sphingolipiden in Ganglienzellen (meist „kirschroter Fleck")
   a) GM$_2$-Gangliosidose. Infantile Formen: M. Tay-Sachs[a] und Sandhoff-Krankheit[a].
      Auch juvenile und adulte Verlaufsformen
   b) M. Niemann-Pick
      aa. akute infantile („klassische") Form, Typ A[b]
      bb. subakute juvenile Form
   c) GM$_1$-Gangliosidose (selten)
      aa. infantile Form, Typ I[b]
      bb. adulte Form, Typ III
   d) Sialidose (früher Mukolipidose I)[c]
2. Speicherung eines unbekannten Materials in verschiedenen Zelltypen, darunter auch den retinalen Ganglienzellen: „cherry-red spot" – „myoclonus syndrome" („kirschroter Fleck").
3. Speicherung eines autofluoreszierenden Lipopigmentes (Zeroidlipofuszin) in verschiedenen Zelltypen. Meist kein „kirschroter Fleck"[43, 68, 176].
   a) Typ Haltia-Santavuori (2. Lebensjahr)
   b) Typ Jansky-Bielschowsky (2. bis 4. Lebensjahr)
   c) Typ Spielmeyer-Sjögren (6. bis 8. Lebensjahr)
   d) Typ Kufs (Erwachsenenalter. Sehr selten)

[a] Kirschroter Fleck bei über 90 % der Patienten[116]
[b] Kirschroter Fleck bei ca. 50 % der Patienten[66]
[c] Kirschroter Fleck bei ca. 30 % der Patienten oder seltener[66]

Altersveränderungen

Nimmt man die Funktion als verläßlichsten Parameter für den Zustand der Makula, so ist hervorzuheben, daß die zentrale Sehschärfe bis ins hohe Greisenalter völlig normal sein kann. Dem entspricht, daß die altersbedingte numerische Atrophie der Phozorezeptoren in der Fovea weniger ausgeprägt ist als in der Netzhautperipherie[63].

Anfangsstadien der stets bilateralen senilen Makulopathie treten ophthalmoskopisch als von den normalen Varianten des Makulachagrins nur schwer zu unterscheidende Pigmentverschiebungen in Erscheinung. Im weiteren Verlauf kommt es zu Pigmentverklumpungen und Ansammlungen feiner weiß-gelber Herde. Histologisches Korrelat dieser „*trockenen*" Form der *senilen Makulopathie* sind *Drusen* ($\triangleright$ S. 518) sowie eine in späteren Stadien areoläre Atrophie des Pigmentepithels und der Rezeptoren[134]. Pathogenetisch liegt eine Durchblutungsstörung der Choriokapillaris zugrunde[116]. Diese kann zu Zerstörung der Struktur der Bruch-Membran und danach zum Eindringen neugebildeter Aderhautgefäße unter das Pigmentepithel führen[125]; wichtigstes Ereignis in der Pathogenese der exsudativen („*feuchten*") Form der *senilen Makulopathie* ($\triangleright$ S. 507). Pigmentepithel und sensorische Retina sind nur sekundär beteiligt. In vielen Fällen seniler Makulopathie wurde familiäres Auftreten Auftreten mit autosomal dominantem Erbgang festgestellt. Dominante Drusen (Tab. 4.9.I.9), senile makulare Drusen, „trockene" und „feuchte" senile Makulopathie sind verschiedene Formen der gleichen erbbedingten Krankheit[65]. Genetische Faktoren sind für die Veränderungen der Bruch-Membran von größerer Bedeutung als äußere Krankheitsursachen[127]. In den Industrieländern ist die senile Makulopathie häufigste Ursache hochgradiger Sehbehinderung oder Blindheit der über 65 Jahre alten Bevölkerung[111].

Zystoides Makulaödem

Die Schichtung und radiäre Anordnung der Nervenfasern, die Gefäßlosigkeit der Fovea, sowie die extreme Dünne der sensorischen Retina in der Foveola sind Vorbedingungen für relativ einheitliche, immer wiederkehrende Befunde – Ödem, Zysten und Lochbildung – bei den verschiedensten Erkrankungen der Netzhautmitte. Elektronenmikroskopisch werden Schwellung und Nekrose der Müller-Zellen[37] ferner Erweiterung des extrazellulären Raums[161] beschrieben. Fortgeschrittene senile Makulopathie, aber auch Traumen, z. B. Bulbusprellung ($\triangleright$ S. 484) oder Schädigung durch Licht ($\triangleright$ S. 488), Entzündungen, Verschluß der Zentralvene oder eines parafovealen Venolenastes und Diabetes mellitus sind die wichtigsten Faktoren in der Äthiopathogenese. Auch altersabhängige Schrumpfung der Glaskörperrinde mit Traktion an der Netzhautinnenseite wird als Ursache angeschul-

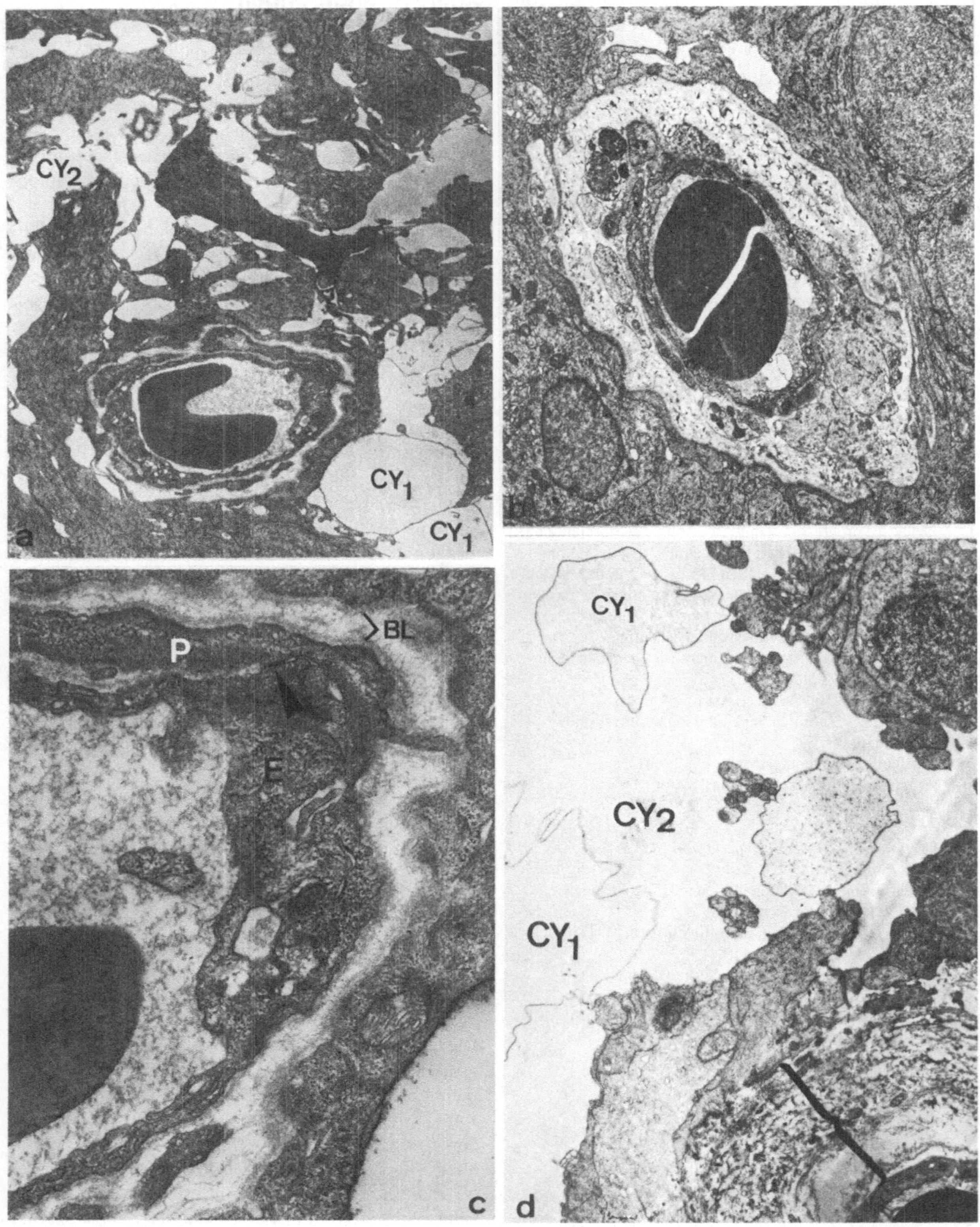

Abb. 4.13 a–d. Periphere zystoide Degeneration. **a** Netzhautka-
pillare am Rand eines Areals von membranumschlossenen
Hohlräumen *(CY₁)* und von Erweiterungen des extrazellulären
Raumes *(CY₂)*. Weibl., 9 Monate. Bleizitrat, 5000 : 1. **b** Perisklerose (Kapillarsklerose) am Rand einer peripheren zystoiden
Degeneration im späteren Lebensalter. Weibl., 31 Jahre. Bleizitrat, 5000 : 1. **c** Ausschnitt aus **a**. Die Kapillare ist von einem perivaskulären Raum umgeben, der von den Basallaminae *(BL)*
der Gefäßwand und der umgebenden retinalen Glia begrenzt
wird und feine Filamente enthält. Der *Pfeilkopf* deutet auf den
Kontakt eines Perizyten *(P)* mit der Zellmembran einer Endothelzelle *(E)*. Bleizitrat, 23 000 : 1. **d** Teil einer Kapillare mit ausgeprägter Perisklerose *(Klammer)* und benachbarten intra-
(CY₁) und extrazellulären *(CY₂)* Hohlräumen. Gleicher Fall wie
b. Uranylazetat-Kaliumpermanganat, 5000 : 1. (Abb. a–c aus
Gärtner 1974[60])

digt ($\triangleright$ S. 544). Von anderen Autoren wird die pathogenetische Bedeutung von Glaskörpertraktionen jedoch bestritten[47].

Periphere zystoide Degeneration (mikrozystoide Degeneration) (Abb. 4.13 a–d)

In einer *bandartigen Zone zentral von der Ora serrata angeordnete Hohlräume* kommen bereits im *Säuglingsalter* vor; ihre Frequenz nimmt mit den Jahren zu und erreicht im *7.–9. Lebensjahrzehnt* 100 %. Die Hyaluronat enthaltenden Hohlräume entstehen primär in der *äußeren plexiformen Schicht*. Später dehnen sie sich über die innere Körnerschicht aus, wobei die mittlere Membrana limitans ($\triangleright$ S.517) eine Zeitlang bestehen bleiben kann. Ihre Ultrastruktur gleicht grundsätzlich derjenigen der Hohlräume beim „*Status spongiosus*" des Gehirns[60].

Für die Bedeutung retinaler vaskulärer Faktoren spricht die in den betroffenen, relativ schlecht durchbluteten Arealen der Netzhautperipherie (neuropathologisch „letzte Wiese") stets zu findende *Kapil-*

larsklerose; von Zollinger (1944) als „*Perisklerose*" bezeichnet[148, 178]. Dies trifft auch für eine in 8 % der Leichenbulbi[24] in der inneren plexiformen Schicht zusätzlich vorkommende Hohlraumbildung zu, die *retikuläre zystoide Degeneration*[41]. Senile Umstrukturierung der Bruch-Membran (Transitstrecke!) spielt in der Pathogenese ebenfalls eine Rolle ($\triangleright$ S.507).

Senile Retinoschisis

Progrediente, flächenhaft-flache Netzhautspaltung ohne erkennbare reaktive Wandveränderungen. In fortgeschrittenem Lebensalter auftretend, nach Konfluieren von Hohlräumen einer peripheren zystoiden Degeneration. Die senile Netzhautspaltung erfolgt demnach in der *äußeren plexiformen*, evtl. auch in der angrenzenden inneren Körnerschicht, im Unterschied zur juvenilen Retinoschisis ($\triangleright$ S.520). Das Entstehen einer senilen Retinoschisis aus einer retikulären zystoiden Degeneration wurde im großen Material von Göttinger[69] nicht beobachtet.

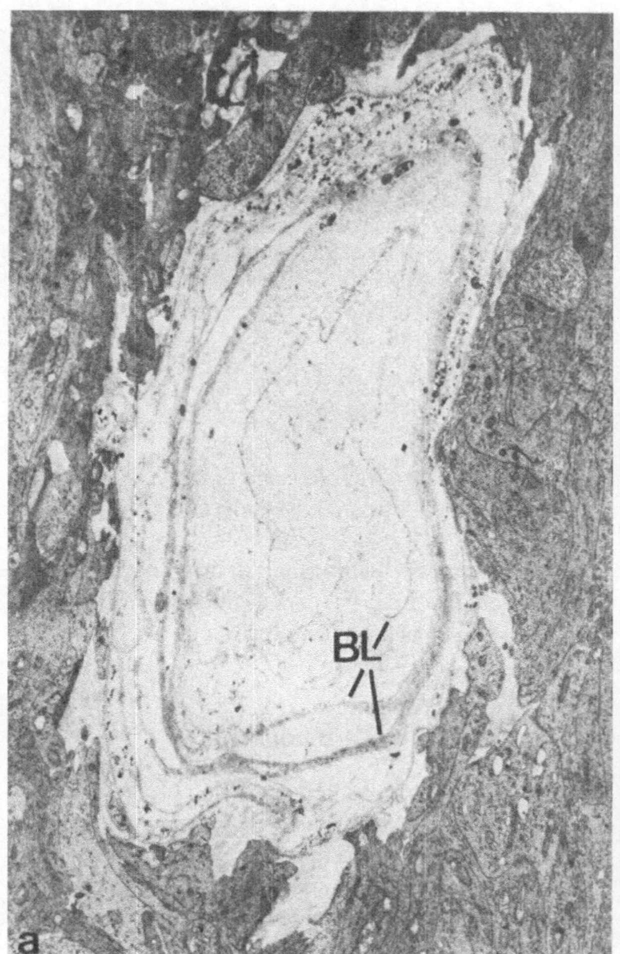
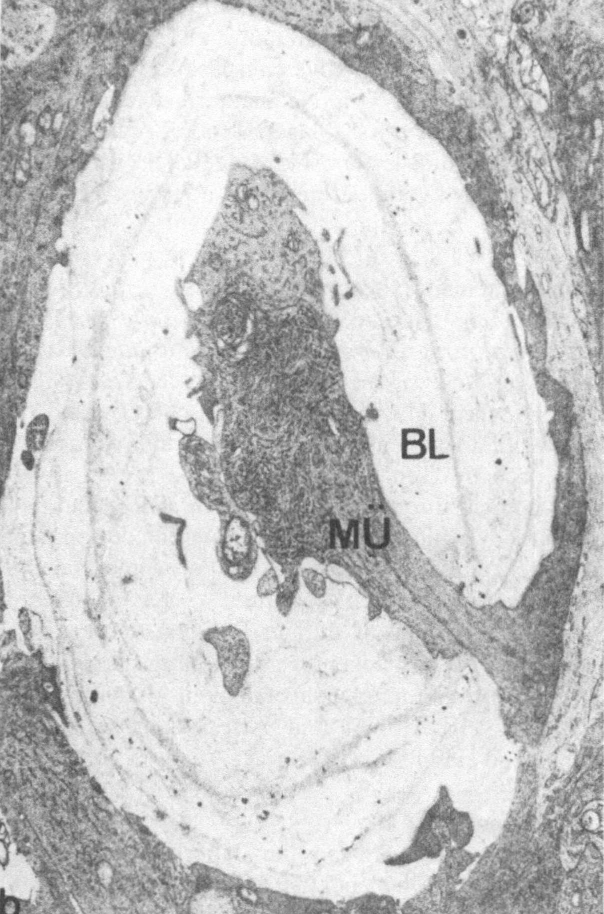

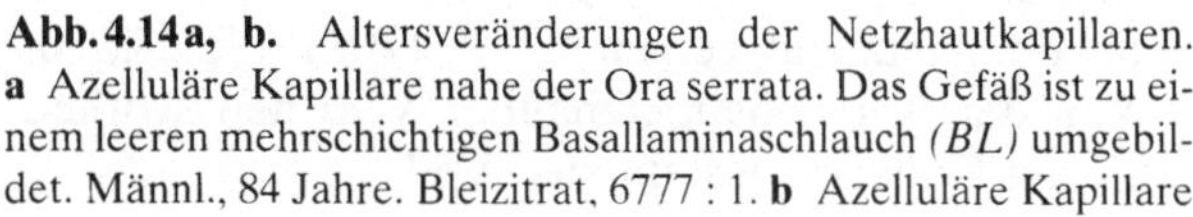

Abb. 4.14a, b. Altersveränderungen der Netzhautkapillaren. **a** Azelluläre Kapillare nahe der Ora serrata. Das Gefäß ist zu einem leeren mehrschichtigen Basallaminaschlauch *(BL)* umgebildet. Männl., 84 Jahre. Bleizitrat, 6777 : 1. **b** Azelluläre Kapillare nahe der Ora serrata. Der Fortsatz einer Müller-Zelle *(MÜ)* hat den Basallaminaschlauch *(BL)* durchbrochen und ist in das Kapillarlumen eingewachsen. Gleicher Fall wie **a**. Bleizitrat, 5000 : 1. (Aus Gärtner 1972/73[57])

Kapillarsklerose

Altersbedingte Veränderungen der terminalen Strombahn finden sich vermehrt zwischen Ora serrata und Äquator. Zunächst verschwinden die Endothelzellen, später die Perizyten. Azelluläre, z.T. multilaminäre Basallaminaschläuche, die auch neugebildete Kollagenfibrillen enthalten können[57], weisen auf ein völliges Sistieren der Blutströmung in den betroffenen Kapillaren hin (Abb. 4.14 a, b).

Senile Arteriolosklerose (Physiosklerose)

Die Netzhautarteriolen sind von den Venolen lichtmikroskopisch leicht zu unterscheiden. Letztere haben eine dünne Gefäßwand mit nur 2 Lagen glatter Muskelzellen; die Wand der Arteriolen weist dagegen 4–8 Lagen von Myozyten auf. In wegen intra- oder extraokulärer Tumoren enukleierten Augen von über 50 Jahre alten Patienten wurden elektronenmikroskopisch degenerative Veränderungen, stellenweise auch Verlust der Muskelzellen in der Media beobachtet. Endothel und subendotheliale Muskelzellen bleiben unverändert. Multilamelläres Basallaminamaterial umschließt Detritus zugrundegegangener Myozyten. Fortsätze von Müller-Zellen dringen stellenweise in die Gefäßwand ein[97]. Anhäufung von Glykosaminoglykanen in der Wand der Zentralarterie und von Netzhautarteriolen[74] sowie das Vorkommen von Kollagen Typ I, IV und VI in der Wand hyalinisierter Netzhautgefäße[109] sind weitere vaskuläre Veränderungen in höherem Lebensalter.

Gunn-Phänomen (Kreuzungszeichen)

Hierunter versteht man eine *ophthalmoskopisch sichtbare sanduhrartige Verengerung der Blutsäule der von einer Arteriole überkreuzten Venole an der Kreuzungsstelle.* Die nach dem ophthalmoskopischen Befund zu erwartende Venolenkompression ist mikroskopisch nicht nachzuweisen. Die anscheinende Verengerung wird vielmehr durch *Verdickung, Verdichtung* und damit durch Verminderung der Transparenz der an den Überkreuzungsstellen beiden Gefäßen gemeinsamen *Bindegewebshülle* hervorgerufen[140]. Kreuzungszeichen finden sich nicht nur im Rahmen der Physiosklerose, sondern gelegentlich auch bei gesunden Jugendlichen, was ihre Aussagefähigkeit als pathognomonisches Hypertonie- und Arteriosklerosezeichen weitgehend einschränkt[71].

Salus-Bogen

Die Venole erscheint an der Überkreuzungsstelle ophthalmoskopisch nicht komprimiert, sondern weicht einen Bogen bildend aus.

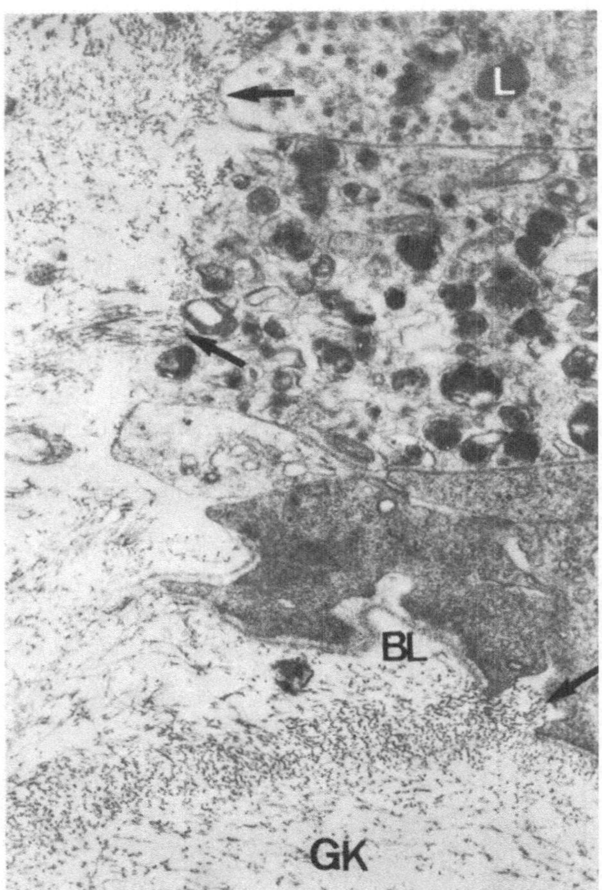

Abb. 4.15. Extrazelluläre Fibrillenneubildung *(Pfeile)* durch Müller-Zellen in Defekten der Basallamina *(BL)* an der vitreoretinalen Verbindung. Einige Zellen enthalten zahlreiche Phagolysosomen *(L). GK* Glaskörper. Uranylazetat-Kaliumpermanganat, 23000 : 1. (Aus Gärtner 1974[59])

Guist-Zeichen

Die paramakularen Venolen sind etwas gestaut und sehen ophthalmoskopisch korkzieherartig geschlängelt aus.

Gunn-Phänomen, Salus-Bogen und paramakulare Venolenschlängelung treten bei über 80-Jährigen unabhängig von der Höhe des Blutdrucks auf.

Altersveränderungen der vitreoretinalen Verbindung

- Hier kommt es, vor allem zwischen Ora serrata und Äquator, zur *Verdickung, Aufsplitterung,* evtl. auch *Defektbildung der Basallamina.* Innerhalb der Defekte kann Basallaminamaterial, aber auch fibrilläres Kollagen von den Müller-Zellen neu gebildet werden. Letzteres kann sich zu Strängen formieren, die, mit dem Glaskörpergerüst zusammenhängend, an der Netzhaut zerren[55, 59, 61] (Abb. 4.15, 4.21 d). Von der Kaninchennetzhaut in vivo neu synthetisiertes Kollagen besteht aus Typ I[17].

Perinatale Läsionen

Retinopathia praematurorum, retrolentale Fibroplasie

Begriffsbestimmung, Epidemiologie

Die beiden häufig synonym gebrauchten Bezeichnungen beziehen sich auf zwei Stadien des gleichen Krankheitsbildes, das zu den *häufigsten Erblindungsursachen im Kindesalter* gehört (1942–1953 8000 Fälle in den USA)[155].

Verlaufsformen, Prognose

Die Retinopathia praematurorum ist eine *Angiopathie*, die in 50% der Kinder mit einem Geburtsgewicht unter 1000 g auftritt *(aktives Stadium)*, sich jedoch in 80 bis 90% der Fälle spontan zurückbildet *(regressives Stadium)*. Ist dies nicht der Fall, kommt es zu einer progredienten proliferativen Reaktion mit Ausgang in ein *Narbenstadium (retrolentale Fibroplasie)*[114, 155].

Ätiologie, Pathogenese

Hoher Sauerstoffpartialdruck im Inkubator führt am noch unreifen retinalen Gefäßsystem zu Vasokonstriktion und arteriolarer Kapillaropathie[116]. Die Gefäße hören schließlich auf zu wachsen. Da sich die Netzhaut jedoch auch während dieses Wachstumsstillstandes weiter entwickelt, kommt es in einem späteren Stadium zu vermehrtem Sauerstoffbedarf. Dieser hat eine abnorme Dilatation und Gefäßneubildung zur Folge. Nach Einwachsen neugebildeter Gefäße in den Glaskörper kann die Ausbildung neovaskulären Gewebes in der Netzhautperipherie eine Traktionsablatio und retrolentale Fibrosierung zur Folge haben. Dilatation der Netzhautvenolen und abnorme Schlängelung (Tortuositas) der Arteriolen am hinteren Augenpol wird zusammen mit Dilatation der Irisgefäße und Pupillenrigidität als *„plus disease"* bezeichnet[22].

Unphysiologische Sauerstoffdosierung im Inkubator wird aber nicht als einzige Ursache der Erkrankung angesehen. Auch Fälle ohne künstliche Sauerstoffzufuhr sind bekannt[172]. Möglicherweise hat die erhöhte Sauerstoffaffinität des fetalen Blutes besondere Bedeutung für die Pathogenese, da sie die Funktion des Sauerstofftransportes reduziert. Damit ist die Voraussetzung für das Entstehen hypoxischer Areale, auf welche die Netzhaut mit Gefäßneubildungen reagiert, gegeben[75]. Auch eine erhöhte Lichtbelastung durch die ganztägige Beleuchtung im Brutkasten, durch UV-Lampen zur Luftentkeimung und durch häufige Fundusuntersuchungen könnte pathogenetisch wirksam sein[157]. Selbst bei geschlossenem Auge ist die Retina des Frühgeborenen in Anbetracht der noch sehr dünnen Lid- und Lederhaut nur unvollkommen gegen unphysiologische Lichtbelastung geschützt. Entgegen früherer Ansicht beginnt die Frühgeborenenretinopathie bevorzugt in der nasalen Netzhaut, die dem Licht am meisten ausgesetzt ist[35, 36].

Unphysiologische Lichtbelastung im Brutkasten wird auch angeschuldigt[157] für die Ätiopathogenese der Frühgeborenenmyopie.

Myopie der Frühgeborenen

Die Retinopathia praematurorum ist nicht selten mit Achsenmyopie kombiniert. Von 130 Kindern mit einem Geburtsgewicht von ≤ 1500 g hatten 80 (260 Augen), d.h. 34%, im Alter von 5 bis 7 Jahren eine Myopie; in einem Drittel der Fälle einseitig. In 60% dieser 260 Augen war die Myopie ≧ 5 dpt. Die Frühgeborenenmyopie ist nicht *progredient*[67].

Retinopathia neonatorum

Rhexisblutungen retinaler Venolen und Kapillaren treten bei Spontangeburt aus Hinterhauptslage in etwa $^1/_3$ der Neugeborenen auf. Auch bei Lokalisation in der Makula hinterlassen sie keine bleibenden Schäden[4].

Kreislaufstörungen

Verschluß einer Netzhautarteriole

Er führt zur Schwellung *ischämischer Achsenzylindersegmente*[80] infolge Ausfalls der axolemmalen Ionenpumpe. Ferner bildet sich ein Aggregat lokalisierter Anhäufungen von *axoplasmischem Detritus*. Die Anhäufungen entstehen jeweils an beiden Seiten eines ischämischen Segments als Folge einer Blockade des zunächst noch andauernden ortho- und retrograden Plasmaflusses an den sich zum ischämischen Segment hin verschließenden Enden der intakt gebliebenen Teile der Achsenzylinder. Dieser aus axoplasmischem Detritus bestehende sog. *„Cotton-wool-Herd"* ist demnach weder ein „weiches Exsudat" (▷ S.526) noch ein Mikroinfarkt[113].

Zentralarterienverschluß

Hierzu kommt es bei Sklerose der Zentralarterie als Folge eines *Abscheidungsthrombus*, insbesondere während der physiologischen nächtlichen Blutdruckerniedrigung oder – seltener – nach *embolischer* Verschleppung von Material aus atheromatösen Plaques der Carotis interna. Er ist typischerweise im *Niveau der Lamina cribrosa* (erhöhter Strömungswiderstand!) lokalisiert und hat eine *komplette Koagulationsnekrose* der inneren Netzhautschichten am hinteren Pol zur Folge mit irreversibler Schädigung nach 105 min[77].

Ischämische Ophthalmopathie

Darunter versteht man eine *langsam progrediente totale Ischämie* des Augenhintergrundes bei Sistieren der retinalen und chorioidalen Blutzufuhr[40].

Zentralvenenverschluß alter Menschen

Hierbei werden *zwei Formen* unterschieden[78]:

- Die *Venöse-Stase-Retinopathie,* (sog. *Praethrombose*), oft mit einer Kapillaropathie vom ödematösen Typ, wird bei vorbestehender Einengung des Venenlumens im Niveau der Lamina cribrosa durch rheologische und zusätzliche hämodynamische Störungen auf der arteriellen Seite hervorgerufen.
- Die *hämorrhagische Retinopathie (hämorrhagische Infarzierung;* Abb. 2.16 a, b) ist stets mit einer *arteriellen Ischämie* sowie mit einer Kapillaropathie vom ischämischen Typ verbunden[23].

Eine prospektive histopathologische Studie ergab bei 29 Augen mit Zentralvenenverschluß einen frischen und in 26 Fällen einen rekanalisierten Thrombus im Niveau oder hinter der Lamina cribrosa. 14 Augen zeigten Endothelproliferation, 3 Augen Phlebitis und 2 eine Periphlebitis. 4 Augen wiesen zugleich einen Zentralarterien-, 3 einen Arterienastverschluß auf[70]. Auch beim Venenastverschluß wurden frische und rekanalisierte Thromben nachgewiesen[48]. *„Hämorrhagisches Glaukom"* (▷ S. 553).

Venolenastverschluß

Fast stets im Bereich arteriovenöser Kreuzungen. Hierbei kommt es zur Kapillaropathie mit azellulären Basallminaschläuchen, intra- und extrazellulären Ödem[81].

Eales-Krankheit

Bei dieser in der Netzhautperipherie beginnenden und langsam zentralwärts fortschreitenden okkludierenden Vaskulopathie kommt es zunächst zum Verschluß arteriovenöser Shuntgefäße (▷ S. 517). Daraufhin entwickeln sich neben nicht durchbluteten Bezirken neue größere Shuntgefäße aus schon vorher vorhandenen arteriovenösen Kapillarverbindungen; ferner bilden sich kapilläre Wundernetze. Die abführenden Venolen zeigen zarte Begleitstreifen, ophthalmoskopisch sichtbares Zeichen einer kollagenen Wandverdickung infolge chronischer Durchblutungsstörung[2]. Entzündungszeichen im Glaskörper fehlen. Klinisch charakteristisch sind rezidivierende Blutungen aus den Neovaskularisationen. Die bei den Patienten, überwiegend Männer zwischen 20 und 40 Jahren, im Blut nachgewiesene Hyperglobulinämie und gesteigerte Erythropoese sind Hinweise für eine zugrundeliegende rheologische Störung[115, 150].

Primäre retinale Teleangiektasie

Unter dieser Bezeichnung lassen sich folgende, lediglich lokalisatorisch und quantitativ verschiedene Krankheitsbilder zusammenfassen[121]:

- *Idiopathische juxtafoveoläre retinale Teleangiektasie;* nach Gass[64] ein eigenständiges Krankheitsbild.
- *Lebersche Miliaraneurysmen.* In der zentralen Retina, meist temporal der Makula, finden sich in einem auf den Versorgungsbereich einer Arteriole be-

schränkten Areal unregelmäßig große Teleangiektasien, Gefäßverschlüsse, harte Exsudate und Neovaskularisationen. Es handelt sich um eine spezielle milde Form[121, 149, 169] des

- *Morbus Coats.* Leitsymptom sind auch hier Ektasien der Blutgefäße. Sie treten jedoch im Unterschied zu anderen retinalen Vaskulopathien in allen arteriellen und venösen Gefäßabschnitten auf. In vielen Gebieten der Peripherie sind sämtliche Gefäße obliteriert, so daß dort in 70 % der Fälle ausgedehnte ischämische Zonen entstehen. Lipidablagerungen sowie seröse und hämorrhagische Transsudate resultieren aus einem Zusammenbruch der inneren Blut-Netzhaut-Schranke (Verlust der Endothelien). 58 % der meist männlichen Patienten sind jünger als 20 Jahre[149, 169].

Systemische Gefäßerkrankungen

Senile Arteriolosklerose (▷ S. 524)

Hypertensive Retinopathie

Mit steigendem Blutdruck kommt es bei noch intakter vaskulärer Autoregulation zur Konstrikton der Arteriolen und damit zur primären Okklusion der präkapillaren Arteriolen. In deren Gefolge entstehen als *„cotton-wool-Herde"* bzw. *„weiche Exsudate"* bezeichnete Veränderungen in der Nervenfaserschicht (▷ S. 525), ferner eine ischämische *arterioläre Kapillaropathie* ohne oder mit erhöhter Permeabilität und weiterer Komplikationen, z. B. Ödem, fokale Minderperfusion und Neovaskularisation[53, 116]. Die Phase der *primären Okklusion* wird *nach Zusammenbruch der Autoregulation* gefolgt von *Dilatation mit Insudation von Plasma,* insbesondere Fibrinvorstufen, in die Gefäßwand und *Nekrose der Muskelzellen*[53] *(maligne Hypertonie).* Plasmainsudation und fibrinoide Nekrose rufen eine Anschwellung der Gefäßwand hervor, die zur *sekundären Okklusion* führt. In der äußeren plexiformen Schicht bilden sich eiweiß-, fibrin- und fetthaltige Ödeme, evtl. mit Makrophagenreaktion *(„harte" Exsudate).* Bei ringförmiger, häufig perifoveolarer Anordnung spricht man von *Retinopathia* (früher: *„Retinitis") circinata.* Der Übergang von der benignen zur malignen Hypertonie ist gekennzeichnet durch Ausbildung eines Papillenödems. Da dieses bei maligner Hypertonie auch ohne Hirndrucksteigerung vorkommt, dürften lokale hypertensive Gefäßveränderungen eine wichtige Rolle in der Pathogenese spielen[116]. *Hypertensive Chorioideopathie* ▷ S. 508.

Diabetische Retinopathie

Epidemiologie

In den Industrieländern nimmt sie unter den zu hochgradiger Sehbehinderung oder zur Blindheit führenden Krankheiten den zweiten Platz nach der senilen Makulopathie ein[90].

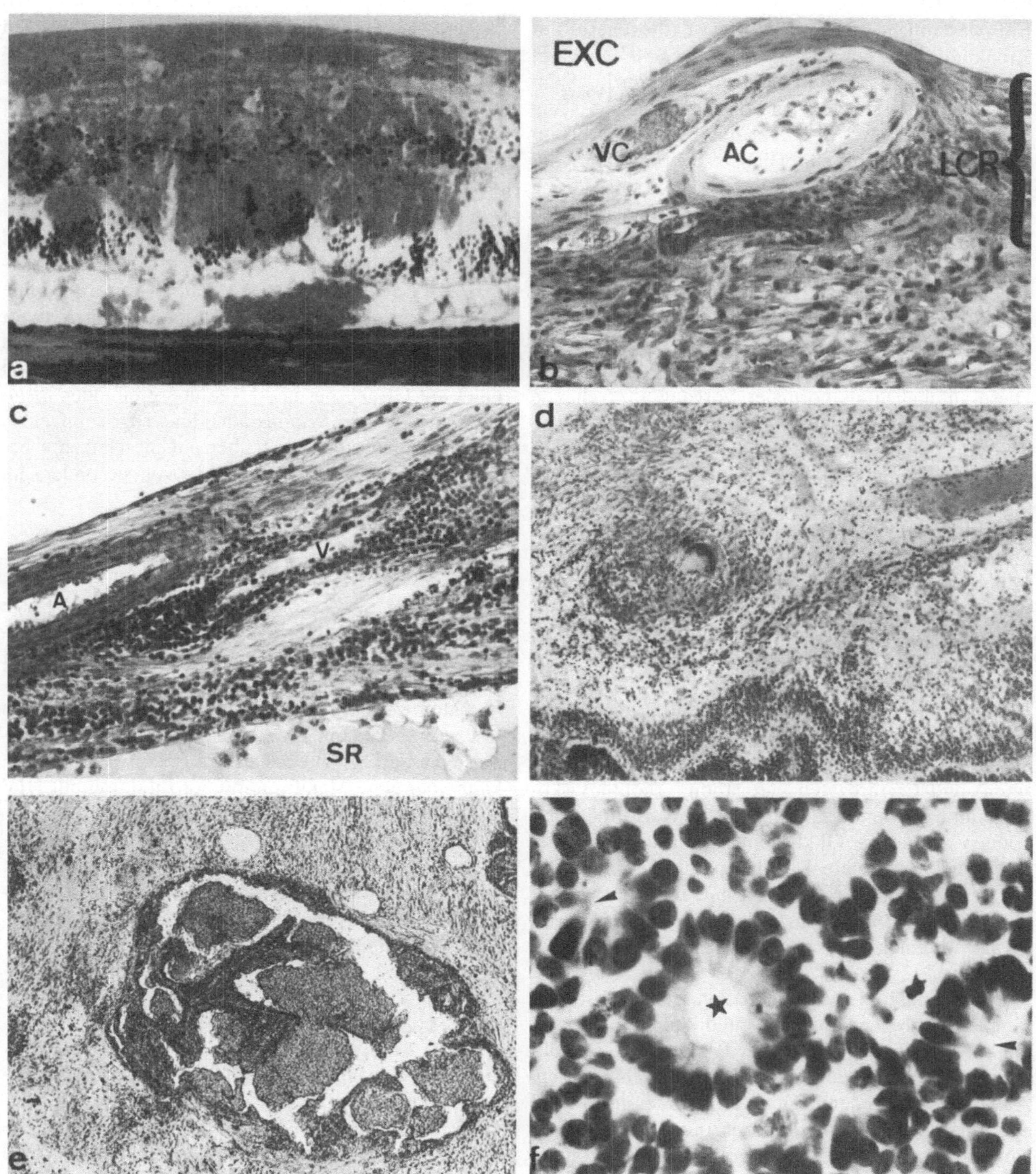

Abb. 4.16 a–f. Hämorrhagische Retinopathie (hämorrhagische Infarzierung der Netzhaut bei kombiniertem Verschluß der Zentralgefäße; klinisch Neovaskularisationsglaukom bei „Zentralvenenthrombose"). **a** Zerstörung der Netzhautstruktur infolge einer alle Schichten durchsetzenden massiven Blutung. HE, 160 : 1. **b** Sehnervenscheibe. Teilweiser Verschluß der A. centralis retinae *(AC)* infolge sklerotischer Verdickung der Gefäßwand mit Endothelproliferation. Kompression der V. centralis retinae *(VC)* durch die starre Wand der Zentralarterie, hierdurch Einengung des mit einem frischen Thrombus gefüllten Venenlumens. *LCR* Lamina cribrosa, *EXC* glaukomatöse Exkavation

(▷ Abb. 4.23 c). HE, 200 : 1. **c** Periphlebitis retinae bei alter totaler Netzhautablösung, tuberkulöser Uveitis und tuberkulöser interstitieller Keratitis. Manschettenförmige Einscheidung der Vene *(V)* durch lymphozytäres Infiltrat. Arterie *(A)* ohne entzündliche Veränderungen. Subretinaler Raum *(SR)* mit Exsudat und Makrophagen an der Netzhautaußenseite. HE, 125 : 1. **d** Tuberkulose der Retina. Epitheloidzelliger Tuberkel mit Langhans-Riesenzelle. HE, 80 : 1. **e** Angiomatosis retinae (von Hippel). Kapillares Angiom inmitten gliotischer Netzhaut. HE, 50 : 1. **f** Rosetten- *(Stern)* und Fleurettenbildung *(Pfeilköpfe)* in einem differenzierten Retinoblastom. HE, 800 : 1

Pathogenese

Ein wesentlicher Faktor in der Pathogenese der Krankheit ist die chronische *Hyperglykämie*[170]. Sie hat einerseits einen erhöhten Sauerstoffverbrauch der inneren Netzhautschichten zur Folge, andererseits ist die Abgabe von O_2 an das Gewebe durch die größere Sauerstoffaffinität des beim Diabetes vermehrten Glykohämoglobins HbA_{1c} und durch die Verminderung des Diphosphoglyzerat-Spiegels (DPG) erschwert. Aus vermehrtem Sauerstoffbedarf und verminderter -abgabe resultiert eine *autoregulatorisch-kompensatorische Gefäßdilatation* mit Erhöhung der transmuralen Druckdifferenz an Kapillaren und Venolen[101].

Morphologie

Diese anfänglich als normaler Vorgang anzusehende Gefäßdilatation ist, wenn sie chronisch wird, Ursache weiterer pathologischer Veränderungen: arterioläre Hyalinose, Kapillaropathie mit Perizytendegeneration, vermehrter Ablagerung von Basallaminamaterial und Bildung von Mikroaneurysmen. Elektronenmikroskopisch wurden im Endothel von Kapillaren und Venolen Fenestrationen und transendotheliale Zytoplasmakanäle beschrieben[84]. Retinale Komplikationen sind Plasmaexsudation, „Cotton-wool-Herde", Punktblutungen sowie zystoides Makulaödem *(Retinopathia diabetica non proliferans)*.

Neben den in der Gefäßwand lokalisierten Störungen kommt auch dem *veränderten rheologischen Verhalten* große Bedeutung zu. Gesteigerte Thrombozyten- und Erythrozytenaggregation, erhöhte Viskosität und verminderte Erythrozytenverformbarkeit können arterioläre Okklusion herbeiführen. Die resultierende arterioläre Kapillaropathie hat eine Tendenz zum *Verlust der Perizyten* und zur *intraretinalen und intravitrealen Neovaskularisation* am Rand von fokalen Arealen mit kapillarer Minder- oder Nichtperfusion[116].

Die retinale Neovaskularisation geht meist von Venolen, auch der Papille, aus und kann von perivaskulärer Fibrose begleitet sein[52, 170]. Die Gefäßneubildungen können in den Glaskörperraum einwachsen. Aus den neugebildeten Gefäßen kann es intra- und epiretinal sowie in den Glaskörperraum hinein bluten. Epiretinale fibrovaskuläre Proliferationen können durch Schrumpfung zu traktionsbedingter Retinoschisis (▷ S.531) oder Netzhautablösung (▷ S.530) führen. In der Pathogenese dieser in ihrer Gesamtheit als *Retinopathia diabetica proliferans* bezeichneten Veränderungen[52, 116, 172] dürften vasoproliferative und systemische Wachstumsfaktoren eine Rolle spielen[50]. *Diabetische Chorioideopathie* ▷ S.507.

Krankheiten mit erhöhter Blutviskosität

Auch bei M. Waldenström, multiplem Myelom, Leukose, Polyzythämie, Sichelzellenanämie kommen Störungen der retinalen Mikrozirkulation vor. Die Veränderungen bei der Sichelzellenanämie ähneln denen bei Eales-Erkrankung. Charakteristisch sind fächerartige Gefäßproliferationen (*„sea fans"* wegen ihrer Ähnlichkeit mit der Korallenart Gorgonia flabellum, engl. sea fan).

Entzündungen

Bakterielle Retinitis

Sehr selten führt die *Tuberkulose* zu einer granulomatösen Entzündung der Netzhaut (Abb. 4.16d) ohne gleichzeitige Affektion der Chorioidea. Die *Retinitis syphilitica* bevorzugt äußere Netzhautschichten und die Choriokapillaris[138]. Bei *Bakteriämie* kommt neben einer auf Glaskörper und Uvea übergreifenden *metastatischen eitrigen Retinitis* auch eine sog. „einfache", ebenfalls „metastatische", aber auf die Netzhaut beschränkte *Retinitis septica (Roth)* vor, besonders im Gefolge einer subakuten Endokarditis.

Toxoplasmose-Retinochorioiditis

Die angeborene Toxoplasmose der Netzhaut ist Folge einer Neuinfektion der Mutter während der Schwangerschaft. Die Fetopathie ist bei der Geburt meist schon vernarbt. Eine Neuinfektion im späteren Lebensalter verläuft bei immunkompetenten Personen fast stets unerkannt. Bei Aids ist die okuläre Toxoplasmose wesentlich seltener als die ZNS-Toxoplasmose, kann aber erste Manifestation der Infektion mit HIV sein[30]. Im akuten Stadium führt sie zu lokalen Netzhautnekrosen, an deren Rand die in Zysten eingeschlossenen Parasiten liegen[96]. Die Aderhaut ist mit lymphozytärer Infiltration beteiligt. Im Narbenstadium sind Retina, Pigmentepithel und Aderhaut zerstört, sodaß ophthalmoskopisch die weiße Sklera sichtbar wird.

Akute Retinanekrose

Das Herpes-simplex-Virus und das Varizellen-Zoster-Virus können bei gestörter Abwehrlage eine okkludierende Vaskulitis der retinalen und chorioidalen Arteriolen mit folgender nekrotisierender Retinitis und zunächst exsudativer, später in 75 % der Fälle rhegmatogener Netzhautablösung verursachen. In seltenen Fällen rufen auch Zytomegalievirus, Toxoplasma gondii, Treponema pallidum und Candida albicans das klinische Bild einer akuten Retinanekrose hervor. Das Krankheitsbild ist nicht nur in der Normalbevölkerung, sondern auch unter immunsupprimierten und Aids-Patienten eine Rarität[30].

Immunpathologisch bedingte Retinitis

Bei einigen endogenen Uveitiden (▷ S.509), deren Pathogenese vermutlich eine Kombination genetischer, immunologischer und viraler Faktoren beinhaltet, kann die Netzhaut mitbeteiligt sein, z. B. beim M. Behçet mit okkludierender hämorrhagischer Vaskulitis[19].

Kollagenosen

Auch diese Krankheiten (z. B. chronische Polyarthritis, systemischer Lupus erythematodes, Sklerodermie, Polyarteriitis nodosa) beteiligen die Netzhaut gelegentlich in Form von „Cotton-wool-Herden" als Folge einer primären („toxischen", ischämischen) oder hypertensiven Retinopathie[15, 88].

Periphlebitis retinae

Die Bezeichnungen Periphlebitis und „Eales' disease" (▷ S.526) wurden in der Vergangenheit und werden im angloamerikanischen Schrifttum z. T. auch heute noch synonym gebraucht. Die Periphlebitis retinae (idiopathische Periphlebitis) hat aber mit der Eales-Krankheit nichts zu tun. Sie ist vielmehr eine entzündliche Gefäßerkrankung, ophthalmoskopisch gekennzeichnet durch massive perivenöse Exsudate („Einscheidungen"), die sich von den zarten Begleitstreifen bei „Eales' disease" deutlich unterscheiden. Auch enthält der Glaskörper bei Periphlebitis retinae Entzündungszellen, bei Eales-Krankheit nicht[115, 150]. Als Ursache wurde früher zumeist die Tuberkulose angesehen. Auch heute ist anzunehmen, daß es eine Periphlebitis retinae tuberculosa (Abb. 4.16 c) prinzipiell gibt[14]. Sekundäre Begleitperiphlebitiden kommen z. B. bei Chorioretinitis, chronischer Iridozyklitis und bei Pars planitis (▷ S.545) vor. Von neuropathologischem Interesse ist die mit multipler Sklerose assoziierte retinale Periphlebitis (in 8,5 % der 47 Autopsiefälle von Arnold[2]). Die Einscheidungen betreffen niemals die Netzhautarteriolen[128].

Traumatische Schäden

Bulbusprellung

Sie führt im Tierexperiment an der Stelle der Gewalteinwirkung zu sofortigen Vakuolisierung der Pigmentepithelien und Fragmentierung der Rezeptorenaußenglieder[12]. In der sensorischen Netzhaut ist charakteristische Folge das *Berlinsche Ödem,* meist am hinteren Pol (▷ S.484). Für das Sehvermögen deletär sind *postkontusionelle Blutungen* in der Makula (▷ Abb. 4.4 c).

Perforierende Verletzung

Im Pars-plana-Bereich bewirkt sie im Tierexperiment nach 4 Tagen eine von der Wunde ausgehende fibroblastische (aus dem Ziliarkörperstroma eingewanderte Fibroblasten und transformierte Ziliarepithelien) intravitreale Reaktion. Stärkere Ausmaße nimmt sie nur an, wenn Blut im Glaskörper vorhanden ist. Nach 10 Wochen verbindet eine bindegewebige „*Ora-Ora-Schwar-*

te" (▷ S.519) die Wunde mit der peripheren Netzhaut der Gegenseite. *Epiretinale Zellproliferationen* bedecken die Innenseite der Netzhaut nach 4 bis 10 Wochen. Sie bestehen aus Myofibroblasten, Fibroblasten, durch Defekte der vitreoretinalen Basallamina vorgewachsenen Gliazellen, und aus Makrophagen. Aus tierexperimentellen Untersuchungen ist zu schließen, daß es sich bei den letzteren vor allem um zirkulierende Monozyten handelt[51]. Eine auf die Netzhaut übertragene Kontraktion der Myofibroblasten wird für die Fältelung und evtl. Ablösung der Netzhaut verantwortlich gemacht[20] (▷ S.544).

Prä- und epiretinale Membran

Epiretinale Zellproliferationen treten nicht selten auch als Folge eines Operationstraumas, bei Netzhauterkrankungen, z. B. diabetischer Retinopathie[167] oder bei lang bestehender senilmyoper Netzhautablösung, aber auch ohne erkennbare Ursache[143] auf. Die Membran ist für die Sehschärfe deletär, wenn sie im Makulabereich lokalisiert ist *(präretinale Makulafibrose)* und dort zur Fältelung der Netzhaut führt *(„macular pucker")*. Die ophthalmoskopisch weißliche, scharf begrenzte Schicht kann in geeigneten Fällen operativ von der Netzhaut abgezogen werden. Ihre Zellen sind rein deskriptiv häufig nicht sicher zu klassifizieren (▷ S.544). Vermutlich werden bei Bildung derartiger Schichten die Oberflächen der beteiligten Zellen durch CAMs (Cellular Adhesion Molecules) wirksam moduliert[79].

Lichtschädigung der Netzhaut

Sie kann entstehen nach Einwirkung von Sonnenlicht[83], Xenon-[85] oder Laserphotokoagulation[110], indirekter Ophthalmoskopie[163, 179], Beleuchtung mit der Spaltlampe des Operations-Mikroskops[117], endovitrealer Illumination bei Glaskörperoperationen[26] und nach Einwirkung von blauem Licht[73]. Je nach dem Grad der Lichteinwirkung kommt es nur zur *phototoxischen Reaktion* mit ausschließlicher Beteiligung der Rezeptoren sowie der äußeren Körner- und plexiformen Schicht[8], oder infolge von Absorption der Lichtenergie durch das Pigmentepithel (▷ S.489) zur *thermischen Chorioretinitis*[112]. Als hauptsächlicher pathogenetischer Faktor des akuten Lichtschadens gilt die Absorption energiereicher Protonen von Licht aus dem kurzwelligen Bereich. Hierdurch werden Zellorganellen geschädigt; vor allem die Mitochondrien[95]. Das im Brennpunkt des okulären optischen Systems fokussierte *Sonnenlicht* ist *wahrscheinlich auch ein Faktor in der Pathogenese der senilen Makulopathie*[153, 174] (▷ S.489).

Angiopathia retinae traumatica (Purtscher)

Selten. Nach *Schädeltrauma, Thorax- und Abdominalkompression* wurden in der Netzhaut Schädigungen im Bereich der arteriellen und venösen Gefäße mit Cotton-wool-Herden, in der inneren Körnerschicht gelegenen Infarkten *(„Purtscher-Flecken")* und intraretinalen Blutungen beschrieben. Pathogenetisch liegt eine tierexperimentell belegte Mikroembolisierung retinaler Arteriolen zugrunde[6, 7].

Periphere Degeneration

Bezeichnung für Veränderungen in der Netzhautperipherie, die z.T. als prädisponierend für eine Netzhautablösung gelten, wobei über die klinische Wertung unterschiedliche Auffassungen bestehen. *„Glitzerpunkte"* sind ophthalmoskopisch weiße Körnchen an der Netzhautinnenfläche, vereinzelt oder gruppiert *(état givré, „Schneckenspuren")* zwischen Ora serrata und Äquator. *Ultrastrukturell* Fetteinlagerungen in Müller-Zellen und Astrozyten in atrophischen Arealen[25].

Glitzerpunkte werden in 70 % der Fälle von seniler Retinoschisis ($\triangleright$ S. 340) beobachtet[18].

„Gitterlinien" sind in der selben Gegend lokalisierte umschriebene, meist limbusparallele *abiotrophische Areale mit Fibrose der Netzhautgefäße, Verdünnung,* evtl. *Lochbildung der Netzhaut,* Verlust von Neuronen, Anhäufung von extrazellulärem gliösem Material, Veränderungen des Pigmentepithels und Fehlen der Basallamina an der vitreoretinalen Verbindung. *Auftreten* bereits im *Alter von 17 Monaten* sowie *familiäres Vorkommen*[18, 119]. Die Glaskörperfibrillen direkt über den retinalen Degenerationen sind dissoziiert oder fehlen; an den Rändern finden sich dagegen Fibrosierungen im Glaskörpergerüst. Ophthalmoskopisch erscheinen die fibrosierten Netzhautgefäße als feine weiße verzweigte Linien. Nicht selten kommen sie im Deckel eines „Hufeisenrisses" vor.

Weitere klinisch wichtige degenerative Läsionen zwischen Äquator und Ora serrata sind *umschriebene Verdünnungen und Lochbildungen der Netzhaut.* In ihrer Gesamtheit werden alle genannten Veränderungen auch als *äquatoriale Degenerationen* bezeichnet.

Bei der *„Pflastersteindegeneration"* handelt es sich um eine lokale chorioretinale Atrophie im terminalen Bereich (Äquatorgegend) des obliterierten rückläufigen Astes einer vorderen Ziliararterie[98]. Sie kommt bei 27% der normalen Bevölkerung vor[5] und hat keinen Krankheitswert in bezug auf die Entstehung eines behandlungsbedürftigen Netzhautrisses.

Netzhautablösung

Klassifikation, Ätiologie, Pathogenese

Als Netzhautablösung *(Ablatio retinae, Amotio retinae)* bezeichnet man die Trennung der sensorischen Retina vom Pigmentepithel. Sie erfolgt entweder *sekundär,* z.B. nach Entzündung, durchbohrender Verletzung, direkter Augapfelprellung, nach intrakapsulärer Starextraktion, bei Retinopathia diabetica prolife-

rans, oder *primär* im Alter und bei höhergradiger Myopie *(senil-myope,* „idiopathische" *Ablatio retinae).*

Die *primäre („idiopathische") senil-myope Netzhautablösung* ist die kurzdauernde Endphase eines komplexen chronischen Geschehens im Gewebeverband Glaskörper–Netzhaut–Pigmentepithel–Aderhaut, das als *Kombination von Altersveränderungen* aufgefaßt werden kann. Sie ist als solche nicht erbbedingt, wohl aber sind es Teilfaktoren, die in ihrer Pathogenese eine Rolle spielen, z.B. hohe Myopie oder äquatoriale Degenerationen. Folgende Voraussetzungen müssen gegeben sein, damit sich die Netzhaut bei der senilmyopen Ablatio rentinae vom Pigmentepithel abheben kann[62].

1. *Glaskörperdestruktion* mit Freiwerden von Wasser aus dem vitrealen „Hyaluronatschwamm" (Glaskörper„abhebung", $\triangleright$ S. 544).

2. Durchgehende *retinale Defektbildung* nach örtlicher Nekrobiose infolge (vasosklerotischer) Minderdurchblutung in der bereits normalerweise relativ schlecht ernährten Netzhautperipherie ($\triangleright$ S. 523). Ein solcher Netzhautdefekt imponiert klinisch als *„Loch"* oder *„Riß",* letzterer mit hufeisenartiger Konfiguration. Die primäre Netzhautablösung wird im angloamerikanischen Schrifttum deshalb auch als „rhegmatogen" bezeichnet (von griech. „rhegma", der Riß). Die offene Seite des Hufeisens zeigt zur Ora serrata; der Rißdeckel ist meist mehr oder weniger aufgestellt.

3. *Defektbildung in der Basallamina an der Verbindung Glaskörper–Netzhaut* (entspricht der Basallamina an der Verbindung von Kutis und Epidermis) mit sekundärer *Fibrosierung im Defektbereich.* Am Deckelrand eines Hufeisenrisses ansetzende Fibrosierung (klinisch = *Glaskörperstrang*) kann auf diesen eine *Zugwirkung* ausüben ($\triangleright$ S. 544).

4. *Irreversible Lockerung der pigmentoretinalen Adhärenz.* Sie ist, wenn die 3 anderen Faktoren gegeben sind, ausschlaggebend für das akute Einsetzen der Ablösung. Nur bei einem – nicht notwendigerweise zeitlichen, wohl aber örtlichen – Zusammentreffen aller 4 Faktoren kann sich bei der Ablatiokrankheit die sensorische Netzhaut vom Pigmentepithel ablösen. Die dazu erforderliche Degradation der in der subretinalen Matrix ($\triangleright$ S. 516) vorhandenen, vom Pigmentepithel synthetisierten Glykosaminoglykane Chondroitinsulfat und Hyaluronat wird durch das Enzym Hyaluronidase bewirkt. Es wurde in der subretinalen Flüssigkeit von an primärer Ablatio retinae Erkrankten nachgewiesen. Der normalerweise geschlossene subretinale Raum steht durch den Netzhautdefekt in Verbindung mit dem Glaskörper und dem extrazellulären Raum der Retina[160]. Die zwischen der abgelösten Netzhaut und dem Pigmentepithel befindliche subretinale Flüssigkeit ist größtenteils durch den Netzhautdefekt eingedrungenes Wasser aus dem destruierten Glaskörper, enthält aber auch Serumbestandteile aus der Choriokapillaris, vielleicht auch aus Netzhautgefäßen.

Morphologie

Histologisch unterscheidet sich die echte Ablatio retinae von einem Fixationsartefakt durch saubere Trennung von Rezeptoren und Pigmentepithel und durch das Vorhandensein subretinaler Flüssigkeit. Die Netzhaut kann in einem oder in mehreren Quadranten abgelöst sein. Eine trichterförmige Ablösung wird als Windenblütenablatio bezeichnet.

Verlauf, Prognose

Ohne Operation wird die Ablösung fast immer total und das Auge praktisch blind. Weitere Folgen sind nicht selten Iridozyklitiden mit Sekundärglaukom (▷ Abb. 4.23 e) sowie eine Cataracta complicata.

Retinoschisis

Außer der *primären* – juvenilen (▷ S. 520) und senilen (▷ S. 523) – Retinoschisis muß auch die *sekundäre* Netzhautspaltung erwähnt werden. Sie kommt z. B. bei langdauernder idiopathischer Ablatio retinae zur Ausbildung (▷ Abb. 4.24 e), oder infolge Traktion fibrovaskulärer Glaskörperstränge an der degenerierten Netzhaut bei Retinopathia diabetica proliferans.

Tumoren

Hamartome bei Phakomatosen
(ICD-0-DA M-9351/0)

• *Angiomatosis retinae* (v. Hippel). Angeborenes kapillares Angiom, meist in der Mehrzahl in beiden Augen auftretend (Abb. 4.16 e). Erbgang autosomal dominant mit unvollständiger Penetranz. Kombination mit zerebellaren kapillaren Angiomen (etwa 20 % der Fälle) = *v. Hippel-Lindau-* Erkrankung.

Gliöse Hamartome
(ICD-0-DA M-9351/0)

Bei Neurofibromatose und tuberöser Hirnsklerose kommen gliöse Hamartome in der Netzhaut vor.

Retinoblastom
(ICD-0-DA M-9510/3)

Historische Aspekte

Virchow (1864) bezeichnete die primär von der Netzhaut ausgehende Geschwulst als Gliom. Flexner (1891) und Wintersteiner (1897) beschrieben die klassischen *Rosetten.* Verhoeff leitete die Tumorzellen von embryonalen noch undifferenzierten Netzhautzellen ab und prägte die 1926 von der American Ophthalmological Society angenommene Bezeichnung Retinoblastom[142].

Epidemiologie

Das Retinoblastom ist der häufigste *maligne intraokulare Tumor des Kindesalters* und nach dem malignen Melanom der Uvea die häufigste maligne intraokulare Geschwulst des menschlichen Auges. Die *Morbidität* beträgt etwa 1 auf 14 000–34 000 Lebendgeburten. Der Tumor manifestiert sich gewöhnlich *zwischen dem 1. und 2. Lebensjahr,* in seltenen Fällen bereits bei der Geburt oder auch im *2. Lebensjahrzehnt* bzw. im *Erwachsenenalter*[142, 151]. In der ehemaligen DDR war nach den Daten des Nationalen Krebsregisters zwischen 1960 und 1980 bei einer Inzidenz von 0,54 (bezogen auf Erkrankungen pro 10^5 Kinder unter 10 Jahren) keine Zunahme des Retinoblastoms innerhalb des Landes zu verzeichnen. Beide Geschlechter erkrankten mit gleicher Häufigkeit[103].

Ätiologie, Pathogenese, Lokalisation

Der Tumor entsteht als Folge einer *somatischen* (→ unilaterales Auftreten) oder *genetischen Mutation* (→ in ⅓ der Fälle bilaterales Auftreten)[45]. Die letztere ist zuweilen mit einer *Anomalie des Chromosoms 13* kombiniert[124]. In 84 % aller Fälle kommt der Tumor *multizentrisch* vor [129]. Oberflächen- und zytoplasmatische Antigene wurden nachgewiesen[34]. Von allen Kindern mit bilateralem Retinoblastom und von ca. 15 % mit unilateralem Retinoblastom wird eine genetische Mutation mit autosomalem dominanten Erbgang bei unvollständiger Penetranz und variabler Expressivität auf die Nachkommen der Erkannten vererbt[103].

Die Kombination von bilateralem Retinoblastom und Pineoblastom wird als *trilaterales Retinoblastom* bezeichnet. Typische Flexner-Wintersteinersche Rosetten wurden in einem zusammen mit bilateralem Retinoblastom auftretenden Zirbeldrüsentumor (▷ S. 475) beobachtet[177].

Morphologie, Ausbreitung

Die Histologie[1] der (selteneren) *differenzierten* Formen ist gekennzeichnet durch blumenstraußartige Anordnung *(„Fleuretten")* rezeptorenartiger Elemente oder durch die typischen *Flexner-Wintersteiner-Rosetten.* Bei letzteren sind kreisförmig angeordnete Tumorzellen gegen ein zentrales, glykosaminoglykanhaltiges Lumen durch eine lichtmikroskopisch kontinuierliche Schicht abgegrenzt. Elektronenmikroskopisch erweist sich diese Schicht als Folge von Ternminalriegeln (Zonulae adhaerentes, entsprechend der M. limitans externa der normalen Retina). *Homer Wright-Rosetten* werden in Medulloblastomen und Neuroblastomen, gelegentlich aber auch in Retinoblastomen beobachtet. Die Zellen liegen kreisförmig um ein eosinophiles „spinnwebartiges" feinfibrilläres Material (Abb. 4.16 f und 4.17).

Histogenetisch leiten sich die Tumorzellen von primitiven, vor der 8. Schwangerschaftswoche präsenten Neuroepithelien ab[152].

Undifferenzierte Formen sind aus kleinen runden oder polygonalen, keine besondere Struktur bilden-

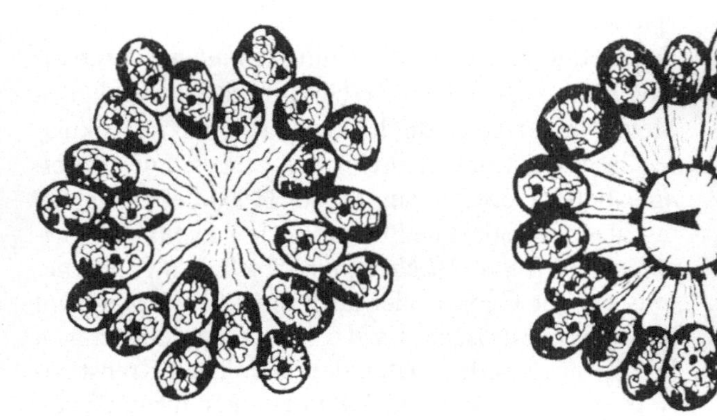

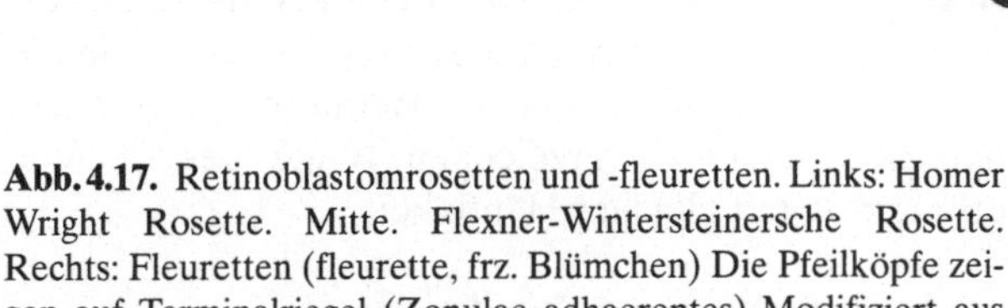

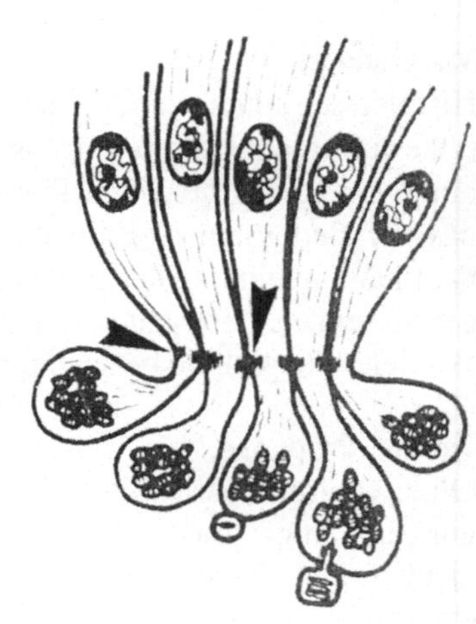

Abb. 4.17. Retinoblastomrosetten und -fleuretten. Links: Homer Wright Rosette. Mitte. Flexner-Wintersteinersche Rosette. Rechts: Fleuretten (fleurette, frz. Blümchen) Die Pfeilköpfe zeigen auf Terminalriegel (Zonulae adhaerentes) Modifiziert aus

Yanoff M, Fine BS (1982) Ocular Pathology. A text and atlas, 2nd ed., Harper & Row, Philadelphia, p 864. Veröffentlicht mit Erlaubnis von „The American Journal of Ophthalmology", Copyright bei „The Ophthalmic Publishing Company"

den Zellen aufgebaut. Rasches Tumorwachstum führt zu ausgedehnten Nekrosen. In den nekrotischen Arealen wird Desoxyribonukleinsäure aus den zerfallenden Zellkernen freigesetzt (Präzipitation mit zirkulierenden Anti-DNS-Antikörpern?). Hierbei bilden sich als *pathognomonisch* angesehene *DNS-Kalzium-Komplexe.*

Ausbreitung: In 40 % erfolgt eine *generalisierte Ausbreitung,* in 10 % eine Infiltration und Blockade von Mund- und Nasenhöhle. Eine Studie von 17 Autopsiefällen[142] beschreibt Metastasen in den Schädelknochen, in den Nebenhöhlen, den zervikalen und sonstigen Lymphknoten, intrakraniell, im Rückenmark, im Skelett, in den Eingeweiden, den Muskeln und in der Aorta.

Verlauf, Prognose

In etwa 50 % der Fälle sind *Gehirnmetastasen* die Todesursache; in 1 % der Fälle wurde der histologische Nachweis einer *Spontanremission* erbracht[129]. Gelegentlich entdeckt man spontan zurückgebildete Tumoren unerwartet bei Eltern von Retinoblastomkindern[103].

Überlebende und am Auge geheilte Kinder mit erblichem Retinoblastom entwickeln in einem mit dem Lebensalter zunehmenden Prozentsatz weitere sog. maligne Zweittumoren. 80 % der Zweittumoren sind Osteosarkome[103]. Ein signifikanter Unterschied im Metastasierungsrisiko der differenzierten und undifferenzierten Formen besteht nicht[104]. 6 Überlebende von beidseitigem Retinoblastom entwickelten ein Melanom der Haut 20–51 Jahre nach der ursprünglichen Behandlung (Enukleation; in 5 Fällen mit zusätzlicher Bestrahlung der anophthalmischen Orbita) der okulären Tumoren[156]. Ein rückgebildetes kalzifiziertes Retinoblastom führt meist zur *Phthisis bulbi* (▷ S. 485), so daß es ophthalmoskopisch nicht als solches erkannt wird. Die *Lebenserwartung* von Retinoblastompatienten hat sich grundlegend geändert. Vor 100 Jahren betrug die Letalität fast 100 %. Durch rechtzeitige Diagnose, Enukleation, Strahlen- und Chemotherapie konnte sie bis auf 18 %, nach einem Bericht sogar bis auf 2 % gesenkt werden[142]. Infolge des zunehmenden primären Einsatzes der Strahlentherapie kommen viele an Retinoblastom erkrankte Augen nicht mehr zur mikroskopischen Untersuchung.

Retinozytom

Als Retinom, besser Retinozytom, wird eine benigne Variante des Retinoblastoms bezeichnet. Ultrastrukturell finden sich v. a. neuronale photorezeptorenartige Zellen. Möglicherweise liegt diese Tumorart den als Spontanremissionen beschriebenen Fällen zugrunde[106]. Es wird angenommen, daß Retinoblastom und Retinozytom die gleichen genetischen Veränderungen zur Ursache haben, daß diese Veränderungen jedoch zu verschiedenen Zeitpunkten der Zellreifung auftreten[3].

Malignes Lymphom

Das sog. Retikulumzellsarkom kann primär, ohne zunächst nachweisbare Beteiligung anderer Organe, speziell des Gehirns, in der Netzhaut lokalisiert sein und von dort aus Glaskörper und Aderhaut infiltrieren[132].

Literatur

1. Albert DM, Craft, Sang DN (1978) Ultrastructure of retinoblastoma: transmission and scanning electron microscopiy. In: Jakobiec FA (ed) Ocular and adnexal tumors. Aesculapius, Birmingham/AL, pp 157–171
2. Arnold AC, Pepose JS, Hepler RS, Foos RY (1984) Retinal periphlebitis and retinitis in multiple sclerosis. I. Pathologic characteristics. Ophthalmology 91: 255–262
3. Balmer A, Munier F, Gailloud C (1992) Rétinomes et phtisis bulbi: expression bénigne du rétinoblastome. Klin Monatsbl Augenheilkd 200: 436–439

4. Barsewisch B von (1979) Perinatal retinal haemorrhages. Springer, Berlin Heidelberg New York, p 141

5. Bec P, Ravault M, Arné JL, Trepsat C (1980) La périphérie du fond d'oeil. Masson, Paris, pp 149, 165, 215

6. Behrens-Baumann W, Scheurer G (1991) Morbus Purtscher. Varationsbreite der klinischen Manifestationen bei 11 Patienten und Überlegungen zu Pathogenese. Klin Monatsbl Augenheilkd 198: 99–107

7. Behrens-Baumann W, Scheurer G, Schroer H (1992) Pathogenesis of Purtscher's retinopathy. An experimental study. Graefes Arch Clin Exp Ophthalmol 230: 286–291

8. Bellhorn RW, Burns MS, Benjamin JV (1980) Retinal vessel abnormalities of phototoxic retinopathy in rats. Invest Ophthal 19: 584–595

9. Berson EL (1993) Retinitis pigmentosa. The Friedenwald lecture. Invest Ophthalmol Vis Sci 34: 1659–1676

10. Besharse JC (1982) The daily light-dark cycle and rhythmic metabolism in the photoreceptor-pigment epithelial complex. In: Osborne NN, Chader GJ (eds) Progress in retinal research, vol I. Pergamon, Oxford New York Toronto Syndney Paris Frankfurt, pp 82–124

11. Bird AC (1981) Retinal receptor dystrophies. Trans Ophthalmol Soc UK 101: 39–47

12. Blight R, Hart JCD (1977) Structural changes in the outer retinal layers following blunt mechanical non-perforating trauma to the globe: an experimental study. Br J Ophthalmol 61: 573–587

13. Bok D, Young RW (1979) Phagocytic properties of the retinal pigment epithelium. In: Zinn KM, Marmor MF (eds) The retinal pigment epithelium. Harvard University Press, Cambridge/MA, London, pp 148–174

14. Böke W, Duncker G (1983) Entzündliche Gefäßerkrankungen des Auges: Okuläre Vaskulitis. Enke, Stuttgart (Bücherei des Augenarztes, Bd 95, S 103–119)

15. Bole GG (1980) Collagen and rheumatic diseases: systemic aspects. In: Mausolf FA (ed) The eye and systemic disease, 2nd ed. Mosby, St. Louis Toronto London, pp 91–136

16. Brockhurst RJ, Albert DM, Zakov N (1981) Pathologic findings in familial exudative vitreoretinopathy. Arch Ophthalmol 99: 2143–2146

17. Burke JM, Kower HS (1980) Collagen synthesis by rabbit neural retina in vitro and in vivo. Exp Eye Res 31: 213–226

18. Byer NE (1979) Lattice degeneration of the retina. Surv Ophthalmol 23: 213–248

19. Charles H (1992) Retinal vasculitis. In: Tasman W, Jaeger EA (eds) Duane's clinical ophthalmology, 4/47, rev edn. Lippincott, Philadelphia

20. Cleary PE, Minckler DS, Ryan SJ (1980) Ultrastructure of traction retinal detachments in rhesus monkey eyes after a posterior penetrating ocular injury. Am J Ophthal 90: 829–845

21. Cohen SY, Quentel G, Guibertean B et al. (1992) Hypertrophie congénitale de l'épithélium pigmentaire. J Fr Ophtalmol 15: 213–219

22. The comitee for the classification of retinopathy of prematurity (1984) An international classification of retinopathy of prematurity. Arch Ophthalmol 102: 1130–1134

23. Coscas G, Dhermy P (1978) Occlusions veineuses rétiniennes. Masson, Paris pp 98–110, 121–123

24. Daicker B (1972) Anatomie und Pathologie der menschlichen retino-ziliaren Fundusperipherie. Ein Atlas und Textbuch. Karger, London New York Sydney Basel München Paris, pp 156–166, 204–220

25. Daicker B (1978b) Die fleckige fettige Degeneration der Netzhautperipherie. Graefes Arch Klin Exp Ophthalmol 205: 147–155

26. Davidson PC, Sternberg Jr, P (1993) Potential retinal phototoxicity. Am J Ophthalmol 116: 497–501

27. Deutman AF (1974) Erbliche Makuladystrophien. Enke, Stuttgart (Bücherei des Augenarztes H 65, S. 33–67)

28. Eagle RC, Lucier AC, Bernardino VB, Yanoff M (1980) Retinal pigment epithelial abnormalities in fundus flavimaculatus. A light and electron microscopic study. Ophthalmology 87: 1189–1980

29. Eisner G, Daicker B (1977) Normvarianten in der Fundusperipherie. Ber Dtsch Ophthalmol Ges 74: 117–122

30. Fabricius E-M (1992) Außenmanifestationen und neuroophthalmologische Symptome bei HIV-Infektion. In: Fabricius E-M unter Mitarbeiter von Goebel FD et al. (Hrsg) Augenmanifestationen bei HIV-Infektionen mit eingehender Darstellung der neuroophthalmologischen Symptome. Enke, Stuttgart (Bücherei des Augenarztes, Bd 129, S 61, 86, 87, 93, 96, 97)

31. Feeney L (1973a) Synthesis of interphotoreceptor matrix. I. Autoradiography of ^{3}H-fucose incorporation. Invest Ophthalmol 12: 739–751

32. Feeney L (1973b) The phagolysosomal system of the pigment epithelium. A key to retinal disease. Invest Ophthalmol 12: 635–638

33. Feeney-Burns L (1980) The pigments of the retinal pigment epithelium. In. Zadunaisky JA, Davson H (eds) Current topics in eye research vol 2. Academic Press, New York London Toronto Sydney San Francisco, pp 119–178

34. Felberg NT, Donoso LA (1980) Surface and cytoplasmic antigens in retinoblastoma. Invest Ophthalmol Vis Sci 19: 1242–1245

35. Fielder AR, Shaw DE, Robinson J, Ng YK (1992a) Natural history of retinopathy of prematurity: a prospective study. Eye 6: 233–242

36. Fielder AR, Robinson J, Shaw DE et al. (1992b) Light and retinopathy of prematurity. Does retinal location offer a clue? Pediatrics 89: 648–653

37. Fine BS, Brucker AJ (1981) Macular edema and cystoid edema. Am J Ophthalmol 92: 466–481

38. Fine BS, Kwapien RP (1978) Pigment epithelial windows and drusen: an animal model. Invest Ophthalmol Vis Sci 17: 1059–1068

39. Fine BS, Zimmerman LE (1962) Müller's cells and the „middle" limiting membrane of the human retina. Invest Ophthalmol 1: 304–326

40. Font RL, Naumann G (1969) Ocular histopathology in pulseless disease. Arch Ophthalmol 82: 784–788

41. Foos RY, Feman SS (1970) Reticular dystoid degeneration of the peripheral retina. Am J Opthalmol 69: 392–403

42. Foulds WS (1975) Aetiology of retinal detachment. Trans Ophthalmol Soc U K 95: 118–127

43. François J (1975) Ocular manifestations of inborn errors of carbohydrate and lipid metabolism. Bibl Ophthalmol (Karger) 84: VII + 175

44. François J (1982) Metabolic tapetoretinal degenerations. Surv Ophthalmol 26: 293–333

45. François J, de Bie S, Matton-van Leuven MT (1978) Genesis and genetics of retinoblastoma. Jpn J Ophthalmol 22: 301–306

46. François P, Turut P, Puech B, Hache JC (1975) Maladie de Stargardt et fundus flavimaculatus. Arch Ophtalmol (Paris) 35: 817–846

47. Frangieh GT, Green WR, Engel HM (1981) A histopathologic study of macular cysts and holes. Retina 1: 311–336

48. Frangieh GT, Green WR, Barraquer-Somers E, Finkelstein D (1982a) Histopathologic study of nine branch retinal vein occlusions. Arch Ophthalmol 100: 1132–1140

49. Frangieh GT, Green WR, Fine SL (1982b) A histopathologic study of Best's macular dystrophy. Arch Ophthalmol 100: 1115–1121

50. Frank RN (1991) On the pathogenesis of diabetic retinopathy. A 1990 update. Ophthalmology 98: 586–593

51. Gabrielian K, Wang H-M, Lee M, Ryan SJ (1994) Effect of leukopenia on experimental post-traumatic retinal detachment. Curr Eye Res 13: 1–9

52. Garner A (1993) Histopathology of diabetic retinopathy in man. Eye 7: 250–253

53. Garner A, Ashton N, Tripathi R, Kohner EM, Bulpitt CJ, Dollery CT (1975) Pathogenesis of hypertensive retinopathy. An experimental study in the monkey. Br J Ophthalmol 59: 3–44

54. Gärtner J (1964) Über persistierende periphere vitreochorioidale Gefäßanastomosen. Graefes Arch Ophthalmol 166: 475–493

55. Gärtner J (1965) Die Feinstruktur der Glaskörperrinde des menschlichen Auges an der Ora serrata im Alter. Graefes Arch Klin Exp Ophthalmol 168: 529–562

56. Gärtner J (1966) Elektronenmikroskopische Beobachtungen zur Morphologie der Blut-Hirnschranke an Netzhautgefäßen des Menschen. Graefes Arch Klin Exp Ophthalmol 171: 134–161

57. Gärtner J (1972/73) Electron microscopic oberservations on paravascular retinal rarefaction and acellular capillaries in a senile human eye. Ophthalmol Res 4: 35–50

58. Gärtner J (1973) Electron microscopic observation of a gap at the junction of the ciliary epithelium with the retina in a human eye. Invest Ophthalmol 12: 623–628

59. Gärtner J (1974a) Extrazellular fibril formation by neuroglial cells at the vitreoretinal junction of the human eye. Graefes Arch Klin Exp Ophthalmol 191: 77–84

60. Gärtner J (1974b) Periphere zystoide Degenerationen der menschlichen Netzhaut. Eine elektronenmikroskopische Untersuchung. Normale und pathologische Anatomie. Monographien in zwangloser Folge, Heft 29. Thieme, Stuttgart, S 28

61. Gärtner J (1981) Pathology of the basal lamina at the peripheral vitreoretinal junction. Dev Ophthalmol 2: 353–362

62. Gärtner J (1991) Netzhautablösung, histopathologische Grundlagen. In: Gramberg-Danielsen B (Hrsg) Medizinische Grundlagen der augenärztlichen Begutachtung. Enke, Stuttgart (Bücherei des Augenarztes, Bd 126, S 73–76)

63. Gao H, Hollyfield JG (1992) Aging of the human retina. Differential loss of neurons and retinal pigment epithelial cells. Invest Ophthalmol Vis Sci 33: 1–17

64. Gass JD, Oyakawa RT (1982) Idiopathic juxtafoveolar retinal teleangiectasis. Arch Ophthalmol 100: 769–780

65. Gass JDM (1977) Stereoscopic atlas of macular diseases. Diagnosis and treatment, 2nd edn. Mosby, St. Louis, 40, 676–713

66. Gehler J (1981) Phänotyp bei Heteroglykanosen und Sphingolipidosen. Monatsschr Kinderheilkd 129: 610–620

67. Gerhard JP (1983) A propos de la myopie du prématuré. Bull Soc Opht France 83: 221–223

68. Goebel HH, Zeman W, Damaske E (1977) An ultrastructural study of the retina in the Jansky-Bielschowsky type of neuronal ceroid-lipofuscinosis. Am J Ophthalmol 83: 70–79

69. Göttinger W (1978) Senile retinoschisis. Morphological relationship of the formation of spaces within the peripheral retina to senile retinoschisis and to schisis detachment. Thieme, Stuttgart, p 37

70. Green WR, Chan CC, Hutchins GM, Terry JM (1981) Central retinal vein occlusion. A prospective histopathologic study of 29 eyes in 28 cases. Retina 1: 27–55

71. Greite J-H (1983) Hypertonie und Arteriosklerose aus ophthalmologischer Sicht. In: Lunde O-E, Waubke TN (Hrsg) Gefäßerkrankungen des Auges. Enke, Stuttgart (Bücherei des Augenarztes, Bd 95, S 61)

72. Hagler WS (1980) Retinal dialysis: A statistical and genetic study to determine pathogenic factors. Trans Am Ophthalmol Soc LXXCVIII: 686–733

73. Ham Jr WT, Ruffolo JJ, Mueller HA, Clarke AM, Moon ME (1978) Histologic analysis of photochemical lesions produced in rhesus retina by short-wavelength light. Invest Ophthalmol 17: 1029–1035

74. Hamai Y (1971) Histological studies on arteriolar sclerosis in the human retina. The localization of acid mucopolysaccharides in the walls of the central retinal artery as well as other arteries. Jpn J Ophthalmol 15: 16–27

75. Hammerstein W (1991) Pathophysiologie und Prophylaxe der Frühgeborenenretinopathie. Klin Monatsbl Augenheilkd 199: 177–182

76. Hammerstein W (1991) Dystrophien der Retina. Ein Atlas zur Differentialdiagnose. Enke, Stuttgart, Bücherei des Augenarztes Band 124, S. 40

77. Hayreh SS, Weingeist TA (1980) Experimental occlusion of the central artery of the retina I. Ophthalmoscopic and fluorescein fundus angiographic studies. Br J Ophthalmol 64: 896–912

78. Hayreh SS, Klugman MR, Beri M et al. (1990) Differentiation of ischemic from nonischemic central retinal vein occlusion during the early acute phase. Graefes Arch Clin Exp Ophthalmol 228: 201–217

79. Heidenkummer H-P, Kampik A (1992) Intercellular adhesion molecule-1 (ICAM-1) and leukocyte function-associated antigen-1 (LFA-1) expression in human epiretinal membranes. Graefe's Arch Clin Exp Ophthalmol 230: 483–487

80. Henkind P, Bellhorn RW, Schall B (1980) Retinal edema: postulated mechanism(s). In: Cunha-Váz JG (ed) The blood-retinal barriers. Plenum, New York London, pp 251–268

81. Hockley DJ, Tripathi RC, Ashton N (1979) Experimental retinal branch vein occlusion in rhesus monkeys. III. Histopathological and electron microscopical studies. Br J Ophthalmol 63: 393–411

82. Hogan MJ, Alvarado JA, Weddell JE (eds) (1971) Histology of the human eye. An atlas and textbook. Saunders, Philadelphia, p 493, 518

83. Hope-Ross MW, Mahon GJ, Gardiner TA, Archer DB (1993) Ultrastructural findings in solar retinopathy. Eye 7: 29–33

84. Ishibashi T, Inomata H (1993) Ultrastructure of retinal vessels in diabetic patients. Br J Ophthalmol 77: 574–578

85. Ishikawa Y, Ikui H (1974) Electron microscopic studies on retinal repair in the monkey after xenon photocoagulation. I. Cellular responses in the early stage of repair. Jpn J Ophthalmol 18: 334–349

86. Johnson NF (1977) Distribution of acid mucopolysaccharides in normal and detached retinae. Trans Ophthalmol Soc U K 97: 557–564

87. Kampik A, Kenyon KR, Michels RG, Green WR, Zenaida C de la Cruz (1981) Epiretinal and vitreous membranes. Comparative study of 56 cases. Arch Ophthalmol 99: 1445–1454

88. Kandori T, Tsuru T, Chihara T (1979) Retinopathy in chronic rheumatoid arthritis: report of two cases. Jpn J Ophthalmol 23: 73–84

89. Kaufman SJ, Goldberg MF, Orth DH, Fishman GA, Tessler H, Katsuyoshi M (1982) Autosomal dominant vitreoretinopathy. Arch Ophthalmol 100: 272–278

90. Kini MM, Leibowitz HM, Colton T et al. (1978) Prevalence of senile cataract, diabetic retinopathy, senile macular degeneration, and open-angle glaucoma in the Framingham eye study. Am J Ophthalmol 85: 28–34

91. Knowles A, Dartnall HJA (1977) The visual pigment in the receptor. In: Davson H (ed) The eye. vol 2B. The photobiology of vision. Academic Press, New York London San Francisco, pp 347–423

92. Kornzweig AL (1979) Aging of the retinal pigment epithelium. In: Zinn KM, Marmor MF (eds) The retinal pigment epithelium. Harvard Univ Press, Cambridge/MA, London, pp 478–495

93. Kuwabara T (1979) Photic and photo-thermal effects on the retinal pigment epithelium. In: Zinn KM, Marmor MF (eds) The retinal pigment epithelium. Harvard Univ Press, Cambridge/MA, London, pp 293–313

94. Laqua H (1980) Familial exudative vitreoretinopathy. Graefes Arch Klin Exp Ophthalmol 213: 121–133

95. Lawwill T (1983) Three major pathologic processes caused by light in the primate retina; a search for mechanisms. Trans Am Ophthalmol Soc 90: 517–579

96. Lee WR (1993) Opthalmic histopathology. Springer, London, S 144

97. Lee WR, Blass GE, Shaw DC (1987) Age-related retinal vasculopathy. Eye 1: 296–303

98. Limon S, Savodelli M (1974) Étude histologique et ultrastructurale d'une lésion de dégénérescence atrophique chorio-rétinienne périphérique. Arch Ophtalmol (Paris) 34: 395–412

99. Lincoff H, Kreissig I (1979) Cryogenic and thermal effects on the retinal pigment epithelium. In: Zinn KM, Marmor MF (eds) The retinal pigment epithelium. Harvard Univ Press, Cambridge/MA, London pp 314–333

100. Lisch W (1983) Vitreoretinal degenerations. Dev Ophthalmol 8: 28–30

101. Little HL (1981) Pathogenesis. In: L'Esperance FA, James WA (eds) Diabetic retinopathy. Clinical evaluation and management. Mosby, St. Louis Toronto London, pp 58–88

102. Lo WK, Bernstein MH (1981) Daily patterns of the retinal pigment epithelium. Microperoxisomes and phagosomes. Exp Eye Res 32: 1–10

103. Lommatzsch PK (1989) Intraokulare Tumoren. Leitfaden für Diagnostik und Therapie. Enke, Stuttgart (Bücherei des Augenarztes, Bd 117, S 91, 94, 98, 101)

104. Lommatzsch PK, Morgenstern B (1992) Der Einfluß histologischer Kriterien (TpNM-Klassifikation, Differenzierungsgrad) auf die Letalität von Patienten mit Retinoblastom. Klin Monatsbl Augenheilkd 200: 284–288

105. Machemer R, Laqua H (1975) Pigment epithelium proliferation in retinal detachment (massive periretinal proliferation) Am J Ophthalmol 80: 1–23

106. Margo C, Hidayat A, Kopelman J, Zimmerman LE (1983) Retinocytoma. A benign variant of retinoblastoma. Arch Ophthalmol 101: 1519–1531

107. Marmor MF (1979a) Dystrophies of the retinal pigment epithelium. In: Zinn KM, Marmor MF (eds) The retinal pigment epithelium. Harvard Univ Press, Cambridge/MA, London pp 424–453

108. Marmor MF (1979b) Inflammations and degenerations of the retinal pigment epithelium. In: Zinn KM, Marmor MF (eds) The retinal pigment epithelium. Harvard Univ Press, Cambridge/MA, London pp 454–477

109. Marshall GE, Konstas AG, Lee WR (1990) Ultrastructural distribution of collage types I-VI in aging human retinal vessels. Br J Ophthalmol 74: 228–232

110. Marshall J, Hamilton AM, Bird AC (1975) Histopathology of ruby and argon laser lesions in monkey and human retina. A comparative study. Br J Ophthalmol 59: 610–630

111. Martinez GS, Campbell AJ, Reinken J, Allan BC (1982) Prevalence of ocular disease in a population study of subjects 65 years and older. Am J Ophthalmol 94: 181–189

112. McKechnie NM, Foulds WS (1981) Qualitative observations on the variation light induced damage to the rabbit retina. Graefes Arch Klin Ophthalmol 215: 305–325

113. Mc Leod D, Marshall J, Kohner EM, Bird AC (1977) The role of axoplasmic transport in the pathogenesis of retinal cotton-wool spots. Br J Ophthalmol 61: 177–191

114. Merritt JC, Lawson EE, Sprague DH, Eifrig DE (1982) Lensectomy-Vitrectomy for stage V cicatricial retrolental fibroplasia. Ophthalmic Surg 13: 300–306

115. Meyer-Schwickerath G, Spitznas M, Wessing A (1983) Morbus Eales. Diagnose, Differentialdiagnose und Therapie im Wandel der Zeiten. Enke, Stuttgart (Bücherei des Augenarztes, Bd 95, S 120–25)

116. Michaelson IC (1980) Textbook of the fundus of the eye, 3rd ed. Churchill Livingstone, Edinburgh London Melbourne New York, pp 189, 244–315, 321, 324, 435–460, 606–610, 612–626

117. Michels M, Sternberg P Jr (1990) Operating microscope – induced retinal phototoxicity: pathophysiology, clinical manifestations and prevention. Surv Ophthalmol 34: 237–252

118. Morris DA, Henkind P (1979) Pathological responses of the human retinal pigment epithelium. In: Zinn KM, Marmor MF (eds) The retinal pigment epithelium. Harvard Univ Press, Cambridge/MA, London pp 247–266

119. Murakami F, Ohba N (1982) Genetics of lattice degeneration of the retina. Ophthalmologica 185: 136–140

120. Newell FW, Krill AE, Farkas TG (1972) Drusen and fundus flavimaculatus. Clinical, functional and histological characteristics. Trans Am Acad Ophthalmol Otolaryngol 76: 88–100

121. Noble KG, Carr RE (1984) Retinal teleangiectasia. Ophthalmology 91: 999–1000

122. Nouhuys CE van (1982) Dominant exudative vitreoretinopathy and other vascular developmental disorders of the peripheral retina. Doc Ophthalmol 54: I–XIII, 3–415

123. Nussbaum JJ, Pruett RC, Delori FC (1981) Macular yellow pigment. The first 200 years. Retina 1: 296–310

124. Ozawa H, Tanaka Y, Tamura S, Kinoshita Y (1978) Retinoblastoma and D-chromosome deletion. Jpn J Ophthalmol 22: 320–325

125. Pauleikhoff D (1994) Die altersabhängige Makuladegeneration. Retinales Pigmentepithel und Bruchsche Membran als pathogenetische Grundlagen. Teil 1. Akt. Augenheilk 19: 175–183

126. Pearlman JT, Saxton J, Flood TP, Seiff SR (1977) The clinical significance of retinitis pigmentosa without pigment: a computer analysis. In: Landers III MB, Wolbarsht ML, Dowling JE, Laties AM (eds) Retinitis pigmentosa. Clinical implications of current research. Plenum, New York London pp 31–35

127. Piguet B, Wells JA, Palmvang IB et al. (1993) Age-related Bruch's membrane change: a clinical study of the relative role of heredity and environment. Br J Ophthalmol 77: 400–403

128. Quentin CD, Altenhoff M, Schipper HJ, Vogel M (1990) Zur Periphlebitis retinae und multipler Sklerose. Fortschr Ophthalmol 87: 359–361

129. Reese AB (1976) Tumors of the eye, 3rd edn. Harper & Row, Hagerstown, pp 90–132

130. Rhodes RH (1982) An ultrastructural study of the complex carbohydrates of the mouse posterior vitreoretinal juncture. Invest Ophthalmol Vis Sci 22: 460–477

131. Richardson J (1973) Juvenile retinoschisis, anterior retinal dialysis, and retinal detachment. Br J Ophthalmol 57: 34–40

132. Ridley ME, McDonald R, Sternberg P et al. (1992) Retinal manifestations of ocular lymphoma (Reticulum cell sarcoma). Ophthalmology 99: 1153–1161

133. Robinson WG, Kuwabara T, Bieri JG (1980) Deficiencies of vitamins E and A in the rat. Retinal damage and lipofuscin accumulation. Invest Ophthalmol Vis Sci 19: 1030–1037

134. Sarks JP, Sarks SH (1988) Evolution of geographic atrophy of the retinal pigment epithelium. Eye 2: 552–577

135. Saunders LZ, Rubin LF (1975) Ophthalmic pathology of animals. Karger, Basel München Paris London New York p 112

136. Scheider A, Hintschich C, Dimitriou S (1994) Chorioretinopathia centralis serosa. Ophthalmologe 91: 745–751

137. Schepens CL (1983) Retinal detachment and allied diseases, vol 2. Saunders, Philadelphia, p 580

138. Schlaegel TF Jr (1985) Bacterial uveitis (tuberculous and syphilitic). In: Tasman W, Jaeger EA (eds) Duane's clinical ophthalmology, vol 4/44. Lippincott, Philadelphia

139. Sebag J (1992) Anatomy and pathology of the vitreo-retinal interface. Eye 6: 541–552

140. Seitz R (1962) Die Netzhautgefäße. Enke, Stuttgart (Bücherei des Augenarztes H 40), S. 46

141. Sheraidah G, Steinmetz R, Maguire J et al. (1993) Correlation between lipids extracted from Bruch's membrane and age. Ophthalmology 100: 47–51

142. Shields JA (1982) Diagnosis and management of intraocular tumors. Mosby, St. Louis, pp 437–496

143. Sidd RJ, Fine SL, Owens SL, Patz A (1982) Idiopathic preretinal gliosis. Am J Ophthalmol 94: 44–48

144. Sigelman J, Ozanics V (1992) Retina. In: Tasman W, Jaegger EA (eds) Duane's foundations of clinical ophthalmology, vol 1/19, rev edn. Lipincott, Philadelphia

145. Silverstein AM, Osburn BI, Prendergast RA (1971) The pathogenesis of retinal dysplasia. Am J Ophthalmol 72: 13–21

146. Spira AW, Huang PT (1978) Phagocytosis of photoreceptor outer segments during retinal development in utero. Am J Anat 152: 523–528

147. Spitznas M (1970) Zur Feinstruktur der sog. Membrana limitans externa der menschlichen Retina. Graefes Arch Klin Exp Ophthalmol 180: 44–56

148. Spitznas M, Bornfeld N (1977) The architecture of the most peripheral retinal vessels. Graefes Arch Klin Exp Ophthalmol 203: 217–229

149. Spitznas M, Joussen F, Wessing A, Meyer-Schwickerath G (1975a) Coat's disease. An epidemiologic and fluorescein angiographic study. Graefes Arch Klin Exp Ophthalmol 195: 241–250

150. Spitznas, Meyer-Schwickerath G, Stephan B (1975b) The clinical picture of Eales' disease. Graefes Arch Klin Exp Ophthalmol 194: 73–85

151. Suckling RD, Fitzgerald PH, Stewart J, Wells E (1982) The incidence and epidemiology of retinoblastoma in New Zealand: a 30-year survey. Br J Cancer 46: 729–736

152. Tarlton JF, Easty DL (1990) Immunohistological characterisation of retinoblastoma and related ocular tissue. Br J Ophthalmol 74: 144–149

153. Taylor HR, West S, Muñoz B et al. (1992) The long-term effects of visisble light on the eye. Arch Ophthalmol 110: 99–104

154. Tonus JG, Dickson DH (1979) Neuro-glial relationships at the external limiting membrane of the newt retina. Exp Eye Res 28: 93–110

155. Tost M (1980) Die Retinopathia praematurorum – ein aktuelles Problem der Perinatalperiode. Folia Ophthalmol 5: 127–137
156. Trabulosi EI, Zimmerman IF, Manz HJ (1988) Cutaneous malignant melanomas in survivors of hertable retinoblastoma. Arch Ophthalmol 106: 1059–1061
157. Trichtel F (1983) Das Licht und die Pathologie des Auges. Maudrich, Wien, S 220–222
158. Tso MOM (1973) Photic maculopathy in rhesus monkey: A light and electron microscopic study. Invest Ophthalmol 12: 17–34
159. Tso MOM (1979) Developmental, reactive, and neoplastic proliferation of the retinal pigment epithelium. In: Zinn KM, Marmor MF (eds) The retinal pigment epithelium. Harvard Univ Press, Cambridge/MA, London, pp 267–276
160. Tso MOM (1981) Pathology of the sub-retinal space. Doc Ophthalmol Proc Ser 25: 11–23
161. Tso MOM (1983) Pathology of cystoid macular edema. Ophthalmology 89: 902–915
162. Tso MOM, Albert DM (1972) Pathological condition of the retinal pigment epithelium. Neoplasm and nodular non-neoplastic lesions. Arch Ophthalmol 88: 27–38
163. Tso MOM, Fine BS, Zimmerman LE (1972) Photic maculopathy produced by the indirect ophthalmoscope. I. Clinical and histopathologic study. Am J Ophthalmol 73: 686–699
164. Tso MOM, Cunha-Váz JG, Shih C-Y, Jones CW (1980) Clinicopathologic study of blood-retinal barrier in experimental diabetes mellitus. Arch Ophthalmol 98: 2032–2040
165. Uehara F, Yasumura D, La Vail MM (1991) Development of light-evoked changes of the interphotoreceptor matrix in normal and RCS rats with inherited retinal dystrophy: Exp Eye Res 53: 55–60
166. Verdaguer TJ, Rojas B, Lechuga M (1975) Genetical studies in nontraumatic retinal dialyses. Mod Probl Ophthalmol 15: 34–39
167. Wallow IHL, Graeser ML, Stevens TS (1981) Actin filaments in diabetic fibrovascular preretinal membrane. Arch Ophthalmol 99: 2175–2181
168. Weingeist TA, Kobrin JL, Watzke RC (1982) Histopathology of Best's macular dystrophy. Arch Ophthalmol 100: 1108–1114
169. Wessing G (1983) Morbus Coats. Enke, Stuttgart (Bücherei des Augenarztes, Bd 95, S 126–133)
170. Wiedemann P (1993) Wie entsteht die diabetische Retinopathie? Ophthalmologe 90: 426–433
171. Wise GN, Dollery CT, Henkind P (1971) The retinal circulation. Harper & Row, New York Evanston San Francisco London, pp 34–48
172. Wolbarsht ML, Landers MB (1980) The rationale of photocoagulation therapy for proliferative diabetic retinopathy: a review and a model. Ophthalmic Surg 11: 235–245
173. Young RW (1978) The daily rhythm of shedding and degradation of rod and cone outer segment membranes in the chick retina. Invest Ophthalmol 17: 105–116
174. Young RW (1988) Solar radiation and age-related macular degeneration. Surv Ophthalmol 32: 252–269
175. Zauberman H (1979) Adhesive forces between the retinal pigment epithelium and sensory retina. In: Zinn KM, Marmor MF (eds) The retinal pigment epithelium. Harvard Univ Press, Cambridge/MA, London, pp 192–204
176. Zeman W (1976) Batten disease: Ocular features, differential diagnosis and diagnosis by enzyme analysis. Birth Defects: Orig Art Series 12: 441–453
177. Zimmerman LE (1985) Trilateral retinoblastoma. In: Blodi FC (ed) Retinoblastoma. Churchill Livingstone, New York, pp 185–210
178. Zollinger HU (1944) Die Beziehungen zwischen Gefäßsystem und peripherer zystoider Degeneration der Netzhaut. Graefes Arch Ophthalmol 146: 403–423
179. Zrenner E (1990) Lichtinduzierte Schäden am Auge. Fortschr Ophthalmol 87 (Suppl): 41–51
180. Zrenner E, Rüther K, Apfeldstedt-Sylla E (1992) Retinitis pigmentosa. Klinische Befunde, molekulargenetische Ergebnisse und Forschungsperspektiven. Ophthalmologie 89: 5–21

Sehnerv (N. opticus)

In der als N. opticus bezeichneten vorgeschobenen Hirnbahn verlaufen die hinter (chiasmawärts) der Lamina cribrosa myelinisierten Axone der retinalen Ganglienzellen. Zentrifugale, efferente Axone wurden bei verschiedenen Tieren nachgewiesen[9]. Das Neuropil enthält weiterhin fibröse Astrozyten und retrolaminar auch Oligodendrogliazellen; letztere bilden mit ihren um die Axone aufgewickelten terminalen Zellausläufern die Markscheiden[37]. Der prälaminare marklose Sehnervenabschnitt ist auf der Papillenoberfläche von einer dünnen Basallamina, Fortsetzung der retinalen Basallamina[2], überzogen. Sie wird von einer am Boden der physiologischen Exkavation besonders starken Schicht von Astrozyten (*zentraler Meniskus von Kuhnt*) gebildet. Diese Schicht setzt sich mitunter längs der Zentralgefäße noch weit in den Sehnerv fort (*Elschnig-Schaltgewebe*). Seitlich ist der marklose Sehnervenabschnitt auf dem Niveau der Rezeptoren durch eine die Fortsetzung der Pigmentepithelien bildende Gliaschicht abgegrenzt. Die Zellen dieses *intermediären Gewebes* (*Kuhnt* 1879) sind durch Zonulae occludentes miteinander verbunden[30]. Zwischen Pigmentepithelien und intermediärem Gewebe besteht ein Defekt in der Permeabilitätsbarriere[13]. In der Ebene der Aderhaut ist die seitliche Begrenzung des Optikus ein Bindegewebsring (*Grenzgewebe von Elschnig,* 1900). Auch hier besteht eine physiologische Lücke in der Blut-Retina- bzw. -Hirn-Schranke[42]. Die Kollagenfasern des Rings ziehen in den Sehnerv hinein und bilden so die *Lamina cribrosa*. Sie ist die schwächste Stelle der äußeren Augenhaut, die bei Steigerung des intraokularen Drucks hier vor allem nachgibt. Kollagen Typ I und IV werden in der Lamina cribrosa und in den Piasepten zeitlebens synthetisiert[20].

Die *Blutversorgung* des distalen Optikussegments (Abb. 4.18) wird gespeist durch die von der A. carotis interna abzweigende *A. ophthalmica,* die sich in 2 Äste teilt. Der erste ist der gemeinsame Stamm der A. centralis retinae und der A. ciliaris post. medialis, der zweite die A. cil. post. lateralis. Die kurzen Äste der beiden hinteren Ziliararterien durchbohren die Sklera rings um den Sehnerv. Sie haben zahlreiche Verbindungen untereinander (*Zinn-Haller-Gefäßkranz*) und mit den Ästen der Zentralarterie[24]. Die Kapillaren des distalen Optikussegments entsprechen morphologisch und funktionell den Retinakapillaren[12].

Die interstitielle Flüssigkeit im distalen Optikussegment stammt aus den prälaminaren Kapillaren, der peripapillären Aderhaut, dem Liquor cerebrospinalis, dem Glaskörper und möglicherweise auch aus dem Axoplasma der lokalen Axone[18].

- Eine epipapilläre Neovaskularisation, z.B. bei Retinopathia diabetica proliferans oder Zentralvenenthrombose, geht nach Muraoka et al.[27] stets von den Ziliararterienästen aus (▷ S. 528).

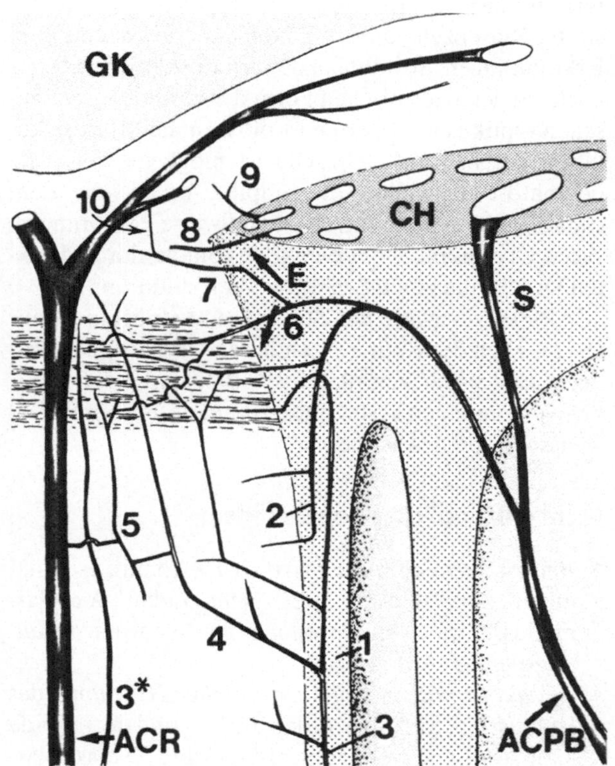

Abb. 4.18. Schematische Darstellung der arteriellen Gefäßversorgung im vorderen Teil des N. opticus. *Retrolamina: 1* Pia mater als Ursprung transversal und longitudinal verlaufender Gefäße; *2* rückläufige kurze hintere Ziliararterie; *3** aus der Pia stammende longitudinal verlaufende Arteriolen, mit Gefäßen im Bereich der Lamina cribrosa anastomosierend; *4* aus der Pia stammende, die Lamina cribrosa durchquerende Arteriole; *5* intraneurale Verzweigung der Zentralarterie, mit retrolaminären und laminären Gefäßen anastomosierend. *Lamina cribrosa; 6* transversal in die Lamina cribrosa eindringender Ast einer kurzen hinteren Ziliararterie, mit anderen laminären Gefäßen anastomosierend. *Praelamina: 7* Ast einer kurzen hinteren Ziliararterie, durch das Elschnig-Grenzgewebe in den Sehnerv eintretend; *8* Eindringen eines Aderhautgefäßes in die Praelamina. *Oberflächliche Nervenfaserschicht: 9* Eindringen eines Gefäßes der Choriocapillaris; *10* Zweige der Zentralarterie anastomosieren mit prälaminaren Gefäßen, hier mit einem Ast einer kurzen hinteren Ziliararterie. *GK* Glaskörper, *CH* Chorioidea, *E* Elschnig-Grenzgewebe (Ausdehnung durch *Pfeile* angedeutet), *S* Sklera, *ACR* A. centr. retinae, *ACPB* A. ciliaris post. brevis. (Mod. nach Lieberman et al. 1976[24])

Sehnervenscheiden

Der markhaltige Teil des Sehnervs ist wie das Gehirn von *Pia, Arachnoidea* und *Dura* umgeben. Ebenso wie in anderen Gehirnabschnitten bilden die Arachnoideazellen konzentrisch geschichtete Körperchen, in denen Kalkablagerungen auftreten können (*Corpora arenacea*). Von der Pia strahlen gefäßführende Septen in das Nervengewebe. Der Subarachnoidealraum des N. opticus steht mit dem des Gehirns in Verbindung.

Fehlbildungen

Membrana epipapillaris

Komplex aus Astrozyten, die sich durch Lücken in der Basallamina der Sehnervenscheibe oder der parapapillären Retina *flächenhaft in den Glaskörperraum* erstrecken[34]. Nicht selten damit kombiniert ist die

Bergmeister-Papille

Sie ist ein kegelförmig angeordneter *epipapillärer* Verband von Gliazellen (Rest des die A. hyaloidea am Beginn ihres intravitrealen Verlaufs umhüllenden „Gliamantels"[33].

Grubenpapille

Eine umschriebene Grubenbildung im Sehnervenkopf ist das Produkt eines gestörten Ablaufs der Papillogenese (Rest des Hohlraums des Augenbecherstiels, s. Abb. 4.1 e). Mit einer Störung im Verschluß der Becherspalte, also mit einem Kolobom, hat die Grubenpapille nichts zu tun[3]. Sie kann mit zentraler Retinoschisis assoziiert sein[1, 25].

Drusen der Papille

Im Unterschied zu den Drusen (▷ S. 518) des retinalen Pigmentepithels handelt es sich wahrscheinlich[35] um *kongenitale, azelluläre laminierte* und *verkalkende Ablagerungen neben den Gefäßen,* glaskörperwärts von der Lamina cribrosa. Sie können eine Druckatrophie der benachbarten Axone und Blutungen verursachen[19]. *Elektronenmikroskopisch* liegt eine Kalzifikation intraaxonaler Mitochondrien zugrunde. Nach Ruptur der Axone wird auf der Oberfläche der nunmehr extrazellulär liegenden Mitochondrien weiter Kalk abgelagert[41].

Weitere Fehlbildungen

Als weitere Fehlbildungen sind
- *Aplasie,*
- *Hypoplasie,*
- *Kolobom* (▷ S. 476),
- *Megalopapille,*
- *inverse Papillenanlage* sowie
- *doppelte Papillenbildung* zu erwähnen. *Dysplastische Papillen* können zusammen mit kongenitalen suprasellären Tumoren vorkommen[40]. Das
- *„Morning-glory-" (Windenblüten-)Syndrom* („morning glory" = Ipomea tricolor, die Prachtwinde, eine Blume aus der Gattung der Convolvulaceae) ist eine seltene, von einem Optikuskolobom zu unterscheidende Fehlbildung. Sie ist gekennzeichnet durch eine meist vergrößerte, zentral weiße, sonst blaßrote, tunnelförmig exkavierte Papille, die von einem erhöhten grauen Halo umgeben wird[23]. Die-

ser graue peripapilläre Ring kann von einem chorioatrophischen Areal begrenzt sein. Auch Mitbeteiligung der Makula und systemische, insbesondere intrakranielle Anomalien werden beschrieben[5, 45].

Dystrophien

Erbbedingte Erkrankungen des Sehnervs treten meist ohne, gelegentlich aber auch mit zerebrospinalen Störungen auf. Letzteres gilt auch für die praktisch wichtige *Lebersche Optikusneuropathie,* eine der häufigsten Erblindungsursachen bei jungen, sonst gesunden Männern. Ursächlich wurden verschiedene Mutationen in der ausschließlich von den Oozyten weitergegebenen mitochondrialen DNS nachgewiesen. Die Krankheit wird daher nur durch Frauen weiter vererbt. Die Ursache der starken Geschlechtspräferenz (80–90 % der Patienten sind Männer) ist unklar[21, 29]. Im Frühstadium zeigt sie eine fluoreszenzangiografisch nachweisbare *zirkumpapilläre Mikroangiopathie*[28].

Altersveränderungen

Die Anzahl der Optikusfasern beträgt beim Menschen im Mittel 1 158 000 ± 222 000. Geschlechtsspezifische Unterschiede bestehen nicht. Zwischen dem 20. und 90. Lebensjahr verringert sich die Zahl der Axone jährlich im Mittel um 4000[22]. Infolge Mangelernährung durch sklerotische hintere Ziliararterien kann es im *Sehnervenkopf,* vor allem im Niveau der Lamina cribrosa, zur *ischämischen Schwellung der Axone* kommen[11]. Im gleichen Gebiet finden sich auch zahlreiche, PAS-positive sphärische, bis zu 50 µm große Körper, *Corpora amylacea* (Abb. 4.19). Sie gelten als Altersprodukte von Astrozyten, werden aber auch in Axonen beobachtet[43].

Alzheimer-Krankheit

Sie führt bei der Mehrzahl von Patienten im Sehnerv zu retrograder axonaler Degeneration mit sekundärer Degeneration retinaler Ganglienzellen. Die Zahl der Nervenfasern kann bis zu 50 % verringert sein. Unmittelbar vor dem Chiasma enthält der N. opticus große Mengen von Corpora amylacea und arenacea[36].

Kreislaufstörungen

Vordere ischämische Optikusneuropathie[17]

(Apoplexia papillae)

Häufigste Ursache für Papillenelevation nach dem 50. Lebensjahr[15]. Meist sektorenförmiger ischämischer Infarkt im Sehnervenkopf, aber auch im retrolaminären Gewebe, ähnlich einem lakunaren Infarkt im

ZNS. Ursache ist der Verschluß einer hinteren Ziliararterie infolge Arteriosklerose[17], Hypertonus, generalisierter Riesenzellenarteriitis oder anderer systemischer Erkrankungen. Sowohl bei der arteriosklerotischen als auch bei der arteriitischen Form der vorderen ischämischen Optikusneuropathie ist die retinale Mikrozirkulation verlangsamt[4]. Ursache ist möglicherweise die ödematöse Schwellung der Papille, welche die Zentralarterie und die Zentralvene teilweise komprimiert. Auch Drusen im Sehnervenkopf können durch direkten Druck einen Gefäßverschluß herbeiführen[6].

Akuter Verschluß der Zentralarterie führt nicht nur zu einer von der Retina aszendierenden Atrophie, sondern infolge der Zirkulationsstörung ihrer den Optikus versorgenden Äste, auch zu einem *primären* Gewebsschwund des Sehnervs.

Nicht entzündliches Papillenödem

- *Bei erhöhtem intrakraniellen Druck* kommt es prälaminar zur Blockade des orthograden Axoplasmaflusses mit Anschwellung der Neurone (*Stauungspapille,* Abb. 4.20 a).
- Bei *akuter* wie auch bei *chronischer Hypotonie* des Bulbus (▷ S. 554) werden ortho- und retrograde axoplasmische Bewegungen blockiert. Die axoplasmische Stase als solche bedingt keinen Funktionsausfall[18, 26]. Die vaskulären Veränderungen sind sekundär[8] („Stauungspapille e vacuo").
- Ein nicht entzündliches Papillenödem kommt auch bei *maligner Hypertonie* und *raumfordernden intraorbitalen Prozessen* vor.

Entzündungen

Papillitis

Eine im *Sehnervenkopf lokalisierte Entzündung* wird als *Papillitis* bezeichnet (▷ Abb. 4.3 c). Neben axonaler Stase ist hierbei auch der extrazelluläre Raum durch Flüssigkeit erweitert[18]. Infolge Lockerung der Blut-Optikus-Schranke erstreckt sich die vitreopapilläre Diffusion nicht nur in die Interzellularfugen des Neuropils und in den perivaskulären Raum, sondern auch bis in die Lumina der Papillengefäße (Abb. 4.20 c)[14].

„Optic disc vasculitis"

Hierunter ist nach Hayreh[16] eine *unspezifische Entzündung der Ziliargefäße* in der prälaminaren Region oder eine solche der Zentralvene zu verstehen.

Neuritis n. optici

Die Entzündung der retrolaminaren Sehnervenanteile *(Neuritis nervi optici)* wird *topographisch* unterteilt in
- *Perineuritis* (Leptomeningitis),

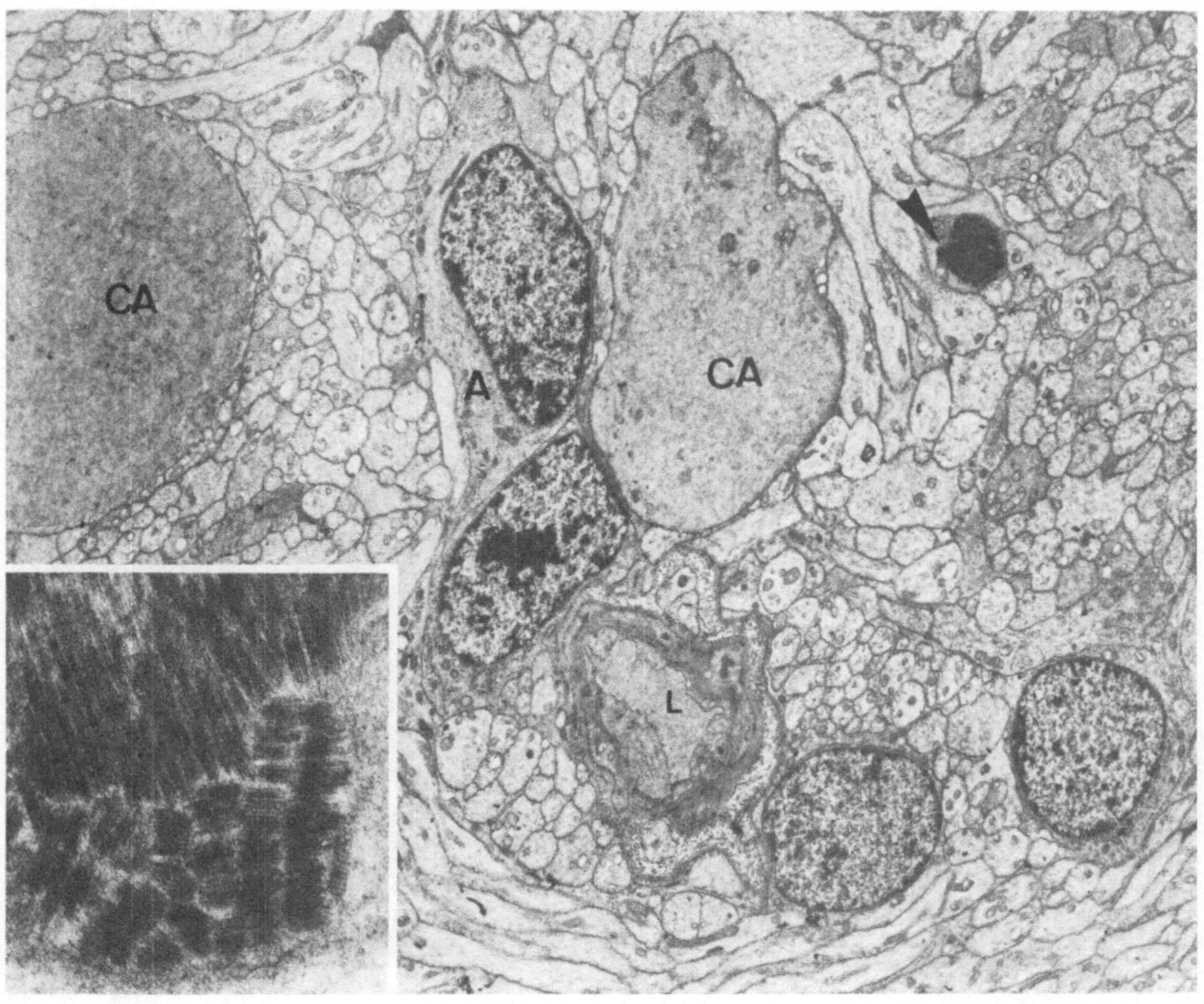

Abb. 4.19 Corpora amylacea *(CA)* im prälaminaren (glaskörperwärts von der Lamina cribrosa gelegenen) Teil des Sehnervs. Das Neuropil setzt sich, abgesehen von einigen Astrozyten *(A)*, ausschließlich aus nicht myelinisierten Axonen zusammen. An einer Stelle *(Pfeilkopf)* intrazellulärer Einschluß unbekannter Art. Bei stärkerer Vergrößerung *(Einsatz)* zeigt er eine kristalline Struktur, bestehend aus in verschiedenen Richtungen angeordneten Stapeln von streng parallel gelagerten 7–8 nm dicken Membranen. *L* Lumen einer Kapillare. Das Gefäß wird von einem perivaskulären, Kollagenfibrillen enthaltenden Raum umgeben. Zufallsbefund bei einem wegen malignem Melanom der Aderhaut enukleierten Auge mit ophthalmoskopisch regelrechter Papille und altersgemäß regelrechten Netzhautgefäßen. Weibl., 57 Jahre. Uranylazetat-Kaliumpermanganat, 5000 : 1. *Einsatz:* 54 000 : 1

- *periaxiale* Neuritis,
- *axiale* Neuritis (Makulafasern!)
- *transverse* Neuritis, z. B. Neuromyelitis optica *(Devic)* und
- *disseminiert multifokale* Neuritis.
  In *ätiologischer Hinsicht* sind
- *infektiöse* Neuritiden von
- *primär demyelinisierenden* Erkrankungen zu unterscheiden.

Alle Mikroorganismen, die eine Enzephalitis hervorrufen, können *fortgeleitet* oder *metastatisch* (Abb. 4.20b) auch eine Sehnervenentzündung verursachen. Wichtigste primär demyelinisierende und deshalb typischerweise retrolaminar lokalisierte Erkrankung ist die *multiple Sklerose*[31, 32].

Optikusatrophie

Irreversibler Verlust der Axone und der Markscheiden. Zu unterscheiden sind:

- aszendierende Atrophie (nach Schädigung der Neurone vor der Lamina cribrosa, d. h. in der Retina oder in der Papille,
- deszendierende Atrophie (nach Schädigung hinter der Lamina cribrosa, d. h. im Sehnerv oder im Gehirn).

Glaukomatöse Optikusatrophie (▷ S. 554)

Traumatische Schäden

Sehnervenscheidenhämatome (Abb. 4.20d) kommen bei Läsionen im orbitalen oder intrakanalikulären Ab-

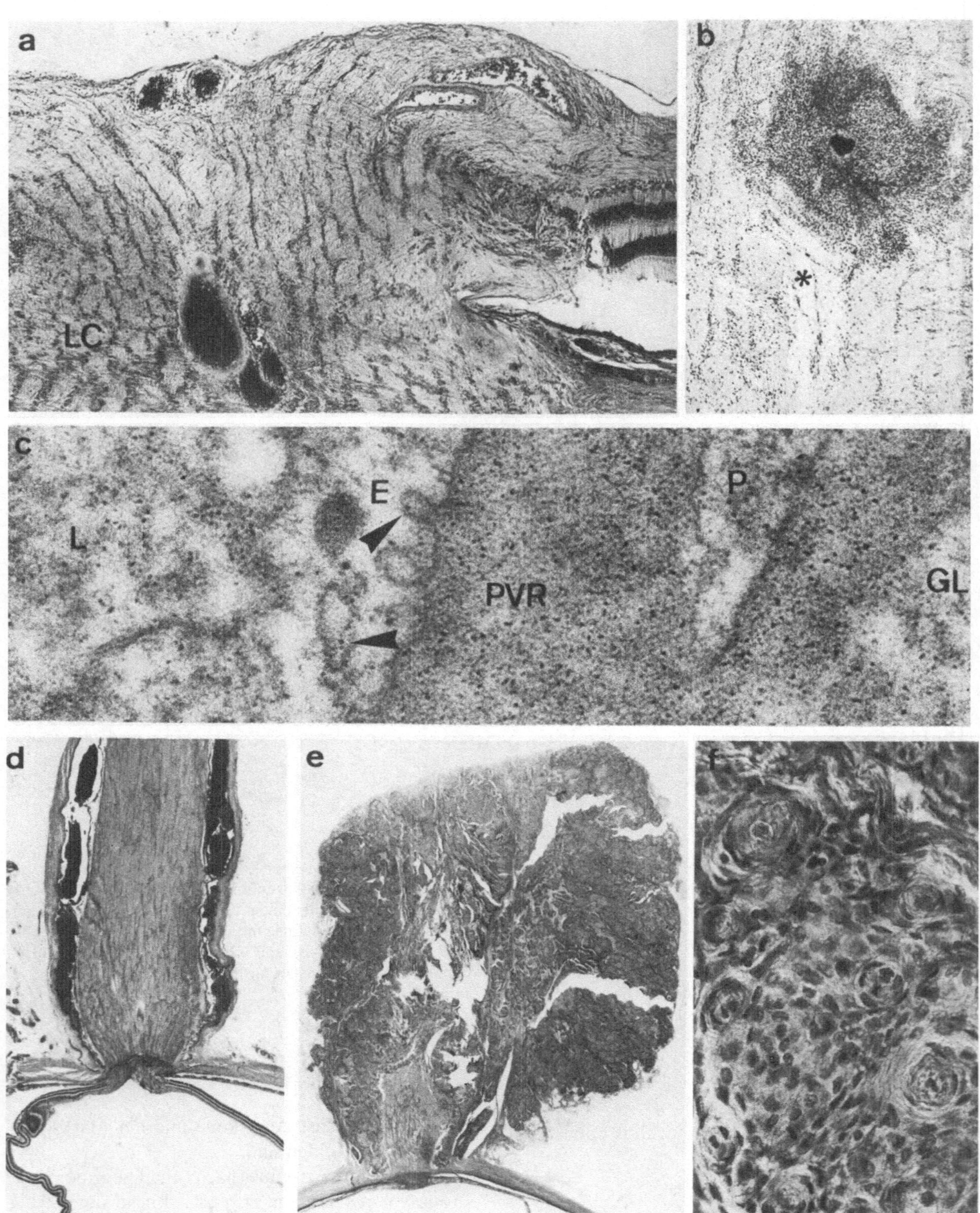

Abb. 4.20 a Beginnende, noch flache Stauungspapille. Hyperämie der Zentralgefäße. Auflockerung und pilzartige Vortreibung des prälaminaren Sehnervengewebes. *LC* Lamina cribrosa. HE, 50 : 1. **b** Staphylokokkenmetastase im retrolaminären Sehnervenabschnitt nahe den Zentralgefäßen *(Stern)* bei einem Fall von allgemeiner Sepsis. Der *schwarze Fleck* im Zentrum des Infiltrates aus neutrophilen Granulozyten ist die Bakterienkolonie. HE, 50 : 1. **c** Lockerung der Blut-Optikus-Schranke bei malignem Melanom der Aderhaut mit epi- und intrapapillärer Geschwulstabsiedelung und begleitendem Papillenödem; 3 Stunden nach intravitaler Injektion von Ferritin in den Glaskörper. Ferritingranula im mit Basallaminamaterial angefüllten perivaskulären Raum einer prälaminaren Kapillare, innerhalb von Invaginationen *(Pfeilköpfe)* der Zellmembran einer Endothelzelle als Zeichen der Durchschleusung durch die Zelle (Zytopempsis), sowie innerhalb des Kapillarlumens. *GL* Glia, *P* Perizyt, *PVR* perivaskulärer Raum, *E* Endothel, *L* Kapillarlumen. Nicht kontrastiert, 120000 : 1. **d** Sehnervenscheidenhämatom. HE 4 : 1. **e** Sehnervenscheidenmeningeom. HE 4 : 1. **f** Ausschnitt aus **e)** mit zwiebelschalenartig geschichteten Zellen („Sandkörnchen", Psammomkörner) HE, 312 : 1. (**c** aus Gärtner 1968[14])

schnitt, aber auch fortgeleitet aus dem Schädelinnern vor.

Experimentelle *Totaldurchtrennung oder* heftige *Quetschung* im extrakraniellen Abschnitt des Optikus mit Unterbrechung der Blutzufuhr hat *im orbitalen Teil* eine *ischämische Nekrobiose (Koagulationsnekrose)* mit bindegewebig-gliöser Organisation zur Folge, im *zerebralen Teil traumatische Nekrobiose der Stumpfenden,* initiale Axonreaktion der Axonstümpfe und anschließende sekundäre Faserdegeneration im zerebralen Verlauf[37].

Tumoren

- Das *Melanozytom der Papille,* relativ häufig bei dunkel pigmentierten Rassen und Individuen, ist ein *benignes Hamartom* und besteht aus Nävuszellen[46]. Umwandlung in ein malignes Melanom, sowie einen Fall von pigmentiertem Adenom, das klinisch als Melanozytom diagnostiziert wurde, haben Shields et al.[38] beschrieben.
- *Gliome* und *Meningeome* kommen *retrobulbär* vor. Primär von den Sehnervenscheiden innerhalb der Orbita ausgehende Meningeome (Abb. 4.20 e und f) treten vorzugsweise bei Frauen im mittleren Lebensalter auf. Bei Kindern sind sie selten[44]. Die Gliome sind beim Erwachsenen durch beträchtliche zytologische Variabilität innerhalb der Geschwulst gekennzeichnet[39]. Immunohistochemisch handelt es sich um pilozytotische Astrozytome[10]. Sie können eine beträchtliche meningotheliale Hyperplasie zur Folge haben, ein Charakteristikum, das bei Probeexzisionen berücksichtigt werden muß.
- Sekundäre Tumoren des Sehnervs sind häufiger als primäre. Orbitageschwülste dringen jedoch nur selten in den Sehnerv ein, Hirntumoren nur in ihren Endstadien[7].

Literatur

1. Alexandrescu M, Thurn G (1975) Grubenpapille mit zentraler Retinoschisis. Ber Dtsch Ophthalmol Ges. 73. Tagung. Bergmann, München, S 149–152
2. Anderson DR (1970) Ultrastructure of the opitci nerve head. Arch Ophthalmol 83: 63–73
3. Badtke G (1961) Die Mißbildungen des menschlichen Auges. In: Velhagen K (Hrsg) Der Augenarzt. Bd IV., VEB Georg Thieme, Leipzig, S 140
4. Betram B, Hoberg A, Wolf S et al. (1991) Videofluoreszenzangiographische Untersuchungen bei akuter vorderer ischämischer Opticusneuropathie. Klin Monatsbl Augenheilkd 199: 419–423
5. Beyer WB, Quencer RM, Osher RH (1982) Morning glory syndrome. A functional analysis including fluorescein angiography ultrasonography, and computerized tomography. Ophthalmology 89: 1362–1364
6. Burde RM, Savino PH, Trobe JD (1989) Neuroophthalmologie (Übers. B. u. A. Wilhelm). Kohlhammer, Stuttgart, S 57
7. Christmas NJ, Mead MD, Richardson EP, Albert DM (1991) Secondary optic nerve tumors. Surv Ophthalmol 36: 196–206
8. Cogan DG, Kuwabara T (1977) Papilledema. Exp Eye Res 25 (Suppl): 419–433
9. Cragg BD (1962) Centrifugal fibres to the retina and olfactory bulb, and composition of the supraoptic commissures in the rabbit. Exp Neurol 5: 406–427
10. Cutarelli PE, Roessmann UR, Miller RH et al. (1991) Immunohistochemical properties of human optic nerve glioma. Evidence of type 1 astrocyte origin. Invest Opthalmol Vis Sci 32: 2521–2524
11. Dolman CL, McCormick AQ, Drance SM (1980) Aging of the optic nerve. Arch Ophthalmol 98: 2053–2058
12. Ernest JT (1980) Pathophysiology of the vasculature of the distal segment of the optic nerve and choroid. In: Zadunaisky JA, Davson H (eds) Current topics in eye research, vol 2. Academic Press, New York, pp 179–213
13. Flage T, Ringvold A (1980) Demonstration of a diffusional pathway between the subretinal space and the juxtapapillary connective tissue. An in vitro experiment using horseradish peroxidase as a tracer. Acta Ophthalmol (Copenh) 58: 899–907
14. Gärtner J (1968) Die Bedeutung des perivaskulären Raums der Zentralgefäße für den vitreopapillären Stofftransport beim normalen Mäuseauge und beim menschlichen Auge unter pathologischen Bedingungen. Graefes Arch Klin Exp Ophthalmol 175: 13–27
15. Glaser JS (1992) Topical diagnosis: prechiasmal visual pathways. In: Tasman W, Jaeger EA (ed) Duane's clinical ophthalmology, vol 2/5, rev edn. Lippincott, Philadelphia
16. Hayreh SS (1972) Optic disc vasculitis. Br J Ophthalmol 56: 652–670
17. Hayreh SS (1975) Anterior ischemic optic neuropathy. Springer, Berlin Heidelberg New York
18. Hayreh SS (1979) Fluids in the anterior part of the optic nerve in health and disease. Surv Ophthalmol 23: 1–25
19. Henkind P, Alterman M, Wise GN (1972) Drusen of the optic disc and subretinal and subpigment epithelial haemorrhage. In: Cant JS (ed) The optic nerve. Kimpton, London, pp 281–291
20. Hernandez MR, Wang N, Hanley NM, Neufeld AH (1991) Localization of collagen types I and IV mRNAs in human optic nerve head by in situ hybridization. Invest Ophthalmol 32: 2169–2177
21. Johns DR, Smith KH, Savino PJ, Miller NR (1993) Leber's hereditary optic neuropathy. Clinical manifestations of the 15 257 mutation. Ophthalmology 100: 981–986
22. Jonas JB, Schmidt AM, Müller-Bergh HA et al. (1992) Human optic nerve fibre count and optic disc size. Invest Ophthalmol Vis Sci 33: 2012–2018
23. Kindler P (1970) Morning glory syndrome: unusual congenital optic disc anomaly. Am J Ophthalmol 69: 376–384
24. Lieberman MF, Maumenee AE, Green WR (1976) Histologic studies of the vasculature of the anterior optic nerve. Am J Ophthalmol 82: 405–423
25. Lincoff H, Lopez R, Kreissig I et al. (1988) Retinoschisis associated with optic nerve pits. Arch Ophthalmol 106: 61–67
26. Minckler DS, Tso MOM (1976) Experimental papilledema produced by cyclocryotherapy. Am J Ophthalmol 82: 577–589
27. Muraoka K, Yokochi K, Sodena Y (1979) Nature and origin of the neovascularization of the optic disc. Jpn J Ophthalmol 23: 89–96
28. Nikoskelainen E, Sogg LR, Rosenthal AR, Friberg TR, Dorfman LJ (1977) The early phase in Leber hereditary optic atrophy. Arch Ophthalmol 95: 969–978
29. Obermaier-Kusser B, Lorenz B, Schubring S et al. (1994) Specific features of mtDNA mutation patterns in European families with Leber's hereditary optic neuroretinopathy. Am J Human Genetics 55: 1063–1066
30. Okinami S, Ohkuma M, Tsukahara I (1976) Kuhnt intermediary tissue as a barrier between the optic nerve and retina. Graefes Arch Klin Exp Ophthalmol 201: 57–67
31. Perkin GD, Rose FC (1979) Optic neuritis and its differential diagnosis Oxford Univ Press, Oxford, pp 226–282
32. Rao NA (1981) Chronic experimental allergic optic neuritis. Invest Ophthalmol Vis Sci 20: 159–172
33. Rhodes RH (1992) Development of the optic nerve. In: Tasman W, Jaeger EA (eds) Duane's foundations of clinical ophthalmology, vol 1/25, rev edn. Lippincott, Philadelphia

34. Roth AM, Foos RY (1972) Surface of the optic nerve head. I. Epipapillary membranes. Am J Ophthalmol 74: 977–985
35. Sacks JG, O'Grady RB, Choromokos E, Leestma J (1977) The pathogenesis of optic nerve drusen. A hypothesis. Arch Ophthalmol 95: 425–428
36. Sadun AA, Bassi CJ (1990) Optic nerve damage in Alzheimer's disease. Ophthalmology 97: 9–17
37. Schlote W (1970) Nervus opticus and experimentelles Trauma. Monogr Gesamtgeb Psychiatr (Berlin) 131
38. Shields JA, Eagle RC, Shields CL, De Potter P (1992) Pigmented adenoma of the optic nerve head simulating a melanocytoma. Ophthalmology 99: 1705–1708
39. Spoor TC, Kennerdell JS, Martinez AJ, Zorub D (1980) Malignant gliomas of the optic nerve pathways. Am J Ophthalmol 89: 284–292
40. Taylor D (1982) Congenital tumors of the anterior visual system with dysplasia of the optic discs. Br J Ophthalmol 66: 455–463
41. Tso MOM (1981) Pathology and pathogenesis of drusen of the optic nerve head. Ophthalmology 88: 1066–1080
42. Tso MOM, Shi CY, Ian MAJ, McLean IW (1975) Is there a blood-brain barrier at the optic nerve head.? Arch Ophthalmol 93: 815–825
43. Woodford B, Tso MOM (1980) An ultrastructural study of the corpora amylacea of the optic nerve head and retina. Am J Ophthalmol 90: 492–502
44. Wright JE, Call NB, Liaricos S (1980) Primary optic nerve meningioma. Br J Ophthal 64: 533–558
45. Yamana T, Nishimura M, Ueda K, Chijiiwa T (1983) Macular involvement in the morning glory syndrome. Jpn J Opthalmol 27: 201–209
46. Zimmerman LE (1965) Melanocytes, melanocytic nevi, and melanocytomas. Invest Ophthalmol 4: 11–41

Glaskörper (Corpus vitreum s. hyaloides)

Der Glaskörper, die größte Ansammlung interzellulärer Matrix im menschlichen Körper, hat optische und viskoelastische Funktionen[3], ist von Bedeutung für die pränatale Ausbildung der Bulbusform ($\triangleright$ S.475) und dient als Transportareal für Metaboliten[57,62]. Er besteht zu 99% aus Wasser, aus einem genetisch determinierten[11] *Gerüst von Kollagenfibrillen* hauptsächlich des Typs II[65], aber auch vom Typ V und IX[63] sowie aus Hyaluronsäuremolekülen, löslichen Proteinen und niedermolekularen Komponenten. Das 1934 erstmals aus Rinderglaskörper isolierte Glykosaminoglykan *Hyaluronsäure* wurde in der Folgezeit im gesamten Bindegewebe nachgewiesen. Die Enzymmuster des Rinderglaskörpers und seiner Zellen entsprechen einander, während die Verteilung im Serum deutlich von der im Glaskörper abweicht. Es handelt sich um für das Bindegewebe charakteristische Enzymaktivitäten[37]. Die der Netzhaut anliegende Grenzschicht des menschlichen Glaskörpers (Glaskörperrinde) weist die höchste Konzentration an Hyaluronsäure und 20–40 Zellen pro mm^2 auf. Die Zellen haben z.T. die Charakteristika von Fibroblasten bzw. Fibrozyten, z.T. ähneln sie Makrophagen[3,29,44]. Diese als *Hyalozyten* oder *Glaskörperrindenzellen* bezeichnete relativ einheitliche[12], jedoch multifunktionelle[16] Zellart enthält mehr oder weniger zahlreiche Lysosomen[17]. Hyalozyten sind wie die Chondrozyten postmitotische, nicht mehr teilungsfähige Zellen. Ihnen fehlt also das Vermögen, funktionsfähige

Regenerate zu bilden. Myofibroblasten wurden in idiopathischen epiretinalen Membranen ($\triangleright$ S.529) beobachtet[64]. Unter physiologischen Verhältnissen wandern im Lauf des postnatalen Lebens keine hämatogenen Zellen in den Glaskörperraum des menschlichen Auges ein. Dies wird durch die festen Verbindungen zwischen den Endothelien der Netzhautkapillaren (innere Blut-Retina-Schranke = Analogon der Blut-Hirn-Schranke) und die Basallamina an der vitreoretinalen Verbindung verhindert. Sehr wahrscheinlich wirkt auch die relativ hohe Hyaluronsäurekonzentration in der Glaskörperrinde als Barriere gegen eine Zellinvasion[61]. Erst nach Zerstörung der genannten Strukturen können hämatogene Zellen aus der Netzhaut in den Glaskörperraum vordringen. Hyaluronsäure wird von den Hyalozyten in Form eines niedermolekularen Bausteins produziert. Im extrazellulären Raum der Glaskörperrinde wird dieser Vorläufer dann polymerisiert. Bei physiologischem pH ist die Hyaluronsäure im Glaskörper als Natriumsalz enthalten. Die Na-Hyaluronatmoleküle sind sehr hydrophil, so daß das im Glaskörper enthaltene Wasser unter physiologischen Bedingungen in ihnen wie in einem Schwamm eingelagert ist. Kollagenfibrillen und die Kettenmoleküle des Na-Hyaluronats bilden ein doppeltes, miteinander verflochtenes Netzwerk. Die Stabilität dieses viskoelastischen Gels wird durch Reibung zwischen seinen beiden Komponenten aufrechterhalten. Chemische Bindungen zwischen Kollagen und Haluronat existieren nicht[3]. Das 1986 in elastin-assoziierten Mikrofibrillen entdeckte *Fibrillin* ($\triangleright$ S.547) ist auch im menschlichen Glaskörper enthalten, wobei die Konzentration im hinteren Glaskörper am größten ist[8]. Entwicklungsgeschichtlich ist der menschliche Glaskörper eine intraokulare Differenzierung der Leptomeninx[23,56]. Die in den embryonalen Glaskörper eingewanderten teils mesodermalen, teils aus der Neuralleiste stammenden Kopfmesenchymzellen[2] schließen sich zu primitiven Gefäßrohren zusammen oder bleiben als einzelne Zellen liegen. Die Glaskörpergefäße verschwinden dann parallel zur Entwicklung des retinalen Gefäßsystems; desgleichen die umgebenden Mesenchymzellen mit Ausnahme der in der Glaskörperrinde verbleibenden. Die Kollagenproduktion im embryonalen Glaskörper erfolgt zunächst durch das innere Netzhautblatt, später durch die in der Glaskörperrinde gelegenen Zellen[53].

- *Vitreoretinale Verbindung.* Das Corpus vitreum ist der gesamten Netzhautinnenfläche in analoger Weise adhärent wie das Bindegewebe der Haut dem Epithel (*Basalmembran-Fibrillen-Komplex*[18]). Bei dieser vitreoretinalen Verbindung spielen Glykosaminoglykane eine bedeutende Rolle. Sie umhüllen die an die Basallamina (Basalmembran) angelagerten kollagenen Glaskörperfibrillen, füllen das kollagene (Typ IV) Maschenwerk der Basallamina und erstrecken sich bis in die Interzellularfugen der marginalen Netzhautglia[21,58].

Persistierender primärer Glaskörper $\triangleright$ S. 478

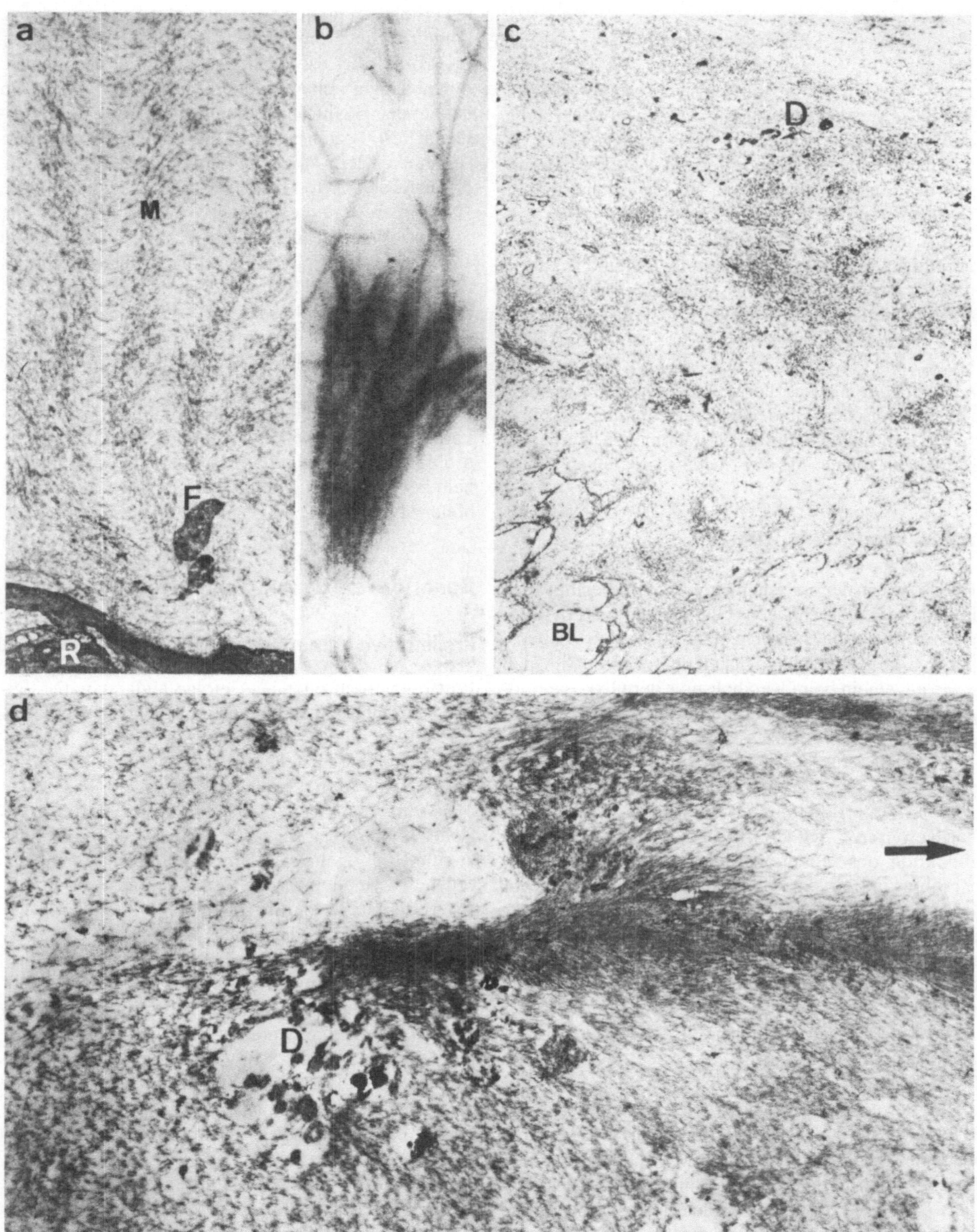

Abb. 4.21 a–d. Veränderungen des Glaskörperkollagens. **a** Jugendlicher Glaskörper mit geordnetem Gerüstwerk. Die Fibrillen einer Membranelle *(M)* hängen mit der Zellmembran einer Glaskörperrindenzelle vom Fibroblastentyp *(F)* zusammen. *R* Retina. Weibl., 29 Jahre. Uranylazetat-Kaliumpermanganat, 5000 : 1. **b** Seniler Glaskörper. Fibrillenaggregation mit einer Periodizität von 25 nm. Männl., 71 Jahre. Uranylazetat, 80 000 : 1. **c** Glaskörperdestruktion mit Fibrose bei progressiver Skleroder-mie. *D* lipidhaltiger Detritus, wahrscheinlich aus zerfallenen Fortsätzen von Glaskörperrindenzellen. *BL* wabenartige Strukturen des Basallaminamaterials an der vitreoretinalen Verbindung. Männl., 47 Jahre. Uranylazetat-Kaliumpermanganat, 5000 : 1. **d** Senile Glaskörperdestruktion mit fortgeschrittener Fibrose, *D* Detritus, s. unten **c**). Der *Pfeil* zeigt in Richtung Retina. ▷ Abb. 4.15. Männl., 78 Jahre. Uranylazetat, 5000 : 1. (**c** aus Gärtner 1970[19])

Dystrophien

Hyaliner Knorpel, Faserknorpel und Glaskörper enthalten nicht nur das gleiche Kollagen (Typ II), sondern auch – soweit bisher bekannt, als einzige Gewebe – ein 550-KDa Matrixglykoprotein[32, 54]. Es liegt daher nahe, daß *erbbedingte Erkrankungen* des Bindegewebes, die den hyalinen Knorpel betreffen, auch zu Veränderungen des Glaskörpers und der im Embryonalstadium Kollagen Typ II produzierenden Netzhaut führen können. Unter den resultierenden vitreoretinalen Degenerationen mit systemischer Beteiligung sind vor allem das *Stickler-Syndrom*[55], das *Kniest-Syndrom* und die *kongenitale spondyloepiphysäre Dysplasie (Spranger)*[33] zu nennen. Die *hereditäre vitreoretinale Degeneration ohne (Typ Wagner)* bzw. *mit (Typ Jensen) Netzhautablösung* ist als isolierte okuläre Manifestation einer systemischen Bindegewebserkrankung aufzufassen[50]. Kombination mit Skelettanomalien wurde beschrieben *(Wagner-Stickler-Syndromenkomplex)*[27, 28].

Altersveränderungen

Ebenso wie in der Zwischenwirbelscheibe beginnt auch im adulten menschlichen Glaskörper die physiologische Involution zwischen dem 40. und 50. Lebensjahr[14, 59]. Die Altersabhängigkeit deutet darauf hin, daß – wie allgemein beim Katabolismus der Glykosaminoglykane – die Sexualhormone eine Rolle spielen[61, 62]. Auch enzymatische Prozesse werden für den Ablauf der senilen Glaskörperdestruktion diskutiert[73]. Phagozytose und lysosomaler Abbau von Kollagen in Fibrozyten der Glaskörperrinde wurden elektronenmikroskopisch nachgewiesen[24]. Schließlich ist die Möglichkeit einer Induktion der senilen Glaskörperdestruktion durch Strahlung in Betracht zu ziehen. Freie Radikale, die im Corpus vitreum infolge Einwirkung von UV- oder sogar sichtbarem Licht entstehen[1, 68], bewirken eine Veränderung der Hyaluronatmoleküle. Normalerweise wird dies durch ein potentes *Antioxidans,* die *Askorbinsäure,* verhindert. Sie ist *im Glaskörper in 17mal höherer Konzentration als im Herzen* und in 1,4mal höherer Konzentration als in der Linse vorhanden; Nachttiere haben erheblich weniger Askorbinsäure in den Augengeweben als Tagtiere[9, 69]. Im Alter nimmt ihre Konzentration im Blut und in den anderen Körpergeweben ab, möglicherweise aus alimentären Gründen[40, 60]; die Kapazität des linseneigenen antioxidativen Schutzsystems ist reduziert (▷ S. 503). Dies dürfte auch für den Glaskörper zutreffen. Der normale lichtinduzierte „oxidative Streß" kann daher im Alter zerstörende Wirkungen auf die Konfiguration der Hyaluronatmoleküle ausüben. Die subtile, aber deutlich nachweisbare[1] Veränderung der Konfiguration der Hyaluronatmoleküle bewirkt, daß die Reibung zwischen ihnen und den Kollagenfibrillen entfällt. Durch den infolgedessen hervorgerufenen mehr oder weniger ausgedehnten Kollaps des Hyaluronsäure-Kollagen-Netzwerks wird die lokale Konzentration der Hyaluronsäure in umschriebenen Gebieten erhöht. Wenn nun ein bestimmter Wert erreicht ist, kommt es zum Freiwerden von Wasser. Der Beginn dieses Prozesses ist also von der Hyaluronsäurekonzentration abhängig[5]. Im alternden Glaskörper sammelt sich das aus den Hyaluronatmolekülen freigewordene Wasser in Verflüssigungshöhlen und schlußendlich hinter dem mehr oder weniger ausgetrockneten retrahierten, oft auch kollabierten Teil des Gels (vollständige hintere *Glaskörperabhebung* mit Kollaps)[39].

Der sich abhebende Glaskörper kann durch Traktion an einer bereits ernährungsgestörten Netzhaut im Foveabereich zur Entstehung einer zystoiden Makulopathie und eines Makulaloches beitragen[62] (▷ S. 521).

Die Destruktion des Corpus vitreum bzw. die Ablösung des Glaskörpergels von der Netzhaut im Alter und bei hoher Myopie ist ein Faktor, der die Proliferation von neugebildeten retinalen Gefäßen in den Glaskörperraum hemmend beeinflußt. Eine diabetische proliferierende Retinopathie (▷ S. 528) verläuft deshalb bei jungen Patienten schwerer als bei alten[51]. Bei hoher Myopie ist sie ausgesprochen selten.

Besondere pathologische Reaktionen

Proliferative Vitreoretinopathie

Posttraumatisch oder im Gefolge anderer pathologischer Veränderungen können im Glaskörperraum von der vitreoretinalen Verbindung ausgehende fibrozelluläre Gewebe entstehen. Bei umschriebener epiretinaler Lokalisation werden sie als *epi- bzw. präretinale Membranen* bezeichnet (▷ S. 529). Fibroblastenartige Zellen, Makrophagen, pigmentierte Zellen, nichtpigmentierte epitheliale Zellen, Myofibroblasten, Gliazellen, T-Lymphozyten und Kollagenfibrillen wurden als Bestandteile derartiger „Membranen" angegeben[13, 34, 42, 45, 52]. Weller et al.[71] halten initiale Mitwirkung hämatogener monozytärer Phagozyten bei diesen Fibrosierungsprozessen für wahrscheinlich. Bei lokalen Veränderungen des Netzhaut-Glaskörper-Milieus, die nicht mit einer ausgeprägten Beeinträchtigung der Blut-Retina-Schranke einhergehen, werden vorwiegend lokale phagozytierende Zellen rekrutiert[72]. In rekurrierenden Membranen, z. B. nach wiederholter vitreoretinaler Chirurgie, ist die Zahl der Myofibroblasten erhöht[46]. Nach Vinores et al.[70] kann über die Herkunft der in den Proliferationen vorkommenden, phänotypisch als Glia, Pigmentepithel oder Fibroblasten imponierenden Zellen nichts Sicheres gesagt werden. Kontakt mit Glaskörper verändert sowohl Ultrastruktur als auch Produktion von immunozytochemisch als spezifisch geltenden Zytoplasmabestandteilen originaler Gliazellen, Pigmentepithelien oder Fibroblasten in solchem Maße, daß jeder der genannten Zelltypen die gleiche Morphologie aufweisen kann. Analoges gilt nach Befunden an Pigmentepithelkulturen auch für die extrazelluläre Matrix[49].

Retrolentale Fibroplasie (▷ S. 525)

Pars planitis

Sprachlich schlechte, aber eingebürgerte Bezeichnung für eine bei Kindern und jungen Erwachsenen auftretende chronische, meist doppelseitige Vitreoretinopathie[10]. Das typische Krankheitsbild ist biomikroskopisch gekennzeichnet durch zahlreiche Zellen und schneeballartige Trübungen im Corpus vitreum sowie weißliche Ablagerungen („Schneebänke") auf der Pars plana corporis ciliaris. Nicht selten werden Hyperämie und Einscheidung peripherer Netzhautvenolen beobachtet. Die vorherrschenden pathologischen Veränderungen finden sich im Glaskörper[6]. Bezeichnungen wie „intermediäre Uveitis", „periphere Uveitis" oder „uveo-rétinite basale" werden daher dem Wesen der Krankheit nicht gerecht.

Pathologisch-anatomische Befunde bei typischer, chirurgisch unbeeinflußter Pars planitis sind nur von 3 Fällen bekannt[4, 30]. Sie beschreiben Ansammlungen von Lymphozyten und Plasmazellen, auch von Makrophagen, Epitheloidzellen und Riesenzellen über der Pars plana und Ora serrata sowie lockeres, hauptsächlich von Lymphozyten und Plasmazellen durchsetztes fibrilläres Bindegewebe auf Pars plana und angrenzender Retina; jedoch keine Beteiligung von Netzhautgefäßen oder der Uvea.

Formale und kausale Pathogenese der Krankheit sind unklar. Diskutiert werden gegen vitreales oder in der Hinterkammer befindliches Antigen gerichtete Immunmechanismen[7]. Im Tierexperiment gelang die Erzeugung eines entsprechenden Krankheitsbildes beim Eulenaffen durch wiederholte intravitreale Injektion von Hyaluronat[41], bei der Ratte nach Sensibilisierung mit Netzhautantigen[48]. Möglicherweise werden im stellenweise maschenartig ausgebildeten Basallaminamaterial auf der Innenseite der Pars plana im Blut zirkulierende Immunkomplexe abgelagert – wie bei der Immunkomplexnephritis[20]. Bemerkenswert ist das gelegentlich gemeinsame Vorkommen von Pars planitis und multipler Sklerose oder Sarkoidose[47, 74].

Glaskörperbeteiligung bei Allgemeinerkrankungen

Das bei *Retinopathia diabetica proliferans* neugebildete intravitreale fibrovaskuläre Gewebe enthält nach immunhistochemischen Untersuchungen neben den Gefäßwandzellen Makrophagen[13] sowie Astrozyten, relativ wenig Müller-Zellen und Kollagen Typ I–IV[38]. Auch Fibronektin wurde nachgewiesen. Es stammt sowohl aus dem Plasma wie auch aus Zellen der Gewebsneubildung[31, 35]. Unabhängig von einer bestehenden diabetischen Retinopathie führt der Diabetes mellitus zu einer vorzeitigen Alterung des Glaskörpergerüstes[62].

Bei *Akromegalie* läßt sich in Analogie zu den Skelettveränderungen echographisch eine vorzeitige Glas-

körperdestruktion dokumentieren[25]. Auch die *progressive Sklerodermie* führt zu intravital (echographisch)[26] und elektronenmikroskopisch[19] nachgewiesener Glaskörperdestruktion; hier mit deutlicher Fibrose (Abb. 4.21c).

Morbus Whipple kann nicht nur mit Retinitis und Papillitis, sondern auch mit chronischer Hyalitis (Vitritis) verbunden sein. Die granulomatösen Glaskörperveränderungen enthalten Bakterien (sog. L-Formen) und die für das Leiden pathognomonischen PAS-positiven Speicherzellen[22, 43].

Degenerative Veränderungen

Asteroid-Hyalopathie (Scintillatio albescens vel nivea)

Spaltlampenmikroskopisch *„schneeflockenartige"* wenig bewegliche, aus Kalkseifen bestehende, histochemisch *PAS-positive Einlagerungen. Ultrastrukturell* elektronendichte Partikel, zusammengesetzt aus multilaminären, Phospholipide enthaltenden Membranen. Mittels Röntgenanalyse lassen sich Kalzium und Phosphor nachweisen. Die Partikel sind von normalen Glaskörperfibrillen umgeben; gelegentlich finden sich in der Nachbarschaft Makrophagen oder vielkernige epitheloide Zellen[66, 67]. *Nicht selten bei erhöhtem Serumlipidspiegel* sowie beim M. Whipple[22, 43].

Cholesterinhyalopathie (Synchisis scintillans)

Spaltlampenmikroskopisch golden aufleuchtende frei bewegliche Einlagerungen aus Cholesterinkristallen, *nach intraokularen Blutungen* oder *Entzündungen (selten)*.

Amyloidhyalopathie

Bilaterales Vorkommen bei *systematischer familiärer Amyloidose*[36] oder – atypisch – *ohne sonstige* nachweisbare Organmanifestation[15].

Literatur

1. Armand G, Chakrabarti B (1987) Conformational differences between hyaluronates of gel and liquid virtreous: fractionation and circular dichroism studies. Curr Eye Res 6: 445–450
2. Balazs EA, Toth LZ, Ozanicz V (1980) Cytological studies on the developing vitreous as related to the hyaloid vessel system. Graefes Arch Klin Exp Ophthalmol 213: 71–85
3. Balazs EA (1992) Functional anatomy of the vitreous. In: Tasman W, Jaeger EA (eds) Duane's fondations of clinical ophthalmology, vol 1/17, rev edn. Lippincott, Philadelphia
4. Bec P, Ravault M, Arné JL, Trepsat C (1980) La périphérie du fond d'oeil. Masson, Paris, p 271
5. Bettelheim FA; Popdimitrova N (1992) Hyaluronic acid – a syneretic glycosaminoglycan. Curr Eye Res 11: 411–419
6. Böke W (1992) Clinical picture of intermediate uveitis. Dev Ophthalmol 23: 20–27

7. Davis JL, Chan C-C, Nussenblatt RB (1992) Immunology of intermediate uveitis. Dev Ophthalmol 23: 71–85
8. Davison PF, Seery CM (1993) An analysis of two fibril systems in the mammalian vitreous. Curr Eye Res 12: 107–114
9. DiMattio J (1989) A comparative study of ascorbic acid entry into aqueous and vitreous humors of the rat and guinea pig. Invest Ophthalmol Vis Sci 30: 2320–2331
10. Dinning WJ (1992) Intermediate uveitis. Dev Ophthalmol 23: 3–8
11. Eisner G (1992) Clinical anatomy of the vitreous. In: Tasman W, Jaeger EA (eds) Duane's foundations of clinical ophthalmology, vol 1/16, rev edn. Lippincott, Philadelphia
12. El-Hifnawi E, Blank M, Lehmann M (1977) Elektronenmikroskopische Untersuchungen der Glaskörperzellen beim Haushuhn (Gallus domesticus) während der Ontogenese. Beitr Elektronenmikroskop Direktabb Oberfl 10: 557–562
13. Esser P, Heimann K, Wiedemann P (1993) Macrophages in proliferative vitreoretinopathy and proliferative diabetic retinopathy: differentiation of subpopulations. Br J Ophthalmol 77: 731–733
14. Eyre DR (1979) Biochemistry of the intervertebral disc. Connect Tissue Res 8: 227–291
15. Ferry AP, Lieberman TW (1976) Bilateral amyloidosis of the vitreous body. Report of a case without systemic or familial involvement. Arch Ophthalmol 94: 982–991
16. Francois J, Victoria-Troncoso V (1975) La cytodynamique des hyalocytes. Ann Oculist 208: 33–41
17. Freeman MI, Jacobson B, Balazs EA (1979) The chemical composition of vitreous hyalocyte granules. Exp Eye Res 29: 479–484
18. Gärtner J (1965) Die Feinstruktur der Glaskörperrinde des menschlichen Auges an der Ora serrata im Alter. Graefes Arch Klin Exp Ophthalmol 168: 529–562
19. Gärtner J (1970) Sclerodermal hyalopathy. Virchows Arch [A] 350: 166–178
20. Gärtner J (1971) The fine structure of the vitreous base of the human eye and pathogenesis of pars planitis. Am J Ophthalmol 71: 1317–1327
21. Gärtner J (1974) Über die Rolle des Traumas bei der Entstehung der Netzhautabhebung. Ophthalmologica 168: 1–12
22. Gärtner J (1980) Whipple's disease of the central nervous system, associated with ophthalmoplegia externa and severe asteroid hyalitis. A clinico-pathologoic study. Doc Ophthalmol 49: 155–187
23. Gärtner J (1986a) The vitreous, an intraocular compartment of the leptomeninx. Electron microscopic observations on rat eyes. Doc Ophthalmol 62: 205–222
24. Gärtner J (1986b) Electron-microscopic study of the fibrillar network and fibrocyte-collagen interactions in the vitreous cortex at the ora serrata of human eyes with special regard to the role of disintegrating cells. Exp Eye Res 42: 21–33
25. Gärtner J, Löpping B (1967) Über Glaskörperbeteiligung bei Akromegalie. Untersuchungen mit Ultraschall. Graefes Arch Klin Exp Ophthalmol 172: 254–263
26. Gärtner J, Löpping B, Holzmann H (1967) Über Glaskörperbeteiligung bei Sklerodermie. Untersuchungen mit Ultraschall. Arch Klin Exp Dermatol 229: 110–116
27. Godel V, Lazar M (1981) The Wagner-Stickler syndrome complex. Doc Ophthalmol 52: 179–188
28. Godel V, Nemet P, Lazar M (1981) The Wagner-Stickler syndrom complex. Doc Ophthalmol 52: 179–188
29. Grabner G, Boltz G, Förster O (1980) Macrophage-like properties of human hyalocytes. Invest Ophthalmol Vis Sci 19: 333–340
30. Green WR, Kincaid MC, Michels RG et al. (1981) Pars planitis. Trans Ophthalmol Soc UK 101: 361–367
31. Grisanti S, Heimann K, Wiedemann P (1993) Origin of fibronectin in epiretinal membranes of proliferative vitreoretinopathy and proliferative diabetic retinopathy. Br J Ophthalmol 77: 238–242
32. Haddad A, Almeida JC de, Laicine EM et al. (1990) The origin of the intrinsic glycoproteins of the rabbit vitreous body: an immunohistochemical and autoradiographic study. Exp Eye Res 50: 555–561
33. Hamidi-Toosi S, Maumenee IH (1982) Vitreiretinal degeneration in spondyloepiphyseal dysplasia congenita. Arch Ophthalmol 100: 1104–1107
34. Heidenkummer H-P, Kampik A (1991) Vergleichende immunhistochemische Untersuchungen epiretinaler Membranen bei proliferativen vitreoretinalen Erkrankungen. Fortschr Ophthalmol 88: 219–224
35. Hiscott P, Waller HA, Grierson I et al. (1993) The extracellular matrix of reparative tissue in the vitreous: fibronectin production in proliferative diabetic retinopathy membranes. Eye 7: 288–292
36. Hitchings RA, Tripathi RC (1976) Vitreous opacitis inprimary amyloid diseases. A clinical, histochemical, and ultrastructural report. Br J Opthalmol 60: 41–54
37. Hoffmann K, Wurster UE (1974) Bedeutung und Herkunft der Enzyme im Glaskörper des Rindes. Graefes Arch Klin Exp Ophthalmol 190: 79–96
38. Hosoda Y, Okada M, Matsumara M et al. (1993) Epiretinal membrane of proliferative diabetic retinopathy: an immunohistochemical study. Ophthalmic Res 25: 289–294
39. Hruby K (1950) Spaltlampenmikroskopie. Urban & Schwarzenberg, Wien, S 68
40. Hsu JM, Smith JC (1984) In: Ordy JM, Harman D, Alfin Slater RB (eds) Nutrition in gerontology. Raven, New York, pp 87–118
41. Hultsch E (1977) Peripheral uveitis in the owl monkey. Experimental model. Mod Probl Ophthalmol 18: 247–251
42. Kampik A, Kenyon KR, Michels RG el al. (1981) Epiretinal and vitreous membranes. Comparative study of 56 cases. Arch Ophthalmol 99: 1445–1454
43. Lam S, Tessler HH (1992) Intermediate uveitis. In: Tasman W, Jaeger EA (eds) Duane's clinical ophthalmology, vol 4/43, rev edn. Lippincott, Philadelphia
44. Lerche W, Wulle KG (1968) Zur Feinstruktur des embryonalen menschlichen Glaskörpers unter besonderer Berücksichtigung seiner Beziehung zu Linse und Retina. Ber Dtsch Ophthalmol Ges 68: 82–92
45. Limb GA, Franks WA, Munasinghe KR et al. (1993) Proliferative vitreoretinopathy: an examination of the involvement of lymphocytes, adhesion molecules and HLA-DR antigens. Graefes Arch Clin Exp Opthalmol 231: 331–336
46. Maguire AM, Smiddy WE, Nanda SK et al. (1990) Clinicopathologic correlation of recurrent epiretinal membranes after previous surfical removal. Retina 10: 213–222
47. Malinowski SM, Pulido JS, Goeken NE et al. (1993) The association of HLA-B8, B51, and multiple sclerosis in pars planitis. Ophthalmology 100: 1199–1205
48. Marak GE Jr, Rao NE (1982) Retinal's antigen disease in rats. Ophthalmic Res 14: 29–39
49. Martini B, Pandey R, Ogden T, Ryan S (1992) Cultures of human retinal pigment epithelium. Modulation of extracellular matrix. Invest Ophthalmol Vis Sci 33: 516–521
50. Maumenee I (1979) Vitreoretinal degeneration as a sign of generalized connective tissue diseases. Am J Ophthalmol 88: 432–449
51. Michels RG (1979) Die therapeutische Bedeutung der Vitrektomie bei der diabetischen Retinopathie. Tempo Medical 3: 15–22
52. Michels RG (1983) A clinical and histopathologic study of epiretinal membranes affecting the macula and removed by vitreous surgery. Trans Am Ophthalmol Soc 90: 580–656
53. Newsome DA, Linsenmayer TF, Trelstad RL (1976) Vitreous body collagen. Evidence for a dual origin from the neural retina and hyalocytes. J Cell Biol 71: 59–67
54. Nguyen BQ, Fife RS (1986) Vitreous contains a cartilage-related protein. Exp Eye Res 43: 375–382
55. Nielsen CE (1981) Stickler's syndrome. Acta Ophthalmol 59: 286–295
56. Redslob E (1932) Le corps vitré. Son développement, sa structure, ses propriétés physiocochimiques. Masson, Paris, pp 94–97
57. Reeser FH, Aaberg TM (1979) Vitreous humor. In: Records RE (ed) Physiology of the human eye and visual system. Harper & Row, Hagerstown, pp 261–295
58. Rhodes RH (1982) An ultrastructural study of the complex carbohydrates of the mouse posterior vitreoretinal juncture. Invest Ophthalmol Vis Sci 22: 460–477
59. Sachsenweger R (1971) Altern und Auge. Ein Handbuch der Gerontologie und Geriatrie des menschlichen Sehorgans. VEB Georg Thieme, Leipzig, S 213
60. Sasaki R, Kurokawa T, Kobayasi T, Kubota S (1983) Influences of sex and age onserum ascorbic acid. Tohoku J Exp Med 140/1: 97–104

61. Schweer G (1962) Glaskörper und Hyaluronsäure-Hyaluronidase-System. VEB Georg Thieme, Leipzig (Sammlung zwangloser Abhandlungen aus dem Gebiete der Augenheilkunde, Bd 25, S 7, 9)
62. Sebag J (1989) The vitreus. Springer, New York, 65, 87, 107, 132
63. Seery CM, Davison PF (1991) Collagens of the bovine vitreous. Invest Ophthalmol Vis Sci 32: 1540–1550
64. Smiddy WE, Maguire AM, Green WR et al. (1989) Idiopathic epiretinal membranes. Ultrastructural characteristics and clinicopathologic correlation. Ophthalmology 96: 811–821
65. Snowden JM, Swann DA (1980) Vitreous structure V. The morphology and thermal stability of vitreous collagen fibres and comparison to articular cartilage (type II) collagen. Invest Ophthalmol Vis Sci 19: 610–618
66. Streeten BW (1982) Vitreous asteroid bodies. Ultrastructural characteristics and composition. Arch Ophthalmol 100: 969–975
67. Topilow HW, Kenyon KR, Takahashi M, Freeman HM, Tolentino FI, Hanninen LA (1982) Asteroid hyalosis. Biomicroscopy, ultrastructure, and composition. Arch Ophthalmol 100: 964–968
68. Ueno N, Sebag J, Hirokawa H, Chakrabarti B (1987) Effects of visible-light irradiations on vitreous structure in the presence of a photosensitizer. Exp Eye Res 44: 863–870
69. Varma SD, Chand D, Sharma YR et al. (1984) Oxidative stress on lens and cataract formation: role of light and oxygen. Curr Eye Res 3: 35–57
70. Vinores SA, Campochiario PA, McGehee R et al. (1990) Ultrastructural and immunocytochemical changes in retinal pigment epithelium, retinal glia, and fibroblasts in vitreous culture. Invest Ophthalmol Vis Sci 31: 2529–2545
71. Weller M, Heimann P, Wiedemann P (1990) Mononukleäre Phagozyten und ihre Wachstumsfaktoren: Schrittmacher der proliferativen Vitreoretinopathie? Klin Monatsbl Augenheilkd 196: 121–127
72. Weller M, Esser P, Heimann K, Wiedemann P (1992) Die idiopathische proliferative Vitreoretinopathie. Die Aktivierung von Mikrogliazellen als entscheidender Faktor. Ophthalmologe 89: 387–390
73. Wurster H, Hoffmann K (1985) Glaskörper. In: Hockwin O (Hrsg) Biochemie des Auges. Enke, Stuttgart (Bücherei des Augenarztes, Bd 107, S 110–134)
74. Zierhut M, Foster CS (1992) Multiple sclerosis, sarcoidosis and other diseases in patients with pars planitis. Dev Ophthalmol 23: 41–47)

Aufhängeapparat der Linse (Zonula Zinni)

Der Aufhängeapparat der Linse wird im embryonalen Auge in der schmalen Verbindung zwischen Glaskörperraum und Vorderkammer von den dortliegenden Mesenchymzellen gebildet[2, 3, 11]. Sie lassen sich auch im adulten Auge nachweisen (Abb. 4.23 c). Nach Streeten[10] ist nicht gesichert, welche Zellen das Material für die Zonulafibrillen produzieren. Die durch hohe Eigenelastizität gekennzeichnete Zonula des adulten Auges besteht aus zwei funktionell verschiedenen Fasergruppen: Haltefasern und Spannfasern. Die an der Linsenvorderfläche ansetzenden *Haltefasern* stammen in der Hauptsache vom hinteren nicht gefältelten Teil des Ziliarkörpers *(Pars plana corporis ciliaris);* die an der Linsenhinterfläche ansetzenden mehr vom vorderen gefältelten Teil *(Pars plicata corp. cil.);* und zwar aus den Tälern zwischen den Ziliarfortsätzen (Abb. 4.8. d., 4.9. d.). In der Phase der Desakkomodation sind die Haltefasern in einer Ruhespannung, die auf die Linse übertragen wird, sie abflacht und in der optisch richtigen Lage fixiert. Vom

Haltefasersystem zweigen im mittleren Drittel der Ziliarkörperregion die *Spannfasern* ab. Sie verlaufen mehr oder weniger spitzwinklig nach vorn außen und enden im hinteren Bereich der Ziliarfortsätze. Wie Rohen[7, 8] annimmt, werden sie durch die während der *Akkomodation* erfolgende Ziliarmuskelkontraktion schräg nach vorn gezogen, sodaß sie einen nach vorn gerichteten Zug auf den hinteren Abschnitt des Zonulaapparates ausüben. Dieser Zug führt zur Entlastung bzw. Entspannung des vorderen Teils und ermöglicht damit die akkomodative Dickenzunahme der in Ruhespannung abgeflachten Linse. An der Oberfläche der Linse strahlen die Zonulafasern in deren Basallamina (Linsenkapsel) ein; eine direkte Verbindung mit der Zellmembran der Linsenepithelien besteht nicht. Am Ziliarkörper inserieren sie in der Basallamina der Pars plana bzw. im Basallaminamaschenwerk an den Seitenwänden der Ziliarfortsätze (Abb. 4.23. a); sie haben keine direkte Verbindung mit der Zellmembran der „nicht pigmentierten" Ziliarepithelien.

Elektronenmikroskopisch gleichen die einzelnen Zonulafibrillen den Glaskörperfibrillen, mit denen sie im Bereich der vorderen Glaskörpergrenzschicht nicht selten in Verbindung stehen. Im Unterschied zu diesen sind sie zopfartig zu 1–40 µm dicken Fasern gebündelt (Abb. 4.22 a, b). Ihre Periodizität ist meist durch Kittsubstanz maskiert[1]; gelegentlich sind jedoch Überperioden zu erkennen (Abb. 4.22 b, c)[4].

Untersuchungen über die chemische Natur der Zonulafasern haben durch die Isolierung eines kollagenaseresistenten Glykoproteins im Medium menschlicher Fibroblastenkulturen[9] zu neuen Erkenntnissen geführt. Dieses zysteinhaltige Glykoprotein mit einem Molekulargewicht von 350000 (350-kD), *Fibrillin,* ist Bestandteil einer im gesamten Bindegewebe vorkommenden speziellen Klasse von 10-nm-Mikrofibrillen. Assoziiert mit einem amorphen Element sind sie Bestandteil der elastischen Fasern. Sie kommen aber auch als Einzelfibrillen, z.B. im Glaskörper oder als Fibrillenbündel ohne assoziiertes amorphes Element *(Oxytalanfasern)* vor, wie in der Zonula[10, 12].

Das Fibrillin-Gen ist auf dem langen Arm des Chromosoms 15 lokalisiert. Das klassische *Marfan-Syndrom* mit Ektopia lentis wird durch eine erbliche Änderung dieses Chromosomenteilstücks hervorgerufen. Es ist daher nicht mehr als Syndrom, sondern als Krankheit zu bezeichnen[5].

Auch genetisch bedingte mangelnde oder fehlende Zysteinbiosynthese *(Homozystinurie)* kann Auflockerung der Struktur der Zonula mit Linsenektopie verursachen[6, 13]. Der in der Kataraktchirurgie bekannten *Brüchigkeit der Zonula im senilen Auge* entsprechen Veränderungen ihrer Feinstruktur (Abb. 4.22 d–g). Sie ähneln der Schädigung des kollagenen Fasermaterials bei der senilen Elastose der Haut und in der – gleichfalls altersabhängigen – Pinguekula[4]. Einwirkung von α-Chymotrypsin, einem in der Kataraktchirurgie verwandten Enzym, führt zur Fragmentierung der Zonulafibrillen[1].

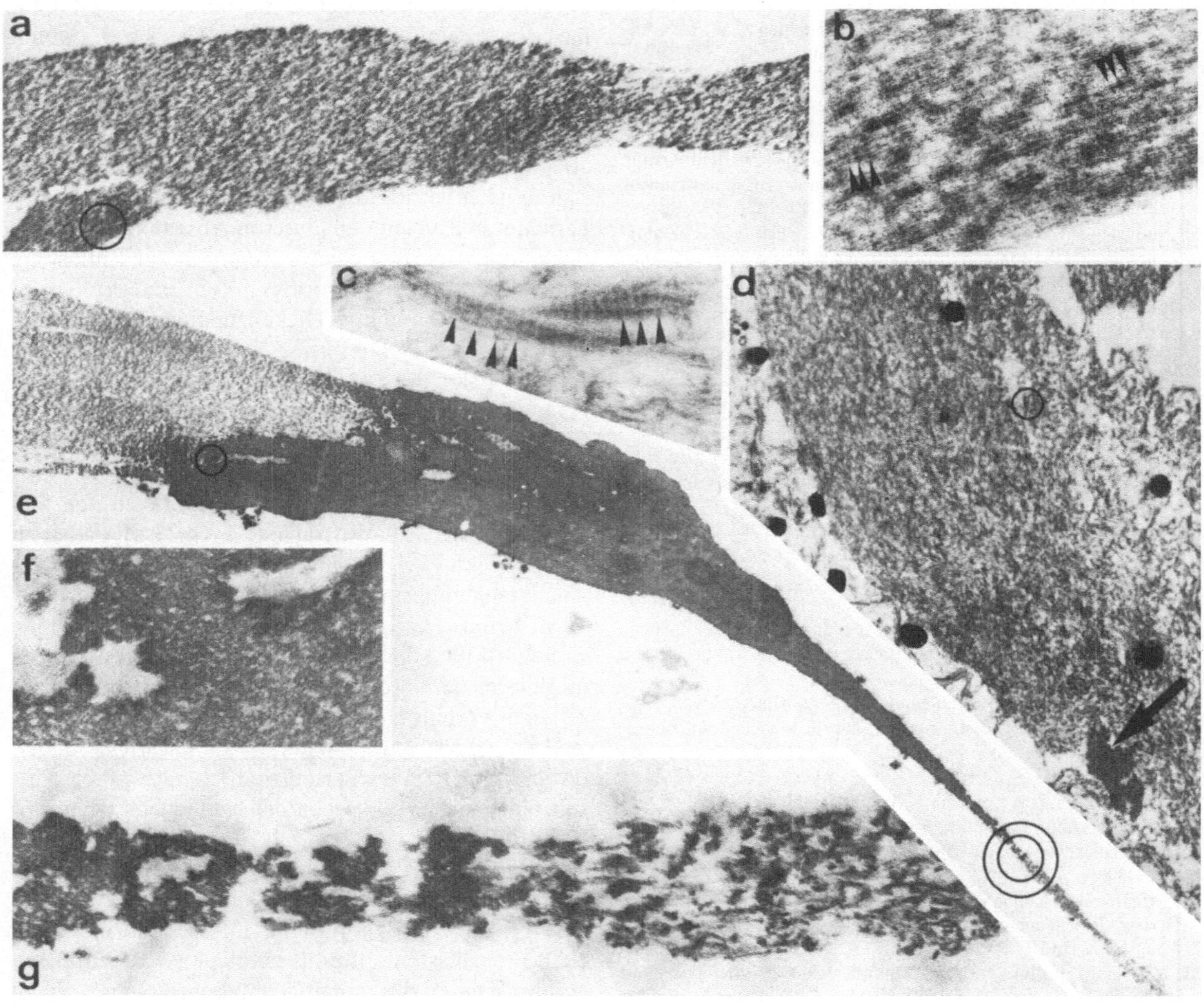

Abb. 4.22 a–g. Altersveränderungen der Zonula. **a** Zonulafaser mit zopfartig gebündelter Anordnung der Fibrillen. Weibl., 34 Jahre. Uranylazetat-Kaliumpermanganat, 5000 : 1. **b** Eingekreistes Areal in a), stärker vergrößert. Eine Periodizität von 65 nm ist andeutungsweise erkennbar *(Pfeilköpfe)*. Uranylazetat-Kaliumpermanganat, 23 000 : 1. **c** *Eingekreistes Areal in* **d**, stärker vergrößert. Überperioden von 50 nm *(Pfeilköpfe)*. Weibl., 58 Jahre. Uranylazetat, 60 000 : 1. **d** Zum Teil aufgelockerte, zum Teil verdichtete Struktur einer Zonulafaser. Am unteren Faserrand bei schwacher Vergrößerung homogen erscheinendes Material *(Pfeil)*, entsprechend dem Material im größten Teil der Zonulafaser in **e**. Die osmiophilen Granula sind wahrscheinlich aus dem Ziliarepithel ausgeschwemmtes Melanin. Weibl., 58 Jahre. Uranylazetat, 5000 : 1. **e** Größtenteils zu "amorphem" elektronendichten Material umgewandelte längsgetroffene Zonulafaser eines senilen Auges. Männl., 78 Jahre. Uranylazetat-Kaliumpermanganat, 5000 : 1. **f** *Einfach eingekreistes Areal in* **e**. Das "amorphe" Material läßt bei stärkerer Vergrößerung eine filamentöse Struktur erkennen. Die Filamente sind geschlängelt oder bilden mehr oder weniger vollständige ringartige Strukturen. Uranylazetat-Kaliumpermanganat, 80 000 : 1. **g** *Doppelt eingekreistes Areal in* **e**. Übergang des "amorphen" Materials in aufgelockertes fibrilläres Maschenwerk. Das gleiche Maschenwerk findet sich auch am anderen Ende des in **e** abgebildeten Zonulafaserstückes. Uranylazetat-Kaliumpermanganat, 80 000 : 1. (**c–d** aus Gärtner (1970) *Albrecht v. Graefes Arch Klin Exp Ophthal* 180 : 217–230)

Literatur

1. Anderson DR (1971) Scanning electron microscopy of zonulolysis by alpha chymotrypsin. Am J Ophthalmol 71: 619–625
2. Gärtner J (1970a) The fine structure of the zonular fibre of the rat. Development and aging changes. Z Anat Entwickl Gesch 130: 129–152
3. Gärtner J (1970b) Elektronenmikroskopische Untersuchungen zur Struktur der Zonula bei der Ratte. Verh Anat Ges 1969, Anat Anz 126 (Erg Bd): 333–345
4. Gärtner J (1971) The normal fine structure and aging changes of the human zonular fibres. With special regard to the degeneration of collagen in senile ciliary body and in pinguecula. Z Zellforsch 114: 281–300
5. Maumenee IH (1992) The Marfan syndrome is caused by a point mutation in the fibrillin gene. (Editorial) Arch Ophthalmol 110: 472–473
6. Ramsey MS, Dickson DH (1975) Lens fringe in homocystinuria. Br J Ophthalmol 59. 338–342
7. Rohen JW (1979) Scanning electron microscopic studies of the zonular apparatus in human and monkey eyes. Invest Ophthalmol Vis Sci 18: 133–144
8. Rohen JW, Rentsch FJ (1969) Der konstruktive Bau des Zonulaapparates beim Menschen und dessen funktionelle Bedeutung. Morphologische Grundlagen für eine neue Akkomodationstheorie. Graefes Arch Clin Exp Ophthalmol 178: 1–19

9. Sakai LY, Keene DR, Engvall E (1986) Fibrillin, a new 350-kD glycoprotein, is a component of extracellular microfibrils. J Cell Biol 103: 2499–2509
10. Streeten B (1992) Anatomy of the zonular apparatus. In: Tasman W, Jaeger EA (eds) Duane's foundations of clinical ophthalmology, vol 1/14, rev edn. Lippincott, Philadelphia
11. Takei Y, Mizuno K (1977) Electron microscopic studies on zonule. Its origin and fibroblast. Graefes Arch Clin Exp Ophthalmol 202: 237–244
12. Wallace RN, Streeten BW, Hanna RB (1991) Rotary shadowing of elastic system microfibrils in the ocular zonule, vitreous, and ligamentum nuchae. Curr Eye Res 10: 99–109
13. Wollensak J (1966) Homocystinurie und Linsenektopie. Graefes Arch Clin Exp Ophthalmol 169: 357–365

Pathologischer Augeninnendruck und seine Folgen

Der durch die Kammerwasserzirkulation aufrechterhaltene Augeninnendruck beträgt beim Erwachsenen im Durchschnitt 15 mm Hg mit rhythmischen Tagesschwankungen[60]. Das *Kammerwasser* wird *im Ziliarepithel produziert* (▷ S.504), strömt durch Hinterkammer, Pupille und Vorderkammer; weiter größtenteils auf dem Weg über ein in der Skleralrinne (▷ S.496) gelegenes limbusparalleles Endothelrohr, den *Schlemm-Kanal*, in 20–30 radiäre *Sammelkanäle* und von dort in die episkleralen *Kammerwasservenen*. Ein kleiner Teil fließt aus dem Kammerwinkel zwischen den Ziliarmuskelbündeln[62] nach hinten in die Uvea und über die Sklera nach außen ab[3]. Als *Kammerwinkel* bezeichnet man den Teil der Vorderkammer, in dem die Hornhautrückfläche zur Iris umbiegt. Das im Ziliarepithel gebildete primäre Kammerwasser dient nicht nur zur Formerhaltung des Auges. Durch Diffusion in Glaskörper, Linse und hintere Hornhautabschnitte ernährt es diese gefäßlosen Gewebe. Die *Funktionen des Kammerwassers* und des Liquor cerebrospinalis sowie ihrer Produktionsstätten und Abflußwege lassen sich in vieler Hinsicht vergleichen[11,53,62].

Die *Endothelien* des Schlemm-Kanals besitzen eine zarte, stellenweise unterbrochene Basallamina. Zwischen Schlemm-Kanal und Vorderkammer wird bei Feten in der 22.–24. Woche[40,61] ein Maschenwerk von vollständig mit endothelartigen Zellen bedeckten Bindegewebstrabekeln ausgebildet. Der größte Teil der uveanahen Trabekel geht aus der Fibroblastenscheide des Ziliarmuskels hervor[62]. Die *Trabekel* bestehen aus Kollagenfibrillen, „Gitterkollagen"[44], subendothelialem Basallaminamaterial und einem elektronendichten elastika-artigen Material. Auch extrazelluläre Lysosomen, Makrophagen und Rezeptoren wurden im *trabekulären Maschenwerk* nachgewiesen[43,44]. Die zur Längsachse des Auges hin gelegene Grenze des Trabekelwerks ist die Schwalbe-Linie (▷ S.490). An der Innen-(Vorderkammer)seite des Schlemm-Kanals liegt eine ungeordnete Zone *(juxtakanalikuläres Bindegewebe, Trabeculum cribriforme)*, die neben Endothelien auch Fibroblasten, Plasmazellen und Mastzellen beherbergt[62]. Die

Außenwand des Schlemm-Kanals besteht aus besonders differenziertem Skleragewebe.

Der *Kammerwassertransport* durch die Endothelien des Schlemm-Kanals erfolgt über ein dynamisches System transzellulärer Kanäle *(„Riesenvakuolen")*, vergleichbar dem Abtransport des Liquors in den Arachnoidalzotten. Sie sind von postmortalen Vakuolen deutlich zu unterscheiden[21]. Beachtenswert ist die Anhäufung von Glykosaminoglykanen in Form von *Proteoglykanen*, darunter Hyaluronat[22], im intertrabekulären Raum an der Innenseite des Schlemm-Kanals[53]. Infolge ihrer Fähigkeit, Wasser zu binden, dürften sie für die Höhe des physiologischen Abflußwiderstandes zwischen Vorderkammer und Kammerwasservenen eine Rolle spielen.

Altersveränderungen im Trabekelwerk

Im juxtakanalikulären Trabekelabschnitt, d.h. an der Vorderkammerseite des Schlemm-Kanals, werden in höherem Alter zunehmend *Plaques* aus homogenem elektronendichtem Material, einschließlich „Gitterkollagen", beobachtet[30,44]. Postuliert man die Möglichkeit einer Abflußbehinderung durch dieses Material und durch die im Alter eintretende Reduktion der Kanalweite[1], so wird sie durch die *senile Herabsetzung der Sekretionsrate* kompensiert. Sie beträgt beim Menschen zwischen dem 10. und 80. Lebensjahr ungefähr 25 %[6]. Für ihr Zustandekommen dürfte neben Degeneration des Ziliarepithels (vermehrtes Vorkommen von Lipofuszin und Rückbildung der dem Wasser- und Ionentransport dienenden basalen Einfältelungen in den „nichtpigmentierten" Ziliarepithelien) die Einlagerung ebenfalls homogener osmiophiler Substanzen in das Basallaminamaschenwerk der „nichtpigmentierten" Ziliarepithelien von Bedeutung sein[18,19,62] (Abb. 4.23 a, b). Als Ursache hierfür werden Störungen in der Synthese des Basallaminamaterials vermutet[26].

Glaukom

Definition

„Glaukom" wurde bisher als *schädliche intraokulare Drucksteigerung* definiert, die durch ein Abflußhindernis hervorgerufen wird und zu Gesichtsfeldausfall mit oder ohne sichtbare Papillenveränderungen führt[25]. Diese „klassische" Definition berücksichtigt aber nicht alle in der Glaukompathogenese wichtigen Faktoren[57]. Ausprägung und Fortschreiten von Glaukomschäden sind nicht präzise mit der Druckhöhe korreliert. Die Augenerkrankungen, die wir „Glaukom" nennen, dürfen daher nicht nur als ein hydrodynamisches oder gewebemechanisches Problem des Kammerwasserabflusses angesehen werden. Beim „*Glaukom ohne Hochdruck*" treten glaukomtypische Schäden an der Papille und im Gesichtsfeld auch bei

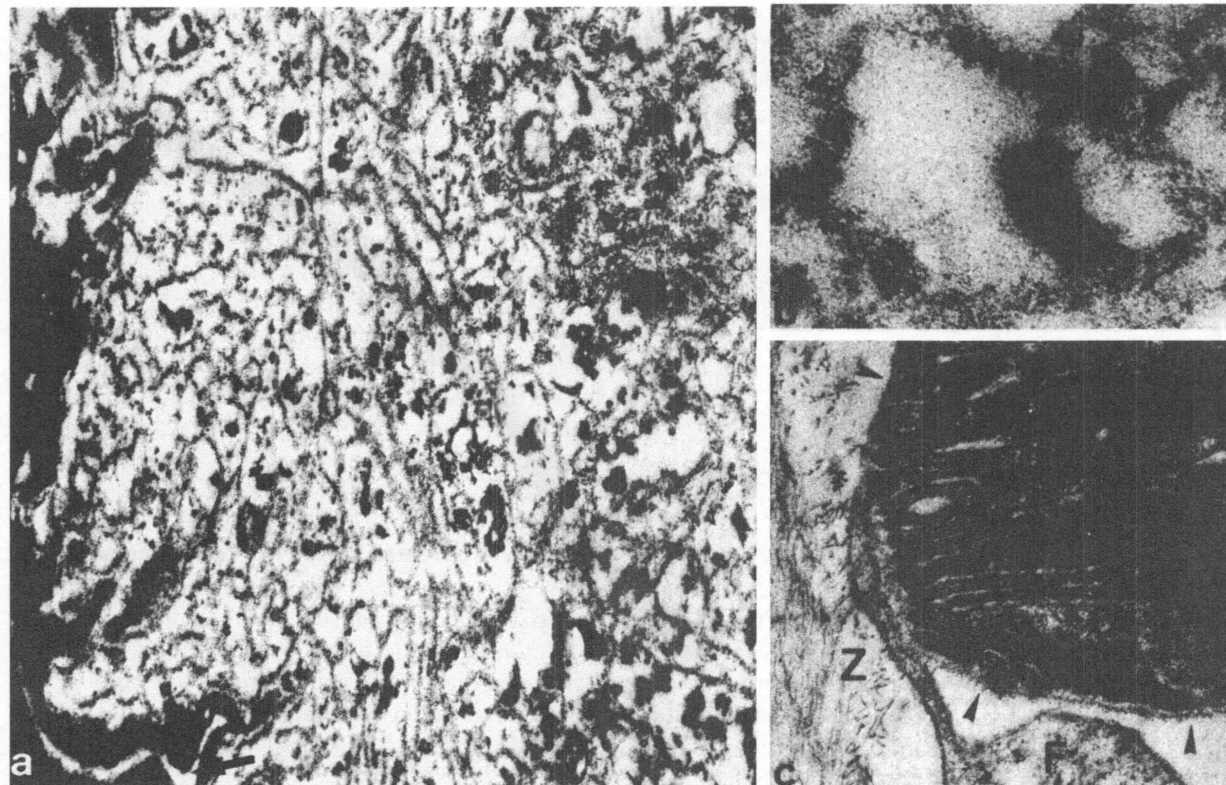

Abb. 4.23 a–c. Altersveränderungen des Ziliarepithels. **a** Basallaminamaschenwerk an der Glaskörperseite des inneren („nichtpigmentierten") Ziliarepithels der Pars plicata mit Einlagerung osmiophiler Substanzen. Der *Pfeil* zeigt auf eine erweiterte Interzellularfuge. Männl., 78 Jahre. Uranylazetat-Kaliumpermanganat, 21 000 : 1. **b** Bei stärkerer Vergrößerung lassen die in das Maschenwerk eingelagerten Substanzen eine Periodizität von 4 nm, entsprechend der Periodizität von Phospholipiden, erkennen. Gleicher Fall, andere Stelle. Uranylazetat-Kaliumperman-ganat, 180 000 : 1. **c** Zum Vergleich: Inneres („nichtpigmentiertes") Ziliarepithel der Pars plicata eines frühkindlichen Auges. Die Basallamina *(Pfeilköpfe)* ist einschichtig und überzieht zahlreiche, senkrecht zur Zellmembran stehende „basale Einfältelungen". *F* Fortsatz einer Glaskörperrindenzelle vom Fibroblastentyp, *Z* dieser Zelle adhärente Fibrillen einer Zonulafaser. Weibl., 9 Monate. Uranylazetat-Kaliumpermanganat, 23 000 : 1. (**a** und **b** aus Gärtner 1972[19])

einer Drucklage im Bereich der statistischen Norm auf[20]. 50 % dieser Patienten mit „Glaukom ohne Hochdruck" leiden an Migräne[12]. Bei vielen Patienten mit primärem Offenwinkelglaukom schreiten Gesichtsfeldausfälle fort, auch wenn der Augeninnendruck therapeutisch wirksam gesenkt wurde. Man nimmt in zunehmendem Maße an, daß zumindest in solchen Fällen die durch den erhöhten Augeninnendruck verursachte mechanische Kompression der Neurone im Sehnervenkopf und in der Retina nicht alleinige Ursache der Glaukomschäden ist. Vielmehr spielen auch *Defizite der Blutversorgung in der prälaminaren Papille und in der Retina* eine beträchtliche Rolle[57]. Die Erythrozyten sind bei Patienten mit Offenwinkelglaukom abnorm starr. Die dadurch erhöhte Blutviskosität in der Endstrombahn stützt die Hypothese eines primären oxidativen Stresses bei Glaukom[27]. Von besonderer Bedeutung für die Glaukomschäden im Sehnervenkopf ist, daß den Arteriolen der peripapillären Aderhaut, die den prälaminaren Abschnitt des N. opticus kapillär versorgen, die normalerweise vorhandene Fähigkeit zur Autoregulation fehlt[55]. Die glaukomatöse Optikusatrophie ist bei Schwarzen 4- bis 5mal häufiger als bei Weißen. Da der durchschnittliche intraokulare Druck beider Bevölkerungsgruppen keine Unterschiede aufweist, ist dies ein weiterer Hinweis für eine multifaktorielle Pathogenese der Glaukomschäden[7]. Auch *primäre metabolische Störungen,* die das Kollagen (Typ I und IV) sowie die Proteoglykane der Lamina cribrosa betreffen, werden als pathogenetische Mechanismen diskutiert[9, 36].

Ätiologie, Pathogenese

Folgende Glaukomarten sind zu unterscheiden:

Primäres Glaukom

Primäre Glaukome = erbbedingte[15] Glaukomformen, bei denen sonstige pathologische Augenveränderungen als erkennbare Ursache der Drucksteigerung fehlen. Die anlagebedingte, drucksteigernde Störung liegt stets im Bereich der Abflußstrukturen des Kammerwinkels[20].

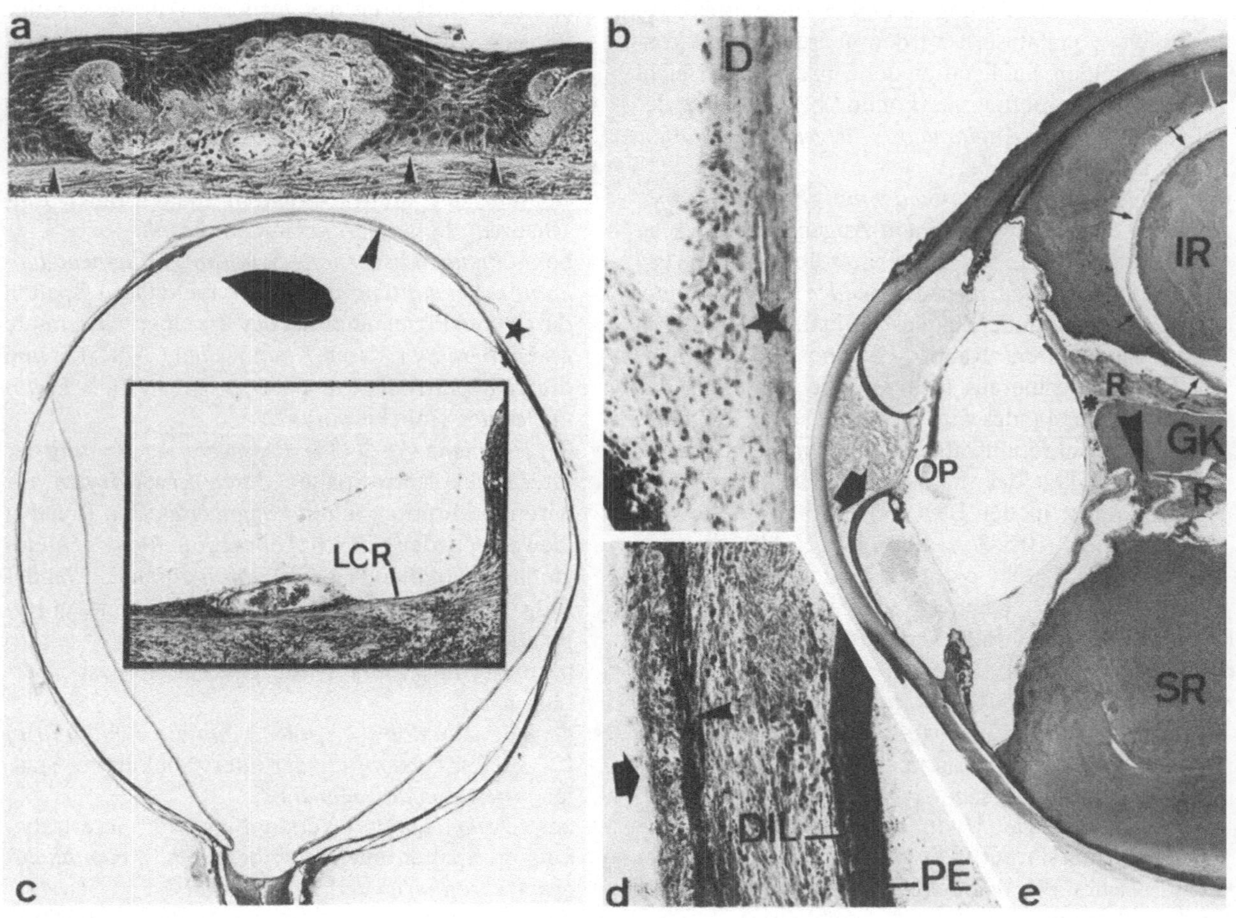

Abb. 4.24 a–e. Primär- und Sekundärglaukom. **a** Pannus degenerativus bei Hydrophthalmus aus dem in **c** mit *Pfeilkopf* markierten Hornhautabschnitt. Die Bowman-Membran *(Pfeilköpfe)* ist im Bereich der zwischen Stroma und Epithel entstandenen Ablagerungen defekt. Unter der linken der beiden Ablagerungen hyalinisiertes Gefäß. Keine entzündliche Infiltration. HE, 125 : 1. **b** Bildungsanomalie des Kammerwinkels (mit *Stern* markiertes Areal in **c**). Unvollständige Trennung der Iris vom trabekulären Maschenwerk. Der Schlemm-Kanal *(Stern)* liegt inmitten derber kollagener Faserzüge; ein Trabeculum cribriforme ist nicht ausgebildet. *D* Ende der Descemet-Membran. HE, 160 : 1. **c** Hydrophthalmus. Der vertikale Hornhautdurchmesser, gemessen zwischen den Enden der Descemet-Membran, beträgt 15,5 mm (normal 10,6 mm, ▷ Hogan-Alvarado-Wedell (1971) *Histology of the human eye*, p 60). Der sagittale Bulbusdurchmesser ist, einschließlich der 1,5 mm tiefen glaukomatösen Papillenexkavation, auf 34 mm vergrößert. Die Linse ist kataraktös und wegen Überdehnung bzw. Zerreißung von Zonulafasern im rechten Bildteil nach oben *(im Bild links)* verlagert. Hier fehlt die Iris (Operationsfolge; sog. totale Iridektomie, richtiger: Sektor-Iridektomie). *Einsatz:* Rand der glaukomatösen Exkavation. Das prälaminare Papillengewebe ist bis auf die Lamina cribrosa

(LCR) verschwunden. Männl., 6 Jahre. HE, 2,7 : 1. Einsatz: 50 : 1. **d** Rubeosis iridis aus dem in **e** mit *dickem Pfeil* markierten Irisabschnitt. Auf der Irisoberfläche liegt, vom Stroma durch eine Lage von Chromatophoren *(Pfeilkopf)* getrennt, eine bindegewebig-vaskuläre Proliferation *(Pfeil)* mit zahlreichen Kapillaren. *DIL* Dilatator pupillae, *PE* Pigmentepithel. HE, 125 : 1. **e** Sekundärglaukom bei sehr alter idiopathischer nicht geheilter Amotio retinae. Die total abgelöste Retina *(R)* ist durch eine Ora-Ora-Schwarte *(Stern)* trichterförmig hinter der *(artefiziell aus ihrer Kapsel gelösten) Linse zusammengezogen. In der* oberen Bildhälfte ist der vordere Teil einer Makrozyste (= sekundäre Retinoschisis) zu erkennen; der Verlauf ihrer dünnen Außenwand ist durch *Pfeile* markiert. Seröses Exsudat und Blutungen subretinal *(SR)*, im erheblich reduzierten Glaskörperraum *(GK)* sowie intraretinal *(IR)* in der Retinoschisis. Der *Pfeilkopf* deutet auf einen Netzhautriß. Die Iris ist auf der Vorderkammerseite von neugebildetem fibrovaskulärem Gewebe *(dicker Pfeil)* überzogen, das auch die Pupille verschließt (Occlusio pupillae, *OP*). Napfkucheniris mit sekundärer Anlagerung der Iris an die Hornhautrückfläche. Enorme Erweiterung der Hinterkammer bei peripher aufgehobener, zentral jedoch tiefer Vorderkammer: primärer Pupillarblock mit sekundärem Winkelblock. HE, 4,5 : 1

Primäre Glaukome infolge Abflußbehinderung im Trabekelwerk

- *Hydrophthalmus (Buphthalmus, kongenitales Glaukom),* (Abb. 4.24 a–c): *Morbidität* 1 auf 12 bis 18 000 Lebendgeburten, etwa 1 bis 5 % aller Glaukome. *Vererbung* in 80 % der Fälle rezessiv, sonst dominant. *Hornhautdurchmesser* auf 13 mm und

darüber vergrößert. Charakteristisch sind *fehlende oder abnorm ausgebildete Strukturen des Trabekelwerks und der Innenwand des Schlemmschen Kanals*[29, 46, 51]. In etwa 75 % aller Fälle von Hydrophthalmus sind spaltlampenmikroskopisch *Descemetrisse* nachweisbar *(Haab-Bändertrübungen)*[52]. Die Endothelzelldichte ist herabgesetzt[59]. Als Folge der Augenvergrößerung kommt es zur *Achsenmyopie.* Die Zonulafasern werden überdehnt und können einreißen; Subluxation der Linse ist daher nicht selten. Hydrophthalmus kommt bei 60–70% der Patienten mit *Angiomatosis trigemino-cerebralis (Sturge-Weber)* vor[25].

- *Offenwinkelglaukom (Glaucoma chronicum simplex):* Diese Form mit einem Augeninnendruck an mindestens einem Auge von stets über 21 mm Hg[49] entsteht als *Folge überschießender Altersveränderungen* (osmiophile Plaques im juxtakanalikulären intertrabekulären Raum, Hyalinose der Trabekel)[30, 45]. Die hieraus resultierende Erhöhung des Abflußwiderstandes wird durch die senile Verringerung der Sekretionsrate nicht mehr kompensiert. Die Häufigkeit des manifesten Glaucoma chronicum simplex in der Bevölkerung beträgt für alle Altersstufen 0,5%, für den Altersbereich 70–75 Jahre 2%[20].

Primäres Glaukom infolge Verlegung des Kammerwinkels

- *Akutes Winkelblockglaukom:* Plötzliche Blockierung des anlagemäßig engen Kammerwinkels durch Anlagerung der Irisbasis an das Trabekelwerk. Auslösung durch *iatrogene oder seelisch (Aufregung, Schreck) bedingte Mydriasis* oder durch *Miotica* (verursachen stärkere Linsenwölbung).
- *Chronisches Winkelblockglaukom:* Kammerwinkel offen, aber eng und teilweise durch *Verwachsungen* (nach wiederholten akuten Druckanstiegen) verlegt.
- *Mischformen*

Sekundäres Glaukom

Sekundäre Glaukome = schädliche intraokulare Drucksteigerungen als Folge von anderen Augenleiden oder von Allgemeinerkrankungen[20].

Sekundärglaukom infolge Abflußbehinderung im Trabekelwerk

- bei *Mißbildungen im Augen- und Kopfbereich:* Eine Reihe von Fehlbildungen, welche die korneale oder uveale Begrenzung der Vorderkammer betreffen (▷ S.479), ist in etwa 50% der Fälle mit Glaukom verbunden. Obwohl eine schlüssige Erklärung des Pathomechanismus der intraokularen Drucksteigerung bei den genannten Fehlbildungen noch aussteht, wird eine Entwicklungsstörung der Kammerwinkelregion als Ursache angenommen[49]. Die nicht selten mit anderen Anomalien im Kopfbereich verknüpften Fehlbildungen des vorderen Augensegments werden auf Störungen bei der Auswanderung oder terminalen Induktion der Neuralleiste zurückgeführt[23, 41]. Auch ein Entwicklungsrückstand im späten Gestationsalter für bestimmte Strukturen des vorderen Augensegments, die sich von Zellen der Neuralleiste ableiten, wird vermutet[49].
- bei *Iridozyklitis:* Verstopfung der intertrabekulären Spalten durch *Eiweiß.*
- bei *linseninduzierter Ophthalmie* (▷ S.487): *Verstopfung* der intertrabekulären Spalten durch *Linseneiweiß, Linsenpartikel* und *Makrophagen*[13, 42].
- beim *Pigmentdispersions-Syndrom („Pigmentglaukom"):* Verstopfung der intertrabekulären Spalten durch vom Pigmentepithel der Iris eingeschwemmte *Melaningranula,* durch *Klumpzellen* (▷ S.512) und durch hypertrophierte pigmentspeichernde *Endothelien* des Trabekelwerks[14].
- bei *Hyphäma* (▷ S.484): *Passagere Verstopfung* der intertrabekulären Spalten durch *Erythrozyten* vor deren Resorption, durch *koaguliertes Blut* (nur bei Gewebsschaden), durch *Abbauprodukte des Hämoglobins (hämolytisches Glaukom),* durch Einwanderung von *Makrophagen* bei länger bestehendem Hyphäma, durch noch erhaltene, aber regressiv veränderte Erythrozyten *("ghost cells")* alter Glaskörperblutungen[8].
- *nach Zonulolyse mit Alpha-Chymotrypsin* (▷ S.547): *Verstopfung* der intertrabekulären Spalten durch *Zonalufragmente*[39].
- bei *Uveamelanom:* Verstopfung der intertrabekulären Spalten mit *Melaningranula, melaninhaltigen Makrophagen* und *Tumorzellen*[31.]
- nach *Kortisontherapie:* Bei genetischer Disposition (etwa 35% aller Menschen) kann es unter Therapie mit Kortikosteroiden zu intraokularer Drucksteigerung kommen, bei lang anhaltender Kortikosteroideinwirkung auch mit entsprechenden Schäden *(Kortisonglaukom). Ursache* ist wahrscheinlich die Beeinflussung der Ausschüttung lysosomaler kataboler Enzyme der Kammerwinkelfibroblasten und damit des Polymerisationsgrades der intertrabekulären Glykosaminoglykane[16]. *Elektronenoptisch* finden sich in den intertrabekulären Spalten des juxtakanalikulären Gewebes und subendothelial enorme Ansammlungen eines homogenen bzw. feinfibrillären Materials[45]. Spaeth et al.[50] beschreiben Ansammlungen von Glykosaminoglykanen an der Oberfläche der Trabekel.
- bei *Schädigung des Trabekelwerks durch Kontusion* (▷ S.484).
- beim *Exfoliationssyndrom* (▷ S.500) tritt in etwa 70% der Fälle ein sogenanntes *„Glaucoma capsulare" auf. Das hierbei in den intertrabekulären Spalten vorkommende, zum Teil basallaminaartige Material dürfte auf dem Boden einer gemeinsamen Ätiologie sowohl der Linsenkapselabschilferung als auch der Abflußbehinderung im Trabekelwerk („basement membrane exfoliation syndrome")* in situ neugebildet werden. Es wurde beim Exfolitionssyndrom auch ohne Bestehen einer intraokularen Drucksteigerung beobachtet, so daß seine kausale Beziehung zum Glaukom bezweifelt wird[2]. Man nimmt viel-

mehr an, daß das basallaminaartige Material in Augen mit bereits vorbestehendem Offenwinkelglaukom entsteht[24].

Sekundärglaukom infolge Verlegung des Kammerwinkels

- *Verwachsungen im Kammerwinkel nach Iritis (Iridozyklitis)*, insbesondere bei anlagemäßig engem Kammerwinkel.
- *Neovaskularisationsglaukom (Rubeosis iridis, „hämorrhagisches Glaukom"):* Von der Iris ausgehende Neubildung eines fibrovaskulären Gewebes (Abb. 4.24 d). Häufigster Anlaß zur enucleatio bulbi (▷ S. 476). Hauptursachen sind der Diabetes mellitus und der Zentralvenenverschluß (▷ S. 508).
- *Linsenluxation in die Vorderkammer,*
- *Verlegung des Kammerwinkels bei Cataracta intumescens, Kugellinse,* sehr großer Linse; infolge Wölbungszunahme der Linse *während iatrogener Miosis.* Auch Vordrängen der Linse durch ein großes Aderhautmelanom kann den Kammerwinkel verlegen.

Sekundärglaukom infolge Abflußbehinderung im Pupillarbereich[48]

- *Postinflammatorische Verwachsungen* zwischen Iris und Linse ausschließlich am Pupillarrand *(Seclusio pupillae)* oder mit Verschluß der Pupille durch fibrinöse Schwarte *(Occlusio pupillae)* bei normal tiefer Vorderkammer *(iridolentikulärer Pupillarblock, „echter Pupillarblock").* Folge: Vorwölbung der Iris *(Napfkucheniris, „iris bombée"),* jedoch keine Verlegung des Kammerwinkels.
- Primär gleicher Pathomechanismus bei normal tiefer Vorderkammer, jedoch infolge des durch den Pupillarblock erhöhten Augeninnendruckes *sekundär Vordrängen der Iris an ihrer schwächsten Stelle, der Iriswurzel,* und Verlegung des Kammerwinkels (Abb. 4.24 e).
- *Postinflammatorische breitbasige Verwachsung* der Iris mit der Linse *(iridolentikulärer Block, „relativer Pupillarblock").* Dadurch Vordrängen der Iriswurzel mit sekundärer Verlegung des Kammerwinkels. Vorbedingung: *enge Vorderkammer.*

Sekundärglaukom infolge Abflußbehinderung im ziliovitreolentikulären Bereich linsenhaltiger Augen

(Ziliarblock, Ziliolentikularblock, sog. *malignes Glaukom)* [48, 49]

Der normale Abflußweg des Kammerwassers kann durch Anpressen der Ziliarkörperzotten an den Linsenrand verlegt werden, z.B. bei *Volumenzunahme der Linse im Alter* oder bei *Diabetes mellitus,* bei *Ziliarmuskelspasmus durch Miotika* und *relativ großer Linse,* oder nach *Netzhautoperationen* mit zirkulärer Bulbuseindellung. Es bahnt sich seinen Weg dann durch den Glaskörper und drückt von hinten die Linse in die Pupille, die hierdurch ventilartig verschlossen wird. Damit schiebt sich das Iris-Linsen-Diaphragma nach vorn und erzeugt einen sekundären Winkelblock. Entzündliche Erkrankungen des hinteren Augenabschnitts, z.B. Skleritis posterior, Retinochorioiditis, oder auch eine Zyklitis (bei Aids, ▷ S. 483) können eine exsudative Aderhaut„abhebung" verursachen. Hierdurch können die Ziliarkörperfortsätze nach vorn verdreht und das Iris-Linsen-Diaphragma nach vorn verschoben werden – ein Pathomechanismus, der ebenfalls einen sekundären Winkelblock zur Folge hat.

Sekundärglaukom im aphaken Auge (Aphakieglaukom)[48, 49]

- *Iridovitrealer Block bei Aphakie:* Zirkuläre Adhärenz des Pupillarrandes mit der intakten vorderen Glaskörpergrenzschicht ergibt einen echten Pupillarblock. Das Iris-Glaskörpergrenzschicht-Diaphragma wird nach vorn gedrängt und erzeugt sekundär einen Winkelblock.
- *Ziliovitrealer Block bei Aphakie:* Die intakte vordere Glaskörpergrenzschicht des aphaken Auges kann nach Ausbildung von Adhärenzen zwischen ihr und dem Ziliarepithel (z.B. nach vorangegangenem Ziliarblock des noch linsenhaltigen Auges) das Ziliarepithel vorderkammerwärts wasserdicht abriegeln. Der folgende Rückstau von Kammerwasser im Glaskörper drückt die Iris nach vorn und führt sekundär zum Winkelblock.
- Bei *defekter vorderer Glaskörpergrenzschicht* können Teile des Glaskörpergels in die tief bleibende Vorderkammer eindringen und so den Kammerwinkel verlegen.

Sekundärglaukom infolge Netzhautablösung

Lang dauernde rhegmatogene, nicht operativ wiederangelegte Amotio retinae kann mit Abflußbehinderung im Pupillarbereich, verursacht durch amotioinduzierte Iritis und hintere Synechien, verbunden sein. „Ghost cells" nach rißbedingter alter Glaskörpereinblutung können das Trabekelwerk verstopfen[37]. Auch Einschwemmung von Photorezeptoraußensegmenten in die intertrabekulären Spalten[28, 47] kann ein Sekundärglaukom hervorrufen *(Schwartz-Syndrom).*

Sekundärglaukom infolge Erhöhung des Blutdrucks in den episkleralen Venen

Dysthyroide Orbitopathie, Syndrom der oberen Hohlvene, retrobulbäre Tumoren. Sinus-cavernosus-Thrombose und A.-carotis-Sinus-cavernosus-Fistel können durch höhere Venendruckwerte den Abfluß des Kammerwassers via Wasservenen in den episkleralen Venenplexus behindern[49]. In 40% der Fälle von zerebrotrigeminaler Angiomatose *(Sturge-Weber-Krankheit)* bestehen Aderhauthämangiome; von diesen Fällen wiederum haben 88% ein Glaukom. Ursache scheint eine Kombination von Entwicklungsstörungen im Kammerwinkel und eine durch arteriovenöse Shunts bedingte Erhöhung des Blutdrucks in den episkleralen Venen zu sein[58].

Glaukomschäden

- In der *Hornhaut* führt ein *akutes Glaukom* zum inter-, später intrazellulären Ödem, sowie zur Ablösung des Epithels von der Basallamina *(Kerotopathia bullosa; reversibel)*. Bei *persistierendem hohem* Druck mit chronischem Ödem wächst fibrovaskuläres Gewebe zwischen Epithel und Bowman-Membran ein. Nach Verschwinden der Gefäße verbleibt eine zellarme Narbe *(Pannus degenerativus,* Abb. 4.24a). *Langdauernde Augeninnendrucksteigerung* führt gelegentlich zum Hinüberwachsen des Endothels über den Kammerwinkel auf die Iris mit Ausscheidung einer *neuen Glashaut* auf der Irisvorderfläche.

- In der *Iris* können bei akutem Glaukom *ischämische Nekrosen* entstehen; in der *Linse* wird die veränderte Zusammensetzung des Kammerwassers, evtl. auch direkte Druckeinwirkung für fokale glykogenhaltige Linsenepithelnekrosen *(Glaukomflecken)*[4] verantwortlich gemacht.

- *Ektropium uveae:* Bei chronischem, nicht bzw. ungenügend behandeltem Glaukom, aber auch als Folge einer chronischen Uveitis, kann das Pigmentepithel der Iris durch eine feine endotheliale oder hyaline Schicht auf die Irisvorderfläche gezogen werden. Klinisch erscheint es als breiter schwarzer Saum um die Pupille. Auf dem Meridionalschnitt ist der Sphinkter am Pupillarrand hufeisenförmig umgebogen

- Die *Retina* zeigt im Endstadium eines chronischen Glaukoms eine *Atrophie der inneren Schicht* mit Untergang der Ganglienzellen und Neurone, *ohne nennenswerte Gliose.*

- *Im Sehnervenkopf* kommt es nach experimenteller akuter und chronischer Augeninnendrucksteigerung zunächst zur *Blockierung des ortho- und retrograden Axoplasmaflusses in der Ebene der Lamina cribrosa* mit den entsprechenden ultrastrukturellen Befunden wie bei „Cotton-wool"-Herden (▷ S. 526)[17,32,38]. Bei erheblicher akuter Innendrucksteigerung kann eine ischämische Nekrose des prälaminaren Papillengewebes mit Axonverlust auftreten, sog. kavernöse Optikusatrophie *(„Schnabel-Kavernen")*. Sie wird gelegentlich auch in nicht glaukomatösen Augen beobachtet, z.B. bei Arteriosklerose[5]. In das nekrotische Areal wird Hyaluronat aus dem Glaskörper eingepreßt. Die Glia ist bei geringgradiger, kurzdauernder Drucksteigerung nicht beteiligt; beim chronischen Glaukom wird Gliose beschrieben[17].

Das Spätstadium eines chronischen Glaukoms ist charakterisiert durch die infolge Verlust des prälaminaren Gewebes und Ausbeulung der Lamina cribrosa nach hinten entstehende *glaukomatöse Exkavation* (Abb. 4.24c) der atrophischen Papille.

- Als *Glaucoma absolutum* bezeichnet man den Endzustand des an Glaukom mit hohem Druck erblindeten Auges.

Von *klinischer Relevanz* sind die statistisch gesicherten Beziehungen zwischen *Glaucoma simplex* und *Zen-tralvenenverschluß*. Sie beruhen vielleicht auf koordinierten Altersveränderungen der extrazellulären Matrix im Trabekelwerk, in der Lamina cribrosa und im gemeinsamen perivaskulären Raum der Zentralgefäße[10]. Auch beim *Zentralarterienverschluß* besteht eine Neigung zum „primären" Glaucoma chronicum simplex[25].

Okuläre Hypotonie

Ätiologie, Pathogenese

Hypotoniesyndrome entstehen durch *exzessiven Abfluß vom Kammerwasser,* oder durch *Mindersekretion* infolge Schädigung des Ziliarkörpers (Trauma, schwere intraokulare Krankheit, z.B. Endophthalmitis)[34].

- *Akute exzessive okuläre Hypotonie* bis auf den Wert 0 ist nur bei *Bulbuseröffnung (Trauma, Operation)* möglich. Seltene, aber deletäre Folge einer intraoperativen akuten Hypotonie ist die *expulsive Blutung* (▷ S. 485).

- *Chronisch-persistierende* okuläre Hypotonie ist ebenfalls am häufigsten nach *Bulbuseröffnung;* entweder in Form *subkonjunktivaler Filtration des Kammerwassers* (gedeckte Bulbusperforation, fistulierende antiglaukomatöse Eingriffe) oder in Form einer *externen Fistel* (perforierende Bulbusverletzung, Bulbusruptur, perforiertes Hornhautulkus).

Ob eine chronisch-persistierende okuläre Hypotonie ohne Bulbuseröffnung infolge primärer Hyposekretion bei sonst Gesunden vorkommt, ist fraglich. Als Folge sekundärer Hyposekretion bei Marasmus oder im Coma diabeticum ist sie ebenfalls eine Rarität[34].

Unmittelbare *Folge* einer drastischen intraokularen Drucksenkung sind die *Erschlaffung der Bulbuswand* und die *Erhöhung der Gefäßpermeabilität*. Letztere führt zur *Aufhebung der Blut-Kammerwasser- und der Blut-Netzhaut-Schranke*[54].

Morphologie

- Die *akute Hypotonie* ist gekennzeichnet durch Hyperämie, eiweißreiches Kammerwasser mit Blutzellen, Faltenbildung der Netzhaut, Verlust von Rezeptoren und möglicherweise durch zystoide Makulopathie.

- Bei *chronisch-persistierender Hypotonie* ist ebenfalls eiweißreiches Kammerwasser mit Blutzellen ein Indikator für die gestörte Blut-Kammerwasser-Schranke. An der *Uvea* wird eine *Rubeosis iridis* (▷ S. 508) beobachtet, ferner kommt es zu *ödematöser Verdickung des Ziliarkörpers mit Linsenschlottern*. Die periphere Aderhaut schwillt an *(Spongiosis chorioideae,* ▷ S. 508). In der Netzhaut kann intra- und interzelluläres Ödem sowie eine exsudative Ablatio retinae, evtl. mit sekundärer Retinoschisis, Folge einer langdauernden Hypotonie sein. Gewebsproliferationen von Glia, Gefäßen und retinalem Pigmentepithel machen die chorioretinalen Veränderungen irreversibel[56]. Die Papille zeigt ein Ödem *(„Stauungspapille e vacuo")* infolge gestörten axoplasmischen Transportes[33], später *Optikusatrophie* durch Zerfall der Axone bei erhaltenen und proliferierenden Astrozyten[34].

Persistierende Hypotonie mit Ausgang in unkomplizierte Atrophie oder in Phthisis (▷ S. 485) ist nach Rubeosis iridis und malignen Augentumoren die *dritthäufigste Ursache für eine Enukleation*[35] (▷ S. 476).

Literatur

1. Ainsworth JR, Lee WR (1990) Effects of age and rapid high-pressure fixation on the morphology of Schlemm's canal. Invest Ophthalmol Vis Sci 31: 745–750
2. Benedikt O, Roll P (1979) The trabecular meshwork of a nonglaucomatous eye with the exfoliation syndrome. Virchows Arch [A] 384: 347–355
3. Bill A (1993) Some aspects of aqueous humor drainage. Eye 7: 14–19
4. Brini A, Flament J (1973) Cataracta glaucomatosa acuta. Exp Eye Res 16: 19–28
5. Brownstein S, Font RL, Zimmerman LE, Murphy SB (1980) Nonglaucomatous cavernous degeneration of the optic nerve. Arch Ophthalmol 98: 354–358
6. Brubaker RF (1991) Flow of aqueous humor in humans (The Friedenwald lecture). Invest Ophthalmol Vis Sci 32: 3145–3166
7. Buskirk EM van, Cioffi GA (1992) Glaucomatous optic neuropathy. Am J Ophthalmol 113: 447–452
8. Campbell DG, Shields MB, Liebmann JM (1989) Ghost cell glaucoma. In: Ritch R, Shields MB, Krupin T (eds) The glaucomas, vol 2. Mosby, St. Louis, pp 1239–1247
9. Caparas VL, Cintron C, Hernandez-Neufeld MR (1991) Immunohistochemistry of proteoglycans in human lamina cribrosa. Am J Ophthalmol 112: 489–495
10. Coscas G, Dhermy P (1978) Occlusions veineuses rétiniennes. Masson, Paris, p 116
11. Davson H (1979) The Bowman lecture, 1979. The little brain. Trans Ophthalmol Soc UK 99: 21–37
12. Drance SM (1992) Bowman lecture. Glaucoma-changing concepts. Eye 6: 337–345
13. Ellant JP, Obstbaum SA (1992) Lens-induced glaucoma. Doc Ophthalmol 81: 317–338
14. Farrar SM, Shields MB (1993) Current concepts in pigmentary glaucoma. Surv Ophthalmol 37: 233–252
15. Francois J (1981) Genetic predisposition to glaucoma. Dev Ophthalmol 3: 1–45
16. Francois J, Victoria-Troncosos V (1974) Mucopolysaccharides et hypertension oculaire (Pathogénie du glaucome cortisonique). Ann Oculist (Paris) 207: 625–641
17. Gaasterland D, Tanishima T, Kuwabara T (1978) Axoplasmic flow during chronic experimental glaucoma. I. Light and electron microscopic studies of the monkey optic nervehead during the development of glaucomatous cupping. Invest Ophthalmol Vis Sci 17: 838–846
18. Gärtner J (1971) Aging changes of the ciliary epithelium border layers and their significance for intraocular pressure. Am J Ophthalmol 72: 1079–1093
19. Gärtner J (1972) Lipid-containing substances in the basement membrane network of the human ciliary epithelium. Virchows Arch [B] 10: 310–321
20. Grehn F, Mackensen G (1993) Die Glaukome. Unter Mitarbeit von H. H. Unger. Kohlhammer, Stuttgart, S 11, 119, 120, 122, 139, 140
21. Grierson I, Johnson NF (1981) The post-mortem vacuoles of Schlemm's Canal. Graefes Arch Klin Exp Ophthalmol 215: 249–264
22. Knepper PA, Farrman AI, Telser AG (1981) Aqueous outflow pathway glycosaminoglycans. Exp Eye Res 32: 265–277
23. Kupfer C (1979) New hypothesis on anterior chamber developmental anomalies associated with glaucoma. In: Krieglstein GK, Leydhecker W (eds) Glaucoma update. Spinger, Berlin Heidelberg New York, pp 27–31
24. Layden WE (1989) Exfoliation syndrome. In: Ritch R, Shields MB, Krupin T (eds) The glaucomas, vol 2. Mosby, St. Louis, pp 997–1015
25. Leydhecker W (1979) Die Glaukome in der Praxis. Ein Leitfaden. Springer, Berlin Heidelberg New York, S 6–17, 35
26. Marshall GE, Konstas AGP, Abraham S, Lee WR (1992) Extracellular matrix in aged human ciliary body: an immunoelectron microscopie study. Invest Ophthalmol Vis Sci 33: 2546–2560
27. Mary A, Serre I, Brun J-F et al. (1993) Erythrocyte deformability measurements in patients with glaucoma. J Glaucoma 2: 155–157
28. Matsuo N, Takabatake M, Ueno H (1986) Photoreceptor outer segments in rhegmatogenous retinal detachment. Am J Ophthalmol 101: 673–679
29. Maul E, Strozi L, Muñoz C, Reyes C (1980) The outflow pathway in congenital glaucoma. Am J Ophthalmol 89: 667–675
30. McMenamin PG, Lee WR (1980) Age related changes in extracellular materials in the inner wall of Schlemm's canal. In: Lee WR (ed) Current research in ophthalmic electronmicroscopy, vol 3. Springer, Berlin Heidelberg New York, pp 25–38
31. McMenaim PG, Lee WR (1986) Ultrastructural pathology of melanomalytic glaucoma. Br J Ophthalmol 70: 895–906
32. Minckler DS, Spaeth GL (1981) Optic nerve damage in glaucoma. Surv Ophthal 26: 128–148
33. Minckler DS, Tso MOM, Zimmerman LE (1976) A light microscopic, autoradiographic study of axoplasmic transport in the optic nerve head during ocular hypotony, increased intraocular pressure, and papilledema. Am J Ophthalmol 82: 741–757
34. Naumann GOH (1980) Pathologie des Auges. Springer, Berlin Heidelberg New York (Spezielle pathologische Anatomie, Bd 12, S 778, 797, 800)
35. Naumann GOH, Portwich E (1976) Aetiologie und akuter klinischer Anlaß zu 1000 Enukleationen (Eine klinisch-ophthalmologische Studie). Klin Monatsbl Augenheilkd 168: 622–630
36. Neetens A (1992) Recent pathogenic concepts of primary open angle glaucoma and soft glaucoma (POAG). Bull Soc Belge Ophtalmol 244: 1–16
37. Prince AM (1989) Glaucoma associated with retinal disorders. In: Ritch R, Shields MB, Krupin T (eds) The glaucomas, vol 2. Mosby, St. Louis, pp 1047–1061
38. Quigley HA, Addicks EM, Green WR, Maumenee AE (1981) Optic nerve damage in human glaucoma II. The site of injury and susceptibility to damage. Arch Ophthalmol 99: 635–649
39. Rauhut D, Rohen JW (1972) Electron microscopic study of the trabecular meshwork in alphachymotrypsin glaucoma. Graefes Arch Klin Exp Ophthalmol 184: 29–41
40. Remé CH, Lalive d'Epinay S (1981) Periods of development of the normal human chamber angle. Doc Ophthalmol 51: 241–268
41. Renard G, Hirsch M, Savoldelli M, Pouliquen Y (1980) The development of the iridocorneal angle in the chicken embryo. In: Lee WR (ed) Current research in ophthalmic electron microscopy, vol 3. Springer, Berlin Heidelberg New York, pp 1–8
42. Richter C, Epstein DL (1989) Lens-induced open-angle galucoma. In: Ritch R, Shields MB, Krupin T (eds) The glaucomas, vol 2. Mosby, St. Louis, pp 1017–1026
43. Rohen JW (1982) Presence of matrix vesicles in the trabecular meshwork of glaucomatous eyes. Graefes Arch Clin Exp Ophthalmol 218: 171–176
44. Rohen JW, Lütjen-Drecoll E (1971) Age changes of the trabecular meshwork in human and monkey eyes. A light and electron microscopic study. Altern und Entwicklung – aging and development, vol 1. Schattauer, Stuttgart, S. 1–36
45. Rohen JW, Lütjen-Drecoll E (1989) Morphology of aqueous outflow pathways in normal and glaucomatous eyes. In: Ritch R, Shields MB, Krupin T (eds) The glaucomas, vol 1. Mosby, St. Louis, S. 41–74, 54–60
46. Sampaolesi R, Zarate JO, Caruso R (1979) Congenital glaucoma: light and scanning electron microscopy of trabeculectomy specimens. In: Krieglstein GK, Leydhecker W (eds) Glaucoma update. Springer, Berlin Heidelberg New York, pp 39–51
47. Schwartz A (1973) Chronic open-angle glaucoma secondary to rhegmatogenous retinal detachment. Am J Ophthalmol 75: 205–211

48. Shaffer RN (1973) A suggested anatomic classification to define the pupillary block glaucomas. Invest Ophthalmol 12: 540–542

49. Shields MB, Krieglstein GK (1993) Glaukom: Grundlagen, Differentialdiagnose, Therapie. Springer, Berlin Heidelberg New York Tokyo, S 165, 230–232, 236, 243, 316–319, 384–411

50. Spaeth GL, Rodigues MM, Weinreb S (1977) Steroid-induced glaucoma: A. Persistent elevation of intraocular pressure. B. Histopathological aspects. Trans Am Ophthalmol Soc 75: 353–381

51. Tawara A, Inomata H (1981) Developmental immaturiy of the trabecular meshwork in congenital glaucoma. Am J Ophthalmol 92: 508–525

52. Thiel R (1931) Das Glaukom. In: Schiek F, Brückner A (Hrsg) Kurzes Handbuch der Ophthalmologie, Bd IV. Springer, Berlin, S 829

53. Tripathi RC (1977) The functional morphology of the outflow systems of ocular and cerebrospinal fluids. Exp Eye Res 25 (Suppl): 65–116

54. Tso MOM, Shih CY (1976) Disruption of blood-retinal barrier in ocular hypotony: preliminary reprot. Exp Eye Res 23: 209–216

55. Ulrich C, Helm W, Ulrich A et al. (1993) Störung der peripapillären Mikrozirkulation bei Glaukompatienten. Ophthalmologe 90: 45–50

56. Völcker HE, Gieler J (1980) Morphologie von Uvea und Retina bei akuter und chronischer Hypotonie. In: Naumann GOH, Gloor B (Hrsg) Wundheilung des Auges und ihre Komplikationen. Bergmann, München, S 121–125

57. Weinreb RN (1992) Why study the ocular microcirculation in glaucoma? (Editorial) J Glaucoma 1: 145–147

58. Weiss JS, Ritch R (1989) Glaucoma in the phakomatoses. In: Ritch R, Shields MB, Krupin T (eds) The glaucomas, vol 2. Mosby, St. Louis, pp 905–929

59. Wenzel M, Krippendorff U, Hunold W, Reim M (1989) Schäden des Hornhautendothels bei kongenitalen und juvenilen Glaukomen. Klin Monatsbl Augenheilkd 195: 344–348

60. Wilensky JT (1991) Diurnal variations in intraocular pressure. Trs Am Ophth Soc 89: 757–790

61. Wulle KG (1972) The development of the productive and draining system of the aqueous humor in the human eye. Adv Ophthalmol 26: 269–355

62. Zypen E van der (1971) Vergleichende licht- und elektronenmikroskopische Untersuchungen über die morphologischen Grundlagen der Liquor- und Kammerwasserzirkulation. Altern und Entwicklung – aging and development, Bd 2. Schattauer, Stuttgart, S 62–66, 96–97

Anhangsorgane: Augenhöhle (Orbita) und Orbitainhalt

Der Rand der knöchernen Orbita ist ein wirksamer Schutz des Auges gegen direkte äußere Gewalt, namentlich oben und unten, wo er weit vorspringt. Das im Orbitatrichter gelegene Fettgewebe schützt den Bulbus vor Erschütterungen. Gegen den Augapfel ist es durch eine zarte Bindegewebsschicht *(Tenon-Kapsel)* abgedichtet[46]. Der vordere Abschnitt dieser halbkugelartigen Hülle strahlt in das lockere Bindegewebe der Conjunctiva bulbi ein; der hintere setzt sich in die Faszien der äußeren Augenmuskeln fort, die durch bindegewebige Septen miteinander verbunden sind[23]. Eine dünne, vom Rand der knöchernen Orbita in die Lider hinein-

ziehende Bindegewebsplatte, das *Septum orbitale,* schließt das Fettgewebspolster der Augenhöhle wie ein nur durch die Lidspalte unterbrochener Vorhang ab. Die früher wenig beachtete topographische Anatomie des orbitalen Bindegewebes ist von Bedeutung für die Augenmotorik und den Verlauf pathologischer Prozesse, z. B. einer Orbitabodenfraktur *(Blow-out-Fraktur)* oder einer dysthyreoten Orbitopathie[24]. Die äußeren Augenmuskeln unterscheiden sich von der Skelettmuskulatur in vielerlei Hinsicht[35, 38]. Ultrastrukturellen Veränderungen an den skleralen Insertionen der Augenmuskelsehnen wird eine große Bedeutung für die Pathogenese des kongenitalen Strabismus zugeschrieben[7]. Die äußeren Augenmuskeln sind bei zahlreichen systemischen Myopathien beteiligt[31].

Fehlbildungen

Viele kraniofaziale Fehlbildungen lassen sich mit Störungen während der Auswanderung neuroektodermaler Zellen aus der Neuralleiste in die Kopfregion oder während ihrer terminalen Differenzierung erklären, z. B. *Hypertelorismus ocularis, Synophthalmie, Zyklopie* oder die *Lippen-Gaumen-Spalte.* Bei der *kongenitalen Fibrose der extraokularen Muskeln* wird die Muskulatur durch Kollagen ersetzt[13].

Entzündliche Orbitaerkrankungen

Die Orbita ist gelegentlich Sitz unspezifischer oder spezifischer Affektionen. Hervorzuheben sind entzündliche Reaktionen bei Polyarteriitis nodosa, Wegener-Granulomatose, pseudosarkomatöser (nodulärer) Fasziitis (▷ S. 498), Sarkoidose, Amyloidose; bei Mykosen (Abb. 4.26 a), Parasitosen, Tuberkulose und Syphilis[17]. Eine als eigenständiges Krankheitsbild auftretende, wahrscheinlich immunologisch bedingte Entzündung der äußeren Augenmuskeln ist die *Myositis orbitae* (idiopathische okuläre Myositis)[15]. Die *Myasthenia gravis,* der vermutlich eine Autoimmunpathogenese zugrundeliegt, beginnt in etwa jedem 2. Fall mit einer ebenfalls isolierten orbitalen Myositis. Histologisch zeigen die betroffenen Muskeln eine nekrotisierende Entzündung mit herdförmigen lymphozytären Infiltraten[55].

Orbitaphlegmone

Die selten gewordene, durch mögliche Beteiligung des Sinus cavernosus akut lebensgefährliche, klinisch sogenannte Orbitaphlegmone entsteht in etwa 70 % der Fälle fortgeleitet aus einer Sinusitis, kann aber auch ein Furunkel der Oberlippe, der Nase oder eine banale Staphylokokkenkonjunktivitis zur Ursache haben. Ihrem anatomischen Charakter nach handelt es sich in der Mehrzahl der Fälle um eine Thrombophlebitis (Abb. 4.25 a, b).

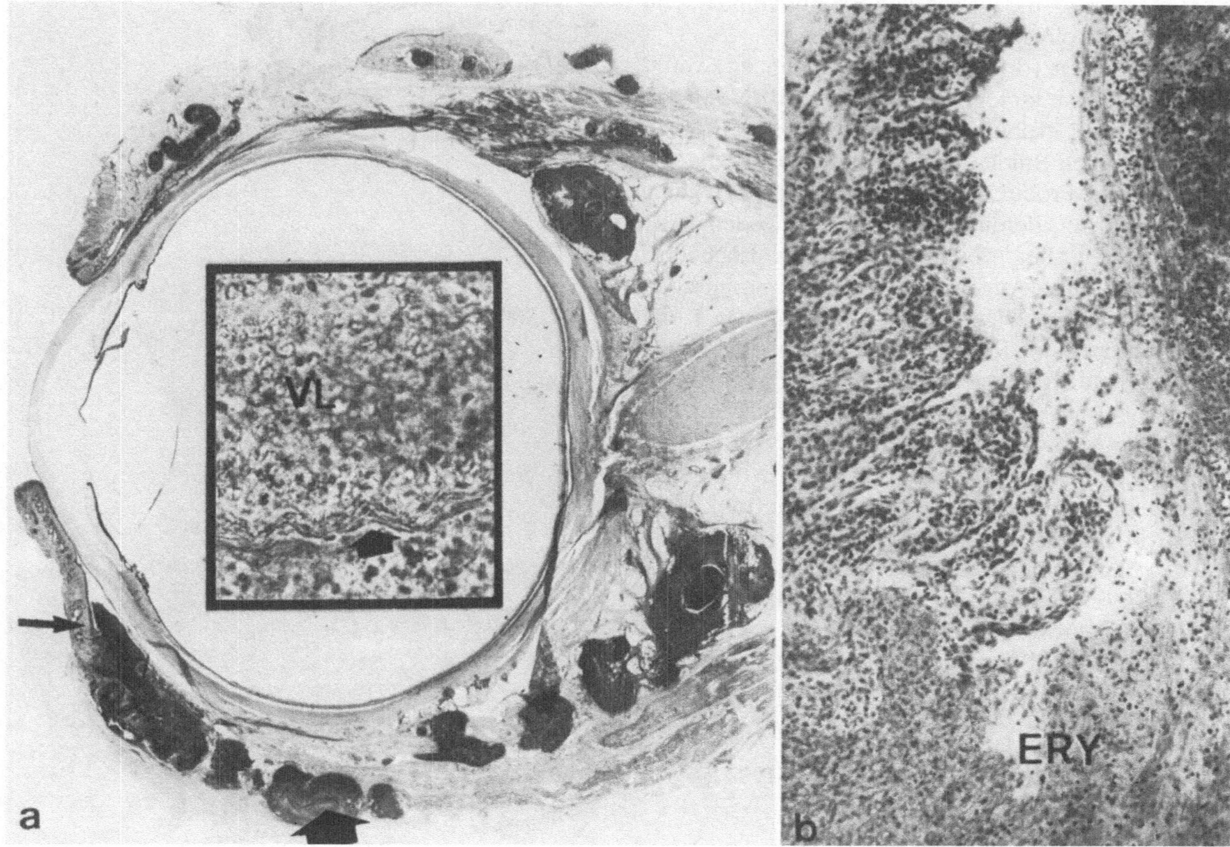

Abb. 4.25 a, b. Thrombophlebitis der Orbita, ausgehend von akuter eitriger Staphylokokkenkonjunktivitis. **a** Die Bindehautentzündung betrifft vor allem die untere Umschlagsfalte *(dünner Pfeil)*. Die dunklen Areale sind größtenteils entzündete thrombosierte Gefäße mit perivaskulären Zellmänteln. *Einsatz:* Die in der Übersicht mit *dickem Pfeil* markierte entzündete Venenwand in stärkerer Vergrößerung. *VL* durch Thrombus verschlossenes Venenlumen. HE, 3,3 : 1. *Einsatz* 250 : 1. **b** Das in **a** mit *dünnem Pfeil* markierte Areal in stärkerer Vergrößerung. Papilläre Hypertrophie der Conjunctiva tarsi. Infiltration der gefäßhaltigen Papillen vor allem mit Lymphozyten und Plasmazellen, daneben Vermehrung der ortsständigen Bindegewebszellen. Am unteren Bildrand freie Blutung *(ERY)*. Am rechten Bildrand Oberflächenexsudat mit zahlreichen neutrophilen Granulozyten und Zerfallsprodukten. HE, 250 : 1.

Idiopathischer entzündlicher Pseudotumor der Orbita

Unter dieser Bezeichnung wird ein chronischer entzündlicher uni- oder bilateraler Prozeß verstanden, der akut oder langsam fortschreitend einsetzt und im Endstadium zu Fibrose führt[17, 27, 32, 45]. Histologisch finden sich fokale Infiltrate aus Lymphozyten und Plasmazellen sowie neutrophilen und eosinophilen Leukozyten. Im Endstadium überwiegt die fibroblastische Reaktion; auch kommt es zu sklerosierenden Lipogranulomen und interstitieller Fibrose in den äußeren Augenmuskeln. Die Ätiologie ist unklar.

Extrem selten ist die Kombination eines „Pseudotumors" der Orbita mit einer entzündlichen Fibrosklerose des Mediastinums, des Retroperitoneums, des Gallenblasengangs, der Schilddrüse *(eisenharte Riedel-Struma)* und der Halsregion.

Dysthyroide Orbitopathie

Die dysthyroide Orbitopathie (endokrine Orbitopathie, endokriner Exophthalmus, endokrine Ophthalmopathie, „Grave's ophthalmopathy") ist eine Autoimmunkrankheit, deren auslösende Faktoren noch unklar sind. Das gilt auch für ihre Beziehungen zur Immunhyperthyreose *(M. Basedow, „Grave's disease")*[30].

Epidemiologie

Nur etwa 65 % der Patienten mit florider Immunhyperthyreose bieten klinische Zeichen einer dysthyroiden Orbitopathie[30]. Die Orbitopathie tritt erst in späteren Stadien auf; Frauen sind nicht häufiger erkrankt als Männer[48].

Ätiologie, Pathogenese

Die Krankheit ist genetisch determiniert. Ob es ein gemeinsames Antigen für Schilddrüse und Orbita gibt, wird widersprüchlich beurteilt[52]. Pathogenetisch bedeutsam ist die Stimulation orbitaler Fibroblasten mit verstärkter Bildung zunächst von Glykosaminoglykanen, im weiteren Verlauf von Kollagen[30]. Über Zunahme der CD 4+-T-Helferlymphozyten im peripheren Blut bei Fortschreiten der Orbitopathie berichten Tyutyunikov et al.[51].

Verlaufsformen

- *Milde Form* (thyreotoxischer Exophthalmus): Eindeutige histologische Befunde fehlen.
- *Schwere Form* (thyreotroper oder maligner Exophthalmus): Immunologisch mediierte Entzündungsreaktion im Retrobulbärraum mit lymphozytärer Infiltration von Binde-, Fett- und Muskelgewebe. Die vermehrte Produktion von Glykosaminoglykanen führt wegen deren Hydrophilie zu ödematöser Schwellung aller orbitalen Gewebe, einschließlich der äußeren Augenmuskeln, und somit zum Exophthalmus. Die verstärkte Bildung von Kollagen bewirkt eine Proliferation des orbitalen Bindegewebes mit Fibrosierung auch des Endomysiums der äußeren Augenmuskeln und sekundärer Atrophie der Myofibrillen (dysthyroide restriktive Myopathie)[10, 50]. Die Vermehrung des Orbitainhalts kann zu beträchtlichem Anstieg des intraokularen Drucks führen, möglicherweise infolge Kompression der episkleralen Venen ($\triangleright$ S.553). *Komplikationen* der schweren Verlaufsform sind Hornhautulzeration, -nekrose und -perforation sowie Papillenödem; beides mit entsprechendem schweren oder totalen Visusverlust.

Tumoren

In der Augenhöhle lokalisierte Geschwülste lassen sich einteilen in solche, die von der Umgebung her einwachsen (z.B. Nebenhöhlenkarzinome), in primäre Orbitatumoren und in Metastasen.

Unter den primären Orbitatumoren ist das an sich seltene Rhabdomyosarkom das häufigste maligne Neoplasma im Kindesalter. 75 % der Fälle werden bei Kindern unter 10 Jahren beobachtet[22]. Häufigste primäre Orbitageschwülste im Erwachsenenalter sind mit 10–15 % vaskuläre Neoplasmen[16]. Von diesen wiederum am häufigsten ist das kavernöse Hämangiom. Hämangioendotheliom und Hämangioperizytom (Abb.4.26b) sind Raritäten[26]. An zweiter Stelle nach den Gefäßgeschwülsten folgen die Lymphome.

- *Maligne Lymphome* sind Tumoren des aus B-Zellen, T-Zellen und Histiozyten bestehenden lymphohistiozytären Gewebes[29]. Lymphozytäre neoplastische Proliferationen sind stets monoklonal; B-Zelltumoren können allerdings auch eine Subpopulation von T-Zellen enthalten[1, 21, 33, 34]. Die meisten orbitalen Lymphome rekrutieren sich aus dem B-Zellensystem[18]. Sonderform eines T-Zellymphoms ist der auch in die Orbita einwachsende *Burkitt-Tumor.* Sonderform eines T-Zellymphoms ist die in der Orbita seltene *Mykosis fungoides*[56]. Eine vorwiegend histiozytäre, jedoch auch B- und T-Zellen enthaltende neoplastische Proliferation ist die in der Orbita ebenfalls seltene *Lymphogranulomatose (Hodgkin-Krankheit).* Eine Serie von 820 konsekutiven raumverdrängenden Prozessen der Orbita[19] beinhaltet 47 Fälle mit dysthyroider Orbitopathie; 382 waren

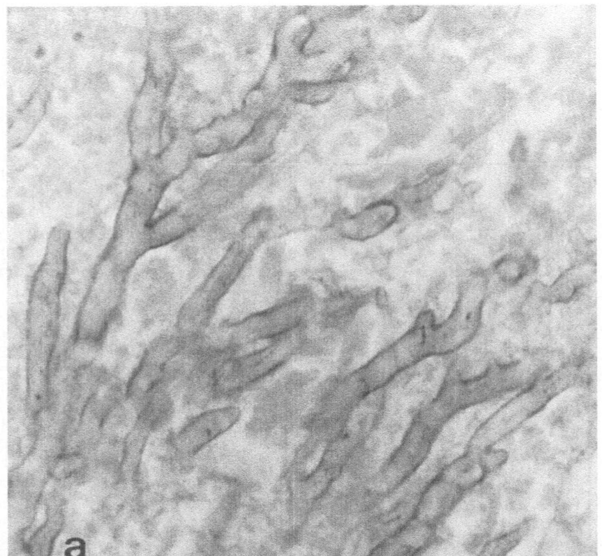

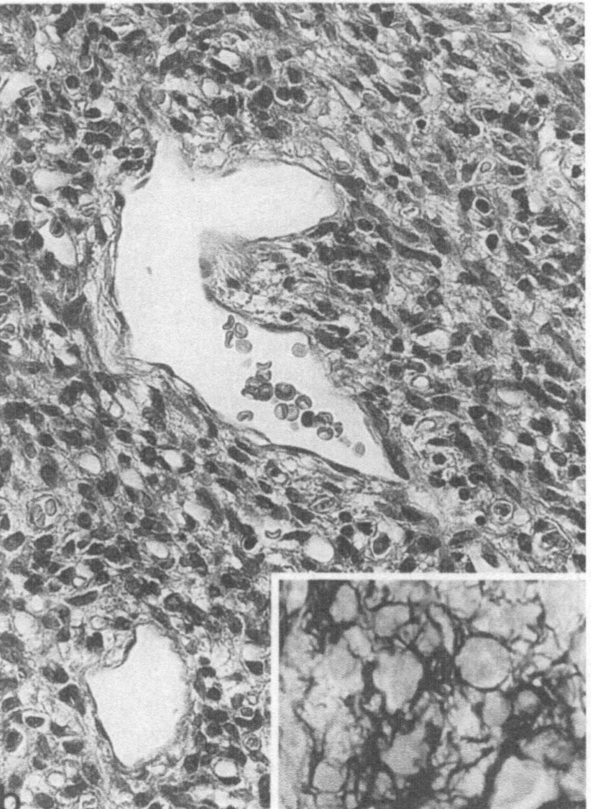

Abb.4.26. a Aspergillose der Orbita. Infiltration des orbitalen Fettgewebes mit Aspergillushyphen bei einem immunsupprimierten Patienten; PAS, 570 : 1. **b** Gut differenziertes Hämangioperizytom der Orbita. Der Gefäßkanal ist von Perizyten mit chromatindichten Kernen bei nur geringer Atypie umgeben; HE, 400 : 1. *Einsatz:* Die Retikulinfärbung zeigt ein Netzwerk von Fasern, das Gruppen von Tumorzellen durchsetzt. Versilberung nach Gordon, 80 : 1

histologisch verifizierte Tumoren. Von diesen wiederum waren 94 maligne Tumoren des lymphatischen Gewebes. Die Diagnosen lauteten: Lymphom (56), Lymphosarkom (31) Burkitt-Tumor (2), multiples Myelom (2), Hodgkin-Krankheit (2), Retikulumzellsarkom (1).

- Metastasen. In einer Serie von 314 orbitalen Neoplasmen waren 38 (12%) Tumorabsiedelungen. Mamma- (42%), Lungen- (11%) und Prostatakarzinome (8,3%) sowie Hautmelanome (5,2%) stellten den größten Anteil der Primärtumoren. In 11% der Fälle konnte der Primärtumor nicht identifiziert werden. Klinisch häufig übersehen wurde ein durch Metastasierung in die Orbita hervorgerufener *Enophthalmus* (10% der Fälle)[11].

Histiozytosen

Als Histiozytosen bezeichnet man eine heterogene Gruppe von Krankheiten, die durch Anhäufung reaktiver oder neoplastischer Histiozyten in verschiedenen Geweben charakterisiert ist[5]. Eine besondere Art von Histiozyten sind die in die Epidermis eingewanderten und dort seßhaft gewordenen *Langerhans-Zellen,* elektronenmikroskopisch kenntlich an den „tennisschlägerartigen" *Langerhans-Granula* (Synonyme: *X-Körperchen, Birbeck-Granula*). Man unterscheidet demnach *1)* Histiozytosen vom Langerhans-Zelltyp (Synonym: *Histiozytosis X*). Dazu gehören eosinophiles Granulom, Morbus Abt-Letterer-Siwe, und Hand-Schüller-Christian-Erkrankung. Die Orbita kann bei allen Formen beteiligt sein; *2)* Histiozytosen aus Ansammlungen mononukleärer Phagozyten, die nicht dem Phänotyp der Langerhans-Zelle entsprechen. Zu dieser Gruppe gehört das benigne sog. *juvenile Xanthogranulom* ($\triangleright$ S.512). Es ist sehr selten auch in der Orbita lokalisiert[47].

Anhangsorgane: Augenlider (Palpebrae) und Tränenapparat (Apparatus lacrimalis)

Der Lidapparat (s. die Darstellung bei Rohen u. Lütjen-Drecoll[42]) ist eine Schutzeinrichtung für das Auge, produziert den Tränenfilm und sorgt für seine gleichmäßige Verteilung auf der Hornhaut. Die Tränenproduktion übernimmt der Drüsen-, die Tränenverteilung der Bewegungsapparat der Augenlider. Die Tränendrüse enthält mehrere Arten sekretorischer Zellen[54]; akzessorische Drüsen liegen in der Bindehaut. Die aus dichtem faserigen Bindegewebe bestehende, im Ober- und im Unterlid ausgebildete Lidplatte (Tarsus) enthält die *Meibom-Drüsen.* Zu jeder Augenwimper gehören in der Regel *2 Zeis-Drüsen.* Meibom- und Zeis-Drüsen sind *Talgdrüsen.* Dysfunktion der Mei-

bom-Drüsen ist gelegentlich für schwere und chronische Symptome und für sekundäre Veränderungen von Binde- und Hornhaut verantwortlich[3]. In Beziehung zu den Wimperbälgen stehen ferner die *Moll-Drüsen,* apokrine *Duftdrüsen,* die zur Gruppe der Schweißdrüsen gerechnet werden und ein eiweißreiches Sekret produzieren. Schleimbildende Becher- und ein weiteres schleimbildendes System von Epithelzellen liegen in der Konjunktiva[49]. Unter den tränenspezifischen Proteinen kommt das unspezifische bakteriolytische *Lysozym* in besonders hoher Konzentration vor. Bereits normalerweise, – in pathologischen Situationen vermehrt – werden *Immunglobuline* von der Tränendrüse abgesondert. Infolge Altersatrophie der Tränendrüse läßt die Tränensekretion mit zunehmendem Alter meßbar nach[37]. Der präkorneale Tränenfilm ist auch wichtig für die optische Qualität des Auges. Er besteht v.a. aus einer epithelnahen Muzinschicht[39], einer wäßrigen und einer abschließenden dünnen Lipidschicht. Die wichtigsten Produzenten der Schleimschicht sind die konjunktivalen Becherzellen. Die wäßrige Schicht wird von der Tränendrüse (mit akzessorischen Drüsen) gebildet. Die Lipide der äußeren Schicht werden hauptsächlich von den Meibom-, in geringerem Maß auch von den Zeis- und Moll-Drüsen abgesondert[6].

Für den Abtransport der Tränen aus dem eine subtile Morphologie aufweisenden[36] Tränensee via Tränenröhrchen und Tränensack in den unteren Nasengang ist die *Funktion der Tränenröhrchen* als *Saugdruckpumpe* von Bedeutung. Sie wird bewirkt durch die Tätigkeit der *Lidmuskulatur* (Lidöffnung und -schlag)[4]. Auch eine aktive Resorption der Tränenflüssigkeit durch Bindehaut und Wand der ableitenden Tränenwege ist aufgrund ihrer Ultrastruktur sowie nach Untersuchungen mit Radioisotopen anzunehmen[44]. Im Unterlid existiert keine Öffnungsmuskulatur. Die *Lidspalte* entsteht im 7. bis 8.Embryonalmonat.

Fehlbildungen

Der *M. levator palpebrae* hat sich entwicklungsgeschichtlich vom M. rectus superior abgegliedert. Dies erklärt gelegentlich vorkommende, beide Muskeln betreffende Fehlbildungen mit resultierenden peripheren muskulären Beweglichkeitsdefekten[41]. Ebenso wie die äußeren Augenmuskeln sind auch der M. levator palpebrae und der M. orbicularis oculi bei erbbedingten Myopathien beteiligt, vor allem bei der *okulopharyngealen Muskeldystrophie*[25]. Von Bedeutung bei Chromosomenanomalien ($\triangleright$ S.479) sind der

- *Epikanthus (Mongolenfalte),* eine bogenförmige Hautfalte, die zu beiden Seiten des Nasenrückens verläuft und den inneren Lidwinkel verdeckt, sowie die
- *Blepharophimose,* eine doppelseitige Verkürzung der Lidspalte in horizontaler und vertikaler Richtung.

Stoffwechselstörungen

- *Xanthelasmen* sind meist symmetrisch angeordnete lokalisierte Ansammlungen *lipidhaltiger Histiozyten* in der Subkutis vorwiegend der medialen Lidhälften. Nicht selten bei *Diabetes mellitus* und *Hypercholesterinämie.*

Entzündungen

Die Histopathologie der entzündlichen Lidhautaffektionen unterscheidet sich nicht von den entsprechenden dermatologischen Veränderungen anderer Lokalisation. Von speziell ophthalmologischer Bedeutung sind das
- *Hordeolum externum,* die *akute eitrige* Entzündung der *Zeisschen* oder *Mollschen Drüsen* und das
- *Hordeolum internum,* die *akute eitrige* Entzündung einer oder mehrerer *Meibomscher Drüsen.*
- Das *Chalazion* (Hagelkorn) wird gelegentlich als Lidkarzinom fehldiagnostiziert und gelangt so zur

histopathologischen Untersuchung. Formalpathogenetisch liegt ein Verschluß des Ausführungsganges einer Meibom- oder Zeis-Drüse zugrunde; meist im Verlauf einer chronischen Bindehaut- oder Lidrandentzündung. Die hierdurch hervorgerufene Sekretstauung führt zum Einpressen von fettig-öligem Sekret in das umgebende tarsale Gewebe. Folge ist ein Fremdkörpergranulom mit Epitheloid- und teils ungeordneten, teils geordneten (Langhans-)Riesenzellen, die eine starke Fettphagozytose aufweisen können. Bei Routinefärbung pathognomonisch sind rundliche, von Makrophagen begrenzte, optisch leere Hohlräume, die dem herausgelösten Fett entsprechen. Endstadium ist ein zellreiches Granulationsgewebe in einer bindegewebigen kugeligen Kapsel.
- *Entzündungen der Tränendrüse (Dakryoadenitis)* können durch Viren, Bakterien oder Pilze verursacht sein. Unter den nicht infektiösen chronisch-granulomatösen Entzündungen ist die Sarkoidose hervorzuheben. Sie verursacht bei 7 % der Patienten eine Vergrößerung der Tränendrüse[17]. Die durch die *Beteiligung der Tränendrüse beim Sjör-*

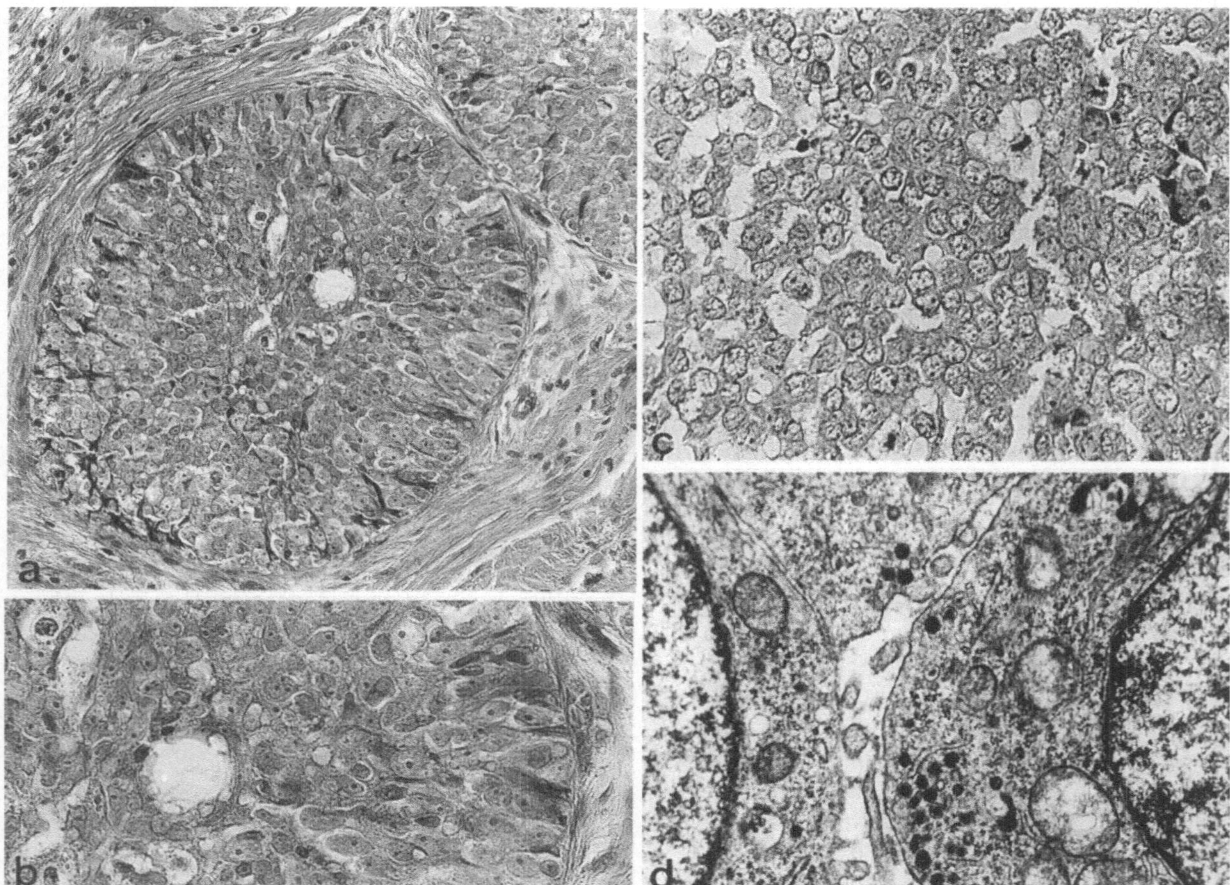

Abb. 4.27. a Gut differenziertes, von einer Meibom-Drüse ausgehendes Talgdrüsenkarzinom des Oberlides. Im derbfaserigen Tarsusgewebe liegen Nester aus soliden Epithelmassen; HE, 120 : 1. **b** Viele Tumorzellen enthalten ein schaumiges Zytoplasma und kleine Vakuolen. Im zentralen Hohlraum öliges Sekret; HE, 420 : 1. **c** Merkel-Zellkarzinom des Oberlides. Die Tumorzellen haben große uniforme Kerne, vielfach mit mehreren Vakuolen. Die mitotische Aktivität ist erhöht; HE, 100 : 1. **d** Neurosekretorische Granula im Zytoplasma von Tumorzellen. Uranylazetat-Bleizitrat, 50 000 : 1

gren-Syndrom hervorgerufene Minderung der Tränensekretion führt zum *Syndrom des „trockenen Auges"* (▷ S.564).

Tumoren

Tumoren der Lidhaut

Ebenso wie die Entzündungen entsprechen auch die Tumoren der Lidhaut grundsätzlich den gleichnamigen Veränderungen in der übrigen Haut. Unter 1200 konsekutiven Lidgewebeproben (mit Ausnahme von Zysten) fand Lee[26] Papillome in 40 %, Basaliome in 20 %, Chalazien in 20 %, Naevi in 7 %, Plattenepithel- und Talgdrüsenkarzinome in 4 %, aktinische Keratosen, Lymphome, Angiome und gutartige Tumoren der Liddrüsen in jeweils 2 % der Fälle. Das an sich seltene und sehr maligne Talgdrüsenkarzinom (Abb.4.27a) ist an den Augenlidern häufiger als an allen anderen Stellen des Körpers[2].

Merkelzellkarzinome (Abb.4.27c) gehen von neuroendokrinen Zellen der Haut in der Nachbarschaft von Nervenendigungen aus. Die seltenen, 1982 erstmals beschriebenen metastasierenden Tumoren kommen bei älteren Personen an den Extremitäten, im Gesicht und somit auch an den Augenlidern vor[20, 28]. Ebenfalls eine Rarität ist das kongenitale, von einem versprengten Linsenkeim ausgehende, nur im Unterlid vorkommende phakomatöse Choristom (Abb.4.28). Klinisch wird es meist als Dermoidzyste fehlgedeutet[43].

Tumoren der Tränenorgane

Tumoren der Tränendrüse

Am häufigsten ist das pleomorphe Adenom (Tränendrüsenmischtumor, ▷ Abb.4.29). Seine epitheliale Komponente stammt vom Epithel der Tränendrüsenazini. Das Zwischengewebe kann schleimige und hyaline Bezirke sowie Fett und Knorpel enthalten; die Stromazellen leiten sich z.T. von den die Tränendrüsenendstücke umgebenden Myoepithelien ab[12]. Maligne Umwandlung in ein Adenokarzinom ist möglich[14]. Von zurückgebliebenen Zellnestern nach chirurgischem Eingriff können Rezidive ausgehen. Deren Einwachsen in Nasennebenhöhlen und Gehirn wurde noch nach Jahrzehnten beobachtet[8, 9].

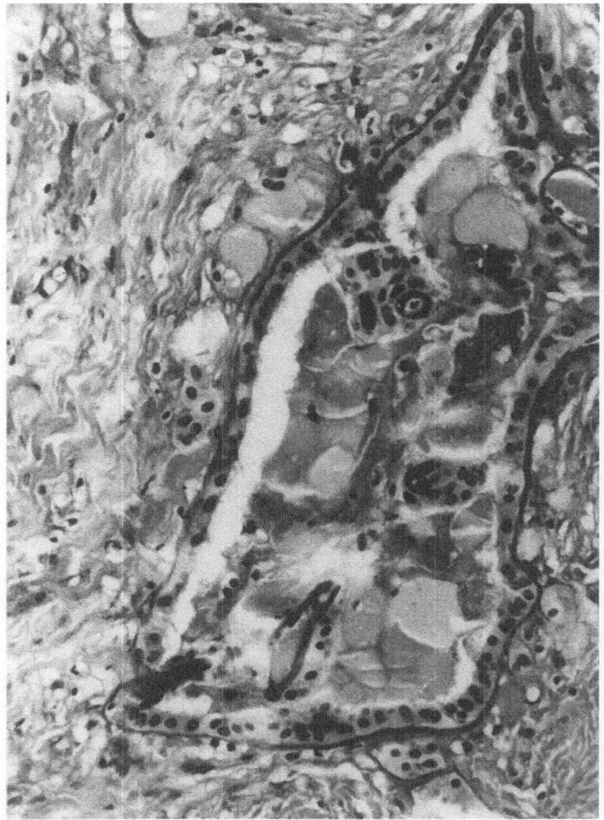

Abb. 4.28. Phakomatöses Choristom des Unterlides. Das Bindegewebe enthält einen von einschichtigem kuboidalen Epithel und einer dicken homogenen Grenzschicht („Linsenkapsel") umschlossenen Hohlraum. Im Innern liegt scholliges, an Morgagni-Kugeln kataraktöser Linsen (▷ S.501) erinnerndes Material; HE, 180 : 1

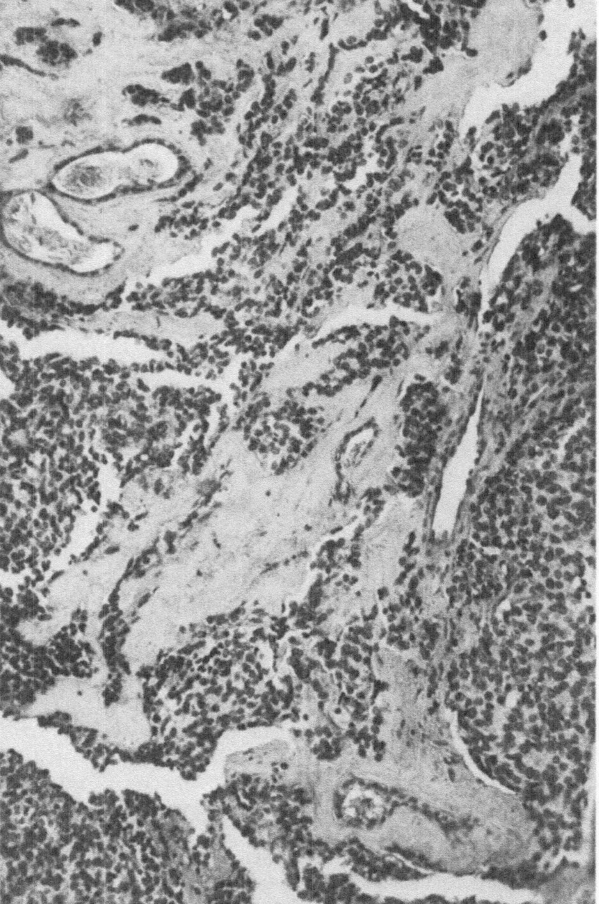

Abb. 4.29. Benigner Tränendrüsenmischtumor. Aufbau aus soliden Epithelsträngen und -zapfen, die stellenweise drüsenartige, leere oder mit eosinophilem amorphem Material gefüllte Hohlräume umschließen. Zwischengewebe hyalin entartet. HE, 125 : 1

Tumoren des Tränensackes

Echte Tränensackgeschwülste sind selten. Meist gehen sie vom Epithel aus, wobei die Karzinome durch große Malignität gekennzeichnet sind[40, 53].

Literatur

1. Antle CM, White VA, Horsman DO, Rootman J (1990) Large cell orbital lymphoma in a patient with acquired immune deficiency syndrome: Case report and review. Ophthalmology 97: 1494–1498
2. Apple DJ, Rabb MF (1974) Clinicopathologic correlation of ocular disease. Mosby, St. Louis, p 377
3. Bron AJ, Benjamin L, Snibson GR (1991) Meibomian gland disease. Classification and grading of lid changes. Eye 5: 395–411
4. Busse H, Hollwich F (Hrsg)/1978) Erkrankungen der ableitenden Tränenwege und ihre Behandlung. Enke, Stuttgart (Bücherei des Augenarztes, Bd 74, S 18)
5. Chu AC (1992) Histiocytoses. In: Champion RH, Burton JL, Ebling FJG (eds) Rook/Wilkinson/Elbing – Textbook of dermatology, vol 3, 5th edn. Blackwell, London, pp 2041–2064
6. Dartt D (1991) Physiologie der Tränenerzeugung. In: Marquardt R, Lemp MA (Hrsg) Das trockene Auge in Klinik und Praxis. Springer, Berlin Heidelberg New York Tokyo, S 65–100
7. Domenici-Lombardo L, Corsi M, Menucci R et al. (1992) Extraoclar muscles in congenital strabismus: muscle fiber and nerve ending ultrastructure according to different regions. Ophthalmologica 205: 29–39
8. Emori M, Hayasaka S, Setogawa T et al. (1991) Recurrent mixed tumor of the right lacrimal gland causes acute controlateral visual loss. Ophthalmologica 202: 138–141
9. Forrest AW (1992) Lacrinmal gland tumors. In: Tasman W, Jaeger EA (eds) Duane's clinical ophthalmology, vol 2/40, rev edn. Lippincott, Philadelphia
10. Glaser JS (1992) Infranuclear disorders of eye movements. In: Tasman W, Jaeger EA (eds) Duane's clinical ophthalmology, rev. ed., Vol 2/12. Lippincott, Philadelphia
11. Goldberg RA, Rootman J, Cline RA (1990) Tumors metastatic to the orbit: a changing picture. Surv Ophthalmol 35: 1–24
12. Grossniklaus HE, Abbuhl MF, McLean IW (1990) Immunohistologic properties of benign and malignant mixed tumor of the lacrimal gland. Am J Ophthalmol 110: 540–549
13. Harley RD, Rodriques MM (1978) Congenital fibrosis of the extraocular muscles. Trans Am Ophthalmol Soc 76: 197–226
14. Hartwick RWJ, Shaw PA, Srigley JR, Hurwitz JJ (1990) In situ adenocarcinoma ex pleomorphic adenoma of the lacrimal gland. Can J Ophthalmol 25: 213–217
15. Herzau V (1993) Myogene Motilitätsstörungen des Auges. In: Lund O-E, Waubke TN (Hrsg) Neuroophthalmologie. Enke, Stuttgart (Bücherei des Augenarztes, Bd 131, S 35–39)
16. Jakobiec FA, Jones IS (1992a) Vascular tumors, malformations and degenerations. In: Tasman W, Jaeger EA (eds) Duane's clinical ophthalmology, vol 2/37, rev edn. Lippincott, Phildelphia
17. Jakobiec FA, Jones IS (1992b) Orbital inflammations. In: Tasman W, Jaeger EA (eds) Duane's clinical ophthalmology, vol 2/35, rev edn. Lippincott, Philadelphia
18. Jakobiec FA, Nelson D (1992) Lymphomatous, plasmacytic, histiocytic and hematopoietic tumors. In: Tasman W, Jaeger EA (eds) Duane's clinical ophthalmology, vol 2/39, rev edn. Lippincott, Philadelphia
19. Kennedy RE (1984) An evaluation of 820 orbital cases. Trans Am Ophthalmol Soc 82: 134–157
20. Kivela T, Tarkkanen A (1990) The Merkel cell and associated neoplasms in the eyelids and periocular region. Surv Ophthalmol 35: 171–187
21. Knowles DM, Jakobiec FA, McNally L, Burke SJ (1990) Lymphoid hyperplasia and malignant lymphoma occurring in the ocular adnexa (orbit, conjunctiva and eyelids): a prospective multiparametric analysis of 108 cases during 1977 to 1987. Hum Pathol 21: 959–973
22. Knowles II DM, Jakobiec FA, Jones IS (1992) Rhabdomyosarcoma. In: Tasman W, Jaeger EA (eds) Duane's clinical ophthalmology, vol 2/43, rev edn. Lippincott, Philadelphia
23. Koorneef L (1979) Orbital septa: anatomy and function. Ophthalmology 86: 876–880
24. Kornee F (1988) Eyelid and orbital fascial attachements and their clinical significance. Eye 2: 130–134
25. Kuwabara T, Cogan DG, Johnson CC (1975) Structure of the muscles of the upper eyelid. Arch Ophthalmol 193: 1189–1197
26. Lee WR (1993) Ophthalmic histopathology. Springer, London, pp 209, 270, 271
27. Lee WR, McGheeCNJ (1989) Pseudotumors in the orbit. In: Anthony PP, MacSween RNM (eds) Recent advances in pathology. Churchill Livingstone, Edinburgh, pp 123–137
28. Lieb W, Moll R, Rumpelt HJ (1987) Merkelzellkarzinom des Oberlids. Klin Monatsbl Augenheilkd 190: 511–513
29. Lukes RL, Collins RD (1974) Immunologic characterization of human malignant lymphomas. Cancer 34: 1488–1507
30. Mann K (1991) Endokrine Ophthalmopathie. In: Lund O-E, Waubke TH (Hrsg) Auge und Immunologie. Enke, Stuttgart (Bücherei des Augenarztes, Bd 125, S 58–63)
31. Martinez AJ, Hay S, McNeer KW (1976) Extraocular muscles. Light microscopy and ultrastructural features. Acta Neuropathol (Berl) 34: 237–253
32. Mauriello JA, Flanagan JC (1989) Pseudotumor and lymphoid tumor: distinct clinicopathologic entities. Surv Ophthalmol 34: 142–148
33. Medeiros LJ, Harris NL (1989) Lymphoid infiltrates of the orbit and conjunctiva. A morphologic and immunophenotypic study of 99 cases. Am J Surg Pathol 13: 459–471
34. Medeiros LJ, Harmon DC, Harris NL (1989) Immunohistologic features predict clinical behaviour of orbit and conjunctival lymphoid infiltrates. Blood 74: 2121–2129
35. Mühlendyck H (1980) Ringbinden- und Serpentinenfasern in den äußeren Augenmuskeln des Menschen: lichtmikroskopische und elektronenmikroskopische Untersuchungen. Thieme, Stuttgart (Normale und pathologische Anatomie, Bd 39)
36. Murube del Castillo J (1981) Dacriologica basica. Royper, Madrid, pp 424–450
37. Nover A, Jaeger W (1952) Kolorimetrische Methode zur Messung der Tränensekretion (Fluoreszein-Verdünnungstest). Klin Mbl Augenheilk 121: 419–425
38. Porter JD, Baker RS (1992) Prenatal morphogenesis of primate extraocular muscle: neuromuscular junction formation and fiber type differentiation. Invest Ophthalmol Vis Sci 33: 657–670
39. Prydal JI, Artal P, Woon H, Campbell FW (1992) Study of human precorneal tear film thickness and structure using laser interferometry. Invest Ophthalmol Vis Sci 33: 2006–2011
40. Radnót M, Gáll J (1966) Tumoren des Tränensackes. Ophthalmologica 151: 1–22
41. Rohen JW (1980) Zur funktionellen Anatomie des Lidapparates. Ber Dtsch Ophthalmol Ges 77: 3–12
42. Rohen W, Lütjen-Drecoll E (1991) Funktionelle Morphologie der Bindehaut. In: Marquardt R, Lemp MA (Hrsg) Das trockene Auge in Klinik und Praxis. Springer, Berlin Heidelberg New York Tokyo, S 35–63
43. Rosenbaum PS, Kres Y, Slamovits TL, Font RL (1992) Phakomatous choristoma of the eyelid. Immunohistochemical and electron microscopic observations. Ophthalmology 99: 1779–1784
44. Royer J, Adenis JP, Bernard JA, Metaireau JP, Reny A (1982) L'appareil lacrymal. Masson, Paris, pp 206–215
45. Satorre J, Antle CM, O'Sullivan R (1991) Orbital lesions with granulomatous inflammation. Can J Ophthalmol 26: 174–195
46. Shauly Y, Miller B, Lichtig C et al. (1992) Tenon's capsule: ultrastructure of collagen fibrils in normals and infantile esotropia. Invest Ophthalmol Vis Sci 33: 651–656
47. Shields CL, Shields JA, Buchanan HW (1990) Solitary orbital involvement with the juvenile xanthogranuloma. Arch Ophthalmol 108: 1587–1589
48. Sisler HA, Jakobiec FA, Trokel SL (1992) Ocular abnormalitis and orbital changes of Grave's disease. In: Tasman W, Jaeger EA (eds) Duane's clinical ophthalmology, vol 2/36. Lippincott, Philadelphia
49. Steuhl K-P, Knorr M (1990) Das zweite, schleimbildende System der Konjunktiva. Ultrastrukturelle Befunde. Fortschr Ophthalmol 87: 492–496

50. Stover C, Otto E, Beyer J, Kahaly G (1993) Die endokrine Orbitopathie. Aktuelle Aspekte zur Pathogenese und konservativen Therapie. Aktuel Augenheilkd 18: 136–144
51. Tyutyunikov A, Raikow RB, Kennerdell JS et al. (1992) Re-examination of peripheral blood T cell subsets in dysthyroid orbitopathy. Invest Ophthalmol Vis Sci 33: 2299–2303
52. Volpé R (1993) Grave's hyperthyroidism and endocrine ophthalmopathy – one or two closely related diseases? Dev Ophthalmol 25: 101–111
53. Watts MT, Berman M, Collin JRO (1992) Epithelial carcinoma of the lacrimal sac. Orbit 11: 19–21
54. Yoshimura M, Sameshima M, Ohba N (1980) Secretory cells of the rabbit lacrimal gland: a histochemical and electron microscopic study. Jpn J Ophthalmol 24: 407–419
55. Zierhut M, Schmidt ED (1991) Immunologische Erkrankungen der Orbita und der Lider. In: Lund O-E, Waubke TN (Hrsg) Auge und Immunologie. Enke, Stuttgart (Bücherei des Augenarztes, Bd 125, S 92–104)
56. Zucker JL, Doyle MF (1991) Mycosis fungoides metastatic to the orbit. Arch Ophthalmol 109: 688–691

Anhangsorgane: Bindehaut (Konjunktiva)

Die Bindehaut bedeckt die Rückfläche der Lider und die Vorderfläche des Bulbus bis zum Hornhautrand. Ihr Epithel, an dem ultrastrukturell 5 Typen unterschieden werden[45] ist über den Lidplatten und im Fornix hoch-, über dem Bulbus niedrig-prismatisch. Besonders nahe der Plica semilunaris liegen zahlreiche Schleim produzierende Becherzellen[17], im Fornix von Ober- und Unterlid sowie in der Karunkel auch *akzessorische Tränendrüsen*. Mikrovilli, Mikroplicae und Glykokalyx der Epithelien bilden ein Gerüst für das Haftenbleiben einer das Auge schützenden Schicht aus Tränen und Schleim[36], in der bei Bedarf paraimmunologische und immunologische Abwehrmechanismen einsetzen. An letzteren sind das lymphatische Gewebe der Bindehaut und die im Epithel gelegenen dendritisch verzweigten Langerhans-Zellen (▷ S. 559) beteiligt[7].

Bei Trägern sowohl harter als auch weicher *Kontaktlinsen* besteht eine exzessive Schleimproduktion, die nicht von Becherzellen, sondern von einer „zweiten" schleimproduzierenden Zellpopulation ausgeht. Diese ebenfalls schleimbildenten Zellen unterscheiden sich von Becherzellen durch erheblich kleinere Sekretvesikel. Sie grenzen an die Oberfläche des Bindehautsacks oder liegen in der Wand tiefer Epitheleinfältelungen[16]. Das *subepitheliale Bindegewebe* der bulbären und fornikalen Konjunktiva enthält ein Gerüst aus kollagenen Faserbündeln, hyaluronsäurereicher Grundsubstanz sowie ein Netz elastischer Fasern, Lymphozytenansammlungen – auch in Form von Lymphfollikeln –, und Plasmazellen[42].

Fehlbildungen

- *Kryptophthalmus* (totales Ablepharon mit komplettem Fehlen der Lidspalte): Hierbei wird auch der *Bindehautsack vermißt*, meist in Verbindung mit Mikrophthalmus.

Dygenetische Geschwülste

Dysgenetische oder Mißbildungsgeschwülste sind primär Fehlbildungen, die aus embryonalen Gewebsversprengungen hervorzugehen. Sie können sich zu Geschwülsten mit bösartigem und metastasierendem Wachstum entwickeln. Man bezeichnet sie als *Hamartome* bzw. Hamartoblastome; im gleichen Sinn auch als *Choristome* bzw. Choristoblastome (von griech. choridso, ursprüngl. chorisdo, ich trenne).

- *Zystische oder solide Dermoide:* Das – häufigere – solide Dermoid entsteht durch Verlagerung von Hautgewebe beim Schluß der fetalen Gesichtsspalten. Epibulbäres subkonjunktivales Vorkommen beim *Goldenhar-Syndrom*, bei Kolobomen und bei epidermalen Nävussyndromen wurde beschrieben. Choristome sind die häufigsten epibulbären subkonjunktivalen Tumoren bei Kindern[32,33] (▷ S. 561).

Stoffwechselstörungen, degenerative Veränderungen

Erbbedingte Speicherkrankheiten

Ebenso wie die Hornhaut, ist auch die Bindehaut an erbbedingten Speicherkrankheiten beteiligt. Die Bindehautbiopsie kann hier diagnostische Hinweise geben[25,31,48]. Bei der *Mukolipidose II, III* und *IV* kommen in den Fibroblasten des subepithelialen Bindegewebes zahlreiche *zytoplasmatische Einschlüsse* vor[26,35,38].

Zystinkristalle werden bei der *Zystinose*, Pigmentablagerungen bei der *Ochronose* gefunden.

Medikamentös induzierte Speicherkrankheit

Korneale und konjunktivale Ablagerungen wurden bei der *Amidoaronkeratopathie* beschrieben[3]. Amidoaron (Cordaron) ist eine amphiphile, kationische Verbindung. Das Medikament wird bei Angina pectoris eingesetzt.

Sonstige Stoffablagerungen

Hyperparathyreoidismus führt zu Kalziumeinlagerungen.

Pinguecula (Lidspaltenfleck) und Pterygium (Flügelfell)

Beide Veränderungen sind im Lidspaltenbereich, meist nasal, gelegene *Bindehautverdickungen*, histologisch gekennzeichnet durch Hyalinisierung und elastotische Degeneration des subepithelialen Bindegewebes. Die Pinguecula läßt die Hornhaut unbeteiligt; das Pterygium wächst unter Zerstörung der Bowman-Membran und von Stromalamellen auf der Hornhautoberfläche in Richtung auf deren Mitte vor. Histologisch und ätiologisch sind Pinguecula und Pterygium identisch[22]. Es besteht ein deutlicher, bei der Pinguecula allerdings schwächerer Zusammenhang mit langdauernder Einwirkung von UV-Strahlen[8, 47]. Immunelektronenmikroskopische Untersuchungen von Pingueculae[30] ergaben, daß sie abnorme, in Filamente ausfransende Kollagenfibrillen enthalten und daß das lichtmikroskopisch sog. „elastotische" Material positiv mit Antikörpern gegen Elastin, mikrofibrilläres Protein, und Amyloid P reagiert.

Amyloidablagerungen

Sie kommen in der Bindehaut sowohl bei *generalisierter* als auch bei *lokaler Amyloidose* vor; nicht selten zusammen mit plasmazellulären Infiltraten[6].

Das trockene Auge (Keratoconjunctivitis sicca)

Trockene Augen waren bereits in der Antike und für die alten arabischen Ärzte ein Problem. Mittlerweile erfüllt in Mitteleuropa jeder 4.–5. Patient einer augenärztlichen Praxis die Kriterien des trockenen Auges, verursacht durch Mangel an wäßriger Sekretion der Tränendrüse ($\triangleright$ S.559). Das Aufreißen des Tränenfilms erzeugt nicht nur Brennen und Fremdkörpergefühl, sondern auch Anfälligkeit für Infektionen, weil die antibakteriellen Tränenbestandteile, insbesondere Lysozym und Lactoferrin, vermindert sind[29]. Die Tränensekretion ist herabgesetzt in der Menopause, im Senium, ferner bei 25–50 % der Rheumatiker[13], nach Gebrauch verschiedener Medikamente (z.B. β-Blocker, Antikonzeptiva) und bei Kollagenosen. Keratoconjunctivitis sicca mit Xerostomie wird als primäres, mit zusätzlicher rheumatoider Arthritis als sekundäres Sjoe-

Tabelle 4.10. Einteilung der Konjunktivitis nach ätiologischen Gesichtspunkten

Erregerbedingt	Bakteriell, unspezifisch	K. durch Staphylo- und Streptokokken, Esch. coli, Hämophilus-Conjunktivitis (Koch-Weeks-Bakterien) u.a. Gonokokken-K. (Gonoblenorrhoe) C. angularis (Moraxella lacunata) C. diphterica
	Bakteriell, spezifisch	C. tuberculosa C. luica Sarkoidose der Konjunktiva C. leprosa Okuloglanduläres Syndrom (Parinaud-Syndrom)
	Chlamydien	Trachom Einschlußkörperchen-K. (Schwimmbad-K.) Ophthalmia neonatorum non specifica
	Virusbedingt	Keratoconjunctivitis epidemica (Adenovirus Typ 8) Herpes-simplex-Konjunktivitis Zosterkonjunktivitis K. bei allgemeinen Virusinfekten (z.B. Virusgrippe, Masern, HIV-Infektion)
	Mykotisch	K. bei Aktinomykose Sonstige mykotische K. (z.B. durch Leptotrichia buccalis, Rhinosporidium seeberi etc.)
	Parasitär	K. durch Schistosomia haematobium Sonstige parasitäre K.
Nicht erregerbedingt	Immunpathologisch	Heuschnupfen-K. C. allergica (atopische Allergose) Frühjahrskatarrh (K. vernalis) C. scrofulosa (phlyktaenulosa) Sjögren-Syndrom Reiter-Syndrom

Nicht erregerbedingt	Physikalisch, mechanisch	Riesenpapillen-K. bei Kontaktlinsenträgern C. nodosa (durch Raupenhaare) Sonstige Fremdkörper-K., z.B. Staub, Kontaktlinsen
	Physikalisch, thermisch	K. bei Verbrennungen
	Physikalisch, Strahlen	K. durch Einwirkung von UV-Licht (Höhensonne, Gebirgsaufenthalt, Schweißarbeiten)
	Chemisch	K. durch Verätzungen
	Stellungsanomalien der Augenlider	Ektropium Entropium
	Störungen der binokularen Zusammenarbeit	Heterophorie (= latentes Schielen) Fusions- und Konvergenzschwäche, dezentrierte Brillen
	Überanstrengung	Stundenlange Naharbeit ohne Unterbrechung Ungenügend korrigierte Presbyopie
	gestörte Tränensekretion	Menopause Senium Medikamente
	Konstitution	Follikelkatarrh bei lymphatischer Diathese der Kinder Blepharokonjunktivitis bei Seborrhoe
	Allgemeine Stoffwechselstörung?	C. lignosa

gren-Syndrom bezeichnet[50]. Der Aufbau des Tränenfilms kann auch durch äußere Einwirkungen gestört werden (zu starke Verdunstung in trockenem Klima).

Xerose

Eigentümliche Trockenheit der Bindehaut. Sie wird nicht durch verminderte Tränensekretion hervorgerufen, sondern durch Veränderungen im Bindehautgewebe selbst, die zur Keratose führen. Die betroffenen Stellen heißen *Bitot-Flecken.* Sie kommen bei verschiedenen Ernährungsstörungen vor, darunter auch bei *A-Avitaminosen[11].* Mindestens 5 Mio. Kinder in Afrika und Asien erkranken jährlich an A-Avitaminose; hiervon erblinden $^1/_4$ Mio. infolge von *Keratomalazie* ($\triangleright$ S. 494)[44].

Entzündungen (Konjunktivitis)

Ätiologie, Pathogenese

Eine Einteilung nach ätiologischen Gesichtspunkten gibt Tabelle 4.10: Die größte klinische Relevanz haben die *erregerbedingten Formen*[9]. Auch den bisher seltenen parasitär verursachten Konjunktivitiden dürfte im Zeitalter des Massentourismus eine Bedeutung zukommen.

Morphologie

Akute Konjunktivitis

Primäre und auffallendste Erscheinung ist die *entzündliche Hyperämie,* gefolgt von *Exsudation ins Gewebe.* Da die Conjunctiva bulbi nur lose mit der Unterlage verbunden ist, können hier massive Ödeme entstehen *(Chemosis).*

- *Exsudat:* Wie bei allen Entzündungen der Schleimhäute werden neben *schleimigen, schleimig-* oder *serös-eitrigen, eitrigen* und *hämorrhagischen* (z. B. Enterovirus 70) zwei weitere Formen unterschieden, die mit Belägen einhergehen: Bei der *fibrinösen* Form kommt es, z. B. durch Adenoviren, zur Bildung zusammenhängender abstreifbarer Pseudomembranen; bei der *pseudomembranös-nekrotisierenden* Form, z. B. durch Gonokokken, sind die Beläge fleckförmig und festhaftend. Im ersten Fall liegt Fibrin an der Stelle des Epithels, im zweiten handelt es sich um eine tiefreichende Nekrose mit Fibrin. Weitere histologische Standardveränderungen bei akuter Konjunktivitis sind Follikelbildung und Hypertrophie des Papillarkörpers.
- *Follikelbildung:* Sie ist eine Hyperplasie bereits vorhandener Lymphknötchen, die von der Peripherie her vaskularisiert werden und das Epithel halbkugelig über die Oberfläche vorbuckeln. Viruserkrankungen, aber auch der sog. Atropinkatarrh, sind stets durch Follikelbildung gekennzeichnet.
- *Hypertrophie des Papillarkörpers (papilläre Hypertrophie):* kann die verschiedensten akuten Entzündungsprozesse der Bindehaut begleiten. Grundsätzlich handelt es sich um eine entzündliche Gefäßreaktion. Papillarkörper bzw. Papillen entstehen ausschließlich dort, wo das Bindehautepithel durch in Intervallen angeordnete feine Fibrillen an der Unterlage befestigt ist, d. h. in der Tarsusregion; aber auch in der Conjunctiva fornicis. Ansammlung von Exsudat und von Granulationsgewebe zwischen den so fixierten Haltepunkten drängt das Epithel von der Unterlage ab. In den derart gebildeten Papillen sind die Bindehautgefäße sichtbar ($\triangleright$ Abb. 4.25 b).

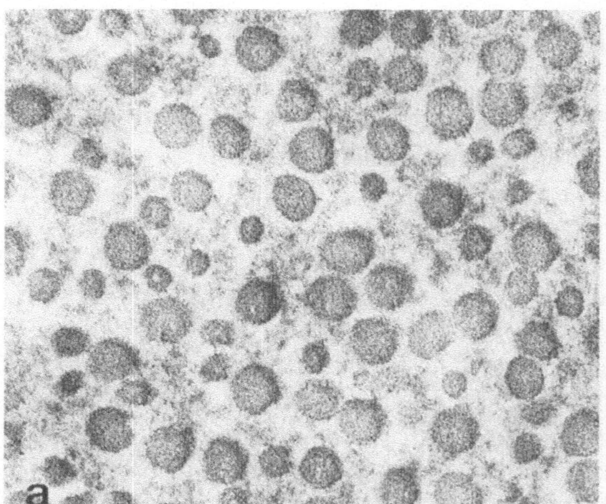
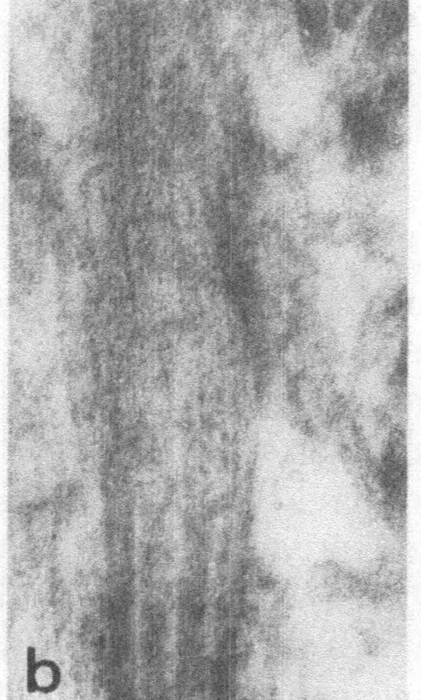
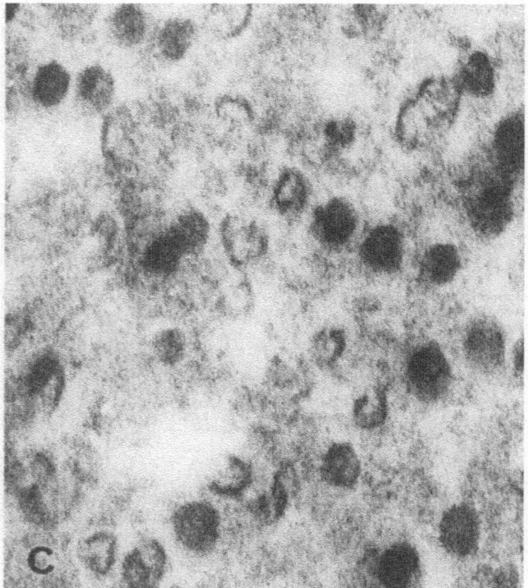

Abb. 4.30 a–c. Pathologische Veränderungen des Bindehauptkollagens in der unteren Umschlagsfalte bei Conjunctivitis lignosa. **a** Quergetroffenes Kollagenfibrillenbündel (= Kollagenfaser) mit sehr unterschiedlicher Verteilung der Fibrillendurchmesser. Vermehrtes Vorkommen dünner Kollagenfibrillen. Zwischen den Fibrillen reichlich basallaminaartiges Material. Variabilität der interfibrillären Räume. Männl., 17 Jahre. Fix. Glutaraldehyd-Rutheniumrot. Kontr. Uranylazetat-Kaliumpermanganat, 80 000 : 1. **b** Gleicher Fall. Aufsplitterung längsgetroffener Kollagenfibrillen. Übergang von den 30–50 nm dicken Fibrillen in feinere Elemente mit einem Durchmesser von ca. 4–8 nm. 80 000 : 1. **c** Gleicher Fall. Zahlreiche, im interfibrillären Raum liegende Lamellen, wahrscheinlich glykosaminoglykanhaltige Grundsubstanzkomponenten, die geschlossene oder mehr oder weniger offene Ringe sowie hakenartige Strukturen bilden: 80 000 : 1 (**a–c** aus Gärtner 1974[12])

- *Conjunctivitis phlyctaenulosa.* Die Bindehautphlyktäne ist eine *flüchtige allergische Reaktion* auf verschiedene Antigene, besonders Tuberkelproteine. Das kleine, meist am Limbus gelegene Knötchen besteht aus Ansammlungen von Lymphozyten, Histiozyten und Plasmazellen[1].

Chronische Konjunktivitis

Sie ist stets gekennzeichnet durch

- *persistierende Hyperämie* mit Auswanderung von *Lymphozyten,* meist vergesellschaftet mit *Plasmazellen.* Nicht selten kommt es auch zum passiven Austritt von *Erythrozyten* in das entzündete Gewebe. Weitere histologische Standardveränderungen sind, wie bei der akuten Konjunktivitis,
- *Follikelbildung* und
- *papilläre Hypertrophie:* diese findet sich bei jeder chronischen Konjunktivitis. Spaltlampenmikroskopisch erinnert sie an das Aussehen von Pflastersteinen, z.B. bei Heuschnupfenkonjunktivitis, beim Frühjahrskatarrh oder beim Trachom.

Sonderformen

Trachom

Synonyma: Granulose; ägyptische Körnerkrankheit

Epidemiologie

Das Trachom ist die *häufigste Erblindungsursache in der Welt.* Nach Schätzungen der WHO leiden auch heute noch rund *500 Millionen Menschen* an dieser chronischen Bindehautentzündung. Die Krankheit war endemisch im Osten und Südosten Europas und ist es noch in Teilen von Afrika, Asien, Lateinamerika und in Australien. Eine besondere Trachomhäufigkeit betrifft *schulpflichtige Kinder in Nordafrika und Asien.* Sie beträgt in Ägypten 70 bis 90, in Tunesien 40, in Vietnam 30, in Indien 50, in China 50 und in Lateinamerika 30 bis 60%. Eine Rassendisposition scheint nicht zu bestehen[41].

Ätiologie, Pathogenese

Erreger ist ein Bakterium aus der Gruppe der *Chlamydien*[4]. Chlamydien können sich nur in lebenden Zellen vermehren, da sie infolge eines Defekts in ihrem eigenen Energiestoffwechsel auf die energieliefernden Enzyme der Wirtszellen angewiesen sind. Die Spezies *C. trachomatis* wird aufgrund ihrer Antigenstruktur in zahlreiche *Serotypen* unterteilt, die für so unterschiedliche Krankheiten wie das Trachom, die Einschlußkörperchenkonjunktivitis, unspezifische Genitalinfekte und das Lymphogranuloma inguinale charakteristisch sind. C. trachomatis infiziert das Epithel der Bindehaut und führt dort zu einer entzündlichen Reaktion.

Klinik, Morphologie

Die WHO empfiehlt eine Einteilung in folgende Stadien:

- *Stadium I: beginnendes Trachom* mit *unreifen Follikeln,* vor allem in der Oberlidbindehaut, *leichter Papillenhypertrophie* und beginnender Keratitis (▷ Tabelle 4.5, S.495).
- *Stadium II: manifestes Trachom* mit *Hypertrophie der Follikel und Papillen,* Läsionen des Bindehautepithels, beginnender Keratitis und Pannusbildung (▷ S.493). In diesem Stadium einer *floriden follikulären Konjunktivitis* kommt es häufig zu *Nekrosen* im Follikelzentrum und zu *Ulzerationen* der darüber gelegenen Bindehaut („Platzen" der Follikel).
- *Stadium III: narbiges Trachom* mit *Erosionen* der Hornhaut, *narbiger Verziehung der Lider* (*Entropium* mit dadurch augenwärts gerichteter Stellung der Wimpern = *Trichiasis*). Das Scheuern der Wimpern verursacht Verletzungen der Hornhaut mit *Sekundärinfektion.* Das entzündliche Infiltrat der Tarsusbindehaut im Narbenstadium besteht hauptsächlich aus T-Zellen[39].
- *Stadium IV: abgeheiltes Trachom* ohne Zeichen infektiöser Aktivität, aber mit allen *Folgen der Narbenbildung:* Die geschrumpfte Bindehaut verliert ihren Schleimhautcharakter und nimmt im ungünstigsten Fall einschließlich der Hornhautoberfläche die Beschaffenheit der äußeren Haut an *(Xerosis parenchymatosa conjunctivae et corneae).* Völlige *Erblindung* mit dauerndem Trockenheits- und Fremdkörpergefühl ist die Folge[41].

Prognose

Der Verlauf ist wechselnd, auch Spontanheilung kommt vor. Die Hebung der hygienischen Verhältnisse ist mindestens so wichtig wie sachgemäße Behandlung. Die Prognose hinsichtlich des Sehvermögens ist immer noch ernst, so daß die Krankheit ein beträchtliches soziales Problem darstellt[41].

Morphologie weiterer Sonderformen

- *Einschlußkörperchen (Schwimmbad-)Konjunktivitis:* Zahlreiche, im Unterschied zum Trachom jedoch nicht platzende Follikel.
- *Conjunctivitis vernalis* (Frühjahrskatarrh): chronisch-entzündliche Infiltration mit auffallend viel eosinophilen Granulozyten. Ausbildung stark gewucherter „pflastersteinartiger" Follikel.
- *Riesenpapillenkonjunktivitis bei Kontaktlinsenträgern:* sie entsteht nach längerem Tragen von harten oder weichen *Kontaktlinsen.* Es handelt sich um eine immunologische Fehlreaktion im Bereich der Konjunctiva tarsi[43]. *Histologisch* finden sich Basophile, Eosinophile und Mastzellen in Epithel und Stroma; *ähnlich wie bei der Conjunctivitis vernalis*[2].
- *Conjunctivitis nodosa:* Seltene, aber gefährliche Form der Konjunktivitis, verursacht durch *Raupenhaare,* die mit Widerhaken versehen sind und die mikroskopisch von einer *Fremdkörperreaktion* mit Makrophagen und Riesenzellen umgeben werden. Das Haar kann resorbiert werden. In schweren Fäl-

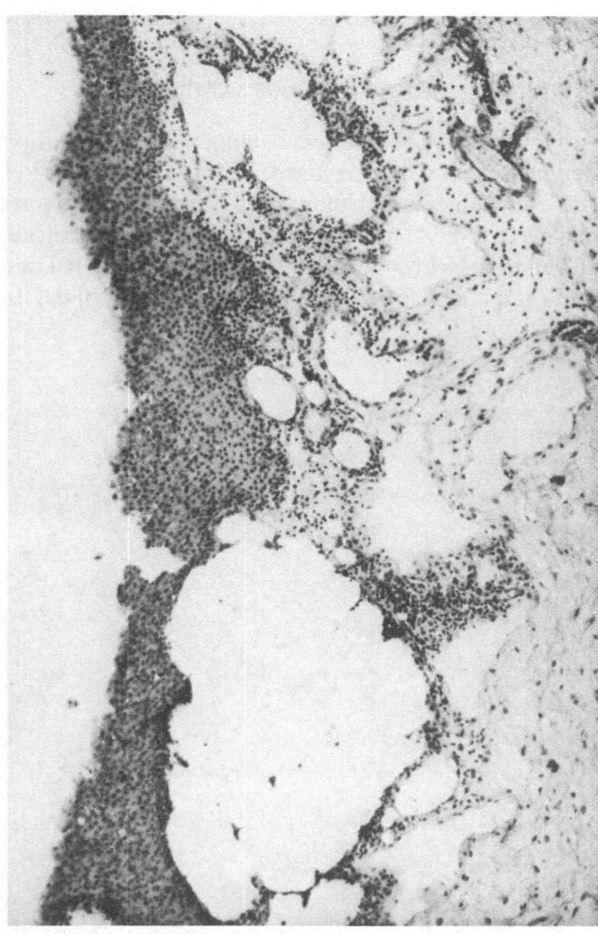

Abb. 4.31. Okuläres Pemphigoid der Conjunctiva bulbi. Sub-epitheliale Blasenbildung. In der angrenzenden Schicht der Tunica propria entzündliche, hauptsächlich Lymphozyten, aber auch eosinophile Granulozyten enthaltende Infiltrate. HE, 80 : 1

len dringt es immer tiefer in das Gewebe ein und kann schließlich eine *Endophthalmitis* verursachen.

- *Conjunctivitis lignosa:* Ebenfalls seltene chronische Bindehauterkrankung, bei der es zur Bildung von *Pseudomembranen* über persistierendem Granulationsgewebe kommt. In den „hyalinen" Pseudomembranen wurden IgG, Fibrin, Glykosaminoglykane, in den zellulären Infiltraten B- und T-Zellen nachgewiesen[18, 19]. Elektronenmikroskopische Befunde (Abb. 4.30) sprechen für eine gestörte Beziehung zwischen Glykosaminoglykanen und Kollagenfibrillen. In 2 Fällen wurde eine erhöhte Hydroxyprolinausschüttung im Urin nachgewiesen[12, 37].
- *Okuläres Pemphigoid* (Abb. 4.31): Im Unterschied zum Pemphigus vulgaris, der mit intraepithelialer bzw. intraepidermaler Blasenbildung einhergeht, ist die Lokalisation der Blasen beim Pemphigoid sub-epidermal bzw. subepithelial. *Beim „okulären Pemphigus" handelt es sich stets um das okuläre („narbenbildende") Pemphigoid.* Mit direkter Immunfluoreszenz lassen sich an die *Basallamina* pathologisch veränderter Bindehautareale gebundene *IgG* und *Komplement* nachweisen[40].

- *Erythema exsudativum multiforme (Fuchs-Stevens-Johnson-Syndrom):* Auch bei dieser blasenbildenden *pluriorifiziellen Dermatose* kann eine schwere katarrhalische, eitrige oder pseudomembranöse Konjunktivitis auftreten. *Elektronenmikroskopisch* fallen im Epithel als frühe Anzeichen von Verhornung dichte Bündel von Keratofilamenten auf[24]. Die Epithelnekrosen bedingen eine Granulationsgewebsbildung. Folgezustände sind Verwachsungen von Conjunctiva tarsi und - bulbi *(Symblepharon)* und Verwachsungen der Lider mit dem Augapfel *(Ankyloblepharon),* ferner Verschluß der Tränenausführungsgänge.
- *Obere limbale Keratokonjunktivitis:* ausgeprägte entzündliche Reaktion mit papillärer Hypertrophie der tarsalen Oberlidbindehaut, der Bulbusbindehaut zwischen Umschlagsfalte und oberem Hornhautrand, sowie der anschließenden Hornhautperipherie. Die Ätiologie ist unklar. Auffallend ist das häufige Vorkommen bei Patienten mit Schilddrüsenerkrankung[15].

Tumoren

Papillom
(ICD-0-DA M-8050/0)

Makroskopisch handelt es sich um gestielte oder breitbasig aufsitzende weiche, manchmal blumenkohlartige Gebilde.

Mikroskopisch besitzt der häufige Tumor ein baumartig verzweigtes, reich kapillarisiertes bindegewebiges Grundgerüst. Manchmal besteht eine geringe Verhornungstendenz des bedeckenden verbreiterten Bindehautepithels.

Maligne Umwandlung ist, falls es sie überhaupt gibt, außerordentlich selten.

Melanozytärer Nävus (Nävuszellnävus)
(ICD-0-DA M-8720/0)

Die auf ihrer Wanderung von der Neuralleiste bis in die Bindehaut vorgedrungenen Melanozyten (▷ S. 479) liegen in der basalen Epithelschicht an der epithelio-subepithelialen Verbindung (Basallamina). Sie sind entweder durch Verzweigungen, mittels derer sie Pigment an die Umgebung abgeben, gekennzeichnet *(dendritische Melanozyten),* oder haben eine abgerundete Form und geben nicht aktiv Pigment ab *(Nävuszellen).* Die dendritischen Melanozyten sind das zelluläre Substrat für Sommersprossen, rassenbedingte Pigmentierung und Sonnenbräune; umschriebene benigne Proliferationen treten als Leberflecke in Erscheinung[21]. Der aus Nävuszellen bestehende Bindehautnävus kommt vorzugsweise am Hornhautrand und in der temporalen Lidspaltenhälfte sowie im Bereich der Karunkel und der Plica semilunaris vor. Zuweilen fehlt das Pigment bis zum Beginn der Pubertät. Wie an der Haut sind junktionale und Compoundnävi zu unterscheiden. Letztere enthalten zusätzlich zu den Nävuszellen in etwa 50 % der Fälle[49] eine nicht melanozytäre epitheliale, oft mit Zystenbildung verbundene Komponente. Maligne Umwandlung eines Bindehautnävus ist möglich, aber selten[23].

Blauer Nävus
(ICD-0-DA M-8780/0)

Der blaue Nävus ist ein *umschriebenes blaues Knötchen,* sehr ähnlich dem blauen Nävus der Haut, im Stroma der Bindehaut. Mikroskopisch besteht er aus spindelförmigen Nävuszellen. Der Tumor ist *gutartig*[5].

Primäre erworbene Melanosis conjunctivae

Im mittleren Lebensalter beginnende Proliferation dendritischer Melanozyten[21]. Klinisch handelt es sich um eine im Unterschied zur Melanocytosis oculi (▷ S.479) mit der Bindehaut verschiebliche, zuweilen tiefschwarze diffuse Pigmentierung, die Lage und Form nicht ändert oder sich sogar zurückbildet, in

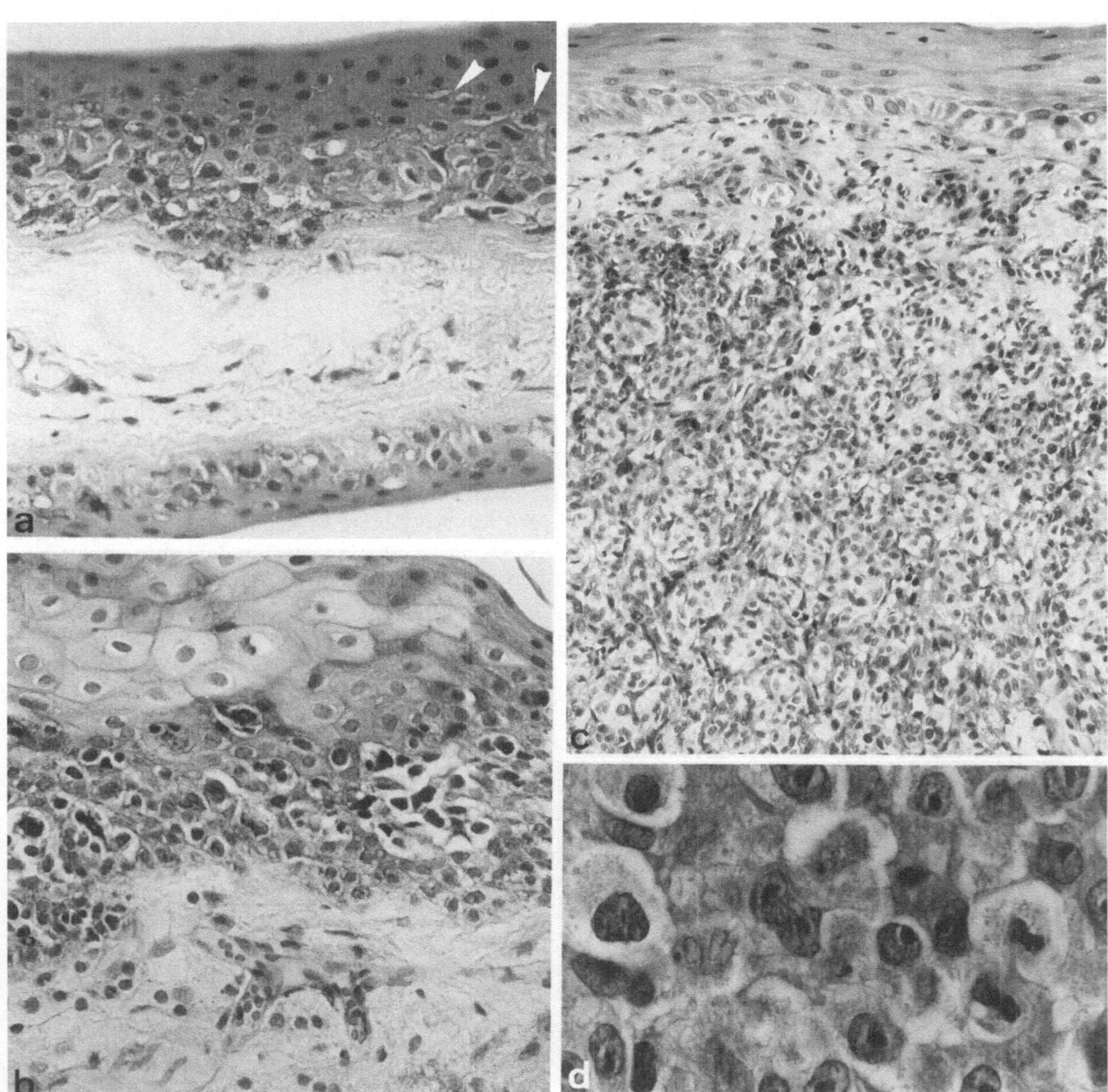

Abb. 4.32. a und **b**: Primäre erworbene Melanose mit Atypie. **a** Ausschnitt aus einer Falte der Conjunctiva bulbi. *Oben im Bild* flächenhafte melanozytäre Hyperplasie an der epithelio-subepithelialen Verbindung. Dendritische Melanozyten *(Pfeilköpfe)* liegen inmitten des Epithels; HE, 160 : 1. **b** Gleicher Fall; andere Stelle mit Eindringen atypischer Melanozytenkomplexe weiter in das Epithel sowie auch in das subepitheliale Bindegewebe; HE, 400 : 1. **c** und **d**: Malignes Melanom der Conjunctiva bulbi. **c** Destruierende Infiltration des Bindehautstromas. Die nesterartige Anordnung erinnert an einen Nävuszellnävus. Im Gegensatz zur Tendenz der Nävuszellen, kleiner zu werden, je tiefer sie im Gewebe liegen, behalten die Melanomzellen ihre Größe bei; HE, 160 : 1. **d** Gleicher Fall; Polymorphie der Tumorzellen mit Mitosen; HE, 500 : 1

anderen Fällen aber langsam größer wird. Maligne Umwandlung erfolgt in etwa 17 % der Fälle, gewöhnlich 5–10 Jahre nach Krankheitsbeginn[49].

In der von der WHO favorisierten Bezeichnung bedeutet: primär, daß die Läsion nicht das Ergebnis rassischer, systemischer (z. B. Morbus Addison) oder lokaltopischer (z. B. Argyrosis) Faktoren ist; erworben, daß die Läsion erst im mittleren Lebensalter auftritt; und Melanosis, daß es sich um die Produktion von Melanin und nicht um einen anderen Farbstoff handelt. Zwei Formen sind zu unterscheiden:

- *primäre erworbene Melanose ohne Atypie (benigne erworbene Melanose):* vermehrte Pigmentproduktion nicht atypischer dendritischer Melanozyten in der basalen Epithelschicht, und
- *primäre erworbene Melanose mit Atypie (maligne erworbene Melanose,* Abb. 4.32 a, b): Proliferation atypischer dendritischer Melanozyten mit Transformation zu Spindel- und Epitheloidzellen und Zerstörung der Basallamina[20, 21]. Melanosen mit Invasion einzelner Melanozyten in die mittleren und oberen Epithelschichten oder mit epitheloidzelligem Wachstum sind zu 90 % bzw. 75 % Vorstadien eines malignen Melanoms[20]. Die immunhistochemische Diagnostik bietet für die Unterscheidung der beiden Formen keine entscheidende Hilfe[28, 34].

Malignes Melanom
(ICD-0-DA M-8720/3)

Der Tumor (Abb. 4.32 c, d) kommt an den gleichen Stellen wie der melanozytäre Nävus vor. Er kann entstehen

- *de novo* (25 bis 30 %),
- aus einem *junktionalen* oder *Compoundnävus* (35 bis 40 %), und
- aus einer primären *erworbenen Melanose* (25–30 %)[49].

Im Unterschied zum in der Uvea lokalisierten malignen Melanom kann das maligne Melanom der Bindehaut auf dem Lymphweg metastasieren.

Mit dem HMB 45- und dem S 100-Antikörper lassen sich melanozytäre Tumoren nahezu sicher von anderen Geschwülsten unterscheiden. Ob sie als maligne oder benigne einzuordnen sind, ist aber mit Hilfe dieser Antikörper nicht zu beurteilen[46].

Carcinoma in situ
(ICD-0-DA M-8070/2)

Der *Limbusbereich* ist häufig Sitz von mäßig prominenten, milchig weißlichen Bindehautverdickungen *(Leukoplakien).* Diese können nichttumoröser Natur sein (z. B. ein keratotischer Plaque über einer Pinguecula oder ein Bitot-Fleck, ▷ S. 565); es kann sich aber auch ein beginnendes invasives Stachelzellenkarzinom darunter verbergen.

In wieder anderen Fällen entspricht das histologische Bild einem Carcinoma in situ der Zervix, zeigt also *zytologische* Zeichen der Malignität, aber *kein invasives Wachstum.* Das Carcinoma in situ der Bindehaut ähnelt histologisch – niemals klinisch – zuweilen auch dem intraepithelialen Karzinom der Haut *(Bowen-Krankheit).* Es sollte aber nicht als Morbus Bowen der Bindehaut bezeichnet werden, da doch wesentliche Unterschiede bestehen, z. B. die viel schnellere Umwandlung in ein Plattenepithelkarzinom mit Invasion des darunterliegenden Bindegewebes[14]. Auffallend ist auch eine exzessive Neubildung von fibrillogranulärem Basallaminamaterial[10].

Stachelzellenkarzinom
(ICD-0-DA M-8070/3)

Vorwiegend im *Limbusbereich* gelegen, breitet sich der Tumor gewöhnlich *per continuitatem* auf die Hornhaut und weniger zirkulär am Hornhautrand aus. Das invasive Tiefenwachstum beschränkt sich meist auf kleine Herde in der Substantia propria. Nur selten wird die Sklera durchbrochen. Auch *Metastasen* sind selten.

Maligne Lymphome
(ICD-0-DA M-9590/3)

Die Konjunktiva kann, wenn auch äußerst selten, im Rahmen von Systemerkrankungen oder auch unabhängig hiervon, Tumoren vom Typ des *M. Hodgkin und verschiedener* maligner Non-Hodgkin-Lymphome aufweisen[27].

Von den Lymphomen abzugrenzen ist die häufige *benigne lymphozytäre Hyperplasie,* die nur gelegentlich mit einer allgemeinen Lymphknotenerkrankung vergesellschaftet ist. Sie besteht mikroskopisch aus reifen Lymphozyten, Retikulumzellen und Plasmazellen.

Anmerkung. Abb. 4.26, 4.27 a–c, 4.28 und 4.32 wurden von Priv. Doz. Dr. Lieb (Mainz), Abb. 4.27 d wurde von Prof. Dr. Moll (Mainz/Halle) freundlicherweise zur Verfügung gestellt. Ich möchte nicht versäumen, beiden Herren auch an dieser Stelle dafür Dank zu sagen.

Literatur

1. Allansmith MR, Ross RN (1992) Phlyctenular keratokonjunktivitis. In: Tasman W, Jaeger EA (eds) Duane's clinical ophthalmology, vol 4/8, rev edn. Lippincott, Philadelphia
2. Allansmith MR, Korb DR, Greiner JV, Henriquez AS, Simon MA, Finnemore VM (1977) Giant papillary conjunctivitis in contact lens wearers. Am J Ophthalmol 83: 697–708
3. d'Amico DJ, Kenyon KR, Ruskin JN (1981) Amiodarone keratopathy. Drug-induced lipid storage disease. Arch Ophthalmol 99: 257–261
4. Bialasiewicz AA, Jahn GJ (1989) Chlamydieninfektionen. Ein Leitfaden für Augenärzte. Enke, Stuttgart (Bücherei des Augenarztes, Bd 119, S 11, 12, 58–59)
5. Blicker JA, Rootman J, White VA (1992) Cellular blue nevus of the conjunctiva. Ophthalmology 99: 1714–1717
6. Borodic GE, Beyer Machule CK, Millin J et al. (1984) Immunoglobulin deposition in localized conjunctival amyloidosis. Am J Ophthalmol 98: 617–622

7. Chandler JW, Gillette TE (1983) Immunologic defense mechanisms of the ocular surface. Ophthalmology 90: 585–591
8. Coroneo MT (1993) Pterygium as an early indicator of ultraviolet insolation: a hypothesis. Br J Ophthalmol 77: 734–739
9. Coster DJ (1979) Inflammatory disease of the outer eye. Trans Ophthalmol Soc UK 99: 463–480
10. Dark AJ, Streeten BW (1980) Preinvasive carcinoma of the cornea and conjunctiva. Br J Ophthalmol 64: 506–514
11. Ganley JP, Payne CM (1981) Clinical and electron microscopic observations of the conjunctiva of adult patients with Bitot's spots. Invest Ophthalmol Vis Sci 20: 632–643
12. Gärtner J (1974) Zur Therapie und Pathogenese der Konjunktivitis lignosa. Graefes Arch Klin Exp Ophthalmol 190: 229–245
13. Göbbels M (1990) Das trockene Auge. Standortbestimmung und Aussichten. Fortschr Ophthalmol 87 (Suppl): 190–197
14. Goder GJ (1985) Grundriß der Ophthalmopathologie. In: Velhagen K (Hrsg) Der Augenarzt, Bd X, 2. Aufl. VEB Georg Thieme, Leipzig, S 371
15. Grayson M (1979) Diseases of the cornea. Mosby, St. Louis, pp 86–92
16. Greiner JV, Allansmith MR (1981) Effect of contact lens wear on the conjunctival mucous system. Ophthalmology 88: 821–832
17. Greiner JV, Henriquez AS, Covington HI, Weidman TA, Allansmith MR (1981) Goblet cells of human conjunctiva. Arch Ophthalmol 99: 2190–2197
18. Hiyadat AA, Riddle PJ (1987) Ligneous conjuctivits: a clinicopathologic study of 17 cases. Ophthalmology 94: 949–959
19. Holland EJ, Chan CC, Kuwabara T et al. (1989) Immunohistologic findings and results of treatment with cyclosporine in ligneous conjuctivitis. Am J Ophthalmol 107: 160–166
20. Jakobiec FA, Folberg R, Iwamoto T (1989) Clinicopathologic characteristics of premalignant and malignant melanocytic lesions of the conjunctiva. Ophthalmology 96: 147–166
21. Jakobiec FA, Rootman J, Jones IS (1992) Secondary and metastatic tumors of the orbit. In: Tasman W, Jaeger EA (eds) Duane's clinical ophthalmology, vol 2/46, rev edn. Lippincott, Philadelphia
22. Jaros PA, Luise VP de (1989) Pingueculae et pterygia. Surv Ophthalmol 33: 41–49
23. Jeffrey IM, Lucas DR, MacEwan C, Lee WR (1986) Malignant melanoma of the conjunctiva. Histopathology 10: 363–378
24. Kenyon KR (1979) Anatomy and pathology of the ocular surface. Int Ophthalmol Clin 19/2: 3–35
25. Kenyon KR (1982) Conjunctival biopsy for diagnosis of lysosomal disorders. In: Daentl DL (ed) Clinical, structural, and biochemical advances in hereditary eye disorders. Liss, New York, pp 103–122
26. Kenyon KR, Sensenbrenner JA (1971) Mucolipidosis II (I-cell disease): Ultrastructural observations of conjunctiva and skin. Invest Ophthalmol 10: 555–567
27. Khalil HA, Keizer RJW de, Kluin PM et al. (1990) Clinical course and pathologic features of conjunctival non-Hodgkin's lymphoma. Graefes Arch Clin Exp Ophthalmol 228: 246–251
28. Lee WR (1993) Ophthalmic histopathology, Springer, London, p 250
29. Lemp MA (1991) Grundlagen und Klassifizierungen von Funktionsstörungen des trockenen Auges. In: Marquardt R, Lempp MA (Hrsg) Das trockene Auge in Klinik und Praxis. Springer, Berlin Heidelberg New York Tokyo, S 101–131
30. Li Z-Y, Wallace RN, Streeten BW et al. (1991) Elastic fiber components and protease inhibitors in pinguecula. Invest Ophthalmol Vis Sci 32: 1573–1585
31. Libert J, Tondeur M, Hoof F van (1976) The use of conjunctival biopsy and enzyme analysis in tears for the diagnosis of homozygotes and heterozygotes with fabry disease. In: Bergsma D, Bron AJ, Cotlier (eds) The eye and inborn errors of metabolism. Liss, New York, pp 221–239
32. Mansour AM; Wang F, Henkind P et al. (1985) Ocular findings in the facioauriculovertebral sequence (Goldenhar-Gorlin syndrome). Am J Ophthalmol 100: 555–559
33. Mansour AM, Barber JC, Reinecke RD, Wang FM (1989) Ocular choristomas. Surv Ophthalmol 33: 339–358
34. McDonnel JM, Sun YY, Wagner D (1991) HMB-45-immunohistochemical staining of conjuctival melanocytic lesions. Ophthalmology 98: 453–458
35. Merin S, Livni N, Berman ER, Yatziv S (1975) Mucolipidosis IV: ocular, systemic and ultrastructural findings. Invest Ophthalmol 14: 437–448
36. Nichols B, Dawson CR, Togni B (1983) Surface features of the conjunctiva and cornea. Invest Ophthalmol Vis Sci 24: 570–576
37. Pfannkuch F, Schmidt R, Schmidt B, Seiler T (1987) Morphologische Untersuchungen zur Pathogenese der Konjunktivitis lignosa. Klin Monatsbl Augenheilkd 190: 40–45
38. Quigley HA, Goldberg MF (1971) Conjunctival ultrastructure in mucolipidosis III (pseudo-Hurler polydystrophy). Invest Ophthalmol 10: 568–580
39. Reacher MH, Pe'er J, Rapoza PA et al. (1991) T cells and trachoma: their role in ciciatricial disease. Ophthalmology 98: 334–341
40. Rice BA, Foster CS (1990) Immunopathology of cicatricial pemphigoid affecting the conjuctiva. Ophthalmology 97: 1476–1483
41. Rieger H (1975) Erkrankungen der Bindehaut. In: Velhagen K (Hrsg) Der Augenarzt, Bd III, 2. Aufl. VEB Georg Thieme, Leipzig, S 629–640
42. Rohen JW, Lütjen-Drecoll E (1991) Funktionelle Morphologie der Bindehaut. In. Marquart R, Lemp MA (Hrsg) Das trockene Auge in Klinik und Praxis. Springer, Berlin Heidelberg New York, Tokyo, S 35–63
43. Roth HW (1991) Untersuchungen zur Ätiologie und Therapie der gigantopapillären Konjunktivitis beim Kontaktlinsenträger. Contactologica 13D: 55–60
44. Sommer A (1983) Effects of vitamin A deficiency on the ocular surface. Ophthalmology 90: 592–600
45. Steuhl K-P (1989) Ultrastructure of the conjunctival epithelium. Dev Ophthalmol 19: 1–104
46. Steuhl K–P, Rohrbach JM, Knorr M (1991) Die Verteilung melanomassoziierter Antigene (HMB 45 und S 100) in benignen und malignen melanozytären Tumoren der Konjunktiva. Klin Mbl Augenheilk 199: 187–191
47. Taylor HR, West SK, Rosenthal FS et al. (1989) Corneal changes associated with chronic UV irradiation. Arch Ophthalmol 107: 1481–1484
48. Tripathi RC, Ashton N (1976) Application of electron microscopy to the study of ocular inborn errors of metabolism. In: Bergsma D, Bron AJ, Cotlier E (eds) The eye and inborn errors of metabolism. Liss, New York, pp 69–104
49. Yanoff M, Fine BS (1982) Ocular pathology. A text and atlas, 2nd edn. Harper & Row, Philadelphia, pp 796–800
50. Zierhut M, Schmidt ED (1991) Immunologische Erkrankungen der Orbita und der Lider. In: Lund O-E, Waubke TN (Hrsg) Auge und Immunologie. Enke, Stuttgart, (Bücherei des Augenarztes, Bd 125, S 92–104)

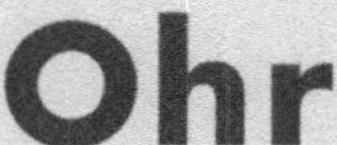

Ohr

W. Schätzle, A. Koch

Inhaltsverzeichnis

Ohr

W. Schätzle, A. Koch

Weiterführende Literatur

1. Friedmann I (1974) Pathology of the ear. Blackwell, Oxford
2. Michaels L (1990) Atlas of ear, nose and throat pathology. Kluwer, Dordrecht
3. Moser F (1971) Die Erkrankungen an Hals, Nase, Ohr und an den oberen Luft- und Speisewegen. Fischer, Jena
4. Müller E (1974) Das Ohr. In: Doerr W (Hrsg) Organpathologie, Bd III. Thieme, Stuttgart
5. Schätzle W, Haubrich J (1975) Pathologie des Ohres. In: Doerr-Seifert-Uehlinger (Hrsg) Spezielle pathologische Anatomie, Bd 9. Springer, Berlin Heidelberg New York
6. Schuknecht HF (1974) Pathology of the ear. Harvard Univ Press, Cambridge/Mass

Anatomisch-physiologische Vorbemerkungen

Man unterscheidet 3 Abschnitte des Ohres:
- äußeres Ohr,
- Mittelohr,
- Innenohr.

Äußeres Ohr

Zum äußeren Ohr zählen die *Ohrmuschel (Auricula)* und der *äußere Gehörgang (Meatus acusticus externus)*.

Ohrmuschel: Sie besteht aus einem elastischen Knorpelgerüst, das von Haut bedeckt ist. Nur das Ohrläppchen ist knorpelfrei.

Der äußere Gehörgang hat im Anschluß an die Ohrmuschel einen knorpeligen Anteil ($^1/_3$ der Gesamtlänge), zum Trommelfell hin einen knöchernen Anteil. Beim Neugeborenen ist der Gehörgang noch rein knorpelig und etwa 2 cm lang. Im Laufe der ersten 4 Lebensjahre entwickelt sich dann der knöcherne Gehörgang, ausgehend von kleinen Knochenhöckerchen des Anulus tympanicus. Gehörgangslänge beim Erwachsenen: 2,4–3,0 cm. Auskleidung durch Haut mit Anhangsgebilden im Bereich des knorpeligen Anteils. Die Anhangsgebilde fehlen im knöchernen Anteil bis auf einen hinten oben gelegenen schmalen Streifen (Kutisstreifen). Der knorpelige Teil enthält u. a. die Zeruminaldrüsen (tubuläre Knäueldrüsen = modifizierte Schweißdrüsen). Das *Ohrschmalz (Zerumen)* wird nicht von den Zeruminaldrüsen, sondern von den Talgdrüsen des Gehörgangs gebildet. Es besteht ferner aus abgeschilferten Epithelanteilen, Fettpfropfen, abgestoßenen Härchen und eingedrungenen Staubpartikeln. Die Zeruminaldrüsen tragen eher zur Verflüssigung des Zerumens und durch ihr Pigment zu seiner Färbung bei.

Das äußere Ohr dient der gerichteten Schallaufnahme und der Schallzuleitung zum Mittelohr, wobei der Gehörgang als Resonator wirkt.

Mittelohr

Zum Mittelohr gehören das *Trommelfell* und die sich anschließende *Gehörknöchelchenkette* sowie der Komplex der *pneumatischen Hohlräume* (Paukenhöhle und Zellsystem des Warzenfortsatzes bzw. der Pyramide), ferner die *Ohrtrompete* (Tuba Eustachii).
- Das *Trommelfell (Membrana tympani)* besteht aus einem größeren unteren und straffen Anteil (Pars tensa) sowie aus einem kleinen oberen schlaffen Anteil (Pars flaccida). Die *Pars tensa* ist vom Annulus fibrosus umgeben, der im Bereich der *Pars flaccida* fehlt. Die Paukenhöhle *(Cavum tympani)* wird teils knöchern, teils durch das Trommelfell (seitlich), die Mündung der Tuba Eustachii (vorn) und den Zugang zum Antrum mastoideum (hinten) begrenzt). Sie enthält die
- *Gehörknöchelchenkette (Ossicula auditus)* mit *Hammer* (Malleus), *Amboß* (Incus) und *Steigbügel* (Stapes); der letztere ist in das ovale Labyrinthfenster eingelassen. Die Auskleidung der Pauke besteht überwiegend aus flachem bis kubischem, einschichtigem Epithel, teilweise aber auch aus Flimmerepithel mit Becherzellen (vor allem in der Nähe der Tubenmündung). Bei bestimmten Reizzuständen kann der Anteil des Flimmerepithels stark zunehmen.
- Die *Ohrtrompete (Tuba Eustachii)* stellt die Verbindung zum Nasenrachenraum her. Ihr knöcherner Teil ($^1/_3$) verläuft im Felsenbein, der knorpelige Anteil ($^2/_3$) schließt sich unten an die knöcherne Schädelbasis an. Gesamtlänge beim Erwachsenen: 3,5 cm.
- Pneumatische Zellen des *Warzenfortsatzes:* Die größte ist das *Antrum mastoideum*, ein etwa erbsgroßer Zugang zu den übrigen pneumatisierten Anteilen des Warzenfortsatzes. Man unterscheidet ferner topographisch verschiedene Zellgruppen, welche nach ihrer Lage zu benachbarten Strukturen benannt sind (z. B. periantrale Zellen in Antrumnähe, retrosinuöse Zellen hinter dem Sinus sigmoideus, peribulbäre Zellen in der Nähe des Bulbus V. jugu-

laris und peritubare Zellen nahe der Tuba Eustachii). In $^1/_3$ der Fälle kommen Pyramidenspitzenzellen in der Felsenbeinpyramide vor.

Die pneumatischen Zellen sind mit einem flachen einschichtigen (manchmal auch kubischen) Epithel ausgekleidet. Die Pneumatisation setzt schon in der späten Fetalzeit ein und schreitet im Kindesalter fort. Die Ausprägung der Pneumatisation ist allerdings individuell sehr unterschiedlich (exzessive Pneumatisation oder im Gegenteil schlechte Pneumatisation mit nahezu kompaktem Warzenfortsatz). Die Zellen kommunizieren untereinander und über das Antrum mastoideum sowie den Aditus ad antrum auch mit dem Cavum tympani. Via Tuba Eustachii erfolgt die Verbindung zum Nasen-Rachen-Raum.

Das *Mittelohr* dient der möglichst verlustfreien Schallübertragung vom äußeren Milieu über Luftleitung auf die Flüssigkeiten des Innenohres.

Die von der Außenwelt erzeugten Schallwellen treffen auf das Trommelfell, das in einem mittleren Frequenzbereich einen ähnlichen Schallwellenwiderstand (Impedanz) wie die Luft aufweist. Dadurch werden die Luftschwingungen mit nur geringen Reflexionsverlusten auf den Trommelfell-Gehörknöchelchen-Apparat übertragen. Diese Übertragung erfolgt vom Trommelfell als Resonanzfläche über Hammer und Amboß auf die Steigbügelfußplatte. Im Bereich des ovalen Fensters werden die Schwingungen zur *Perilymphe* in der Scala vestibuli weitervermittelt. Die Mittelohrmuskeln (M. tensor tympani, M. stapedius) kontrahieren sich reflektorisch bei lauten Tönen und bewirken dadurch, daß überlaute Schallwellen gedämpft werden. Dieser Übertragungsweg ist quantitativ unter normalen Verhältnissen am bedeutsamsten. Man bezeichnet ihn als
- *ossikuläre Schalleitung oder Luftleitung* (Ossicula = Gehörknöchelchen). Bei Unterbrechungen der Schalleitungskette entsteht eine Schalleitungsschwerhörigkeit, da bei direktem Auftreffen des Luftschalls auf das ovale oder runde Fenster wegen der großen Impedanzunterschiede zwischen Luft und Flüssigkeiten große Verluste durch Reflexion resultieren. Neben der Luftleitung gibt es die
- *Knochenleitung,* bei welcher die Schwingungen direkt über den knöchernen Schädel auf das Innenohr übertragen werden. Sie verhält sich zur Luftleitung quantitativ etwa wie 1:100. Das heißt: Unter normalen Umständen wird der Schall nur zum geringen Teil durch Knochenleitung auf das Innenohr übertragen.

Innenohr

Das *Innenohr (Labyrinth)* beherbergt das periphere Hör- und Gleichgewichtsorgan. Das Labyrinth besteht aus der
- *knöchernen Labyrinthkapsel* des Felsenbeins (2–3 mm dick, härtester Knochen des Körpers; im

Gegensatz zu früheren Ansichten handelt es sich nicht um lamellären, sondern um lamellenlosen „Strähnenknochen", d.h. um eine embryonale Knochenform, deren kollagene Fasern zopf-, matten- oder strähnenförmig angeordnet sind), dem
- *Spatium perilymphaticum,* das mit Perilymphe gefüllt ist und zwischen knöchernem und häutigem Labyrinth liegt, und dem
- *häutigen Labyrinth,* das die Endolymphe und die beiden Sinnesorgane enthält:
- *Gleichgewichtsorgan* (*Vestibularorgan,* sensorisch innerviert von der Pars vestibularis des N. statoacusticus) und
- *Gehörorgan* (*Kochlearorgan;* sensorisch innerviert von der Pars cochlearis des N. statoacusticus).

Vestibularorgan

Dieses Organ besteht aus dem *Sakkulus* und dem *Utrikulus* mit den 3 senkrecht aufeinanderstehenden *Bogengängen (Ductus semicirculares).* Alle diese Strukturen werden von einem überwiegend flachen einschichtigen Epithel ausgekleidet, das jedoch jeweils an einer Stelle *(Macula sacculi, Macula utriculi, 3 Cristae ampullares)* durch hochzylindrisches Neuroepithel und schmale Stützzellen ersetzt ist. Die Neuroepithelien der Maculae werden von der glykoproteidhaltigen Statolithenmembran, diejenigen der Cristae von je einer kuppelartigen Cupula bedeckt. Diese Strukturen dienen der Übertragung des statischen oder dynamischen Reizes auf die Neuroepithelien.

Die Cristae der 3 Bogengänge werden durch Drehbeschleunigung in der Ebene eines bestimmten Bogenganges gereizt, sobald die wegen ihrer Trägheit in der Gegenrichtung verschobene Endolymphe gegen die Cupula stößt. Diese schlägt wie eine Tür aus und deformiert hierbei die Sterozilien der Neuroepithelien. Hierbei entstehen Aktionspotentiale im N. statoacusticus, welche nach zentral fortgeleitet und dort verarbeitet werden.

Die Maculae (sacculi et utriculi) reagieren hingegen auf lineare Beschleunigung (z.B. beim Liftfahren oder beim Autofahren in Kurven bzw. geradliniger Beschleunigung). Die dichtere Statolithenmembran bleibt hinter der Bewegung der Endolymphe zurück und verbiegt dabei die Zilien der Neuroepithelien.

Gehörgang (Kochlea)

Das Gehörorgan bildet $2^1/_2$ spiralige Windungen. Die Kochlea (Schnecke) enthält in der Mitte des Querschnittes, aber exzentrisch an der Außenseite der Schnecke gelegen, den *Schneckengang (Ductus cochlearis),* der *Endolymphe* enthält. Er grenzt oben und unten an das Spatium perilymphaticum an. Dessen obere Hälfte heißt *Scala vestibuli* und die Membran zwischen ihr und dem Schneckengang Reissner-Membran (Paries vestibularis des Schneckenganges). Die untere Hälfte des Spatium perilymphaticum ist die

Scala tympani; sie ist vom Ductus cochlearis durch die *Lamina basilaris* abgegrenzt. Diese schließt innen an die knöcherne Lamina spiralis ossea und außen an das Ligamentum spirale an, so daß eine durchgehende Trennwand entsteht, die Scala vestibuli und tympani separiert. Nur am Schneckenende (Helikotrema) kommunizieren die beiden Scalae (Treppen) miteinander.

Der Ductus cochlearis beinhaltet das *Organon spirale = Corti-Organ.* Es besteht ebenso wie das Vestibularorgan aus Neuroepithelien *(innere und äußere Haarzellen)* und Stützzellen (Pfeiler- oder Phalangenzellen). Die *Membrana tectoria* bedeckt die Neuroepithelien, wobei sie nur mit den Stereozilien der äußeren Haarzellen in direktem Kontakt steht, diejenigen der inneren Haarzellen ihr jedoch unmittelbar benachbart sind. Im Innenohr werden durch die Bewegungen der Steigbügelfußplatte im ovalen Fenster *Wanderwellen* in der Perilymphe der Scala vestibuli erzeugt. Da die Reissner-Membran und die Basilarmembran flexibel sind, geben sie dem Druck der Wanderwellen nach. Hierdurch kommt es zu einer Verschiebung zwischen Membrana tectoria und Haarzellen. Bei einer ausreichenden Amplitude der Wanderwelle kommt es durch Berührung mit der Membrana tectoria zu einer Auslenkung der Stereozilien der inneren Haarzellen (sensorische Zellen) und zum Entstehen eines Aktionspotentials. Dieses wird zentripetal weitergeleitet über die *afferenten Fasern* des N. *statoacusticus,* welche überwiegend von den inneren Haarzellen (95 %) ausgehen[17]. Die zahlenmäßig deutlich weniger vorhandenen *efferenten Fasern* (regulatorische Funktion) hingegen versorgen hauptsächlich die äußeren Haarzellen, die sich aufgrund ihrer *Aktin- und Myosinfilamente* kontrahieren können („cochlear amplifier")[9, 10, 12]. Diese Kontraktionen werden durch Auslenkung der Stereozilien nach bereits kleinen Wanderwellen (bei leisen akustischen Stimuli) hervorgerufen, wobei es zu einer Verstärkung der Wanderwelle und wahrscheinlich zur Entstehung von *otoakustischen Emissionen*[14, 15] kommt.

Die vom menschlichen Ohr vernommenen Schallfrequenzen liegen zwischen 20 und 20000 Hz. Bei 1000–2000 Hz ist die Hörschwelle am niedrigsten.

Das Innenohr bewirkt somit die Umwandlung mechanischer Energie der Schwingungen der Basilarmembran bzw. der Auslenkung der Cupulae ampullares in elektrische Energie im Bereich der Hör- und Gleichgewichtsnerven sowie zentraler Bahnen.

Die komplizierten Verhältnisse sind in ausführlichen Übersichtsarbeiten zur Anatomie und Histologie[8], Histochemie[16], Elektronenmikroskopie[11] und Physiologie[7, 13] dargestellt.

Literatur

1.–6. Weiterführende Literatur (▷ S.573)

7. Arnold W, Vosteen K-H (1979) Zur Physiologie von Perilymphe und Endolymphe. In: Berendes, Link, Zöllner (Hrsg) HNO-Heilkunde, Bd V. Thieme, Stuttgart

8. Beck C (1979) Anatomie und Histologie des Ohres. In: Berendes, Link, Zöllner (Hrsg) HNO-Heilkunde, Bd V. Thieme, Stuttgart

9. Brownell WE (1983) Observations on a motile response in isolated outer hair cells. In: Webster WR, Aitken LM (eds) Mechanisms of hearing. Monash Univ Press, pp 5–10

10. Davis H (1983) An active process in cochlear mechanics. Hear Res 9: 79–90

11. Engström H, Engström B (1979) Ultrastruktur des inneren Ohres. In: Berendes, Link, Zöllner (Hrsg) HNO-Heilkunde Bd V. Thieme, Stuttgart

12. Flock A, Brestcher A, Weber K (1982) Immunohistochemical localization of several cytoskeletal proteins in inner ear sensory and supporting cells. Hear Res 7: 75–89

13. Keidel WD, Kallert S (1979) Physiologie des afferenten akustischen Systems. In: Berendes, Link, Zöllner (Hrsg) HNO-Heilkunde, Bd V. Thieme, Stuttgart

14. Kemp DT (1978) Stimulated acoustic emissions from the human auditory system. J Acoust Soc Am 64: 1386–1391

15. Koch A (1991) Otoakustische Emissionen – praktische und klinische Bedeutung. Ganz H, Schätzle W (Hrsg) HNO Praxis Heute, Bd 11. Springer, Berlin Heidelberg New York Tokyo

16. Schätzle W (1971) Histochemie des Innenohres. Urban & Schwarzenberg, München

17. Spoendlin H (1971) Innervation densities of the cochlea. Acta Otolaryngol (Stockh) 73: 235–248

Äußeres Ohr

Fehlbildungen

Formen

Über 50 % der Mißbildungen im HNO-Bereich betreffen das Ohr. Man unterscheidet Hemmungs- und Überschußmißbildungen. Während Mißbildungen des äußeren Ohres regelmäßig mit solchen des Mittelohres verbunden sind, liegen nur in etwa 10 % der Fälle Anomalien des Innenohres vor. Zu den wichtigsten Fehlbildungen des äußeren Ohres zählen:

- *Mikrotie* = abnorm kleines und deformiertes Ohr. Häufigkeit etwa 1/10000–20000 Geburten. Die Ausprägung reicht von einer mangelhaften Ausbildung des Knorpelskeletts (Grad I) bis zu hochgradiger Hypoplasie mit Ohrrudimenten (Grad III) und dem vollständigen Fehlen des Ohres.
- *Anotie.* Die Mikrotie Grad III ist fast immer, die Anotie stets mit einer
- *Gehörgangsatresie* verbunden. Diese betrifft den knorpeligen Anteil (flache Mulde mit bindegewebigem Strang – membranöse Form) oder den knöchernen Anteil (knöcherne Atresieplatte)[8, 16]. Sie kann einseitig oder beidseitig sein, betrifft seltsamerweise öfter die rechte Seite und ist in seltenen Fällen bei normaler Ohrmuschel vorhanden.
- *Angeborene Ohrfistel* (Fistula auris congenita) durch unvollständige Vereinigung von Aurikularhöckern oder Rest der 1. Kiemenspalte bzw. der Furche zwischen Ober- und Unterkieferfortsatz (Abb. 5.1). Mündung der plattenepithelial ausgekleideten Gänge prä-, retro- oder infraaurikulär, im Helix- oder Ohrläppchenbereich. Häufig doppelseitig (20 %). Gelegentlich zystische Erweiterung

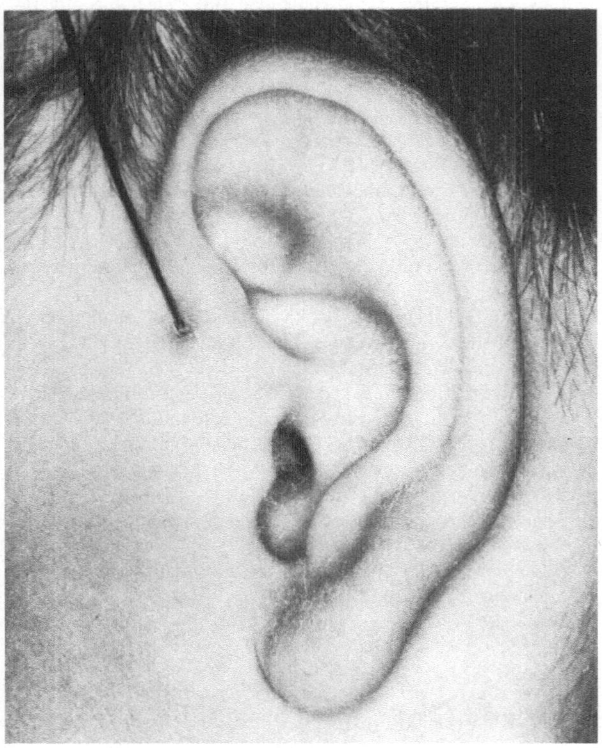

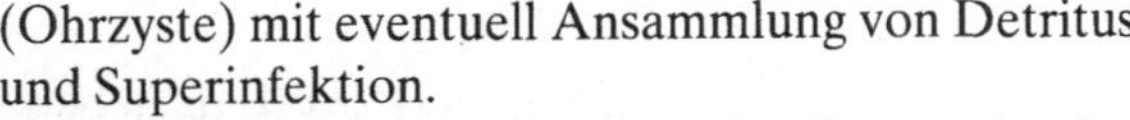

Abb. 5.1. Ohrfistel. Präaurikulär Sonde im Fistelgang

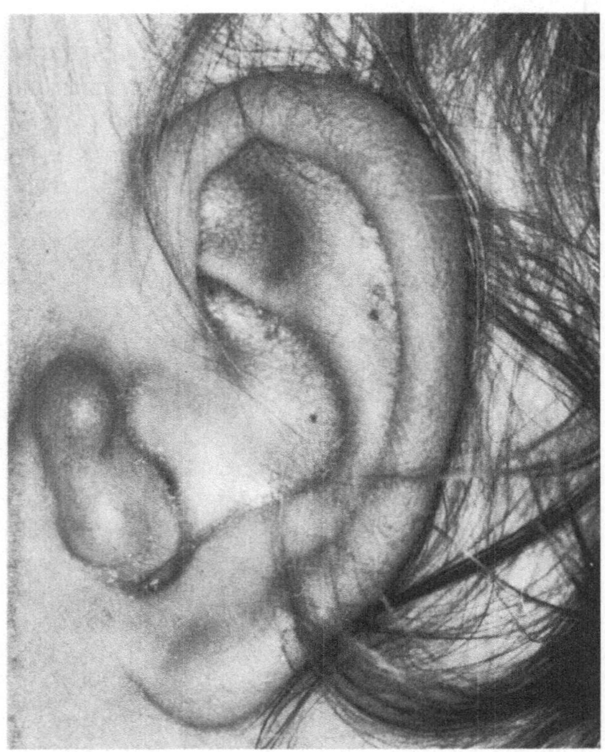

Abb. 5.2. Aurikularanhang

(Ohrzyste) mit eventuell Ansammlung von Detritus und Superinfektion.

- *Coloboma auriculare* = Längs- oder Querspalte der Ohrmuschel (sehr selten).
- *Coloboma lobuli* = gespaltenes Ohrläppchen (häufiger).
- *Aplasie des Ohrläppchens* (selten).
- *Aurikularanhänge* (Abb. 5.2) (0,15 % der Bevölkerung). Meist vor dem Ohr gelegene, bis haselnußgroße, lappige Gebilde, die histologisch wie eine normale Ohrmuschel aufgebaut sind. Im Extremfall ähnelt die äußere Form der einer Ohrmuschel (Polyotie).
- *Makrotie* = zu großes Ohr. Nur bei einseitigem Auftreten sicher als Fehlbildung zu klassifizieren.
- *Gehörgangsverdopplung* (sehr selten).
- *Ohr-Hals-Fisteln* (hyomandibuläre Fisteln) = Rudimente der 1. oder 2. Kiemengangsfurche mit Einmündung in den äußeren Gehörgang[11].
- *Dystopie* der Ohrmuschel = Verlagerung des Ohrmuschelansatzes in kaudaler oder ventrokaudaler Richtung, meist mit Ohrmuscheldysplasie verbunden. Seltenes Extrem: Halsohr. Dystopie tritt gelegentlich isoliert, häufiger jedoch im Rahmen von Fehlbildungssyndromen auf, z. B. bei Trisomien und beim Ullrich-Turner-Syndrom.
- *Abstehende Ohren* (Apostasis) sind keine eigentliche Mißbildung, sondern eine Formvariante, bei der der normale Ohr-Kopf-Winkel von etwa 30° erheblich vergrößert ist. Dabei kann entweder eine Conchahyperplasie oder eine mangelnde

Anthelixfaltung bzw. eine Kombination von beiden vorliegen[21].

Ätiologie, Pathogenese

Fehlbildungen des äußeren Ohres können erblicher Natur sein (familiäres Auftreten; teils dominanter, teils rezessiver Erbgang) oder auf einer pränatalen Schädigung durch Sauerstoffmangel, medikamentösen (Thalidomid) oder virusbedingten (Röteln) Embryo- und Fetopathie, Endokrinopathien (Diabetes mellitus oder Hypothyreose der Mutter) oder Strahleneinwirkung auf die Mutter während der Gravidität beruhen. Manche Chromosomenaberrationen werden von Ohrmißbildungen begleitet (Trisomie[8, 9, 11, 17], Ullrich-Turner-Syndrom[5, 26]).

Traumatische Veränderungen

- *Erfrierungen* treten besonders häufig an der Ohrmuschel auf, da diese gegen Kälteeinwirkung nur ungenügend geschützt (exponierte Lage) und das Unterhautbindegewebe nur sehr dünn entwickelt ist. Sie sind häufiger als Verbrennungen und werden ähnlich wie diese in 3 Grade eingeteilt[30]. Als Spätfolge entwickelt sich gelegentlich eine Verkalkung oder Verknöcherung[29].
- *Verbrennungen* im Rahmen eines Sonnenbrandes sind wegen der exponierten Lage der Ohren gleichfalls häufig ebenso wie Verbrennungen, Verbrühungen oder Verätzungen bei Haushalts- und Berufsunfällen.

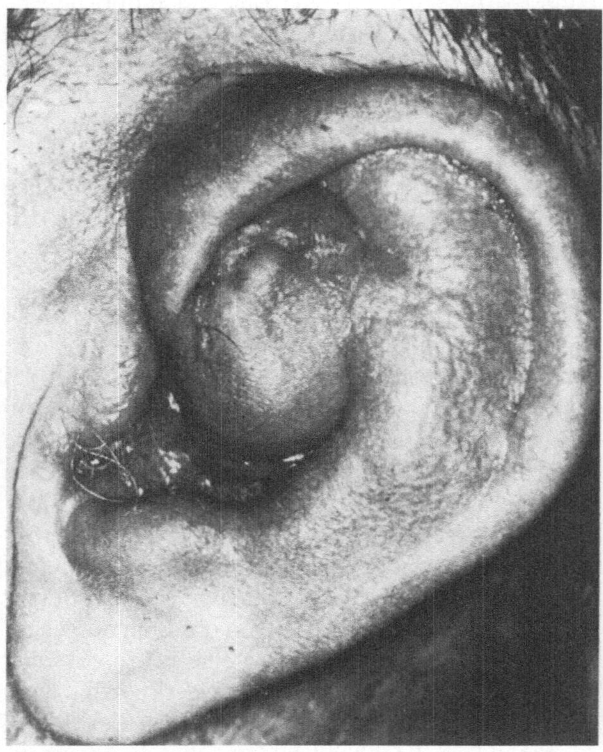

Abb. 5.3. Othämatom

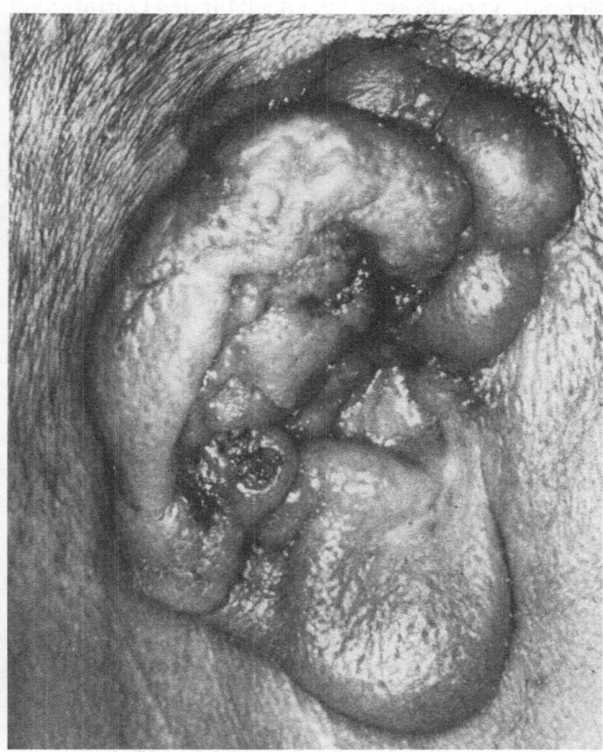

Abb. 5.4. „Blumenkohlohr" nach Perichondritis

- *Mechanische Verletzungen* durch Einwirkung scharfer oder stumpfer Gewalt sind ein häufiges Ereignis. Scherkräfte (Boxhieb) können das mit der Haut fest verwachsene Perichondrium der Knorpelvorderfläche abheben und dadurch ein subchondrales Hämatom (Othämatom) erzeugen (Abb. 5.3). Oft genügen schon relativ geringe, aber wiederholte Traumen zur Erzeugung eines Othämatoms bzw. Otseromes (z. B. bei Lastträgern).
- *Blumenkohlohren* sind das Resultat wiederholter Gewalteinwirkungen auf das Ohr (Abb. 5.4). Sie entstehen durch Einrisse, Auflösung und Vernarbung des entzündeten, teils verkalkten Knorpels (Perichondritis). Weiterhin findet man unvollständig resorbierte, fibrosierte Hämatome.
- *Gehörgangsverletzungen* treten v. a. bei dem Versuch auf, mit ungeeigneten Instrumenten Fremdkörper oder Zeruminalpfröpfe aus dem äußeren Gehörgang zu entfernen.
- *Fremdkörper im Gehörgang* können exogener oder endogener *(Zeruminalpfropf)* Herkunft sein. Zeruminalpfröpfe entstehen durch einen Rückstau des von den Talgdrüsen (nicht von den Zeruminaldrüsen) des Gehörganges gebildeten Sekretes, das zusammen mit abgeschilferten Epithelien und Härchen eindickt und verhärtet. Ursachen sind: konstitutionelle Faktoren, Zurückschieben des Zerumens mit Instrumenten bei der „Ohrreinigung", enger Gehörgang, Entzündungen oder eine Kombination mehrerer begünstigender Faktoren.

Entzündungen

Die Haut der Ohrmuschel und des Gehörganges kann im Rahmen zahlreicher Hautinfektionen miterkrankt sein, z. B. bei

- unspezifischen bakteriellen Infekten: Impetigo, Erysipel, Furunkulose[5, 22],
- spezifischen bakteriellen Infekten: Lues, Tuberkulose,
- Virusinfekten: Herpes zoster oticus, Varizellen, Herpes simplex (selten), Influenza (Grippeotitis), Molluscum contagiosum[1, 5].

Daneben gibt es charakteristische, auf das Ohr beschränkte Entzündungen.

Otitis externa diffusa (im engeren Sinne)

Sie kann akut oder chronisch-rezidivierend verlaufen. Es liegt entweder eine *Monoinfektion* oder eine *Mischinfektion* durch Pseudomonas aeruginosa, Staphylococcus aureus, Enterobacteriaceae, Proteus, Coynebacteriaceae, Streptococcus, Enterococcus[14] vor. In vielen Fällen, insbesondere nach längerer lokaler antibiotischer Behandlung, handelt es sich um eine Pilzinfektion, meist durch Candida oder Aspergillus. Auslöser der Otitis externa sind oft äußere Faktoren wie z. B. Schwimmbadbesuche *(Badeotitis)* oder Gehörgangsverletzungen nach Manipulationen (Zerumenentfernung). Begünstigend wirken sich resistenzmindernde Begleiterkrankungen (Diabetes mellitus, Nierenkrankheiten) aus[25], was insbesondere für die rezidivierende Verlaufsform, aber auch für den Ohrfurunkel gilt.

Gehörgangsfurunkel (Ohrfurunkel)

Diese zirkumskripte Form einer Otitis externa ist immer im knorpeligen Teil des Gehörganges lokalisiert, da nur hier Hautanhangsgebilde vorhanden sind. Die ursächlichen Erreger (meistens Staphylokokken) rufen eine nekrotisierend-abszedierende Entzündung hervor.

Otitis externa maligna sive necroticans

Sie stellt eine schwerwiegende, progrediente Komplikation dar, die hauptsächlich ältere Patienten mit einer manifesten oder latenten diabetischen Stoffwechsellage betrifft. Ausgehend vom Übergang des knorpeligen zum knöchernen Gehörgang entwickelt sich eine *granulomatöse Entzündung* in die Tiefe mit Ausbildung einer Osteomyelitis der Basis des Felsenbeines. Durch den progredienten Charakter der Entzündung kann es zu *Hirnnervenausfällen* (N. facialis) oder zu einer Beteiligung des Foramen jugulare *(Sepsis)* kommen[12]. Die früher ungünstige Prognose dieser Erkrankung mit hoher Letalität (30–80 %[7, 10]) hat sich aufgrund großer Fortschritte in der Behandlung (Operation und insbesonders Antibiotikatherapie) wesentlich gebessert.

Otomykose

Hierbei steht die Pilzinfektion des Gehörganges im Vordergrund (5–20 % aller Fälle von Otitis externa). Sie wird meistens ausgelöst durch Aspergillusarten, Candida, aber auch durch Trichophytonarten[1, 19]. Die Otomykose wird durch wiederholte lokale Anwendung von antibiotikahaltigen Salben und Tropfen begünstigt, die das physiologische Milieu der Haut (pH) zerstören, ebenso wie durch ein feuchtes Milieu[15, 18].

Ohrekzeme

Weiterhin von praktischer Bedeutung sind an Ohrmuschel und Gehörgang, wie an der übrigen Haut, die Ohrekzeme, wie das Kontaktekzem (Metalle, Chemikalien, Medikamente[15, 22, 27], das mikrobielle Ekzem, seborrhoische (retroaurikuläre Falte) und endogene Ekzem (Neurodermitis).

Chondrodermatitis nodularis chronica helicis

Diese sowie u. a. die Perichondritis zählen zu den Entzündungen unter Beteiligung des Ohrknorpels.

Sie kommt v. a. im höheren Alter vor und betrifft Männer 4 mal häufiger als Frauen[5]. Dieses „schmerzhafte Ohrknötchen" darf klinisch nicht mit einem beginnenden Karzinom verwechselt werden, weshalb

meistens eine histologische Abklärung erforderlich ist. Ätiologisch werden physikalische und aktinische Reize angeschuldigt[15]. Histologisch findet sich eine knötchenförmige Gewebszunahme im Corium mit Fibroblastenwucherung, Histiozyten und Riesenzellen mit späteren Hyalinisierungen und Faserneubildung, in der Nachbarschaft des Knorpels chondroide Strukturen. Das Epithel weist eine zentrale Nekrose, in den Randpartien Akanthose und Hyperkeratose auf.

Perichondritis

Meistens *entzündlich-traumatisch bedingt,* führt sie zu manchmal unförmiger Schwellung und Rötung des Ohres unter Beteiligung des Knorpels, der Ohrmuschel sowie des Gehörganges. Charakteristischerweise ist im Anfangsstadium das knorpelfreie Ohrläppchen ausgespart. Neben Staphylokoken und anderen Keimen liegt besonders bei den schweren, therapieresistenten Formen meist eine Infektion durch Pseudomonas aeruginosa vor. In diesen Fällen besteht die Gefahr der Ausbildung eines Blumenkohlohres im ausgeheilten Stadium. Auch wurde über eine nekrotisierende Verlaufsform bei einem an Leukämie erkrankten Kind unter chemotherapeutischer Behandlung berichtet[13]. Als besonderes Krankheitsbild beteiligt die rheumatische *Perichondritis (Polychondritis)* auch andere Knorpel wie Nasenknorpel *(Sattelnase)* oder Trachealknorpel. Manchmal besteht eine begleitende periphere Arthropathie. Es handelt sich in diesen Fällen um eine Panchondritis rheumatica, bei der eine autoimmunologische Genese diskutiert wird[24]. Zusätzliche histologische[28] und elektronenmikroskopische[23] Befunde ergeben sich aus der weiterführenden Literatur[23, 28].

Tumoren und Pseudotumoren des Haut- und Knorpelgerüstes des äußeren Ohres

In der Haut der Ohrmuschel und des äußeren Gehörganges kommen die gleichen Tumoren vor, die auch am übrigen Integument auftreten können. Es wird auf das entsprechende Kapitel (Band 3) sowie auf die ausführlichen Darstellungen der Ohrtumoren bei Friedmann[1] oder Schätzle u. Haubrich[5] verwiesen.

Zu den Pseudotumoren zählt der

- *Gehörgangspolyp* (Abb. 5.5), der im Mittelohr entsteht und sich durch eine Trommelfellperforation in den Gehörgang erstreckt (Signalpolyp).
- Auch können anatomische Varianten, wie der *Darwin-Höcker* gelegentlich mit pathologischen Veränderungen verwechselt werden.
- In seltenen Fällen gibt es insbesondere nach Ohroperationen *iatrogene Cholesteatome* im Bereich des Gehörganges (▷ S. 588)
- *Keloide* sind besonders bei der schwarzen, aber auch bei der weißen Rasse auftretende, tumorös imponierende, überschießende Narbenbildungen, wobei es im Bereich von Verletzungen oder Hautinzi-

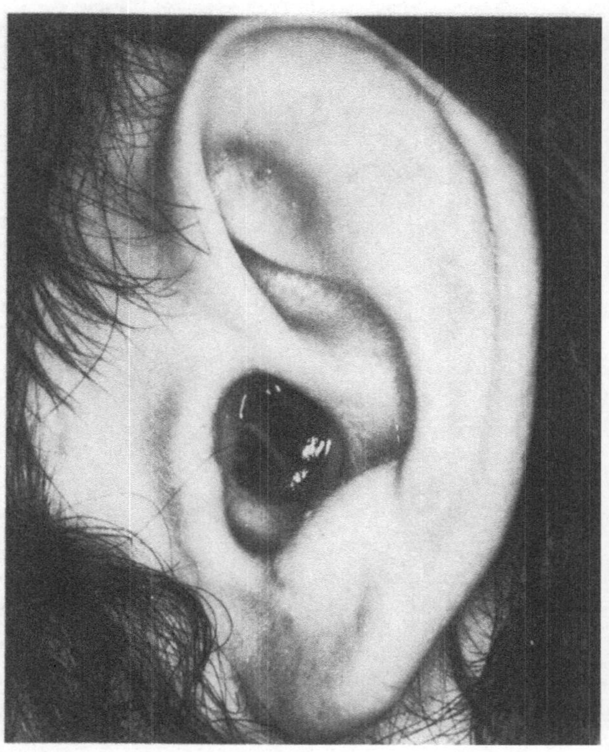

Abb. 5.5. Ohrpolyp

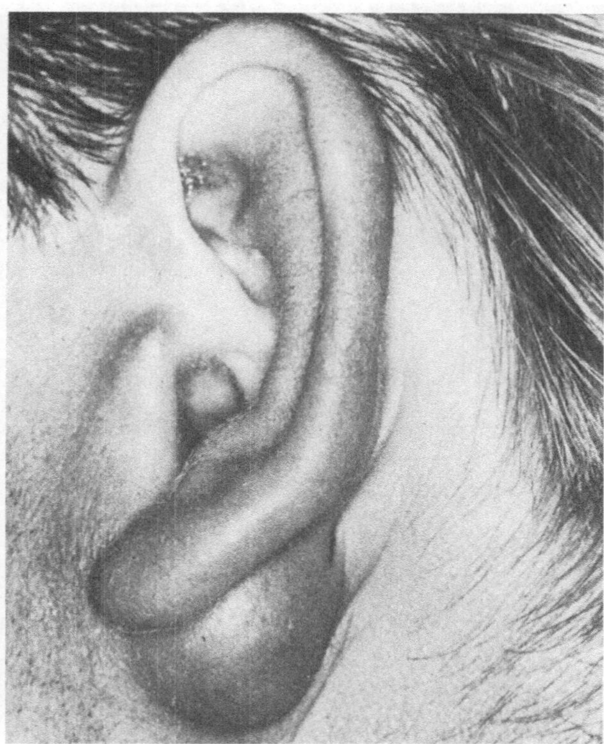

Abb. 5.6. Retroaurikuläres Atherom

sionen infolge eines Kollagenasedefektes zu einer Überproduktion von Kollagen kommen soll.

- Bei den *Gichttophi* handelt es sich um die Einlagerung von Uratkristallen hauptsächlich im Bereich der Helix und Anthelix.
- In der Umgebung des Ohres, vorzugsweise an den Verschmelzungsstellen der Kiemenbögen, sind weiterhin häufig *Atherome* (Abb. 5.6) lokalisiert.

Adenom der Zeruminaldrüsen (Zeruminom, aurikuläres Hidradenom) (ICD-0-DA M-8420/0)

Dieser sehr seltene Tumor kommt bei beiden Geschlechtern gleich häufig vor und betrifft vorwiegend das Erwachsenenalter[1, 5]. Er wächst langsam, neigt jedoch zum Rezidiv und wird von manchen Autoren für maligne gehalten.

Makroskopisch bietet er das Bild eines Polypen, der Trommelfell und Paukenhöhle durchsetzen kann.

Mikroskopisch ähnelt das Bild dem der Schweißdrüsentumoren anderer Lokalisation. Die Epithelien wachsen solide oder bilden Drüsenazini mit manchmal verzweigten und erweiterten Lichtungen. Diese werden von einem *zweischichtigen Epithel* (innen Zylinderepithel, außen kleinere und dunklere Myoepithelien) ausgekleidet[20]. Je nach der vorherrschenden Struktur unterscheidet man verschiedene Untertypen (*tubulär, glandulär, zylindromatös, kribriform* usw.). Der zylindromatöse Typ scheint bei dieser Lokalisation weniger maligne zu sein als sein Pendant in den Speicheldrüsen.

Sonstige Tumoren: Basaliome (Abb. 5.7, 5.8) und **Plattenepithelkarzinome** (Abb. 5.9, 5.10)

Sie kommen an der Ohrmuschel etwa in gleichem Umfang vor, nach einigen Statistiken überwiegt aber das Plattenepithelkarzinom. Nach einer umfassenden Statistik von Friedman[1] an 216 Tumoren gehören sowohl an der Ohrmuschel als auch im äußeren Gehörgang **Papillome** (Abb. 5.11, 5.12) zu den häufigsten Tumoren. Karzinome der Ohrmuschel sind 5 mal häufiger als solche des Gehörgangs und des Mittelohres[17].

Das Karzinom der Ohrmuschel, für dessen Pathogenese insbesonders aktinische Faktoren diskutiert werden, ist ein typisches Alterskarzinom, wobei Männer 8- bis 9 mal häufiger als Frauen betroffen sind.

Keratoakanthom

Das Keratoakanthom wird vom Aspekt her leicht mit einem Plattenepithelkarzinom verwechselt. Klinisch jedoch handelt es sich um eine besonders an sonnenlichtexponierten Stellen auftretende, charakteristischerweise innerhalb von 4–6 Wochen *schnell wachsende,* benigne Läsion mit zentralem Keratinkern. Auch histologisch ist sie manchmal von hochdifferenzierten Karzinomen nur sehr schwer zu unterscheiden. Für die Differentialdiagnose sind in diesen Fällen die klinischen Zusatzinformationen besonders wichtig.

Das **Cornu cutaneum,** die **senile Dyskeratose** und der **M. Bowen** stellen *Präkanzerosen* dar, aus denen

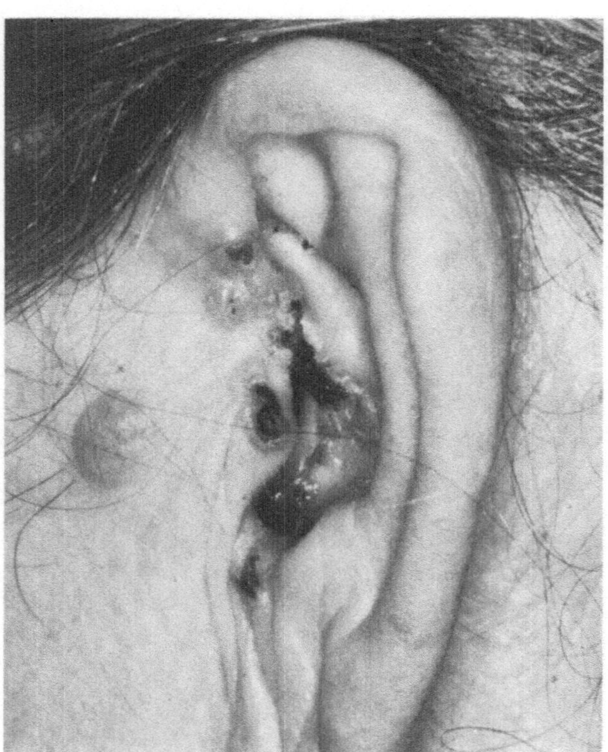

Abb. 5.7. Multiple Basaliome der Ohrmuschel

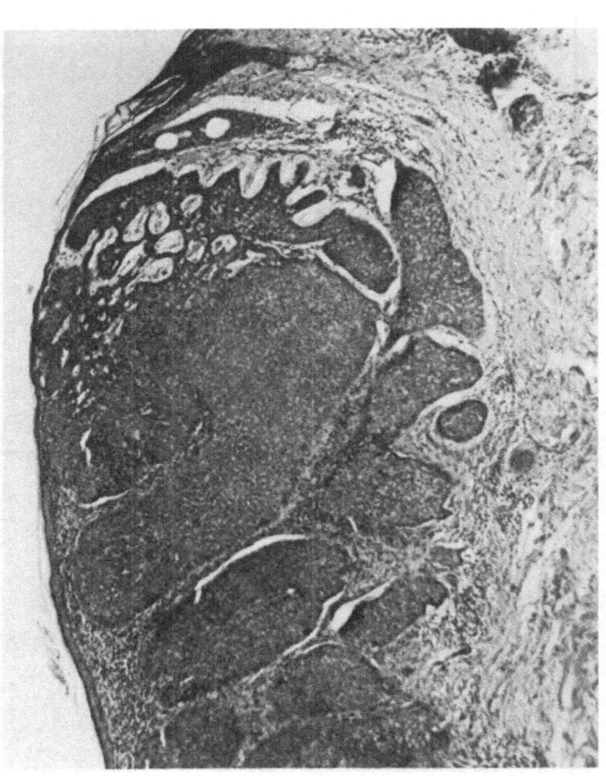

Abb. 5.8. Basaliom: solide Nester mit pallisadenförmiger Begrenzung, die atrophische Ohrmuschelhaut unterminierend. HE, 50:1

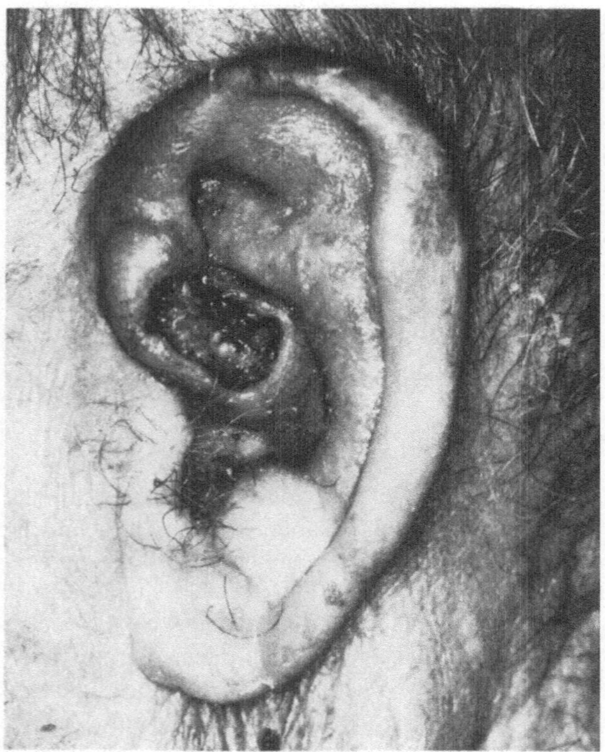

Abb. 5.9. Ohrmuschelkarzinom

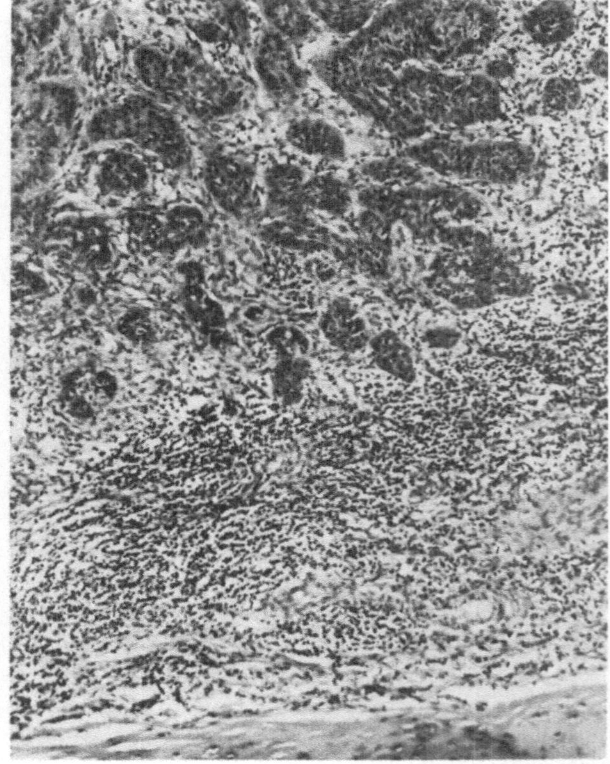

Abb. 5.10. Ohrmuschelkarzinom: Nester und Zapfen eines infiltrierend zum Knorpel hin wachsenden Plattenepithelkarzinoms. HE, 120:1

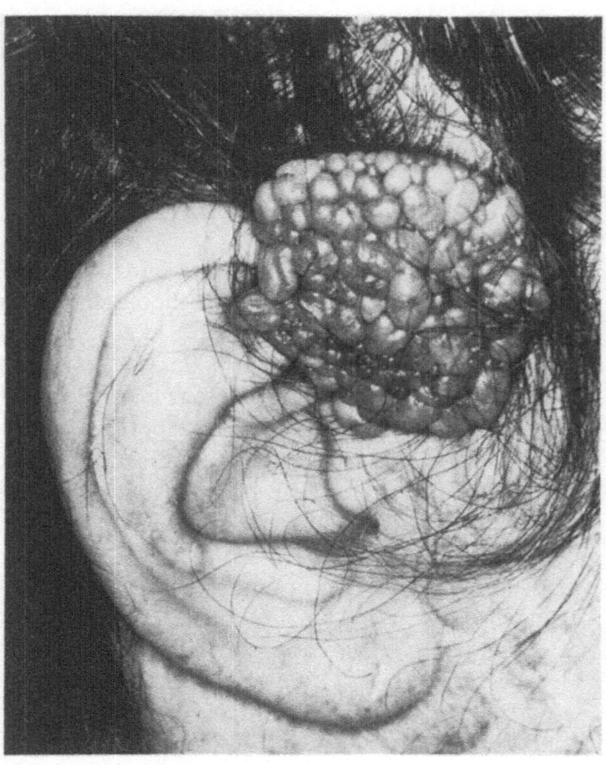

Abb. 5.11. Papillom der Ohrmuschel

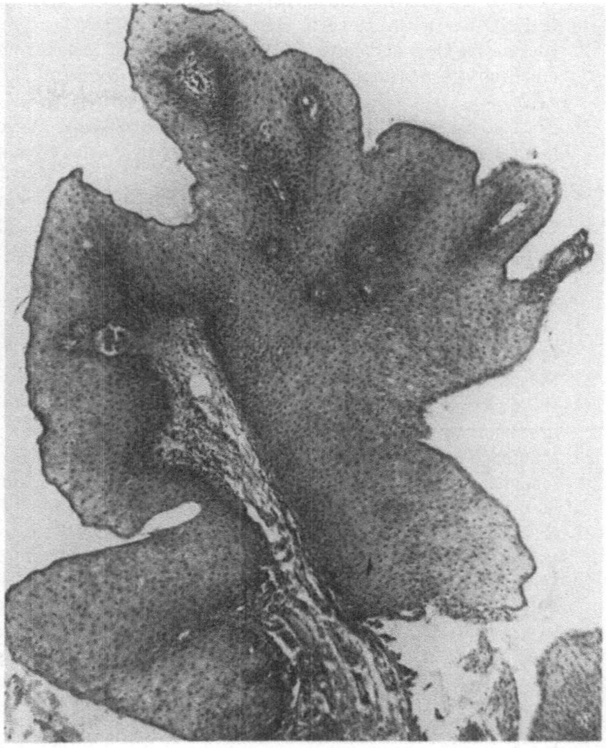

Abb. 5.12. Papillom: Papillär strukturiertes Plattenepithel auf einem verzweigten bindegewebigen Stroma. HE, 50 : 1

sich ein Plattenepithelkarzinom entwickeln kann. Hierzu, ebenso wie zu den ebenfalls an der Ohrmuschel auftretenden **malignen Melanomen,** wird auf die entsprechenden Kapitel über die Hauttumoren im allgemeinen verwiesen (Band 3).

Chondrome, die gleichfalls sowohl im Bereich der Ohrmuschel als auch des äußeren Gehörganges auftreten können, sind selten.

Tumoren des knöchernen Gehörganges

Osteom
(ICD-0-DA M-9180/0)

Osteome stellen ca. 25 % der Geschwülste dieser Lokalisation[1]. Ihre mikroskopische Struktur wechselt zwischen spongiösem und kompaktem Knochengewebe. Überwiegend handelt es sich um sehr kompakte, von der Kortikalis ausgehende Gebilde *(Gehörgangsexostenosen)*. Sie wachsen langsam und sind manchmal familiär gehäuft.

Hauptlokalisation sind der Boden des äußeren Gehörganges an der Knorpel-Knochen-Grenze und die Wände des äußeren Gehörganges vor dem Trommelfell. Die meisten Fälle werden bei Jugendlichen und im jungen Erwachsenenalter beobachtet. Sie treten auffällig gehäuft bei *Schwimmern* und *Tauchern* auf, weshalb über die pathogenetische Bedeutung des Kaltwasserreizes am Periost des Gehörganges speku-

liert wird. Daneben gibt es Osteome und Osteofibrome im Bereich der pneumatisierten Höhlen des Schläfenbeins *(Höhlenosteome)*[5, 17].

Literatur

1.–6. Weiterführende Literatur (▷ S.573)
   7. Aldous EW, Shin JB (1973) Far advanced malignant otitis: report of a survival. Laryngoscope 83: 1810
   8. Altmann F (1965) Mißbildungen des Ohres. In: Berendes, Link, Zöllner (Hrsg) HNO-Heilkunde, Bd III/1. Thieme, Stuttgart
   9. Boenninghaus H-G (1979) Ohrverletzungen. In: Berendes, Link, Zöllner (Hrsg) HNO-Heilkunde Bd V. Thieme, Stuttgart
  10. Chandler JR (1968) Malignant external otitis. Laryngoscope 78: 1257
  11. Crymble B, Braithwaite F (1964) Anomalies of the first branchial cleft. Br J Surg 51: 420–423
  12. Draf W, Scheifele J (1974) Die nekrotisierende Otitis externa. HNO 22: 265–367
  13. Federspil P, Graf N, Wahlen W (1984) Nécrose du pavillon de l'oreille et aspergillose cérébrale après chimiothérapie. Comptes rendus Soc. fr. d'O.R.L. et de Path. Cerv. fac.; Librairie Arnette, Paris, pp 497–498
  14. Feidt H, Federspil P (1989) Eigene Untersuchungen über das aktuelle Spektrum der pathogenen Keime bei der Otitis externa und der chronischen Mittelohrentzündung. Larnygol-Rhinol Otol (Stuttgart) 68: 401–406
  15. Ganz H (1991) Die Otitis externa. Ganz H, Schätzle W (Hrsg) HNO Praxis Heute, Bd 11. Springer, Berlin Heidelberg New York Toyko, S 13–39
  16. Gill NW (1969) Congenital atresia of the ear. A review of the surgical findings in 83 cases. Z Laryngol Rhinol 83: 551
  17. Graf K, Fisch V (1979) Gechwülste des Ohres und des Felsenbeines. In: Berendes, Link, Zöllner (Hrsg) HNO-Heilkunde Bd V. Thieme, Stuttgart

18. Jones EH (1965) External Otitis. Thomas, Springfield/Ill
19. Kecht B (1974) Probleme aktueller und europäischer Mykosen im HNO-Bereich. Monatsschr Ohrenheilk 108: 49–70
20. Kleinsasser O, Scharfstetter G (1957) Ceruminaldrüsenadenom mit Einbruch in Dura und Kleinhirn. Zentralbl Neurochir 17: 4–12
21. Koch A, Andes C, Federspil C (1991) L'otoplastie: résultats avec la méthode de Mustardé modifiée. Rev Laryngol Otol Rhinol (Bord) 112: 249–253
22. Krumpholz K (1979) Unspezifische Entzündungen des äußeren Ohres. In: Berendes, Link, Zöllner (Hrsg) HNO-Heilkunde, Bd V. Thieme, Stuttgart
23. Maeda S, Mogi G, Yoshida T (1973) Relapsing polychondritis; an electron microscopic observation. Otol Fukuoka 19: 513–521
24. Makindraker NH, Libman LJ (1970) Relapsing polychondritis. J Larnygol 84: 337–342
25. Mitschke H, Schmidt P, Kopsa H, Pils P (1976) Oto-rhino-laryngologische Komplikationen chronisch-dialysierter und nierentransplantierter Patienten. Wien Klin Wochenschr 88: 352–355
26. Mündnich K, Terrahe K (1979) Mißbildungen des Ohres. In: Berendes, Link, Zöllner (Hrsg) HNO-Heilkunde Bd V. Thieme, Stuttgart
27. Rasmussen PA (1974) Otitis externa and allergic contact dermatitis. Acta Otolaryngol (Stockh) 77: 344–347
28. Seifert G, Strobel W (1961) Über die chondrolytische Perichondritis („Chondromalacie") vorwiegend der Luftwege. Frankf Z Pathol 71: 95–117
29. Sessions DG, Stallings W, Mills J, Beal DD (1971) Frostbite of the ear. Laryngoscope 81: 1223–1232
30. Weerda H (1991) Das Ohrmuscheltrauma. Ganz H, Schätzle W (Hrsg) HNO Praxis Heute, Bd 11. Springer, Berlin Heidelberg New York Tokyo

Mittelohr einschließlich Os temporale

Fehlbildungen

Diese sind häufig vergesellschaftet mit Entwicklungsstörungen des äußeren Ohres, nur selten mit solchen des Innenohres. Ätiologisch werden die gleichen Faktoren wie bei den Fehlbildungen des äußeren Ohres diskutiert (s. dort).

Man kennt u. a. folgende Formen:
- *„Große" Mißbildungen* in Verbindung mit Dyszephalien. Beispiele: Dysostosis craniofacialis (Crouzon-Syndrom) und Dysostosis mandibulo-facialis[63]. Dabei ist gewöhnlich der äußere Gehörgang atretisch, die Paukenhöhle mißgebildet, das Os temporale kaum pneumatisiert, und auch die Ossicula sind fehlgebildet. Bei der autosomal-dominanten Dysostosis mandibulofacialis (Treacher-Collins-Fanceschetti-Syndrom) besteht eine Kombination aus Mikrotie, Gehörgangsatresie, Mikrogenie und Lidkolobom beidseits.
- *„Kleine" Mißbildungen* betreffen nur die Gehörknöchelchen und sind v. a. durch die Mikrochirurgie und verfeinerte Röntgentechnik besser bekannt geworden. Schätzungen gehen von einer Inzidenz von 0,5–1 % aus, wobei das am häufigsten betroffene Ossikel der Stapes mit 50–85 % ist. Beispiele sind:

Formanomalien eines oder mehrerer Knöchelchen, u. U. mit Defekten einzelner Teile (z. B. der Crus longum incudis oder des Stapes), Fehlen des ovalen Fensters, Verlaufsanomalien des N. facialis etc.

Traumatische Veränderungen

Die Verletzungen betreffen
- das *Trommelfell* mit direkter Ruptur durch mechanische, thermische oder chemische Schädigung (Abb. 5.13). Eine indirekte Ruptur tritt auf bei Luftdruckschädigung (Barotrauma) oder bei Frakturen der knöchernen Trommelfellbegrenzung (Abb. 5.14)
- die *Ossicula* (bei Frakturen und perforierenden Trommelfellverletzungen). Am häufigsten besteht eine Zerreißung der Amboß-Steigbügel-Verbindung, starke Dislokation des Amboß oder eine Fraktur des Stapes.
- das *Os temporale* (bei Frakturen und Schußverletzungen). Durch direkte Frakturen oder indirekte Berstungsbrüche kommt es zur laterobasalen oder Otobasisfraktur. Man unterscheidet die Felsenbeinquerfraktur, die häufigere Felsenbeinlängsfraktur und Kombinationsformen[11]. Es kann dabei zur Zerreißung der Dura mit Otoliquorrhoe, Beteiligung des Labyrinthes, der Mittelohrstrukturen und des N. facialis kommen. Nach Otobasisfrakturen kann es bei weiter Frakturspaltdiastase zur Ausbildung von Meningo- bzw. Meningoenzephalozelen kommen.
- die *Tuba Eustachii* (v. a. bei Frakturen, Schuß-, Stich- und Splitterverletzungen).

Traumatische Mittelohrläsionen können durch eingedrungene Fremdkörper hervorgerufen werden (im Zug einer perforierenden Trommelfellverletzung oder seltener bei chronischer Otitis media mit Trommelfelldefekt, nur ausnahmsweise über die Tube). Häufig ist das Mittelohr bei Felsenbeinfrakturen mitbetroffen.

Mittelohrentzündung (Otitis media)

Epidemiologie
Die Otitis media ist eine sehr häufige Krankheit. Etwa 80 % aller Kinder machen bis zum 9. Lebensjahr wenigstens einmal (oder mehrfach) eine Mittelohrentzündung durch. Ein besonders hoher Anstieg der Erkrankungshäufigkeit ist in den Wintermonaten zu verzeichnen. Die Wahrscheinlichkeit, an einer Otitis media zu erkranken, ist am höchsten in den ersten 4 Lebensjahren.

Klassifikation
Der Kliniker unterscheidet folgende Formen:
- Tuben-Mittelohr-Katarrh – akut/chronisch,
- Mittelohrentzündung (im engeren Sinne) – akut/chronisch,
- spezifische bzw. spezielle Mittelohrentzündung.

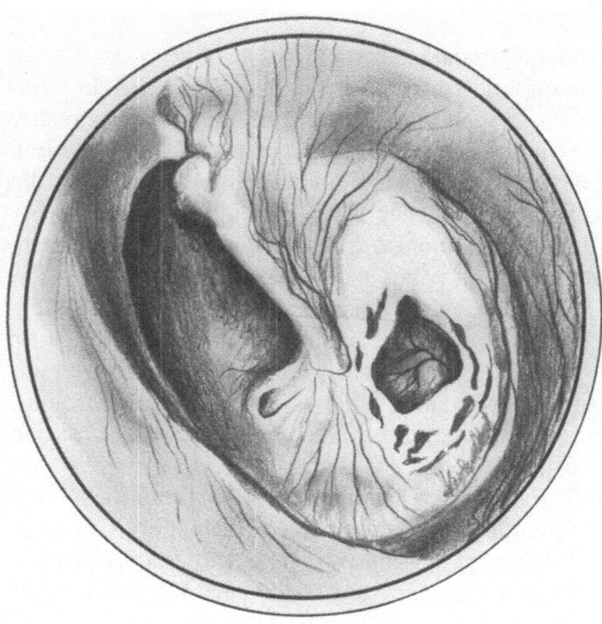

Abb. 5.13. Traumatische Trommelfellperforation

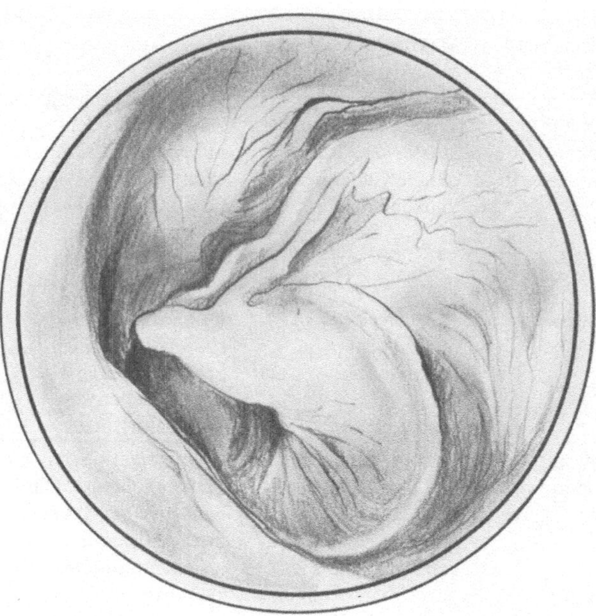

Abb. 5.14. Trommelfellrandbruch bei Felsenbeinlängsfraktur

Tuben-Mittelohr-Katarrh

Synonyme: Seröse Mittelohrentzündung, Serotympanon, Otosalpingitis, Tubotympanitis, sekretorische Otitis media, chronische exsudative Otitis media, „glue ear", „mucoid ear", Mukotympanon

Definition

Unter einem „Tuben-Mittelohr-Katarrh" versteht man eine gewöhnlich abakterielle („sterile") Entzündung der Tuben- und Mittelohrschleimhaut mit Ansammlung eines eiweißreichen, serösen, schleimigen oder gallertigen Exsudates in der Paukenhöhle (Abb. 5.15)[1, 4, 5].

Ätiologie, Pathogenese

Möglicherweise beginnt die katarrhalische Entzündung mit einer bakteriellen oder wohl meistens viralen Infektion und anschließender immunologischer Reaktion. Nach eingehenden histologischen Serienschnittuntersuchungen[4, 34] steht im Mittelpunkt der Pathogenese die entzündliche Metaplasie der Mittelohr- und Tubenschleimhaut mit vermehrtem Auftreten von Becherzellen und mukösen Drüsen *(Initialstadium)*[17, 23, 33]. Die Drüsen- und Becherzellen produzieren vermehrt Schleim *(Sekretionsstadium)*[53]. Später degenerieren die Drüsen, wobei sich ihre Lichtung zystisch erweitert und retinierten Schleim enthält. Auch die Zahl der Becherzellen nimmt ab *(Degenerationsstadium).*

Als *begünstigende bzw. auslösende Faktoren* gelten:
- *Tubenfunktionsstörung* (Adenoide, chronische Adenoitis, Nasenrachenraumtumoren, posttraumatische Narben, Allergie, ziliare Dysfunktion, mus-

kuläre Funktionsstörung bei manifester oder submuköser Gaumenspalte);
- *latente Mastoiditis* (mit oder ohne Cholesteringranulom);
- *ungenügend antibiotisch behandelte* bakterielle Otitis media[1, 4].

Klinik, Morphologie
Der Tubenverschluß führt zur Luftresorption in der Paukenhöhle mit charakteristischer Trommelfelleinziehung. Morphologisch und klinisch unterscheidet man die in Tabelle 5.1 aufgeführten Formen.

Verlauf, Prognose
Der *akute Katarrh* hat in der Regel eine günstige Prognose, wenn das Exsudat frühzeitig aus der Pauke entleert wird[3].

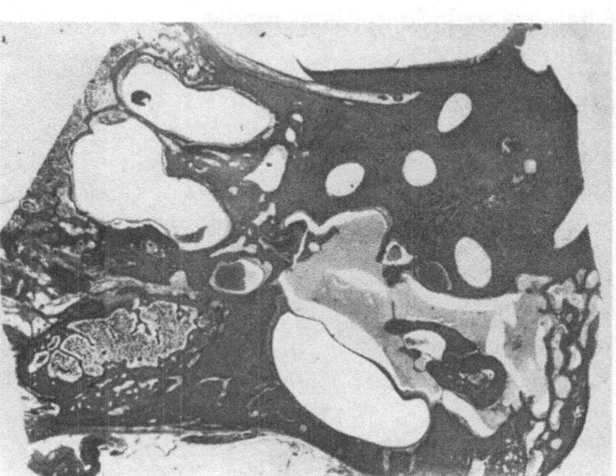

Abb. 5.15. Tubenmittelohrkatarrh: Exsudat in der Paukenhöhle. HE. Lupenübersicht

Tabelle 5.1. Morphologie des Tuben-Mittelohr-Katarrhs[1, 3, 4, 5, 6]

Krankheitsform	Makroskopie	Mikroskopie
Akuter Tuben-Mittelohr-Katarrh	Trommelfelleinziehung *„trockener Katarrh"* ohne Exsudat in der Paukenhöhle	Schleimhautödem mit lymphohistiozytärer Infiltration. In der Lichtung seröses Exsudat (bei der „feuchten" Form)
fließender Übergang	*„Feuchter Katarrh"* mit Exsudat in der Paukenhöhle	Unterschiedlich starke Mitbeteiligung der pneumatisierten Zellen des Warzenfortsatzes
Chronischer Tuben-Mittelohr-Katarrh	Trommelfelleinziehung u. U. verstärkt, häufig Exsudat bzw. schleimiges Sekret in der Paukenhöhle (*„glue ear"*)	Transformation der Paukenhöhlenschleimhaut (und der SH der pneumatisierten Zellen), Umwandlung in zylindrisches Flimmerepithel, Bildung drüsenähnlicher Gebilde in der Submukosa mit Becherzellen, mehr schleimiger Inhalt im Mittelohr
Idiopathisches Hämatotympanon (hämorrhagischseröse Otitis media, *„blue ear"*, Otitis nigra)	Trommelfell blau durchscheinend	Blutiger Inhalt. Fast stets gleichzeitig Cholesteringranulom

Der *chronische Katarrh* hat eine schlechtere Prognose. Er kann zu ostitischen Veränderungen der knöchernen Begrenzung des Mittelohres führen[4]. Eine gefürchtete *Komplikation* ist die chronisch-adhäsive Otitis media, die am häufigsten durch einen chronischen Tuben-Mittelohr-Katarrh hervorgerufen wird.

Mittelohrentzündung (Otitis media) im engeren Sinne

Definition

Als Mittelohrentzündung im engeren Sinne bezeichnet der Kliniker die infektiös-eitrige Entzündung der Mittelohrräume und der pneumatischen Zellen des Schläfenbeines.
Ätiologisch und pathologisch-anatomisch ist die Grenze gegenüber dem Tuben-Mittelohr-Katarrh, der gleichfalls eine Entzündung (möglicherweise auf infektiöser Grundlage, zumindest in bestimmten Fällen) darstellt, unscharf. Streng genommen ist er die katarrhalische, die Mittelohrentzündung (im engeren Sinne) die eitrige Variante.

Akute Otitis media

Ätiologie, Pathogenese

Die Infektion erfolgt am häufigsten *über die Tuba Eustachii,* die bei Säuglingen und Kleinkindern relativ kurz und weit ist[5, 14]. Die Keimaszension wird durch eine Schädigung des Flimmerepithels und durch die Keimbesiedlung der Rachenmandel (Adenoitis) begünstigt. *Hämatogene* Infektionen (z. B. bei Scharlach, Masern oder Typhus abdominalis) sind selten.

- *Viren* spielen zweifellos eine wichtige Rolle als Wegbereiter der bakteriellen Infektionen, aber auch als alleinige Ursache. U. a. wurden folgende Viren aus dem Mittelohr bei Otitis media isoliert: Influenza A, Masern, Adenovirus Typ 3, Coxsackie B 4, RS-Viren.
- Wichtigste Erreger der *bakteriellen* Otitis media sind Streptococcus pneumoniae, Haemophilus influenzae, Streptococcus pyogenes und Staphylococcus aureus. Seltener kann auch eine Infektion durch Moraxella catarrhalis oder Pseudomonas aeruginosa, an den auch bei der therapieresistenten Otitis media im Säuglingsalter gedacht werden muß, vorliegen. Nach einer großen amerikanischen Statistik[20] sind *40–50 % der Fälle durch Pneumococcus* und 10 % durch Haemophilus influenzae hervorgerufen.

Morphologie

Makroskopisch ist die Schleimhaut gerötet, ödematös aufgelockert. Cavum tympani und pneumatische Zellen enthalten bei vollentwickelter Otitis media eitriges (seröses, serös-hämorrhagisches) Exsudat.

Mikroskopisch sieht man die in Tabelle 5.2 verzeichneten Veränderungen.

Sonderformen

- *Mukosusotitis:* Besondere Verlaufsform, die durch schleichenden Beginn, nur geringe Krankheitszeichen, jedoch schwere pathologische Veränderungen in Paukenhöhle und Mastoid charakterisiert ist[5]. Diese Diskrepanz führt zu einer Fehleinschätzung der tatsächlich schweren Infektion, die deshalb häufig zu otogenen Spätkomplikationen führt. Prototyp dieser Verlaufsform ist eine Infektion durch Pneumococcus mucosus Typ III. Begünstigt durch insuffiziente Antibiotikatherapie, Resistenzzunahme des Erregers oder eine ungenügende körpereigene Abwehr des Organismus kann diesem Bild einer „latenten" Otitis media jedoch auch eine Infektion durch Staphylokokken oder Streptokokken zugrunde liegen. Die Bezeichnung richtet sich also nach dem durch den häufigsten Erreger verursachten Krankheitsverlauf, sie ist jedoch nicht erregerspezifisch. Das Exsudat ist fadenziehend, die Knochenbeteiligung (gerade bei gut pneumatisiertem Mastoid) ist meist schwer (Abb. 5.16).
- *Scharlachotitis:* Man unterscheidet *2 Formen:* die gewöhnliche eitrige Otitis media bei Scharlach und die nekrotisierende Scharlachotitis, welche schwere

Tabelle 5.2. Morphologie der akuten eitrigen Otitis media

Mikroskopische Veränderungen	
Schleimhaut Epithel	Transformation des normalerweise endothel-artigen flachen Epithels in kubisches bis zylindrisches Epithel, u. U. Bildung drüsenähnlicher Strukturen
Subepitheliale Schicht	Ödematöse Kapillarhyperämie, entzündliche Zellinfiltration (Granulozyten, Lymphozyten, Histiozyten, Plasmazellen)
Knochen – regressive Veränderungen	Verstärkte Knochenresorption durch Osteoklasten und Granulationsgewebe, Knochennekrose
– progressive Veränderungen	Endostale und periostale Knochenneubildung, Knochensklerose
– Knochenmark	Ödem, entzündliche Infiltration, Nekrosen und Granulationsgewebsbildung

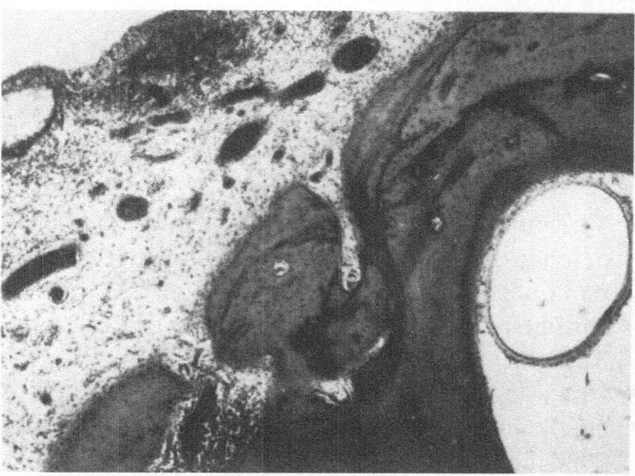

Abb. 5.16. Subakute Otitis media (Mukosusotitis): Entzündlich verdickte und infiltrierte Paukenhöhlenschleimhaut *(links oben).* HE, 40:1

Gehörschäden hinterläßt[4,5]. Eine „Übergangsform" nimmt zwischen beiden eine Zwischenstellung ein. Die nekrotisierende Form wird unter der gewöhnlich frühzeitig einsetzenden Antibiotikatherapie heutzutage kaum noch beobachtet[12].

- *Masernotitis:* Beginn meist als (hämatogene) katarrhalische Virusotitis, danach aszendierende bakterielle Superinfektion. Überdurchschnittlich häufige Labyrinthbeteiligung.

- *Grippeotitis:* Wie bei der Masernotitis oft nacheinander zunächst Virus-, und dann bakterielle Infektion. Bei der Otoskopie schwere hämorrhagische Entzündung des Trommelfelles mit Übergreifen auf den angrenzenden knöchernen Gehörgang und Neigung zu intrakraniellen Komplikationen.

- *Aktinomykose:* Insgesamt selten, vorwiegend bei Männern zwischen dem 20. und 60. Lebensjahr[32]. Der Infektionsweg verläuft entweder kanalikulär über den äußeren Gehörgang (beim Trommelfelldefekt)[31] bzw. die Tube oder direkt aus der Umgebung bei einer Aktinomykose der Mundhöhle, des Nasopharynx oder der Glandula parotis.

Verlauf, Prognose

- *Ausheilung:* Die akute Otitis media kann mit oder ohne Trommelfellperforation verlaufen (Otitis media perforativa/non perforativa). Sie heilt in über 90 % der Fälle folgenlos aus. Eventuelle Perforationen schließen sich meist unter Hinterlassung einer meist kaum sichtbaren, zum Teil jedoch atrophischen Narbe[5,6]. Besonders nach einer nekrotisierenden Otitis media kann ein Spontanverschluß unterbleiben und eine operative Versorgung nach Abheilen der akuten Veränderungen notwendig werden.

- *Chronische Otitis media:* Ihre Entstehung wird auf konstitutioneller Grundlage u. a. durch inadäquate Behandlung einer akuten Mittelohrentzündung gefördert[3].

- *Eitrige Mastoiditis:* Sie kann schon frühzeitig im Verlauf einer akuten Otitis media auftreten und zu

den in Tabelle 5.2 aufgeführten Knochenveränderungen führen[1,4,5,14].

- *Eitrige Petrositis:* Sie kann nur dann entstehen, wenn die Felsenbeinspitze pneumatisiert und die offene Verbindung zu den zentralen Mittelohrräumen verlegt ist. Zeitlich (mit etwas Verzögerung) und morphologisch entspricht sie der Mastoiditis. Je nach Lokalisation der Entzündung in der Felsenbeinspitze oder paralabyrinthär können weitere Komplikationen entstehen: v. a. im ersten Falle Pyramidenspitzeneiterung mit Trigeminusschmerzen und Abduzenslähmung bzw. Sinusthrombose bei Otorrhoe *(Gradenigo-Trias).* Im zweiten Falle Einbruch in das Labyrinth mit tympanogener Labyrinthitis oder in das Endokranium mit Meningitis, Epi- und Subduralabszeß oder Hirnabszeß, Schädigung des VII. bis XII. Hirnnerven.

- *Akute septische Osteomyelitis des Schläfenbeins:* heute selten, fast nur bei kleineren Kindern. Sie kann Folge und (bei primär hämatogener Entstehung) auch Ursache einer eitrigen Otitis media sein.

- *Endokranielle Komplikationen im engeren Sinne* (s. unten) sind heute selten. In der vorantibiotischen Ära wurde mit bis zu 2,5 % otogenen intrakraniellen Komplikationen gerechnet. Heute sind es unter 0,15 % der behandelten entzündlichen Ohrerkrankungen[1]. Zu den intrakraniellen Komplikationen rechnet man den *otogenen Hirnabszeß*[5,15] (gewöhnlich im basalen Teil des Schläfenlappens, seltener als Kleinhirnabszeß), die *otogene Meningitis*[5,26] (fortgeleitet v. a. in der hinteren Schädelgrube basal; hämatogen als diffuse ein- oder doppelseitige Haubenmeningitis), den *Extraduralabszeß* als nach wie vor häufigste Komplikation[5,13], den *Subduralabszeß* bzw. das *Subduralempyem* und die entzündliche *Sinusthrombose*[5,9].

- *Otogene Pyämie (Sepsis):* Verschleppung von Bakterien und infizierten Thrombenteilchen von einer Sinusthrombophlebitis aus in die Lungen und von dort aus in die Organe des großen Kreislaufs (mit Bildung pyämischer Abszesse.

Chronische Otitis media

Ätiologie, Pathogenese

Eine chronische Mittelohrentzündung kann sich entwickeln (begünstigende Faktoren) z. B. bei

- persistierenden Trommelfelldefekten (entzündlicher oder traumatischer Genese),
- Verlegung der Tubenlichtung durch adenoide Vegetationen oder Tumoren oder chronischer Tubenfunktionsstörung)
- allgemeiner Resistenzminderung bei Marasmus, Kachexie oder Stoffwechselkrankheiten)
- vorausgegangener schwerer, akuter Otitis media,
- biologischer Minderwertigkeit der Mittelohrschleimhaut.

> Die Bakterienflora bei der chronischen Otitis media zeigt eine deutliche Verschiebung zu gramnegativen Keimen hin. Wichtigste Erreger sind: Pseudomonas aeruginosa, Staphylokokkus aureus, Proteus vulgaris, Anaerobier (Bacteroides), E. coli, Klebsiella species.

Morphologie

Man unterscheidet 2 Hauptformen der chronischen Otitis media. Bei der ersten besteht ein zentraler Trommelfelldefekt (Abb. 5.17) und die Schleimhauteiterung steht im Vordergrund. Bei der zweiten liegt der Trommelfelldefekt randständig (Abb. 5.18) und das Krankheitsbild wird von der Knocheneiterung beherrscht. Morphologie der beiden Formen (Tabelle 5.3).

Verlauf, Prognose

Die chronische Schleimhauteiterung macht gewöhnlich keine bedrohlichen Komplikationen (Abb. 5.19). Sie kann aber auch die gleichen Folgekrankheiten nach sich ziehen wie die akute Otitis media. Hierzu kommen die

- *chronisch-adhäsive Otitis media,* die auch bei persistierendem chronischen Tuben-Mittelohr-Katarrh auftreten kann. Die Paukenhöhle und die Gehörknöchelchen werden von entzündlichem Narbengewebe ausgekleidet bzw. ummauert.
- *Tympanosklerose:* Hierunter versteht man eine starke Vermehrung und Hyalinose des entzündlich veränderten submukösen Bindegewebes, das sekundär verkalken und verknöchern kann[4]. Es handelt sich vermutlich um das inaktive Endprodukt einer chronisch rezidivierenden Otitis media.
- Die wichtigste Komplikation der chronischen Knocheneiterung ist das *Cholesteatom,* das bei längerem Verlauf in etwa 90 % der Fälle vorhanden ist.

Cholesteatom   (ICD-0-DA M-7290/0)

Synonyme: Tumeur perlée = Perlgeschwulst (Cruveilhier 1829), Cholesteatosis, Epidermosis, squamöse Cholesteatose bzw. Epitheliose, epidermoides Cholesteatom u. a.

Definition

Der Ausdruck „Cholesteatom" ist historisch begründet (Johannes Müller 1838). Er ist in zweifacher Hinsicht sachlich falsch. Weder enthält das „Cholesteatomgewebe" obligat Cholesterin, noch handelt es sich

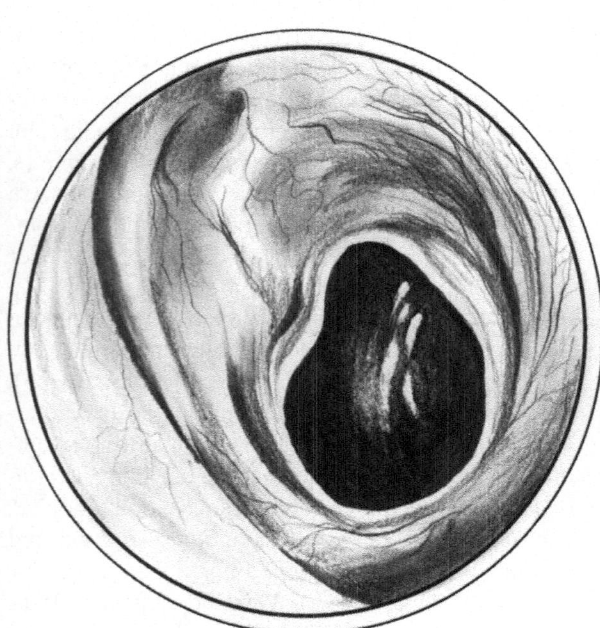

Abb. 5.17. Zentrale Trommelfellperforation bei chronisch-mesotympanaler Otitis media

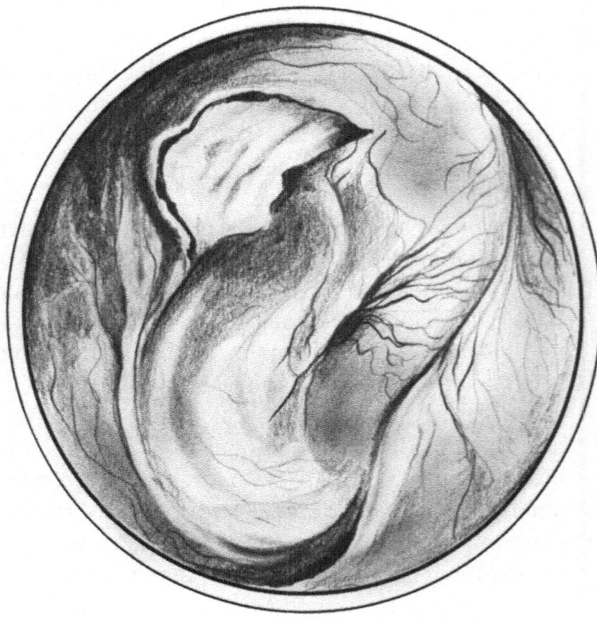

Abb. 5.18. Randständige Trommelfellperforation bei chronisch-epitympanaler Otitis media mit Cholesteatom

Tabelle 5.3. Morphologie der chronischen Otitis media[1, 4, 5, 6, 25]

Manifestationsform	Morphologischer Befund
Chronische mesotym-panale Otitis media = chronische Mittelohr-schleimhauteiterung, zentraler Trommelfell-defekt	Überwiegende Schleimhautentzün-dung mit weitgehender Verschonung des Knochens • Zylindrische Transformation des Epithels mit Bildung von Becher-zellen und drüsenähnlichen Struk-turen • Granulierende und vernarbende Schleimhautentzündung mit un-gleichmäßiger Schleimhautver-dickung, lymphohistioplasmozytä-rer Infiltration und Bildung ent-zündlicher Ohrpolypen, Verkalkung und Verknöcherung des neugebilde-ten Bindegewebes möglich • Destruktion der Gehörknöchel-chen • Cholesteringranulome möglich (Cholesterinnadeln mit entzündli-cher Fremdkörperreaktion, Hämo-siderinablagerungen)
Chronische epitym-panale Otitis media = chronische Mittel-ohrknocheneiterung, randständiger Trommel-felldefekt	Schleimhautentzündung in Verbin-dung mit chronischer Osteomyeli-tis der lateralen Wand des Kup-pelraumes mit oder ohne Chole-steatomperle • Destruktion des Knochens durch die Osteomyelitis bzw. Ostitis • Verstärkter Knochenumbau mit Nebeneinander von Knochenresorp-tion und Knochenneubildung • Granulierende Schleinhautent-zündung mit Einbeziehung der Ge-hörknöchelchen → Einmauerung der Ossicula • Cholesteatomperle sehr häufig, aber inkonstant (fehlt vor allem bei frühzeitiger Operation)

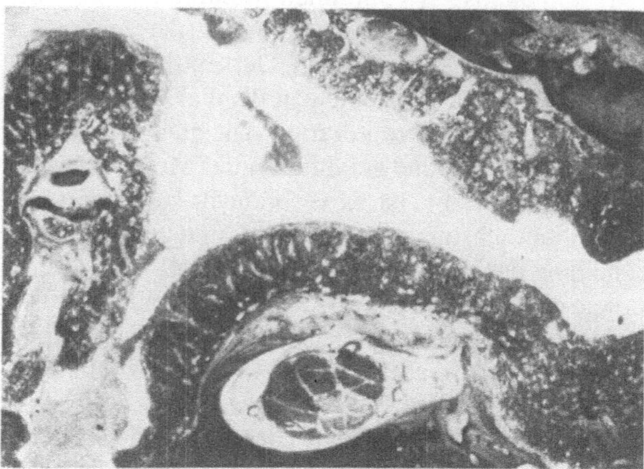

Abb. 5.19. Chronisch-mesotympanale Otitis media: Hyperplasti-sche, teilweise polypöse Schleimhaut. HE, 40 : 1

dabei um einen Tumor. Die richtige Bezeichnung wäre *„Epidermoidzyste des Mittelohres"*, jedoch ist die seit über einem Jahrhundert eingebürgerte Bezeichnung „Cholesteatom" nicht mehr auszumerzen. Im ameri-kanischen Schrifttum wird neuerdings vom *„Kerato-ma"* gesprochen.

Epidemiologie

Das Cholesteatom ist auch heutzutage eine recht häu-fige Erkrankung, die meistens im Erwachsenenalter, aber auch schon im Kindesalter vorkommt (etwa 5–6 % bei Kindern unter 10 Jahren).

Klassifikation

Gewöhnlich wird die Gruppe der Cholesteatome un-terteilt wie in nachstehender Klassifikation. Die Ter-minologie der Unterformen des Cholesteatoms ent-spricht einander bei den verschiedenen Autoren, je-

doch weichen die Einteilungsprinzipien teilweise von-einander ab. So wird das kongenitale Cholesteatom gelegentlich dem primären[1] und das traumatische den sekundären Cholesteatomen zugeordnet.

Klassifikation des Cholesteatoms
• *Kongenitales* Cholesteatom
• *Erworbenes* Cholesteatom („Pseudocholesteatom")
 – *Primäres (genuines)* Cholesteatom (bei scheinbar oder tatsächlich intaktem Trommel-fell, ausgehend von der Pars flaccida)
 – *Sekundäres* Cholesteatom (in der Regel bei randständigem Trommelfelldefekt nach voraus-gegangener Otitis media)
 – *Traumatisches (Implantations-)* Cholesteatom
 – *Atypisches* Cholesteatom: Gehörgangs- und Lappencholesteatom

Ätiologie, Pathogenese
• *Kongenitales Cholesteatom:* Unbestritten ist die Existenz kongenitaler Felsenbeincholesteatome, die sich aus der Versprengung epidermaler Keime in den Bereich des knöchernen Schädels herleiten. Daß diese Form des Cholesteatoms jedoch quanti-tativ eine zu vernachlässigende Rolle spielt, geht aus Serienschnittuntersuchungen an einer großen Zahl menschlicher Schläfenbeine hervor, die in keinem Fall versprengte Plattenepithelinseln erga-ben. Eine umfangreiche englische Statistik[1] ver-zeichnet in einem Zeitraum von 18 Jahren mehr als 1200 histologisch gesicherte Mittelohrcholestea-tome, aber darunter nur einen einzigen Fall, der als kongenital angesehen wurde. Nach einer ameri-kanischen, klinischen Statistik[19] andererseits be-trägt der Prozentsatz kongenitaler Cholesteatome 3,7 %.
• *Primäres (genuines) Cholesteatom:* Seine Entste-hung ist nicht vollständig geklärt[1, 3, 5]. Es wird ange-nommen, daß das Plattenepithel der dem äußeren Gehörgang zugewandten Seite der Pars flaccida des

Trommelfells (= Shrapnell-Membran) in die Schleimhaut des Prussak-Raumes (der hinter der Pars flaccida liegt) eindringt. Der Epithelproliferation gehen tiefe Einziehungen der Pars flaccida voraus. Die Epithelproliferation hält nur so lange an, wie ihr ausreichend gefäßführendes Mesenchym zur Verfügung steht. Ist es verbraucht, so kommt das Epithelwachstum zum Stillstand, und eine Spontanheilung des Cholesteatoms ist möglich. Eine granulierende Entzündung in der Paukenhöhle hält jedoch die Voraussetzungen für ein weiteres Epithelwachstum aufrecht, und die Cholesteatombildung schreitet fort.

- *Sekundäres Cholesteatom:* Hier liegen die Verhältnisse am einfachsten. Das Gehörgangsepithel wächst durch den vorhandenen Trommelfelldefekt in die Mittelohrräume hinein. Entzündliche Reize bilden auch hier einen wichtigen prädisponierenden Faktor.
- *Traumatisches (Implantations) Cholesteatom:* Hierbei wird das verhornende Plattenepithel z.B. im Rahmen von Felsenbeinfrakturen, Schußverletzungen, ferner bei Barotrauma mit Trommelfellruptur oder nach Parazentese mit Paukenröhrcheneinlage, in das Mittelohr verschleppt bzw. wächst durch Bruchspalten[1, 5].
- *Atypisches Cholesteatom*
  Gehörgangscholesteatom: Dieses Cholesteatom zählt zwar zu den Erkrankungen des äußeren Ohres, wird aber aus didaktischen Gründen an dieser Stelle abgehandelt. Häufigster Ausgangspunkt ist der Winkel zwischen Trommelfell und Gehörgang, in dem sich abgeschilferte Epithelien besonders leicht ansammeln können. Sekundäre Entzündung führt bei Behinderung ihrer Abstoßung zum Cholesteatom. Auch vom Knochen (Osteomyelitis des knöchernen Teiles des Gehörganges) und vom Mittelohr ausgehende Entzündungen (bei vorhandenem Trommelfelldefekt) sollen eine Cholesteatombildung im äußeren Gehörgang induzieren können.
- *„Lappencholesteatom“:* Diese Form entsteht als Spätfolge einer Tympanoplastik aus einem Gehörgangshautläppchen, das am Ende der Operation nicht adäquat reponiert wurde (eingekrempelte Ränder, übereinandergelegte Ränder).

Morphologie

Im Prinzip zeigen alle genannten Unterformen des Cholesteatoms das gleiche Aussehen:

Makroskopisch erscheint das Cholesteatom als *zystisches Gebilde,* das eine perlmuttartig glänzende, konzentrisch geschichtete Schnittfläche besitzt („tumeur perlée").

Mikroskopisch besteht der Zystenbalg aus unterschiedlich dickem Granulations- und Bindegewebe *(Perimatrix),* das von hochdifferenziertem verhorntem Plattenepithel ohne Hautanhangsgebilde bedeckt wird *(Matrix).* Die Lichtung enthält desquamierte, konzentrisch geschichtete Hornlamellen (Abb. 5.20).

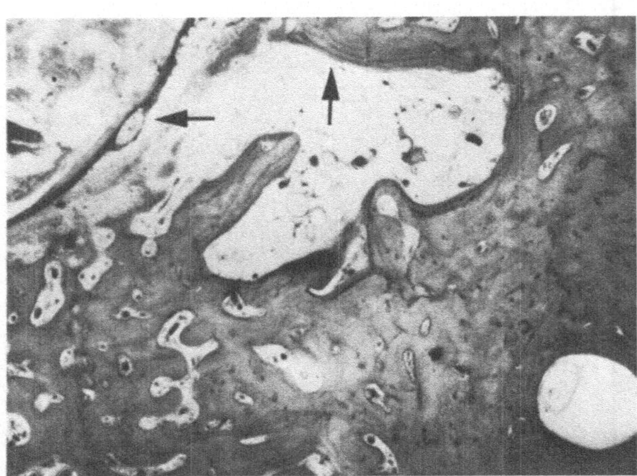

Abb. 5.20. Cholesteatom: *links oben* Cholesteatom mit Matrix (→). Mitte: Knochenarrosion. HE, 40 : 1

> Die mikroskopische Diagnose stützt sich ausschließlich auf das Vorkommen von Plattenepithel und/oder Hornlamellen.

Sekundär hinzutretende mikroskopische Veränderungen sind: Knochendestruktion, eitrige Entzündung, Cholesteringranulom.

Verlauf, Komplikationen

Solange das Cholesteatom keine funktionell wichtigen Strukturen lädiert, kann es klinisch weitgehend symptomlos verlaufen. Es besteht jedoch ständig zunehmend die Gefahr, daß solche Strukturen im Zuge des fortschreitenden osteoklastischen Knochenabbaus und der entzündlichen Vorgänge in der Umgebung des Cholesteatoms betroffen werden. Wichtige Komplikationen sind:

- *Labyrinthfistel* am ampullären Schenkel des horizontalen Bogenganges. Unter Labyrinth- oder Bogengangsfistel versteht der Kliniker eine umschriebene Arrosion der knöchernen Labyrinthwand, durch die das häutige Labyrinth freigelegt und stark gefährdet wird[3, 5, 6].
- *Intrakranielle Komplikationen* (s. oben) entstehen, wenn der ostitische Prozeß auf die mittlere oder hintere Schädelgrube übergreift.
- *Destruktion des Ossicula:* Die Gehörknöchelchen werden vom Zystenbalg des Cholesteatoms bedeckt und können schwere osteoporotische und osteomyelitische Veränderungen aufweisen[1, 4]. Bei Unterbrechungen der Gehörknöchelchenkette entsteht eine Schalleitungsschwerhörigkeit.
- *Läsion des N. facialis* im Fazialiskanal: Sie kann entzündlich-toxisch oder durch direktes Übergreifen des Cholesteatoms auf den Fazialiskanal erfolgen[5].
- *Labyrinthdestruktion* (selten). Die Ausbreitung erfolgt vorwiegend innerhalb der Bogengänge, seltener in der Schneckenkapsel[3].

Das Cholesteatom kann somit sowohl zur *Mittelohr-* als auch zur *Innenohrschwerhörigkeit* führen und darüber hinaus lebensbedrohliche Komplikationen (etwa Hirnabszesse) erzeugen. Es sollte daher, wenn möglich, stets operativ beseitigt werden[3].

Weitere Komplikationen der Otitis media

Mastoiditis

Definition

> Man versteht unter einer Mastoiditis allgemein die Entzündung der Schleimhaut und der knöchernen Septen zwischen den pneumatischen Zellen des Warzenfortsatzes (Ostitis mastoidea), während die einfache Schleimhautentzündung nicht der Mastoiditis (im Sinne ihrer klinischen Definition) zugerechnet wird, sondern eher einer Otitis media mit mastoidaler Beteiligung entspricht.

Epidemiologie

Altersverteilung: Die Mastoiditis tritt in jedem Lebensalter auf, bevorzugt aber eindeutig das Kindesalter.

Geschlechtsverteilung: Bei der häufigsten Mastoiditis des Säuglings- und Kleinkindesalters überwiegt das männliche Geschlecht etwa im Verhältnis 3:2[35].

Ätiologie, Pathogenese

Die Mastoiditis entsteht in der Regel per continuitatem bei Verlegung des Eiterabflusses zur Pauke im Bereich des Aditus ad antrum.

Formen, Morphologie, Komplikationen

Das Krankheitsbild der Mastoiditis hat sich in der antibiotischen Ära gewandelt. Nach Vivell u. Vivell[35] kann man 3 Formen unterscheiden:

- *Manifeste (akute) Mastoiditis:* häufig beim älteren Kind und beim Erwachsenen; selten (12 % aller Mastoiditiden dieser Altersgruppe) beim Säugling oder Kleinkind.

Morphologisch ist diese Form durch die akute eitrige Einschmelzung der knöchernen Septen zwischen den Luftzellen und durch die Entstehung eines Mastoidempyems gekennzeichnet (Abb. 5.21). Sie kann nach außen (unter die Haut, subperiostaler Abszeß) oder nach innen (ins Schädelinnere oder selten in das Labyrinth) bzw. den N. facialis durchbrechen. Des weiteren kann es zu einem Durchbruch nach unten an der Mastoidspitze in die Muskelfaszienräume mit Schiefhals kommen (Senkungsabszeß, Bezoldsche Mastoiditis).

- *Symptomarme (subakute) Mastoiditis:* In diese Gruppe fallen über 80 % der kindlichen Mastoiditisfälle. Die Knocheneiterung verläuft weniger dramatisch, weitere Komplikationen sind dementsprechend seltener. Eine Ausnahme bildet die sich protrahiert entwickelnde Mukosusmastoiditis des Erwachsenen, die häufiger zu weiteren Komplikationen Anlaß gibt.

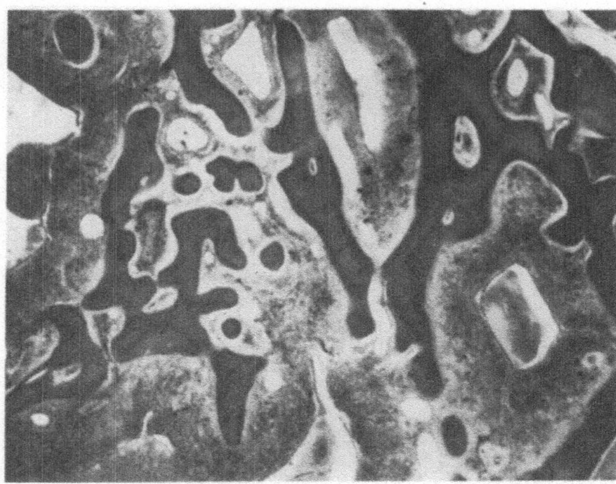

Abb. 5.21. Mastoiditis: Knöcherne Einschmelzung mit eitrigem Exsudat im Warzenfortsatz. HE, 60 : 1

- *Okkulte Mastoiditis („schleichende Mastoidinfektion"):* Diese kommt in etwa 5 % der kindlichen Fälle vor und beschränkt sich auf das Säuglingsalter, solange der Warzenfortsatz noch nicht vollständig pneumatisiert ist („Säuglingsantritis"). Morphologisch findet sich in der porösen Spongiosa, die der Pneumatisierung vorangeht, eine schlecht abgegrenzte Osteomyelitis. Dieses schwere Krankheitsbild kann als Streuherd eine Sepsis hervorrufen und wird wegen der geringen lokalen Symptomatik oft nicht richtig erkannt, so daß es zu einer deutlichen Beeinträchtigung des Allgemeinzustandes kommen kann („Säuglingsdyspepsie").

Vor- und Begleiterkrankungen

33 % der Kinder mit Mastoiditis haben in der Anamnese eine *Otitis media,* in der Altersgruppe von 6–12 Monaten sogar 42 %[70]. Im allgemeinen geht etwa in $^1/_3$ der Fälle der Mastoiditis eine *Infektion der oberen Luftwege* voraus. Der Mastoiditis analog sind in seltenen Fällen begleitende oder isolierte, eitrige Entzündungen der Schleimhaut und des Knochens im Felsenbein *(Petrositis, Petroapizitis)* bzw. im Jochbein *(Zygomatizitis).* Für Einzelheiten sei auf Schätzle u. Haubrich[5], für die Ausbreitung auf das innere Ohr (tympanogene Labyrinthitis) auf den Abschnitt „Innenohr" verwiesen.

Endokranielle Komplikationen

Bei Übergreifen des eitrigen Prozesses auf die mittlere oder hintere Schädelgrube können entstehen

- ein *Extraduralabszeß* bzw. im Bereich des Sinus sigmoideus ein *perisinöser Abszeß* (Abb. 5.22) mit konsekutiver septischer *Sinusthromophlebitis,*
- eine *otogene Meningitis,*
- ein *Subduralabszeß,*
- ein *Großhirnabszeß* im basalen Temporallappen oder ein *Kleinhirnabszeß* (selten).

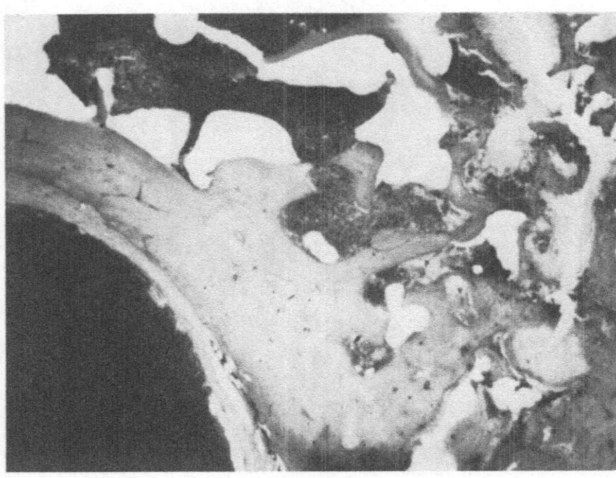

Abb. 5.22. Perisinuöser Abszeß und Sinusthrombose. HE, 40 : 1

Spezifische bzw. spezielle Mittelohrerkrankungen

Tuberkulose

Während noch 1915 annähernd 3 % aller eitrigen Mittelohrentzündungen tuberkulöser Natur gewesen sein sollen, hat die Otitis media tuberkulosa heute, jedenfalls in unseren Breiten, sehr an Bedeutung verloren, wenn auch die tatsächliche Häufigkeit wegen der schwierigen klinischen Diagnostik nicht genau bekannt ist. Unter mehr als 2000 Biopsien des Warzenfortsatzes (1953–1962) fand Friedmann[1] nur 9 Fälle = 0,4 %. Bei 5000 Sanatoriumspatienten mit Lungentuberkulose sah Piaget[29] nur in 11 Fällen eine Ohrtuberkulose. Betroffen sind hauptsächlich Kinder und Jugendliche mit offener Lungentuberkulose. Die Tuberkelbakterien erreichen das Mittelohr entweder

- *kanalikuär aszendierend* über die Tube (auch bei der seltenen primären Mittelohrtuberkulose im Neugeborenen- und Säuglingsalter) oder
- *hämatogen*, v. a. im Kindesalter; dieser Infektionsweg gilt als der häufigere[32].

Nach Plester[30] sind die wichtigsten *klinischen Merkmale* für das Vorliegen einer tuberkulösen Mittelohrerkrankung:

- ein unangenehmer, dumpfer Schmerz im Ohr ohne wesentliche Entzündungszeichen,
- grau-weißes, polypöses Gewebe (bei dessen Entfernung keine wesentlichen Blutungen auftreten),
- das Hervorquellen von Granulationsgewebe aus den Zellkammern des Warzenfortsatzes während ihrer operativen Eröffnung.

Weiterhin auffällig ist das Vorhandensein mehrerer *Trommelfellperforationen* nebeneinander, die schließlich zu einer großen Perforation konfluieren.

Morphologisch handelt es sich entweder um eine *produktive* oder vorwiegend *käsige* Tuberkulose.

Die *Komplikationen* sind prinzipiell die gleichen wie bei der chronischen unspezifischen Otitis media.

Auch sekundäre *Cholesteatome* kommen vor. Die tuberkulöse Mastoiditis kann zu *Fistelbildungen* und *kalten Abszessen* in den Halsweichteilen führen[5].

Lues

Sie betrifft das Mittelohr seltener als das Innenohr[1, 5, 32] und hat heutzutage in Vergleich zu früher sicherlich an Bedeutung verloren. Die Lues II kann papulöse Schleimhautveränderungen, die Lues III Gummen in Schläfenbeinbereich hervorrufen.

Granulierende Myringitis

Bei dieser Erkrankung, deren Ursache unbekannt ist, kommt es zu einer Auflösung bzw. dem Ersatz der äußeren plattenepithelialen Schicht des hinteren Trommelfellanteiles durch Granulationsgewebe mit Übergreifen auf den angrenzenden knöchernen Gehörgang (Juckreiz, Otorrhoe, Hörverlust).

Otosklerose

Definition

> Die Otosklerose ist eine ätiologisch ungeklärte, nichtentzündliche Dystrophie des knöchernen Labyrinths, die gewöhnlich bilateral auftritt.

Epidemiologie

Morbiditätsstatistik: Man rechnet damit, daß 7 % aller Europäer und 10 % aller Einwohner der USA histologisch Veränderungen einer Otosklerose aufweisen[1, 4, 5]. Die klinische Otosklerose (mit Symptomen der Schwerhörigkeit) tritt in etwa 1–2 % aller Menschen weißer Hautfarbe auf. *Die Otosklerose ist somit eine häufige Erkrankung.*

Altersverteilung: Die Schwerhörigkeit setzt meist zwischen dem 20. und 40. Lebensjahr ein (Maximum 25–35 Jahre), kann aber auch schon im Kindesalter (nur ausnahmsweise vor dem 12. Lebensjahr) oder bei älteren Erwachsenen (um das 50. Lebensjahr und später) die ersten klinischen Symptome erzeugen[1, 6, 10].

Geschlechtsverteilung: Frauen erkranken etwa doppelt so häufig wie Männer[4]. Histologisch kommen Otskleroseherde der Labyrinthkapsel bei beiden Geschlechtern etwa gleich häufig vor.

Rassenverteilung: Die weiße Rasse ist deutlich häufiger betroffen als die schwarze (etwa 10:1). Auch die gelbe Rasse scheint weniger häufig zu erkranken[7].

Lokalisation

Grundsätzlich kann die Otosklerose jeden Teil des Labyrinthknochens betreffen. Es gibt jedoch bestimmte Prädilektionsstellen[1, 4, 5, 6]:

- „Otosklerosewinkel" an der vorderen Begrenzung des ovalen Fensters (ca. 80 % der Fälle)[1, 4]. Dabei kann die gesamte Steigbügelfußplatte betroffen sein

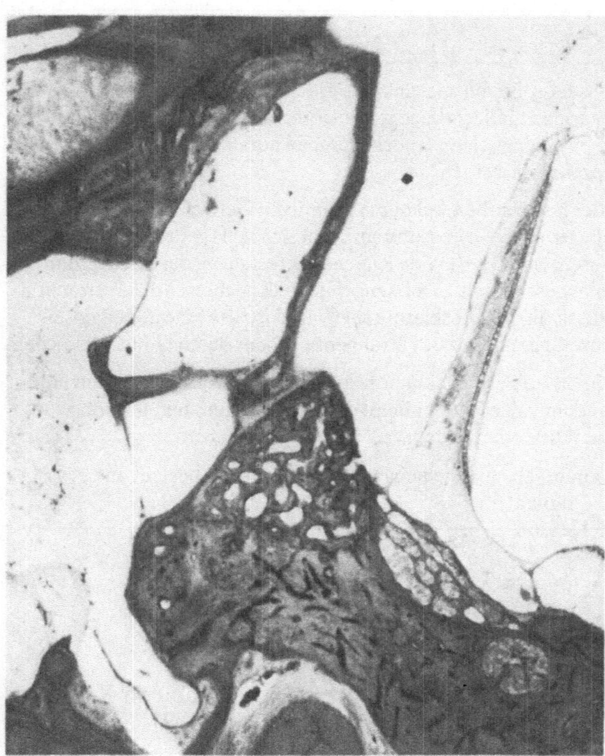

Abb. 5.23. Otosklerose: Stapesankylose durch spongiösen Otoskleroseherd mit „Geflechtknochen". HE, 40 : 1

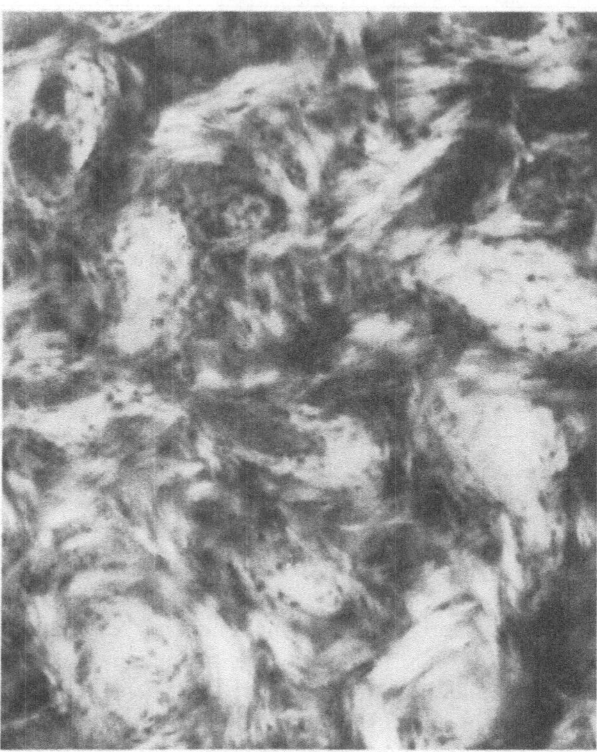

Abb. 5.24. Otoskleroseherd: Geflechtknochen, im polarisierten Licht geflechtartig zueinander angeordnete Kollagenfasern bei kurzen Knochenbälkchen. HE, 120 : 1

oder auch nur deren vorderes Ende (Abb. 5.23) oder beide Enden. Hierdurch wird der Steigbügel fixiert, wodurch eine Schwerhörigkeit resultiert.

- *Umgebung des runden Fensters* (ca. 40–50 %).
- Knochen des *inneren Gehörganges* (ca. 15–25 %)[1,5,45].
- *Multiple Herde* sind keine Seltenheit. Außerhalb der Labyrinthkapsel werden Otoskleroseherde nur ausnahmsweise angetroffen (z. B. in der Wand des Canalis caroticus, im Tegmen tympani oder in der Ossicula selbst).

Morphologie

Makroskopisch sind die Herde meist scharf begrenzt und heben sich als kreideweiße Bezirke vom normalen gelblichen Labyrinthknochen ab. Aktive (hyperämische) Herde erscheinen mehr rötlich (*Schwartze-Zeichen* = Durchscheinen der hyperämischen Läsionen bei der Otoskopie).

Mikroskopisch wechselt das Bild, je nachdem, welche Krankheitsphase vorliegt (Tabelle 5.4 und Abb. 5.24). In diesem Zusammenhang muß darauf hingewiesen werden, daß multiple Herde beim gleichen Patienten oft unterschiedliche Aktivitätszeichen zeigen.

Zwischen *Lebensalter* und Krankheitsstadium bestehen offenbar keine engen Beziehungen. Auch im hohen Lebensalter können aktive Herde vorkommen. Bei Jugendlichen werden sie allerdings besonders häufig angetroffen.

Verlauf, Prognose

Wie bereits eingangs erwähnt, bleiben 9 von 10 Fällen asymptomatisch, und nur jeder 10. Fall entwickelt eine Schwerhörigkeit sowie Ohrgeräusche (Tinnitus). Hierbei handelt es sich infolge der Stapesimmobilisation um eine Schalleitungs(Mittelohr-)schwerhörigkeit, später pfropft sich etwa bei jedem 5. Fall eine Schallempfindungsschwerhörigkeit auf. Als deren Ursache wurden unter anderem Abbauprodukte bzw. lytische Enzyme aus dem otosklerotischen Herd angeschuldigt, die auf dem Wege über die Peri- und Endolymphe das Corti-Organ direkt schädigen könnten. Wahrscheinlicher ist aber eine direkte Schädigung nervaler Elemente durch knöcherne Kompression oder durch Störung ihrer Gefäßversorgung.

Ätiologie, Pathogenese

Letztlich sind die Ursachen der Otosklerose nicht geklärt[1,4,5,6,10]. Wahrscheinlich handelt es sich um eine *autosomal-dominant erbliche Störung* der Matrixsynthese des Labyrinthknochens. Biochemische und histochemische Befunde sprechen dafür, daß ein *Enzymdefekt* vorliegt, der möglicherweise die Adenosintriphosphatase betrifft. Danach könnte der ATPase-Mangel zu ungenügender Pyrophosphatspaltung und infolgedessen zu ungenügender Mineralisation des Knochens führen. Die ungenügend mineralisierte Knochensubstanz würde verstärkt abgebaut. Hierfür spricht u. a. die vermehrte Aktivität lysosomaler Enzy-

Tabelle 5.4. Stadieneinteilung und mikroskopische Veränderungen bei Otosklerose[1, 4, 5, 6, 10]

Stadium	Mikroskopische Veränderungen
„Blaue Mäntel"	Im HE-Präparat blaßblaue perivaskuläre band- oder röhrenartige Gebilde, die Zonen verstärkten osteoklasti-schen Knochenabbaus mit Ersatz durch fibrillenarmen Geflechtknochen entsprechen. Die Veränderung tritt nicht nur bei der Otosklerose, sondern auch bei physiologischem Knochenumbau auf und darf daher nicht pau-schal als „inaktive Vorstufe" der Otosklerose bezeichnet werden.
Aktive Phase (Phase des Um-baus)	Ersatz des lamellenlosen „Strähnenknochens" der Labyrinthkapsel durch primitiven Geflechtknochen mit re-gellos durcheinander verlaufenden kollagenen Fasern. Die Grundsubstanz färbt sich im HE-Präparat dunkelblau an. Die gestreckten Fibrillen des angrenzenden normalen Knochens brechen an der Grenze zum Otoskleroseherd scharf ab „wie mit dem Messer abgeschnitten". Der neugebildete Knochen enthält vermehrt Osteoblasten von plumper Gestalt. Charakteristisch für den otosklerotischen Herd ist also eine „Spongiosie-rung" des zuvor kompakten Knochens bei gleichzeitigem Ersatz des Strähnenknochens durch Geflechtknochen.
Intermediär-phase (Phase des Anbaus)	Der unregelmäßige Geflechtknochen wird durch Osteoklasten lakunär resorbiert und durch kompakten unre-gelmäßigen lamellären Knochen ersetzt. Mit zunehmender Dauer nimmt die Osteoklasten- und Osteobla-stentätigkeit ab, und der Herd geht über in die inaktive oder Endphase.
Inaktive oder Endphase	Der Zellgehalt im Knochen- und Markgewebe nimmt ab, und die neugebildete Kompakta besteht aus blaßrotem oder rotem Knochengewebe (im HE-Präparat).

me im Otoskleroseherd, die nicht nur biochemisch er-faßt wurde, sondern auch von elektronenmikroskopi-schen Befunden an den Osteozyten (reichlicher Ge-halt an Lysosomen, Schwellung und Ruptur lysosoma-ler Membranen) abgelesen werden kann[24]. *Klinisch* ist in etwa 20–30 % der Fälle eine vestibuläre Beteiligung im Rahmen der Otosklerose vorhanden.

Die Otosklerose würde somit durch die vermehrte enzymatische Destruktion minderwertiger (untermi-neralisierten) Knochens eingeleitet, und die an-schließende Knochenneubildung wäre lediglich ein re-parativer Prozeß.

Auslösende Faktoren: Man nimmt an, daß die latent vorhandene Krankheitsanlage (d. h. der zunächst inap-parente Enzymdefekt) durch die Einwirkung lokaler oder allgemeiner Realisationsfaktoren manifest wer-den kann[10].

- *Lokale Realisationsfaktoren* könnten u. a. sein: Durchblutungsstörungen, insbesondere lokale Ge-fäßobliterationen und Sauerstoffmangel[14], lokale entzündliche Vorgänge, toxische und traumatische Schädigungen sowie die einzigartige Beschaffenheit des Labyrinthknochens, der eine embryonale Kno-chenform darstellt. Im Strähnenknochen liegenge-bliebene Knorpelinseln stellen außerdem Zonen der Instabilität in dem sonst extrem harten Laby-rinthknochen dar[1, 4, 5, 10]. Entsprechende Knorpelin-seln werden im Normalfall regelmäßig an bestimm-ten Stellen gefunden (u. a. im Bereich der Fossula ante fenestram, Fossula post fenestram, des runden Fensters).
- *Allgemeine Realisationsfaktoren* sieht man in hor-monellen Störungen. Hierfür spricht, daß die Oto-sklerose gewöhnlich erst nach der Pubertät entsteht und daß sie vielfach nach einer Gravidität erstmals in Erscheinung tritt oder durch eine Gravidität ver-schlimmert wird.

Sonstige Knochenerkrankungen

Das Schläfenbein kann an einer Reihe von Knochen-erkrankungen beteiligt sein, die sicher oder wahr-scheinlich zu den *Dysplasien* gerechnet werden ($\triangleright$ Remmele, Pathologie, Bd. 3). Unter ihnen sind folgen-de als besonders wichtig zu erwähnen:

- Osteogenesis imperfecta,
- Ostitis deformans Paget,
- Fibröse Dysplasie Jaffé-Lichtenstein,
- Achondroplasie,
- Marmorknochenkrankheit (Albers-Schönberg).

Von Bedeutung sind ferner *endokrine Störungen* und *Hypovitaminosen:*

- Osteodystrophia fibrosa cystica generalisata (v. Recklinghausen),
- Rachitis,
- Osteoporose.

Tumoren

Geschwülste im Mittelohrbereich sind *selten.* Relativ am häufigsten sind die *Karzinome* (fast ausschließlich – über 90 % der Fälle – Plattenepithelkarzinome) und das *nicht-chromaffine Paragangliom.* Weitere Tumo-ren des Mittelohres sind in Tabelle 5.5 verzeichnet. Primärtumoren aus anderen Regionen können in Mit-telohrstrukturen metastasieren (Adenokarzinom der Prostata, Mammakarzinom, Hypernephrom oder Nie-renkarzinom, Bronchialkarzinom, Karzinome des Ma-gen-Darm-Trakts, malignes Melanom). Das Mittelohr kann *per continuitatem* durch Tumoren wie dem Zylin-drom der Parotis, Nasen-Rachen-Raum-Karzinom, Meningeom, Gliom oder Tumoren des äußeren Gehör-ganges betroffen sein. Auch kann das Mittelohr betei-ligt sein im Rahmen von *hämatologischen Erkrankun-gen,* wie z. B. einer Leukämie oder einem Lymphom.

Tabelle 5.5. Übersicht der Mittelohrtumoren[1, 5, 6, 16, 19, 22]

Dignität	Herkunft	Tumor	Häufigkeit
Gutartig	– epithelial	Adenom der Zeruminaldrüsen; pleomorphes Adenom (ausgehend von dystopem Speicheldrüsengewebe)	Sehr selten
			Sehr selten
	– mesenchymal	Osteofibrom, Osteom;	Selten
		ossifizierendes Fibrom;	Selten
		Hämangiom, Lymphangiom;	Sehr selten
		Neurinom (N. facialis)	
		Myxom	Sehr selten
Selten	– epithelial	Plattenepithelkarzinom[a];	Selten
Bösartig		Adenokarzinom;	Sehr selten
		adenoid-zystisches Karzinom;	Sehr selten
		verruköses Karzinom	Sehr selten
	– mesenchymal	Undifferenzierte Sarkome;	Selten[b]
		Rhabdomyosarkom (Sarcoma botryoides), besonders im Kindesalter;	Selten[b]
		Osteosarkom und andere vom Knochengewebe ausgehende Sarkome;	Sehr selten
		Riesenzelltumor;	Sehr selten
		Retikuloendotheliose (Histiozytose) (Hand-Schüller-Christian-Krankheit, Letterer-Siwe-Krankheit, eosinophiles Granulom);	Selten
		malignes Melanom;	Sehr selten
		Leukämie, Lymphom	
		Plasmozytom	Selten
Bedingt bösartig		Nichtchromaffines Paragangliom[a] (Tumor des Glomus jugulare)	Relativ häufig

[a] Diese Tumoren sind im Text ausführlicher dargestellt.
[b] aber relativ häufig, gemessen an den Karzinomen.

Nichtchromaffines Paragangliom
(ICD-0-DA M-8693/1)

Synonyme: Chemodektom, Tumor des Glomus jugulare bzw. des Glomus tympanicum

Definition

Das nichtchromaffine Paragangliom ist ein potentiell maligner Tumor des Glomus jugulare bzw. des Glomus tympanicum, also spezieller Gefäßstrukturen, die von parasympatischen Fasern begleitet werden und wahrscheinlich als Chemorezeptoren dienen (▷ S. 236).
Für die Paraganglien des Ohres ist diese Funktion nicht unbestritten. Möglicherweise handelt es sich im Gegensatz zum Glomus caroticum um funtionslose rudimentäre Strukturen.

Epidemiologie

Paragangliome des Glomus tympano-jugulare sind die häufigsten echten Mittelohrgeschwülste[16].

Alters- und Geschlechtsverteilung

Der Altersgipfel liegt zwischen dem 4. und 6. Lebensjahrzehnt. Doch kommen auch Fälle vor dem 20. und nach dem 70. Lebensjahrzehnt vor. Frauen erkranken 3- bis 5mal häufiger als Männer[1, 5, 16]. Bilaterales Vorkommen ist möglich.

Familiäre Häufung wurde vereinzelt beschrieben, vor allem bei multiplen Chemodektomen.

Lokalisation

Mehr als 90% der im Mittelohr angetroffenen Paragangliome gehen vom *Glomus jugulare* innerhalb der Canalis V. jugularis unmittelbar unter dem Boden der Paukenhöhle aus. Die Paragangliome des *Glomus tympanicum* (submukös auf dem Promontorium des knöchernen Labyrinths) sind seltener.

Morphologie

Makroskopisch erscheinen die Paragangliome des Glomus tympano-jugulare als graurote bis blauschwarze grobgehöckerte („brombeerartige") Geschwülste, die das Trommelfell vorwölben[1,3,4,5,16]. Von klinischer Seite wird daher empfohlen, bei länger als 4 Wochen anhaltender pulsierender Trommelfellrötung (pulssynchrones Ohrgeräusch) eine Angiographie bzw. eine Probetympanotomie vorzunehmen. Die Paragangliome des Glomus jugulare führen im Laufe ihrer späteren Entwicklung zu umfangreichen Hirnnervenausfällen (N. VII und kaudale Hirnnerven), da sie die Schädelbasis infiltrieren. Sie können sich so und durch ein Wachstum entlang des Sinus sigmoideus intrakraniell ausbreiten.

Mikroskopisch wird das Tumorgewebe durch dicke Bindegewebssepten in Läppchen unterteilt. Die einzelnen Läppchen bestehen aus Gruppen von 5–20 epitheloiden Zellen, die von einem dichten kapillären Netzwerk umgeben werden. Die Zellen besitzen ein breites eosinophiles und häufig granuläres Zytoplasma sowie bläschenförmige oder auch dunkle hyperchromatische Kerne.

Von diesem Grundtyp *(klassischer Typ, Mischtyp)* gibt es Übergänge zu zellreichen und gefäßarmen Formen *(parenchymatöser Typ, zellulär-adenomatöser Typ, avaskulärer Typ)* bzw. zu gefäßreichen und zellarmen Formen *(angiomatöser Typ, vaskulär-angiomatöser Typ)*[1,5].

Verlauf, Prognose

Im großen und ganzen gelten die Paragangliome dieser Region als *gutartig*, obgleich sie *lokal destruierend* wachsen, umfangreiche Gewebsdefekte erzeugen und bei subtotaler Entfernung rezidivieren können. Die *Rezidivquote* beträgt etwa 25 %[1]. Die Fünfjahresüberlebensrate liegt (in Abhängigkeit vom Stadium) nahe bei 100 %, jedoch soll der Tumor auch malignes Verhalten zeigen und lympho-hämatogen metastasieren (zervikale Lymphknoten, Leber, Milz, Lungen und Skelettsystem). Derartige Verläufe sind allerdings selten. Die Patienten versterben weitaus häufiger an lokalen Folgen als an einer Metastasierung. *Multiples Auftreten darf nicht mit Metastasierung verwechselt werden.*

Plattenepithelkarzinom (ICD-O-DA M-8070/3)

Epidemiologie

Morbiditätsstatistik: selten. Das Royal National Throat, Nose and Ear Hospital in London verzeichnete zwischen 1949 und 1965 auf je 8000 Neuaufnahmen nur einen Fall von malignem Mittelohrtumor[1]. Ohrkarzinome befallen weit überwiegend die Ohrmuschel. Nur etwa 7 % sind im Mittelohrbereich lokalisiert[5]. Oftmals ist es im fortgeschrittenen Stadium nicht mehr sicher zu entscheiden, ob das Karzinom, vom äußeren Gehörgang ausgehend, nicht erst sekundär in das Mittelohr eingewachsen ist.

Alters- und Geschlechtsverteilung

Häufigstes Erkrankungsalter: 5.–7. Lebensjahrzehnt. Fragliche geringe Bevorzugung des weiblichen Geschlechtes[1].

Histogenese

Grundsätzlich kommen 2 Möglichkeiten in Betracht:
- *„immigriertes" (pseudometaplastisches) Plattenepithel,* das durch einen vorhandenen Trommelfelldefekt in die Mittelohrräume eingewachsen ist;
- *metaplastisches Plattenepithel,* das sich in den Mittelohrräumen im Rahmen einer *chronischen Otitis media* (mit chronischer Otorrhoe) entwickelt hat. Dieser Weg wird für ungewöhnlich erachtet, da das flache Epithel des Mittelohres bei chronischer Entzündung dazu neigt, zylindrisches Flimmerepithel und nicht Plattenepithel zu bilden. Die häufige Kombination zwischen Karzinom und chronischer Otitis media (etwa in 90 % der Karzinome) ist mit beiden Annahmen vereinbar[1,5,16].

Morphologie

Makroskopisch zerstören die Mittelohrkarzinome den angrenzenden Knochen und dehnen sich auf die Nachbarstrukturen aus (Warzenfortsatz, äußerer Gehörgang, Tuba Eustachii, Hirnnerven, insbesondere N. II, Labyrinthkapsel, Schädelbasis)[1,3].

Mikroskopisch handelt es sich in der Mehrzahl der Fälle um gut differenzierte, verhornende Formen, jedoch kommen auch undifferenzierte und anaplastische Formen vor[1]. *Adenokarzinome* sind Raritäten[9].

Ausbreitung

Die *direkte Ausbreitung* auf die Nachbarorgane wurde bereits erwähnt. Sie steht im Vordergrund. *Metastasen* sind relativ selten. Sie finden sich vor allem in den regionären Lymphknoten (Lymphknoten am Warzenfortsatz, retroaurikuläre und tiefe zervikale Lymphknoten[1]).

Verlauf, Prognose

Meist wird der Tumor erst spät als solcher erkannt, da die Beschwerden uncharakteristisch sind (im fortgeschrittenen Stadium Otalgie bei sanguinolenter, fötider Otorrhoe). Daher ist die Prognose im allgemeinen *schlecht.* Die Fünfjahresüberlebensrate wird mit 15 % angegeben[3].

Todesursachen sind u. a. Blutungen, eitrige Meningitis oder Hirnabszeß bei Übergreifen der eitrigen Begleitentzündung auf das Schädelinnere.

Verruköses Karzinom

Das selten im Mittelohr vorkommende verruköse Karzinom *(Ackermann-Tumor)* wird leicht mit einem langsam wachsenden, differenzierten Plattenepithelkarzinom oder aber einem „agressiven" Cholesteatom verwechselt, unterscheidet sich von diesen jedoch durch seine besonderen biologischen und klinischen Eigenschaften.

Literatur

1.–6. Weiterführende Literatur (▷ S. 573)

7. Altmann F, Glasgold A, Macduff JP (1967) The incidence of otosclerosis as related to race and sex. Ann Otol Rhinol Laryngol 76: 377–392
8. Arnold W (1976) Veränderungen im Bereich der Mittelohrschleimhaut bei der Otosklerose. Acta Otolaryngol (Stockh) 81: 185–196
9. Beck CL (1980) Otogene Sinusthrombose. In: Berendes, Link, Zöllner (Hrsg) HNO-Heilkunde Bd VI. Thieme, Stuttgart 1980
10. Beickert P (1979) Otosklerose (Otospongiose). In: Berendes, Link, Zöllner (Hrsg) HNO-Heilkunde Bd V. Thieme, Stuttgart
11. Boenninghaus HG (1979) Ohrverletzungen. In: Berendes, Link, Zöllner (Hrsg) HNO-Heilkunde Bd V. Thieme, Stuttgart
12. Bollobas B (1959) Die Ohrkomplikationen der akuten Infektionskrankheiten in der antibiotischen Ära. Monatsschr Kinderheilkd 107: 379
13. Dawes JDK (1971) Complications of infections of the middle ear. In: Ballantyne (ed) Diseases of the ear, nose and throat. Butterworths, London
14. Fleischer K (1979) Akute Mittelohrentzündung, Mastoiditis, Petrositis. In: Berendes, Link, Zöllner (Hrsg) HNO-Heilkunde Bd V. Thieme, Stuttgart
15. Ganz G (1980) Otogener Hirnabszeß. In: Berendes, Link, Zöllner (Hrsg) HNO-Heilkunde Bd VI. Thieme, Stuttgart
16. Graf K, Fisch U (1979) Geschwülste des Ohres und des Felsenbeines. In: Berendes, Link, Zöllner (Hrsg) HNO-Heilkunde Bd V. Thieme, Stuttgart
17. Hentzer E (1972) Ultrastructure of the middle-ear mucosa in secretory otitis media. Acta Otolaryngol (Stockh) 73: 394–401
18. Hilding DA, Heywoods P (1971) Ultrastructure of middle ear mucosa and organization of ciliary matrix. Ann Otol Rhinol Laryngol 80: 306–312
19. House JW, Sheehy JL (1980) Cholesteatoma in intact ear drum. Laryngoscope 90: 70–88
20. Howie VM (1975) Natural history of otitis media. Ann Otol Rhinol Laryngol [Suppl] 19: 67–72
21. Jaffé HL, Page RS (1961) Adenocarcinoma of the middle ear. Laryngoscope 71: 392–395
22. Kleinsasser O (1967) Die Tumoren des Glomus jugulare und der anderen nicht chromaffinen Paraganglien im Bereich der Schädelbasis. Zentralbl Neurochir 17: 155–168
23. Lim DJ, Birck H (1971) Ultrastructural pathology of the middle ear mucosa in serous otitis media. Ann Otol Rhinol Laryngol 80: 838–853
24. Lim DJ, Saunders WH (1975) Active otosclerotic foci in the stapes. Acta Otolaryngol (Stockh) 80: 255–268
25. Meyerhoff WL, Kim CS, Paparella MM (1978) Pathology of chronic otitis media. Ann Otol Rhinol Laryngol 87: 749–760
26. Moser F, Oeken FW (1966) Otogene Meningitis. In: Berendes, Link, Zöllner (Hrsg) HNO-Heilkunde Bd III/2. Thieme, Stuttgart
27. Müller E (1979) Narben und Defektbildung im Mittelohr und begleitende chronische Entzündungen. In: Berendes, Link, Zöllner (Hrsg) HNO-Heilkunde Bd V. Thieme, Stuttgart
28. Mündnich K, Terrahe K (1979) Mißbildungen des Ohres. In: Berendes, Link, Zöllner (Hrsg) HNO-Heilkunde Bd V. Thieme, Stuttgart
29. Piaget F (1961) La pathologie auriculaire infectieuse chez le tuberculeux pulmonaire. J Fr Otorhinolaryngol 10: 979–986
30. Plester D, Hildmann H, Steinbach E (1989) Atlas der Ohrchirurgie. Kohlhammer, Stuttgart
31. Schubert K (1951) Die primäre Aktinomykose des Ohres. HNO 2: 306–309
32. Theissing G, Kittel G (1980) Spezifische Krankheiten des Ohres. In: Berendes, Link, Zöllner (Hrsg) HNO-Heilkunde Bd VI. Thieme, Stuttgart
33. Tiedemann R (1979) Seröse und seromuköse Entzündungen des Mittelohres. In: Berendes, Link, Zöllner (Hrsg) HNO-Heilkunde Bd V. Thieme, Stuttgart
34. Tos M (1976) Pathologie und Pathogenese der chronischen sekretorischen Otitis im Kindesalter. HNO 24: 37–47
35. Vivell O, Vivell W (1975) Zur Klinik und Therapie der Mastoiditis im Säuglings- und Kleinkindesalter. Therapiewoche 1975: 4867–4873

Innenohr

Vorbemerkungen

Innenohrerkrankungen können zur *Schwerhörigkeit* (bis hin zur völligen Gehörlosigkeit=*Taubheit*) und bei angeborener Störung zur *Taubstummheit* führen, da das normale Erlernen der Sprache die Kontrolle durch das Gehör voraussetzt. Schädigungen des Vestibularapparates erzeugen darüber hinaus Störungen des Gleichgewichtssinnes.

Pathologie des Innenohres ist daher in erster Linie Pathologie der (Innenohr-)Schwerhörigkeit. Die Schilderung der Innenohrkrankheiten geht somit am besten von der Frage aus, welche faßbaren Schädigungen der Innenohrschwerhörigkeit zugrunde liegen.

Schwerhörigkeit

Epidemiologie

In der Bundesrepublik sind von 61 Mio. Einwohnern 4,4 Mio. (7,2 %) nach eigener Einschätzung schwerhörig. Bei den über 65jährigen zählt jeder zweite dazu. Unter Einbeziehung der Mittelohrschwerhörigkeit haben 3–6 % der Kinder eine leichte bis mittelgradige, 0,2–0,6 % eine hochgradige Hörstörung.

> Bei der Gesamtbevölkerung muß man mit mindestens 3 % Schwerhörigen im klinischen Sinne rechnen. Schwere Grade der Erwachsenenschwerhörigkeit kommen bei 4 von 1000 vor.

Klassifikation

Man unterscheidet

- *erbliche (genetisch bedingte)* und
- *erworbene Formen* der Schwerhörigkeit, wobei die letzteren prä-, peri- oder postnatal akquiriert sein können. Beide Formen haben einen Anteil von etwa 50 %[13]. Von anderer Seite wird die genetisch bedingte Schwerhörigkeit mit 35–50 % zahlenmäßig kaum geringer eingestuft[25]. Die Frequenz der jugendlichen hereditären Innenohrschwerhörigkeit liegt bei 1:2500[17]. Angeborene Schwerhörigkeiten können sowohl erblich (hereditär) als auch erworben sein.

Tabelle 5.6. Einteilung der Schwerhörigkeit. Die Tabelle schließt die genetisch bedingten Formen der Mittelohrschwerhörigkeit ein[1, 6]

Pathogenese		Ätiologie, Formen
Genetisch bedingt	Genetische Störungen des *Schalleitungsapparates*	Kongenitale Anomalien und Fehlbildungen des äußeren Ohres und des Mittelohres; komplexe kongenitale Mißbildungssyndrome
	Genetische Störungen des *Kochleaorgans*	Aplasie/Hypoplasie, heredodegenerative Erkrankungen; Chromosomenaberrationen
Erworben	– *pränatal*	Infektiöse Noxen; toxische Einflüsse; Strahleneinwirkung; materne endokrine Störungen
	– *perinatal*	Infektiöse Noxen; Asphyxie; Kernikterus; geburtstraumatische Schädigung
	– *postnatal*	Infektiöse Noxen; toxische Einflüsse; traumatische Innenohrschäden; endokrine Störungen; Altersschwerhörigkeit (Presbyakusis); Durchblutungsstörungen; Autoimmungeschehen;

Ätiologie, Pathogenese

Die erblichen und erworbenen Formen der Schwerhörigkeit lassen sich unter ätiologischen Gesichtspunkten weiter aufgliedern (Tabelle 5.6).

Neben den hier abgehandelten Formen der Schwerhörigkeit, gibt es weiterhin *zentrale (retrocochleäre, neurale)* Schwerhörigkeiten, die nur in den Fällen erwähnt werden, bei denen ein zusätzlicher Befall des Innenohres, d.h. ein gemischtes Bild vorliegt (z.B. die *Presbyakusis*).

Genetisch bedingte Formen der Schwerhörigkeit

Genetische Störungen des Schalleitungssystems

▷ Äußeres Ohr, ▷ Mittelohr.

Genetische Störungen des Labyrinths

Aplasie/Hypoplasie

Das Innenohr kann schwere Mißbildungen aufweisen, die bis zur völligen Aplasie reichen[28] (Einzelheiten ▷ Tabelle 5.7). Die Aplasie ist häufig mit hochgradigen Dyszephalien (▷ Kapitel 1) kombiniert.

Innenohrfehlbildungen sind sehr selten. Sie sind zwar hier unter den genetischen Störungen aufgeführt, jedoch muß ausdrücklich darauf hingewiesen werden, daß die Entscheidung über die Ursache im Einzelfall oft nicht möglich ist. Neben genetischen Faktoren werden auch Viruserkrankungen in der Frühschwangerschaft, toxische Schäden (z.B. Thalidomid) und andere unbekannte Faktoren angeschuldigt[1, 5, 6].

Heredo-degenerative Erkrankungen

Die erbliche Taubheit (Schwerhörigkeit) begegnet uns in 2 Formen[1, 5]:

- *isoliert* als *rezessive (sporadische) Form,* die schon bei der Geburt vorhanden ist und ihren Schweregrad unverändert beibehält; und als *dominante („erbliche") Form,* bei der die Schwerhörigkeit erst im Kindesalter oder während der Pubertät manifest wird und die progredient verläuft. Die rezessive Form ist weitaus häufiger. Beide Formen sind nur mangelhaft pathologisch-anatomisch untersucht. Man findet Fehlbildungen des häutigen und/oder knöchernen Labyrinths
- im Rahmen von *Mißbildungssyndromen,* d.h. in Verbindung mit anderen Mißbildungen. Tabelle 5.7 gibt eine Übersicht wichtiger Mißbildungssyndrome, die mit Innenohrschwerhörigkeit (bzw. Taubheit) verbunden sein können, wobei sie keineswegs vollständig ist. Auch bei weiteren genetischen Störungen (z.B. Refsum-Syndrom = Heredopathia atactica polyneuritiformis; zerebelläre Ataxie Pierre Marie; Neurofibromatose Recklinghausen; Chromosomenaberrationen: Trisomie 13 = Pätau-Syndrom, Trisomie 18 = Edwards-Syndrom, Trisomie 21 = Down-Syndrom) kann eine Innenohrschwerhörigkeit mit strukturellen Störungen des Labyrinths vorkommen. Auch damit ist die Liste der möglichen Ursachen noch keineswegserschöpft (weitere Einzelheiten ▷ Friedmann[1]).

Erworbene Formen der Schwerhörigkeit

Erworbene pränatale Innenohrschäden

Das Innenohr kann im Rahmen von Embryo- und Fetopathien miterkranken und dabei irreversible Schäden erleiden. Als Ursachen kommen in Betracht:
- *infektiöse* Noxen: Viren, Bakterien, Protozoen;
- *toxische* Einflüsse: Thalidomid, weitere Medikamente, z.B. Streptomycin;
- *Strahleneinwirkung:* Bestrahlung der Mutter während der Gravidität;
- *endokrine Störungen:* Diabetes mellitus und andere endokrine Störungen der Mutter[10].

Infektiöse Innenohrschäden

Viren

Am wichtigsten sind die beiden folgenden Viruserkrankungen:

Tabelle 5.7. Typen der Innenohrfehlbildungen

Typ der Innenohrfehlbildung	Hauptmerkmal	Morphologische Veränderungen
Michel-Typ (Michel 1863)	Vollständige Aplasie	Aplasie der Pars petrosa des Schläfenbeines oder der knöchernen Labyrinthkapsel; Mittelohr und äußeres Ohr manchmal unauffällig
Mondini-Typ (Mondini 1791)	Hochgradige Hypoplasie des knöchernen und häutigen Labyrinths	Fehlen des interskalaren Septums in den proximalen Schneckenwindungen > Scala communis + Erweiterung des Ductus und Saccus endolymphaticus; Defekte des Corti-Organs ($1\,^1/_2$ Spiralwindungen)
Scheibe-Typ (Scheibe 1892)	Aplasie des häutigen Labyrinths (Kochlea + Sacculus)	Sacculus erweitert oder kollabiert. Erweiterung des Ductus cochlearis. Corti-Organ aplastisch/hypoplastisch mit Defekten der Stütz- und Haarzellen. Knöchernes Labyrinth, Utriculus und Bogengänge unauffällig
Alexander-Typ	Aplasie des Ductus cochlearis (Alexander 1904)	Corti-Organ und Gangzellen der basalen Windung hauptsächlich betroffen (Hochtonschwerhörigkeit)

Röteln

Das Rötelnvirus kann nicht nur während der teratogenetischen Determinationsperiode (zwischen der 2. und 16. Schwangerschaftswoche), sondern – vermutlich über eine seröse Labyrinthitis – auch noch bei Infektion im 4. bis 5. Schwangerschaftsmonat Innenohrschäden mit nachfolgender Schwerhörigkeit oder Taubheit erzeugen[1, 5, 6]. Die Angaben über die Häufigkeit von Gehörschäden nach Rötelninfektion der Mutter während der ersten Schwangerschaftsmonate variieren. Man rechnet mit 15–50 % der betroffenen Kinder[1]. *Morphologisch* entsprechen die Innenohrschäden häufig dem *Scheibe-Typ* ($\triangleright$ Tabelle 5.7), betreffen also vorwiegend das häutige Labyrinth[5]. Manchmal sind sie weniger schwer ausgebildet. Manche Befunde sprechen dafür, daß das Rötelnvirus auch eine Degeneration bereits gebildeter neuroepithelialer Strukturen herbeiführen kann, d. h. daß es über längere Zeit fortwirkt[8, 38].

Zytomegalie

Auch die Zytomegalie (häufigste virale Fetusinfektion in den USA) kann Innenohrschäden verursachen[1, 5].

Allerdings ist nicht bekannt, wie groß die kindliche Gefährdung bei Zytomegalieinfektion der Mutter und wie hoch der Anteil der durch Zytomegalie verursachten Fälle von kindlicher Schwerhörigkeit bzw. Taubheit ist. Progredienter Hörverlust in der postnatalen Zeit ist möglich durch Viruspersistenz mit später Aktivierung.

Pathologisch-anatomische Untersuchungen über die durch das Zytomegalievirus hervorgerufenen Innenohrschäden liegen als Einzelbeobachtungen vor[29, 36].

Bakterien, Protozoen

Lues connata

Die Häufigkeit der luischen Schwerhörigkeit ist sicher im Vergleich zu früheren Jahrzehnten stark zurückgegangen. Dennoch muß die Lues connata nach wie vor als Ursache angeborener Hörstörungen in Betracht gezogen werden. Bis zu 5 % der Patienten, die das Royal National Throat, Nose and Ear Hospital in London wegen einer Innenohrschwerhörigkeit aufsuchen, zeigten positive serologische Luesreaktionen (bis 1974)[1]. Über $^1/_3$ der Kinder mit konnataler Lues weist Störungen des Hörvermögens auf[21].

Pathologisch-anatomisch finden sich folgende Veränderungen: Atrophie des kortischen Organs, entzündliche Infiltrate in der Schnecke, vor allem in der Stria vascularis, im Ligamentum spirale und im N. statoacusticus sowie periostitische und ostitische Veränderungen der Labyrinthkapsel[21] (Hennebert-Fistel-Symptom bei angeborener Syphilis durch Verwachsungen zwischen Stapesfußplatte und membranösem Labyrinth).

Toxoplasmose

Die Inzidenz bei schwangeren Frauen wird mit 0,4–0,6 % angenommen[1]. Nur in der Hälfte der Fälle wird der Fetus infiziert, und ein Teil der infizierten Kinder zeigt später mehr oder weniger schwere zerebrale Schäden mit entsprechenden Ausfallserscheinungen und Entwicklungsstörungen.

Pathologisch-anatomisch bestehen Zeichen einer Otitis media und Verkalkungen in der Stria vascularis und im Ligamentum spirale.

Toxische Innenohrschäden

Thalidomid-Embryopathie

Etwa 10 % der thalidomidgeschädigten Kinder mit Extremitätendysplasien zeigen Ohrmißbildungen (Anotie, Mikrotie, Fehlen des äußeren Gehörganges, Aplasie des Labyrinths)[1, 5]. Auch bei normalen Extremitäten können Ohrmißbildungen vorkommen (ca. 8–15 % der Fälle).

Pathologisch-anatomisch ist das Innenohr aplastisch/hypoplastisch im Sinne eines Michel- oder Mondini-Typs ($\triangleright$ Tabelle 5.7)[1, 5, 20].

Andere Medikamente

Auch Salizylate, Chinin und ototoxische Antibiotika können die Plazenta passieren und somit ebenfalls eine Innenohrschädigung beim Embryo erzeugen. (Einzelheiten ▷ unten: Toxische Innenohrschäden).

Materne endokrine Krankheiten

Diabetes mellitus

Kinder diabetischer Mütter zeigen 3mal häufiger als solche gesunder Mütter multiple Mißbildungen[1]. Man vermutet, daß diese offenbar hauptsächlich durch Blutungen hervorgerufen werden, die Folge der diabetischen Angiopathie sind.

Pathologisch-histologisch sieht man Blutungen in verschiedenen Teilen des Innenohres sowie degenerative Veränderungen des Kochleaorgans.

Schilddrüsenerkrankungen

Störungen der Gehörentwicklung (kombinierte Schwerhörigkeit) werden im Rahmen des *Pendred-Syndroms* (▷ Tabelle 5.8) beobachtet, aber auch bei *mütterlicher Hypothyreose* bzw. Behandlung der Mutter mit *Thyreostatika* (Auftreten besonders in bestimmten Regionen mit endemischem Kretinismus).

Erworbene perinatale Innenohrschäden

Als Perinatalperiode ist die Zeit zwischen dem Beginn des letzten Schwangerschaftsmonats und dem Ende der 2. Lebenswoche des Kindes definiert. In dieser Phase der Entwicklung sind der Fetus bzw. das Neugeborene durch verschiedene Faktoren gefährdet.

Perinatale Infektionen

Diese spielen eine vergleichsweise geringe Rolle. Das Hauptkontingent der Fälle wird durch asphyktische und toxische Innenohrschäden (bei Kernikterus) gestellt. Hinzu kommen geburtstraumatische Schädigungen. Sensoneurale Hörschäden werden bei etwa 9% der unreifen Neugeborenen (Frühgeburten) beobachtet.

Asphyxie

Der Sauerstoffmangel betrifft in erster Linie die zerebralen Hörzentren, kann aber offenbar auch das kortische Organ schädigen *(beidseitiger Hochtonverlust)*[5]. Die Asphyxie wird vielfach durch intralabyrinthäre Blutungen kompliziert, so daß die Auswirkungen beider Noxen nicht sicher voneinander abzugrenzen sind.

Pathologisch-anatomische Untersuchungen[15] zeigten in der Kochlea keine oder geringe Veränderungen bei Läsionen im dorsalen Anteil des Nucleus cochlearis.

Kernikterus

Der Kernikterus bei Morbus haemolyticus neonatorum (▷ S. 53) kann gleichfalls zur Schwerhörigkeit

Tabelle 5.8. Mißbildungssyndrome, die mit Innenohrschwerhörigkeit einhergehen

Syndrom, Erbgang	Symptome und pathologische Anatomie der Innenohrveränderungen
Alport-Syndrom (Alport 1927) autosomal-dominant?	*Hauptmerkmale:* Angeborene Nephropathie mit fortschreitender Niereninsuffizienz + Schwerhörigkeit (Taubheit), die im Kindesalter auftritt und gewöhnlich bei Männern schwerer ist und schneller fortschreitet als bei Frauen. *Pathologisch-anatomisch:* Corti-Organ unauffällig oder degenerativ verändert. Numerische Verminderung der Spiralganglienzellen in der basalen Schneckenwindung und degenerative Veränderungen der Hüllzellen der Spiralganglienzellen (Störung des Aminosäurenstoffwechsels?).
Cockayne-Syndrom (Cockayne 1936) autosomal-rezessiv? (▷ S. 339)	*Hauptmerkmale:* Disproportionierter Minderwuchs mit Kyphose, trockene Haut, Schwerhörigkeit oder Taubheit. Ferner: Prognathie, Katarakt, Retinitis pigmentosa, verstärkte Kariesneigung, Intelligenzdefekte, Beginn im 2. Lebensjahr nach scheinbar unauffälliger Entwicklung im Säuglingsalter. *Pathologisch-anatomisch:* Hirnrindenatrophie mit Hydrozephalus, Fibrose der Leptomeninx, Degeneration des Ganglion spirale und weiterer zentralnervöser Strukturen.
Cogan-Syndrom (Cogan 1945)	Nichtsyphilitische interstitielle Keratitis + Störungen des Hör- und Gleichgewichtssinns (Vertigo, Nystagmus, Ataxie, Ohrensausen, Schwerhörigkeit bis Taubheit). Beginn mit etwa 25. Lebensjahr. *Pathologisch-anatomisch:* Knochenneubildung im Labyrinth, Degeneration des Corti-Organs sowie des Ganglion spirale und des Ganglion vestibulare. Gefäßveränderungen wie bei Panarteriitis nodosa bzw. Thrombangiitis obliterans, Endolymphhydrops. Autoimmunes Geschehen wahrscheinlich.
Lange-Nielsen-Jervell-Syndrom (Lange, Nielsen, Jervell 1957)	*Hauptmerkmale:* Abnormes EKG + kongenitale Taubheit (Schwerhörigkeit) = „cardioauditory syndrome" (QT-Verlängerung, Adam-Stokes-Anfälle) *Pathologisch-anatomisch:* Ausgedehnte degenerative Veränderungen des Vestibular- und des Corti-Organs mit Schrumpfung der Membrana tectoria. PAS-positive hyaline Einlagerungen in der Stria vascularis, im häutigen Labyrinth von Utrikulus und Sakkulus sowie in den Cristae.
Marfan-Syndrom (Marfan 1896) autosomal-dominant	*Hauptmerkmale:* Bindegwebsschwäche mit Anomalien des Skelettsystems (dysproportionierter Hochwuchs), des Auges (Linsenluxation) und des Herz-Kreislauf-Apparates. Taubheit (Schwerhörigkeit) soll in 6% der Fälle vorkommen.

Tabelle 5.8. (Fortsetzung)

Syndrom, Erbgang	Symptome und pathologische Anatomie der Innenohrveränderungen
	Pathologisch-anatomisch: Innenohrveränderungen (knöcherne Einengung der Scala vestibuli, Erweiterung des Utriculus, Ruptur der Wand des Sacculus).
Muckle-Wells-Syndrom (Muckle u. Wells 1962)	*Hauptmerkmale:* Familiär auftretende fieberhafte Erkrankung mit Urtikaria, Innenohrschwerhörigkeit und generalisierter Amyloidose *Pathologisch-anatomisch:* Aplasie des Corti-Organs, Atrophie des N. acusticus, Aplasie des vestibulären Neuroepithels.
Mukopolysaccharidose-I-H (v. Pfaundler-Hurlersche Krankheit) autosomal-rezessiv (▷ S. 319)	*Pathologisch-anatomisch:* Hyperplastische Mittelohrschleimhaut, z. T. mit MPS-haltigen Zellen. Osteomähnliche Bildungen im runden Fenster und an anderen Stellen. Verkalkung des Ligamentum spirale, Degeneration des Corti-Organs.
Otokutane Syndrome	*Verschiedene Formen,* z. B. Waardenburg-Syndrom (s. unten); Margolis-Syndrom = totaler Albinismus + kongenitale Taubheit; Myers-Syndrom=Ichthyosis congenita, generalisierte Alopezie + Taubheit. *Pathologisch-anatomisch* (Myers-Syndrom): Kochleosakkuläre Degeneration vom Scheibe-Typ (▷ Tabelle 5.7).
Pendred-Syndrom (Pendred 1896)	*Hauptmerkmale:* Angeborene Innenohrschwerhörigkeit (Taubheit) + sporadische (meist euthyreote und in den beiden ersten Lebensjahrzehnten auftretende) Struma = Taubheit-Kropf-Syndrom. *Pathologisch-anatomisch:* Hypoplasie des Innenohres vom Mondini-Typ (▷ Tabelle 5.7). Sekundäre degenerative Veränderungen des Corti-Organs und der Membrana tectoria. Vermehrte Bindegewebsbildung im Sacculus, Utriculus und entlang dem labyrinthären Endost (mit Verkalkung).
Usher-Syndrom (Usher 1914) autosomal-rezessiv	*Hauptmerkmale:* Schwerhörigkeit (Taubstummheit)+Retinitis pigmentosa. Ferner: psychomotorische Entwicklungsstörungen, progressiver Schwachsinn und Ataxie (alle nicht obligat). *Pathologisch-anatomisch:* Fehlbildungen der Cochlea und des Ganglion spirale. Kombination mit dienzephalhypophysären Störungen + Polydaktylie = Laurence-Moon-Biedl-Bardet-Syndrom.
Waardenburg-Syndrom (Waardenburg 1951) autosomal-dominant	*Hauptmerkmale:* Seitliche Verlagerung des inneren Lidwinkels, breite Nasenwurzel, zusammengewachsene Augenbrauen, partieller Albinismus (▷ otokutane Syndrome), partielle oder totale Heterochromie der Iris, Ohrmuschel- und Schlüsselbeindysplasie, Syndaktylie an allen Extremitäten, Genital- und Herzmißbildungen. Schwerhörigkeit (Taubheit) in 50 % der Fälle. 1,5–2,5 % der Taubstummen weisen Teilerscheinungen (nur selten das Vollbild) des Waardenburg-Syndroms auf. *Pathologisch-anatomisch:* Mißbildungen des häutigen Labyrinths (Aplasie des kortischen Organs, Hypoplasie des Ganglion spirale, Atrophie der Stria vascularis).

führen. Auch hierbei kann es zum Hochtonverlust bei intaktem Hörvermögen im unteren Frequenzbereich (Sprachgehör nicht beeinträchtigt) kommen.

Pathologisch-anatomisch finden sich vorwiegend ausgedehnte Zerstörungen der Kochleariskerne und der Hörbahn (durch Einlagerung von Bilirubin), ausnahmsweise aber auch Veränderungen der neuralen Innenohrstrukturen[1, 5, 6, 11].

Geburtstraumatische Schädigungen

können bei Zangenentbindungen auftreten. Dabei können sowohl im knöchernen als auch im häutigen Labyrinth Blutungen auftreten. Auch Frühgeburten sind durch diesen Mechanismus besonders gefährdet[9].

Erworbene postnatale Innenohrschäden

Auch sie werden durch eine Vielzahl unterschiedlicher Faktoren hervorgerufen.

Infektiöse Innenohrschäden (Labyrinthitis)

Viruserkrankungen

Masern

Der Gehörschaden ist gewöhnlich gering (vorwiegend Hochtonverlust). Das Virus erreicht die Endolymphe und damit das kortische Organ entweder hämatogen oder über die Leptomeninx im Zuge einer Meningoenzephalitis.

Pathologisch-anatomisch sind nur wenige Fälle untersucht. Die Endolymphe enthält Entzündungszellen, das häutige Labyrinth enthält entzündliche, z. T. granulomatöse Infiltrate. Die Membrana tectoria ist aufgerollt (seröse Labyrinthitis)[1, 5, 6].

Mumps

Im Gegensatz zu den Masern erzeugt die Mumps meist eine einseitige (selten beidseitige), aber schwere Innenohrschädigung (bis Taubheit).

Pathologisch-anatomische Untersuchungsbefunde (ebenfalls spärlich) zeigen degenerative Veränderungen des Ductus cochlearis, des Corti-Organs (seröse

Labyrinthitis), des Ganglion spirale (Neurolabyrinthitis) und der Membrana tectoria[1].

Die Mumpsinfektion des Innenohres (Neurolabyrinthitis) ist die häufigste Ursache der frühkindlichen einseitigen Ertaubung.

Herpes zoster oticus

Der Herpes zoster oticus betrifft den N. statoacusticus und den N. facialis etwa gleich häufig und beide Anteile des N. statoacusticus in gleicher Frequenz. Jedes Lebensalter ist betroffen, am häufigsten das 5.–6. Lebensjahrzehnt[18].

Klinisch treten aus vollem Wohlbefinden heraus Hör- und Gleichgewichtsstörungen (Schwindel) oder Zeichen einer Fazialisparese auf. Die Diagnose kann nur dann als klinisch sicher gelten, wenn der Nachweis florider oder eingetrockneter Bläschen gelingt (äußeres Ohr, Gesicht, Zunge, Rachen, Haut der Zervikalregion)[2] bzw. eine entsprechende Serologie vorliegt (▷ S. 148).

Pathologisch-anatomisch sind die entzündlichen Veränderungen (dichte Rundzellinfiltrate) manchmal noch mehrere Monate nach der Eruption der Bläschen nachweisbar. Sie betreffen den N. facialis, N. acusticus, die Chorda tympani und die Haut des äußeren Gehörganges. Auch Corti-Organ und die neuroepithelialen Strukturen des Vestibularapparates können entzündliche und degenerative Veränderungen aufweisen[1, 7].

Sonstige Viruserkrankungen

Gehörschäden können auch durch weitere Viren hervorgerufen werden, u. a. durch das Pocken- und das Grippevirus[5].

Bakterielle Erkrankungen

Bakterielle Infektionen treten als Ursache einer Innenohrschwerhörigkeit oder Taubheit deutlich hinter den Virusinfektionen zurück.

Die eitrige Leptomeningitis kann zu einer (meningogenen) Labyrinthitis führen. Früher war dies eine häufige Ursache der im Kindesalter erworbenen Taubheit, heute ist die Häufigkeit deutlich zurückgegangen. Von 110 Patienten mit bakterieller Meningitis behielten 21 % eine Innenohrschwerhörigkeit oder Taubheit zurück[30].

Pathologisch-anatomisch entwickelt sich in Kochlea und Vestibularorgan eine unspezifische granulierende Entzündung, in deren Verlauf das Neuroepithel, das Spiralganglion und andere neurale Strukturen zerstört werden und die eine sekundäre Bindegewebs- und Knochenneubildung (mit Verödung des Hohlraumsystems) nach sich zieht[1, 5].

Infektionswege bei Labyrinthitis

Bakterien und Viren können das Innenohr grundsätzlich auf folgenden Wegen erreichen:

- *tympanogen,* d. h. vom Mittelohr aus[2, 5, 27]. Meist handelt es sich um eine chronische, nur selten um eine akute Otitis media. Die chronische Entzündung breitet sich in folgender Reihenfolge auf das Labyrinth aus: Otitis media chronica – *umschriebene* Labyrinthitis (im Bereiche einer Arrosionsstelle des Labyrinthknochens bzw. der Labyrinthfenster) – *diffuse* Labyrinthitis (Abb. 5.25). Aus einer anfangs serösen Labyrinthitis (Reiznystagmus in das erkrankte Ohr) kann sich eine manifeste, z. B. eitrige Labyrinthitis (Ausfallsnystagmus in das gesunde Ohr) entwickeln.

- *meningogen (seltener).* Die Ausbreitung der Erreger erfolgt über den inneren Gehörgang oder den Aquaeductus cochlea. Dies tritt vor allem bei Meningokokkenmeningitis ein (▷ S. 123). Knapp 40 % der Patienten behalten bleibende Hörschäden zurück, bei Meningitiden durch Pneumokokken oder Haemophilus influenzae nur 16–17 %[30]. Auch der umgekehrte Infektionsweg (Labyrinth – Leptomeninx) ist möglich.

- *hämatogen (am seltensten).* Sowohl Bakterien (z. B. Staphylokokken bei eitriger Osteomyelitis) als auch Viren (z. B. Masern- oder Mumpsvirus) können auch auf dem Blutwege in das Labyrinth gelangen[5].

Spezifische Labyrinthitis

Tuberkulose

Die Tuberkulose des Innenohres ist *selten* und erfolgt entweder über die Meningen oder über das Mittelohr[4, 5]. Die *exsudativ-verkäsende Form* erzeugt eine sequestrierende Ostitis der Labyrinthkapsel und bricht von dort aus in das häutige Labyrinth ein[37]. Die *produktive Form* greift über das runde und ovale Fenster auf die Innenohrräume über.

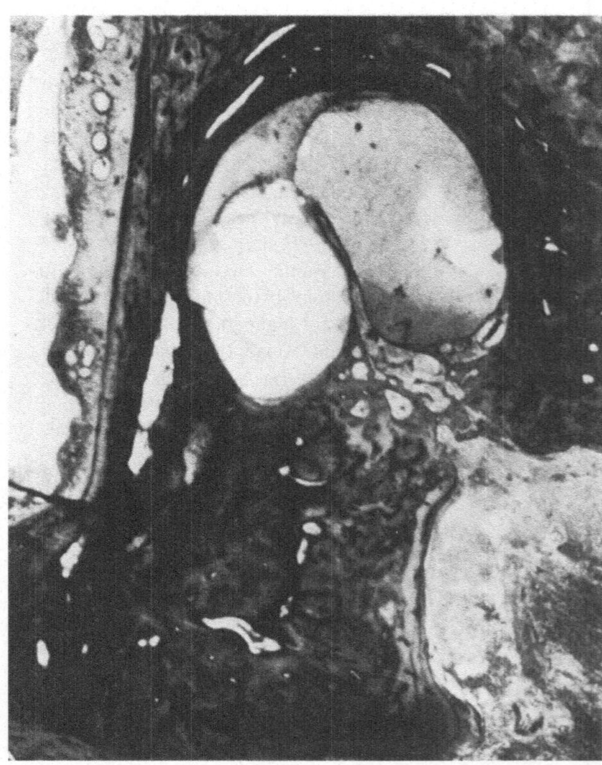

Abb. 5.25. Labyrinthitis: Exsudat in der Scala tympani. HE, 40:1

Lues

- Die *Lues connata* (Hutchinson-Trias mit Labyrinthtaubheit, Keratitis parenchymatosa und Tonnenzähnen) greift auf dem Wege über eine Osteochondritis luica auf das häutige Labyrinth über. Man unterscheidet neben der Frühform auch eine Spätform (Lues connata tarda), die das weibliche Geschlecht zu bevorzugen scheint und erst nach Jahren (im Schulalter, im jugendlichen Adoleszentenalter) auftritt.
- Die *erworbene Lues* beteiligt das Innenohr im Sekundär- und Tertiärstadium[1, 4, 5]. Sie tritt in 2 Formen auf. Zum einen gibt es die überwiegend entzündliche Form mit einer anfangs serösen, dann produktiven Labyrinthitis, durch die das Hohlraumsystem bindegewebig und schließlich knöchern verschlossen wird. Bei der überwiegend degenerativen Form mit Atrophie des kortischen Organes, der Ganglienzellen und des N. statoacusticus kommen ebenfalls Gummen vor[1, 4, 5].

Toxische Innenohrschäden

Diese können durch zahlreiche exogene und endogene Gifte hervorgerufen werden. U. a. wirken die in Tabelle 5.9 aufgeführten Substanzen ototoxisch.

Ototoxische Antibiotika

Besonders wichtig sind die *basischen Streptomyces-Antibiotika (=Aminoglykosid-Antibiotika),* zu denen außer den in der Tabelle 5.9 genannten Substanzen (Streptomycin, Dihydrostreptomycin und Neomycin) noch zahlreiche weitere Antibiotika gehören (Gentamicin, Tobramycin, Amikacin u. a.)[12] gehören. Dabei muß nach Verabreichung bestimmter Vertreter, wie z. B. dem Neomycin, nicht nur mit frühen Schäden in unmittelbarem Zusammenhang mit der Behandlung, sondern ebenfalls mit späten Schäden (Spätototoxizität) gerechnet werden[23]. *Polymyxin B* und *Polymyxin E* (Colistin) sowie *Vancomycin* zählen ebenfalls zu den ototoxischen Antibiotika[1, 5, 19].

Weitere ototoxische Medikamente

Diuretika (Furosemid nur in extrem hoher Dosierung[1, 5,], Ethakrynsäure) und das Anthelminthicum *Chenopodiumöl,* ferner *Chinin* und *Chloroquin*[1, 5, 6]. Von besonderer Bedeutung ist des weiteren die Ototoxizität des Zytostatikums *Cisplatin,* das in der Therapie kindlicher Tumoren breite Verwendung findet, von Tumoren des Kopf-Hals-Bereiches und des Urogenitaltraktes[22].

Ototoxische Gewerbegifte (außer CO, Arsen und Hg-Salzen ▷ Tabelle 5.9)

Triorthokresylphosphat, Schwefelkohlenstoff, Tetrachlorkohlenstoff, Benzol, Nitrobenzol, Anilin, Bleisalze und andere häufig als Inhalationsnoxen zugeführte Gifte.

Genußgifte

Alkohol (?), Nikotin, vor allem über eine vaskuläre Schädigung des Innenohres[5, 19].

Tabelle 5.9. Innenohrschäden bei Einwirkung toxischer Substanzen

Chemische Substanz	Wirkung auf das Innenohr
Ototoxische Antibiotika	
Streptomycin und Dihydrostreptomycin	Degenerative Veränderungen der äußeren Haarzellen der Kochlea (v. a. am apikalen Zellpol), der Neuroepithelien der Cristae und Maculae und der Stria vascularis
Neomycin	Innenohrschäden vergleichbar denjenigen bei Streptomycineinwirkung
Salizylate	Intoxikation (Tinnitus, Hörverlust) klinisch stets reversibel.
Nichtsteroidale Antirheumatika	Hemmung der Enzymaktivität. Keine morphologischen Schäden nachweisbar. Reversible vaskuläre und metabolische Störungen durch Beeinträchtigung des Prostaglandinstoffwechsels werden vermutet.
Cisplatin	Schäden vergleichbar mit denjenigen nach Aminoglykosidantibiotika, im Frühstadium Schäden der Stützzellen
Chinin	Schädigung der Haarzellen,
Chloroquin	Stria vascularis und Neurone
Arsen, Hg-Salze	Schädigung des Corti-Organs und der Stria vascularis mit Verminderung von Enzymaktivitäten

Traumatische Innenohrschäden

Als Traumen kommen in Frage:

- *Mechanische Einwirkungen.* In erster Linie handelt es sich um scharfe und stumpfe Schädeltraumen, die das Innenohr direkt oder indirekt mitbeteiligen (Blutungen häufig).
- *Akustische Traumen.* Man unterscheidet die in Tabelle 5.10 aufgeführten Formen.
- *Caissonkrankheit.* Zu rasche Dekompression führt bei Caissonarbeitern und Tauchern zur Bildung von Stickstoffbläschen (Gasembolien) in der Blutbahn, die schwere Kreislaufstörungen u. a. der Labyrinthgefäße erzeugen (klinisch: Ohrensausen, Hörverlust, Drehschwindel und Übelkeit)[5].
- *Elektrische Traumen* finden sich nicht nur bei Elektrounfällen, sondern auch beim Blitzschlag. Die morphologischen Veränderungen reichen von Ödem und Blutungen bis zu Knochennekrosen unter Einbeziehung der Labyrinthkapsel.
- *Commotio labyrinthi* (posttraumatische Innenohrfunktionsstörung nach Kopftrauma bei normalem otoskopischem und röntgenologischem Befund). Pathologisch-anatomisch findet man Mikrofrakturen der Labyrinthkapsel mit Einblutungen in das häutige Labyrinth und Mikrozirkulationsstörungen mit nachfolgenden degenerativen Veränderungen der kochleovestibulären Sinneszellen.

Tabelle 5.10. Formen, Ursachen und Morphologie des akustischen Traumas[5, 34]

Art des akustischen Traumas	Physikalische Ursache	Morphologische Innenohrveränderungen
Knalltrauma	Sehr hoher, aber kurzzeitiger Schalldruck (Spitze 150–180 dB, Dauer unter 2 msec)	Umschriebener Haarzelluntergang am Übergang von der 1. zur 2. Schneckenwindung. Hörfähgikeit für Frequenzen um 4000 Hz (bei hoher Schalldruckspitze bis etwa 6000 Hz) stark vermindert
Explosionstrauma	Schalldruck-Maximum niedriger, aber Dauer länger	Schwere Mittel- und Innenohrschäden: Trommelfellzerreißung, Läsion der Ossikula, des Vestibulums, der Reissner-Membran, des Corti- und Vestibularorganes
Akutes Lärmtrauma	Schalldruck-Maximum zwischen 90 und 120 dB über einige Stunden (eine Arbeitsschicht)	Ursache der Innenohrschädigung ungeklärt (keine hohe Schalldruckspitze), nerval oder direkt vaskulär ausgelöste Störung der Innenohrdurchblutung? Klinisch Hörverlust, meist reversibel (TTS-„temporary threshold shift"). Pathologisch-anatomische Veränderungen unbekannt
Chronisches Lärmtrauma (= Lärmschwerhörigkeit)	Einwirkung eines Schalldruckpegels von mehr als 85–90 dB (A) über Monate und Jahre z. B. Kesselschmiede-, Werft- und Sägewerksarbeiter)	Schwere Degenration besonders der äußeren Haarzellen (PTS = „permanent threshold shift")

- *Strahlenschäden des Innenohres* können entstehen, wenn eine Bestrahlung (externe Bestrahlung oder Curie-Therapie) an die Operation von Mittelohrtumoren oder Tumoren der lateralen Gesichtsregion angeschlossen wird. Primär werden die Neuroepithelien des kortischen und des Vestibularorgans geschädigt[5].
- *Barotrauma.* Bei plötzlichem Druckabfall (Sinkflug, zu schnelles Absinken beim Tiefseetauchen) kann die Tuba Eustachi den Druckausgleich im Mittelohr nicht mehr herstellen. Es kommt zu einer serös-hämorrhagischen Otitis media (Aero- oder Barootitis). In schweren Fällen kommt es durch Ruptur der Membran des runden Fensters zu einer Perilymphfistel (Schmerzanfall, Tinnitus, Schwerhörigkeit, Schwindel).

Innenohrschäden bei endokrinen Störungen

Diabetes mellitus

Zunehmende Schwerhörigkeit ist ein häufiger klinischer Befund bei Diabetes mellitus (über $^1/_3$ der Fälle)[1].

Pathologisch-anatomisch sieht man PAS-positive Verdickungen der Kapillarwände (Einlagerung von Glykoproteiden im Rahmen der diabetischen Mikroangiopathie) sowie degenerative Veränderungen am Corti-Organ, an den Spiralganglienzellen und am Hörnerven. Auch intralabyrinthäre Blutungen kommen vor[1,5,6,26].

Hypothyreose

- Beim *endemischen Kretinismus* sind jeweils ein knappes Drittel der Fälle taubstumm oder schwerhörig. *Pathologisch-anatomisch* ist vor allem das Mittelohr verändert, doch finden sich auch degenerative Innenohrveränderungen. Experimentell wurden nur bei länger dauernder Hypothyreose Schäden an den Innenohrstrukturen beobachtet[24].
- Auch das *Myxödem des Erwachsenen* geht in rund der Hälfte der Fälle mit Schwerhörigkeit oder Taubheit einher. *Pathologisch-anatomisch* zeigt das Labyrinth eine exzessive MPS-Ablagerung. Die Neuroepithelien und Stützzellen besitzen eine verminderte Enzymaktivität[5].

Altersschwerhörigkeit (Presbyakusis)

Klinisch macht sich ein Nachlassen der Hörfähigkeit schon im 3. Lebensjahrzehnt im oberen Frequenzbereich bemerkbar. Vom 7. Lebensjahrzehnt an, gelegentlich auch früher, besteht eine mehr oder weniger deutliche Altersschwerhörigkeit. Mit 75 Jahren sind etwa 40 % aller Menschen schwerhörig[4].

Pathologisch-anatomisch ist das Bild vielgestaltig[6]. Man sieht u. a. eine Verdickung der Arterien- und Kapillarwände, eine Abnahme der Ganglienzellen des Ganglion spirale und degenerative Veränderungen im Ligamentum spirale, am kortischen Organ und an der Basilarmembran. Elektronenmikroskopisch enthalten (vor allem die äußeren) Haarzellen große lysosomale Einschlüsse[34] *(Schwerhörigkeit vom kochleären, neuralen oder gemischten Typ)*.

Morbus Menière

Morbus Menière im engeren Sinne

Synonyme: Idiopathischer M. Menière, Menière-Krankheit

Definition

Der M. Menière ist gekennzeichnet durch
- *anfallsweise auftretenden Drehschwindel* (gewöhnlich zusammen mit Übelkeit und Erbrechen) in Verbindung mit
- *Hörstörungen* und *Ohrensausen* (ein- oder doppelseitig).

Zwischen den Anfällen ist das Hörvermögen zumindest anfangs wieder hergestellt. Im späteren Krankheitsverlauf kann sich eine bleibende Schwerhörigkeit ausbilden[3, 5].

Epidemiologie

Morbiditätsstatistik: Nach einer englischen Statistik leidet jeder 1000. Mensch unter dieser demnach häufigen Krankheit[1].

Altersverteilung: Das mittlere Lebensalter beim ersten Anfall beträgt ca. 40 Jahre. Die Krankheit kommt jedoch in jedem Lebensalter vor.

Geschlechtsverteilung: Männer erkranken etwas häufiger als Frauen. Beidseitige Erkrankung: 10–15 %.

Morphologie

Mikroskopisch steht der endolymphatische Hydrops im Vordergrund des Erscheinungsbildes[16, 31]. Er betrifft hauptsächlich die Scala media (Vorwölbung der Reissner-Membran in die Scala vestibuli), meist auch den Sacculus, seltener den Utriculus und niemals die Bogengänge[1, 5, 6]. Wegen des Hydrops hat man den M. Menière auch mit dem Glaukom des Auges verglichen.

Endolymphatischer Hydrops und M. Menière sind dennoch nicht identisch, da es einen sekundären endolymphatischen Hydrops ohne Menière-Symptomatik beispielsweise bei der Otosklerose und bei der Lues connata gibt. Ferner kennt man Hydropsfälle, die ohne Drehschwindel und manchmal auch ohne Hörstörungen verlaufen. Und schließlich gibt es Menière-Fälle ohne manifesten Hydrops. Allerdings ist hier ein passagerer, morphologisch nicht mehr nachweisbarer Hydrops nicht sicher auszuschließen[5].

Ätiologie, Pathogenese

Trotz zahlreicher Hypothesen sind die *Ursachen bis heute nicht endgültig geklärt.* Man vermutet eine multifaktorielle Genese, wobei Durchblutungsstörungen letztendlich eine zentrale Rolle spielen sollen. *Klinisch-pathologische Befunde* aus jüngster Zeit sprechen ebenfalls für primäre oder sekundäre autoimmune Schäden[40] im Bereiche des Ganglion scarpae[39] bzw. des Saccus endolymphaticus.

Als *auslösende Faktoren* bzw. Kofaktoren der Durchblutungsstörungen werden hormonelle Faktoren, Histamin, Allergien, Fokaltoxikosen, Reizzustände des Sympathikus (Zervikalsyndrom!) und emotionelle Einflüsse angeschuldigt. Die Bedeutung psychischer Faktoren wird damit begründet, daß die Anfälle oft nach langdauernder beruflicher oder privater Überbeanspruchung auftreten[3, 5].

Auf noch nicht eindeutig geklärte Weise soll es zur Störung der Produktion und Resorption der Endolymphe kommen, die ihrerseits die Grundlage des endolymphatischen Hydrops darstellen sollen.

Sonderformen

- *Lermoyez-Syndrom* (Besserung des bereits vorhandenen Hörschadens während der Drehschwindelanfälle) und
- *kochleärer M. Menière* (anfallsweise auftretende Hörstörungen ohne Drehschwindel, auch fluktuierender Hörverlust genannt).

Menière-Syndrom

Ähnlich wie beim M. Menière kommt die Symptomtrias (Hörverlust, Tinnitus, Drehschwindel = Menière-Syndrom) auch bei anderen Krankheiten, wie z. B. entzündlichen, neoplastischen und posttraumatischen Zuständen, vor. Die sekundäre Menière-Trias ist häufiger als der echte M. Menière.

Hörsturz

Definition

Der Hörsturz ist ein klinisches Syndrom, gekennzeichnet durch eine plötzlich auftretende Schwerhörigkeit vom Schallempfindungstypus ohne erkennbare äußere Ursache (kein Trauma, keine Schallbelastung usw.)[35].

Epidemiologie

Es handelt sich um eine häufige Erkrankung, die in der Regel nur ein Ohr befällt (nur ausnahmsweise beidseitig synchron), im Laufe von Jahren jedoch (metachron) auch das Gegenohr betreffen kann. Rezidive sind häufig.

Morphologie

Bisher wurden nur Einzelfälle untersucht[32]. Es fanden sich Haarzellverluste und eine Atrophie der Stria vascularis. Die Anzahl der Ganglienzellen kann vermindert sein, besonders in der basalen Windung[32].

Ätiologie, Pathogenese

Ursächlich werden hauptsächlich folgende Gruppen angenommen:

- *vaskuläre Störungen* (spastische oder sonstige Durchblutungsstörungen der Verzweigungen der Arteria labyrinthi, Gefäßverschlüsse),
- *klinisch inapparente Viruserkrankungen* des N. cochlearis,
- *autoimmune Vorgänge.*

Tumoren

Die meisten im Innenohr vorkommenden Geschwülste sind primär *Mittelohrtumoren,* die auf das Innenohr übergreifen (v. a. das Paragangliom) bzw. *Skelettmeta-*

stasen maligner Geschwülste (insbesondere des Prostata-, Mamma-, Schilddrüsen-, Nebennieren- und Bronchialkarzinoms). Dagegen ist das

Akustikusneurinom (ICD-0-DA M-9560/0)

ein dem „Innenohr" im weitesten Sinne zuzuordnender Tumor. Der Ausdruck „Akustikusneurinom" ist irreführend. Der meist sehr langsam wachsende Tumor geht nicht von Nervenzellen, sondern von den Schwann-Zellen und fast immer von der Pars vestibularis des N. statoacusticus aus (▷ S. 245).

Epidemiologie

Der Tumor stellt ca. 9 % aller intrakraniellen Geschwülste[4]. Neben den klinisch manifesten gibt es latente Formen, die nach einigen Statistiken in ca. 2 % aller Sektionen gefunden werden[1].

Altersverteilung

Am häufigsten wird der Tumor zwischen dem 35. und 40. Lebensjahr (30–60 Jahre) diagnostiziert. Bei Kindern kommt er nur ausnahmsweise vor. Im hohen Lebensalter stellt er nicht selten einen Zufallsbefund dar.

Geschlechtsverteilung

Frauen sind zweimal häufiger betroffen als Männer[1].

Lokalisation

Die Mehrzahl der Akustikusneurinome ist einseitig lokalisiert, 2–4 % der Fälle zeigen doppelseitigen Befall[1, 4, 5]. Man unterscheidet von der Lage her folgende Formen[14]:

- *Laterale Akustikusneurinome* (häufigster Typ) liegen innerhalb des inneren Gehörganges am Vestibularnerven peripher des Scarpa-Ganglions. Sie weiten den inneren Gehörgang hochgradig aus (frühzeitige Schädigung des N. facialis und der Pars cochlearis des N. statoacusticus sowie Kompression der A. labyrinthi) und liegen der Schneckenbasis breit auf (Abb. 5.26). Sie führen bereits sehr früh zu Symptomen (Hörverlust, Tinnitus, Schwindel mit Gangstörungen).
- *Vorwiegend mediale Akustikusneurinome* entstehen in Höhe des Porus acusticus internus, reichen aber mit einem zapfenförmigen Ausläufer in den inneren Gehörgang hinein (trichterförmige Erweiterung bei den bildgebenden Verfahren).
- *Mediale Akustikusneurinome* bilden das Gros der typischen „Kleinhirnbrückenwinkeltumoren" (70 % der Tumoren dieser Region) und verschonen den inneren Gehörgang entweder vollständig oder bilden allenfalls eine flache Einsenkung des Porus acusticus internus[1, 14]. Sie erreichen meist eine beachtliche Größe, bevor sie symptomatisch werden.

Morphologie

Makroskopisch ist das erbs- bis hühnereigroße Akustikusneurinom graurot bis grauweiß, oft etwas gelappt

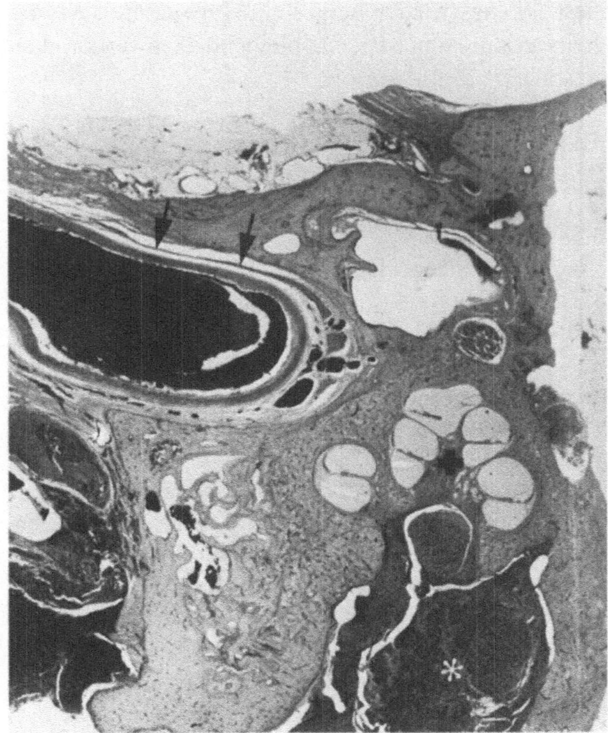

Abb. 5.26. Akustikusneurinom: Ausweitung des inneren Gehörgangs (*). Kochlea (+) Sinus sigmoideus (↓). HE, Lupenübersicht

und fest. Es kann Nekrosen aufweisen. Nicht selten kommen auch sehr viel größere Tumoren vor.

Mikroskopisch besteht der Tumor aus spindelförmigen Zellen, die wirbel- und palisadenförmig angeordnet sind (Typ A). Ausgedehnte Nekrosen mit pseudozystischer Degeneration sind das Merkmal des Typs B[1, 5].

Verlauf, Prognose

Die durch das Akustikusneurinom ausgelösten Gehörschäden sind unterschiedlich ausgeprägt. Dem entsprechen die differenten (teils fehlenden, teils schweren) morphologischen Veränderungen sowie die Lokalisation der Geschwulst. Eine maligne Umwandlung einseitiger Akustikusneurinome ist unbekannt. Doppelseitige Neurofibrome, die besonders häufig im Rahmen einer Neurofibromatose Recklinghausen auftreten, sollen dagegen in 10 % der Fälle sarkomatös entarten[4, 5, 14].

Literatur

1.–6. Weiterführende Literatur (▷ S. 573)
7. Alecsis SM, Budzilovich GN, Liebermann AN (1973) Herpes zoster oticus and facial paralysis: Clinicopathologic study and review of literature. J Neurol Sci 20: 149–159
8. Bordley JE, Brookhouser PE, Hardy J, Hardy WG (1968) Prenatal rubella. Acta Otolaryngol (Stockh) 66: 1–9
9. Buch NH (1966) The inner ear of newborn infants (histopathological study). J Laryngol Otol 80: 765–777

10. Buch NH, Jörgensen MB (1966) Maternal diabetes and the ear of newborn, histopathology. J Laryngol Otol 80: 1105–1114
11. Dublin WB (1974) Cytoarchitecture of the cochlear nuclei. Arch Otolaryngol 100: 355–359
12. Federspil P (1984) In: Kümmerle HP, Goossens N (Hrsg) Klinik und Therapie der Nebenwirkungen. Antibiotika – Hals-Nasen-Ohren-Heilkunde. Thieme, Stuttgart. S 239–265
13. Fraser GR (1974) Epidemiology of profound deafness in childhood. Audiology 13: 335–341
14. Graf K (1965) Geschwülste des Ohres. In: Berendes, Link, Zöllner (Hrsg) HNO-Heilkunde, Bd III/1. Thieme, Stuttgart
15. Hall JG (1964) The cochlea and the cochlear nuclei in neonatal asphyxia. Acta Otolaryngol (Stockh) [Suppl] 194: 1–93
16. Hallpike CS, Càirns H (1938) Observations on the pathology of Ménière's syndrome. J Laryngol Otol 53: 625–655
17. Huizing EH (1980a) Hereditäre Innenohrschwerhörigkeit. In: Berendes, Link, Zöllner (Hrsg) HNO-Heilunde, Bd VI. Thieme, Stuttgart
18. Huizing EH (1980b) Herpes zoster oticus. In: Berendes, Link, Zöllner (Hrsg) HNO-Heilkunde, Bd VI. Thieme, Stuttgart
19. von Ilberg C (1980) Toxische Schäden des Hörorgans. In: Berendes, Link, Zöllner (Hrsg) HNO-Heilkunde, Bd VI. Thieme, Stuttgart
20. Jorgensen MB, Kristensen HK, Buch NH (1964) Thalidomide induces aplasia of the inner ear. J Laryngol Otol 78: 1095–1101
21. Karmody CS, Schuknecht HF (1966) Deafness in congenital syphilis. Arch Otolaryngol 83: 18–27
22. Koch A, Federspil P, Schätzle W (1985) Ertaubung nach einmaliger Cisplatin-Verabreichung – Untersuchungen zur Minderung der Ototoxizität des Cisplatins. 56. Jahresversammlung der Deutschen Gesellschaft für Hals-Nasen-Ohren-Heilkunde, Kopf- und Halschirurgie. Berlin, 1985. Arch Otorhinolaryngol [Suppl 2]: 151–153
23. Koch A, Federspil P (1986) Experimentelle Untersuchungen zur Spätototoxizität neuerer Aminoglykosid-Antibiotika. Jahresversammlung der Deutschen Gesellschaft für Hals-Nasen-Ohren-Heilkunde, Kopf- und Halschirurgie. Würzburg, 1986. Arch Otorhinolaryngol [Suppl 2]: 187–189
24. Kohonen A, Jankiainen T, Liewendahl K, Tarkhanen J, Kaimio M (1971) Deafness in experimental hypo- and hyperthyreoidism. Laryngoscope 81: 947–956
25. Konigsmark BW, Gorlin RJ (1976) Genetic and metabolic deafness. Saunders, Philadelphia
26. Makishima K, Tanaka K (1971) Pathological changes of the inner ear and central auditory pathway in diabetes. Ann Otol Rhinol Laryngol 80: 218–228
27. Moser F (1966) Tympanogene Labyrinthentzündungen. In: Berendes, Link, Zöllner (Hrsg) HNO-Heilkunde, Bd III/2. Thieme, Stuttgart
28. Mündnich K, Terrahe K (1979) Mißbildungen des Ohres. In: Berendes, Link, Zöllner (Hrsg) HNO-Heilkunde, Bd V. Thieme, Stuttgart
29. Myers EN, Stool SE (1968) Cytomegalic inclusion disease of the inner ear. Laryngoscope 78: 1904–1915
30. Nadol JB (1978) Hearing Loss as sequela of meningitis. Laryngoscope 88: 739–755
31. Portmann G (1926) Le traitement chirurgical des vertiges par l'ouverture du sac endolymphatique. Presse Med 29: 12
32. Schuknecht HF, Benitez J, Beehuis J, Igarashi M, Singleton G, Ruedi L (1962) The pathology of sudden deafness. Laryngoscope 72: 1142–1157
33. Spoendlin H (1970) Auditory, vestibular, olfactory and gustatory organs. In: Babel, Bischoff, Spoendlin (eds) Ultrastructure of the peripheral nervous system. Thieme, Stuttgart
34. Spoendlin H (1980) Akustisches Trauma. In: Berendes, Link, Zöllner (Hrsg) HNO-Heilkunde, Bd VI/2. Thieme, Stuttgart
35. Stange G, Neveling R (1980) Hörsturz. In: Berendes, Link, Zöllner (Hrsg) HNO-Heilkunde, Bd VI/2. Thieme, Stuttgart
36. Strauss M, Davis GL (1973) Viral disease of the labyrinth. I. Review of the literature and discussion of the role of cytomegalovirus in congenital deafness. Ann Otol Rhinol Laryngol 82: 577–583
37. Theissing G und Kittel G (1980) Spezifische Krankheiten des Ohres. In. Berendes, Link, Zöllner (Hrsg) HNO-Heilkunde, Bd VI/2. Thieme, Stuttgart
38. Ward PH, Honrubia V, Moore BS (1968) Inner ear pathology in deafness due to maternal rubella. Arch Otolaryngol 87: 22–28
39. Wei NR, Giebel W, Helms J (1992) Immunhistochemie am Ganglion scarpae und an der Crista ampullaris von Ménière-Patienten. Laryngol Rhinol Otol (Stuttg) 71: 22–26
40. Yoo TJ (1984) Etiopathogenesis of Ménière's disease: A hypothesis. Ann Otol Rhinol Laryngol [Suppl] 113: 6–12

Sachverzeichnis